足踝外科学 第2版

Surgery of the Foot and Ankle

足踝外科学

第2版

主编 王正义

副主编 俞光荣 唐康来 徐向阳 张建中 姜保国

编委（以姓氏笔画为序）

马 昕 复旦大学附属上海华山医院
王正义 北京中医药大学第三附属医院
毛宾尧 宁波大学宁波第一医院
张建中 首都医科大学附属北京同仁医院
陈兆军 北京中医药大学第三附属医院
胡跃林 北京大学第三医院
俞光荣 同济大学附属同济医院
姜保国 北京大学人民医院
秦泗河 北京国家康复辅具研究中心附属康复医院
徐向阳 上海交通大学医学院附属瑞金医院
唐康来 第三军医大学第一附属医院
温建民 中国中医科学院望京医院
蔡锦芳 济南军区总医院

特邀编者（以姓氏笔画为序）

马心怡 北京麦瑞骨科医院
王 旭 复旦大学附属华山医院
田德祥 北京大学第三医院
李 为 北京积水潭医院
张建立 北京积水潭医院
宋卫东 中山大学孙逸仙纪念医院
武 勇 北京积水潭医院
胡 勇 山东省立医院
施忠民 上海市第六人民医院
桂鉴超 南京市第一医院
徐海林 北京大学人民医院
梁晓军 西安市红会医院

其他参编人员

上海瑞金医院:朱渊 李星辰 刘敬锋 杨崇林 上海华山医院:黄加张 上海同济医院:吴亘彬 赵有光 张明珠 于涛 余霄 陈大伟 胡孙君 上海第六医院:顾文奇 北京望京医院:佟云 西安红会医院:李毅 赵宏谋 第三军医大学第一附属医院:陶旭 周兵华 袁成松 周游 谭晓康 陈波 郭宇鹏 刘祥舟 周建波 陈万 马林 济南军区总医院:邹林 南京市第一医院:蒋逸秋 北京国家康复辅具研究中心附属康复医院:焦绍锋 潘奇 北京积水潭医院:邵宏翊 北京中医药大学第三附属医院:李昕宇 吴俊德 马显志 马玉峰 马占华 廖颖翀 赵军

人民卫生出版社

图书在版编目（CIP）数据

足踝外科学/王正义主编. —2 版. —北京：人民卫生出版社，2014

ISBN 978-7-117-19830-1

Ⅰ. ①足… Ⅱ. ①王… Ⅲ. ①足-外科手术②踝关节-外科手术 Ⅳ. ①R658. 3

中国版本图书馆 CIP 数据核字(2014)第 227764 号

人卫社官网	www. pmph. com	出版物查询，在线购书
人卫医学网	www. ipmph. com	医学考试辅导，医学数据库服务，医学教育资源，大众健康资讯

足踝外科学

第 2 版

主　　编：王正义
出版发行：人民卫生出版社（中继线 010-59780011）
地　　址：北京市朝阳区潘家园南里 19 号
邮　　编：100021
E - mail：pmph @ pmph. com
购书热线：010-59787592　010-59787584　010-65264830
印　　刷：北京人卫印刷厂
经　　销：新华书店
开　　本：889×1194　1/16　　印张：54
字　　数：1673 千字
版　　次：2006 年 7 月第 1 版　　2014 年 12 月第 2 版
　　　　　2014 年 12 月第 2 版第 1 次印刷（总第 2 次印刷）
标准书号：ISBN 978-7-117-19830-1/R · 19831
定　　价：368. 00 元
打击盗版举报电话：010-59787491　E -mail：WQ @ pmph. com
（凡属印装质量问题请与本社市场营销中心联系退换）

主编简介

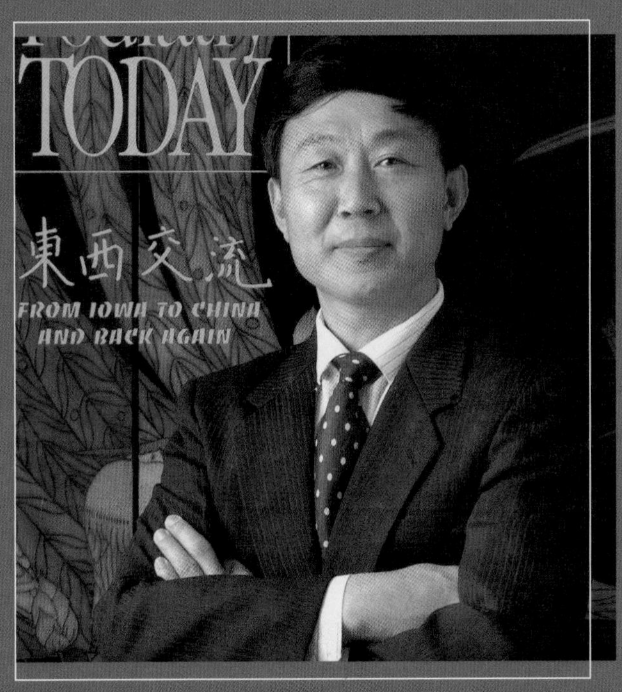

王正义　主任医师，兼职教授，北京足外科研究所所长。曾任国家冶金工业部北京冶金医院院长、大外科主任、骨科主任，北京中医药大学第三附属医院骨科中心首席专家。中华医学会骨科学分会足踝外科学组第一、二届副组长，第三、四、五届组长。中国金属学会冶金医学分会主任委员。国内多家杂志编委，享受国务院政府特殊津贴。

1989 年至 1993 年美国足踝外科学会为我国培养的三名足踝外科专家之一。回国后设立足踝外科门诊与病房，成立北京足外科研究所，引进国外现代足踝外科理论与先进技术，努力实践、潜心研究足踝外科专业；之后又多次赴美、欧等国家研修、访问交流，不断了解国外足踝外科的新进展。20 多年来诊治了数以万计的足踝外科病人，积累了丰富的临床经验，为我国足踝外科学的撰写打下了良好的理论与实践的基础。

先后获得冶金工业部、北京市科委、河北省科技进步奖 6 项，在国内外发表医学论文 50 余篇，主编医学著作 6 部，参加编写医学著作 10 余部。

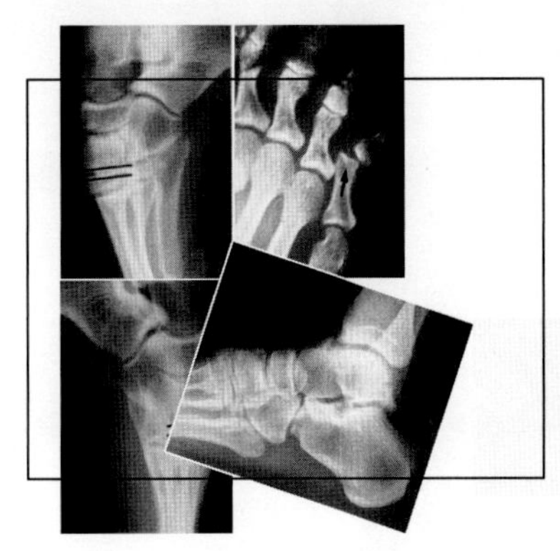

序　一

足踝外科学是骨科领域新兴的分支学科。在科技发达的国家，几十年前就开始了对足疾病的专门研究。1875 年美国就诞生了“足科专业”，1910 年纽约州成立了“足科学会”，1911 年美国成立了首座培训足科医生的学校，1912 年美国成立了“国家足科学会”，1958 年美国创办了《足外科杂志》。迄今，美国已先后成立了 7 所足踝外科医学院校，创办了 4 种足踝外科杂志。这些都促进了足踝外科专业的长足发展。在我国，足踝外科作为一个单独专业起步较晚，与国外有较大的差距。1990 年毛宾尧教授主编《足外科》引起了国内骨科界重视和许多骨科医师的兴趣。1992 年国内一些热心于足外科事业的骨科医师，在王澍寰院士的支持下，组建了中华医学会骨科学分会足外科学组（2001 年，更名为“足踝外科学组”）。此后，已召开 9 次全国性学术交流会，对普及国内足踝外科专业的理论与技术发挥了积极作用，促进了我国足踝外科专业的迅速发展。

新中国成立 57 年来国内骨科界出版的著作已逾 400 部，有关足踝外科的专著仅有 5 部。由王正义教授主编的国内首部《足踝外科学》为我国骨科学术园地里增添了一朵艳丽的奇葩。

王正义教授是中华医学会骨科学分会足踝外科学组组长。曾两次赴美国研修足踝外科。他与十余位足踝外科学组委员和专业研究人员撰写的这本专著，充分展示了作者们长年在临床科研第一线，潜心钻研足踝外科所积累的丰富临床经验。作者在此基础上又广泛吸纳了国外新技术、新的科研成果。使该书内容新颖、论理精辟、图文并茂、理论与临床兼顾、实用性强，是一本不可多得的足踝外科的佳作。相信该书的问世，必将有利于我国足踝外科专业的蓬勃发展。

谨此祝贺本书的出版，并借此机会向致力于足踝外科事业发展的同道们致以崇高的敬意。

中华医学会骨科分会主任委员
中国医学科学院北京协和医院
中国工程院院士
邱贵兴

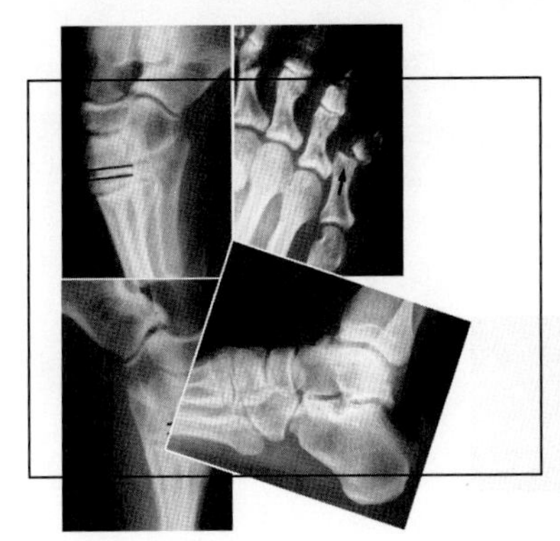

序　二

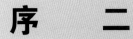

足踝外科学是骨科领域新兴的分支学科。在科技发达的国家，一百年前就开始了对足疾病的专门研究。1911 年美国成立了首座培训足科医生的学校，1912 年美国成立了“国家足科学会”。我国足踝外科专业起步较晚，1992 年国内一些热心于足踝外科事业的骨科医师，在陈宝兴、王正义教授的带领下，在时任骨科分会主任委员王澍寰院士的支持下，组建了中华医学会骨科学分会足外科学组（2001 年，更名为“足踝外科学组”）。足踝外科学组的成立，极大地推动了我国足踝外科专业的发展。2013 年初在中国医师协会骨科医师分会的支持下，又成立了足踝外科医师工作委员会，为推广、促进我国足踝外科专业的发展，加强足踝外科医师的培训发挥了重要的作用。近年来，在“两分会”的领导与支持下，在学组与工作委员会的带领下，我国足踝外科专业在全国获得了蓬勃的迅猛的发展。

由我国现代足踝外科奠基人之一的王正义教授主编的我国首部《足踝外科学》问世八年多来，他和编者们与时俱进没有停止对足踝外科探讨与潜心研究的步伐；又不断向国外学习，实践、再学习，使我国足踝外科专业的水平基本上赶上了发达国家的先进水平。为了适应我国足踝外科发展的新形势，正确全面地反映当今国内外足踝外科新水平，为广大足踝外科工作者、尤其对于年轻的或刚涉入足踝外科领域的骨科工作者，提供一本可供参考的现代足踝外科专业的参考书。王正义教授应人民卫生出版社的邀请，组织了国内著名足踝外科专家和新秀，对第一版进行了修改、补充，终使第二版《足踝外科学》与我们见面了。作者们在多年从事足踝外科工作积累了大量的丰富的临床经验的基础上，又广泛吸纳了国外现代足踝外科的新理念、新技术、新的科研成果，使该书与国际接轨。其内容新颖、论理精辟、理论与临床操作兼顾、实用性强；是一本不可多得的现代足踝外科的佳作。

国外对足踝外科医生从业的准入与同其它专业一样，也是很严格的。他们需要通过专门的医学院校进行培训、毕业后再进行住院医师的培训，并经考试合格后方能从事足踝外科工作。在美国，迄今为止已有 7 所足踝外科医学院校培训足踝外科医师；我国并无类同的培训机构。相信该书的问世，为我们提供了一本足踝外科医师培训的好教材。它必将有利于涉入足踝外科医师的学习与培训，有利于我国足踝外科专业的规范化、标准化的建设，有利于我国足踝外科专业的蓬勃发展。

谨此祝贺本书的出版，并借此机会向致力于足踝外科事业发展的同道们致以崇高的敬意。

中国医师协会骨科分会　会长
解放军总医院骨科专科医院院长　王岩

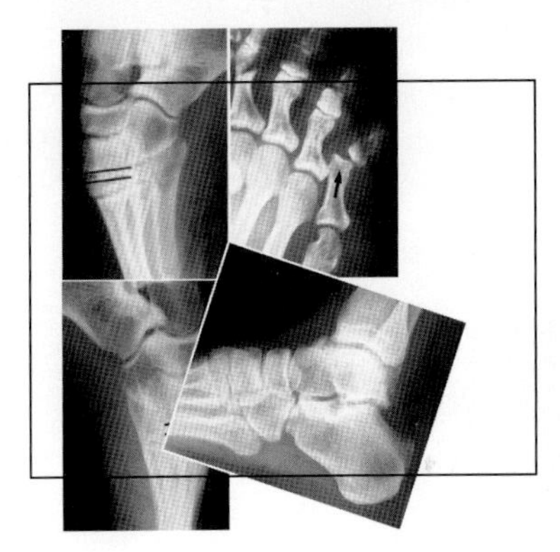

再版前言

《足踝外科学》在2006年问世以来，至今已有8年。现代科学技术的飞速发展，促进了足踝外科领域新理念、新技术的产生与实践；科学的发展与社会的巨大进步，使人们对健康、功能、美学等方面的更高要求促使我们对传统观念和治疗方法进行了变革；医学模式也向生物-心理-社会模式进行转变，从而推动了足踝外科整体治疗观念的完善化，改变了过去重局部、轻全身的治疗方式，代之以生物力学和恢复与重建功能为基础，以人性化、个体化为指导思想的新的治疗理念，涌现出了大量新的诊疗方法与新技术；由于国内没有足踝外科医学院校，这八年，也是我们不断向国外学习，实践、再学习、再实践与不断提高的8年，使我们看到了第1版的不足之处，如有的概念已经过时、有些疗法已经落后于时代、有些国外足踝外科的内容书中没有涵盖等等。近年来，足踝外科事业在我国各地获得蓬勃的发展，为了适应足踝外科发展的新形势，正确、全面地反映当今国外足踝外科新水平，为广大足踝外科工作者、尤其对于年轻的或刚涉入足踝外科领域的骨科工作者，提供一本可供参考的现代足踝外科参考书，应人民卫生出版社的邀请，组织了国内著名足踝外科专家和新秀，编写了第2版《足踝外科学》。

第2版《足踝外科学》包括足踝外科的基础知识，足踝部骨病，足踝部感染与肿瘤，足跖痛与足跟痛，创伤，足踝外科微创技术与显微修复，支具辅具治疗与康复8篇，共36章。在编写时强调"科学性、先进性、实用性"，在内容上以近年来国际上著名的足踝外科专家Mark S. Myerson，Michael. J. Coughlin，Roger A. Mann，Charles L. Salizman，及Selene G. Parekh等有关足踝外科著作为主要参考资料，又参考国外足踝外科的学术专业期刊并结合我国的实际情况，进行了全面系统的修改与完善。使该书足踝外科的基本概念、基础理论、基本内容和诊疗方法与国外接轨，较第1版增加了运动损伤性疾病、神经肌肉疾病等4个章节的内容，并详细介绍了足部各种畸形的表现与现代的治疗方法。同时又保留和发扬了我国足踝外科的优秀技术与方法，如微创外科技术、张力-应力法则在足踝矫形中的应用等。图文并茂，详尽论述，力求达到内容新颖、理论与临床兼顾、实用性强的目的。

在此次遴选参加编写的人员，基本保留了依然活跃在临床科研第一线工作，潜心钻研足踝外科专业，积累了丰富的临床经验的原编者。几位副主编均多次出国研修与讲学，紧跟国外足踝外科的前沿，并有自己的创新；感谢他们为本书撰写了新理论、新技术与新的科研成果，本书按他们撰写内容的多少进行排序。在本书编写中，还新增加了几位年富力强的学科带头人或有卓越成绩的中青年专家参入编写，为第2版的编写输入新生力量，使第2版更具活力，更有先进性。

尽管作了很多努力，但在编写过程中难免有匆忙和不足之处，如个别节段有重叠等；恳请广大读者和同仁对本书的缺点和错误批评指正、提出宝贵的建议，以便得到及时更正与完善。

最后，对在百忙之中参加本书编写的专家、学者、协助撰稿的同事表示衷心的感谢。

王正义

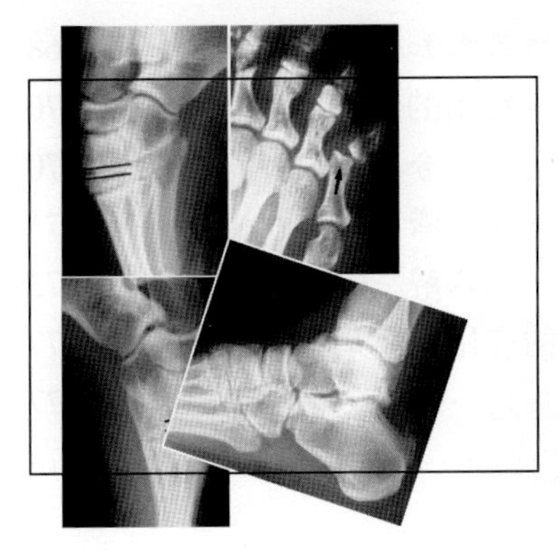

目　录

第一篇　足踝外科的基础知识

第二篇 足踝部骨病

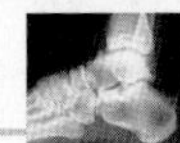

第三篇　足踝部感染与肿瘤

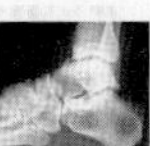

第四篇　足跖痛与足跟痛

第五篇　运动损伤性疾病

第六篇　创　　伤

第七篇　足踝外科微创技术与显微修复

第八篇　足踝截肢、支具辅具治疗与康复

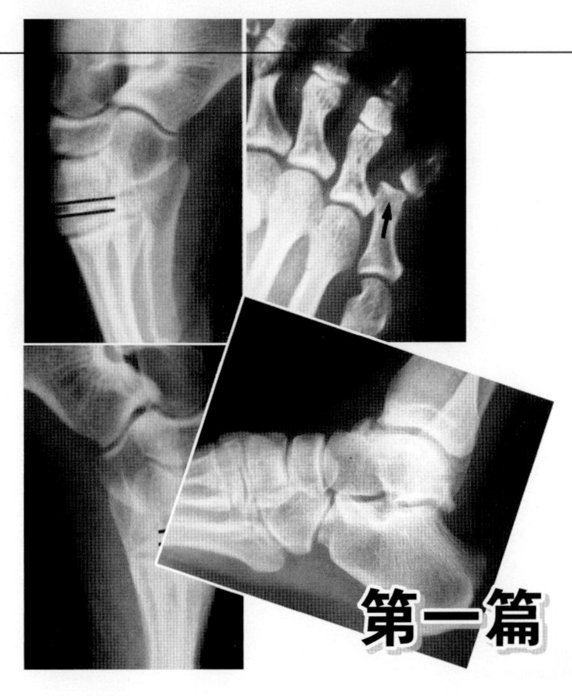

第一篇　足踝外科的基础知识

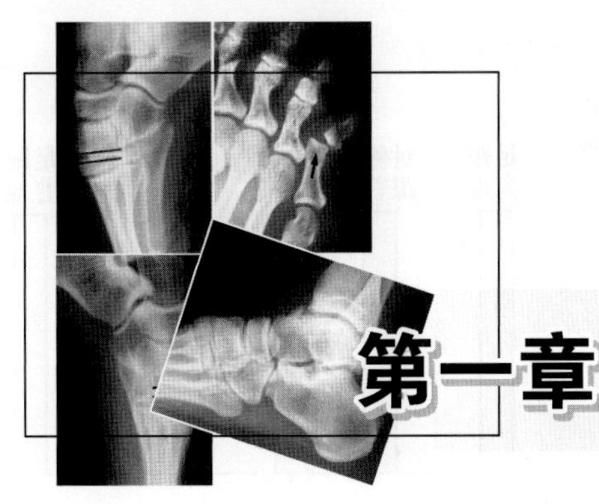

第一章　足踝部生物力学

第一节　人体的移动系统和步态周期

一、移 动 系 统

人体足部常常被我们认为是一个部分僵硬的基底,其主要功能是为身体提供稳定的支撑。实际上,对于上述功能而言,足部的结构设计是非常差的。长时间站立会生产疲劳感或产生足部的不舒服感。通常我们宁愿坐着,而不愿站立。此外,正常功能足,不管穿鞋还是不穿鞋,行走、跑、跳或跳舞都没有站立累。因此,足部的功能已经进化成为具有动态机械结构的功能,参与移动系统的运动,而不再是一种静态的、只为支撑作用而设计的结构。由于人体运动系统包括身体所有主要结构,某些足部上方结构运动需要足的特殊功能,足部上方结构的运动变化可能反映在足部的行为变化。同样,足部功能方式变化可反映在身体其他部位的运动变化。因此,我们必须理解足和人体其他运动部位间基本功能的相互关系。在开始复习运动系统前,我们必须理解行走的人体既是一部物理机器,又是生物有机体。人体作为物理机器就必须遵循物理学运动定律,作为生物有机体必须遵循肌肉作用规律。在人体移动中会展现出肌肉的所有行为特点,例如,进行关节周围转动等活动比关节休息时肌肉收缩很少。当骨骼运动减速或当外力作用于人体时,肌肉被刺激起效。事实上,激活的肌肉抵抗肌肉延长所生产的作用是肌肉收缩做功时的 6 倍。此外,肌肉中无收缩功能的成分和特殊结缔组织结构会辅助肌肉收缩。人体移动包含有物理学作用力和生物学作用力,它们相互配合以实现用最小的做功获得最大的功效。人类用一种独特的、特征性双足直立方式行走。我们所有人都用这种方式行走,但每个人又有各自细微的差别,即使在较远的距离它也能被别人发现。导致个体行走特点的原因有许多。我们每个人的身体各个部位的长度和重量分配都有差别,每个部位移动都靠不同长度的肌肉收缩来获得。此外,每个人各个关节的轴线位置是不一样的,伴随的有效杠杆力臂也是不一样的。这些和其他一些因素共同形成了每个人特有的移动方式。人体各个部分的和谐整合产生了较为顺畅的人体移动系统。这种和谐整合不需要每个人中单独部件的贡献是一致的,也不要求同一个人的不同部位贡献是一致的。人体同一部位在不同情况下的作用是不一样的。鞋的类型,疲劳程度,体重大小和其他一些变量可以导致某些部位的功能下降,而靠其他部位功能增加来代偿。个体部位的行为可能出现大量变异,但不同功能部位的整合是相互补充的,这样产生了顺畅的移动系统。单独人体测量学观察的平均值的价值有限。手术医生要警惕在人群中存在人体测量学的差异变化,更重要的是我们要理解不同部位的功能性相互关系。足部尤其是这样,它的解剖变异太大。如果只有平均值能进行比较,那么很难解释为什么有些足的测量结果偏差非常大但功能很好且无症状,而有些足的测量结果接近平均值但行使功能时出现症状。因此,平均值只是提供数学参数,表示可能出现的偏移度。因此,重点应该是功能性的相互关系,而不是解剖上的描述。人体移动是一个学习过程,它不是天生就有的功能。Popova 研究了孩子成长过程中的步态变化。婴儿最初的几步是扶着家长的手完成的,这佐证了我们是通过学习来达到直立行走的。Scott 研究发现先天性盲童不会本能性地站立和行走,需要我们认真教会他们。这一学习过程是将神经、肌肉、骨骼系统整合在一起。一旦我们学会行走并个体发育完全，内在的生理性调节机制将终生发挥作用，不论个体是将来截肢后使用假肢，还是长跑运动员，或是穿高跟鞋。Ralston 指出人体移动系统会用最小的能量消耗将我们从一个地方移至另一个地方。

二、步 态 周 期

人类步态是节律性、周期性的身体所有部分向前行进。单独一个步态周期常被定义为从足跟着地开始到该足跟再次着地之间的所有活动。步态参数，例如步幅、步速和步频的测量都基于这一定义。一个步态周期可以进一步细分。步态周期由同一条腿的支撑相和摆动相组成。支撑相通常占整个周期的 62%，摆动相占 38%，支撑相又分为首次双足支撑期（0～12%）、单足支撑期（12%～50%）和再次双足支撑期（50%～62%），之后才开始出现摆动相（图 1-1-1）。在步态周期中当摆动腿跨越支撑足时，全足着地期始于周期的 7%，对侧足趾离地始于周期的 12%，足跟抬高始于周期的 34%（见图 1-1-2）。痉挛性患者中，初始足着地可能是足趾着地，全足着地在 7% 周期后才出现。如果存在痉挛或挛缩状态，足跟可能提前抬起，而如果小腿三头肌群无力的话，足跟会延迟抬起。

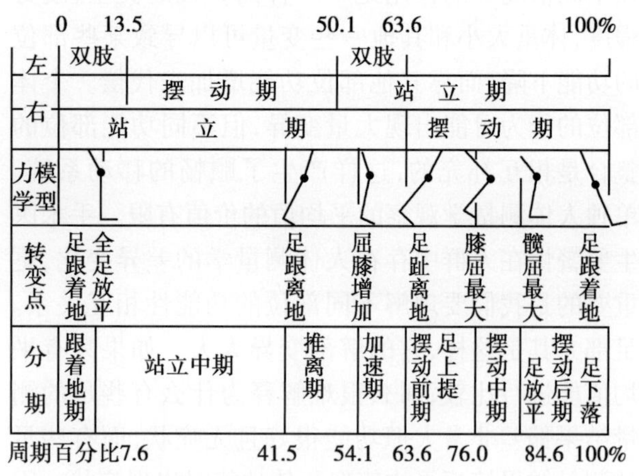

图 1-1-1　步态周期

支撑相占周期 62%，摆动期占周期 38%。支撑相分为两个双足支撑期和一个单足支撑期

整个步态周期是一个连续的活动，由于步态中许多事件同步出现，因此描述起来比较困难。但是，如果把支撑相分为三个阶段的话，这些事件可以比较精确的描述。第一阶段，从足跟着地开始到全足着地结束；第二阶段，从全足着地开始到身体重心越过支撑足；第三阶段，从踝关节跖屈开始到足趾离地结束。

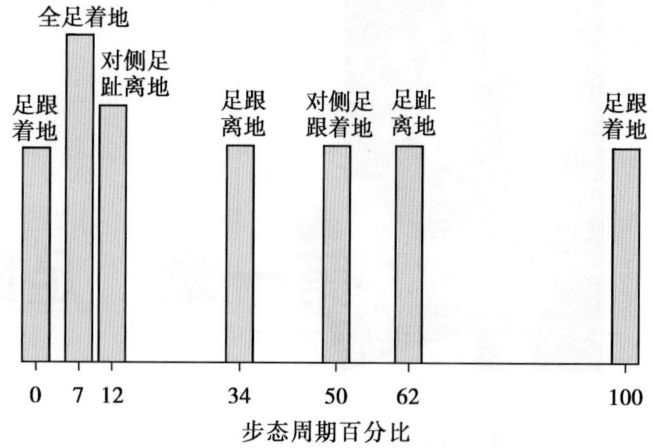

图 1-1-2　步态周期中的异常现象

观察患者走行时，医生要注意观察这些事件，以助于发现步态异常

1. 第一阶段　第一阶段包括步态周期的最初 15%，身体重心由于足与地面接触而减速，随着支撑腿伸直，身体重心又开始向上加速。身体重量和重心移动导致地面垂直作用力超过体重的 15%～25%（图 1-1-3A）。踝关节快速跖屈直到全足着地，大约在周期 7%，之后出现背伸（图 1-1-3B）。前间室肌肉群控制踝关节跖屈动作，通过离心性收缩防止足底拍地。后方小腿三头肌和足底足内肌都没有电活动（图 1-1-3C）。我们通常所认为的参与维持足纵弓的重要肌肉都没有肌肉反应。在此时，足部开始承重，足弓变得低平。步态分析显示由于开始承受体重，导致跟骨快速外翻和足弓低平。足弓低平始于距下关节，并在此期间达到最大程度（图 1-1-3D）。在初始着地时发生的旋前活动是被动活动，旋前活动程度完全取决于关节面的构造，及其关节囊附着和韧带支撑。没有肌肉活动参与到上述活动中。由于小腿和足部间的特殊连接构造，跟骨外翻向近端传递到距下关节并引起距下关节内旋，并通过踝关节传向小腿。跟骨外翻造成远端跗横关节解锁。这一阶段主要是吸收和分散足着地所产生的作用力。

2. 第二阶段　第二阶段包含步态周期的 15%～40%，在此期间，于步态周期的 35% 时体重越过承重小腿，之后重心开始下降。作用力量显示足部支撑小于实际体重。足部承担约实际体重的 70%～80%（图 1-1-4A）。踝关节开始逐渐背伸，在周期的 40% 时达到最大值。这时踝关节承受的作用力达到体重的 4.5 倍。后跟抬高开始于步态周期的 34%，于周期的 40% 之后出现踝关节跖屈（图 1-

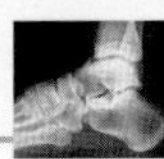

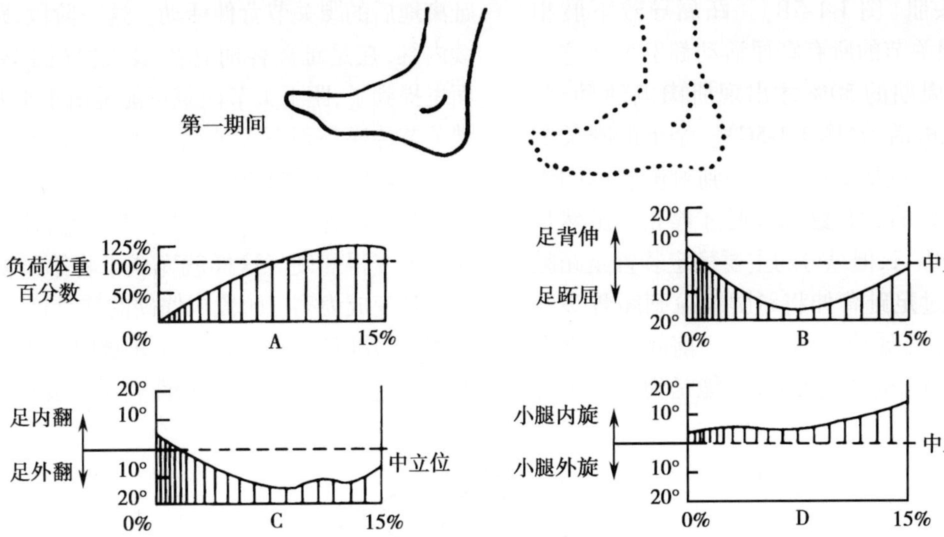

图 1-1-3　步态第一阶段的情况，第一阶段从后跟着地开始到全足着地结束

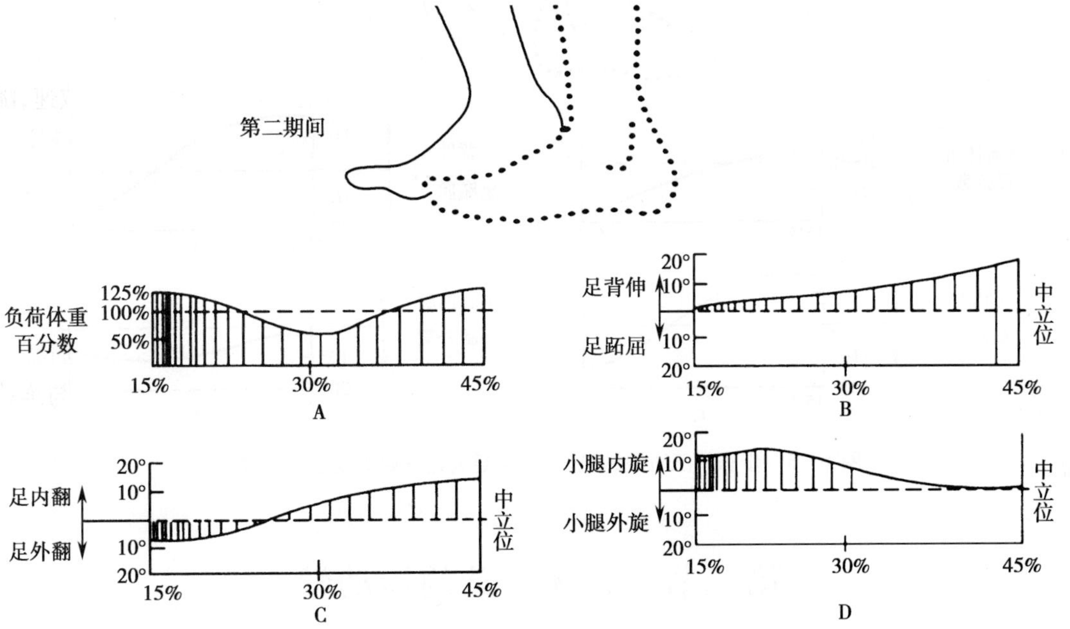

图 1-1-4　步态第二阶段的情况，全足着地期

1-4B)。在第二阶段，由于肌肉主动收缩产生小腿和足部的重要功能活动。小腿三头肌，腓骨长短肌，胫后肌，趾长屈肌和足底足内肌都出现了电活动(图 1-1-4C)。正常足内肌活动始于周期的 30%，扁平足足内肌活动始于周期的 15%。小腿后方肌肉收缩是为了控制胫骨向前移动，使对侧下肢能增加步长。正常足距下关节于周期的 30% 出现逐渐内翻，而扁平足的距下关节内翻始于步态周期的 15%(图 1-1-4D)。内翻由几个因素产生，哪个因素最重要却不得而知。距下关节上方的因素包括小腿外旋，它由对侧肢体摆动产生，传递到支撑下肢产生外旋扭力，通过踝关节传递到距下关节产生内翻。踝关节轴线的倾斜度、跖趾关节间隙的倾斜度和跖腱膜的功能都会产生距下关节内翻。由于前足固定于地面，距下关节内翻向足部远端传递导致跗横关节稳定性增加。逐渐内翻重排了足部骨骼，将柔软的中足变得僵硬。

3. 第三阶段　第三阶段是支撑相的最后阶段，从周期的 40% 开始，结束于周期的 62%。受力板的记录显示在这一阶段开始时由于重心下降，受力数值会增加，接着足部的负重再次超过体重达 20%。当体重转移到对侧足后，垂直地面的受力反应在此期间下降到零(图 1-1-5A)。踝关节在此期间快速跖屈。跖屈是由小腿后方肌肉向心性收缩引起的，尤其是小腿三头肌(图 1-1-5B)。跖屈导致下肢相对延长。虽然踝关节的所有跖屈活动都发生在这一阶段,但是直到周期的 50% 才出现肌肉电活动,此后足外肌没有肌电活动(图 1-1-5C)。余下的踝关节跖屈活动是由于体重从支撑足转移到对侧肢体的缘故。足内肌的活动直到足趾离地时才停止。虽然足内肌协助稳定足纵弓,但纵弓的主要稳定装置是跖腱膜,这一时期通过足趾背伸将跖腱膜拉到跖骨头下方,使得跖骨处于跖屈位,抬高足弓。前间室肌肉在这一阶段的最后 5% 时才起作用,可能是为了产生足趾离地后的踝关节背伸活动。这一阶段,距下关节继续内翻,在足趾离体时达到最大值(图 1-1-5D)。前面也提到了,距下关节内翻可能是由于下肢外旋通过踝关节传递到距下关节而产生的。内翻活动由于踝关节倾斜度、跖腱膜功能和跖趾关节间隙倾斜度而获得加强。在远端,由于跟骨逐渐内翻,使得松弛的跗横关节变得僵硬。这样就完成了将第一阶段松弛的前足转变成为第三阶段末僵硬的前足这一过程,为足趾离地做准备。由于体重和跖腱膜产生的内源性作用力传递到距舟关节,使得距舟关节变得稳定。

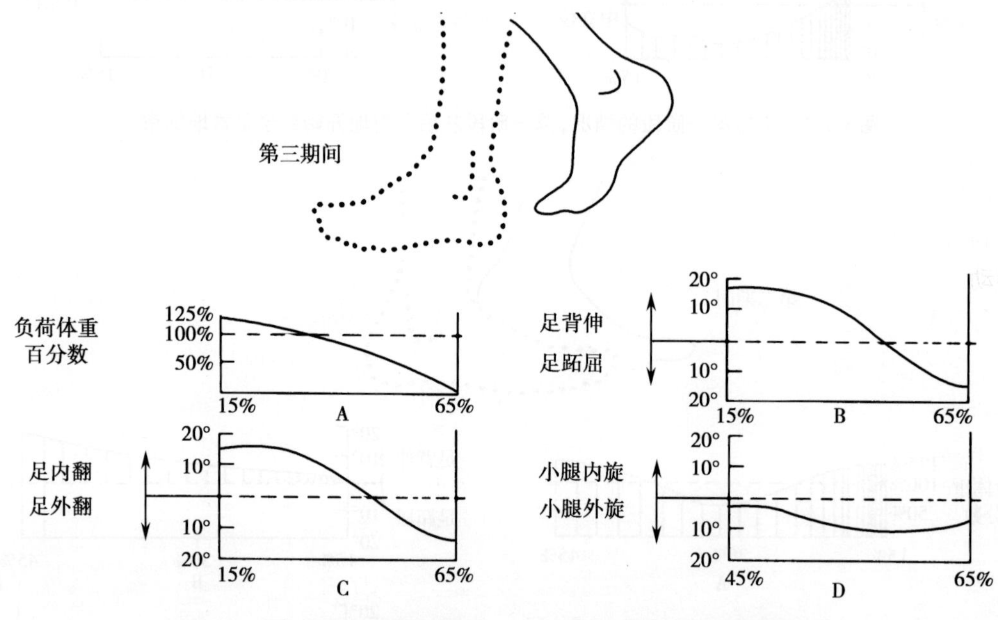

图 1-1-5　步态第三阶段的情况,从全足着地开始到足趾离地结束

第二节　人体移动的运动学

一、身体垂直移动

我们都熟悉在步行时,身体会有节律性的上下移动,在列队行进中如果有人步调不一致会非常引人注目。这些在垂直面上的移动是双足动物移动时一定会伴随出现的情况。当小腿分开即人体重量从一侧小腿转移到对侧小腿(双倍负重),在支撑相中期时,躯干与地面间距离要小于重心越过相对伸直位小腿时的距离。双足动物的移动特点使得身体需要垂直摆动,这种摆动需要以一种平滑的方式发生,并遵循能量守恒原理。身体的重心移动遵循平滑的正弦曲线进行。移动的幅度约在 4 ~ 5cm。虽然骨盆和髋关节移动对正弦节律有一定影响,膝、踝和足也明显参与了将一系列相交弧形融入到了正弦曲线中。这种转化需要膝、踝和足部同步的、精准的连续运动。身体的重心在小腿负重之后立即达到最高点,随后开始下落。在对侧小腿摆动相结束即跟骨着地时重心下降到最低点。这时如果患者行走时膝关节僵硬并且踝关节和足部缺失,会即刻发生重心下降减速,这样身体可能出现较严重的停顿,移动系统将失去动能。事实上,由于小腿发生相对短缩出现在着地的一瞬间,并受到逐渐增大的阻力,所以身体重心下降的减速过程是较平滑的。膝关节屈曲逐渐受到股四头肌的收缩抵抗,踝关节跖屈逐渐受到胫前肌的收缩抵抗。在全足着地后,小腿进一步相

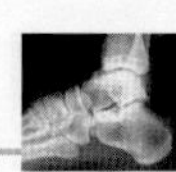

对短缩只能通过足部旋前活动来获得。虽然这种旋前活动的出现相对于足的其他功能是更重要的，但是必须指出，它额外提供了重心平滑下降所需的膝关节屈曲和踝关节跖屈活动，并使身体重心最终停止下降。减速到零之后，重心必须即刻开始均匀的向上加速推进到对侧小腿。这种现象的动力学非常复杂，但它的运动学比较简单。通过膝关节短时间的伸直，小腿获得相对延长，踝关节进一步跖屈将后跟抬高、并将足部旋后。这时，抬高后跟是身体重心向上提高加速的重要原因。

二、身体水平移动

除身体垂直移动外，在水平面还可以测量出一系列的轴向旋转活动。仔细观察可以发现骨盆和肩胛带有旋转活动。类似的水平方向旋转也发生在下肢的股骨段和胫骨段。胫骨沿着它们的长轴旋转，在步态的摆动相和支撑相前期内旋，在支撑相的后期外旋。胫骨旋转在足趾离地后停止，旋转的幅度随着个体差异而不同。Levens 等对 12 名男性进行研究发现，胫骨水平旋转的幅度最小为 13°，最大为 25°，平均 19°。胫骨旋转大部分发生在足部与地面牢固接触的时候，鞋没有发生滑动，而是保持固定。胫骨旋转大约产生 7～8nm 的扭矩，这种扭矩还是相当大的。由于旋转活动的发生，足部必须有一种机制不仅要适应旋转的发生而且要抵抗这种程度的旋转。旋转通过足部传递到地面，并且被受力板以扭矩形式记录下来。踝关节和距下关节的作用就是这种机制，将在下文进行描述。

三、身体侧方移动

当人体行走时，身体并不是在行进路线上保持一直线前进，而是有轻微的左右摇摆，保持身体的重心大致位于负重足的上方。每个人步行每一步都会发生左右摇摆，但并不能有意识地理解发生的原因。每个人都有与别人并排行走的时候。如果他们步调不一致，那么身体有可能会撞在一起。我们行走的每一步，身体在负重小腿的上方轻度移动。因此每一次完整的步态周期中身体左右摆动的幅度约为 4～5cm。双足分开较大行走时的侧方移位距离增加，双足靠近行走时身体的侧方移位距离减小。正常情况下，由于胫股间夹角（轻度膝外翻）的存在使得胫骨保持垂直、双足靠拢，但双侧股骨与骨盆通过髋关节相连后有轻度交叉。身体侧方来回移动也是遵循平滑的正弦曲线。

第三节 人体移动的动力学

身体重心移动所产生的作用力可以使用受力板进行测量。受力板测量方法是基于牛顿第三定律，即作用力与反作用力，当两个物体互相作用时，彼此施加于对方的力，其大小相等，方向相反。它用于精确记录行走时整个身体的重力。受力板的工作原理与浴室里的健康秤类似。当人体站在秤上，通过屈曲和伸直膝关节来升高和降低身体时，秤上的读数也会随着不断地变化。使人体移动的作用力包括重力，肌肉收缩力和特殊情况下某些结缔组织产生的弹力。受力板即时记录人体作用在足部的作用力，该作用力通过鞋底传递到地面。测量设备是垂直地板作用器，包括测量前后方向剪切力、内外方向剪切力，和水平方向上的扭力。在步态的站立相，地面作用力在上述四方面是连续变化的。这说明作用于足部的力的变化是人体运动时的复杂作用力造成的。通过受力板的测量，正常行走时的地面作用力见图 1-3-1。这些包括垂直作用力，前后方向剪切力和内外方向剪切力和扭力。人走得越慢，人体重心移动得也越小，足底作用力也越小。相反，人走得越快，人体重心移动得也越大，足底作用力也越大。为了证明这一点，慢跑时的足底垂直作用力见图 1-3-1。垂直作用力曲线显示作用于地面初始有一个峰值，之后作用力逐渐减小。初始峰值是后跟作用于地面的力产生的。峰值的幅度随着鞋的材料不同可以有一定的变化。鞋跟较软的峰值较小，鞋跟较硬的峰值较大。第一个峰值比体重大 10%～15%，这是由于身体重心的向上加速造成的。接着曲线下降，作用力比体重小 20% 左右。这是由于初始作用力提高身体重心后，随着重心达到最高点，支撑足逐渐减载。第二个峰值，高于体重的 10%～15%，是由于重心逐渐下降产生的，之后在足趾离地时作用力迅速减小到零，体重转移到对侧肢体，见图 1-3-2A。前部剪切力代表足跟着地时身体开始减速，它的出现是由于足跟着地时重心在足的后方。在人体重心

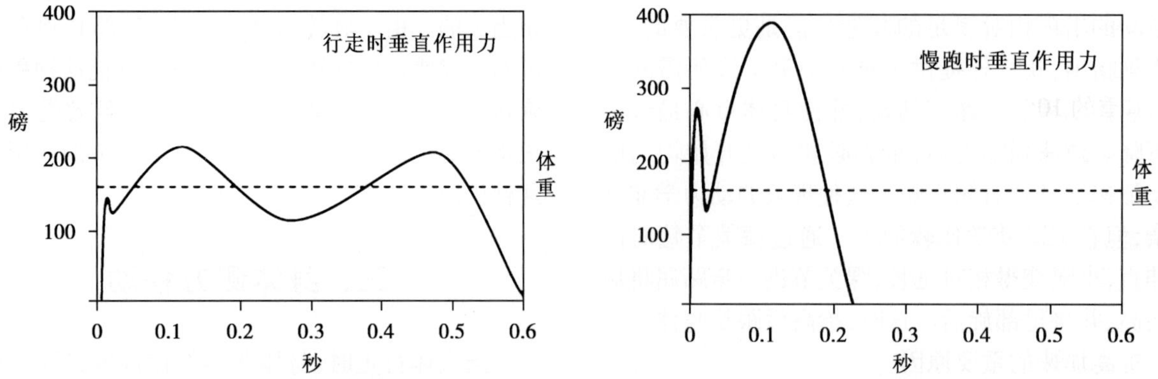

图 1-3-1　行走和慢跑的地面垂直作用力的比较

表示的方法不是体重的百分比而是实际重量。时间单位用十分之一秒表示而不是步态周期百分比。150 磅的人慢跑时地面垂直作用力最高达到 400 磅，而同样的人行走时垂直作用力最大值只有 215 磅

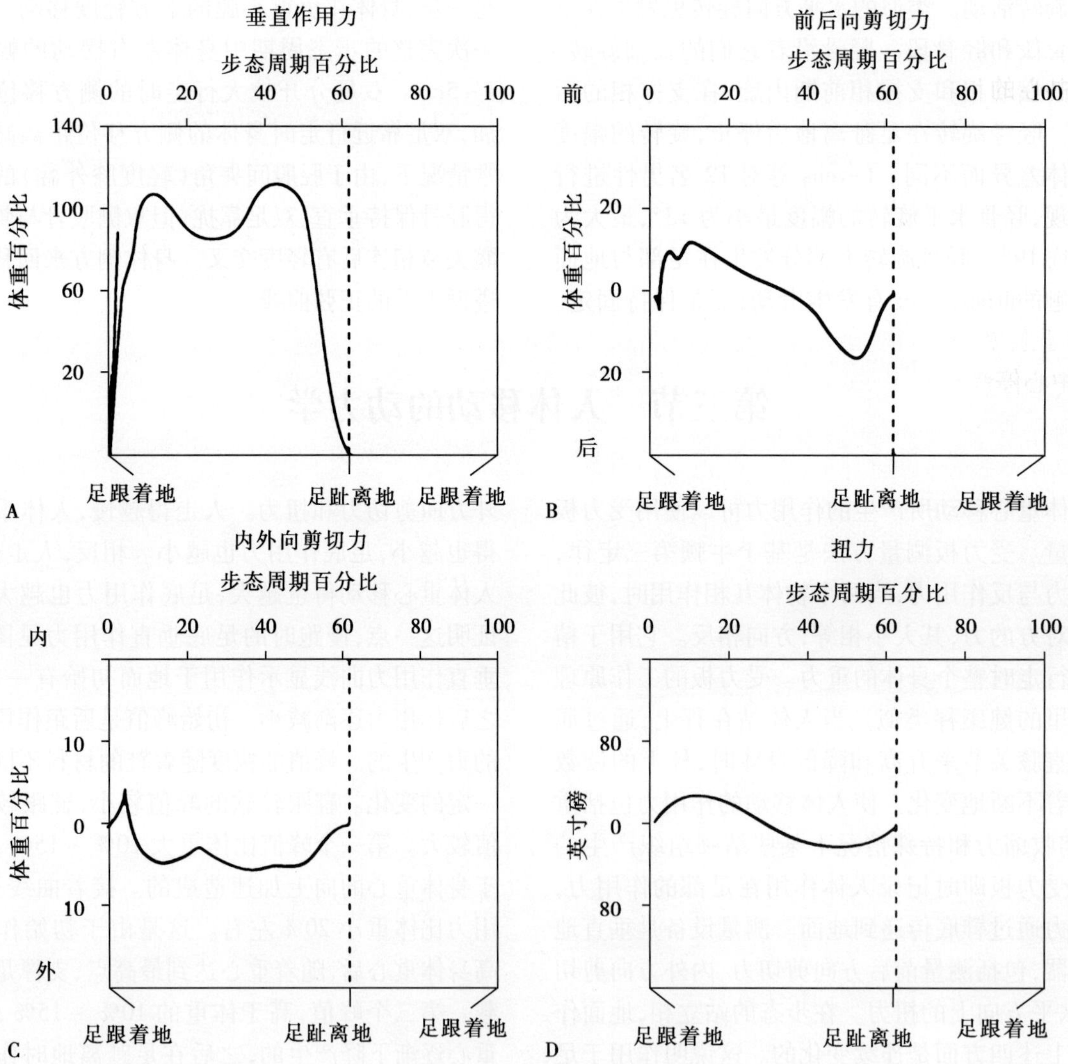

图 1-3-2　行走时的地面作用力

A. 垂直作用力；B. 前后向剪切力；C. 内外向剪切力；D. 扭力

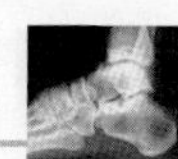

移至负重足部的前方时，出现后方剪切力。当对侧肢体着地时后方剪切力达到最大值，在步态周期的50%，前方剪切力开始出现。前后向剪切力的幅度只有体重的10%～15%，见图1-3-2B。在跟骨着地时向中线出现内侧剪切力，在此之后出现的外侧剪切力一直持续到步态周期50%时的对侧跟骨着地，之后内侧剪切力再次出现。由于膝上截肢患者无法对假体进行外展控制，造成他们的外侧剪切力是持续存在的。因此除了膝上截肢患者外，所有人体步态中都会出现内侧剪切力。内外向的剪切力幅度约为体重的5%左右，见图1-3-2C。作用于地面的扭矩测量是在支撑相下肢出现旋转而发生的扭矩测量。在跟骨着地后，出现内旋扭矩，在全足着地时达到最大。之后逐渐出现外旋扭矩，在足趾离地前达到最大值。这种扭矩与小腿的内、外旋活动有关，见图1-3-2D。显示作用于地面作用力的另一种方法是观察压力中心的移动情况。正常人中，沿着足底部压力中心的移动情况是遵循一致、统一的模式(图1-3-3)。在足跟着地后，压力中心快速沿足底移动，直至移动到跖骨区域会停留半个支撑相的时间，接着继续向远端移动到踇趾。为了更好理解压力中心的移动，我们以类风湿关节炎合并踇外翻畸形和跖骨疼痛的患者举例说明(图1-3-4)。在该患者中，为了避免压力中心移动到疼痛的跖骨区域，因此压力中心停留在足底的后部，并沿足底中间区域快速跨越跖骨头，而正常足的负重区位于踇趾处。在对踇趾截除患者的研究发现，压力中心的移动偏向较外侧，见图1-3-5。

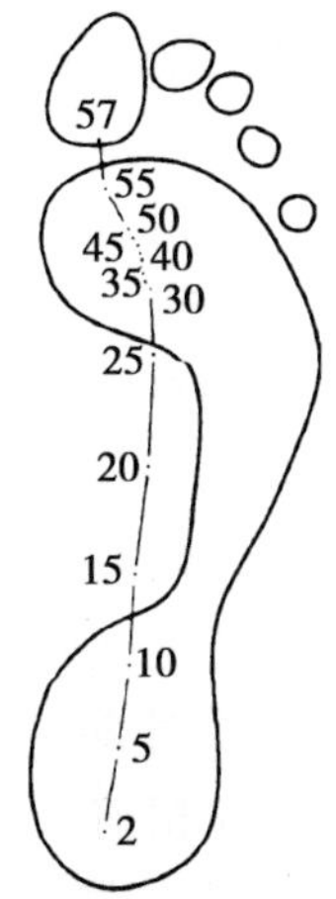

图1-3-3　步态周期中压力中心的行进

压力中心代表支撑相时作用与足底的合力点。压力中心在足跟着地后快速向远端移动，数据点间的距离较宽。接着压力停留在跖骨头区域约占整个周期的30%～55%，之后压力中心快速向大踇趾移动

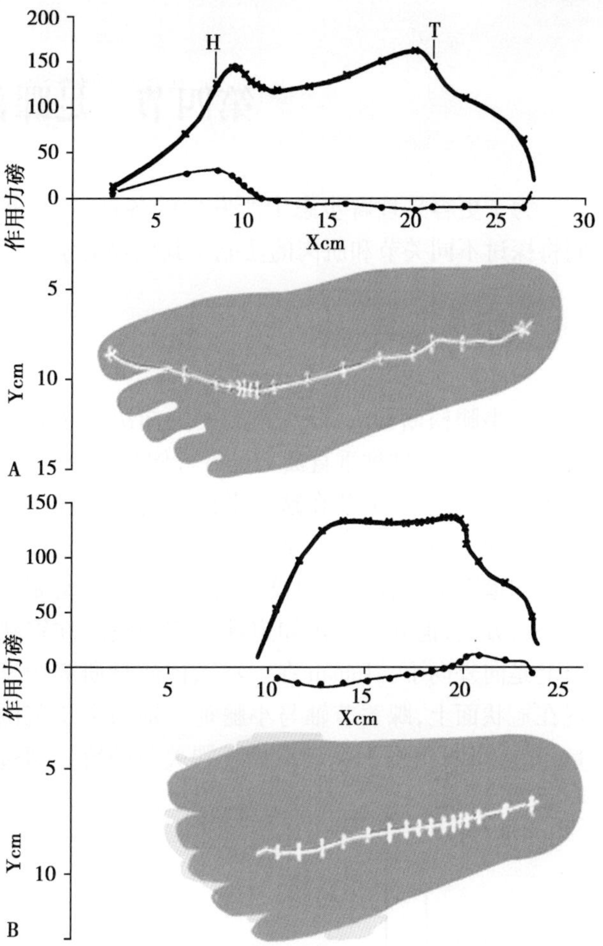

图1-3-4　正常和异常的足部压力中心的行进情况

A. 正常步态周期中的压力中心从足跟向足趾的行进过程，压力中心从足跟部快速移动，在跖骨头区域有一定的停留，之后在足趾离地时快速向踇趾移动；B. 类风湿性关节合并严重踇外翻畸形出现明显跖骨痛患者的压力中心行进过程。注意压力中心点逗留在足跟处，接着快速行进越过跖骨头区域，踇趾很少参与负重或根本不参与负重。类风湿性关节炎患者或有明显跖骨痛的患者将体重保持在足的后部，避免疼痛区域承受压力。这会导致曳足而行，即拖着脚走路

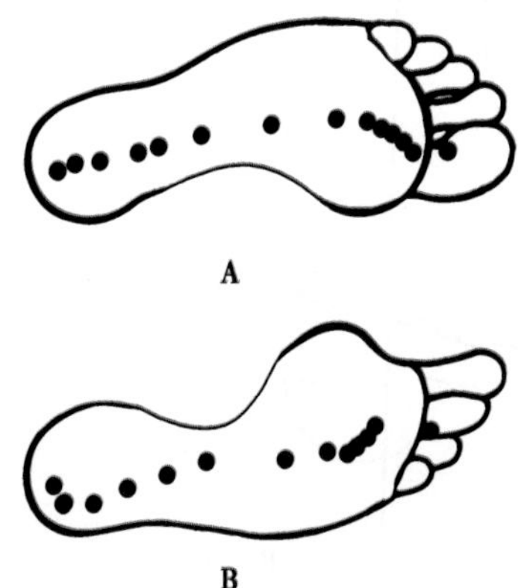

图1-3-5　踇趾截除后压力中心的行进

A. 压力中心的正常行进；B. 踇趾截除后压力中心的异常行进。注意压力中心停留于跖骨区域的偏外侧，接着到达第三趾而不是踇趾

第四节　足踝部结构的生物力学

为了更容易理解步态中所发生的各种情况，我们将探讨不同关节和肌肉的功能及其生物力学。

一、踝　关　节

在小腿横断面上，踝关节轴的方向决定了垂直面，足部就是在这种垂直面上进行背伸和跖屈活动。临床文献记载，踝关节在这一平面上的活动和小腿在矢状面上的活动决定了胫骨扭转的程度。虽然大家都知道踝关节轴的方向投影到小腿横断面上是指向外后方的，但并不一定知道踝关节轴投影在冠状面上是向外向下。Inman 在一项人体测量研究中发现在冠状面上，踝关节轴与小腿垂直轴的夹角范围是 88～100°，见图 1-4-1A。由于踝关节轴恰好通过内、外踝尖部的远端，所以检查者在较准确的评估踝关节经验轴位置时要将双手示指尖置于内外踝骨性尖部的最远端。见图 1-4-1B 和图 1-4-2。与小腿垂直轴保持正常关系的踝关节水平轴只能影响双足外八字或内八字的程度，在踝关节跖屈和背伸活动时，在横断面上无法对足或小腿施加旋转影响。

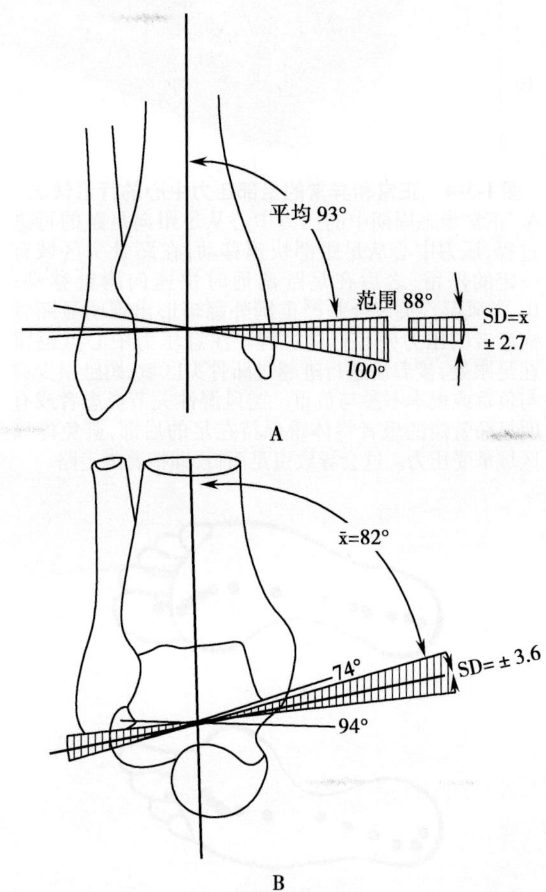

图 1-4-1　胫骨纵轴线与胫骨远端关节面夹角的变化

A. 胫骨纵轴线与胫骨远端关节面之间夹角的正常变异情况；B. 胫骨纵轴线与踝关节轴线之间夹角的正常变异情

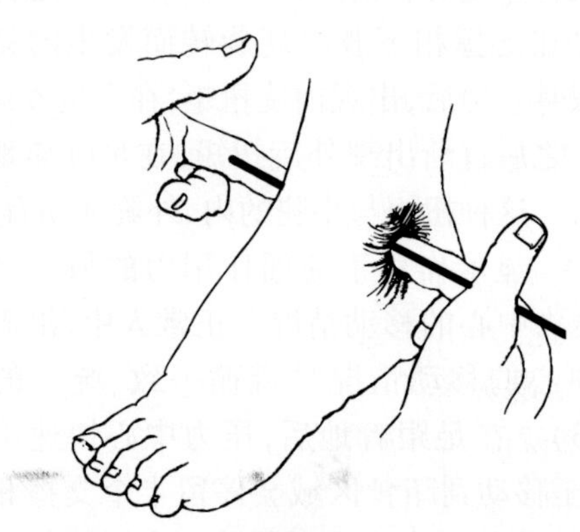

图 1-4-2　通过触摸内外踝尖部来估计踝关节轴线的倾斜度

但是，由于踝关节轴线是斜行的，因此它允许在踝关节活动的同时，足和小腿发生水平旋转活动。当小腿固定而足部活动时，斜行的踝关节轴线使得足在踝关节背伸时向外偏斜，而足在踝关节跖屈时向内偏斜。足在横断面上的投影可以清楚地显示足部外旋或内旋的程度。足部内外旋的程度与踝关节轴线的倾斜程度和踝关节跖屈、背伸程度相关。步态支撑相中期时，足部是固定的，身体越过足部即产生了足相对于小腿的背伸活动。倾斜的踝关节轴线会使小腿产生内旋。同样，小腿相对于足部的内旋活动程度取决于踝关节背伸程度和踝关节轴线的倾斜度。当后跟抬起准备足部离地时，踝关节出现跖屈活动。这种跖屈活动使得小腿出现水平面的反向旋转，即小腿外旋。当单独地研究小腿水平面旋转时，在人体移动过程中上述的足踝和小腿活动是非常精确的。小腿在支撑相前三分之一发生内旋活动，而在支撑相后三分之二发生外旋活动。内外旋活动幅度平均达到 19°，范围 13°～25°。作用于受力板上的扭矩被记录下来，并证实了这一旋转活动是存在的。扭矩大小因人而异，范围在 7～8nm 之间。总之，倾斜的踝关节轴线产生以下一系列

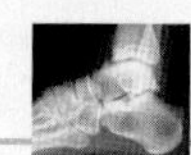

的情况：从足跟触地开始到全足着地，踝关节跖屈，足部出现内旋。踝关节轴的倾斜越大，足内旋越大。支撑相中期足部与地面固定时，当小腿越过足部时出现踝关节相对背伸，并产生小腿内旋。当足跟抬起，出现踝关节跖屈和小腿外旋。当我们分别独立地观察小腿和足时，倾斜的踝关节轴线导致小腿旋转和足的相关活动，这些活动是定性的，一致的。但我们定量研究不同的移位程度时，它们仍有明显的不一致。在正常人的移动中，踝关节活动度范围是20°~36°，平均24°。踝关节轴线的倾斜度范围相对于垂直线是88°~100°，平均93°。即使是最大倾斜度的踝关节轴线和最大36°的踝关节活动度情况下，小腿围绕垂直轴线的旋转范围也只有11°。这明显小于正常行走时单独测量小腿水平面上的平均旋转度数。平均踝关节倾斜度和平均跖屈、背伸程度所决定的小腿水平方向旋转程度要小于足部站立不动支撑体重时的小腿水平旋转活动。踝关节活动范围显示在足跟着地时，踝关节迅速跖屈，在全足着地后，在步态周期的7%内达到最大值。接着，踝关节逐渐背伸，直到约在步态周期40%左右，再次出现踝关节跖屈，跖屈在足趾离地时达到最大。在摆动相，踝关节出现背伸，见图1-4-3。

踝关节周围肌肉功能显示前间室肌肉群是作为整体来起作用的。跟骨着地后，前间室肌肉群的作用一直持续到跖屈活动结束后才停止，约占步态周期7%。在此期间，肌肉进行离心收缩（肌肉被拉长）。临床上，如果胫骨前方肌群无功能的话，在摆动相会出现跨域步态，即髋关节和膝关节增加屈曲度来代偿踝关节背伸不能的情况。如果在后跟着地后胫骨前方肌群失能的话，由于缺乏对跖屈的控制，将导致足底拍打地面。从步态周期的55%开始直至整个摆动相，前间室肌肉都会使得踝关节背伸。通过前间室肌肉的向心性收缩产生踝关节背屈。虽然胫后肌和腓骨长肌通常在支撑相10%左右开始发挥作用，而其他小腿后方肌肉在支撑相20%发挥作用，但小腿后方肌群基本上也被认为是作为整体来发挥功能的。在刚开始阶段，踝关节逐渐背伸直到步态周期的40%左右停止，此时小腿后方肌群是离心性收缩，直到踝关节开始跖屈，小腿后方肌群才开始向心性收缩。有趣的是，在步态周期50%前，这些肌肉的肌电活动停止了，踝关节余下的跖屈活动是被动发生的。高速运动捕捉系统显示在足趾离地时，足抬起离地后足趾并没有跖屈活动，因此我们

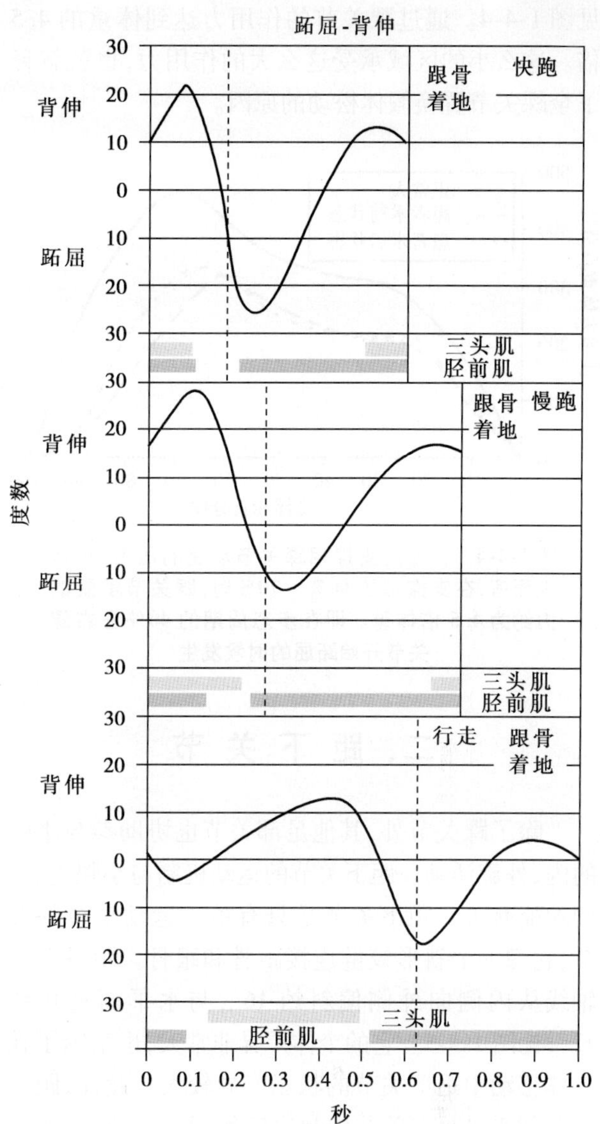

图1-4-3　快跑、慢跑和行走时的踝关节背伸-跖屈活动：步态周期的时间从行走的1秒减少到快跑的0.6秒。支撑相时间也显著减少。肌肉功能分成腓肠肌-比目鱼肌群和胫前肌群。腓肠肌-比目鱼肌群在慢跑和快跑时摆动相晚期起主动作用，在行走时的支撑相起主动作用

认为稳态行走时不会发生主动推进。在跑步和变向运动、加速和减速运动时，足趾才会在主动推进中起到积极作用，但在稳态行走中作用极小。在支撑相中小腿后方肌群的作用是控制足部固定后的胫骨向前移动。在这一阶段，身体向前通过固定的足部，此时控制胫骨的前移是至关重要的。这种对支撑小腿胫骨的前移控制有助于对侧小腿跨出更大一步。当小腿后方肌肉薄弱无力时，在足跟着地后踝关节开始背伸，因为这是稳定的位置。通过对踝关节作用力的观察可以发现作用力约在步态周期的40%时达到最大值，也就是踝关节背伸向跖屈转化的时候。

见图1-4-4。通过踝关节的作用力达到体重的4.5倍。这么小的区域承受这么大的作用力,也就解释了全踝关节置换假体松动的原因。

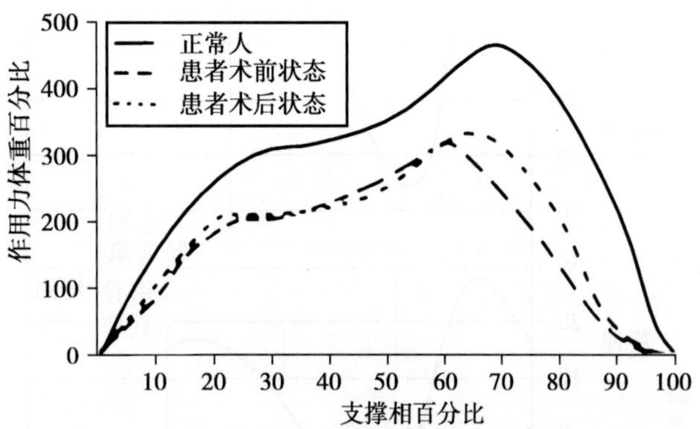

图1-4-4　行走时支撑相踝关节承受的压力:正常人而言,在支撑相的60%～70%时,踝关节承受的力约为4.5倍体重。即在步态周期的40%左右踝关节开始跖屈的时候发生

二、距下关节

除了踝关节外,其他足部关节也协助参与小腿的内、外旋活动。距下关节的运动机制与小腿内、外旋功能有关。距下关节是只有单一运动轴线的关节,它像一个斜形铰链连接距骨和跟骨。距下关节轴线从内侧向外侧偏斜约16°,与水平面夹角约42°,见图1-4-5。它的个体差异非常大,也暗示了在人体移动中距下关节的状态变异较大。此外,距下关节似乎是足部关节中起决定作用的关节,影响着更远端关节的活动,也影响着作用于足部骨骼和软组织上的作用力。因此,我们有必要理解距下关节的解剖和功能。基于解剖学特点,距下关节沿着单一的倾斜轴线活动,功能就像一个铰链连接距骨和跟骨,如此的机械排列产生的功能关系显而易见。图1-4-6A显示一个铰链连接两块板。如果铰链轴线呈45°角,就形成了一个简单的扭力转换器。垂直板的旋转会导致相同度数的水平板旋转。改变铰链的角度会改变这一一对应的关系。越是水平放置的铰链,相对于垂直板每个旋转角度,水平板的旋转度数更大,如果铰链放置的越垂直,结果则相反。在图1-4-6B中,为了防止整个水平板结构产生旋转移位,水平板分成短的近端部分和长的远端部分,由一枢轴相连。这一枢轴代表跗横关节,包含距舟关节和跟骰关节。跗横关节的特殊结构在下文讨论。远端部分是固定的,只有靠近铰链的近端部分旋转。为了更接近人类足部的真实解剖情况,图1-4-7A和1-4-7B中显示水平部分的远端部分由两个结构代替。内侧代表足的内侧第1、2、3跖骨通过楔骨、舟骨与距骨相连,外侧代表外侧第4、5跖骨通过骰骨与跟骨相连。在图1-4-7C和1-4-7D中,整个装置融合入小腿和足中来演示小腿和足部特殊运动。小腿外旋产生足跟内翻,足的内侧抬高,足的外侧降低。小腿内旋则产生足的相反运动。扁平足患者的距下关节轴线比正常足要水平些,因此同样的小腿旋转程度会导致足的旋前、旋后活动范围更大。这种现象能部分解释有些无症状、柔性扁平足患者的鞋子容易穿坏,他们感到穿鞋不舒服,更愿意赤脚走路。此外,无症状扁平足患者的距下关节活动度通常比正常足大。反而言之,高弓足患者的足部总体比较僵硬,距下关节活动度的受限情况比较明显。

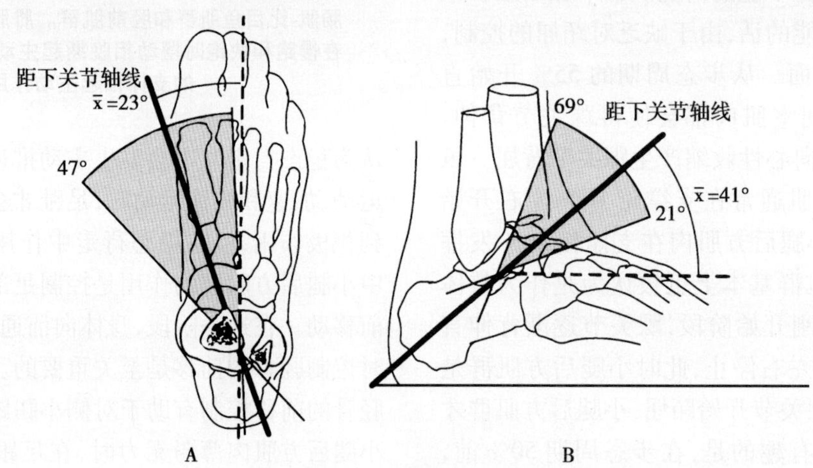

图1-4-5　距下关节轴线的变化范围

A. 在横断面,距下关节轴线与足的纵轴向内偏斜约23°,范围4°～47°;
B. 在矢状面上,距下关节轴线与水平面呈41°夹角,范围21°～69°

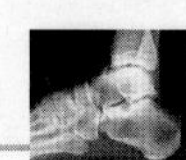

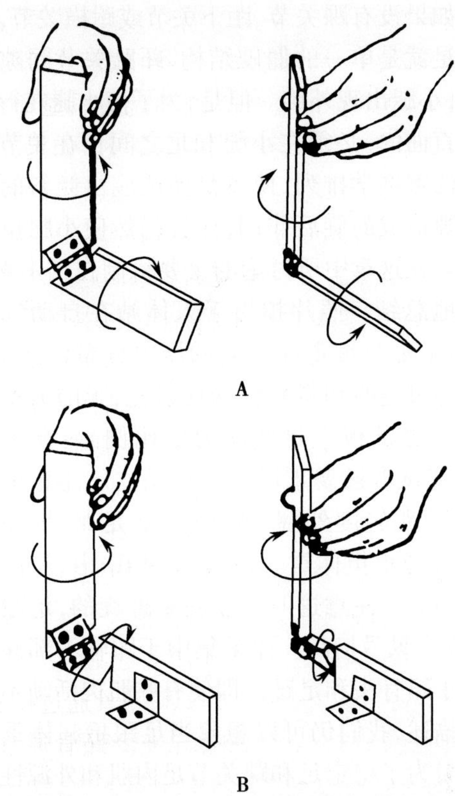

图 1-4-6　显示功能关系的简单装置

A. 倾斜铰链的活动；B. 横行板分成两部分，通过枢轴连接

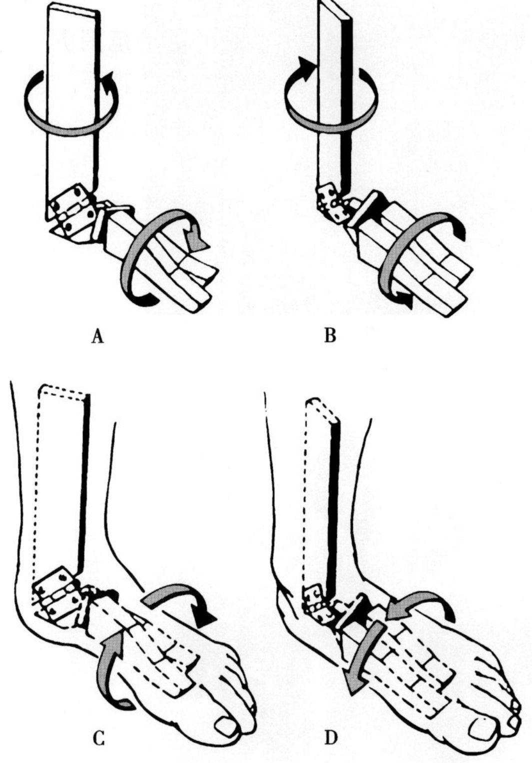

图 1-4-7　远端横行部件由两个结构代替

A 和 B. 足部主要结构的机械模拟装置；C 和 D. 机械装置嵌入足和小腿中进行模拟

Wright 等作者描述了行走时距下关节活动度情况。在足跟着地时，距下关节外翻，直到最大限度地全足着地，此后距下关节开始逐渐内翻直到足趾离地，接着继续外翻。正常足发生 6°左右的旋转，而扁平足发生约 12°的旋转。虽然由于距下关节活动较复杂，其活动度的量化还是比较难懂的，但是后来的研究发现其活动方向是一致的，即从足跟着地到全足着地时外翻，此后出现内翻直到足趾离地。此外，足内肌的活动与距下关节旋转密切相关。正常足的足内肌在步态周期 30% 时开始起作用，但在扁平足患者的足内肌在步态周期 15% 时就开始起作用了。

三、跗横关节

跟骰关节和距舟关节共同形成跗横关节。它们各自有一些独立地活动，需要进一步研究。然而从功能上而言，它们协调作用共同发挥功能。Elftman 证明了当跟骨处于外翻位时这两个关节是平行的，而当跟骨处于内翻位时这两个关节是不平行的。它们间的相对位置非常重要，当这两个关节平行时跗横关节是柔性的，而当这两个关节不平行时跗横关节是僵硬的，见图 1-4-8。如图 1-4-5 所示，跗横关节将跟骨的活动传向固定于地面的前足。在足跟着地时，当跟骨进入外翻位，跗横关节是柔性的，有一定活动度，在足趾离地时跟骨进入内翻位，跗横关节和足纵弓变得僵硬稳定。跗横关节的活动度没有被量化。从临床角度上说，如果距下关节在过度内翻位融合后，跗横关节的重要性就显现出来了，因为这样会导致中足区域的僵硬，重量会跨越中足区域，那么足的外侧缘将承担过多的体重。跗横关节的重要性并不在于非负重情况下轴线的活动，而是在于足

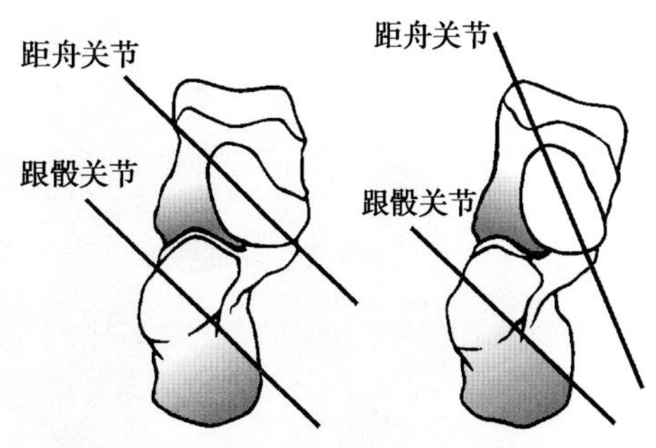

图 1-4-8　Elftman 所描述的跗横关节的功能，当跟骨处于外翻位时，距舟关节和跟骰关节的轴线平行，当距下关节处于内翻位时，距舟关节和跟骰关节的轴线不平行，增加了中足的稳定性

部支撑相承担体重时的跗横关节活动情况。当前足固定于地面和后跟内、外翻时，跗横关节的活动程度会有一些特殊的变化。外翻后跟会产生足的旋前活动，在矢状面上产生不同程度的伸屈活动，水平面上产生内收外展活动，前足和后跟之间产生旋转活动。

四、跖趾关节

刚穿上新鞋后，我们可以注意到在跖趾关节区域鞋面会出现褶皱。跖骨长短不一造成这条褶皱是倾斜的。第二跖骨头最靠远端，第五跖骨头最靠近端。虽然第一跖骨头通常比第二跖骨头短（由于第一跖骨头由 2 枚籽骨支撑而轻度抬高），但是在功能上与第二跖骨的长度接近。当后跟抬起时足离地时，体重通常由所有跖骨头来承担。为了把体重平均分配到每块跖骨上，足必须轻度旋后和向外侧偏移。在步行的每一步中足部都会发生这些活动。跖趾关节连线与足纵轴之间夹角范围在 50°～70°之间。跖趾关节连线越倾斜，足部越是旋后并向外侧偏移。如果没有踝关节、距下关节或跗横关节，那么小腿和足就是单一的僵硬结构，跖趾关节间隙将向外倾斜，小腿出现外旋。但是，为了使小腿在行走时处于垂直面内，必须在小腿和足之间存在关节。由于这样的解剖学排列，使得足能适应由倾斜的跖趾关节间隙造成的旋后作用，而且仍然使小腿位于垂直平面。在这章中所讨论的主要机制在图 1-4-9 中有很好地总结。照片拍摄于人体站在自动气压计上，揭示了足与负重面之间的压力分布（自动气压计记录透过透明塑料平台的反射光，光的强度大致与施加于测试板上足底压力成比例）。在图 1-4-9A_1 中，受试者被要求肌肉放松站立。注意小腿轻度内旋，足跟轻度外翻（外翻位）。足跟、足外侧缘和跖骨头部承担体重。在图 1-4-9B_1 中，受试者踮起足跟站立。注意这时的小腿是外旋的，足跟内翻（内翻位），纵弓抬高。体重集中于跖骨头部并均匀地分布于跖骨头和足趾。即使有些肌肉活动不能被直观地描述，我们仍可以想象当足跟抬起体重转移到前足时为了稳定足和踝关节足内肌和外源性肌肉

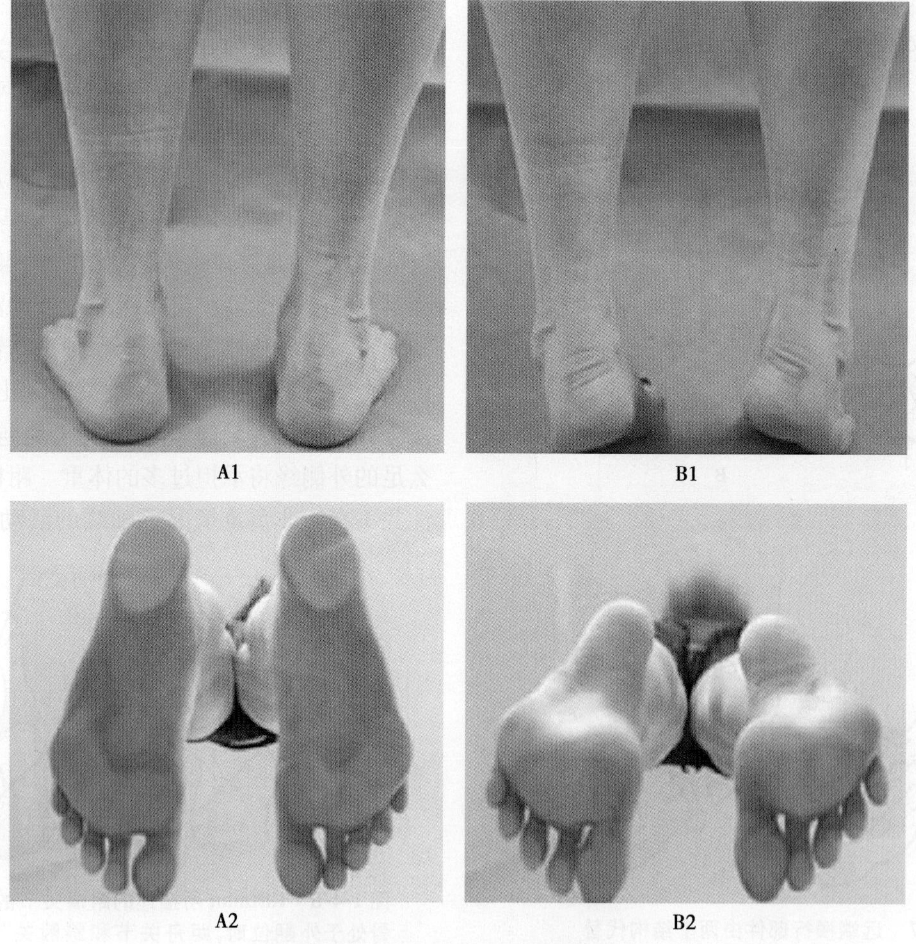

图 1-4-9　足不同站立时足底受力图

双足自然站立（A_1）与足底受力（A_2），双足提踵后站立（B_1）与足底受力（B_2）

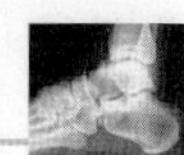

的收缩情况。足趾背伸活动将使跖腱膜紧张，协助后跟内翻。旋后活动将激活足内的锁定机制，使柔性的足（图 1-4-9A_1）变成僵硬的杠杆结构（图 1-4-9B_1），这一过程对于足离开地面非常重要。

五、横断面旋转

在行走时，在下肢会出现横断面上的旋转。这种旋转活动能被我们记录和量化。在后跟着地时，下肢逐渐出现内旋活动，包括骨盆、股骨和胫骨，在全足着地时内旋活动达到最大程度。在对侧足趾离地后，约在步态周期 12% 左右，逐渐出现下肢外旋，在足趾离地时外旋达到最大值，接着又开始出现下肢内旋活动。足跟着地时的下肢内旋活动从距下关节塌陷呈外翻状态时开始，其程度由足的柔性程度和它的韧带支撑程度所决定。距下关节负重和距下关节塌陷呈外翻位将导致以下两种情况出现：在近端，下肢内旋；在远端，跗横关节解锁，导致纵弓变得柔软。这是被动的能量吸收机制。一旦足站在地面上，下肢逐渐出现外旋，这有可能是对侧下肢摆动才出现下肢外旋，骨盆将向前旋转，将使支撑下肢出现一定程度外旋。随后，这种外旋从骨盆开始向远端的股骨、胫骨传递，并通过踝关节最终传到距下关节使之内翻，在足趾离地时达到最大值。在跟骨开始抬高后，踝关节轴线的外旋、倾斜的跖趾关节间隙线和跖腱膜增强了这一外旋活动。

六、跖　腱　膜

跖腱膜起于跟骨结节，向远端走行止于近节趾骨基底部。由于跖腱膜通过跖趾关节的跖侧，它和关节囊一起形成跖板。Hicks 描述了跖腱膜的功能，即从机械上来说它像一种卷扬机装置（图 1-4-10）。当身体通过固定在地面的足部时近节趾骨背伸，跖腱膜被牵拉覆盖于跖骨头下方，导致跖骨头下降和足纵弓抬高。这是一种被动稳定机制，本质上没有肌肉参与活动，这是足纵弓最重要的稳定机制。跖腱膜在足的内侧所起的作用最大，当活动向外移向第五跖趾关节时它所起的作用不大。除了抬高足纵弓外，跖腱膜也能使跟骨内翻，并带来一定程度的胫骨外旋。临床上让受试者站立并使大踇趾背伸能演示这一机制。这样我们能观察到近节趾骨使第一跖骨降低、从而使足纵弓抬高，同时跟骨内翻。仔细观察就能发现随着跟骨内翻，胫骨外旋。

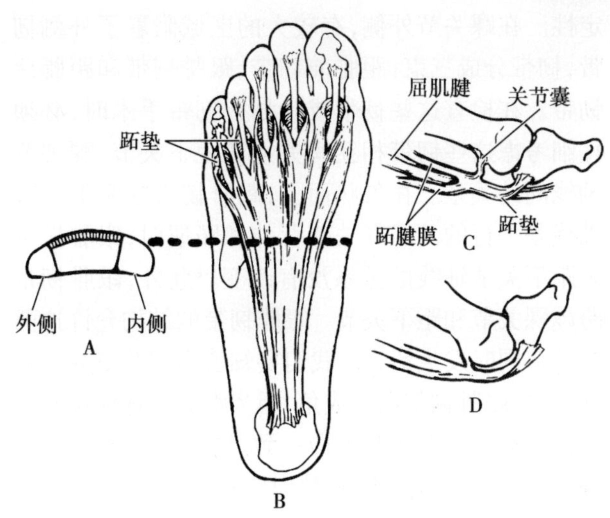

图 1-4-10　跖腱膜

A. 横截面；B. 跖腱膜在屈肌腱周围的分叉；C. 跖板（垫）的结构及其在近节趾骨基底部的止点；D. 足趾背伸牵拉跖板使跖骨头跖屈

七、距 舟 关 节

在支撑相后半段，有作用力通过距舟关节，这样就增加了足纵弓的稳定性。在前后方和侧方投影中，可以观察到不同直径的环形（图 1-4-11）。当作用力通过这种形态的关节时，稳定性增强了。这发生在足趾离地期，这时跖腱膜稳定足纵弓，大部分体重由前足和内侧纵弓承担。距舟关节增强了纵弓的稳定性。

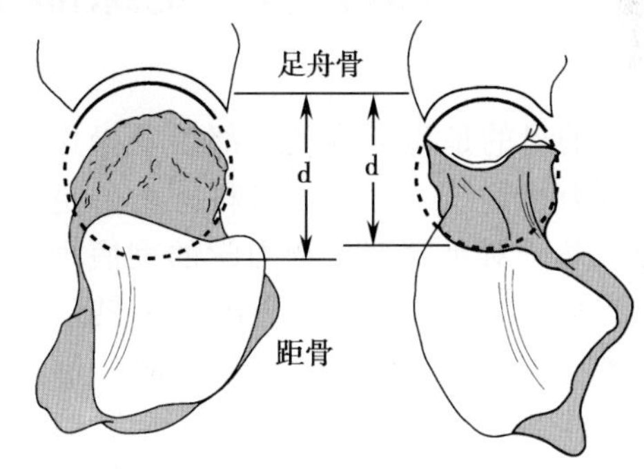

图 1-4-11　距舟关节

左图，前面观。右图，侧面观。距骨头与舟状骨间关系显示了不同直径的距骨头

八、踝关节韧带

踝关节韧带结构的构型和排列使得踝关节和距下关节可以同步自由活动。由于距骨滑车表面的构造是弯曲的，所以产生了锥形关节，它的尖端指向内侧，扇形的三角韧带为踝关节内侧提供了足够的稳

定性。在踝关节外侧，有较大的区域附着了外侧韧带，韧带分成三束：距腓前韧带、跟腓韧带和距腓后韧带。在检查这些韧带或计划行韧带手术时，必须仔细考虑这些韧带相互间关系和距下关节、踝关节轴线间的关系。在矢状面上，跟腓韧带与距下关节轴线是平行的。当踝关节背伸和跖屈时，跟腓韧带和距下关节轴线的关系没有改变。此外，跟腓韧带跨越踝关节和距下关节。跟腓韧带的结构允许这两个关节同时发生活动。我们要知道当踝关节处于中立位时，跟腓韧带向后成角，但当踝关节背伸位时跟腓韧带的方向与腓骨方向一致，成为真正的外侧副韧带。相反，踝关节跖屈位时跟腓韧带呈水平走行，与地面平行。在这一位置时它不能抵抗内翻应力。另一方面，距腓前韧带却在踝关节跖屈时与腓骨方向保持一致，担当起侧副韧带的作用。当踝关节背伸位，距腓前韧带水平走行，不再起到侧副韧带的作用。因此，根据踝关节的位置，跟腓韧带和距腓前韧带分别起到侧副韧带的作用，为踝关节外侧提供稳定性。在这两条韧带间形成夹角。在矢状面上的平均角度约为105°，但夹角的变异范围较大，为70°~140°。从临床上来讲，这也许解释了为什么有些患者的侧副韧带是松弛的。如果我们假设当踝关节最大背伸位下跟腓韧带提供主要稳定性，最大跖屈位下距腓前韧带提供主要稳定性，那么当踝关节在最大背伸位和最大跖屈位之间活动时，将会有一段时间这两条韧带都无法担当真正侧副韧带的作用。如果我们假设这两条韧带间平均夹角是105°，一般而言，外侧侧副韧带的作用是足够了。但如果这两条韧带间平均夹角是130°~140°，那么在踝关节活动范围中将会有一个明显的时间段这两条韧带都不会起到外侧侧副韧带的作用。这也许能解释为什么有些患者容易出现慢性踝关节不稳定。一些韧带松弛患者的外侧副韧带也许就是这种解剖构造。另一个需要考虑的因素是跟腓韧带与距下关节活动间的关系。距下关节围绕着轴线活动，该轴线从内侧向外侧且从足背向足底偏斜。在跟腓韧带的位置变化时不影响距下关节和踝关节的活动。在进行韧带重建手术时，我们要认识到跟腓韧带与踝关节和距下关节轴线的关系是至关重要的，任何韧带重建手术如果不考虑正常解剖构造的话，将会导致距下关节和（或）踝关节的活动受限。从临床角度上讲，当我们评估踝关节外侧韧带稳定性的时候，检查跟腓韧带功能要将踝关节置于背伸位，检查距腓前韧带功能要将踝关节置于跖屈位。如果这两条韧带都完全断裂的话，在跖屈位和背伸位都会出现不稳定。此外，为了测试距腓前韧带的稳定性，足在中立位时应该出现前抽屉试验阳性，距腓前韧带所处的位置就是限制踝穴内距骨前移。

第五节　足踝部生物力学对手术的指导意义

本节的目的是为了将足踝部手术操作与生物力学原则有机地统一起来。骨科医生的足踝手术决策应该基于对足踝部生物力学的彻底理解。在正常行走中，人体横断面上会出现旋转活动。从骨盆到踝关节，横断面旋转不断增加。足跟初次着地时发生内旋活动，接着出现外旋活动直到足趾离地，接着再次出现内旋活动。横断面旋转通过踝关节和距下关节传递到跟骨和足部。如果这种旋转应力不能被吸收消散的话，增加的应力将集中于踝关节。创伤、关节炎、手术或先天性异常都会导致距下关节活动度丧失。距下关节旋转活动丧失将导致踝关节和跗横关节的应力增高。在一些患者中这种增加的应力将导致一些继发性改变，踝关节可能会变成杵臼关节（图1-5-1）。此外，距下关节联合的患者的距舟关节将发生鸟喙样改变（图1-5-2）。在成人，距下关节功能丧失造成的踝关节和跗横关节应力增加将导致慢性疼痛。

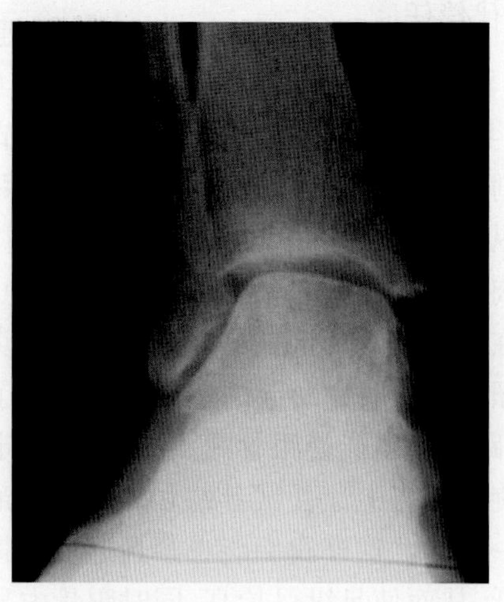

图1-5-1　成人杵臼状踝关节

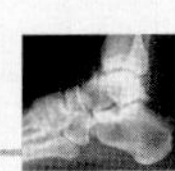

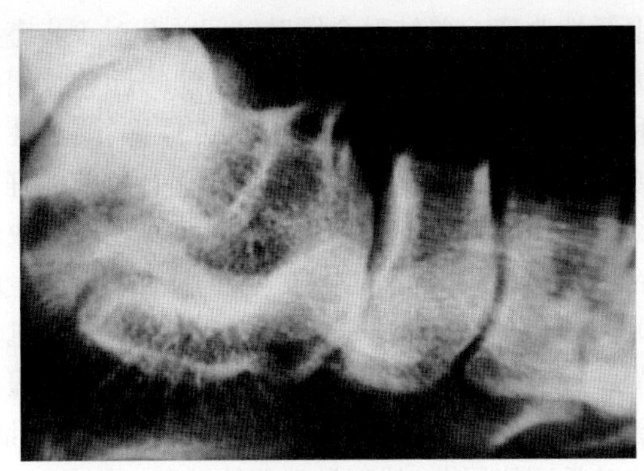

图 1-5-2　距下关节联合将导致应力增加，产生距骨的鸟喙样结构

一、踝关节融合的生物力学特点

踝关节融合会增加距下关节和膝关节的应力。由于行走时距下关节和踝关节一起运动，所以在行踝关节融合术时一定要牢记距下关节存在的重要性。我们应该考虑胫骨内外旋、膝关节内外翻、近端肌肉无力和足纵弓形态。在进行踝关节融合时，必须考虑踝穴内发生的横断面旋转活动，使得足内部的应力不增高。如果踝关节置于过度的内旋位，当重心越过足部时患者会感到不舒服。踝关节内旋位会增加距下关节和跗中关节区域的应力，可能产生疼痛。为了代偿足的异常位置，人体试图将下肢外旋，导致继发性膝关节痛和髋关节痛。如果踝关节置于过度外旋位，患者足的内侧缘将出现负重，第一跖趾关节应力过大会导致踇趾外翻畸形，也可能导致膝关节内侧应力增加。我们也要仔细考虑踝关节内翻和外翻倾斜程度，及其与距下关节活动度间的关系，和膝关节胫骨的力线问题。如果距下关节僵硬，不能代偿任何对线不良的话，必须将踝关节置于适当的外翻位以求获得跖行足。如果踝关节置于内翻位，患者将过多的依靠足外侧缘进行行走。不仅会造成由于触地面积小而引起的足部不舒服，而且距下关节持续内翻位会导致跗横关节处于半僵硬状态，以及前足活动度下降，使得支撑相中身体越过支撑足变得相对困难。在行踝关节融合术时也必须考虑踝关节背伸和跖屈程度。如果患者下肢较短，或由于股四头肌乏力、失能所导致患者膝关节不稳定，踝关节应置于跖屈 10°～15°，以增加膝关节稳定性。如果病变只限于踝关节的话，踝关节融合时踝关节位置在男性患者中应置于中立位 0°，女性患者应置于跖屈 0°～5°。如果踝关节置于过度跖屈，下肢会相对延长，将导致突然的膝关节反屈，不均步态和应力通过中足。如果踝关节置于过度背伸位，着地时作用力会局限于后跟较小区域产生慢性疼痛。踝关节融合后，为了代偿踝关节活动度，患者在矢状面上的活动会增加。在矢状面上，距骨第一跖骨间夹角平均 24°（9°～43°），距舟关节平均 14°±5°，距跟关节平均 8°±6°。

二、后足力线

当距下关节融合后，下肢横断面旋转活动不能通过距下关节传递到足部，因此它被踝关节所部分吸收。距下关节的内翻或外翻将影响前足的位置，因此精确的力线非常重要。如果距下关节置于过度内翻位，前足旋后，负重会向移至跟骨外侧和第五跖骨处。这会导致踝关节外侧韧带应力增加和足部外侧异常负重。这一位置使前足处于半僵硬状态，患者的足会外旋使足内缘增加负重。距下关节应置于外翻 5°，使踝关节稳定性增加，身体的承重力线移至跟骨内侧，这样的话踝关节外侧韧带不会承受异常应力。这一位置使得前足轻度旋前，足底承重均匀分布。轻度外翻位使前足具有一定弹性，身体较容易的越过支撑足。

三、中足力线

当手术固定距舟关节或跗横关节时，距下关节的活动度会消失。要使距下关节出现活动，舟状骨必须沿着距骨头旋转。如果舟状骨无法沿着距骨头旋转，距下关节就不会有活动。单独融合跟骰关节会使距下关节活动度减少 30%。通过对跗横关节的控制，距下关节活动度可以直接影响足的稳定性。当距下关节处于外翻位，跗横关节解锁，前足变得柔软。相反，当距下关节处于内翻位，跗横关节交锁，前足变得僵硬。由于跗横关节具有控制前足的作用，当关节稳定时，足应该置于跖行位。如果足处于过大的旋后位，足内侧缘抬高，不当的应力将位于足的外侧缘，也将产生前足僵硬。正确的位置是距下关节置于旋转中立位或轻度旋前位，这样就可以产生具体弹性的跖行足。当进行三关节融合时，距下关节应置于外翻 5°，跗横关节置于旋转中立位。应该强调，即使有所失误，距下关节过多的外翻位比过多的内翻位要好，因为前足旋前将体重承重线保持在跟骨内侧，因为这样还是会形成更柔软的跖行足。

手术固定跗骨间关节和跖跗关节对功能的影响不大，也不增加足内其他关节的应力。跗骨间关节位于跗横关节和跖趾关节之间，它们之间没有活动或仅有极少量的活动。

四、前　足

切除踇趾近节趾骨基底部会使得跖腱膜不连续，影响绞盘机制，导致内侧纵弓的不稳定。也会导致第一跖骨头负重量下降，引起负重转移至第五跖骨头。如果切除小趾近节趾骨基底部，也会发生类似情况，但情况要轻得多。相反，除了严重类风湿性关节患者和糖尿病患者外，切除跖骨头会使第一序列相对短缩，破坏了绞盘机制，产生类似问题。这样会在相邻跖骨头下产生较高的应力，由于负荷增加而产生胼胝。在踇趾僵硬、踇外翻复发或退行性关节炎患者中进行第一跖趾关节融合术时，融合部位的力线排列至关重要。跖趾关节融合时应置于约10°～15°的外翻，15°～25°的背伸位。背伸的程度应取决于患者所穿鞋的鞋跟高低。第一跖趾关节融合后会步态的影响极小，但会增加踇趾趾间关节的应力，随着时间流逝，会产生退行性改变，但很少出现症状。从理论上说，第一跖趾关节融合后会增加第一跖楔关节的应力，临床上但很少见到跖楔关节的退行性改变。单纯融合踇趾趾间关节对于步态生物力学方面没有影响，融合其他足趾的近节趾间关节和远节趾间关节也是这样。由于骨折、缺血性坏死或难治性足底角化症等病理情况而行的单一籽骨切除术不会产生太大影响。但如果已经切除一枚籽骨后，另一枚籽骨就不能再被切除了，否则会产生跖趾关节的背伸畸形（cock-up deformity）。足内肌止于踇趾近节趾骨并包绕籽骨，切除籽骨后不同程度地破坏了足内肌的止点，如果足内肌功能受损的话，近节趾骨不能屈曲，从而导致背伸畸形。

五、肌 腱 转 位

当评估足踝周围肌肉乏力或缺失时，图 1-5-3 的作用非常大。它显示了围绕关节轴线的活动以及肌肉与关节轴线的位置关系。考虑到肌肉与关节轴线间位置关系，就可以知道肌肉的功能分布和那块肌肉可以用来转位来进行足踝功能的再平衡。总而言之，如果平衡足时力量不够，建立完全的跖屈功能比背伸功能要来的重要，马蹄足步态总比跟骨型步态要好。还要记住把支撑相肌肉重新训练成摆动相肌肉比把摆动相肌肉重新训练成支撑相肌肉要困难得多。因此，如有可能，进行同相肌肉转位会产生较满意结果，因为不存在不同相肌肉间的功能转化问题。

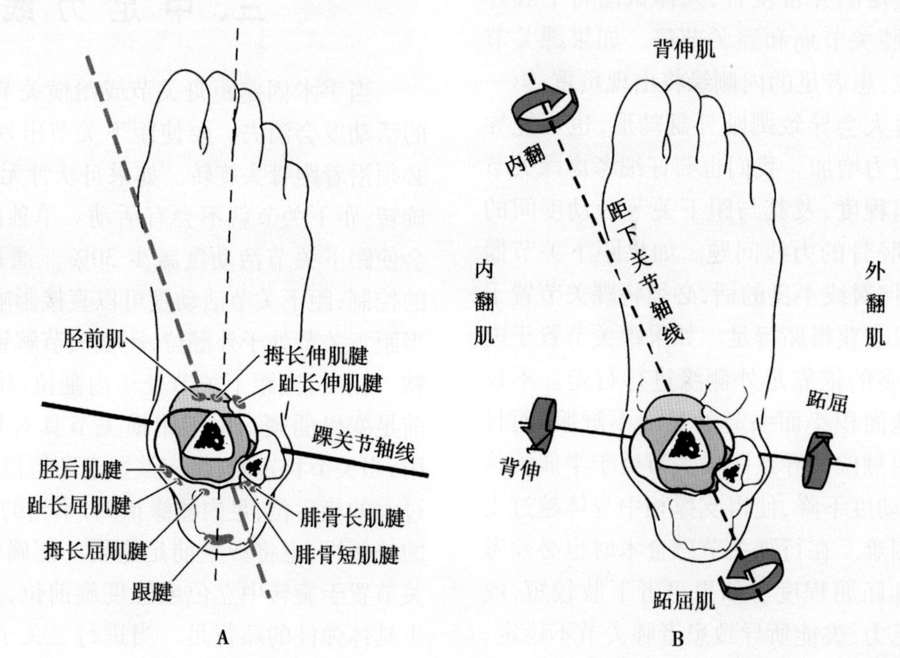

图 1-5-3　足踝部的肌肉及其运动

A. 显示距下关节和踝关节轴线周围不同肌肉间的关系；B. 显示距下关节和踝关节轴线周围的旋转活动

（徐向阳　刘敬锋）

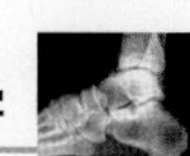

参 考 文 献

1. Barnett S, Cunningham JL, West S. A comparison of vertical force and temporal parameters produced by an in-shoe pressure measuring system and a force platform. Clin Biomech, 2000, 15:781-785.
2. Carlson RE, Fleming LL, Hutton WC. The biomechanical relationship between the tendoachilles, plantar fascia and metatarsophalangeal joint dorsiflexion angle. Foot Ankle Int, 2000, 21:18-25.
3. Coughlin MJ, Shurnas PS. Hallux rigidus: Demographics, etiology, and radiographic assessment. Foot Ankle Int, 2003, 24: 731-743.
4. Hof AL, Van Zandwijk JP, Bobbert MF. Mechanics of human triceps surae muscle in walking, running and jumping. Acta Physiol Scand, 2002, 174:17-30.
5. Imamura M, Imamura ST, Salomao O, et al. Pedobarometric evaluation of the normal adult male foot. Foot Ankle Int, 2002, 23:804-810.
6. Waldecker U. Metatarsalgia in hallux valgus deformity: A pedographic analysis. J Foot Ankle Surg, 2002, 41:300-308.
7. Mueller MJ, Sinacore DR, Hastings MK, et al. Effect of Achilles tendons lengthening on neuropathic plantar ulcers. A randomizzed clinical trail. J Bone Joint Surg Am, 2003, 85:1436-1445.
8. Selene G Parekh. Foot & Ankle Surgery. London: JP Ltd, 2012.

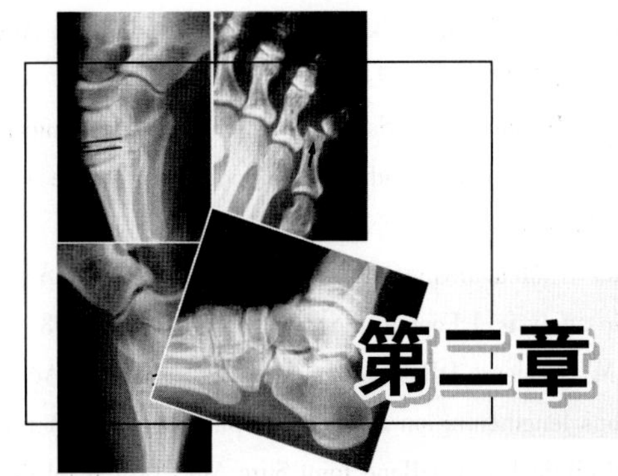

第二章　足踝外科的物理检查

第一节　基本物理检查

一、检查注意事项

足踝是下肢的末端，不像髋、膝在躯干或肢体的中段，使某些疾病存在互相干扰，互有影响。因此，足踝的疾病多数较局限，较易识别。但也有一些全身病变，像痛风、类风湿关节炎等疾患，累及足踝的机会很多，并不是局部病变。还有像神经系统病变在脊髓、神经干（支）病变或受压，反映在功能器官足踝上，表现痛觉异常、功能异常和外形的改变，需要医生有全局和整体观念，来检视和分析局部病变。因此，足踝外科和物理检查，切不可仅仅局限在足踝，而是全身都要检视，最后落点在足踝。

体检时应注意如下几点：①自然光照，室温适中，涉及的人要少，不要众人围观；②显露充分，脱去衣裤（仅穿内衣裤），以便两侧对比；③注意功能：令患者在检查室内步行，足踝伸屈、内外旋、内外翻等动作和肌力检查；④注意疼痛部位、扩散方向，以及与足踝部异常红、肿、热、痛和隆起关系；⑤注意皮肤色泽、足背动脉搏动和足踝趾部的自然位置；⑥注意鞋形、最磨损部位和疼痛与隆突部位的关系；⑦有外固定时，先照片再松解检查；或先读片再松解检查，不可贸然行事；⑧患者的足踝不论清洗与否，术者都要手握、触摸，才能获得真实感受，才能获得真实状况，对建立正确的诊断十分有益。

二、一般检查和检查顺序

一般物理检查，借助望诊、触诊、关节运动和肌力检查等实现。

（一）望诊

从患者进入诊室步态、动作，全身躯干和肢体状况就可大体状况作出判断；当患者陈述到足踝麻木、落地像踩棉花样等，应在一般检查后，要特别注意中枢、颈髓和周围神经系统。故全身状况不可忽视。因此，在关注足踝部红肿、疼痛、隆突、皮色沉着、静脉怒张、淤血等时，不可忽视全身状况和某些特定的相关系统。

1. 双足站立特征　正常双足站立时，两足呈外旋15°分列，立正时，足跟靠拢、两足外旋15°。异常与否，应注意以下可疑几方面情况：双足持力还是单足持力；两足对称与否；踝与膝、髋关节的力线是否符合正常生理力线；二足跟腱足跟力线有无异常（图2-1-1）；双足足印比较（图2-1-2）；前足外形与踝部外形有无不称、异常或异常隆突等（图2-1-3）。

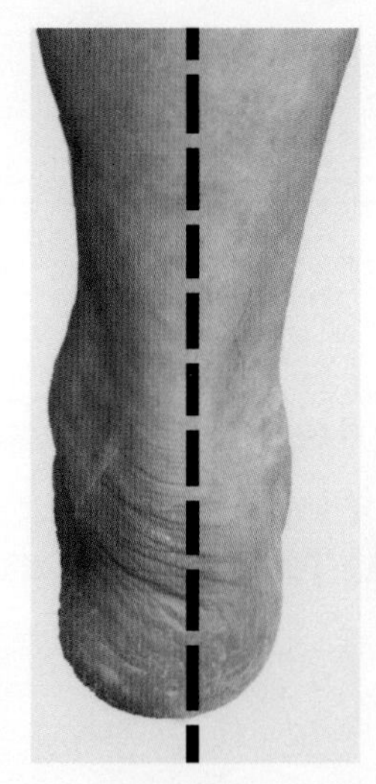

图2-1-1　踝足后方的力线，正常应为一直线

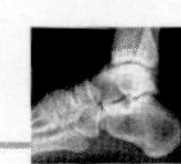

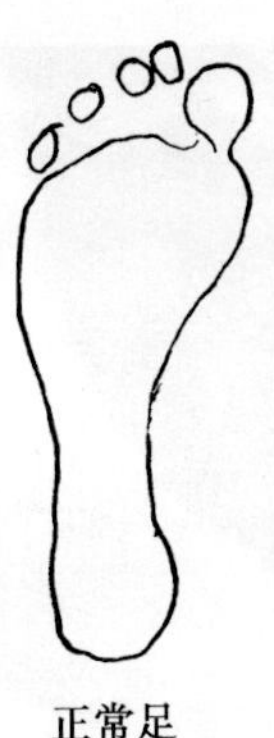

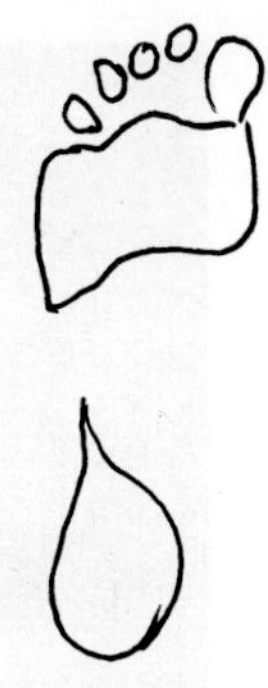

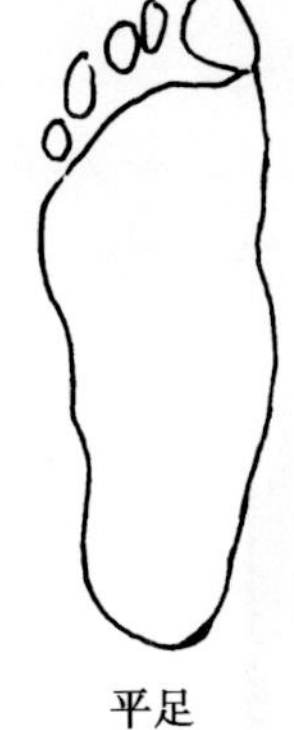

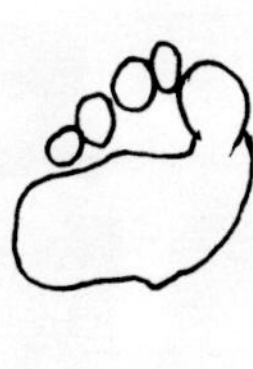

图 2-1-2　正常足和畸形足的足印

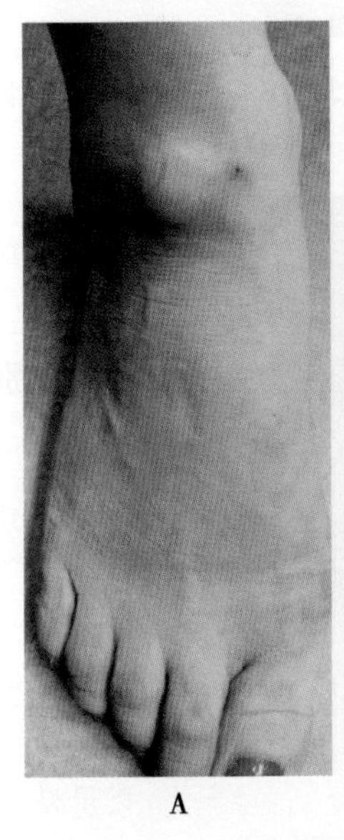

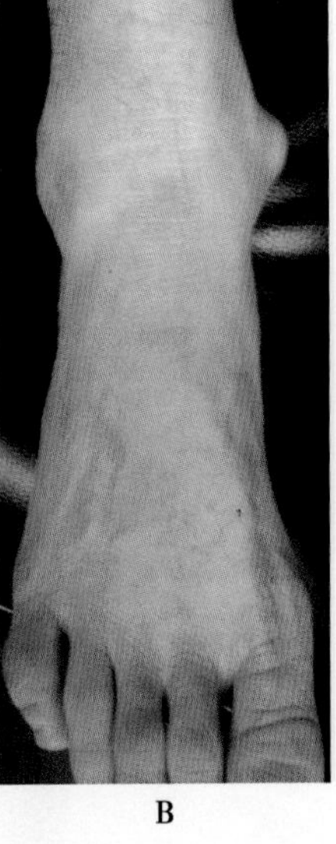

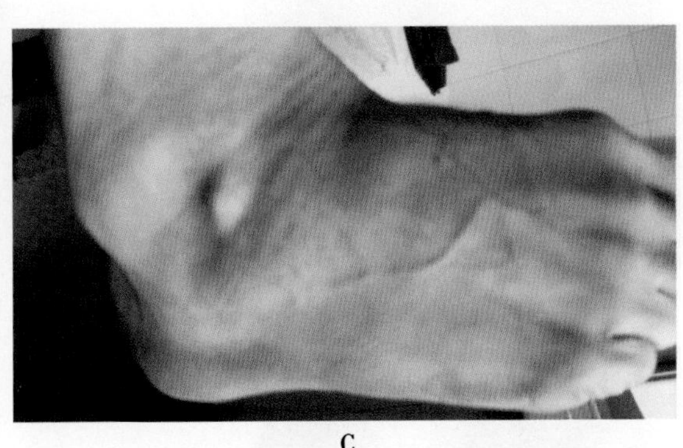

图 2-1-3　足背隆突症的各种骨性和非骨性肿块

A. 踝前腱鞘囊肿；B. 内踝骨隆突；C. 外踝前骨隆突

2. 看外观　应在自然光线，观看患肢、患足的皮肤颜色、有无瘀斑、瘢痕、色素瘤（图 2-1-4，图 2-1-5）、环形束带、跖趾畸形（图 2-1-6，图 2-1-7）、鸡眼和胼胝、橡皮腿（图 2-1-8）、多趾缺趾畸形（图 2-1-9，图 2-1-10），有无窦道和长期不愈溢脓口与创面溃疡（图 2-1-11），有无脉管炎和糖尿病患者常见足、足趾坏疽等（图 2-1-12）。

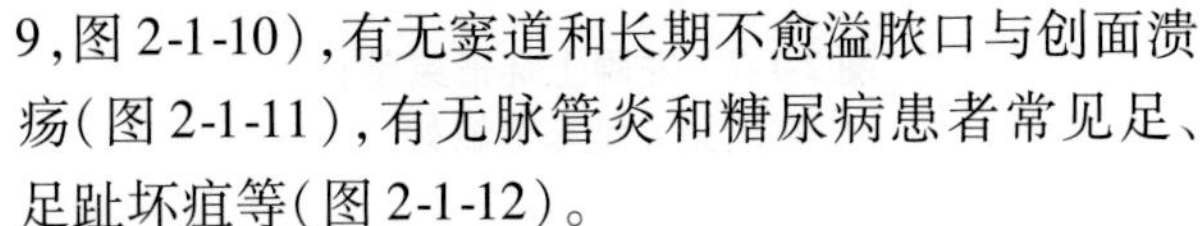

除此之外，足踝部还常见以下畸形：

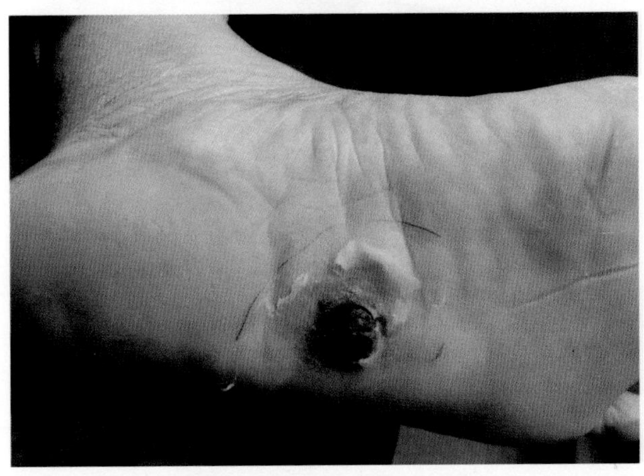

图 2-1-4　足跖部黑色素瘤

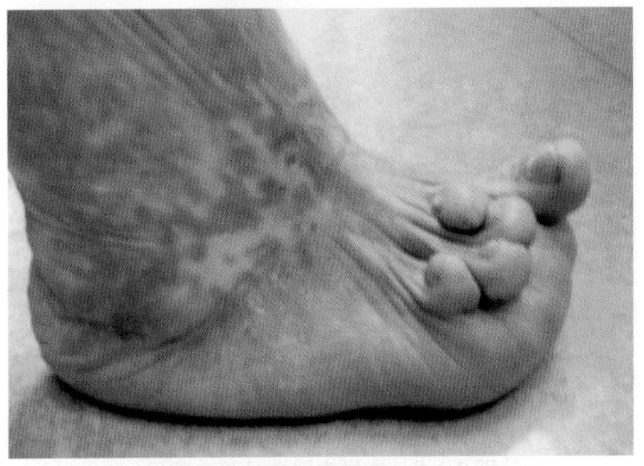

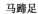

图 2-1-5　足背瘢痕挛缩引起足趾畸形、脱位

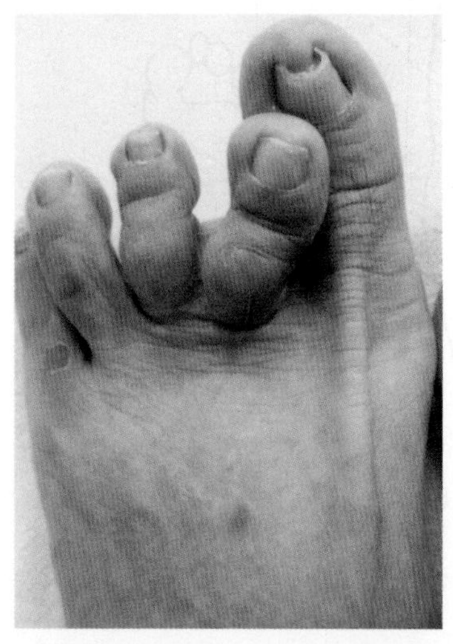

图 2-1-6　第 2、3 锤状趾畸形

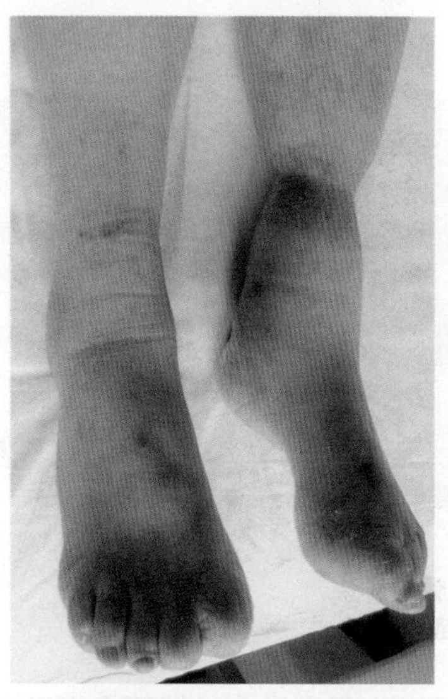

图 2-1-7　左踝上环形束带；
右跗第 2 趾末节缺如

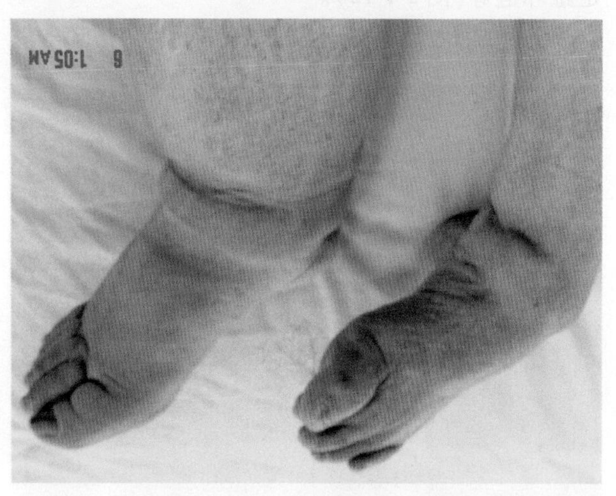

图 2-1-8　右橡皮腿左马蹄内翻足

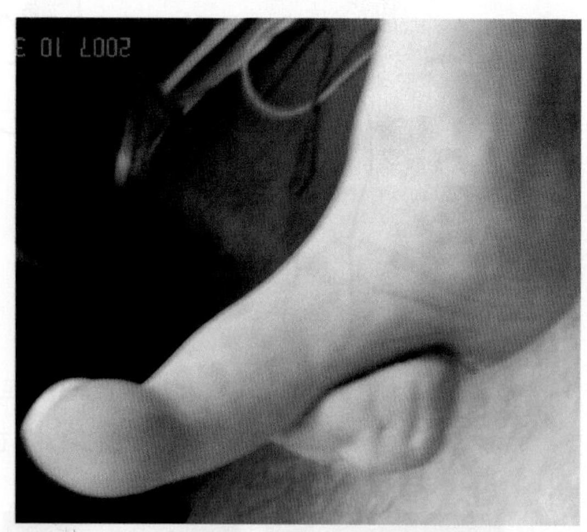

图 2-1-9　右足第 2、3、4、5 跖骨缺如赘皮贴跖侧

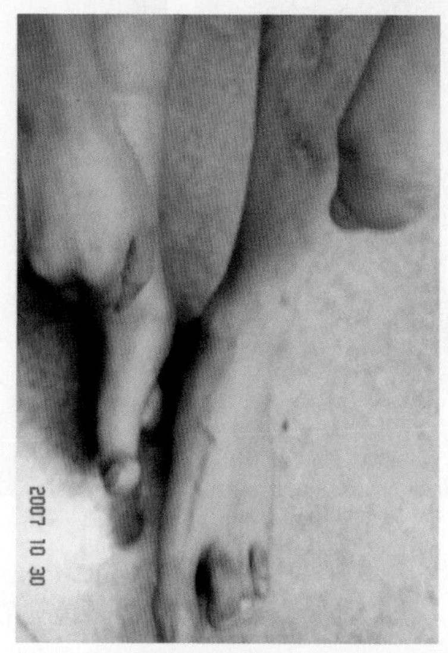

图 2-1-10　手足缺指、缺趾跖畸形（男，21 岁）

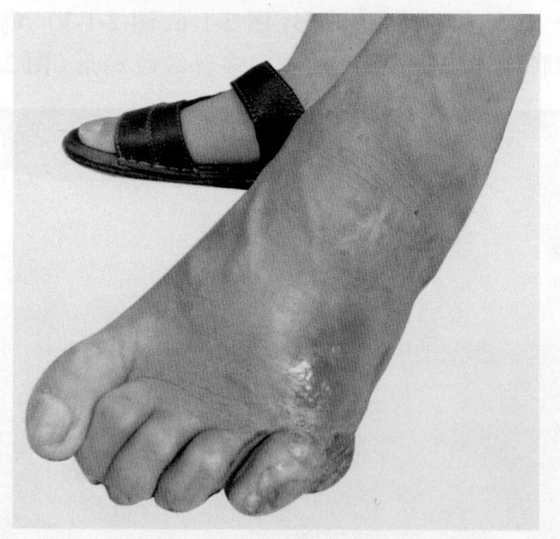

图 2-1-11　足背外侧窦道

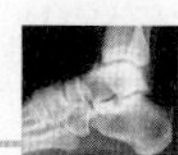

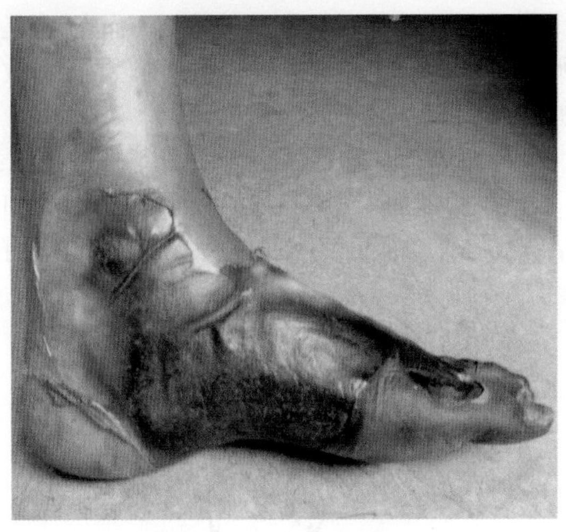

图 2-1-12　糖尿病足坏疽

(1) 马蹄足(尖足):踝关节保持于跖屈位,行走时足尖踏地,足跟不接触地面;严重者,足与小腿纵轴几乎在一条直线上(图 2-1-13)。

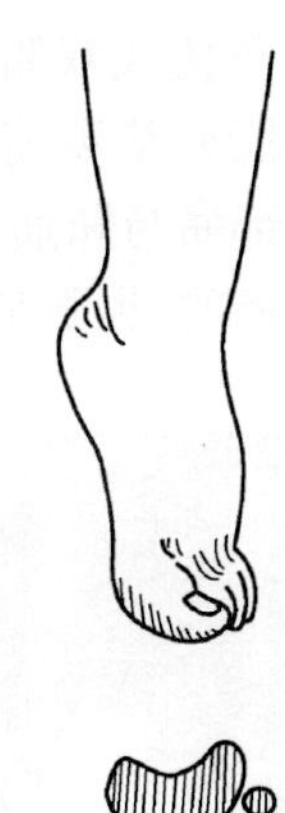

图 2-1-13　马蹄足

(2) 仰趾足(跟行足):踝关节保持于背伸位,行走时足跟踏地,足尖不能接触地面;严重者,足背部贴于小腿前方(图 2-1-14)

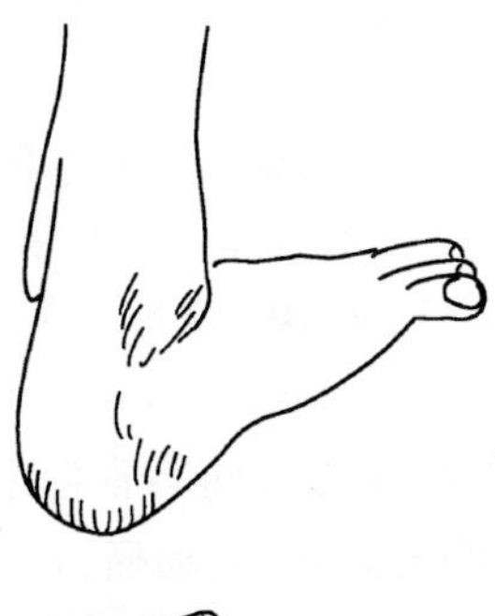

图 2-1-14　跟行足

(3) 弓形足:足的纵弓异常增高,严重者负重时仅跟骨结节和跖骨头着地,足底中部始终不能接触地面。前高弓足主要由跖骨头下陷引起。后高弓足主要由跟骨垂直引起(图 2-1-15)。

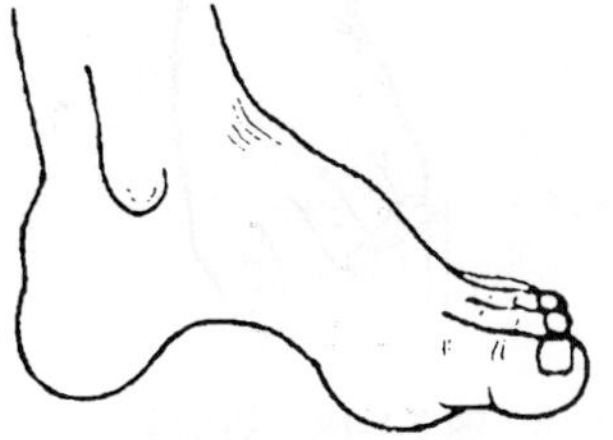

图 2-1-15　高弓足

(4) 平足:又称平底足、偏平足等,典型病例表现为跟骨外翻,前足外展。即旋前畸形。分先天性与后天性两种(图 2-1-16)。

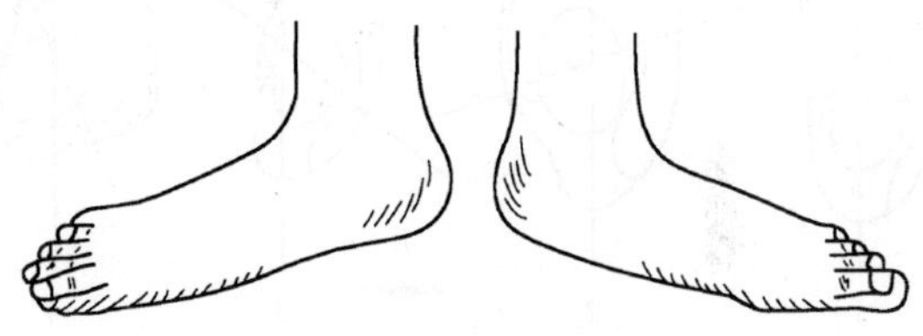

图 2-1-16　双侧平足外形

(5) 内翻足:足底翻向内、行走时足的外缘着地,内缘上提,与第五跖骨基底部发生胼胝。严重者足背着地,足跖部朝向前内方(图 2-1-17)。

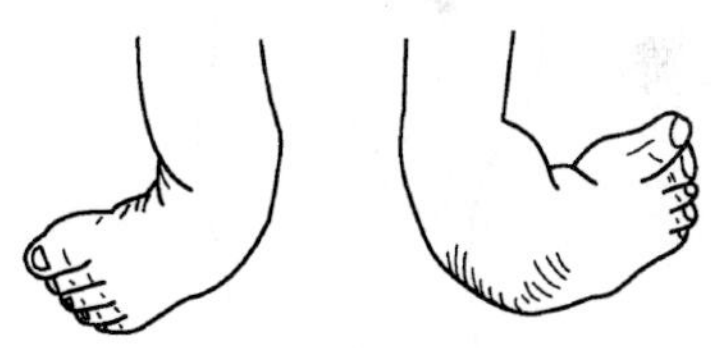

图 2-1-17　不同程度内翻足

(6) 外翻足:足底旋向外,行走时足内缘着地,常伴有前足外展或距骨半脱位。常可伴膝外翻(图 2-1-18)。

(7) 内收足:主要由跖骨内收引起前足向内收。足底纵轴线向外成角,横弓下陷前足扁平、增宽,又称为“扇形足”(图 2-1-19)

(8) 踇外翻:趾向外偏斜,第一跖骨头内侧常有骨赘形成。部分患者伴有前足宽阔和外翻平足(图 2-1-20)。

(9) 踇内翻:罕见,畸形与踇外翻相反,是踇趾向内侧偏斜(图 2-1-21)。

3. 痛点指出　疼痛是足踝病变的常见主拆,因

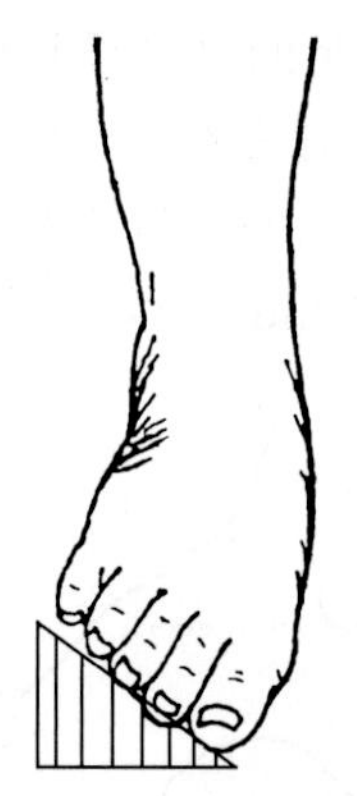

图 2-1-18　外翻足

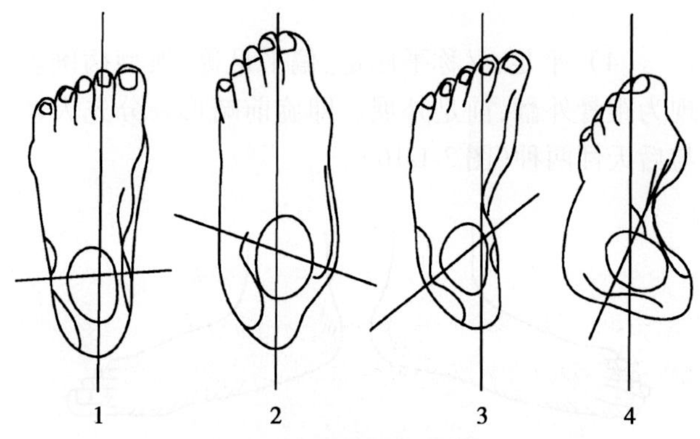

图 2-1-19　畸形足类型
1. 正常足；2. 外翻足；3. 内收足；4. 内翻足

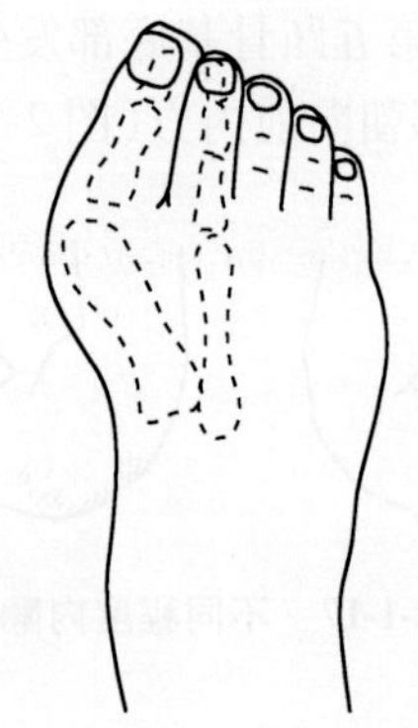

图 2-1-20　踇外翻

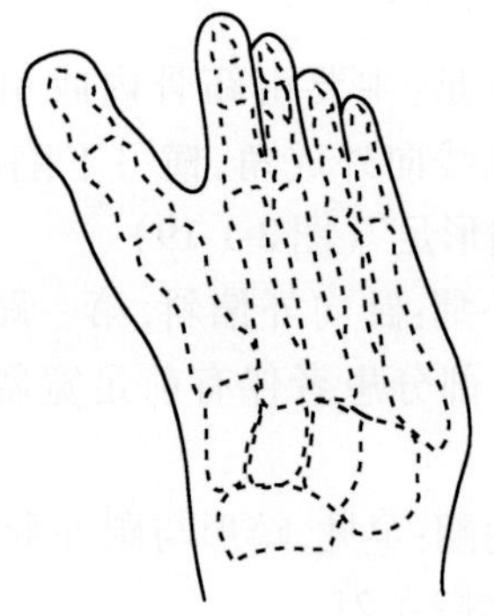

图 2-1-21　踇内翻

此，请患者指出疼痛的位置至关重要。痛点，常是疾病所在。但有时则并非在该局部，可能是神经放射或扩散，如跖管综合征、跗管综合征等。

（1）跟痛：应指出跟后痛或跟跖痛等的位置：

1）跟后部痛（图 2-1-22）：是跟腱末端炎和跟后结节滑囊炎的常见疼痛部位；后者常有肿痛，有时伴泛红，不便穿鞋。

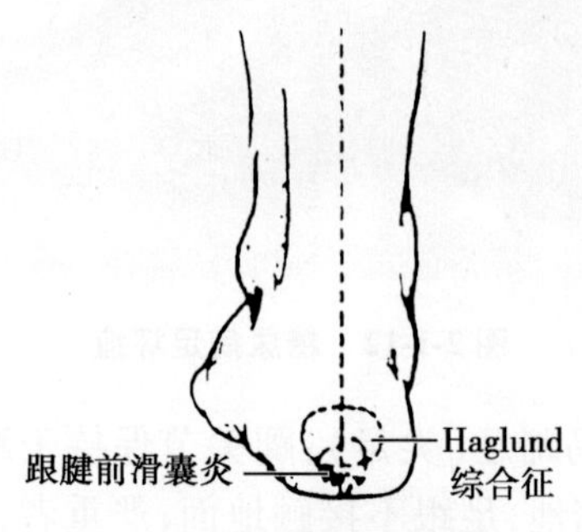

图 2-1-22　跟后痛

2）跟跖侧痛：可单侧或双侧发病（图 2-1-23），最常见于老年人跟部脂肪垫萎缩，也可见于跟部脂肪垫炎。注意跟骨刺部痛与跖筋膜炎痛点（偏前）。绝大多数跟骨刺是不痛的，也不是跟痛的原因。

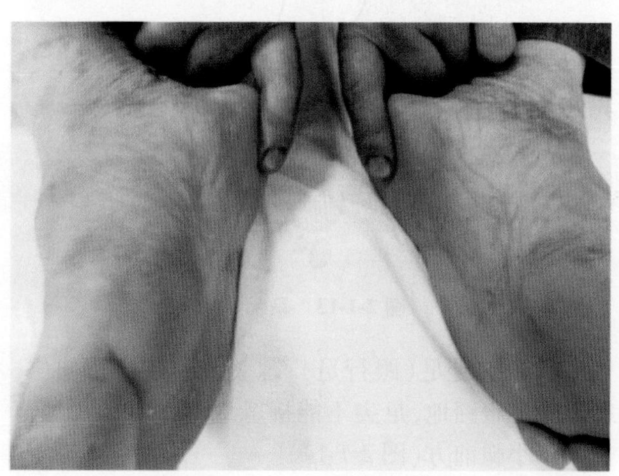

图 2-1-23　跟跖侧痛

3）跟腱部痛：沿跟腱范围略大的痛区，如图 2-1-24 所指点的痛区，有压痛、行走痛。跟腱前滑囊炎痛点（图 2-1-25）略深，但怕穿鞋，鞋帮后缘磨压痛。

4）跟内部痛（全跟骨痛）：常伴跟跖痛，以行走痛为特点，多夜间静息痛，启动痛，行走 30m 左右疼痛稍减，认为系跟骨骨内压增高症的特征。但学界仍有分歧。

（2）足心痛（中跖部痛）：如图 2-1-26 所示的疼

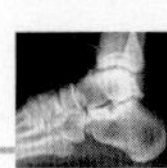

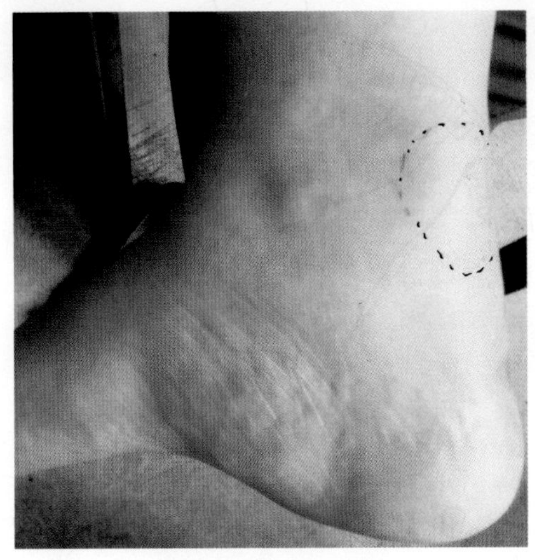

图 2-1-24　跟腱部痛点

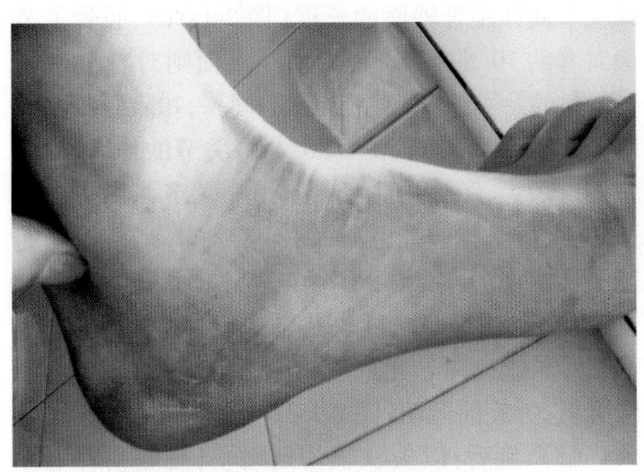

图 2-1-25　跟腱前滑囊炎压痛点

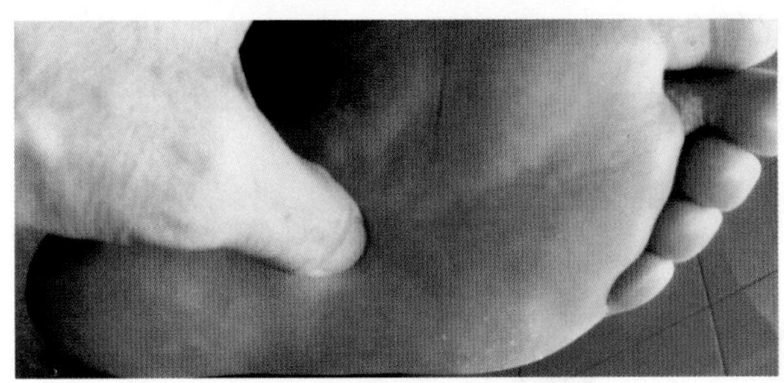

图 2-1-26　足心痛(中跖部痛)

痛区,常是跖筋膜炎表现,若疼痛范围广泛的足底酸痛,应考虑平足症。

(3) 足趾痛麻:由于二趾间神经受跖骨痛挤压,引起局部两邻趾间皮肤麻木、痛觉减退;或跖骨头背侧软组织痛,应从病史和痛的特点、范围鉴别。

(4) 跟腱闭合性断裂痛:跟部"啪"声后,跟部无力、疼痛,提踵时乏力,提不高,并于图 2-1-27 中箭头指示跟腱部有局限性凹陷。

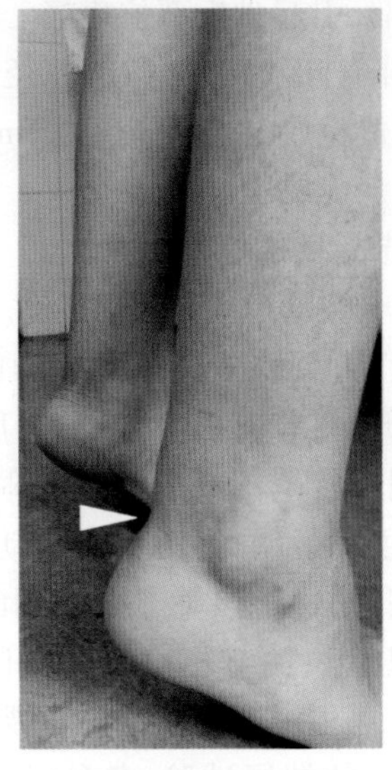

图 2-1-27　跟腱损伤后提踵无力与箭头所示跟腱部出现凹陷症

(二) 触诊

触诊仍不能借由超声和影像学检查而遭替代,是最简单易行且无耗费的信息获取手段。触诊常借助手指、手掌、手背对肢体、足踝的触摸和接触,来确认肤色与温度疼痛部位与肿胀、疼痛范围、疾病受累面积与范围、皮肤张力等。触诊是验证疼痛和疼痛部位、程度和真实性的简易方法。

1. 压痛点　常用示指和踇指作为触诊的起始,继而取触兼轻压的方法,检验局部张力、隆突、异声(捻发音)和推动度等。一般触检先从未诉疼痛的部位开始,逐渐向患者指出的痛区靠拢,以便查清痛的范围与局部解剖组织、结构关系。

在外伤骨折的内、外踝骨折、跟骨折、第五跖骨折、第 1 ~4 跖骨骨折,都以敏感痛,拒绝触检为特点,手法宜轻,边问边触。

2. 皮肤　皮温、弹性、厚度等,借助触诊检查有一个初步印象。

3. 肌肉、关节、韧带　依靠主、被动活动检查,来增加对肌肉、关节、韧带的张力、疼痛、活动度的判断。

4. 肌力　是判断有无肌肉病变的重要手段,宜在下节中专题探讨。

5. 足踝血管　足背动脉搏动触诊是足背、足趾血供与营养的主要检查。表面光滑、紧张且有弹性的搏动肿块,可能为动脉瘤;触及有连续性震颤的静脉曲张,提示动静脉漏可能。

(三) 叩击和听诊

胫骨骨折,可利于轴向叩击痛(传导病)确认疑点；在叩击足部，引起骨折部位疼痛。疑及踝管、跗管内神经或趾间神经时叩击该部神经干走行处，有神经支配区远侧有放电样麻痛感为Tinel阳性，应疑及该部神经有病变或压迫。

（四）关节运动的检查

关节运动分主动运动和被动运动。主动运动是患者有意识运动，反映该关节的运动能力与状态。当有疼痛、骨折、关节面损害，或动力肌病变，其运动范围达不到正常范围或远远地受限了。被动运动，指非患者主观运动，是医生给予动力所观察到患者的活动范围，这是该关节可达到的极限范围。被动运动可以反映关节相对运动范围，也可以反映该关节非正常相对运动范围。如踝关节的抽屉试验、距下关节的抽屉试验，各种应力性肢体、足踝体位等。

足踝关节运动幅度的测量：足底置克氏针一枚，用粘膏条贴好固定，踝关节伸、屈、外展和内收运动，从旁边置放的刻度盘上克氏针影落点，就是其运动幅度读数（图2-1-28）。

1．建立正确的踝足部活动概念

（1）中立位：即踝关节横轴向运动，置足于0°位（图2-1-29）。

（2）背伸：为踝关节横轴向运动，足从0°位向足的背侧方向的运动，正常15°～25°。

（3）跖屈：以踝关节横轴向运动，足从0°位向足的跖屈方向的运动，正常30°～45°。有些跖屈幅很大，在45°～55°之间，芭蕾舞艺术家跖屈度更大（图2-1-30）。踝关节背伸、跖屈运动幅度更大者为

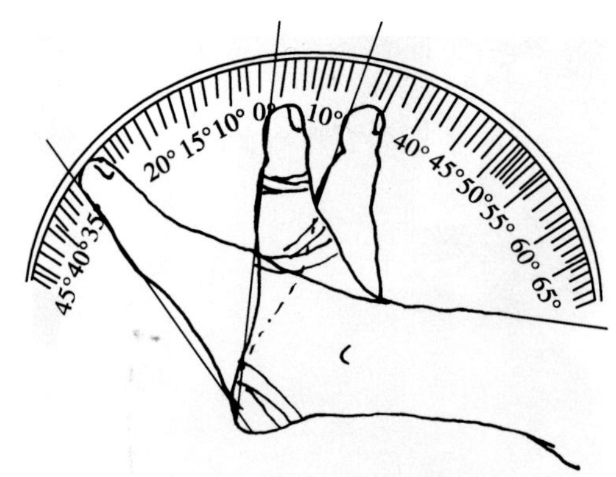

图2-1-28　踝足运动幅度测量

50°～80°。由于跗间关节参与运动，故可略增大运动范围。

踝关节背伸和跖屈运动幅度大小，主要取决于踝关节面即距骨轴面的长度（图2-1-31），胫骨关节面对着约70°的圆弧，距骨滑车上面则对着140°～150°角的一个弧度，两圆的圆心同一，扣除胫距关节间70°圆弧，剩下的70°～80°为踝关节的伸、屈幅度范围。因为，距骨扣除胫骨与滑车关节面剩下前部弧短小，故足背伸范围小，后部弧大得多，所以跖屈范围要大许多。

（4）旋前：即通过矢状轴向（通过中间楔骨和第二趾长轴方向），足底朝内下方向运动，使足内侧缘降低，为旋前运动（图2-1-32）。

（5）旋后：以矢状轴为运动轴，足底朝外上方向运动，使足内缘抬高，为旋后运动（图2-1-33）。

（6）内翻：系足内收、旋后和背伸运动相结合的综合运动。

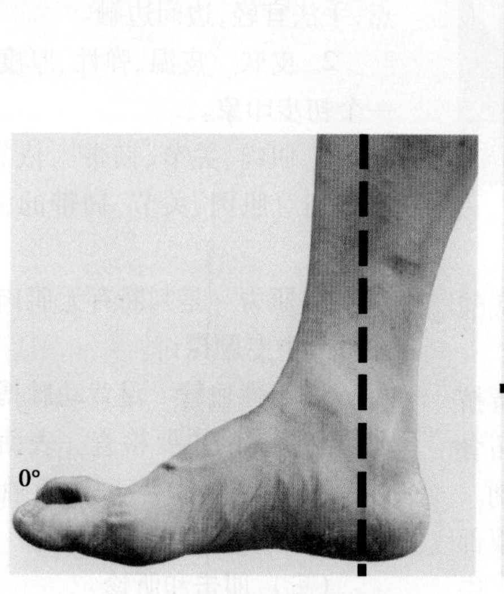

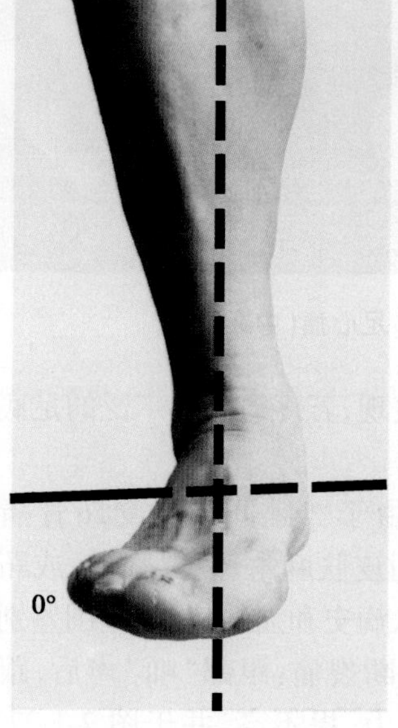

图2-1-29　踝关节中立位（0°位）

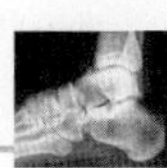

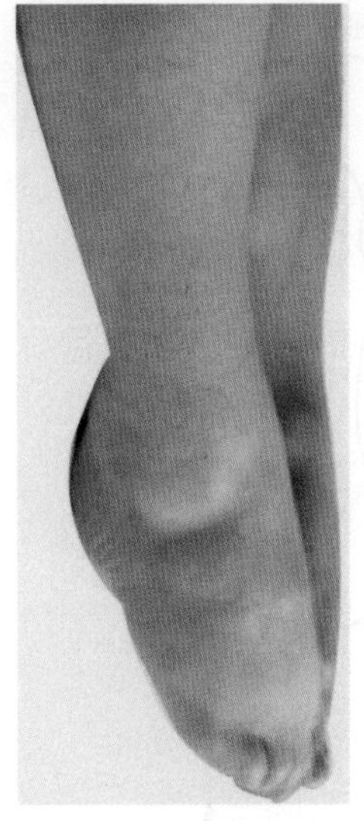

图 2-1-30　芭蕾舞演员跖屈幅度更大（>60°）（跗间关节参与）

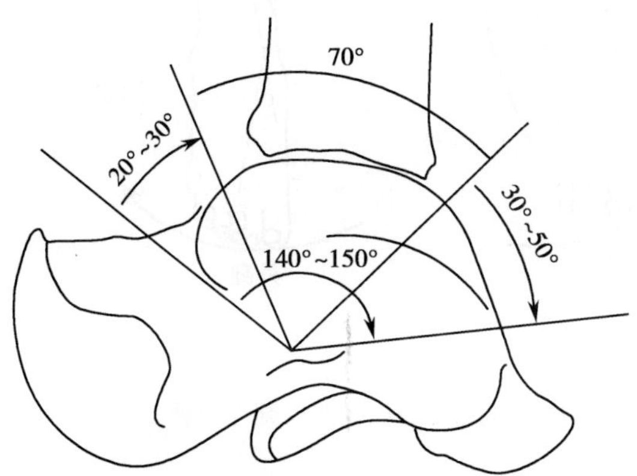

图 2-1-31　踝关节伸屈幅度大小主要取决于距骨关节面的长度

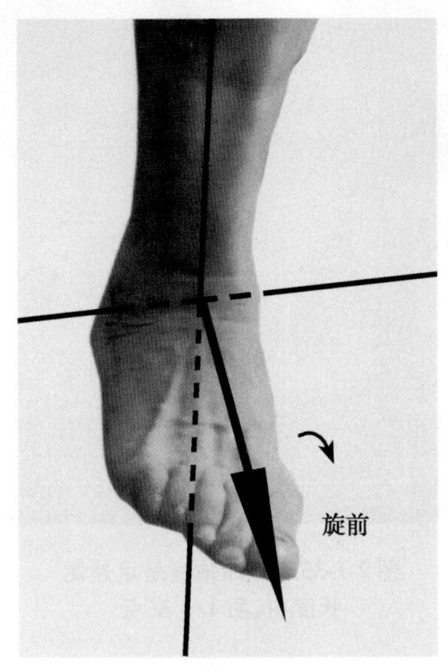

图 2-1-32　沿矢状轴（箭头）足底向外上、足内缘向内下旋转——旋前

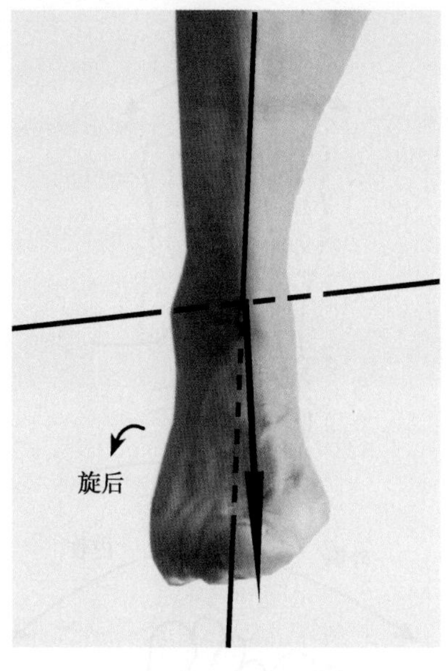

图 2-1-33　沿矢状轴（箭头）足底向内上、足内缘向上旋转——旋后

（7）外翻：系足外展、旋前和跖屈运动相结合的综合运动。

2. 足踝部各关节活动范围　多数作者有以下共识：

（1）踝关节：踝关节中立位是足的两侧外缘长轴与小腿纵轴成直角。正常踝关节背伸（背屈）25°～30°，跖屈 45°～60°（图 2-1-34）。足长轴不变，跟骨沿着纵轴向胫侧翻转移动为内翻，正常为 45°；跟骨向腓侧翻转为外翻，正常约为 15°。

（2）前足活动：前足在冠状平面内向胫侧偏斜为内收运动，其范围 15°～25°；前足向腓侧偏斜为足外展运动，其范围 15°～35°。此外前足尚有旋前、旋后活动，其范围 25°～45°。

（3）跖趾关节：主要是屈、伸活动，活动范围差异性较明显，一般在 35°～60°之间，有时背伸可达 80°（图 2-1-34B）。跖趾关节的内收、外展活动较弱，且个体差异性大，一般在 5°左右。

（4）趾间关节：仅为屈伸运动，近节趾间关节活动范围大于远节趾间关节。其活动范围个体差异较大。

3. 足长度和步长　从足跟后缘到踇趾远端之间的距离。从迈步的两足印间距即左足尖起到右足跟之间距离为一步的步长。

4. 足踝周径　用两侧同等高度测得的数据比较。如踝上 2cm 高度部位测量踝周径；第五跖骨部或第一跖骨头部，作为测量中足或前足宽度，与健侧比较。

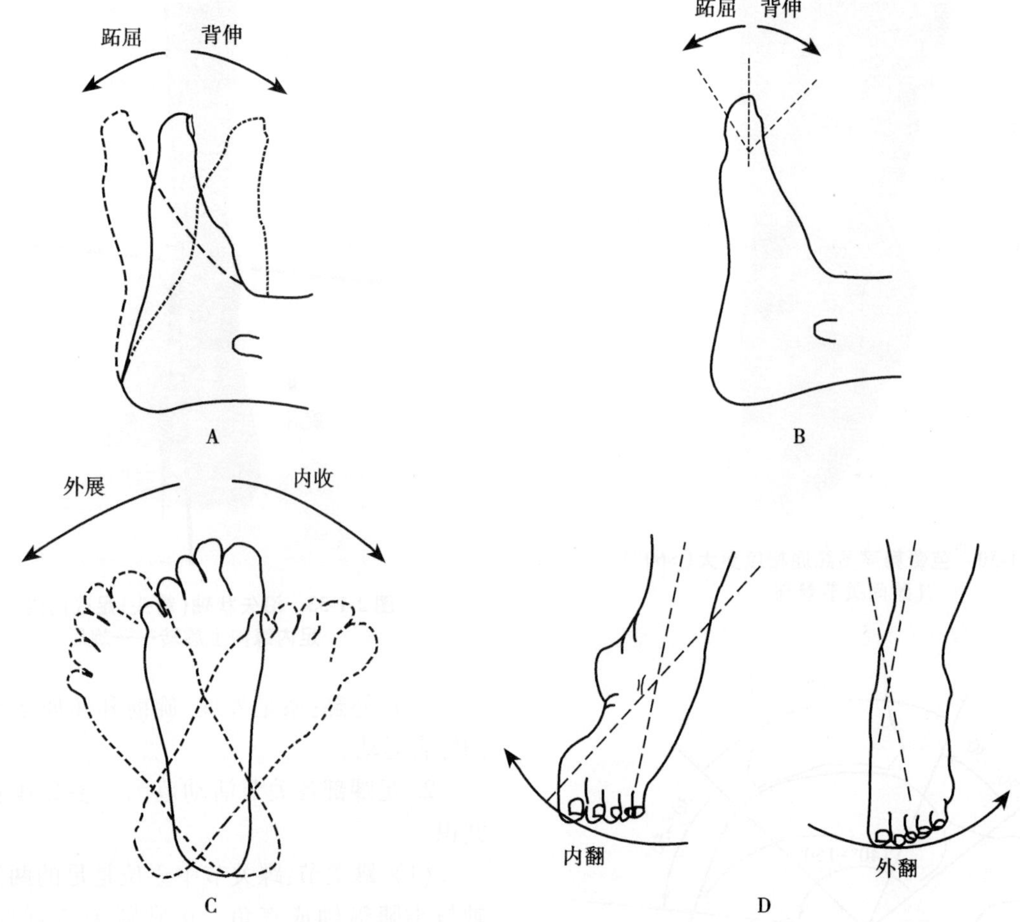

图 2-1-34　踝足部的运动

A. 足背伸与跖屈；B. 跖趾关节的背伸与跖屈运动；C. 足的内收与外展；D. 足的内翻与外翻

5. 踝间距测量　由于膝外翻使两踝间距变宽，有碍功能和步态。平卧位，使两膝间皮肤刚接触时，测量两内踝间距；或站立位，使两膝皮肤接触时节两踝间距。一般站立位较合理，但易出现有意识并膝并踝现象，使读数失准。因此平卧位测得的数据仍是有效。

6. 生理力线测量　小腿足跟生理力线是通过跟腱的直线到足底，但平足的跟外翻、内翻足的跟内翻就会有力线异常角。

胫骨纵轴线与足轴线：胫骨纵轴线与足（背）纵轴线在踝关节前正中相交。足（背）纵轴线是踝关节正中向前通过第1、2趾间。

外踝轴线：侧位经外踝尖向下垂线，是足外侧长度的中后1/3交点（图2-1-35）。

其他踝足X线测量见基础影像学专门章节，在此不赘。

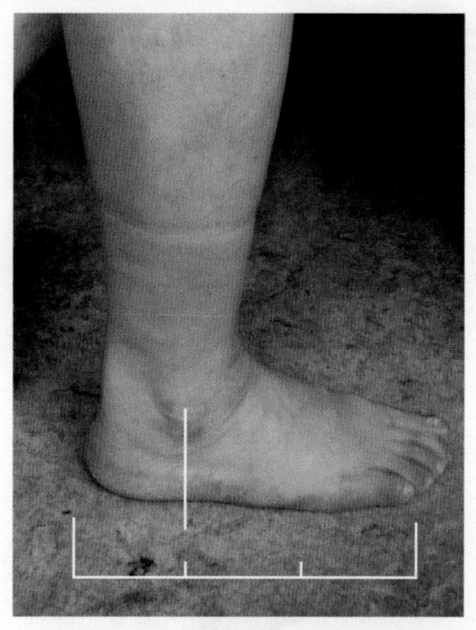

图 2-1-35　外踝轴线是足外侧长度中、后1/3交点

三、足踝部的体表标志

1. 胫骨前嵴　是相当于小腿的中线或中心线，常借以认定为胫骨的纵轴的前平行线。

2. 内、外踝　是判断踝关节内、外界的标志骨

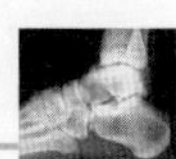

性隆突，也是足部起点和周界的标志。

3. 第五跖骨基　是足背最外侧的界线。

4. 第一跖骨　踇趾关节骨和突隆的界线。

5. 踇趾　其长短、大小，是足部营养、活动、身高、畸形与否的参照物。

6. 足跟　足的后缘，上有跟腱末端，下有跖筋膜的中间节点，是行走的第一触点。

7. 踇趾和踇甲　是足内侧、足前端的标志。

8. 小趾　是足的外侧或腓侧的标志，也是足前端外侧的标志。

四、基本试验和体征

1. 提踵试验　提踵运动是由强大的跟腱三头肌和胫后肌与腓骨长、短肌牵伸所致。但提踵运动的足跟抬起角度的改变，上述运动肌则各司其职：抬起足跟 60°是以上肌肉共同牵引的结果，但抬起最初的 30°的是跟腱小腿三头肌的作用。跟腱断裂者，不能发动最初提踵 30°的功能。左右侧同时提踵对比，常能获明显结果。

2. Thompson 试验　又称捏小腿三头肌试验。患者俯卧，检查者用手捏拟检查小腿的三头肌肌腹，若引起该足跖屈，为正常反应；若不引起跖屈反应者，应是跟腱断裂的反应如图 2-1-36 所示。

3. Strunsky 征　令患者仰卧，检查者握患肢足趾迅速使足跖屈，如前足弓有炎症等可出现疼痛为阳性。

4. Mulder 征　检查者一手张开，拇指与其余 4 指分别从第 1 与第 5 跖骨头向中间挤压，同时用另手拇、示指分别置于相邻跖骨间隙中，自足背、跖两侧对向挤压。若引发局部疼痛，并向两指远侧放射为阳性，提示有跖间神经瘤可能。

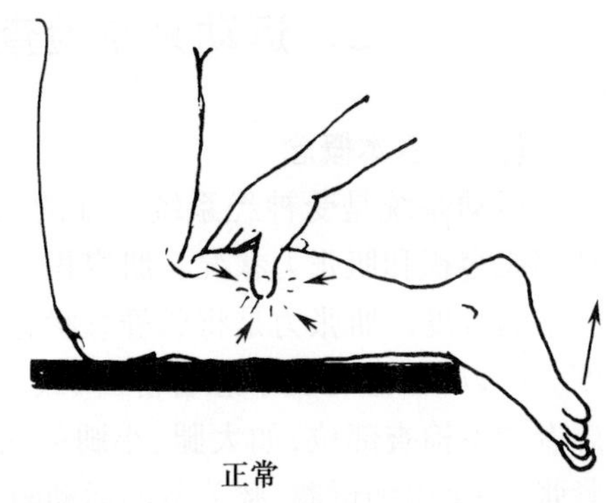

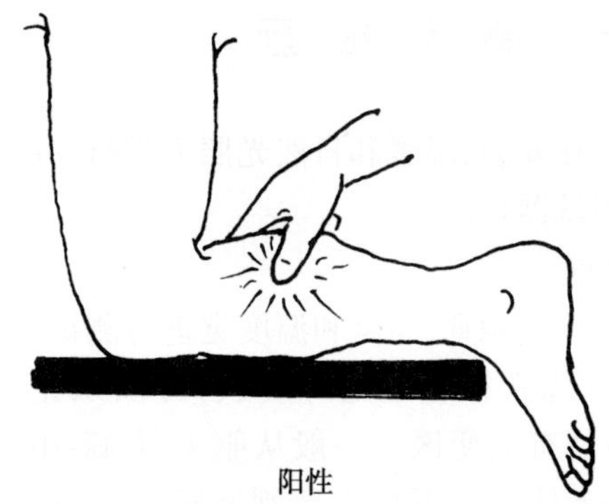

图 2-1-36　Thompson 试验

5. Keen 征　踝关节的内、外踝或单独一踝骨折谓 Pott 骨折，使内外踝两踝横径增大为阳性。

6. Helbing 征　正常两足站立时，跟腱纵轴与下肢纵轴平行或上下一条线。平足症、足外翻等时，跟腱纵轴偏外，适与下肢纵轴线成角相交（图 2-1-37）。

7. 踝管综合征　在内踝后下的踝管内有胫神经和屈趾、屈踇与胫后肌腱通过，有因肿物、肌腱、韧带卡压胫神经引起踝管综合征。当在踝管部叩击引出 Tinel 征阳性者，可确定本病。

8. 腓总神经受压麻痹　在腓骨颈部越过的腓总神经浅表且有骨质硬床而易于受压、压轧和卡压，出现支配痛觉缺失和运动肌麻痹，患者表现小腿中下段外侧和足背外侧皮肤麻木、痛觉缺失，和胫前肌群与腓骨肌瘫麻痹，呈马蹄足和跨阈步态。

9. 抽屉试验　应用于踝关节和距下关节。

（1）距下关节抽屉试验：取坐位，双小腿悬于床旁。术者的手握前足，另手握住跟骨，跖屈踝关节 20°。术者将握跟骨用力牵跟骨向前或推向后。若跟骨牵向前（或后）超过 3mm 以上为阳性，显示距下关节半脱位或脱位，若跟骨可推向后超过 3mm 以上，也为阳性，显示距下关节半脱位或脱位（图 2-1-38）。

（2）踝关节前抽屉试验：体位同上，术者一手握踝上稳住小腿远端，另手握足，用力牵足向前滑移超过 3 ~ 4mm 时，显示为距骨向前半脱位。一般由距腓前韧带、跟腓韧带（和距腓后韧带）损伤断裂所致。

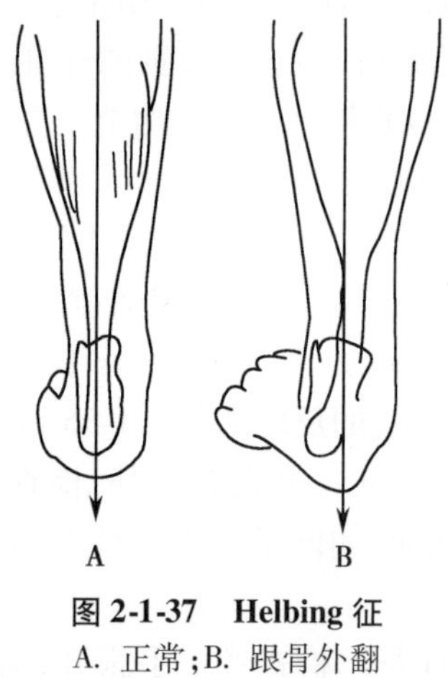

图 2-1-37　Helbing 征
A. 正常；B. 跟骨外翻

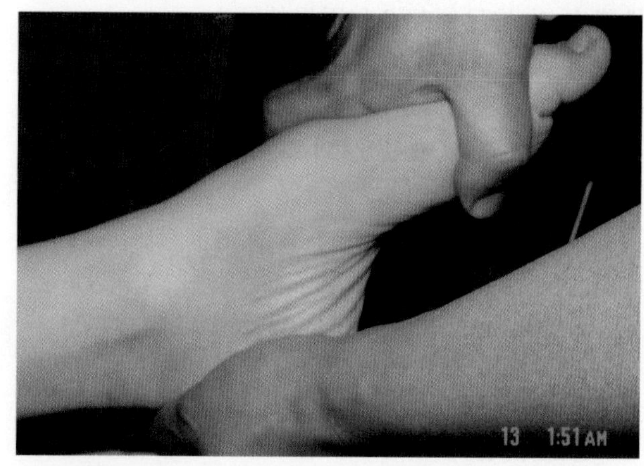

图 2-1-38　距下关节抽屉试验（Himtermann）

第二节　足踝外科的神经系统检查

一、感 觉 检 查

感觉检查宜在安静、温暖和自然光照下进行，并采用温和刺激测试器具。

（一）浅感觉

对足踝部皮肤的触觉、痛觉和温度觉进行测试。

1. 触觉　用棉絮棒轻触足踝皮肤，可以从正常部位开始，到疑有病变区。一般从躯干-大腿-小腿开始，先令患者体验一下棉絮部刺激感受，再移至踝足部皮肤，踝前后、踝内外侧、足背、足内外侧缘，足底内、外侧缘，足趾及其内、外侧感觉，询问其察觉或敏感程度，记录或标记异常区皮肤界线。一般每天或隔一两天重新测试，以作前后恢复抑加重的对比。

2. 痛觉　用不锐针（大头针）轻刺皮肤，询问有无疼痛及疼痛程度。检查者用力应轻柔，不可刺出血。将痛觉缺失、降低区记录和在皮肤上标记。检查应自上而下，从外及里或从里及外，从有痛觉区向无痛觉区逐渐移动，不应遗留大片空白。

3. 温度觉　一般用冷（5～10℃）、热（40～45℃）水试管触碰患者皮肤区，询问感知的冷、热觉是否正确。

（二）深感觉

关节觉：令患者闭目，推压患者患足（背伸、跖屈）或推压某一足趾，推向背侧或跖侧，若正确回应足或趾现今的方向者为正确，表明该肢无深感觉障碍。

二、运动系统检查

（一）基本概念

运动系统是受神经系统支配的，运动系统主要观察肌容积和肌张力状况。肌容积主要看肌肉萎缩和丰满程度。肌张力是将肌静息状态下肌肉的紧张度。所以，检查时要求患者静卧、放松，术者先触摸患者的不检查部位，如大腿、小腿的肌肉，免去过于紧张，并牵引测试髋、膝关节的运动阻力和关节被动活动幅度，并记录。亦可叩击肌腱听声音，声音高的为肌张力高，声音低的肌张力低。

1. 肌张力增加　触摸肌肉有坚实感，作被动运动时阻力增加。肌张力增加有下述可能：

（1）痉挛性：在被动运动开始时阻力感明显，临近终末时突感阻力减弱，谓折刀现象。常见于锥体束病变。

（2）强直性：为一组拮抗肌的张力增加，在做被动运动时伸屈肌的肌力同时增加或协调不佳，如同弯曲铅管一样，谓铅管样强直。可见于锥体外系病变。

2. 肌张力减退　出现肌肉松软，张力低下。常见于周围神经损伤、脊髓灰质后遗症等。

3. 轻瘫试验　是对既不是肌张减退，也不是肌张力增加，临床难以作出判断时，采用轻瘫试验评估。

（1）双下肢抬腿试验：平卧位，双下肢一起抬腿离床，令做屈曲膝关节和小腿伸直动作。轻瘫的

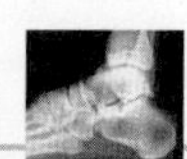

下肢不能坚持过长的时间。

（2）也可以令患肢直腿抬高，若出现小腿下垂、膝屈曲，甚至放到床面，而健肢仍能抬举，患肢为阳性。

（二）肌力检查

主要检查肌肉收缩的力量，当前仍以六级肌力测定法测定肌力。

1. 肌力评定标准

0 级：肌力完全消失，无肌收缩活动。

Ⅰ级：肌肉能收缩，但带不动关节活动。

Ⅱ级：肌肉能收缩，能带动关节运动，但不能对抗肢体重力。

Ⅲ级：能对抗肢体重力使关节活动，但不能对抗阻力。

Ⅳ级：能对抗外来阻力使关节活动，但肌肉力量较弱。

Ⅴ级：肌力正常。

双侧对比检查，有助于获得患者真正肌力。

2. 肌力检查方法

做肌力检查时，应使受检者明白术者的意图，可以先健侧，后患侧，让患者消除恐惧，消除紧张。室内光照充足、温暖，动作轻巧。

3. 伸足趾肌力检查

（1）胫前肌：胫前肌起于胫骨前外侧，止于足舟、内楔骨背内侧。主要作用，使足背伸和内翻。手指可触及肌收缩及用力时肌腱收紧、隆起。此肌受 L_2 ~ S_2 腓深神经支配。

（2）踇长伸肌：踇长伸肌起于胫骨中段以下前外侧面，至踝上下支持带下穿过为腱结构，止于踇趾末节背侧。主要作用使踇趾背伸，协助足背伸运动等。此肌受 L_2 ~ S_2 腓深神经支配。

（3）趾长伸肌：此肌起于胫骨前外侧面、胫腓骨间膜和腓骨，止于第 2 ~ 5 趾背侧末节。主要作用使第 2 ~ 5 趾背伸，同时协助足背伸。此肌受 L_2 ~ S_2 腓深神经支配。

（4）腓骨长肌：此肌起于腓骨前外侧大部分骨面，向小腿外下行，中段有纤维连于第 5 跖骨基，止于踇趾远节趾骨跖面。主要作用屈踇趾远侧趾间关节和协助足外翻，是腓骨短肌肌力的 2 倍（图 2-2-1）。此肌受 L_2 ~ S_2 腓浅神经支配。

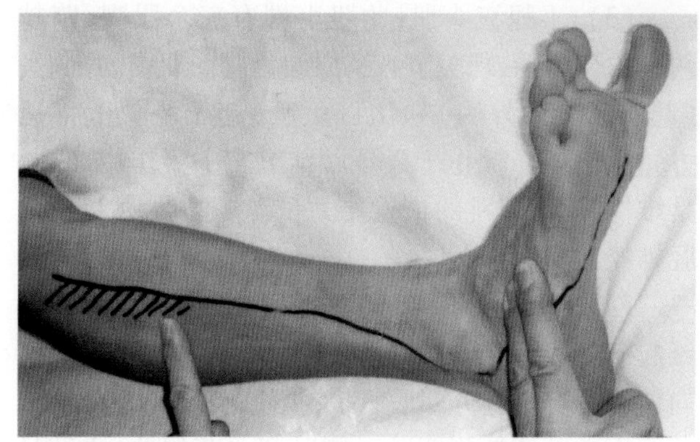

图 2-2-1　腓骨长肌肌力检查

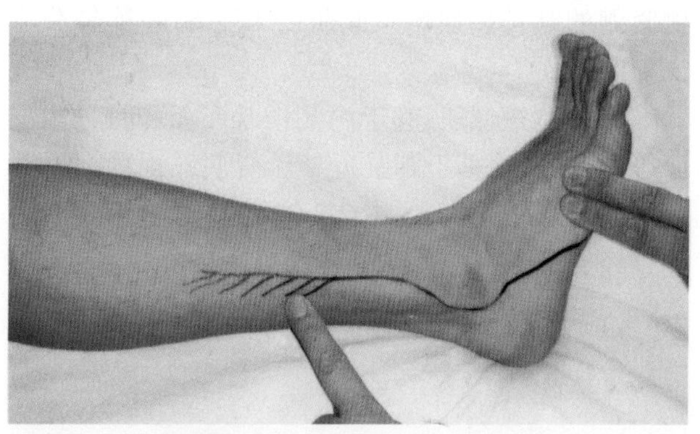

图 2-2-2　腓骨短肌肌力检查

（5）腓骨短肌：起于腓骨外侧下 1/2，下行绕经外踝后方类似滑车样作用，后改变方向向足背外侧，至第五跖骨基上。主要作用是外翻足背，令足跖朝向背外侧，足内侧压低（图 2-2-2），协助胫前肌群令足背伸，兼稳定足外侧。此肌由 L_2 ~ S_2 腓浅神经支配。其肌力是腓骨长肌的 1/2。

（6）第三腓骨肌：起于腓骨前下 1/4 处，下行分出到第 5 跖骨基背外侧，外侧股抵足背外侧骰骨和第 5 跖骨基底部止。作用是辅助腓骨肌和伸足背外侧作用，手指有时可触及肌收缩。此肌受 L_2 ~ S_2 腓浅神经支配。

（7）跖肌：起于胫骨外上髁和膝关节囊，止于跟骨或跟腱。作用是屈踝关节，是小腿三头肌的协同肌。由于此肌深在，浅表检查无法触到活动。受 L_2 ~ S_2 胫神经支配。

4. 屈趾足肌力检查

（1）胫后肌：此肌起于胫骨后面中上 1/3 段，下行小腿后方，绕经内踝，通过踝管前行，止于舟骨、内楔骨背内侧，检查时较难扪及肌活动，但内踝后方、足背内侧可触及肌腱抽动。其主要作用足内翻、协助足背伸和足旋后，维持内侧足弓高度。受 L_2 ~ S_2 胫神经支配。

（2）踇长屈肌：起于胫骨后方下 1/2 骨面，下行至内踝后方，穿越踝管，斜下至足底内侧，至踇底远节跖面止。主要作用是屈踇，协助足跖屈，于内踝后、前方可扪肌腱活动。受 L_2 ~ S_2 腓深神经支配。

(3) 小腿三头肌：此肌上端有三个肌腹，跨越两个关节即膝、踝关节。三肌腹为腓肠肌内、外侧头(起于股骨内外髁)和比目鱼肌(起于胫骨上部后方)，向下以跖腱止于跟骨后结节。主要作用跖屈，是维持步行、弹跳的最重要力量源。主要由 L_2 ~ S_2 胫神经支配。

(4) 趾长屈肌：起于胫骨后方中下段，部分纤维起于骨间膜，下行后内斜到内踝后方，绕穿经踝管向前斜下至足底分四股肌腱，抵止于第2~5趾骨末节跖面。可使外侧四趾远侧趾间关节屈曲，协助足跖屈、内翻。阻抗第2~5趾末节，可触及足底、趾跖侧紧绷的趾长屈肌腱。此肌受 L_2 ~ S_2 胫神经分支支配。

(5) 踇短屈肌：起于内侧楔骨跖面和舟骨内下面等处，借二腱止于踇趾近节趾骨底跖面内、外侧。可屈曲踇趾跖趾关节(图2-2-3)。受 L_2 ~ S_2 足底内侧神经支配。

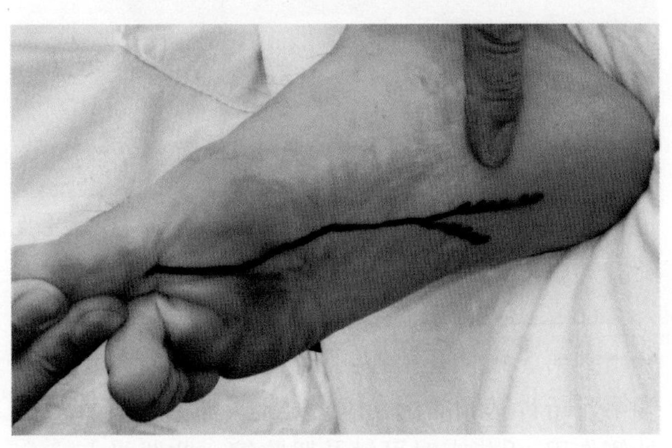

图 2-2-3　踇趾短屈肌肌力检查

(6) 趾短屈肌：起于足底跟骨结节内侧突，止于第2~5趾中节趾骨底两侧。可屈曲第2~5趾近侧趾间关节。术者稳定第2~5趾近节趾骨，令阻抗屈趾动作，在足底可触到趾短肌收缩(图2-2-4)。此肌受 L_2 ~ S_2 足底内侧神经支配。

(7) 足蚓状肌：足蚓状肌有四条，起于趾长伸肌腱分叉处的腱上，移行于相应各趾的趾背腱膜。作用是屈曲跖趾关节，伸趾关节。术者稳定跖骨，令抗阻力屈2~5趾，在足底可摸到蚓状肌收缩。第1、2蚓状肌受 L_2 ~ S_2 足底内侧神经支配，第3、4蚓状肌受足底外侧神经支配。

(8) 踇展肌：起于跟骨结节内侧和舟骨粗隆内侧和跖面，斜内外前方，抵止于踇趾远节腓侧，可使踇趾外展，造成踇外翻的一个因素。术者手指抵于踇趾末节外侧，于第一跖骨部可触及肌抽动。受

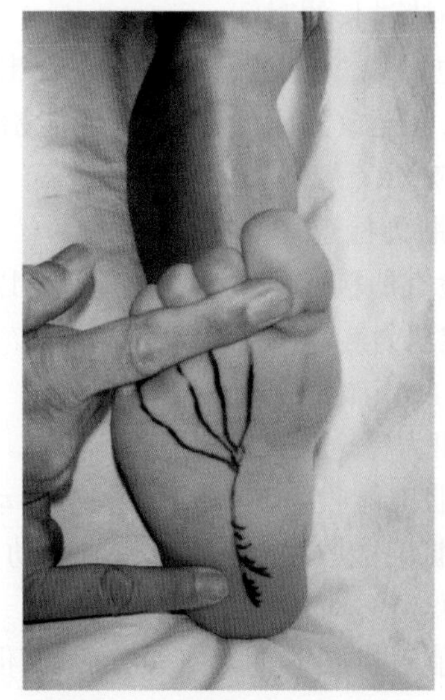

图 2-2-4　趾短屈肌肌力检查

L_2 ~ S_2 足底内侧神经支配。

(9) 小趾展肌：起于跟骨结节足底外侧腱，和第5跖骨粗隆，止于小趾末节基部外侧。主要作用是外展小趾。触第5跖骨外侧，或触及外展小趾时的收缩作用，受 L_2 ~ S_2 足底外侧神经支配。

三、反射检查

神经系统反射检查是反映机体对外界刺激引起的固定反应，是神经活动的基本形式之一。

在这些反射中，每个反射都有固定的完整反射弧，包括感受器—传入神经—反射中枢—传出神经—效应器。反射弧的任何部位中断或抑制，均可引起反射消失或减弱。因此，检查反射时应注意如下几点：①要求患者全身肌肉放松，并分散其注意力(令双手扣拉以分散注意)；②将未被检查的肢体放置在适当位置，不干扰检查肢体；③双侧肢体姿势相同，检查手法、轻重相同；④双侧检查反应对比着评价；⑤若腱反射引不出，可援用加强法，即让未检查的肌肉同时收缩；⑥应考虑到还有影响检查结果因素还有外伤本身、瘢痕、炎症、挛缩、畸形、语言等因素。

(一) 浅反射

浅反射指刺激体表感受器(皮肤、黏膜等)引起的反射。其临床意义在于：

1. 浅反射　消失或减弱表明反射中断或抑制。

2. 足底反射　除有节段性反射弧外，还有皮质反射弧，即反射的冲动通过脊髓至大脑皮质后，再沿锥体束传至脊髓前角细胞，当这一反射弧受到损害

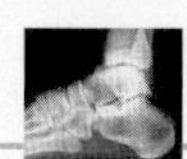

时，上述反射也可以出现减弱或消失。这种情况见于锥体束或末梢神经病变。

3. 腹壁反射　减弱可见于老年人、皮下脂肪过厚及腹壁松弛等。

4. 提睾反射　正常人亦可双侧不对称，注意病变引起反射引不出还是正常不对称。

5. 提肛反射　减弱或消失表明双侧锥体束或马尾神经都有损害。因肛门括约肌受双侧会阴神经支配，单侧锥体束或马尾神经损害时，肛门反射仍可正常。

（二）深反射

深反射指刺激肌肉、肌腱、骨膜和关节的本体感受器而引起的反射或反应。其临床意义在于：

1. 深反射减弱或消失　表明反射弧中断或受到抑制。

2. 深反射亢进　一般表明上运动神经元病变引起，如锥体束病变引起脊髓反射弧抑制释放。

3. 深反射对称性改变　不一定是神经系统病损引起，而非对称性改变，如一侧强一侧弱，则表明神经系统病损的重要依据。

4. 髌阵挛、踝阵挛　是腱反射亢进的表现，表明有锥体束病损。

（三）逆转反射

逆转反射又称为倒错反射，较少发生。是指某腱反射消失，而其拮抗肌或邻近肌腱反射出现，或亢进的特殊现象。如令患者跪位叩击跟腱，不出现跟腱深反射的是跖屈现象，反而出现足背伸运动，此为逆转反射阳性。

临床意义，逆转反射是因刺激部位的深感觉在脊髓前角细胞发生扩散作用，而引起的拮抗肌反射性收缩。表明该反射的脊髓病变部位和正常部位是紧密相邻的，特别对于颈膨大和腰膨大的病变定位有重要意义，如合并锥体束损害则该反射更加明显。

（四）病理反射

病理反射指中枢神经系统损害，主要锥体束受损时，对脊髓的抑制作用丧失而出现的异常反射。

1. 常用的病理反射检查法　大多数病理反射的反应点在足部，因此，极具临床应用价值。

（1）Hoffmann 征：将前臂旋前，手掌向下，术者向掌侧弹拨患者中指指甲，若患者拇指或示指出现屈指反射为阳性。

（2）Babinski 征：钝器尖部在足底外侧自后向前快速划过，若踇趾背伸、外展，余趾扇形分开为阳性。

（3）Chaddock 征服：以钝器尖部在外踝处自后向前快速划过，若踇趾背侧为阳性。

（4）Oppenhem 征：用拇、示指屈曲沿胫骨嵴两侧自上而下施压滑擦，若踇趾背伸为阳性。

（5）Rossolimo 征：叩击足跖的跖面，若出现足趾跖屈为阳性。

（6）Gordon 征：用手指掌部挤压小腿肌腹（腓肠肌），若出现踇趾背伸为阳性。

2. 病理反射的临床意义

（1）阳性反射提示皮质运动区域或锥体束病损。

（2）Babinski 征可能在一岁以下婴儿、深睡或昏迷状态下出现，这常为双侧性（正常），手长儿童（3 岁以上）和成人阳性者可在末梢神经疾病或脊髓病变等情况下出现。

（3）Hoffmann 征：偶见于正常人，无病理意义，仅在反应强烈或双侧明显不对称时才具有临床意义。成人双手此征对比，MRI 显颈脊髓压迫或骨内变性时为阳性有价值。

（4）当一侧病理征阳性，伴有深反射亢进、浅反射减弱或消失时，提示锥体束受损，或皮质运动区受损。

（5）病理反射阴性，而深、浅反射均减弱或消失时，多表明周围神经病损或肌病。

（6）病理反射阴性，深反射正常，浅反射活跃，常提示神经功能障碍。

第三节　步态与足底压力检查

一、步 态 检 查

（一）步态分析

正常人在步行时，一足（左）支撑地面，另（右）足跨步向前，重心前移，到右足跟着地。如此交替运动使人体不断前移所构成规律步行谓步态。从一侧足跟着地，至该足跟再次着地，称为一个步态周期（图 2-3-1）。

每一步态周期可分为支撑期（stance phase）（又

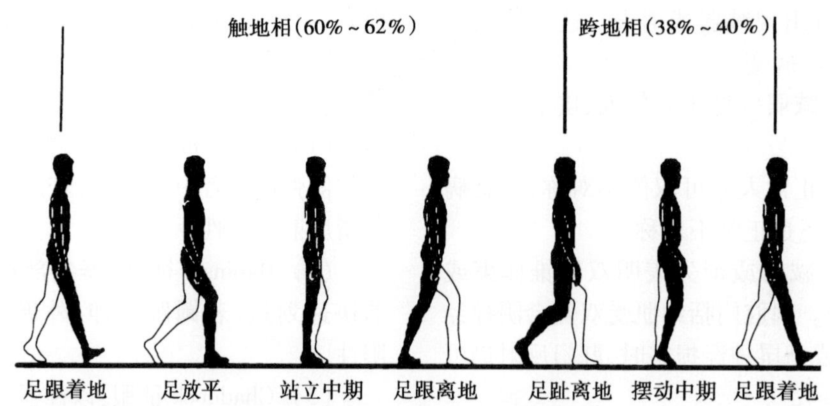

图 2-3-1　负重与跨步阶段步态分解图

称触地相)和离地摆动期(swing phase),所谓支撑期即从足跟接触地面开始,身体重心逐渐前移,过渡到由全足负重。支撑期约占整个步态周期的60%(图2-3-1)。身体重心移至该足前横弓,借助第1、5跖骨头并借由腓肠肌、屈踇肌和屈趾肌强力收缩,使前足推离地面,谓摆动期(又称跨步相)。摆动期约占整个步态周期的40%(图2-3-1)。

整个步态周期的运动轨迹和分期如图2-3-1。认识步态周期,便于分析各种异常步态与功能障碍,十分重要。

在一个步态周期中,例如支撑期内,右足先跟着地(约占10%),重心前移迅速过渡到全足着地(约占15%),到支撑中期(约占15%,很快进入右跟离地期(约占20%),此期,合计占整个整个步态周期的时间是约60%。

相继右足离地进入后摆动期(约占10%),并过渡到摆动中期(约占15%),并止于前摆动期(约占15%)。此期,合计约占整个步态周期的时间为40%。

在整个步态周期中,小腿前间隔肌群(胫前肌、伸趾总肌和踇长伸肌)、小腿三头肌,以及足内在肌都存在激烈的肌电活动中,并且互相协调,互成周期。

(二) 常见病理性步态

1. 短肢跛行　两下肢长度超过超过2cm即可见短肢跛行,支撑期正常,摆动期患(短)肢短,骨盆、脊柱(躯干)因此左右摇摆幅度超过正常。

2. 痛性跛行　由于本能的避痛反应,使支撑期痛的足负载时间尽可能缩短,就出现摆动期正常,支撑期短的异常。足底压力仪测试在步态周期和足底压力改变有显著变化。

3. 股四头肌(瘫痪)步态　由于股四头肌瘫痪,伸膝能力丧失,步行时表现为支撑期缩短(<60%),而摆动期大致正常或延长,且表现跨高步的"跨阈步态"(图2-3-2)。

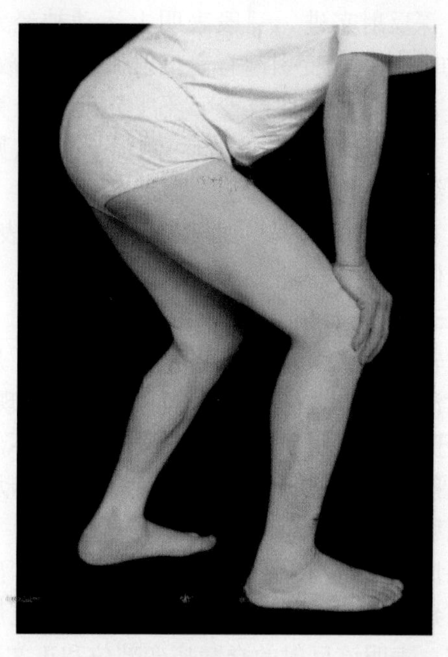

图 2-3-2　股四头肌瘫步态用手扶膝稳定膝前方

4. 跨阈步态　表现为,行走时要将患足特别抬高、避免足尖触地绊倒。在脊髓灰质炎后遗症有足下垂的患者可见到(图2-3-3)。

5. 脑瘫痉挛型(剪刀)步态　由于轻、重差参,表现出入甚大。一般步行中支撑期延长很多(>65%),而摆动期缩短(<35%),儿童表现"剪刀步态"(图2-3-4)。

6. 跟行足步态　小腿三头肌失能或瘫痪,尚遗有前足伸、屈趾肌Ⅲ级肌力,足无法利用足前方的伸足能力,表现跟行足步态,只足跟着地的畸形步态,常伴有高弓足步态。只足跟着地的畸形步态,不仅伴有高弓畸形也可伴马蹄畸形。其支撑期长,摆动

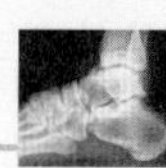

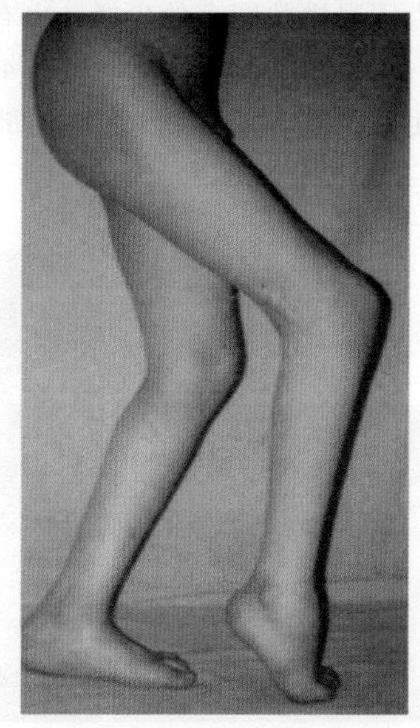

图 2-3-3　马蹄足的跨阈步态(右)

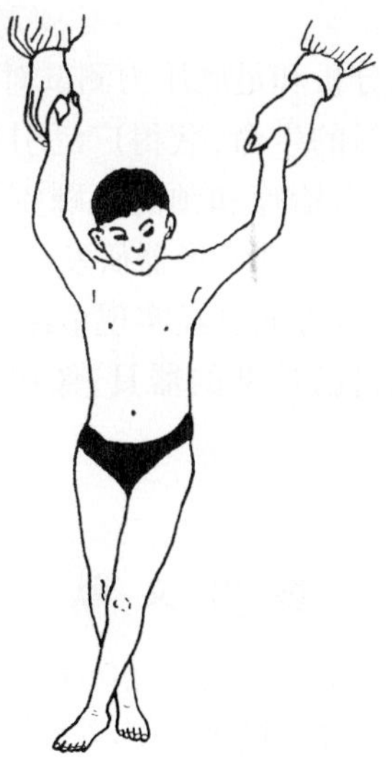

图 2-3-4　剪刀步态

期短暂,健侧稳定,因此,畸形步态显著。

7. 马蹄足步态　胫前肌群、伸趾肌群都瘫痪,而屈趾肌、小腿三头肌良好时,表现足跟离地,前足着地的马蹄步态期支撑期尤长,摆动期则短暂(图 2-3-3)。

8. 马蹄内翻足态步　胫前肌群和腓骨肌瘫痪,而胫后肌,屈趾肌和小腿三头肌尚好(Ⅲ级或以上),表现足内翻兼有足下垂挛缩,足外侧缘或足背着地,其支撑期超过 55% ~65%,表现马蹄内翻足步态。

9. 马蹄高弓足步态　以其患足高弓、足短小、踝关节不稳定为特点,不穿高帮鞋,几难以完成步行。步行时以健肢支撑期(>60%)、患足短摆动期(<55%)为特点。

二、足底压力测试

现代步态检查和分析,可以借其平面图像和视频分析,对足踝、髋膝某些功能影像进行分析,借以对某些疾患进行定性,并少数可以定位,大有利于某些疾病的诊治价值和疗效的评价。

现在市场推荐的各种检查系统功能强大,可以快速反馈步态分析与评估,可分析足踝部受力大小、压力中心轨迹、受力时间、步态稳定性、运动损伤评估,以及动态三维(D3D)个性化设计等。由于积累了多年研究成果,积累成了巨大的数据库及正常标准理想步态曲线,为科学研究、医学评估等提供了重要依据与参照。

1. 足部解剖结构评估　足前横弓坍塌(图 2-3-5)　在足底压力测试图上,有助于足底病的诊断和治疗方向与治疗手段及疗效评估。某种程度上不仅明确其病变,还可以获得矫正方向和矫正后效果的评估。

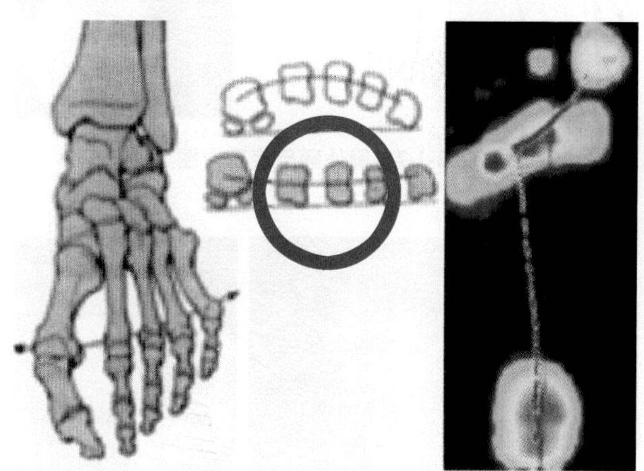

图 2-3-5　足前横弓坍陷足底压力测试

2. 平足(症)　平足的足底压力测试,常可获得平足肥满足腰的足印图和足底异常广泛的压力分布图,缺乏正常跟骨、第 1、5 跖骨头三点为主的载荷图表现(图 2-3-6)。

3. 踇外翻　以踇外翻 IMA 和 HVA 两角异常为主要衡量指标,其足底压力测试中以正常跟骨、第 1、5 跖骨头为主的载荷关系受损(图 2-3-7)。

4. 跟腱腱鞘炎　跟腱腱鞘炎就是跟腱腱旁膜炎,跟腱部活动痛、压痛,肿胀、红热,在足底压力测试图中表现前足压力偏移向外(图 2-3-8),跟部压力面积扩大,压强下降,若压强采用锥形图就表现低平。

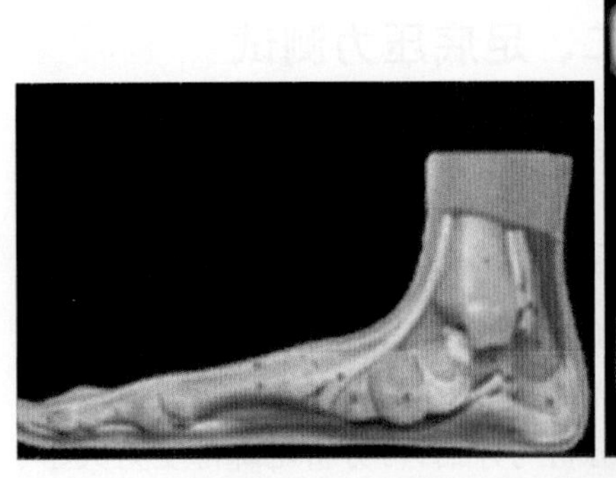
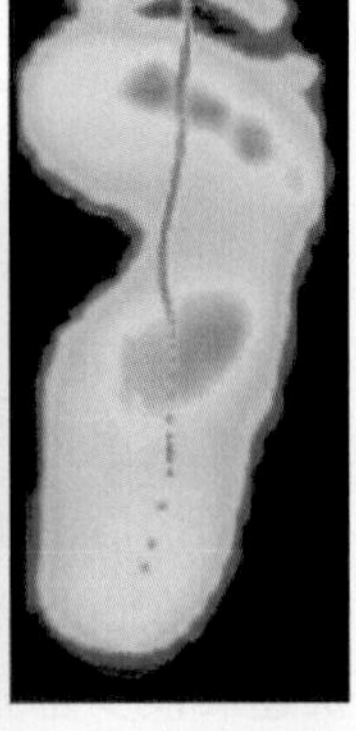

图 2-3-6　平足的足底压力测试

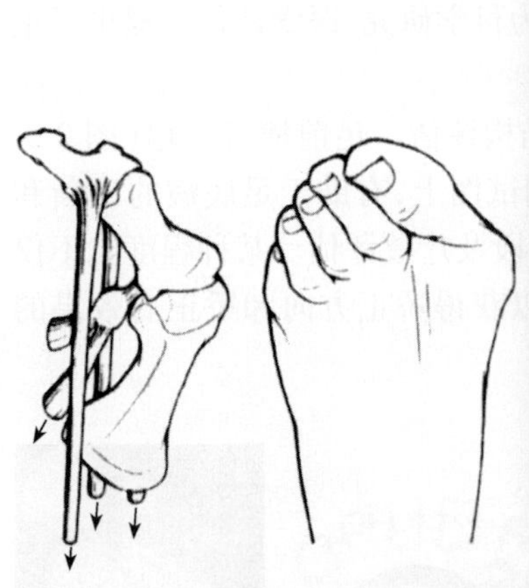
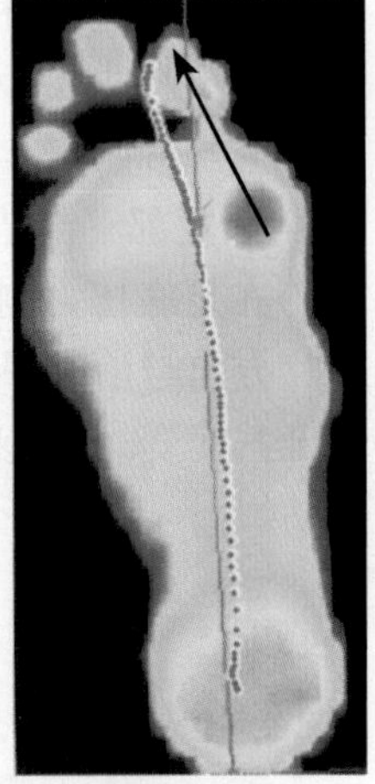

图 2-3-7　踇外翻足底压力图

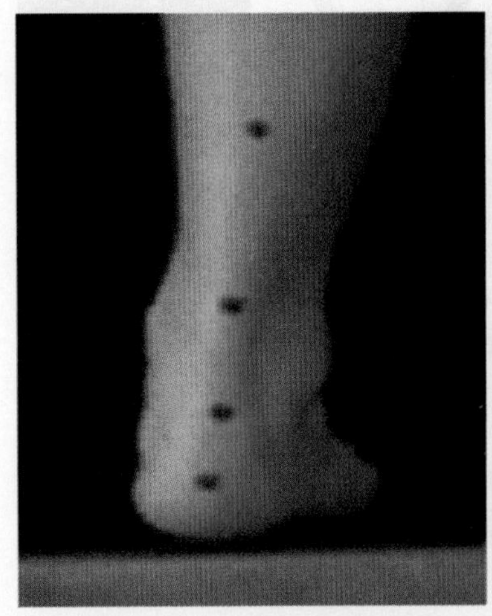
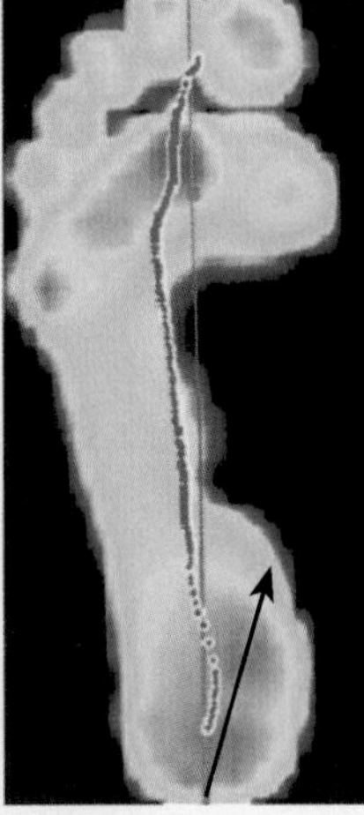

图 2-3-8　跟腱周围炎对足底压力图的影响

5. 应力性跖骨痛（stress-metatarsalgia）　由跖骨头部落地荷重痛，尤于第 2、3 跖骨头为多发，足底压力测试显示痛性第 2、3 跖骨部组织信号局限性异常，足底压力压强锥状图高耸尖锐。也有其他跖骨头跖侧疼痛，如图 2-3-9 显示左足第 1、4 跖骨头跖侧疼痛，行足底压力测试，可发现疼痛部位压力增高，其部位与 CT 检查相吻合。

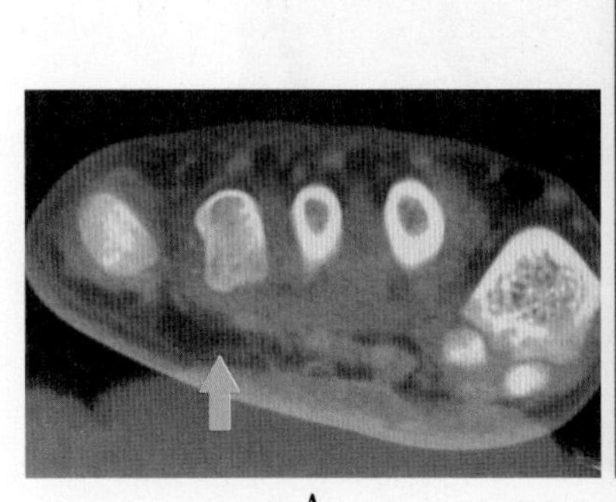
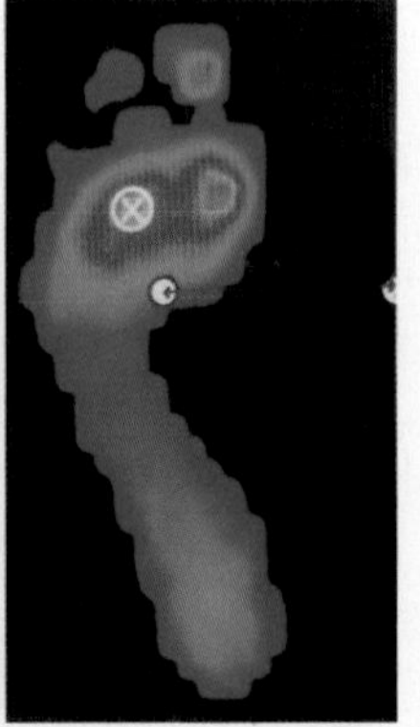

A　　B

图 2-3-9　第 1、4 跖骨头跖侧疼痛
A. CT 扫描；B. 足底压力测试

现代步态分析和足底压力测试对足部解剖和生物力学赋予了新的生命，获得广泛引申和应力方面研究，其中尤其在治疗和预防足踝疾病、畸形上，获得普遍共识，新的足踝矫形器研发应用，足垫防治足部畸形、疼痛器具方面已经实现个性化，可以在千百种中选择合宜自己足型的器具，像在超市购物一样便捷。

（毛宾尧）

参考文献

1. 毛宾尧. 踝足外科学. 第 2 版. 北京：科学出版社，2007.
2. 赵钟岳，李世民，娄思权，等. 关节外科学. 天津：天津科技出版社，2002.
3. 马信龙. 骨科临床诊断学. 沈阳：辽宁科技出版社，2004.
4. Richard M Jay. Pediatric foot & ankle surgery. London：W B Saunders Company，1999.
5. Robert M HMcMinn. Foot & ankle anatomy. 2nd ed. London：Mosby-Wolfe，1996.
6. 龚晓峰，武勇，王满宜. 足踝的功能解剖与生物力学研究. 中华外科杂志，2010，48(9)：670-673.
7. 谢雪涛，施忠民，曾炳芳. 跖跗关节损伤的研究进展. 中华外科杂志，2010，48(9)：667-669.
8. MarkS Myerson. Foot and ankle disorders. Phiadephia：W B Saunders Compary，2000.
9. 张朝佑. 人体解剖学. 第 2 版. 北京：人民卫生出版社，1998.

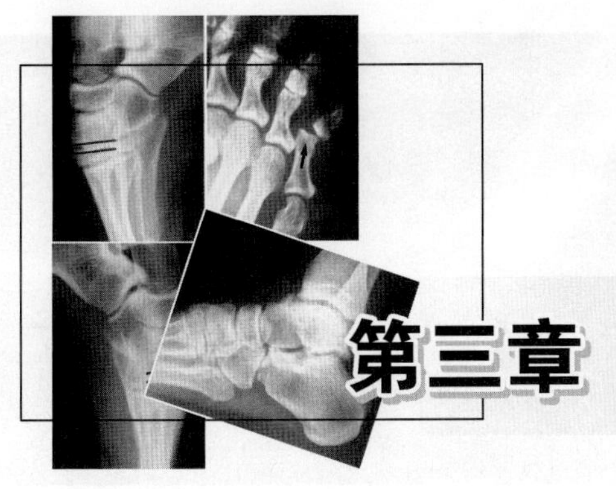

第三章　足踝部影像学检查

第一节　足踝部 X 线检查

一、足部的 X 线检查

足在解剖上分为前足、中足和后足。前足包括跖骨和趾骨，通过 Lisfranc 关节与中足分开，这一关节也被称为跖跗关节；中足包括舟骨、骰骨和三块楔骨，通过 Chopart 关节与后足分开；后足包括距骨和跟骨。

（一）足的非负重位片

1. 非负重前后位片　拍摄方法：患者仰卧或坐于检查台上，屈膝，将足跟置于底片上，X 线束聚焦于第 3 跖骨基底并垂直于底片。显示特点：特别适用于显示前足的解剖、趾间和跖趾关节。

2. 前后轴位片　拍摄方法：患者体位同上，X 线束向头侧与垂直轴呈 10°角聚焦于第 3 跖骨基底（图 3-1-1）。显示特点：能更好地显示跗跖关节和中足关节的病变，但轻微的跗跖关节损伤在负重片上显示得更好。

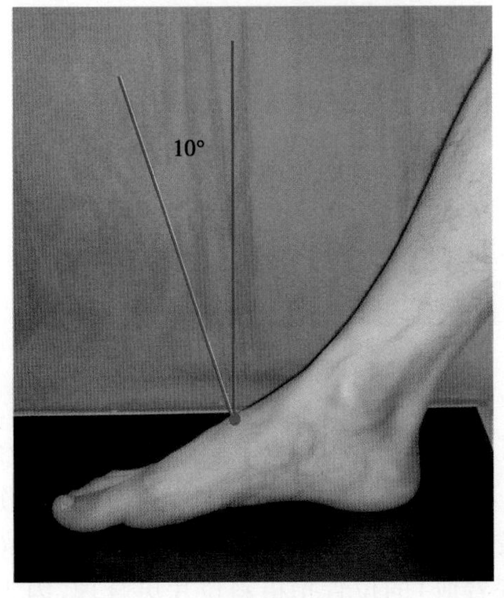

图 3-1-1　足的前后轴位摄片法

3. 内斜位片　拍摄方法：患者仰卧或坐于检查台上，屈膝，小腿内旋以便使足的外侧缘相对底片抬高 30°（图 3-1-2）。若使用 30°的斜面，则能更可靠地保持这个位置，X 线束垂直聚焦于第 3 跖骨基底。显示特点：能很好地显示第 3 到第 5 跖骨基底、第 5 跖骨结节、外侧跗跖关节和跗骨间关节。另一种拍摄方法是在相似的体位下做 45°斜位片，将 45°斜面置于足外侧缘的下方，这种方法特别适合于观察有无跟舟联合。

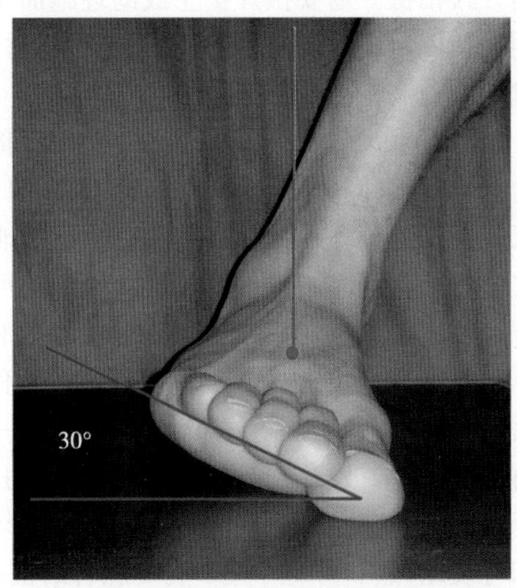

图 3-1-2　足内斜位摄片法

4. 外斜位片　拍摄方法：患者仰卧或坐位，屈膝，小腿外旋；足的内侧缘抬高 30°，或用斜面垫于足内侧面的下方，X 线束垂直聚焦于第 3 跖骨基底（图 3-1-3）。显示特点：能很好地观察第 1 和第 2 跖

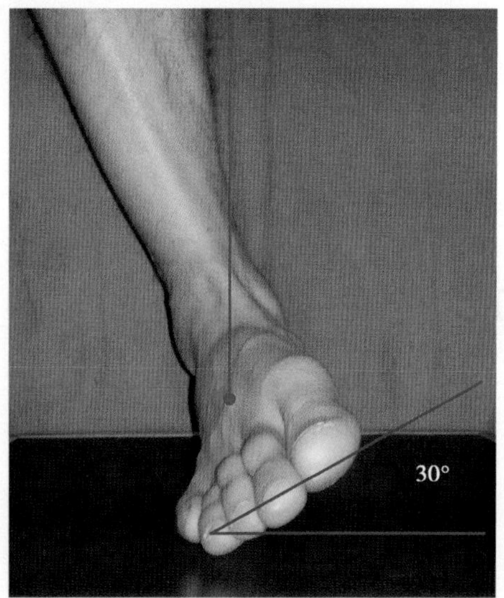

图 3-1-3 足的外斜位摄片方法

骨基底、相应的跗跖关节和舟骨的内表面，也用于观察副舟骨。

（二）足的负重位片

足的负重位片显示了足在站立时的生理情况，所以，除了临床禁忌，均应拍摄负重位片。对于某些疾病，如柔韧性平足，在非负重情况下，足结构对位可表现正常，但在负重情况下，将呈现明显的病理状态，如足弓塌陷等（图 3-1-4）。足的标准负重位 X 线片包括：前后位负重片、侧位负重片和内斜位（内旋）负重片。对于儿童或者婴儿的负重位需要使用特殊的方式拍摄。需要摄片护士或助理施加压力或者使用支架固定，往往需要拍摄对侧足进行对比，有助于发现细微病变。

1. 前后位负重位片 拍摄方法：患者伸膝站在底片盒上，X 线束向头侧与垂线呈 15°角投照，聚焦在第三跖骨基底（图 3-1-5）。此角度可更好地显示跖跗关节，并避免膝关节可能带来的干扰；也可将双足置于底片盒上，X 线束聚焦于双足之间的跗跖关节水平。显示特点：可很好地显示前足、中足和跗横关节，容易观察测量外翻角、跖骨间角、距骨一第 1 跖骨角、距骨头未被覆盖的程度和前足外展的程度，适用于有前中足症状的患者、扁平外翻足畸形，足踇外翻和可疑跗跖（Lisfranc）关节病变患者的检查。

2. 斜位（内旋位）负重片 拍摄方法：患者站在底片上，X 线束向内呈 15°角聚焦在第 3 跖骨基底，也可将足外侧面置于 15°的斜面上，以消除 X 线束向内成角的需要，如需清楚地显示足外侧柱的骨骼，则可使 X 线束向内成 30°角（或使用 30°的斜面）投射（图 3-1-6）。显示特点：可非常清楚地显示第 2 和第 3 跗跖关节，并可显示第 2 跖骨基底细微的“斑点状”骨折以及累及内侧楔骨的跖跗关节损伤。与将足置于斜面时拍摄相比，让患足处于跖行（即整个足底着地）的位置拍摄斜位片更合理，因为跖行位更符合足的功能位。

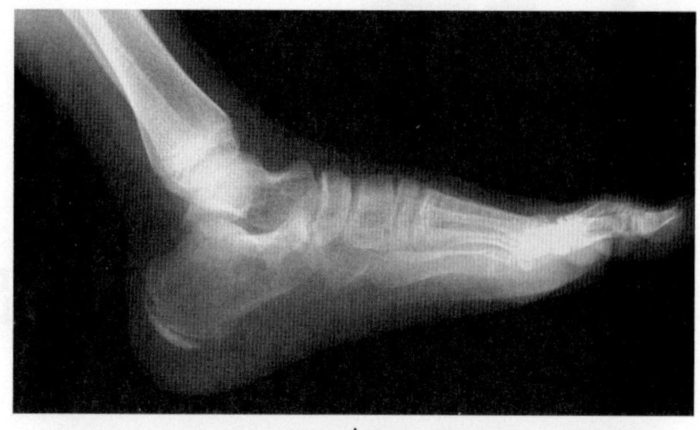

A

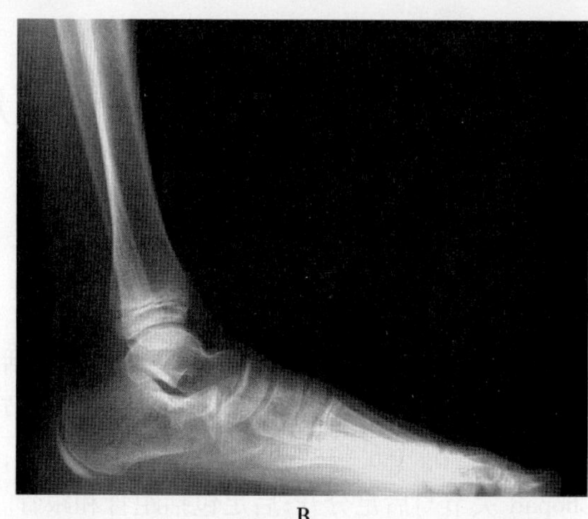

B

图 3-1-4 非负重位与负重位 X 线对比
A. 非负重位；B. 负重位

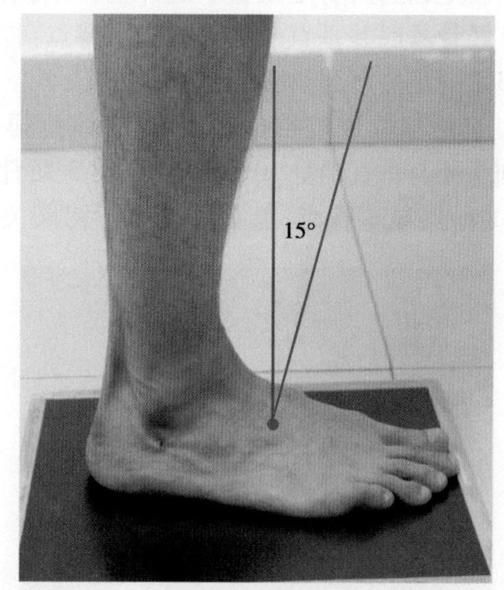

图 3-1-5 足前后位的负重位摄片法

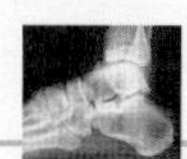

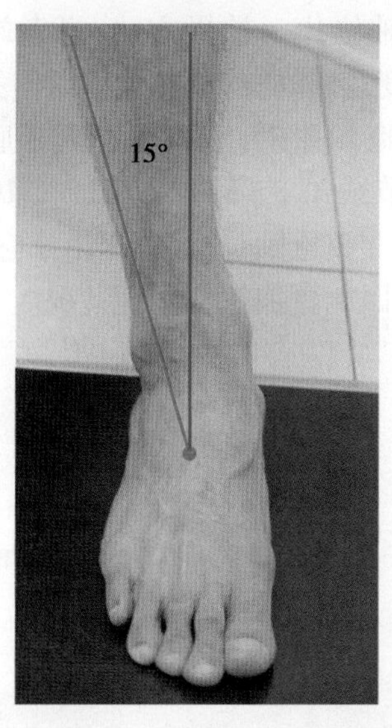

图 3-1-6　足斜位(内旋位)的负重位摄片法

3. 侧位负重 X 线片　拍摄方法：患者站立，双足并拢，将底片盒置于内踝侧、双足间沟内。X 线束垂直照射于第 5 跖骨基底稍上方，体重应该平均分配到双足，膝关节应自然伸展。显示特点：可清楚显示足的全长、距下关节后表面的关节病、距舟关节和第 1 楔跖关节，观察和评价跟骨倾斜度、距骨下倾角、侧方第 1 距跖角和内侧楔骨与第 5 跖骨的关系。它更适合于评价弓形足和扁平外翻足畸形。应注意，体重分配和踝、膝关节屈曲度的变化都时使内侧纵弓发生改变。

(三) 趾骨

1. 前后位片　拍摄方法：患者仰卧或坐于检查台上，足底接触底片，X 线束垂直于底片，聚焦于第 2 跖趾关节(图 3-1-7)。显示特点：可观察整个前足，包括跖趾关节，也可通过将 X 线束聚焦于每一个分开的趾而拍摄单趾的 X 线片。

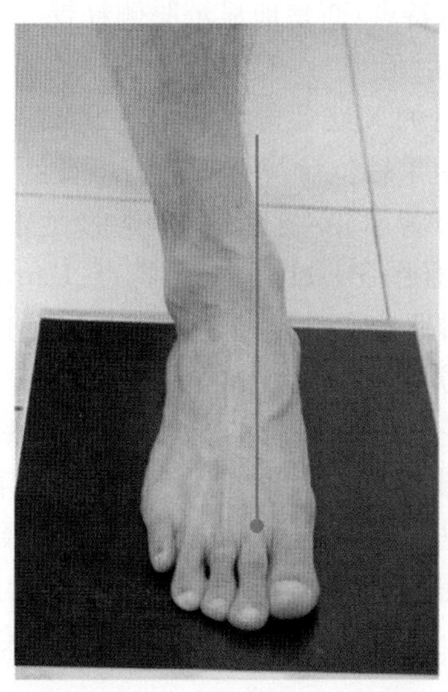
图 3-1-7　足趾前后位摄片方法

2. 前后轴位片　拍摄方法：患者处于相似的体位，但 X 线束向头侧与垂直轴呈 10°角，或将 15°斜面置于趾的下方再做垂直照射。显示特点：可显示跖趾和趾间关节腔，并减少 X 线透视缩小的现象。

3. 后前位片　拍摄方法：患者俯卧于检查台上，使足背接触底片，底片可用沙袋垫高以便获得更合适的位置，X 线束垂直于底片，聚焦于第 2 跖趾关节(图 3-1-8)。显示特点：更能清楚地显示前后位片上的骨性结构。

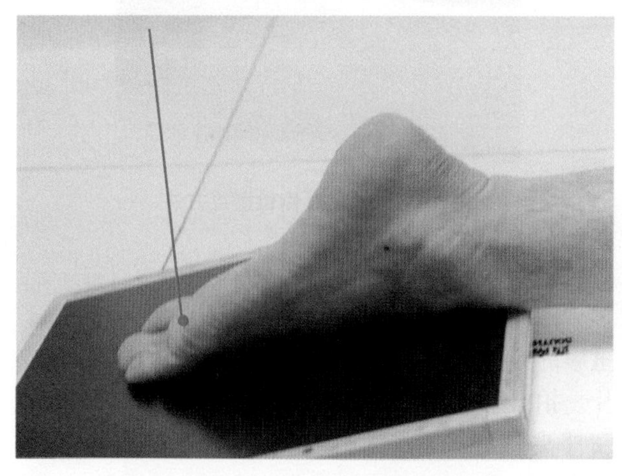
图 3-1-8　足趾的后前位摄片方法

4. 内斜(内旋)位片　拍摄方法：患者仰卧或坐位在检查床上，屈膝，内旋小腿，使足的外侧面从底片平面上抬高 30°到 45°，也可用斜面垫于足外侧而的下方，X 线束垂直聚焦于第 3 跖趾关节。显示特点：可将 X 线束聚焦于每一个足趾而得到单个足趾的斜位片。

5. 后前斜(外旋)位片　拍摄方法：患侧卧位，足外侧面放在底片上，再向俯卧位旋转，直到足底与水平面呈 30°角或将足背静置于 30°斜面时，屈膝、内旋小腿，使足的外侧面从底片平面上抬高 30°到 45°。也可用 30°斜面垫于足背下方，X 线束垂直于底片，聚焦于第 2 跖趾关节。显示特点：可显示内旋的趾骨和末端跖骨。

6. 足趾侧位片　拍摄方法：拍摄足踇趾和第 2 趾的侧位片时，患者以健侧卧位，用绷带、纱布棉球或压舌板将踇趾和第 2 趾分开，底片平行于足趾长轴，X 线垂点于趾，聚焦于趾骨近端(图 3-1-9)。拍摄第 3、4、5 趾的侧位片时，患侧卧位，用沙袋和斜面支持足跟，分开足趾的方法与前面描述的相似，X 线垂直于趾，聚焦于趾骨近端。显示特点：可显示趾骨和跖骨末端。

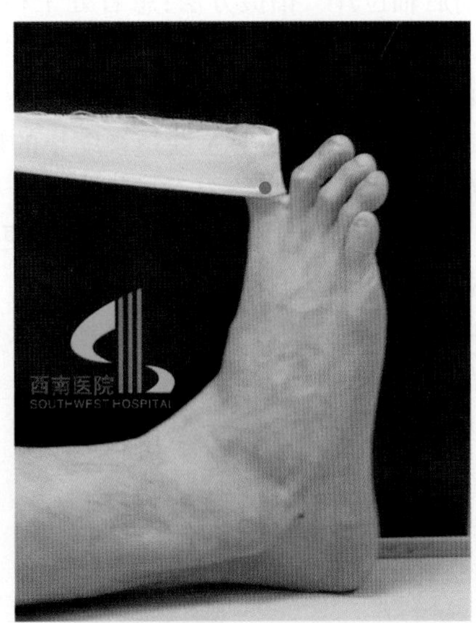

图 3-1-9　踇足趾侧位摄片方法

（四）籽骨

标准的前后位、侧位片很容易看到籽骨，但由于重影的原因，很难得到胫侧和腓侧籽骨的单独 X 线片。拍摄第一跖骨头的籽骨，还需注意籽骨与第一跖骨头骨嵴的相对位置。目前有几种特殊拍摄方法：

1. 前后位片　拍摄方法：患者仰卧或坐于检查台上，足放在底片上，X 线束垂直并聚焦于第 I 跖骨头。显示特点：与标准足前后位片相比，能更好地显示籽骨的骨性细节。

2. 侧位片　拍摄方法：患者健侧卧位，屈膝，将沙袋或斜面置于足跟下方，确保足处于斜位，足内侧面放在底片上，第 1 跖趾关节背屈至 90°。X 线束通过足跟，与垂直轴呈 40°角，聚焦于第 1 跖趾关节的底面。显示特点：可得到籽骨侧位片，可很好地观察胫侧籽骨的详细情况，但由于有骨性重影的原因，腓侧籽骨的显示欠佳。

3. 非负重轴位片　拍摄方法：患者坐位，底片放在足跟下方，足底面相对底片呈 75°角，用纱布绷带保持足趾展开，使 X 线束垂直于第 1 跖骨头投射。显示特点：可得到无重叠影的籽骨 X 线片，显示籽骨与骨嵴的相对位置，并能对籽骨相对于骨嵴的移位给出分级。若 X 线束聚焦于第 3 跖骨头，该 X 线片还能观察较小跖骨头的相对突起，用于评价可疑的骨性突起导致的足底角化症或跖骨痛。

4. 负重轴位片　拍摄方法：患者站在底片上，跖趾关节极度背屈，向前屈膝使足跟前移，从而使足跟离开 X 线束的照射，X 线束垂直于底片，聚焦于第 I 跖趾关节或第 3 跖骨头（图 3-1-10）。显示特点：它类似于非负重轴位片法，但由于它是在负重状态下测得的，因此更加符合生理情况。

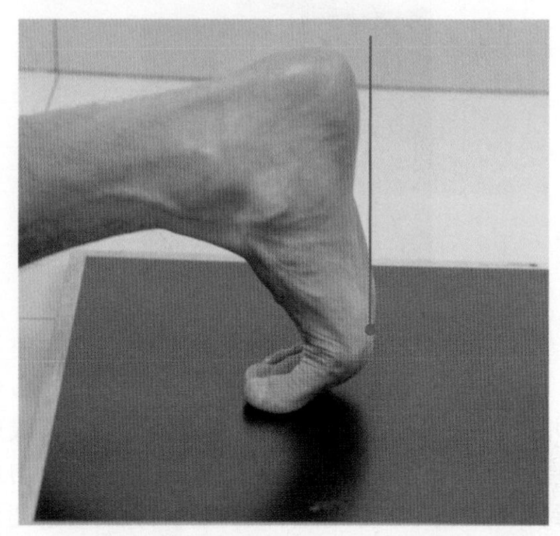

图 3-1-10　籽骨负重轴位摄片方法

5. 胫侧籽骨片　拍摄方法：患者仰卧或坐在检查台上，屈膝，小腿外旋，足外侧而放在底片上，用绷带使第 1 跖趾关节背屈 50°，X 线束向头侧与垂直轴呈 15°角，聚焦于第 1 跖骨的内侧隆起。显示特点：清楚地显示胫侧籽骨。

6. 籽骨外斜位片　拍摄方法：与摄取足的内斜位片类似，患者仰卧或坐位，屈膝，小腿内旋，足外侧缘置于 30°斜面上，X 线垂直于底片，聚焦于第 1 跖骨头。显示特点：清楚地显示腓侧籽骨。

（五）后足

1. 跟骨的 X 线评价

（1）负重轴位片：拍摄方法：患者站在底片上，膝和踝关节背屈，X 线束呈 45°通过足跟投照于踝关节的后面（图 3-1-11）。显示特点：Harris 和 Beath 在检查腓骨肌痉挛性扁平足中首先采取这种方法，研究距跟联合和跟骨中间关节面联合，又称跟骨联合片。它可观察跟骨的长轴、跟骨的后面、中间关节面和载距突，是评价患者中间关节面联合最多用的方法。目前这种方法得到发展，摄片时将 X 线束分别呈 30°和 60°投照，得到不同投照角度的联合片，可更加清楚地显示跟骨中间关节面、载距突。

（2）后切位片：拍摄方法：患者站在底片上，膝

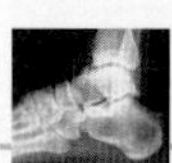

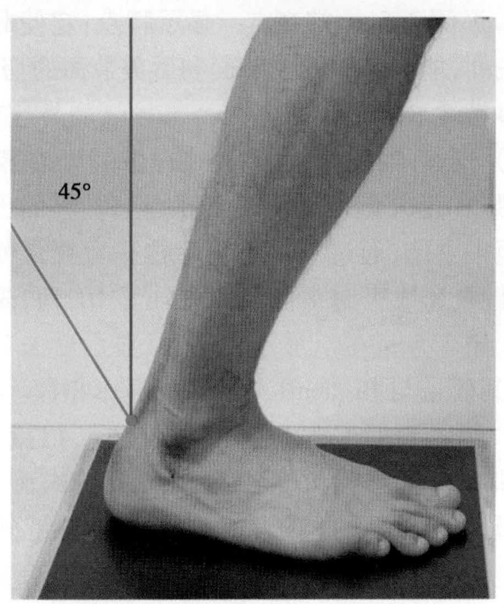

图 3-1-11　跟骨负重轴位摄片方法

关节伸直，X 线束从后方呈 45°投照于踝关节的后面（图 3-1-12）。显示特点：Kleiger 和 Mankin 首先应用这种方法，它与 Harris 和 Beath 的负重轴位片的结果基本相似，可显示跟骨的长轴、载距突、距跟关节、跟骨的后面和内侧面，但这种方法会造成胫骨远端出现巨大叠影。

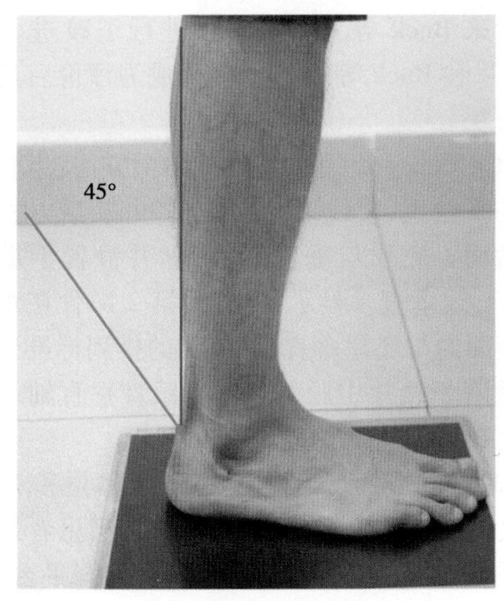

图 3-1-12　跟骨后切位摄片方法
（注意膝、踝关节伸直摄片）

（3）跟骨跖背位片：拍摄方法：患者仰卧，小腿外展，患者自己牵拉置于前足下方的绷带以帮助踝背屈至中立位，底片中心垫在踝关节中线处，X 线束从足底、约在第 5 跖骨基底处进入，向头侧与垂直轴呈 40°角投照于底片的中心点（图 3-1-13）。显示特点：可较好地显示跟骨长轴影像，用于评价跟骨骨折后的畸形，如内外翻的角度、足跟变短和外侧壁凸出等，但它不能很好地显示跟骨后面和内侧面的详细情况。

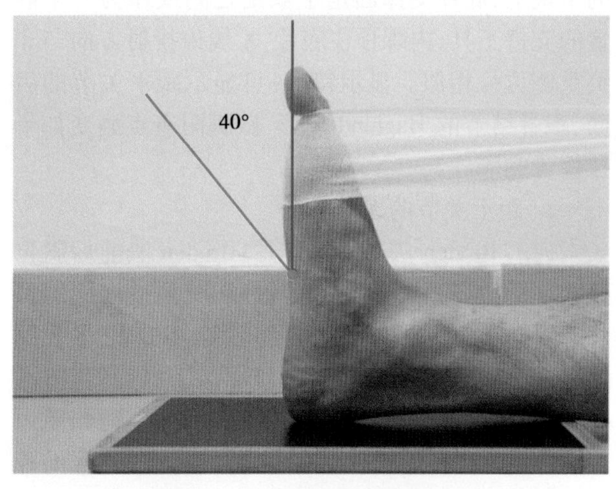

图 3-1-13　跟骨跖背位摄片方法

（4）跟骨背跖位片：拍摄方法：患者俯卧，踝部抬高，置于沙袋上，踝关节背屈，使足的长轴垂直于检查台，底片顶住足底，X 线束向足侧与垂直轴呈 40°角投照，从踝关节的后面进入，从第 5 跖骨基底水平出去（图 3-1-14）。显示特点：可较好地显示跟骨长轴影像，用于评价跟骨骨折后导致的畸形，如内翻的角度、足跟变短和外侧壁凸出等，但它不能很好地显示跟骨后面和内侧面的详细情况。

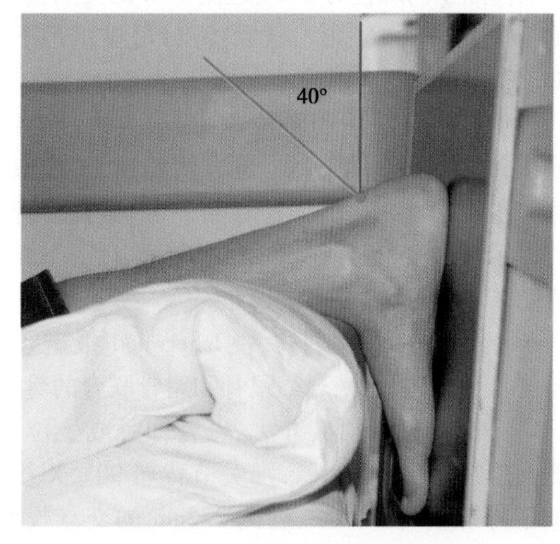

图 3-1-14　跟骨背跖位摄片方法

（5）非负重侧位片：拍摄方法：患者仰卧或坐位，小腿外旋，足外侧面置于底片上，X 线束垂直于跟骨中部，聚焦于内踝下方 2.5～4cm 处。显示特点：可显示距下关节的后关节面，这在评价跟骨骨折时非常重要，还可清楚地显示跟骨结节 Haglund 畸形、跟腱附着点病变如牵拉性骨刺等。

（6）负重侧位片：拍摄方法：患者站在 5cm 高的木块上，底片支撑固定于双足之间或作为一个静置的支持工具，内踝顶住底片，X 线束投射方向与非负重侧位片相似。显示特点：可显示距下关节的后面、跟骨结节的 Haglund 畸形、跟腱附着点病变如牵拉性骨刺等。

2. 距下关节的 X 线评价

（1）Broden 法前后斜位片：Broden 法前后斜位片为不同投照角度获得的多张成像，包括内旋斜位片（Broden Ⅰ投照法）和外旋斜位片（Broden Ⅱ投照法），用来评价后关节面的完整性。①内旋斜位片：拍摄方法：患者仰卧，底片放在足跟下，小腿和足内旋并放在 45°斜面上。用绷带置于前足下，帮助踝背屈至中立位，X 线束投照于外踝前方 2cm、远侧 2cm 的交点处，分别向头侧与垂直轴呈 10°、20°、30°和 40°角成像四次。10°位片显示后关节面后部的大部分，40°位片显示后关节面前表面的大部分，20°和 30°位片显示后关节面后部的中间部分。显示特点：可显示跟骨骨折后的后关节面不平整和关节病，也能清晰地显示跟腓外侧交接处，它是评价距下关节的最常用方法。②外旋斜位片：拍摄方法：患者仰卧，底片放在足跟下，小腿和足外旋，放在 45°的斜面上。用绷带置于前足下，帮助踝背屈至中立位。X 线束投照于内踝前方 2cm、远侧 2cm 的交点处，向头侧与垂直轴成 15°角。显示特点：可显示距下关节的后部及其凹陷特征。

（2）Palmer 法后前斜位片：拍摄方法：患者患侧卧位，足跟外侧抬高 25°，足自然跖屈，X 线束向尾侧与垂直轴呈 23°角，向前背侧呈 5°，聚焦于踝关节。显示特点：可很好地显示前关节面、后关节面和跗骨窦末端，但这需要两次投照。

（3）Isherwood 法斜位片：Isherwood 报道了三种斜位投照方法，用来观察跟骨和跗骨联合的骨折。

1）外斜位片：拍摄方法：患者仰卧或坐位，足内侧面放在 45°斜面屈膝，踝关节背屈 90°，X 线束垂直于外踝前方 2.5cm、远侧 2.5cm 的交点投照。显示特点：可很好地显示距下关节的前关节面、跟骰关节和跟舟关节的跗骨联合。

2）内斜轴位片：拍摄方法：患者坐在检查床上，小腿和足内旋 60°并静置于 30°斜面上。足背屈至中立位，通过不对称地牵拉一宽绷带使足内翻，X 线束向头侧与垂直轴呈 10°角，聚焦于外踝前方 2.5cm、远侧 2.5cm 的交点。显示特点：它使载距突靠近底片，能观察中间关节面和后关节面的切面，并可更容易地显示距跟联合。

3）外斜轴位片：拍摄方法：患者坐在检查床上，小腿和足外旋 60°，外踝静置于 30°斜面上。足背屈至中立位，通过不对称地牵拉一宽绷带使距下关节外翻，X 线束向头侧与垂直轴呈 10°角，聚焦于内踝远侧 2.5cm 处。显示特点：可显示后关节面的轮廓，其效果与 BrodenII 外旋片的显影相似。

3. 距骨颈的 Canale X 线评价法　拍摄方法：患者仰卧或坐于检查台上，屈膝，下肢内旋，踝部置于极度马蹄足的位置，使用斜面抬高足外侧面使足呈 15°，X 线束向头侧与垂直轴呈 15°，聚焦于距骨颈。显示特点：可显示距骨颈的额状面，用于观察距骨颈骨折，评价内外翻导致的骨折移位和嵌入。

4. 后足列的 X 线评价　后足列（hindfoot alignment）是后足跗骨包括跟骨和距骨与胫骨的相对排列关系。1976 年首先描述后足相对于胫骨长轴排列的概念，并介绍了一种从后方投照的 X 线成像方法，可用于评价胫距排列，观察胫骨内外旋引起第 2 距跖角的变化和胫骨内旋引起足纵弓的降低。后来 Buck 等对 Cobey 法进行了改进。现在 Cobey 片和 Buck 等的 Morrey 片成为评价后足列的常用方法。

（1）Cobey 片（胫跟位片）拍摄方法：患者站在抬高的平台上，X 线束与水平成 20°从后方投照于足跟后面。底片与垂直轴呈 20°并静置于足的前方，与 X 线垂直。显示特点：使第 2 跖骨在水平面和垂直面内与底片垂直，可使足的排列标准化。通过测量该 X 线片中胫骨长轴和跟骨垂直轴之间夹角的度数，可对后足的排列进行截化。

（2）Morrey 片：拍摄方法：患者体位和 X 线投照角度与 Cobey 法相似，但不同的是当患者站在抬高的平台上时，将底片置于足的前方，与平台垂直。显示特点：可得到与 Cobey 片相似的信息，似由于投照角度的倾斜，成像有轻度的扭曲变形。

二、踝关节的影像学评估

（一）踝关节非负重位片

1. 非负重前后位片　拍摄方法：患者坐位或仰卧，下肢外展，踝背屈至中立位，底片置于足跟下方，X 线束垂直于踝关节部位，聚焦于内、外踝的中央，

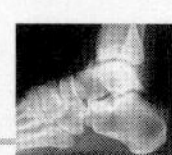

若同时摄双侧前后位片，应将X线束聚焦于双侧内踝的中央。显示特点：可显示清晰地胫距关节、胫腓重叠程度和踝关节腔内侧间隙。若在踝关节处于跖屈位时拍摄前后位片，则会导致踝关节腔明显增宽和不协调。

2. 非负重踝穴位（20°内旋）片　拍摄方法：患者仰卧或坐于检查台上，踝关节背屈至中立位，小腿和足内旋20°（图3-1-15），将X线束垂直于踝关节部位并聚焦于内外踝的中央。显示特点：最适合于评价踝关节的不协调。由于此时是非功能状态下，踝关节囊和局部韧带处于非负重的状态，所以不能确定轻微的下胫腓韧带联合不稳定。

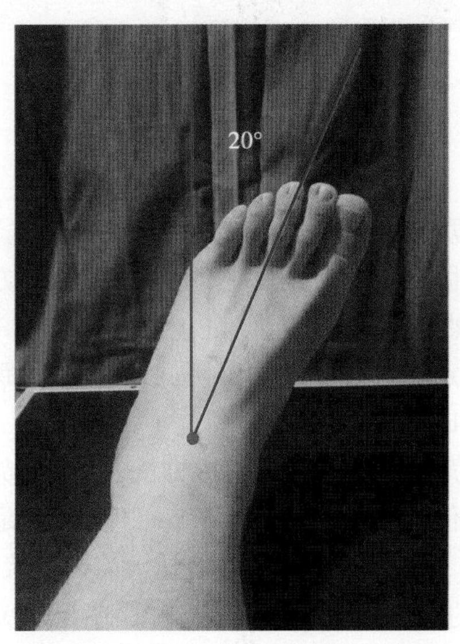

图3-1-15　非负重踝穴位（20°内旋）

3. 非负重内旋位（内旋45°）片　拍摄方法：患者仰卧，踝关节跖屈，小腿和足内旋45°，内踝置于45°的斜面上。X线束垂直于踝关节部位并聚焦于内、外踝的中央。显示特点：可显示外踝和距下关节后表面的细微病变。

4. 非负重外旋位片　拍摄方法：患者仰卧，下肢外展，踝关节背屈至中立位，小腿和足外旋45°，外踝置于45°斜面上，X线束垂直于踝关节部位并聚焦于内、外踝的中央（图3-1-16）。显示特点：特别适用于观察内踝骨折或内踝截骨后的固定情况，因此，若需要了解内踝的详情，常需要拍摄此片。

5. 非负重侧位片　拍摄方法：患者仰卧，踝部外侧面置于底片上，踝关节背屈至中立位，X线束垂直于踝关节部位并聚焦于内踝。显示特点：可评价胫距关节不协调，但由于其为非功能状态下拍摄，故

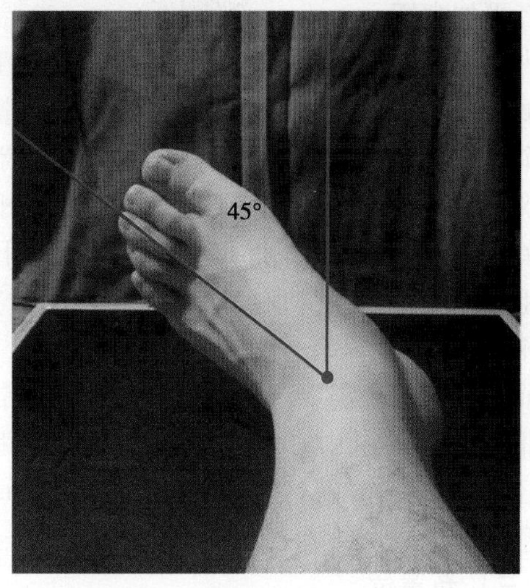

图3-1-16　踝关节非负重外旋45°位

不能准确评价关节腔的消失等情况。若将内踝与底片接触，使踝关节与底片更加接近，则侧位片可更加准确，但这种方法并不常用，因为与自然休息位时小腿外旋相比，使小腿内旋相对很不方便。

6. 非负重跖屈侧位片　拍摄方法：患者仰卧，下肢外旋，踝部外侧面置于底片上，踝关节极度跖屈，X线束垂直于踝关节部位并聚焦于内踝（图3-1-17）。显示特点：该方法最适于显示由距骨后突或三角骨造成的后踝撞击。

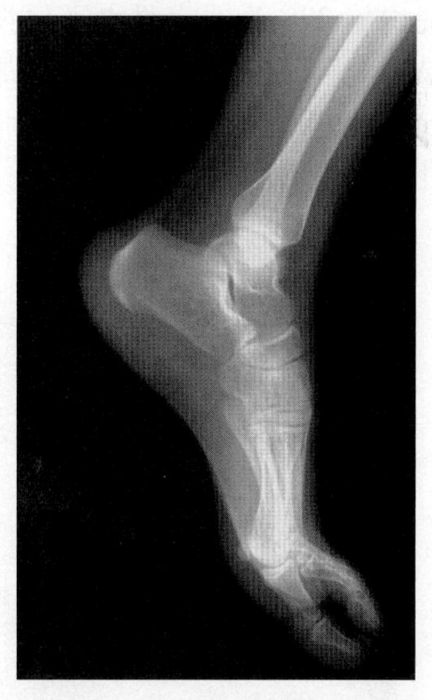

图3-1-17　踝关节非负重跖屈侧位

（二）踝关节的应力位片

踝关节的应力位摄片用来评价怀疑有人带损伤的患者的关节稳定性。可以手动或使用辅助器具施加外力。局麻下检查可以增加准确性。应力位包括内翻、外翻、前抽屉、背屈、跖屈和距下关节反转等。

前三者更加常用。

内翻应力位用来评估踝关节的横向稳定性。其绝对测量并不可靠，一般须与健侧对比。最常测量的两个指标为踝关节的侧方张开距离和距骨倾斜角。踝关节的侧方张开距离为距骨顶边缘到相邻的胫骨关节面的距离。双侧相差3mm以上为阳性结果。距骨倾斜角为距骨顶和胫骨穹隆之间的夹角。两侧相差10°以上是有意义的。

前抽屉实验也需要双侧对比。该实验通常包括一张非应力片和一张应力片。在应力实验中距骨相对于胫骨前移4mm以上或双侧位移相差2mm以上是有意义的。

（三）负重位

1. 负重前后位片　拍摄方法：患者站在5cm高的木块上，底片固定于足跟后方，X线束为水平位，从前向后聚焦于踝关节。若需同时拍摄双侧的踝关节，应让患者双足并拢，将X线束聚焦于双侧内踝之间。显示特点：可清晰地显示胫距关节、胫腓重叠程度和踝关节腔的内侧间隙，可用来评价踝关节内外侧韧带失能、关节动态畸形及关节腔变窄或消失等异常。

2. 负重踝穴位（20°内旋位）片　拍摄方法：患者的体位类似于负重前后位片，X线束呈水平位顺着足的长轴聚焦于踝关节，但向内呈20°角。也可使患侧小腿内旋20°，X线束呈水平位投射于底片（图3-1-18A）。显示特点：可清楚显示踝关节的关节腔，更好地评价外侧关节腔以及下胫腓联合的分离程度等（图3-1-18B）。

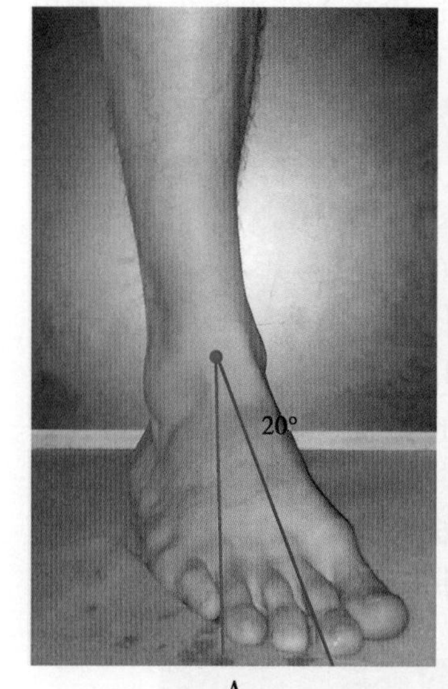

A

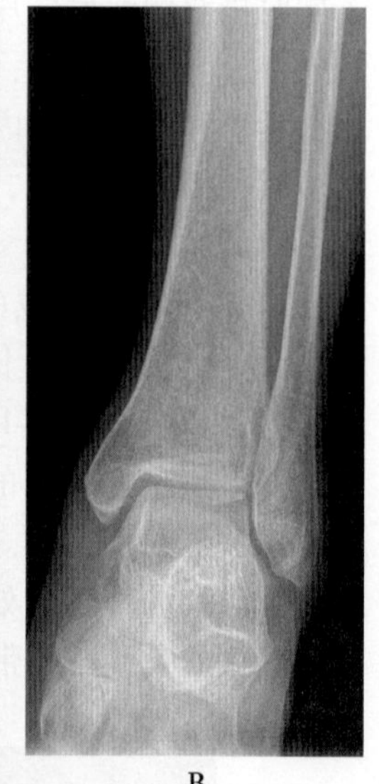

B

图3-1-18　踝关节负重踝穴位
A. 摄片方法；B. X线片显示

3. 负重侧位片　拍摄方法：患者站立，双足并拢，底片固定于双侧内踝之间，X线束从侧方垂直投射于外踝尖端上方13mm处（图3-1-19A）。显示特点：可确定关节外侧部的不协调、前踝和后踝撞击等（图3-1-19B）。

4. 负重背屈位片　拍摄方法：体位与负重侧位片相似，但要求患者膝、踝关节极度背屈，足跟踩在地板上。显示特点：可较好地显示前踝的状态、前部关节腔的消失，能清晰地反映前踝在足踝关节处于功能位时的撞击情况，且比负重和非负重X线侧位片显示得更加清楚。

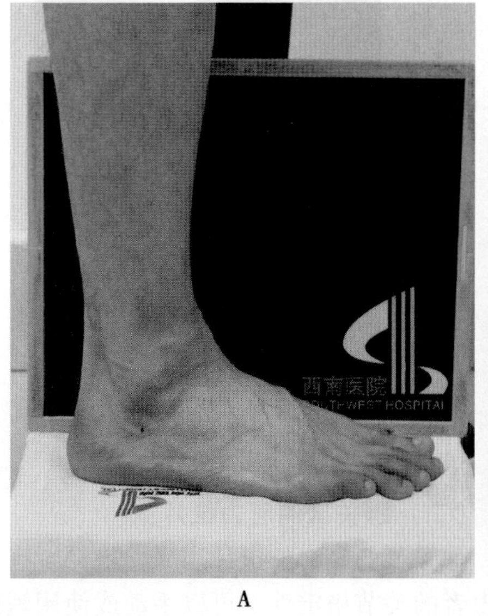

A

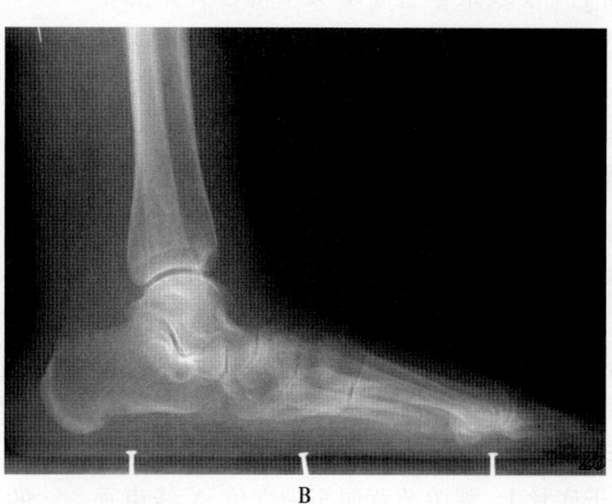

B

图3-1-19　踝关节负重侧位
A. 摄片方法（射线垂直向画面内投照）；B. X线片显示

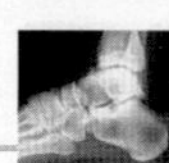

第二节 足踝部CT检查

一、CT的技术基础

CT扫描系统包括一个扫描构架,一个为患者准备的可移动的平台、一个X线发生器、计算机程序和一个显示控制台。扫描构架包括X线管和X线探查器。X线管通过与患者身体所在平台呈360°轴向旋转获得影像,X线部分被患者的身体所吸收,穿过患者身体的X线被构架对面的X线探查器探查到,X线通过患者身体的多少是由组织复合衰减程度决定。

CT影像反映了X线通过身体不同组织时的吸收系数。衰减值以亨斯菲尔德(HU)为单位,并用水的衰减值来标准化,水的衰减值为0HU,骨骼(吸收系数最高)为1000HU,空气(吸收系数最低)为-1000HU。通过调整HU的范围和程度,从而可以在任何期望平面(二维)或表面(三维)进行更快的影像重建(表面重建),这些使CT在骨骼肌肉系统中的应用有了新发展。

二、CT检查的优缺点

CT扫描速度快,螺旋CT能在短时间完成整个扫描过程,可大大减少扫描过程中患者因呼吸或疼痛等原因引起移动伪影。与平片相比,其分辨率高,可更为清楚显示关节内骨折片、骨的细微钙化和骨化,可较好地评价距骨穹隆部骨软骨炎造成的缺损以及评价融合效果。对于骨的检查,正常黄骨髓主要为脂肪,CT值为-80~-120HU,病理性骨折、髓内肿瘤、感染、水肿和出血等病变,髓内密度升高,CT发现病变比平片早,但不如MRI。对于关节内结构如关节软骨、关节盘,关节盂唇,关节液,肌腱,韧带等CT有时会显示困难,其软组织对比不如MRI,不能区分关节液、血肿、脓肿等。

三、足踝部CT检查技术

足踝部CT检查时,宜行双侧对比,一般行冠状位和轴位扫描。冠状面适合于扫描评价距下关节,轴位(水平面)扫描适合于评价中足。检查时要尽量使双侧足踝部对称放置。冠状位扫描时,取仰卧位,双膝屈曲,足平踏于检查床上,先获取足踝部侧位像以确定扫描范围,X线束经足背射入足底。轴位扫描时,取仰卧位,双膝伸直,足垂直于检查床,双侧足蹲趾并拢,X线束与足底平行扫描。矢状位图像通常由重建获得,直接矢状位扫描时,患者应侧卧。扫描多用3mm或5mm层厚及间距,需三维重建者,应采用1.5mm或2mm层厚及间距扫描,也可取5mm层厚、3mm间距重叠扫描,应同时采用骨窗和软组织窗观察,根据具体情况可适当调节窗宽和窗位。一般情况下,对于跟骨骨折,采用1mm准直及重建能够最清晰地显示关节面的形态,大大提高跟骨三维重建后各面形态的清晰度,效果明显优于3mm及5mm准直扫描。而对于陈旧性骨折患者,由于存在明显的骨质疏松,即使用1mm准直扫描,其三维重建对关节面的显示效果也相对较差。

CT检查通常平扫即可,当疑有等密度软组织肿块或骨、软组织病变性质不明时,可行增强CT扫描。采用静脉注射水溶性对比剂,必要时对关键层面作连续动态扫描。三维重建允许对各种清晰度作出评价,即使可能由于各种限制导致扫描的位置并非最佳,如被固定的足很难放置于供冠状面扫描的位置,但使用重建技术便能获得矢状面和冠状面的图像来评价距下关节。螺旋CT能够很快得到薄层图片并进行重建,如获得2~3mm的薄断层,2mm的断层特别适用于重建,因为它们在重建中分辨率可达到1mm。

四、CT在足踝部的具体应用

(一)跗骨骨折

跗骨及其关节在X线片上的显示效果常因为重叠而受到影响,CT可以根据不同的检查部位,选择不同的参数,选择合适的扫描方位,并在容积扫描的基础上进行多轴重建和三维重建,可清晰显示足跗骨之间的解剖关系,分辨率高,无重叠,所以在跗骨骨折中应用较多,特别是当评价跟骨骨折时,可判断骨折的程度、范围,发现关节内游离骨片,判断有无脱位,明确撕脱骨折片的来源,在显示跟骨载距突骨折时是平片所不能比拟的。还可确定跗骨特别是舟骨和距骨是否存在压缩性骨折，显示平片上完全看不到的隐性骨折和很难看见骨折线的骨折，另外，还能为评价骨折的愈合情况提供依据。这些都对临床治疗方案的制订具有重要的参考作用。下面简要阐述CT技术在跟骨骨折中的应用：

1. 跟骨骨折CT平扫　检查方法：患者仰卧，屈髋屈膝并固定，双足足底紧贴检查床，扫描定位片后，设定与后关节面垂直的定位线，从后跟部扫描至足舟状骨。CT扫描多为横轴面及冠状面扫描，一般采用2.5～5mm的扫描方式，这样可明确跟骨骨折的部位、类型及关节面骨折的情况，冠状面CT可以非常清楚地显示后关节面受损伤的程度（图3-2-1），横断面CT可显示跟骨碎裂的程度（图3-2-2）。

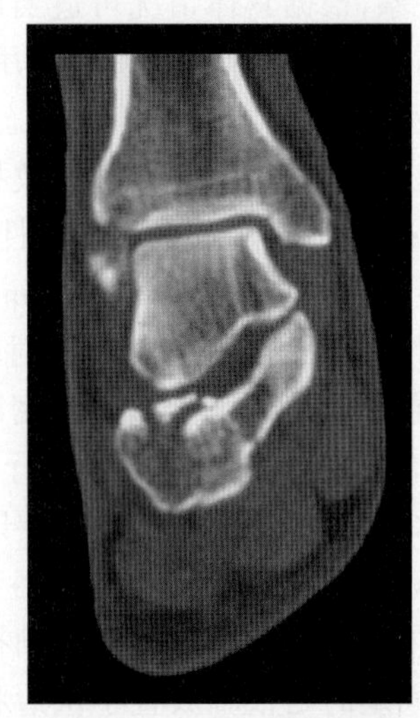

图3-2-1　跟骨骨折冠状面扫描

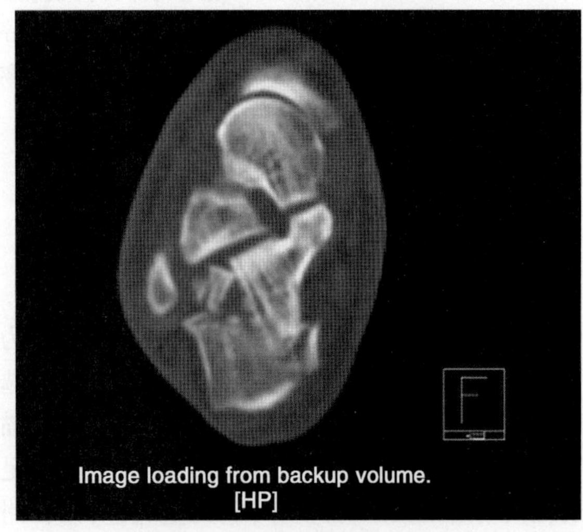

图3-2-2　跟骨骨折横断面扫描

CT的应用使临床医生对跟骨骨折的认识达到一个新的水平，包括对跟骨骨折的受伤机制、骨折的程度、骨折部位、关节面的损伤程度、骨折复位的质量及预后的判断等，这在很大程度上推动了跟骨骨折诊断、治疗的发展。目前多数跟骨骨折的分型方法就是以CT扫描结果为划分依据的，其中，关节内骨折的最常分型方法之一是Sanders分型法，它是以冠状面及横轴面CT扫描为基础，选择后距下关节的最大面，用AB二线将距骨面分成三等份，跟骨被对应的AB两线分为三部分：内侧柱、中柱和外侧柱，C线对应距骨面内侧缘。以此将骨折分成四型及不同的亚型。目前对跟骨关节内骨折治疗方案的确定常以CT图像上的表现和骨折的分类方法为依据。

2. 跟骨骨折三维重建　单纯CT平扫对跟骨骨折的显示效果仍欠理想，尤其足对跟距下关节面的显示较为粗糙，从而影响对关节面骨折形态的全面分析。近年来，三维重建技术已用于跟骨骨折的诊断和治疗，其重建方法是，摄取前位、后位、左位、右位、俯视位、仰视位图像，距下关节面塌陷者加摄模拟手术矢状面及冠状面切割图像，成用后台软件进行三维重建，并用手工切割方法将完整跟骨提取出来，围绕人体解剖坐标轴进行旋转观察。

跟骨的三维图像上直观地反映骨折线的走行、骨折块的位移情况，直接显示跟骨关节面被破坏如关节面碎裂的程度、关节面塌陷、关节面骨块的移位、关节内是否有碎骨片等情况，可以从任意角度观察跟骨骨折，更加直观地观察其三维解剖结构，全面分析跟骨骨折后跟骨的形态改变，并可初步实现计算机模拟骨科手术。这为跟骨骨折的诊断、分类以及治疗方法的选择、预后的判断提供了准确的参考依据。

（二）踝关节骨折

CT在踝部主要用于比较复杂的骨折和X线片难以清楚显示的骨折，如Pilon骨折、Triplane骨折，Tillaux骨折，特别是螺旋CT及三维重建技术（图3-2-3），它们能够立体、直观地显示骨折的特征。

胫骨前结节的撕脱性骨折即Tillaux骨折，在踝关节的正侧位线片上很难被发现，而CT平扫的图像又缺乏对骨折块大小及移位程度的全面显示，螺旋CT及三位重建图像则很清楚地显示骨折块的大小及移位程度。

后踝骨折既可以表现为一完整的骨折块，又可以呈粉碎性。螺旋CT及三位重建可清晰显示后踝骨折的情况，对于粉碎性骨折，采用加压螺钉固定显然是不合适的，另外，后踝骨折线并不一定完全与胫

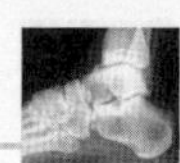

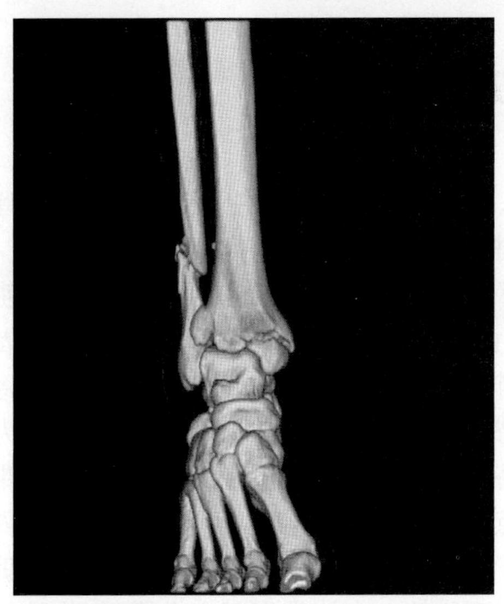

图 3-2-3　踝关节骨折三维重建

骨下端的冠状面平行,故固定后踝骨折时,螺旋 CT 和三位重建的资料为螺钉的进钉方向可与骨折线的方向垂直。对于下胫腓联合分离的治疗,若复位后仍不稳定,需用一枚螺钉固定,但是术后单凭 X 线片很难对螺钉的固定位置做出准确的判断,螺旋 CT 及三位重建的方法准确地显示螺钉的固定位置,获得直观的效果。

因此,CT 检查可使临床医生在三维立体空间对骨折有全面的认识,准确地显示内、外及后踝骨折类型及移位的情况,知道临床医生制定周密详细的手术方案,在踝关节骨折的诊治方面具有很大的优越性。

(三) 足部畸形

足部畸形不少见,特别是马蹄内翻足畸形和平足畸形,多发生于儿童和青少年。这些畸形如马蹄内翻足的评价,常规 X 线片足通过测量跟骨和距骨轴线的夹角即距跟角来判断马蹄的内翻程度,但跗骨的形态大多不规则,婴儿和儿童的跗骨尚未完全骨化,而骨化中心常足偏心的,画其轴线有一定的困难,从 X 线片不能显示软骨的发育状况,所以常规 X 线片不能非常客观地反映各跗骨之间的空间关系,也不能从整体上进行全面评价,故不能满足临床诊断和治疗的需要。

CT 三位重建可更直观地显示各足骨的形态及其空间关系,利用 CT 三维重建的旋转和切割技术,可在最佳位置和角度评价马蹄足的内翻程度,观察各骨之间的空间位置关系,因此,CT 三维重建在马蹄足的术前诊断和术后疗效评估上优于 X 线片,可从整体上弥补 X 线片的不足,另外对观察小腿软组织的发育异常和胫腓骨的旋转也优于 X 线片。但由于也不能完全显示其软骨的形态,故其效果不如 MRI,另外,CT 扫描对显示跗骨联合也有重要的价值,其效果明显优于 X 线片检查(图 3-2-4)。

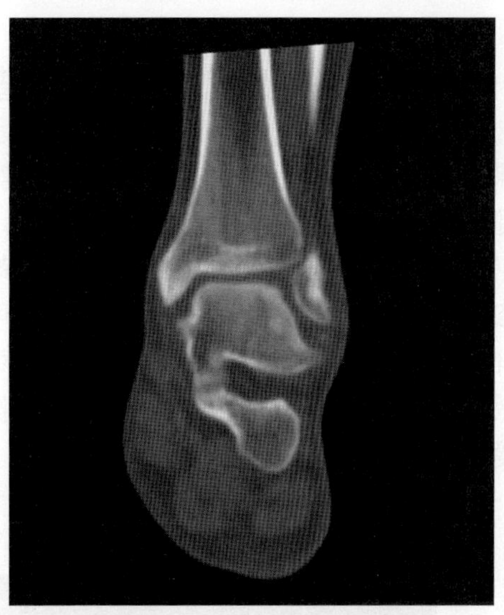

图 3-2-4　距跟内侧联合

(四) 骨肿瘤

CT 能显示骨肿瘤本身及其周围横断面的解剖,评价骨质的完整性、确定髓内成分含量和明确骨外侵犯的范围,并可确定关节面和附近血管是否受侵,以及所侵及周围肌肉的数量。但在大多数情况下,X 线片优于 CT。CT 检查骨肿瘤的主要目的在于显示肿瘤与周围组织的关系,显示肿瘤侵犯骨的范围、髓内外受累的情况以及病变与神经、血管的关系,对于确定手术方案有较大作用(图 3-2-5)。

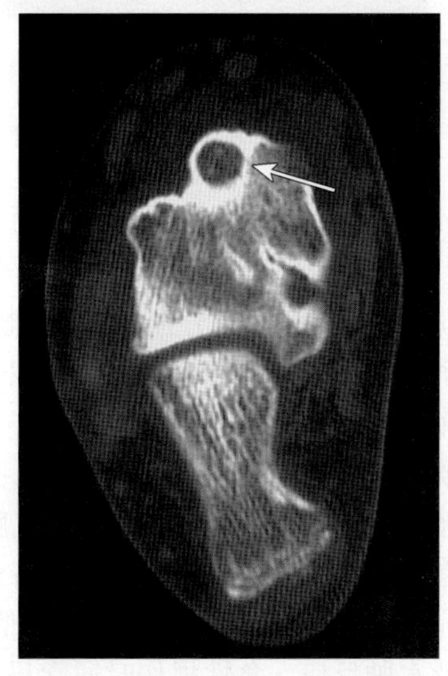

图 3-2-5　溶骨性病损伴边缘硬化(白箭头)

(唐康来　陈波　郭宇鹏)

第三节　足踝部 MRI 检查

一、踝部肌腱疾病的 MRI 检查

踝关节处有 10 根肌腱通过。腓骨长肌腱、腓骨短肌腱位于外侧，跟腱位于后方，内侧有胫后肌腱、踇长屈肌腱、趾长屈肌腱，前方有胫前肌腱、踇长伸肌腱、趾长伸肌腱、第三腓骨肌腱。肌腱损伤可单独发生，也可在发生骨折同时合并肌腱损伤。局部类固醇激素注射或骨折后骨赘形成反复摩擦肌腱造成肌腱慢性炎症性损伤。

（一）腓骨肌腱

1. 腓骨肌腱脱位、半脱位　MRI 影像在评价腓骨肌腱脱位/半脱位时，特别要关注腓侧上支持带，在水平位上它位于腓骨肌腱后方，维持腓骨肌腱位置，防止其脱位、半脱位。T_1 和 T_2 加权像上表现为位于腓骨肌腱后方的细长低信号。Oden 等将腓侧上支持带损伤分为四型。Ⅰ型最常见，表现为腓侧上支持带相对于腓骨凸起。Ⅱ型腓骨上支持带于腓骨止点处有撕裂，伴腓骨肌腱脱位。Ⅲ型腓骨上支持带于腓骨止点处形成撕脱性骨折伴腓骨肌腱脱位。Ⅳ型腓侧上支持带中部完全撕裂，伴腓骨肌腱脱位（图 3-3-1）。

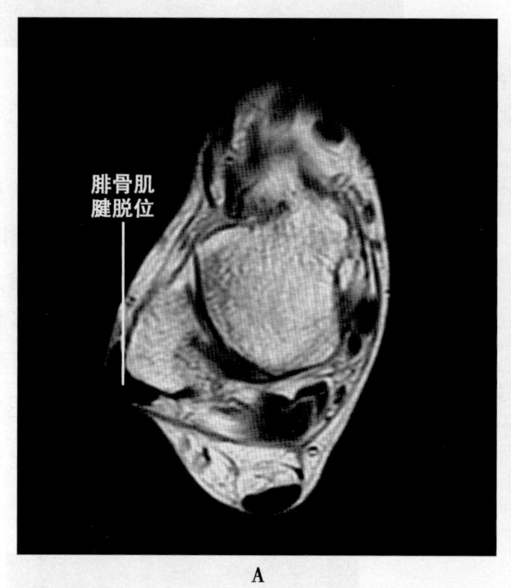

A

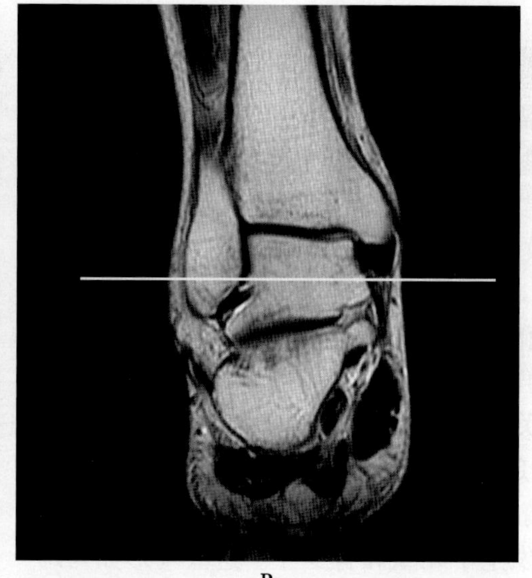
B

图 3-3-1　腓骨肌腱脱位

A. T_2 加权像见腓骨长短肌腱脱位；B. 冠状位像，横线示左图定位线

2. 腓骨肌腱损伤　腓骨肌腱损伤的分为急性与慢性类，MRI 的表现不同（表 3-3-1）腓骨肌腱撕裂可分为肌腱单纯变性、部分撕裂、完全撕裂三种，多数情况下表现为纵行部分撕裂。T_2 加权像水平位及矢状位影像多用于评估腓骨肌腱病变。有些学者甚至建议使用斜位以更好观察肌腱全长，我们建议行 MRI 检查时将足置于跖屈位。腓骨肌腱撕裂在 MRI 上通常表现为沿肌腱长轴平行的高信号。对于部分或完全横行的撕裂，可见到局部高信号，因为局部出血及水肿反应。急性损伤时通常局部软组织水肿、出血，使得 MRI 上模糊一片，很难分辨解剖结构。腓骨短肌腱撕裂时通常为纵行撕裂，可达

表 3-3-1　腓骨肌腱损伤的分类与 MRI 表现

损伤分类	MRI 表现
急性部分撕裂（1 级）	沿肌腱长轴平行高信号
急性部分撕裂（2 级）	T_2 加权像上肌腱内局部高信号、肌腱组织增粗，累及小于 50% 肌腱宽度
急性完全撕裂（3 级）	肌腱两断端，中间局部高信号，腱鞘内积液
慢性部分撕裂或肌腱炎	质子密度像上可见到局部肌腱中等信号影、肌腱组织增粗，T_2 加权像上可无明显信号增强

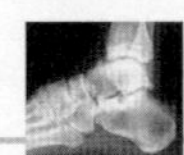

2.5～5.0cm，水平位 MRI 图像上观察腓骨短肌腱撕裂最清楚。腓骨长肌腱部分撕裂在 MRI 同样可见到肌腱组织局部增粗，肌腱内病变组织呈高信号影。

（二）跟腱

急性跟腱撕裂可为完全性或部分撕裂，MRI 可见 T_2 加权像（图 3-3-2）及脂肪抑制像上信号增强影。部分撕裂可由长期慢性微小组织内部分撕裂累积形成。完全性撕裂时跟腱两端完全离断，大部分撕裂发生在缺血处即止点上 2～6cm。

MRI 相比较于 CT 和 X 线片，对于跟腱周围组织结构显示更清晰，对于软组织的对比性更强。MRI 检查跟腱时，我们建议将踝关节置于中立位，这样跟腱组织就会有一定张力，成像时跟腱较平滑且直，不会因跟腱内张力低而出现跟腱弯曲变形。跟腱组织多选用 T_1 加权像和 FSE T_2 加权像的水平位和矢状位。当然不同的医院会选择不同的序列，但对于跟腱组织病变的诊断及鉴别诊断实际上 T_2 加权像就已经是足够了。有时候周围肌肉撕裂、深静脉血栓等疾病临床表现可能与跟腱组织病变类似，这时 MRI 就为疾病间的鉴别提供了很好的依据。有时也可以显示跟骨骨髓水肿影、跟腱后滑囊炎、Haglund 畸形等。

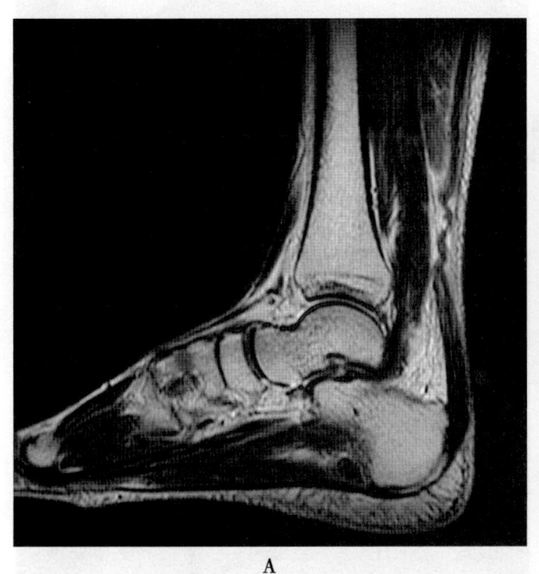
A

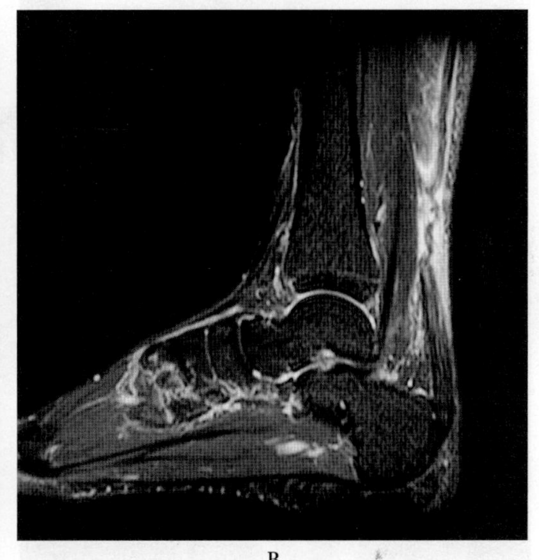
B

图 3-3-2　跟腱断裂的 MRI 图像

A. 矢状位 T_2 加权像示跟腱处断裂，断端弯曲变形；B. 矢状位 STIR 像

（三）踝部内侧肌腱

1. 胫后肌腱　矢状位（图 3-3-3）和水平位（图 3-3-4）的 T_1 和 T_2 加权像或 STIR 序列能很好地显示胫后肌腱。在做 MRI 检查时，一定要注意将胫后肌腱最远端止点处及胫后肌腱近端一部分小腿组织同时包括在内，以显示胫后肌腱全长，因为这对于胫后肌腱远端止点处病变及近端高位的肌腱完全撕裂诊断有重要价值。如果 MRI 检查主要是为了评估胫后肌腱，则我们建议检查过程中踝关节保持中立位或轻度跖屈位。对于弹簧韧带的评估很重要，传统常规的水平位、矢状位片可能很难观察到这根韧带。Rule 等提出，弹簧韧带的足底侧韧带在斜 45°矢状位能很好地显示。而弹簧韧带的内侧部分则在经距舟关节斜水平位片上能很好地显示。近期，Mengiardi 等提出，弹簧韧带上内侧支在斜水平位或冠状位上能很好显示，而足底下纵韧带在冠状位上多见，而弹簧韧带的足底内侧斜头在斜水平位上容易观察。

正常肌腱呈低信号，肌腱鞘内有少量液体。腱鞘炎时肌腱周围可见到液体积聚，肌腱可能增粗，但内部信号通常正常。肌腱增粗、内部信号轻度增强、腱周积液可能提示肌腱炎（肌腱退变）、陈旧性撕裂、肌腱部分撕裂。部分撕裂时肌腱增粗、信号增强只累及其中一部分纤维，完全撕裂时两断端可见到高信号水肿影。

胫后肌腱功能不全的患者可能合并有其他多种多样的病变，而 MRI 有助于进一步发现这些改变。胫后肌腱失能患者多数可见到胫后肌腱止点处舟骨内骨髓水肿影或伴有副舟骨。据报道胫后肌腱失能患者中约 72% 有跗骨窦综合征，约 32% 患者可伴有跖筋膜炎，有时 MRI 也可见到其他一些骨质、肌腱及韧带病变。

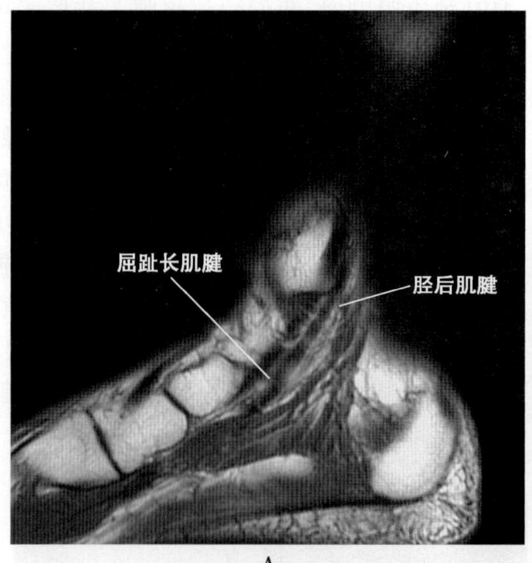

A

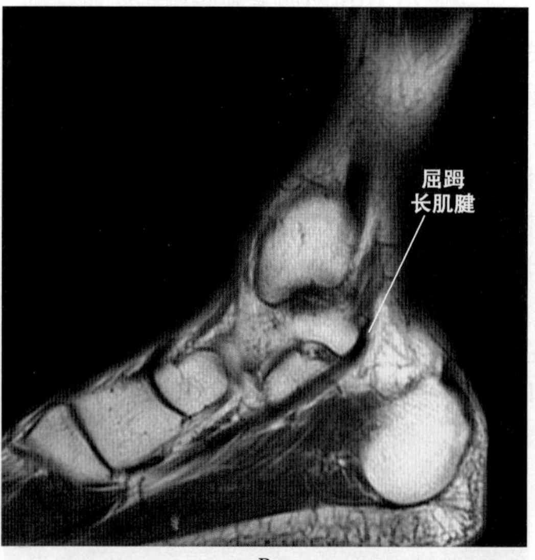

B

图 3-3-3　踝部内侧肌腱的 MRI 图像

A. 矢状位 T_1 加权像示胫后肌腱、趾长屈肌腱及神经血管束；B. 矢状位 T_2 加权像示踇长屈肌腱

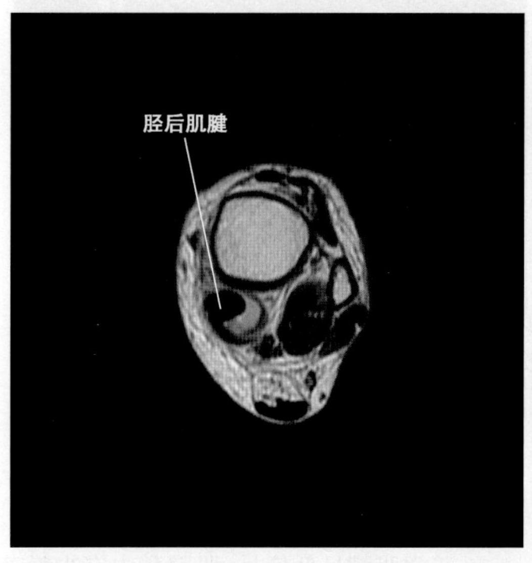

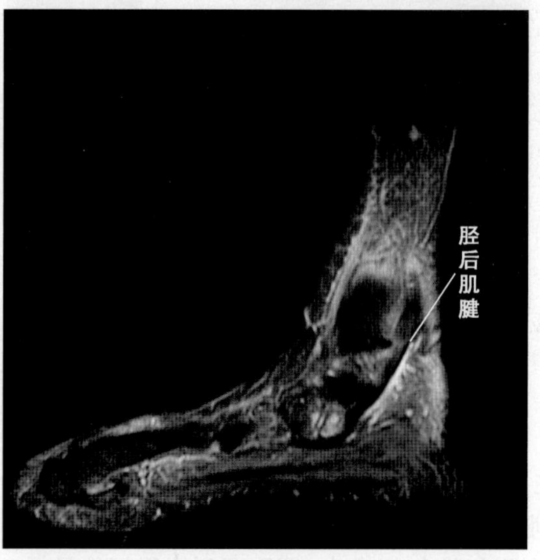

图 3-3-4　胫后肌腱退变的 MRI 图像

A. 水平位 T_2 加权像示胫后肌腱增粗、变性，肌腱内高信号影，肌腱周围腱鞘内积液呈高信号影；B. 矢状位 STIR 像示胫后肌腱腱鞘内高信号影，胫后肌腱止点处舟骨内骨髓水肿高信号影

2. 踇长屈肌腱与趾长屈肌腱　MRI 表现与胫后肌腱功能不全时胫后肌腱表现类似。踇长屈肌肌腱炎及肌腱撕裂好发于距骨后侧缘及载距突下方，有时也可发生在第一跖骨头下方两籽骨之间。有一点需要指出的是，从解剖学角度，在靠近踝关节处约 20% 患者踇长屈肌腱腱鞘与踝关节腔相通。因此，当有踝关节内积液时，MRI 上显示踇长屈肌腱鞘内的积液可能是因踝关节内的积液浸润到踇长屈肌腱鞘内，而并非踇长屈肌腱鞘炎。踇长屈肌腱炎通常也与距骨后三角骨有关。MRI 检查时的序列选择策略与胫后肌腱类似，通常选择水平位、矢状位的 T_1 和 T_2 加权像。但在读片时医生一定要注意观察踇长屈肌腱自踝关节以上平面到大踇趾的整个行径，因为踇长屈肌腱的全长都有可能出现病变。

（四）踝关节前方肌腱

水平位与矢状位 MRI 影像可清晰显示胫前肌腱。在行 MRI 检查时建议足部保持中立位或轻度跖屈位（约跖屈 20°左右），主要采用 FSE 脂肪抑制像的 T_1 加权像与 T_2 加权像。

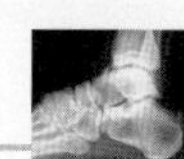

二、足踝部韧带疾病的 MRI 检查

由于足踝部韧带结构复杂,要想获得清晰的MRI 图像,清楚见到韧带结构,就必须采用特殊的体位,选择恰当的足部位置。使用传统 MRI 图像切面时,Kier 等发现约 20% 矢状位图像及 75% 水平位图像上可显示距腓前韧带。仅 7% 的矢状位图像及全部的水平位图像上可见到距腓后韧带,冠状位图像上不可见。

在使用传统 MRI 成像序列时,检查过程中足踝部放置特殊的体位可有助于提高成像质量,更完全地显示相关韧带结构。Schneck 等人认为,对于胫腓下前韧带及胫腓下后韧带,在踝关节背伸 10°~20°时的水平位上成像最清晰,冠状面主要用来观察距跟骨间韧带。踝关节跖屈 40°~50°时的水平位可清晰观察跟腓韧带。但需要指出的是,有时对于一些急性损伤或足踝关节严重疼痛的患者,由于疼痛,患者多数不能很好配合,因此检查时不可能达到很理想的体位。另外选取更薄的层面能更有效反映出韧带损伤。检查过程中选择合理的切面或采用三维梯度回波序列可大大提高韧带结构的成像质量,更清楚精确显示韧带撕裂程度。

有时为了更好地成像,可行 MRI 造影,即关节腔内注射钆元素或经静脉给造影剂,对照组可用生理盐水,但这种方式已经淘汰了,因为注射后的 MRI 影像可误以为是踝关节腔内积液。我们通常使用 4~5ml 罗哌卡因、5ml 碘对比剂、0.1~0.2ml 钆混合剂作为对照。使用了局麻药,因此检查过程中患者比较配合,可放置理想体位,甚至应力位。造影后还可行常规负重位 X 线片,更有助于诊断。造影完成后就开始 MRI 检查,通常选择 T_1脂肪抑制像的水平位、冠状位及矢状位,有时也加行 T_2加权像,以便更好观察关节软骨情况。如有必要,可考虑另加斜位或三维梯度回波序列。MRI 造影的准确性较常规 MRI 检查更高,据报道其敏感性及特异性分别可高达 90% 和 100%。选择恰好的斜位片,斜矢状位片能很好地反映距跟骨间韧带,斜冠状位片能很好地反映内侧三角韧带。而距腓前、后韧带在横断位上更易观察。

三、其他软组织疾病的 MRI 检查

(一) 踝关节周围撞击综合征

踝关节周围撞击综合征的诊断依据主要以临床表现为主,但影像学检查可为踝关节周围撞击综合征人提供重要依据。

1. 前方撞击综合征　主要为骨性撞击,X 线片与 CT 更容易诊断。通常踝关节前方骨赘多无症状,没有临床症状不可诊断为撞击综合征。前方撞击综合征的患者多表现为踝关节前方疼痛、肿胀及背伸踝关节时受限。MRI 可见到踝关节前方软组织相应改变。

2. 前外侧撞击综合征　对踝关节前外侧撞击综合征的诊断是排除性诊断。有学者报道前外侧撞击综合征目前认为与踝关节内翻受伤有关,踝关节囊和前方韧带的部分或微小撕裂可导致前方韧带增厚、滑膜增生或骨质异常等改变。约 3% 踝关节扭伤患者最终发展为前外侧撞击综合征,患者多表现为前外侧区压痛明显,背伸或足部旋前可加重疼痛,有时也会有踝关节内浸润。

3. 前内侧撞击综合征　目前主要认为本病与踝关节外伤史有关,伤后韧带反复慢性损伤使三角韧带前部分增厚。有时也可见到前内侧骨赘形成。MRI 可见到前内侧软组织增厚、骨赘形成,甚至内侧距骨骨软骨损伤。

4. 后内侧撞击综合征　后内侧撞击是五种撞击中最少见的一种。三角韧带深层包括胫距前韧带和胫距后韧带。后内侧撞击可与踝关节严重受伤,伤及三角韧带深层胫距后韧带有关。这部分韧带纤维组织长期反复慢性炎症及增生可最终导致后内侧撞击综合征。

5. 后方撞击综合征　后方撞击综合征有作者称为后方三角骨综合征、胫距挤压综合征或踝关节后方阻挡综合征等。后方撞击综合征可因急性创伤或慢性反复微损伤造成。胫骨与跟骨间在强有力的跖屈位时可产生骨性或软组织挤压。主要可表现为踇长屈肌腱炎、距骨后突骨折或胫距后方撞击。患者主要表现为踝关节后方疼痛、肿胀。查体可及踝关节后方跟腱前方疼痛明显,疼痛在跖屈位时加重。

踝关节撞击综合征实际上是一种临床诊断,但影像学检查对于其诊断及治疗策略选择具有重要意义。骨性改变经 X 线片或 CT 可明确,而 MRI 对于踝关节周围撞击综合征诊断具有更为重要的作用(图 3-3-5),特别是对于前外侧撞击和前内侧撞击综合征。MRI 影像可见到韧带结构增粗,周围瘢痕形成,MR 关节造影对于评估踝关节周围撞击综合征更为精确,特别是对于韧带撕裂的患者,MRI 检查更准确。

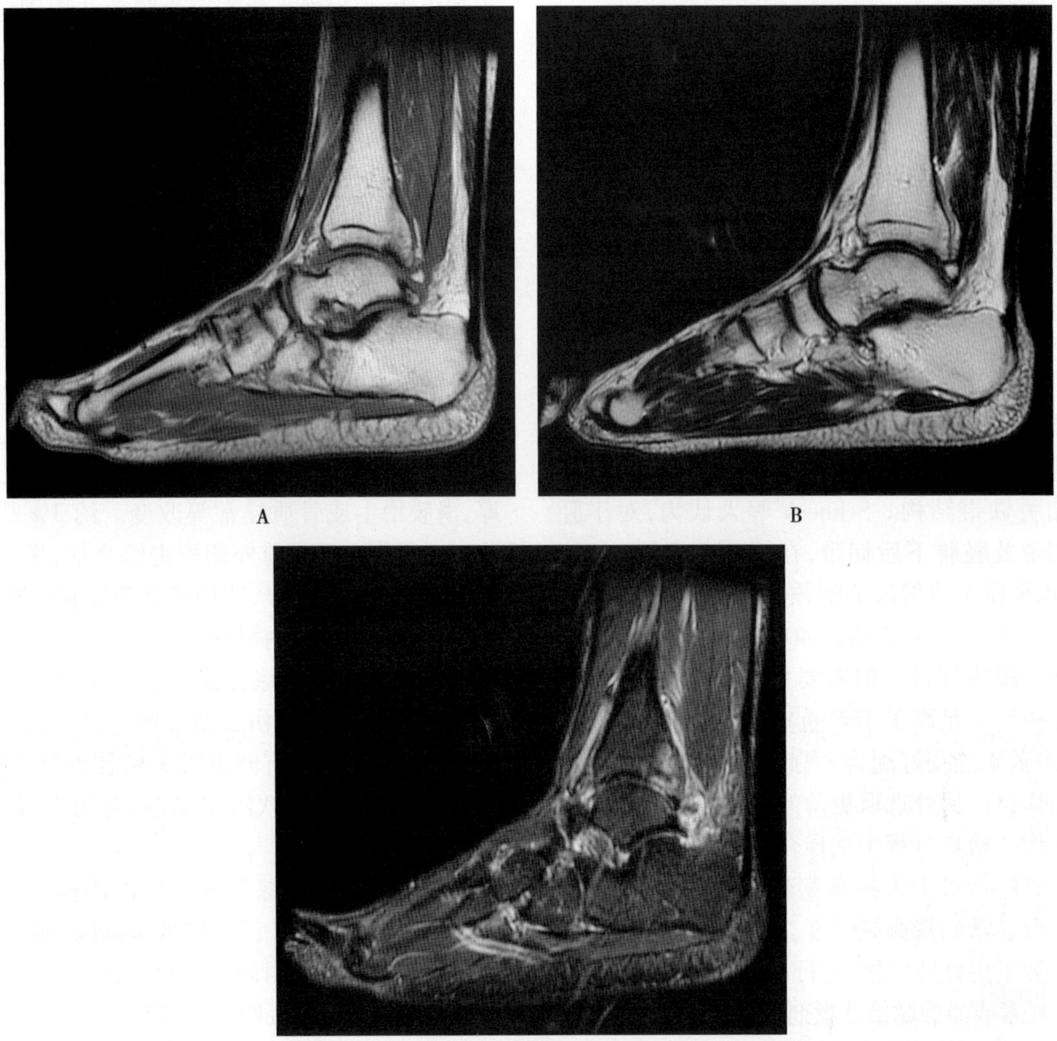

A

B

C

图 3-3-5　后方撞击综合征

A. 矢状位 T_1 加权像示距骨后方一小骨块；B. T_2 加权像示小骨块周围水肿，呈高信号影，C. STIR 加权像可见到小骨块周围水肿高信号，相应胫骨后方内骨髓水肿信号，提示后方撞击

（二）跖筋膜炎

目前对跖筋膜炎的影像学诊断主要依赖于MRI，MRI 可很清晰显示跖筋膜的厚度及筋膜内实质的结构情况。为了提高 MRI 的诊断率，Theodorou 等建议对高度怀疑跖筋膜炎患者行 MRI 时，将足置于中立位。冠状位主要用来评估跖筋膜的附着、近侧的肌肉以及神经分支等。矢状位能更清楚地反映跖筋膜的附着处及跖筋膜远端部分。水平位主要用于观察跖筋膜远端内、中、外侧分支情况，有时斜矢状位可清楚显示跖筋膜的外侧束。我们习惯性采用自旋回波 T_1 加权序列及快速自旋回波 T_2 加权脂肪抑制序列。增强图像可见到筋膜及周围组织信号增强影。除非怀疑是足底纤维瘤病，才考虑行对比增强。急性或活动期跖筋膜患者 MRI 主要表现为跖筋膜组织结构增粗、信号增强（图 3-3-6），周围软组织水肿，有时也可见到跟骨内骨髓水中影。慢性跖筋膜炎患者 MRI 主要表现为跖筋膜组织结构中等

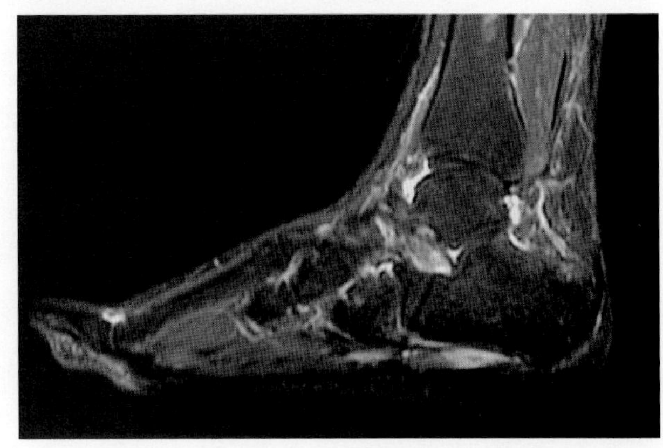

图 3-3-6　矢状位 STIR 像示跟骨跖筋膜止点段局部高信号影，局部跖筋膜组织增厚

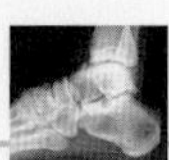

度增强，但无周围软组织水肿，慢性跖筋膜炎患者通常还可见到跟骨骨刺形成。近期发现慢性跖筋膜炎患者可合并有小指展肌萎缩，因筋膜炎局部炎性增生、瘢痕形成，导致足底外侧神经卡压。

（三）滑囊炎

跟骨处有两个滑囊，一个位于跟腱止点与跟骨之间，另一个位于跟腱浅表。这些患者通常都伴有 Haglund 畸形，由于慢性炎症刺激使得跟骨后结节局部增大，而进一步刺激跟腱组织及跟腱后滑囊。保持足部轻度跖屈，在 T_2 加权像、STIR 像上，矢状位以及水平位主要表现为跟腱后滑囊处炎性水肿，局部高信号（图 3-3-7）。

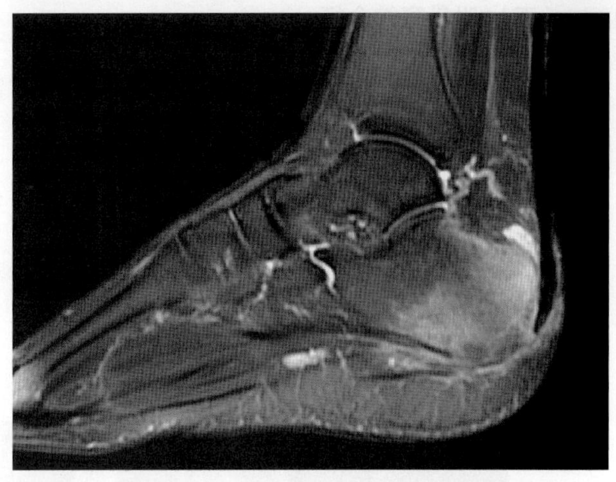

图 3-3-7　矢状位 T_2 加权像见跟骨后滑囊呈高信号影，跟骨内反应性弥漫性高信号影像

（四）踝管综合征

对于一些因踝管内屈肌腱鞘囊肿、滑膜增生、脂肪瘤等软组织原因引起的胫后神经卡压，MRI 能很好地诊断。但对于一些骨性的卡压，如跗骨联合、内踝骨赘等，MRI 也有相关表现，但 CT 更具有诊断优势。水平位、矢状位或斜矢状位对于清楚显示踝管内容物更有效，T_1、T_2 加权像、脂肪抑制像就能很好地发现病变（图 3-3-8）。

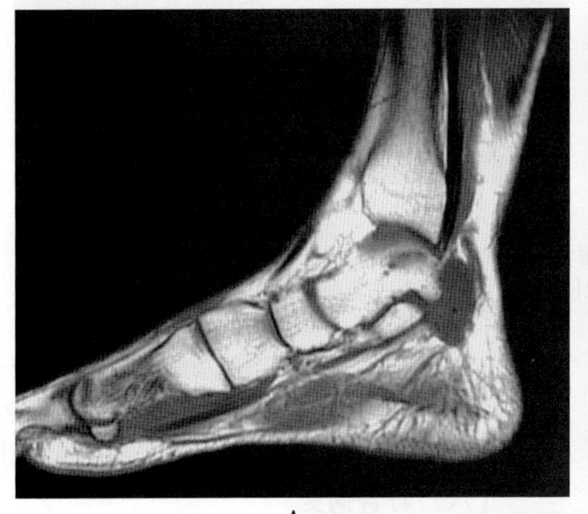

A

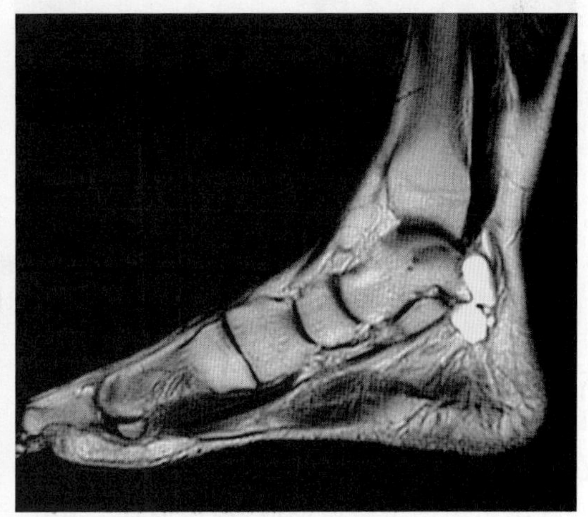

B

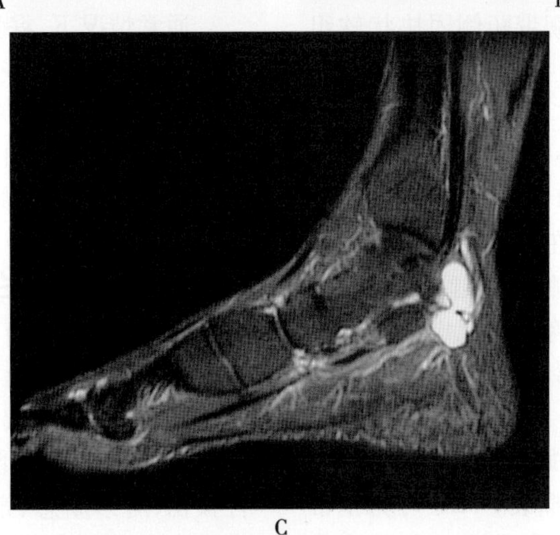

C

图 3-3-8　踝管综合征的 MRI 图像

A. 矢状位 T_1 加权像见踝管内一囊肿，囊肿内呈均匀中低信号；B. 矢状位 T_2 加权像见囊肿内呈均匀类圆形高信号影；C. 矢状位 STIR 像示囊肿内均匀类圆形高信号影，边界清楚

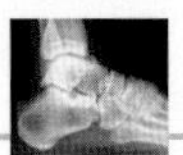

（五）跗骨窦综合征

跗骨窦综合征是由于跗骨管及窦内病变引起的病理改变，文献资料显示大于70%患者有踝部内翻扭伤史。因此，在跗骨窦内韧带损伤及相关的外侧韧带损伤的发病率高，有作者报道79%跗骨窦综合征患者伴有跟腓韧带损伤。跗骨窦内相关韧带损伤也可以发现。其他病变如关节病变、距下关节囊增生、占位性病变等都可能引起跗骨窦综合征。

MRI能清楚、全面显示跗管及跗骨窦内组织结构。通常选择T_1、T_2加权像或STIR序列的水平位、矢状位、冠状位图像。若有必要，可选择斜位片来进一步特地关注跗骨窦周围组织结构。Klein和Spreitzer报道了33例跗骨窦区MRI表现，在T_1加权、T_2加权像上，约有80%患者有跟腓韧带损伤，同时合并有跗骨窦区域内浸润性异常信号改变。约有15%患者跗骨窦区域内有积液。MRI主要表现为跗骨窦内T_1像可见到异常的低信号影像，而快速自旋回波T_2加权像可见到异常高信号影像（图3-3-9）。

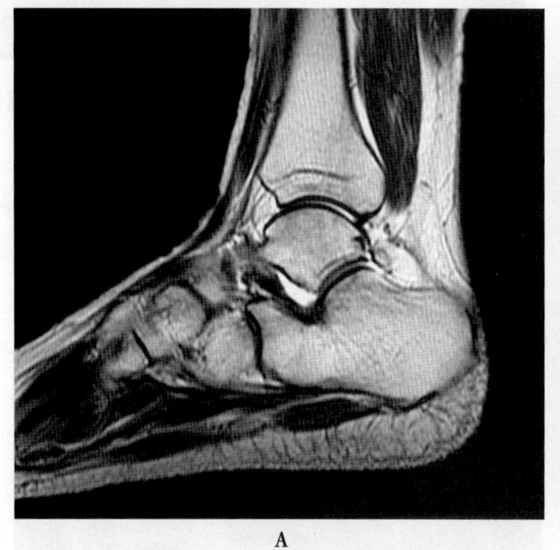
A

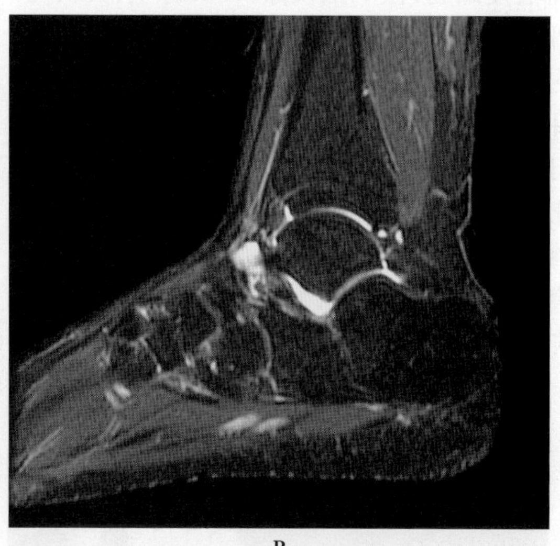
B

图3-3-9　跗骨窦综合征

A. 矢状位T_2加权像见距下关节内高信号；B. 矢状位STIR像见距下关节及跗骨窦内积液，呈高信号影

（六）Morton神经瘤

趾间神经瘤实际上并不是真正的神经瘤病变，多数是在跖横韧带周围神经长时间受挤压等刺激后发生神经纤维组织增生瘢痕形成，神经退变。MRI主要表现为跖骨头、跖骨间横韧带跖侧团块状软组织影，T_1加权像上，神经瘤信号与肌肉相当或稍高；T_2加权像上，呈明显高信号影。检查时取仰卧位或俯卧位，Weighaupt等报道俯卧位采集的MRI影像质量更好。Zanettit等认为MRI用于诊断Morton神经瘤的三条标准：①神经瘤应在跖骨间的神经血管束中央，位于跖骨间横韧带跖侧；②周围界限清楚；③特征性的信号影，即T_1加权像上与肌肉组织信号相同，T_2加权像上低于脂肪信号。

（七）跖板及草皮趾损伤

草地趾好发于运动员，第一跖趾关节过度背伸加轴向加压造成跖板部分或完全撕裂。MRI可见正常跖板呈低信号，部分或完全跖板撕裂时，T_2加权像上可见到跖板内高信号影部分累及或完全穿透跖板。慢性跖板退变可见到跖板及关节囊增厚。MRI跖趾关节腔内造影可进一步鉴别诊断，当跖板破裂时，因造影液体可漏出到周围踇长屈肌腱鞘内而成像。而当跖板正常时，造影剂则不能进入踇长屈肌腱鞘内。

（八）籽骨病变

通常情况下，籽骨病变行常规X线片即可发现问题，但是对于有些情况下可能要行足趾部MRI。常规选择水平位、冠状位及矢状位的T_1加权像及T_2加权像，特别是T_2加权像上可见到籽骨内骨髓水肿呈现的高信号影及周围软组织水肿信号影。

四、足踝部骨骼创伤的MRI检查

（一）距骨骨软骨损伤

MRI能发现普通X线片不能发现的距骨隐匿性损伤，对诊断急、慢性距骨骨软骨损伤有重要意义。当T_2像的高信号影与T_1像的低信号影从软骨表面处呈日光样向周围蔓延时，提示有无移位的软骨下骨小梁损伤。因此MRI上见到软骨表面向周

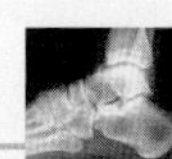

围蔓延的 T_1 低信号影时，一定要考虑到患者有没有软骨损伤或骨软骨损伤。特别是 T_2 像见到骨质内线性高信号，且延伸到软骨面时，这种表现提示骨软骨处很不稳定，临床上应当予以重视。DeSmet 等总结了 MRI 上距骨骨软骨损伤不稳定的 4 项诊断标准：①5mm 以上位于骨软骨块与软骨下骨之间的线条状高信号影，提示骨软骨块与距骨整体分离；②位于病灶软骨下方，直径 5mm 以上圆形或类圆形均匀高信号影，提示软骨下骨囊肿形成（图 3-3-10）；③局部 5mm 以上关节面软骨损伤或缺损，局部高信号影，提示软骨可能在关节腔内移位；④关节软骨处中断的高信号影，提示软骨有骨折。据 DeSmet 等统计，该诊断指标与手术过程中情况对比统计，发现其敏感度达 97%，特异度达 100%。同时 MRI 也能用来评价术后恢复情况，如自体膝关节骨软骨移植或

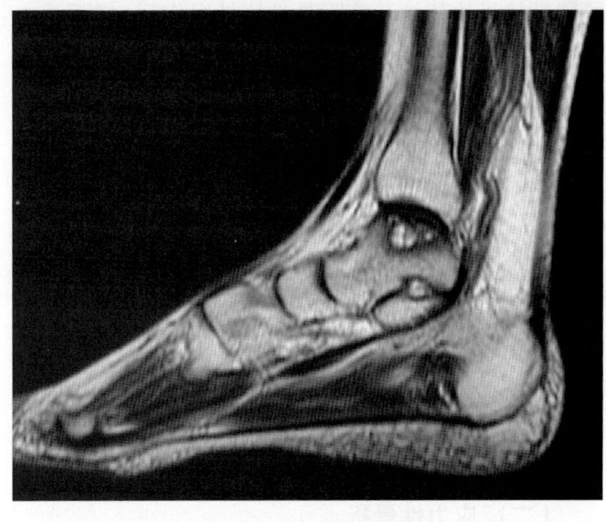

图 3-3-10　矢状位 T_2 加权像见距骨内一巨大骨囊肿形成，表面软骨软骨塌陷，软骨内中断的高信号影像，提示软骨骨折

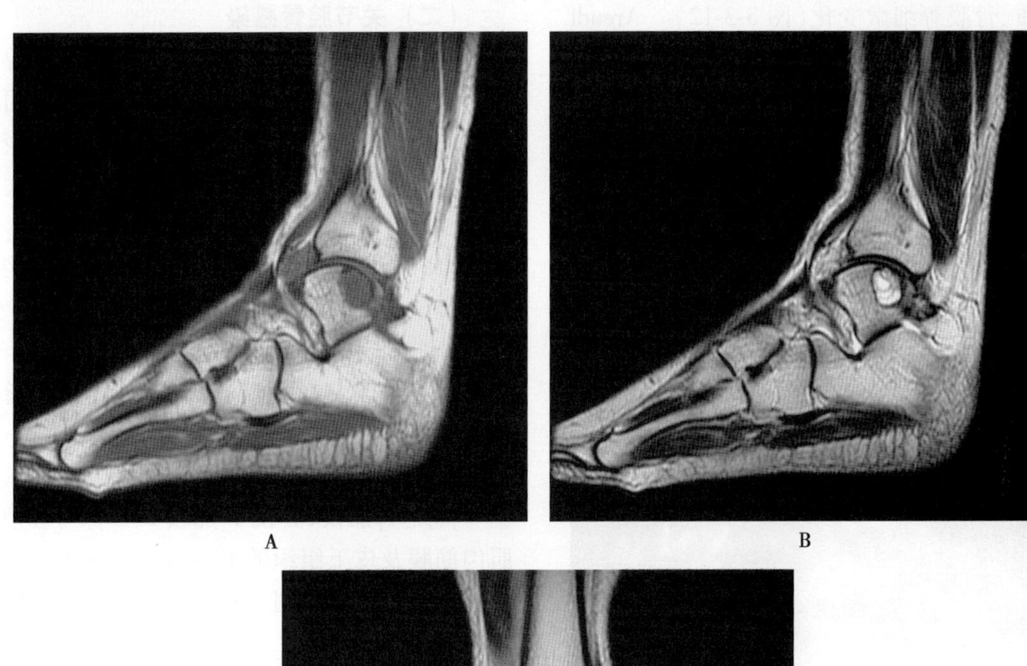

A　　　　B

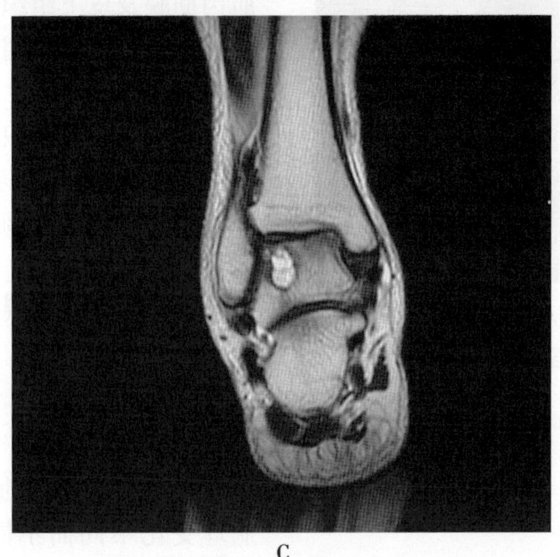

C

图 3-3-11　距骨骨囊肿的 MRI 图像

A. 矢状位 T_1 加权像见距骨内一巨大骨囊肿，囊肿内呈均匀中低信号影，表面软骨完整；B. 矢状位 T_2 加权像示囊肿内呈均匀高信号影，囊肿周围一圈低信号影示周围硬化软骨；C. 冠状位 T_2 加权像

异体骨软骨块移植治疗距骨骨软骨损伤后，若距骨内高信号消失，则提示骨软骨块间愈合生长良好。同时MRI能清晰显示软骨表面的完整性，能发现距骨软骨塌陷。MRI对距骨的破坏性病损的诊断也有重要的意义（图3-3-11）。1989年，Anderson等人结合Berndt & Harty距骨骨软骨损伤分型提出临床MRI分型：

Ⅰ型：软骨下骨小梁压缩，主要表现为松质骨骨髓水肿，STIR像上高信号。

Ⅱ型：骨软骨块不完全分离。

ⅡA型：软骨下骨囊肿形成。

Ⅲ型：骨软骨块完全分离，但无移位。

Ⅳ型：骨软骨块完全分离，伴移位。

（二）应力性骨折

普通X线片很难观察到早期应力性骨折，MRI对于急性期应力性骨折诊断敏感度高，可反映骨髓水肿、骨皮质、骨膜等细微变化（图3-3-12）。Arendt和Griffiths根据MRI上表现的骨髓水肿，骨皮质及骨膜累及程度对应力性骨分为5级（0～4级）：

0级：正常。

1级：骨外膜轻度水肿，骨髓水肿改变。

2级：骨外膜、骨髓水肿。

3级：骨外膜、骨髓水肿更明显。

4级：可见到骨折线。

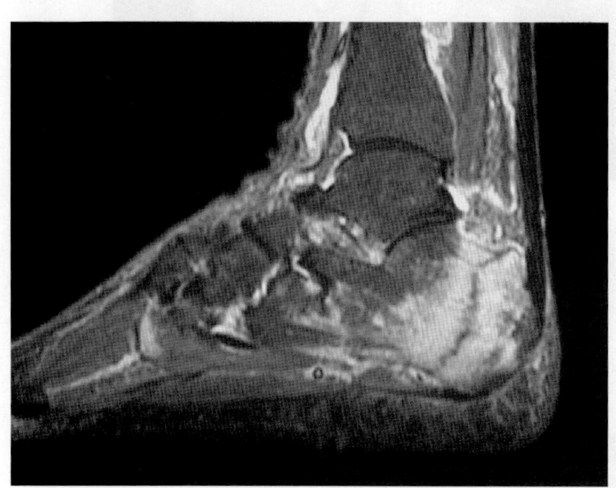

图3-3-12　矢状位STIR像示跟骨内一斜行低信号影，呈锯齿状，周围骨髓水肿内呈弥漫性高信号影

五、足踝部感染的MRI检查

（一）骨髓炎

这里主要讨论慢性骨髓炎的MRI表现。对于足踝部骨髓炎的筛查我们采用传统的自旋回波序列（SE）、快自旋回波序列（FSE）、STIR序列、梯度回波序列。我们更倾向于采用传统的不同平面T_1加权序列及T_2加权序列及脂肪抑制序列。骨髓炎时，MRI可见到T_1加权像上骨髓内部低信号。Johnson等对T_1加权像上信号异常诊断骨髓炎的准确性进行了研究，发现22例中有19例表现为骨髓内低信号，敏感度95%，特异度91%。大多数情况下，我们更倾向于T_2加权像或STIR上见到信号增高影，这样对于骨髓炎的诊断更可靠。T_2加权像或脂肪抑制的水敏感序列对于显示骨皮质和软组织的信号改变更清楚。

大多数情况下都用钆对比增强剂来帮助鉴别诊断炎症或脓肿后蜂窝织性炎。脓肿内的积液在对比增强剂下无增强，而蜂窝织性炎或脓肿壁明显增强，肉芽组织也同时增强，但死骨不增强。对于明显血管病变的患者，钆对比增强剂不推荐使用。

（二）关节腔骨感染

MRI对于关节腔内感染的诊断较CT等更为可靠。轻微的关节软骨病变及关节腔积液即可在MRI上表现出来。当对于关节腔内感染与骨髓炎两者不易鉴别时建议行MRI，进一步鉴别。对于大多数患者来说，传统T_1加权像、脂肪抑制的FSE T_2加权像或STIR序列能见到关节腔内积液、软组织炎症及早期关节软骨或骨髓改变。早期关节软骨病变在T_2加权脂肪抑制的FSE像上更容易观察到。而早期滑膜及骨髓改变在钆对比增强后T_1加权脂肪抑制像上观察到。

（三）软组织感染

传统T_1加权SE及T_2加权FSE像可以清楚显示肌肉筋膜及皮下组织的炎性改变。积液及脓肿也可清晰见到。除非是对增强剂过敏，对于怀疑有感染的患者，常规行钆对比增强后T_1加权脂肪抑制序列。当然对于软组织感染，常规X线片、CT、超声等都可能发现异常，但我们更倾向于MRI检查，因为MRI可同时评估周围软组织、骨组织的情况。

六、足踝部炎症性关节炎的MRI检查

（一）类风湿关节炎

类风湿关节炎的MRI表现与其病变的部位与病理变化不同而不同（表3-3-2）的类风湿结节的MRI表现非特异性，但如果患者合并有相关的类风湿性临床表现时，则可提示类风湿结节。T_1加权像上可见到病变部分信号与周围肌肉相当，T_2加权像

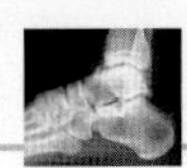

上较肌肉组织轻度增高。在对比增强的脂肪抑制 T_1 加权像上，可见到密度不均匀的增加信号影。

表 3-3-2 类风湿关节炎不同病理变化的 MRI 表现

病理表现	MRI 表现
滑膜炎	钆增强剂后明显增强
关节侵蚀	T_2 加权像上信号增强，T_1 加权像上信号减弱
腱鞘滑膜炎	钆增强剂后可见到腱鞘增强增厚影
骨质腐蚀	骨质边缘侵蚀影，T_2 加权像上信号增强，T_1 加权像上信号减弱
骨髓水肿	T_2 加权像上信号增强，T_1 加权像上信号减弱，钆增强剂后对比增强
滑囊炎	滑囊内 T_2 加权像上信号增强，T_1 加权像上信号减弱，钆增强剂后对比增强

（二）痛风性关节炎

MRI 表现反映了关节滑膜增生性改变，T_1 加权像上可见到痛风结石基本与肌肉组织信号相同。但在 T_2 加权像上可因钙化程度的不同表现不同，大多数表现为低到中等强度的不均匀信号影。对比增强是通常变化很大，但是通常可见到肿块外周增强。痛风石有时会误以为肿瘤。当 MRI 可见到不均匀的低到中等强度肿块影，通常是非特异性的改变，伴有相邻骨质腐蚀，且有相关痛风病史、临床表现时，方考虑诊断痛风。

七、足踝部肿瘤和瘤样病损的 MRI 检查

（一）骨肉瘤

是足踝部恶性肿瘤中发病率最高的肿瘤。CT 与 MRI 对于术前肿瘤分期以便决定是否行保肢手术很重要。T_1 加权像可见肿瘤组织呈低信号，与周围正常肌肉组织信号相当，而稍高于骨皮质信号。T_2 加权像及 STIR 像呈高信号。有时可见到肿瘤组织向周围组织浸润生长。

（二）尤文氏肉瘤

在足踝部恶性肿瘤中发病率仅次于骨肉瘤，好发于儿童，以 5～15 岁多见。少数情况下，平片上未见到明显异常，这时可考虑行 CT 或 MRI 进一步确定肿瘤的边界，生长范围。MRI 表现虽然是不特异的，但是还是比 CT 要常用。MRI T_2 加权脂肪抑制像上可清楚见到骨髓水肿影，呈强高信号。肿瘤组织呈高信号，水平位有时也可见到骨膜反应。从多个平面观察、评估肿瘤的周围浸润生长程度。

（三）软骨肉瘤

是透明软骨的恶性肿瘤，典型时可见到基质钙化。MRI 在 T_1 加权像上可见到肿瘤组织信号与肌肉组织相当，或中等强度信号。T_2 加权像上可见到明显信号增强影。而肿瘤中的钙化灶通常在 T_2 加权像上呈现局部低信号影。

（四）骨软骨瘤

MRI 对于有症状的骨软骨瘤来说很重要，因为 MRI 可以帮助排除肿瘤的恶化。虽然存在一定争议，但仍有学者坚持认为当软骨帽直径大于 15mm 时，骨软骨瘤有恶性化趋势。

（五）骨样骨瘤

因为在肿瘤中央是血管，故 CT 与 MRI 的对比增强可有效诊断。MRI 上可见到小范围损伤，合并有皮质增厚，反应性骨髓水肿可关节内滑膜炎等。有些情况下，骨样骨瘤 MRI 表现容易与骨髓炎混淆，Liu 等对骨样骨瘤采用动态对比增强法，分别在注射后第 30、90、150 秒，即动脉期、早静脉期、晚静脉期采集 MRI 影像，可清楚鉴别。T_1 加权像上可见到较周围正常骨髓低信号影。

（六）骨巨细胞瘤

MRI 能提供除了肿瘤浸润生长的程度外，还可提供更多的信息。T_1、T_2 加权像能有助于预测肿瘤的组织学特性。T_1 加权像上肿瘤呈低到中等信号影，T_2 加权像可因骨巨细胞内含有含铁血黄素而呈低信号（图 3-3-13）。使用钆对比增加剂后，肿瘤组织能增强显影。14% 骨巨细胞瘤患者会出现继发性动脉瘤样骨囊肿。MRI 主要表现为 T_2 加权或水敏感序列像上信号增加，有分隔，对比增强后可见到骨外膜增强。

（七）色素绒毛结节性滑膜炎

色素绒毛结节性滑膜炎是一种病因不明的良性炎症性疾病。多发生于膝关节，但全身各关节都可发病。在足踝关节也不少见，通常多个关节受累。有研究发现踝关节、距下关节最常受累。患者主要表现为病变部位的肿胀，伴或不伴有疼痛。MRI 上可见到典型的滑膜增生改变，可见到 T_1 和 T_2 加权像上肿瘤都呈低到中等信号影。与腱鞘巨细胞瘤类似，肿瘤内的含铁血黄素使 MRI 上显示低到中度信号影。对比增强通常对于诊断无多大意义。

（八）腱鞘巨细胞瘤

病变可呈局灶性或弥漫性，病灶内含大量单核

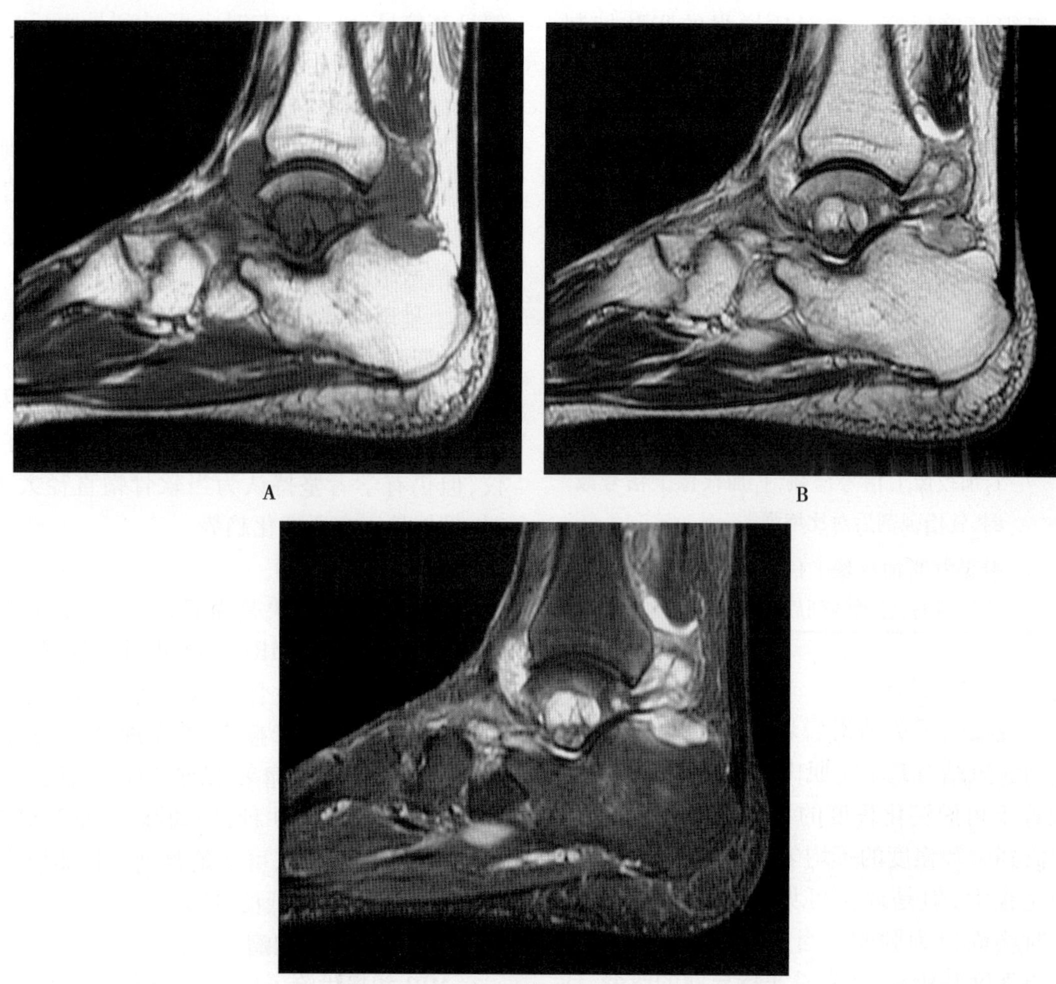

图 3-3-13　骨巨细胞瘤 MRI 图像

A. 矢状位 T_1 加权像见距骨内病灶呈不均匀团块状中低信号影，踝关节周围滑膜浸润，呈中低信号；B. 矢状位 T_2 加权像示病灶呈不均匀高信号影；C 矢状位 STIR 像见踝关节周围滑膜及距骨内病灶呈高信号影

细胞及炎症细胞。腱鞘巨细胞瘤的 MRI 表现与色素绒毛结节性滑膜炎类似，病灶位置是鉴别的要点，前者发生于肌腱周围。通常好发于 30～50 岁年龄群。男女比例约 1∶2。腱鞘巨细胞瘤好发于手和足部，约 17% 发生于足、踝部。普通 X 线片可见到局部软组织肿块影，可见明显骨质侵蚀，特别是位于病灶位于指骨或趾骨时。MRI 对于诊断腱鞘巨细胞瘤具有特殊意义，影像学表现与色素绒毛结节性滑膜炎类似，因此当 MRI 可见到沿腱鞘走行方向上，T_1 与 T_2 加权像上低信号的软组织影，就要考虑腱鞘巨细胞瘤诊断，MRI 上信号改变多因含铁血黄素积聚形成。

（九）腱鞘囊肿

腱鞘囊肿是足踝部最常见的良性肿瘤，约占足踝部软组织肿块的 40%。大多数腱鞘囊肿发生于足踝部背侧腱鞘，最常见的部位是踝管、跗骨窦、Lisfranc 关节附近，多发生于成人。男女发生比例约为 1∶3。MRI 主要表现通常比较典型，为分界清楚的圆形或类圆形，T_1 加权像上低信号，T_2 加权像上高信号影。

八、儿童足踝部异常的 MRI 检查

（一）跗骨联合

90% 的跗骨联合多累及跟舟关节及距跟关节，最常见的跗骨联合是跟舟跗骨联合。在负重位下足斜 45°位时最易观察到跗骨联合，可见到骨性连接桥，局部骨质硬化，跟骨前突变长或关节间隙狭窄等。MRI 可进一步鉴别联合是软骨性或纤维性（图 3-3-14）。

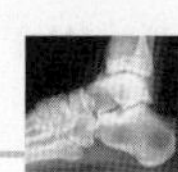

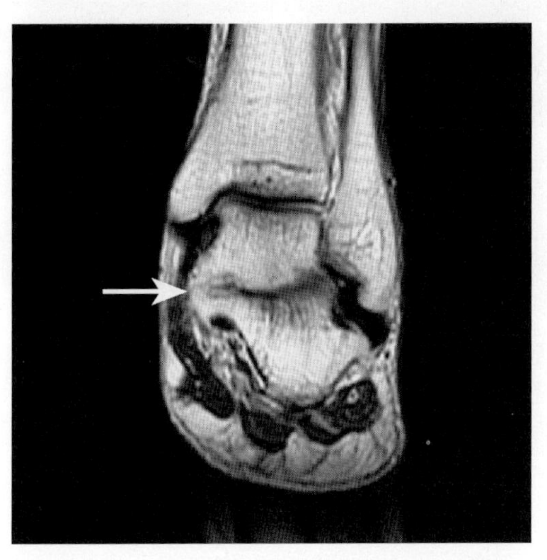

图 3-3-14　冠状位 T_2 加权像见距跟骨性联合

对于距跟跗骨联合,距跟关节中关节面之间存在纤维性、软骨性、骨性连接。距跟关节前、后关节面联合较中关节面要少见。

(二) 副舟骨

儿童中副舟骨出现率约 10% ~15%。是副骨中最常见的。副舟骨主要可分为Ⅲ型,Ⅰ型约占 30%,为圆形的,位于足舟骨粗隆或其近端 5mm 处,Ⅰ型副舟骨通常无症状,但在 MRI 上可见到副舟骨周围轻度高信号影。Ⅱ型约占 50% ~60%,为三角形,通常比Ⅰ型大,通过纤维软骨与足舟骨连接。Ⅲ型约占 10%,呈角状突起。Ⅱ型副舟骨与胫后肌腱失能有关。在 T_1 加权像上可见到足舟骨与副舟骨之间有线形的低到中等信号影。

(徐向阳　李星辰)

第四节　足踝部核医学检查

目前,用于足踝部的核医学检查主要为骨扫描和同位素标记白细胞扫描。核医学成像技术是通过采集短半衰期放射性药物释放的放射性核素,来反映机体的功能形态,目前已有很多这种放射性药物应用于临床诊断。最常用于评估骨骼肌肉系统的放射性同位素示踪剂包括^{99m}Tc-二膦酸盐、^{67}Ga-柠檬酸盐、^{111}In 标记的白细胞(白细胞扫描)和^{99m}Tc-白细胞扫描,而示踪剂和成像方法的选择主要取决于临床上需要解决的问题。

一、常用的核医学检查法

(一) 平面骨扫描

骨扫描是以骨病变区骨血流分布情况及骨质代谢活跃程度等为基础成像的,只要病变区血流供应或骨盐代谢发生改变,骨显像即可随之发生改变。二膦酸盐主要存在于骨组织内,参与骨代谢,^{99m}Tc-亚甲基二膦酸盐(methylene diphosphonate,MDP)是最常用的骨扫描示踪剂。患者静脉注入^{99m}Tc-MDP 后,通过化学吸附方式与羟基磷灰石晶体表面结合,或通过有机基质结合方式与未成熟的胶原直接结合,使骨聚集放射性显影。当骨内钙含量增高、局部血流量增加、成骨细胞活跃和新骨形成时,可较正常骨聚集更多的显像剂,呈异常的放射性浓集或增高区;当骨组织血流量减少或由于某些骨质异常细胞分泌一种肽,作用于破骨细胞产生溶骨时,则显像剂聚集减少,形成放射性缺损或减低区。

骨扫描包括三时相局部骨扫描和全身骨扫描。三时相骨扫描,包括灌注相、血池相和延迟相(图 3-4-1)。灌注相图像是在放射性同位素注入静脉时立即记录下来的,用来评价血流量;血池相图像是在灌注相图像得到后数分钟内记录下来的,反映局部的充血程度,用来评价软组织病变,滑膜炎、蜂窝织炎等软组织炎症在该时相放射性活性增加;延迟相是在注射同位素 3 ~4 小时后记录的,此时大部分同位素已从软组织中清除,背景干扰较小,主要反映骨组织代谢改变,骨性病变在该时相放射性活性增加。全身骨扫描是对全身骨骼的延迟显像(图 3-4-2)。

^{67}Ga 是在感染、局部炎症或骨肿瘤时容易累积的示踪剂,是相对较弱的骨扫描示踪剂,成像延迟时间长,一般在体内注入^{67}Ga 后 24、48 和 72 小时时采集图像,其骨扫描活性较弱,缺乏特异性,常用于全身骨扫描,不能用于局部骨扫描,这些都限制了其临床应用。

平面骨扫描最大的缺点就是无特异性,无法分辨病变的空间位置,缺乏解剖标志。正常骨扫描骨摄取显像剂的量各部位不同,一般扁平骨较长骨摄取多,长骨的骨骺端较骨干多,而足踝部小关节骨骼摄取较少,一旦有浓聚无法辨认准确位置。因此,平面骨扫描在足踝部的应用价值有限。

(二) SPECT/CT 显像

单光子发射计算机断层显像(SPECT)是一种常规的平面成像方法,是与 CT 扫描类似的放射性同

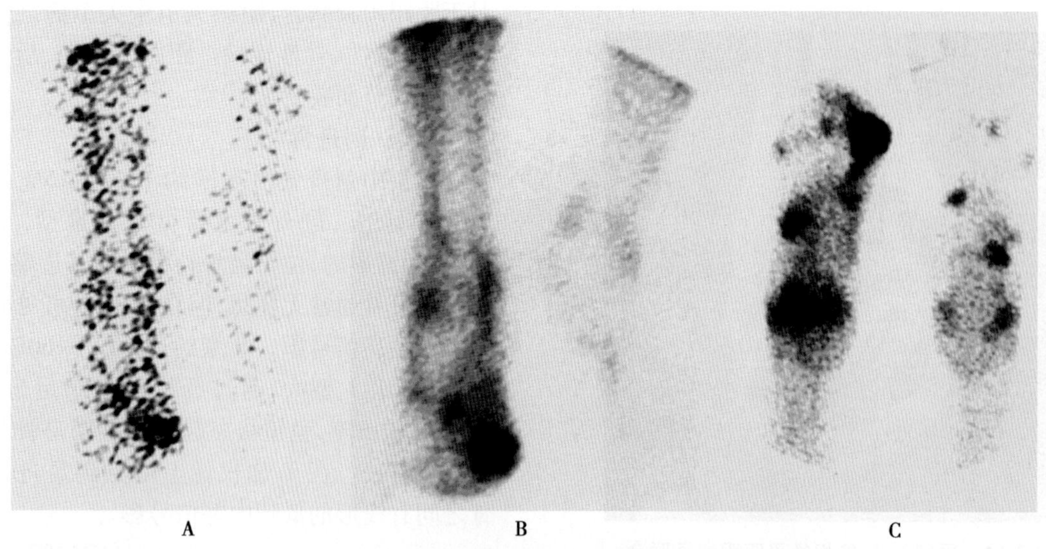

图 3-4-1　三时相骨扫描。该骨髓炎患者的患侧第一跖骨与健侧相比，可见血流灌注相（A）、血池相（B）、延迟相（C）放射性活性均增加；但该患者的 X 片显示正常

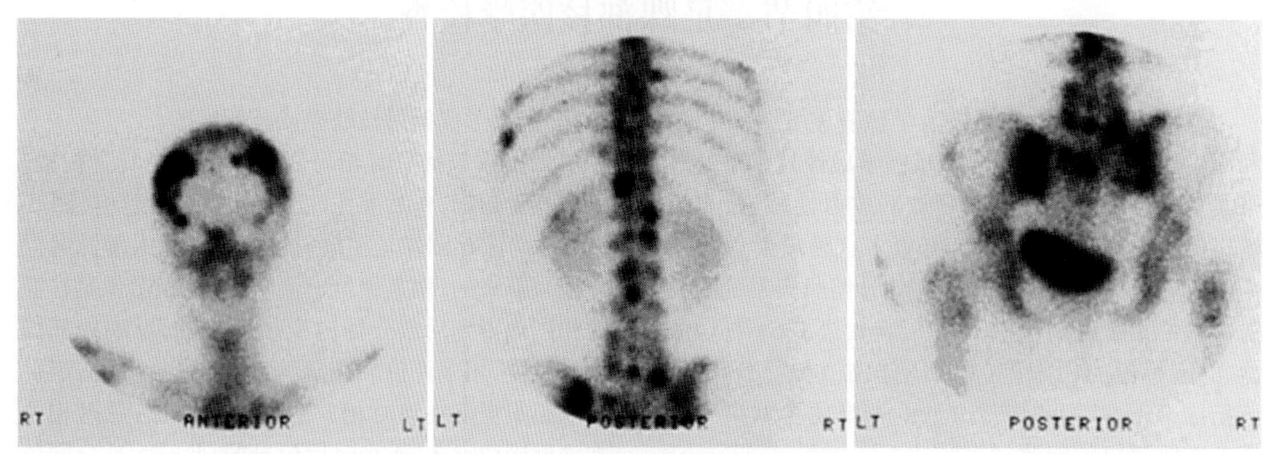

图 3-4-2　全身骨扫描。可见骨多发性局灶性代谢异常增高。该患者患有乳房癌

位素技术，运用相同的物理和数学技术，环绕患者 360°投照获得一系列图像，并使用相似的重建运算法则重建矢状面和冠状面断层影像，可更好地对示踪剂异常增加的部位进行定位，可用经轴的（与长轴垂直的）断层图像还可重建三维立体图像，这更利于病灶的定位，还可做任意倾斜角度的重建，获取整个足的长轴影像或踝、后足、中足的短轴影像。

SPECT 具有敏感度高的优点，可以多平面重建，早期发现病灶，但由于其为功能成像，解剖分辨率低，特别是足踝部解剖精细复杂，难以准确定位。CT 为解剖成像，可准确定位，但只有在骨的矿物质丢失 30% ~50% 以上时才显影，灵敏性较低，有 28% 的假阴性。放射性核素骨扫描能较早显示骨的生理变化，比 CT 要早 3 ~6 个月。这就引出一种新的成像方法，将高灵敏度的功能成像（SPECT）与高特异性的解剖成像（CT/MRI）完美结合起来，就可以同时克服各自缺点，获得最佳成像效果。SPECT/CT 即是一种高级的影像融合系统，将 SPECT 和 CT 有机结合在一起，成为单机型复合影像，弥补了二者的缺陷，可获得明确的解剖定位，提示早期骨质变化。

（三）同位素标记白细胞扫描

抽取患者少许静脉血，分离出白细胞，用同位素标记，常用 ^{111} 铟，再把白细胞输回患者体内，对于白细胞减少症的患者，也可选择合适的捐献者，提取白细胞，标记后输给患者，在输入后 4 小时和 24 小时分别采集图像，被标记的白细胞聚集在感染部位，扫描后可显示病变部位（图 3-4-3）。该方法在诊断感染或炎症时较骨扫描特异性高，但也存在一定的局限性，其空间定位能力差，常难以确定白细胞聚集部位，对部分控制的感染、慢性骨髓炎和某些脓肿时，

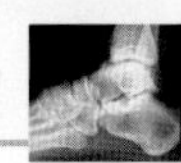

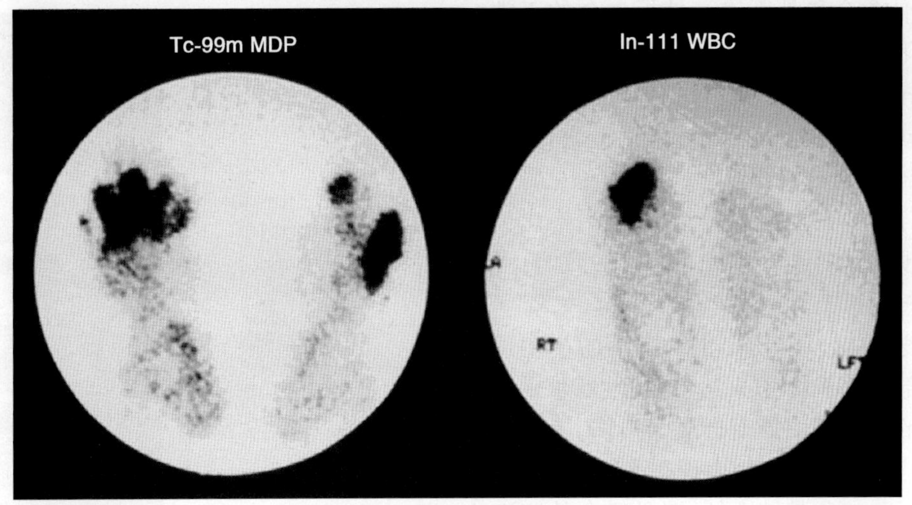

图 3-4-3　白细胞扫描显示右侧第 3、4 跖骨白细胞局灶性摄取增加，符合骨髓炎诊断

可能会出现假阴性。

二、核医学检查在足踝部的应用

（一）骨创伤

对于急性骨折，X 线片通常能确定诊断。对 X 线片不能显示或不能确定的可疑、细微或隐性骨折以及病理性骨折、放射性核素检查可获得及时可靠的资料，还可用于定位尚未产生明显解剖改变但骨代谢已出现生理性增强的部位。

1. 急性骨折　三相骨扫描可查出阴性的骨折，也能鉴别新鲜骨折和愈合中的骨折。外伤后数小时内，骨折处出现示踪剂聚集增加。在骨折急性期（持续 3 ~ 4 周），三相均呈阳性。病灶有不同程度的灌注增加，血池相有很强但边缘不清的失踪剂聚集；延迟相时，骨折显示非常强的活性，若在跗骨区，单个骨的边界变得模糊，需对背景进行消减或对其数据进行处理才能够确定累及的骨和骨折线。在亚急性期（持续 10 ~ 12 周），灌注相正常，血池相活性阳性保持 6 ~ 8 周，延迟相活性仍非常强，但变得更加聚集，因此，能明确显示骨折线和单个跗骨。在慢性期（相当于愈合和重塑末期），灌注相和血池相常为阴性，延迟相活性缓慢减少，可持续 3 ~ 8 个月，但数年内仍可保持低度活性。

2. 应力性骨折　足部应力性骨折常见于跟骨，舟骨和跖骨干，由骨的反复性额外负重造成，骨折的走向取决于运动和工作时产生的外力。在部分患者，X 线片不易发现而同位素闪烁扫描法在伤后 24 小时即可检查到骨折处的代谢异常。可清楚显示骨折处（图 3-4-4），其表现在性质上与急性骨折相似。

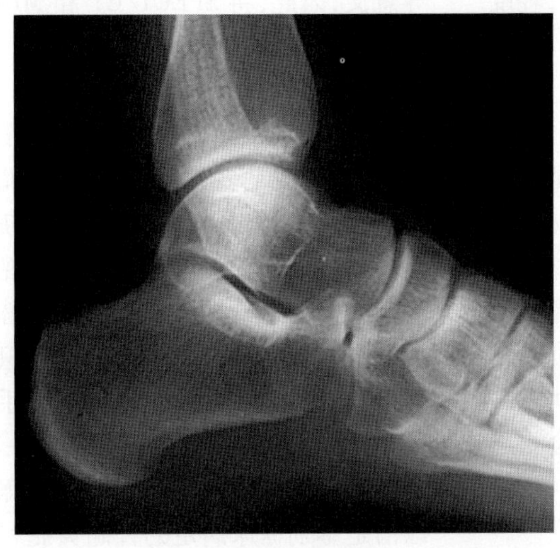
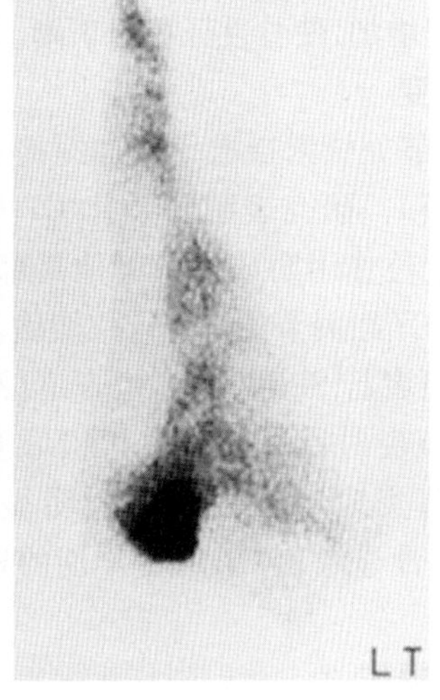

图 3-4-4　跟骨应力性骨折 X 线片未见骨折征象，但骨扫描的延迟相显示骨折处有很强的放射性活性

3. 骨折后骨愈合和骨不连　骨折愈合的正常现象有血肿机化、骨质沉积、骨痂形成、融合和重塑。虽然骨扫描特异性低,但三时相骨扫描可见正常和异常代谢活性同时存在。如果骨折未正常愈合,如延迟愈合、纤维性愈合或骨不连时,骨扫描可见骨代谢活性仍较强,甚至可见骨折线。当骨折后疼痛或其他症状超过预计程度或与X线表现不一致时,可以进一步行骨扫描检查。

4. 生物力学的应力损伤　生物力学的应力损伤是指骨的某部位由于长时间站立或慢性低水平反复性应力造成的骨代谢增加而形成的损伤,表现为潜在的骨源性疼痛,但X线片表现正常,如胫距撞击征、跟腓撞击征、三角骨综合征、跗骨联合的应力损伤和籽骨的反复应力改变形成的籽骨炎。骨扫描可助于诊断,可提供病灶异常代谢的客观证据,也可能显示疼痛的来源。若骨代谢增加或出现炎症,则血池相摄取增加,活性增高。正常机械应力的改变可导致退行性骨关节炎,继发于关节退变的骨性病变都能在延迟相发现核素的异常摄取,从而可以定位出生物力学应力最大部位和其导致的骨重塑改变部位。

足部的副骨,如距骨三角骨、副舟骨,都是正常的骨性变异,一般无症状,当软骨纤维连结出现退变、外伤或炎症时就会产生疼痛。这些软骨连结出现病变后,骨显像时核素摄取率可增加,SPECT/CT不仅可以发现病变的副骨,还能准确定位。

5. 骨微损伤　骨遭受轻微损伤后虽未完全骨折,但可发生骨内轻度出血和骨膜隆起等,这种轻度骨损伤可造成微骨折,即骨挫伤,骨挫伤的患者通常灌注相正常;血池相和延迟相表现为多种活性,轻度到中度的核素聚集增加,使骨性区相对清晰。

(二) 退行性变

一般而言,关节处核素摄取率增加即提示存在退行性变(图3-4-5)。研究表明SPECT/CT显像对活动性关节炎的定位作用明显优于其他足部检查,尤其对舟楔关节和跖跗关节的退变定位明确。对踝关节力线不正的患者行SPECT/CT检查,可清楚地显示内翻性骨关节炎时后足内侧核素摄取明显增加,外翻性骨关节炎时后足外侧核素明显增加,SPECT/CT比平面骨显像和CT可更早期的检测出关节炎性退变。

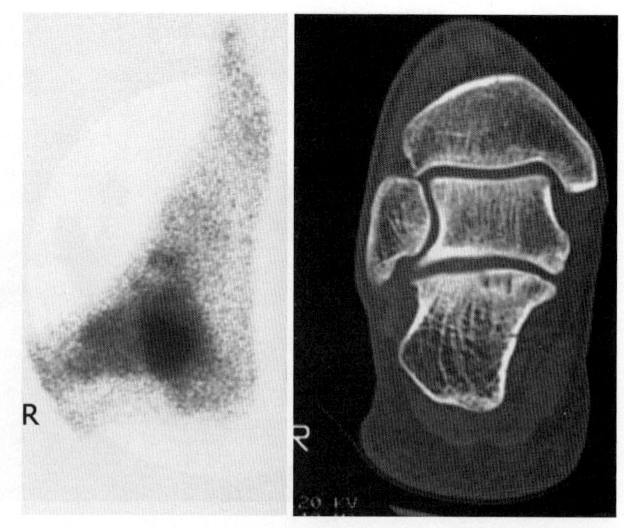

图3-4-5　核素骨扫描显示距下关节放射活性增强,冠状位CT扫描检查证实距下关节后部内侧有骨性关节炎改变

(三) 骨软骨损伤

踝关节骨软骨损伤(osteochondral lesion,OCL)多发生于年轻患者急性踝关节扭伤后,是一种常见的运动损伤。一般认为急性损伤或反复超负荷损伤引起软骨下骨微骨折,可继发距骨软骨损伤,主要表现为疼痛,但常规检查方法,如X线片、CT、MRI,仅能评估损伤的形态学改变,不能完全描述关节疼痛的具体病因。骨显像,通过观察距骨穹隆在三时相的核素摄取情况,可以早期发现关节疼痛的潜在病因。SPECT/CT能准确鲜明地显示损伤部位,特别对多病灶或再手术的患者,可以显示所有活动性病变的位置,也有研究发现SPECT/CT核素的摄取程度与疼痛的严重程度有明显的相关性。MRI和SPECT/CT均可很好地显示软骨病变,但SPECT/CT可显示软骨下骨的形态和骨代谢改变,比MRI能提供更多的信息,对骨软骨损伤治疗方法的选择有指导意义,因此,将SPECT/CT和MRI综合分析,可以全面诊断评估骨软骨损伤。

(四) 糖尿病足

足部溃疡是糖尿病患者外周肢体的最常见并发症,病因往往是多方面的,包括外周神经病变,血管疾病,关节活动受限,足部畸形,足底压力异常,足部微损伤,有肢体溃疡或截肢病史,视力减退等。糖尿病足的慢性感染是继发于溃疡的潜在且严重的并发症。根据发病部位(骨性或软组织)和感染的严重程度,决定抗生素治疗的时间和手术清理的时机。Heiba等研究发现SPECT/CT是一种高度精确的诊断方法,能大大提高诊断阳性率,解剖定位清晰,可以清楚鉴别糖尿病足的骨髓炎症和软组织炎症。

糖尿病的另一个并发症就是Charcot足,这是一种进展性神经骨关节病。主要表现为关节脱位、病

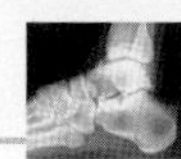

理性骨折、骨性畸形,甚至截肢引起的严重足部结构破坏。SPECT/CT 对评估糖尿病足非常重要,三时相的异常摄取可以提示隐匿的 Charcot 关节病、微骨折或感染,可以显示出轻微的创伤后反应和不明原因症状的病因,但在 Charcot 病的活动期仍需要其他辅助检查来提高诊断的准确性。

（五）跗骨联合

跗骨联合是指两块跗骨的骨性、软骨性或纤维性联合,以距跟和跟舟联合最常见,CT 或 MRI 等形态学检查可以确诊,这些检查并不能鉴别哪些关节有症状,哪些无症状。骨性或纤维性联合出现微动时,局部存在剪切力,产生非特异性炎症,SPECT/CT 就会出现异常摄取,能清楚地显示受累关节。

（六）骨缺血坏死

骨缺血坏死或骨软骨炎最常见的原因是损伤对血供的影响,在足踝部最常见于距骨、舟骨和第二、三跖骨头,大部分成年人在血管重建期和修复期出现疼痛。X 线片有时难以发现其细微的改变,而放射性核素检查灵敏度高,可以发现病变。骨坏死早期局部表现为放射性活性降低,可见“冷区”,组织修复时延迟相可见核素异常浓聚。骨扫描灵敏性高,可早期诊断,为改进治疗提供了重要依据,在治疗过程中这也是一种可靠的观察方法。确定烧伤和冻伤的患者有无骨坏死是决定手术的关键,骨扫描可为确定骨的活性提供有力依据。

（七）肌腱炎、腱鞘炎

常见的足踝损伤常可引起跟骨后滑囊炎、跟腱炎、跖筋膜炎和骨膜撕裂,病变后软组织灌注增加、血管增多。骨扫描灌注相和血池相可反映原发性软组织损伤,当软组织下方的或相连的骨损伤使软组织产生继发性改变时,延迟相可出现核素摄取增加。当肌肉受损或韧带、骨膜破坏时,血肿机化、钙盐沉积等病理改变可造成异位骨化或营养不良性钙化灶,使核素摄取发生改变。如果血池相见踝关节内外侧腱鞘膜或韧带内出现线性核素浓聚,那么可以初步诊断为腱鞘炎。当核素异常浓聚的解剖位置和平片表现、临床表现和病史相符合时,就可做出具有相对特异性的诊断,并用骨扫描提供的证据指导该损伤的治疗和处理。SPECT/CT 是功能性成像,可检测出代谢异常的部位,当跟骨后上方软组织的代谢活性异常,常提示跟腱炎;当跟骨下方出现异常摄取,则提示跖筋膜炎,CT 扫描还能进一步鉴别是跖筋膜增生还是跟骨骨刺,辨别跖筋膜炎的确切病因。

（八）滑膜炎

滑膜炎是导致炎症性和非炎症性关节病的一个重要原因,其病因多样,常继发于外伤。当出现不明原因疼痛时,可进行放射性核素骨扫描,存在滑膜炎时,会有异常表现,即在后足和中足,偶尔在前足,出现弥散性血管分布增加、充血和代谢延迟。即使轻微的滑膜炎症,特别是慢性的,也将引起关节周围血流增加和反射性示踪物积聚,因此,延迟相为阴性表现则说明不存在滑膜炎。

（九）感染

三时相骨扫描有极高的敏感性和很好的特异性,一般在出现症状 24 小时内能发现病变灶,应注意少数患者起病时由于骨髓缺血,在感染部位出现“冷区”,通常在发病 48 小时内出现,数日后复查即可出现“热区”。若使用感染图像显像方法,三时相骨扫描有助于定位感染,明确感染是软组织还是骨组织,还是两者都有,可分辨软组织和骨感染。典型的急性骨髓炎表现为:灌注相可见中等至明显的核素增强灌注区;血池相可见血管分布相对增加。

（十）反射性交感神经营养不良

反射性交感神经营养不良(reflex sympathetic dystrophy,RSD)是一种疼痛综合征,一般表现为弥散的非解剖学性疼痛、功能丧失和自主神经障碍。放射性核素骨扫描已成为用于诊断该病的一个客观的特殊方法,延迟相表现为前足、中足和后足的弥散性核素浓聚,同时伴有近关节的影像增强。灌注相和血池相也可表现异常,即灌注弥散性增加,血管分布相对增多,但在一些下肢有明显交感神经症状的患者可在延迟相有弥散的减低的核素摄取。延迟相上,弥散增强的核素浓聚也可出现在交感神经阻滞后。

（十一）骨肿瘤

对于已知或怀疑的足踝部发生原发或继发性肿瘤的患者,骨扫描具有以下作用:确定已发现的病灶有无转移;对有骨源性隐性疼痛的患者,可早期发现骨肿瘤病灶;决定病灶是单发性还是多发性;还可在一定程度上帮助确定肿瘤的良恶性,但无绝对的标准。另外,各种原发骨肿瘤摄取的骨显像剂有所不同。成骨肉瘤和尤文氏瘤摄取量最多,软骨肉瘤中等,多发性骨髓瘤多正常。肿瘤的放射性减低区为溶骨区的表现,而环形放射性增高区为周围反应骨形成区的表现。对转移性骨肿瘤,能比 X 线片早发现数周或数月,所有骨转移瘤均呈放射性浓聚区。

骨样骨瘤可引起一般性疼痛和关节疼痛，放射性核素骨扫描延迟相表现为核素浓聚，血池相有一定的特异性，有时可表现为核素浓聚区域呈圆形，表示存在血管巢。

（十二）Paget 病

骨的 Paget 病也称为畸形性骨炎，其早期多发生骨过度吸收，后期发生强烈的成骨细胞反应及其造成的结构重建。足部大部分骨可出现该病，但孤立的 Paget 病最常见于跟骨。足部放射性同位素骨扫描延迟相活性很强，并且血池相常出现轻度核素浓聚，反映了该病有潜在的血管特性。但是对于未发育成熟的骨骼，生长部位也有核素浓聚，所以，该技术不适用于青少年。

（徐向阳　杨崇林　王正义）

第五节　B 超检查

B 超是足踝关节常用的无创性检查，通过超声波而非电离辐射来成像并生成多普勒信息。用于超声成像的声波频率介于 3～10MHz，高频波生成的图像清晰度高，但在穿透组织时容易更快衰减，从而影响深部组织的评估。超声换能器可将来自压电晶体的超声波信号传导到邻近组织，邻近组织的反射波被压电晶体接收后由计算机处理成像，使用 B 型超声仪进行灰阶处理，根据不同的振幅，以明暗不同的光点来反映回声的变化。

多普勒频率转化器可以生成反映物体运动特征的多普勒信息。笔状探头常用于生成连续多普勒波，但这些装置在反映深部组织和形态结构特异性方面存在欠缺，复式超声结合了 B 型超声和动态多普勒，可以在成像过程中同步生成关于血流方向和血管容积深度、结构特异性的信息。更先进的仪器可以从多普勒转化的信息中形成彩色图像。目前大部分的仪器可以生成多普勒图像，强力多普勒可以生成血液流动图像，其彩色图像的演示有赖于仪器对多普勒信号的整合能力，而不是平均多普勒转换频率，它的优点是对血流和组织的充血较为敏感，缺点在于不能辨别血流方向，所以强力多普勒仅用于检查组织的充血，如从变性组织中区分出积聚的炎性液体。

B 型超声与实时超声成像的频率相一致，可以高速连续成像，手动换能器几乎可以与任何的平面成角，从而对正交成像的组织进行评估。多数下肢成像时选用 5～10MHz 换能器，足以对浅表结构生成高清晰的图像。评价肌腱一般选用 7.5～10MHz 的线阵型换能器，弧型探头发出的超声波倾斜地与肌腱的走向垂直，线阵探头还有视野范围广的优点。

超声具有廉价、方便、无电离辐射等优点，允许在动态模式下做快速分析和多平面成像。在足踝部主要用于评估肌肉肌腱的损伤、脓肿、异物和血管疾病、跟腱黄色瘤。最多用于跟腱疾病，也用于诊断胫后肌腱损伤，可作为确定急性踝韧带损伤的辅助方法，还可用于诊断足底筋膜炎、发现异物和软组织肿瘤，评价趾间神经瘤。在诊断和定位体内异物时，超声可以作为传统影像检查的辅助手段，尤其是检测可透射线的异物如木片等，X 线片的检出率很低，而实时超声可用来对异物行三维定位。超声对于区分固性和液性病灶比较有用，可用来描述和诊断足部肿瘤。对 Morton 神经瘤，超声具有实际临床价值，廉价且无创伤，可用于术前诊断和定位。对深部静脉血栓形成，复式超声已成为首选检查，尤其是彩超，显示出评估周围血管疾病的优越性。对怀疑脓肿形成者，超声可以进行病灶定位，确定积聚的液体量，并可在超声引导下行穿刺抽吸或导管引流，方便有效。

超声检查的不足：用超声评估组织结构时对操作技术要求很高，操作者必须最大限度地减少人工造成的假阳性错误，当用超声评估浅表组织结构时常使用凝胶或充水手套来减少超声波衰减，另外，超声波不能穿透骨组织，只适合皮下结构的成像，对于那些通过骨纤维隧道的肌腱等结构，其评价作用有限。

下面简要介绍跟腱的超声检查：因跟腱位于皮下，没有分界面，所以很适合做超声波成像。正常的肌腱表现为良好的、平行的线性回波，腱鞘周围结构也能很容易地确定，轴位成像可以确定肌腱的最大宽度和厚度，跟腱的厚度约 4.0～6.0mm，在跟骨上方 1cm 的横断面处，其前后径最为狭窄。正常跟腱具有特征性的反射波，在长轴上为平行线状的回声，在横断面上则呈弧形或圆形回声。当跟腱发生病变时，其图像表现为低回波和浓密不均的现象。检查时超声波的方向需与肌腱正交，因为倾斜会产生人为影像。在肌肉和肌腱的结合区，肌纤维相互交错，

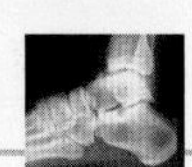

可产生液性暗区，注意不要与疾病相混淆，而其他非人为的肌腱回声质地改变均认为是异常的。

临床上超声可诊断急性跟腱断裂，区分那些需要手术或仅需保守治疗的病灶，还可以检测到很多隐匿的畸形，包括跟腱部分断裂，但对慢性跟腱的畸形和急性不完全性损伤者有时难以准确地判断。跟腱完全撕裂时其纤维完全断裂，断端有不同程度的回缩，当足极度背屈时，超声显示肌腱回声完全中断。在跟腱部分撕裂或囊性变者，超声能确定跟腱断裂的程度，显示病灶肌腱回声中断，并伴有低回声或强回声特征，强弱取决于病变时间的长短。慢性腱鞘炎可表现为弥散或增厚的不规则回声质地。超声检查也可诊断腱鞘囊肿等疾病。

（王正义）

参考文献

1. Chicklore S, Gnanasegaran G, Vijayanathan S, et al. Potential role of multislice SPECT/CT in impingement syndrome and soft-tissue pathology of the ankle and foot. Nucl Med Commun, 2013, 34(2): 130-139.
2. Williams T, Cullen N, Goldberg A, et al. SPECT-CT imaging of obscure foot and ankle pain. Foot Ankle Surg, 2012, 18(1): 30-33.
3. Nathan M, Mohan H, Vijayanathan S, et al. The role of 99mTc-diphosphonate bone SPECT/CT in the ankle and foot. Nucl Med Commun, 2012, 33(8): 799-807.
4. Erdman WA, Buethe J, Bhore R, et al. Indexing severity of diabetic foot infection with 99mTc-WBC SPECT/CT hybrid imaging. Diabetes Care, 2012, 35(9): 1826-1831.
5. Biersack HJ, Wingenfeld C, Hinterthaner B, et al. SPECT-CT of the foot. Nuklearmedizin, 2012, 51(1): 26-31.
6. Meftah M, Katchis SD, Scharf SC, et al. SPECT/CT in the management of osteochondral lesions of the talus. Foot Ankle Int, 2011, 32(3): 233-238.
7. Leumann A, Valderrabano V, Plaass C, et al. A novel imaging method for osteochondral lesions of the talus--comparison of SPECT-CT with MRI. Am J Sports Med, 2011, 39(5): 1095-1101.
8. Mohan HK, Gnanasegaran G, Vijayanathan S, et al. SPECT/CT in imaging foot and ankle pathology-the demise of other coregistration techniques. Semin Nucl Med, 2010, 40(1): 41-51.
9. Heiba SI, Kolker D, Mocherla B, et al. The optimized evaluation of diabetic foot infection by dual isotope SPECT/CT imaging protocol. J Foot Ankle Surg, 2010, 49(6): 529-536.
10. Pagenstert GI, Barg A, Leumann AG, et al. SPECT-CT imaging in degenerative joint disease of the foot and ankle. J Bone Joint Surg Br, 2009, 91(9): 1191-1196.
11. Filippi L, Uccioli L, Giurato L, et al. Diabetic foot infection: usefulness of SPECT/CT for 99mTc-HMPAO-labeled leukocyte imaging. J Nucl Med, 2009, 50(7): 1042-1046.
12. Carroll PJ, Alastair SEY. Imaging of the Foot and Ankle. In: Coughlin MJ, Mann RA, Saltzman CL, editors. Surgery of the Foot and Ankle. Philadelphia: Mosby, 2013.
13. Coughlin MJ, Shurnas PS. Hallux rigidus: Demographics, etiology, and radiographic assessment. Foot Ankle Int, 2003, 24: 731-743.
14. Hof AL, Van Zandwijk JP, Bobbert MF. Mechanics of human triceps surae muscle in walking, running and jumping. Acta Physiol Scand, 2002, 174: 17-30.
15. Imamura M, Imamura ST, Salomao O, et al. Pedobarometric evaluation of the normal adult male foot. Foot Ankle Int, 2002, 23: 804-810.
16. Aldridge JM 3rd, Easley M, Nunley JA. Open calcaneal fractures: results of operative treatment. J Orthop Trauma, 2004, 18: 7.
17. Aly T. Management of valgus extra-articular calcaneus fracture malunions with a lateral opening wedge osteotomy, J Foot Ankle Surg, 2011, 50: 703.

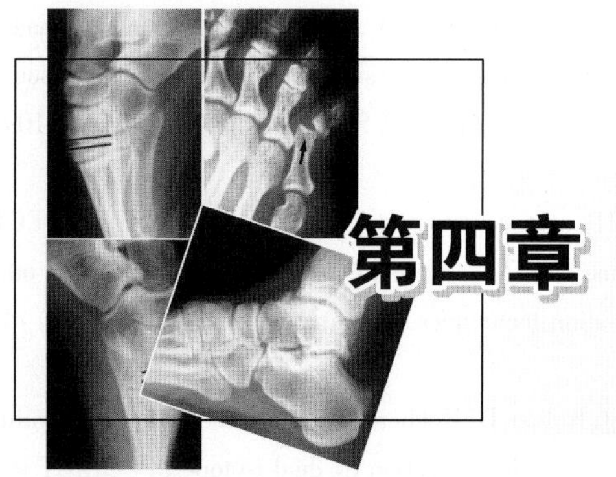

第四章　足踝外科的麻醉与术后镇痛

第一节　足踝麻醉的基本知识

一、足踝外科常用麻醉技术

（一）神经阻滞麻醉

1. 下肢常用神经阻滞方法　神经阻滞是将局麻药注射到神经干周围，其所支配区域的神经传导受到阻滞而产生麻醉作用。足踝外科主要应用下肢神经阻滞。术中根据手术范围属于何神经的支配区，对该神经进行阻滞麻醉。下肢神经的支配为：大腿外侧为股外侧皮神经，前面为股神经，内侧为闭孔神经和生殖股神经，后侧为骶神经的小分支；除前内侧小部分由股神经延续的隐神经支配外，小腿和足部绝大部分由坐骨神经支配。

（1）坐骨神经阻滞：较常应用的有以下四种方法：

1）后侧入路：该入路已使用多年，易于操作，麻醉效果肯定。操作原则：患者侧卧，屈膝屈髋。由股骨大转子与髂后上棘做一连线，连线中点做一条垂直线，与股骨大转子和骶裂孔连线的交点处即为穿刺点。以22号针头垂直刺入后扇形探刺，寻获异感后抽吸无回血即可注入局麻药。常用1%利多卡因30～35ml或0.375%～0.5%罗哌卡因30～40ml。

2）坐骨结节与大转子间入路：患者仰卧位，由助手将患者屈髋屈膝各90°，由股骨大转子至坐骨结节做一连线，在内1/3与中1/3交界处可触及一凹陷，此为进针点，用22号针头经皮丘与床平行向头侧略偏内刺入，获异感后可注入局麻药。此种入路多用于不能翻身的患者。

3）腘窝坐骨神经阻滞：患者俯卧，膝关节屈曲暴露腘窝边缘，其下界为腘窝皱褶，外界为股二头肌长头，内侧为重叠的半膜肌腱和半腱肌。从腘窝上壁中点处向下作一垂直线将腘窝等分为内侧和外侧两个三角形，该垂直线外侧1cm与腘窝皱褶的交点即为穿刺点，穿刺针与床面呈45°～60°角刺入，获异感后可注入局麻药30～40ml。

（2）踝关节处阻滞：用于单纯足部手术。

1）在内踝后一横指处进针作扇形封闭，以阻滞胫后神经。

2）在胫距关节平面附近的踇长伸肌内侧进针，以阻滞胫前神经。

3）在腓骨末端进针可阻滞腓肠神经。

4）用不含肾上腺素的局麻药于下胫腓联合前方关节处皮下作扇形浸润注射直至骨膜，以阻滞此处多支细小的感觉神经支。

5）踝关节处另一神经阻滞的方法，见本章第二节“局部麻醉的基本操作原则”部分。

2. 下肢神经阻滞的适应证及麻醉选择　全部下肢麻醉需同时阻滞腰丛和骶丛，这需要使用大剂量局麻药，且操作不方便，故临床应用不广。大腿手术需麻醉股外侧皮神经、股神经、闭孔神经及坐骨神经，也可用腰丛联合坐骨神经取而代之。单纯股外侧皮神经阻滞可用作皮肤移植供区麻醉。股外侧皮神经和股神经联合阻滞再加坐骨神经阻滞，称为“三合一”阻滞，通常可用于大腿中、下1/3以下的各种手术，并可防止止血带疼痛，而不需要阻滞闭孔神经，因其很少支配皮肤。膝远端包括踝关节与足部的各种手术可同样在股神经联合坐骨神经阻滞下完成。踝部阻滞术可用于足部手术。

3. 神经阻滞麻醉的最新进展　神经阻滞是足

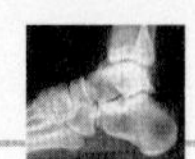

踝外科麻醉中最为常用的麻醉技术，若定位准确麻醉效果确实。然而，定位不准确可导致麻醉不完善，麻醉失败率增高。所以，准确定位一直是保证神经阻滞麻醉效果的关键环节。目前国内神经阻滞的定位主要通过体表解剖标志和在操作中寻找异感来达到。然而解剖学的变异、操作者的习惯和经验等，都有可能导致误差。为了增加定位的准确性，近年来，"外周神经刺激器"及其新技术广泛应用于临床。其主要的优点是，最大限度地接近所需阻滞的神经，麻醉成功率大大提高。因为只要能接近神经，而且又能使穿刺针的尖端较钝，神经损伤的几率就能大大降低，神经阻滞的安全性就有了保障。当前，新一代外周神经刺激器业已应用于临床，可适用于感觉、运动和混合型外周神经等不同情况的阻滞麻醉。其引导作用更为可靠，患者也相对舒适，使外周神经阻滞技术更趋完善。近年来，国内应用特殊超声仪引导下实施外周神经阻滞的结果显示，与应用外周神经刺激器组间的对照并无统计学差异。

（二）椎管内麻醉

1. 蛛网膜下腔阻滞　又称为脊椎麻醉、脊髓麻醉或腰麻。是指将局麻药注入蛛网膜下腔，根据麻醉药物有重比重、轻比重或等比重的不同情况，调整患者的卧位使药物在脑脊液中扩散分布，作用于脊神经根产生阻滞效应，使其所支配的相应区域产生麻醉作用。腰麻是一种安全有效的常规麻醉方法，适用于骨科的下肢单侧或双侧手术。腰麻多为单次给药，故局麻药物的作用时间即为麻醉时效，手术如不能按计划时间完成，常需改用其他麻醉方法，因此可采用腰-硬联合阻滞以保证麻醉效应至手术结束。连续蛛网膜下腔阻滞应用较少，骨科手术中，仅在强直性脊柱炎髋与膝关节置换术中应用。因对此类患者普通穿刺方法很难成功进入，应先行脊椎钻孔术至硬膜外腔，然后再穿入蛛网膜下腔并留置连续导管，分次小剂量用药，妥善控制麻醉平面，维持麻醉至手术结束。

蛛网膜下腔阻滞有以下禁忌证：①穿刺部位或附近皮肤感染者或有全身严重感染者；②中枢神经系统疾患和颅内压增高者；③脊柱疾患或严重创伤、畸形者；④凝血机制障碍及接受抗凝、溶栓治疗者；⑤低血容量性休克难以纠正者；⑥有感冒、发热、头痛者应慎重应用，因为一旦发生中枢神经系统感染，其症状难以鉴别，容易延误诊断和治疗。

2. 硬膜外间隙阻滞　该法是将局麻药注入硬膜外间隙使脊髓神经根产生暂时的传导阻滞，又被称为硬膜外麻醉或硬膜外阻滞。硬膜外注入局麻药后，可影响到脊髓神经或横穿硬膜外间隙的脊神经根，产生节段性麻醉效应。麻醉方法分为单次和连续给药两种。单次给药法将是局麻药一次性注入，这样用药量偏大，血流动力学干扰也大，而且一旦注入蛛网膜下腔发生全脊髓麻醉可危及患者生命，目前已极少使用。连续给药法是将导管置入硬膜外间隙，注入实验剂量，经谨慎判别无腰麻特征后分次注药，使麻醉安全性极大提高且效果确定，可多次重复给药满足手术要求，并可行术后硬膜外镇痛，是足踝外科麻醉中较为常用的方法。

硬膜外麻醉的适应证和禁忌证：硬膜外麻醉的适应证广泛，主要适用于腹部、盆腔、腰部及下肢手术。足踝外科实施断肢（趾）再植、显微外科组织修复手术，硬膜外麻醉是良好的选择。麻醉维持时间长，效果确实，术后持续用药可改善血运，并可实施术后镇痛，有利于患者术后顺利恢复。但对患有中枢神经系统疾患、严重休克、穿刺部位有感染、脊柱疾患或畸形、凝血机制障碍及正处于抗凝与溶栓治疗期间者，应列为禁忌。对年老体弱、严重水电解质紊乱、高血压、心脏病、贫血等患者应减少药物的使用量，并加强术中的监测。

（三）全身麻醉

全身麻醉应用广泛，它包括意识消失、完善镇痛和良好肌松三个基本要素。近年来有学者将遗忘作用列为第四要素，即患者对手术和麻醉无任何记忆。还有学者将尽可能消除患者机体对手术麻醉等的应激反应列为全身麻醉的第五要素。全身麻醉包括3个主要阶段：麻醉诱导、麻醉维持和麻醉苏醒。全身麻醉有呼吸道吸入、静脉注入以及肌内注射（仅限于氯胺酮）几种途径，故将全麻药分为吸入麻醉药和静脉麻醉药。麻醉性镇痛药或称阿片类药具有强大的镇痛作用，肌肉松弛剂是一类特殊的作用于外周神经肌肉接头部位的药物，此两类药物的应用使全麻药用量减少，生理干扰较少，可在相对较浅的麻醉下完成手术，且苏醒相对较快。近年来全身麻醉获得了快速的发展，现代全身麻醉已告别了采用单一麻醉药如经典吸入全麻药乙醚的时代，而采用复合方法。当前将静脉与吸入麻醉复合应用似乎已成主流的麻醉方法。

足踝外科采用全身麻醉的几率很少，仅对不适用于上述麻醉的患者，或高度敏感、精神紧张的患者或不配合手术者，如儿童给予全麻。由于全麻不作为足踝外科的常规麻醉，故这里不作赘述。

二、足踝外科的麻醉选择

足踝外科手术绝大多数可在周围神经阻滞麻醉与椎管内麻醉下完成，仅对有区域阻滞禁忌证及不愿行区域阻滞的患者或不配合手术的儿童，可选择全身麻醉。对于术中在大腿下1/3部使用充气止血带的足踝部手术，其麻醉范围应是大腿根部以远，可采用蛛网膜下腔阻滞、硬膜外阻滞或腰-硬联合阻滞。需要切取躯干部位带血管蒂组织瓣对足踝部进行显微外科修复的手术，可考虑颈段硬膜外阻滞。近年来，许多学者提倡应用联合神经阻滞，如股神经、坐骨神经、股外侧皮神经联合阻滞，或腰丛联合坐骨神经阻滞，完成足踝外科的手术，麻醉成功率高，对全身脏器系统几无干扰。患者可术后早进食水，早期活动，有利于加强营养及减少各种并发症及药物不良反应，很受足踝外科临床手术医生、护理人员及患者的欢迎。

对少儿的足踝外科手术，近年来有学者采用了硬膜外(或骶管)阻滞联合丙泊酚全麻，取得了很好的效果。其优点在于麻醉完善，生理干扰小、术后苏醒快、可方便术后疼痛的解痛。但对麻醉者的经验及穿刺技能要求较高，虽无需气管内插管，但也应加强气道保护和管理。

三、局麻用药的基本知识

(一) 药理介绍

目前临床上常用的局麻药有十余种，依其化学结构分为两类：酯类与酰胺类。普鲁卡因、丁卡因、可卡因属于酯类，利多卡因、甲哌卡因、布比卡因、依替卡因、罗哌卡因等属于酰胺类局部麻醉药。酯类局麻药所含的对氨基化合物可形成半抗原，以致引起变态反应；酰胺类则不能形成半抗原，故罕有发生变态反应者。临床上根据局麻药作用时效的长短进行分类，一般把普鲁卡因和氯普鲁卡因划为短效局麻药，利多卡因、甲哌卡因、丙胺卡因属于中效，布比卡因、丁卡因、罗哌卡因和依替卡因属于长效局麻药。罗哌卡因由于有选择性的麻醉感觉神经纤维而不干扰运动神经纤维而受到许多医生的青睐。临床常用的局麻药的药理特点如表4-1-1。由于局麻药浓度过高或神经接触的时间过长，可造成神经损害，而其他软组织受损倒不至于引起严重的后果。

表4-1-1　常用局麻药的浓度、剂量与用法

局麻药	用法	浓度(%)	一次最大剂量(mg)	起效时间(min)	作用时效(min)	产生中枢神经系统症状的域剂量(mg/kg)
利多卡因						
	局部浸润	0.25～0.5	300～500	1.0	90～120	
	表面麻醉	2.0～4.0	200	2～5	60	
	神经阻滞	1.0～1.5	400	10～20	120～240	7.0
甲哌卡因						
	局部浸润	0.5～1.0	300～500		90～120	
	神经阻滞	1.0～1.5	300～400	10～20	180～300	7.0
布比卡因						
	局部浸润	0.25～0.5	150		120～240	2.0
	神经阻滞	0.25～0.5	200	15～30	360～720	
罗哌卡因						
	局部浸润	0.5～1.0	300	10～20	360～720	4.0
丙胺卡因						
	局部浸润	1.0～2.0	400	10～20	120～180	8.0

在行足踝外科的局麻时局麻药的浓度不必过高。以利多卡因为例，一般局部浸润麻醉采用0.25%～0.5%的浓度。用以阻滞神经时要根据所阻滞神经的粗细选择不同的浓度，直径越粗应用的浓度越大。在踝关节附近阻滞神经多采用1.5%的浓度，而在足背中部及以远则使用1%的浓度。

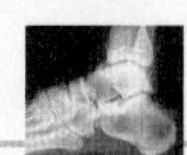

（二）局麻药的不良反应

局麻药的不良反应可分为局部和全身性两种类型。局部不良反应，多为局麻药的化学结构和组织的直接接触而引起。一般局麻药实用的浓度比理论上的最低麻醉浓度要大7倍左右，以抵消其在体内输送过程中的耗损。但浓度过高势必要引起组织的反应。全身反应除了高敏性与变态反应外，多于用药的剂量有关。

1. 局部不良反应

（1）局部组织反应：所涉及的因素包括创伤性注射方法，药物浓度过高，吸收不良和其他机械性素所引起三肉眼或显微镜下的组织损伤。事实上，常用的麻醉药并没有组织毒性，若在皮肤或皮下注入高渗浓度的局麻药，可引起暂时性水肿；加用肾上腺素虽可改善其水肿程度，但又将进一步增加组织的毒性。注入1%以下的普鲁卡因、利多卡因、甲哌卡因溶液不至于影响伤口愈合。

（2）神经组织的反应：能导致神经组织损害的浓度多需大于最低有效麻醉浓度的数倍。若在神经或神经束内直接注射麻醉药，则可引起功能或结构上的改变，这并非单纯药物本身所致，而与物理因素（压力）有关。

（3）细胞毒性反应：常用浓度的局麻药不会影响到红细胞的完整性，较高浓度溶液则会出现暂时性影响到跨膜离子输送系统。若浓度再增高，则可引起红细胞溶解。若应用大剂量的丙胺卡因进行局部麻醉（10mg/kg），其代谢物O-甲苯胺的蓄积，可使血红蛋白（Hb^{++}）转化为正铁血红蛋白（Hb^{3+}），一旦其含量在血内达3～5g/dl时，可引起发绀，血液呈棕色，由于其携O_2的障碍对心肺疾病的患者和婴儿有着不良影响，因此应及时治疗。

2. 全身性不良反应：足踝外科的局部麻醉由于麻醉药的用量较少，所遇到的全身性不良反应的病例极少；即使遇到也以高敏反应和变态反应为主，故重点介绍此两类不良反应。

（1）高敏反应：患者个体对局麻药的耐受有很大的差别。当应用小剂量的局麻药，或其用量低于常用量时，患者就发生毒性反应初期症状，应该考虑为高敏反应，一旦出现反应，应停止给药，并给予治疗。

（2）变态反应：经常误把局麻药引起的某些反应归咎于局麻药过敏是不正确的，事实上，变态反应发生率只占局麻药反应的2%，真正的变态反应是罕见的。在临床上必须把变态反应、毒性反应及血管收缩药的反应加以区别。

（3）中枢神经毒性反应：一旦血内局麻药浓度骤然升高，可引起一系列的毒性症状，如下按其轻重程度序列：舌和唇麻木、头痛头晕、耳鸣、视力模糊、注视困难、或眼球震颤、语言不清、肌肉颤搐、语无伦次、意识不清、惊厥。此时，局麻药一般血内水平多在4～6μg/ml，但强效的布比卡因或依替卡因在较低浓度（2μg/ml）就可出现毒性症状。局麻药引起的惊厥系为全身性强直阵挛性惊厥。由于肌肉不协调的痉挛而造成呼吸困难。同时因血内局麻药浓度较高对心血管的抑制，造成脑血流减少和低氧血症，也间接影响了脑功能而发生惊厥。

（4）心脏毒性反应：此类不良反应较为少见，但临床表现严重应引起医者重视。相比之下，布比卡因宜于引起心脏毒性反应。一般局麻药中枢神经系统毒性表现多先于心脏毒性，而布比卡因则与此相反。临床表现主要是产生不可逆的心血管虚脱现象；部分患者可引起室性心律失常甚至发生致死性室颤。

（三）不良反应的预防和治疗

1. 预防　局麻药重症毒性反应突出的表现是惊厥。此时，由于通气道和胸、腹部肌肉不协调和强烈收缩，势必影响呼吸和心血管系统，可危及生命，因此应积极防止其毒性反应的发生：①应用局麻药的安全剂量；②在局麻药的溶液中加用肾上腺素，以减慢吸收和延长麻醉时效；③防止局麻药误注入血管内，局麻注射时必须细心抽吸有无血液回流；④警惕毒性反应的先驱症状，如惊恐、突然入睡、多语和肌肉抽动。此时就应停止注射，采取过度通气以提高大脑惊厥域，若惊厥继续进展，则需行控制呼吸，以保持心脏和大脑的充分氧合；⑤有效的预防药物是地西泮和其他苯二氮䓬类药，最大的优点是对惊厥有较好的保护作用，且对人体生理干扰最小，据实验表明，地西泮剂量尽达0.1mg/kg时就能提高惊厥域，故在大剂量麻醉前，可口服地西泮5～7mg。

2. 治疗　由于局麻药在血液内迅速稀释和分布，所以一次惊厥持续时间都不超过1分钟。①发生惊厥时要注意保护患者，避免发生意外的损伤；②吸氧，并进行辅助或控制呼吸；③开放静脉输液，维持血流动力学的稳定；④静注硫喷妥钠50～100mg（2.5%溶液2～4ml）或其他快速巴比妥药物，但勿使用过量以免发生呼吸抑制；也可静脉注射地西泮2.5～0.5mg静脉注射短效的肌松药如琥珀胆碱（1mg/kg），即可停止肌肉阵挛性收缩，但不能阻抑大脑惊厥性放电。必须有熟练的麻醉人员方可应用肌松药，且要有人工呼吸的设备。如果患者在应用巴比妥类或地西泮后仍继续惊厥，则是应用肌松药的适应证。

第二节　足踝外科常用的局部麻醉

一、足踝部感觉神经分布

支配踝足部的感觉神经主要为踝足部的皮神经，主要有腓浅神经分支、腓肠内侧皮神经、腓肠外侧皮神经、腓肠神经、隐神经、腓神经皮支、跟骨内、外侧皮神经等。

（一）腓浅神经分支（图 4-2-1）

腓浅神经变为皮支在足背处分叉，分为足背内侧皮神经和足背中间皮神经，分布于足背和趾背皮肤，支配该处的感觉。

（二）腓深神经（图 4-2-1）

由腓总神经下行分出，发出胫前肌肌支后，继续下行足背动脉伴行，于第一趾蹼间浅出并分支支配第 1、2 趾相对侧的皮肤感觉。

（三）腓肠外侧皮神经（图 4-2-2）

在腘窝处发自腓总神经，多为 1 支，也有 2 支或 3 支者，还有人缺如。腓肠外侧皮神经穿出深筋膜，分布于小腿外侧面皮肤，并与腓肠内侧皮神经吻合成腓肠神经。

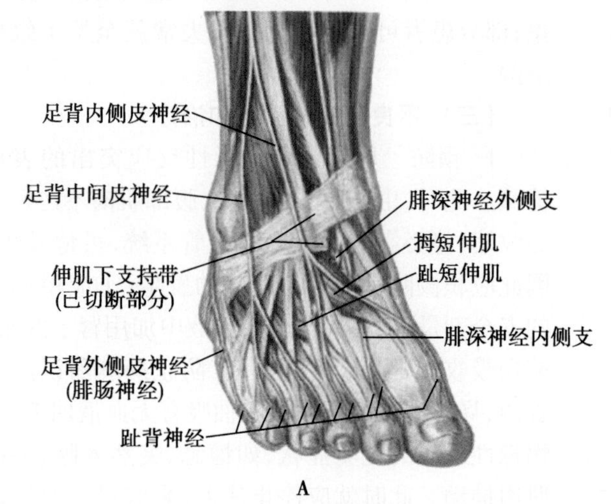

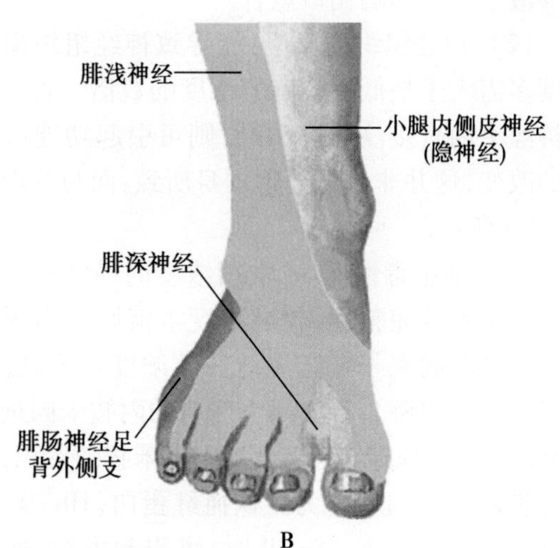

图 4-2-1　足背皮神经

A. 足背皮神经走行；B. 足背皮神经分布图

腓肠外侧皮神经可有干线型和弥散形两种类型。前者沿途很少有分支，后者则在沿途有较大分支。

（四）腓肠内侧皮神经（图 4-2-2）

该神经在腘窝下部起自胫神经，伴小隐静脉下行，在小腿中央穿出固有筋膜，与发自腓总神经的腓肠外侧皮神经吻合成腓肠神经，经外踝后方弓形向前，分布于足背外侧，称足背外侧皮神经。负责支配相应区域的皮肤感觉。

（五）腓肠神经（图 4-2-2）

腓肠神经多为腓肠外侧皮神经和腓肠内侧皮神经的吻合支连接构成，其吻合部位多在小腿后面中 1/3 或下 1/3，少数在上 1/3、腘窝、踝部等处，甚至还会重复吻合。腓肠神经分布于小腿后侧下部、足及小腿外侧缘皮肤，支配其感觉（图 4-2-2）。

腓肠神经多位于小隐静脉及跟腱的外侧，其长度平均为 12.2±0.53cm，横径平均为 3.3mm，前后径平均为 1.4mm，横截面积为 3.6mm^2，干内有 4～5 个神经束，易于暴露，且切取一段对该处皮肤感觉并无较大障碍，所以在临床上腓肠神经是游离神经移植的主要供应来源神经。另外还可利用其与小隐静脉的解剖关系，将小隐静脉倒置，设计小隐静脉动脉化的带血管腓肠神经移植手术。

（六）隐神经（图 4-2-1）

是股神经的终末支，伴股动脉进入内收肌管，在膝关节内侧穿出深筋膜，分出髌下支，伴大隐静脉沿

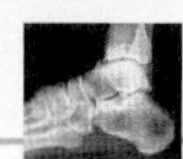

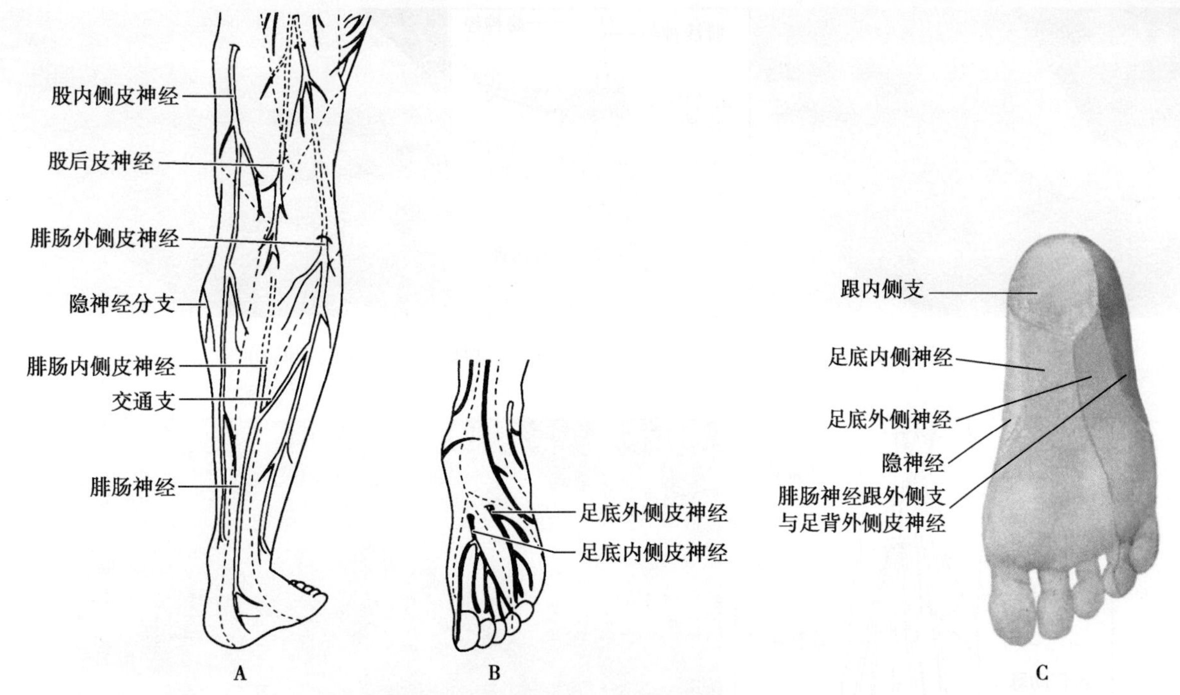

图 4-2-2　下肢后侧与足底的皮神经分支

A. 下肢后侧皮神经走行；B. 足底神经走行；C. 足底皮肤感觉分布图

小腿内侧面下降达足内侧缘，有分支分布于小腿内侧面和足内侧缘的皮肤。

（七）足跟部的皮神经

足跟部包括跟骨骨膜及足跟的软组织，由胫神经跟内侧支及腓肠神经跟外侧支支配（图 4-2-2）。

1. 跟内侧皮神经　胫神经跟内侧支于内踝上 2～3 横指处由胫神经干发出，分为膜内型和膜外型两种，前者较多，虽已由胫神经分出，但仍位于神经外膜之内，向下走行，直至胫神经发出足底内、外侧神经后，始由神经外膜穿出成独立分支向下走行。跟内侧支无论是膜内型或膜外型，均穿过足跟底部的纤维脂肪垫，并分布于整个足跟部及跟骨内侧骨膜。跟内侧支切断后，整个足跟部的感觉即消失。

2. 跟外侧皮神经　腓肠神经由胫神经的腓肠内侧皮神经与腓神经的交通支（腓肠外侧皮神经分支）吻合而成，支配小腿下 1/3 的后外方、足跟外侧、足背外侧缘、第 4、5 趾背侧及跟骨外侧骨膜的感觉。切断腓肠神经于后，这些部位的感觉即消失。

腓肠神经在小腿中部后外方穿出深筋膜，位于跟腱外侧缘与腓骨外侧缘之间的皮下组织内，与小隐静脉伴行，绕经外踝至跟骨外侧时，分为 2～3 条与小隐静脉分支伴行的跟外则支；分布于足跟外侧的皮肤及跟骨外侧的骨膜。切断腓肠的经跟外侧支，较切断腓肠神经本于所引起的皮肤感觉丧失区域要小，可以避免发生神经于残端痛。

二、足踝部的神经阻滞麻醉

把局部麻醉药注射在神经干周围或神经干内。使神经分布区域内发生麻醉作用的方法，称为神经阻滞麻醉。足踝外科的神经阻滞麻醉注射的区域主要在踝关节上下范围内走向踝足部的神经。下面就各神经的阻滞方法作一介绍：

（一）腓浅神经

触摸到外踝尖后，向上移动 8～10cm，于腓骨干前缘进针，在皮下注射 5～7ml 局部麻醉剂。大部分患者的腓浅神经在这个部位穿出深筋膜而位于皮下，部分患者神经有可能分为内侧支和外侧支但是相互距离很近，因而足量的麻醉剂可以确保同时阻滞这两支神经。也可以如图所示，在踝关节平面的前侧自外向内插入注射针头，在皮下注入麻醉药物，麻醉腓浅神经的两个分支（图 4-2-3）。

（二）腓深神经

于胫骨远端关节面远侧 4～5cm 处，在伸肌下支持带上缘深面通常可以触及足背动脉。该动脉及与之伴行的腓深神经位于𧿹长伸肌健和趾长伸肌腱之间。腓深神经通常位于足背动脉的外侧。神经位于皮下。麻醉剂注射时应该很通畅，否则轻度调整针的位置并注射 3～5ml 的麻醉剂，注射前要注意抽吸注射器，避免穿入血管中（图 4-2-4）。

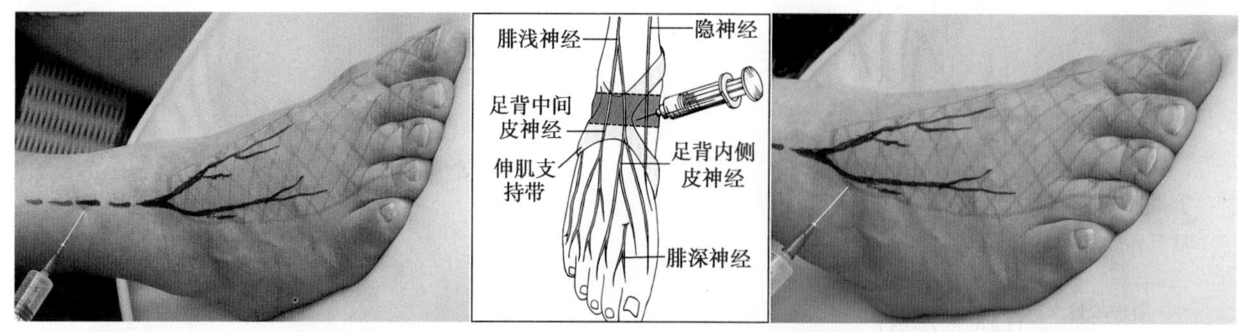

图 4-2-3　腓浅神经阻滞阻滞(所画网格区,为该神经支配区(以下同))

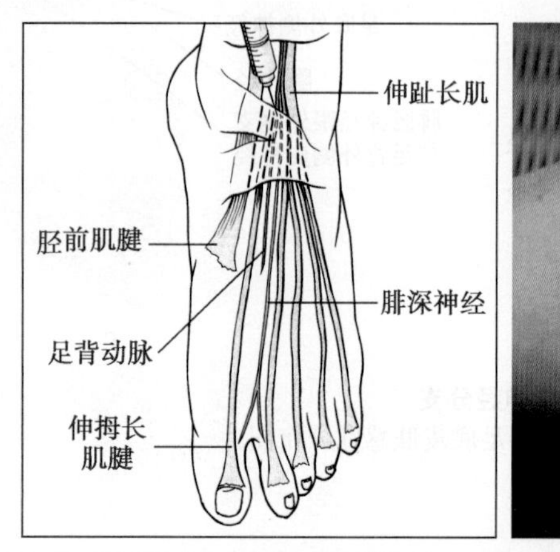

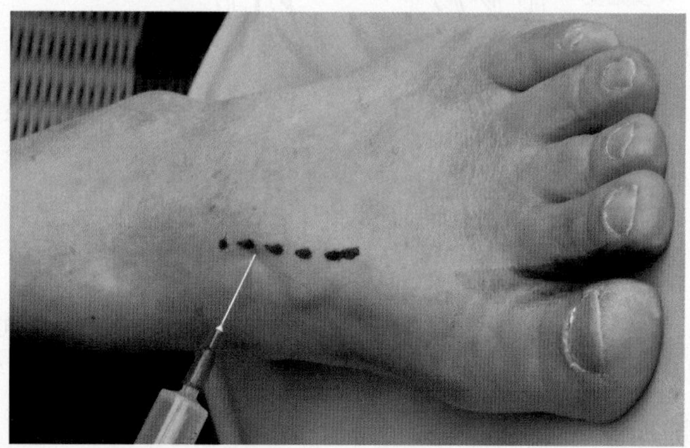

图 4-2-4　腓深神经阻滞麻醉

（三）隐神经

触摸到内踝尖后,在此标志向近端移动 3-5cm 处作为进针点向前方进针,深达皮下间隙。隐神经正好位于大隐静脉的内侧或后侧稍深的部位。抽吸后注射 2ml 麻醉剂(图 4-2-5)。

（四）腓肠神经

在外踝尖近端 5～7cm 处,沿腓骨后侧皮下边缘触摸到腓骨长肌腱。在该肌腱与跟腱外缘之间距离的中点处,腓肠神经恰位于小隐静脉的前外侧。这两个结构通常在外踝后方交叉,因此神经位于静脉的后侧。可在此处皮下注射 2～3ml 麻醉剂(图 4-2-6)。

（五）胫神经

在所有踝部神经阻滞麻醉中,胫神经的阻滞是最困难的;但也是获得成功麻醉最重要的神经。在内踝尖的近端大约 5cm 处,触摸到胫骨后内侧缘,然后再触摸找到跟腱的内缘。在这两者之间距离的中点处,胫神经位于胫后动脉的后侧。若在此处摸到胫后动脉的搏动,可以作为进针的标志。与皮肤呈 60°角向下进针 1～1.5cm 深,抽吸确认未穿入胫后动脉或静脉后,注入 8～10ml 麻醉剂(图 4-2-7)。

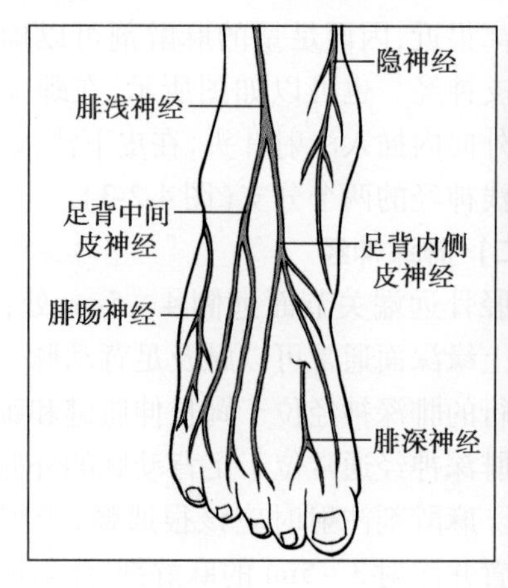

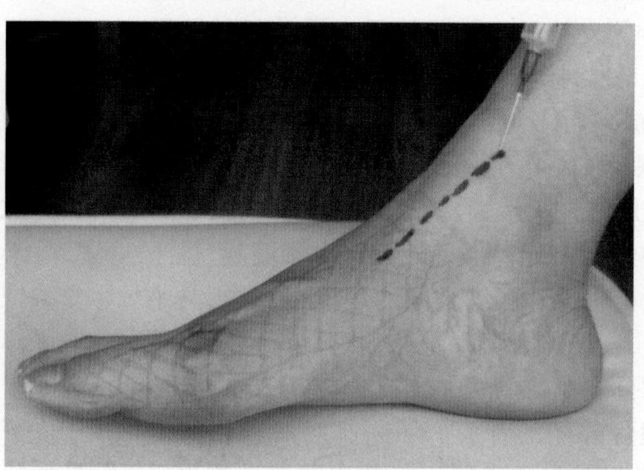

图 4-2-5　隐神经阻滞麻醉

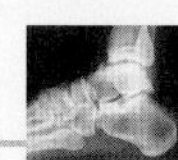

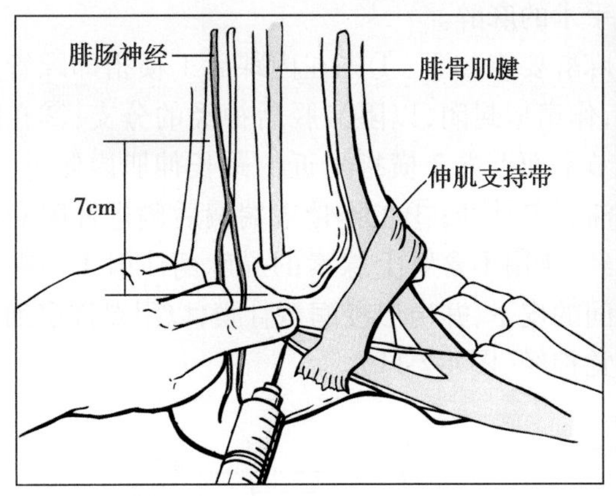

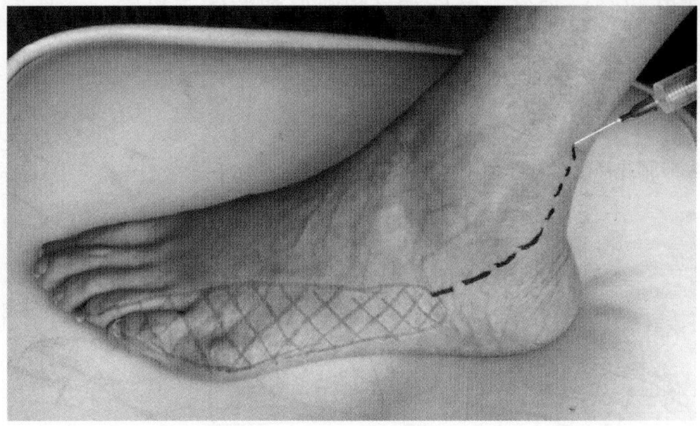

图 4-2-6　腓肠神经阻滞麻醉

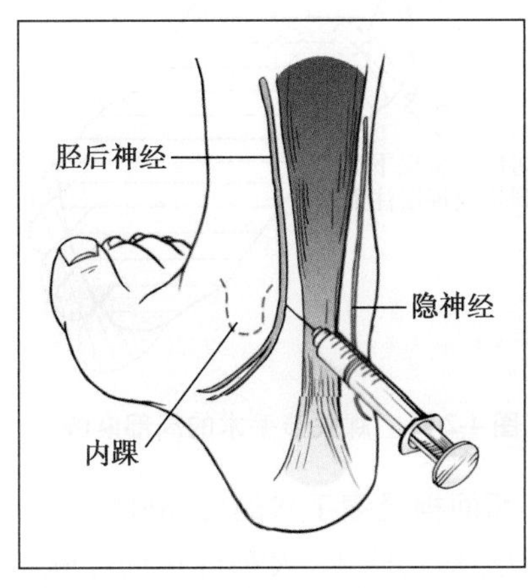

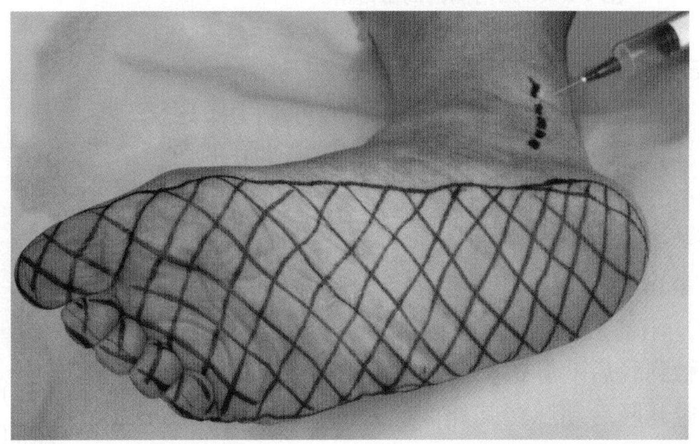

图 4-2-7　胫神经阻滞麻醉

三、足踝部的局部麻醉

（一）踝外侧的局部麻醉

1. 应用范围　踝外侧的局部麻醉可应用于外踝部的手术，如外踝骨折切开复位内固定、踝关节外侧韧带损伤的外科修复、腓骨肌腱滑脱的手术切开复位与韧带修复的治疗等。

2. 麻醉要点

（1）阻滞腓浅神经与腓肠神经：腓浅神经阻滞的体表投影位置在腓上支持带的上方与趾伸长肌外侧缘交界处，深度为皮下组织内。腓肠神经的体表投影位置在外踝末端与跟腱之间，深度在皮下组织内。

（2）外踝的上方与前方根据手术范围的大小施行局部浸润麻醉（图 4-2-8）。

（二）踝内侧的局部麻醉

1. 应用范围　踝内侧的局部麻醉可施行于许多足踝部的手术。如踝关节前内侧的造口术，舟楔关节、第一跖跗关节融合术，趾长屈肌腱转移到胫后肌腱，副舟骨切除，内踝骨折切开复位内固定及踝关节内侧韧带损伤的外科修复等手术。

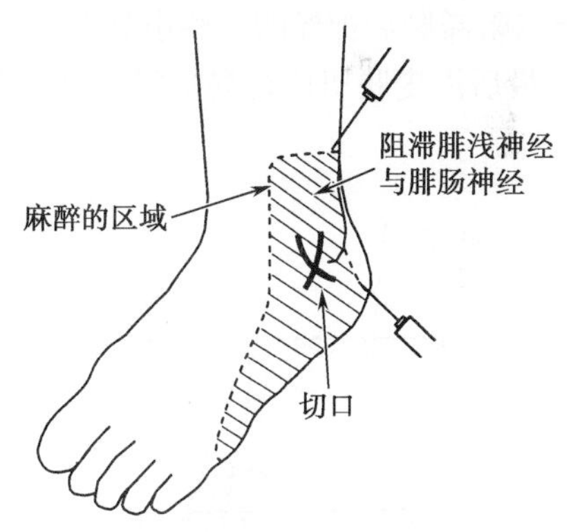

图 4-2-8　踝外侧的局部麻醉（所画斜线区为麻醉的区域（以下同））

2. 麻醉要点

（1）在小腿伸肌支持带上方阻滞麻醉隐神经和腓浅神经。隐神经的体表投影位置在内踝尖端上方约 4cm 与胫骨内侧交界处为中心，于皮下组织内各向前、向后方各边注入麻醉药边推进 2～3cm。

（2）若手术范围涉及足内侧靠近跖侧时需再

阻滞麻醉胫后神经。胫后神经阻滞麻醉的体表投影在内踝后方的踝管部，触到胫后动脉搏动时，神经位于胫后动脉的外侧，深度在深筋膜下方（图 4-2-9）。

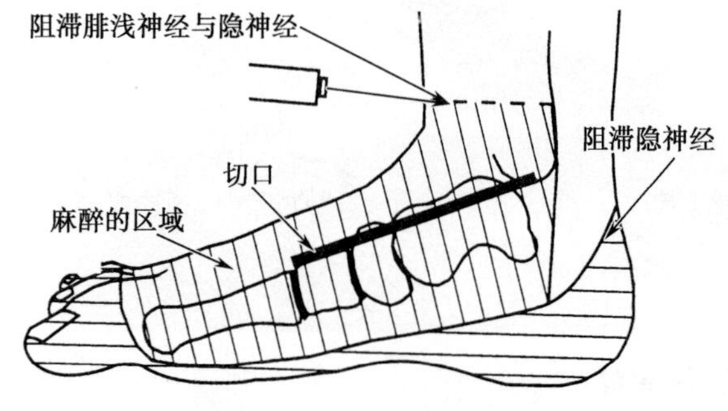

图 4-2-9　踝内侧的局部麻醉

（三）踝后侧的局部麻醉

1. 应用范围　踝后侧的局部麻醉可应用于跟腱延长、切除，跟骨结节部骨赘、滑囊、腱鞘囊肿的切除及跟骨结节部撕脱骨折的切开复位内固定等手术。

2. 麻醉要点

（1）阻滞胫后神经：在内踝下后方跟管处，用左手指触到胫后动脉搏动后用力压住动脉，右手持注射器避开胫后动脉在其外侧刺入注射针头；待针头进入深筋膜下方时，推入局麻药 3ml。

（2）再在皮肤切口的近侧皮下组织内横行注入局麻药以阻滞胫后神经的一些小分支。

（3）最后沿皮肤切口行局部浸润麻醉（图 4-2-10）。

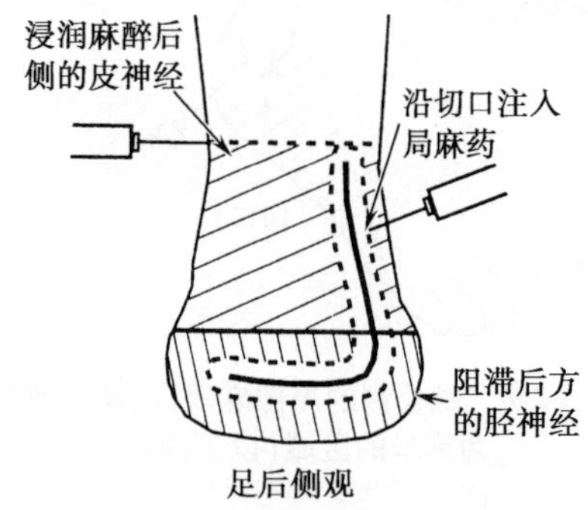

图 4-2-10　踝后侧的局部麻醉

（四）踝关节及以远的阻滞麻醉

此种麻醉是在踝关节近侧 4～6cm 处对走入足踝部的所有神经分支进行阻滞麻醉。不但适用于踝关节的手术，如踝关节内结核病灶清除术、距骨骨折切开复位内固定术、内外踝骨折与前踝骨折切开复位内固定术及人工踝关节置换术等；也可用于足部所有手术的麻醉。

麻醉要点如下：①先在内踝后 1 横指即踝管处进针，作扇形封闭，以阻滞胫后神经的分支；②在胫距关节平面上方 2 横指附近的踇长伸肌内侧进针，以阻滞胫前神经；③在腓骨末端偏后侧进针阻滞腓肠神经；④用不含肾上腺素的局麻药注射于两踝关节之间的皮下，并扇形浸润至骨膜，以阻滞许多细小的感觉神经（图 4-2-11）。

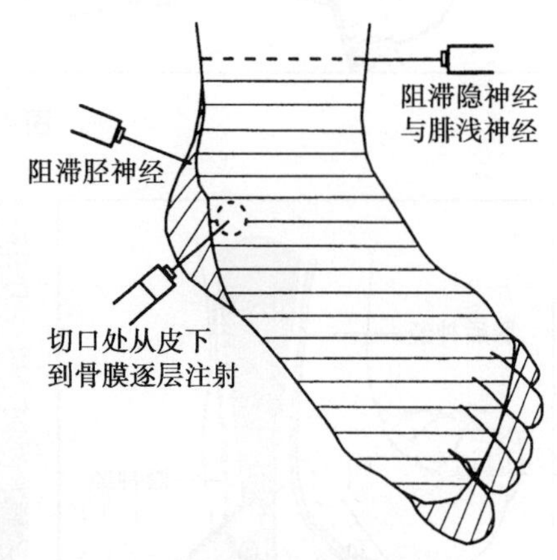

图 4-2-11　踝关节手术的局部麻醉

（五）跖间神经瘤手术的局部麻醉

跖间神经瘤切除术，大都可在局部麻醉下进行手术，且麻醉效果良好。操作要点：在患病的趾蹼间，相当于跖趾关节的近侧 2cm 处，刺入注射针头先根据皮肤切口的大小作局部浸润麻醉，然后垂直针头在皮下组织内注入 1ml 局麻药；继之向跖侧进针注药对趾固有神经阻滞麻醉。然后针尖继续向跖侧深入，在足底的皮下组织内作局部浸润麻醉（图 4-2-12）。

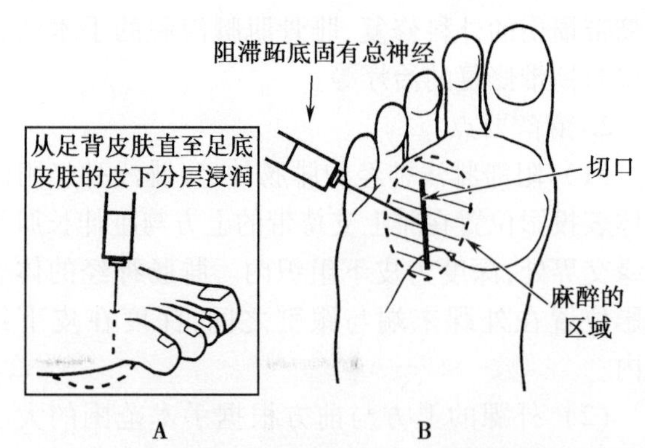

图 4-2-12　跖间神经瘤的局部麻醉

（六）踇外翻手术的简易局部麻醉

Mayo 报道踇外翻手术的麻醉方法，实际是围绕踇趾基底的局部阻滞麻醉。通过环形的局部注射麻

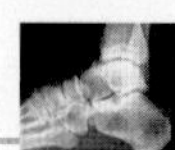

醉药，将踇趾周围的神经末梢均给予阻滞麻醉（图 4-2-13）。一般使用 1% 利多卡因 8～10ml 即可获得满意的麻醉效果。作者自 1997 年以来均采用 Mayo 局部麻醉法行踇外翻矫形，已施行了几千例手术，麻醉效果良好，未发生过麻醉失败者。该麻醉方法的操作分为 4 步：

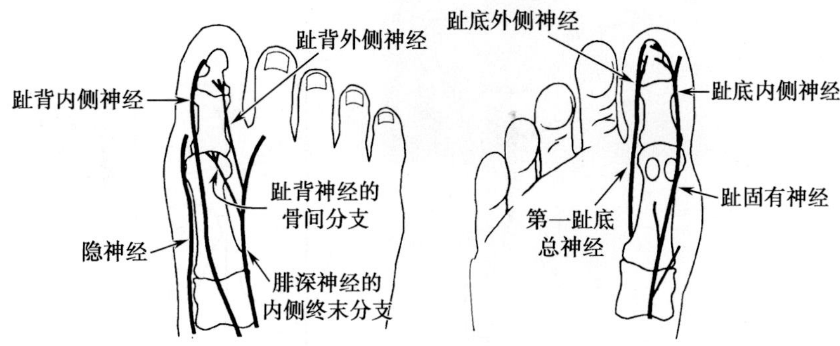

图 4-2-13　踇趾的皮神经分布

1. 第一步，从踇趾基底的背内侧开始注入麻醉药，边注药边进针直到其内跖侧为止（图 4-2-14）。

2. 第二步，从踇趾基底的背内侧开始注入麻醉药，边注药边进针直到其背外侧为止（图 4-2-15）。

3. 第三步，从踇趾基底的背外侧开始注入麻醉药，边注药边进针直到其外跖侧为止（图 4-2-16）。

4. 第四步，从踇趾基底的跖内侧开始注入麻醉药，边注药边进针直到其外跖侧为止（图 4-2-17）。

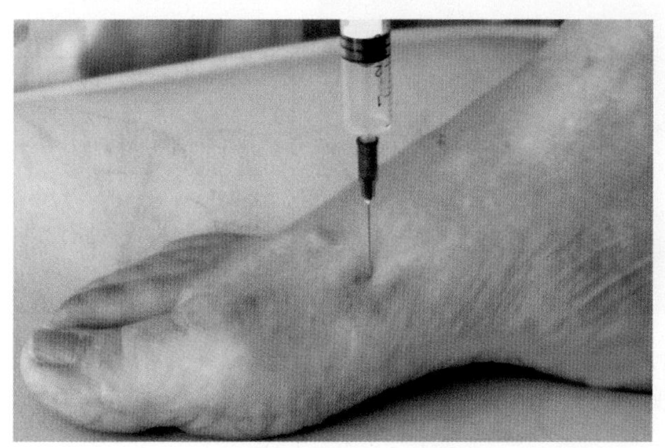

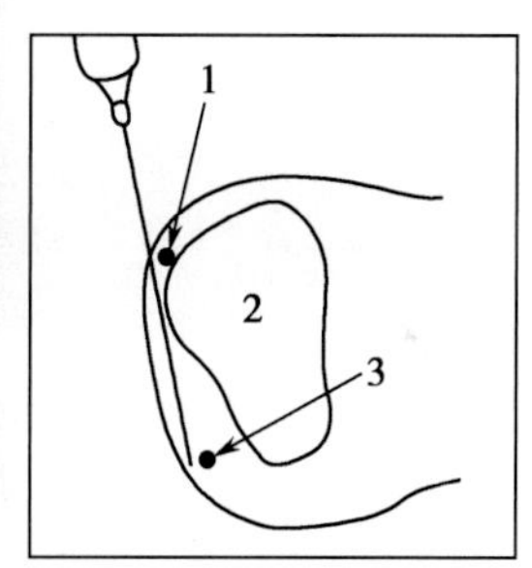

图 4-2-14　踇外翻手术的简易局部麻醉第一步
1. 隐神经；2. 第一跖骨；3. 趾固有神经

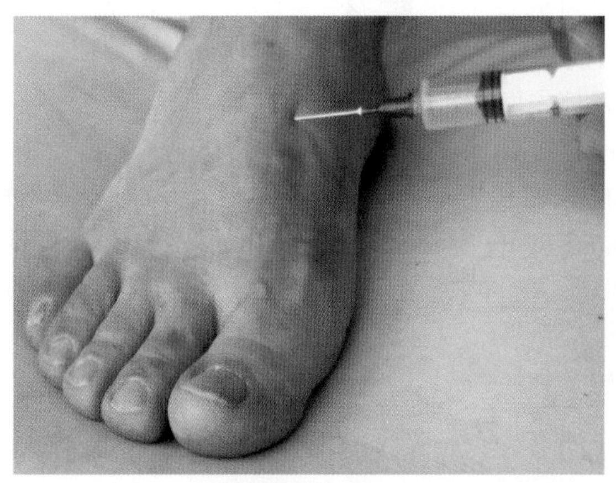

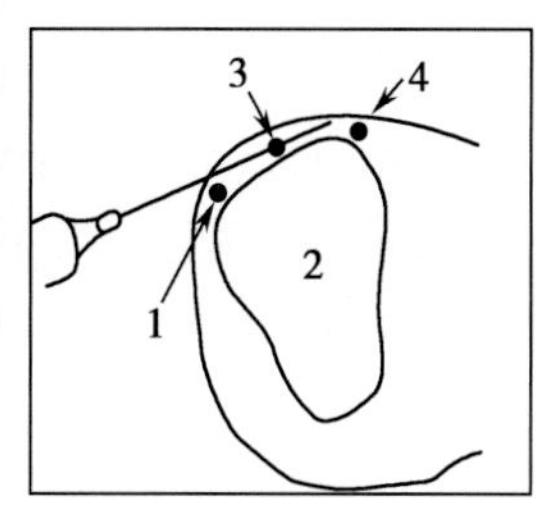

图 4-2-15　踇外翻手术的简易局部麻醉第二步
1. 隐神经；2. 第一跖骨；3. 趾背神经；4. 腓深神经

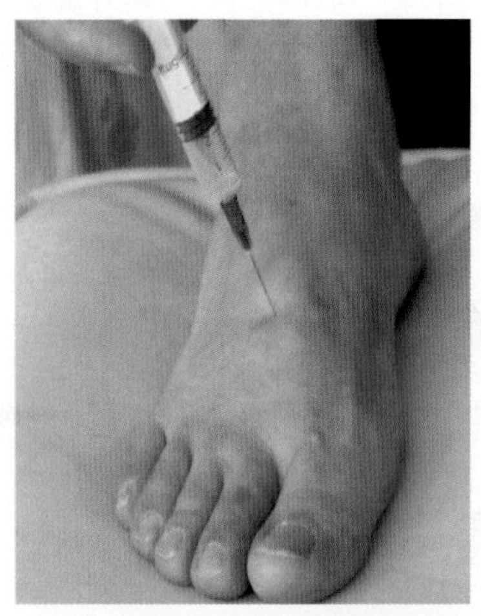
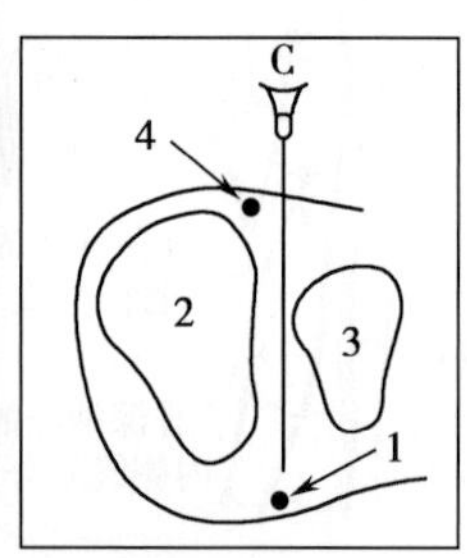

图 4-2-16　踇外翻手术的简易局部麻醉第三步
1. 第一趾底总神经;2. 第一跖骨;3. 第二跖骨;4. 腓深神经

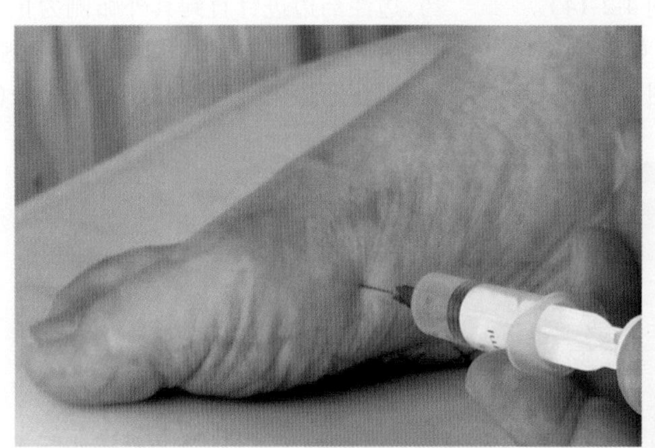
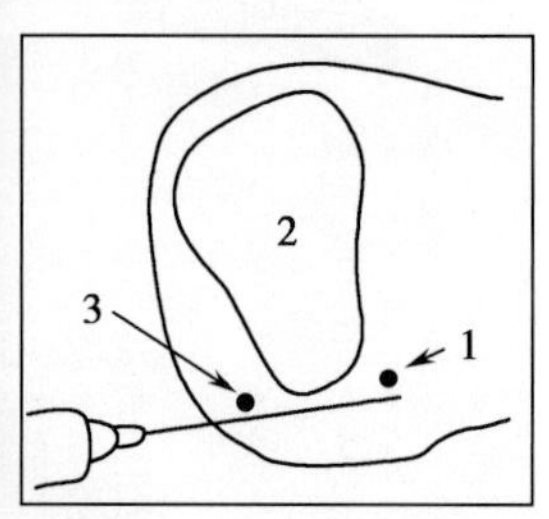

图 4-2-17　踇外翻手术的简易局部麻醉第四步
1. 第一趾底总神经;2. 第一跖骨;3. 趾固有神经

以上每一步骤所用的局麻药为 2ml。

（七）其他足趾的局部麻醉

趾甲的手术、2～5 趾手术,可采用足趾麻醉;基本上可以满足手术的要求。一般使用 1% 的利多卡因 3～5ml,建议不加用肾上腺素类血管收缩剂。

具体操作:第 1 步,于趾根部趾内侧的背部先做皮下皮丘麻醉,继之垂直向下麻醉趾内侧神经血管束中的感觉神经;再垂直向下麻醉跖内侧的感觉神经。第 2 步,然后掉转针头使其平行于地面,在皮下组织中由内向外注入麻醉药,之后拔除针头。第 3 步,再于趾根部趾外侧的背部先做皮下皮丘麻醉,继之垂直向下麻醉趾侧外侧神经血管束中的感觉神经(图 4-2-18)。

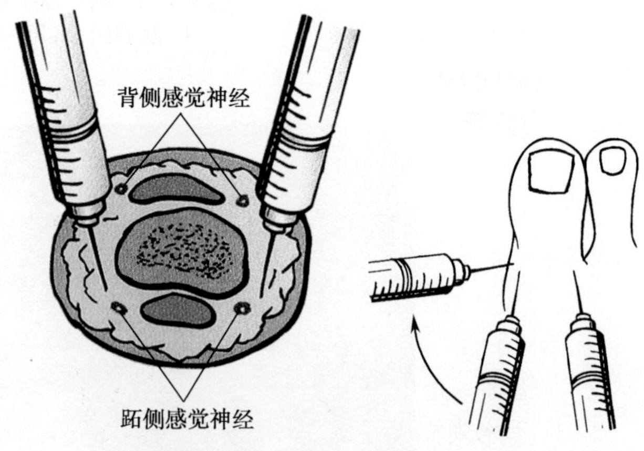

图 4-2-18　足 2～5 足趾的局部麻醉

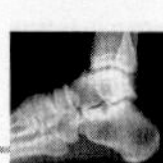

第三节　止血带的应用与术后镇痛

一、止血带的应用

（一）有关基础知识

止血带应尽量少用，但在急诊情况下，若外伤后出血量较大，在应用局部止血无效时可应用止血带。此外在足踝部择期手术时，由于涉及肌腱、神经、血管等较为复杂解剖区域时，为获得清晰的解剖与减少出血和可能发生损伤的几率，亦可使用止血带。但对下肢患有血管疾患及其他原因引起血供不佳的患者，包括血栓性闭塞性脉管炎等，均禁止使用止血带。

在应用止血带前，应在安放部位先填以平整的棉织物作为衬垫。遇有下肢患有较重感染、坏疽患者，及患有恶性肿瘤者，为防止引发肿瘤扩散、破溃、出血，均禁止使用止血带。

使用止血带时如果应用压力过高、持续时间过长可能产生以下并发症：局部压迫坏死、Volkmann挛缩、去止血带后的挤压综合征，甚至发生肢体血运障碍，远端肢体坏死等。应引起医者的重视。

（二）电动气囊止血带应用

踝足外科手术多常规运用气囊止血带。提倡应用电动气囊止血带，可以自动维持囊内压。成人踝足部手术时股部应用充气止血带的压力50～60kPa（375～450mmHg），儿童压力30～50kPa（225～375mmHg）。止血带结扎在大腿上段，先垫软布衬垫，持续时间60分钟。由麻醉医生记录时间，巡回护士合力监管。

1. 驱血　用驱血弹力硅胶带消毒后应用，弹力胶带缠压重叠1/3，直到止血带结扎部。若患足感染、肿瘤等原因，不宜使用驱血带驱血时，宜直腿抬高患肢70°～80°位5分钟后上止血带。术中一次性驱血带值得推广。

2. 超时　止血带已然60分钟，但手术尚未完成时，如手术尚需10～20分钟即可完成时，可审慎延长止血带时间，但总时间不超过90分钟；如手术尚需较长时间，应松去止血带减压至0，伤口用无菌纱布填压止血，5分钟后患肢血供几可完全恢复，10分钟后再行充气升压维持50分钟。不宜延时过长。若手术仍未完成，止血带又十分必要，松止血带减压至0，10～15分钟后可再升压，但持续升压维持止血带时间应再缩短至30～40分钟，不可维持60分钟。因为组织耐缺氧能力愈益下降。

（三）小腿中段上止血带问题探讨

目前未见足够有力报道，但临床上确有部分患者应用有效。主要选择小腿中段丰满的患者试用。升压低于大腿上段，约45～55kPa（337～412mmHg），儿童25～50kPa（187～375mmHg）。若无效，迅速放弃，改置大腿上段。消瘦患者不宜试用。

（四）踝上止血带的应用

中、前足部手术，也可在踝上部应用止血带进行止血。方法是：用消毒好的驱血弹力硅胶（或橡胶）带，自足趾开始向踝部缠压重叠1/3胶带的方法进行缠绕驱血，缠过踝关节上方后不再向近端缠绕，而是继续拉紧胶带在踝关节上方处缠绕5-6圈，然后用绷带缠绕两圈扎紧打结，以保持驱血的作用（图4-3-1）。

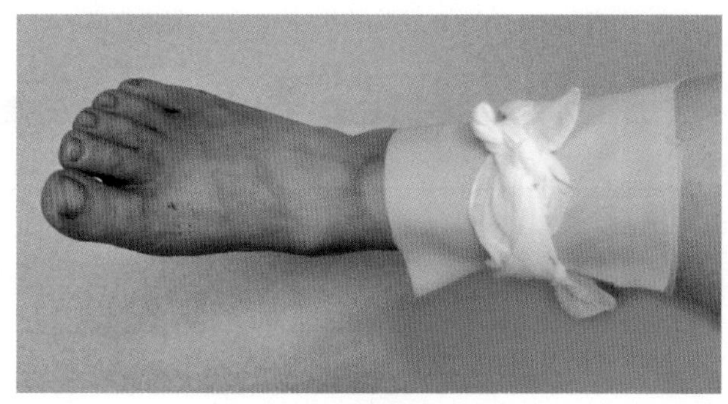

图4-3-1　驱血带踝上止血

（五）注意事项

术中应注意使用止血带有无不良反应。部分患者使用止血带20～30分钟后出现患肢和全身躁动、烦躁不安、呼喊、血压升高、心率加快等症状，即为止血带反应。处理方法：适当加深麻醉，镇静镇痛药加量，使之安静深入睡；检查止血带，升压不可过高，衬垫是否合适，必要时减压至0约5分钟后再加压至标准要求。若仍然反应很重，应放弃使用止血带。

如果术中使用抗生素，为使抗生素进入手术区。须待切皮前15～20分钟静滴抗生素后再上止血带，让切创组织和周围有足够浓度抗生素进入，有助于预防切口感染。

二、术后镇痛

近年来,术后镇痛已引起麻醉科及外科医护人员的高度重视,不再单纯依赖麻醉性镇痛药在患者剧烈疼痛或强烈要求时临时应用。而许多安全、有效、连续的镇痛方法和措施迅速发展,已得到患者的好评与配合,并且术后急性疼痛的处理已列入麻醉学的重要常规工作,这对提高手术效果也是一项至关重要的举措。目前要达到术后无痛或仅有轻微疼痛,从技术上讲,是完全可能的。手术后镇痛应根据患者的年龄、体质、并发症、手术部位、种类及创伤程度等情况选择最适宜的方法。

(一) 疼痛的性质与评估

术后早期一般为手术后创口痛,即手术各层组织切口和分离组织切挫损伤愈合前的疼痛。表现为刺痛或点击样疼痛。也有术后应用石膏固定,因石膏挤压引起的束压性疼痛。

疼痛的评估,较多采用的方法是"疼痛强度数字评分计量法(numerical rating scale NRS)"。分别用0~10代表不同程度的疼痛:0为无痛,1~3为轻度疼痛(疼痛尚不影响睡眠),4~6为中度疼痛,7~9为重度疼痛(不能入睡或者睡眠中痛醒),10为剧痛。具体评定内容:

0——安静平卧、咳嗽时不疼。

1——安静平卧不疼,翻身咳时疼。

2——咳嗽时疼,深呼吸时不疼。

3——安静平卧不疼,但咳嗽、深呼吸时疼。

4——安静平卧时断断续续疼,程度较轻。

5——安静平卧时持续疼,程度较轻。

6——安静平卧疼,程度较重。

7——刀口疼痛较重,翻身不安,全身疲乏。

8——刀口疼痛难忍,持续不断,全身大汗。

9——刀口疼痛剧烈,无法忍受。

10——刀口疼痛非常剧烈,喊叫哭啼,生不如死(图4-3-2)。

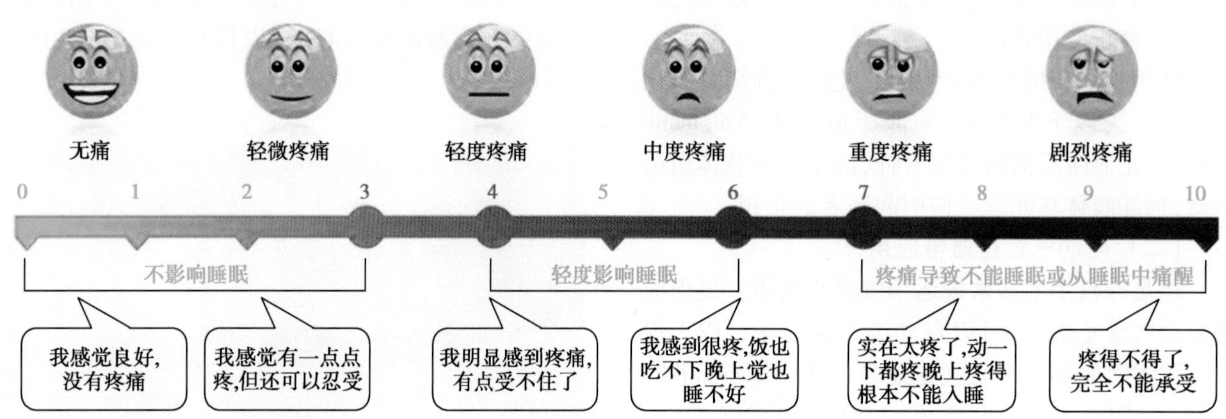

图4-3-2 疼痛强度数字评分计量法(numerical rating scale NRS)

(二) 术后镇痛的原则

1. 根据手术部位和性质,对估计术后疼痛较剧烈的患者,在麻醉药物作用未完全消失前,应主动预防给药,如硬膜外间隙预先置管保留,手术结束后定时向硬膜外间隙注入小剂量长效局麻药或小剂量麻醉性镇痛药。

2. 术后需应用镇痛药的患者,应首先采用非麻醉性镇痛药和镇静药联合应用,尽量避免或少用麻醉性镇痛药。

3. 用于术后镇痛的药物,应从最小有效剂量开始,能从肌肉途径给药,一般不从静脉途径给药。

4. 手术后应用镇痛药物前,应观察和检查手术局部情况,以明确疼痛的发生原因并及时解除。

5. 应用镇痛药,其用药间隔时间应尽量延长,以减少用药次数;用药时间应短,通常镇痛药的应用不应超过48小时。

(三) 常用术后镇痛方法

近年来术后镇痛的方法发展很快,已不再是传统的肌内注射麻醉性镇痛药物。根据术后镇痛给药途径不同,可概括为口服、经肌肉或静脉及经椎管内等几大类:

1. 经胃肠道口服 本法简便、安全、经济,一直是最普及的给药方式。口服途径给药仍不失为术后镇痛的方法之一;可服用曲马朵缓释片及吗啡控释片等。口服有胃肠反应者,可肛塞吲哚美辛栓剂。

2. 经静脉和肌肉 肌肉和静脉注射方法是多

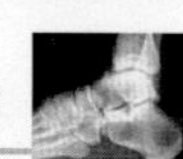

年来传统的给药途径，与口服给药相比，肌内注射镇痛药起效快，易于快速产生峰作用。如肌注布桂嗪、吗啡或哌替啶。静脉注射：单次静脉注射麻醉性镇痛药时，血浆药物浓度易于维持恒定，起效快。然而，与肌内注射相比，由于药物在体内快速重分布，故单次注药后作用时间较短而需反复给药。目前临床应用最多的为一次性镇痛泵连续自动给药，可使血药浓度保持相对稳定，镇痛效果稳定。

3. 经椎管内　椎管内给药可分为硬膜外腔和蛛网膜下隙两种途径。但多采用硬膜外腔途。目前硬膜外术后镇痛术，从方法上已趋向常规采用留置导管、连续 1 ~ 3 天，个别病例根据需要可延长。其次，用药种类趋向于小剂量阿片类镇痛药加低浓度局麻药或阿片类镇痛药与神经安定类药联合用药。

4. 患者自控镇痛　患者自控镇痛（patient controlled analgesia，PCA）是通过预先由医生设定给药间隔时间和剂量的泵装置，患者根据自己的需要按动启动钮，使药物注入体内达到止痛要求的方法。PCA 的特点是：①PCA 能连续给药：患者即使在睡眠期间也能维持镇痛效果，可以维持其血镇痛药物浓度持续接近于最低有效血药浓度（MEAC）；②药量少：单位时间内用药量小，镇痛迅速、效果满意，镇静程度轻微，有利于患者离床活动和恢复；③个体化用药：克服了药物量效关系的个体差异，提高镇痛效果；达到用药个体化，用药量更合理；④可自行给药：患者不必打扰医护人员，可自行控制按需给药，迅速缓解疼痛，解除了患者的顾虑，满足其心理要求。由于有以上优点，它是当前最受患者欢迎的术后镇痛方法。

患者需要 PCA 时由麻醉医生设计给予静脉小剂量阿片类+长效局麻药或神经安定类复合药物，患者可以按压按钮或对皮囊施压，自动从静脉给予小剂量药物，给药时间的间隔可以调节或患者自控。但要求对患者进行使用前培训。一般使用 1 ~ 2 天即可安顺渡过术后疼痛期。

（王正义）

参考文献

1. Richard M. Jay. Pediatric Foot & Ankle. Surgery. Philadelphin，London：W. B. Saunders Compandy，1999.
2. Joshua Gerbert. Textbook of Bunion Surgery. 3rd ed. London：W. B. Saunders Compandy，2001.
3. Mark S. Myerson. Foot and ankle disorders. Philadelphia：W. B. Saunders company，1999.
4. Frederick G. Lippert. Foot and Ankle Disorders-Tricks of the trade. New York：Thieme，2003.
5. Selene G Parekh. Foot & Ankle Surgery. London：JP Ltd，2012.

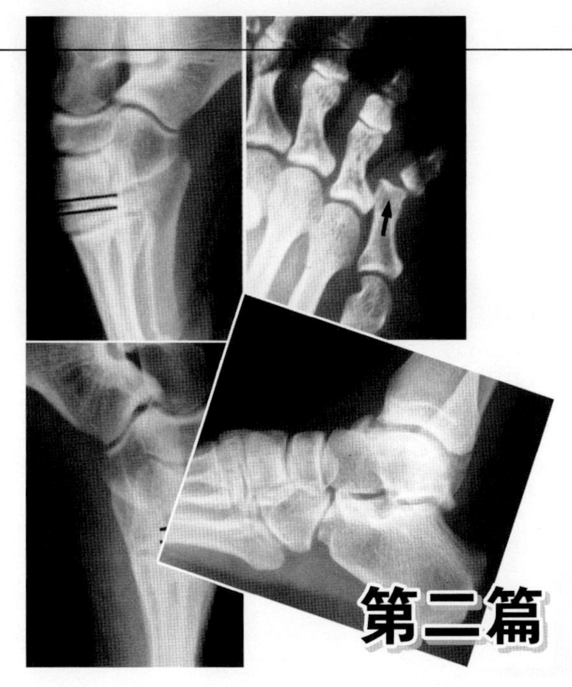

第二篇　足踝部骨病

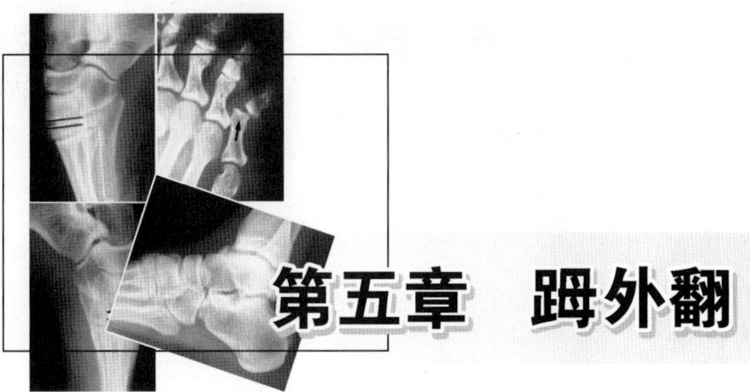

第五章 踇外翻

踇外翻是指踇趾向外偏斜超过正常生理范围的一种足部畸形，是前足最常见的病变之一（图5-0-1）。民间俗称为“大脚骨”或“大觚拐”。踇外翻的英文名称是 Hallux Valgus，是一位德国外科医生 Car Hueter（1838—1882）最早用来描述踇趾在跖趾关节向外倾斜的一种畸形。我们还常见到另一个名词 Bunion 来形容踇外翻。Bunion 一词来源于拉丁语 *bunio*，原意为“turnip 大头菜”用来描述第一跖趾关节外观的增大。所以，由于踇外翻产生的第一跖趾关节半脱位、跖骨头内侧骨赘和跖趾关节内侧滑囊形成的第一跖趾关节内侧的突出隆起，都称为 Bunion。踇趾外翻后，第1跖骨头内侧骨赘形成，和鞋面摩擦，形成滑囊炎，称为踇囊炎。由于踇外翻后常常伴有足的其他部位的病变，如锤状趾、跖痛症、小趾滑囊炎、扁平足等，因此，又有人称踇外翻为踇外翻复合体或踇外翻综合征。

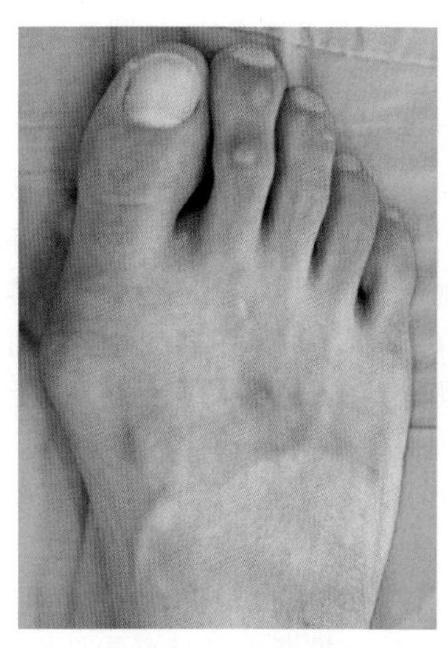

图5-0-1　踇外翻外观

第一节　流行病学和病因

在文献中报道的踇外翻发病率从2%～50%，差别很大。1990年美国国家卫生中心统计，踇外翻的发生率为5.1%。Myerson 认为约为7%。男女发生踇外翻的比率为1∶(9～15)。

踇外翻的确切病因还不太清楚，现在认为踇外翻的发生和多种因素相关。但对各种病因的作用，仍然有着不同的意见。

1. 穿鞋　穿鞋被认为和踇外翻的发生有密切关系。Hoffman 和 Engle 发现：在菲律宾和中非洲土著人的调查发现，很少有足部的问题。Sim-foot 和 Hodgson 调查了没有主述足部疾患的香港居民225只足的情况，其中一半人穿鞋，一半人不穿鞋，不穿鞋人群中踇外翻的发生率只有9%，而在穿鞋的人群中踇外翻的发生率达到33%。Kato 报道在古日本人的足印图中没有见到踇外翻畸形。在近30年中，日本由于穿西式鞋的人数不断增加，踇外翻的发生率比过去穿传统木屐的时代有明显的增加。同一个人，赤足和穿前端窄小的鞋分别摄X线片，可以发现鞋对前足有着明显的挤压。因此，穿鞋，尤其是穿窄小、高跟的鞋被认为是引起踇外翻的重要外部原因之一。但在正常人群中，患踇外翻的毕竟是少数。很多穿高跟鞋者也并没有发生踇外翻。穿鞋并不是引起踇外翻的唯一原因，它可能加重了某些结构不良足的病理变化，是引起踇外翻的外部原因。踇外翻的发生还有其内在的原因。

2. 遗传 Piggott 报道,至少 50% 以上的患者在 20 岁以前就已发生踇外翻。Hick 报道,如果一位女性在 20 岁以前踇外翻角仍然小于 10°,她以后发生踇外翻的可能就很小。Wallace 调查了 224 例 9 岁踇外翻患儿,发现全部有踇外翻家族史或有第 1 跖骨不稳定。梁朝对其 1491 例踇外翻患者进行了调查,发现 69.48% 的患者有家族遗传史,其中 55% 的患者在 20 岁之前就出现了踇外翻畸形。

3. 足结构异常

(1) 前足或踇趾的旋前:Alvares 认为在步态的推进期,如果前足旋前,第 1 跖趾关节外侧的侧副韧带和关节囊结构会受到牵拉,使踇趾向外倾斜。而 Eustan 对 50 例患者的第 1 跖骨进行 X 线测量,发现 84% 的患者有第 1 跖骨的旋前。

(2) 跖趾关节形态:Myerson 认为第 1 跖骨头扁平,不易发生跖趾关节的不稳定,因而不易发生踇外翻。而对于一个圆形的跖骨头,尤其是第 1 跖骨头关节面倾斜时,增加了踇外翻发生的可能。有人认为女性踇外翻多于男性的原因之一就是女性第一跖骨头更圆一些,更小一些,因而更不稳定。其他原因有女性第 1 跖骨更易于内收、内侧跖楔关节更不稳定等。

(3) 扁平足:Inman 观察到在高弓足的患者很少有踇外翻,从而推断扁平足可能易发生踇外翻。但以后的研究没有证实此观点。Kilmartin 和 Wallace 使用足印测量了 64 位儿童,其中半数患有踇外翻,最后没有确定足弓高度和踇外翻有直接的关系。目前,大多数医生认为患者如果合并踇外翻与平足会使畸形加重(图 5-1-1)。

(4) 第 1 跖骨过长:Hardy 报道踇外翻患者的第 1 跖骨比第 2 跖骨长 2mm,但 Harris 对 7167 个足的调查,没有发现第 1 跖骨长度和足的病理改变有关。

(5) 第 1 跖骨内收:第 1 跖骨内收被定义为第 1 跖骨相对于中足的向内倾斜。它和踇外翻的关系已被很多医生注意,随着踇外翻角度加大,作用于第 1 跖骨上的内翻应力也随之加大,第 1 跖骨的内翻也越严重。一些人虽有踇外翻,但第 1 跖骨没有异常内翻。因而认为,第 1 跖骨内收继发于踇外翻。

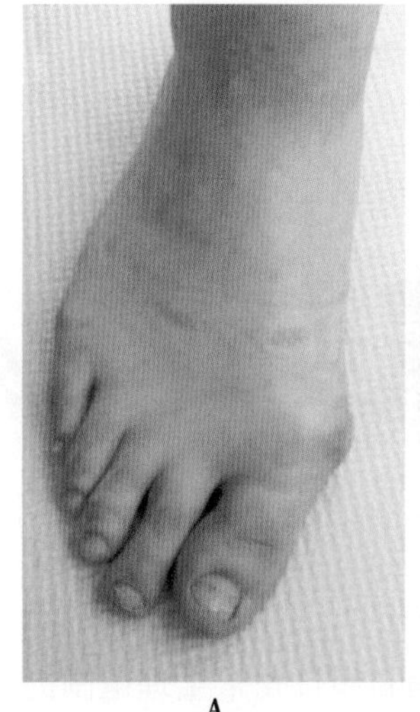

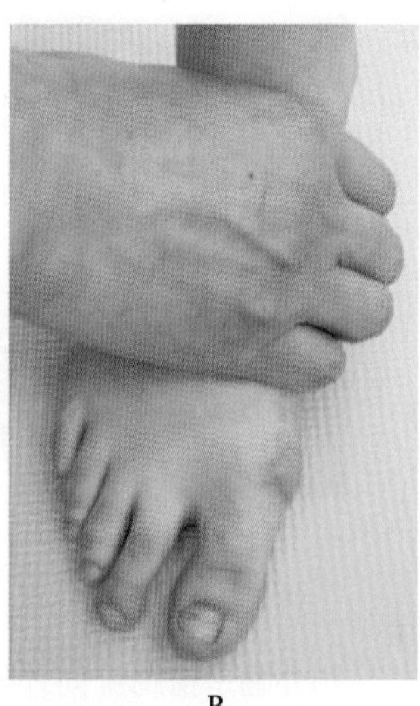

A　　B

图 5-1-1 平足和踇外翻的关系
A. 踇外翻合并平足;B. 当手法纠正平足后,踇外翻自行纠正

而 Lapidus 认为第 1 跖骨内收是一种返祖现象,是踇外翻发生的主要原因。

(6) 跟腱挛缩:Mann、Coughlin 和 Hanseny 提出跟腱挛缩由于增加了步态推进期前足应力,可能成为引起踇外翻的原因。但没有证据证明跟腱挛缩会增加踇外翻手术后复发的概率。

4. 其他

(1) 创伤:踇展肌腱附着部损伤和内侧关节囊的撕裂,造成跖趾关节内侧软组织结构的松弛,关节肌力不平衡,引起踇外翻。

(2) 全身性其他疾病

1) 炎症如类风湿关节炎,痛风等病变破坏了足部软组织及骨关节的正常平衡结构,在内部因素及外部力量的作用下,发生踇外翻畸形(图 5-1-2)。

2) 一些遗传性疾病 Down 综合征,Ehlers-Danlos 综合征,Marfan 综合征等疾病引起韧带松弛,从而发生足部生物力学结构的改变,引起踇外翻。

3) 脑瘫等神经肌肉性病变,引起足部肌力不平衡,可产生踇外翻。

4) 医源性如第二趾切除后,踇趾无阻挡,在外力挤压下,可加重或引起踇外翻。内测籽骨切除后造成跖趾关节软组织肌力不平衡,也可引起踇外翻。

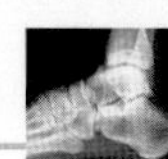

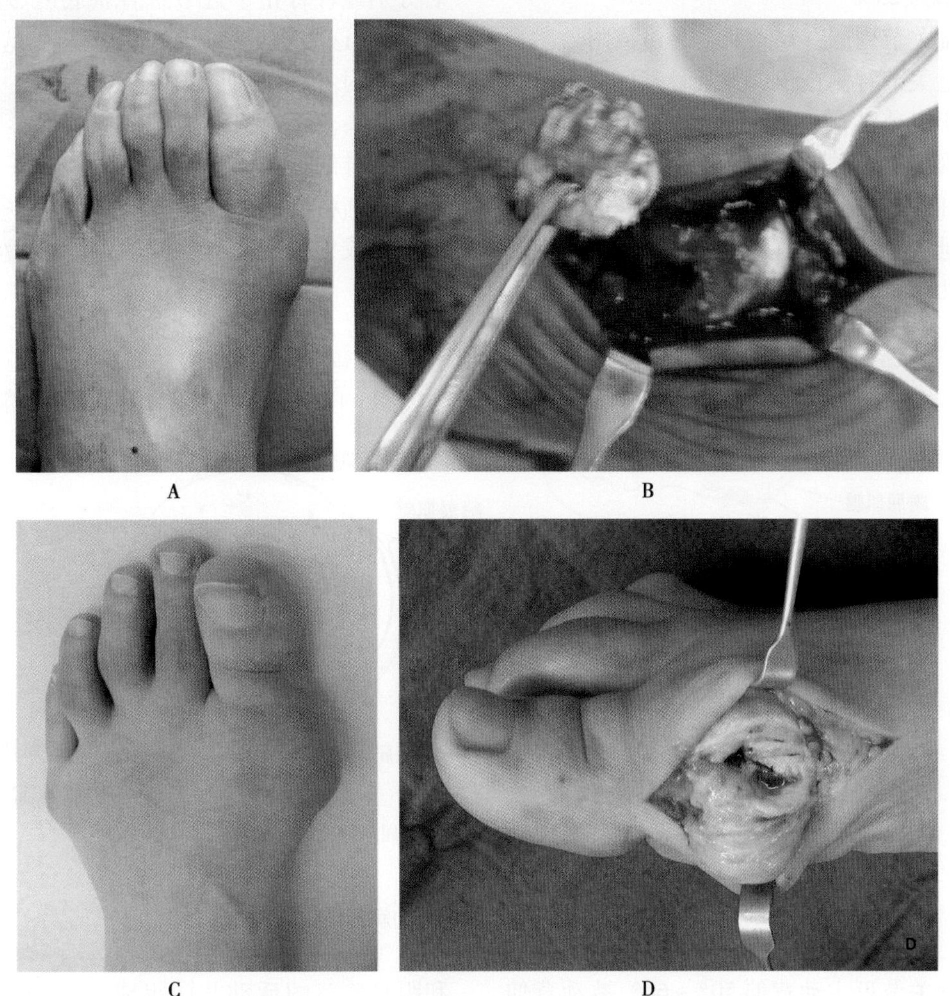

图 5-1-2　痛风性关节炎和类风湿关节炎合并踇外翻

A. 痛风性关节炎外形；B. 术中可见 MPJ 痛风性关节炎的痛风结石；
C. 类风湿性关节炎外形；D. 术中可见关节呈类风湿样改变

第二节　功能解剖与病理变化

一、功 能 解 剖

第一跖趾关节由两个关节构成。第一跖骨头远端呈椭圆形，与近节趾骨基底的凹形关节面形成关节。跖骨头关节面延伸于跖骨头的跖侧，并被一嵴分为两个斜形关节面分别与内、外侧籽骨成关节。关节囊松弛，上薄下厚。关节两侧有扇形的侧副韧带，起于跖骨头两边的背侧结节，斜向前下止于近节趾骨的基底部。而悬韧带从跖骨头两边的背侧结节向跖侧止于两边的籽骨。跖侧跖骨趾骨韧带分为两部分，即内、外侧跖骨籽骨韧带和籽骨趾骨韧带，经过籽骨从跖骨头到近节趾骨基底，两个籽骨间由籽骨间韧带连接。跖侧有厚韧的足底韧带（又称为跖板），参与构成关节囊并起到屈肌腱的滑行面的作用。深部的跖横韧带连接着足底韧带及跖骨头相邻部分。

踇趾籽骨是组成第一跖趾关节的重要结构，其背面覆盖有关节软骨，滑动于跖骨头关节面上。起着保护屈踇长肌腱和跖骨头的作用，传递前足内侧的负荷，同时类似一个滑车增加了屈踇长、短肌腱的力量。一般腓侧籽骨大于胫侧籽骨。如果骨化中心没有融合，可形成二分籽骨或多分籽骨。胫侧籽骨的二分籽骨发生率为 7% ~11%，而外侧则<1%，其

中双足发生率为 25%。

踇趾跖趾关节周围有 6 条肌腱通过或附着。踇长伸肌腱通过关节背侧止于远节趾骨基底背侧。踇短伸肌腱止于近节趾骨基底背侧。踇展肌腱止于近节趾骨基底内侧。在关节囊跖侧，踇长屈肌腱通过内、腓侧籽骨间沟，向远侧止于远节趾骨基底。踇短屈肌腱在跖趾关节跖侧分为内、外侧腱两部分，内侧腱与踇展肌相融合，外侧腱与踇收肌止点相融合，然后分别经籽骨止于近节趾骨基底内、外侧跖面。由此可见，这些肌腱均附着于近节跖骨基底，跖骨头却无肌腱附着，这种肌腱附着结构就像一个吊篮，控制着跖骨头。跖骨头易受外部应力的影响发生移位，尤其是鞋的挤压的影响。一旦跖骨头移位，肌腱之间的平衡将会被打破，这些稳定第 1 跖趾关节的肌腱就会成为促使关节脱位的力量，跖趾关节的畸形也会进一步加重(图 5-2-1)。

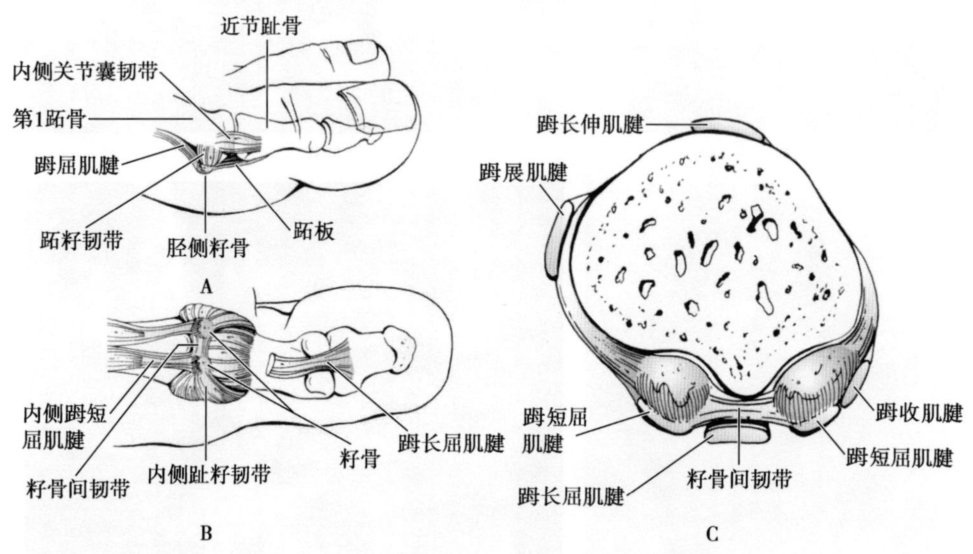

图 5-2-1　第 1 跖趾关节的解剖结构

第一跖趾关节可主动背伸 50°～60°，被动背伸最大可达 90°；主动跖屈 30°～40°，被动跖屈 45°～50°。其运动轴有两个，一个是横轴，可允许跖趾关节在矢状面上伸和屈；另一个是垂直轴，允许跖趾关节在水平面上做内收和外展的活动，但其主动的内收、外展运动基本不能完成。

内侧跖楔关节由第 1 跖骨近端关节面和内侧楔骨远端关节面构成。从矢状面上看，关节面从背侧远端到跖侧近端。这种倾斜使跖骨基底对内侧楔骨有一支撑作用。在水平面上，关节面向内侧倾斜 8°～10°。但从 X 线片上，对此角度的测量由于受到足的位置或投照角度的影响常会有变化。该关节的稳定性是由关节面形态、韧带和肌腱所维持，跖侧和背侧的跖楔韧带对于内侧跖楔关节的稳定有着重要作用。但第 1 跖骨和内侧楔骨之间一般没有或只有薄弱的骨间韧带。1、2 跖骨基底间没有韧带结构。此外，腓骨长肌腱、胫前肌腱、胫后肌腱以及屈踇长肌腱对内侧跖楔关节也有稳定作用。

足内侧序列的活动由内侧跖楔关节、舟楔关节和距舟关节的活动共同组成。Ouzounian 和 Shereff 研究发现足内侧序列的背伸和跖屈活动中，距舟关节占 7°，舟楔关节占 5°，内侧跖楔关节占 3°。在旋前和旋后活动中，距舟关节占 17°，舟楔关节占 7°，内侧跖楔关节占 1.5°。内侧序列旋转中心位于舟楔关节的远端。但在临床工作中，很难确定每个关节的活动度。内侧跖楔关节的融合并不能完全限制内侧序列的活动度，对足的功能的影响不大。

当足在负重中期时，正常踇趾可背伸 20°～30°。足进入推进期后，第 1 跖趾关节的背伸很快被用尽，随着步态的进展，需要更多的跖趾关节活动，跖骨头背侧关节面于趾骨基底关节面上开始滑动运动，此时需要第 1 跖骨跖屈以充分完成第 1 跖趾关节的背伸。但第 1 跖骨跖屈是通过第 1 跖骨头在籽骨上向后滑动来达到。为了更好地完成这一动作，还需要距下关节旋后，以稳定中跗关节，使腓骨长肌腱发挥有效稳定第 1 跖骨的作用。

如果足保持不正常旋前的位置，前足内侧将会

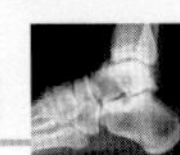

承受过度负荷，使第1跖骨背伸。腓骨长肌腱不能有效地发挥作用。跖腱膜的绞盘机制失效。跖趾关节承受更大的挤压力，易于发生跗外翻和跗僵硬（图5-2-2）。

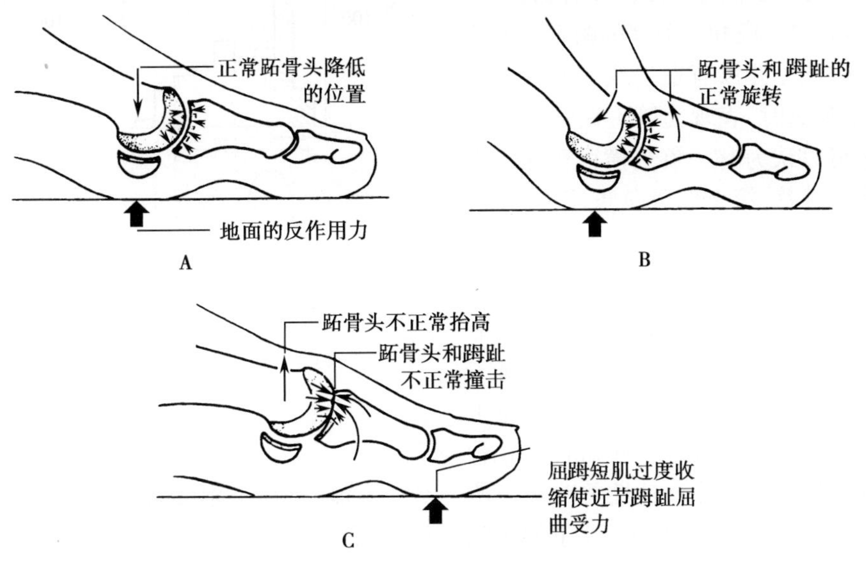

图5-2-2　第1跖趾关节不正常抬高，引起跖趾关节撞击

二、病理变化

随着跗外翻的发展和足部生物力学结构的紊乱，第1跖趾关节产生一系列病理改变。第1跖骨内翻，跖骨头向内移位，而籽骨在跗收肌、跗短屈肌和跖横韧带等结构的牵拉下维持原位，籽骨相对于跖骨头向外发生移动，跖骨头跖侧骨嵴被磨平，籽骨失去了跖趾关节在伸屈运动中的滑车作用，籽骨的外移将会牵拉跗趾近节趾骨发生旋转。跗收肌牵拉跗趾向外进一步偏斜，由于跗趾的外翻和内旋，跗展肌腱被拉长并移位于跗趾的跖侧，而跗长伸、屈肌腱产生弓弦样作用牵拉跗趾外翻（图5-2-3）。第1跖趾关节内侧产生明显的张力，内侧关节囊和侧副韧带被牵拉变长，跖骨头内侧韧带附着部发生骨的重建，骨赘不断增大，和外部鞋面的摩擦形成跗囊，局部红肿，表面皮肤形成胼胝体。跗内侧皮神经在压力和摩擦下，发生神经炎，引发疼痛和跗趾的感觉异常。第1跖趾关节外侧关节囊和韧带结构挛缩。第1跖骨头外侧在这种向外挤压的应力下出现破骨重

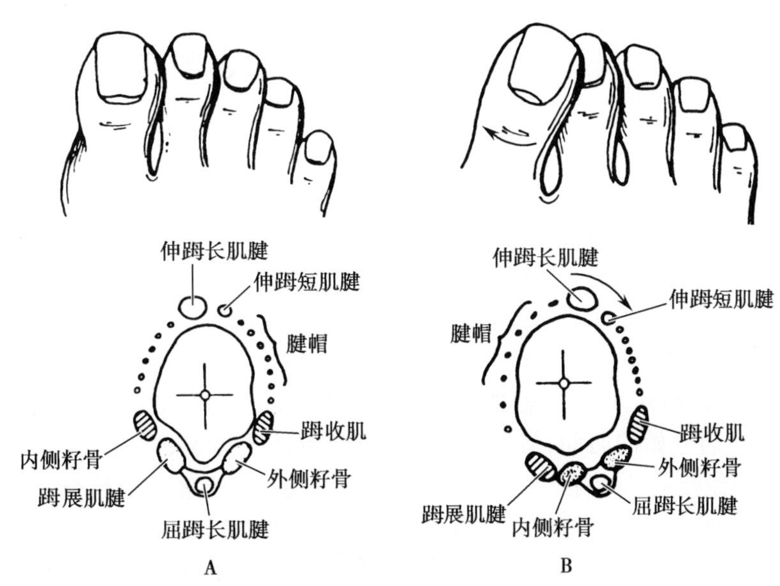

图5-2-3　跗外翻后第一跖趾关节周围组织的改变
A. 正常结构；B. 跗外翻后，周围结构的改变

建，久而久之，引起跖骨头关节面的外翻倾斜。

踇外翻后，第1跖骨头下的负重减少，外侧跖骨头负重增加，有人称之为足横弓塌陷。作者认为，解剖学足横弓是指由跖骨基底和足前部的跗骨构成的弓形结构，踇外翻时此弓并没有发生改变或改变很小。但正常人前足负重时，表现为第1跖骨头负重较大，从负重状态可以认为有一负重横弓存在。踇外翻后，由于负重的外移，第1跖骨负重压力减少，2、3跖骨头负重压力增加（图5-2-4），原来的负重横弓消失或塌陷。此时患者可表现为第2和（或）第3跖骨痛和跖骨头下的胼胝。对于较严重踇外翻，对第二趾的挤压，可引起2趾的锤状趾，背伸的跖趾关节对跖骨头进一步形成挤压，跖骨头跖屈，更加重了第2跖骨头的负重。久而久之，可引起跖骨头软骨损伤和坏死，最后，形成跖趾关节骨性关节炎。所以，很多踇外翻患者，同时伴有第2跖骨头下的胼胝和疼痛。

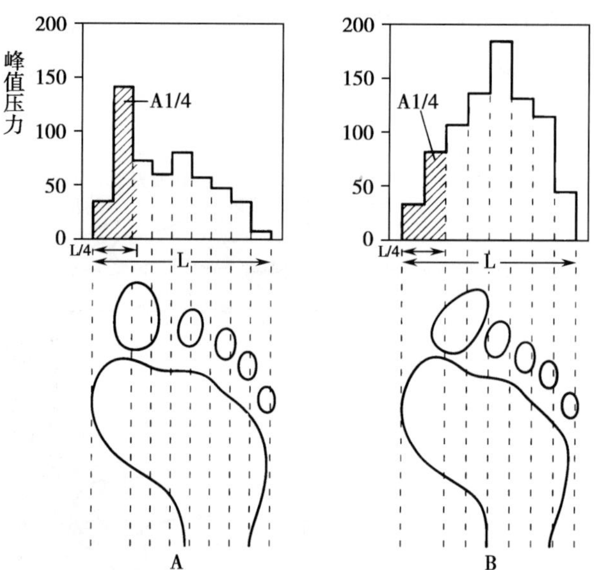

图5-2-4　正常足和踇外翻足负重峰值压力比较

A. 正常足，可见踇趾的峰值压力是其他趾的2倍；B. 踇外翻足，峰值压力转移到2、3趾

第三节　临床表现与诊断

一、病 史 采 集

虽然踇趾的外翻畸形一目了然，很快就能作出诊断，但相关的病理改变需要仔细的检查方能更加清楚地了解。这些病理改变对治疗方案的选择及治疗的效果有着重要的影响。细致的病史询问、认真的物理查体、全面的放射学评价是我们评估患者的重要依据。

病史的采集包括以下内容：

（1）踇外翻患者常常是以踇趾的疼痛和踇趾外翻畸形就诊。约有70%踇外翻患者合并有疼痛，需要了解疼痛的部位。在踇囊，还是位于跖趾关节或籽骨部位？疼痛有无向踇趾的放射；疼痛的严重程度，疼痛是否影响到运动、工作还是日常生活；疼痛缓解的方式，行走时痛还是静息痛；疼痛和穿鞋的关系，如有些患者只能穿宽松的鞋，严重的患者甚至不能穿任何种类的鞋。疼痛开始的时间，持续的时间和进展的情况。外侧足趾疼痛的情况。

（2）踇趾外翻畸形和踇囊形成的时间，加重的过程。对其他足趾影响情况。

（3）既往穿鞋的情况，有无穿过窄小、高跟的鞋。现在穿鞋的变化。

（4）以前治疗的情况，使用过何种药物，用过何种矫形支具。既往手术的时间、手术方式和在哪里做的手术等。

（5）既往踇趾是否受过创伤，有无类风湿关节炎、糖尿病和痛风性关节炎等全身性疾病。遗传病史。

（6）家庭其他成员有无踇外翻。

二、临床表现与物理查体

（一）临床表现

从外观上，踇外翻有三个主要表现是：即踇趾向外偏斜。第一跖趾关节内侧隆起。与踇趾挤压外侧足趾引起外侧足趾的畸形。踇外翻后，足的形态改变，不仅影响到足的美观，更不易选择到一双合适的鞋。患者可有踇趾跖趾关节内侧或伴有跖侧疼痛，及引起外侧足趾锤壮趾畸形与跖侧疼痛等症状。但部分患者可无疼痛等症状。

（二）非负重位的检查

1. 患者第1跖趾关节部位踇趾向外偏斜，跖骨头内侧或背内侧肿物突出，表面皮肤可有胼胝。

2. 局部皮肤红肿常是踇囊炎的表现，但一般较为局限，较大范围的红肿，常常为痛风性关节炎的表

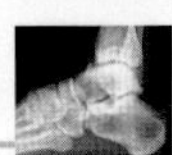

现。有时跗囊破溃合并感染。跖骨头背内侧的突出可形成跗囊炎,也可为无痛性突出。整个关节的肿胀可能为骨性关节炎或类风湿关节炎的表现。

3. 跗囊部位的压痛最为多见,有时叩击跖骨头内侧突出部位刺激皮神经,可引起疼痛并向跗趾内侧放射,跗趾内侧皮肤感觉可能异常。关节周缘的压痛可能是骨性关节炎或滑膜炎的表现。籽骨部位的压痛可能为籽骨软骨损伤或为籽骨的异常增生的刺激。

4. 正常第 1 跖趾关节的最大被动被伸 65° ~ 75°,最大被动跖屈 15°以上。最大被动被伸小于 65°一般为跗僵硬的表现。骨性关节炎时跖趾关节在活动过程中可有疼痛和摩擦感。握住近节趾骨在跖骨头上研磨,在跗僵硬和骨性关节炎患者可引起疼痛。

5. 将外翻的跗趾内翻被动纠正畸形时,可以感觉到很多患者第 1 跖趾关节外侧较紧张,不易纠正,表明跗收肌紧张和(或)外侧关节囊有挛缩。对于年轻的患者,畸形可能较容易被动纠正甚至过度纠正(图 5-3-1)。同时感觉伸趾肌腱的张力,判断有无挛缩。

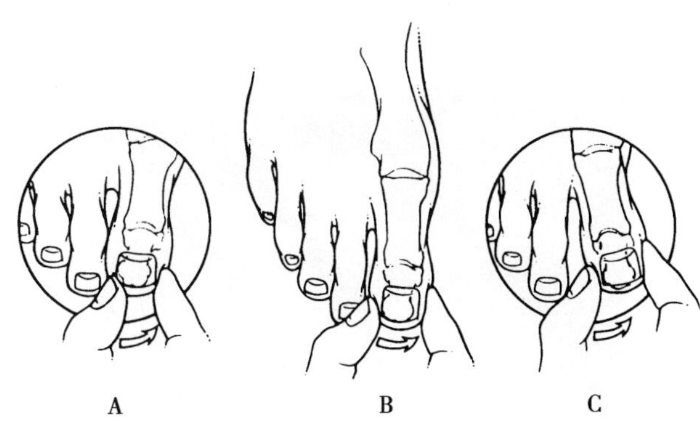

图 5-3-1 被动纠正跗外翻试验
A. 纠正困难或不能纠正;B. 可以纠正到正常位置;C. 可以过度纠正

6. 比较跗趾在外翻位置和矫正位置的被动伸屈活动,判断跖趾关节面是否匹配。

7. 内侧跖楔关节稳定性内侧跖楔关节的活动度大于多少才能称为不稳定至今仍然没有一个定量的标准。Myerson 认为在矢状面活动大于 4°和水平面活动度大于 8°就为内侧跖楔关节过度活动。Klaue 发现正常人第 1 跖骨头可向背侧移位 4mm,而跗外翻患者可达到 9mm。但 Glasoe 发现使用仪器测量第 1 跖骨头移位和以手动测量所得结果并不相同。目前在临床中判断内侧跖楔关节稳定性的方法主要靠医生的主观判断。检查内侧跖楔关节的稳定性可从两个平面进行,即从矢状面检查,检查者一只手的拇指和食指分别从跖侧和背侧握住第 1 跖骨头,另一只手的拇指和食指以同样方式握住第 2 跖骨头。使第 1 跖骨最大限度地推向背侧,再将第 1 跖骨最大限度地推向跖侧(图 5-3-2),分别记录跖骨头移位的距离。如果背侧和跖侧移位的距离分别大于 1cm,认为是异常状态。严重不稳定的患者,握住第 1 跖骨远端,使跖骨基底分别向背侧和跖侧移动,另一只手置于内侧跖楔关节,可明显感觉到该关节的移动。在水平位上,握住跗趾近节向后内推挤第 1 跖骨,该关节不稳定的患者可见跖骨间角加大。向外推挤跖骨头,也可使跖骨间角缩小(图 5-3-3)。但跖骨间角的加大或缩小有时难以观察,可采用 Romash 挤压试验来判断,即用胶带加压环绕缠住 1、5 跖骨头,负重位摄平片观察 1、2 跖骨间角,和未固定的负重位平片比较,如果两者有较大差别,说明存在有内侧跖楔关节的水平位不稳定。

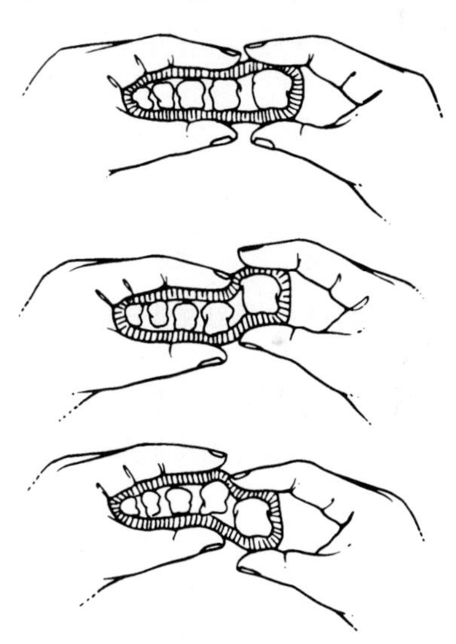

图 5-3-2 内侧跖楔关节稳定性的检查

跖楔关节过度活动(不稳定)的患者除了可以伴有症状的跗外翻,还可有第 2 跖趾关节和跖楔关节的压痛。长期严重的不稳定可能会引起该关节的骨性关节炎。

8. 跗趾趾间关节远节趾骨可有外翻畸形,测量远、近节趾骨轴线,大于 10°为异常。但在 X 线测量时由于跗趾外翻、外旋,趾骨常处于非正常位置,因而不能真实地反映出趾骨外翻。趾间关节屈曲畸形称为跗趾锤状趾。在跗僵硬时,趾间关节活动度也有可能会增大。

9. 较严重的跗外翻,还常伴有跗趾的旋转,趾

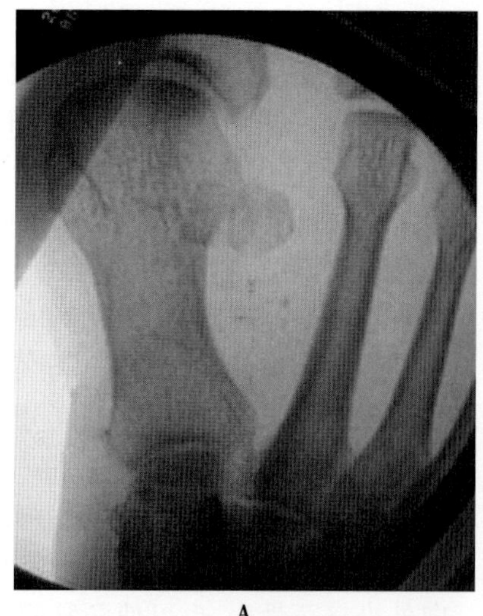
A

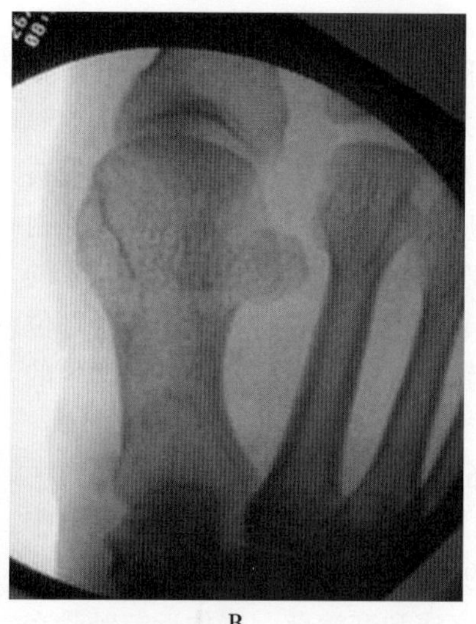
B

图 5-3-3　推挤跖骨头向后内侧透视观察
A. 推挤前；B. 推挤后可见 IMA 明显减小

甲指向背内侧，此时称为外旋或旋前。相对于足的水平位置，可将踇趾旋转分为 4 度：0 度，无旋转；1 度，25°以内的旋转；2 度，25°～45°的旋转；3 度，>45°的旋转（图 5-3-4）。

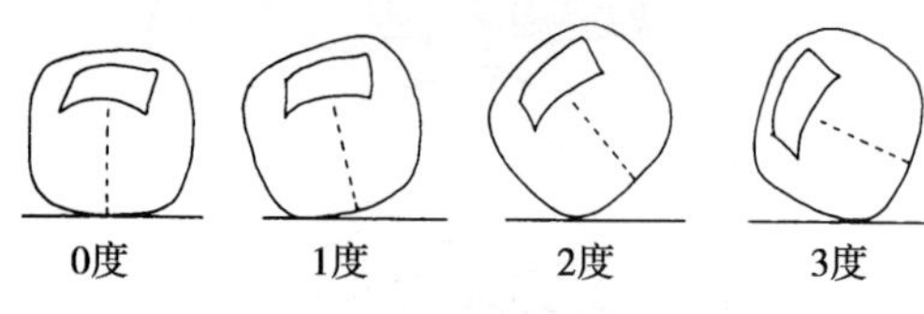

图 5-3-4　踇趾旋转分度

10. 足趾胼胝出现的部位常反映出局部受到异常压力。第 1 跖骨头跖内侧皮肤胼胝体形成，说明前足在步态的推进期可能存在异常的旋前。此部位疼痛常常是踇趾内侧固有神经炎（Joplin 神经炎或神经瘤）或籽骨病变的结果。第 1 跖骨头跖侧胼胝体形成说明可能有籽骨的异常增生、第 1 跖骨跖屈和固定的前足旋前。踇趾趾间关节跖侧胼胝体的形成可能是由于趾间关节跖侧籽骨或增生的近节趾骨头引起。踇趾近节趾骨头的外侧髁面皮肤由于和第 2 趾摩擦也可形成胼胝或鸡眼。踇趾趾甲由于被第 2 趾挤压，可发生变形或嵌甲。踇外翻患者，踇趾的负重能力减弱，负重外移，常见第 2 跖骨头下出现胼胝，约有 40% 的患者第 2 跖骨头下的会出现无痛性或有痛性胼胝。由于负重的外移，部分患者还可以合并有外侧足趾间的跖间神经瘤。由于踇外翻后引起的外侧足趾跖骨头下的疼痛，称为转移性跖骨痛。

11. 轻度踇趾外翻一般对第 2 趾没有影响或影响较小，较严重的畸形可能推挤第 2 趾而引起移位。如果其他趾随着踇趾均向外偏斜，称为“外侧风吹样畸形 lateral wind-swept toes deformity”（图 5-3-5）。而另一些患者踇趾外翻，第 2 趾内翻，两趾形成交叉（crossover）。踇趾可位于第 2 趾上方，但多位于第 2 趾的下方，形成第 2 趾骑跨并合并有锤状趾畸形。（图 5-3-6）。有些患者前足明显增宽，形成扇形足。第 5 跖骨头外侧的挤压，可产生小趾滑囊炎。

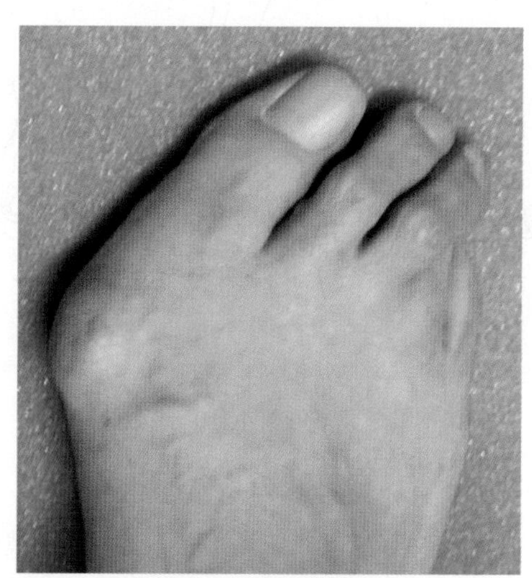

图 5-3-5　外侧风吹样畸形

（三）负重位检查

1. 如果足趾畸形在负重后加重，可能说明关节存在松弛或足趾不稳定。有些踇外翻患者足负重后出现内侧纵弓的塌陷，前足呈旋前状态，利用足垫的支持纠正前足的旋前，可很好地缓解症状。

2. 踇趾抓持力的检查让患者负重位站立，将一纸片置于踇趾跖面，正常站立时，如不能轻易拉出纸

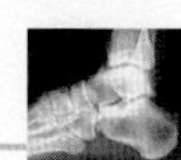

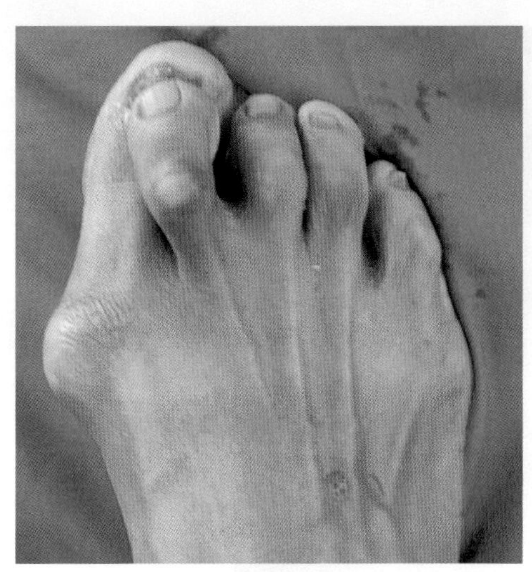

图 5-3-6　第 2 趾骑跨

片，说明抓持力很好；如可拉出纸片，重新放置纸片后，让患者将跗指跖屈用力，整个跗趾都可抓住纸片，不能轻易拉出纸片时，说明抓持力一般；如果让患者将跗指跖屈用力，但只有跗趾末节可抓住纸片，用力拉出纸片时，说明抓持力差；如果让患者将跗指跖屈用力也不能控制住纸片，说明没有跗趾抓持力。

3. 腓肠肌或跟腱的挛缩的检查。腓肠肌或跟腱的挛缩可增加步态中前足应力，对前足病变产生影响。检查和区别两者对于制订手术方案非常重要。检查时患者应取坐位，检查者一手握住足跟部，拇指置于内侧的距舟关节，其余四指置于足跟外侧，另一只手握住前足部，对于可复性平足，可将后足纠正到中立位，中足内旋，使距骨头锁定于舟骨下。让患者放松肢体，分别在膝关节伸直和屈曲状态下，被动做踝关节背伸动作，并记录背伸的角度。正常人在步态过程中，跟抬起前，需要踝关节背伸 10°～18°。如果膝关节伸直状态下，踝关节背伸<10°，说明腓肠肌可能有挛缩，可能影响足的正常功能。如步态中，足跟抬起较早，前足承受更大的应力。

如果膝关节伸直时，踝背伸受限；而在膝关节屈曲时，踝关节背伸度增加，说明为腓肠肌挛缩。因为腓肠肌同时跨越了踝关节和膝关节，屈膝后放松了腓肠肌。相反，如果无论伸膝还是屈膝，踝关节背伸均受限，说明跟腱有挛缩。此检查又被称为 Silfverskiold 试验。

4. 关节松弛症的检查　关节松弛症患者同样可有足部韧带的松弛。足部韧带的松弛可能是跗外翻的一个病因。可通过 Beighton 评分帮助判断关节韧带松弛。此评分共有 9 分。如果肘关节过伸超过 10°，一侧 1 分；膝过伸超过 10°，一侧 1 分；小指背伸达 90°，一侧 1 分；屈腕后拇指可达前臂，一侧 1 分。以上检查双侧都达标准，为 8 分。伸直膝关节，双手掌可触地面，1 分。如果检查总分 6 分以上，可诊断为关节韧带过度松弛症（图 5-3-7）。

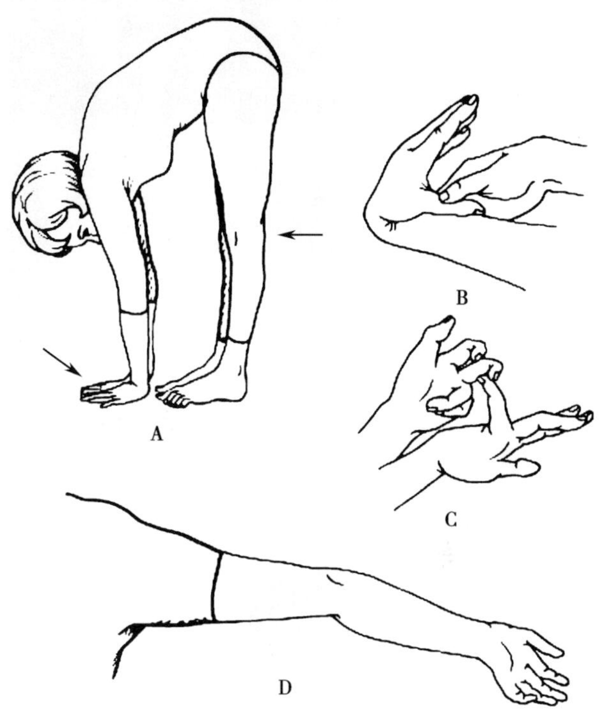

图 5-3-7　关节松弛症的 Beighton 评分标准

三、影像学检查与测量

跗外翻的影像学检查，主要是足的 X 线测量，这对于进一步了解跗外翻的病理及设计手术方案非常重要。负重是足的基本功能，很多足的畸形在负重状态下可以表现得更为明显。一些测量指标在负重和非负重状态下存在明显的不同（图 5-3-8）。足部各种 X 线测量一般都是在足负重位摄片下完成。手术前常规需要拍摄患足负重位前后位和侧位，根据需要拍摄足的非负重位内旋斜位和籽骨轴位。

（一）前后位观察和测量

应观察第 1 跖骨头颈部的宽度，判断是否适合在此处做截骨以及截骨后可以移位的量。观察第 1 跖趾关节间隙有无狭窄，跖骨头有无囊性变，关节边缘有无骨赘形成以及骨质疏松的程度。同时应做以下一些测量。

1. 跗外翻角（Hallux abductus angle，HAA）　跗趾跖骨中轴线与近节趾骨中轴线之夹角。正常<15°～20°（图 5-3-9）。

2. 第 1、2 跖骨间夹角（intermetatarsal angle，

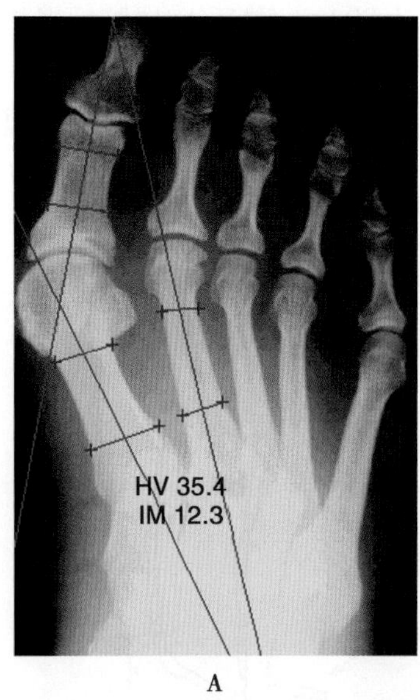

A

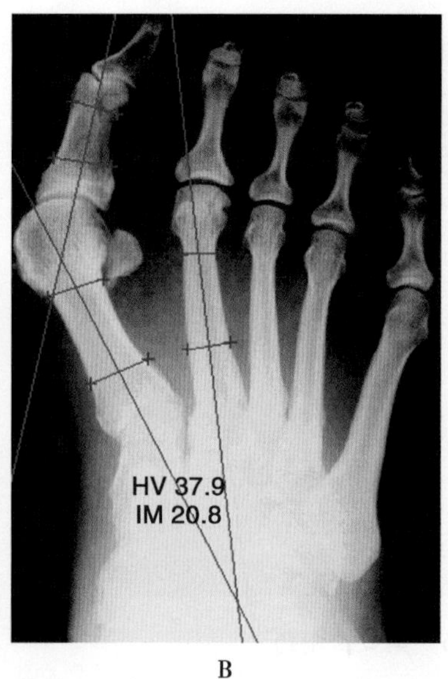

B

图 5-3-8　踇外翻足负重和非负重拍片
A. 非负重位；B. 负重位可见两者第 1、2 跖骨间夹角明显不同

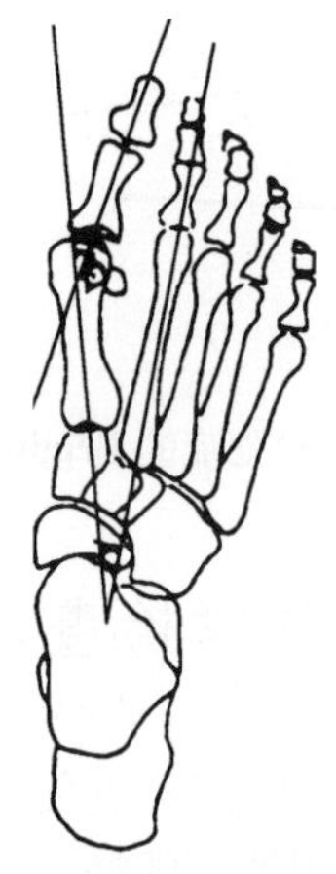

图 5-3-9　踇外翻角和第 1、2 跖骨间夹角

IMA）　第 1、2 跖骨中轴线之夹角。正常<9°（有报导<10°）。踇外翻时此角通常大于正常。当比较足负重位和非负重位 X 线片时，很多人此角度都会有变化。IMA 也并不总能反映实际足的畸形状态，比如受到第 2 跖骨位置的影响，有时畸形很明显，但 IMA 并不大。1925 年，Truslow 引进了第一跖骨内收（metatarsus primus varus）的概念。它是指第 1 跖骨相对于中足的关系。它和 IMA 可能同样反映了第 1 跖骨向内倾斜，但当伴有外侧跖骨内收时，两者则表现出较大差别。

3. 近端关节面固有角（distal metatarsal articular angle，DMAA）　第 1 跖骨远端实际关节面内、外两点引一连线的垂直线，跖骨中轴线与上述连线有一交点，经此交点做关节面连线的垂线，该垂线与跖骨中轴线的夹角，为 DMAA（图 5-3-10）。正常人一般<7.5°。此角度的异常增大可能需要 Reverdin 手术予以纠正，但手术前的测量常常并不准确，需要术中进行再次评价。

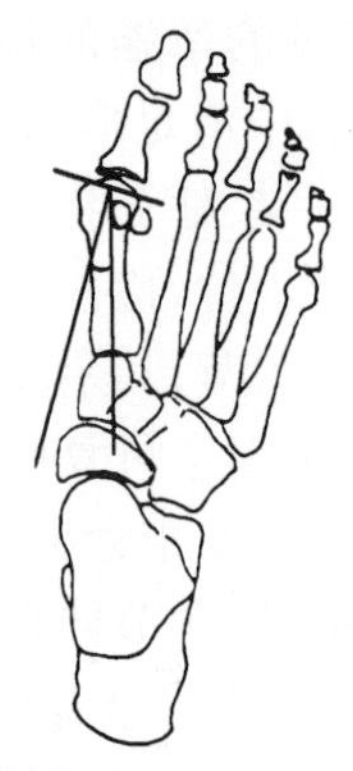

图 5-3-10　近端关节面固有角

4. 远端关节面固有角（distal articular set angle，DASA）　通过近端趾骨中线与趾骨近端关节面连线交点引关节面连线的垂线，该垂线与近端趾骨中线之夹角，为 DASA（图 5-3-11）。正常人一般<7.5°。当踇趾有旋转时，此角的准确测量可能受到影响。此角的异常可能需要做趾骨截骨矫正。

5. 趾骨间角（inter phalanges angle，IPA）　踇趾远、近节趾骨中轴线交角，为 IPA（图 5-3-12）。正常一般<10°。此角异常增大时，可能反映远节趾骨基底和近节趾骨头的异常。其中以近节趾骨头的异常更为常见。如果踇趾有旋转或趾间关节有屈曲畸形时，可能不能真实地反映出该角的变化。

6. 跖骨内收角（metatarsus adductus angle，MAA）

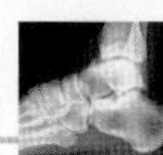

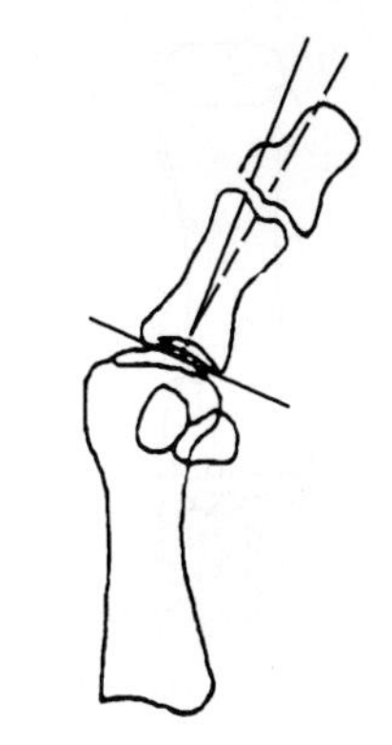
图 5-3-11　远端关节面固有角

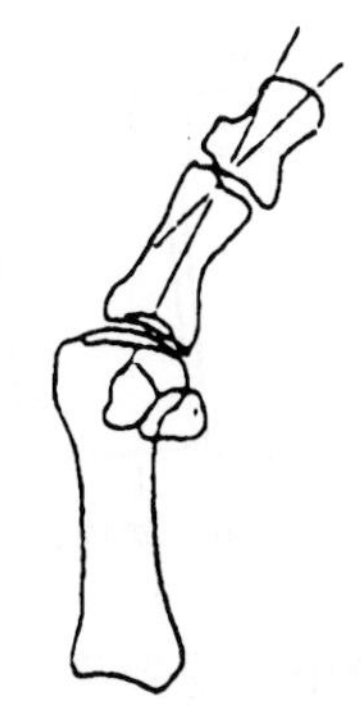
图 5-3-12　趾骨间角

跖楔关节和舟楔关节内侧缘连线中点与第 5 跖骨、骰骨关节和跟骰关节外缘连线中点相连，通过该线与第 2 跖骨中线交点做一垂线，此垂线与第 2 跖骨中线夹角，为 MAA（图 5-3-13）。正常人一般<15°。此角反映了跖骨相对于中足部的关系，并对第 1、2 跖骨夹角（IMA）有影响。有些患者踇外翻畸形从外观看很严重，但测量 IMA 并不大。

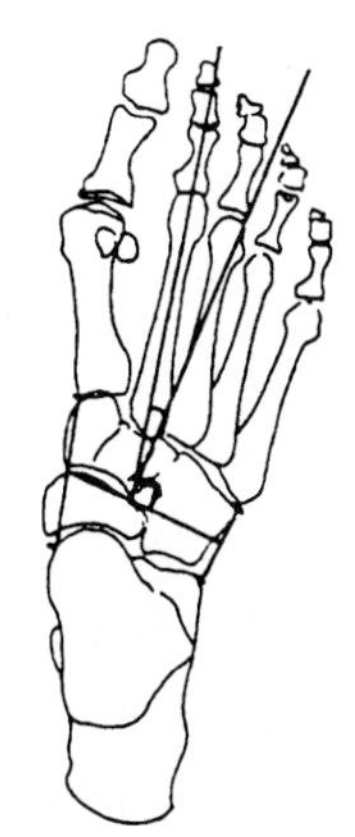
图 5-3-13　跖骨内收角

7. 第 4、5 跖骨夹角　第 4、5 跖骨中轴线的夹角。此角一般<5°。如果此角>5°，同时 IMA>10°，并伴有前足增宽，称为扇形足。可能会同时伴有踇外翻和小趾滑囊炎。

8. 跖骨伸出长度（metatarsal protrusion distance，MPD）　以第 1、2 跖骨轴线交点为圆心分别向第 1、2 跖骨远端关节面画弧，两弧之间距为第 1、2 跖骨相对长度（图 5-3-14）。如第 1 跖骨长于第 2 跖骨，记为正数，相反，记为负数。

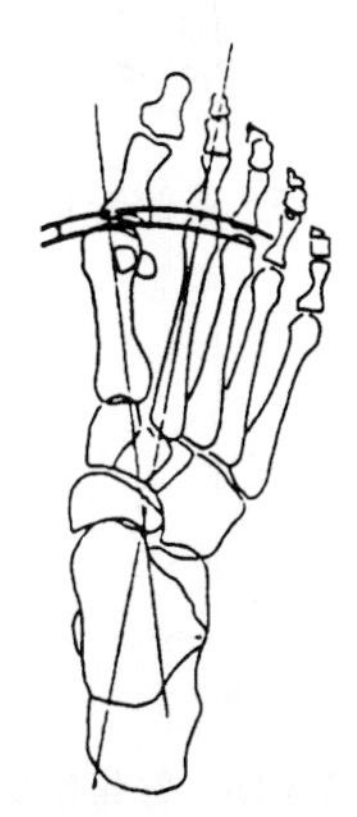
图 5-3-14　跖骨伸出长度

如相等，记为 0。正常 MPD 为+2mm～-2mm 之间。第 1 跖骨过长可能为踇外翻的致病因素，过短则有可能引起第 2 趾的跖骨痛。

还有一种评价第 1、2 跖骨长度的方法，分别测量第 1、2 跖骨中轴线与远、近关节面交点的距离，作为第 1、2 跖骨的绝对长度。第 1 跖骨的绝对长度/第 2 跖骨的绝对长度的比值，作为第 1 跖骨突出度。Schemitsch 等发现，若第 1 跖骨突出度<0. 825，作第 1 跖骨短缩截骨后，50% 的患者会出现第 2 跖骨头下的疼痛。

9. 胫侧籽骨位置（tibial Sesamaid position，TSP）　观察胫侧籽骨相对于第 1 跖骨中轴线的关系，将籽骨从跖骨头颈部的胫侧缘向腓侧缘划分为七个部位（图 5-3-15），位置 7 并不表示胫侧籽骨位于跖骨基底部，而是表示其位于跖骨腓侧缘。籽骨位于 1～3 位置为正常，位于 4 以上的位置为异常。另一种评价籽骨位置的方法是拍摄籽骨轴位（图 5-3-16）。

10. 跖、趾关节面相对关系　分别连接第 1 跖趾关节跖骨远端关节面内、外侧缘的连线和近节趾骨近端关节面内、外侧缘的连线，根据这两条关节面连线的相对位置，将其划分为三种关系（图 5-3-17）：①两条线平行，称为关节匹配；②两条线不平行，但交点交于关节之外，称为关节不匹配；③两条线不平行，但交点交于关节内，称为关节半脱位。正常的跖趾关节，关节是匹配的，但匹配的关节并不一

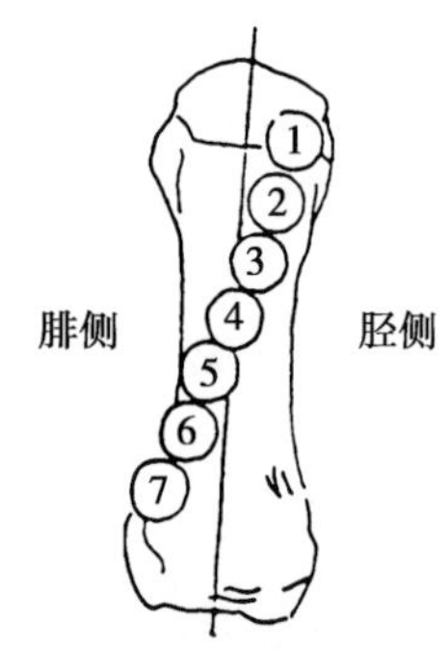

图 5-3-15　胫侧籽骨位置

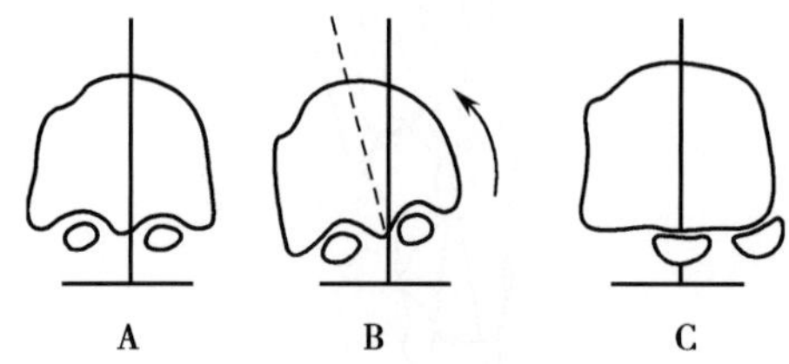

图 5-3-16　籽骨位置

A. 籽骨位置正常；B. 踇外翻早期，籽骨位置尚正常，但跖骨头有旋转；C. 踇外翻中、晚期，跖骨头跖侧骨嵴被磨平，籽骨相对于跖骨头脱位

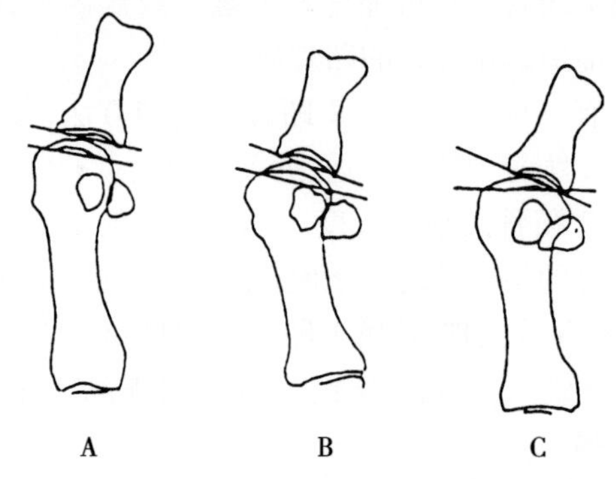

图 5-3-17　跖、趾关节面相对关系

A. 两条线平行，为关节匹配；B. 两条线不平行，但交点交于关节之外，为关节不匹配；C. 两条线不平行，但交点交于关节内，为关节半脱位

定是正常的。比如在一些明显的踇外翻畸形中，跖骨的 DMAA 异常增大，此时关节可以是匹配的。此时单纯的软组织手术是不适合的。如果关节表现出不匹配或脱位，就需要软组织手术纠正。

11. 第 1 跖骨远端关节面形态　从前后位 X 线上可以观察到第 1 跖骨头有着不同的形态。一般可分为三种：①圆形，比较不稳定；②方形，较稳定；③中央嵴形，较稳定（图 5-3-18）。

12. 跖楔角（metatarsocuneiform joint angle，MCA）　从内侧楔骨内侧缘划一连线，内侧楔骨远端关节面作一连线，后者与前者垂线的交角为 MCA（图 5-3-19）。MCA 一般为 8°～10°。但从 X 线片

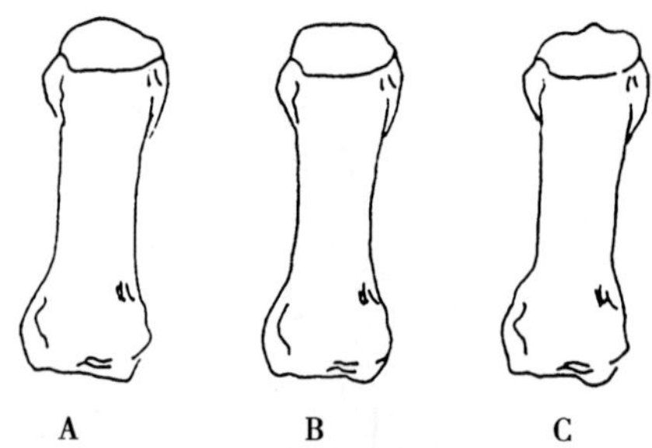

图 5-3-18　第 1 跖骨远端关节面形态

A. 圆形；B. 方形；C. 中央脊形

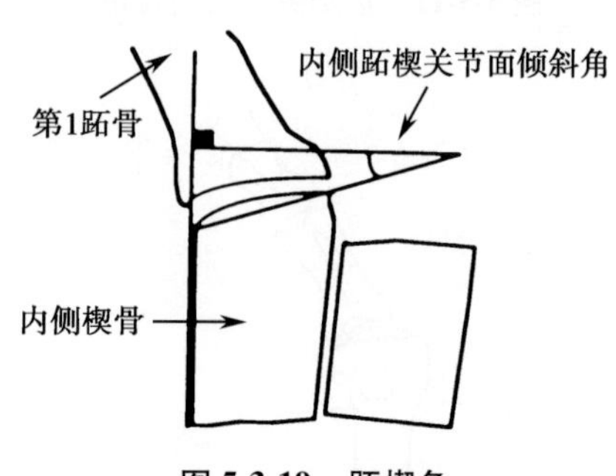

图 5-3-19　跖楔角

上，对此角度的测量由于受到足的位置或投照角度的影响常会有变化。因此，也有人利用第 1 跖骨和内侧楔骨的轴线夹角作为第 1 跖骨内翻角。同时还应该观察内侧跖楔关节的形态的有无半脱位。

（二）侧位片观察与测量

应观察跖骨头形态，背侧踇囊炎和踇僵硬时，可见跖骨头背侧肥大增生。内侧跖楔关节不稳定时可见跖楔关节跖侧间隙大于背侧间隙。其他测量如下：

1. 第 1 跖骨倾斜角　第 1 跖骨中轴线和地面水平线的夹角。正常约为 15°。此角对于术前选择手术方式意义不大，可以作为术后判断第 1 跖骨位置的一个参考。

2. 第 1 跖骨相对于距骨关系　比较距骨中轴线和第 1 跖骨中轴线的关系。正常两线应当重叠。跖骨线位于距骨线背侧时，表示跖骨头背伸。跖骨线位于距骨线跖侧时，表示跖骨头跖屈。

3. 第 1、2 跖骨关系　分别画出第 1、2 跖骨干背侧缘，比较两者之间的关系。正常时，两者应重叠或平行。在第 1 跖骨头背伸或跖屈时，可见两者成角。

四、踇外翻的分类

踇外翻目前尚无统一的分类方法。

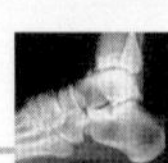

（一）按踇外翻的严重程度分类

1. Mann 将踇外翻分为轻、中、重三度

（1）轻度：第 1 跖骨头内侧突出并有疼痛。HAA<20°，一部分畸形可由于趾骨间关节外翻引起，跖趾关节一般是匹配的，IMA 通常<11°，胫侧籽骨一般位于正常位置或有轻度移位，位于位置 4。

（2）中度：踇指外偏挤压第 2 趾，踇趾一般有旋前畸形，HAA20°～40°，IMA 通常 11°～16°，胫侧籽骨有明显脱位，位于位置 6～7。

（3）重度：踇指外偏挤压第 2 趾形成骑跨趾，踇趾有中重度的旋前畸形，HAA>40°，IMA 通常>16°，第 2 趾跖骨头下形成转移性跖痛症。胫侧籽骨脱位于跖骨头腓侧缘外。

2. Palladino 按照踇外翻的发展过程将其进程分为 4 期

（1）1 期：HAA 正常，IMA 正常，第 1 跖趾关节关系正常。

（2）2 期：HAA 不正常，IMA 正常，第 1 跖趾关节偏斜。

（3）3 期：HAA 不正常，IMA 不正常，第 1 跖趾关节偏斜。

（4）4 期：HAA 不正常，IMA 不正常，第 1 跖趾关节半脱位。

（二）国内王正义，为便于手术治疗根据踇外翻病理改变将踇外翻分为四类：

1. 单纯型踇踇外翻　指有一个 X 线测量指标超过正常范围并引起症状的踇外翻。此型中包括以下亚型：

（1）单纯踇外翻角（HAA）增大型。根据程度又可分为不同亚型。HAA a 型（轻度）：20°<HAA≤30°；HAA b 型（中度）：30°<HAA≤40°；HAA c 型（重度）HAA≥40°。

（2）单纯跖骨间角（IMA）增大型。IMA a 型（轻度）：11°<IMA≤13°；IMA b 型（中度）：30°<IMA≤40°；IMA c 型：（重度）IMA≥40°。

（3）以第一跖骨远端关节固角（DMAA）增大为主型。

（4）以趾骨近端关节固角（DASA）增大为主型。

（5）以趾骨间角（IPA）增大为主型。

（6）以跖楔角（MCA）增大为主型。

2. 复合型踇外翻　指两个以上 X 线测量指标超过正常范围并引起症状的踇外翻。

3. 骨关节炎型踇外翻　指伴有第一跖趾关节骨关节炎的症状性踇外翻。

4. 特殊类型踇外翻　包括青少年型踇外翻，跖内收型踇外翻与前足松弛型踇外翻等等。

第四节　治　　疗

一、非手术治疗

踇外翻的非手术治疗分为四部分：

（1）减轻局部压力，穿宽松的鞋。

（2）消肿止痛，对于已形成踇囊炎的患者，可理疗，局部使用消炎止痛药物，减轻症状。

（3）使用矫形支具，对于轻度畸形的患者，可用硅胶制作的分趾垫放置于踇趾和 2 趾之间，减轻踇趾的外翻，缓解疼痛，但有可能对 2 趾形成挤压。也可使用夜间矫正夹板（图 5-4-1），将踇趾固定于内翻位，但白天无法使用。对于较重的畸形，支具不能永久地纠正。只能延缓畸形的发展，缓解疼痛。

（4）功能锻炼。比如可用橡皮筋套住双侧踇趾向内牵拉（图 5-4-2）。但任何一种非手术治疗方法都不能彻底纠正踇外翻，只能延缓畸形的发展或

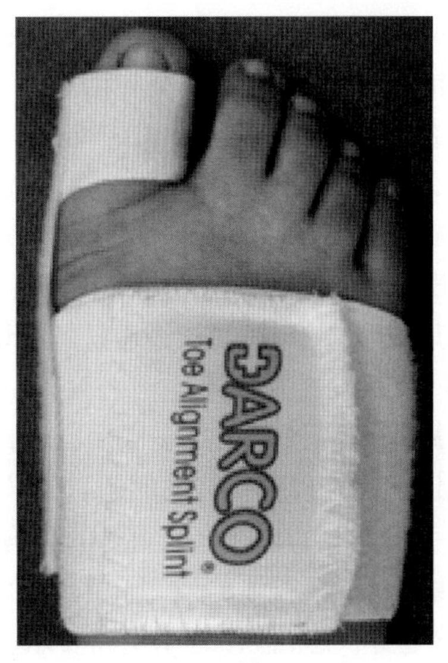

图 5-4-1　踇外翻矫正器

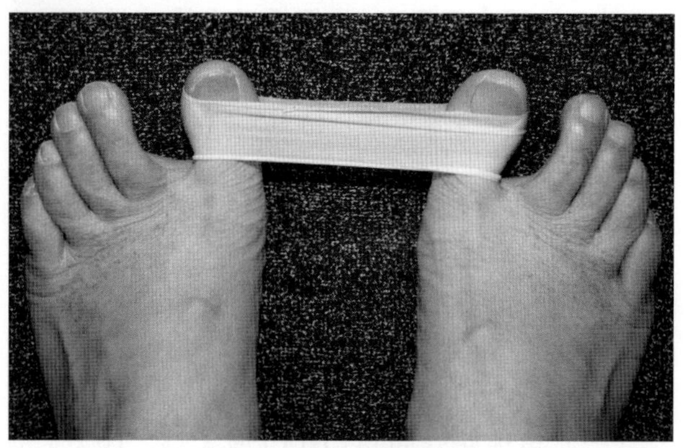

图 5-4-2　跗趾牵拉锻炼

减轻疼痛。

二、手术治疗

(一) 手术治疗的目的

手术治疗总的目的是解除疼痛,纠正畸形,尽可能地恢复足的正常功能。在手术中应达到以下要求:①纠正踇趾外翻;②切除第 1 跖骨头内侧骨赘和踇囊;③纠正增大的 IMA,复位第 1 跖骨籽骨关系;④稳定足的内侧序列;⑤对已有骨关节结构破坏的第 1 跖趾关节进行功能重建;⑥调整跖骨头负重,处理所合并的外侧足趾病变。

要达到上述的目标,目前常用的手术方式有:①第 1 跖趾关节周围软组织手术。如外侧软组织松解,内侧关节囊加强,踇伸肌腱延长等;②跖骨远端截骨术,如 Chevron、Mitchell、Reverdin 手术和大部分小切口手术;③跖骨干及基底截骨手术,如 Scarf、Ludloff、Juvara 手术和基底弧形截骨术等;④趾骨截骨手术,如 Akin 手术;⑤内侧序列稳定性手术,如跖趾关节融合术,跖楔关节融合术;⑥跖趾关节功能重建性手术,如 Keller 手术,人工跖趾关节置换术等;⑦外侧足趾手术,如 Weil 截骨术,BRT(跖骨基底楔形截骨)截骨术,Girdlestone-Tayloe 肌腱移位术,趾间关节成形或融合术,跖间神经瘤松解或切除术等。

(二) 手术方式的选择

由于踇外翻病理变化的多样性,没有一种手术可以完美地解决踇外翻所有的问题。手术前的患者评价对于手术方式的选择有着重要的影响。如患者的年龄、性别、职业,查体的发现和放射学检查的结果,患者的全身状态,患者的期望和要求,既往手术方式等都应该予以考虑。如有些患者错误地认为手术后畸形的脚可以完全恢复正常,可以继续穿更为时尚的鞋,完全不知道手术可能带来的并发症。从而对手术抱以过高的期望。而术后踇趾畸形矫正的不理想、踇趾术后的僵硬等都可能让患者不满意手术的结果。由于踇外翻畸形的不断发展,什么时间手术合适是需要考虑的一个问题。年轻患者具有畸形没有疼痛,但多年后这种畸形位置的跖趾关节有可能发展成为骨性关节炎,早期手术矫正有可能预防关节炎的发生。对于一些早期的关节炎,尽管医生可以很好地纠正畸形,但关节软骨的损伤并不能恢复,可能仍会有症状,或产生新的症状。术前应和患者进行充分的沟通。对于医生来说,应尽可能恢复踇趾的功能,不要轻易地采用关节破坏性手术,同时要尽量兼顾足的外观,因为对很多患者来说,功能和外观是同样重要的。满意的治疗来自于手术医生精心的设计和选择最适合患者的手术方案,来自于细致的手术操作和必要的设备条件,还需要和患者充分的沟通。

1. 第 1 跖趾关节骨性关节炎有三种手术方式可以选择,即 Keller 关节成形术、关节融合和人工关节置换术。每一种手术方法都有其优缺点。Keller 手术简单易行,在一些患者可很好地缓解疼痛。但它短缩了踇趾,减弱了踇趾的负重能力,可使部分患者行走时推进无力。术后足的负重外移产生转移性跖骨痛。过多切除踇趾,产生足趾的连枷趾,患者感觉似假趾在足。太少的切除,又易产生关节的疼痛。另外,踇趾的仰趾畸形和踇趾短缩的外观使年轻患者难以接受。第 1 跖趾关节融合则可以保持踇趾的长度,稳定足的内侧序列,使患者行走推进有力。但却丧失了跖趾关节的活动度,影响了足的生物力学。从理论上讲,关节置换既不短缩足趾又保留了关节的活动,可以提供更好的效果。但目前常用的人工跖趾关节为硅胶制作,不适于年轻或活动较多的患者。也不适于籽骨跖骨关节病变疼痛的患者。

2. 对于内侧跖楔关节不稳定的患者,轻度不稳定,第 1 跖骨截骨纠正跖骨内收后,跖楔关节关节的稳定性可以得到改善。对于较严重的跖楔关节不稳定,需要融合该关节。可用螺钉或接骨板固定。一般需要结合远端软组织,即第一跖趾关节外侧的软组织松解和踇收肌腱切断,骨赘切除和内侧关节囊的加强。

3. 对于一个第 1 跖趾关节具有良好活动的踇外翻患者,很多因素可能会影响手术方式的选择,如 IMA,DMAA,IMA,以及第 1 跖骨和近节跖骨的长短等。此时需要抓住主要矛盾,分不同情况予以选择。

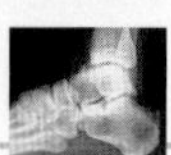

（1）对于一个匹配的跖趾关节，如果 IMA<14°，一般行跖骨头颈部截骨加软组织手术即可。DMAA<10°时，可行 Chevron 手术、远端软组织手术或 Akin 手术加骨赘切除术。10°<DMAA<15°，可行 Chevron-Gerbert 手术。IMA>14°时，需行跖骨干或基底的截骨，由于 DMAA 常常>15°，跖骨干或基底的截骨后跖骨头关节面相对于第二跖骨更加倾斜。此时可将踇趾置于伸直位做伸屈活动，如感觉跖趾关节面活动不匹配，就需要行 Reverdin 或 Akin 手术。Reverdin 截骨术在第 1 跖骨头颈部作一内侧开口的开放式楔形截骨，闭合截骨面后，纠正 DMAA。如果 DMAA 没有明显增大，也可行 Akin 手术，即在近节趾骨基底作一内侧开口的开放式楔形截骨，闭合截骨面后，使踇趾内翻。此时虽然跖趾关节面仍然是倾斜的，但踇趾的外形恢复了正常，并且得到了较好的跖趾关节活动度（表 5-4-1）。

表 5-4-1　匹配关节踇外翻治疗选择

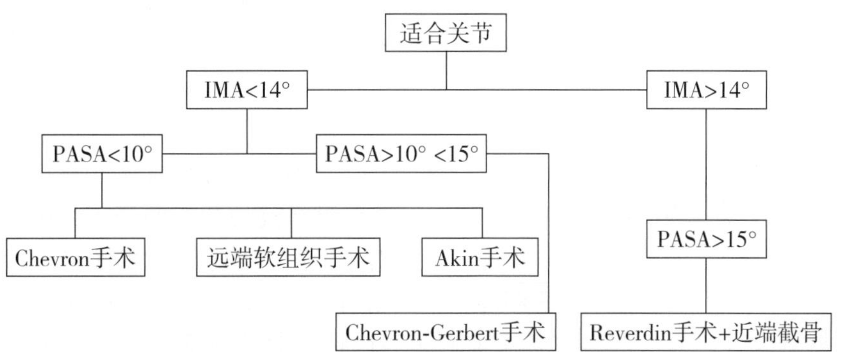

（2）如果 IMA>14°，一般需要行跖骨干或基底截骨。由于此时 DMAA 一般会明显增大，常常需要同时行 Reverdin 截骨术。如行 Akin 截骨，跖趾关节面倾斜较大，矫正畸形的效果常常不理想。

（3）对于跖趾关节不匹配或半脱位的患者，轻、中度踇外翻 IMA<14°，单纯软组织手术或第 1 跖骨头颈部截骨手都术可以获得较满意效果。如果 IMA 在 14°～16°之间，可以采用 Scarf 截骨或 Ludloff 截骨加软组织手术，IMA>16°时，需要基底截骨加软组织手术。单纯软组织手术一般很少用于纠正中、重度踇外翻，因为在手术中很难判断术后的矫正效果，易发生矫正不足或踇内翻（表 5-4-2）。

4. 无论跖趾关节是否匹配，如果 IMA 极度增大，如>25°，截骨手术纠正困难时，可以考虑行内侧跖楔关节融合术加远端软组织手术。

5. 有一些踇外翻可能是由于趾间关节外翻或合并有趾间关节外翻，此时常常需要行近节趾骨截骨术（如 Akin 截骨术）来矫正畸形。

6. 第 1 跖骨的明显短缩可使踇趾的负重减少，发生负重的外移，引起转移性跖痛症。但到底跖骨短缩多少，才会引起负重的外移，尚无一致的意见。Mitchell 认为短缩大于 7mm 时，有可能引起不良结果。所以对于第 1 跖骨本已短于第 2 跖骨的患者，应慎重选择可以使跖骨进一步短缩的手术方式。如果患者已有第 2 和（或）第 3 跖骨痛和跖骨头下的胼胝。第 1 跖骨的长度和内侧序列的稳定性应认真评价，截骨手术中不应过度短缩或抬高第 1 跖骨。需要时可融合内侧跖楔关节。作者体会，在很多较重的踇外翻患者，纠正踇趾畸形后，稳定了踇趾或放低了第 1 跖骨头，也不能有效地缓解 2、3 趾的疼痛，需要同时短缩或抬高第 2 和（或）第 3 跖骨头。

7. 踇趾近节趾骨过长或过短，也可影响踇外翻术后效果，应根据情况截骨缩短或植骨延长。

8. 严重踇外翻可能会伴有踇伸长肌腱的挛缩，骨性异常结构纠正以后，应注意检查肌腱的情况。张力过高时，应延长踇伸长肌腱。否则，可能会影响矫正效果或引起畸形复发。

9. 有时踇外翻畸形从外观看很严重，但测量 IMA 并不大，此时可能有外侧跖骨内翻，需要同时做 2、3、4 跖骨甚至 5 跖骨基底截骨。

10. 对于踇外翻合并外侧跖痛症的患者。在纠正踇外翻畸形后，是否需同时治疗外侧足趾的跖痛症。我们的认识是：对于轻度的跖痛症，纠正踇外翻后，由于恢复了踇趾的功能，约有 80% 左右的跖痛症缓解。较重的跖痛症，可通过有意识地降低第 1 跖骨头，增加其负重来缓解外侧跖骨头的压力。但降低多少合适，没有一个客观的标准。过多的降低跖骨头可能会引起踇趾籽骨痛。对于一个严重的外侧跖痛症，不能仅仅依靠调整第 1 跖骨头，而应该直接处理外侧跖骨，如短缩外侧跖骨，减少其应力。我们认为在以下情况下需要同时行外侧跖骨的 Weil 截骨术：①第 2 跖趾关节被动活动受限；②第 2 跖趾关节半脱位或完全脱位；③第 2 跖骨头背侧骨软骨损伤；④第 2 跖骨头向跖侧明显突出，压痛明显。

表 5-4-2　不匹配关节和半脱位关节踇外翻治疗选择

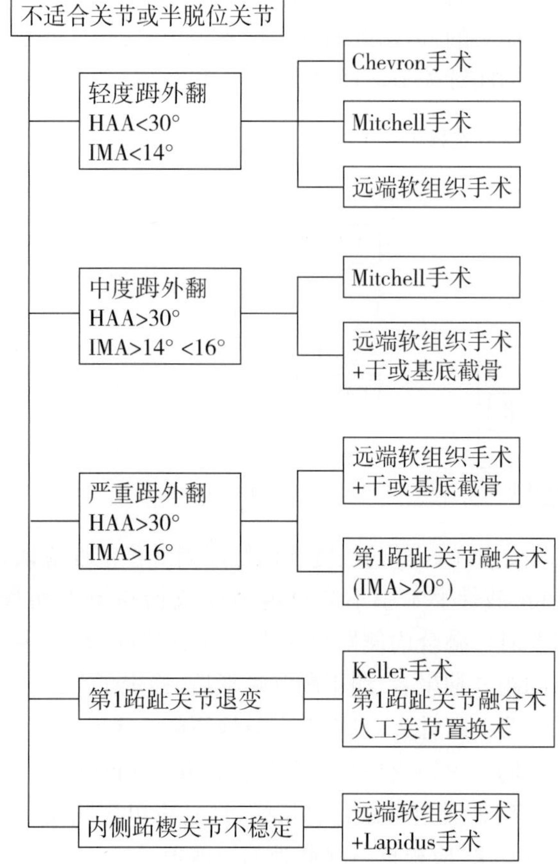

11. 如果踇外翻合并外侧多个足趾的跖痛症，需要检查腓肠肌和跟腱是否有挛缩。我们的意见是：对于在伸直膝关节时，踝关节背伸不能达到 0°者，需要行腓肠肌或跟腱延长，以减少前足的应力。

（三）常用手术方式介绍

文献中报道的踇外翻的手术治疗方式已超过 150 种，每一种手术方式都有疗效满意的病例。每一种都有其适应证，只有充分了解各种手术方式的使用范围和优缺点才能更好地帮助我们选择手术方式。现就国内外常用的手术方法作一介绍。

1. 第 1 跖骨头内侧骨赘切除术　此种术式是踇外翻矫正手术中的最基本的手术方式，几乎在其他所有的软组织手术或截骨手术同时使用。尽管该手术去除了骨赘，同时加强了内侧关节囊，但单纯骨赘切除并不能纠正踇外翻其他主要的结构异常和原发病因，矫正踇外翻的效果并不理想，手术后踇外翻的复发率较高，所以现在很少单独使用。只用于部分局部明显突出、又不适于作其他较复杂手术的老年患者。

临床中常常可以看到医生为了更好地纠正跖骨头内侧的突出，过多地切除了跖骨头内侧骨质，使跖骨头关节面明显减少，以一个小的跖骨头对一个大的趾骨基底，跖趾关节的关系遭到破坏，加快了骨性关节炎的发生。同时，过度切除跖骨头内侧，还容易造成踇内翻的发生。对于不同的手术方式，骨赘切除的边缘是不同的。如做软组织手术（如 McBride 手术）时，骨赘切除可紧贴矢状沟，以方便趾骨基底复位。但截骨时应注意保留跖骨头腓侧籽骨沟（图 5-4-3）。跖骨头骨赘切除后，应注意检查近节趾骨基底内侧是否突出，如有突出，亦应同时切除（图 5-4-4）。对于跖骨头颈部截骨手术，如 Chevron 手术，骨赘截骨线应位于跖骨干外侧延长线（图 5-4-5）。对于 DMAA 明显增大的跖骨头，关节软骨内侧边缘已明显外移，沿此边缘切除骨赘后，应作 Reverdin 截骨，将跖骨头关节面内旋，恢复正常的第 1 跖趾关节。

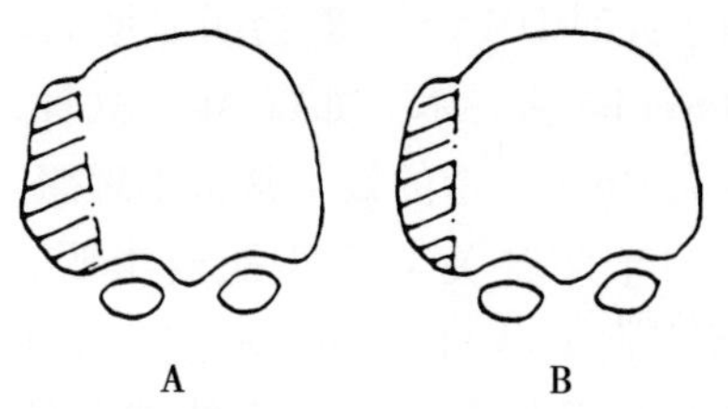

图 5-4-3　骨赘切除范围

A. 跖侧切除过多，破坏了跖骨头外侧籽骨沟，影响籽骨的活动；B. 正确的切除范围

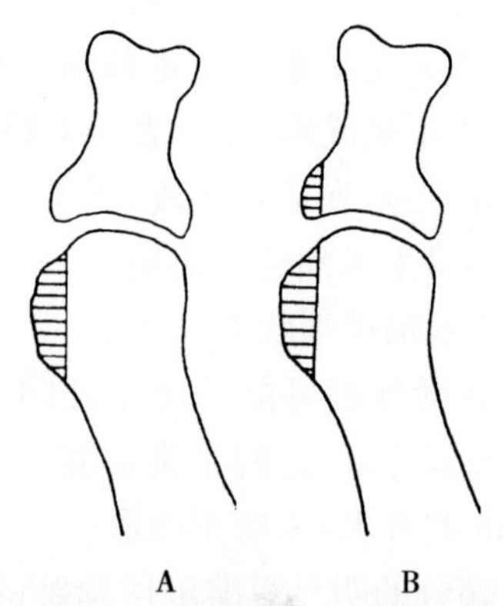

图 5-4-4　近节趾骨基底内侧部分切除

A. 跖骨头内侧骨赘切除后，近节趾骨基底内侧突出；B. 切除近节趾骨基底内侧突出部分

2. 软组织手术　第 1 跖趾周围软组织平衡重建是所有踇外翻矫正手术的基础。1923 年 Silver 描述了他的手术方法，切除跖骨头内侧骨赘、外侧关节

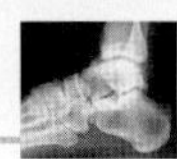

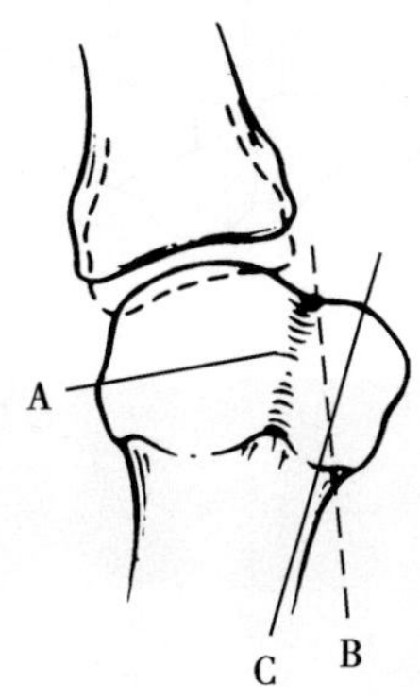

图 5-4-5　第 1 跖骨头内侧骨赘切除

A. 矢状沟；B. 远端软组织手术合并或不合并近端跖骨截骨时的骨赘切除截骨线；C. Chevron 手术时的骨赘切除截骨线

囊和踇收肌松解和内侧关节囊加强缝合。1931 年 Hiss 提出了将移位的踇展肌复位，缝合于背内侧的骨膜和关节囊。同时提出：如果需要可以切除腓侧籽骨。1928 年 McBride 采用第 1 跖骨内侧骨赘切除，将踇收肌腱移位至第 1 跖骨头外侧，腓侧籽骨切除治疗踇外翻。此种方法后被人称为 McBride 手术。1954 年 McBride 进一步阐述了其治疗方法：他根据踇外翻的发展情况将其分为 4 期。1 期，踇囊炎刚刚形成，没有关节的改变。此时只需要闭式切断踇收肌腱。2 期，跖骨头内侧突起增大，畸形更为明显。此时需要切除内侧骨赘，切断踇收肌腱，内侧关节囊梭形切除后加强缝合。3 期，踇趾畸形严重，跖趾关节软骨有部分退变的表现。此时需切除腓侧籽骨，踇收肌腱切断后移位于第 1 跖骨头外侧。4 期，关节退变严重。两侧籽骨均予以切除。1967 年 McBride 又提出，如果在非负重情况下踇趾畸形可以纠正，只有踇收肌的挛缩，腓侧籽骨不必切除。如果负重后踇趾畸形不能纠正，腓侧籽骨需要切除。作者采用的第 1 跖趾关节外侧软组织松解手术包括切断踇收肌腱止点约 1cm，切断悬韧带和跖间横韧带，纵行切开关节囊（图 5-4-6）。即使腓侧籽骨脱位明显，如果没有籽骨的疼痛，一般不切除腓侧籽骨。切出籽骨可能会对跖趾关节的软组织平衡产生明显的影响。有作者报道，将切断的踇收肌腱缝合于外侧关节囊，或固定于第 1 跖骨头颈部外侧（图 5-4-7）。

Silver 手术和 McBride 手术是最常用的软组织手术方式，对于骨性结构改变不能纠正。只适合于纠正轻、中度的不匹配型或半脱位型踇外翻畸形。对于轻度跖趾关节匹配的踇外翻，踇收肌也可能是一加重畸形的因素，单纯 Silver 手术和 McBride 手术

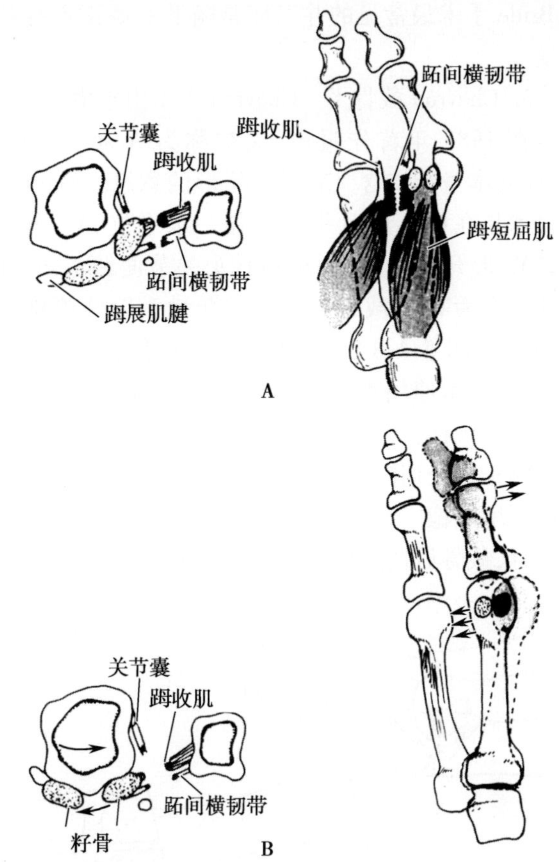

图 5-4-6　第 1 跖趾关节外侧软组织松解手术

A. 切断踇收肌腱止点、悬韧带和跖间横韧带，纵行切开关节囊。B. 牵拉踇趾近节外翻的力量被切断，跖骨头外翻，籽骨复位

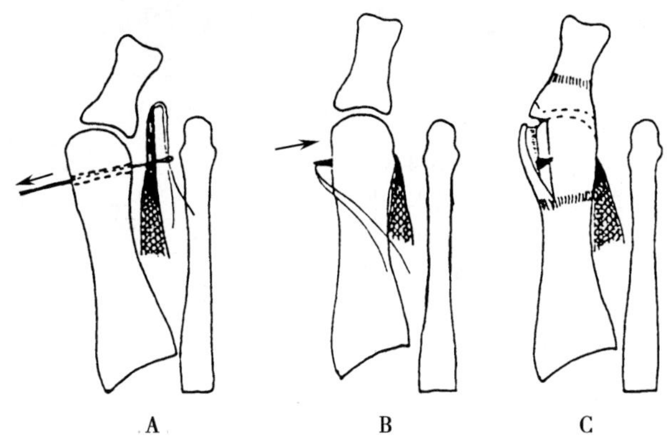

图 5-4-7　踇收肌腱固定于跖骨头颈部

A. 跖骨头颈部横行打孔，肌腱远端缝合牵引线；B. 肌腱穿过骨孔；C. 缝合于关节囊

也可以使用。但对于骨性结构改变或绝大部分严重的踇外翻患者，Silver 手术和 McBride 手术只是作为踇外翻矫正手术的一个部分。因对于固定的第 1 跖骨内翻，踇收肌移位的作用有限。对于 DMAA 明显增大、匹配型的第 1 跖趾关节，McBride 手术可能使一个匹配的关节变成一个不匹配的关节。因而，

McBride 手术最常见的并发症是畸形的矫正不足和复发。

3. Chevron 截骨术　Chevron 手术由于由 Austin 医生在 1981 年首先报道，又被称为 Austin 手术。Chevron 本身英文含义就是“V”形的意思。Chevron 截骨术是在第 1 跖骨头内侧作一水平位“V”形截骨，“V”形开口向近端，距跖骨头关节面约 1cm，开口的角度为 60°，截骨后将远端跖骨头向外侧推移 3～5mm（图 5-4-8），切除近侧多余骨质，经典的 Chevron 手术使用克氏针固定截骨面，术后 3～4 周后拔出克氏针。常常需要同时作内侧骨赘切除和跗收肌腱止点处切断等软组织松解手术。现在很多医生为了增加稳定和方便固定，将 V 形截骨改变成 J 形截骨，截骨后使用螺钉固定（图 5-4-9）。

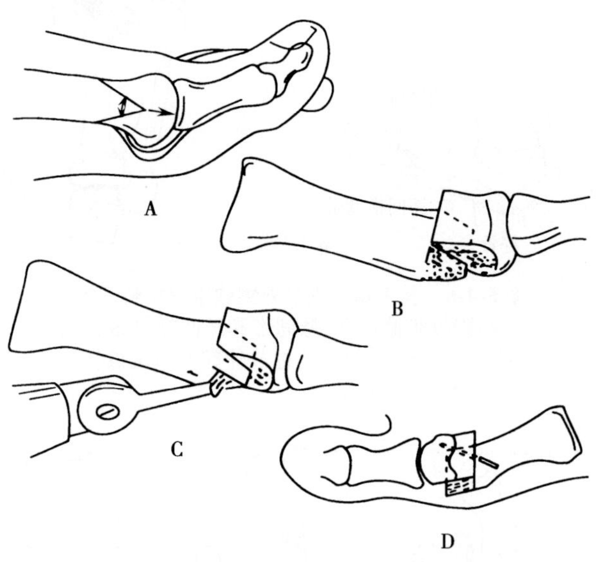

图 5-4-8　Chevron 手术

A. 在跖骨头内侧水平向外作开口 60°“V”形截骨；B. 将远端跖骨头向外侧推移 3～5mm；C. 切除近侧多余骨质；D. 使用克氏针固定截骨面

利用截骨时的轴线的变化可以调整跖骨头的位置和第 1 跖骨的长度。开始时，可以使用克氏针插入跖骨头内作为截骨轴线标志，以方便掌握截骨轴线。待操作熟练后，可想象截骨轴线的方向，而无需再插入克氏针。在冠状面上，截骨轴线可分为 3 种情况（图 5-4-10）：①轴线从内向外上，截骨后移位可产生跖骨头的背伸；②轴线水平从内向外，跖骨头保持原来的高度；③轴线从内向外下，截骨后移位可产生跖骨头的跖屈。但须注意轴线不要太靠跖侧，以便保持背侧和跖侧有适当的骨质厚度（图 5-4-11）。在水平面上，截骨轴线也有 3 种情况：①轴线从内向外侧近端，截骨后移位可短缩跖骨；②轴线水平从内向外，跖骨保持原来的长度；③轴线从内向外侧远端，截骨后移位可延长跖骨（图 5-4-12）。

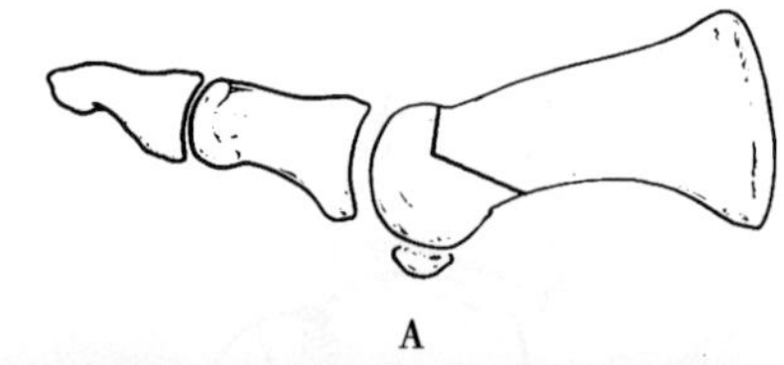

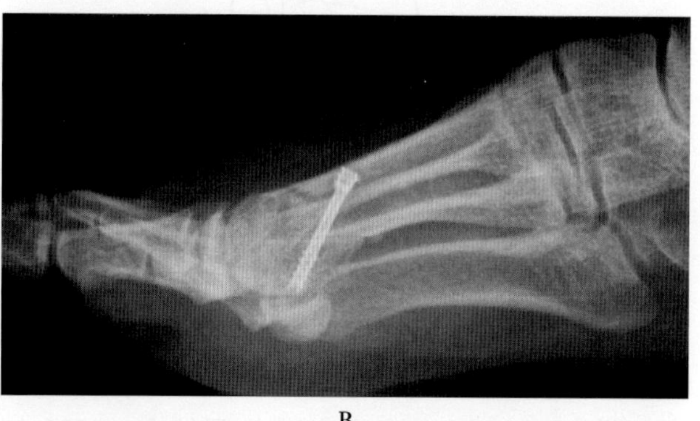

图 5-4-9　Chevron 截骨术截骨线的改良

A. 截骨线由 V 形改变为 J 形；B. X 线示接骨面用螺钉固定

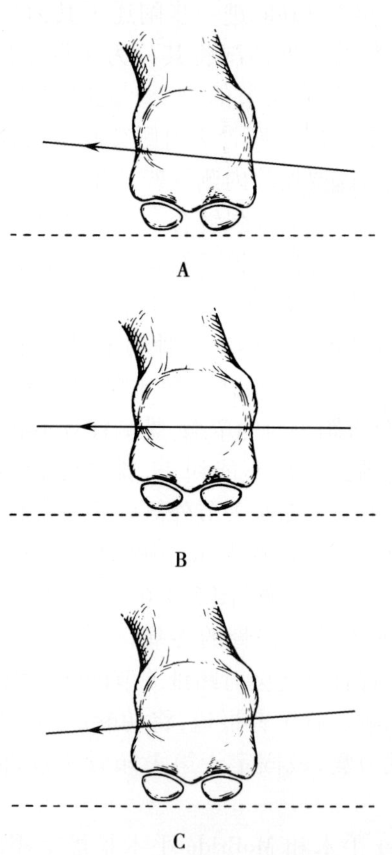

图 5-4-10　冠状面上截骨轴线的变化

A. 轴线从内向外上，截骨后移位可产生跖骨头的背伸；B. 轴线水平从内向外，跖骨头保持原来的高度；C. 轴线从内向外下，截骨后移位可产生跖骨头的跖屈

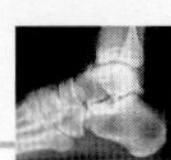

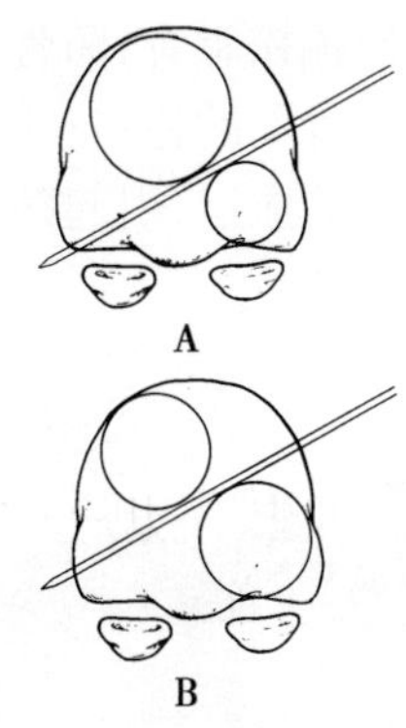

图 5-4-11 截骨轴线的中心放置
A. 轴线偏向跖侧；B. 轴线位于中心

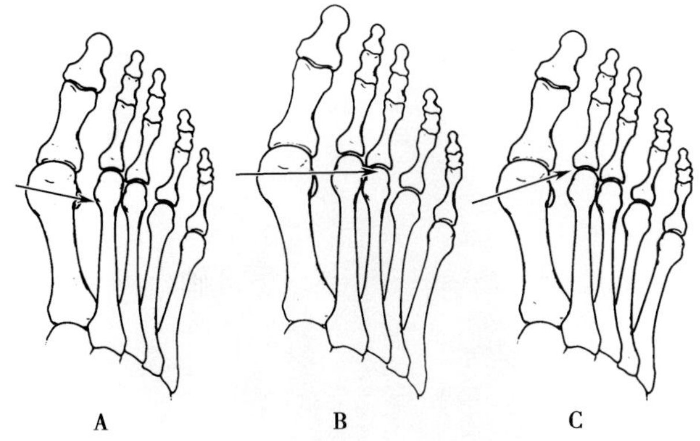

图 5-4-12 水平面上截骨轴线的变化
A. 轴线从内向外侧近端，截骨后移位可短缩跖骨；B. 轴线水平从内向外，跖骨保持原来的长度；C. 轴线从内向外侧远端，截骨后移位可延长跖骨

Chevron 手术适用于 60 岁以下、IMA<15°且 MAA<35°的轻、中度踇外翻患者。60 岁以上的患者，关节疼痛和僵硬的发生率增加。一般认为，跖骨远端截骨纠正 IMA 的能力有限，IMA>15°的患者，更多使用跖骨近端截骨。在选择 Chevron 手术时，应测量跖骨头的宽度，一般认为，每向外移位 1mm，可矫正 1°的 IMA。所以跖骨头颈部过窄的患者，不宜选择此术式。

Chevron 手术是否需要结合外侧软组织松解手术，我们的经验是：如果 HAA 大于正常，就应该行外侧软组织松解手术。和单纯行 Chevron 截骨术的患者相比较，Chevron 截骨结合外侧软组织松解手术有更好的手术效果。Trnka 比较了单纯 Chevron 截骨组和结合外侧软组织松解的两组患者的治疗结果，发现后者患者的满意度更高，第 1 跖趾关节活动度更大，籽骨的位置得到更好的纠正。而外侧软组织松解并没有带来更多的并发症。

为了加强 Chevron 手术矫正畸形的能力，一些医生对 Chevron 手术进行了改良：①Gerbert 改良术：在截骨面的近侧再做一个基底在内侧的楔形的截骨（图 5-4-13），在跖骨头外移的同时向内侧倾斜跖骨关节面，以便纠正增大的 DMAA（图 5-4-14）。该术式适用于 DMAA>15°～20°的患者。也可使用常规的 Chevron 手术加上 Akin 手术纠正畸形。②Youngswick 改良术：为了纠正跖骨头的抬高，增加负重能力，可在 V 形截骨面的背侧再做一个截骨（图 5-4-15），跖骨头外移并向跖侧移位。此时，因为同时短

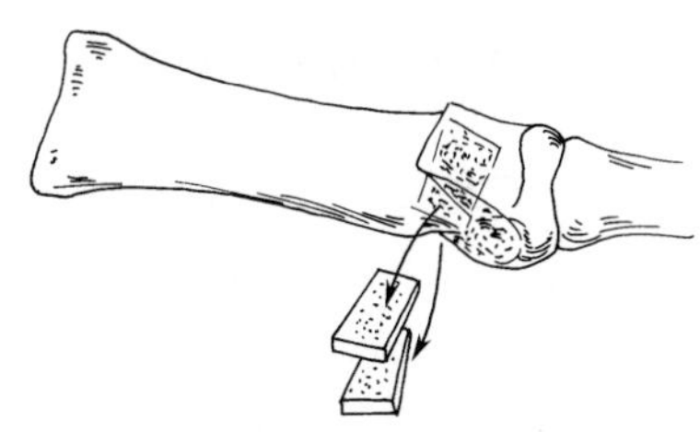

图 5-4-13 Chevron-Gerbert 手术

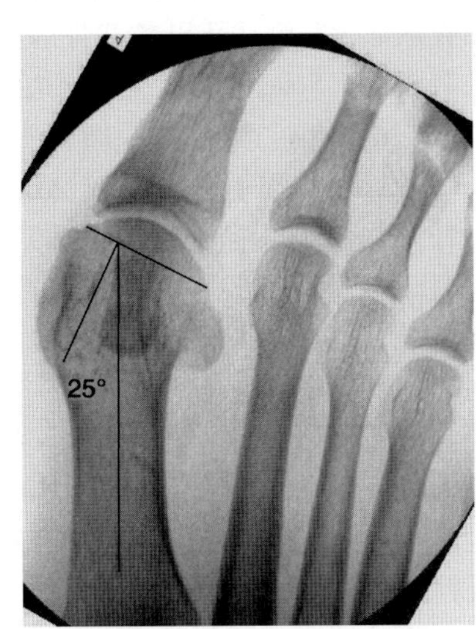

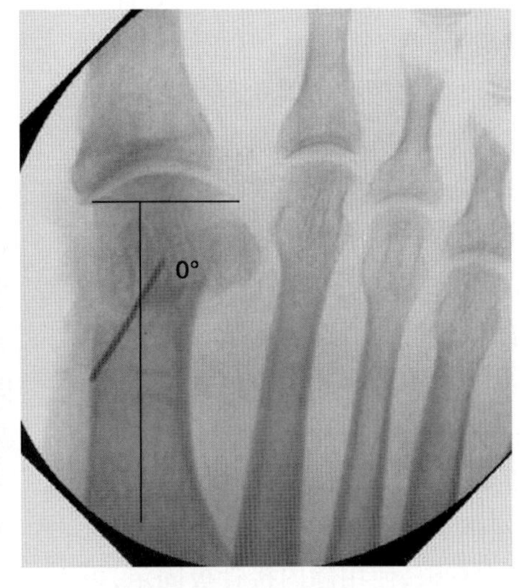

图 5-4-14 Chevron-Gerbert 手术纠正增大的 PASA

缩了跖骨，松解了软组织，可增加第1跖趾关节的活动度。③Vogler改良术：为了使截骨术后更加稳定，可将背侧截骨面延长，以方便使用螺钉固定（图5-4-16）。

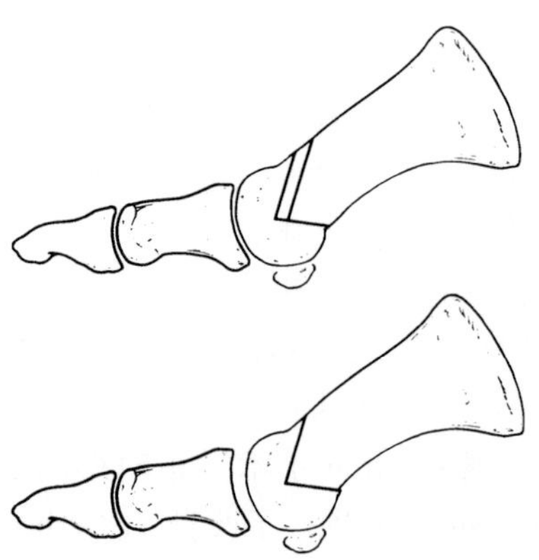

图5-4-15　Chevron-Youngswick手术

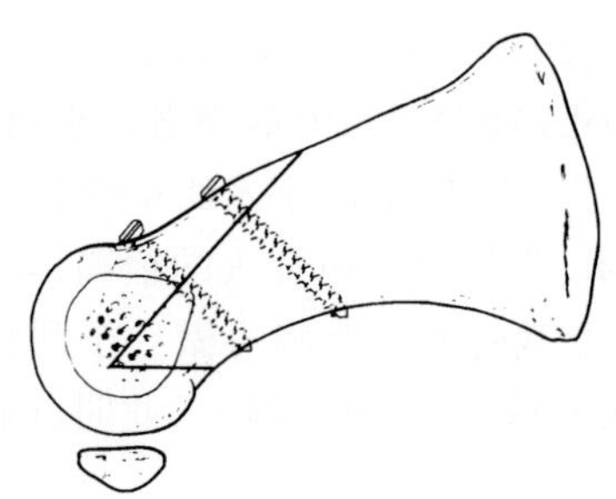

图5-4-16　Vogler改良术

Chevron手术的并发症有：①跖趾关节外侧软组织松解不够，截骨外移不足；②V形开口过大，造成截骨面不稳定；③V形开口过小，截骨外移困难；④截骨轴线太靠近关节面，造成远端骨折进入关节面。尤其是在使用骨刀做截骨时，容易发生此并发症；⑤跖骨头外移时发生外旋，加大了DMAA，此并发症在使用骨刀做截骨时容易发生，但在使用微型电动或气动骨锯截骨时也有发生，因此，在跖骨头外移时应注意跖骨头关节面的角度；⑥截骨面不稳定，使用锐利的微型骨锯一次完成截骨，对于截骨面的稳定非常重要，使用骨刀或钝的微型骨锯反复截骨，或者是有明显骨质疏松的患者，容易造成截骨面的不平整，对截骨面的稳定性有一定的影响；⑦内侧关节囊缝合过紧，容易造成踇内翻和关节僵硬；⑧对跖骨头血运影响，发生跖骨头缺血坏死。

Chevron手术的缺点：①跖骨头的外移并没有真正缩小IMA，只是缩小了第1、2跖骨头之间的距离，所以纠正畸形的能力有限，使用髓内接骨板固定，可增加矫形能力（图5-4-17）；②不能纠正明显的跖骨头抬高；③严重骨质疏松患者，跖骨头没有较好的骨的质量，难以保证截骨面的稳定；④外侧软组织松解时，可能破坏跖骨头的血运，引起跖骨头缺血坏死。

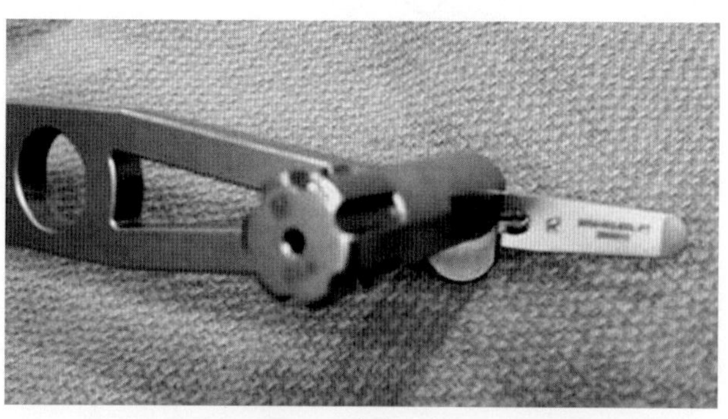

A

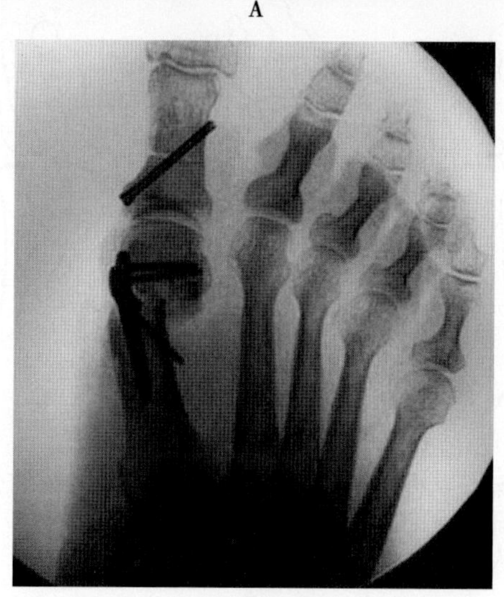

B

图5-4-17　Cheveon截骨术使用髓内接骨板固定，增加矫形能力

4. Mitchell手术　Mitchell手术是Mitchell 1958报道，在第1跖骨颈部的截骨手术。切除骨赘后，在跖骨颈部背跖侧钻孔以备截骨后固定，第1个孔距关节面约1.5cm，距跖骨头内侧边缘约2～3mm。第2孔位第1孔近端1cm，距跖骨头内侧边缘约6～7mm。在两孔之间做两次横行截骨，远端截骨线位于籽骨近端，从内向外侧部分切断跖骨干，保留外侧3～5mm骨质不切断，在距远端截骨线的近端2～4mm处，垂直跖骨干完全切断跖骨，去除两截骨线间的骨质，将跖骨头向外移位3～5mm（图5-4-18），同时可将跖骨头向跖侧移位2～4mm，以补偿由于跖骨短缩所造成的踇趾负重能力的减弱。用缝线穿过两孔结扎固定。为了改善固定效果，也可使用克氏针或螺钉固定截骨面。

Mitchell手术适用于IMA<15°且HAA<35°的轻、中度踇外翻患者。由于Mitchell手术比较Chevron手

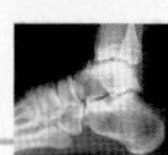

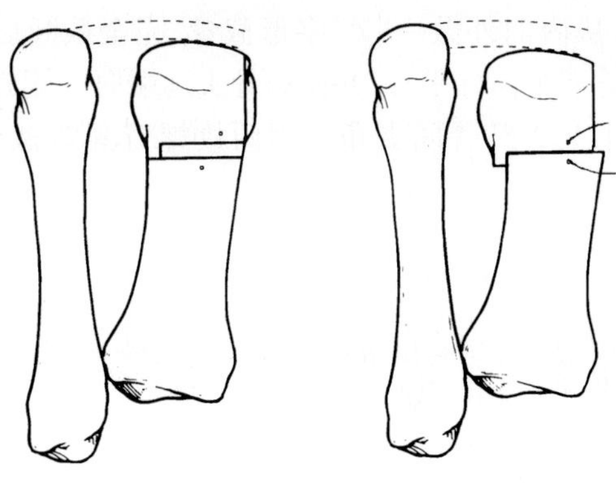

图 5-4-18　Mitchell 手术

术有更多的第 1 跖骨短缩，平均短缩 4. 9mm。为了防止发生转移性跖骨痛，对于术前第 1 跖骨已有短缩的患者，应慎用 Mitchell 手术。对于 DMAA 异常的患者，传统的手术方式不能予以纠正；Roux 提出改良术式，远端接骨线平行于第 1 跖骨关节面作截骨，近端截骨线仍然垂直于跖骨干截骨，外移跖骨头的同时使关节面的倾斜得到纠正（图 5-4-19）。

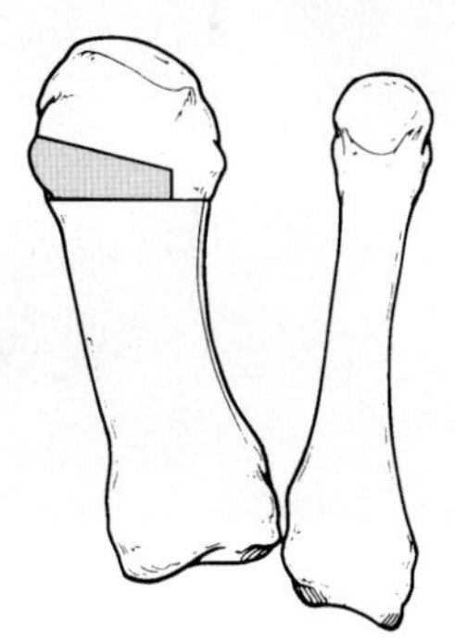

图 5-4-19　Roux 改良术

Mitchell 手术比 Chevron 手术有更强的纠正畸形的能力，而且由于截骨更靠近近端对籽骨的影响小，通过截骨面的调整可以纠正矢状面跖骨畸形，在需要时容易短缩跖骨。但其稳定性比 Chevron 手术差，跖骨头易发生移位。截骨面靠近骨干愈合时间长，以及第 1 跖骨短缩后发生转移性跖骨痛的可能。目前，临床应用在减少。

5. Reverdin 手术　1881 年 Reverdin 首先描述了在第 1 跖骨头内侧，距关节面 1cm 处做一楔形截骨，保持外侧骨皮质的连续性，闭合截骨面后纠正倾斜的跖骨关节面的手术方式（图 5-4-20）。该手术最大的优点是可以有效地纠正 DMAA。由于在跖骨头内截骨，愈合较快，稳定性较好。但由于截骨线进入了跖骨头-籽骨关节，有可能对籽骨功能有影响。1977 年 Green 改良了传统的 Reverdin 手术，在跖骨头跖侧部分横行作一截骨，使原来的楔形截骨线不进入跖骨头-籽骨关节。该术式被称为 Reverdin-Green 手术。在临床得到更多地应用。但此术式不能纠正第 1 跖骨内翻。同年，Laird 提出另一种改良术式，切断外侧骨质，将截骨线远端跖骨头推向外侧，以缩小 1、2 跖骨头间距离，相对缩小了 IMA。此术式又被称为 Reverding-Laird 手术（图 5-4-21）。

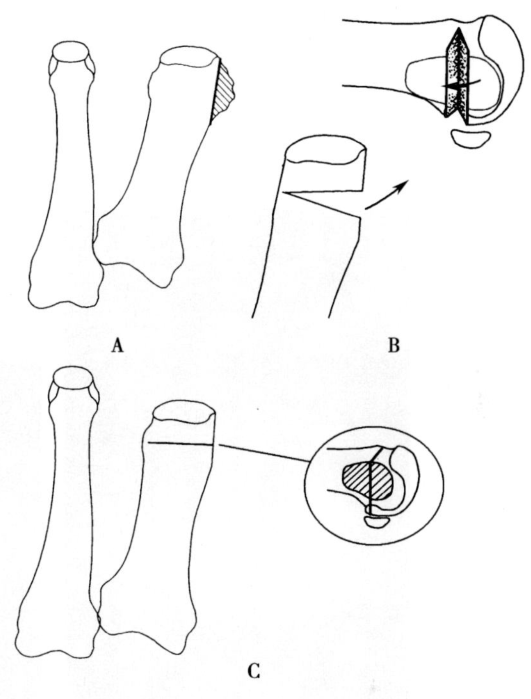

图 5-4-20　Reverdin 手术
A. 骨赘切除；B. 跖骨头内侧楔形截骨；
C. 闭合截骨面

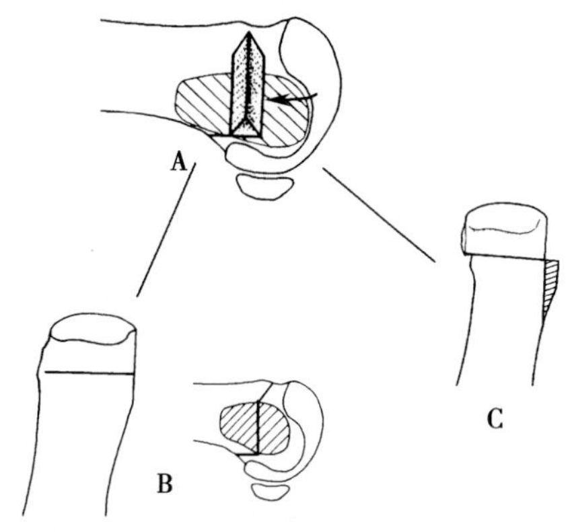

图 5-4-21　改良 Reverdin 手术
A、B. Reverdin-Green 手术；
A、C. Reverding-Laird 手术

对于 DMAA 明显异常的轻、中度踇外翻，采用 Reverding-Green 手术或 Reverding-Laird 手术可以获得较好的矫正效果。对于匹配型严重踇外翻，

DMAA 和 IMA 均明显增大，常常需要第 1 跖骨基底截骨加上 Reverding-Green 手术。

6. Scarf 手术　1983 年 Zygmunt 等首次描述用 Scarf 截骨术治疗踇外翻。该术式是在第 1 跖骨干内侧，从内向外做一"Z"字形截骨，完全截断后，推挤跖骨下半向外平移，并使跖骨头远端向外侧旋转，以缩小 1、2 跖骨间夹角。用两枚螺钉固定截骨面（图 5-4-22）。

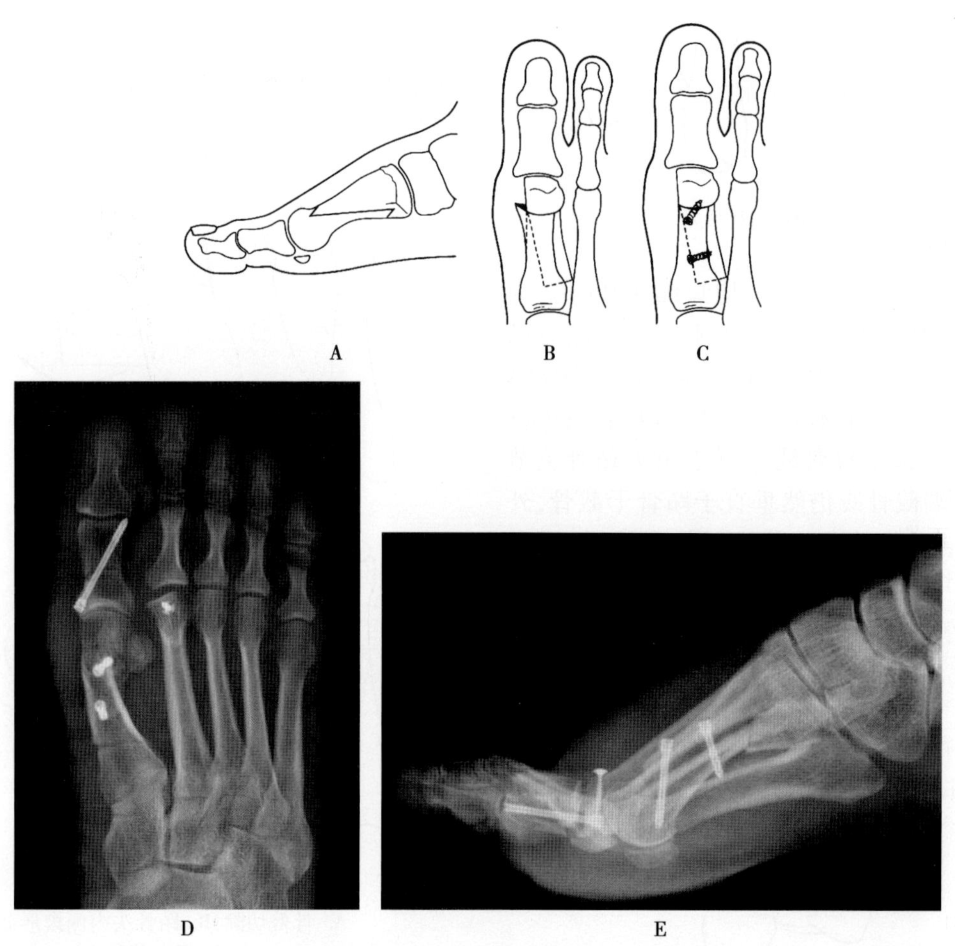

图 5-4-22　Scarf 手术

A. Z 形截骨线；B. 截骨面远端部分向外侧移位；C. 使用螺钉固定；D、E. 术后 X 线像

Weil 将 Scarf 截骨分为长、中、短三类（图 5-4-23）。短 Scarf 截骨适用于第 1、2 跖骨间夹角小于 13°患者，中 Scarf 截骨适合于第 1、2 跖骨间夹角在 14°～16°患者。长 Scarf 截骨适合于第 1、2 跖骨间夹角在 17°～23°患者。Scarf 截骨的禁忌证是：①有较大的 DMAA 角；②第 1 跖骨在矢状面有明显畸形；③较严重的骨质疏松；④第 1 跖骨直径太小。作者建议，当第 1、2 跖骨间夹角小于 14°时，一般采用更为简单的 Chevron 截骨。由于国人第一跖骨直径较外国人小，Scarf 截骨后骨移位的量有限，对于第 1、2 跖骨间夹角大于 20°患者，我们多采用 Ludllof 截骨或基底截骨术。

Scarf 截骨术中骨断端可以相互平移也可相互旋转。截骨面远端向外平移和（或）向外侧旋转均可缩小第 1、2 跖骨间夹角。跖骨头向内旋转可纠正 DMAA，但此时也部分抵消了跖骨向外平移的作用。Scarf 截骨后，已没有余地在跖骨头颈部再行截骨，对于 DMAA 较大的患者，可加用近节趾骨基底的 Akin 截骨。如果患者有较大的第 1、2 跖骨间夹角并合并较大的 DMAA，不适合采用 Scarf 截骨术。我们使用 Ludloff 截骨术加跖骨颈的 Reverdin 截骨术或 Akin 截骨术联合纠正畸形。

由于本截骨术需要较高的手术技术，在刚开始做此手术时，需要一定的经验积累。在作者的病例中，手术矫正效果不好的原因有：①截骨面没有倾斜，移位后造成皮质骨相互卡住（瓦槽效应），影响移位，又会使跖骨头抬高；②截骨面移位不够，尤其是在具有较大畸形时，移位常需要在 2/3 横截面左

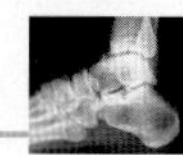

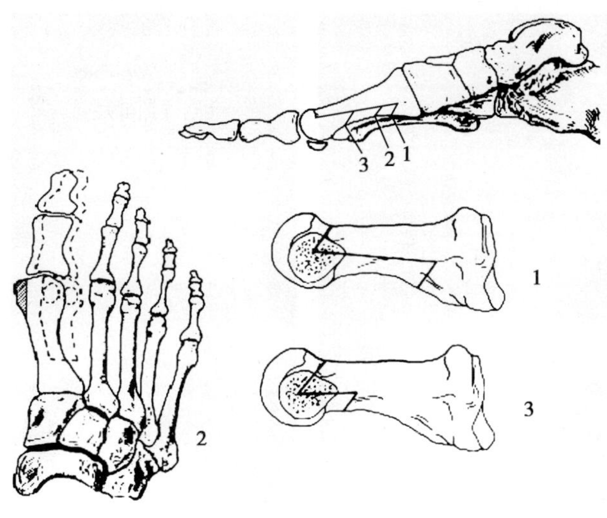

图 5-4-23　Scarf 手术的不同类型

1. 长 Scarf 截骨;2. 中 Scarf 截骨;3. 短 Scarf 截骨

右;③未能纠正较大的 DMAA 角,此时不能通过跖骨截骨面的调整来纠正,一般要同时做跖骨近端的 Akin 截骨矫正踇趾畸形;④螺钉固定失败。由于 Scarf 截骨两侧截骨面不总是稳定接触,在使用普通拉力螺钉固定两侧骨皮质时,两侧皮质靠近时失去了侧向的移位。使用双头螺纹钉可避免此种情况。

7. Ludloff 手术　Ludloff 在 1918 年描述一种从跖骨近端背侧到跖骨远端跖侧的跖骨干斜形截骨法。它具有较好的矫形能力,但内在稳定性较差,由于当时不能很好地固定截骨面,手术未能得到广泛推广。以后,一些医生对这种手术方法进行了改进,截骨面从原来的整个跖骨干改为跖骨近端,较大的松质骨截骨面使骨折愈合较快,并采用 AO 内固定技术坚强固定截骨面。Myerson 等通过实验研究证实改良 Ludloff 截骨术的稳定性高于跖骨近端截骨、Chevron 截骨和弧形截骨术。Sammarco 等在比较了 5 种截骨术的抗疲劳特性后发现 Ludloff 截骨术优于跖骨近端弧形截骨术和 Scarf 截骨术。因此,Ludloff 截骨术后可允许患者早期部分负重。手术时由于先用一枚螺钉固定截骨面并以此为旋转轴,因而畸形矫正易于控制和调整。

改良 Ludloff 截骨术适用于治疗第 1、2 跖骨间夹角大于 16°且无第 1 跖趾关节骨性关节炎的严重踇外翻。手术是从跖骨基底背侧向跖骨干中部跖侧从内向外截骨,在未完全截断时,用一枚直径螺钉固定截骨面,完全截断后,推挤跖骨远端以固定螺钉为轴向外旋转,透视见位置合适后,再用另一枚螺钉行拉力固定。切除多余骨质及跖骨头内侧骨赘(图 5-4-24)。一般需要同时行远端软组织手术。

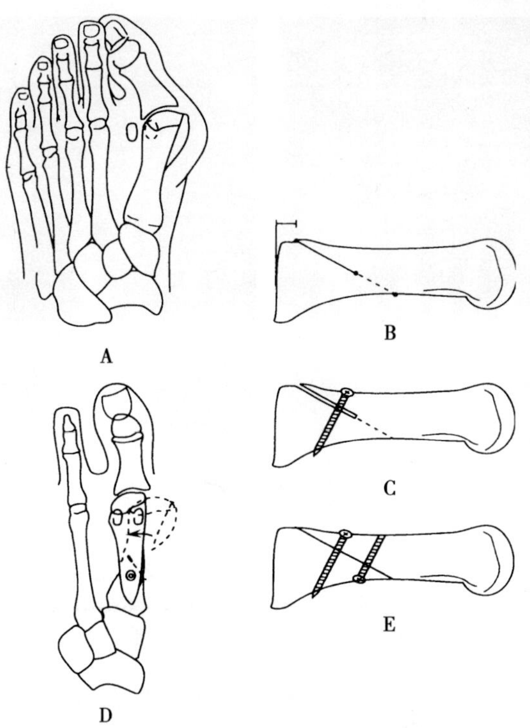

图 5-4-24　Ludloff 截骨术

A. 踇外翻;B. 跖骨基底背侧向跖骨干中部跖侧从内向外截骨;C. 在未完全截断时,用一枚螺钉固定截骨面;D. 完全截断后,推挤跖骨远端以固定螺钉为轴向外旋转;E. 用另一枚螺钉行拉力固定,并切除跖骨头内侧骨赘

对于 DMAA,DASA 明显大于正常者,在 Ludloff 截骨后,关节面倾斜相对会进一步加大。如将踇趾置于伸直位时,伸屈活动感觉跖趾关节不适合,应加做 Reverdin 或 Akin 截骨术(图 5-4-25)。

在严重的骨质疏松患者,螺钉固定易发生失败,应慎用此截骨法。如果术中发现骨质量较差,可适当延长截骨面,增加螺钉或克氏针固定。在使用皮质骨螺钉固定时,应在皮质较薄的一侧做滑动孔,即以拉力螺钉方式固定,增加固定强度,防止术后截骨面旋转。滑动孔皮质应作埋头处理,否则易发生骨折。但过度埋头可使皮质薄弱,亦可骨折使固定失效。

改良 Ludloff 手术跖骨短缩较少,还可通过调整截骨面方向使跖骨头降低,增加踇趾负重能力,减轻手术前 2、3 跖骨头过度负重后所引起的胼胝和疼痛。但对严重锤状趾所造成的跖趾关节脱位或半脱位,应通过患趾跖骨截骨以纠正跖骨头下沉或短缩跖骨,改变跖骨头应力分布,而不能仅仅依靠使第 1 跖骨降低来解决由此引起的跖骨痛。

该手术主要缺点是手术技术性较强,在小骨上做截骨和 AO 内固定要求有较高的准确性,一旦失

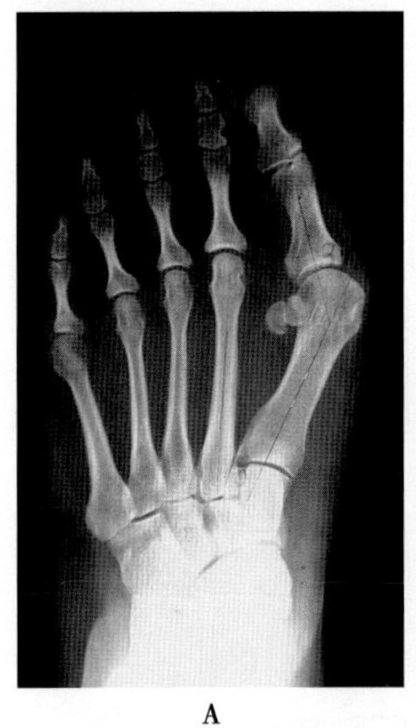
A

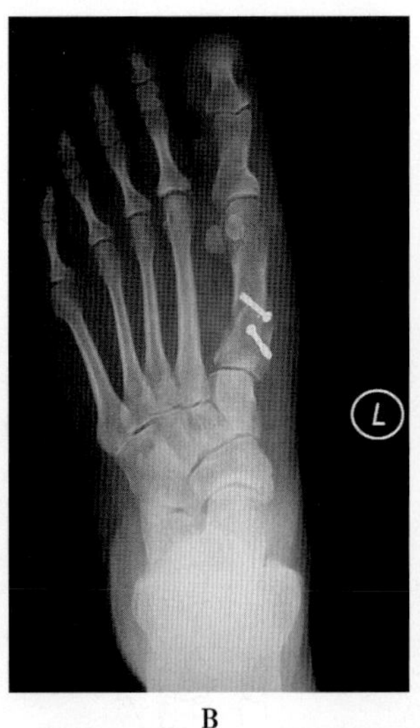

B

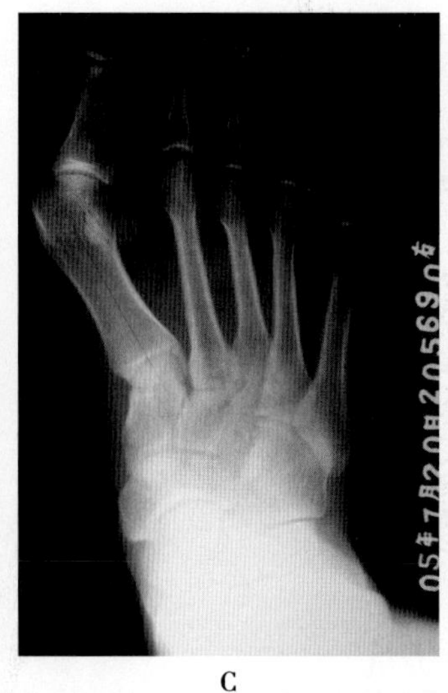
C

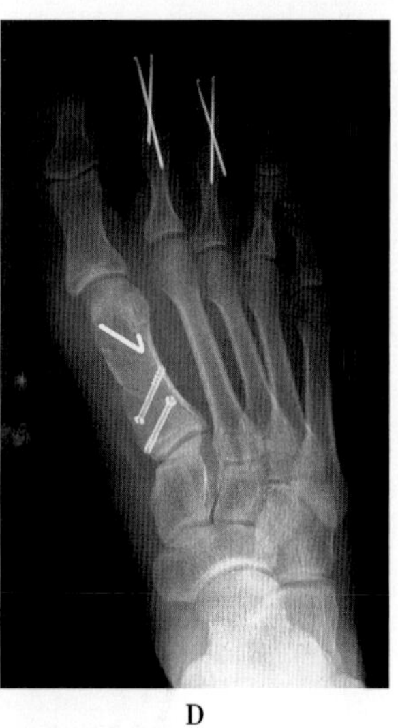
D

图 5-4-25　改良 Ludloff 手术加 Akin 或 Reverdin 截骨术

A. 甲患者的术前 X 光片；B. 术后 X 光片示 Ludloff 手术加 Akinn 截骨术；C. 乙患者的术前 X 光片；D. 术后 X 光片示 Ludloff 手术加 Reverdin 截骨术

败，补救困难。另外手术创伤较大，患者易遗留跗跖趾关节僵硬，但以跖屈受限为主，因此对行走影响不大。如果注意手术后康复训练，可明显减少此并发症的发生。部分患者需二次手术取出螺钉。

8. 第 1 跖骨基底截骨术　第 1 跖骨基底截骨术由于可以有效地纠正 IMA，而被广泛地使用。基底截骨的方式也是多种多样，如弧形截骨、楔形截骨、V 形截骨等。弧形截骨易于调整截骨的位置，但不易稳定固定，也容易发生跖骨头的背伸，造成畸形愈合。楔形截骨术可分为闭合性和开放性截骨。开放性截骨（图 5-4-26）可延长跖骨，适用于第 1 跖骨短的患者。可以植骨或不植骨，往往需要使用接骨板固定。而闭合性截骨操作较简单，愈合快。闭合截骨可短缩跖骨，如果操作得当，一般并不影响功能。基底截骨有着较强的纠正 IMA 的能力，一般适用于 IMA>15°的患者。目前临床中最常用的基底闭合性楔形截骨术是 Loison-Balacescu 手术和 Juvara 手术。

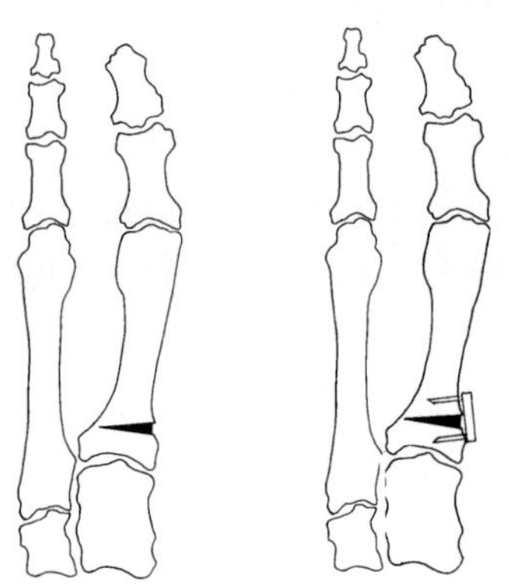

图 5-4-26　基底开放性楔形截骨

Loison-Balacescu 手术分别在 1901 年和 1903 年由 Loison 和 Balacescu 提出。该术式是在第 1 跖骨基底外侧做一开口向外的楔形截骨，保留内侧骨皮质作为合页，闭合截骨面后矫正跖骨内翻。使用螺钉固定截骨面（图 5-4-27）。手术的关键点有 3 个：①小心截骨以保留内侧骨皮质合页。②旋转轴的方向。在闭合截骨面时跖骨远端围绕皮质骨合页旋转，合页成为旋转轴。在矢状面上，旋转轴垂直于跖骨干时，闭合截骨面后，可能产生跖骨远端的抬高；旋转轴垂直负重面时，跖骨远端维持和负重面的关系，没有背伸或跖屈（图 5-4-28）。在冠状面上，如果旋转轴从背内侧到跖外侧，闭合截骨面的同时可产生跖骨远端背伸。如果旋转轴从背外侧到跖内侧，则产生跖屈。而垂直于负重面，则可维持原来和负重面的关系（图 5-4-29）。③确定楔形的大小。如图 5-4-30 所示，线 AB 为第 1 跖骨中轴线，线 AC

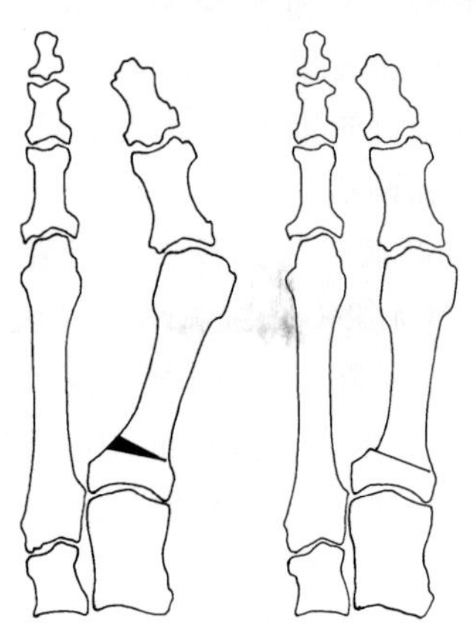

图 5-4-27　Loison-Balacescu 手术

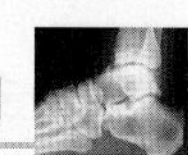

平行于第2跖骨中轴线，∠CAB为IMA。预定截骨线为线ED，测量ED长度，以同样长度分别在线AC和线AB上确定G、F点，G、F点间的距离即为在跖骨外侧斜形截骨的宽度。

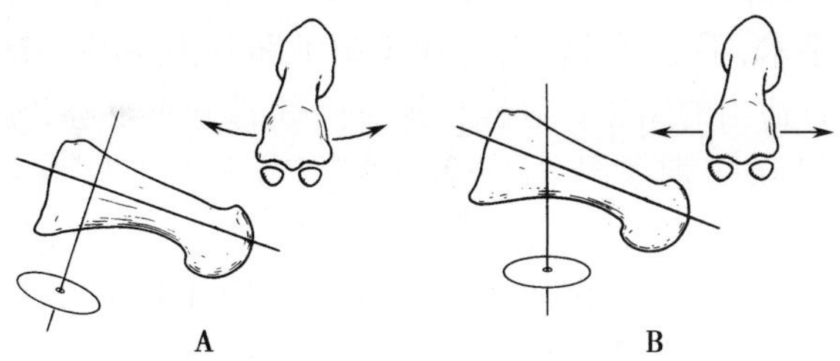

图5-4-28　矢状面截骨旋转轴的方向
A. 旋转轴垂直于跖骨干；B. 旋转轴垂直于负重面

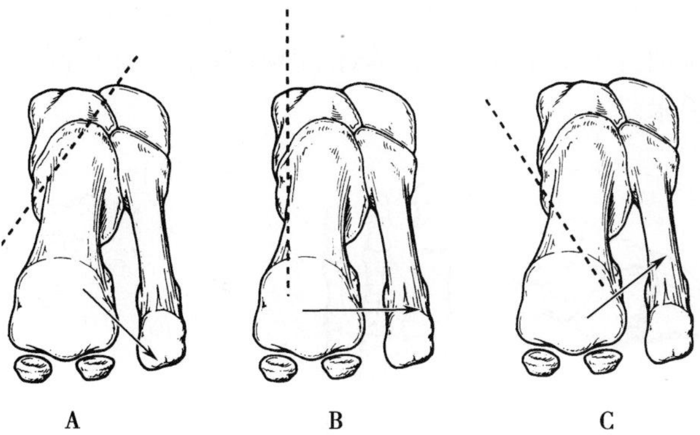

图5-4-29　冠状面截骨旋转轴的方向
A. 旋转轴从背外侧到跖内侧；B. 旋转轴垂直于负重面；C. 旋转轴从背内侧到跖外侧

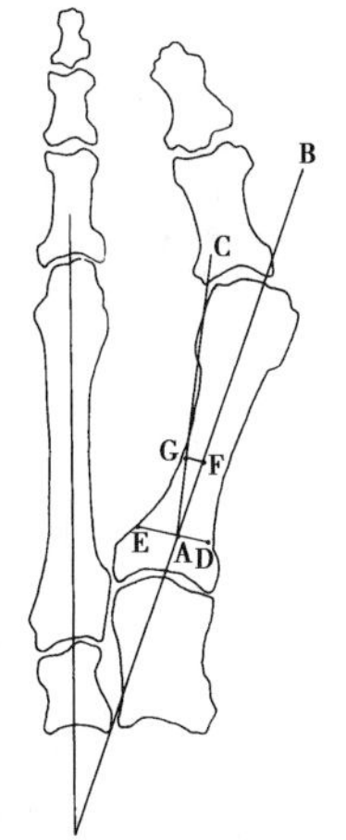

图5-4-30　跖骨基底闭合楔形截骨的截骨量术前设计

Juvara于1919年提出一种斜行闭合性楔形截骨术。近端截骨面与第1跖骨干纵轴成40°，远端截骨面依IMA而定。截骨时先作远端截骨，以使近端截骨时骨端稳定。骨皮质合页距基底关节面约1cm。Juvara手术截骨面加大，跖骨远端外移加大，纠正畸形能力增强，更方便用螺钉固定（图5-4-31）。如果切断内侧合页，可同时延长或短缩第1跖骨。Juvara手术只纠正了IMA，对于增大的DMAA，需要加用Reverdin手术（图5-4-32）。闭合楔形截骨的缺点是跖骨可能会短缩。

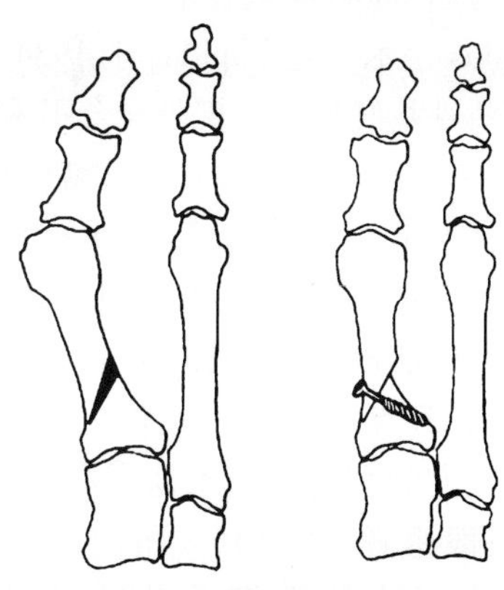

图5-4-31　Juvara手术

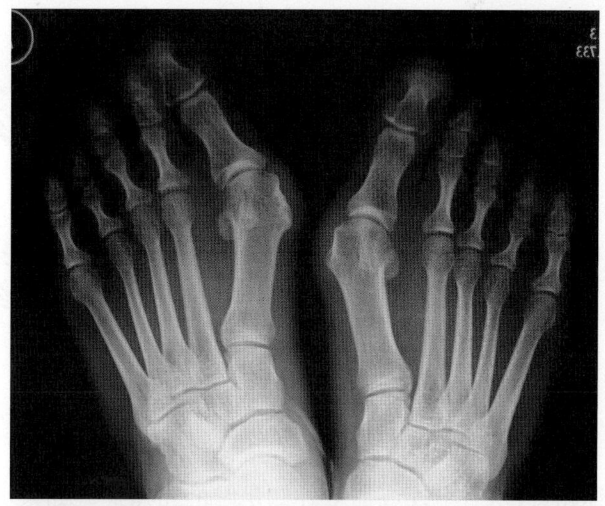

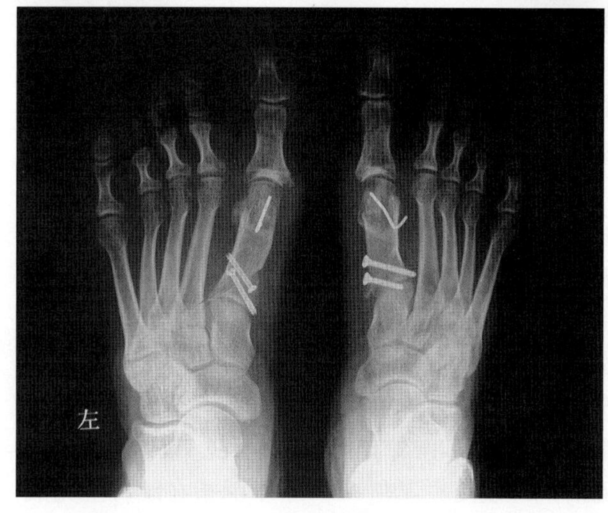

图5-4-32　右侧Juvara手术加Reverdin手术，左侧为Ludloff手术加Reverdin手术

将跖骨远端 Chevron 截骨应用到近端，纠正 IMA>15°的踇外翻；也是跖骨基底截骨矫正踇外翻的方法之一。在第一跖骨近端做水平 V 形截骨，V 形的尖端可向远端或近段。截断后向外侧旋转跖骨远端，位置满意后，用克氏针或接骨板固定截骨面。手术原则同远端 Chevron 截骨术。

9. Lapidus 手术　是 Lapidus 于 1934 年首先报道的第 1、2 跖骨基底与内侧楔骨融合手术方法。后来人们发现，单纯融合内侧跖楔关节就已足够，所以不再固定融合第 1、2 跖骨基底，这种方法被称为改良的 Lapidus 手术。该术式可以阻止足内侧弓的塌陷和稳定足的内侧序列，为足的负重和推进提供稳定。Lapidus 手术结合远端软组织手术和骨赘切除适用于合并有内侧跖楔关节不稳定的、有症状的踇外翻患者，一般患者 IMA>15°，跖楔关节周围韧带松弛；也适应于内侧跖楔关节的骨性关节炎。Lapidus 手术不适合于同时合并有第 1 跖趾关节骨性关节炎的患者，骨骺未闭合的青少年患者和既往有过踇趾籽骨痛的患者。慎用于专业运动员和舞蹈家。

Lapidus 手术在纠正踇外翻时不是一个原位融合手术，手术时常常需要纠正第 1 跖骨内翻并保持跖骨适当的跖屈。这样单纯去除软骨并不足够，需要切除跖楔关节内侧和跖侧部分骨质（图 5-4-33）。用螺钉固定关节。为了找到合适的融合位置，常会切除过多的骨质从而造成第 1 跖骨的短缩。因此，可采用切除软骨后用截骨板维持需要的位置，间隙用植骨填塞，以避免跖骨短缩（图 5-4-34）。在行改良的 Lapidus 手术后，应评价内侧柱的稳定性。如果内侧柱在水平面仍有不稳定，应加行 1、2 跖骨基底融合术，即所谓经典的 Lapidus 手术。

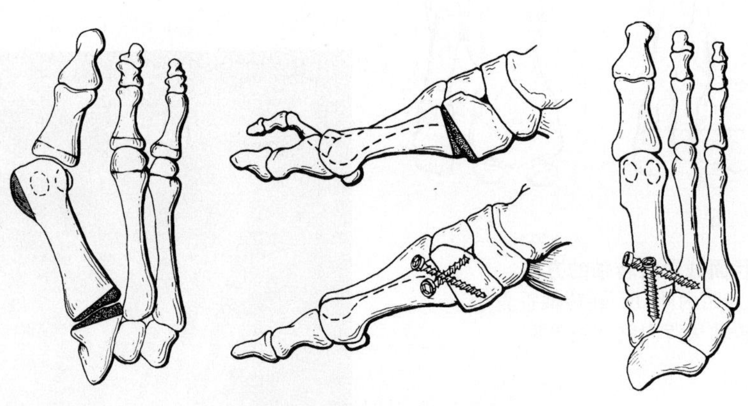
图 5-4-33　Lapidus 手术

Lapidus 手术应注意第 1 跖骨的跖屈或过度短缩跖骨，术后出现或加重外侧足趾的跖痛症。如果第 1 跖骨过度跖屈，有可能引起踇趾籽骨痛。此外应注意很好地处理关节面与牢固的固定，以避免出现骨不愈合；有文献报道内侧跖楔关节的融合率在 80% ~100%。

10. Akin 手术　自从 1925 年 Akin 医生描述在近节趾骨截骨矫正踇外翻以来，该种截骨术已成为最常用的近节踇趾截骨术。最初 Akin 所描述的术式包括跖骨头内侧骨赘切除、近节趾骨基底内侧缘的切除和近节趾骨基底内侧的楔形截骨（图 5-4-35）。以后一些医生又将其发展为近节趾骨远端截骨、斜形截骨和趾骨节段切除等术式，以纠正不同的趾骨病理改变。现在 Akin 手术泛指在趾骨上完成的截骨。

近端 Akin 手术适用于 DASA 增大的患者和 DMAA 轻度增大同时跖趾关节适合的患者，而远端 Akin 手术则适用于 IPA 异常增大的患者。对于近节趾骨过长的患者，可节段切除部分趾骨；而对于趾骨过短的患者，可以植骨延长。如果踇趾外旋明显，在楔形截骨的同时，可将远端截骨面向头侧倾斜，使跖侧间隙大于背侧间隙，闭合截骨面时可同时矫正趾骨外翻和外旋。Akin 手术可以单独使用，用于纠正单纯的趾骨外翻。还用于在使用其他手术后踇趾仍有外翻，挤压第 2 趾，结合其他手术一起使用，达到更好的纠正效果。

Akin 手术不适用于跖趾关节不适合甚至半脱位的患者，它可加重畸形的发生。换句话说，如果没有有效地纠正 IMA，单靠 Akin 手术并不能达到满意效果。

术中在做楔形截骨时可以保留趾骨外侧的皮质合页，闭合内侧骨质后可用缝线缝合固定。在做斜

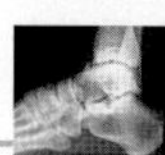

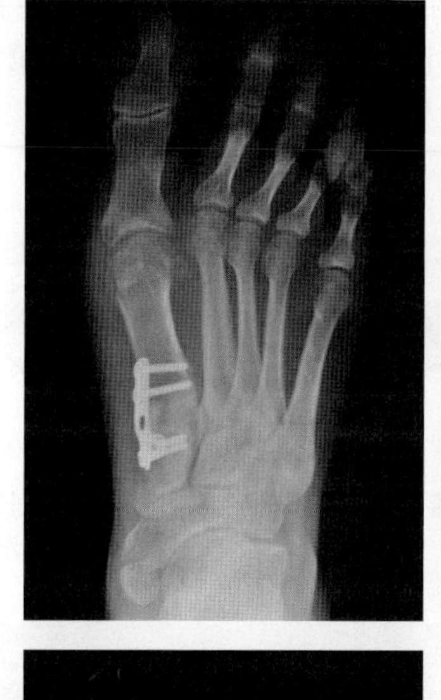
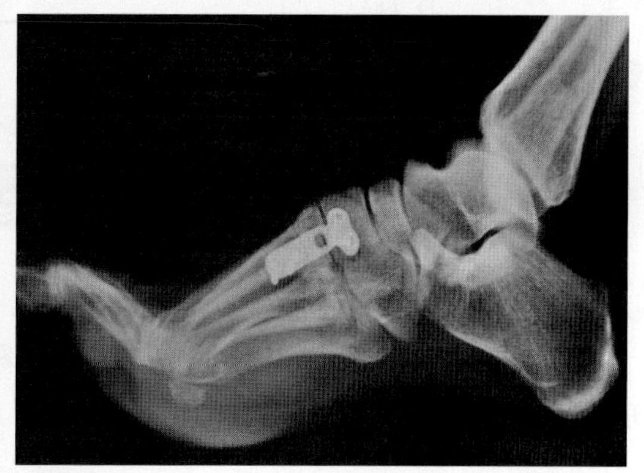
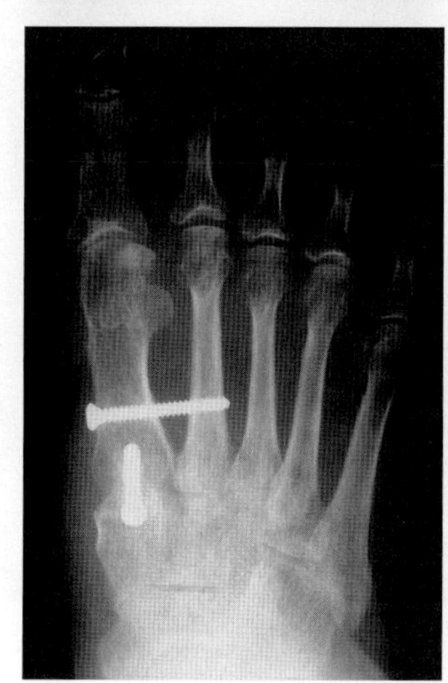
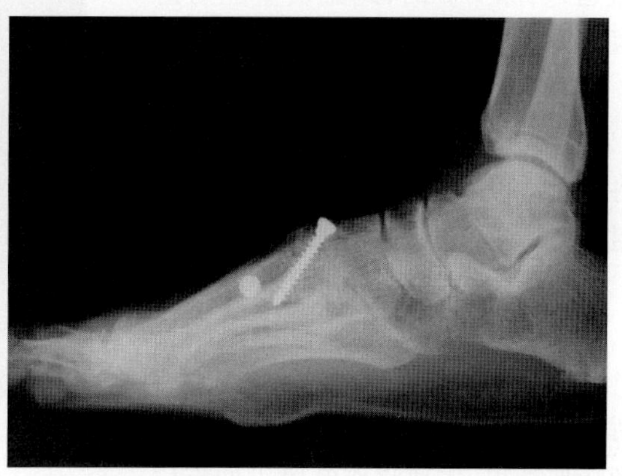

图 5-4-34　Lapidus 手术
使用钢板或螺钉固定

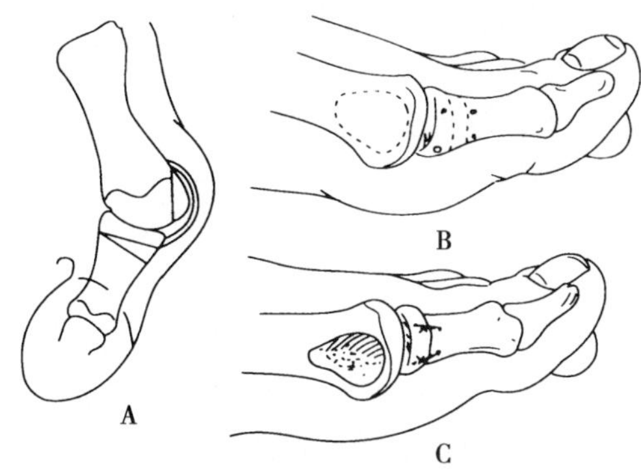

图 5-4-35　Akin 手术
A. 骨赘切除，近节趾骨内侧楔形截骨；B. 截骨面两侧打孔；C. 闭合截骨面，穿线缝合固定

形的楔形截骨时可用螺钉固定。节段截骨短缩常需要用两枚克氏针交叉固定。对于老年人，严重骨质疏松患者克氏针固定后，由于软组织的推挤力量使截骨面可能发生分离。所以，使用骑缝钉或微型钢板固定截骨面可以达到更好的稳定。

Akin 手术后最常见的并发症是畸形的复发，文献报道约为 16% ~21%。其他有趾骨畸形愈合，趾间关节屈曲受限，屈踇长肌腱损伤等。

11. Keller 手术　1904 年 William Keller 描述的切除近节趾骨基底和第 1 跖骨内侧骨赘的手术方法（图 5-4-36），后被称为 Keller 手术。Keller 手术的目的是解除踇趾的疼痛和改善第 1 跖趾关节的活动。Keller 手术适用于具有症状的、第 1 跖趾关节骨性关节炎的老年性踇外翻患者；或虽然没有骨性关节炎，但患者年龄较大或不适合做其他重建手术的患者。其他如踇僵硬、不能纠正的踇内翻、第 1 跖趾关节重建手术失败以及由于第 1 跖趾关节活动受限而导致的趾间关节反复发作的皮肤溃疡等。年纪较轻、活动较多，对功能要求较高的患者以及神经肌肉病变引起的痉挛性踇外翻不适于 Kelle 手术矫正。

Keller 手术中需要注意的几个问题：①近节趾骨切除的长度，一般认为应切除近节趾骨近端的

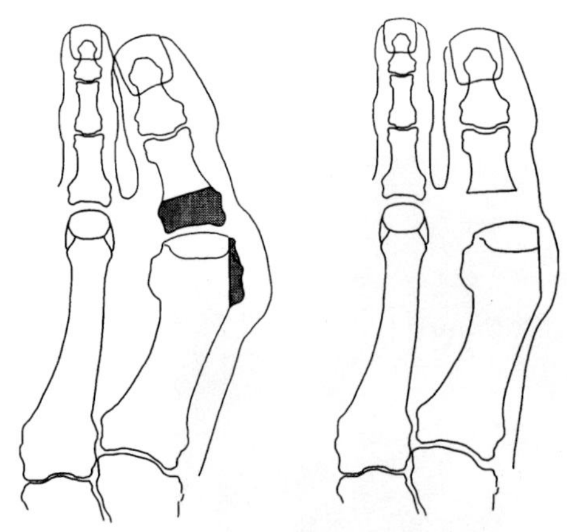

图 5-4-36　Keller 手术

1/3。如果切除过少，引起畸形的力量没有去除，畸形很快复发，关节仍有僵硬。切除过多，踇趾功能严重受限。Henry 报道，切除 1/3 时，踇趾负重能力为正常 75%，如果切除超过 1/3，踇趾负重能力只有正常的 18%。②由于近节趾骨近端切除后，骨断端直接对应跖骨头软骨，容易产生关节病变引起疼痛。所以，有些医生将 Keller 手术进行了改良，将关节囊植入关节间隙，阻挡了骨的直接摩擦。③对于大部分患者，Keller 手术后，由于去除了近节趾骨基底对于跖骨头的挤压，IMA 将会减小。但对于固定的第 1 趾骨内翻，可能需要第 1 跖骨截骨矫正 IMA。否则，第 1 跖趾关节仍将有脱位，畸形仍旧存在。④术后，为了达到好的矫形效果，需要将踇趾置于伸直位置或轻度内翻位，并保持一定的第 1 跖趾关节间隙，使跖趾关节周围软组织建立新的平衡。使用外部夹板，固定不确切。经典的 Keller 手术使用 2 枚克氏针贯穿踇趾固定于跖骨上，2～3 周后拔出。

切除近节趾骨基底后，踇趾短缩以及踇收肌腱、踇展肌腱、屈踇短肌和伸踇短肌腱将失去骨的附着，第 1 跖趾关节容易产生不稳定。屈踇短肌稳定近节趾骨于跖骨头的作用减弱，屈踇长肌不能有效地发挥屈趾动作（图 5-4-37）。近节趾骨基底切除后，伸肌腱帽向近端移位，可能引起跖骨头的抬高，削弱了踇趾的负重能力。近节趾骨基底切除后，跖腱膜的“绞盘”作用受到破坏，影响了正常足在步态推进期前必要的旋后，而产生不正常的旋前。使足的负重外移。正常情况下，踇趾传导的负荷是其他 4 趾总体负荷的 2 倍。Keller 手术后，踇趾推动无力，负重向外侧转移，所以有可能发生转移性跖骨痛。Keller 手术后的其他并发症有：踇趾短缩，外观难看；畸形复发；连枷踇趾；仰趾或锤状趾畸形（图 5-4-38）；跖趾关节僵硬或疼痛；第 2 跖骨疲劳骨折；踇内翻；籽骨-跖骨关节炎。Keller 手术后出现关节疼痛、畸形矫正不满意的患者，常常需要融合第 1 跖趾关节，由于踇趾较短，大部分患者需要植骨。

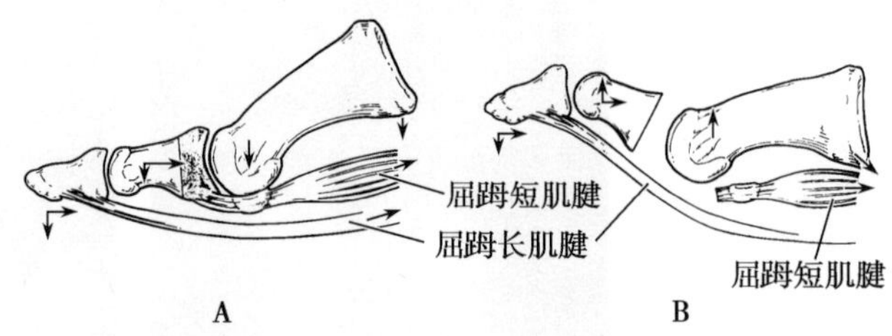

图 5-4-37　Keller 手术后，发生仰趾畸形的机制

A. 手术设计；B. 术中切断踇短屈肌造成仰趾畸形

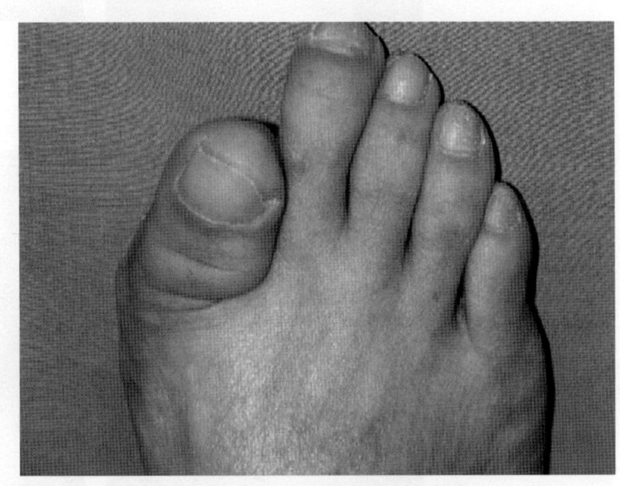

图 5-4-38　Keller 术后外观

12. 第 1 跖趾关节融合术　1894 年 Clutton 首先描述了第 1 跖趾关节融合术，1952 年 Mckeever 将其推广。该术式可有效地减轻跖趾关节疼痛，维持踇趾长度，稳定第 1 跖趾关节，使踇趾保持较好地负重状态，减少转移性跖骨痛的发生。因此适用于对负重行走功能有一定要求、具有跖趾关节骨性关节炎的踇外翻患者。另外，适应于 Keller 手术或人工跖趾关节置换术后失败的补救手术。

第 1 跖趾关节融合术手术中应注意以下几点：①融合的位置。在矢状面上，相对于地面踇趾应背伸 5°～10°。一般第 1 跖骨和地面成 15°角，因此近节趾骨与第 1 跖骨的成角应在 20°～25°。过度背伸可引起踇趾锤状趾、趾背胼胝、足趾不能触地，感觉推进无力；背伸不足时，趾间关节出现疼痛性胼胝，趾间关节发生退行性变的可能性明显增加。在跟腱挛缩的患者，踝关节有部分屈曲畸形，行走时，前足承受更多的应力。如果不做跟腱延长，融合第 1 跖趾关节时，应加大踇趾背伸和外翻的角度，并短缩踇趾。在一侧肢体短缩的患者，也应加大踇趾背伸和

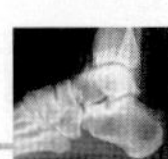

外翻的角度。在水平面上，踇趾应有20°左右外翻，对于类风湿性关节炎患者的踇外翻，踇趾外翻的角度应更大，一般在25°～30°，以适应外侧其他足趾的外翻。在冠状面上，踇趾应该没有旋转（图5-4-39）。②踇趾的长度。在初期融合的病例，为了保持踇趾长度，可单纯去除软骨，保持跖趾关节软骨下骨的球窝形态，以方便调整融合位置。在类风湿性关节炎患者前足重建时，2～5趾跖骨头需要切除，踇趾适当短缩是必要的。因此，可按照需要融合的位置，直接切除跖骨头和近节趾骨基底部分骨质予以融合。在Keller手术或人工跖趾关节置换术后失败的病例中，踇趾常常短缩，可能需要植骨融合，以恢复踇趾长度。③固定方式。克氏针、斯氏针以及钢板和螺钉都是常用的方法。作者对于初期融合的病例，使用交叉螺钉或接骨板固定（图5-4-40），尤其是使用4.0空心半螺纹松质骨螺钉使固定操作更为简单。对于类风湿性关节炎和手术返修的患者，使用接骨板固定更为可靠（图5-4-41）。④其他：如果踇趾间外翻角明显增大时，需要同时行近节趾骨截骨纠正。一般不需要处理第1跖骨内翻，融合跖趾关节后，IMA由于引起踇外翻畸形的力量转化为矫正跖骨内翻的力量而减少。但对于严重的固定性跖骨内翻，可能需要同时行截骨矫正。对于踇趾锤状趾，需要同时融合趾间关节时，跖趾关节融合时的外翻和背伸角度要加大。近节趾骨长度要适当短缩，以减少踇趾在步态推动期趾抬起时所受到的应力。籽骨-跖骨关节退变，双侧病变可修整不平滑的关节软骨，一般不需要融合该关节。单侧病变有时可能需要切出籽骨。尽量避免切除双侧籽骨，可能会对踇趾负重产生不良影响。胫侧籽骨增生肥大后可能产生皮肤疼痛性胼胝，可水平切除籽骨跖侧部分骨质，减轻局部压力。

第1跖趾关节融合术的缺点是丧失了跖趾关节的活动度，患者可能受限于某种活动，术后需要较长时间的恢复，内固定螺钉、接骨板需要二次手术取出等。术后的并发症有踇趾位置不良，融合失败不愈合，踇趾趾间关节退变，籽骨痛和胼胝形成等。对于期望较高患者，严重的骨质疏松，活动性的感染，老

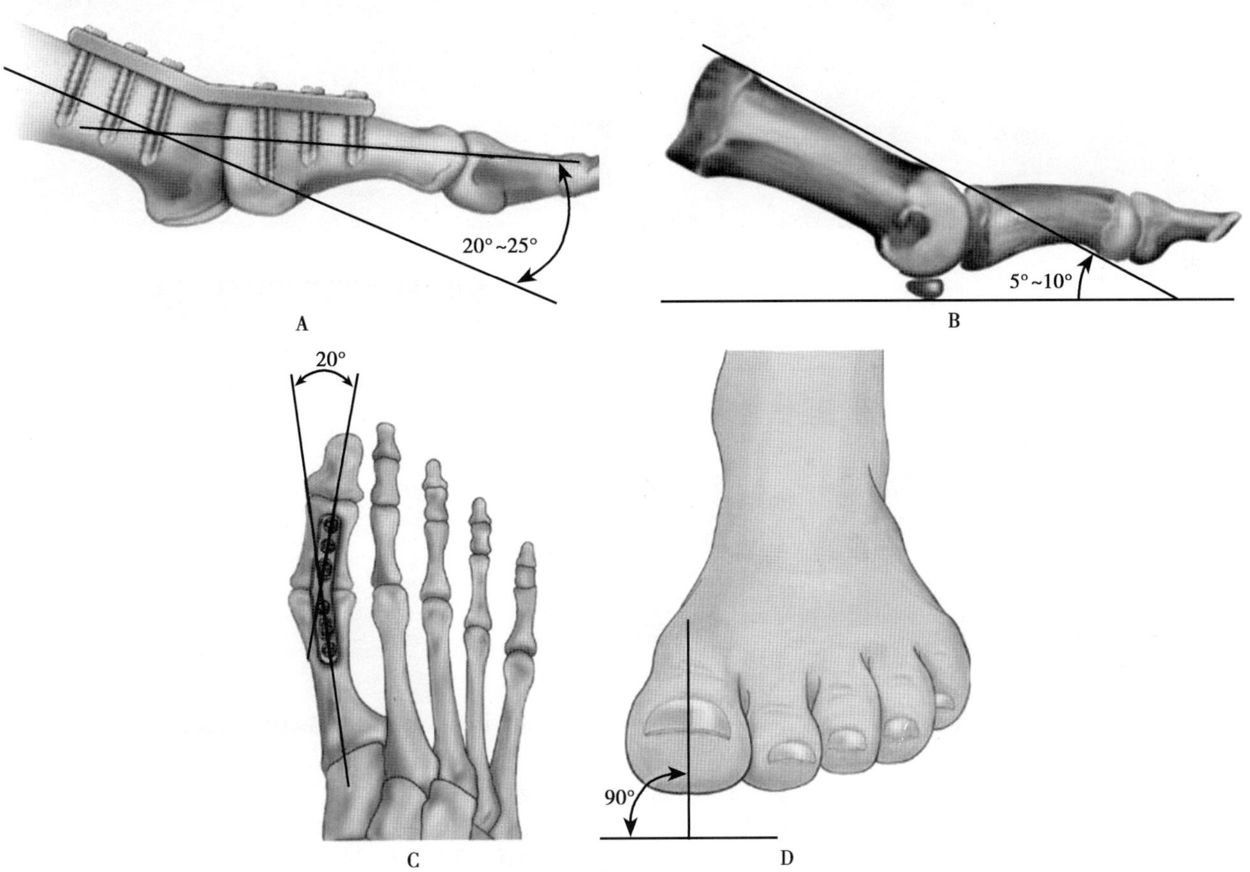

图5-4-39　第1跖趾关节融合角度

A. 跖趾关节背伸角度20°～25°；B. 踇趾相对于地面5°～10°；C. 踇趾外翻20°左右；D. 踇趾在冠状面上没有旋转

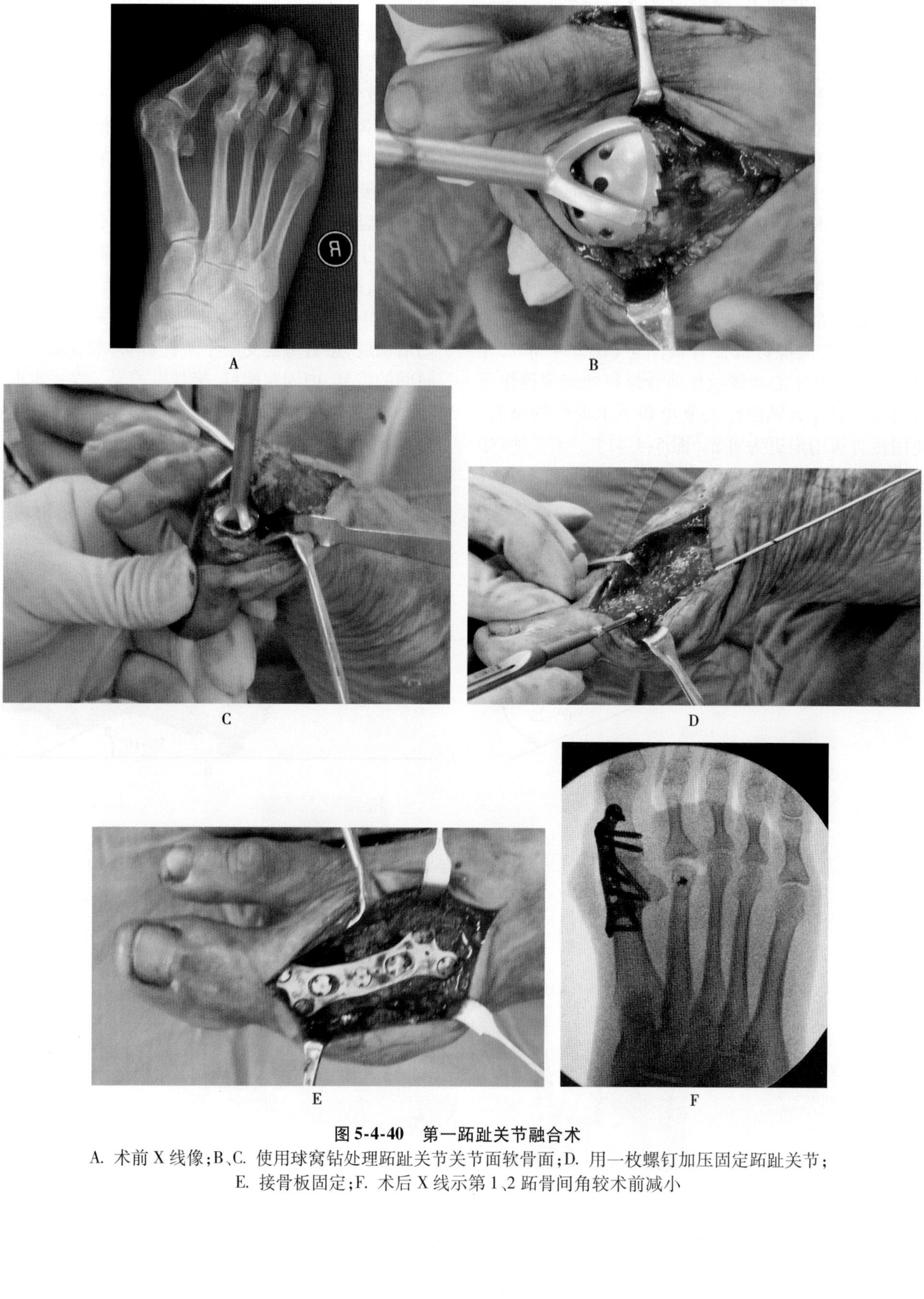

A　B　C　D　E　F

图 5-4-40　第一跖趾关节融合术

A. 术前 X 线像；B、C. 使用球窝钻处理跖趾关节关节面软骨面；D. 用一枚螺钉加压固定跖趾关节；E. 接骨板固定；F. 术后 X 线示第 1、2 跖骨间角较术前减小

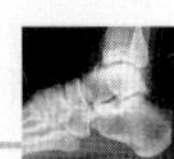

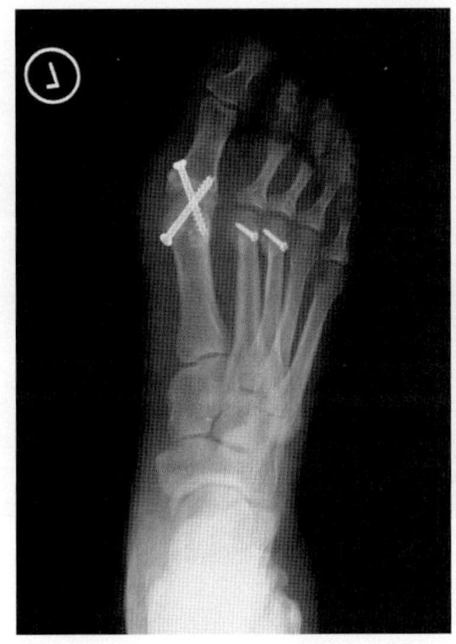
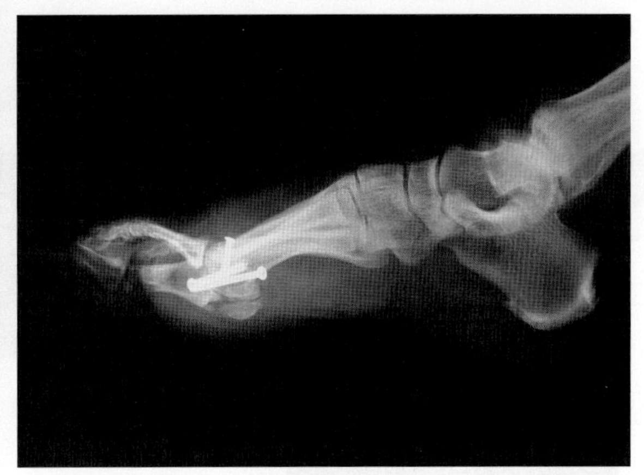

图 5-4-41　第 1 跖趾关节融合，螺钉固定

年不能长时间制动的患者不适于使用第 1 跖趾关节融合术。对于严重踇趾畸形，或同时伴有趾间关节骨性关节炎，明显跖楔关节不稳定，明显踝关节屈曲畸形，第 2 趾骑跨畸形的患者，应在融合第 1 跖趾关节的同时，处理伴随病变。

13. 人工跖趾关节置换术　Keller 手术结果的不甚理想使人们一直不断地寻找另一种治疗跖趾关节病变的方法。人工第 1 跖趾关节置换术既可保留跖趾关节的活动又不短缩踇趾，半个世纪以来，很多医生做了积极研究与大量的临床应用。

Swanson 可屈曲双柄铰链式假体（图 5-4-42）首先进入国内市场，至今国内已应用 600 余例。其适应证、禁忌证与具体操作见第十六章第三节。据统计，在过去的 30 年中，大约有 200 万个硅胶假体在临床中使用。但总的来看，由于假体的松动、假体断裂、关节滑膜炎、转移性跖骨痛等问题，人工跖趾关节置换尚未达到的临床满意疗效。近年来，国内又

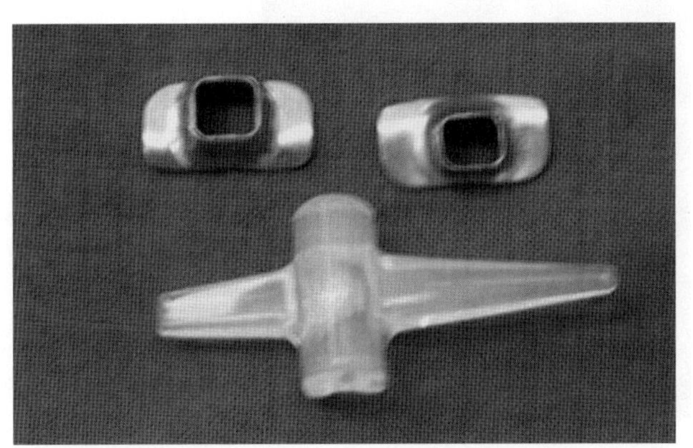

图 5-4-42　Swanson 可屈曲双柄铰链式假体

引进了金属第 1 跖趾关节半关节和全关节置换（图 5-4-43）。但应用病例不多，还没有太多经验。

第 1 跖趾人工关节置换时，应注意维持跖趾关节周围软组织的平衡，伸肌腱的挛缩需要松解。如果 IMA>15°时，需要同时行跖骨基底部的截骨。当跖骨伸出长度>-2mm 或已有外侧跖痛症的患者，应同时短缩第 2 跖骨和（或）其他外侧跖骨。

14. 微创治疗踇外翻　微创治疗踇外翻在美国已有 40 年历史，1983 年传入我国，经过 20 余年的临床实践，国内一些医生已积累了一些治疗经验。由于手术切口小，手术时间短，受到一些患者的欢迎，也取得了较好的效果。由于踇外翻同样的病理改变，其手术原则应和传统手术一样。国外已发展使用小切口完成 Akin、Reverdin 截骨及跖骨基底闭合楔形截骨等手术。在减少创伤的情况下，获得了较好的治疗效果。

微创治疗踇外翻要想获得好的效果，应该重视手术适应证的选择。单靠任何一种手术要解决踇外翻所有问题是困难的。认识到每种手术的长处和短处，扬长避短，方能发挥其最佳效果。微创治疗踇外翻时，应注意以下几个方面：①采用跖骨远端截骨来纠正超过 14°～15°的 IMA 的踇外翻的效果常常不理想。所以，跖骨远端截骨只适用于轻、中度踇外翻。②小切口作截骨时，由于使用磨钻截骨，有可能造成更多的跖骨短缩（图 5-4-44），有引起转移性跖骨痛的可能。对于第 1 跖骨已短于第 2 跖骨的踇外翻和（或）已有第 2 跖骨痛的患者，应慎重选择。由于跖骨短缩，所以一般不需要再行软组织松解术。③由于使用磨钻截骨，截骨面的稳定性有时不易达

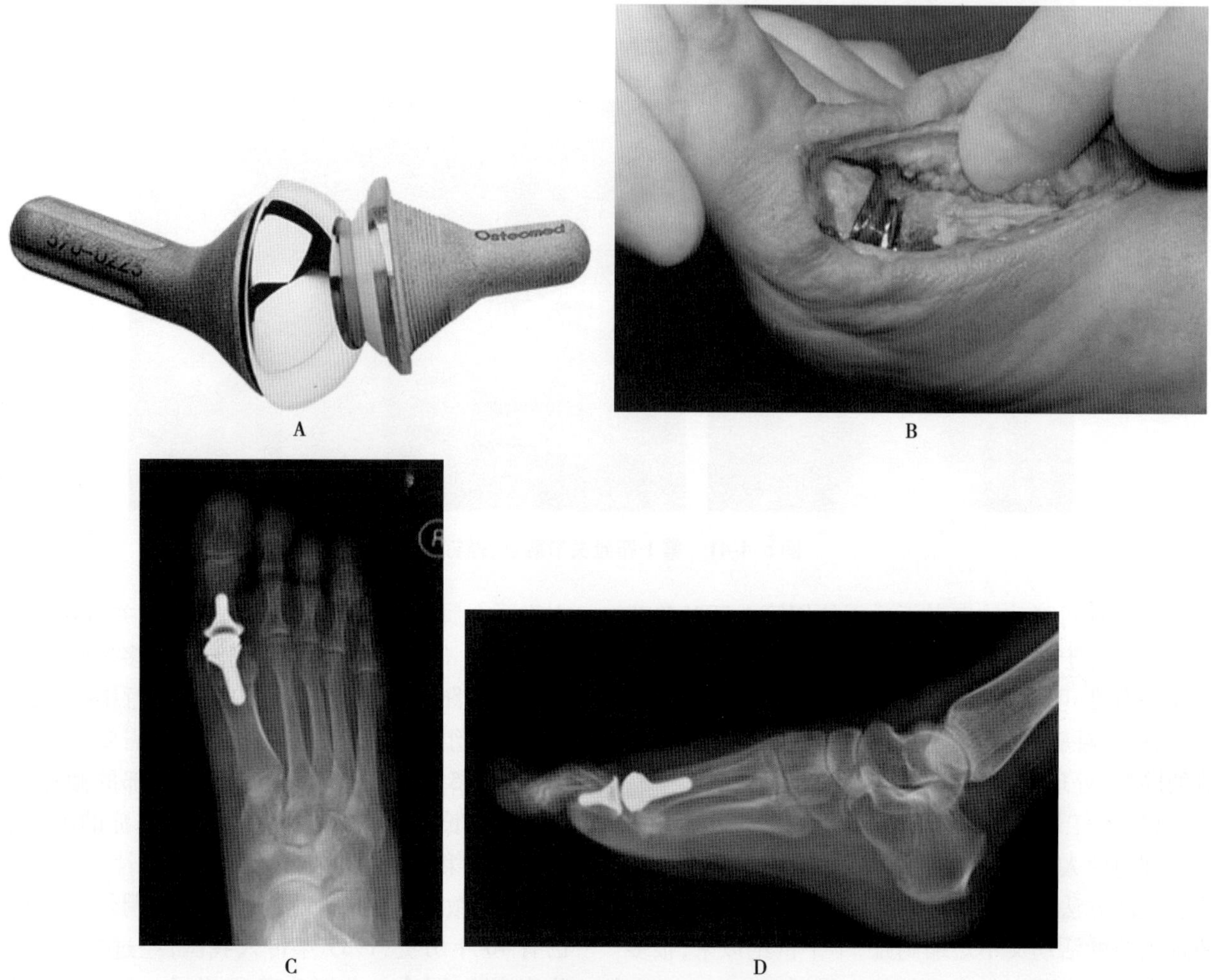

A　　B

C　　D

图 5-4-43　第 1 跖趾关节人工全关节置换

A. ReFlexion 假体；B. 跖趾关节全关节置换术中像；C、D. 术后 X 线像

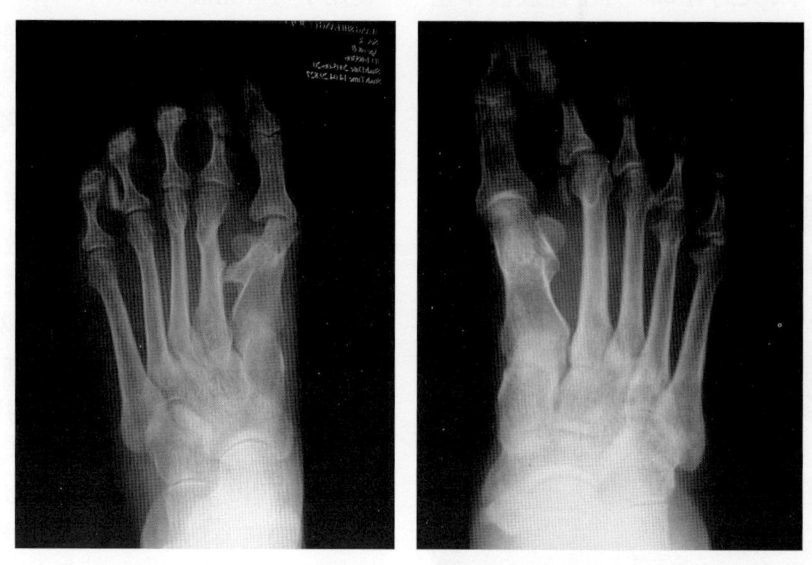

图 5-4-44　小切口手术术后第 1 跖骨明显短缩

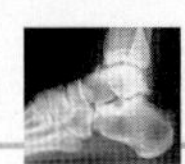

到,可发生术后矫正位置的改变。术后应及时复查X线片,随时予以调整。④由于切口小,无法满意冲洗磨钻磨去的骨屑,可能会影响关节的功能。⑤小切口手术后,由于没有内固定,患者难以进行早期的功能锻炼,有发生关节僵硬的可能。

国内微创治疗踇外翻较通用的方法是,从踇趾近节趾骨基底做一约0.5cm皮肤切口,用骨膜剥离器向近端分开第1跖骨头内侧关节囊和骨赘,用磨钻磨去骨赘。再在第1跖骨颈部作另一小的切口,和跖骨干成10°~30°用磨钻磨断第1跖骨颈部,将跖骨头向外侧推挤3~4mm。如果DMAA增大,可适当内翻跖骨头,以矫正关节面倾斜。术后用粘膏绷带固定踇趾于内翻位。术后3~4天复查拍片,如位置不满意可再次手法矫正。微创治疗踇外翻由于采用闭式操作,需要手术医生熟悉局部解剖,需要一定的手术操作经验,需要术后认真复诊。如此才能减少皮神经的损伤;避免过多切除骨赘,破坏跖骨头关节面;作出理想的截骨面;及时纠正出现的问题。

第五节 特殊类型的踇外翻

一、青少年踇外翻

青少年踇外翻一般是指在11岁到19岁之间发生的踇外翻。Hardy报道:40%的成人踇外翻患者20岁以前就已发生踇外翻畸形。国内一组1491例踇外翻病例的调查也发现55%的患者在20岁以前出现踇外翻畸形,其中集中出现在11~19岁年龄组。尽管青少年踇外翻手术治疗的病例只占所有病例的10%以下,但青少年踇外翻的治疗较成人更困难,具有较高的畸形复发率。了解其发病特点,对于治疗的选择很有帮助。

青少年踇外翻的发病原因被认为是多因素的作用。其中遗传因素可能在青少年踇外翻发生中占有重要的作用。文献报道,68%~80%的患者有家族遗传史。其他如穿鞋,第1跖骨头的形态和长短,内侧跖楔关节的倾斜和稳定性,类风湿关节炎和神经肌肉疾病等都有可能对踇外翻的产生有着影响。

青少年踇外翻在几个方面和成人踇外翻有所不同。青少年踇外翻患者一般疼痛不是主要主述,常常是因为影响了穿鞋而来就诊。踇囊一般较小,踇外翻程度和跖骨内侧骨赘都较小。IMA在部分患者可能正常,而另外一些患者也可能很大。跖、趾骨的骨骺在年龄小的患者可能尚未闭合。约有一半的患者具有适合的跖趾关节,DMAA增大,这些患者畸形发展较慢。相反,对于第1跖趾关节不适合或半脱位的患者,畸形有进行性发展的可能。部分患者可能有内侧跖楔关节不稳定、跟腱挛缩和其他足和下肢的畸形,如短肢畸形、膝内外翻、胫骨、股骨的旋转畸形等。在青少年踇外翻患者中,跖趾关节骨性关节炎和外侧趾病变如跖骨头软骨损伤、跖间神经瘤很少见。

尽管已有很多器具,如夹板、足垫、踇囊护具和足部支具等,用于青少年踇外翻的非手术治疗。但这些治疗只能暂时减轻踇外翻症状,而很难控制踇外翻的发展。因此,非手术治疗适用于较小的儿童,等待骨骺闭合后手术治疗。

如果患者疼痛较重,不能穿合适的鞋,畸形进行性加重,其他足趾畸形,如锤状趾、骑跨趾的出现,非手术治疗失败等都需要手术治疗。手术的目的是解除疼痛,阻止畸形的发展,改善跖趾关节的功能,改善外观。对于手术时机的选择仍有不同意见。有些医生认为手术可能会影响骨骺发育,应等到骨骺闭合后再进行。而另一些医生认为,畸形的进行性发展可能对跖趾关节产生永久的影响,应早期纠正。Pontious将青少年踇外翻分为两型:Ⅰ型患者畸形出现的早,有明显的家族遗传史,跖骨内翻明显,可有伴发的畸形如足下垂、足外翻等加重的踇趾畸形的力量;应早期手术治疗。Ⅱ型患者畸形不重,发展慢,可以先予以观察或使用非手术治疗。

青少年踇外翻适用的手术方式有以下几种:

1. 远端软组织手术　单纯软组织手术对于纠正青少年踇外翻作用有限,一般需要合并其他手术共同使用。在一组青少年踇外翻的病例报道中,使用McBride手术治疗后75%的患者失败。

2. 第1跖骨远端截骨术　绝大部分用于成人踇外翻治疗的第1跖骨远端截骨术也都适合用于治疗青少年踇外翻。

3. 第1跖骨近端截骨术　成人采用第1跖骨近端截骨术的适应证一般为IMA>15°。对于青少年踇外翻来说,畸形可能将来进一步发展,可早期采用第1跖骨近端截骨术将IMA缩小到0°甚至轻度负角。因此,IMA<15°时也可行此类手术。

4. 跖骨-楔骨手术　对于非常严重的拇外翻畸形、内侧跖楔关节不稳定、韧带极度松弛、神经肌肉性病变所致拇外翻可以行内侧跖楔关节融合术。如果骨骺没有闭合可以使用克氏针固定。

由于一些医生认为第1跖骨内翻是引起拇外翻畸形的主要原因。对于严重的第1跖骨内翻和内侧跖楔关节过度内侧倾斜的青少年拇外翻,采用内侧楔骨开放性截骨,撑开内侧骨皮质,保持外侧骨皮质完整,植入一楔形骨块,纠正内侧跖楔关节倾斜,使用骑缝钉或克氏针固定(图5-5-1)。一般需要同时需要同时行跖骨远端截骨,以进一步纠正IMA和DMAA。

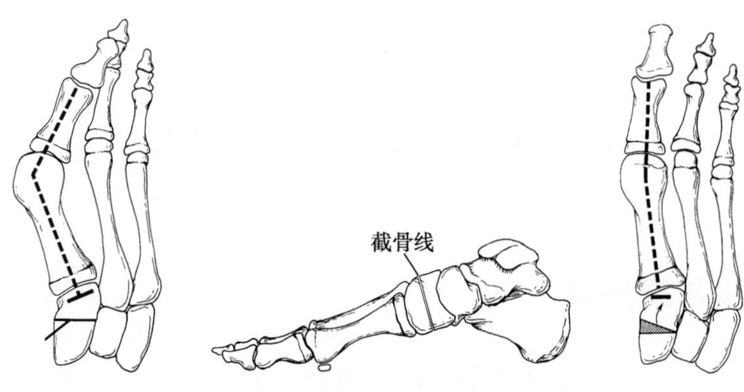

图5-5-1　内侧楔骨开放性截骨植骨术

但评价内侧跖楔关节是否倾斜,有时较困难。足部X线片上内侧跖楔关节倾斜度常和射线投照角度和足的位置有关。另外,即使存在内侧跖楔关节过度内侧倾斜,跖骨基底截骨或跖楔关节融合也并不是禁忌。

5. 骨骺闭合术　在儿童拇外翻,可以使用骑缝钉固定阻滞第1跖骨基底外侧骨骺生长的方法达到纠正第1跖骨内翻的目的。取出骑缝钉恢复骨骺生长。但无法预测矫正畸形的结果,一般还需要结合跖骨远端截骨术和软组织手术。Sieberg 1994年报道15足经过第1跖骨基底外侧骨骺闭合术后3.9年随访,IMA平均减少6.6°,HAA减少19.6°。

6. 近节趾骨截骨术　对于DASA和HAIA异常或近节趾骨过长、过短的患者,使用近节趾骨截骨术纠正拇趾的外翻畸形以及延长或短缩近节趾骨,达到更好的矫正效果。

二、前足松弛症与拇外翻

目前还没有前足松弛的准确定义。前足的松弛主要来自于足的内侧序列的过度活动。足内序列不稳定和拇外翻的关系一直以来都存在着争论。足的内侧序列由第1跖骨、内侧跖楔关节、内侧楔骨和内侧舟楔关节组成。骨与关节结构和周围韧带结构决定了内侧序列的稳定性。内侧序列的活动可以是多个平面的活动,如第一跖骨在矢状面的背伸和跖屈,还可以表现出在水平面的内收和外展。

引起内侧序列过度活动的原因并不清楚。临床上可见到单纯内侧序列不稳定,内侧和外侧序列均不稳定,平足合并内侧序列不稳定和一些遗传性疾病引起的全身关节松弛症。如Down综合征,Ehlers-Danlos综合征,Marfan综合征等疾病可以引起全身多个关节韧带松弛(图5-5-2)。

在过去的20年中,骨科领域对内侧序列和拇外翻的关系争议不断。Morton在1926年就已经提出内侧序列不稳定可以引起足的一些病理改变。Lapidus 1934年首先提出跖楔关节不稳定和拇外翻的关系。从而提出内侧跖楔关节融合是治疗此种类型的拇外翻。这些认识至今仍对很多医生有着影响。但另一些医生则持不同意见。Kim观察到纠正拇外翻后,即使不处理跖楔关节,内侧序列的活动度也会减小。Coughlin发现在跖骨近端截骨后,跖骨在矢状面的活动可以减少50%。这样看来可能是畸形引起了不稳定。一些医生认为尽管内侧序列不稳定有可能加重了拇外翻,但不稳定并不是引起拇外翻的原因,而是它的结果。

笔者认为:对于明显的内侧跖楔关节不稳定或半脱位、平足和并有内侧跖楔关节不稳定和IMA极度增大(>20°)的拇外翻患者,可以考虑行内侧跖楔关节融合术。

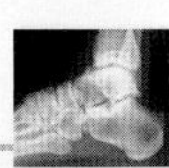

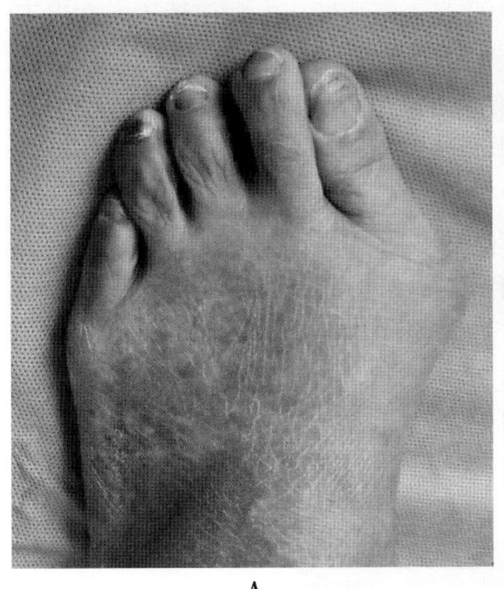
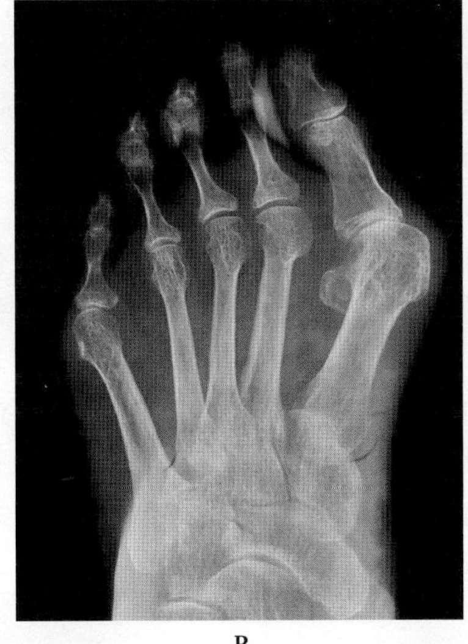
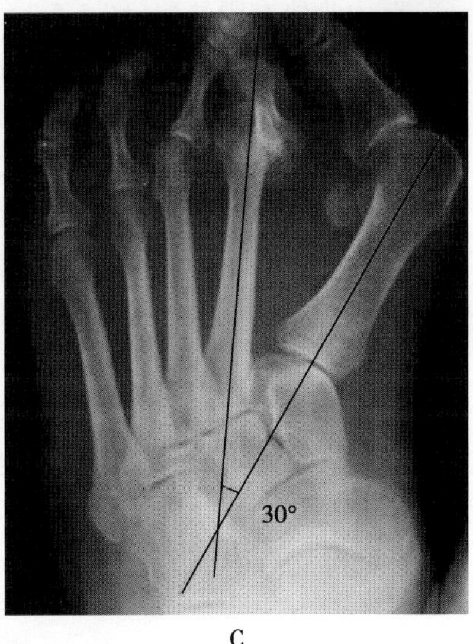

A　　B　　C

图 5-5-2
A. 患者内侧和外侧跖楔关节松弛；B. X 线显示第 1、2 和 4、5 跖骨间夹角均增大；C. 另一患者 X 线显示 IMA30°，内侧跖楔关节半脱位，内侧序列极不稳定

三、跖内收型踇外翻

（一）概念

跖内收（metatarsusadductus）是 Cramer 于 1909 年最先使用，用来描述前足在水平面相对于中后足发生异常的向内偏斜的一种畸形。跖内收是一种先天性畸形，即患儿出生后就表现出畸形。在疾病的早期，一般并没有踇外翻。随着生长发育，由于第一跖骨的内收，可以发生踇外翻畸形。跖内收发生畸形的部位通常位于跖跗关节。足的内侧表现出凹陷，而外侧第五跖骨基底可以突出。本节主要介绍伴有跖内收的踇外翻畸形。

跖内收是水平面单平面畸形。但临床中还可以见到其他几种合并跖内收的病理变化。①如果跖内收合并有前足的内翻，称为跖内翻（metatarsus adduct varus）。②单纯第一跖骨内收（metatarsus primus adductus）。③复合型跖内翻（complex metatarsus adductus）。跖内收合并后足外翻畸形，此种畸形又被称为 Z 形足（skewfoot）。④跖内收是马蹄内翻足的一部分。⑤高弓内收内翻足（cavoadduct varus）。

（二）病因和病理

文献报道跖内收的发病率为 0.1% ~12%。跖内收的病因还不明确。有几种解释：Victoria-Diaz 提出在怀孕时足的发育受阻引起。而其他学者认为由于肌肉、肌腱和关节囊等软组织挛缩引起。Browne 和 Paton 认为胫后肌腱不正常的附着引起足的内收和旋后。Kite 推测跖内收是由于胫前肌的挛缩和过度牵拉引起。也有人认为是内侧楔骨未能发育有关。早期的报道认为跖内收可以伴有髋关节发育异常，但目前认为两者并无明显关联。跖内收也可能是其他先天性足部畸形治疗后残留的畸形。

（三）临床检查

可以从足的外形、前后足的关系和足的活动三方面来检查。Bleck 将跖内收分为三度：①轻度：前足内收超过足的中线；②中度：中度畸形内收的前足可以被动纠正到足的中线，但不能外展；③重度：前足僵硬于内收位置。

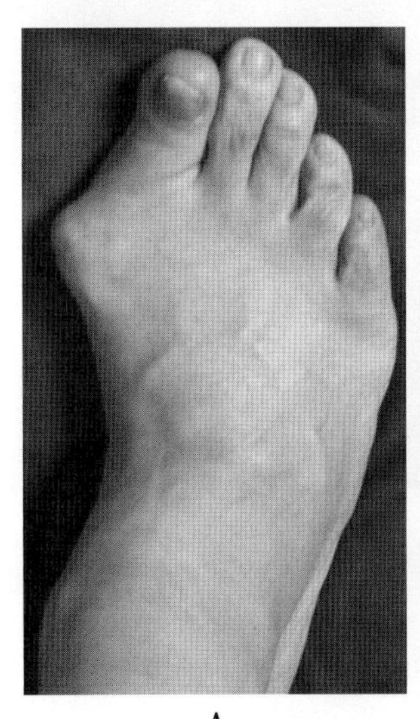
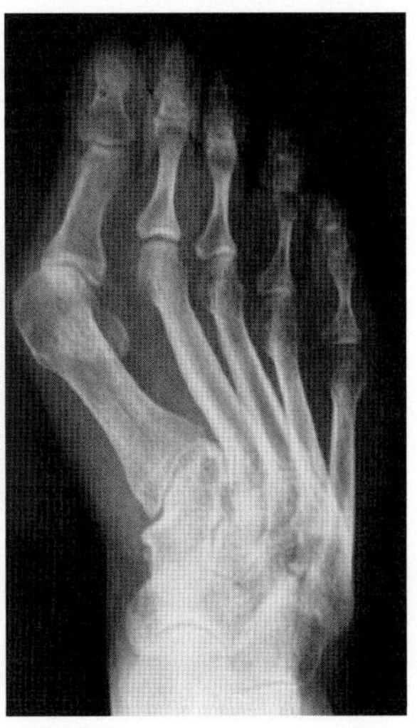

A　　B

图 5-5-3　踇外翻合并跖内收。患者表现中足疼痛，跖跗关节炎
A、B. 足外观像及 X 线像

跖内收伴有踇外翻(图 5-5-3)的检查和踇外翻检查相同。此类患者最大的临床特点是踇外翻畸形的外观表现和 X 线测量不一致。即跖骨间夹角没有相应的增大。其次是外侧跖趾关节可以发生半脱位。最后是跖跗关节出现骨性关节炎,表现出中足的肿胀和疼痛。X 线需要测量足前后位跖骨内收角(图 5-3-3)。

(四) 治疗

伴有跖内收的踇外翻的非手术治疗同踇外翻的治疗。第一跖骨内收的纠正和其他踇外翻畸形的手术基本相同。不同于踇外翻的手术治疗的特殊性在于外侧跖骨内收是否需要矫正?如何矫正?在以下几种情况时,外侧跖骨内收常常需要纠正:①外侧跖骨内收影响第一跖骨内收的矫正;②外侧跖趾关节出现脱位或半脱位需要纠正;③跖跗关节出现骨性关节炎。

成人伴有踇外翻的外侧跖骨内收的纠正,主要有以下几种手术方法:

1. 跖骨远端截骨　Weil 截骨是较常用的截骨方法。和传统方法不同的是,截骨后将跖骨头向外侧移位后固定,同时紧缩缝合跖趾关节内侧关节囊(图 5-5-4)。但较严重的跖内收畸形,此种方法易失败。

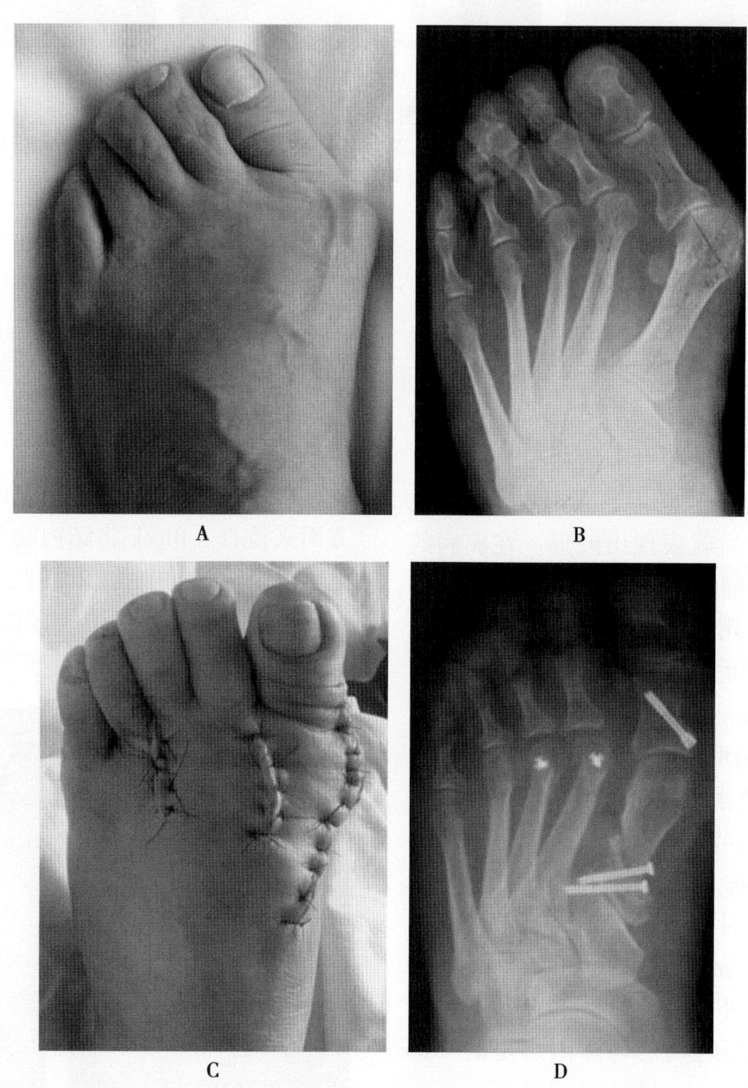

图 5-5-4　踇外翻合并跖内收。行第 1 跖骨 Juvara 截骨术,近节趾骨 Akin 截骨术。2、3 跖骨改良 Weil 截骨术

A. 术前外观;B. 术前 X 线像;C. 术后外观;D. 术后 X 线像,跖骨远端截骨

2. 跖骨基底截骨　基底楔形截骨、弧形截骨和斜行截骨(详见第十二章第四节跖内收的治疗)。可能需要附加跖趾关节软组织平衡手术和外侧跖骨头颈部截骨术来纠正跖趾关节脱位。适用于没有跖楔关节炎的患者。

3. 跖跗关节融合术　适用于跖趾关节关节炎

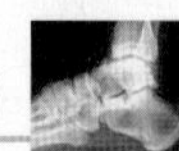

患者。为了纠正外侧足趾的跖趾关节脱位，常需要附加软组织平衡手术或跖骨头颈部截骨术（图5-5-5）。

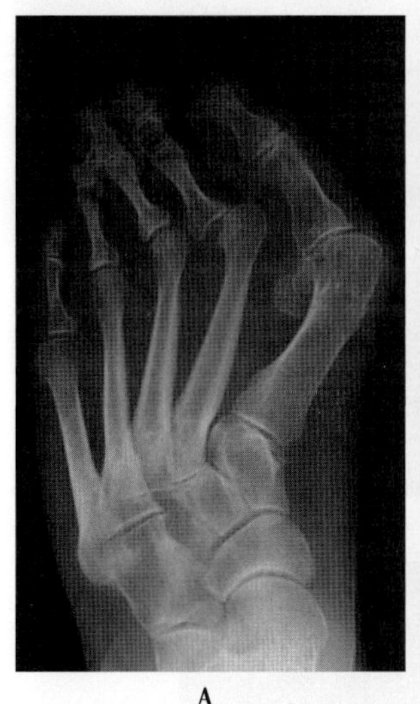

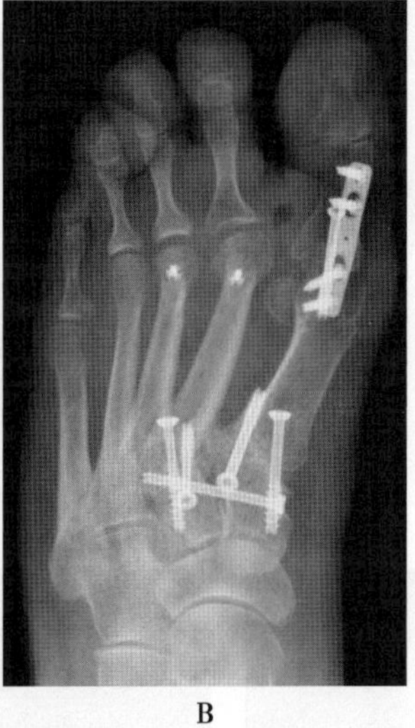

A　　B

图5-5-5　女，58岁，踇外翻合并跖内收，同时合并第1跖趾关节和1、2、3跖跗关节骨性关节炎。行1、2、3跖跗关节及跗间关节融合术，第1跖趾关节融合，2、3跖骨改良weil截骨术

A. 术前X线像，B. 术后X线像

4. 跗骨截骨　1959年由Fowler提出，又被称为Fowler手术。此手术最初应用于纠正马蹄内翻足术后残留的前足内收畸形。由于一些跖内收患者可能存在内侧楔骨的异常，跖楔角异常增大。因此，可以从内侧楔骨行开放截骨纠正畸形。Ganle认为需要行内侧楔骨开放截骨，根据需要行软组织松解，如跖腱膜、踇展肌和胫前肌腱，也可能需要行胫后肌腱移位。最后，行骰骨的闭合楔形截骨（图5-5-6）。

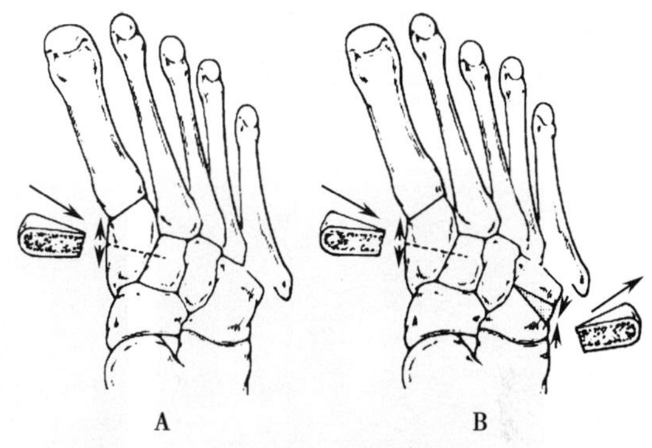

图5-5-6　Fowler手术。内侧楔骨楔形开放截骨，外侧骰骨闭合楔形截骨

第六节　踇外翻的术后常见并发症及处理

踇外翻手术不是大手术，因而很多人认为低年医生就可以完成。但由于踇外翻病理的复杂性和手术方式的多样性，即使对于有经验的医生来说，手术并发症的发生也非罕见。文献报道，踇外翻手术并发症（图5-6-1）的发生率为10%～55%。并发症已成为患者不满意的主要原因。熟悉踇外翻病理改变，熟悉各种手术方式的适应证，不断熟练的技术操作和对失败病例的总结对于减少并发症的发生有着重要意义。

踇外翻手术中和手术后可能发生的并发症有：①骨折；②内固定失败；③皮神经损伤；④血肿；⑤伤口裂开；⑥线结反应；⑦伤口感染、骨髓炎；⑧伤口瘢痕；⑨神经瘤；⑩足趾坏死；⑪畸形矫正不足；⑫畸形复发；⑬畸形愈合；⑭迟缓愈合和不愈合；⑮跖趾关节僵硬；⑯跖趾关节疼痛；⑰内固定刺激软组织；⑱转移性跖痛症；⑲踇内翻；⑳踇趾短缩；㉑踇趾过伸；㉒跖趾关节炎；㉓跖骨头坏死；㉔籽骨痛。下面就几种主要并发症作一介绍：

一、术后疼痛

踇外翻患者术前疼痛的最常见部位是第一跖趾关节内侧突出部位，对于绝大部分患者术后由于纠正了第一跖骨内收畸形，消除了突出，从而解除了疼痛。一些患者，由于长期畸形，关节脱位，可能在跖趾关节和（或）跖籽关节发生了退变，形成了关节炎，即使畸形得以纠正，但关节炎仍有可能引起疼痛。引起疼痛或关节不适的其他可能原因有神经损伤或卡压，关节粘连。作者在一些中、重度踇外翻患者手术中探查跖骨头和籽骨关节面情况，发现软骨损伤的发生率几乎100%（图5-6-2），但术前表现出跖籽关节疼痛的很少。踇外翻术后不适或疼痛的发生率约为10%左右。术前的细致评价，和患者的充分沟通等对于患者满意度有着重要影响。

二、跖趾关节活动受限

踇外翻术后跖趾关节活动受限比较常见。发生

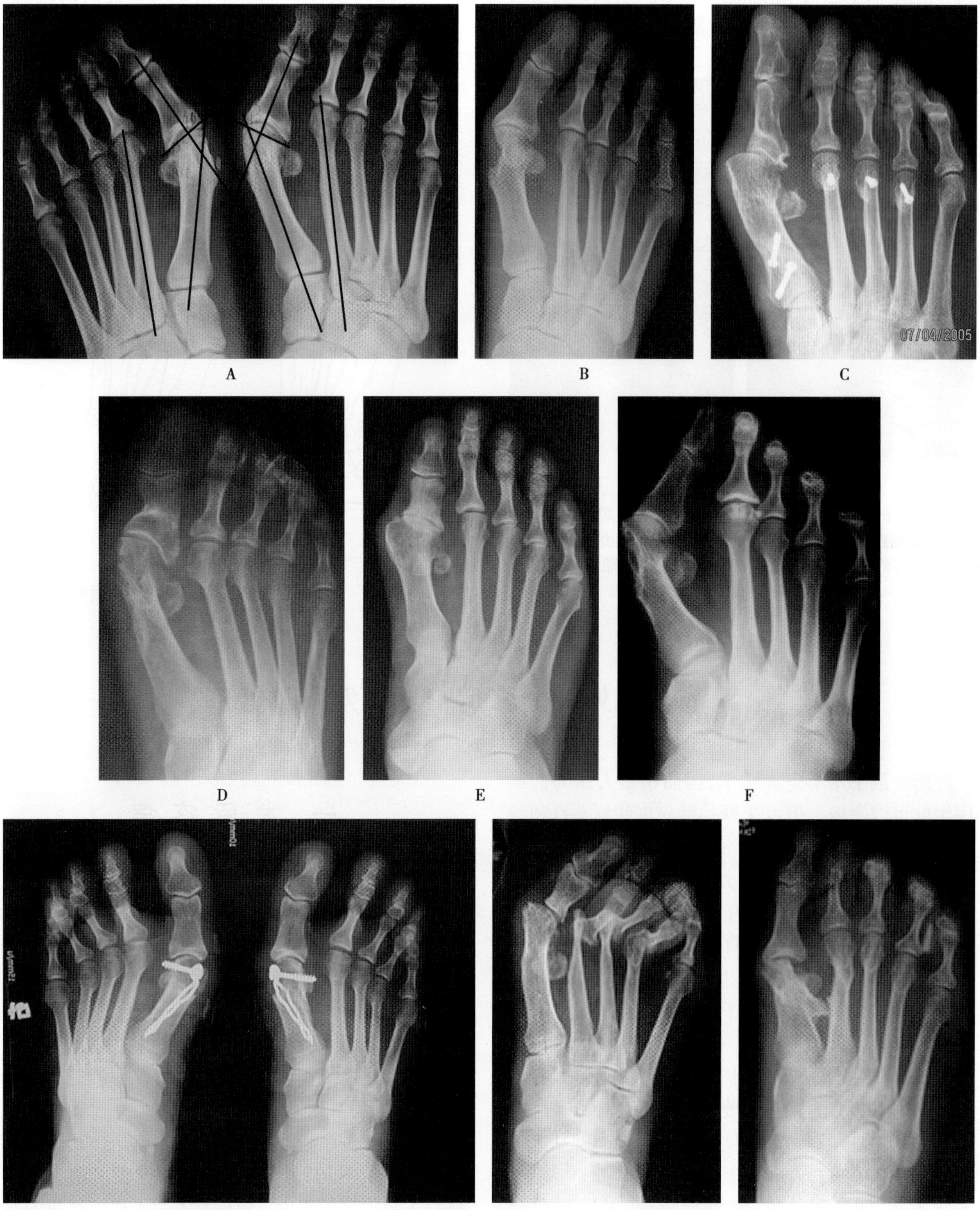

A B C

D E F

G H I

图 5-6-1 踇外翻手术后畸形复发的原因

A. McBride 手术,没有注意过大的 PASA; B. 单靠过度切除跖骨头内侧骨赘纠正畸形;C. Ludloff 手术,内固定失败;D. 对于一个半脱位的跖趾关节,Akin 手术纠正畸形是不适合的;E. Keller 手术后,畸形没有完全纠正;F. McBride 手术后,明显增大的 IMA,患者有明显的内侧跖楔关节不稳定;G. 跖骨远端截骨后用一种新的螺钉-棒系统固定,螺钉过长,跖骨远端外移不足;H. 类风湿性关节炎前足重建术,第 1 跖趾关节成形术后不能稳定;I. 微创治疗踇外翻术后,跖骨远端截骨内翻,但不能充分纠正增大的 IMA

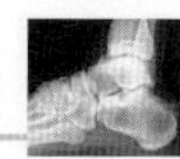

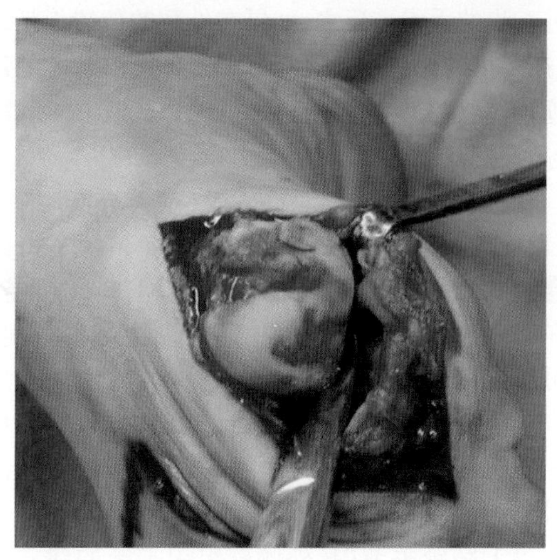

图 5-6-2　踇外翻患者术中发现跖骨头软骨损伤

率30%左右。由于很多患者以跖屈受限为主。所以，并不是总有症状而影响功能。常常可以见到有些患者术后努力功能锻炼，但最后关节僵硬；而另一些人并没有锻炼，却表现出较好的功能。引起活动受限的主要原因有术前关节的退变、合并全身疾病：糖尿病、类风湿关节炎、术后感染、没有早期功能锻炼、瘢痕体质和跖骨头术后缺血等。对于功能影响者，可以考虑手术松解（图 5-6-3），尤其要注意松解跖骨头跖侧的籽骨结构。手术的仔细操作、较为坚强的固定、早期的功能锻炼可能会减少关节僵硬发生的机会。作者不使用止血带，术中彻底止血，术后冰敷等处理，减少了术后组织中的渗出，可以减轻组织的肿胀，较快恢复功能。相反，足部皮下组织较少，一旦肿胀发生，对于功能恢复会有影响。由于医生并不能完全控制术后跖趾关节活动功能的恢复，因此，对于为了术后能穿高跟鞋的患者，术前应充分解释手术的局限性。

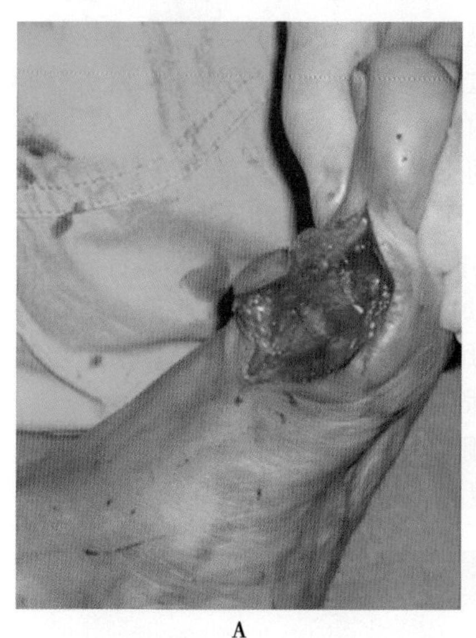

A

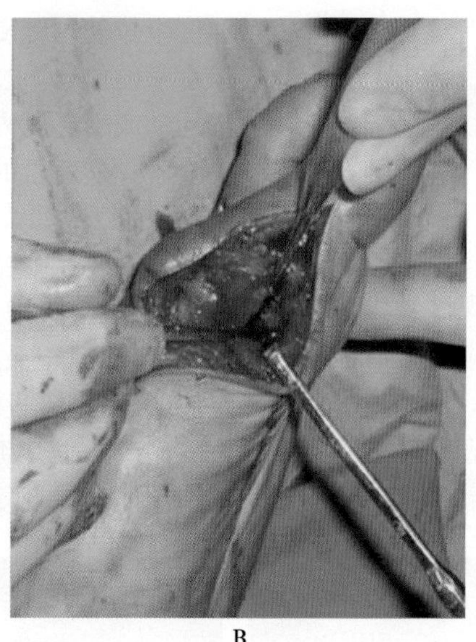

B

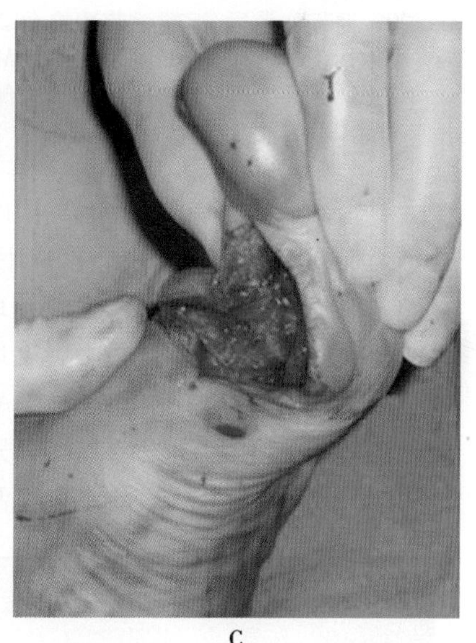

C

图 5-6-3　跖趾关节僵硬手术松解

A. 松解前，跖趾关节活动受限；B. 松解籽骨；C. 松解后，跖趾关节活动度明显增加

三、畸形纠正不足和畸形复发

畸形纠正不足和畸形复发是踇外翻术后最常见的并发症。发生率可高达16%。最常见的原因是对于踇外翻病理改变不了解，手术方式选择不当。比如没有区分匹配型关节和不匹配型关节，没有注意 DMAA 的增大，不了解固定的跖骨内翻，忽略了内侧跖楔关节的不稳定等（图 5-6-1A～H）。单靠 McBride 手术纠正一个 DMAA 增大的匹配型关节的踇外翻，最后踇趾仍会回到其适合的位置，此时需要同时矫正 DMAA，才能达到长久的效果。在 McBride 手术中，使用踇收肌移位来纠正增大的 IMA，能够发挥多大的作用，仍然无法确定。IMA 的大小对于选择跖骨截骨部位非常重要。跖骨远端截骨只适于矫正 IMA<14°的踇外翻患者。文献报道：跖骨远端截骨术后发生畸形复发可达到10%。Meier 和 kenzora 发现，对于术前 IMA<12°的患者，使用跖骨远端截骨术纠正畸形的满意率为94%，对于 IMA>12°的患者，满意率为74%。对于一个内侧序列极度不稳定的踇外翻，无论软组织手术还是截骨手术，都有失败的可能。对于

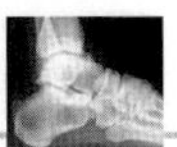

合并有多种病理改变的患者，可能需要联合多种手术予以纠正（图 5-6-4）。

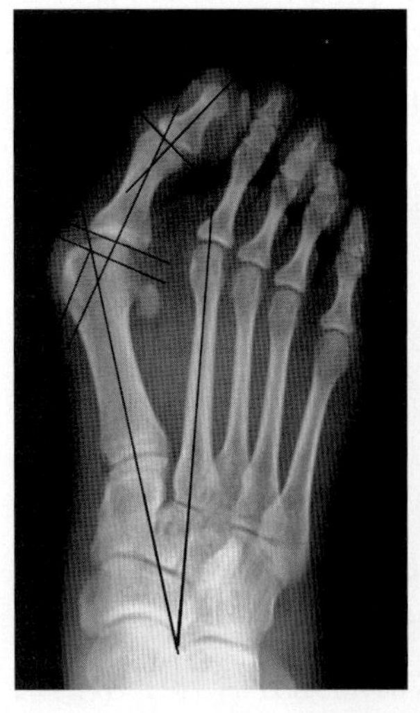

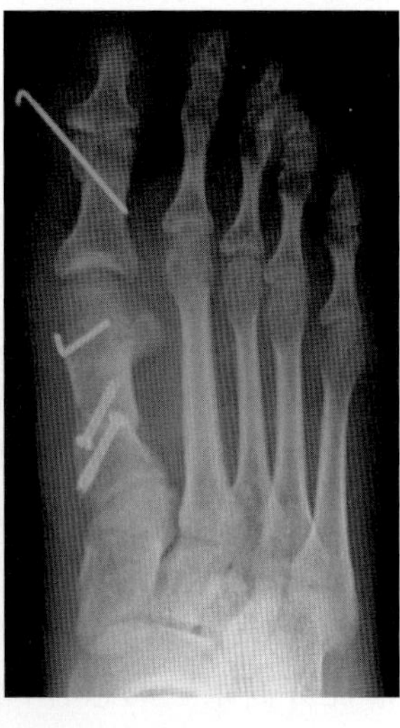

图 5-6-4 踇外翻多种病理改变的纠正

患者术前 X 测量 IMA17°，PASA38°，踇趾间外翻角 20°，近节趾骨远、近端关节面夹角 26°。行 Ludloff 手术纠正 IMA，Reverdin 手术纠正 DMAA，Akin 手术纠正趾骨外翻，同时加跖趾关节外侧软组织松解，内侧关节囊加强缝合

尽管术前 X 线测量对于选择手术非常重要，但并不是唯一的依据。在一些情况下，X 线测量并不准确。而另外一些情况下，术中发现已采用的方法没能解决患者的全部问题，术者就应根据情况及时调整手术方案。比如已经纠正 IMA 了，在保持第 1 跖趾关节内、外侧软组织平衡的情况下，伸屈活动跖趾关节，如果关节在矫正的位置上活动匹配，不需要行进一步的手术。反之，如果在外翻的位置上活动匹配，在矫正的位置上活动不匹配，没有相对应的活动轨迹，可能需要加用其他手术，如 Akin 或 Reverdin 手术等。

在行内侧跖楔关节融合手术（Lapidus 手术）时，近年来的趋势是采用改良的 Lapidus 手术，即只融合内侧跖楔关节，不融合固定第 1、2 跖骨基底。但在有些患者内侧序列和中间序列会发生分离，此时可以采用螺钉固定第 1、2 跖骨基底，也可采用第 1、2 跖骨基底融合术。因为可以见到少数患者单纯使用螺钉固定，发生螺钉断裂或取出螺钉后再次分离（图 5-6-5）。

第 1 跖趾关节内、外侧软组织平衡的建立是手术的一个重要方面。经常可以看到外侧软组织松解不充分的情况。术中检查松解是否足够的方法是被动内翻踇趾感觉有无明显阻力。内侧关节囊的加强对于复位固然重要，但不能只依靠内侧关节囊的过度牵拉使踇趾复位。应在缝合前关节已基本恢复了正常的位置。过度牵拉结果可能限制了跖趾关节的活动或引起踇内翻。

骨质疏松的患者，螺钉固定可能会发生松动，矫形位置丢失。如 Ludloff 截骨术不适于骨质疏松患者，即使在一些中青年人，如果术中感觉螺钉固定不牢靠，应及时增加克氏针固定。老年严重骨质疏松患者，不适于采用 Scarf 截骨（图 5-6-6）。应采用基底截骨，接骨板固定。防止矫形丢失。

术后使用绷带或夹板固定踇趾于合适的位置，对于防止畸形复发也很重要。由于手术中矫正畸形

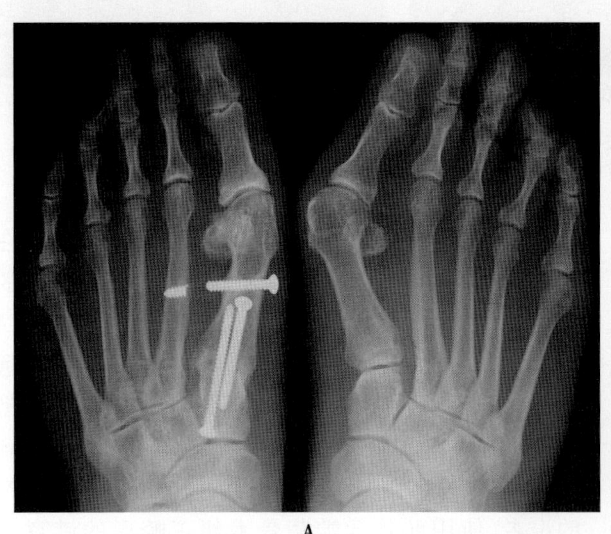

A

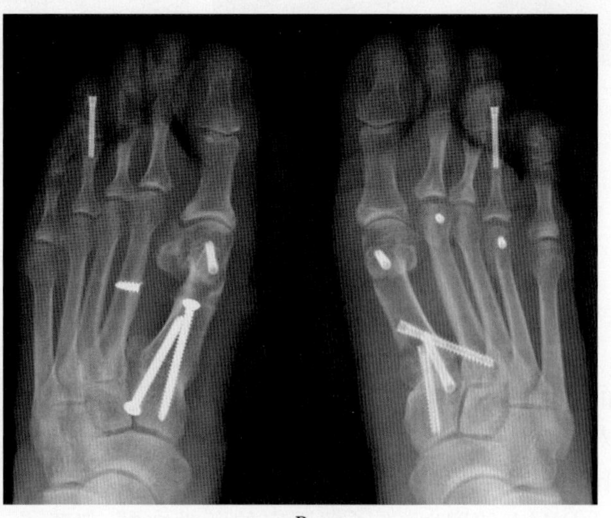

B

图 5-6-5 女，50 岁，10 年前左足踇外翻行 Lapidus 手术。左足踇外翻复发，右足踇外翻加重

A. 术前 X 线像示左足第 1、2 跖骨间固定螺钉断裂、分离。说明内侧和中间序列存在不稳定；B. 术后 X 线像示左足第 1 跖骨 Reverdin 手术翻修。右足 Lapidus 手术加 Reverdin 手术。第 1 跖骨和内侧楔骨与第 2 跖骨间植骨融合

 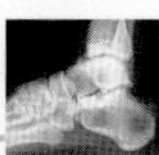

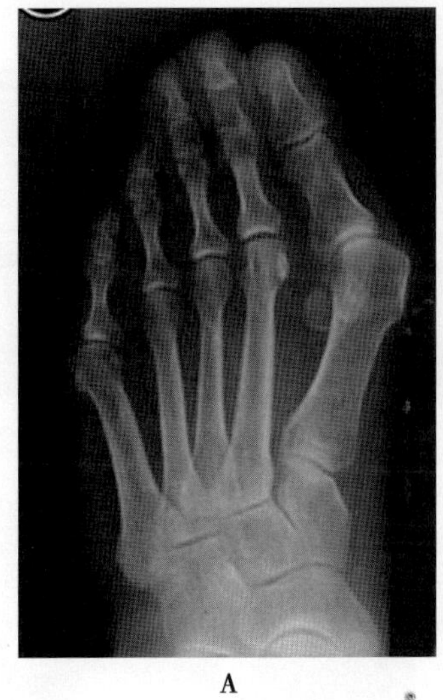
A

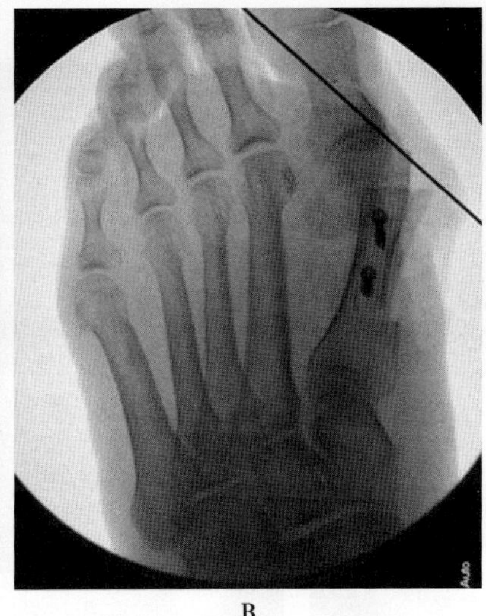
B

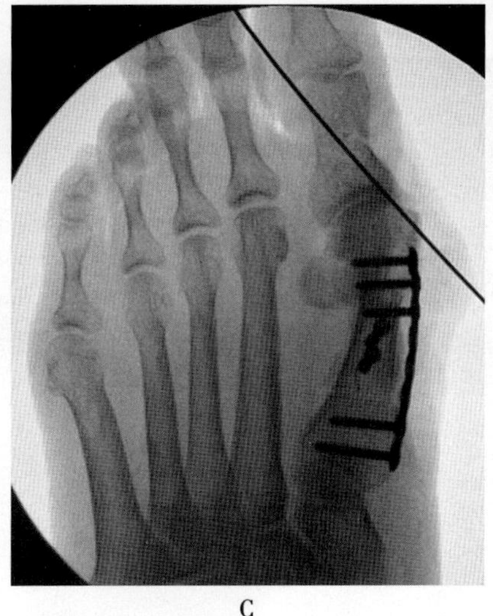
C

图 5-6-6　女,68 岁,肾移植术后。踇外翻行 Scarf 截骨术,术中见严重骨质疏松,螺钉固定不稳定,加用接骨板固定

A. 术前 X 线像;B. 术中 X 线像示 Scarf 截骨,螺钉固定;C. 术中 X 线像示加用接骨板固定,采用跖骨基底截骨纠正

情况的不同,对于部分患者需要矫枉过正,将固定踇趾于内翻位;而对于另一部分患者则需要固定于功能位,否则,有发生踇内翻的危险。医生在术后 6 ~ 8 周内应每 1 ~ 2 周随诊患者,及时调整外固定位置,指导患者功能锻炼。

对于畸形复发的病例,如无症状,可以观察。有症状的患者,应该仔细分析第 1 次手术失败的原因,根据检查的情况,采取相应的手术方法。否则有可能再次手术失败(图 5-6-7)。如 DMAA 增大,可以使用 Reverdin 手术予以纠正。Sammarco 建议即使 IMA<15°,也应采用跖骨基底截骨纠正。

四、踇　内　翻

见第六章第一节踇内翻。

五、跖骨畸形愈合

跖骨畸形愈合主要有两个方面,短缩和跖骨头背伸或跖屈。任何跖骨截骨术都会发生不同程度的短缩,如 Chevron 手术一般短缩 1 ~ 2mm。而 Mitchell 手术、基底闭合楔形截骨术、微创治疗踇外翻跖骨颈部截骨术等截骨手术会有 4mm 左右的短缩。跖骨短缩后,有可能对踇趾的负重能力有影响,有发生外侧足趾转移性跖痛症的可能。但短缩多少可以引起症状尚不能确定。跖骨头背伸最常发生于跖骨基底弧形截骨术,对踇趾的影响同跖骨短缩,严重的背伸还可引起踇僵硬,出现跖趾关节疼痛和活动受限;所以该术极少应用。

踇外翻手术后希望能够恢复踇趾的负重能力。除了纠正第 1 趾骨内收外,有时需要将第一跖骨适当跖屈。尤其是在 Ludloff 截骨术和 Scarf 截骨术,跖屈的量并不能很好的控制,以至于发生过度跖屈,引起跖骨头跖侧疼痛。

如果患者出现外侧足趾的跖痛症,可先使用足垫减少局部压力。非手术治疗无效时,可考虑手术治疗,如作跖骨头颈部截骨纠正背伸(图 5-6-8),跖骨过度短缩可以植骨延长或使用外固定器逐渐延长(图 5-6-9)。另外一种选择是直接短缩过长的外侧跖骨或抬高外侧跖骨,减少外侧跖骨头的负重。对于过度负荷引起的外侧跖骨痛,跖骨的短缩或抬高可以非常有效地解除疼痛,但手术时需要判断邻近跖骨头的负重情况。如果第 2 跖骨头短于第 3 跖骨头,疼痛可能会转移到第 3 跖骨头。所以,在短缩或抬高第 2 跖骨头后,应检查第 3 跖骨头情况,如有突出,可以同时手术截骨短缩或抬高。如果患者在伸直膝关节情况下,踝关节背伸不能达到 0°,作者会增加腓肠肌腱膜切断术,以减少患者在步态中前足的应力。作者在选择延长第 1 跖骨还是短缩外侧跖骨的意见是:如果第 1 跖骨短缩或抬高不严重,可以通过短缩外侧跖骨头达到解决跖痛症的目的。尤其是在外侧跖趾关节活动受限或有病变者(图 5-6-10)。较严重的第 1 跖趾关节短缩或抬高,需要行延长手术。对于第 1 跖骨过度跖屈引起籽骨痛的患

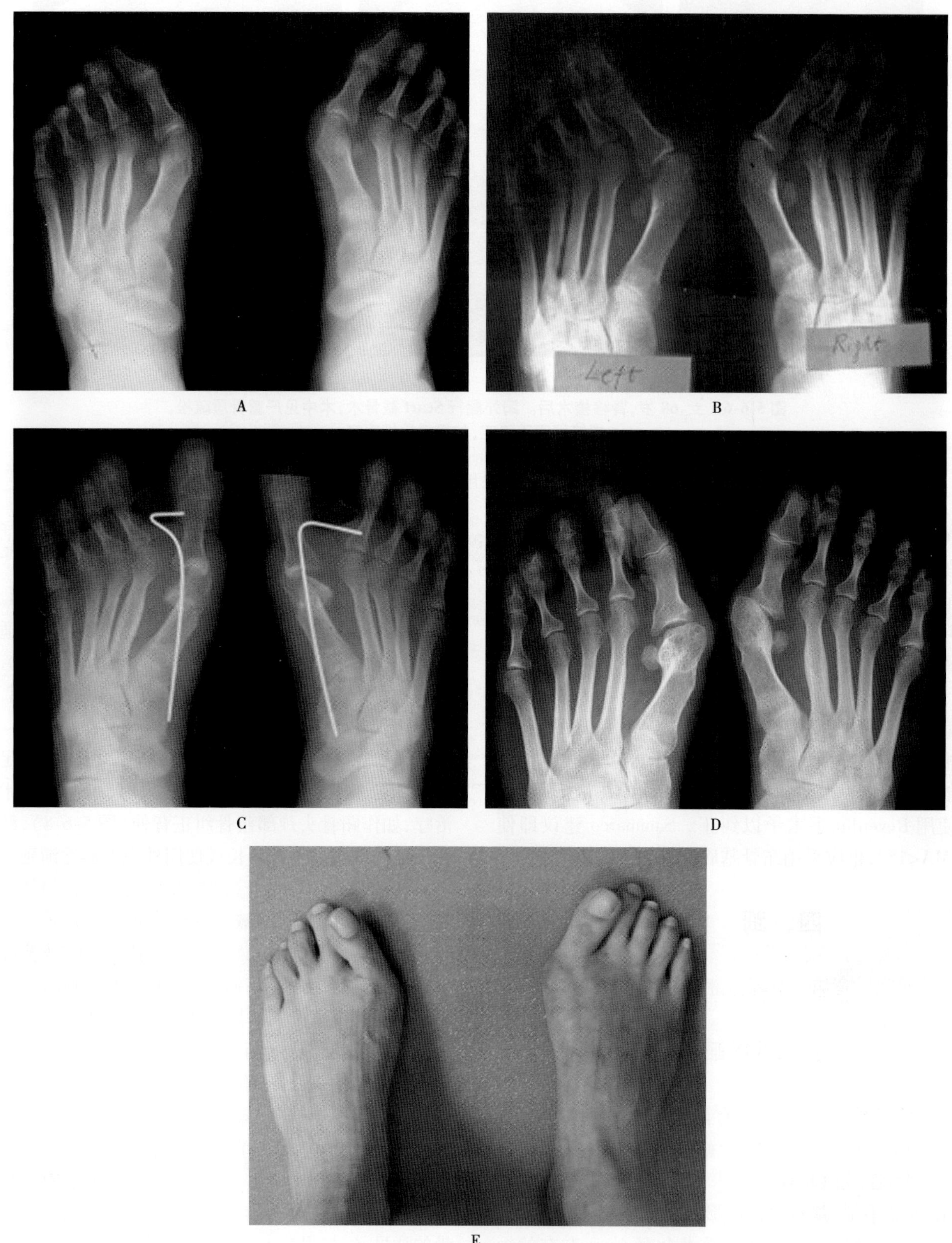

图 5-6-7　多次手术失败

A. 第 1 次双足行 McBride 手术后,畸形矫正不足; B. 第 2 次手术返修后仍未能矫正畸形;C. 第 3 次跖骨远端截骨术后; D. 第 3 次手术 1 年后 X 线表现; E. 第 3 次手术 1 年后双足外观,患者踇趾跖趾关节炎和第 2 趾跖痛症

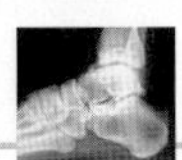

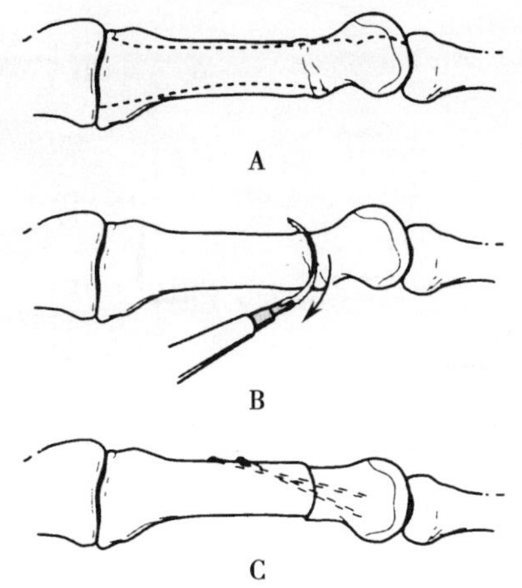

图 5-6-8　跖骨远端畸形愈合的截骨矫正

A. 跖骨远端畸形愈合；B. 用弧形骨刀或小的磨钻截骨；C. 纠正畸形，克氏针固定

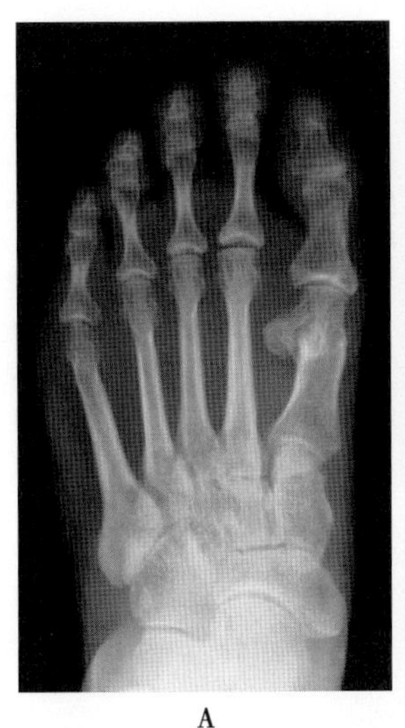

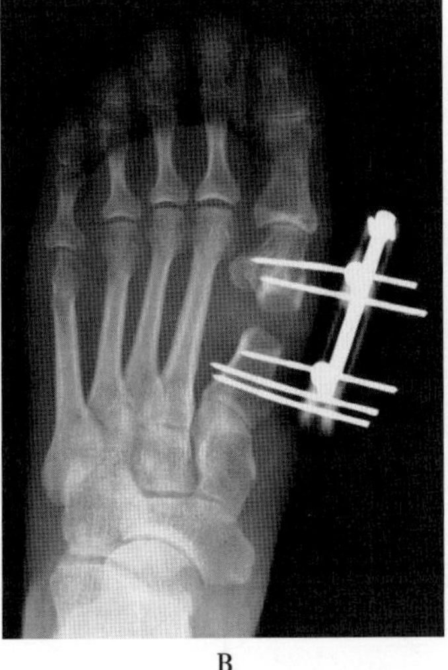

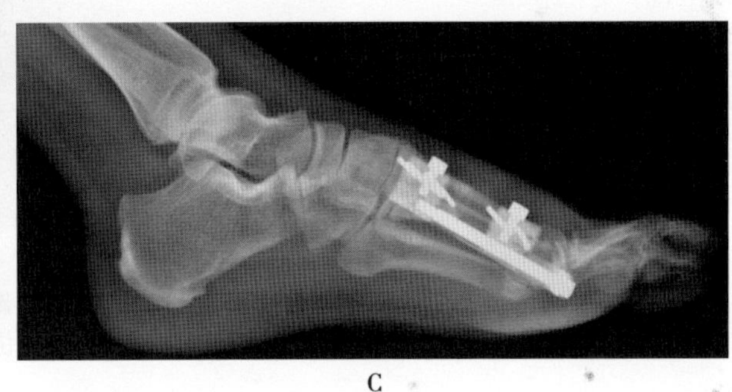

A　B　C

图 5-6-9　女，46 岁，踇外翻微创治疗术后 2 年，2、3 跖痛症，使用第 1 跖骨截骨、外固定器延长第一跖骨

A. 术前 X 线正侧位；B、C. 术后 X 线正侧位

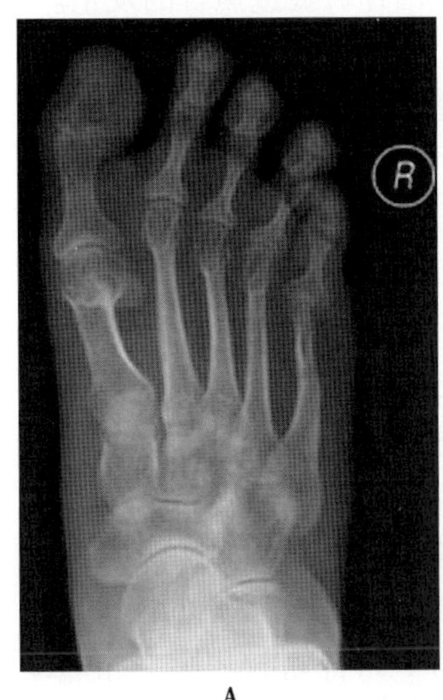

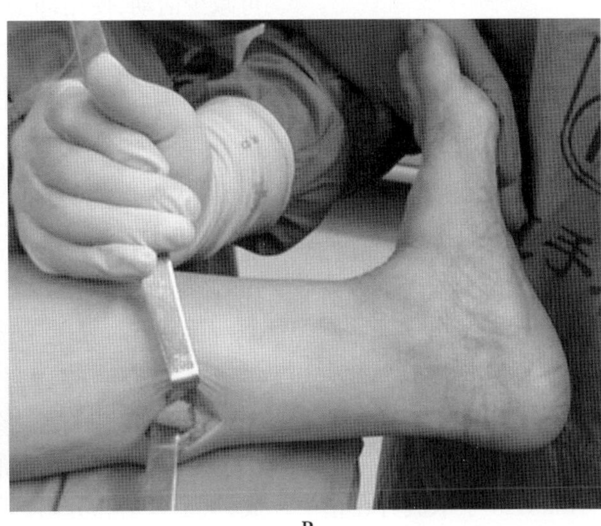

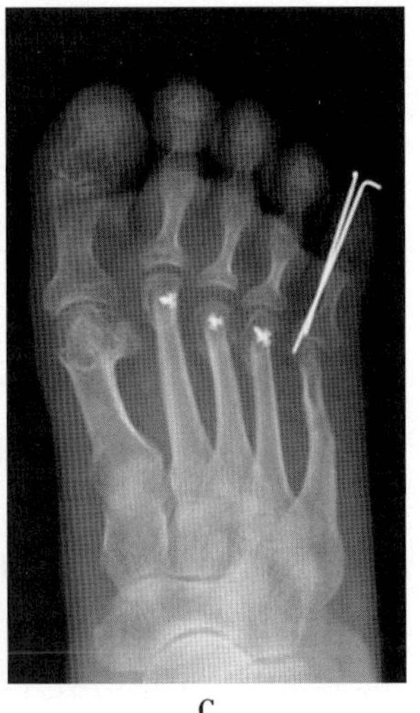

A　B　C

图 5-6-10　女，60 岁，4 年前行微创踇外翻治疗，术后出现严重跖痛症

A. X 线显示第 1 跖骨明显短缩。由于外侧跖趾关节半脱位，活动受限，腓肠肌挛缩；B. 腓肠肌腱膜延长术与采用外侧跖骨改良 Weil 截骨术短缩和抬高跖骨头；C. 术后 X 线像

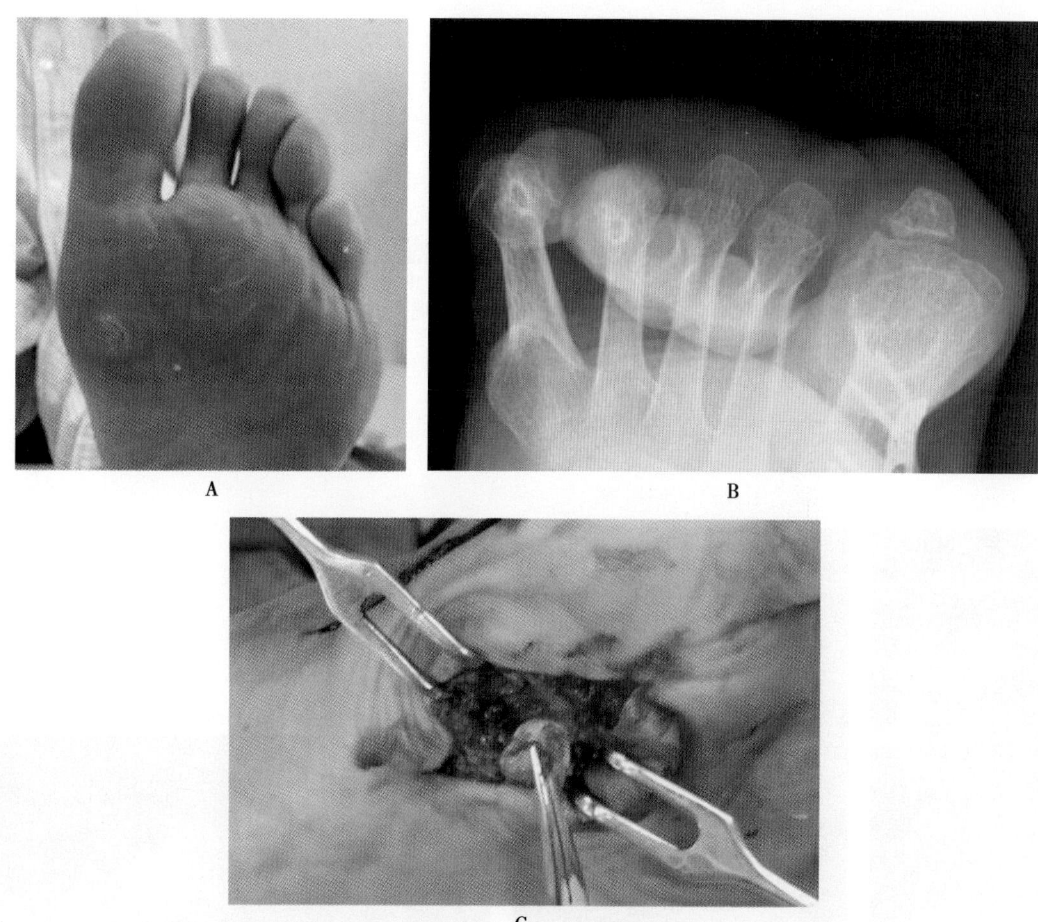

图 5-6-11　女,56 岁,跗外翻后,跗趾出现籽骨痛
A. 足底外形;B. 籽骨轴位显示籽骨突出;C. 籽骨切除

者,可以通过内侧籽骨的部分切除或全部切除或背伸截骨减少跖骨头下的应力(图 5-6-11)。

六、跖骨截骨或关节融合后迟缓愈合和不愈合

跖骨截骨后迟缓愈合和不愈合极为少见。Rosen 定义不愈合为截骨后 6~8 月没有发生愈合者,而迟缓愈合为截骨后 2~6 月没有完全愈合者。发生迟缓愈合和不愈合除了一些全身性因素外,如使用激素,糖尿病,放射治疗等,常见的局部因素有感染,骨断端接触不良,过度剥离骨膜,固定不牢靠,患者过早负重等。作者在 Ludloff 手术后发生 1 例不愈合,原因是螺钉固定的骨质断裂,截骨面不稳定,患者过早下地活动所致。Chevron 手术截骨在松质骨完成,截骨面亦较稳定,不易发生不愈合。Scarf 和 Ludloff 手术需要坚强的内固定,以避免不愈合的发生。内侧跖楔关节融合术,如果软骨面处理不当,固定不牢固,患者过早活动等,都有可能引起不愈合(图 5-6-12)。对于骨质疏松,内固定不牢靠的患者,应限制负重直至骨愈合。对于延迟愈合的患者,可减少活动,使用冲击波治疗可促进愈合的发生。

七、第 1 跖骨头缺血性坏死

第 1 跖骨头缺血性坏死的发生率,文献报道差别很大,从 0% 到 75%。Wallace 总结 13 952 例跖骨远端截骨病例,15 例(0.11%)发生跖骨头缺血性坏死。其中 13 例发生于 Chevron 手术后,2 例发生于 Scarf 手术后。发生坏死的病例都同时作了软组织松解和截骨的固定。Johnston 总结了 11 篇文章 2089 个病例,没有跖骨头缺血性坏死的病例报道。

供应第 1 跖骨头的血运主要由三部分血管组成,从足背动脉分出的第 1 跖背动脉和第 1 跖底动脉,从胫后动脉分出的跖内侧动脉的浅支。三部分血管从骨膜、骨的营养血管和干骺端关节囊血管进入跖骨头(图 5-6-13)。这些动脉在跖骨头内交通形成致密的血管网。在跖骨头的背侧和外侧血运尤

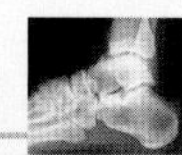

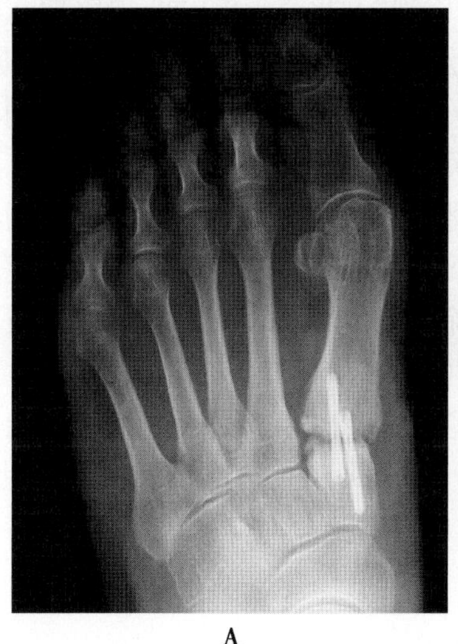
A

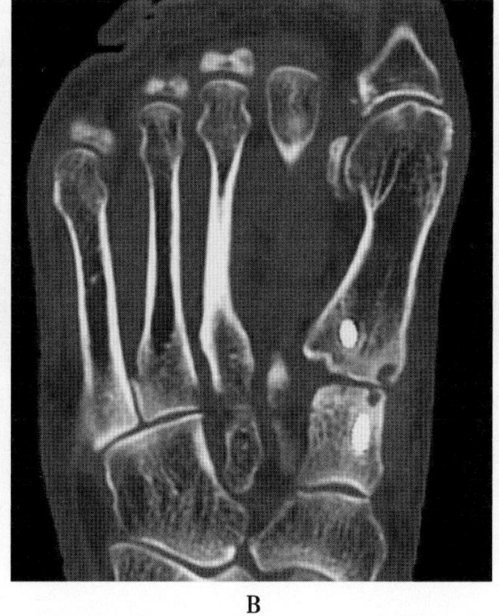
B

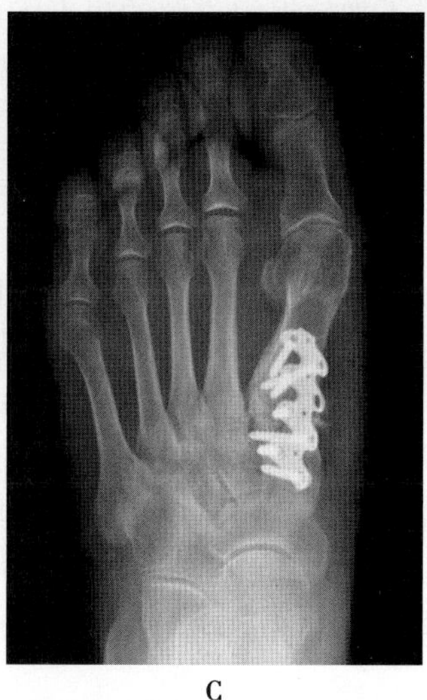
C

图 5-6-12　女,56 岁。踇外翻合并内侧跖楔关节不稳定行改良 Lapidus 手术、螺钉固定,7 月后随诊发生不愈合
A. 术后 X 线正位术显示跖楔关节不愈合;B. CT 显示跖楔关节不愈合;C. X 线正位显示再次手术翻修,植骨、接骨板固定

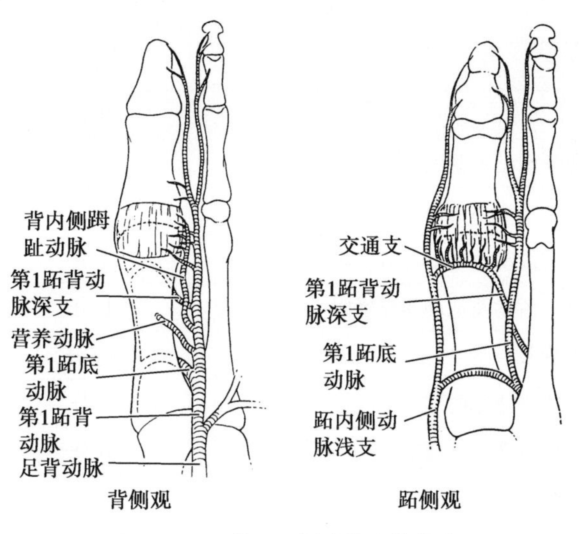

图 5-6-13　第 1 跖骨头的血管供应

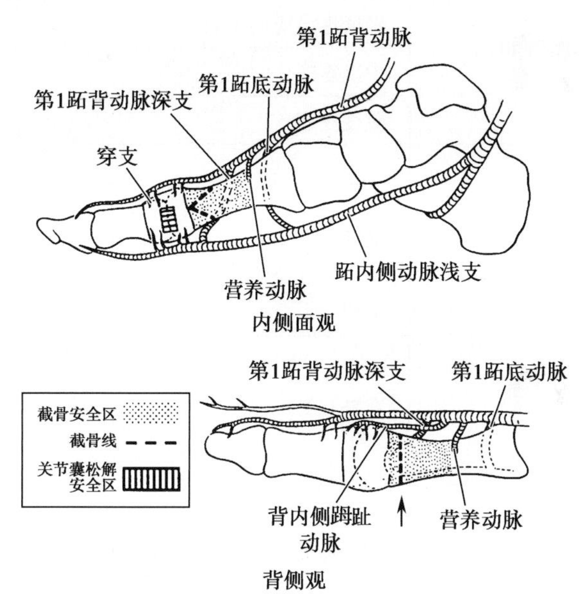

图 5-6-14　跖骨截骨和外侧软组织松解的安全区域

其丰富。

医源性第 1 跖骨头缺血性坏死最常发生于跖骨远端截骨术后,如 Chevron、Mitchell 和 Reverdin 手术结合或不结合关节外侧松解手术。Shereff 认为进入跖骨头的血运主要通过从第 1 跖骨背外侧的跖背动脉供应,在跖骨远端截骨手术时,常需要在跖骨头外侧作切口,松解踇收肌腱和外侧关节囊,此时,有可能伤及供应跖骨头的血管。而在使用微型摆锯截骨在穿透外侧皮质时有可能伤及第 1 跖背动脉,从而影响跖骨头血运引起跖骨头缺血坏死。根据第 1 跖骨头血运特点,Jones 提出了截骨和外侧软组织松解的安全区域(图 5-6-14)。

跖骨头缺血性坏死后很多患者无临床症状。有症状者常表现为关节部位的疼痛和关节活动受限。早期(术后 4 月)可表现为局部红肿热痛。由于足内侧不能负重,外侧可出现跖骨痛。晚期出现踇趾短缩和僵硬。

从 X 线早期评价跖骨头缺血性坏死有困难,由于术前跖骨头内侧负荷小,骨质密度有所减低,加上跖骨头有籽骨重叠以及截骨后跖骨头密度的变化,很难和跖骨头缺血性坏死区别。同位素和 MRI 具有高度的敏感性,其早期的改变还不能确定是否最后发展成为跖骨头坏死。

Resch 使用同位素扫描对 41 例采用 Chevron 手

术加或不加软组织松解的患者术后进行检查发现，在术后2～9天里，有4例表现出跖骨头的灌注不足，但在术后2～4周再次检查，所有4例恢复正常。表明跖骨头血运具有一定的代偿能力。证明远端Chevron截骨+外侧软组织松解并不增加跖骨头坏死率。Kuhn用术中激光多普勒证明：远端Chevron截骨+内外侧软组织松解可使跖骨头血运减少71%，内侧关节囊松解可高达45%。但研究组中20例无一例发生坏死。Meier和Kenzora将第1跖骨头缺血性坏死的X线表现分为3期：①1期：塌陷前期。早期跖骨头骨质密度正常。骨扫描正常。中期跖骨头骨质密度不均匀。晚期截骨处愈合，骨质密度增加，骨扫描表现“热区”。②2期：塌陷期。早期跖骨头变形。晚期跖骨头骨质有破碎。③3期：关节炎期。早期关节间隙狭窄，软骨下骨囊变，周围骨赘形成。晚期关节间隙消失，跖骨头骨质硬化。

在发生跖骨头缺血坏死后，很多患者无症状，可以非手术治疗。对于有症状的患者，坏死程度不重的可以采用切除关节滑膜，清理破碎的软骨，及软骨下骨钻孔。也可采用Keller手术使跖骨头得到减压。手术时应避免广泛的软组织剥离，尽可能保留跖骨头的血运。对于跖趾关节已有破坏的患者，需要融合该关节，如有𧿹趾短缩，需要植骨以保持𧿹趾长度。

附录：美国足踝外科协会（AOFAS）第1跖趾关节评分标准

	评分项目		分值
疼痛40分	无痛		40分
	轻度疼痛或偶尔痛		30分
	中度疼痛		20分
	重度疼痛		0分
功能45分	活动	任何活动不受限	10分
		日常活动不受限，运动受限	7分
		日常活动及运动部分受限	4分
		日常活动及运动明显受限	0分
	穿鞋	不受限	10分
		只能穿舒适的鞋	5分
		需要特殊的鞋或支具	0分
	跖趾关节的活动度（背伸和跖屈度）	正常或轻度受限（75°或更多）	10分
		中度受限（30°～40°）	5分
		重度受限（<30°）	0分
	趾间关节活动（跖屈）	正常	5分
		严重受限（<10°）	0分
	跖趾和趾间关节的稳定性	稳定	5分
		不稳定	0分
	跖趾和趾间关节有无胼胝形成	无胼胝或有无症状的胼胝	5分
		胼胝有症状	0分
𧿹趾外观15分		无畸形	15分
		有轻度畸形，但无症状	8分
		有症状的畸形	0分

（张建中）

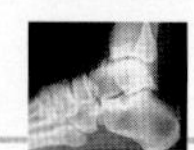

参 考 文 献

1. Mark S. Myerson. Foot and ankle disorders. Philadelphia: W. B. Saunders company, 1999.
2. Vincent J Hetherington. Hallux Valgus and forefoot surgery. New York: Churchill Livingtone, 1994.
3. Michael J. Coughlin, Charles L. Saltman, Robert B. Anderson. Mann's Surgery of the foot and ankle. 9th ed. St. Louis: Mosby, 2014.
4. J. Gerbert. Textbook of bunion surgery. 3rd ed. Philadelphia: W. B. Saunders company, 2001.
5. Joe T Southerland, Daniel F. Vickers, Jeffrey S. BoberG. Mcglamry' comprehensive Textbook of ankle and ankle surgery. 4 ed. Philadelphia: Lippincot Williams& Wilkins, 2013.
6. James A. Nunley, Glenn B. Pfeffer, Roy W. Sanders, etc. Advanced reconstruction foot and ankle. Rosement: AAOS, 2004.
7. William H. B. Edwards. Avascular necrosis of the first metatarsal head. Foot Ankle clin, 2005, 10(1): 117-128.
8. Dane K. Wukich, Brian G. Donley, James J. Sferra. Hypermobility of the tarsometatarsal joint. Foot and ankle clinics, 2005, 10(1): 157-166.
9. Nicholas A. Abidi, Stephen F. Conti. The clinical and radiographic anatomy of Hallux valgus and surgical algorithm. Foot and ankle clinics, 1997, 4(2): 599-625.
10. G. james Sammarco, Osaretin B. Idusuyi. Complications after surgery of the Hallux. Clin. Orth, 2001, 391: 59-71.
11. H. B. Kitaoka, I. J. Alexauda, R. S. Adelaar, etc. Clinical rating systems for the ankle-hindfoot, midfoot, Hallux and lesser toes. Foo ankle int, 1994, 15: 349-393.
12. 汤荣光,戴克戎,陈永强,等. 跗外翻足第一跖骨突出度的研究. 中国矫形外科杂志, 1997, 4(2): 135-136.
13. 顾湘杰,马昕,鲍根喜. 足横弓重建法治疗跗外翻. 中国矫形外科杂志, 1999, 6(12): 900-902.
14. 桂鉴超,顾湘杰,沈海琦,等. 第一跖骨籽骨系统与跗外翻, 中华骨科杂志, 2001, 21(9): 537-540.
15. 张发惠,郑和平. 足外科临床解剖学. 合肥:安徽科学技术出版社, 2003.
16. 王正义. 跗外翻术式选择. 中国临床医生, 2007, 35(5): 7-9.
17. Corinne Van Beek, JustinGreisberg. Mobility of the First Ray: Review Article. Foot Ankle Int, 2011, 32: 917-922.
18. Jesse F. Doty, Michael J. Coughlin. Hallux valgus and hypermobility of the first ray: facts and fiction. International Orthopaedics, 2013, 37: 1655-1660.
19. Corinne Van Beek, Justin Greisberg. Mobility of the First Ray: Review Article. Foot Ankle Int, 2011, 32: 917-922.
20. N. Gutteck, D. Wohlrab, A. Zeh, etc. Comparative study of Lapidusbunionectomy using different osteosynthesis methods. Foot and Ankle Surg, 2013, 19: 218-221.
21. TeroKlemola, JuhanaLeppilahti, SallaKalinainen MD, etc. FirstTarsometatarsal Joint DerotationalArthrodesisdA New Operative Technique for Flexible Hallux Valgus without Touching the First Metatarsophalangeal Joint. The Jour. of Foot & Ankle Surgery, 2014, 53: 22-28.
22. CaioNery, Michael J. Coughlin, Daniel Baumfeld, etc. Hallux Valgus in Males—Part 2: Radiographic Assessment of Surgical Treatment. Foot Ankle Int, 2013, 34: 636-644.
23. A. M. Perera, Lyndon Mason, M. M. Stephens, etc. The Pathogenesis of Hallux Valgus. J Bone Joint Surg Am, 2011, 93: 1650-1661.
24. Mark W. Scioli. Novel Intramedullary Plate for Osteotomy of the First Metatarsal. Techniques in Foot & Ankle Surg, 2014, (13): 54-58.
25. Stephen F. Conti. Bunion Deformity Correction: A Treatment Algorithm. Techniques in Foot & Ankle Surgery, 2012, 11(2): 53-57.

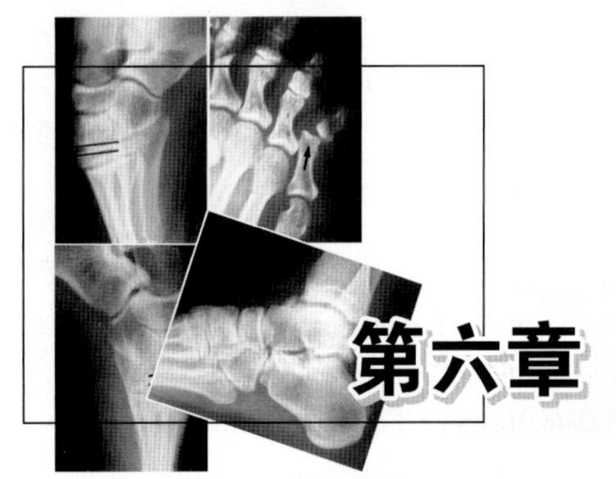

第六章　足趾其他常见畸形

第一节　踇趾的其他常见畸形

一、踇　内　翻

踇内翻(hallux varus)是指踇趾的近节趾骨在跖骨头上向内侧偏斜的一种踇趾畸形。临床上较为少见,多为医源性发生。

(一) 病因病理

发生踇内翻的原因有先天与后天之分,但大都为后天获得性。后天获得性的原因大体有以下几种:

1. 踇外翻手术的并发症(图 6-1-1)　临床上最为常见。文献报道踇外翻术后并发踇内翻的概率差异很大,有作者报道为 0,但有高达 17% 者;足应引起我们的重视。有作者报道因 28 足踇外翻矫形发生踇内翻并发症的原因有以下几种:①过多切除跖骨头内侧骨赘,为 14/28 足,占 50%;②单纯依靠紧缩内侧关节囊矫正踇外翻畸形时,过度紧缩重叠缝合第 1 MPJ 内侧关节囊,本组 5/28 足,占 17.9%;③为了达到畸形矫枉过正的目的,术后长期固定踇趾于过度内翻位,本组 3/28 足,占 10.8%;④跖骨截骨矫正踇外翻时,过度纠正 IMA,使其变成 0°甚至负数,本组 4/28 足,占 14.4%;⑤踇外翻矫形术后踇趾外展、内收肌力失衡 2 例,占 6.9%;⑥术中切除腓侧籽骨而发生踇内翻者 12/28 足,占 42.5%;单纯行软组织手术矫正踇外翻而并发的踇内翻为 22/28 足,占 78.5%。

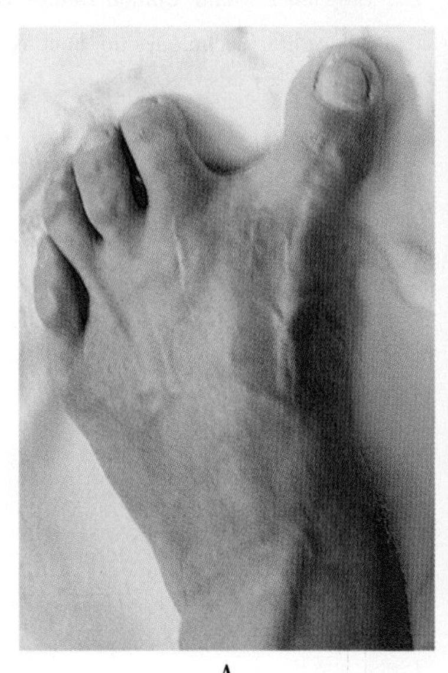
A

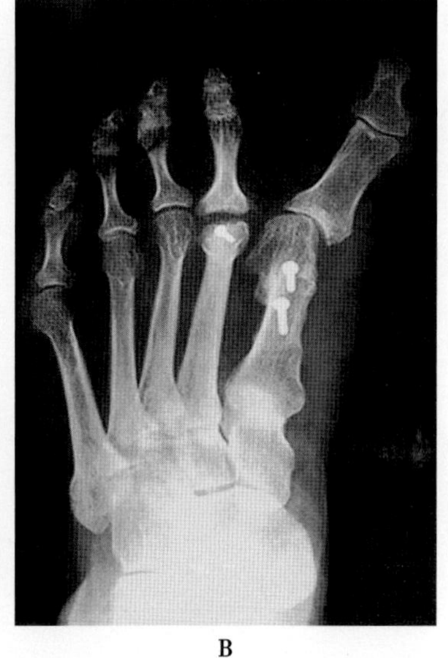
B

图 6-1-1　踇内翻

A. 外观照;B. X 线片示踇外翻矫形中过度矫正了 IMA 而并发踇内翻

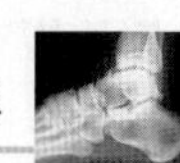

一般而言，在踇外翻矫形手术中将踇内收肌切断后，断端间将被瘢痕充填而连接，术后仍有部分内收踇趾的作用，但力量较术前显著减少。由于踇展肌力量较小，因而术后一般不会引发踇趾外展力失衡而并发踇内翻畸形。若术中切除踇指的腓侧籽骨，或切除1cm以上的踇收肌腱与屈踇长肌腱内侧头的联合肌腱或肌腱切断后退缩过多使断端间隙过大，不能形成瘢痕性连接就有发生踇趾外展力失衡而并发踇内翻畸形的可能。

2. 创伤　创伤引起的跖趾关节内及其附近骨折的畸形愈合，以及损伤了跖趾关节的关节囊和韧带引起软组织不平衡等可引起踇内翻。

3. 炎症　跖趾关节痛风、类风湿关节炎、结核等炎症性疾病引起关节结构的破坏。

4. 其他　如神经肌肉病变引起跖趾关节周围肌力不平衡，与烧伤后瘢痕挛缩等造成。

（二）临床表现与诊断

患者有明显的踇趾向内侧偏斜的踇趾畸形。除非畸形严重，因为穿鞋的摩擦而发生疼痛及穿鞋困难，或跖趾关节伴有关节炎在行走、跑跳等运动时有疼痛外，多无疼痛自述。体格检查中需注意检查踇内翻是柔软性与跖趾关节和趾间关节的活动度，以及是否存在疼痛性的关节炎。如果病史较长，由于趾短屈肌的作用丧失，趾长屈肌、趾短屈肌以及伸趾肌腱之间的力量平衡被打破，趾间关节常屈曲挛缩。

临床上，按照踇内翻僵硬的程度分为3类：

（1）柔软型踇内翻或称可复性踇内翻；即在非负重情况下，踇内翻畸形可被动无阻力的获得纠正。

（2）僵硬型踇内翻：包括两种情况：①在非负重情况下，检查者在施加外力的情况下可被动纠正踇内翻畸形；②踇内翻合并有跖趾关节活动范围减少，在施加外力的情况下部分患者的活动度可达到正常范围，但也有患者达不到正常范围。

（3）固定型踇内翻，即踇内翻的畸形已固定，检查时通过外力不能纠正踇内翻畸形。

根据影像学对IMA的测量结果，对踇内翻分为2类：IMA>0°和<0°两类。正常情况下，人类的踇趾有生理性的IMA，此角度一般小于9°。

（三）治疗

1. 保守治疗　踇内翻患者无症状者无需治疗。踇外翻手术后应警惕并发踇内翻的可能，如能早期发现及时治疗，或许会避免发生踇内翻。若发现有发生踇内翻的倾向或已有轻度踇内翻，即应采用绷带缠绕前足将踇指向外侧靠拢到第2趾。一般需缠绕6～8周，若畸形矫正的尚不满意，可再继续固定4～6周。对于缠绕3个月以上的患者，若再继续应用此法，已难以矫正畸形，但可以通过缠绕利于穿鞋与缓解因鞋子摩擦产生的疼痛。

2. 手术治疗　对于畸形严重，影响穿鞋，或疼痛严重者可考虑手术治疗。根据我们的临床经验提出踇内翻矫形术式选择的原则如下：

（1）没有症状的踇内翻不选择手术治疗。踇内翻尤其医源性踇内翻患者，如果畸形轻微多无临床症状；加之患趾先前有过创伤、炎症或已接受过一次手术；如果再次手术不但增加了踇内翻矫形手术的困难，而且容易产生踇僵硬等并发症。所以我们认为不是对所有的踇内翻患者均施行手术治疗，手术疗法只适用于那些有明显临床症状和畸形，影响患者穿鞋和足的行走、负重功能，患者又迫切要求手术治疗的患者。

（2）IMA>0°的柔软型踇内翻，可施行软组织松解重建手术效果理想。这些手术有Clark、Myerson及Johnson和Spiegl术式。术中：①对伴有踇趾背伸者，可行踇长伸肌腱延长治疗之；②对趾间关节有屈曲畸形者，术中可将踇长伸肌腱移位至近节趾骨基底，同时行趾间关节融合；③对有三个平面均有畸形的患者，还应注意纠正踇趾的旋转畸形；通过切断松解引起旋转的挛缩的软组织，紧缩缝合与其拮抗的松弛的软组织的平衡软组织手术加以矫正，术后用两枚克氏针从趾骨经过跖骨头固定3周，维持被矫正的位置；有骨性因素造成旋转畸形的可能需要施行截骨术方可矫正畸形。

（3）IMA>0°的僵硬型踇内翻，此类患者仍可施行上述软组织松解重建术，但术中应彻底松解内侧挛缩的关节囊等软组织，使僵硬的踇内翻变为柔软型踇内翻。这样才会获得好的疗效。如果第1跖趾关节的活动度降低到正常的50%以下时，与其做软组织松解重建手术，不如做跖趾关节融合术更好。

（4）IMA>0°的固定型踇内翻。此类患者第1跖趾关节多有骨关节畸形、骨性关节炎、创伤性关节炎等严重的关节病变，需视患者情况施行跖趾关节成形术。如行Keller、人工跖趾关节置换、或术后对负重行走功能有一定要求的可行跖趾关节融合术。但应注意，对拟行跖趾关节融合者，若伴有趾间关节屈曲畸形，不能同时行趾间关节融合；此类患者可予以人工趾间关节置换术。

（5）IMA<0°、即其成为负数的踇内翻，分两种情况予以处理：①IMA在0°～-3°之间者。可先试

行 Clark 软组织松解重建术，若术后能自行维持踇趾于被矫正的位置，即可不行骨性手术；②IMA≤-3°者，可行跖骨远端截骨如 Chrovon 术式，截骨后将远端内移纠正过小的 IMA。若截骨后当在松解内侧软组织后仍不能完全纠正踇内翻畸形时，需加行 Myerson 等软组织重建术方能彻底矫正踇内翻畸形。

（6）关节在矢状面的活动度对手术的选择考虑。跖趾关节在矢状面的活动大于正常的60%，没有骨性关节炎者，可行软组织手术。若活动度小于40%～50%时应考虑行跖趾关节成形术。

（7）跖趾关节结构对手术选择的考虑。跖趾关节有骨关节炎、创伤性关节炎或其他炎症性病变者，应选择关节成形术。关节有骨结构异常，造成矢状面不稳定，或影响术后跖趾关节的稳定及功能者也应行关节成形术。

3. 软组织手术治疗踇内翻

（1）软组织松解术：适用于踇外翻手术矫形因过度紧缩内侧关节囊或长期固定踇趾于内翻位并发的踇内翻，而且患者的 IMA 是在大于5°的正常生理范围内、第1跖趾关节活动范围正常，无骨结构异常（或骨结构异常已纠正）、关节不稳与各种关节炎等病变者。

患者的 IMA<0°，第1跖趾关节矢状面活动范围<正常的60%，关节骨结构异常导致关节不稳定，或存在明显的各种关节炎等病变者应视为禁忌。

操作步骤：一般采用原踇外翻矫形术遗留的皮肤瘢痕作为切口进入。亦可将原皮肤瘢痕切除后进入。切开皮肤皮下组织游离皮瓣，内侧达关节囊的跖侧与内侧交界处，外侧显露出跖骨外侧面。在关节囊外侧从近节趾骨基底开始向远端做一 U 形切开，直达骨膜；行关节囊与骨膜下剥离，即可形成一个舌形关节囊骨膜瓣。使此瓣的宽度1.5cm、长度3cm（图6-1-2）。注意仔细操作保持 U 形瓣的完整。然后，将跖趾关节内侧的瘢痕组织、挛缩的内侧关节囊予以横行切开，以松解内侧软组织。如果有胫侧籽骨向内侧脱位或感到内侧软组织仍较紧张影响复位，可将籽骨内侧与软组织的粘连彻底切断松解。有籽骨脱位者则向外侧推移动脱位的籽骨使其复位。如不能复位或复位后在跖骨头跖侧明显突出者，可切除胫侧籽骨。如果感到踇展肌有挛缩影响踇趾的复位，可显露出踇展肌在腱腹交界处斜行切开延长该肌而松解内侧软组织。继续向外推移踇趾矫正踇内翻并使踇趾具有生理性踇外翻，此时踇内翻畸形多可逐渐获得矫正。如果内侧软组织松解完成后，仍然不能矫正踇内翻应检查是否为跖骨头外侧的关节囊和瘢痕组织影响复位。若是此原因，可纵形部分切除跖趾关节外侧瘢痕和关节囊以彻底矫正踇内翻。如果踇趾可以维持被矫正的位置，则手术目的达到。若踇趾不能维持生理性外翻的位置，可能需要行软组织重建术。将关节囊的外侧 U 形瓣向近侧拉紧与近侧的骨膜等软组织重叠缝合，以维持踇趾于被矫正的位置上。然后助手维持踇趾于矫正的位置，术者分层缝合关闭切口。包以无菌敷料。

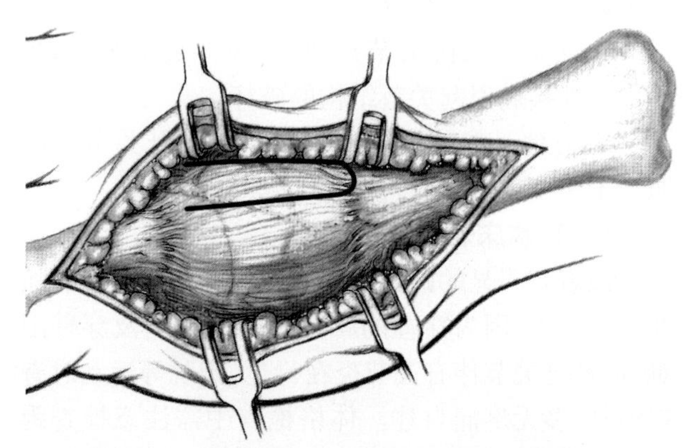

图6-1-2　跖趾关节囊外侧 U 形关节囊骨膜瓣示意

（2）踇长伸肌腱移植术（Johnson 和 Spiegl 术）：适用于 IMA>0°第1跖趾关节活动范围正常、无骨结构异常（或骨结构异常已纠正）、无矢状面关节不稳、与各种关节炎等病变的柔软型踇内翻；僵硬型踇内翻者其矢状面关节活动度大于60%正常人者；踇长伸肌腱完整、无粘连、肌力四级以上。

固定型踇内翻；第1跖趾关节矢状面活动范围<正常的60%的僵硬型踇内翻；及第1跖趾关节有关节骨结构异常导致矢状面关节不稳定，或存在明显的各种关节炎等病变的各型踇内翻患应视为禁忌。IMA 在0°～-3°之间的踇内翻为相对禁忌证，IMA≤-3°的踇内翻为禁忌证。

操作步骤：切口、显露与松解软组织的操作同上。然后进行肌腱移植：在完成上述步骤后，若踇趾不能维持生理性外翻的位置，需行踇长伸肌腱移植矫正踇内翻畸形。方法是：显露出踇长伸肌腱后切开腱周组织，将其外侧一半纵形劈开，远端在接近肌腱止点处切断，近端达跖骨中段保留其连续性。将切断之伸肌腱从第1、2跖骨头间的跖横韧带跖侧穿向远端，将肌腱穿过事先在近节趾骨基底外侧钻两个骨孔形成的骨隧道后反转，在保持一定的张力下

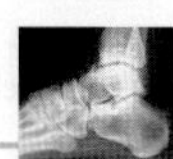

缝合固定(图 6-1-3)。移植的肌腱还可用以下方法固定:在近节趾骨基底部距关节面 0.5cm 处平行于关节面钻一直径 3mm 的孔道,将移植的肌腱从跖横韧带下穿过通过所钻的孔道引到内侧,在保持一定的张力下缝合固定于骨膜与软组织上(图 6-1-4)。

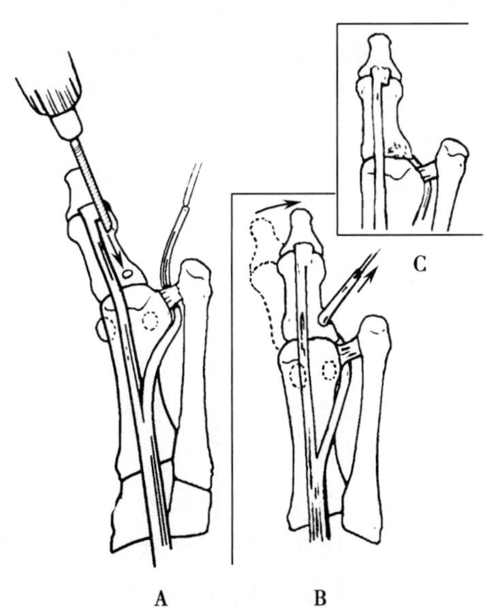

图 6-1-3　Johnson 和 Spiegl 手术

A. 将劈开的踇长伸肌腱束从跖骨横深韧带下穿过,在近节趾骨的外侧基底部钻孔;B. 向外推移踇指纠正踇内翻,将劈开的踇长伸肌外侧半从孔中穿出;C. 将穿出的肌腱固定在趾骨基底

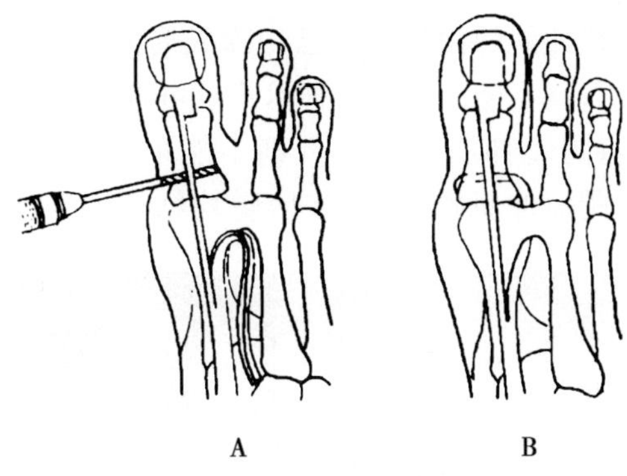

图 6-1-4　移植肌腱的固定方法

A. 在近节趾骨基底部钻孔;B. 将移植的肌腱从跖横韧带下穿过通过钻孔引到内侧缝合固定

(3) 踇短伸肌腱移植术(Maynou 术):适应证与禁忌证同(Johnson 和 Spiegl)手术,但要求踇短伸肌腱完整、无粘连、肌力四级以上。

操作步骤:切口、显露与松解复位:同(Johnson 和 Spiegl)手术。肌腱移植:将踇短伸肌腱于跖骨干近端背侧肌腱一肌腹结合处切断。切开腱周组织,游离肌腱至跖趾关节远端,从远端向近端将踇短伸肌腱从跖横韧带跖侧穿向远端,将肌腱穿过事先在近节趾骨基底内侧钻两个骨孔形成的骨隧道后反转后,在保持一定的张力下缝合固定(图 6-1-5)。

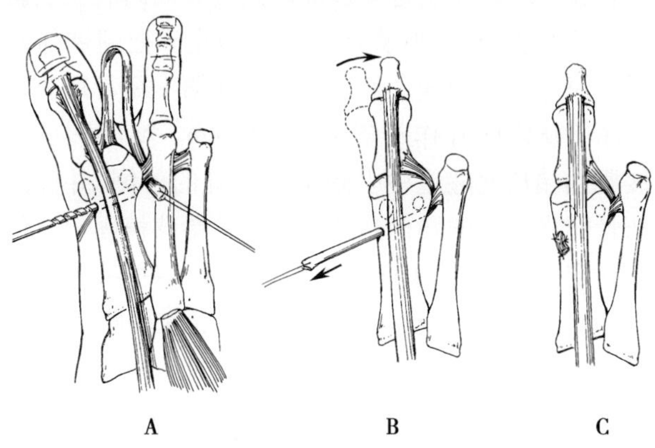

图 6-1-5　Myerson 手术方式

A. 切取拇短伸肌并在跖骨头外侧钻孔;B. 将肌腱从骨隧道中穿出;C. 将肌腱缝合固定在骨膜上

Myerson 于 1991 年报道该术。在松解内侧软组织后,行踇短伸肌腱移位,在踇趾外侧建立了内收踇趾的动力,能有效的维持踇内翻矫正的位置防止术后复发。本术的优点是手术操作较 Clark 手术简单、易于推广,疗效确切。但术后的主要问题是跖趾关节僵硬,据 Maynou 报道踇趾背伸活动一般将平均减少 10°左右。但外观改善满意。因而术前第 1 跖趾关节矢状面活动范围<正常的 60% 的患者不宜施行此手术。国外报道的满意率为 80% 左右。Maynou 报道使用肌腱移位治疗医源性踇内翻 12 例,平均随访 42 个月,9 例患者满意,1 例不满意,1 例过度纠正。我院手术 28 例,满意率为 85.7%;术后踇趾的背伸平均减少 9.5°(8° ~ 12.5°)。Keller 术后、第一跖骨头内侧骨赘切除过多复位后关节难以稳定的踇内翻,最好施行关节融合术纠正。

(4) 踇展肌移植术(Clark 术):适应证与禁忌证原则上同(Johnson 和 Spiegl)手术,但要求踇展肌肌肉与肌腱完整、无粘连、肌力四级以上。作者体会该术适用于因踇展肌肌力显著大于踇收肌造成的踇内翻者,以及需要行软组织松解重建手术又不采用其他软组织松解重建手术的患者。

操作步骤:于足内侧第一跖骨基底部近侧 2cm 处开始向远侧经第 1 跖趾关节内侧中部做 8cm 长纵形皮肤切口,切开皮下组织后按切口方向切开深筋膜向两侧游离皮瓣显露出踇展肌。软组织松解同(Johnson 和 Spiegl)手术。肌腱移植:在踇展肌远侧止点处,沿其止点的肌腱上下两边缘切开深筋膜及骨膜,并尽量向远侧最好到达第一趾趾间关节远侧部。然后从骨膜下剥离拇展肌止点及延续的深筋膜与骨膜组织。牵引远端逐渐向近侧分离拇展肌肌腱及近侧肌腹,直至血管神经束处为止。把拇展肌止点组织缝一牵引线。然后用弯钳在第1跖骨跖侧紧靠跖骨从内向外作一隧道,宽度2cm。将游离的拇展肌远端从此隧道中引到第1跖骨的外侧,并穿过跖骨间横韧带的跖侧达到其远端等待移植固定。然后固定肌腱:于第1跖趾关节背侧面,以关节为中心作3cm长纵形皮肤切口。切开皮下深筋膜后向下深入,显露出第1趾近节趾骨基底的外侧部距关节面0.5cm处用骨钻钻两个2～3mm直径相距4mm骨孔,并形成骨隧道。通过骨隧道引到第1趾近节趾骨基底外侧部,在保持拇趾生理性外翻并保持拇展肌有一定的张力的情况下,把拇展肌止点组织反转缝合到拇展肌肌腱上,再加固缝合两针(图6-1-6)。

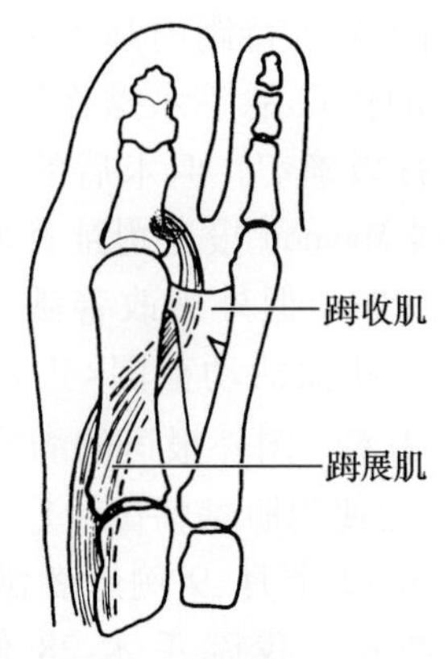

图6-1-6　Clark手术示意图

Clark医生1938年首先报道将拇展肌移植到拇趾外侧治疗拇内翻。这样可以重建一个纠正拇内翻的内在动力,并维持其效果。所以Clark手术,原则上适应于IMA在正常范围、因动力失横引起的柔软性拇内翻;表现为足非负重静止不动时拇内翻不明显,当拇趾主动外展或负重时拇内翻达到最严重程度(图6-1-7)。此外,也适用于因跖骨头内侧骨赘切除过多,使第一趾近节趾骨基底部失去稳定支撑作用而发生的半脱位或脱位形成的拇内翻者;或拇内翻较严重其拇内翻角超过30°(图6-1-8),内侧软组织挛缩严重,若单纯松解内侧软组织难以维持所纠正的位置者。该术的优点是通过在拇趾外侧建立新的内在动力,术后持续产生使拇趾向外侧牵拉作用而防止畸形复发;术后拇趾背伸功能不受影响。其缺点为失去了拇外展的动力,手术操作较为复杂,需要一定的手术经验与技巧。

以上,我们介绍了三种不同的肌腱移植术治疗拇内翻。那么,如何对上述三种软组织手术进行选择?选择顺序建议首选Myerson,其次为Johnson和Spiegl,最后选择Clark术式。由于多数拇内翻的矫形是在拇外翻矫形失败后进行的第二次手术,局部正常的解剖结构因先前术式和术者操作的不同而有各种不同的变化。前两个术式均需要第1、2跖骨间的跖横韧带作为术后使拇趾外展力传递转折的支点,如果此处的韧带组织已切除或局部粘连严重不能应用,就不能采用前两种术式。再者,如因上次手术已将拇短伸肌腱切断者则不能采用Myerson手术;若拇短伸肌腱、拇长伸肌腱均粘连而失去功能

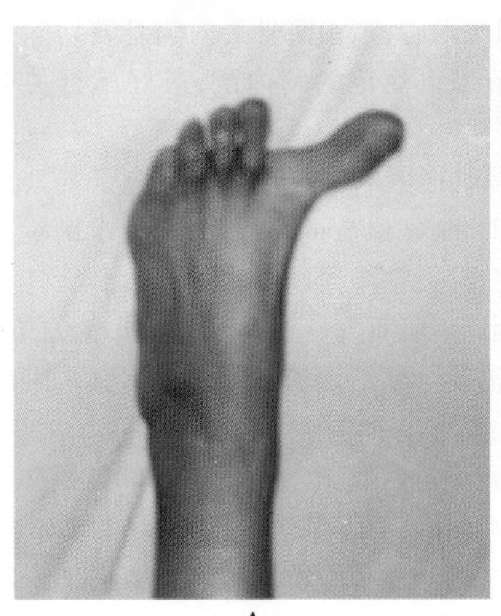

A

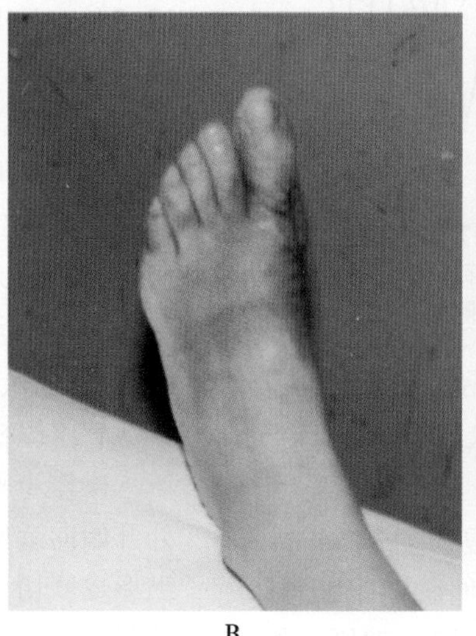

B

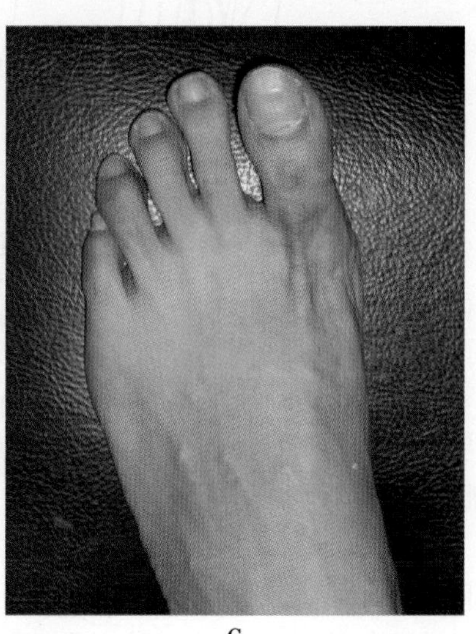

C

图6-1-7　动力失横性拇内翻行Clark手术矫形

A. 动力失横性拇内翻负重时拇内翻达到最严重程度;B. 行Clark手术矫形后;C. 手术后17年

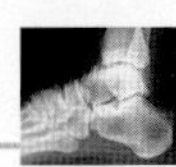

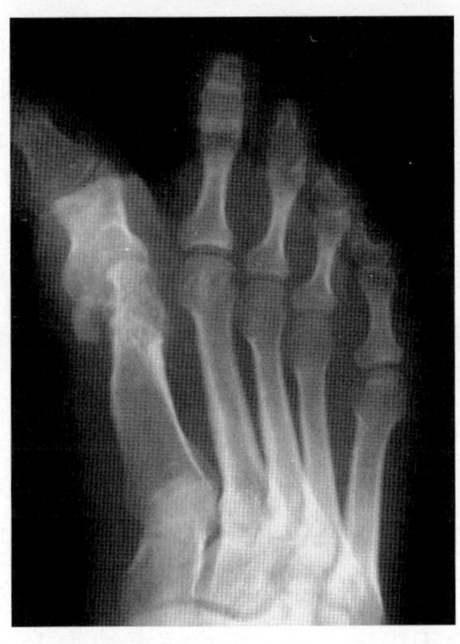

图 6-1-8　跖骨头内侧骨质切除过多，近节趾骨失去支持作用，踇指发生半脱位而踇内翻

时，前两种术式也不能施行，而只能选用 Clark 术式。因而最终选择何种软组织术式，需术者根据患者局部软组织结构的不同情况而定。

此外，踇趾的活动情况对软组织手术的选择极有参考价值。因为 Clark 手术术后不影响踇趾的背伸功能；而其他两个手术术后均造成踇趾背伸功能的减退。所以，术前踇趾背伸功能明显受限者若施行前两种术式，术后发生踇僵硬的概率增大；此类患者最好选择 Clark 手术治疗。

4. 骨性手术治疗踇内翻　骨性手术是通过截骨或跖趾关节成形术治疗踇内翻。主要适用于第1、2 跖骨间夹角成为负数的踇内翻和各种固定型踇内翻的矫形。常用的有以下几种术式。

（1）Chevron 截骨矫形术：适用于 IMA<0°应用软组织手术不能矫正的踇内翻患者，而且其第 1 跖趾关节活动范围正常、无骨结构异常（或骨结构异常已纠正）、无矢状面关节不稳、与各种关节炎等病变的柔软型踇内翻；僵硬型踇内翻者其矢状面关节活动度大于 60% 正常人者；第 1 跖骨的直径大于 1cm 者。患者的 IMA<0°的固定型踇内翻；第 1 跖趾矢状面关节活动范围<正常的 60% 的僵硬型踇内翻；及第 1 跖趾关节有关节骨结构异常导致矢状面关节不稳定，或存在明显的各种关节炎等病变的各型踇内翻患应视为禁忌。

操作步骤：切口、显露与软组织松解同上。然后进行截骨矫形：如果第 1 跖骨头内侧骨赘未切除者应先切除内侧骨赘，具体方法参考第一节踇外翻矫形中 Silver 手术。然后在第 1 跖骨头内侧作一水平位 V 形截骨，V 形开口向近端，V 形的顶部距跖骨头关节面约 1cm，开口的角度为 60°，截骨后将远端跖骨头向内侧推移 3～5mm（图 6-1-9C），以纠正 0°或变为负数的 IMA。然后将踇指推向外侧以纠正踇内翻并维持此位置。用克氏针或螺钉固定截骨，面切除多余骨质。

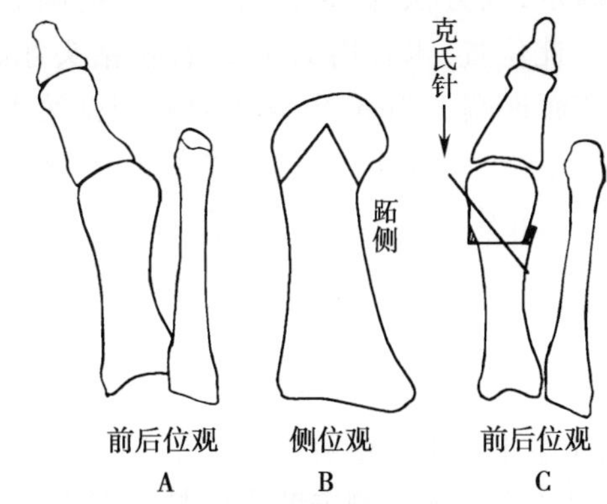

图 6-1-9　Chevron 截骨手术治疗踇内翻

A. IMA 成为负数的踇内翻；B. 跖骨内侧 V 形截骨；C. 截骨后远端向内推移以便增大 IMA

（2）改良 Mitchll 手术：Mitchll 手术是用作矫正踇外翻的经典术式。如果加以改良，将梯形骨块的柄不是像矫正踇外翻那样放在外侧而是改在内侧，这样就可以用来矫正踇内翻畸形（图 6-1-10）。

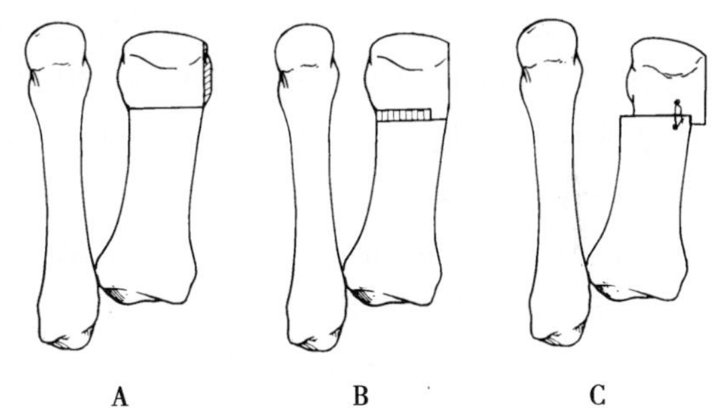

图 6-1-10　Mitchell 手术

A. 第一次横行截骨与切除骨赘；B. 第二次截去矩形骨块；C. 远端内移矫正 IMA、钻孔用线固定把内侧骨突切除

操作步骤：切口、显露与软组织松解同上一手术。然后截骨：用微型锯在距第 1 跖骨头关节面 1.5～2cm 处先作一横形截骨（如图 6-1-10A 中的第一次截骨），截骨后在远端作“⌐”形截骨（图 6-1-10B 中第 2 次截骨）；使在截断的近端跖骨外侧截去一矩形小骨块，矩形骨块厚度为 1～2mm，远端留下的内侧梯形骨块的宽度，视所要矫正的 IMA 的大小从 1/6 跖骨直径到最大为 1/2 直径不等。保留得越多，内移的就越多，纠正 IMA 畸形的量就越大。一般保留骨干直径的 1/5～1/3，一般每保留

0.8mm 可以矫正 1°IMA，视要矫正的 IMA 的度数而定保留的宽度。然后用一持骨器固定截骨近端，用手指推挤跖骨头向内移位。使近端骨块卡入远端骨块的梯形槽内以稳定截骨断端（图 6-1-10C）。截骨后畸形断端固定：经典的 Mitchll 手术用缝线固定，其方法为：踇趾的位置矫正满意后，助手保持此位置，术者用 1.5mm 直径钻头在距跖骨头关节面近端 1.2cm，由背侧向跖侧钻第 1 孔；再于截骨近端距边缘 0.5cm，从背侧向跖侧钻第 2 孔。然后从孔中引 7 号不吸收缝线结扎固定。后来有学者改良了 Mitchll 的固定方法而用克氏针或螺钉固定。

改良的 Mitchll 手术与原本 Mitchll 手术的不同之处是：①本手术不是松解外侧软组织而是内侧的软组织；②不是紧缩内侧关节囊而是紧缩外侧关节囊；③跖骨远端截骨时，不是在内侧解除一块矩形骨块而是在外侧；④截骨后远端不是向外移位，而是向内侧移位。该术属于跖骨远端截骨，在跖骨颈部松质骨内截骨，有截骨处愈合快、疗程短的优点。由于基本为横行截骨，截骨后断端间不但可以上下、左右移动，也易于旋转对合。所以在矫正踇内翻的同时，可以纠正术前有跖骨上抬（矫正方法：下移截骨远端）、下沉（矫正方法：上移截骨远端）及伴有踇趾旋转的畸形；这是 Cheron 手术所望尘莫及的。但此术式术后造成跖骨短缩是其显著的缺点。有作者报道，若第 1 跖骨短于第 2 跖骨 7mm 以上时，有可能引起转移性跖骨痛。Mitchell 截骨平均短缩第 1 跖骨约 4.9mm。如果手术前第 1 跖骨已短于第 2 跖骨 4mm 以上者，术后有可能引起转移性跖骨痛；因而此类患者不宜选用此术式。为了避免术后短缩和负重外移的缺点，作者报道在作冠状面截骨时将其截骨面向后倾斜在 5°～10°之间，以使第一跖骨头下沉防止负重外移。

（3）关节成形术：第 1 跖趾关节成形术适用于患者的 IMA 小于 0°的固定型踇内翻；第 1 跖趾关节矢状面活动范围<正常的 60% 的僵硬型踇内翻；第一跖骨的直径小于 1cm 者；及第 1 跖趾关节有关节骨结构异常导致矢状面关节不稳定，或存在明显的各种关节炎等病变现处于治愈或稳定期的各型踇内翻患者。术式有 Keler 手术、人工关节置换和跖趾关节融合术。具体方法与注意事项等，请参考本章第一节骨性关节炎型踇外翻的矫正部分。

二、踇　僵　硬

踇僵硬（hallux rigidus）一词是由 Cotterill 医生于 1888 年首先提出的，系指踇趾的跖趾关节活动受限。现代踇僵硬的概念，是用来描述第 1 跖趾关节背伸活动受限、疼痛与骨关节炎等临床综合征的一个术语；踇僵硬的病程是一个漫长的过程，它从踇趾背伸受限开始发展到踇趾的跖趾关节完全不能背伸活动，甚至完全没有活动，即所谓踇僵直的整个过程中均称之为踇僵硬。临床上该病较为常见，有学者估计在 60 岁及以上的人群中，踇僵硬的发病率约为 1/45。青少年患者少见，其发病率约为 1/4500。

（一）病因病理

直到现在，踇僵硬的确切病因尚不明确。但多数学者认为，凡可引起踇趾跖趾关节应力增高的因素均可造成踇僵硬的发病。踇僵硬的发病有两个年龄段，即青少年与成年人。青年患者主要表现为局灶性的骨软骨损伤，剥脱性骨软骨炎也可造成踇僵硬，其特征性的软骨病变位于关节面的顶部与背侧边缘之间。而成年患者则表现为弥漫性损伤，在成年人中是一个局部的关节炎过程，通常不伴有足踝部或四肢骨其他关节的退化性关节炎。这提示退变过程是由第 1 跖趾关节某些局部的病理性改变引起。继发性关节退变可发生于创伤后。例如关节内骨折或背屈压迫损伤而造成软骨或骨软骨损伤。此外，有学者认为解剖的异常也是可能原因。有人认为踇僵硬是由于第 1 跖趾关节过度应变造成，在扁平足或旋前足中更常见。有些患者的第 1 跖骨较第 2 跖骨长且常伴有纵弓丢失也可引发踇僵硬。还有作者提出第 1 跖骨抬高是踇趾背屈受限的原因，但第 1 跖骨抬高到底是病因还是结果尚存在疑问。

研究显示跖趾关节在步态中的反作用力为体重的 80%～100%，其中一半的应力在步态周期的推动离地期会施加于足趾，而且应力的大部分由踇趾承担。在正常负重时，第 1 跖趾关节的即刻旋转中心在矢状面上位于跖骨头内，关节活动是滑动活动。在最大背屈时，关节背侧会产生压迫。在踇外翻与踇僵硬时，即刻旋转中心在跖骨头内偏移。踇僵硬表现为背屈早期关节背侧即发生明显的挤压和撞击。还有研究发现第 1 跖趾关节的接触面在中立位最大，背屈时逐渐减小。近节趾骨背伸时，接触应力从跖骨头的中部、跖侧转向中部、背侧。正常情况下在整个活动弧中，近节趾骨的压力分布无明显改变。

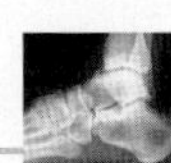

但在踇僵硬的患者，跖骨头接触压力增加，且部位与软骨病变的部位一致。

（二）临床表现与诊断

1. 临床表现　踇僵硬患者的症状表现为第 1 跖趾关节疼痛，僵硬、肿胀，且多无外伤病史。疼痛可能是由于伴随的滑膜炎或退行性关节炎所造成。患者可能没注意到关节活动受限。由于背屈受限，患者常常主诉在完成需要较大跖趾关节背屈的动作时难度增加，例如走上斜坡、蹲或跑等。任何需要第 1 跖趾关节明显背屈的活动均会造成撞击或挤压，诱发疼痛。患者还常诉不能穿高跟鞋。偶尔患者为避免离地期（push-off）踇趾受力疼痛，采取代偿性旋后步态，而产生前足外侧疼痛。有些患者，由于慢性的前足旋后可能会造成趾间神经炎或其余跖趾关节的滑膜炎。患者可有关节周围肿胀，可触及背侧的骨性增生（图 6-1-11）。因为背侧腓深神经的终末支或腓浅神经的背内侧皮支在增生的背侧骨赘上经过，偶尔会表现出神经刺激症状。当跖趾关节背屈活动受限严重时趾间关节会承受较大的应力，导致趾间关节过伸，产生趾间关节跖侧胼胝。在糖尿病性神经病患者，功能性踇僵硬会导致趾间关节跖侧溃疡。

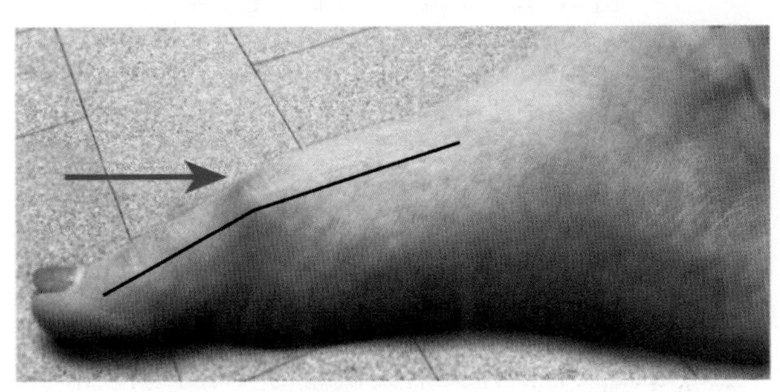

图 6-1-11　踇僵硬

踇僵硬患者第 1 跖趾关节处增大突起、踇趾跖屈，蓝色箭头表示踇趾应达到的自然位置

2. 检查　查体结果因病情的严重程度不同而不同，但其特征性表现为主、被动背伸受限，且背伸时可诱发疼痛。这一背侧撞击征是由于边缘的骨赘引起，骨赘最常出现于背侧，其次是外侧。第 1 跖趾关节背侧骨突处以及背外侧边缘处常有触痛。第 1 跖趾关节可观察到并触及不同程度的肿胀、背部增大突起。第 1 跖趾关节活动度应与对侧比较。检查者一手稳定第一列，一手握住近节趾骨做被动背屈活动。早期踇僵硬患者跖趾关节背屈几乎是正常的，此时如果第一列置于中立位而不是跖屈位时，更容易发现关节功能受限。第 1 跖趾关节背屈时剧烈疼痛，而轴向挤压关节一般并无不适。如果轴向挤压关节会造成疼痛，往往为病变后期全关节均受影响。偶尔，关节跖侧从 X 线片上看没有异常，但患者跖屈时疼痛，这是由于发炎的滑膜及关节囊在背侧骨赘上受到牵拉引起。有时背侧骨质增生严重（图 6-1-12），踇趾甚至不能处于中立位，从而产生踇屈曲。

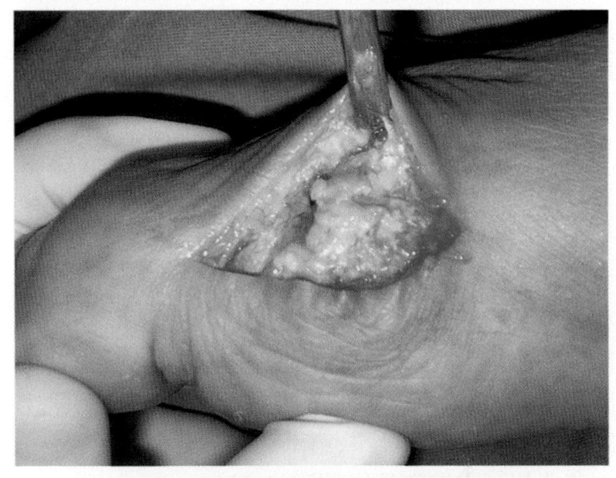

图 6-1-12　跖骨颈背侧严重的骨赘

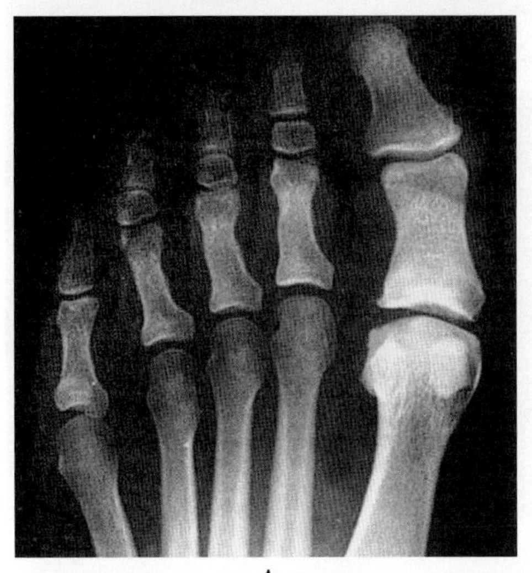

A

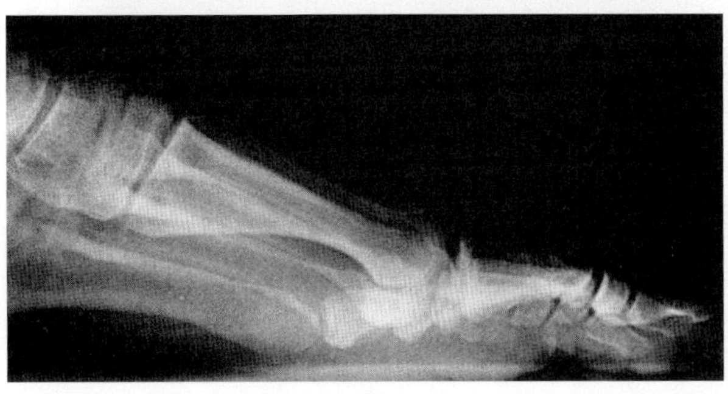

B

图 6-1-13　Ⅰ期即轻度踇僵硬患者关节间隙存在，背侧少量骨增生

A. 正位 X 线片；B. 侧位 X 线片

3. 影像学检查　踇僵硬的标准摄片检查包括足的标准前后位、侧位及斜位片。拍前后位时，球管向头侧与地面垂线成15°角，可得到该关节最好的切线位片，使近节趾骨的重叠最小。在侧位片上，由于其余跖骨影重叠，跖侧2/3较模糊。内旋斜位片可以更好地评估跖骨头跖侧。

4. 分期　根据病变的程度，可将踇僵硬分为Ⅲ期：①Ⅰ期：第1跖趾关节行走时间断疼痛。检查第1跖趾关节活动度轻度受限，背伸<35°，跖屈<20°。X线显示第1跖趾关节间隙无或轻度狭窄，第1跖骨头背侧骨赘较小（图6-1-13）；②Ⅱ期：第1跖趾关节行走时持续疼痛。检查第1跖趾关节活动度中度受限，背伸<20°，跖屈<20°。X线显示第1跖趾关节间隙中度狭窄，第1跖骨头背侧骨赘较大，跖骨头和近节趾骨基底变形增宽（图6-1-14）；③Ⅲ期：第1跖趾关节行走时持续疼痛。检查第1跖趾关节活动度严重受限，背伸<10°，跖屈<10°。X线显示第1跖趾关节间隙严重狭窄，第1跖骨头背侧广泛骨赘，关节背侧可有游离骨块（图6-1-15）。

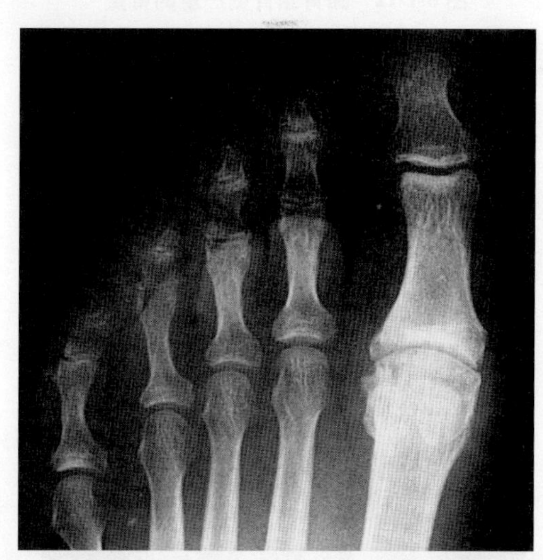
A

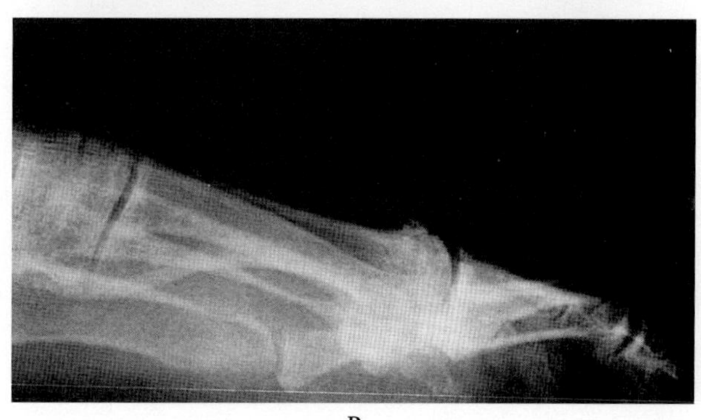
B

图6-1-14　Ⅱ期即中度踇僵硬患者
背侧骨赘增生，关节间隙变窄
A. 正位X线片；B. 侧位X线片

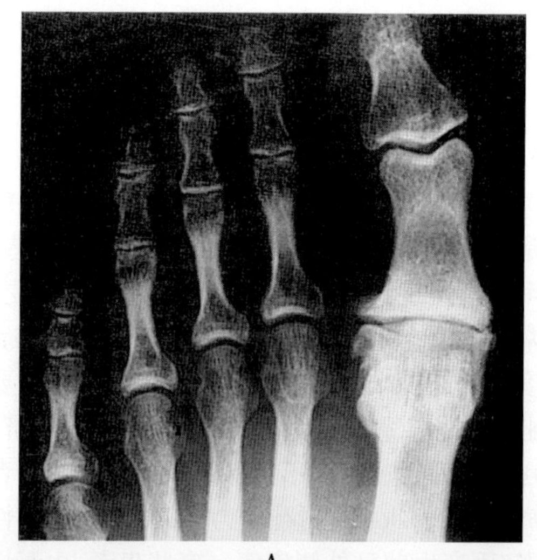
A

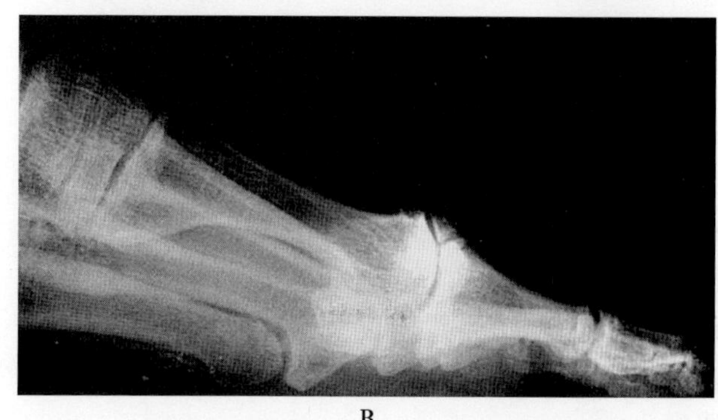
B

图6-1-15　Ⅲ期即重度踇僵硬患者
A. 其关节间隙明显变窄，关节外围广泛的骨质增生；B. 近节趾骨基底部有一背侧小骨形成

（三）治疗

1. 保守治疗　踇僵硬的治疗基于患者的症状、年龄以及活动量的受损程度。非手术治疗旨在控制局部炎症过程和降低背屈应力，以便减轻背侧撞击产生的疼痛。非甾体类消炎镇痛药可用于减轻滑膜炎。关节内皮质类固醇注射也可用于降低局部关节炎症反应，但一年内注射不应超过2次。支具的应用非常重要，旨在通过减小第1跖趾关节压力来预防和缓解症状。通过对鞋子的修改来扩大或加深踇趾空间以适应增大的关节，并使用硬质的摇椅底以减少关节的活动。硬底的鞋子可以在工作时穿用。对于运动员，可在运动鞋内第1跖趾关节位置插入一个摇椅状的硬质鞋垫。有时可以使用摇椅底鞋垫、鞋底跖骨板或钢制鞋底，但这些支具会让患者感到笨重而很少被接受。虽然矫形器可以加强足底、限制活动，但也可因占据了鞋子内的空间而加重症状。因此如果使用矫形器，就必须扩大鞋内空间使其能够同时容纳增大的跖趾关节和矫形器。

2. 手术治疗　手术的目的在于减轻疼痛、尽量

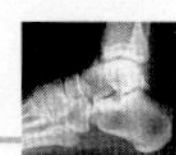

保留活动度、矫正畸形和保留肢体长度。手术方式有多种，但大体可以分为两类：①对轻度或中度（Ⅰ即或Ⅱ期）的患者，关节面受损较轻，这时采用保留关节的手术方法（如：关节清理术，背侧骨赘切除术和近节趾骨背屈截骨术）可以获得满意的结果；②对于Ⅱ期的晚期或Ⅲ期的患者，可选择牺牲关节的手术，如关节切除成形术、关节间置成形术、人工假体关节置换术以及关节融合术。

手术选择的原则：应根据患者的病变程度、年龄和手术后活动水平活动等方面综合考虑。Ⅰ期病变患者，滑膜炎较重时，可以行滑膜切除术。如有关节骨软骨损伤，而关节退变不严重时，可行损伤软骨切除，软骨下骨钻孔，关节游离体清除。年轻的患者，如果关节退变不重，仅表现为活动受限时，可以行近节趾骨背侧楔形截骨，以改善关节活动。Ⅱ期病变患者，如果跖骨头背侧骨赘较大，影响跖趾关节背伸时，可行骨赘切除。也可以结合趾骨楔形截骨。Ⅲ期病变患者，跖趾关节已有明显的骨性关节炎，有三种手术可以选择，即，关节成形术，如 Keller 手术；关节融合术；关节置换术。每种手术各有其优缺点，如 Keller 手术较简单，但术后有较多并发症发生的可能，适宜于年纪较大的患者。关节融合后，某些特殊的活动受到限制，恢复的时间也较长。但由于可以提供一个稳定的关节，疗效确切，适于活动较多，较为年轻的患者。人工关节置换，既不短缩踇趾，也可保留关节的活动。当前最常使用的是硅胶假体，但不适于活动较多的中青年患者。

（1）关节切开术和滑膜切除术：在怀疑有急性软骨或骨软骨损伤时，可行跖趾关节的关节切开，行滑膜切除术和软骨缺损的清理，微骨折术。如有明显的背侧骨赘可同时切除。病变一般是在关节背侧的边缘有剥脱的软骨瓣，可从稳定的边缘处锐利地切除软骨瓣。如果背侧存在明显的骨暴露，那么应针对该背侧骨进行有限的凿骨术。如软骨缺损较小，为刺激纤维软骨形成可用克氏针行软骨下骨钻孔。有条件时可用小关节镜器械进行第 1 跖趾关节镜检查，与上述手术操作。

（2）背侧骨赘切除术（Cheilectomy 术）：该术不仅仅是去除背侧的骨唇或增生性骨赘。骨切除量小可能会造成相对高的失败率。为防止失败多数学者指出术中应切除跖骨头背侧的 1/4～1/3，术中被动背屈须达到 70°。该手术相对简单，对于解除撞击缓解疼痛有较好的疗效，而且有报道，术后可以增加 25°的背伸范围。手术方法：由 DuVries 描述并由 Mann 推广（图 6-1-16）经第 1 跖趾关节背侧纵形切口。切开并分离皮下组织，辨认牵开踇长伸肌腱，显露关节囊。显露出止于近节趾骨近端的踇短伸肌腱，在切开关节囊时将其保留在外侧关节囊瓣上并牵拉至外侧。背侧关节囊被纵形切开。不要在此时就直接切开至骨，将关节囊的内外侧提起分离暴露关节囊与滑膜之间的层面。然后切除滑膜，检查关节，去除游离体。手术时观察到的关节软骨往往较术前 X 线检查预计的要差。需要切除的骨量决定于背侧骨赘的大小及剥脱的软骨量。尽量跖屈足趾可以更好地暴露关节。使用微型摆锯从跖骨头开始，一般在完整的软骨与背侧象牙质变骨的交界处。紧紧位于骨赘近端的跖骨干处开始，按照跖骨头的轮廓切除内、外侧骨赘。因为术后只能够保留 50% 的被动活动，因此要求术中能达到 70°～90°的被动活动。同时切除跖骨头背侧的 1/3。切除后骨面用骨蜡处理减少血肿形成，否则可能影响术后活动范围。术后穿用足踝外科术后鞋，部分负重活动。

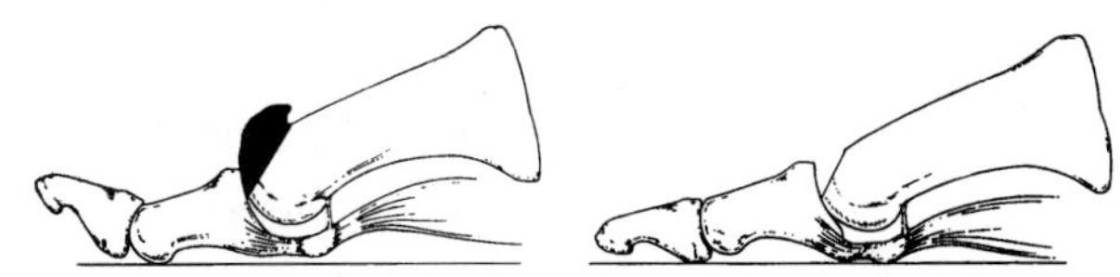

图 6-1-16　背侧骨赘切除术（Cheilectomy 手术）
A. 截骨范围；B. 截骨后示意

（3）近节趾骨背屈截骨术（Moberg 术）与跖骨近端截骨术：该手术是一种近节趾骨背侧闭合楔形截骨术。如果背侧骨赘较大，则可联合关节唇切除术。该术主要适用于年轻且运动量较大的患者，有保留未受累的关节软骨，并希望获得更大背伸角度以满足体育运动（如跑步）的需要。患者术前必须有足够的跖屈角度才能保证此类手术的成功。这是因为本手术是通过改变运动弧度以增大背伸角度，但并没有真正改变总的关节活动度。该术式的缺陷是截骨后固定不牢固，或者闭合楔形截骨后近节趾骨背伸不充分。多数学者建议该术式用于年轻踇僵硬患者，以保留关节活动能力并避免胼胝形成，同时建议可将关节融合术作为手术失败的补救方法。

手术方法：在第 1 跖趾关节内侧或背侧作纵形切口，以显露近节趾骨干。在近节趾骨背侧截除基底在背侧的宽约 5mm 的楔形骨块。然后轻轻的将近节趾骨背屈造成青枝骨折，并将截骨面对合。使近节趾骨置于相对于跖骨干 25°～35°的背伸角度（图 6-1-17）。固定的方法有多种，可用 2 枚交叉的克氏针固定,也可以选用门形钉或者螺钉固定。术后4~6周截骨处愈合后,可去除固定物。如果本手术联合背侧骨赘切除术,则需要推迟关节活动的锻炼时间,直到截骨处愈合后才能开始。

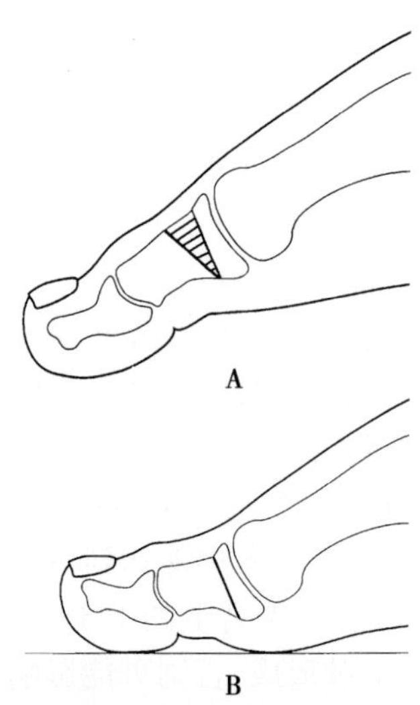

图6-1-17　近节趾骨基底背屈截骨术(Moberg手术)
A. 截骨范围;B. 截骨后示意

1927年Waterman描述了一种跖骨远端截骨术,在跖骨头颈部背侧向跖侧做一楔形截骨,去除楔形骨块后,闭合截骨面,使跖骨头向背侧旋转,并松解了关节周围的软组织,从而增加了跖趾关节背伸活动。此种截骨术又被称为Waterman截骨术(图6-1-18)。

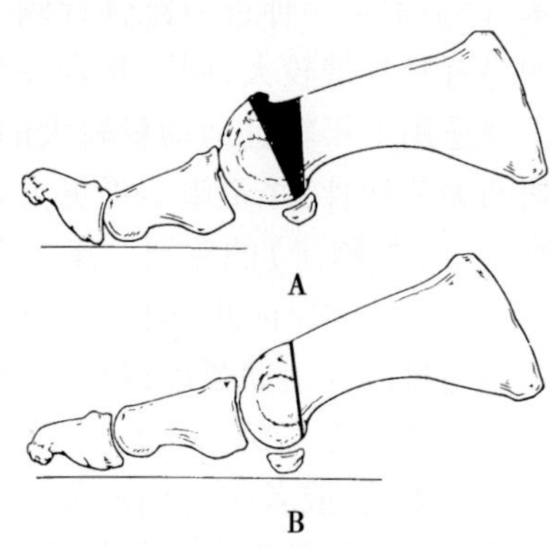

图6-1-18　Waterman截骨术手术示意
A. 截骨范围:B. 截骨后示意图

(4) 跖骨截骨术(Lambrinudi术):该术适用于第一跖骨抬高的拇僵硬患者。第1跖骨抬高作为拇僵硬的病因可能是全部患者中的一部分,第一列病理性抬高引起第1跖趾关节功能受限,从而导致拇僵硬。如果诊断明确,就可以施行在跖骨近端基底,截除一个基底在跖侧的楔形骨块,然后轻轻地将跖骨跖屈造成青枝骨折,并将截骨面对合;使近节趾骨相对于跖骨发生背伸而"增加拇趾背伸的活动范围"(图6-1-19)。跖趾关节无明显的骨关节炎、其关节间隙正常,亦无明显的背侧骨赘是该手术的必要条件。

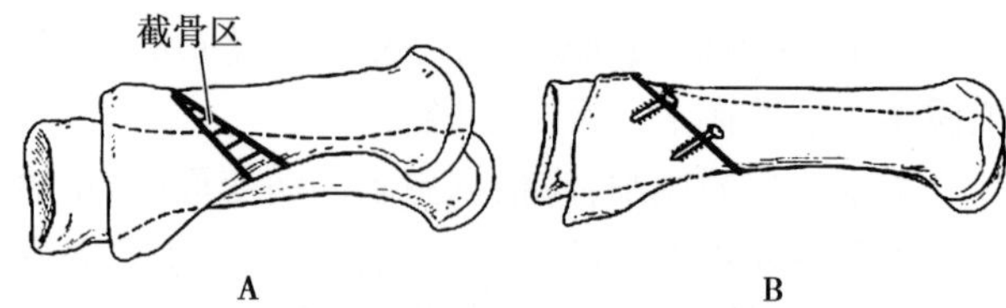

图6-1-19　跖骨截骨术(Lambrinudi手术)
A. 截骨范围;B. 截骨后示意

(5) Keller手术:切除近节趾骨基底的关节成形术治疗拇僵硬已有很长的历史。该方法的好处是对减轻了退变关节压力承受,增加了活动度,同时疼痛得以缓解。但是关节的稳定性受到影响。跖侧的足内在肌止点丧失,跖屈力量减弱。稳定性的丢失可能会引起继发性的第2跖骨的应力转移,拇趾在矢状面或冠状面上的移位畸形。此时可将屈趾短肌残余部分重新缝合及使用克氏针作临时固定来减少拇趾的移位。

Keller术式治疗拇僵硬适应证的选择较为重要。与治疗拇外翻相似,年龄大、活动少的患者术后效果较好。因为对年轻患者,第1跖趾关节切除会造成拇趾残端明显活动受限。具体的手术方法已在第五章拇外翻的治疗中作了介绍。如果Keller手术后,患者因为足趾畸形或负重应力外移疼痛而不满意,可以进行关节融合术。此时关节融合的固定,在技术上有一定的难度;但各种报道显示,足趾短缩固定的拯救性关节融合术的融合率为95%。

(6) 关节间置成形术:Hamilton等报导他们改良了Keller手术,在行近节趾骨基底截除后,将关节囊与伸趾短肌充填在两骨的间隙中,来治疗拇僵硬。手术方法是,从第1跖趾关节内侧作纵形切口显露跖趾关节,然后进行跖骨头背侧骨赘的切除。将近节趾骨近端1/4的长度骨用垂直摆锯截除。拇趾短伸肌在跖趾关节近端4cm处切断,将该肌腱与背侧关节囊一起固定于拇短屈肌。用克氏针固定并留置3周。他们报道了30个患者的37个足,其中28例患者对手术满意,2例患者仍主诉有持续跖趾关节疼痛。没有患者主诉转移性跖骨痛或足趾离地时推动无力,没有发现排列不齐和短缩。活动范围平均提高40°,平均背屈50°。他们认为该手术适用于年

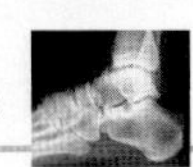

轻、活动量较大拟行第一跖趾关节融合术的患者。

O'Doherty 等对跖趾关节融合术与 Keller 关节成形术相比较研究发现，两者具有相似的患者满意度和疼痛缓解度。但发现在年轻患者中，Keller 术后的长期随访中有仰趾畸形、踇趾短缩、推进无力等问题；致使这些患者，关节间置成形术更容易被接受。Lau 等发现，对于中/重度踇僵硬患者，关节间置成形术虽然具有与背侧骨赘切除术类似的减轻疼痛及保留关节活动的作用；但因术后可发生踇趾无力，使满意度较低。他们认为对于重度踇僵硬患者，与关节融合术相比，关节间置成形术的效果更难预计。

（7）人工跖趾关节置换术：第 1 跖趾关节假体置换治疗踇僵硬也是近年来较为常用的方法。其具体的手术方法已在第 5 章踇外翻的治疗中作了介绍。多数学者认为对踇僵硬患者进行人工假体置换的疗效优于踇外翻，主要是因为踇僵硬的假体置换术不存在冠状面上成角的矫正问题。双柄状或铰链硅假体可以防止成角畸形的复发，并可维持足趾长度。假体置换的主要问题是假体失败。患者的选择必须考虑到其年龄及活动水平。一般认为假体置换不适合于年轻患者及术后活动量要求高的患者，对于后者，行背侧骨赘切除可以取得较长时间的满意结果。假体置换适合于不能行背侧骨赘切除的及术后活动量较小的患者；而前者可行融合术。

Wenger 和 Whalley 采用双柄硅假体治疗踇僵直患者 42 例。随访 2 年，结果优 86%，良 14%，无一般或不良。Cracchiolo 报导双柄硅假体治疗踇僵直 8 例，所有患者均疼痛缓解，功能改善，结果满意。硅胶假体关节成形术的主要问题是硅假体的碎裂和磨损，长期的随访结果有待随访观察。作者应用硅胶假体治疗第 1 跖趾骨性关节炎，最长者已 20 余年，功能良好，X 线片均未显示反应性改变及假体碎裂。Rahman 和 Fagg 回顾单柄硅假体关节成形术 78 足，随访 4.5 年。70% 以上的患者结果良好或优良，但 56 足 X 线片上提示有硅肉芽肿病。提示假体置换的自然发展过程可能是进行性磨损，临床症状不一定与其相关。

半关节置换术在许多研究报道中的结果满意，但不可理解的是该手术所针对的关节的一侧是在疾病过程中未明显涉及的一侧。从动力学的立场来看，如果假体的大小与切除的骨相似，即刻旋转中心和表面速率量似乎未受近节趾骨半关节置换术的影响。在背屈的最后阶段近节趾骨假体仍然会对退变的跖骨头产生压缩。虽然可屈性硅制假体会产生变形能够吸收部分应力，但这会导致严重的假体磨损。切除骨赘和使用稍小的假体以减轻关节压力可能是手术成功的部分因素。金属假体的问题主要是假体的松动与脱位问题。

（8）跖趾关节融合术：第 1 跖趾关节融合术适合于年龄较轻，活动量大且伴有严重骨关节炎的患者，是终末期踇僵硬治疗较常用的方法。目前，多数学者认为关节融合术治疗踇僵硬效果满意。关节融合的优点是可预见的疼痛缓解、稳定、耐久。但以其丧失活动度为代价。关节融合术后，患者可进行快步行走、骑自行车、打高尔夫球等活动，但跑步有困难，穿鞋不适，不能穿着高度超过 3cm 的高跟鞋。成功的关节融合要求骨性融合，而且踇趾位置可以接受。融合的位置应该是 15°～20°外翻，相对于地面 10°～15°背屈，X 线片上相对于第一跖骨约 30°背屈，旋转中立位。其并发症包括不愈合、畸形愈合及趾间关节炎。踇趾趾间关节退行性变的发病率较高，有学者报道可高达 30%～40%；但大部分患者没有症状，所以几乎没有临床意义。适当的外翻位置有助于减少这一并发症的发生。背伸过度是最常见的融合位置的不当，可导致鞋的摩擦撞击与踇趾负重能力的丧失。

第 1 跖趾关节融合术的手术操作已在第 5 章骨关节炎型踇外翻的手术治疗作了介绍，此处不再赘述。

长期的临床治疗工作提示我们：对于Ⅰ、Ⅱ期的绝大多数患者来说，背侧骨赘切除术是治疗踇僵硬的首选的术式。有时，虽然 X 线片上显示已有关节退变，但早期手术仍可能获得满意的结果。对于早期的踇僵硬患者（Ⅰ期），建议施行单独的背侧骨赘切除术。可采用 DuVries 的背侧入路。对于 X 线片显示为Ⅱ级的患者，单独的背侧骨赘切除术可能已足够。但如果切除关节背侧 1/3 后，关节背屈仍小于 70°，应该加行近节趾骨基底背屈截骨术。近节趾骨基底背屈截骨术可以增加最终的活动弧度。对于Ⅲ期的患者，须在保留关节和关节融合术之间作出选择，恐怕大多数要选择牺牲关节的手术方法。对于严重的骨关节病患者，关节融合术的疗效确切、效果稳定，适用于年轻、术后活动量多的患者。关节置换术与 Keller 关节成形术均适用于年长、活动量小的患者。

（9）半关节置换术：近年来，国外采用踇趾近节趾骨基底关节面的半关节置换治疗踇僵硬。国内徐海林氏也已开展了此项手术。半关节是采用钛合金材料制成，国外称之为 Hami 置换。手术操作原则上与第五章第 4 节人工跖趾关节置换相同。此术对于解除疼痛、增加跖趾关节的活动度有较好的疗效（图 6-1-20）。

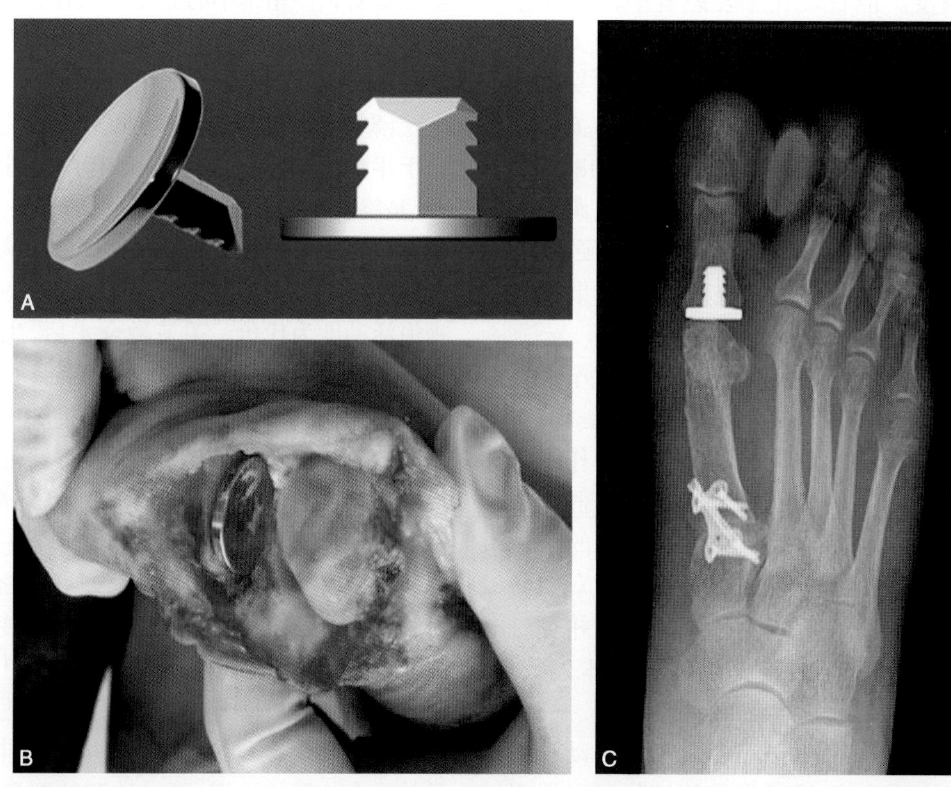

图 6-1-20　半关节置换术

三、巨　踇　症

巨趾畸形以足的踇指多见，称为巨踇症。巨踇症是指足踇趾的不对称增大（图 6-1-21）。典型的巨趾是指足趾所有组成成分的增生，可涉及足趾骨、神经、趾甲、皮肤和皮下组织，肌腱和血管少有侵犯。部分患者病变还涉及跖骨部分和足趾。

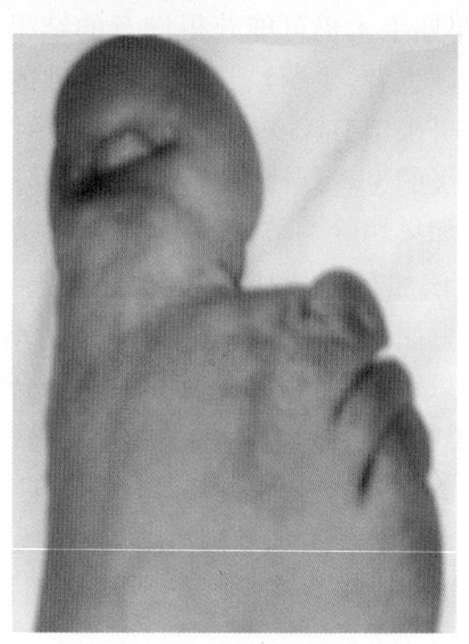
图 6-1-21　整个踇趾巨大的巨踇

（一）病因病理

巨踇和巨趾的原因目前还不清楚。没有遗传倾向。典型的巨趾畸形表现出组织所有组成部分的增生。但一些其他病变也可引起巨趾症，如神经纤维瘤、多发性血管瘤等。一些综合征也可表现出巨趾畸形，如 Klippel-Trenaonay-Weber 综合征、Proteus 综合征、Beckwith-Wiedemann 综合征、Bannatan-Zonana 综合征等。

神经纤维瘤是引起巨趾畸形的一个因素，但不常见。常伴有丛状的神经纤维瘤。当儿童开始走路或 18 个月大的时候，巨趾畸形就会出现。分为仅涉及特殊足趾的巨趾畸形和累及整个足部的巨趾畸形。

Klippel-Trenaunay-weber 综合征是一种结构性的末梢分布的多发性血管瘤。有 3 种形式：区域性的巨大畸形、血管瘤和静脉曲张。该病好发于腹侧（跖侧），并延伸至腰部。偏身肥大较常见，并伴有皮肤损害，出现葡萄酒色的红斑。该病呈进展性且

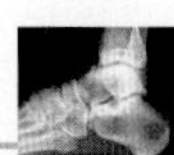

难以治疗。建议术前做 MRI，观察大血管以及营养不良性脂肪的分布。患者可有血管解剖异常和出血现象。术后并发症包括伤口开裂、皮肤愈合不佳、残端肥大、血管栓塞。远期并发症包括因病变区域的血流增加而引起的高输出性心力衰竭。

Proteus 综合征所致的局部巨大生长较少见。其主要病理变化包括淋巴管瘤、错构瘤和血管瘤。这种病理可能是因为中胚层组织的增生过度，外胚层组成较小。大多数患者有躯干畸形，包括胸廓变宽。四肢在出生时基本正常，进行性增大。偶有末端受累，伴有手和足的部分区域的偏心性生长。病变区域色素增生性的痣和条纹。手术治疗后，可因手术较广泛，引起淋巴液的外漏。术后复发率较高，易形成瘢痕疙瘩。

（二）临床表现与诊断

巨踇和巨趾畸形表现为足趾外观的异常增大，由于跖侧和背侧出现组织增生块，足趾常表现出过度背伸，足趾僵硬，伴有或无疼痛。一般为一侧发病，多趾受累较常见。这种畸形可对足的功能产生重要的影响：包括步态的异常、穿鞋的限制以及与其相邻的足趾受到巨趾的挤压而发生的改变。患者在学龄前便可出现明显的临床症状。对患者主要的影响是外观，其次是穿鞋和行走。

Barsky 将巨趾分为两型：Ⅰ型，出生时足趾就较大，以后随年龄增长与足的其他部分一起成比例增大。Ⅱ型，巨趾增长的速度快于其他正常足趾的增长。

（三）治疗

巨踇的治疗主要是手术，手术一般仅限于缩小体积，控制软组织的过度生长，目前尚无阻止足趾异常增生的有效方法。治疗要根据临床症状及诊断因人而异。有些疾病呈进展性，难以治疗。通常对于轻度增生的足趾，可分期手术切除肥大的趾神经和脂肪、纤维组织。一般一侧手术后，3 个月再行另一侧手术。中度增生的足趾，除了切除软组织外，可能还需要切除骨骺软骨或关节，有时还需要截骨。严重的畸形，如对足的功能影响明显，除踇趾外，可以采用截趾或足序列切除术。先天性脂肪纤维增生，常发生在足底，很难与足底正常组织区分，术者常常依据经验来进行缩小体积的手术。骨骼的手术包括骺骨干固定术、足趾切除术、近侧或远侧趾间关节的关节融合术，以及列切除术。若累及第 3 或第 4 趾，可行截除一个足趾，若 2 至 4 趾的并趾畸形可选择截除第三趾。第 2 趾巨趾，如切除第二趾可引起踇趾内翻畸形，应慎重。

1. 巨趾软组织成形术　该术式适用于踇指末节肥大（图 6-1-22）的轻中型巨踇和巨趾畸形的治疗。不适于骨质异常者和术后复发、生长较快的患者。手术方法：

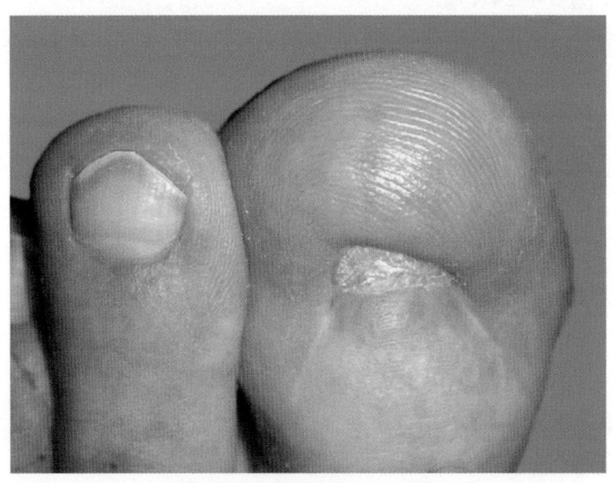

图 6-1-22　末节肥大的巨踇

（1）行肥大的趾端切除。如趾甲较宽大，可切除部分趾甲。如果趾甲较小，可沿趾甲前缘皮肤切除（图 6-1-23A）。

（2）做足趾侧方中线皮肤切口。

（3）切除趾神经和脂肪纤维组织（图 6-1-23B）。

（4）切除多余皮肤。

（5）将趾端跖侧皮肤直接缝合于甲前缘，缝合其余皮肤（图 6-1-23C）。

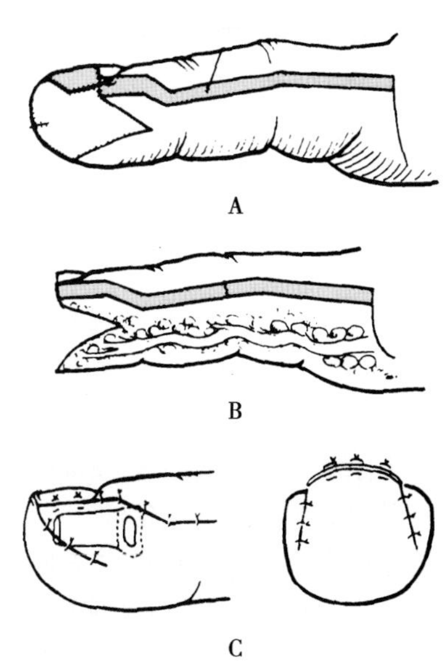

图 6-1-23　巨趾软组织成形术

A. 皮肤切口；B. 切除远端软组织；C. 缝合切口

2. Baesky 成形术　适用于需要短缩足趾，而足趾远端基本正常的巨踇和巨趾症。不适用于显著过长的巨踇或巨趾症。手术方法：

（1）根据巨趾长短，切除远趾间关节背侧 1～2cm 皮肤及皮下组织。切口的侧方达足趾侧中线（图 6-1-24A）。

（2）沿足趾两侧中线向近端切开，切除增生的脂肪及纤维组织。

（3）切除中节跖骨远端及远节趾骨近端，并使断端呈三角形嵌插，达到骨的稳定（图 6-1-24B）。

（4）将足趾远端移向近端。这样在足趾跖侧，多余皮肤皱褶隆起，可适当切除（图 6-1-24C）。最后缝合皮肤。

注意：短缩足趾是本手术主要目标。过多切除足趾两侧组织可能会影响血运。可在第 1 次手术后 5～6 周再行手术。足趾背侧组织皱褶隆起切除时，不宜过于扩大，以免影响足趾血运。

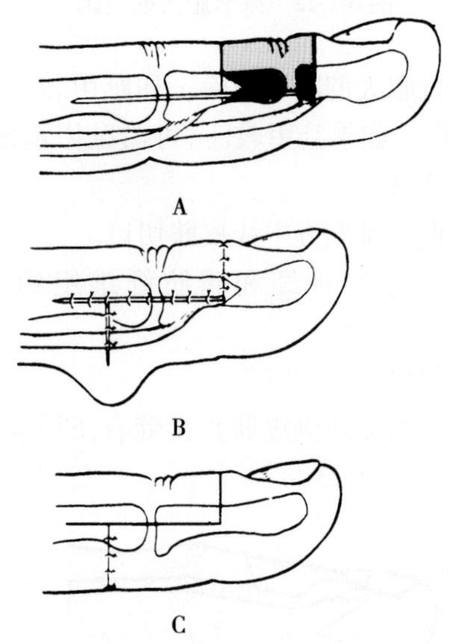

图 6-1-24　Baesky 成形术
A. 截骨范围；B. 软组织切除的皮肤切口；C. 术后外形

3. Tsuge 成形术　适用于足趾远端肥大增生的巨踇和巨趾症（图 6-1-25A）。不适用于轻度肥大者。操作步骤：

（1）沿甲前缘皮肤远端约 2～3mm，做圆弧形切口，并顺足趾侧方中线向近端延伸。

（2）从远节趾骨背侧紧贴趾骨表面将趾甲及其附属结构剥离。也可连同远节趾骨背侧部分骨质一起翻起。

（3）切除远节趾骨（图 6-1-25B）。

（4）将趾甲向近端移位至中节趾骨远端水平。如保留远节趾骨部分骨质，可将中节趾骨背侧部分骨质切除，使趾甲向近端移位后，将其相连骨质固定于中节趾骨背侧（图 6-1-25C）。

（5）切除足趾远端跖侧多余皮肤及脂肪、纤维组织，将皮瓣和背侧趾甲远端皮肤缝合。

（6）缝合组织及切除足趾背侧皮肤皱褶隆起，缝合切口（图 6-1-25D）。如果骨块间不稳定，可用细克氏针固定。

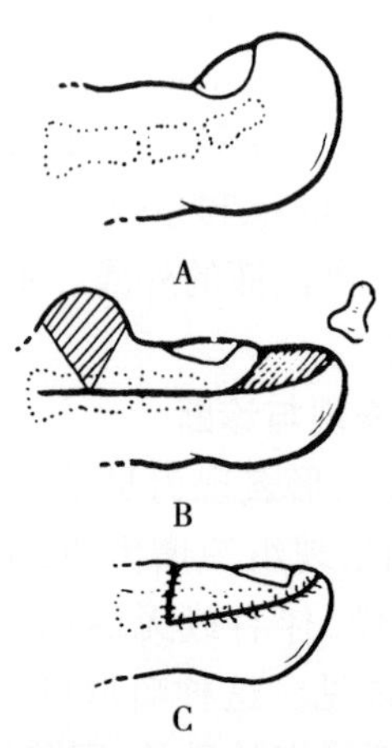

图 6-1-25　Tsuge 成形术
A. 巨术踇前外形；B. 截除远端趾骨与切除多余软组织示意；C. 术后外形

4. 趾列切除术　见第十二章第七节，先天性巨趾症的治疗。

四、锤　状　踇

发生在踇趾的锤状趾称作锤状踇，畸形特点是指踇趾跖趾关节背伸、趾间关节屈曲的一种畸形（图 6-1-26）。常由于伸踇肌和屈踇肌的不平衡引起。常见原因有：①由于胫前肌无力，造成伸踇长肌过度收缩代偿；②神经肌肉病变，造成肌力不平衡；③屈踇短肌腱损伤，Keller 手术后，踇外翻手术后发

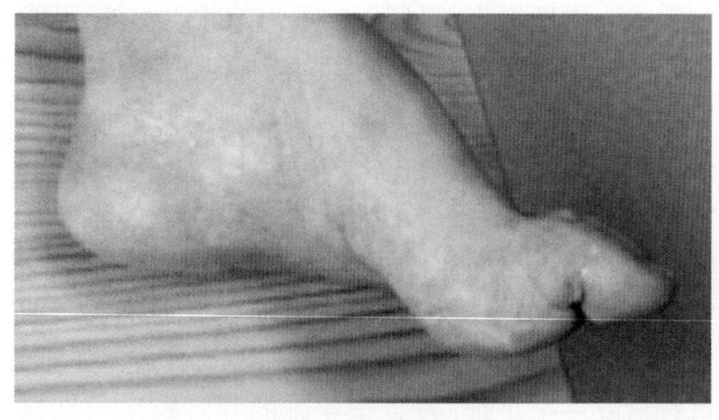

图 6-1-26　锤状踇外形

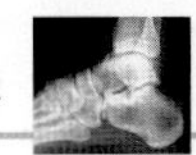

生踇内翻或切除踇趾籽骨后破坏了屈踇结构，此时跖趾关节可能有不稳定和伴有骨性关节炎；④切取腓骨作为移植材料，破坏了足的肌力平衡；⑤合并高弓足。跖趾关节的背伸可使第1跖骨头跖屈，跖骨头跖侧形成疼痛性胼胝。趾间关节的屈曲使其背侧形成疼痛性胼胝。病史长者，趾间关节常成为僵硬状态。

治疗：症状轻者可使用足垫和支具治疗，具体方法参考本章锤状趾的治疗。症状严重者，尤其已成为僵硬性锤趾踇时需要手术治疗。手术治疗需要解决两个问题，即趾间关节屈曲和跖趾关节背伸。僵硬的趾间关节可采用趾间关节融合术，既纠正趾间关节背伸，又使屈趾长肌腱更加充分发挥屈曲跖趾关节的作用。还需要松解跖趾关节背侧组织。对于第1跖骨头跖侧过高应力者，应将伸踇长肌腱移位至第1跖骨远端，使其发挥抬高第1跖骨头的作用。此手术方式又被称为Jones手术。

1. Jones手术　适用于治疗踇趾跖趾关节背伸，趾间关节跖屈畸形。第一跖趾关节有骨性关节炎、创伤性关节炎和明显的不稳定者禁忌。

操作步骤：踇趾趾间关节背侧先作一横切口，在其中央，沿踇趾背侧向近端延长切口至跖骨干中部。切口呈"T"形。切开皮下组织后显露并切断伸踇长肌腱和关节囊。进入趾间关节（图6-1-27A，B）。用骨刀或微型摆锯平行切除趾间关节远近端关节面软骨约1mm，露出松质骨面。使趾间关节屈曲5°～10°，用2枚克氏针交叉固定；也可用一枚螺钉固定。保持踇趾不旋转。然后沿趾间关节背侧游离伸踇长肌腱至跖骨干中部（图6-1-27C）。肌腱末端用2-0不可吸收缝线缝合，并保留缝线做引导线。用3.5mm直径钻头在第1跖骨头颈交界处中央横行打孔，用金属吸引器头从骨孔的内侧穿出外侧，将缝合肌腱的引导线插入吸引器头内。向内侧拔出吸引器头，带出缝合线，牵拉缝线将伸肌腱拉入外侧骨孔并穿出内侧骨孔，肌腱返折。将踝关节背伸10°～15°，保持伸肌腱中等张力，用引导缝线将折返的肌腱缝合于跖骨背侧的伸肌腱上。用2-0不可吸收线加固缝合（图6-1-27D）。最后关闭切口。

2. 跖趾关节松解与趾间关节融合术　如果锤状踇患者不伴有第1跖列高弓，仅表现为踇趾的锤状趾。则不必将伸踇长肌腱后移术，而仅施行跖趾关节松解与趾间关节融合术即可完全纠正畸形。具体操作方法，参照本章第2节锤状趾的外科治疗；施行相应的手术。

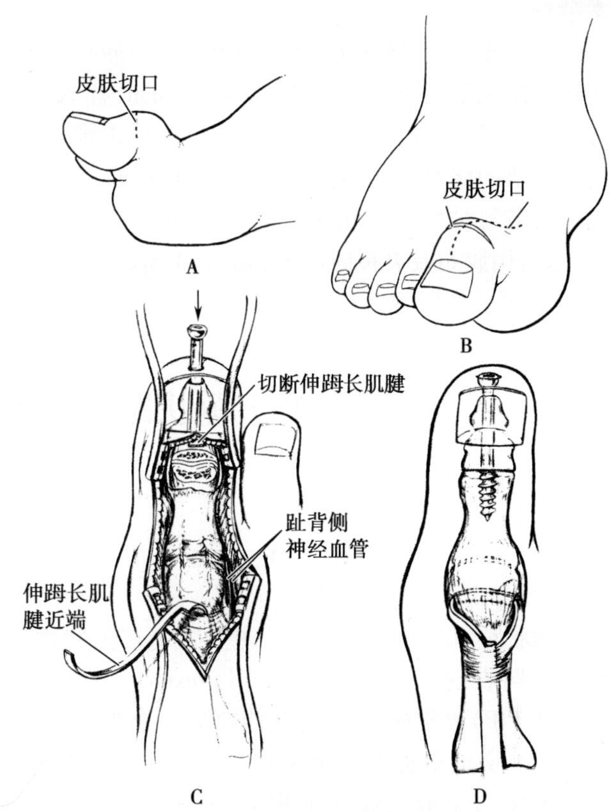

图6-1-27　Jones手术纠正踇趾仰趾畸形
A、B. 皮肤切口；C. 正在用螺钉固定踇趾趾间关节；D. 术后外形

五、踇趾趾间关节挛缩

踇趾趾间关节挛缩，在临床上可见趾间关节屈曲畸形。是因各种原因造成屈踇长肌挛缩所致。因为踇趾只有2节趾骨，当屈趾长肌挛缩时可使趾间关节屈曲畸形，可形成类似槌状趾的畸形；部分屈趾长肌腱挛缩患者，可继发伸趾长肌挛缩而并发跖趾关节过伸，形成类似锤状踇畸形。疾病早期，畸形是可复性的，被动用力可使关节伸直；但晚期，畸形固定关节僵硬，而成为僵硬性畸形。

治疗：对早期可复性畸形，可行保守治疗，具体方法参见本章第2节。晚期患者可行手术治疗。有软组织松解与肌腱移植两种手术。

1. 伸、屈趾肌腱切断术　适用于年老体弱因肌力不平衡而造成肌腱挛缩所致的柔软型趾间关节屈曲畸形或锤状踇畸形，跖趾关节骨结构正常；且无踇趾趾间关节僵硬与骨关节炎者。禁用于第1跖列高弓引起的锤状踇和僵硬型锤状踇，及有一般外科手术禁忌者。

操作步骤：在跖趾关节背、跖侧面紧靠伸踇长肌腱及屈踇长肌腱各作一小切口长约 4mm，插入 15 号刀片，找到屈踇长肌腱将其切断，即可矫正踇趾的趾间关节的屈曲挛缩；若将伸踇长肌腱切断可矫正跖趾关节过伸畸形。用手法将踇趾矫正于正常位置，术后用胶布及夹板固定于邻趾上 3 周。

2. 踇长伸肌腱后移术（Jones 术）　适应于第 1 跖列高弓引起的僵硬型锤状踇，其跖趾关节正常者。具体见本节锤状踇。

3. 趾间关节融合术　适用于僵硬性趾间关节挛缩的患者，参照 Jones 手术，将近节趾骨连同远侧关节面切除 3mm 长度，将远节趾骨连同其近侧关节面切除 2mm，对合截骨面将远节固定（应用螺钉或交叉克氏针）在屈曲 5°～10°位上。

（王正义　马玉峰）

第二节　锤状趾、爪形趾、槌状趾与交叉趾畸形

一、锤　状　趾

锤状趾（hammer toe）畸形主要发生在矢状面。疾病早期表现为近侧趾间关节（proximal interphalangeal，PIP）异常屈曲，这种屈曲畸形可为僵硬性或柔韧性。文献报道的发生率在 2%～20%，且畸形的发生率与年龄呈线性正相关，发病率的高峰在 50～70 岁；女性多见，可达患者群体的 85%。锤状趾畸形最常见于第 2 趾，其次是第 3 趾和第 4 趾，也可同时累及多个足趾；疾病晚期畸形严重者可表现为近侧趾间关节屈曲和跖趾关节（metatarsophalangeal，MTP）背屈（图 6-2-1）。常见病因包括：①长期穿不合适的鞋子；②神经肌肉性疾病；③第 2 跖趾序列过长；④踇趾外翻畸形；⑤创伤因素；⑥结缔组织疾病；⑦先天性锤状趾等。

（一）发病机制

锤状趾可由各种原因所致的肌力失衡引起。始动因素趾长、短屈肌紧张或挛缩，牵拉中节和末节趾骨，导致中远节趾骨跖屈，造成近节趾骨背伸，形成锤状趾畸形；随着时间延长，畸形持续发展，跖趾关节跖侧关节囊和跖板破裂，跖趾关节背侧关节囊紧缩，跖趾关节半脱位或脱位，进而削弱足内在肌的功能，使得足肌平衡失调，导致僵硬性畸形。另外，第 2 跖趾序列过长时，第 2 趾前端超出足尖平面，如此时穿着较小的鞋，则第 2 趾受到鞋前端的推挤导致趾间关节屈曲、跖趾关节背伸，形成锤状趾。踇趾外翻畸形时，外翻的踇趾占据第 2 趾的位置，将第 2 趾向背侧顶起形成锤状趾。

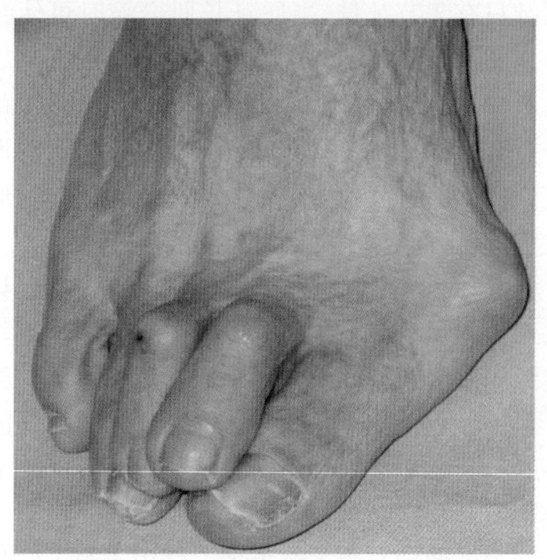

图 6-2-1　第 2、3 趾锤状趾畸形

（二）临床表现与评估

锤状趾畸形时近侧趾间关节背面受到鞋面压迫、摩擦而形成鸡眼或胼胝，跖骨头下方及趾尖亦可形成局限性胼胝。这些病损可造成局部疼痛，多为穿鞋不合适时出现，可因继发滑囊炎使症状加重。有些锤状趾同时伴有踇外翻畸形。

锤状趾的临床评估比较简单，但有几点需要注意：①评估锤状趾畸形的僵硬程度；②评估跖趾关节的位置和状态；③评估跟腱的紧张程度；④评估所有足趾趾长屈肌腱的紧张程度；⑤评估整体足趾排布及畸形趾的复原空间（图 6-2-2）；⑥如为术后患者，需评估早期手术的入路及疤痕情况；⑦对于神经病变导致的畸形，还应检查足趾的感觉状态。

（三）诊断与鉴别诊断

锤状趾的诊断主要依据患者的临床表现与物理检查来确定。为指导治疗应将锤壮趾畸形分为柔韧型与僵硬型两类。前者是指畸形尚未固定，可以主动或被动矫正者；后者指畸形固定，不能被动矫正者。在作出诊断时应注意与爪形趾和槌状趾进行鉴别，主要是根据各种畸形趾的不同病理变化进行鉴别，具体参考表 6-2-1（图 6-2-3）。

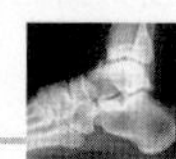

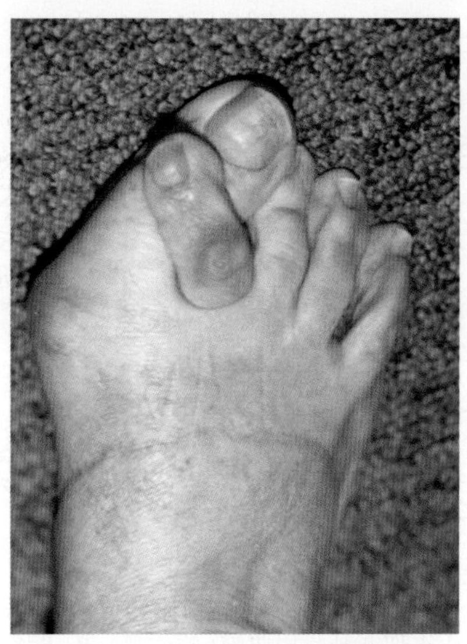

图 6-2-2　锤状趾合并踇外翻畸形，踇趾和第 3 趾紧靠，第 2 趾无复位空间，需要同时矫正踇外翻畸形

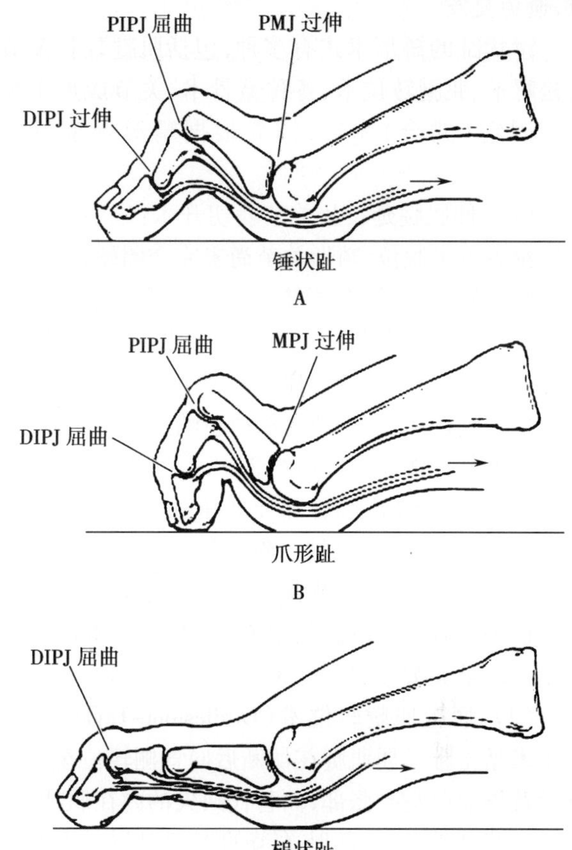

图 6-2-3　锤状趾、爪形趾、槌状趾外形示意图
A. 锤状趾；B. 爪形趾；C. 槌状趾

表 6-2-1　锤状趾、爪形趾、槌状趾的不同病理变化表

	锤状趾	爪形趾	槌状趾
图形	图 6-2-3A	图 6-2-3B	图 6-2-3C
跖趾关节	过伸	过伸	正常
近侧趾间关节	屈曲	屈曲	正常
远侧趾间关节	正常或过直	屈曲	屈曲

（四）治疗

1. 保守治疗　对于柔韧型畸形患者，尤其对年老且存在系统性疾病不适合手术的患者，可以利用多种衬垫或固定带，即所谓支具治疗（图 6-2-4）；同时需要更换舒适宽松的鞋子。可以缓解症状，防止畸形进一步发展。但这些方法多数只能缓解症状、减轻畸形，停止使用后畸形和症状可能复发。

2. 手术治疗　对于僵硬性畸形多数需要手术治疗，手术方法应根据畸形程度和累及范围综合评估制定。首先需要确保锤状趾畸形有充足的复位空间，如为踇外翻推挤引起的锤状趾需要首先矫正踇外翻畸形；另外，对于跖趾关节过度背屈或半脱位/脱位患者，需要矫正跖趾关节至正常位置，否则在锤状趾矫正后可能出现仰趾畸形；对于存在趾长屈肌腱紧张的患者，应该进行松解或转位，以消除致畸力

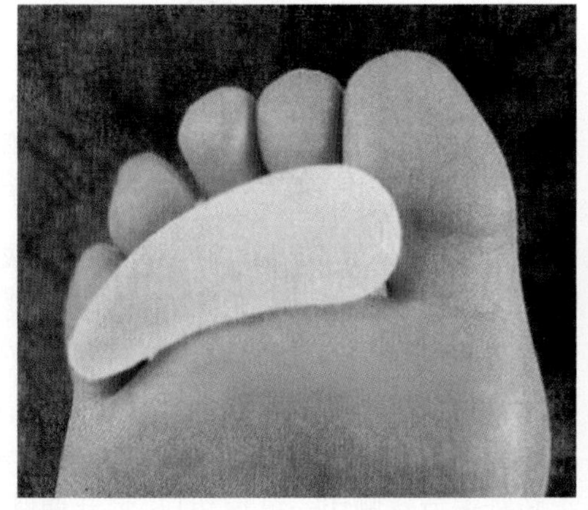

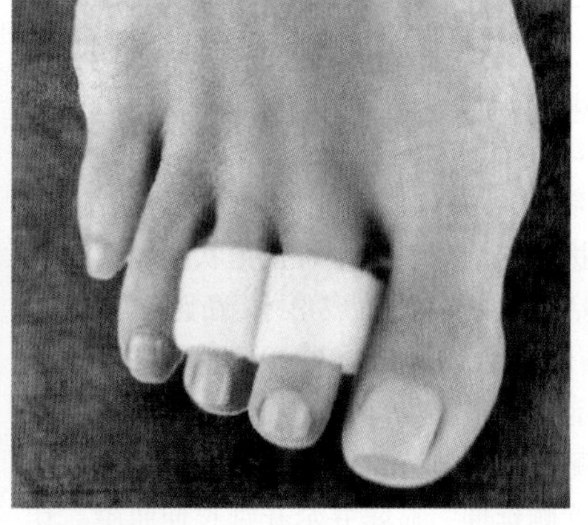

图 6-2-4　锤状趾的支具治疗

量，避免复发。

锤状趾的矫形术式有多种，包括肌腱延长关节囊松解术、肌腱转位术、各种截骨术、关节成形术和关节固定（融合）术等，需要根据畸形程度灵活选择。

（1）伸肌腱延长及关节囊切开术：该手术适用于跖趾关节半脱位，畸形关节尚未完全僵硬，有一定柔韧性的患者，或用在不能耐受广泛重建手术的老年患者。手术是在跖趾关节水平延长伸趾肌腱，并切开跖趾关节囊背、内、外侧壁，通过挛缩软组织的充分松解到达跖趾关节复位，矫正畸形。手术方法：作跖趾关节背侧纵切口长约2cm，找到伸趾肌腱，在关节水平近侧做Z形切开伸展跖趾关节纠正其脱位，并同时延长伸趾肌腱。然后将手术刀插入跖趾关节背侧，切开跖趾关节背、内、外侧关节囊；注意不要损伤关节软骨，此时足趾应当能放平。术后用夹板维持跖趾关节于屈曲位3周。

（2）屈趾肌腱转位术（Girdlestone-Taylor 术）：本手术是将趾长屈肌腱在切断后向背侧转位至近节趾骨背侧面肌腱扩张部，而替代缺失的内在肌功能，下压近节趾骨，恢复跖趾关节的正常对位。手术方法：术中需通过两个切口实施手术：一个称之为侧切口，是在足趾侧面；另一个在近节趾骨基底背面。第2趾侧切口位于内侧，第3～5趾侧切口位于外侧。侧切口从趾蹼间开始至远侧趾间关节，在背、跖侧神经血管束之间切开。显露趾长屈肌腱，向远端游离至肌腱止点，在远节趾骨基底切断趾长屈肌腱附着点（图6-2-5A）。从远端开始纵形劈裂趾长屈肌腱至近节趾骨基底水平。严重挛缩病例，可切断趾短屈肌腱。在背内侧或背外侧作第二个切口，与第一个切口侧别相反。紧靠趾骨，在内、外侧各作一个皮下隧道，通至第一个切口。经两隧道分别将劈裂的屈肌腱引至近节趾骨背侧，调整至松紧适度，编制缝合两半肌腱，再将其与伸肌扩张部固定缝合（图6-2-5B）。术后用绷带维持足趾及跖趾关节于矫正位置3周。

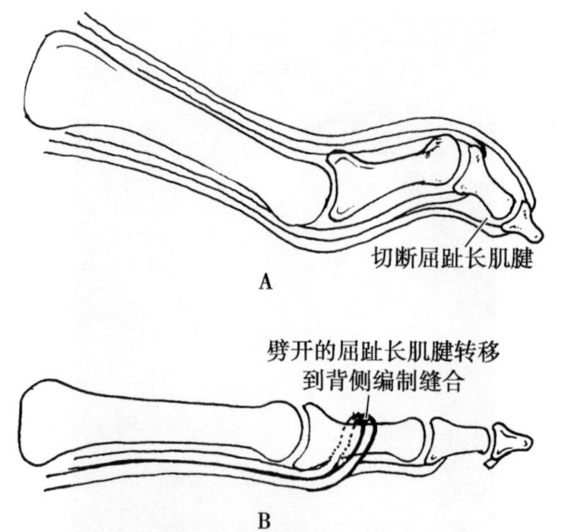

图6-2-5　趾长屈肌腱转位术

A. 从止点切断趾长屈肌腱（侧位观）；B. 劈裂肌腱并转位至近节趾骨背侧缝合（侧位观）

（3）近侧趾间关节成形术（Duvries 术）：适应于僵硬型锤状趾的治疗。用于矫正锤状趾畸形的关节成形术包括近侧趾间关节成形术，跖趾关节成形术，需根据畸形程度、部位及术中评估进行选择。

根据术前设计选择局部麻醉或椎管内麻醉。手术切口为近侧趾间关节背侧纵形切口（图6-2-6A），必要时可向近侧延伸。显露并牵开趾长伸肌腱。切开背侧关节囊，暴露近节趾骨头及颈部。用摆锯或咬骨钳截除趾骨头，注意保护跖侧组织。截骨量应足以缓解软组织挛缩，恢复关节的正常力线；并修平骨断端。用一枚克氏针向远端穿过中、远节趾骨及趾端皮肤；将足趾放置于矫正位，克氏针向近端穿过近节趾骨及跖趾关节，维持足趾对位及关节间隙（图6-2-6B）。术后3～4周拔除钢针。

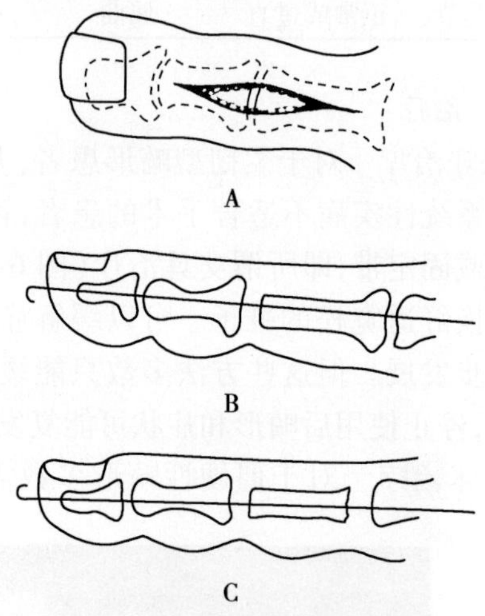

图6-2-6　近侧趾间关节成形术

A. 趾间关节成形术的手术入路；B. 近侧趾间关节成形术；C. 近侧趾间关节成形术结合跖趾关节成形术

（4）跖趾关节成形术：有些晚期或严重的跖趾关节脱位，由于关节周围软组织挛缩仅行伸肌腱延长及关节囊切开术畸形常常难以矫正，跖趾关节仍不能复位，此时需要实施跖趾关节成形术。方法：在跖趾关节背侧作一纵形切口，牵开伸趾肌腱显露脱位的跖趾关节，用微型摆锯截除4～6mm长近节趾

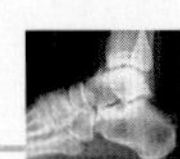

骨的基底部后即可满意的复位。然后用克氏针固定（图 6-2-6C）。

（5）人工跖趾关节置换术：如果跖趾关节已有明显的骨关节炎伴有脱位，则可行人工跖趾关节置换术，具体方法见第 17 章第 1 节人工关节置换部分。

二、槌　状　趾

槌状趾（mallet toe）表现为远侧趾间关节屈曲的足趾畸形（图 6-2-3C），具体病因尚不完全明确，可合并存在于锤状趾、爪形趾、感染性关节炎或创伤后畸形。女性发病率约占整体人群的 84%，这提示可能与穿鞋不良有相关性。槌状趾多累及一个足趾，以第 2 趾最常见，可能与第 2 趾的长度一般略长于相邻足趾，若与长期穿着较小的鞋子，趾尖受压导致远侧趾间关节弯曲所致。当然，其余小趾也可发病，但少见。畸形早期多为柔软型，即畸形可以自行或被动纠正，随着病程延长，趾长伸肌腱末端的伸趾作用逐渐削弱，而趾长屈肌使末节足趾屈曲，最终形成僵硬性畸形，畸形固定，不能被动纠正。锤状趾或爪形趾畸形时，跖趾关节处于背伸状态，随着其畸形的加重趾长伸肌丧失移动能力，不再能伸直趾间关节，而趾长屈肌的收缩导致槌状趾畸形。

治疗：保守治疗包括穿合适的鞋子，手法按摩、被动伸直远侧趾间关节纠正畸形，穿用足趾支具（图 6-2-7）等。保守治疗无效、症状严重者需要手术治疗，常见手术方法包括：①屈趾肌腱末端切断术；②远侧趾间关节成形术；③远侧趾间关节融合术；④经远节趾骨截趾术（趾端 Syme 手术）。

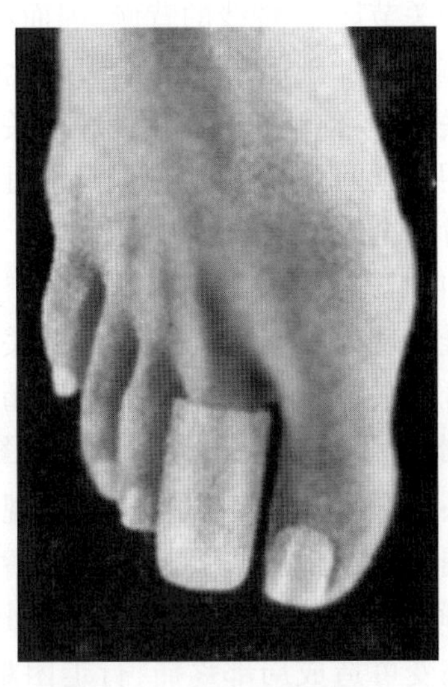

图 6-2-7　槌状趾的支具治疗

1. 屈趾肌腱末端切断术　适用于屈肌腱挛缩的僵硬型槌状趾畸形。趾根神经阻滞麻醉后，作远侧趾间关节跖侧横切口。使足趾末节背伸，显露趾长屈肌腱。横形切断肌腱后，末节足趾应能自动伸直；如不能伸直，要松解切开挛缩的趾间关节跖侧关节囊。

2. 远侧趾间关节成形术（Duvries 术）　手术操作类似近侧趾间关节成形术，在远侧趾间关节背侧作切口进入，显露出关节与中节趾骨头部，将头部切去 3mm 骨质（图 6-2-8），即可伸直足趾。术后用纸夹板或克氏针固定。

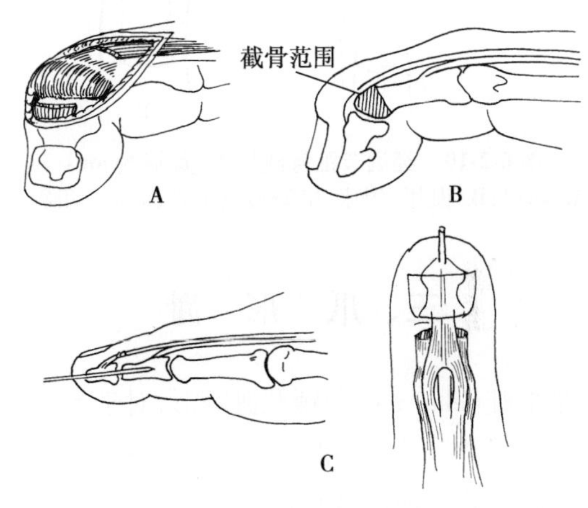

图 6-2-8　远侧趾间关节成形术

3. 远侧趾间关节融合术　取远侧趾间关节背侧横 S 形切口，牵开皮瓣，显露并横形切断伸趾肌腱，切开背侧关节囊，显示远侧趾间关节。切除远节趾骨基底及中节跖骨头的软骨面，将断面修平整，屈曲足趾末节，在跖侧找到并切断趾长屈肌腱。将远侧趾间关节严密对合，用克氏针贯穿固定或交叉固定（图 6-2-9）。手术后 6 周 X 线片，如骨性愈合则拔除钢针。

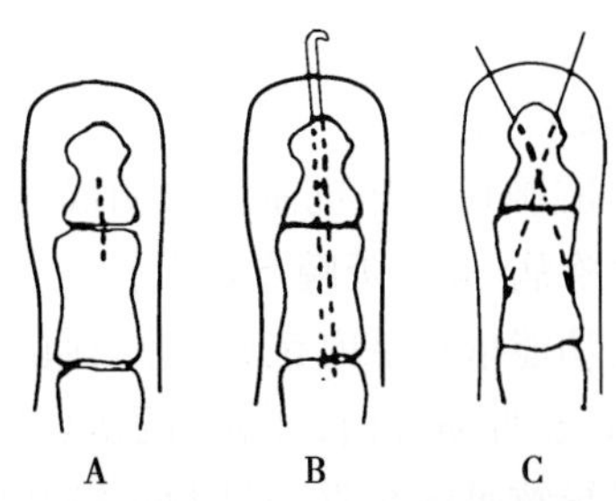

图 6-2-9　远侧趾间关节融合与不同的固定方法

A. 切口；B. 截除关节面后对合截骨面用两枚平行克氏针固定；C. 用交叉克氏针固定

4. 经远节趾骨截趾术（趾端 Syme 手术）　手术切除全部趾甲、甲床及甲皱襞，并截除远节趾骨远端

1/2～2/3。麻醉同前。皮肤切口如图 6-2-10A 所示。近侧切口位于甲基质与趾长伸肌腱止点之间，直接至趾骨表面。两侧切口向跖侧垂直切入，达趾骨跖侧面水平，远侧切口循趾骨尖端切入。牵开跖侧皮瓣，锐性剥离趾骨跖面，在远节趾骨中部以远横断趾骨，则将趾甲、甲床、甲皱襞及远节趾骨的中部以远全部切除（图 6-2-10B）。修整骨断端，充分止血。将跖侧皮瓣向背侧翻转，与背侧皮瓣缝合。

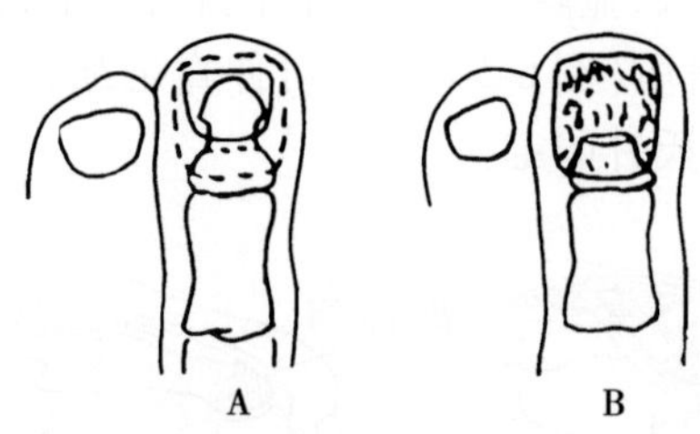

图 6-2-10 经远节趾骨截骨术（趾端 Syme）
A. 切口；B. 趾甲、甲床、甲皱襞及趾骨远端已切除

三、爪 形 趾

爪形趾（claw toe）与锤状趾畸形，对于无经验的医生容易混淆。两者的鉴别，已在表 6-2-1 中介绍。即爪形趾包含近侧趾间关节与远侧趾间关节跖屈畸形和跖趾关节背屈畸形，而锤状趾的远侧趾间关节一般为伸直状态；爪形趾畸形更常见于神经肌肉性疾病，如腓骨肌萎缩症（charcot-marie-tooth disease，CMT）、弗里德赖希氏共济失调（Friedreich ataxia，FA）、脑瘫、进行性肌萎缩、脊髓发育不良综合征（myelodysplasia syndrome，MDS）、多发性硬化（multiple sclerosis，MS）等，常合并有足弓畸形；此外，足与小腿的筋膜间室综合征的肌肉缺血性坏死及类风湿性关节炎亦可导致典型的多足趾的爪形趾畸形（图 6-2-11）。

（一）发病机制

爪形趾的确切发病机制尚不明确，目前认为与神经肌肉性疾病、关节炎畸形以及代谢性疾病相关。足趾的正常功能依赖足内在肌（骨间肌、蚓状肌）与足外在肌（趾长伸肌、趾长屈肌）的协调作用。神经肌肉疾病可导致足内在肌（骨间肌、蚓状肌）功能障碍，足趾周围肌力失平衡；此时趾长伸肌的作用是使跖趾关节背屈，而趾长屈肌则使近侧趾间关节跖屈。此类畸形初期多为柔韧性，足部负重或被动矫正时可恢复至正常位置。随着病程的延长，关节周围软组织和肌腱挛缩，畸形逐渐转为僵硬性。

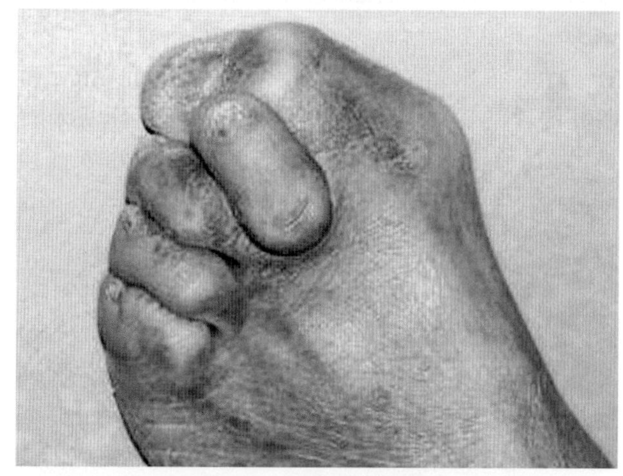

图 6-2-11 多足趾爪形趾畸形

神经肌肉性疾病，如腓骨肌萎缩症、脑瘫后遗症等，可导致足部屈肌挛缩；骨筋膜室综合征可造成肌肉缺血挛缩。趾长屈肌、踇长屈肌、胫后肌纤维化和挛缩可导致爪形趾，同时合并高弓足畸形。足部外伤、骨折脱位畸形愈合导致高弓足畸形时，足部伸、屈肌肌力失平衡，足内、外在肌肌力失平衡，形成爪形趾。足内在肌的功能是跖屈跖趾关节和背伸趾间关节，由于神经、肌肉或神经肌肉病变导致足内在肌功能障碍时，肌力平衡被打破，伸趾肌的作用使跖趾关节背屈，屈趾肌的作用使趾间关节跖屈，形成爪形趾畸形。

类风湿性关节炎在前足的最初表现为跖趾关节滑膜炎。发炎的滑膜可释放出蛋白酶和胶原酶，这些酶破坏关节软骨和关节韧带，使韧带与骨的连接断裂，炎症导致的关节积液肿胀和韧带断裂使得负重时跖趾关节向背侧半脱位。跖趾关节半脱位时足内在肌位于关节屈-伸轴线的背侧，因而不能发挥跖屈跖趾关节和背伸趾间关节的作用。此时足内、外在肌肌力失平衡，伸趾肌的作用使跖趾关节背伸，屈趾肌的作用使趾间关节屈曲，形成爪形趾畸形，严重时近节趾骨完全脱位于跖骨头的背侧。

（二）临床表现

爪形趾表现为多个足趾畸形，跖趾关节背屈，近侧与远侧趾间关节屈曲挛缩，跖骨头向跖侧突出，严重时近节趾骨可脱位至跖骨头背侧（图 6-2-12）。足底跖骨头下形成疼痛性胼胝，有时出现皮肤溃疡；趾间关节屈曲，关节背侧受鞋面压迫、摩擦形成胼胝，远侧趾间关节屈曲时趾尖负重，可出现末梢胼胝。这些病变可造成局部疼痛，行走困难。足部严重变形使患者很难买到合适的鞋。

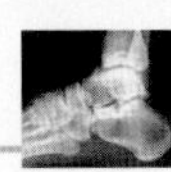

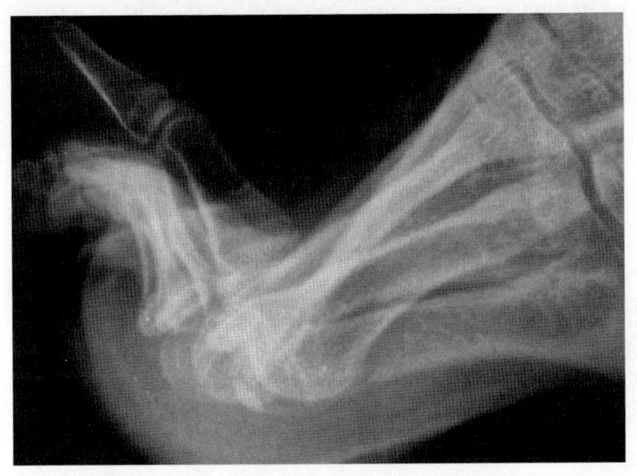

图 6-2-12　爪形趾患者足部侧位 X 线片，多个近节趾骨脱位至跖骨头背侧

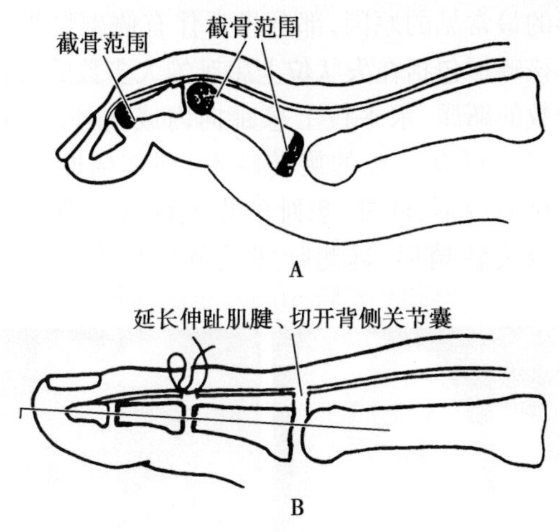

图 6-2-13　爪形趾的治疗示意

（三）诊断与鉴别诊断

锤状趾的诊断主要依据患者的临床表现与物理检查来确定。为指导治疗应将锤壮趾畸形分为柔韧型与僵硬型两类。前者是指畸形尚未固定，可以主动或被动矫正者；后者指畸形固定，不能被动矫正者。在作出诊断时应注意参考表 6-2-1 与爪形趾和槌状趾进行鉴别。

（四）治疗

爪形趾涉及多个足趾，并且畸形严重。特别是类风湿关节炎可造成严重爪形趾畸形，甚至累及全部足趾。目前尚无较好的矫形支具可以有效矫正或改善此类畸形。爪形趾时软组织明显挛缩，需要充分软组织松解甚至严重者需结合截骨才能矫正畸形。

爪形趾畸形实际上包括了锤状趾和槌状趾的两个畸形。因而它的矫形是根据患者不同的情况组合锤状趾和槌状趾相应的术式即可完成。术者可以根据锤状趾和槌状趾的矫形原则，灵活选择组合的术式来治疗之。如对一位有严重症状的僵硬型爪形趾治疗时，可以在跖趾关节背侧松解软组织、跖侧松解跖板的粘连，近侧趾间关节与远侧趾间关节成形术，矫正畸形满意后用克氏针固定患趾（图 6-2-13）。

有学者对于第 2 跖骨过长伴有锤壮趾、爪形趾畸形，在复位跖趾关节背伸畸形时采用 Weil 术式，而不是施行图 6-1-13 中示意的对近节趾骨基底截骨的方法。作者的体会是，如果术前第 2 跖骨跖侧有疼痛性胼胝，其原因是因第 2 跖骨过长或跖骨头下沉引起，可考虑采用 Weil 手术（图 6-2-22），而对于难复性跖趾关节脱位，可行近节趾骨基底截骨的关节成形术治疗。操作方法：在跖骨颈部做纵形切口；若同时行相邻两个跖骨手术，可在它们的中间做纵形切口。进入皮下组织后游离皮瓣，向一侧牵开伸趾长短肌肌腱，即可显露出跖骨干。于颈部背侧纵形切开骨膜行骨膜下剥离；显露出需要截骨的部位。用微型摆动锯从跖骨头背侧关节软骨面近侧约 2cm 开始截骨，截骨方向从远端背侧向近端跖侧与跖骨干纵轴成 10°～15°角即截骨平面与地面平行完全截断跖骨。在截断骨质后，跖骨头会突然向近端短缩。需要根据术前 X 线片测量的跖骨头的长度和跖趾关节是否合并其他病变情况决定短缩的量。短缩达到预期计划后，助手维持移位后的位置；术者用固定螺钉的导针从跖骨的背侧近端向远端的跖侧方向钻入跖骨头内（之前，用埋头器埋头），测量长度，选用合适长度 2mm 直径的拉力螺钉或用松质骨螺钉固定截骨面。沿跖骨头关节面切除背侧因短缩造成突出的骨质。术者应注意，截骨面的方向会影响跖骨头短缩移位后是否降低跖骨头。如果截骨角度与跖骨骨干成 20°～25°方向，跖骨头短缩移位后，在矢状面上并无改变；因为第 1 跖骨与地面有 10°～15°的倾斜角，所以这样就不会造成跖骨头下降。如果增大角度，短缩移位后，会降低跖骨头。

改良 Jones 手术：此术式主要用于踇趾爪形趾的矫正，手术切口选择踇趾趾间关节背侧 L 形切口和第 1 跖骨背外侧切口；手术包括踇长伸肌腱悬吊第 1 跖骨头颈部背侧，同时融合趾间关节。此术式可以重新平衡踇趾的肌力平衡。详见本章第 1 节锤状踇。

四、交　叉　趾

交叉趾（crossover toe），是足趾的一种常见畸形。跖趾关节不稳产生半脱位或脱位是发生交叉趾畸形的最常见的原因，部分患者伴有侧副韧带的软弱。该畸形包括在矢状位上患趾绝大多数的背伸与极少数的跖屈，水平位上患趾向内或向外的偏移，部分患者可有足趾的旋转畸形，即在横断面上旋前或旋后畸形；此外，患趾的近侧趾间关节多伴有屈曲及旋转畸形，远侧趾间关节少数伴有或多无畸形（图 6-2-14）。当一趾骑跨在另一趾上时，有学者称为“漂浮趾”。虽然交叉趾畸形可发生在任何足趾，但临床上绝大多数发生在第 2 趾，尤其多见于严重的踇外翻患者；因而本节以介绍第 2 趾交叉趾为主，达到以此为参考诊治其他交叉趾的目的。

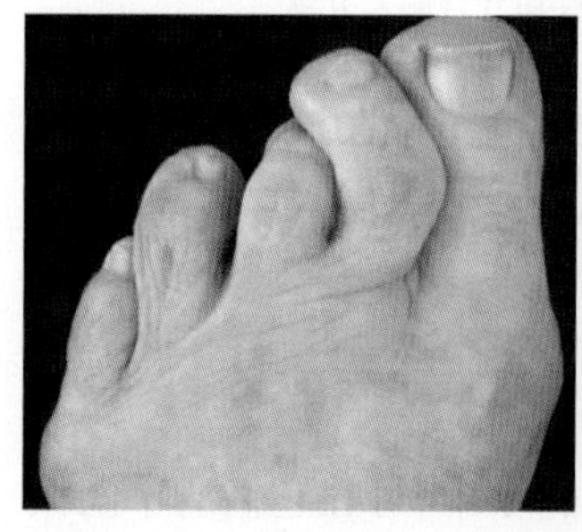
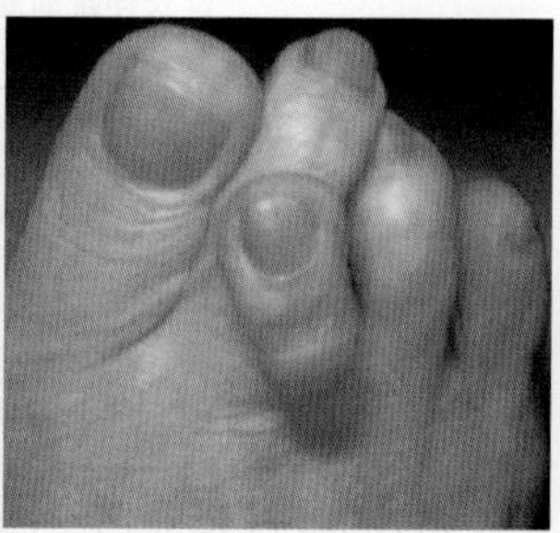
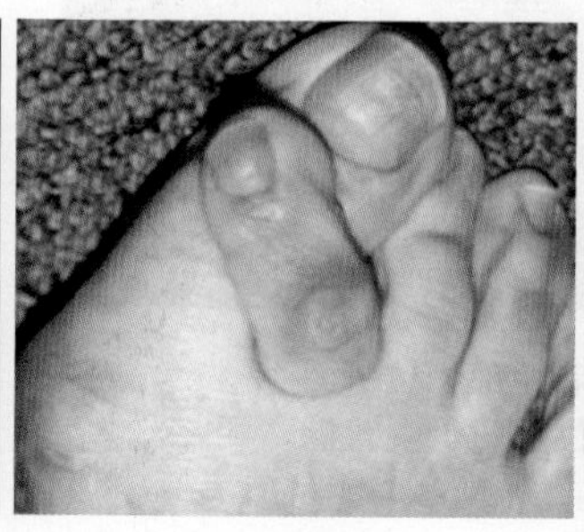
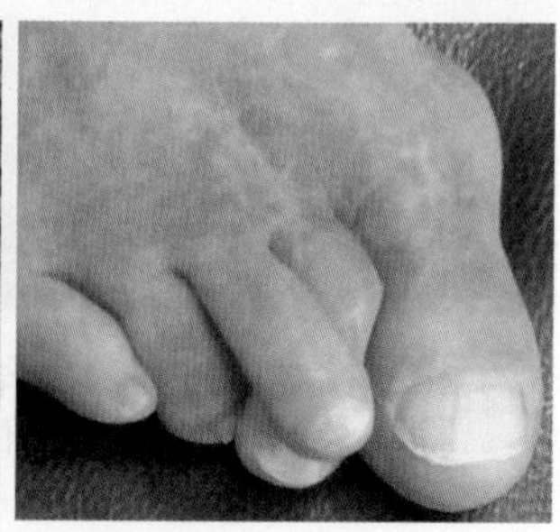

图 6-2-14　踇外翻合并 2、3 交叉趾畸形

1. 病因病理　交叉趾的发生，常见有以下原因：

（1）从足的生物力学上分析，在人类行走过程中，所有通过跖趾关节的压力迫使关节背伸。因此任何跖趾关节的力学不平衡（例如关节囊或肌腱）都可以导致进展性的背侧半脱位。长期的脱位，跖骨头背侧面会产生一个适用性的关节面。

（2）外伤可以引起第 2 跖趾关节脱位（图 6-2-15）。有时这种外伤引起第 2 跖趾关节背屈损伤，发生不能复位的关节脱位。其典型的损伤机制是相应足趾受到背伸暴力和轴向负荷。伤后 X 线检查常可见关节间隙增加，术中常可见跖板嵌插于关节间隙。外伤性第 2 跖趾关节脱位原因之一是第 2 跖列（包括第 2 跖骨及第 2 趾骨）较长，使足趾末端顶靠在鞋上产生压力，足趾发生屈曲，近节趾骨有向跖骨头的背侧移位倾向；最终发生半脱位，如果这种情况没有得到纠正就会发生全脱位。这种脱位时间越长，脱位周围软组织及骨的变化越明显。软组织挛缩包括趾伸肌腱挛缩，背侧、内外侧关节囊挛缩，跖侧关节囊延长。有时这种脱位由跖侧关节囊退变或断裂引起，从而导致跖趾关节向背侧半脱位。

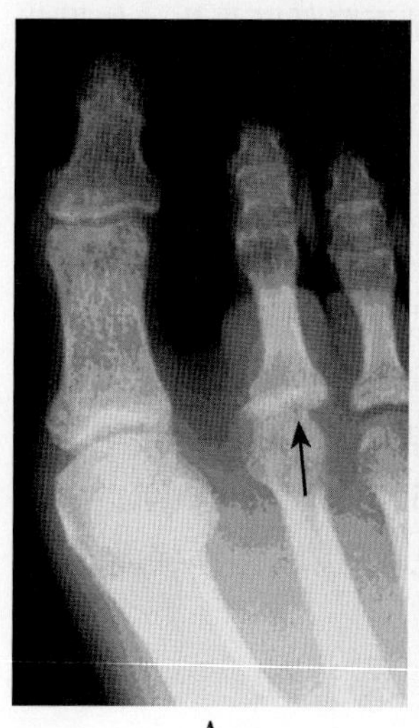
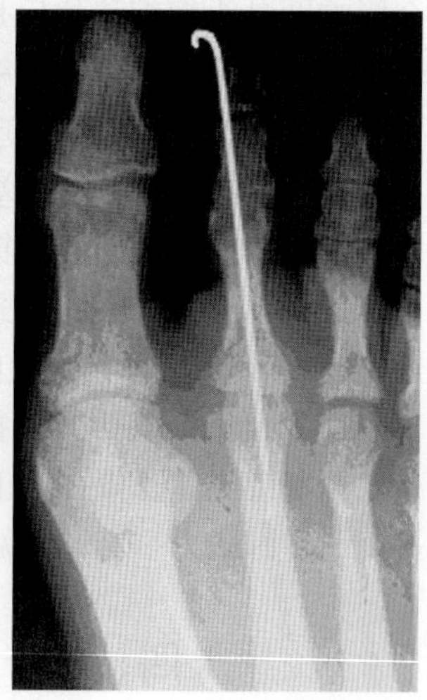

A　　B

图 6-2-15　外伤引起的第 2 跖趾关节脱位

A. 术前 X 线片；B. 复位后用克氏针固定

（3）有报道关节内注射类固醇药物后可发生跖趾关节脱位。认为注射类固醇药物可以引起跖侧关节囊的退变而发生关节半脱位。

（4）严重的踇外翻常可合并有第 2 跖趾关节的半脱位或脱位，并发第 2 趾向外侧及向背侧移位（图 6-2-14）。由于踇外翻的存在可导致第 2 趾向内侧移位，以在第 2 趾和第 3 趾间留下空隙供踇趾使用。临床上常可见到一个长的第 2 跖列与这种变形相关。

（5）Hatch 和 Burns 认为异常发育的趾短伸肌内侧头与交叉趾畸形有关，并在 4/7 的尸体标本上发现它的存在。他们推测趾短伸肌的内侧头可使第 2 趾背伸和内收，是交叉趾畸形的潜在原因。

（6）此外，跖趾关节囊的慢性关节功能障碍也可引发跖趾关节脱位；可由全身系统性疾病引起的关节炎、结缔组织病和一些非特异性滑膜炎引起。慢性的滑膜炎症逐渐引起侧副韧带、关节囊的退变，病久后也可导致跖趾关节不稳而发生脱位。

（7）其他原因，如趾骨骨折畸形愈合，足趾烧伤后挛缩瘢痕牵拉等原因造成交叉趾畸形（图 6-2-15）。

2. 临床表现与术前评估　第2跖趾关节半脱位发病过程常较为隐蔽，疾病早期多数患者可能无疼痛，或在休息时无疼痛，步行时可有跖趾关节跖侧或跖骨间疼痛。跖骨间隙可有触痛，但其并不向足趾放射。随着第2跖趾关节背侧脱位会出现典型症状，因为近节趾骨向第2跖骨背侧脱位使其发生仰趾，可引起趾部与鞋顶部摩擦产生近侧趾间关节疼痛。反之鞋子则压迫脱位的近节趾骨向下，这样会导致一个大的、顽固性疼痛的足底角化病的发生。随着足趾的脱位，突出的近节趾骨基底部背侧常易触到。当发生趾半脱位出现跖趾关节不稳定时可通过抽屉试验检查确定。Thompson 和 Hamilton 等描述了跖趾关节的抽屉征（drawer 征）：首先在检查前使受检的跖趾关节背伸25°，医者一手固定跖骨远端不动，另手固定近节趾骨，垂直地面向背侧牵拉使其发生或加重半脱位或脱位，跖侧关节囊因受到压力常会引起疼痛（图6-2-16）。

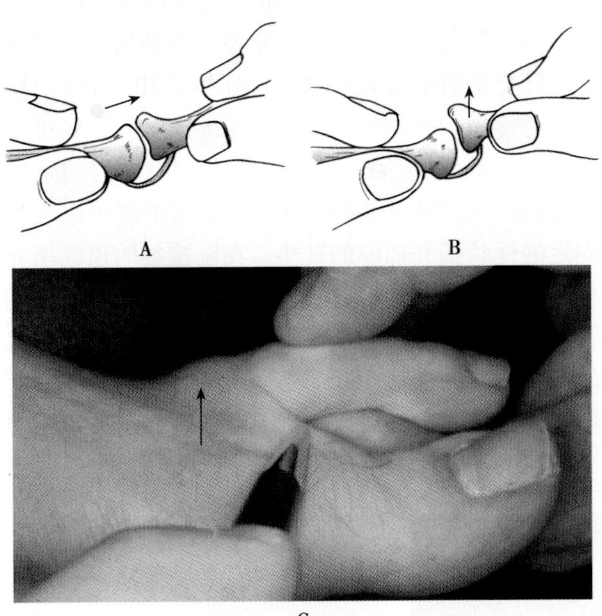

图6-2-16　Thompson 和 Hamilton 等抽屉征（drawer 征）

A、B. Thompson 和 Hamilton 等抽屉征的检查示意；C. 外形图

跖趾关节的关节炎，体检时可发现以关节的局部或整个第2趾肿胀为特征，触诊时可有跖趾关节内、外侧或跖侧疼痛。跖趾关节半脱位和脱位可以导致随后的锤状指，随着第2趾的弯曲，在病变跖骨头下方可出现顽固性的皮肤角化病。同时，近侧趾间关节背侧与鞋摩擦部位可有胼胝体增生或鸡眼。

3. 临床分级　Mendicino 和 Yu 曾设计了一种主客观相结合的临床分类方法来确定畸形的进展情况。Haddad 等人提出跖趾关节不稳的四级分类方法。Coughlin 综合、改进了以往的分类方法，提出了一种综合分期模型如下：

0级：有关节疼痛但无畸形、无关节不稳，跖趾关节增厚或肿胀。

Ⅰ级：轻度不稳。drawer 征阳性，但无错位或畸形。跖趾关节肿胀与增厚。

Ⅱ级：中度不稳。drawer 征阳性；跖趾关节表现出向内、外或背内侧畸形。

Ⅲ级：跖趾关节脱位。drawer 征阳性；固定的背内、外侧移位畸形。

Ⅳ级：跖趾关节脱位。严重的畸形，固定的背内、外侧移位并与其他趾重叠。

除以上分级外，临床上为了选择术式，医师应通过物理检查将畸形确定为可复型与固定型或称僵硬型；前者的畸形可以自行或被动矫正畸形，后者畸形固定被动用力不能矫正畸形。前者往往给予软组织松解治疗，而后者常常需要截骨成形术治疗。

4. 影像学表评估　影像学评估跖趾关节半脱位，可能没有临床查体有价值。这是因为一个严重踇外翻的患者，其他四趾的外侧倾斜角平均大约12°，随着跖趾关节移位的进展，这个角度可能增大；个别倾斜度大者，有可能被误诊为半脱位。正位片上因为近节趾骨干过度背伸可能看到枪管征；表现为近节趾骨干在近节趾骨髁的区域内显示为一个圆洞（图6-2-17）。

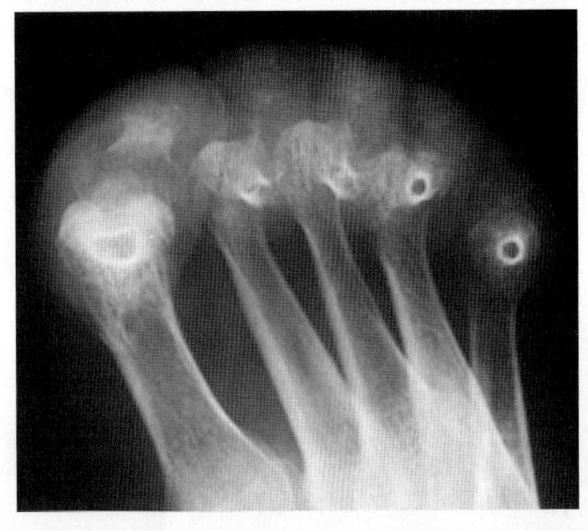

图6-2-17　枪管征的X线表现

影像学检查在以下几方面可能是有帮助的：评估跖趾关节畸形的程度，评估关节对位情况，确定骨

性关节炎是否存在，测定第2跖骨的长度。跖趾关节关节软骨的破坏可能与退行性骨关节炎或Freiberg病有关。在一张标准的X线片上相邻关节表面的关节软骨显示为一个清晰的2～3mm的空隙。随着跖趾关节过度背伸的发展，近节趾骨基底向第二跖骨头背侧半脱位，关节间隙消失。全脱位时，近节趾骨基底脱位至跖骨头背侧在X线正位片上表现为骨的重叠（图6-2-17）。随着畸形的进展，第2趾向内侧或向背内侧移位并逐渐固定在𧿹趾背侧。尽管对交叉趾畸形的诊断存在着争议，但𧿹外翻畸形可在查体时看到。在侧位片上显示为跖趾关节脱位或者过度背伸。畸形的程度和病程的长短可能是相关的。随时间推移，关节周围软组织发生显著的挛缩，此时临床检查发现跖趾关节呈僵硬性的背侧脱位。Karpman和MacCollum等人报道把显影剂注入趾长屈肌腱鞘可以显示跖板断裂。骨扫描有助于区分不明确的前足痛。增强显影可以显示早期的跖趾关节内不稳，Yao等人报道跖趾对跖板异常的诊断有重要的诊断价值，是其他影像学检查所不能代替的。

5. 诊断与鉴别诊断　根据临床症状与影像学检查，即可作出诊断。但应注意鉴别诊断。第2跖趾关节及其周围疼痛的鉴别诊断包括：跖趾关节滑膜炎，关节囊退变，Freiberg病，应力骨折，退行性骨关节炎，全身系统性疾病引起的第2跖趾关节炎。腱鞘囊肿和跖间神经瘤。尽管腱鞘囊肿或跖间神经瘤可能与疼痛和趾的移位有关系，但固有的关节不稳常是第2跖趾关节功能紊乱的原因。区别疼痛来源于跖趾关节不稳还是来源于跖间神经瘤有时是困难的；第2跖趾关节不稳的特异性诊断可以在有症状的部位局部注射利多卡因来帮助确定。Coughlin等人推荐用顺序注射法来区别疼痛的确切部位。临床上通常神经瘤表现为涉及趾的神经根性疼痛以及麻木。跖趾关节不稳通常没有神经炎和麻木症状，除非同时伴发神经瘤。Coughlin和Schenck报道20%的行神经瘤切除术的患者被证实同时存在第2跖趾关节不稳。

6. 非手术治疗　对于临床分级为Ⅰ、Ⅱ级患者均应首先给予保守治疗，即是Ⅲ级的患者也可先试行保守治疗。包括穿舒适、合脚趾的鞋，鞋容纳脚趾的空间充裕能很好地适应第2趾畸形。降低鞋后跟的高度也能减轻跖底部的不适。足趾摇椅鞋（图34-2-12）可以防止趾尖与地面碰撞，这样也可以减轻不适。用胶布捆绑畸形趾于中立位可能获得稳定（图6-2-18），或患趾与邻近趾捆绑固定6～12周以减轻跖趾关节脱位。延长捆绑的时间虽然并不纠正畸形，但可以获得稳定，使跖趾关节瘢痕形成。然而，一旦脱位已经发生，捆绑是没有帮助的。在有症状的跖骨头近侧放置跖骨垫（图34-2-20）可以减轻跖部的疼痛，它使足底的承重重新分配。一旦难治性足底胼胝形成，用特殊加深的鞋配有专门的鞋垫或鞋内插入物常常能减轻跖痛。宽敞的鞋可以容纳固定的锤状指和加厚的鞋垫。在趾接触的顶端填充可帮助减轻胼胝的敏感性，可在趾的顶端或者覆盖锤状趾畸形。应用非甾体抗炎药物可以减轻有症状的跖趾关节因炎症引起的不适。谨慎的应用类固醇药物关节内注射也可以考虑。有学者报道关节内类固醇注射常常仅能缓解症状3到6个月，偶尔有患

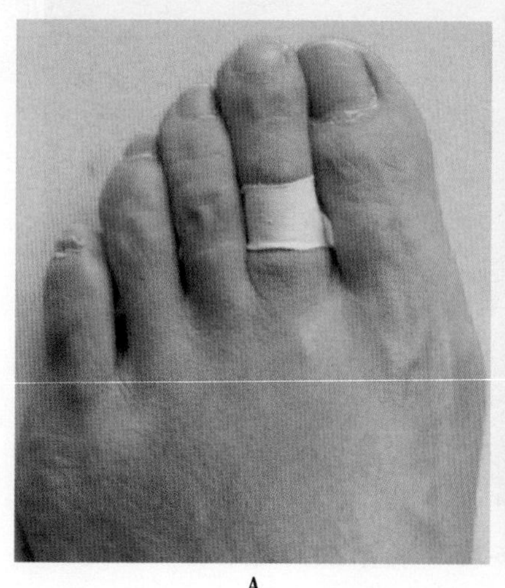
A

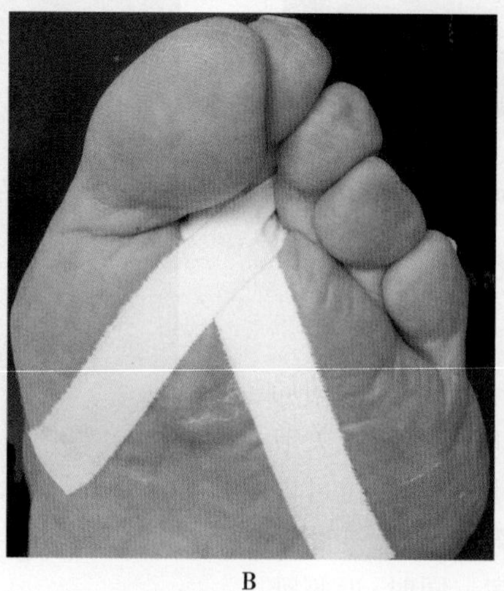
B

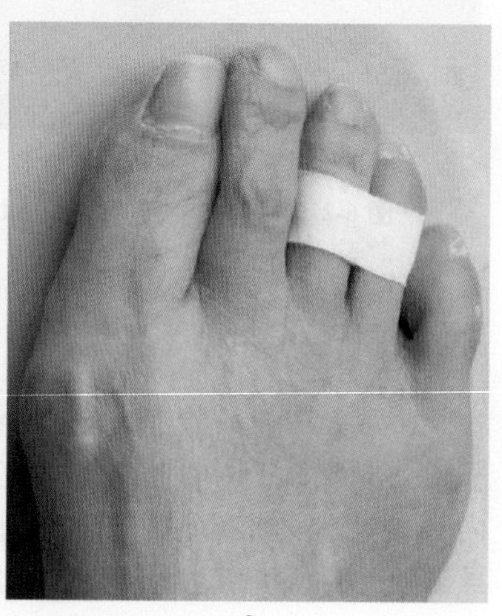
C

图6-2-18　跖趾关节不稳的胶布固定方法
A、B. 单趾固定方法；C. 患趾与临趾捆绑固定法

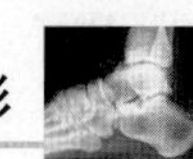

者可获得长期的缓解。

7. 手术治疗　当保守治疗半年以上无效时，或不能缓解疼痛或第2跖趾关节有进行性的半脱位甚至脱位发生时，应进行外科干预。手术设计要注意以下原则：①踇外翻畸形可能是第2趾出现异常的病因或结果。尽管踇外翻可能没有症状，但一旦它被重新调整到正常位置，手术矫正往往需要获得足够的空间用于矫正第2趾。②第2跖趾关节异常可伴有锤状趾畸形。畸形的僵化程度和严重程度决定了手术的矫正是否必要。当评估一个锤状趾，必须辨别是否有趾长屈肌肌腱挛缩的存在。牵拉相邻的脚趾可以帮助检查者确定是否有趾长屈肌挛缩。如存在异常，在手术时应患趾的趾长屈肌腱切断术或松解术。③随着第2跖趾关节的发展，移位可偏向内侧，外侧或背侧。如果手术，应该探查第2跖趾关节。行趾伸肌切断术或趾短、长伸肌延长术，背侧关节囊切开术。存在跖趾关节背侧脱位时，应积极行内外侧关节囊松解，还需要松解跖侧关节囊，因为只松解背侧关节囊不能达到对跖趾关节复位的目的。如存在内侧移位，紧缩外侧关节囊可增强内侧关节囊松解的效果，以帮助移位的足趾复位。跖趾关节长期过度背伸常并发跖侧关节囊与跖骨头的粘连，为了减少跖趾关节过度背伸，在松解背侧结构后，松解跖侧关节囊的粘连是必要的。④跖趾关节囊松解术后，为增加近节趾骨的跖屈稳定性，屈肌腱移位可能是必要的。随着畸形进展和跖趾关节全脱位并固定在跖骨头背侧，即frank畸形的发生，关节减压术是必要的。跖趾关节成形术，可能有助于保留一些功能，同时允许重新复位跖趾关节。一般完成这些操作后常需要用克氏针固定。⑤任何这些操作的使用依赖于跖趾关节畸形的程度和趾间关节挛缩的程度。如存在趾间关节僵硬性畸形，也可参照僵硬性锤状趾的矫正原则进行修整。如存在跖趾关节僵硬性畸形，为了复位足趾，需要软组织松解（伸肌腱延长术，松解跖趾关节囊），屈肌腱转移等手术时，一般需要同时行骨减压术。在锤状趾畸形的治疗时常常与跖趾关节的重新复位同时进行。在跖趾关节脱位前，早期进行手术干预，可以保存关节的功能。当已经发生严重畸形，必须进行的关节成形术，这样往往会影响关节的预期功能。⑥当计划手术时，评估足和足趾的血管和神经系统的状态也很重要。为了纠正第2趾锤状趾畸形和跖趾关节畸形常结合多种手术技术。许多手术损害足趾的血供，有些情况下如果血管的完整性受到损害手术必须受到限制。确定一个足趾是否能耐受几个或许多外科手术操作并不总是很容易，有时只能在手术过程中才能被确定。

（1）轻度半脱位的手术治疗：临床上一般将Coughlin分级的2级划分为轻度半脱位。

软组织松解术：该术适用于Coughlin分级2级的轻度半脱位的患者。这种轻度的畸形是可复性而不是固定性的，其特征在于跖趾关节的软组织挛缩通过松解后可重新获得复位的足趾。如果软组织挛缩已造成固定的畸形，仅行软组织松解通常不能获得趾的重新复位；应视为该手术禁忌。

手术操作：于第2跖趾关节背侧正中做S切口。趾伸肌腱松解Z形延长。将跖趾关节背侧及内侧和外侧关节囊予以切开松解，跖骨背侧关节囊2～3cm避免留下任何未松解的组织。之后小心松解侧副韧带和跖侧关节囊，第2趾内侧面的第一蚓状肌可能是导致畸形的外力，应当一起松解。如果跖侧跖趾关节囊与跖骨头之间有粘连，应将粘连予以松解。完整切除背侧，内侧和外侧关节滑膜。关节挛缩松解后，进行稳定性检查。重复被动背伸和跖屈踝关节通常有助于确定跖趾关节是否保持在较术前降低的位置。不稳定的情况下，跖趾关节可随踝关节运动而脱位（只能背侧屈曲）。松解复位满意后用1.2mm粗克氏针行髓内固定。

（2）中度半脱位：临床上一般将Coughlin分级的3级划分为中度半脱位。

术前评估与手术原则：中度跖趾关节半脱位，近节趾骨过度背伸最为常见。术前必须明确畸形是僵硬型还是可复型。若是僵硬型的交叉趾或已发展成僵硬型锤壮趾，则行DuVries关节成形术（本节僵硬型锤状趾的手术治疗）。如交叉趾是可复型的，可行屈肌腱移位术（本节可复型锤状趾的手术治疗）。一个单纯的跖趾关节过度背伸可行软组织松解术。一个完整的内侧，外侧和背侧关节囊顺序切开松解，可以达到完全矫正畸形。过伸畸形，往往是需要松解跖底关节囊和跖骨头之间的粘连。如果有残留的跖趾关节内侧偏斜，趾短伸肌移位可增加关节的紧缩。然后用一枚克氏针固定2周。尽管做了软组织松解和关节囊紧缩，但往往仍有跖趾关节过伸的因素存在。屈指肌腱移位必须予以考虑。屈指肌腱移位消除了使远端足趾跖屈的力量，并增加了近节趾骨跖屈的力量。近节趾骨较术前跖屈即下沉或称降低，并使跖趾关节获得充足的对位。如果关节不能复位，跖骨远端截骨可能是必要的。截骨后保留一些跖趾关节功能，是更好的选择。如果存在关节不稳，当跖趾关节能被成功恢复时，可行跖侧跖骨髁切除术并结合软组织松解以达到稳定；这是通过在跖趾关节跖侧形成瘢痕而获得跖趾关节的复位与稳定。Davis 等在报道了在近节趾骨基底部的闭合式楔形截骨术，实现了移位趾的重新轴向对位（图 6-2-19）。但没有这一术式远期应用的长期随访性报道。这种手术并不稳定或重新对位跖趾关节，少数足趾可以随时间的推移再次发生脱位而出现畸形。

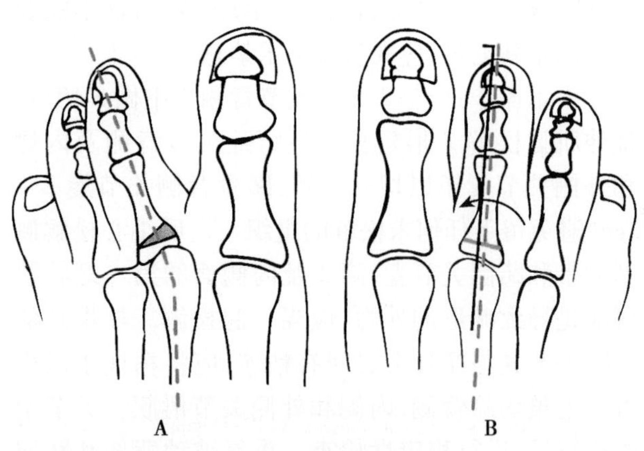

图 6-2-19　Davis 手术

A. 截骨设计；B. 截骨后克氏针固定示意

1）跖趾关节囊紧缩术（Coughlin 术）：该术式适用于 Coughlin 分级 3 级的可复性跖趾关节中度脱位的患者。如存在跖趾关节内侧或外侧移位，松解挛缩侧的关节囊后应紧缩对侧关节囊，可以帮助实现并稳定足趾的重新对位。如果松解关节囊并紧缩对侧关节囊后仍残留跖趾关节错位，可加行屈肌腱移位术。本术不适用于僵硬性交叉趾。

手术操作：在患趾背侧的跖趾关节处沿伸趾肌腱行 S 形切口，显露与松解背侧关节囊。如果足趾向内侧偏斜，在跖背侧方向松解内侧关节囊，通常至少需要松解 1 厘米长的内侧关节囊，再松解第一蚓状肌以解除这一引发跖趾关节脱位的外力。然后，紧缩缝合跖趾关节的外侧关节囊；方法是手握足趾并固定在正常的轴线位置上，将远侧关节囊拉向近侧重叠缝合 2～3 针（图 6-2-20A），通常能达到纠正 5°～10°的轴向成角。如果跖骨头处缺少软组织，可缝合到邻近关节囊，或者可在跖骨头外侧放置缝合铆钉紧缩缝合外侧的关节囊（图 6-2-20B、C）。是否应用克氏针内固定取决于局部关节囊等软组织缝合是否牢固。若牢固程度欠佳可用克氏针固定 2 周以维持与巩固疗效。

2）趾短伸肌腱移位术（L. S Weil 术）：适应证与禁忌证同上。手术操作（以第 2 跖趾关节半脱位为例）：于第 2 趾背侧自近侧趾间关节开始向近侧止第 2、3 跖骨间中点处做纵弧形切口。显露并切开伸趾长、短肌腱腱周围组织，向远端游离到伸趾长、短肌腱于近节趾骨基底的伸趾肌腱扩张部。在近节趾骨基底背侧 Z 形延长伸趾长肌腱。然后，切开跖趾关节背侧松解内侧关节囊和侧副韧带（如果第 2 趾向内侧交叉）。距趾短伸肌肌腱远端止点的近侧约 6cm 处切断趾短伸肌腱，将切断肌腱的远近端分别用 2-0 不吸收线缝合，并保留以后打结用的线头。用弯蚊氏钳从 2、3 跖骨间的跖横韧带下由近向远侧穿过，把远端趾短伸肌腱引向近侧；继之，拉紧趾短伸肌腱，使向内偏斜的趾骨复位，在保持趾短伸肌腱有一定张力的情况下，将趾短伸肌腱的远、近端线头打结。然后，在保持适当的趾长伸肌张力下，缝合趾长伸肌腱。用一枚 1.2mm 直径克氏针纵形贯穿固定跖趾关节于纠正的位置 3 周（图 6-2-21）。

由于趾短伸肌腱位于趾的背外侧，向跖侧牵拉容易产生足趾的旋转。有学者改良上述方法，术中将趾短伸肌腱从远端止点切断，将肌腱从近端经过跖间横韧带下方穿向远端，用一枚锚钉固定于近节趾骨的外侧，使近节趾骨向外侧偏移而获得复位。

治疗结果：Haddad 等人报道 19 例趾短伸肌移位矫正轻度至中度第 2 趾交叉趾畸形的结果。平均随访 52 个月，发现 19 趾中有 14 趾（74%）复位成功，两例失败行趾长屈肌移位治疗，3 例发生轻度的无症状的复发畸形。他们发现趾短屈肌移位术后被动活动度 78°，趾长屈肌移位术后被动活动度 62°。他们认为，手术后僵硬可能不单单是由于肌腱转移，

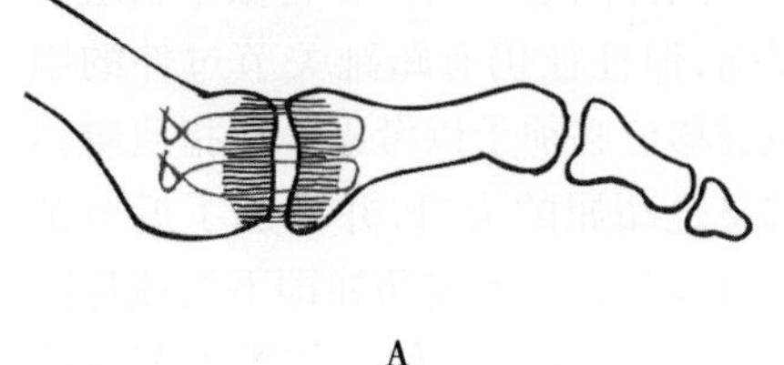

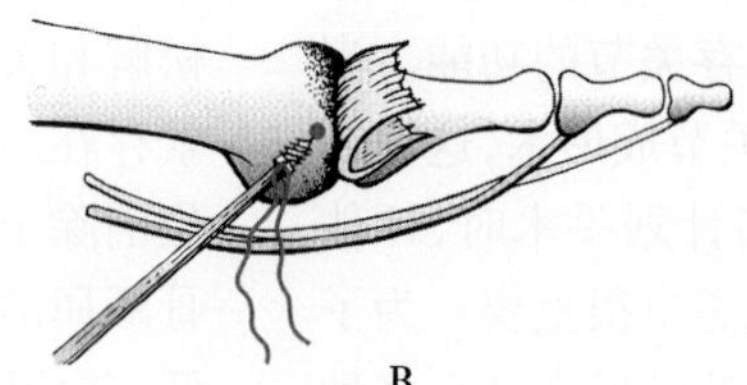

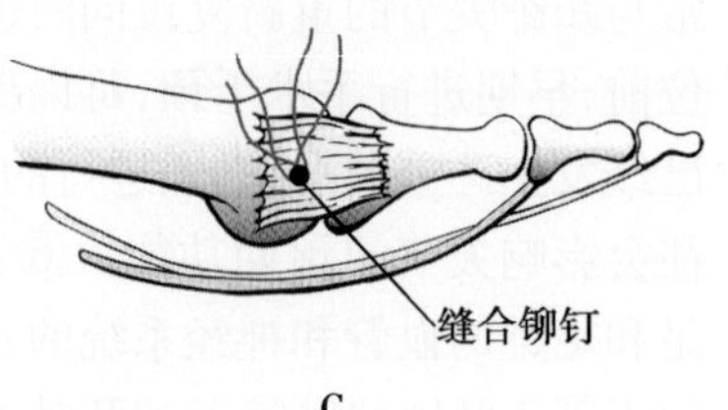

图 6-2-20　跖趾关节紧缩术（Coughlin 手术）

A. 直接 8 字缝合紧缩关节囊；B. 显示跖骨头处无可供缝合的软组织；C. 跖骨头处加用铆钉后紧缩缝合关节囊

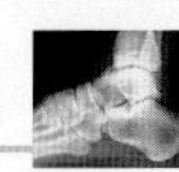

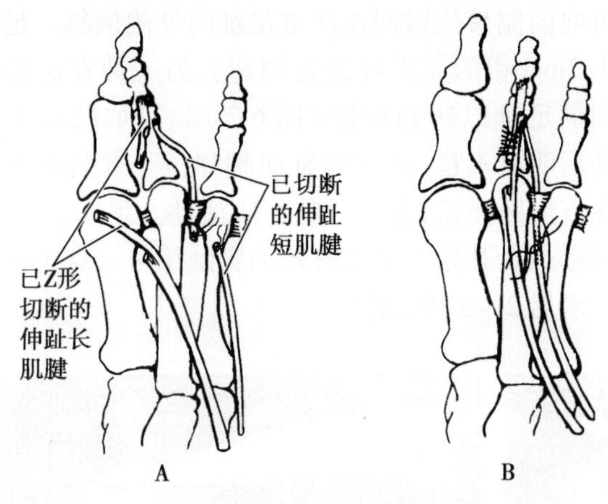

图 6-2-21　趾短伸肌腱移位术(L.S Weil 手术)

A. 显露与延长、转移肌腱;B. 缝合肌腱完成转移

因为事实上随着跖趾关节错位畸形矫形后可形成疤痕。Coughlin 等人报道他们 121 例趾间神经瘤的治疗经验。20% 的患者并发 2 ~4 趾的关节不稳定,他们纠正关节不稳定,同时也切除神经瘤。其报道了 85% 优良率。Barca 和 Acciaro 报道了 27 例患者(30 趾)用屈肌腱移位术结合内侧软组织松解获得了 83% 的优良率。

学者们经过随访发现,在第 2 趾交叉趾畸形的治疗中,趾短伸肌移位至跖横韧带下方可有效控制术后畸形的复发。学者们建议轻度和中度可复性畸形行趾短伸肌腱移位术治疗。趾长屈肌腱移位用于治疗更严重的畸形,如僵硬性畸形,或合并不稳定和并发第 2 跖骨间隙趾间神经瘤的患者。手术后僵硬和疼痛是常见症状,并指出只有 69% 的患者完全满意。

3) 跖骨头髁部切除术:跖骨头髁部切除术有 DuVries 和 Coughlin 两种不同的截骨方法。Coughlin 认为术前伴有跖侧疼痛的交叉趾在行上述软组织手术的同时,应对跖骨头跖侧髁给予部分切除术,以减轻跖骨头跖侧的压力,解除跖侧的疼痛。若术前伴有跖侧疼痛的交叉趾在行上述软组织手术时,如果软组织充分松解后其背伸畸形仍不能纠正时,建议同时施行 DuVries 的跖骨头髁部切除术;该术式不但可以切除跖骨头的跖侧髁,还需要切除部分跖骨头的关节面,有缩短跖骨长度的作用,使跖趾关节的间隙增大,有利于关节的复位(具体操作见第十章第二节)。

(3) 严重半脱位与脱位的手术治疗:临床上一般将 Coughlin 分级 3 级中严重半脱位和 4 级患者划分为严重半脱位与脱位的范畴。手术治疗的原则:对该类患者的治疗,如果跖趾关节的畸形可被动矫正,首选的治疗方法是保留关节的手术。术中首先行广泛的软组织松解,包括伸趾长肌腱延长,跖趾关节囊松解及跖骨头跖面的粘连松解,如果跖趾关节的背屈不能较好的矫正,屈肌腱转移是必要的,甚至需要关节减压术。然而,当跖趾关节严重的挛缩而不能完全被动矫正,但畸形尚未完全固定时,关节减压是首选;术中应避免过多截骨,因为它可以导致关节松弛、不稳定。跖骨远端截骨可保留一些跖趾关节功能,更为可取。Weil 推广其跖骨远端斜行截骨使跖骨远端部分向近端移位可实现 2 ~6mm 的短缩。截骨后可通过把截骨远端向内侧或外侧推移,以达到轴向的复位调整。本手术的禁忌证是畸形已经完全固定的严重脱位者,这时关节成形术是更好的选择。有学者指出这种手术的禁忌证尚有待于限定,虽然严重的半脱位和脱位可行缩短截骨术,但当治疗单独的跖趾关节时,其余的前足痛和转移性跖骨痛必须通盘兼顾予以考虑。

1) 跖骨远端斜行截骨(Barouk 术):该术式由 Barouk 首先提出,但由 weil 首先总结报道。手术适应于跖趾关节严重半脱位与脱位畸形尚未固定的患者;畸形已经固定者视为禁绝。手术操作:于第 2 跖骨远端或第 1、2 跖骨间隙背侧正中行 3 ~4cm 的纵向切口。显露跖骨头和干骺端,松解背侧关节囊。内侧和外侧副韧带不做松解,除非手术前预期要缩短 3 毫米以上,此时应从其趾骨附着处松解侧副韧带。半脱位或脱位的跖骨头被复位,使趾骨跖屈暴露跖骨头。在跖骨远端距关节面近端 2 毫处从跖骨背侧向近端跖侧平行于足跖面纵形向近端截断跖骨(图 6-2-22A)。截骨远段按术前计划向近侧平移 2 ~6mm(图 6-2-22B)。截骨处用 1 ~2 枚螺钉从背

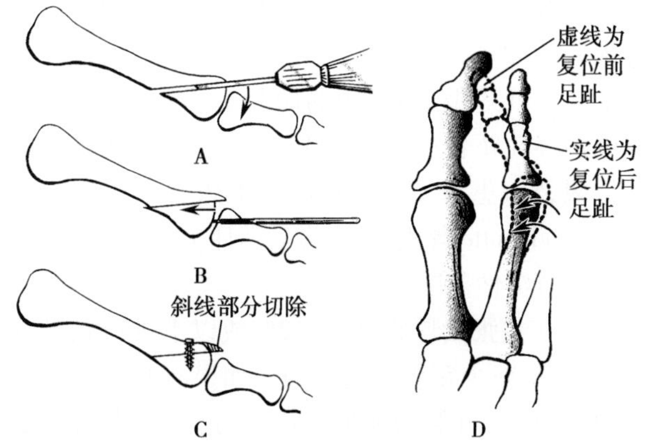

图 6-2-22　Weil 手术

A. 与地面平行截骨;B. 截骨后短缩跖骨 3 ~5mm;
C. 内移远端矫形;D. 截去远端后固定

侧向跖侧固定，当缩短超过4mm时一般主张用2枚螺钉固定。跖背面超出关节面部分应切除(图6-2-22C)，并用咬骨钳咬成斜面。如果短缩超过3mm，为防止术后足趾不能落地，Barouk又改良了自己的术式，即在第一次平行地面截骨后，再在截骨的近端再截除一3mm厚的楔形骨薄片(图6-2-23)；另一种方法是使用层叠锯片，使用较厚的骨锯。跖骨头侧段可向内侧移位以纠正严重足趾向外侧偏斜。足趾用1.2mm粗的克氏针逆行固定。另一种方法是术后捆绑足趾以达到稳定(图6-2-18)。如跖趾关节截骨后明显不稳，应行屈趾肌腱移位。术后足趾固定在五度跖屈位，穿术后鞋下床活动。手术后2～3周鼓励患者开始主动和被动的脚趾练习。克氏针固定于术后2～3周去除。

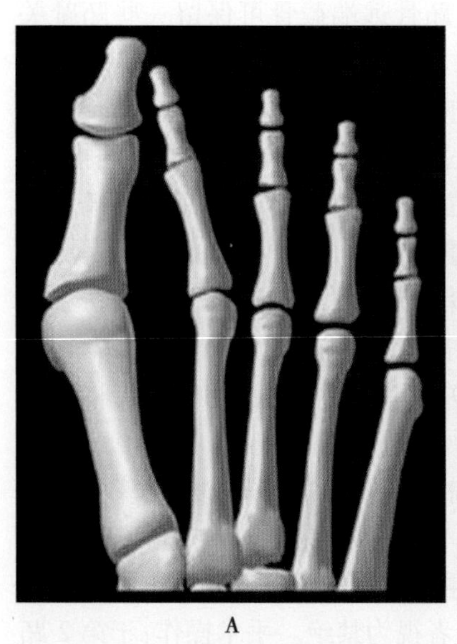

A

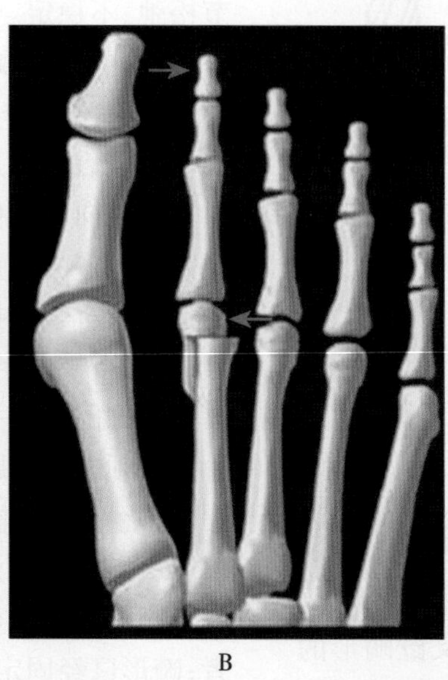

B

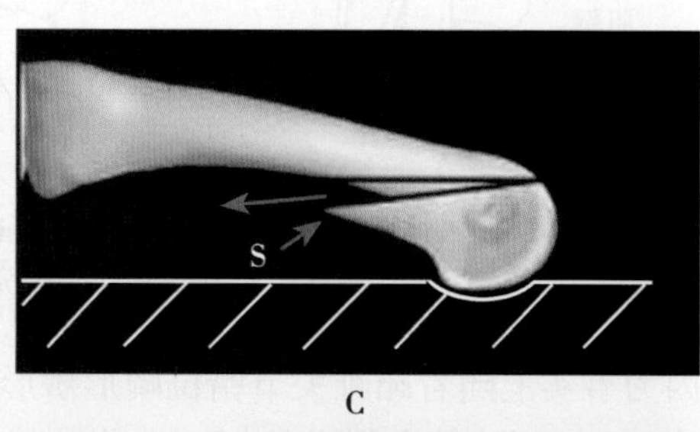

C

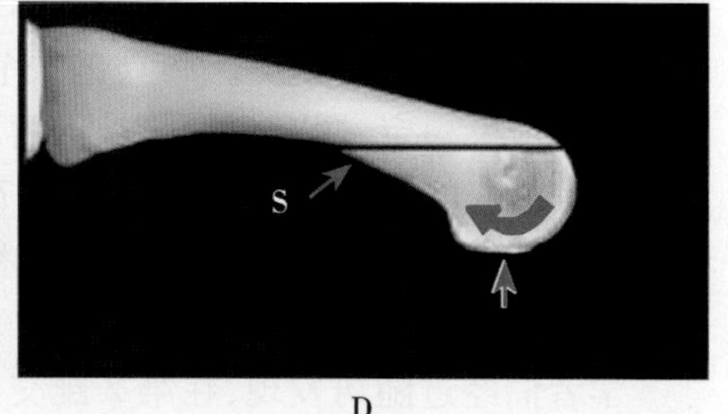

D

图6-2-23 Barouk改良Weil截骨

A. 术前外形；B. 截骨后内移远端矫正畸形；C. 在近端跖侧截去楔形骨片；D. 两次截骨后

疗效与并发症：O'Kane等对17例Weil截骨进行报道，平均缩短5.2mm。术后20%的足趾没有接触地面。为了防止术后足趾不能接触地面与跖骨头所受压力增大，Barouk改良了Weil截骨，在第1次截骨后，再于近端跖侧截去一片楔形骨片。作者的结论是Weil截骨术提供了更高的跖骨缩短精确度和术后满意度。截骨术后的跖屈活动受限被认为由关节囊瘢痕化和本身肌肉力量减弱的原因。虽然截骨术后跖板瘢痕形成，积极的锻炼有利于恢复关节活动。Weil等报道69例的跖骨头斜行截骨，术后发生转移性跖骨痛为9%，17%的患者发生跖屈活动受限，5%患者发生锤状趾，5%患者术后仍有疼痛。Vandeputte等报道，在最后的评估中，平均50%跖趾关节活性范围缩小。

Weil主张截骨的角度在25°或以下进行跖骨截骨，以尽量减少跖骨头的压力。如果有必要缩短跖骨超过5mm，可能增加足底压力，这要求在截骨处截取更多骨去提升高度。这可以通过在截骨的近端再截除一骨薄片(3mm厚)或增加2～3个锯片增加截骨厚度来实现。Weil总结截骨角为25°时，每缩短一个毫米，相应有一毫米跖骨头下降。尽管如此，因为随着截骨术后跖骨头下降，Weil截骨后可发生跖趾关节背伸减弱。Trnka和O'Kane等都观察到由于跖骨头下降骨间肌腱相对于跖趾关节向背侧移位；同时截骨术后跖趾关节的旋转中心发生了改变，导致了跖趾关节背伸活动减弱。Coughlin提出了几个防止跖趾关节背伸减弱方法：伸肌腱延长，平行足的跖面进行截骨，趾长屈肌移位，术后跖趾关节5°跖屈克氏针固定。有作者通过对跖骨缩短和跖骨头下降的量进行评价研究提出，小于25°的角度的截骨术可减少跖骨头向足底下降。不同患者之间跖骨有不同的倾斜角度，甚至在同一只足的其他较小的跖骨也不同。相对于跖骨轴15°～20°截骨，短缩足够时截骨处去除一个骨薄片，这可以减少跖骨头跖侧移位，也可有助于减少背伸畸形。

总的看来Weil截骨术的明显好处是提供了一个大的骨接触面积，它是一个相对稳定的截骨术，可控制短缩程度，放置内固定容易，并发症发生率(除了跖趾关节背伸外)低。此外，偶尔情况下手术后足趾的血运会受到影响。在这种情况下，如果已经

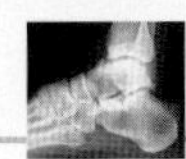

克氏针内固定，必须去除它，以减少脚趾的张力和缓解血管痉挛。如果患者过于活动积极，偶尔会发生克氏针疲劳性断裂。如果断裂的克氏针干扰跖趾关节功能，就应该去除它。跖趾关节成形术后偶尔可发生疼痛，随着时间的推移这种疼痛可以消退，仅极少患者疼痛可持续。脱位的跖趾关节复位后，跖骨头压力过大可以并发缺血性骨坏死或退行性骨关节炎。Scheck 曾报道了这种情况的发生，在脱位的跖趾关节复位过程中，过度剥离软组织，手术后发生了再脱位。在关节成形术后经常有一定程度的运动受限，这种关节活动受限可提供关节的稳定性，但它可以在行走时产生疼痛。在这种情况下可以行修复性手术，行近节趾骨部分切除术；这是跖趾关节脱位的另一种可选择的手术方案。有的术后可偶尔出现感觉减退，这是足趾广泛性手术术后常见的现象，有时也是趾神经损伤的结果。通常随时间推移，感觉可以恢复。

2）DuVries-Coughlin 跖趾关节成形术：该术式适应于严重跖趾关节半脱位与脱位伴有关节炎者；跖骨头缺血性坏死患者；复发半脱位和脱位或者在其他手术失败的情况下作为一种补救性手术使用，从而使患者达到跖行的或有较少痛苦的足，提高患者行走能力。其他补救性手术有趾骨近端部分切除术、并趾手术等。可复性跖趾关节半脱位与脱位，应视为该手术的禁忌。

手术操作：于跖趾关节背侧中央作 S 形纵切口。延长伸趾肌腱，背侧、内侧和外侧跖趾关节囊松解。显露跖骨头，跖屈近节指骨。在跖骨头由背侧向跖侧截去 3～4mm；跖骨头截骨量由重叠的程度决定。内侧和外侧边缘用咬骨钳咬成斜面，背侧和跖侧同样处理，使修整后跖骨头与近节趾骨基底凹陷相互适应（图 6-2-24）。完成骨减压后，第 2 趾应可以复位。背伸和跖屈踝关节，如果跖趾关节是稳定的，趾骨保持复位的位置并且不再发生脱位。通常行上述骨减压后，行屈肌腱移位以使近节趾骨稳定。

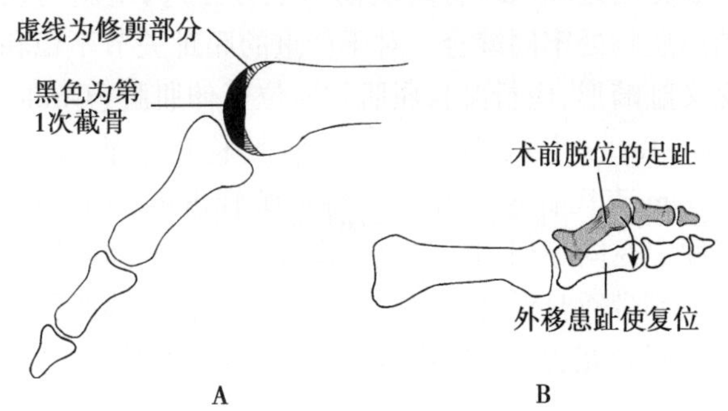

图 6-2-24　DuVries-Coughlin 跖趾关节成形术
A. 截去 3～4mm 跖骨头后修剪再造一个“新的跖骨头”；B. 外移患趾使其复位

Myerson 报道了一种跖趾关节成形术，其做法是：切口同上，在跖趾关节囊近侧连同伸趾肌腱切断伸肌腱帽。继之参照 DuVries-Coughlin 跖趾关节成形术，将跖骨头截骨修整成“新头”。然后将腱帽和关节囊填充于关节间隙并将伸趾肌腱锚定在跖骨头跖面（图 6-2-25）。这种手术的后期效果没有报道。

（4）侧副韧带与关节囊的处理：交叉趾畸形除发生跖趾关节脱位与半脱位外，常常合并有一侧关节囊与侧副韧带的薄弱。在手术治疗中，在其他手术操作完成后，应对软弱无力的关节囊与侧副韧带予以加强修复，以使软组织获得再平衡。操作原则（以外侧薄弱为例）：将外侧的关节囊和侧副韧带重

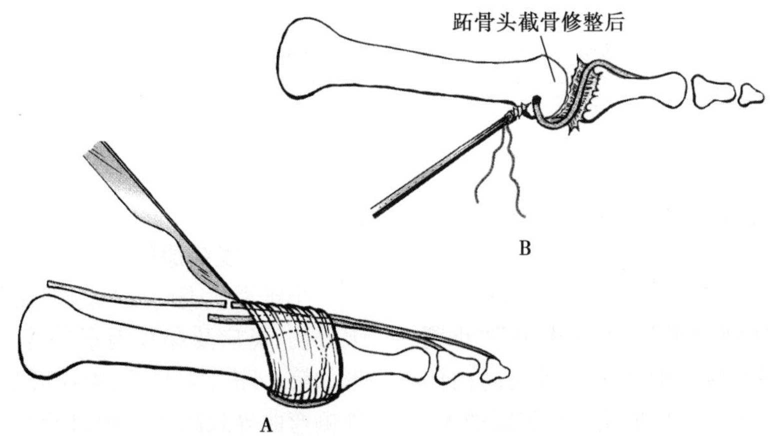

图 6-2-25　Myerson 跖趾关节成形术
A. 切断伸趾肌腱与腱帽组织；B. 将腱帽和关节囊填充于关节间隙并将远侧伸趾肌腱锚定在跖骨头跖面

叠缝合。如果需要，也可用锚钉将需要加固软组织固定在跖骨头的外侧面（此法仅适用于没有施行跖骨截骨的病例）。为增强外侧的稳定性及进一步对抗跖侧的不稳，应加行趾短屈肌的转移。方法是在第2趾蹼内，将趾短伸肌腱在腱腹交界处切断，将切断肌腱的近端从跖骨间横韧带下方穿过，重新与切断的肌腱处牢固缝合。对于严重的跖趾关节不稳和交叉趾畸形，应行趾长屈肌腱转位至伸肌腱（Girdlestone-Taylor 术），而非趾短伸肌腱移位。然后，用1.5mm 克氏针逆行穿针法将足趾轻度的外翻和跖屈固定在同序列的跖骨上3周。在愈合期间可用穿针或绷带暂时保持对位。手术中也可在转移肌腱前穿针固定足趾，以使修复的肌腱不会在穿针时被破坏。

（5）修复跖板：跖趾关节的脱位，往往伴有跖板的撕裂或断裂等损伤。术前应作评估，可行关节囊造影或 MRI 检查以初步确定有无损伤的可能，并做好有关手术的准备。术中应常规检查并确诊有无跖板的损伤，一旦确诊应行手术修补。跖板的直接修复在技术上是非常困难的，但其能稳定跖趾关节应努力实施之。Gregg 报道以下修补方法：

背侧入路行原位跖板修复术（Gregg 术）：Gregg 等报道联合 weil 截骨的跖板修复术。方法是：取足背纵形切口，切开与之相关的关节囊及跖趾关节。切断趾短伸肌，在趾长伸肌腱作一“Z”形切断。当松解跖趾关节侧副韧带后，使用微型摆锯作 Weil 截骨。用1.2mm 克氏针将足趾临时固定于最短位置。牵拉足趾暴露跖板。如果跖板部分地或完全地脱离近节趾骨的基底，需使近节趾趾骨的足底面新鲜化。从背侧骨皮质到近节趾骨的足底、内侧及外侧用1.6mm 克氏针钻孔（图 6-2-26A）。用一根肌腱缝线，从跖板的破损处近端缝合，再穿过趾骨上的孔进行固定（图 6-2-26B）。在最佳的位置用1.3mm 的螺钉固定 weil 截骨。在趾骨的背侧将缝线断端打结，让跖板牢靠地缝合于趾骨近端的基底部。在足趾处于中立位时，通过足趾及跖趾关节置入一枚大小约1.6mm 克氏针。术后处理抬高患肢，术后6周负重，在4周时拔出克氏针。

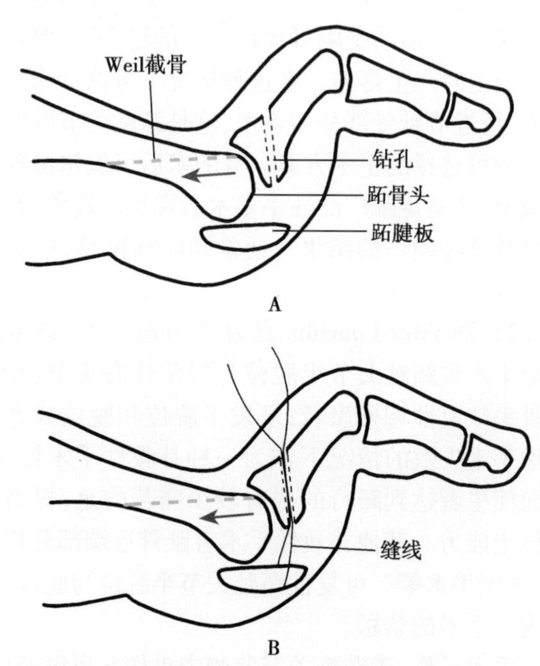

图 6-2-26　Gregg 跖板修补术
A. Weil 截骨后在近节趾骨基底钻孔；B. 在近节基底的钻孔中引进缝线修补跖板

（梁晓军　王正义　马占华）

第三节　小蹈趾常见畸形

一、小趾滑囊炎

小趾囊炎（Bunionettes deformity，tailor's bunion）又称“裁缝趾”、“小蹈趾滑囊炎”、“小趾囊肿”“小蹈趾内翻”等。它与蹈外翻畸形时第1跖骨头向内侧隆起或凸出很相似，表现为第5跖骨头外侧部增大、疼痛、肿胀及压痛等一系列症状（图 6-3-1）。最初认为这种病变发生于裁缝，在手工缝纫时他们盘腿而坐，因而使第5跖骨头及跖趾关节异常受压；慢性压迫的结果产生病症，故名“裁缝趾”、或“裁缝囊肿”。

（一）发病原因与病理

小趾滑囊炎的发病原因较多，包括先天因素、后天外伤、炎症及穿鞋因素等等。跖骨先天发育性畸形如第5跖骨头肥大、哑铃形跖骨头，第5跖骨干向外侧弯曲导致跖骨头向外突出，跖骨头相对于蹈趾内翻。第5跖骨内侧发育性籽骨对第5跖骨的推挤则增加了小趾囊炎发生的概率。后天因素是本病发生的重要原因之一。如患者穿高跟鞋或尖头鞋，使

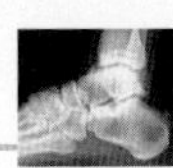

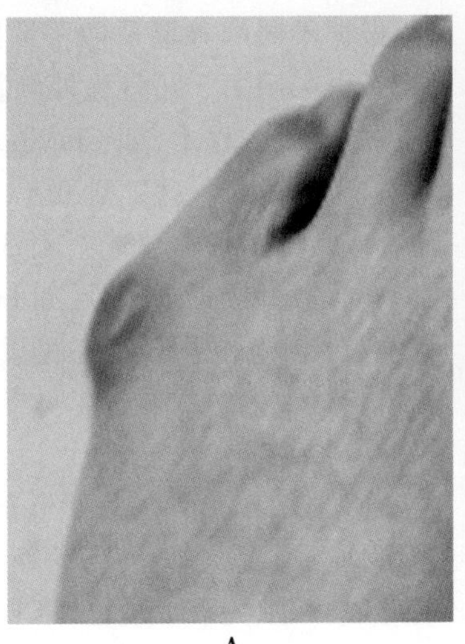
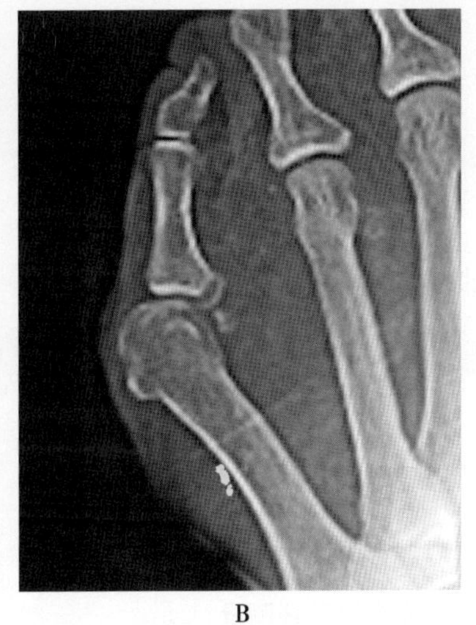

A　　B

图 6-3-1　小踇囊炎外形
A. 小踇趾内翻外形；B. 患者的正位 X 线片

小趾外侧受到鞋袜异常挤压，第 5 跖骨发生外翻，小趾则相对内翻，跖骨头向外突出，在与鞋袜的长期摩擦下局部形成小趾囊炎，同时多伴有跖骨头的异常增生肥大。这种第 5 跖骨头外侧部肥大可代表下列一种或多种情况：①第 5 跖趾关节外侧或外上方软组织肥大；②第 5 跖骨头先天性肿大或哑铃形跖骨头；③第 5 跖骨外翻(展)；④小趾内翻等病理变化。

小趾囊炎的发病机制有许多论点：跖横韧带发育不全导致第 4、5 跖骨分离，第 5 跖骨外翻。足横肌未进入第 5 跖趾关节及第 4、5 跖骨头之间的跖骨横韧带，使得第 5 跖骨有外翻的趋势，第 4、5 跖骨远端的间隙增大，随之发展为小趾内翻畸形。第 4 跖骨外侧附加骨向外侧推挤第 5 跖骨。生物力学功能缺陷及前足不稳作为形成小趾囊肿畸形的主要潜在病因已得到许多文献的支持和论证。Root 及同事详细讨论了数种已知病因病理力学：①距下关节异常旋前；②前足失代偿性内翻或后足旋前；③先天性第 5 跖骨跖屈畸形；④先天性第 5 跖骨背伸畸形。单独距下关节活动异常不引起小趾囊肿畸形，如结合其他致病因素，则行走时可产生第 5 跖骨过度活动，逐渐导致畸形。先天性第 5 跖骨跖屈畸形时，第 5 跖骨与其他跖骨不在一个负重面上，由于地面的反作用力使得第 5 跖骨背伸、外翻及外展。先天性第 5 跖骨背伸畸形更可导致背侧囊肿形成。概括起来，小趾囊肿畸形似乎体现了先天性、发育性及生物力学因素的综合影响。

（二）临床表现与诊断

大多数患者主诉第 5 跖趾关节外侧、背外侧或跖外侧疼痛、不适；可存在不同程度的皮肤过度角化、胼胝，由于摩擦、压迫及局部创伤，出现关节上方皮肤红肿。穿鞋造成局部异常受压时症状加重。

查体时在第 5 跖趾关节外侧、背外侧或跖外侧可见肿胀，触到第 5 跖骨头凸出，皮肤表面胼胝，炎症发作时可有红肿或囊肿。第 5 趾呈现内翻或内收、内翻位。第 5 趾近侧趾间关节上方或趾尖外侧面可有压迫性胼胝。还应当检查跖趾关节的活动范围和活动质量，有无摩擦感，是否可手法矫正小趾内翻畸形(显示畸形是柔韧性或僵硬性的)。

X 线摄片包括足正位、负重正位、侧位及斜位片。读片包括一般观察和重要角度测量。一般观察：足部骨质密度，骨皮质厚度，骨小梁形态；关节间隙，囊性改变，软骨下骨硬化，关节边缘骨赘形成，跖趾关节脱位或半脱位，跖骨头形态、增大，跖骨干弯曲。比较重要的测量角度是第 2～5 跖骨间角和第 4～5 跖骨间角。正常第 2～5 跖骨夹角在足负重正位 X 线片上为 16°±2°，第 4～5 跖骨夹角是 6.2°～8°(4～5IMA)，平均 6.5°；第 5 跖趾关节角 10.2°，外侧分离角(跖骨头中心到颈与基底部连线与第 5 跖骨干内侧皮质连线夹角)正常 2.6°(图 6-3-2)。大于这些角度，又有临床症状时应诊断为该病。

根据 X 线平片的观测把小踇趾踇囊炎分为三型：1 型，第 5 跖骨头外侧髁增生肥大。2 型，第 5 跖骨干向外弯曲，使第 4、5 跖骨头间的距离增大，造成小踇趾内翻畸形。3 型，第 5 跖骨外翻使第 4、5 跖骨间夹角增大，一般大于 8°(图 6-3-3)。

（三）治疗

1. 保守治疗　穿合适柔软的鞋子，结合使用衬

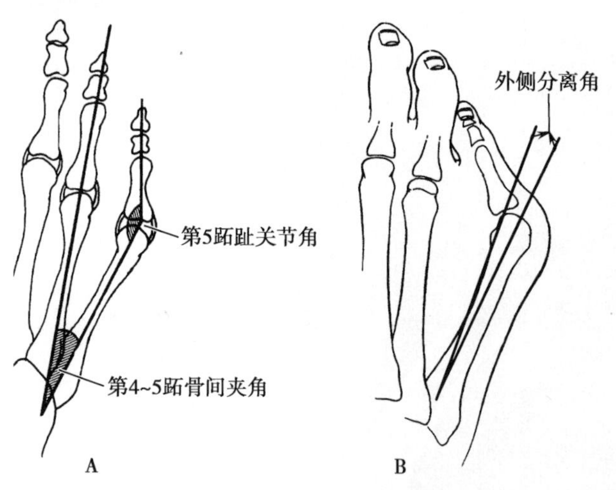

图 6-3-2　小趾囊炎的 X 线测量

A. 4～5IMA；B. 外侧分离角

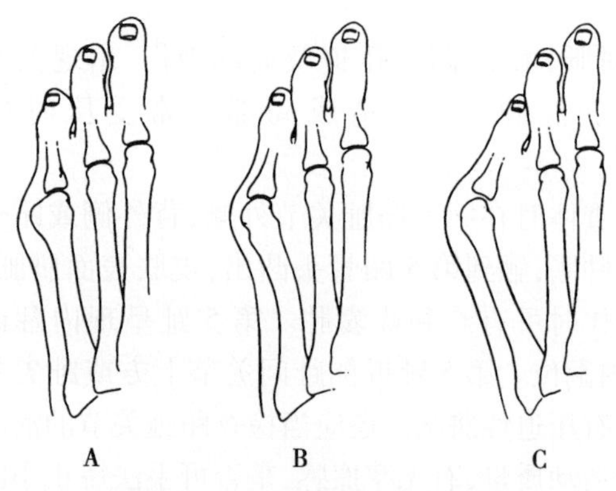

图 6-3-3　小蹈囊炎的三种类型

A. 跖骨头增生肥大；B. 第 5 跖骨干向外弯曲；C. 第 5 跖骨外翻

垫或固定带可以解除疼痛、缓解症状（图 6-3-4），推迟手术时间。

2. 手术治疗　长期保守治疗不能达到满意效果时，需要施行手术治疗。小蹈趾蹈内翻的手术治疗，根据不同的分型采取不同的手术方法。对 1 型患者，可采用第 5 跖骨头外侧髁切除术，也可使用跖骨远端截骨内移术，如 Chevron 截骨术、斜形截骨术和 Weil 截骨术。对 2 型患者，可采用跖骨远端斜形截骨或干的斜形截骨术。对 3 型患者，可行远端的 Chevron 截骨或骨干截骨，如 Ludloff 截骨术、Scarf 截骨术等，也可采用跖骨基底弧形截骨或 Chevron 截骨术。其中大多数截骨术可参考蹈外翻治疗中所介绍的各种截骨术。

（1）第 5 跖骨头外侧髁部分切除术：该术适用于Ⅰ型小蹈囊炎患者，第 5 跖骨头外侧髁增大或骨赘形成，跖趾关节半脱位，第 4～5 跖骨间角正常的患者。实施外侧髁部分切除结合外侧关节囊紧缩缝合。通过外侧髁或跖外侧髁切除可消除外侧肥大、隆起，利用关节囊紧缩缝合纠正跖趾关节半脱位。有些病程较长的病例内侧关节囊有挛缩，需要术中松解内侧关节囊才能矫正跖趾关节半脱位。

为了术野清晰，可在踝关节上方应用气囊止血带。作第 5 跖趾关节背外侧纵弧形切口（图 6-3-5A），牵开皮肤后可见到增厚的关节囊，有时可见到滑液囊肿。切除囊肿，舌状切开外侧关节囊，蒂在远端与近节趾骨基底相连。显露并切除第 5 跖骨头外侧骨赘，切骨线平外侧皮质骨延长线（图 6-3-5B），如跖外侧髁明显增大可作适量切除，修平截骨面。使跖趾关节复位，如内侧关节囊挛缩影响复位，则松解内侧挛缩。修整增厚的外侧关节囊瓣，将小趾置于矫正位，紧缩缝合外侧关节囊。注意避免因过度矫正而形成小趾外翻。缝合切口，软敷料包扎使小趾处于矫正位 3 周，一般不需要石膏固定。

（2）跖骨远端 Chevron 截骨矫形术：该术适用

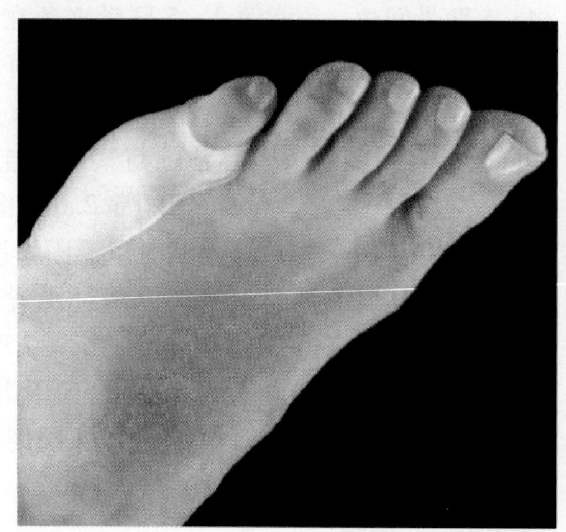
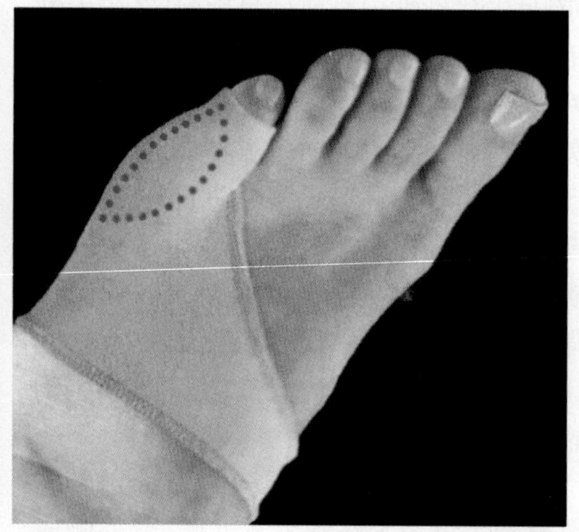

图 6-3-4　各种小趾囊炎的固定带

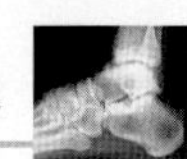

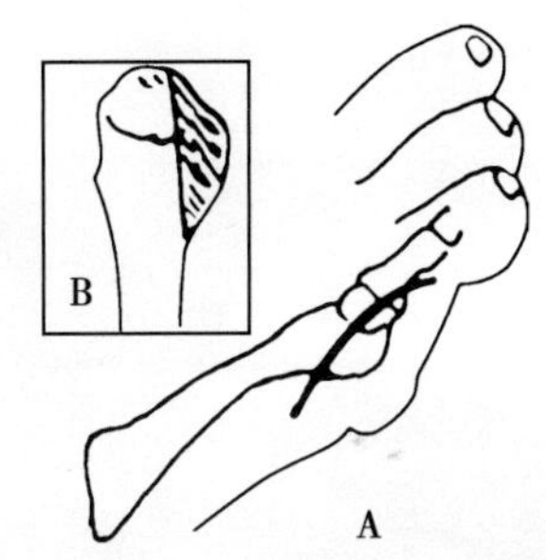

图 6-3-5　第 5 跖骨头外侧髁部分切除

A. 切口；B. 切除部分跖骨头

于2型或3型小蹞囊炎，跖骨轻、中度外翻，跖骨头外侧有疼痛性鸡眼或胼胝的患者，经非手术治疗无效，疼痛明显影响穿鞋和行走者。

术中在第5跖骨头背外侧做一纵形切口，显露与切除外侧骨赘，切断内侧挛缩的关节囊以矫正小蹞趾内翻。然后用锐利的骨刀或微型摆动锯切除增生肥大的外侧髁与骨赘。再于跖骨外侧的头颈交界处用微型摆动锯在距关节面1cm为顶点做V形截骨。截骨时应使锯片垂直于跖骨干平行于地面。截断后推挤截骨远端向内侧移位，移位的多少视术前第4、5跖骨间夹角的大小而定；夹角越大外移的距离就越大，一般外移2～3mm左右，但最多外移1/2跖骨直径（图6-3-6）。用一枚1.2mm直径的克氏针经皮肤从背内侧向跖远侧经过截骨面穿透背侧与跖侧的骨皮质予以固定。然后修平远端，分层缝合关闭切口。

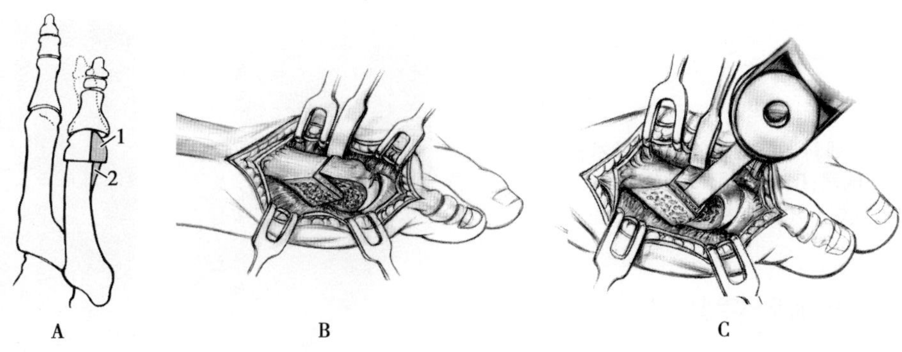

图 6-3-6　跖骨远端 Chevron 截骨矫形

A. 截骨范围（1 骨赘切除，2 外移后的骨突切除）；B. V形截骨后将远端推向内侧；C. 切除外移后的骨突

（3）跖骨远端斜形截骨矫形术：该术的适应证同上，尤其适用于第5跖骨外翻（展）明显者。其优点包括：①斜形截骨时骨接触面大，容易愈合；②适于固定，如加压螺钉、钢针、钢丝，特别是加压固定可防止跖骨远端抬高；③斜形截骨较为稳定；④斜形截骨产生的跖骨缩短少于横形截骨，术后转移性跖骨痛的发生率低。

手术操作：切口与显露同Chevron手术，在距跖骨头关节面约5mm处，用微型摆锯自外侧远端向内侧近端垂直于水平面，并和跖骨干纵轴成40°角截断第五跖骨。截断后推挤截骨远端向内侧移位，移位的多少视术前第4、5跖骨间夹角的大小而定；夹角越大外移的距离就越大，一般外移3mm左右，但最多外移1/2跖骨直径。由于截骨面为斜行，在向外移位的同时跖骨发生短缩，因而应使跖骨头向跖侧下移2～3mm，以防止术后负重向内侧转移。然后用两枚1.2mm直径的克氏针经皮肤垂直于截骨面固定（图6-3-7）。也可使用1～2枚2mm直径螺钉固定。

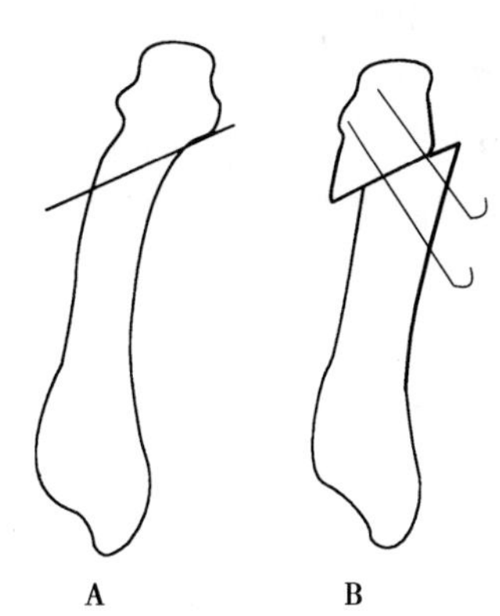

图 6-3-7　跖骨远端斜行截骨矫形术

A. 斜行截骨示意；B. 截骨后外移远端用克氏针固定

（4）跖骨干部斜形截骨矫形术：该术式是仿蹞外翻矫形的Ludloff术式，适用于第五跖骨外翻严重的3型小蹞囊炎，跖骨头外侧有疼痛性鸡眼或胼胝的患者，经非手术治疗无效，疼痛明显影响穿鞋和行走者。手术操作：于第5趾背侧自跖趾关节至跖骨基底部做纵形切口，显露与切除跖骨头外侧髁。然

后,从跖骨外侧向内侧用微型摆动锯自近背侧向远跖侧做斜形截骨,先从背侧开始,截断大部分长度的骨质时在近背侧钻孔用1枚螺丝钉固定,但不拧紧螺丝(图6-3-8A、B)。继之截断剩余部分的跖骨。截骨完成后,以第1枚螺钉为轴将远端推向内侧以纠正第5跖骨外翻。纠正满意后在跖骨远侧钻孔上第2枚螺钉固定(图6-3-8C)。然后拧紧第1枚螺钉。

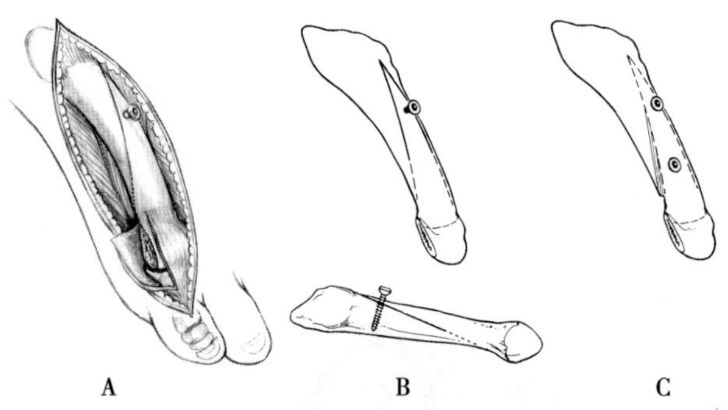

图6-3-8 跖骨干部斜形截骨(仿Ludloff术式)
A. 切除外侧髁;B. 拧入第一枚螺钉;
C. 内移远端后用第二枚螺钉固定

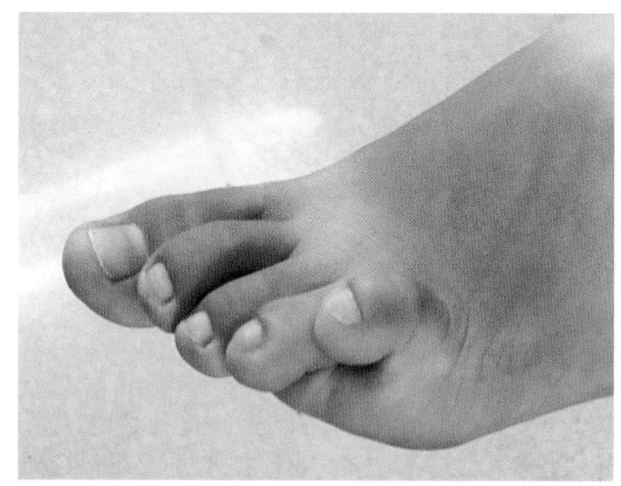

图6-3-9 小趾向背侧内翻

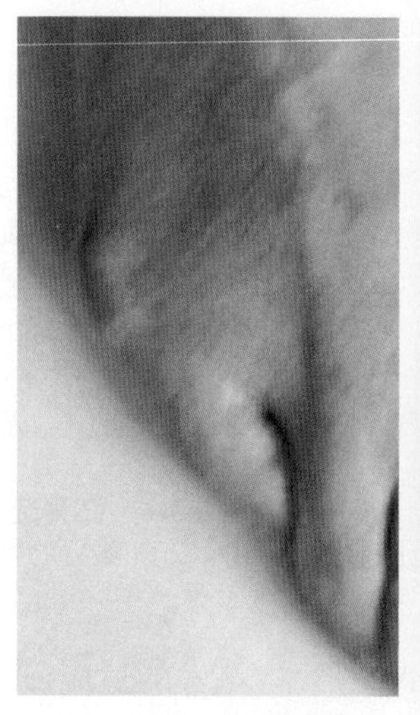
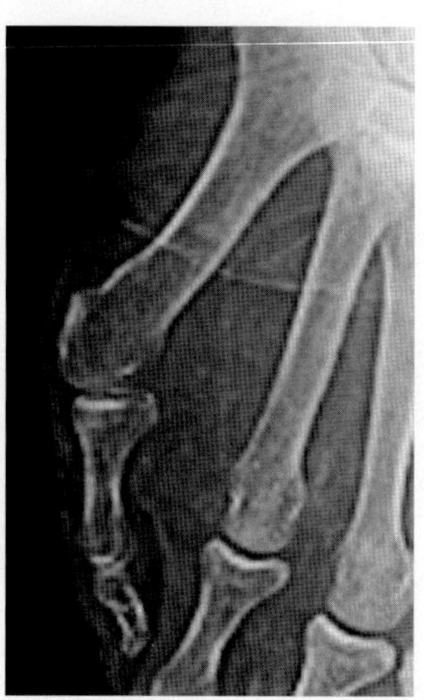

图6-3-10 小趾向跖侧内翻

二、小踇趾锤状趾

小踇趾的锤状趾畸形发生的原因、临床表现大体上与本章第一节介绍的其他趾的锤状趾相同。但与其他4趾也有不同之处,即由于受到鞋子的挤压大,大都表现为在小趾内翻的同时伴有重叠畸形;只有少数表现为上节介绍的典型的锤状趾畸形。发生内翻的同时又有向背侧与跖侧移位的两种情况。其中多数是小趾向背侧仰趾,严重者可重叠于第4趾上(图6-3-9);少数为向跖侧移位,部分内翻的小趾被压在第4趾的跖侧(图6-3-10)。每一种畸形又分为柔软型(畸形可以通过主动或被动矫正)和僵硬型(畸形不能被动矫正)两种类型。保守治疗方法包括更换合适的鞋子,配用矫形支具等,但效果多不佳。因而大多需手术治疗。

(一)柔软型小趾的锤状趾的外科治疗

柔软型小趾锤状趾的外科治疗,是以松解挛缩的软组织为主要手段来达到治疗目的。

1. 软组织松解术(DuVries术) 该术适用于轻、中度柔软型有症状的小趾锤状趾畸形,经长期非手术治疗无效的患者。不适用于僵硬型小趾的锤状趾畸形。

(1)柔软常规型锤状趾:此型指小趾没有内外翻的柔软型锤状趾。手术治疗的原则同本章第一节第一部分关于锤状趾的手术治疗。可参照这一部分的内容进行手术。

(2)柔软伴有小趾背侧内翻的锤状趾:可采用DuVries手术,具体操作步骤如下:在第4、5跖骨头间做一纵形的V切口(图6-3-11),V形的顶端在近侧。显露出第5跖趾关节背侧。Z形延长小趾伸趾长肌腱,切开跖趾关节背侧关节囊,切开并松解小趾跖趾关节内侧挛缩的侧副韧带和关节囊。然后用手将小趾置于跖屈、外翻位,仔细感觉体会是否还有软组织挛缩阻碍小趾的复位仍需要松解;如有,应予以彻底松解。切口处理:矫正小趾跖趾关节的过伸,观察切口皮肤的张力是否正常。如果皮肤切口张力正常,可用细的缝合线缝合切口中央皮肤,切口两端可能由于皮缘相错开而形成皱褶,可切去多余的皮肤后缝合切口两端皮肤。如果皮肤过紧影响畸形的矫

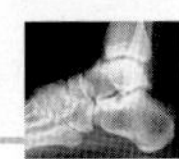

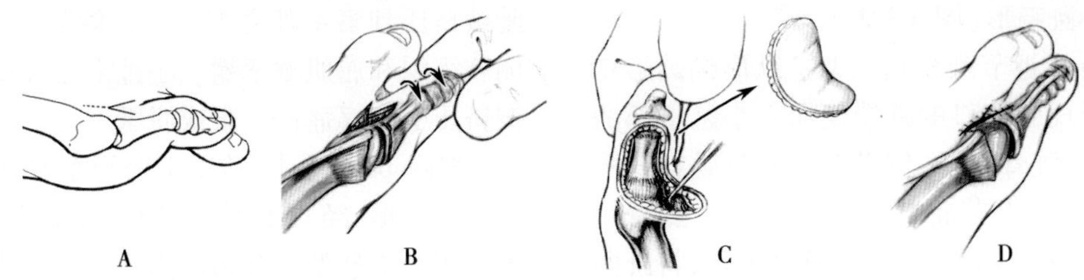

图 6-3-11　小趾柔软型背伸内翻锤状趾的软组织矫形术

A. 切口(虚线为 V 的延长切口);B. 软组织松解后矫正畸形;C. 跖侧切除椭圆形皮瓣(Wilson);D. 切口 V-Y 缝合延长背侧皮肤

正,可以在 V 的顶端向近侧做 1 ~2cm 的直切口,形成 V—Y 延长切口缝合之。如果小趾跖侧皮肤过多或为了更好地使小趾跖屈,可采用 Wilson 倡导的在小趾跖侧做一个椭圆形切口切除部分皮肤,然后用细的缝合线缝合切口。

(3) 柔软伴有小趾跖侧内翻的锤状趾。

2. 软组织部分切除术　适用于轻度柔软伴有小趾跖侧内翻的小蹲指锤状趾畸形的矫正。

手术操作:在第 5 跖趾关节背侧如图 6-3-12 样做一椭圆形皮肤切口,切除部分处凸的皮肤皮下组织,其纵轴长约 3cm,显露出第 5 跖趾关节内侧。松解内侧挛缩的侧副韧带和关节囊。然后,在小趾跖趾关节的跖侧处用尖刀片将小趾屈趾长肌腱切断以松解屈曲畸形。背伸小趾,如果背伸时感到有阻力,可将刀片继续插入将跖趾关节囊的跖侧切开以充分松解跖侧软组织矫正屈曲畸形。然后,重叠缝合伸趾长肌腱以紧缩之。用 1.2mm 直径克氏针将跖趾关节固定在背伸、外翻各 10°位 3 周。

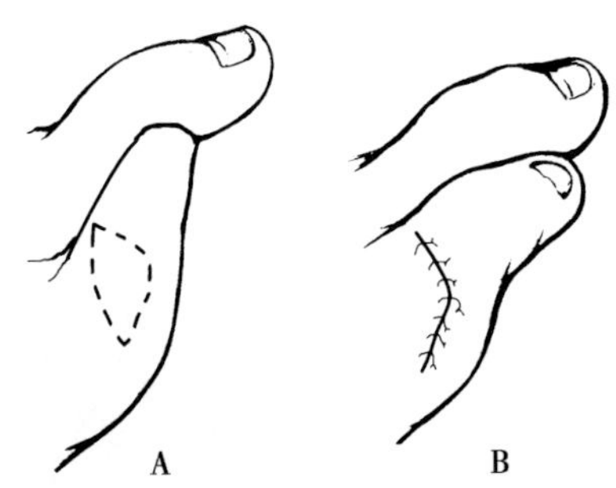

图 6-3-12　软组织部分切除术

A. 菱形切口示意;B. 缝合后示意

肌腱移位术(Lapidus 术):适用于严重的柔软型有症状的小趾锤状趾畸形,小趾背伸内翻畸形严重非手术治疗无效,不能穿正常鞋者。不适用于僵硬型小趾的锤状趾畸形。手术操作:自第 5 趾远侧趾间关节内侧向近端延伸,在跖趾关节背侧弯向外侧作切口,显露出小趾伸肌腱。在跖骨头近端约 2 ~3cm 背侧另做一个小的切口,在此切断小趾伸肌腱并将近侧断端缝合在小趾短伸肌腱上。保留伸趾肌腱止点,并将肌腱从远端拉出。切开第 5 跖趾关节背侧和内侧关节囊及侧副韧带,松解挛缩的软组织。将伸肌腱从远节趾骨干内侧达到中节趾骨内侧,再通过其跖侧穿到外侧。将小趾维持于跖屈、外翻各 10°位,拉紧伸肌腱后,用 2-0 不可吸收线将肌腱缝合于跖骨头外侧的小趾展肌腱上(图 6-3-13)。

(二) 小趾僵硬型锤状趾的治疗

1. 小趾僵硬背伸型锤状趾治疗　Ruiz-Moro 手术:适用于僵硬型有症状的小趾锤状趾畸形,小趾重叠于第 4 趾背侧并内翻畸形,非手术治疗无效,不能穿正常鞋者。也适用于无内外翻的跖趾关节与趾间关节均僵硬的小趾锤状趾畸形,有称为“鸭头趾”

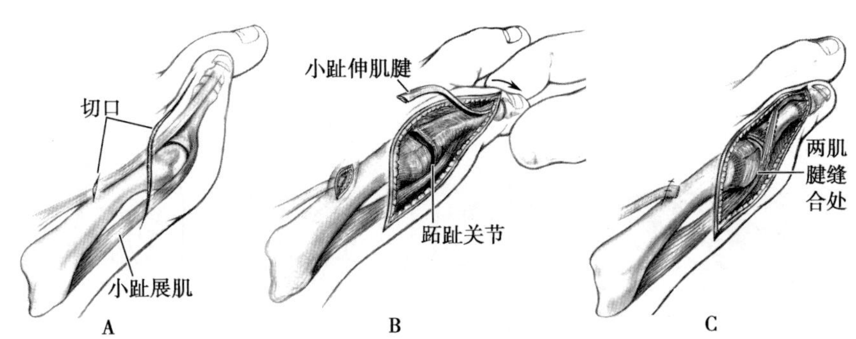

图 6-3-13　肌腱移位术(Lapidus 手术)

A. 切口; B. 切取伸趾肌腱;C. 伸趾肌腱与小趾展肌腱缝合

(Cock-up)的小趾畸形(图 6-3-9)。

手术操作:于近节趾骨跖侧做一纵形椭圆形皮肤切口,椭圆形皮肤切口的近端偏向于小趾根部的内侧。显露近节趾骨,从跖侧纵形切开骨膜行骨膜下剥离。全部切除近节趾骨(图 6-3-14)。然后用一枚 1. 2mm 直径克氏针纵形贯穿整个小趾,将趾间关节和跖趾关节固定于伸直位。

2. 小趾僵硬跖屈内翻畸形的治疗　小趾跖侧内翻畸形表现为小趾外旋、内翻和跖趾关节跖屈,小趾被挤压到第 4 趾之下方。背侧软组织被拉长,跖侧软组织和屈肌腱挛缩。小趾末端外侧与地面接触被挤压引起疼痛性鸡眼或胼胝。

Thompson 手术:适用于僵硬型有症状的小趾跖屈内翻畸形,经非手术治疗无效,不能穿正常鞋者。不适用于柔软型小趾跖屈内翻畸形和有一般外科禁忌者。手术操作:在小趾近节趾骨背侧做一个 Z 形皮肤切口。远侧切口位于外侧,近侧切口位于内侧(图 6-3-15A)。也可按上节治疗柔软伴有小趾跖侧

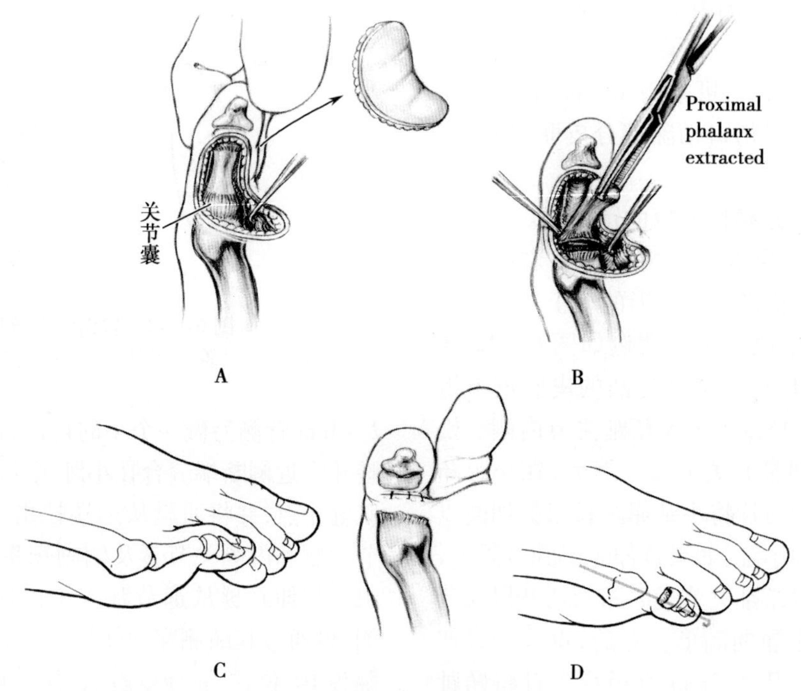

图 6-3-14　Ruiz-Moro 手术

A. 切口;B. 显露近节趾骨并切除之;C. 术前;D. 术后

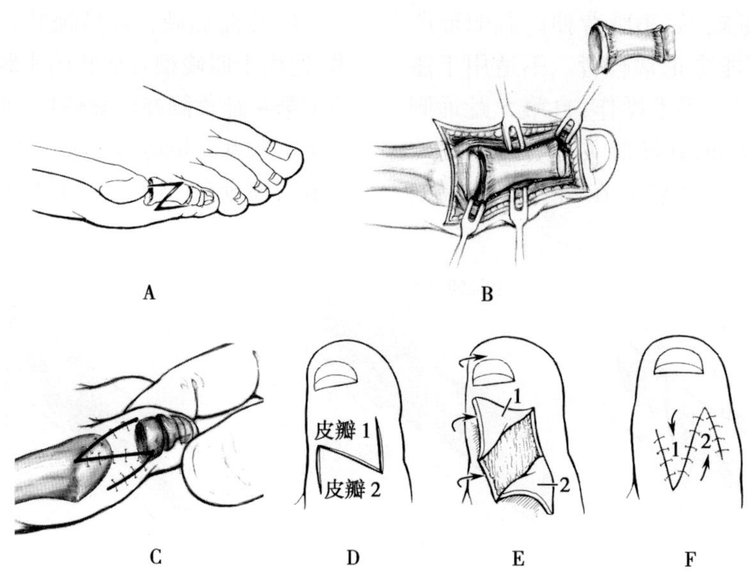

图 6-3-15　Thompson 手术

A. 切口;B. 切除近节趾骨;C. 皮瓣转位缝合;D. Z 形切口;E. Z 形切口形成两个皮瓣;F. 皮瓣转位缝合示意

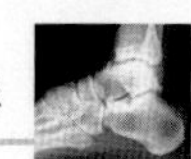

内翻锤状趾的手术做切口。在第5跖趾关节背侧如图6-3-11那样作一椭圆形皮肤切口，其纵轴长约3cm。切开皮肤、皮下组织后将椭圆形皮瓣切除，以短缩小趾背侧的皮肤。将伸趾肌腱横行切断，显露出近节趾骨，全部或部分切除近节趾骨。用一枚1.2mm直径克氏针贯穿整个小趾，将趾间关节和跖趾关节固定。使小趾保持在背伸、外翻各10°位。

三、小蹈趾仰趾畸形

小蹈趾仰趾畸形(图6-3-16)，又称小蹈趾鹅颈趾。是小蹈趾的第5跖趾关节过度背伸造成小趾“上仰”的一种畸形(cock-up deformity)；对于轻到中度柔软型畸形，可以参考本章第一节锤状趾部分介绍的趾长伸肌腱松解或延长、跖趾关节背侧关节囊松解来进行矫正。对于僵硬型或重度畸形者，可通过近节趾骨切除成形术(Ruiz-Moro手术)来进行矫正。

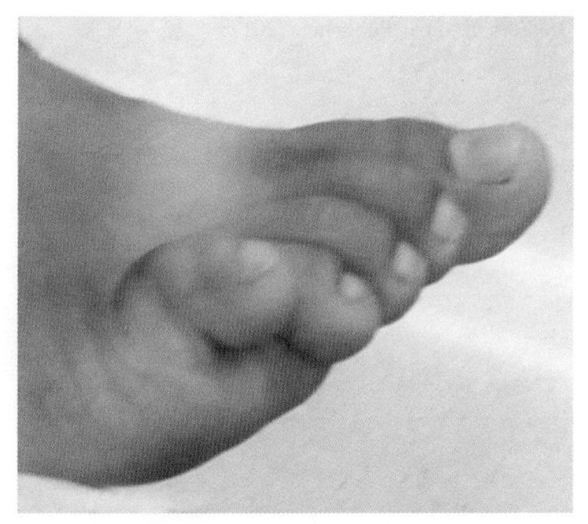

图6-3-16　小蹈趾鹅颈趾外形

四、小蹈趾槌状趾畸形

第5趾槌状趾偶有发生，柔软型第5趾的槌状趾常无症状；随着畸形发展成僵硬型，临床的症状也逐渐加重。表现为小趾的末端发生鸡眼或胼胝，局部疼痛。若伴有糖尿病或下肢神经血管疾病，局部可发生溃疡甚至坏死；对此类患者应早期预防和治疗。如穿用糖尿病足鞋垫加以保护等，若效果不理想建议采用手术治疗。

第5趾槌状趾畸形，非手术治疗无效，小趾的末端有鸡眼或胼胝、疼痛严重，甚至有溃疡或坏死发生者，可行第5趾末节截肢术。若末端仅有鸡眼或胼胝的槌状趾，末节屈曲严重、胼胝厚范围大的也可考虑行末节截肢；对畸形和局部病变不严重的可行常规的治疗槌状趾的手术治疗之(图6-3-17)。具体方法与术后处理参考本章第一节第二部分。

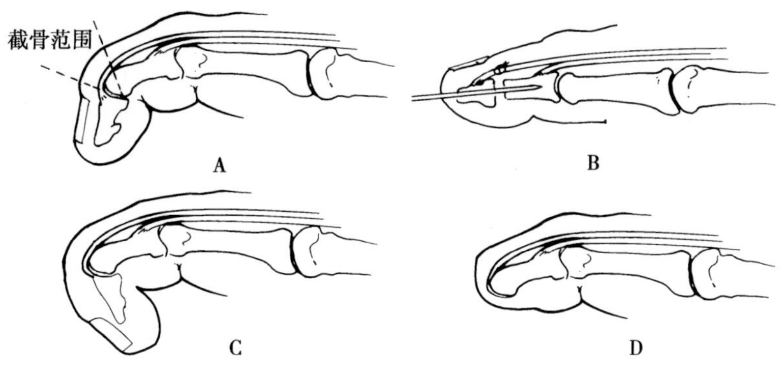

图6-3-17　小蹈趾槌状趾畸形矫正

A. 术前中等程度的槌状趾；B. 采用远端趾间关节成形术治疗后；C. 术前严重的槌状趾；D. 采用末节趾骨截肢术术后

(梁晓军　王正义　李毅　赵宏谋)

参考文献

1. 王正义. 足踝外科学. 北京：人民卫生出版社，2006.
2. Barca F, Acciaro AL. Surgical correction of crossover deformity of the second toe: A technique for tenodesis. Foot Ankle Int, 2004, 25(9): 620-624.
3. Feeney MS, Williams RL, Stephens MM. Selective lengthening of the proximal flexor tendon in the management of acquired claw toes. J Bone Joint Surg Br, 2001, 83(3): 335-338.
4. Dhukaram V, Hossain S, Sampath J, et al. Correction of hammer toe with an extended release of the metatarsophalangeal joint. J Bone Joint Surg Br, 2002, 84(7): 986-990.
5. Karlock LG. Second metatarsophalangeal joint fusion: A new technique for crossover hammer toe deformity. A preliminary

report. J Foot Ankle Surg,2003,42(4):177-182.

6. Myerson MS, Redfern DJ. Technique tip. Modification of DuVries' s lesser metatarsophalangeal joint arthroplasty to improve joint mobility. Foot Ankle Int,2004,25(4):277-279.
7. Michael. J Coughlin, Roger A. Mann, Charles L. Saltzman. Surgery of the Foot and Ankle. 8th ed. Philadelphia: Mosby Inc,2007.
8. Alan S Banks, Michael S. Downey, Dennis E. Martin, et al. Mcglamry forefoot surgery. Philadelphia: Lippincot Williams & Wilkins,2004.
9. James A. Nunley, Glenn B. Pfeffer, Roy W. Sanders, et al. Advanced reconstruction foot and ankle. Rosement: AAOS, 2004.
10. William H. B. Edwards. Avascular necrosis of the first metatarsal head. Foot and ankle clinics,2005,10(1):117-128.
11. Dane K. Wukich, Brian G. Donley, James J. Sferra. Hypermobility of the tarsometatarsal joint. Foot and ankle clinics, 2005,10(1):157-166.
12. Vanore JV, Christensen JC, Kravitz SR, et al. Diagnosis and treatment of first metatarsophalangeal joint disorders. Section 3: Hallux varus. J Foot Ankle Surg,2003,42(3):137-142.
13. Lau JT, Myerson MS. Modified split extensor hallucis longus tendon transfer for correction of hallux varus. Foot Ankle Int,2002,23(12):1138-1140.
14. M. J. Coughlin, Roger A. Mann. C. L. Saltzman. Surgery of the foot and ankle. 8th ed. Philadelphia: Mosby-Elsevier, 2007.
15. Selene. G. Parekh. Foot and Ankle Surgery. London: Jaypee Brothers Medical Publishers,2012

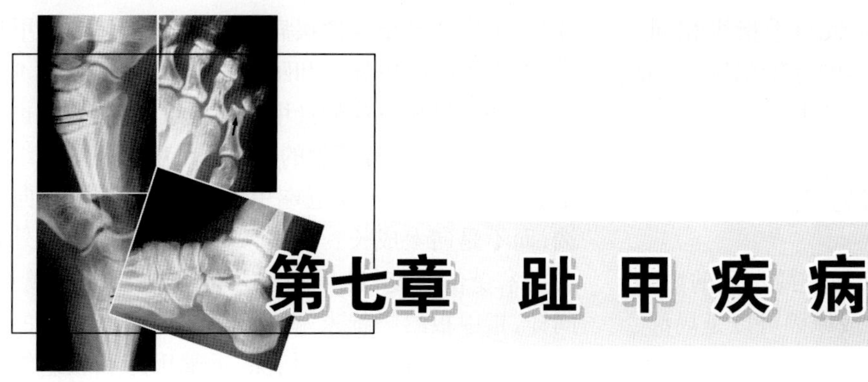

第七章 趾甲疾病

第一节 综　　述

一、功能解剖

指甲是皮肤特殊的附属物，一般被认为是由表皮演化而来，其本身由不含细胞的角蛋白构成。和头发一样，指甲也不会长出癌细胞。人类一般有20个指甲，位于每个手指和脚趾的端头背面。虽然手脚指甲的构造大概相同，“指甲”一词经常仅被用来指手指甲，而把脚趾甲称为“趾甲”。只有灵长类动物有趾甲，它的主要功能是保护末梢趾骨。

趾甲的生长终身不停，生长的速度则因人而异，但在同一个人中比较恒定。其生长速度为每天约0.025～0.12mm不等，具体的生长速度因个人年龄、新陈代谢速度、季节等而不同。一整个脚趾甲的生长周期较慢，大约需要12～18个月。

趾甲的主体被称为趾甲体，其微观结构为层状堆积的角蛋白。趾甲体根部，刚穿出皮肤处呈白色半月形，称为甲半月，质地比指甲体其他部分更为柔软。与趾甲体中间的大部分下面紧密连接的皮肤组织称为甲床。甲床含丰富的毛细血管，因而趾甲外观呈粉红色。趾甲体左右两侧有少量被皮肤覆盖的部分，称为甲侧缘。

趾甲体在顶端与甲床分离处称游离缘。此前的指甲体部分由于脱离甲床，呈不透明的白色，称为甲前。平常说的“剪趾甲”指的是修剪甲前部分——超过游离缘则可出现疼痛、流血甚至甲床感染。甲前之下的皮肤另有甲下皮保护甲床。一般一个完整健康的脚趾甲由以下7部分组成：

1. 甲基(matrix)　甲基位于指甲根部，其作用是产生组成趾甲的角蛋白细胞。甲基含有毛细血管，淋巴管和神经，因此极为敏感。甲基是指甲生长的源泉，甲基受损就意味着趾甲停止生长或畸形生长。

2. 甲根(nail root)　甲根位于皮肤下面，较为薄软。其作用是将新产生的趾甲细胞，推动老细胞向外生长，促进指甲的更新。

3. 趾皮(cuticle)和趾甲后缘(eponychium)　趾皮是覆盖甲根上的一层皮肤，它也覆盖着趾甲后缘。趾甲后缘是趾甲深入皮肤的边缘地带。

4. 甲弧(lunula)　甲弧位于甲根与甲床的连结处，呈白色，半月形。需要注意的是，甲盖并不是坚固地附着在甲基上，只是通过甲弧与之相连。

5. 甲盖(nail plate)　或称甲板。甲盖位于趾皮与趾甲前缘之间，附着在甲床上。甲盖由几层坚硬的角蛋白细胞组成，本身不含有神经和毛细血管。清洁趾甲下的污垢时不可太深入，以免伤及甲床或使甲盖从甲床上松动，甚至脱落。

6. 甲床(nail bed)　甲床位于趾甲的下面，含有大量的毛细血管和神经。由于含有毛细血管，所以甲床呈粉红色。

7. 甲沟(nail groove)　甲沟是指沿趾甲周围的

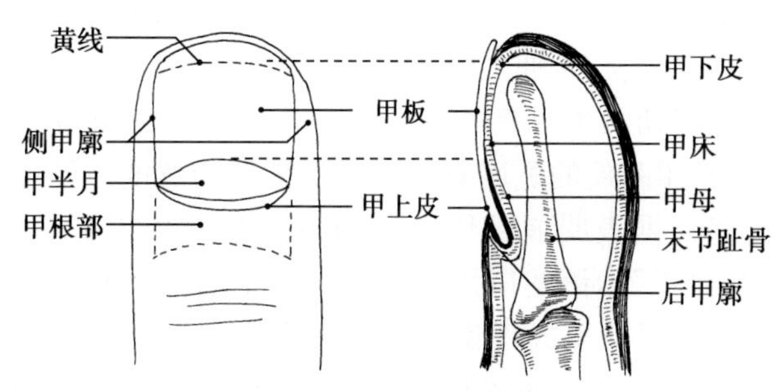

图7-1-1　趾甲的结构图

皮肤凹陷之处，脚趾甲的结构大致与手指甲相同。趾甲生长和健康状况取决于身体的健康状况、血液循环情况和体内矿物质含量（图7-1-1）。

二、趾甲病的分类

对人而言，趾甲的疾病及缺损是最常见的影响足部功能的足部疾病之一，其形成原因可以是局部、系统功能紊乱或先天的畸形等。当然，仅很少比例的趾甲异常是来自于系统疾病，如内分泌系统疾病，大部分是与其内在因素，并与直接或间接感染癣类有关；Nzuzi 提出了以下主要涉及解剖结构基础上的常见指甲异常的逻辑分类：①甲板障碍；②甲床病；③甲襞紊乱；④指甲基质疾病等。也有人根据涉及趾甲的常见疾病，包括感染、牛皮癣、接触性皮炎、湿疹、肿瘤、外伤等一般性或全身性疾病。将趾甲疾患分为：①皮肤及全身性疾病；②先天性和遗传趾甲疾病；③常见的趾甲异常和趾甲失养症等。

另外，机械造成的趾甲损伤是最常见、并且也是令医生们感到非常棘手的原因。趾甲板的基质细胞是纵行走向。由于受近端甲襞的压力，趾甲板向远端，而不是向上成长。但是，如果指甲基质由于外伤或手术受伤改变，趾甲板也可能在异常方向成长。同样，指甲板给脚趾末端部分的软组织以一定的刚性。如果趾甲被拔除或切除，远端甲床和软组织可以向上生长，因为这些软组织有向上的压力。当新的指甲板开始向远端增长，就可以抵压这些软组织使之向趾甲聚集或嵌入趾甲。

趾甲板上出现的横沟，反映趾甲母质有曾受损伤。趾甲板上出现纵行色素纹，反映趾甲母质中有些黑素细胞过于活跃。趾甲板表面出现小凹，是由于近侧趾甲母质有微小损伤等。

第二节　常见趾甲疾病

一、嵌　甲　症

嵌甲症（onychocryptosis）是足踝外科的常见趾甲病，嵌甲症可发生于各个足趾，但以踇趾最常见。

（一）病因病理

嵌甲的主要致病原因目前有两种观点：一种认为趾甲本身是致病因素，而软组织为继发因素，因鞋袜太窄，而将软组织挤向趾甲；另一种认为软组织是致病因素，趾甲是受害对象，因趾甲修剪不当，而将甲边缘压入甲沟软组织。但无论何种情况其最终结局都是导致局部皮肤破溃，皮肤的细菌、真菌进入伤口，导致感染，形成脓肿，再加上肉芽组织增生，而引起嵌甲。

嵌甲是指甲板的边界嵌入邻近甲襞软组织。事实上“嵌甲”是一种误导，因为它意味着该侧的趾甲板横向生长，延伸入趾甲沟。然而，所有的证据表明在脊椎动物中甲板的生长是由指甲基质的宽度决定，指甲基质的宽度直接关系到指甲的宽度。没有任何证据表明嵌趾甲患者的指甲基质变得更宽。“嵌趾甲”术语的应用，是基于“指甲凸部不断增宽使得指甲向里或者说向下长入甲槽”这样的假设。因此，在治疗这种疾病时外科医生的初步尝试意图去缩小指甲的边缘。正常情况下指甲边缘与甲槽的间距约1mm。该槽衬有一层薄薄的上皮，上皮紧靠在指甲边缘下面和旁边。在正常情况下，该空间足够保护甲槽不受刺激。一个狭窄的鞋头或紧身丝袜，会产生向下的压力而不断施加于甲板、甲唇或外侧甲皱，毁灭了甲板缘和甲槽之间的空间，并产生恒定的刺激。甲槽的反应性肿胀导致邻近软组织逐渐增生，并最终变得永久性肥大。随着此过程的继续，甲槽最终被指甲缘挤切开，随后往往继发感染。仅仅作趾甲边缘三角形截面切除，肥大的邻近软组织会填充切除了的趾甲边缘，往往会导致趾甲侧面厚鱼钩状畸形。趾甲生长过程中，撞上高高抬起的甲床，导致感染的反复发作和肉芽组织形成。甲侧缘的先天性增厚也是嵌指甲的易感因素。这种先天因素解释了为什么有时嵌甲会发生在婴幼儿甚至在新生儿。他们趾甲唇厚厚的，有的没甲槽或者趾甲边缘没有明确的边界。甲唇缘和甲槽的增生性变化都伴随有槽和唇上肉芽组织形成，轻微的刺激就会使肉芽组织出血不止。肥厚的组织可以覆盖指甲很大一部分甚至全部。

（二）临床表现

Richardson 将嵌甲症的临床过程分为三期，即Ⅰ期为炎症期，以侧方甲皱襞出现轻度红肿、压痛为主；Ⅱ期为脓肿期，此时局部红肿、多汗、压痛加剧，两侧甲皱襞肿胀高出甲板侧缘，开始有渗液流出，并

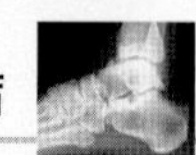

逐渐分泌物变为脓臭；Ⅲ期为肉芽形成期（图7-2-1），此期肉芽组织覆盖于侧方甲皱襞，妨碍引流物流出，感染进入慢性阶段，症状会反复急性发作。

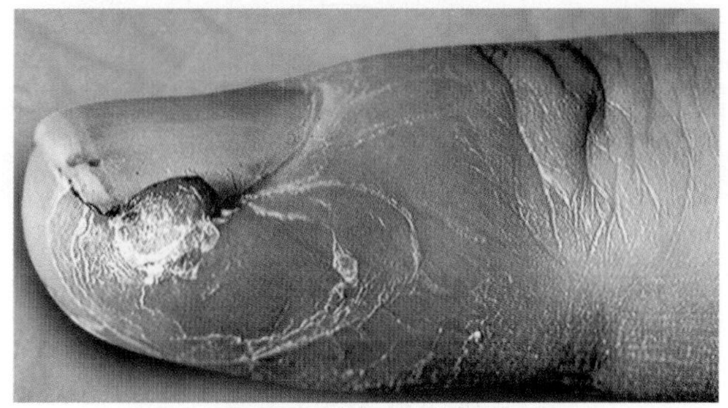

图 7-2-1　慢性甲沟炎引起的感染性肉芽肿

（三）治疗

踇趾嵌甲症的治疗应该从指导患者如何穿鞋和修剪趾甲开始。对症状较轻或为Ⅰ期病变的患者可通过口服或肌注抗生素，局部换药、引流等保守的方法治愈。但对症状较重、反复发作或为Ⅱ、Ⅲ期病变的患者则需考虑手术治疗。临床治疗该病的手术方法很多，下面介绍常见的几种手术方法。

1. 趾甲旁皮肤楔行切除术（Bartlett 术）　该术嵌甲症屡发感染，但趾甲正常生长，甲沟内长入软组织，呈甲旁肥大者。手术操作：先行足趾部清创处理，然后皮肤无菌消毒，取切口距甲缘2～3mm，自趾甲皱襞近端开始至足趾末端约0.5mm处止。楔行切除皮肤及皮下组织，可切至趾骨，切除的冠状面应为倒三角形。最后，冲洗切口，充分止血，行全层缝合。使甲沟外翻与趾甲分离（图7-2-2）。

若患者是在两次感染之间的稳定期手术，术中

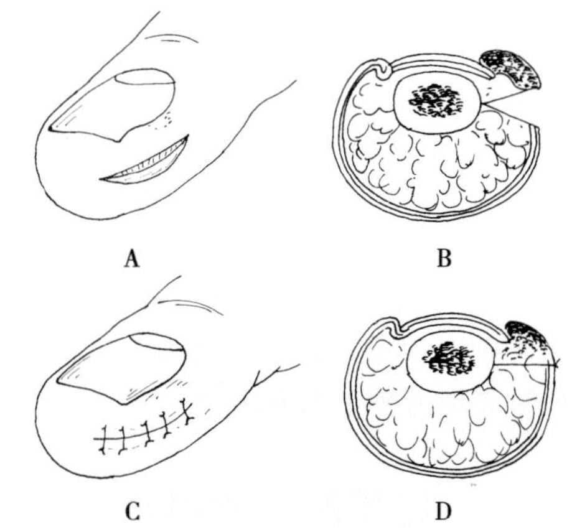

图 7-2-2　Bartlett 手术

A. 切口；B. 楔形切除软组织；C. 缝合；D. 术后甲沟外翻的组织与趾甲分离

经搔刮甲床组织后局部无明显感染时，可把切开的软组织边缘与甲床行常规缝合；此为 Winograd 改良 Baartlett 术式。术后处理同上。

2. 趾甲和趾甲旁软组织部分切除术　本手术适应于趾甲一侧或两侧边缘的软组织向甲沟内内翻生长，或甲缘有刺长入软组织，屡发感染而疼痛较重，保守治疗无效者。手术操作：在趾甲患侧作一梭行切口，用锐利的15号或11号刀片，将趾甲外1/4包括嵌入的甲旁软组织和趾甲的基质一起彻底切除。仔细搔刮甲床组织，清除过度生长的肉芽组织。然后在趾甲远近两侧，各松松的缝合1针。若嵌甲为双侧，则按上述方法在另一侧重复手术。最后，用油纱布覆盖切口，包扎。定期换药，2周拆线（图7-2-3）。

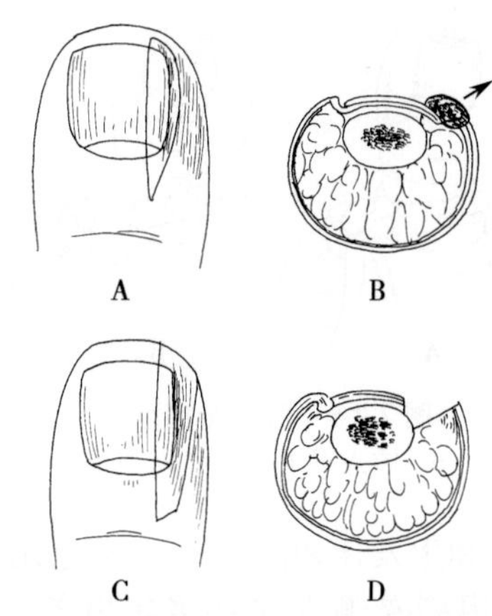

图 7-2-3　趾甲和趾甲旁软组织部分切除术

A. 切口；B. 切除范围示意；C. 另一切除方法；D. 切除后

3. 部分甲板摘除术　该手术适应于趾甲一侧发生，软组织向甲沟内生长，屡发感染而不愿进行全甲切除者。手术操作：在嵌甲侧方甲板的1/4处，纵形剪开趾甲，用尖刀片将趾甲与基底和侧方的软组织分离，然后用一根成角探针或窄臂、平滑的直止血钳将趾甲的外侧1/4自其甲床处掀起，并将其摘除。掀起趾甲时注意不要用力，以免使趾甲与甲床侧向分离。最后用刀片轻轻刮除肉芽组织或按椭圆形弧线将其连同部分甲皱襞彻底切除。用油砂布覆盖切口，包扎。定期换药（图7-2-4）。

4. 趾甲全摘除术　该手术适应于嵌甲伴有甲癣，致趾甲增厚变形，屡发甲沟炎，或病变累及双侧甲皱襞及甲上皮下方的趾甲，形成环绕趾甲脓肿，希望术后长出新甲者。手术要点：麻醉后将趾甲劈裂，用止血钳夹住趾甲，在其下方用尖刀片切割使甲床分离，然后在用小剥离器或尖刀片弧形分离甲皱襞，

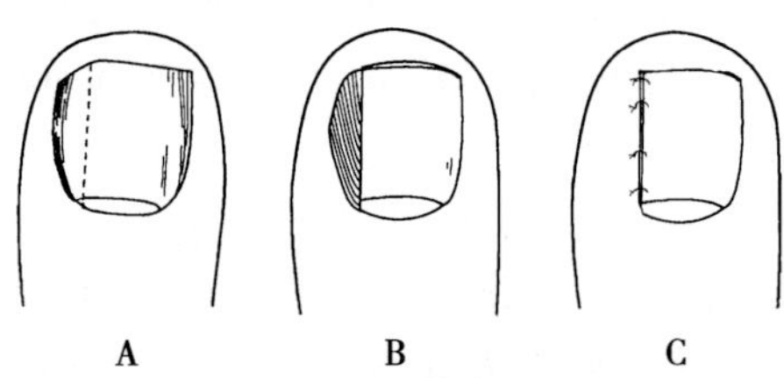

图 7-2-4　部分甲板摘除术
A. 切口；B. 部分趾甲切除；C. 术后

然后摘除全部趾甲。搔刮甲床，保留趾甲基质，以便日后长出新趾甲。用油纱布覆盖切口，稍加压包扎。定期换药（图 7-2-5）。

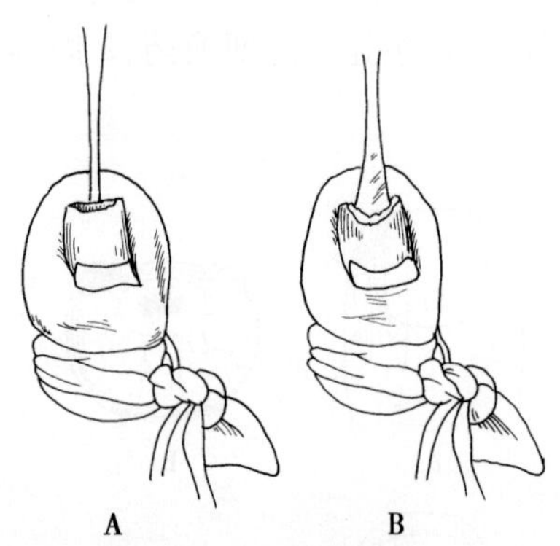

图 7-2-5　趾甲全摘除术
A. 插入甲下；B. 分离趾甲

5. 甲板和生发床切除术　该术适用于各种原因导致的趾甲病变、畸形的中老年患者。由于该手术会影响趾甲的外观，需患者作出取舍。手术操作：先行全趾甲摘除术，然后从两侧甲皱襞的近侧角向近端斜行延长切口约 1cm，将甲上皮做成全厚皮瓣向上翻起，将趾甲两侧的甲皱襞内缘切除 1～2mm，然后切除生发床，从趾甲弧影远侧 1～2mm 处做切口横向切开非生发床。翻开侧方甲皱襞，从趾骨上锐性完整切除生发床。此时注意充分显露踇长伸肌附着点，生发床要切除彻底。最后，甲上皮瓣翻回原处，缝合两侧角处。用油纱布覆盖切口，稍加压包扎。定期换药（图 7-2-6）。

6. 部分末节趾骨截除术　本术术后患趾不会生长趾甲、并短缩 1～2cm；适用于严重的双侧嵌甲患者，经过多次部分或全部甲板甚至生发床切除术，术后嵌甲复发，症状严重，久治不愈者。患者要求彻底治疗而对外观要求不高者。手术操作：在嵌甲的 4 周做环形切口（图 7-2-7A）。用血管钳夹住趾甲，用尖刀片切割使与甲床分离，拔出趾甲，全部剪除生甲基质。清除趾甲间隙污物，修剪其皮缘。然后，用咬骨钳将末节趾骨的远端在甲根部以远截去，修整

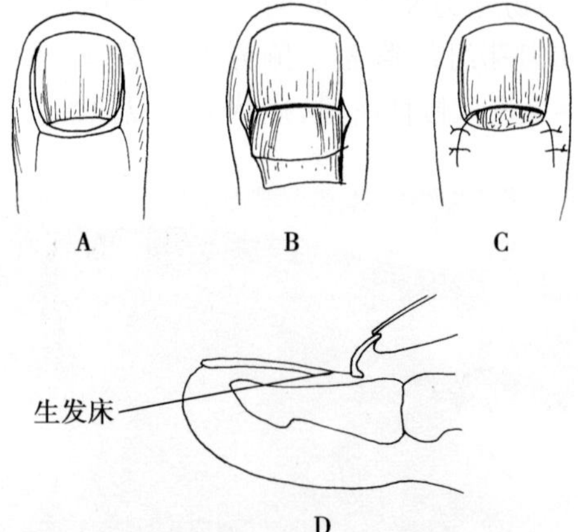

图 7-2-6　甲板和生发床切除术
A. 切口示意；B. 切除生发床；C. 术后；
D. 生发床位置示意

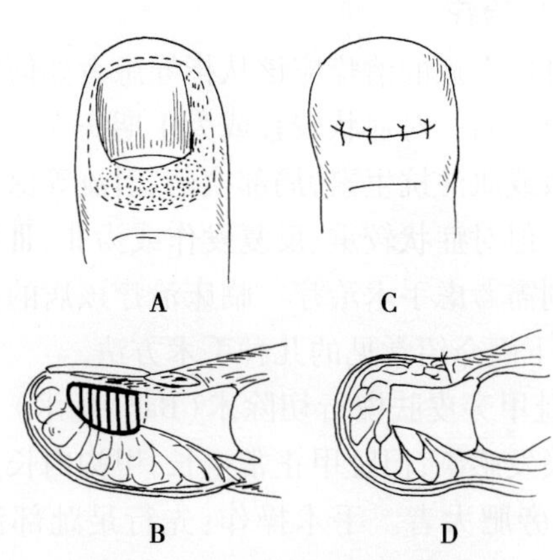

图 7-2-7　部分末节趾骨截除术
A. 切口显示；B. 截骨范围；C. 缝合后；D. 术后

残端。将跖侧皮瓣翻向背侧缝合（图 7-2-7）。

嵌甲症是临床常见病，手术后容易复发，所以嵌甲症的治疗应该从指导患者如何合理穿鞋，如何合理修剪趾甲开始。上述手术方法各有其有缺点和适应证，后两种手术对趾甲的破坏较大，要慎重应用，并要充分告知患者。第七种手术方法已切除全部的甲板和生发床，术后由非生发床形成的并非真正的趾甲，而是片状的角质层，会影响外观。第八种手术方法主要应用于嵌甲严重，患者对外观要求不甚高的中老年患者，对年轻患者特别是对趾甲要求较高的女性患者则要慎重选择。经过多例的临床观察，本人比较推崇第五种手术方法。

二、趾甲肥厚或甲弯曲

（一）病因与临床表现

趾甲肥厚是指一种肥厚甲板，它通常涉及大踇

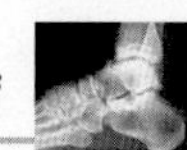

趾甲,但较小的脚趾也可能会受到影响。表现为巨大增长的甲板覆盖在脚趾的背侧面并常终止于脚趾足跖面。趾甲类似一个爪或角,往往发生在骑马的男性,所谓的“马倌的脚趾”,它也被称为“羊角趾甲”。它是先天条件原因或反复趾甲基质创伤的结果。在某些极端的情况下,以及较差的卫生条件,趾甲可以生长出几个厘米的长度并通过自身的曲线,从而变成类似于羊的角(图7-2-8)。

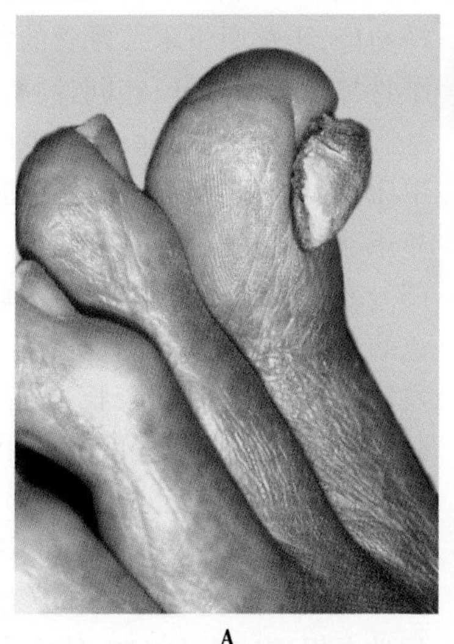

A

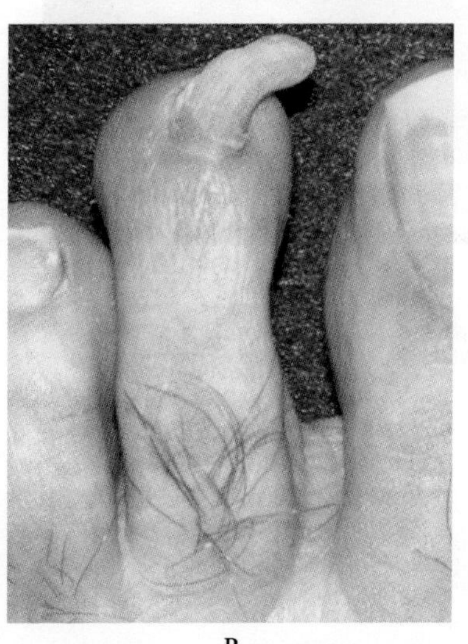

B

图7-2-8　趾甲弯曲

A. 背面观;B. 侧面观

畸形原因可能是全身性的,如营养不良或牛皮癣,可能造成黄色,棕色,灰色或黑色的趾甲。大多数情况下是局部条件所导致,如趾甲基质或甲床的创伤和体癣感染,这往往是最常见的原因。由于慢性真菌感染所积累的碎屑,趾甲的底面可以变得很厚,受影响的趾甲和它的甲床也会增厚及变形。该病也可以是膏样孢子菌引起的疾病,但此类疾病趾甲的表面可能有白色条纹或斑块。

(二)治疗

1. 保守治疗　可通过电动工具磨削逐渐减少趾甲的肥厚。但有的学者主张对于角化过度的趾甲注意减少使用电动工具消磨。他们指出,电动消磨可能会形成0.5~5μm的粒子进入空气中并被吸入呼吸道,长期暴露于过度角化的指甲磨灰中的医生可能导致结膜炎、过敏性鼻炎、哮喘、咳嗽、肺功能受损等。

有作者报道在甲板的局部或下方使用抗真菌药物治疗甲肥厚,获得一定的疗效。

2. 手术治疗　对于严重变形的棒状硬化趾指甲,多数学者建议直接将趾甲切掉。同时或之后,也可以用手术切除,化学去甲的方法等将指甲基质去除。对于反复发作,上述方法疗效不佳,且症状严重、痛苦极大者,可参考图7-2-7采用部分末节截肢手术治疗。

三、甲下外生骨疣

甲下外生骨疣不是趾甲病变,但常常表现为趾甲处的疼痛及变形,是一种反应性的骨性增长,通常发生在踇趾远节指骨的内侧背面。甲下外生骨疣对大踇趾尤其偏爱,虽然偶尔也可在较小脚趾发生。甲下外生骨疣通常有一个温和的增长速度,并且单方向增长,但很少超过0.5cm(图7-2-9)。

(一)病因

引起该病的原因尚不十分清楚,但以下两种学说,得到业内公认。①肿瘤学说:有学者认为该病为单发性良性纤维瘤、甲床下软骨瘤、遗传性多发性外生骨瘤等;②也有人认为该病的发生与外伤有关,如发生于柔道、摔跤后引发足趾的炎性刺激而引起。甲下外生骨疣最有可能是因鞋头的压力不断扩大的病变。大多数学者认为过窄的鞋头对甲板背侧面不断增加的压力,刺激引起并导致甲下外生骨疣的发生。在区分甲下外生骨疣与甲下骨软骨瘤时,软骨帽的组织学特征可明确诊断。甲下外生骨疣有软骨帽,这是软骨化生的一种反应性纤维的增长。Jahss指出,甲下外生骨疣组织学特点为慢性纤维化所造成的刺激。小梁状骨模式与远节指骨的结合是纤维软骨帽的基础。在甲下骨软骨瘤,透明软骨帽可以

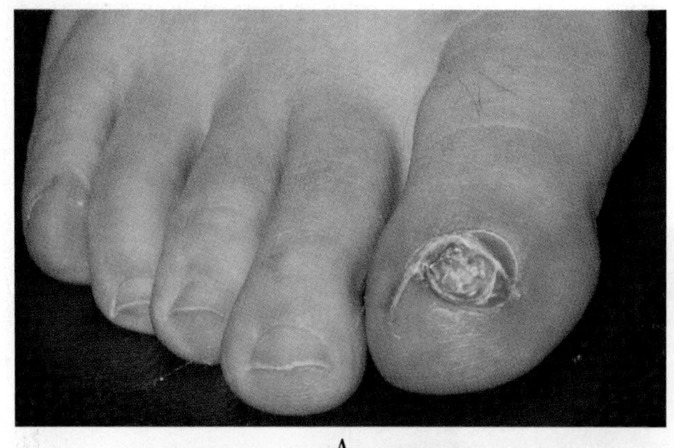

A

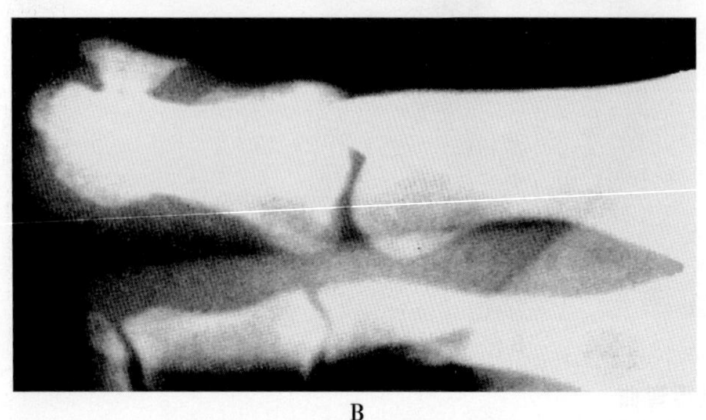

B

图 7-2-9　甲下外生骨疣外形
A. 外形；B. X 线表现

覆盖在小梁状骨模式之上。

（二）临床表现

甲下外生骨疣的临床主要表现为足远节趾骨部位的无蒂性骨软骨瘤，可侵蚀穿透甲床，甚至穿透甲板，可出现趾甲部位的疼痛和变形。大多数患者早期的描述为活动后足趾处疼痛加剧，甲板抬高、逐渐变色类似于慢性灰指甲或甲下血肿的表现。

（三）诊断与鉴别诊断

甲下外生骨疣的诊断依靠骨软骨瘤的影像学证据。一个正位 X 线片可能不会显示外生骨疣，但侧或斜位 X 线检查有助于确定病变。该病容易和骨软骨瘤混淆，后者的特征是大多出现在骨骺线附近，它常发生在青春期的男孩。相比之下，甲下外生骨疣的诊断更常见于 20 至 40 岁的成年人。甲下外生性骨疣更常发生在女性人口中，男女之比为 2∶1。

此外，该病应注意与甲下疣、化脓性肉芽肿、血管球瘤、角化棘皮瘤、甲下痣、表皮包含囊肿和恶性病变（如甲床肿瘤和甲下黑色素瘤）等疾病相鉴别。外生骨疣通常出现在远节指骨内侧背面。它通常是椭圆形的，且密度不规则。虽然软骨帽可能是相当大的，但放射线下的外生骨疣的表现可能远小于它的实际大小。需要注意的是，这些病变可发生在较小的足趾—这些更不常见的地方。局部放大片或者行 CT 检查对诊断可提供帮助。

（四）治疗

对于甲下外生骨疣的治疗主要以手术切除为主，其手术方法如下：在患趾的趾甲腹面作横行鱼嘴样切口，于趾甲下末节趾骨的背面，用小刀片将末节趾骨与软组织分开，连同骨膜、骨皮质在内直至骨疣基底部一同全部切除；切除范围不宜过大，以免影响甲床的血供，粗糙面锉平。间断缝合切口，覆盖油纱布条，敷料包扎。若骨疣较大，可根据术中情况拔出部分或整个趾甲，有的甚至需截除远侧趾甲和趾骨。该病由于为彻底切除骨疣，需切除部分甚至全部生发床，如果肿物时间较长，即使不切除生发床，术后趾甲均会发生不同程度的趾甲永久性变形，此点要让患者和家属有充分的了解。

外生骨疣复发很少，但不完整的切除可使之再生。复发可能会成为一个持续刺激源性的趾甲。有的学者报道该病有 53% 的次全切除复发率，而广泛局部切除后的预期复发率是 5% ～6% 。

四、血管球瘤

血管球瘤（glomus tumor）或者称球瘤，是一种少见的良性小型血管瘤，很少发生恶变。位于真皮网状层下，以肢端、甲床下最多见。由 1 条小动脉与 1 条小静脉吻合，形成 Sucquct-hoyer 管，其内含有血管球细胞。Sucquct-hoyer 管周围被无髓鞘神经纤维覆盖。可能参与体温调节，控制局部血压，维持间质环境的稳定功能。正常血管球有维持指（趾）和肢端的动、静脉循环的作用，因此能调节局部和全身的温度。

（一）病因病理

发病原因还尚不清楚。可呈常染色体显性遗传。血管球瘤多见于中青年人，女性略多于男性。大多为单发，也可见多发。多生长在肢端的皮肤或者皮下组织内，尤以手和足的甲床下最为多见。有时亦可在肌肉、阴茎和躯干等处遇见，偶尔也可以发生与脏器中。血管球在肢体末梢较多尤其是在手掌侧、足跖侧及手指足趾甲下分布较多，正常的血管球大小约 1mm，有调节体温作用，与出汗有关。血管球内有血管球细胞是一种内皮细胞外被很薄的胶原网包绕，为何转变成瘤机制不清。血管球瘤为直径 2 ～3mm 的圆形肿物包膜完整色深红或暗紫色。剖开瘤体有血液流出则肿瘤呈暗灰色。镜下无特殊改

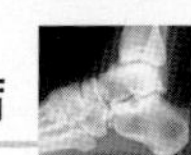

变只是血管球细胞及无髓鞘神经纤维显著增多。

（二）临床表现与诊断

血管球瘤好发部位为甲下，但在身体其他任何部位也可发生。指、趾部损害多见于女性，发生于其他部位者男性多见。临床上血管球瘤可分单发性血管球瘤和多发性血管球瘤。单发性者肿瘤表面呈淡红（图7-2-10）或者紫蓝色，界限清楚。常有显著触痛和自发性疼痛，严重者触痛呈剧烈放射性疼痛。查体时，轻微的触碰即可诱发明显的疼痛。对冷敏感，患肢浸入冷水中立即引起剧痛，加温后可缓解。吃酸物及情绪波动时疼痛加，夜间疼痛明显。有些学者把它与平滑肌瘤一样同称为“疼痛性皮下小结”，有时还伴有交感神经性紊乱症状，如肢部出汗，局部伴有Horners综合征。多发性血管球瘤少见，一般无触痛。X线片可见软组织肿瘤影。肿瘤部位，指（趾）骨质改变，即半圆形缺损。

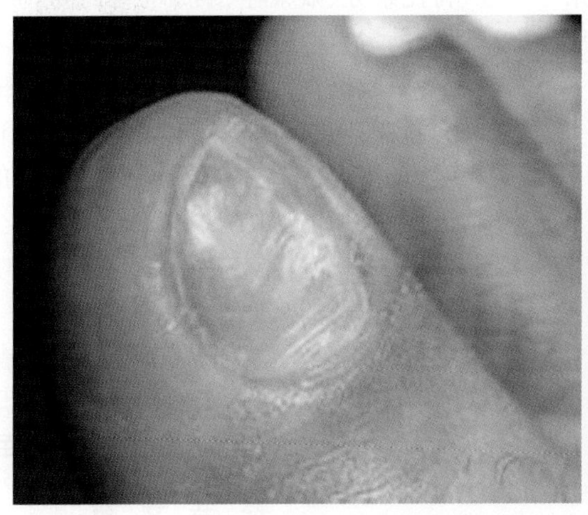
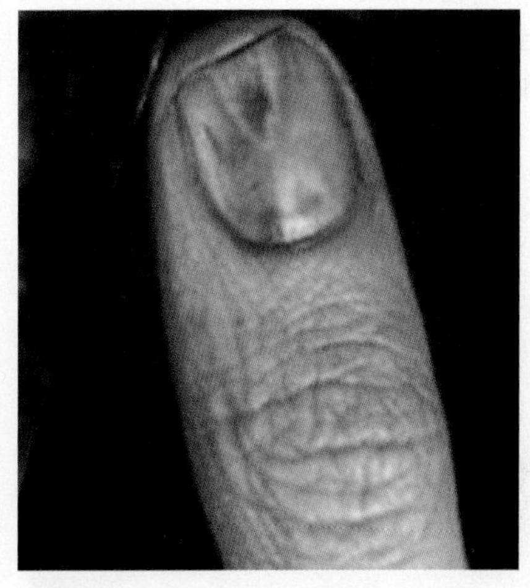

图7-2-10　足趾血管球瘤外形

根据临床表现，极端疼痛，固定压痛点，X线片的诊断检查多无困难。在作出诊断前，X线片是必要的，也用于鉴别。T_2加权的磁共振成像（MRI）可用于确定肿瘤的精确位置，作为术者参考。鉴别诊断包括黑素细胞瘤，黑色素瘤，听神经瘤，痛风，关节炎，异物肉芽肿和卡波济氏肉瘤等。

（三）治疗

血管球瘤的唯一有效的治疗方法是手术治疗。以往术中，在切除血管球瘤之前要先去除指甲；然后，切开甲床粘膜，显露瘤体，循包膜剥离，彻底切除，可获得永久疗效。术终前需修复甲床。如有残留，术后仍可疼痛，也可以复发和恶变。近年来，对此手术有所改进：在趾甲做一个L形切口，远侧5mm长加内侧或外侧5mm长，剥离整个甲皮瓣，就可以切除肿瘤。皮瓣缝合止血后恢复其原样，也没有复发或指甲不规则的弊端。

五、甲　　癣

甲癣（tinea unguium），俗称“灰指甲”；是一种渐进的易反复发生的源于甲床的真菌感染，占所有趾甲异常的50%以上。在趾甲感染的过程中，会出现典型的外观发黄和指甲增厚。真菌感染的脚趾甲常伴随着一个或多个足趾的足癣（脚气）。

（一）病因

糖尿病、免疫功能低下的人易患病，甲损伤为诱发因素，特别是修甲时对甲板及甲小皮的损伤常为致病菌的入口。致病真菌为皮肤癣菌、念珠菌及非皮肤癣菌类真菌。一般真菌感染的入口是甲床和甲板之间。真菌在甲受轻微外伤后进入甲板进行生长繁殖，它们一方面将甲组织作为营养源，另一方面破坏甲的正常结构，造成各种主观及客观的甲损害。

高龄男性易患此病，男性真菌感染率约比女性高1.7~3.0倍。有作者报道在年龄大于60岁的患者中，可以有近75%的人有趾甲受累，感染皮肤癣菌，如毛癣菌、癣菌和絮状表皮癣菌等较常见的念珠菌属。

此外，家族史、潮湿环境、营养不良、免疫低下等为易感因素，外伤、特别是不当的修甲、应用公共修甲工具、穿公共拖鞋等可感染该病。

（二）临床表现与诊断

足趾发生甲癣后，病情轻者多无症状；合并甲沟炎时可出现疼痛、瘙痒等。病情重者，大多数患者会发生足趾部的瘙痒与疼痛，甚至影响活动。严重者，由于甲床的压迫性坏死或严重的细菌感染甚至可以造成某些老年患者的肢体伤残甚或截肢的危险。灰指甲多会伴随趾甲的慢性感染，出现趾甲变厚、变形、小凹、失去光泽等，有时会成“钩”状、“喇叭”状。颜色改变视不同菌种而易，最常见的颜色为灰黄色（图7-2-11），后者也是“灰指甲”的名由，另外，也可为黄色、红色、白色、绿色等。部分患者，疾病经过一段时间发展后，趾甲板下方出现的慢性碎屑逐渐堆积，使趾甲变得特别肥厚。当被紧身长袜或鞋子束缚使足趾受到压迫的时候，增厚甲板可从底层甲床脱离并出现疼痛。

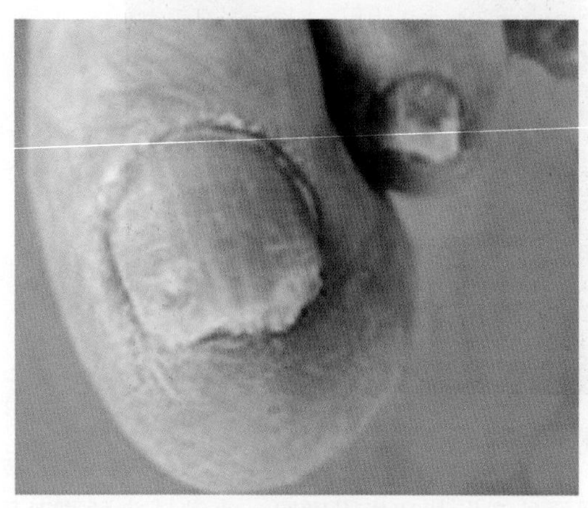

图7-2-11　甲癣外形

临床诊断有时较难。趾甲出现异常并不一定就是灰指甲。许多皮肤病及全身性疾病也会引起趾甲改变，如银屑病、湿疹、连续性肢端皮炎、雷诺氏症等引起的趾甲病，某些症状与灰指甲有一定的相似之处。此时，最重要的诊断依据是真菌镜检或培养呈阳性。

（三）治疗

1. 局部用药　当趾甲的损害始于远端、又不超过甲长度的1/3时，可局部使用外用药物治疗。常用的药物有的阿莫罗芬、环吡酮胺等甲涂剂。

2. 口服药物治疗　对于甲癣的药物治疗常存在误区，主要源于既往的抗真菌药物如灰黄霉素等常可引起肝脏损害。自20世纪末期，新型抗真菌药物的出现使甲真菌病的治疗出现了革命性的改变。这些药物进入人体后，会很快结合于角质组织进行杀菌或抑制真菌生长，极大程度上减少了对肝脏、肾脏的损伤。这些新型抗真菌药物的副作用和一般抗生素类药物已无明显差异。常用的药物有伊曲康唑、特比萘芬、氟康唑、酮康唑等药物。

目前，治疗该病的方法主要是趾甲局部外用药物配合口服抗真菌药物。多数学者比较推崇在使用外用药物的同时口服伊曲康唑类药物，由于该类药物能够在皮肤和指甲中长期保持有效的抗真菌浓度，采用间歇冲击服药的方法，大大减少了服药时间，降低了治疗成本，减轻了药物的副作用。深受临床医生和患者的欢迎。

3. 其他治疗　激光治疗为新型的治疗方法，但经验尚不充足，仍在临床试用、观察中。

（陈兆军　王正义）

参考文献

1. Rotta I, Cristina A, Rodrigues P, et al. Efficacy and Safety of Topical Antifungals in the Treatment of Dermatomycosis: A Systematic Review. Br J Dermatol, 2012, 166(5): 927-933.
2. Michael. J Coughlin, Roger A. Mann, Charles L. Saltzman. Surgery of the Foot and Ankle. 8th ed. Philadelphia: Mosby Inc, 2007.
3. Mark S. Myerson. Foot and Ankle Disonders. London: W. B. Saunders, 2000.
4. Selene G Parekh. Foot & Ankle Surgery. London: JP Ltd, 2012.
5. 王正义. 足踝外科手术学. 北京：人民卫生出版社，2009.
6. 陈兆军，王正义，林顺福，等. 改良Bartlett手术治疗顽固性踇趾嵌甲症. 中华骨科杂志，2005，25(4)：248-249.

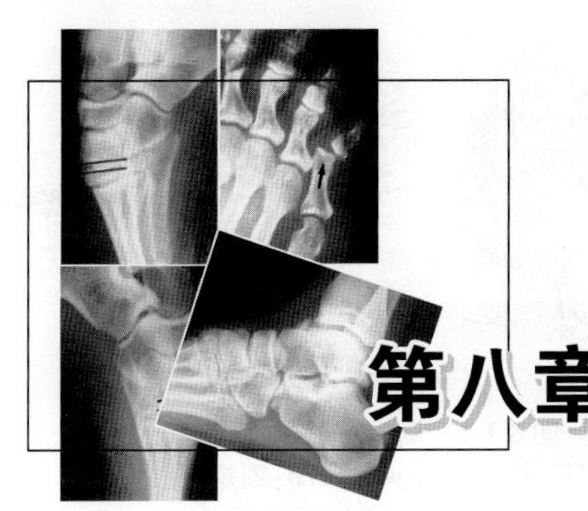

第八章 足的籽骨与副骨

古罗马著名医生盖仑创造了"sesamoid"这个词,将与芝麻籽(seeds of the sesamum indicum)外形相似的小圆骨头称为籽骨(sesamoid bone)。有些籽骨的解剖位置较为恒定,如髌骨和跗趾籽骨,一些籽骨的位置常常会发生变化,不恒定的籽骨可发生于足的任何负重面,如存在于2~5跖骨头下方或任何趾骨下方。籽骨整体或部分存在于相应的肌腱中,具有改变肌肉的牵拉方向,减少摩擦和减缓压力的作用。籽骨可完全骨化、部分骨化或完全为软骨,部分骨化的籽骨以纤维软骨连接。这种骨化程度的差异可以解释在X线片中,有些籽骨能够完全显示,有些显示为籽骨分离,有些籽骨显示不出(图8-0-1)。

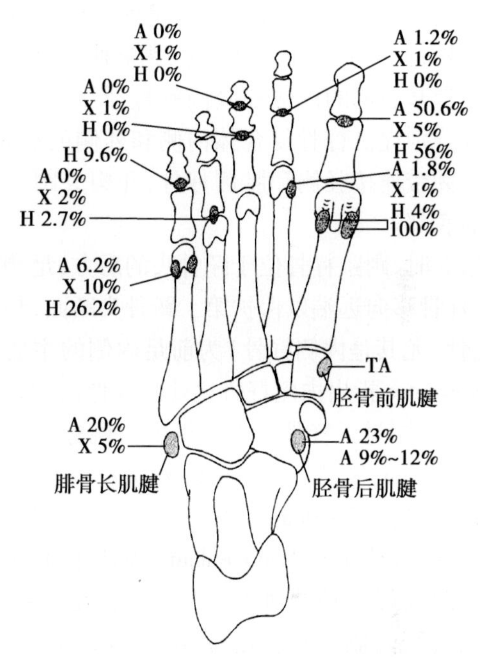

图8-0-1 足部籽骨不同研究的发现率
A. 解剖学发现率;H. 组织胚胎学发现率;
X. 影像学发现率

足的副骨被认为是发育异常所致,副骨可以发育成正常骨的分部或者从足正常跗骨的突出部分。副骨可来源于软骨形成中的独立基质、独立的骨化中心、肌腱内骨或不明病理损伤引起。Henderson发现一些副骨的发生具有遗传因素。从临床角度看,副舟骨和三角骨常引起症状。有时很难将副骨与急性骨折相区别。常在其他原因拍片检查时发现副骨,例如在与副舟骨无关的外伤或者疼痛的检查过程中发现副舟骨。

足的籽骨和副骨都是附属于足部的小骨,查阅相关书籍和文献,对同一小骨的称谓不尽相同,可有几种不同的名称,容易混淆,有时同一小骨既被称为籽骨,也被称为副骨,本章节中按照小骨的大小和形状将其区分,对于体积较小、形状与芝麻籽相似的小骨称为籽骨,对于体积较大、形状不规则的小骨称为副骨。

第一节 跗趾籽骨

跗趾籽骨(hallucal sesamoids),是位于第1跖趾关节跖面的两个芝麻籽形状的小骨,是位置最固定、最恒定出现的足部籽骨,内侧和外侧的跗趾籽骨分别称为胫侧籽骨和腓侧籽骨,分别位于第1跖趾关节处内侧和外侧跗短屈肌内,共同构成籽骨复合体,其吸收大部分第1跖列的负重,减少摩擦,保护跨过第1跖骨头的跗长屈肌腱,增加足第1跖列固有肌的机械优势。跗趾籽骨退行性变或损伤可以引起第1跖趾关节处疼痛和功能丧失。为了解这些临床问题的本质,评估恰当的手术适应证,我们有必要了解踇趾籽骨装置的相关解剖和功能。

一、应 用 解 剖

踇趾籽骨除其背面与第1跖骨头跖面相关节，其余部分被踇短屈肌的两条肌腱包裹。第1跖骨头的籽骨间嵴将其跖面分成内侧跖面和外侧跖面，对籽骨复合体提供内在的稳定性。踇趾籽骨通过跖板与踇趾近节趾骨基底部跖侧连接，并通过第1跖趾关节侧副韧带和籽骨韧带组成的悬吊装置悬吊于第1跖趾关节跖面的内侧和外侧。在第1跖趾关节外侧，踇收肌腱止于踇趾近节趾骨基底部的跖外侧和腓侧籽骨，在第1跖趾关节内侧，踇展肌腱止于踇趾近节趾骨基底部的内侧和胫侧籽骨，踇收肌腱和踇展肌腱分别提供籽骨复合体内侧和外侧的稳定性。籽骨间韧带连接胫侧和腓侧籽骨，并构成踇长屈肌腱管的底部。

站立时，踇趾籽骨位于跖骨头的后方；足踇趾背伸时，籽骨移向远端以保护第1跖骨头跖面；垫脚尖时，籽骨（尤其是内侧籽骨）为前足内侧的主要负重点。Kewenter 指出内侧籽骨比外侧籽骨稍大且靠近远端。Orr 测量了籽骨的大小得出内侧籽骨平均长为12～15mm，宽为9～11mm；外侧籽骨平均长为9～10mm，宽为7～9mm。

Pretterklieber 和 Wanivenhaus 描述了3种不同类型的踇趾籽骨动脉血供。A型最常见，占52%，血供来自跖内侧动脉和跖弓；B型占24%，血供主要来自于跖弓；C型占24%，血运主要来自跖内侧动脉。籽骨动脉支的数量可影响籽骨骨折愈合和缺血性坏死的发生率。存在多个动脉支，有利于受损伤籽骨恢复，单一动脉支可因籽骨骨折损伤造成供血中断，导致骨折延迟愈合或者不愈合。Sobel 等评估了籽骨血运，发现籽骨主要的血运来自近端和跖面，较小的血供来自于籽骨的远端。近端的血供通过踇短屈肌，提供籽骨近端1/3～2/3的血运，远端的血供通过远端关节囊进入，近端和远端血供之间存在血管吻合（图8-1-1）。籽骨远端由细小血管供应，可能造成踇趾籽骨折后延迟愈合或不愈合。

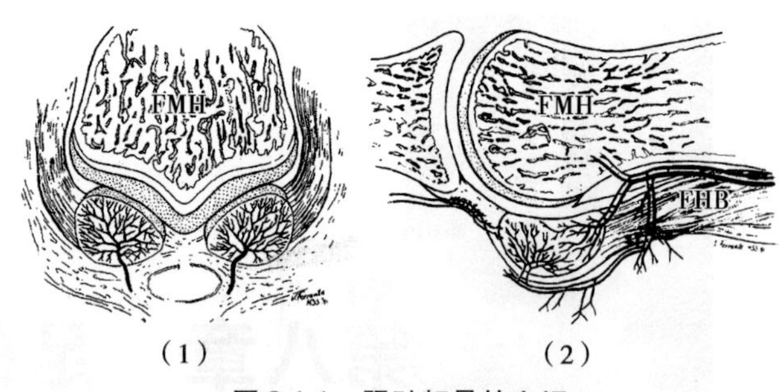

（1）　　（2）

图8-1-1　踇趾籽骨的血运
（FMH：第一跖骨头　FHB：踇短屈肌）
（1）矢状面；（2）冠状面

二、与踇趾籽骨相关的九种常见疾病

踇趾籽骨可能出现先天性异常、关节炎、创伤、感染、骨软骨炎和籽骨炎。常见的症状和体征包括：第1跖趾关节压痛或活动时疼痛、活动范围受限、关节肿胀和跖屈或背伸肌力减弱。可出现第1跖趾关节滑囊炎，籽骨处胼胝。注意进行性踇外翻或踇内收畸形的患者，是否继发于籽骨骨折。如果籽骨压迫趾神经，可出现麻木和Tinel征。

在足常规正位X线片上，跖骨头的影像与胫侧和腓侧籽骨重叠，在侧位片上，胫侧与腓侧籽骨的影像重叠，因此足常规正位和侧位X线片在评估籽骨时具有局限性。但足的外斜位和内斜位X线片可以很好的分别显示腓侧籽骨和胫侧籽骨，轴位X线片常用来评估踇趾籽骨的位置。当患者有主观症状，但X线片显示正常时，骨扫描和MRI也许会有帮助。

（一）骨折与两部分踇趾籽骨

踇趾籽骨骨折很少见，从高处坠落时前足着地、前足突然负重或挤压伤，可造成踇趾籽骨横行或粉碎性骨折。

两部分踇趾籽骨（bipartite hallucal sesamoids）为一个踇趾籽骨存在两个骨化中心并以软骨相连接，通常无症状，X线片上显示籽骨分离现象，其发生率约为15%，大多数发生在胫侧籽骨（图8-1-2）。有报道发现随着年龄的增加两部分踇趾籽骨的发生率会逐步减小，表明两部分踇趾籽骨之间能够逐步形成骨性连接，通过对先天性两部分踇趾籽骨的组织学研究发现两个骨性结构之间由关节软骨嵌入连接，如果此时受到损伤，有发生骨折或软骨联合分离的倾向。

如果患者在受外伤后，第1跖趾关节下方不适，用足外侧缘着地行走，X线片显示踇趾籽骨之间存在分界线，需要对有症状的两部分踇趾籽骨和踇趾籽骨骨折进行鉴别。急性踇趾籽骨骨折的X线片上显示边缘锐利不规则的骨折线。如果两部分踇趾籽骨受到损伤后出现进行性疼痛，通过X线片很难确定骨折，可行骨扫描、CT或MRI检查。MRI不仅

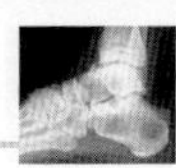

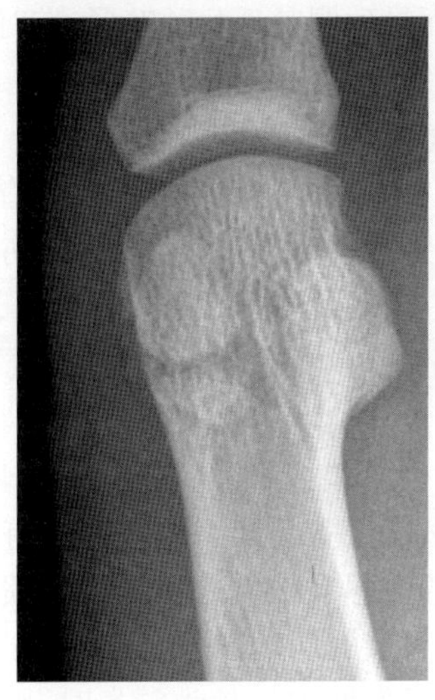
图 8-1-2　两部分踇趾籽骨

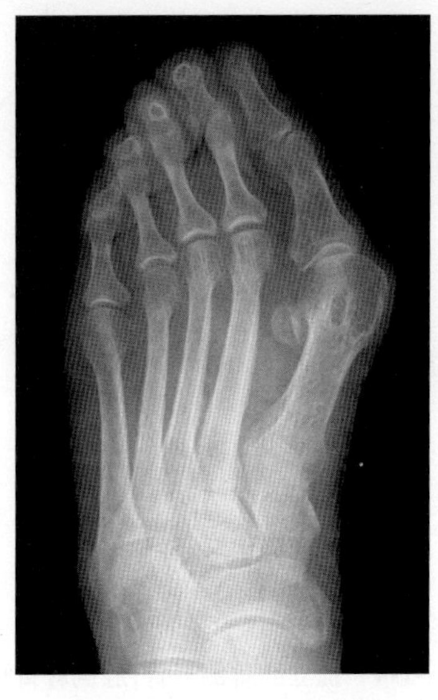
图 8-1-3　踇趾籽骨脱位

可以显示创伤周围软组织情况，还可以区别急性籽骨骨折和其他籽骨病损。

对于移位不明显的踇趾籽骨骨折可以穿着特制的将足舟骨垫高的矫形垫减少籽骨区域的压力或者使用非负重的小腿石膏托固定 4 ~ 6 周。如果骨折延迟愈合或不愈合，经保守治疗无效，疼痛超过 6 个月，则需要手术治疗。可采用籽骨清创植骨、部分或全部籽骨切除。单一籽骨切除后对足的功能影响不明显，但要避免双籽骨切除。

（二）半脱位和脱位

踇趾籽骨半脱位和脱位常见于中、重度踇外翻畸形的患者（图 8-1-3）。随着踇外翻畸形程度的加重，止于近节趾骨基底以及外侧籽骨的收肌联合肌腱会导致踇趾旋前，当踇趾外翻移位时，第 1 跖骨会出现内收，籽骨与第 2 跖骨趋于保持正常的位置关系，则第 1 跖骨与籽骨关节会出现半脱位或脱位。随着籽骨脱位的发展，籽骨间嵴会发生磨损。轻中度踇外翻患者的轴位片可显示籽骨间嵴有一定程度的变平，而重度患者籽骨间嵴可能消失。将踇外翻畸形的矫正后，踇趾籽骨一般可复位，有时还需要松解踇收肌和外侧关节囊。主要将胫侧籽骨复位于第 1 跖骨头跖内侧关节面，彻底外侧软组织松解之后，如果还有明显挛缩，或者外侧籽骨有明显的退变，在踇趾对线后限制了跖趾关节的充分活动，可以考虑切除腓侧籽骨。由于籽骨间嵴的过度磨损，可导致内侧关节面不稳定，过度的内侧关节囊紧缩和过多切除内侧骨赘可导致术后踇内收的发生。

（三）畸形或增生

踇趾籽骨先天性和获得性畸形或增生，可造成籽骨跖侧的皮肤角化、继发性溃疡和慢性骨髓炎。由于胫侧籽骨的位置及其负重增加，胫侧籽骨多出现难治性跖侧胼胝。由于腓侧籽骨通常受力较小，畸形或者增生的腓侧籽骨较少伴有胼胝。持续的行走痛是籽骨过度增生或者畸形最为常见的症状。第 1 跖骨头下的弥漫性角质增生常伴随第 1 跖列跖屈增加和高弓足畸形，而局限的胼胝多由籽骨的增生突起造成。踇外翻的患者踇趾旋前伴第 1 跖骨内收造成跖籽关节面旋转和籽骨跖侧增生，可导致痛性胼胝，最终由于负重压力的作用而形成溃疡。

对于其治疗包括：切除有症状的胼胝和使用跖骨垫、舟骨垫或者特制矫形装置减少籽骨处的负重和缓解症状。如果症状持续，可行籽骨修整或者切除。对于症状顽固的存在的患者，如高弓足畸形或者第 1 跖列跖屈畸形的患者，多伴有反复出现的跖侧胼胝，可行跖骨的闭合楔形背侧截骨。

（四）先天性缺失

关于先天性踇趾籽骨缺失的病例报道非常少，孤立胫侧籽骨缺失（图 8-1-4）、孤立的腓侧籽骨缺失或者二者同时缺失都有报道，可以是单侧，也可以是双侧先天性籽骨缺失，大多数没有症状，但也有伴第 1 跖趾关节处疼痛或踇外翻畸形的报道，对于伴随的症状进行对症治疗，临床效果满意。Kanatli 等报道了 1 例先天性胫侧籽骨缺失伴有第 1 跖趾关节处疼痛的病例，应用趾骨垫保守治疗，疼痛缓解。Sattar 等对 1 例双足胫侧籽骨和腓侧籽骨同时缺失伴有踇外翻畸形的患者进行了截骨矫形术，术后结果满意。

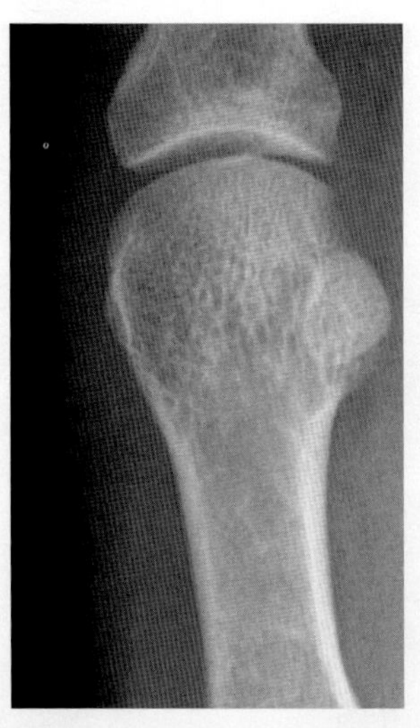

图 8-1-4　孤立的腓侧籽骨，胫侧籽骨缺失

（五）压迫趾神经

䠂趾胫侧籽骨和腓侧籽骨可分别压迫跖内侧趾神经和跖外侧趾神经，可引起相应的局部疼痛。Tinel 征在神经受压区域偶尔出现。患者可有受压神经末梢的感觉障碍。

跖骨垫或定制的矫形器能够减轻神经受压症状。如果保守治疗仍有持续的疼痛应当行手术治疗。手术切除相关籽骨可以有效缓解疼痛，而术者必须分离保护相关的趾神经以避免损伤。否则，术后神经瘤的疼痛要重于患者术前的症状。

（六）跖籽关节炎

局部创伤、籽骨炎、风湿性关节炎、牛皮癣等原因可造成第 1 跖籽关节炎，表现为关节周围疼痛、红肿和局部压痛，跖趾关节活动受限，被动背伸疼痛，X 线片显示跖籽关节退行性变，严重者可见骨赘形成。

初期可采用跖骨垫或定制型矫形鞋垫，减少第 1 跖骨头部的压力，口服非甾体类抗炎药，缓解疼痛。对于胫侧或者腓侧籽骨的孤立性关节炎可考虑手术切除相关的籽骨，如果是长时间负重引起的关节炎，切除籽骨后疼痛可以明显缓解，但跖趾关节的活动度常无明显改善。如果胫侧和腓侧籽骨均受累，也不要切除籽骨复合体，因为这会破坏䠂短屈肌的止点，从而导致䠂趾爪状趾畸形，有时必须行跖趾关节融合以缓解疼痛。

（七）感染和骨髓炎

糖尿病神经病变、坐骨神经损伤、脊髓发育不良或周围神经病变引起的溃疡、前足外伤或籽骨下胼厚胼胝可造成䠂趾籽骨感染和骨髓炎，可引起第 1 跖趾关节感染。体格检查可发现跖趾关节出现红肿、压痛，行走和被动活动跖趾关节时疼痛明显。

穿着矫形鞋垫或者跖骨垫减少籽骨下压力，切除胼胝，以缓解症状。第 1 跖骨头下有溃疡的糖尿病患者，在急性感染控制之后应防止溃疡复发。穿聚乙烯泡沫衬垫的深膛鞋子能够明显的减少溃疡的复发。当已经发展到籽骨骨髓炎时，则需要清创手术。在急性感染的病例，手术行籽骨清创时应尽力明确病原学诊断。根据感染的程度切除一个或者两个籽骨。冲洗、彻底清创和局部伤口换药控制感染。保护䠂外展和内收肌腱，骨膜下籽骨切除，能够防止术后䠂趾仰趾畸形。切除两个籽骨后可能需要行第 1 跖趾关节融合，防止爪形趾畸形。

（八）籽骨骨软骨炎

䠂趾籽骨骨软骨炎非常少见，局部的创伤是䠂趾籽骨骨软骨炎的最常见原因，任何破坏籽骨内循环的损伤都可能造成籽骨坏死。疼痛和压痛局限在受累的籽骨，跖骨头通常没有压痛。X 线片上可显示籽骨碎裂、硬化、扁平或延长。高分辨率骨扫描可帮助诊断 X 线片阴性的骨软骨炎。

保守治疗包括减轻相应籽骨的负重压力。跖骨垫放置于籽骨近端或者定制成型矫形器以减轻相应籽骨的负重，服用非甾体类抗炎药。如果籽骨发生碎裂，可以予以切除。

（九）籽骨无菌性炎症

䠂趾籽骨炎是籽骨及其周围肌腱的炎症，多见于青少年，常与高处坠落伤、过久的穿着高跟鞋行走和跳舞有关。降低鞋跟高度，应用跖骨垫和特制足矫形器减少负重压力，硬制鞋垫或者碳纤维鞋垫可减少跖趾关节的活动，服用非甾体类抗炎药。如果症状持续存在，则可能需要手术切除。

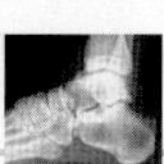

第二节　足部其他籽骨

一、副踇趾籽骨

副踇趾籽骨(subhallux sesamoid)是位于踇趾近节趾骨头下方的籽骨,也称为踇趾骨间籽骨(图8-2-1),直径在3~5mm之间,存在于踇长屈肌腱背面或包含于其中,与趾间关节形成关节,其发生率在5%~13%之间。

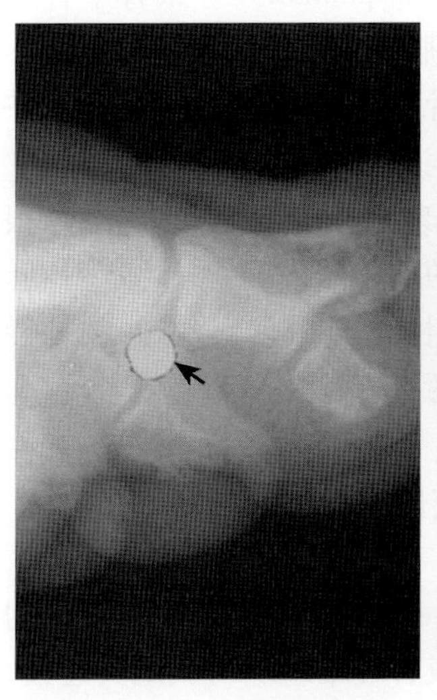
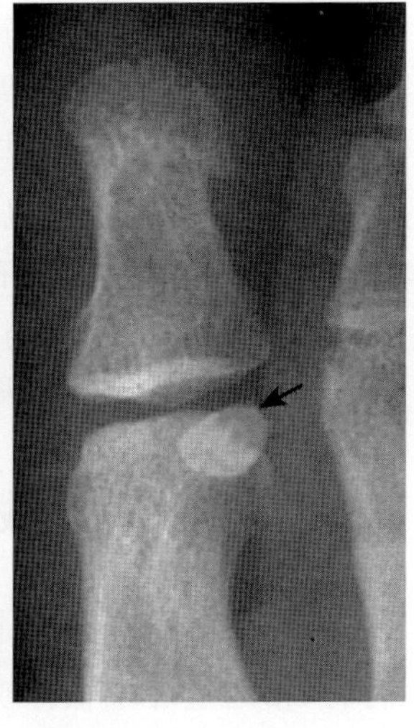

图 8-2-1　胫后肌腱籽骨

如果踇趾副籽骨较大、伴有趾间关节过伸或踇趾轻度屈曲畸形的患者,较大的压力可作用于籽骨跖侧的皮肤,形成痛性胼胝甚至溃疡。通过踇趾的X线侧位片可发现副踇趾籽骨。对于有症状的踇趾副籽骨,可以刮除胼胝,足垫放置于胼胝的近端,减少局部的压力。当保守治疗无效时,可考虑手术切除副踇趾籽骨。

二、胫后肌腱籽骨

胫后肌腱籽骨(sesamoids of the tibialis posterior tendon)存在于胫后肌腱之中(图8-2-2),位于舟骨结节的跖面。据报道其发生率为9.2%~23%,单、双侧都可出现。胫后肌腱籽骨应与副舟骨及骨折相鉴别,其比副舟骨更靠近近端,而周缘光滑可与骨折相区别。

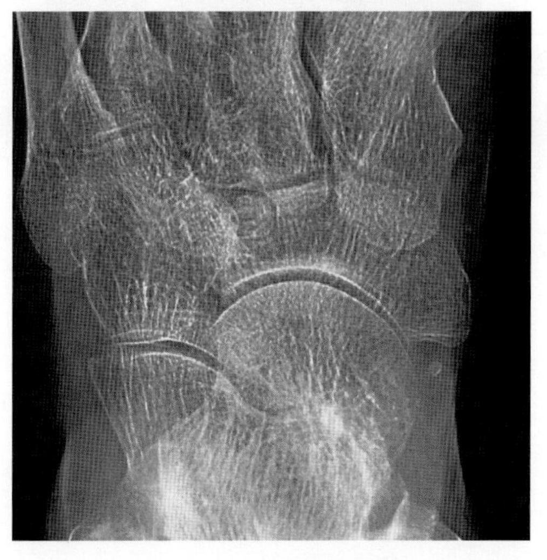

图 8-2-2　胫后肌腱籽骨

三、胫前肌腱籽骨

胫前肌腱籽骨(sesamois of the tibialis anterior tendon)位于胫前肌腱第1楔骨止点附近,在第1楔骨内面的前下角,并与内侧楔骨内侧关节面形成关节。此类籽骨的临床意义在于要与第1楔骨内侧部分的骨折相鉴别。这个区域没有压痛往往提示可能是胫前肌腱籽骨。

四、腓骨肌腱籽骨

腓骨肌腱籽骨,又称腓籽骨(os peroneum)为位于腓骨长肌腱内的籽骨,与跟骨外侧壁、跟骰关节或骰骨下面形成关节,常位于骰骨下部肌腱成角处跖外侧面,发生率约为8%,常单侧出现(图8-2-3)。稳定腓籽骨的软组织结构有:骰骨带,第5跖骨带,跖筋膜带和腓骨短肌带,这4个软组织结构把籽骨连接到各自的结构体中。在跟骨外侧壁区域,腓籽骨与腓骨结节和跟腓前关节面相接触。在解剖学研究中,完全骨化的腓籽骨占20%,未完全骨化的腓籽骨占75%。腓籽骨可以是多部分的,必须与急性骨折鉴别。由于关节的退变籽骨偶尔也会出现临床症状,腓籽骨的分离性骨软骨炎也可以导致疼痛症状。直接暴力、强力的肌肉收缩或踝关节扭伤,可造成腓籽骨骨折,腓骨长肌腱的部分或者全部断裂引起水肿和疼痛症状。可行石膏固定保守治疗,或切除退变或者骨折的腓籽骨、重建肌腱的连续性。

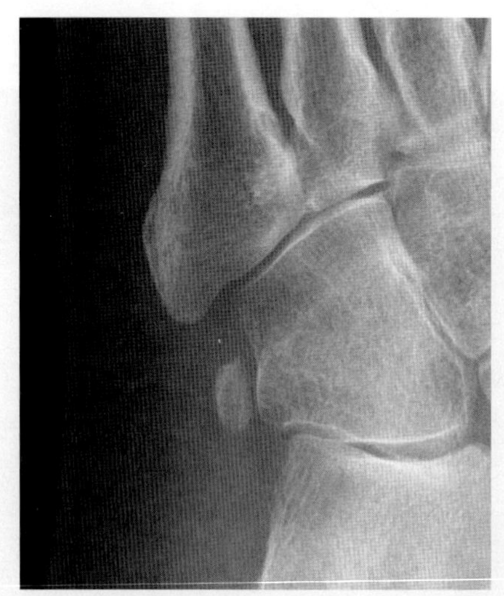

图 8-2-3 腓骨肌腱籽骨

五、胫骨下籽骨

胫骨下籽骨(os subtibiale)位于内踝的后下方的圆形界限清楚的籽骨,直径大于 4mm。临床诊断上重点要鉴别胫骨下籽骨与急性骨折,在年轻患者还要与内踝的二次骨化中心相鉴别。根据其与内踝前丘和后丘的关系,有助于与未融合的骨化中心相鉴别。如果圆形小骨与前丘界限清晰,可能是未融合的骨化中心。如果界限不清晰,可能是创伤造成的三角韧带部分或完全断裂造成。在对一些急性损伤的患者进行检查是可能会发现胫骨下籽骨,保守治疗常常能有效地缓解症状。

六、腓骨下籽骨

腓骨下籽骨(os subfibulare)位于外踝的后下方的椭圆形籽骨,位于腓骨肌腱内,发生率约为 0.2%,直径为 5~10mm,其圆形的外观和清晰的皮质缘可以与撕脱骨折相鉴别,而位于外踝的前下方的骨突来源于腓骨远端的次级骨化中心。鉴别腓骨下籽骨与急性的外伤是诊断的重点,如果怀疑由外伤引起,骨扫描检查能够很有帮助。即使在一些存在籽骨合并急性损伤的病例,保守治疗通常可以缓解症状。经保守治疗后,如果疼痛症状持续存在,则需要手术切除,距腓前韧带常与籽骨相连,手术需重建外踝结构,使踝关节保持稳定。

七、跟骨籽骨

跟骨籽骨(calcaneus accessorius)位于外踝的远端接近跟骨滑车,非常少见,在踝关节过伸的足正位 X 线片上可见。跟骨籽骨必须与腓骨下籽骨或者撕脱骨折相鉴别。骨扫描有助于将骨折与跟骨籽骨区分开来。有症状的跟骨籽骨,手术切除后疗效满意。

八、跟骨跖侧籽骨

跟骨跖侧籽骨包括跟骨下籽骨(os subcalcis)和跖腱膜籽骨(os aponeurosis plantaris)。跟骨下籽骨位于在跟骨跖侧面跖筋膜止点的稍后方,直径可达 10mm。跖腱膜内的籽骨,靠近跟骨内侧结节,但并不与之相连,这有助于与跟骨骨刺或者跟骨骨刺骨折区别。跖腱膜籽骨包裹在跖腱膜内,大小变异很大扁平长椭圆形,能够在侧位 X 线片中清楚看到。这两种籽骨需要与外伤性骨折相鉴别,除非伴有慢性顽固性疼痛,一般此两类籽骨并不需要手术治疗。

九、载距突籽骨

载距突籽骨(os sustentaculi)位于载距突后面的籽骨,常通过纤维软骨或者纤维组织与载距突连接,认为其发生率约为 1%。应与跟骨籽骨相鉴别,后者在距跟关节的外侧。Harris 和 Beath 认为载距突籽骨可能与跗骨联合及腓侧挛缩性平足有关。可以在常规影像中发现该籽骨。后足的 CT 扫描有助于鉴别与跗骨联合鉴别。跗骨联合需要手术干预,而载距突籽骨很少需要手术切除。

十、距舟背侧籽骨

距舟背侧籽骨(os talonaviculare dorsale)为距舟关节背侧的籽骨,也称为 Pirie 骨,可与距骨和舟骨形成关节,发生率约为 1%。临床上应与退变关节的骨赘和撕脱骨折相区别。可引起腓深神经撞击症,手术切除该籽骨时应注意保护腓深神经和足背动脉和静脉。

十一、跖骨间籽骨

跖骨间籽骨(os intermetatarseum)位于内侧楔骨

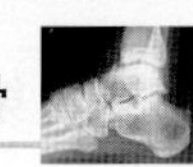

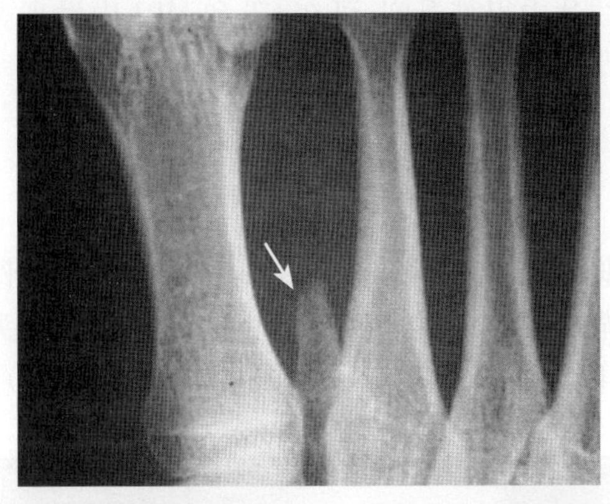

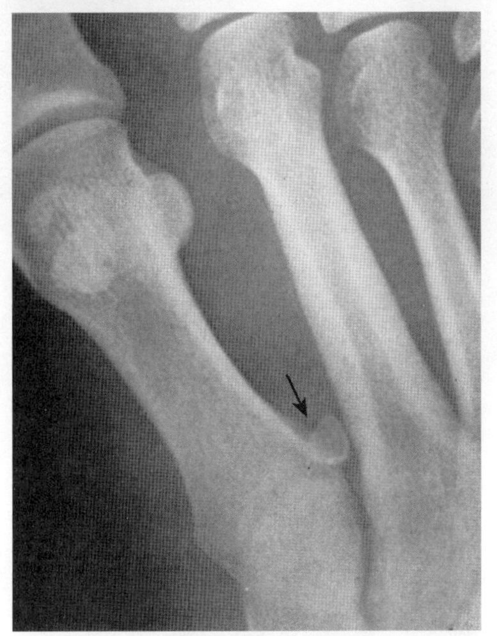

图 8-2-4　跖骨间籽骨

与第 1、2 跖骨之间的锥形籽骨(图 8-2-4),起自于内侧楔骨远角,向远端逐渐减小,发生率约为 3%,可与第 1、2 跖骨融合或与第 1、2 跖骨形成关节。能可腓浅神经,引起疼痛。典型的跖骨间籽骨无症状。其存在可伴有蹞外翻畸形,在决定进行蹞外翻畸形矫正时,必须评估第 1 趾楔关节。如果存在跖骨间籽骨或第 1 和第 2 跖骨与内侧楔骨形成关节面时,需要行第 1 跖骨截骨以矫正增加的第 1、第 2 跖骨间角。

十二、第 5 跖籽骨

第 5 跖籽骨(os vesalianum)位于第 5 跖骨近端的籽骨,发生率为 0.9%。可在足的正位和斜位 X 线片上看到。需要与第 5 跖骨基底的骨突、结节骨折和骨折不愈合相鉴别。以下特点有助于鉴别:第 5 跖骨结节或基底部骨折线是横向的;第 5 跖骨籽骨恰位于发育良好的第 5 跖骨结节尖端的近侧;第 5 跖骨籽骨的相对面如果出现硬化则提示慢性损伤。

十三、第 1 跖楔跖侧和背侧籽骨

第 1 跖楔跖侧籽骨和第 1 跖楔背侧籽骨为分别位于第 1 跖楔关节跖侧和背侧的籽骨,这种罕见的籽骨,在有或无症状的患者放射片中均可发现。当发现其存在时应当与急性损伤相鉴别,骨扫描可以有助于其鉴别。

第三节　足踝部常见副骨

一、副　舟　骨

副舟骨(accessory navicular)由舟骨结节次级骨化中心发育而来,是一种先天性畸形,位于舟骨处足弓的内侧,为常染色体显性遗传,发生率在 10% 左右(图 8-3-1)。副舟骨主要有三种类型(图 8-3-2):1 型副舟骨呈圆形或椭圆形,界限清晰,不与足舟骨体相连,在下跟舟韧带水平位于肌腱的跖面,一般无症状;2 型副舟骨是舟骨体的一部分,由结节部纤维软骨板分开,可进一步分为 2A 型和 2B 型,2A 型副舟骨与距骨突相连,主要受拉力,更容易受到撕脱损伤,2B 型副舟骨位置更靠下,受剪切力作用。两种类型仅能通过 X 线鉴别;3 型副舟骨由骨桥相连,形成角状舟骨。2 型和 3 型占副舟骨的 70%,常会被

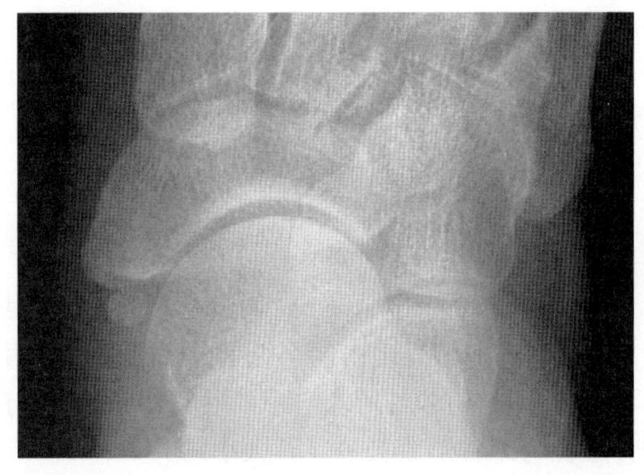

图 8-3-1　副舟骨

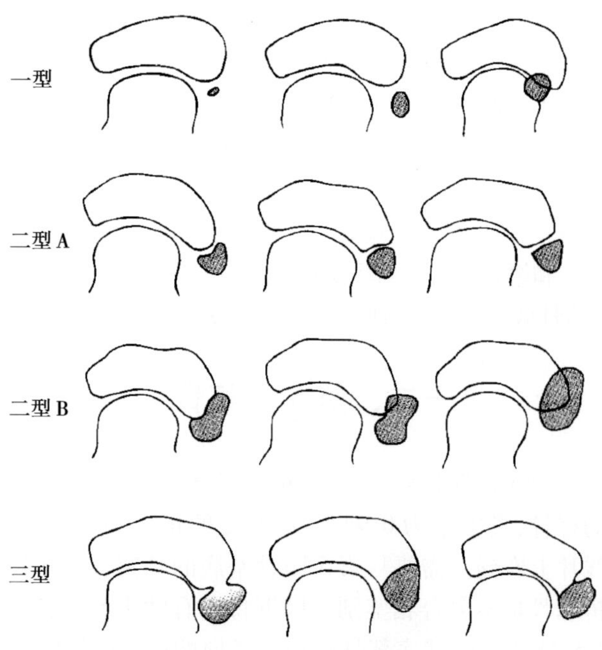

图 8-3-2　副舟骨的 X 线分型

误认为舟骨结节骨折。

Kidner 研究了平足与副舟骨出现的关系，认为副舟骨引起平足畸形有以下原因：副舟骨的突起造成胫后肌腱牵拉力线改变，副舟骨引起胫后肌腱更容易使前足内收，因此足纵弓降低；当足内收时副舟骨撞击内踝，患者为减轻症状有将足保持外展的姿势，也会引起足纵弓降低。

副舟骨可以在儿童或者青少年期就出现症状，儿童的副舟骨症状常由鞋对其压力引起，有时会伴有进行性足纵弓塌陷，成人的副舟骨症状常在扭伤后出现。体格检查压痛多存在于足背内侧突起部分，X 线检查可诊断副舟骨，骨扫描有助于与骨折鉴别。

存在副舟骨但无症状的患者，应告知患者不必过分紧张。损伤后出现急性症状的患者，使用足纵弓支持的膝下行走石膏固定，减轻症状。当副舟骨的症状严重时，应该考虑手术治疗。不伴平足畸形时，可行单纯副舟骨切除和肌腱重叠缝合。存在进行性平足症伴有副舟骨，可加行跟骨移行截骨术。

二、副　骰　骨

副骰骨（os cuboides secundarium）是一块位于跟骨、距骨、舟骨和骰骨之间的罕见副骨。可发生在两个不同的位置：与骰骨融合与距骨形成关节，或者与舟骨融合与距骨形成关节。其大小约为 5～10mm，出现率在 1%～3% 之间。副骰骨一般无症状，在常规 X 线片中很难看到，可在 CT 和 MRI 中发现。需要与骨折相鉴别。

三、副　跟　骨

副跟骨（os calcaneus secundarius）位于跟骨背侧鸟嘴，在跟骨前内侧面、骰骨、和舟骨和距骨头之间，可以是圆形或者三角形（图 8-3-3，图 8-3-4），其

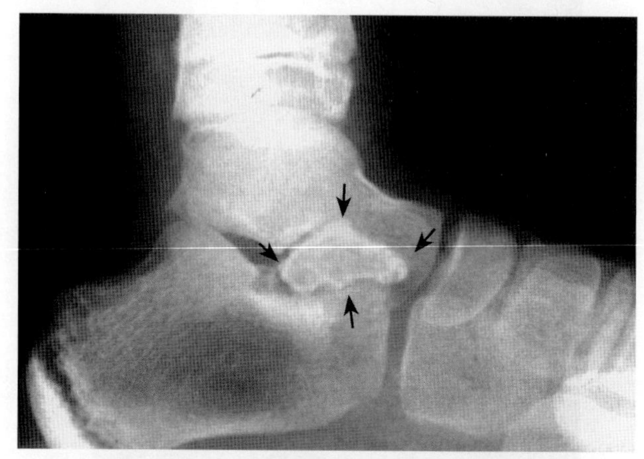
图 8-3-3　箭头所指为大的副跟骨

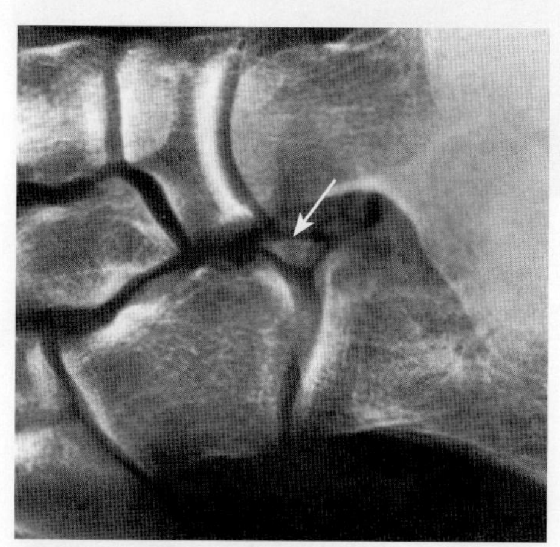
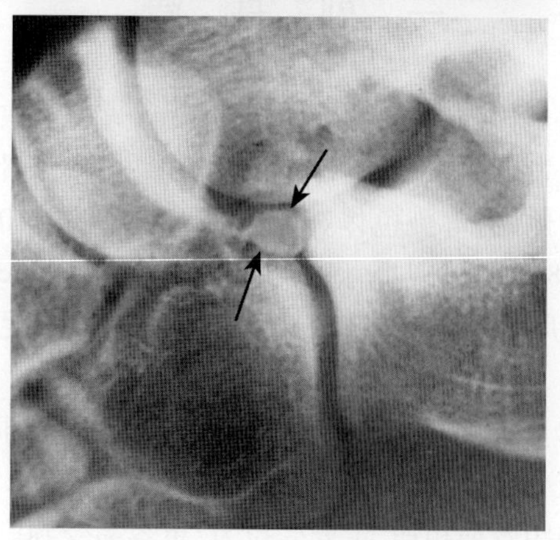
图 8-3-4　箭头所指为小的副跟骨

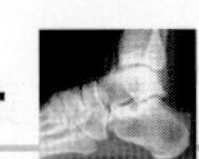

发生率约为 2%，可在后足的侧斜位 X 线片上观察到。其与跟骨鸟嘴骨折相似，通过骨扫描鉴别副跟骨与跟骨前结节骨折相鉴别。同时也要与跗骨联合或纤维性跗骨联合鉴别。对于有症状通过保守治疗不成功的患者，可以行副跟骨切除。

四、三　角　骨

三角骨（os trigonum）为位于距骨后突后方的副骨（图 8-3-5），由于此骨未与距骨后突的外侧结节融合所致，在临床中较常见，发生率约为 7%。通常三角骨有三个面，前面以纤维组织、纤维软骨或软骨与距骨后突外侧结节连接，下面与跟骨形成关节，后面为距腓后韧带和腓距跟韧带距骨部附着。

三角骨的常见损伤机制为足被动跖屈时三角骨撞击胫骨远端后缘，如踢球。患者常有足强力被动跖屈的受伤史，踝关节后部疼痛，由于三角骨损伤大都合并有踝关节损伤，故在急性期患者，其损伤的症状常被踝部其他损伤，如韧带损伤或创伤性滑膜炎所遮蔽。查体时，距骨后方压痛，足被动跖屈时疼痛。因为在正常 X 线片上三角骨与距骨后突外侧结节连接处显示为平滑的透亮线，所以需要与距骨后突或三角骨骨折相鉴别，急性损伤造成的骨折，骨折线较锐利，CT 扫描对区分三角骨与距骨后突骨折很有帮助。

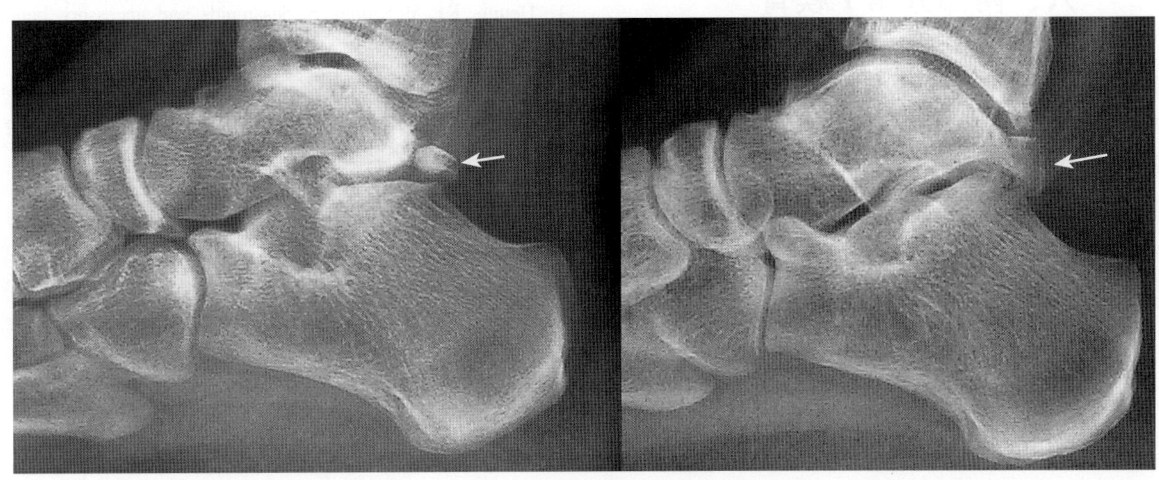

图 8-3-5　箭头所指为三角骨

对于急性损伤的患者行石膏托固定 4 ~6 周；如果石膏固定无效或为陈旧性损伤，可采用泼尼松龙 0. 5ml 加 1% 普鲁卡因 4ml 局部痛点封闭治疗，支持带或弹力绷带固定以限制踝关节的过度跖屈；对于

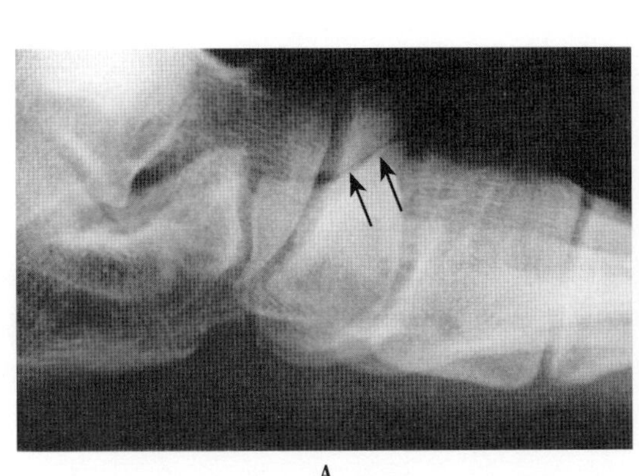

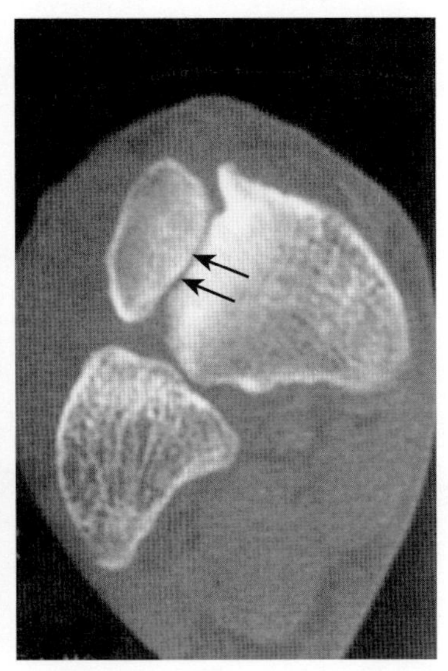

A　　B　　C

图 8-3-6　箭头所示两部分舟骨

保守治疗无效的患者可切除有症状的三角骨。

五、两部分舟骨

两部分舟骨(bipartite navicular)为舟骨形成胫侧和腓侧骨块(图 8-3-6),在足正位 X 线片上可见到胫侧较小的楔形骨块底朝向内侧楔形,侧位 X 线片上同样呈楔形,但尖朝向跖面(图 8-3-6)。较小的骨块多见于背侧,可能会位于第 1、2 楔骨之上。对于足扭伤后有症状的两部分舟骨应与急性骨折或者应力性骨折相鉴别,CT 可提供鉴别依据。

六、两部分第 1 楔骨

两部分第 1 楔骨(bipartite first cuneiform)由较大的背侧部分和较小的跖侧部分构成第 1 楔骨,其发生率约为 0.5%。两部分第 1 楔骨的总体积比正常的第 1 楔骨的体积大。在正位 X 线片上很难看到分离,斜位 X 线片或 CT 扫描更容易发现分离。两部分第 1 楔骨通常无痛,极少需要手术。当足内侧受到创伤时,需与第 1 楔骨骨折鉴别。

(俞光荣 李昕宇 赵有光)

参 考 文 献

1. Cohen BE. Hallux sesamoid disorders. Foot Ankle Clin,2009,14(1):91-104.
2. Alshryda S, Lou T, Faulconer ER, et al. Adolescent hallux valgus deformity with bilateral absence of the hallucal sesamoids:a case report. J Foot Ankle Surg,2012,51(1):80-82.
3. Leonard ZC, Fortin PT. Adolescent accessory navicular. Foot Ankle Clin,2010,15(2):337-347.
4. Dennis KJ, McKinney S. Sesamoids and accessory bones of the foot. Clin Podiatr Med Surg,1990,7(4):717-723.
5. Maurer M, Lehrman J. Significance of sesamoid ossification in peroneus longus tendon ruptures. J Foot Ankle Surg,2012,51(3):352-355.

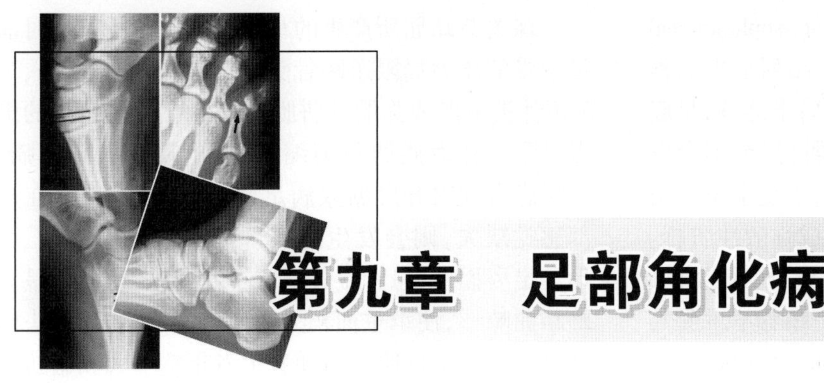

第九章 足部角化病

第一节 概 述

足部皮肤角化病(plantar keratosis)是足踝外科的一种常见病,它包括两大类疾病。一类是足部跖侧皮肤受到如骨性突出等病理性压迫、摩擦等物理因素刺激所致的角化损害;另一类是在足没有受到上述物理因素刺激而发病的皮肤过度角化增生,属皮肤病的范畴。本章仅介绍前者。

一、有关功能解剖

人类的皮肤共分为3层:从浅到深分别为表皮、真皮及皮下组织。表皮是皮肤最外面的一层,根据细胞的不同发展阶段和形态特点,由外向内可分为5层。

1. 角质层　包含了20~30层扁平、死亡的细胞。细胞间质组织连结在一起,形成屏障能抵抗摩擦,防止体液外渗和化学物质内侵。平均厚度为0.2mm,部位不同,其厚度差异甚大,如眼睑、包皮、额部、腹部、肘窝等部位较薄,足跖部最厚,可达4mm厚。角质层的细胞无细胞核,若有核残存,称为角化不全。

2. 透明层　由2~3层核已死亡的扁平透明细胞组成,含有角母蛋白。能防止水分、电解质、化学物质的通过,故又称屏障带。此层于掌、跖部位最明显。

3. 颗粒层　由2~4层扁平梭形细胞组成,含有大量嗜碱性透明角质颗粒。

4. 棘细胞层　由4~8层多角形的棘细胞组成,由下向上渐趋扁平,细胞间借桥粒互相连接,形成所谓细胞间桥。

5. 基底层　又称生发层,由一层排列呈栅状的圆柱细胞组成。此层细胞不断分裂,逐渐向上推移、角化、变形,形成表皮其他各层,最后角化脱落。

此处所说的足跖侧角化病,就是因足跖侧受到病理性压迫、摩擦等物理因素刺激而发生的皮肤过度角化增生而使表皮角质层增厚的一组疾病。正常人行走时,压力中心较长时间位于跖骨头区域。研究足底压力中心的运动变化可发现:在一次压力中心变化的周期中,即一个步态周期中,足跟承压后,压力中心迅速转移至跖骨头区域并停留超过50%着地期;此后,压力中心向足趾方向转移。由于压力中心主要停留在跖骨区域,当存在跖骨区的骨性异常或足前部的肌肉韧带不平衡等情况时,将导致跖骨区域的压力异常升高,就可能引起足跖骨区皮肤的角化病变。

在站立位,足纵弓从内侧看十分明显,而在外侧则基本与地面平行,完全接触地面而无纵弓存在。足纵弓为拱形桥梁结构,后部立柱为跟骨,前部则均匀分布在五个跖骨头区域;前后立柱间靠骨性结构,韧带及足底筋膜或跖腱膜维系其关系。站立位负重时,负载从足弓分布到前后立柱及足底韧带;在跖骨头区域其负载重量之比为2∶1∶1∶1∶1,即:第1跖骨头通过其下的两个籽骨负载相当于其他跖骨头2倍的重量。但其载荷会随体位、负载方式及肌肉活动等而发生相应改变;如随小腿外展产生的足外翻将增加内侧跖骨的负荷;而足弓异常或前后立柱排列异常如高弓足时,其负载模式也将发生改变,特别在前足跖骨头负载部位,将形成局部高压,导致高压点足跖侧角化。

通常,第1跖骨比第2跖骨短者约占整体人群的60%。第1跖楔关节(metatarsocuneiform joint,

MTC joint）或第 1 跖趾关节（metatarsophalangeal joint，MTP joint）的活动度决定了第 1 跖列承重的程度。在踇外翻畸形时，在步态周期的后半部分，足底腱膜引起第 1 跖骨跖曲的作用会减弱，甚至不会发生，这将导致压力向第 2 跖骨头转移，承受重量的增加，从而导致第 2 跖骨头区域逐步形成弥散性胼胝。不到 5% 的足跖侧角化病患者中，其病因可能为第 1 跖楔关节不稳所致；同样地，这使第 1 跖骨不承受其本应分担的重量，压力便向其他更小的趾骨转移，由此引起第 2 或第 3 跖骨下形成弥散性胼胝。由于第 2、3 跗跖关节结构牢固，所以第 2 及第 3 跖骨十分稳定，因此，如果第 1 跖骨活动度太大或任何因素引起其上抬，都会导致第 2 及第 3 跖骨头下胼胝形成。由于第 4、第 5 跖骨具有较高的活动性，因此，除非足姿异常，否则一般不会在其下形成胼胝。

二、病　　因

导致足跖侧角化的病因有很多种（见表 9-1-1）。即使不同患者虽然均表现为足底胼胝形成，但其病因学诊断亦可以大相径庭。因此，在诊断足跖角化病病因时，需全面考虑各种致病因素的影响。

表 9-1-1　足跖侧角化的原因

骨的因素
跖骨头腓侧髁突突出
跖骨过长
Morton’s 足
第 1 跖列活动度过大
创伤
畸形足（内、外翻足等）
疾病因素
类风湿关节炎
银屑病关节炎
皮肤因素
皮肤过度角质化症
软组织因素
足底脂肪垫萎缩
挤压伤后遗症
创伤后足底瘢痕
机械性因素
跖趾关节半脱位或脱位
马蹄足畸形引起的病灶转移
医源性因素
跖骨手术后遗改变（如跖曲）
病灶转移
马蹄足手术（如跖骨截短或背伸）

踝关节跖屈所产生的马蹄足效应使所负重时前足承受的压力局限于跖骨头区域，通常导致第 1、2、3 跖骨头下形成弥散性胼胝（图 9-1-1）；在年老的患者经常会伴发脂肪垫萎缩，将会出现胼胝下疼痛。如果患者同时并发糖尿病足或周围神经病，存在足部感觉缺失，则会发生足底部溃疡（图 9-1-2）。弓形足足姿僵硬，患者跟骨通常呈背屈位，而前足呈马蹄跖曲畸形，使承重面积大为减小，从而在跖骨头区域易形成弥散性胼胝。随着患者年龄增大和脂肪垫萎缩，这种足姿形成胼胝所产生的症状会越来越明显。单纯扁平足患者在跖骨头区域形成明显胼胝的机会不大，但如果合并踇外翻畸形，患者可在趾间关节水平沿着大踇趾足底内侧面形成胼胝。内翻足畸形患者因其足部外侧缘跖曲较内侧缘明显，往往能在第五跖骨区域形成弥散型的胼胝。外翻足畸形患者因其第 1 跖骨跖曲较其他跖骨更为明显，往往能

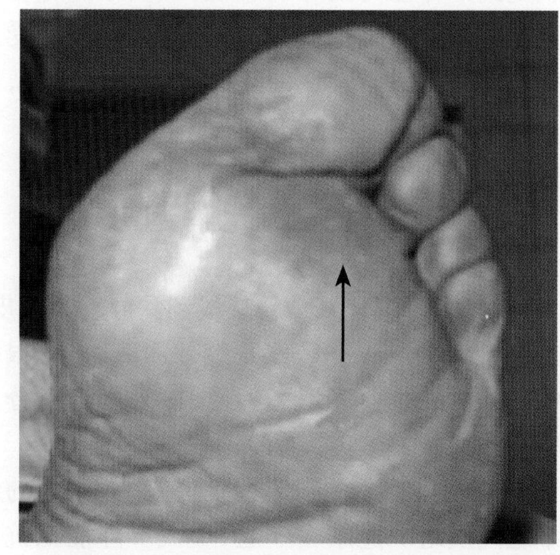

图 9-1-1　第 2、3 跖骨头跖侧的弥漫性胼胝

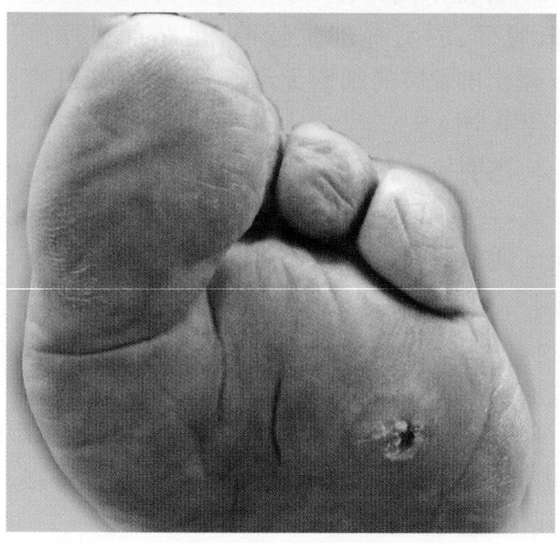

图 9-1-2　胼胝破溃

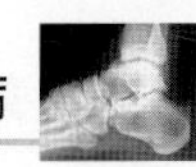

在第1跖骨头区域形成弥散型胼胝。这种情况常与合并高弓足畸形有关。继发于跖趾关节半脱位或背侧脱位的跗跖关节排列异常可致足底压力集中于跖骨头，并往往能在相关跖骨头区域形成弥散性胼胝。晚期类风湿关节炎患者的足底胼胝形成就是此类的典型。继发于创伤的顽固性足跖侧角化决定于创伤的程度、骨折后遗畸形及后续处理。其胼胝往往出现在骨赘形成或畸形最明显而导致压力最高受摩擦处。

三、诊断与鉴别诊断

足跖侧角化病的诊断主要依据医者的物理检查作出，医者需要仔细的检查，除检查足踝力线、有无足部畸形等情况外，应仔细检查足底情况，观察病损的部位及其性质特点。重要的是明确病损部位是在哪一跖骨头下及其性质特点。必要时可摄足部负重位和籽骨位X线片，用放射科的铅字贴在局部标记病损部位可有助于更好地了解其受累结构情况。

足跖侧角化病的诊断时，应注意与足疣、足癣等相鉴别。

（1）疣是人类乳头瘤病毒（HPV）所引起的以细胞增生反应为主的一类皮肤浅表性良性赘生物。临床上可偶发见镶嵌疣（图9-1-3A），病损累及真皮层。虽然疣好发于足底，但跖骨头区域不是其好发部位；而是发生于非负重的部位（图9-1-3B）。

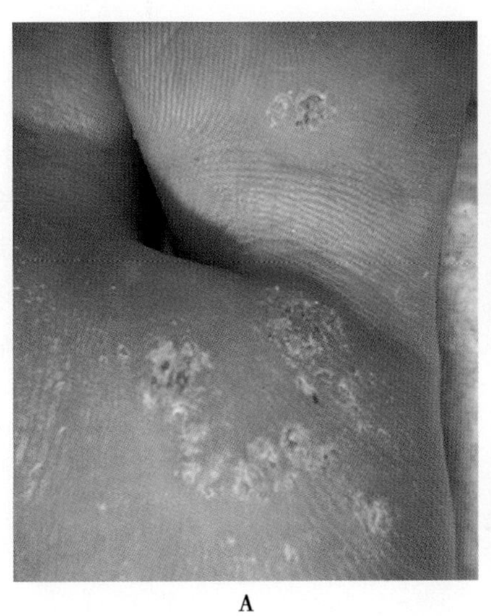
A

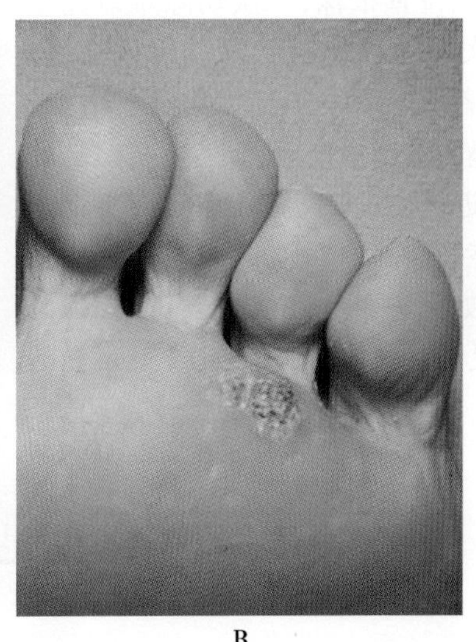
B

图9-1-3　跖疣

A．普通跖疣发生在足底非负重部位；B．镶嵌疣与跖疣的组织病理学相同但分布广泛

（2）足癣（tinea pedis）是发生于足跖部及趾间的皮肤癣菌感染，其中的角化型足癣表现为一侧或双侧足跖侧弥漫角化过度、红斑、脱屑和皲裂。疼痛等自觉症状轻微，每到冬季，易发生皲裂、出血。

（3）此外，临床上尚有一较罕见的类型，即遗传性疼痛性胼胝。为染色体显性遗传。幼年发病，在足跖受压部位可有多处胼胝发生，有明显的压痛，尤其当浸水后胼胝被泡软而增大时，疼痛更加严重；此症状与受压引起的皮肤角化恰好相反。

对于病损部位，可先用17号手术刀片加以修整，这样做的目的除了可以更好地鉴别损害的性质外，还能进一步鉴别排除跖疣的可能。修整病损部位有利于临床医生观察病损部位的边缘，因为局限性足跖侧角化患者病损部位边界清晰，而弥散性胼胝因其属于足底皮肤非特异性增厚，病损部位边界不清。另一方面，跖疣虽然可单纯表现为少量角质化皮肤堆积，但其下为富含动脉末梢的疣状物，角质修刮后容易出血，足跖侧角化则因皮肤增厚部位没有血供，不易出血而可做鉴别。

四、治　　疗

（一）保守治疗

治疗原则首选非手术治疗，患者应穿宽松、柔软，低跟的鞋，解除摩擦和压力，可缓解疼痛等症状。对角化增厚处可用锐利的手术刀片修整，之后使用支具与外用药治疗，部分患者可获得疗效。

1. 鸡眼的保守治疗　先用热水将患处泡软，削去表面角质层后，保护周围、露出鸡眼，然后外敷各种强角质剥脱剂，如市售鸡眼膏，15%柳酸乳酸间苯二酚软膏。0.3%维A酸软膏，10%硝酸银液等，每隔数天重复一次，直到将尖端挖出为止。鸡眼若无感染，可用挖除术去除，方法用锐利手术刀沿角质肥厚边缘处作环形切口，以便于用齿镊子夹住，在透明带上层，进行剥离，将鸡眼挖出。挖出后立即行走不痛，至少可2个月不痛和不复发。若再发可再挖，一般1~2次，个别5~6次均可痊愈。上述挖出法可结合外敷法合并治疗。

2. 各种胼胝的保守治疗　先用热水将患处泡软，然后用锐利刀片修整足底胼胝边缘，注意不管过度角质化的组织是否陷进皮肤，均应尽量切除。修整切除增厚角化皮肤后，使用角质溶解剂，如40%的水杨酸硬膏；也可配合用生半夏末，凉水调搽患处。但当角质化组织位置很深，一次切除难以完全除去时，可尝试多次切除以使胼胝深部得以暴露。胼胝修整后可嘱患者使用跖区软垫以缓解受累区域所受压力，跖区软垫的选择应根据患足大小选择，并置于鞋内病损处的近侧（图9-1-4）。患者应定期随诊，必要时继续修整病损部位、调整跖区软垫或更换更大的跖区软垫。如果患者存在足姿异常，如内翻足、外翻足或弓形足等，可酌情选择使用度身定做的足踝矫形器械。

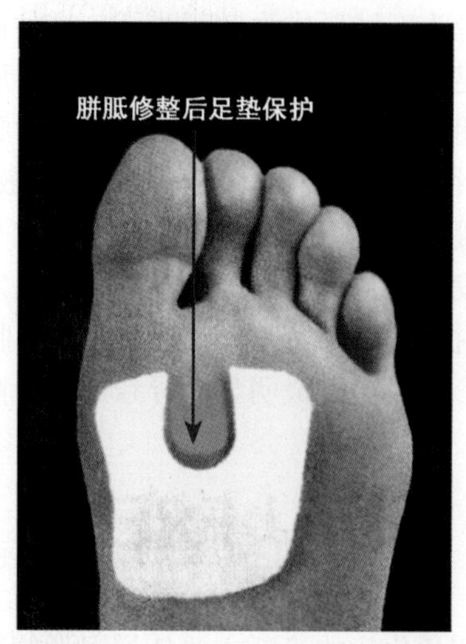

图9-1-4　角化处修整后，穿用软垫

（二）手术治疗

对于长期保守治疗无效，症状严重的顽固性足跖侧角化患者，应注意有无足的骨结构因素，如跖骨头肥大、骨赘，跖骨跖屈，跖骨过长等造成局部皮肤受到过度的压迫、摩擦而引发该病。应给予手术干预，进行治疗。应当指出，若这种致病因素不解除，任何保守治疗是不能彻底治愈该病的。具体手术治疗方法见第二节。

第二节　常见足部角化病的诊治

一、鸡　　眼

（一）病因病理

鸡眼可产生于骨突起表面的皮肤过度角化或钉扎等杂物刺入皮肤形成，累及皮肤的角质层。临床上鸡眼被分为硬或软鸡眼。两种类型均由坚硬结构产生的压力所引起。在硬鸡眼中，位于皮下的趾骨髁与坚硬的鞋产生压力和摩擦，久之可产生痛性病损，这种情况常发生于第五趾近趾间关节的背外侧，或2~4趾槌状趾的近侧趾间关节的背侧（图9-2-1）。软鸡眼常见于趾间。如果将其称为趾间鸡眼可能比软鸡眼更为确切。趾间鸡眼有两种类型，其中最常见的一种位于趾蹼的远端，受累于相对较短足趾末节趾骨的基底部（图9-2-2），和邻近相对较长趾的近节趾骨头。有时，营养不良的趾甲产生的压力可导致趾间鸡眼的发生。另一种发生在趾蹼的基底部，常见于第四趾蹼间；此类鸡眼伴有第5跖骨

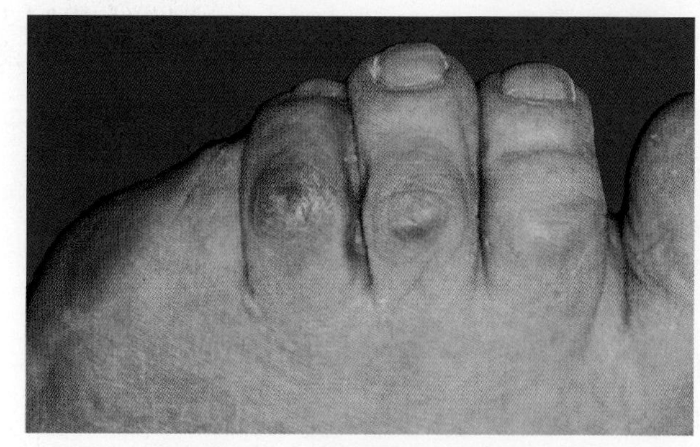
图9-2-1　第4趾背侧鸡眼

过短的畸形，有时伴有踇外翻。发生鸡眼的原因是：鞋子在第五趾上产生内收压力，与第四趾近节趾骨的基底部、第五趾近节趾骨头的内侧髁或两者联合产生的压力相互作用引发软鸡眼。潮湿可软化过度角化的区域，有时在趾蹼间可产生一个瘘管。发生这种情况时，常引起化脓。在患有糖尿病或免疫功

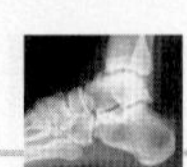

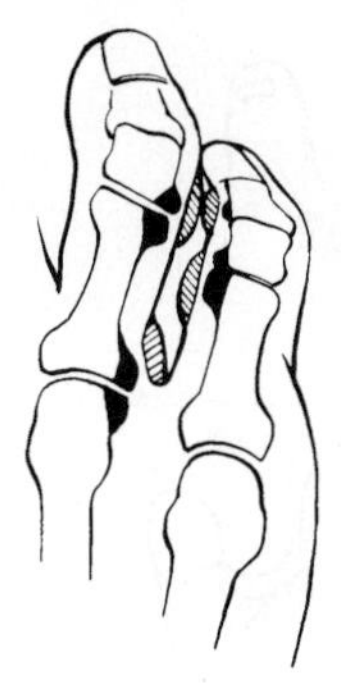

图 9-2-2　4、5 趾间软鸡眼发生的部位，图中全黑的部位是骨突，其造成摩擦在相应的皮肤上形成软鸡眼(划线部分)；治疗时要切掉全黑部分的骨突

能不全的患者中，这种病损可能产生严重的后果。

鸡眼的病理变化是为一同心角质层围绕一个致密的角质物所形成的圆锥体。圆锥尖部向内推进，抵压着真皮而使乳头变平。有时该尖端有一滑囊。真皮内有少许细胞浸润。

(二) 临床表现和诊断

鸡眼为一高出皮肤表面、色泽深黄、边界清晰的硬角质块。其与鞋面接触面较大，向内成圆锥形，形成角质栓状，有角质中心核，核尖深入皮内形似鸡眼而命名；其基底呈圆形露于表面，触之较周围皮肤坚硬而不光滑。这种损伤位置固定、干燥、有压痛。如果鸡眼受到急性刺激，那么周围会出现红斑并发热，并且逐渐形或滑囊。由于鸡眼尖端压迫神经，或其尖端有一滑囊，发生滑囊炎，皆是在受压时，发生疼痛的原因。

硬性鸡眼多发生在第 5 趾近端趾间关节的背外侧，锤状趾的近端趾间关节的背面或趾尖近趾甲处。软性鸡眼可发生在任何两趾中间，但以第 4、5 两趾间最多见；两趾间潮润而温暖，而被浸软，因而变为灰白色，且常有臭味。发生在第 4、5 趾间者，多发生在第 4 趾基底外侧，因第 4 趾近节趾骨基底的外侧，正与第 5 趾近端趾间关节或近节趾骨的远侧干骺端相抵触所致。

在诊断时，应对患者常规进行影像学检查，首先进行 X 线片检查，有必要时需要行 CT 检查，以明确鸡眼的发生是否与骨突有关。此外，还应注意临床上还有一种罕见的鸡眼是神经血管性鸡眼，这种鸡眼非常疼痛，常位于第 1 或第 5 跖骨头的下方，常与跖侧疣相混淆。其鉴别诊断的方法是轻柔地削剪病变，可见界限不清的平行于足趾的血管，与其相反，在跖侧疣中血管呈垂直方向走行。

(三) 治疗

1. 保守治疗　足部的皮肤角化病，首先按照第 1 节中介绍的方法施行非手术治疗。①对于硬鸡眼者，应改穿不受压迫的鞋袜，解除摩擦和压力，可缓解疼痛；亦可用水杨酸制剂涂搽，或用温水浸泡软后，用刀片修去，如无骨突压迫者最终可治愈；②对于软鸡眼者，常用的治疗方法是用普通肥皂清洗趾蹼，每日两次，并使趾蹼间彻底保持干燥，使用抗真菌药粉、抗菌药粉、棉花或带有自黏性的橡胶制成的趾蹼分离垫防止摩擦挤压等。

2. 手术治疗　经保守治疗，久治不愈又出现感染或溃疡的鸡眼，或者患者不愿意采用这种需要花费很多时间进行足部保健的方法来治疗鸡眼，或因足部畸形或足的骨突起所致的顽固性鸡眼，那么选择手术治疗是合理。常用以下术式：

(1) 第 5 趾外侧骨突起切除术：适应于经 X 线片证明鸡眼由第 5 趾骨的骨突引起经保守治疗无效的硬鸡眼。手术方法查阅第六章第 3 节小趾蹬囊炎。

(2) 趾外侧骨突切除术：适应于经 X 线片证明鸡眼与趾骨的骨突起有关硬鸡眼。手术方法(以第 4 趾近节基底部骨突处鸡眼为例)：在第 4 趾近节趾骨基底突起处为中心，在背外侧，作皮肤切口，切口不经过趾蹼。显露出骨突部凿除之，但不可凿除过多骨质，以免引起趾骨脱位或半脱位(图 9-2-3)。

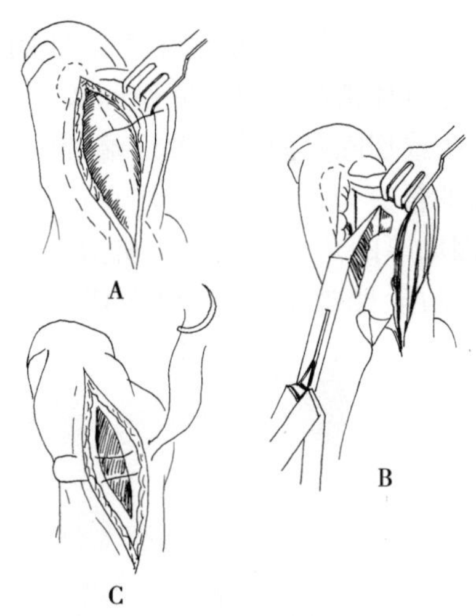

图 9-2-3　趾外侧骨突切除术

(3) Haboush-Martin 手术：适用于第 4、5 趾间较大的软性鸡眼。采用局部阻滞麻醉。手术方法：先沿鸡眼边缘作环形切口，深度达皮下组织，切除整个鸡眼。然后，在第 4 趾外侧切一皮瓣，缝合至第 5 趾内侧切口缘。最后分别用整形手术法，缝合跖侧及背侧切口(图 9-2-4)。

注意事项：在拟定第 4、5 趾间软性鸡眼的治疗方案时要持慎重态度。一般患者很少单独患软性鸡

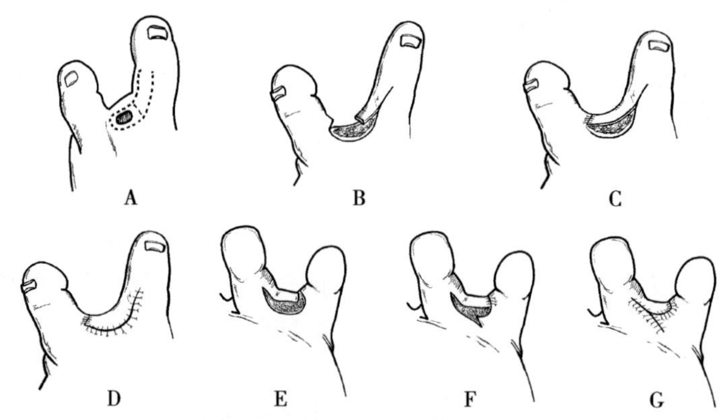

图 9-2-4　Haboush-Martin 手术

A. 切口；B. 切除鸡眼游离皮瓣；C、D. 缝合背侧皮肤；E. 跖侧创口；F. 作一皮瓣；G. 缝合跖侧皮肤

眼，多半合并有第 5 趾外侧硬性鸡眼。此时若手术切除第 5 趾近端趾间关节，解除压迫；不但第 5 趾外侧的硬性鸡眼可被治愈，而且第 4、5 趾间隙软性鸡眼，也因之逐渐消失。并不需再行第四趾近节趾骨基底外侧的骨突切除术。

（4）第 5 趾近端趾间关节切除术：适应于第 5 趾外侧患有硬鸡眼，合并第 4 趾间隙软性鸡眼者。以鸡眼为中心，在第 5 趾背外侧，绕过鸡眼上方，作一长约 3cm 弧形皮肤切口。切口深达骨膜，自骨膜下剥离软组织，注意勿损伤趾神经和血管。将近端趾间关节暴露，此时根据引起第 5 趾外侧硬鸡眼的骨突位置之具体情况可以切除趾间关节，单纯切除近节趾骨头或切除趾间关节及近端趾骨；以能切除引发鸡眼的骨突为目的。术中注意：①勿在鸡眼上作切口，因增厚的角质层失去生机愈合困难。且鸡眼正位于受压、摩擦中心，在此作切口后形成的瘢痕，将受到摩擦发生疼痛。②尽量不切除近节趾骨。因术后第五趾将形成连枷趾，穿鞋极不方便。故以近端趾间关节切除作为首选。

二、胼　　胝

（一）病因病理

胼胝（callus）俗称“老茧”，是足跖侧皮肤过度角化的病变。主要发病于中老年人，其次为习惯于穿高跟鞋的现代青年女性。是由于皮肤长期受压迫、摩擦发生的硬而平滑的皮肤角质层增厚，实际上是皮肤对长期机械性摩擦的一种反射性保护性反应，角化轻者一般不影响健康和劳动。但角化严重者有压痛与行走痛；若伴有糖尿病，局部可发生溃疡。

胼胝分为局限性（或称“不连续性胼胝”）（图 9-2-5A）与连续性胼胝（或称弥漫性胼胝）（图 9-2-

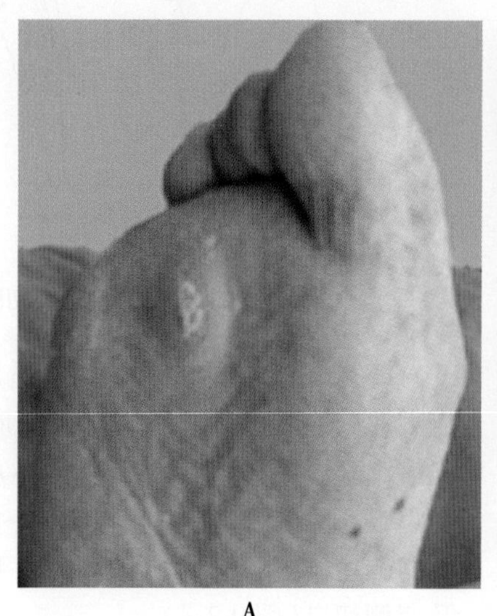
A

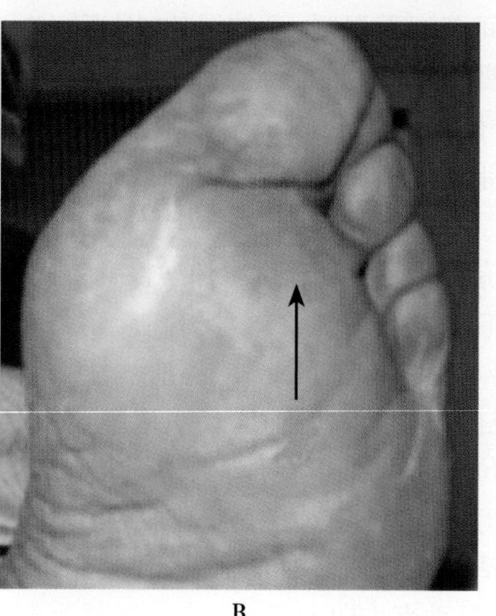
B

图 9-2-5　胼胝外形照片

A. 局限性胼胝；B. 连续性弥漫性胼胝

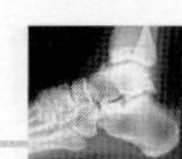

5B)。前者为孤立性单发,位于第 2 ~5 跖骨头髁的外侧跖面(图 9-2-6),如果在第 1 跖骨头下方,则大都位于胫侧籽骨的跖面。发病多因跖骨和趾骨高低不平的骨突起引起。也有人认为与着鞋不合适,特别是尖头高跟、皮革制作的鞋有关。总之,对已遭受骨突起压迫的皮肤部位,自外部施加摩擦和压迫,日久,该处的皮肤,角质层增生变厚,形成胼胝。弥散性胼胝为限局性黄色较厚、边缘不整齐坚硬的角质片状增厚斑块。其边界不清楚,中央厚,边缘薄。

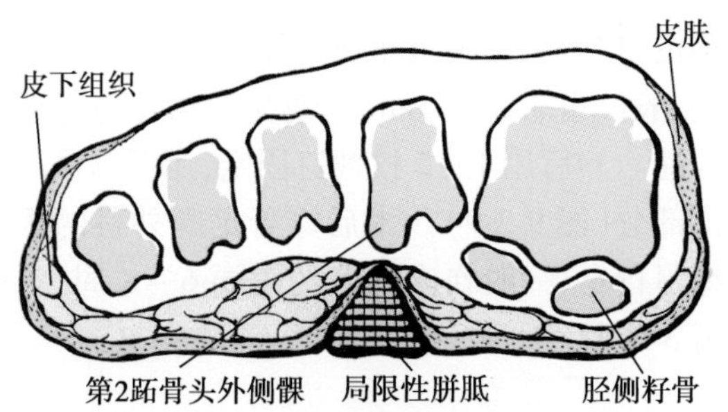

图 9-2-6　局限性胼胝位置示意图

(二) 临床表现和诊断

临床上胼胝是扁平或隆起的局限性片状角化增厚、质坚强,呈蜡黄色角质斑片,境界不清。表面皮纹清晰可见,局部汗液分泌减少,感觉迟钝。病程早中期一般无疼痛,仅有异物感。但病期长久,基底层可形成一层坚韧的乳白色膜样生长物,刺激其深部的感觉神经末梢而发生疼痛,此时局部多有明显压痛。好发于跖掌面易受压及摩擦部位,常对称发生。临床上还有一种较罕见的类型,即遗传性疼痛性胼胝。为染色体显性遗传。幼年发病,在足跖受压部位可有多处胼胝发生,有明显的压痛,尤其当浸水后胼胝被泡软而增大时,疼痛更加严重。本病应与鸡眼与跖疣鉴别诊断(表 9-2-1)。

表 9-2-1　鸡眼、胼胝与跖疣的鉴别诊断表

鉴别	鸡眼	胼胝	跖疣
颜色	黄	黄	黄
外观	皮面平或稍高起	明显增厚的角化斑块	中央稍凹
境界	限局	不清楚	限局
表面	皮纹不清楚	皮纹清楚	无正常皮纹
病理	角化下有角质中心核	角化下无角质中心核	硬质下有刺状物和黑色出血点
压痛	垂直压痛较剧烈	不定或中度压痛	有挤压痛

在作出诊断时,注意区分胼胝发生的类型具有十分重要的意义,只有根据胼胝的类型选择最为正确的外科处理,才能达到最佳的治疗效果。目前,国外学者根据胼胝发病的不同原因将胼胝分为四类:①骨结构异常性胼胝;②骨病性胼胝;③瘢痕性胼胝;④皮肤疾病性胼胝。

(三) 骨结构异常性胼胝的外科治疗

胼胝的保守治疗可参考第 1 节的介绍的方法施行。治疗可以用温水浸泡后,用刀削平,多可缓解症状,但因骨结构引起的胼胝由于致病原因不去除,容易复发;往往成为顽固性胼胝。若采用各种非手术疗法后仍无效,疼痛影响生活和工作时,可考虑采用手术治疗。

骨结构异常是引起前跖痛与胼胝的最常见原因。它包括跖骨的过长与过短、跖骨的跖屈与过度活动所致的背屈,跖骨头髁部肥大突出,弓形足、平足等畸形。已在上节的足跖侧角化病的病因中作了介绍。临床上经常可以见到,足部解剖结构差异的存在,如第 2 跖骨过长者。无论是跖骨过长还是跖骨向跖侧过度跖屈,都能引起跖骨头下胼胝形成。当第 1 跖骨头过短或活动度过高或因为晚期踇外翻畸形及踇囊炎术后关节不稳,造成第 1 跖骨过度“背伸”,使其负重功能障碍;患者的第 2 跖骨头发生转移性过度负重,此跖骨头下可见弥散性胼胝的形成。而当患者第 1 跖骨极短时,压力集中于中间三根跖骨区域,则表现为弥散性胼胝形成于第 2、3、4 跖骨头下。而第 5 跖骨头下弥散性胼胝则偶可见于足前部出现内翻足畸形的患者,也可见于小趾囊炎患者。弥散性胼胝也可见于创伤后,跖骨骨折时若骨折远端向跖侧移位即所谓跖骨跖屈,该跖骨在骨折愈合后更为突出,承受压力增大,其下易形成弥散性胼胝;若骨折远端向背侧移位,则邻近的趾骨相对较突出,所受压力增大而易致邻近跖骨头下弥散性胼胝形成。第 1 跖骨头下局限性连续性胼胝多位于整个第 1 跖骨下方,常见于弓形足畸形或腓骨肌萎缩症(Charcot-Marie-Tooth disease)患者,其发生与跖骨跖曲有关。

在非第 1 跖骨头下发生的弥散性顽固性足跖侧角化,其原因可能是邻近跖骨骨折畸形愈合或术后引起的转移性疼痛与胼胝形成。而在多个跖骨头下弥散性顽固性足跖侧角化则可能与第 1 跖骨承重减少有关,但这并非一定需要外科治疗。

1. 跖骨过长、过短所致疼痛性胼胝的手术治疗

(1) 跖骨嵌插缩短术:适应于第 2 ~4 跖骨头

下胼胝，经各种非手术方法治疗仍难痊愈，且疼痛严重，有碍生活和工作者。手术方法：在足背部以跖骨颈为中心，作纵行皮肤切口，暴露跖趾关节及远端跖骨干。在跖骨颈处横行截断跖骨。在远侧断端横截面上，钻一直径7mm左右的洞穴，其深度可以容纳近端跖骨干切断面，以达到缩短的要求。修整跖骨干近侧断端，使其直径与远端截面上的洞穴相匹配。然后将近端插入跖骨头断面之洞穴中（图9-2-7），任其自然不必固定。缝合皮下组织及皮肤。术后用石膏固定四周，然后逐渐负重行走。

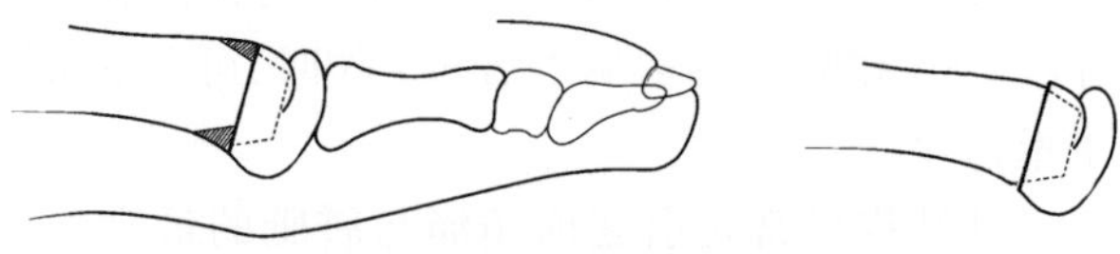

图9-2-7　跖骨嵌插缩短术

（2）Giannestras手术：该手术是另一类型的跖骨短缩术，适应证同上。Giannestras认为下列患者不适应采用本手术：①弓形足畸形；②有神经性疾患，如遗传性共济失调症及进行性神经性腓骨肌萎缩症；③年老伴有心血管疾病，或有糖尿病性足溃疡者。手术方法：于足背部自跖附关节起向远端作6cm长纵形切口。骨膜下剥离出2/3长跖骨干，距跖附关节1.2～2cm用电锯将跖骨干"Z"字形截断（图9-2-8）。切除近端截骨块的尖部1.5cm，及远端尖部0.7cm。再切断远端跖骨横韧带，以便远侧跖骨干能向近端缩短。然后将跖骨干远侧断端嵌入近侧断端中。在两断端上用骨钻钻孔，用钢丝固定。冲洗切口，分别缝合皮下组织和皮肤。术后用石膏固定6周，保持跖趾关节伸直在165°。6周后拆除石膏，穿着有跖骨横垫的硬底鞋行走。

（3）Weil手术：该术式属于跖骨远端截骨术（distal metatarsal osteotomy，DMO）。许多文献阐述了DMO可用于减轻跖趾关节半脱位或脱位引起跖

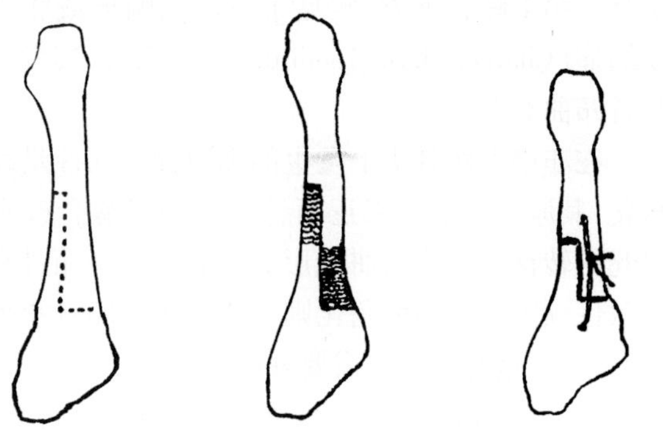

图9-2-8　Giannestraszhg缩短术

骨痛，所以推断出DMO对跖骨痛和足跖侧角化引起的疼痛有疗效的结论。该术式最多可缩短跖骨可达1cm左右，这对于由第1跖骨过短而引起的第2跖骨下弥散性顽固性胼胝的患者可能会有良好的疗效。至于其对腓侧髁突下不连续顽固性胼胝是否有疗效目前尚未有文献报道。

手术方法：在第2跖跖关节背侧作3cm长皮肤切口，显露并切开关节囊。跖屈跖趾关节，显露跖骨头；应用小摆锯与地面平行或与跖骨呈25°角截骨，从跖骨头背侧远端向近侧截骨。截骨后将远端向近端移位，移位短缩距离根据术前足正位片测量而决定，一般可短缩3～8mm，应使受累跖骨与邻近跖骨相匹配。然后用1～2枚螺钉固定，用摆锯截除背侧突出部分（图9-2-9）。术后穿着足踝外科的术后鞋子练习行走，一般临床愈合约需要6～8周，骨愈合约需3个月。

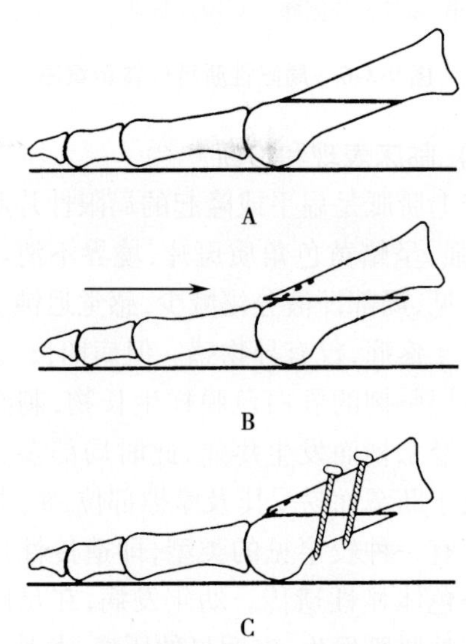

图9-2-9　Wile手术

A. 截骨；B. 短缩跖骨；C. 修整远端后固定

行跖骨短缩手术，应注意以下事项：根据我们的临床经验，提出以下事项供大家参考：

（1）术前要进行认真的检查与评估，设计好手术方案。若致病原因为受累跖骨过长时，为尽可能精确地治疗顽固性足跖侧角化病，应根据邻近的两根跖骨长度来决定受累跖骨需要被截短的长度（图9-2-10）。例如，第2跖骨过长者，应把第2跖骨截短至第1跖骨与第3跖骨最远端连线水平。

（2）在施行任何跖骨截骨术前，必须先排除患者存在跖趾关节挛缩畸形。固定在背屈状态下的跖趾关节能引起痛性胼胝的形成，所以，此时要处理的不应该是跖骨，而是跖趾关节。一般来说，除非跖骨

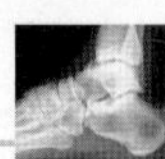

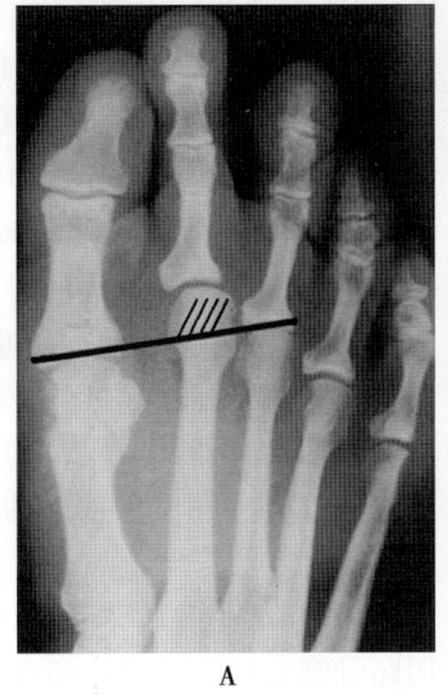

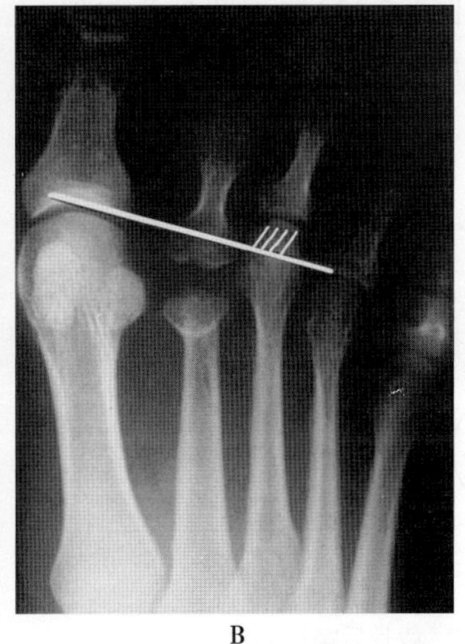

A　　B

图 9-2-10　跖骨截短的评估

A. 过第 1、3 跖骨头最远端作直线，显示斜线部分为第 2 跖骨需要截短的距离；B. 通过第 1、4 跖骨头最远端作直线，显示斜线部分为第 3 跖骨需要截短的距离

截骨术是用于治疗跖骨过长畸形本身，否则跖骨截骨术禁用于跖趾关节固定性畸形的患者。

（3）如果跖骨需要被截短的长度超过 5 ~ 6mm，尤其是第 3、4 跖骨，需要切除跖横韧带。若截短的是第 2 跖骨，一般无须切除跖横韧带。

（4）对单发性的顽固性足跖侧角化的治疗应尽量避免使用跖骨头切除术，除非病灶出现严重感染或慢性溃疡形成。跖骨头切除术会导致严重的并发症，包括病灶向邻近跖骨头区域转移、跖骨短缩及相关足趾出现痉挛。

（5）当邻近的两根跖骨明显比其他跖骨长时，如蹞囊炎手术第 1 跖骨截短后偶尔会出现某两根相邻跖骨相对较长的情况，此时就要考虑将这两根跖骨截短。

（6）术者应清楚，截骨面的方向会影响跖骨头短缩移位后是否降低跖骨头。如果截骨角度与跖骨骨干成 25°方向，跖骨头短缩移位后，在矢状面上并无改变；这样就不会造成跖骨头下降。如果增大角度，短缩移位后，会降低跖骨头（图 9-2-11）。

跖骨过短其本身如无屈曲畸形，一般无临床症状，也不会引发跖侧皮肤角化。问题是由于它的短缩，使其丧失或减少负重功能；因而发生负重转移，使其邻近的跖骨过度负重，发生跖骨痛或疼痛性胼胝。因此，就治疗疼痛性胼胝而言，不是治疗过短的跖骨，而是治疗引起疼痛性胼胝的邻近相对较长的跖骨。当邻近的两根跖骨明显比其他跖骨长时，如蹞囊炎手术第 1 跖骨截短后偶尔会出现某两根相邻跖骨相对较长的情况，此时就要考虑将这两根跖骨截短。如果因跖骨过短引起邻近转移性疼痛性胼胝，而且跖骨不是过长，可能是跖骨有屈曲。此时可

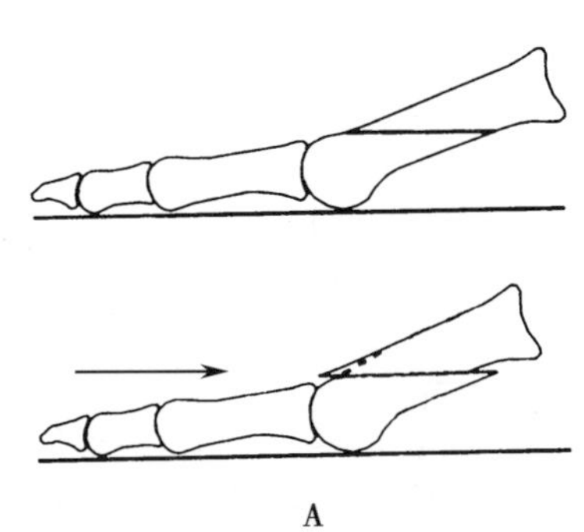

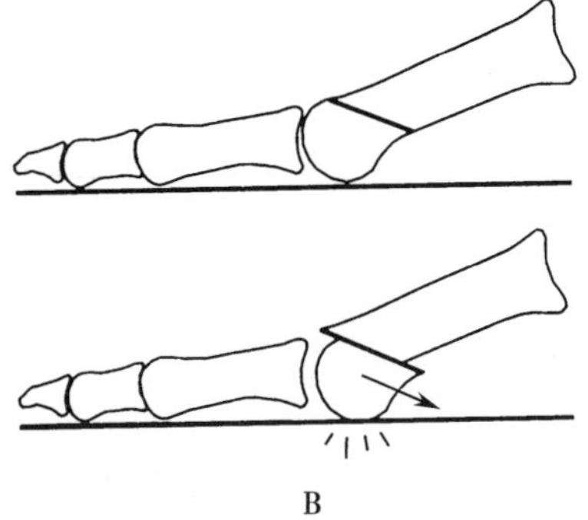

A　　B

图 9-2-11　截骨角度与术后关系

A. 截骨时与地面平行并后移远端短缩跖骨；B. 如大于 25°角，后移远端后将使跖骨头下沉

采用跖骨基底截骨术（图 9-2-12）来使跖骨头与邻近跖骨在同一水平而缓解症状。

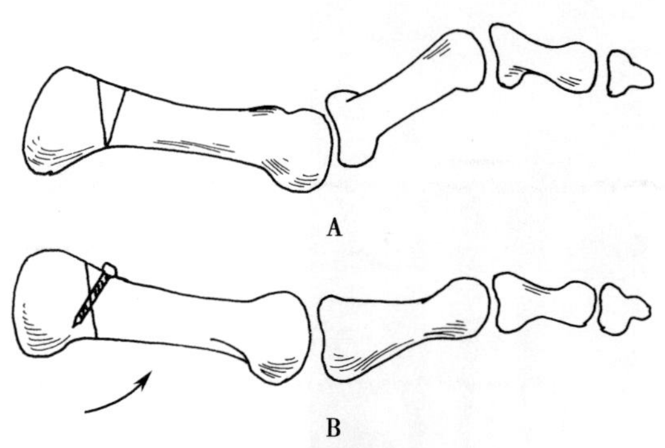

图 9-2-12　跖骨基底截骨
A. 截骨范围；B. 截骨后螺钉固定

2. 跖骨跖屈与背屈所致疼痛性胼胝的手术治疗　跖骨跖屈的结果，可使跖骨头下沉，使其过度负重，引发弥漫性顽固性疼痛性胼胝；跖骨背屈或称之为背伸，其后果是造成跖骨头上抬，使其丧失或减少负重功能，产生负重转移，可引发邻近跖骨头跖侧疼痛性胼胝。上述骨骼结构异常，以前者多见且临床症状也更为严重，应积极进行手术治疗。

（1）基底截骨术：跖骨基底截骨术不会缩短跖骨长度，故适用于跖骨不长伴有跖屈的弥散性顽固性足跖侧角化患者。国外有学者推荐用于有跖骨痛需行二次手术者。手术操作：在跖骨背侧作纵行皮肤切口，显露跖骨干近 1/2 的范围。在跖骨干骺端切除以背侧为底边在背侧的楔形截骨，其大小应根据跖骨头需要抬高的高度而定。一般截骨时要尽量保护跖骨跖侧骨皮质与骨膜的完整。对合截骨面后用螺钉固定（图 9-2-12）。术后穿着足踝外科的术后鞋子练习行走，一般临床愈合约需要 6～8 周，骨愈合约需 3 个月。随访结果显示术后转移性跖痛症的发生率低于 5%。

（2）跖骨头悬吊术：该术为矫正跖骨屈曲的唯一的重建动力的软组织术式。适应于僵硬性而非固定性的跖骨跖屈者。手术方法：于足背部以跖骨颈为中心，作一纵行皮肤切口，在跖骨头近端颈部，钻两个骨孔形成一骨髓道。将趾长伸肌健在止点处切断，将肌腱从隧道中穿出，向后翻转拉紧缝合在肌腱近端，借此肌力将跖骨头提起。缝合皮下组织及皮肤。术中注意，将远端趾间关节固定，或将趾长伸肌腱切断之残端缝合至趾短伸肌腱上。

3. 跖骨头结构异常所致疼痛性胼胝的手术治疗　正常情况下跖骨头的腓侧髁略大于胫侧髁，若腓侧髁发育过大，可增加负重引起局限性跖侧皮肤角化，甚者可发展成为疼痛性胼胝。此外，有的患者虽然髁部没有异常增大，但其头部异常增大向跖侧异常突起，也可引起疼痛性胼胝。以上情况，若症状严重需手术治疗。

（1）DuVries 手术：DuVries 1965 年首先报道采用跖骨髁突切除术治疗跖骨头异常肥大所致的疼痛性胼胝，获得较好的效果。手术操作（以第 2 跖骨头切除为例）：在第 2 趾蹼于第 2 跖骨头基底部起，至第 3 跖骨干远端作切口。自内侧或外侧面分离软组织至伸肌腱帽，辨别跖横韧带并牵引暴露其下组织。打开两伸肌肌腱间隔及关节囊以暴露跖趾关节。垂直于跖骨干从跖骨头切除其远端 2mm 的关节软骨，切除的方向应稍微向基底方向成一定角度，否则容易打滑而形成斜切面。然后切除跖骨头足底侧的 20%～30%（图 9-2-13）。

Mann 和 DuVries 对 100 例足跖侧角化行此术式，其中 93% 的患者对手术疗效表示满意。他们发现这些患者中，42% 的病损位于第 2 跖骨头下，31% 位于第 3 跖骨头下，19% 位于第 4 跖骨头下，8% 位于第 5 跖骨头下。另外，有 13% 的患者出现病灶转移，还有 5% 的患者未能治愈原发病灶。该 5% 的患者出现不同程度的手术并发症，包括跖骨头骨折、跖骨头缺血性坏死及爪状趾，但未见跖趾关节脱位，且术后跖趾关节活动度较术前减小 25% 以上者极少。一般来说，像跖趾关节脱位等的关节成形术的术后，关节活动度会明显下降，然而 DuVries 跖骨髁突切除术术后关节活动度却没太大的下降，这多少有点出人意料。

（2）Coughlin 术式：Coughlin 改良了 DuVries 术式，其方法大致与 DuVries 跖骨髁突切除术相同，不同的是前者无须切除跖骨头背侧远端的关节软骨部

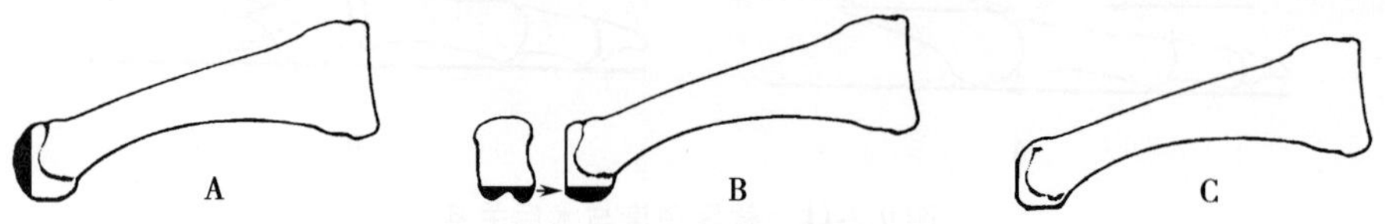

图 9-2-13　DuVries's 跖骨髁突切除术
A. 截去跖骨头背侧关节面；B. 截去跖骨头髁部；C. 截骨后

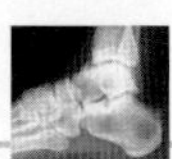

分(图 9-2-14),这在一定程度上增加了后面切除跖骨髁突的难度。

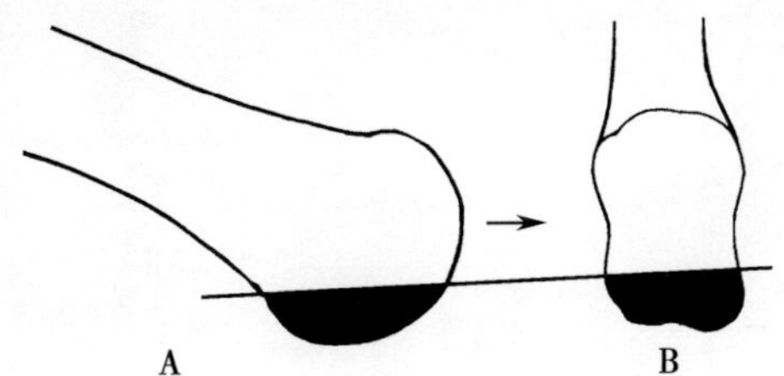

图 9-2-14 Coughlin's 跖骨髁突切除术
A. 截骨范围矢状位观;B. 截骨范围横断面观

术后用 5cm 宽纱布适当加压包扎。术后 3 周内,穿足踝外科的术后特殊用鞋,允许患者下地行走。3 周后脱掉特殊用鞋后,鼓励患者开始康复功能训练。

(四) 骨病性胼胝的外科治疗

1. 跖骨头坏死所致疼痛性胼胝的治疗 跖骨头缺血性坏死,又称跖骨头骨软骨病、freiberg 病。本病的临床表现、诊断与治疗等在十六章第二节中有详细介绍,此处仅就其并发的疼痛性胼胝的外科治疗做一介绍。

增生骨赘切除术:跖骨头缺血性坏死后期,部分患病的跖趾关节可能发展成严重的骨性关节炎,在关节的周围可有骨赘生成。跖侧的骨赘可引发足跖侧疼痛与皮肤角化增厚,背侧与侧方的骨赘将引起局部的包块与疼痛等症状。手术的目的是切除骨赘。手术操作:在患病跖骨头背侧作纵形切口,暴露伸肌肌腱,牵开伸肌腱后切开伸肌腱帽与关节囊,显露其下的滑膜组织。通过锐性分离,切除滑膜组织并检查关节结构。若增生骨发生在跖骨头四周,可环形削除增生骨质。侧面的增生骨需切至与跖骨边缘成同一平面,且要将跖骨头背侧的 20% ~30% 切除。近节趾骨基底处新骨形成不甚常见,一旦发生,也需切除该处骨赘。缝合伸肌腱帽、肌腱,闭合皮肤切口并加压包扎。

2. 籽骨病变所致疼痛性胼胝的治疗

(1) 胫侧籽骨疼痛性胼胝:在第 1 跖骨下发生的胼胝,一般来说,胫侧籽骨下方可发生局限性胼胝;弥散性胼胝多位于整个第 1 跖骨下方。前者多由胫侧籽骨的病变引起,而后者常见于弓形足畸形或腓骨肌萎缩症(Charcot-Marie-Tooth disease CTM)患者,其发生与第 1 跖骨跖屈使局部皮肤承受压力过大有关(图 9-2-15)。位于胫侧籽骨下的胼胝很多时候都可作保守处理,但若其发生在踇囊炎术后籽骨向中线移位至跖骨头嵴下或籽骨肥大而造成其跖侧角化、疼痛,通常需要经外科手术治疗(图 9-2-16)。

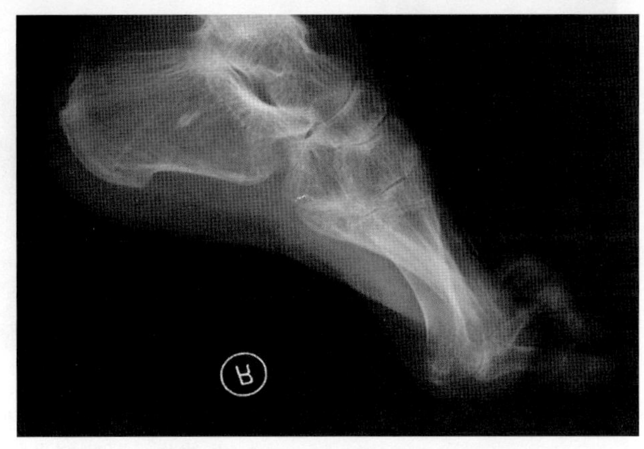

图 9-2-15 CTM 病第 1 跖骨跖屈

胫侧籽骨修刮术:对于胫侧籽骨跖侧的局限性胼胝,可选择胫侧籽骨修刮成形术,刮除跖面籽骨的一半。以往我们提倡选择籽骨切除术来治疗这一疾病,但经病例资料回顾性总结分析后,认为胫侧籽骨修刮成形术是能明显改善病情的更好的处理术式。手术操作:在足内侧中线稍下处以跖趾关节内侧面为中心作手术切口,显露关节囊结构。沿着关节囊水平往足底方向探查,找到胫侧籽骨内侧面。辨别出足底内侧皮神经并将其牵开保护后,剥离覆于胫侧籽骨上的骨膜并暴露跖面胫侧籽骨的 2/3。用小摆锯将胫侧籽骨跖面的一半去除,再将切缘修整平滑。按常规方法缝合皮肤切口并行加压包扎。

术中注意勿损伤足底内侧皮神经,如果损伤之则将成为术后最严重的并发症,一旦发现,应考虑向上分离该神经,并将其移离足底。如果对神经的损害实在太严重,应考虑将其切除或埋在踇展肌下,以防残留神经组织在足底内侧面形成神经瘤。

(2) 踇指下籽骨:有时疼痛性胼胝会发生在大踇指指间关节水平处,这种胼胝的面积可以很大,偶尔甚至会形成溃疡。其病因可能是踇指下籽骨长期对皮肤的压迫和摩擦。踇指下籽骨位于远节趾骨基底踇长屈肌腱附着点前的肌腱背侧。影像学检查可见该籽骨位于指间关节区域之下。

治疗:非手术治疗时,可将小棉垫置于病损部位近端,以减少病损部位所受压力。如果未能成功缓解,选择外科手术能获得满意的疗效。

踇指下籽骨切除术:手术操作:沿着踇指内侧在内侧面中线稍微靠足底方向作纵向切口,自跖趾关节水平纵跨趾间关节切开皮肤。将皮瓣翻向足底方

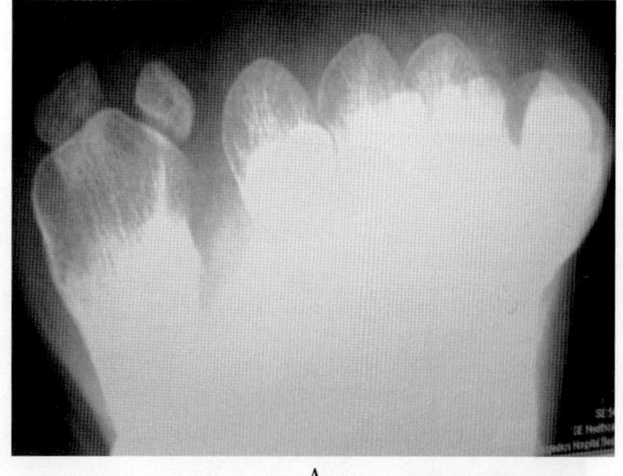
A

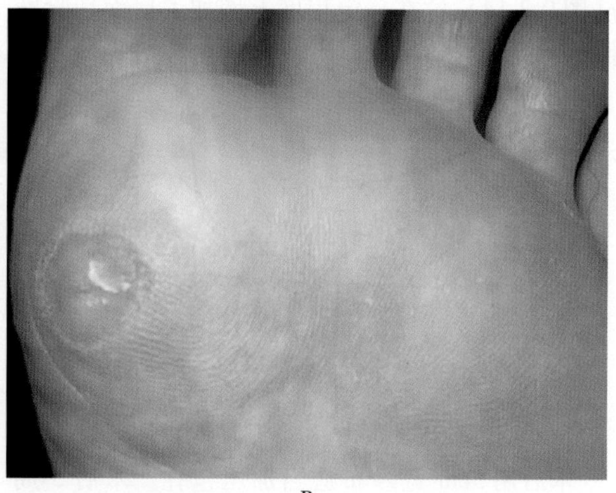
B

图 9-2-16　胫侧籽骨肥大突出引发疼痛性胼胝
A. X 线片示胫侧籽骨肥大；B. 第一跖骨头跖侧胼胝

向，暴露屈肌腱鞘，注意切勿损伤位于足底皮瓣处的足底内侧皮神经。辨明踇长屈肌腱鞘并扩大术野至远节趾骨基底附着点。将屈肌腱向足底方向牵开，可发现需切除的籽骨位于接近趾骨附着点处肌腱的背面。然后，仔细摘除籽骨，注意不要损伤肌腱附着点。术后 3 周内需穿足踝外科术后用鞋行走，直到软组织修复。

3. 类风湿足所致疼痛性胼胝的治疗　前足类风湿关节炎可以引发严重的疼痛性弥漫性胼胝已在第十七章第二节中作了介绍。其手术方法，可以在前足跖侧以围绕疼痛性胼胝做椭圆形皮肤切口，切除疼痛性胼胝，然后进行前足再造术（图 9-2-17）。

（五）瘢痕组织结构相关的顽固性足跖侧胼胝的治疗

有作者主张跖间神经瘤切除术或腓侧籽骨切除术可选择足跖侧手术切口，尽管大多数的足跖侧手术切口都能很好愈合，但极少数可出现肥厚瘢痕甚至合并角化形成（图 9-2-18A），就会导致非常严重的足跖侧疼痛。此外有些跖侧皮肤损伤如电热器烧伤、治疗跖疣时对皮下组织酸灼伤、辐射还是感染等均可使足跖面出现明显的瘢痕组织。一旦出现明显的瘢痕组织，瘢痕组织占据代替了皮下脂肪组织的位置，皮肤与跖骨头间因失去皮下脂肪组织的缓冲作用而容易导致痛性角化病损出现。即使经常修整胼胝，这些病损会对患者的生活、工作造成障碍。所以，当这种胼胝形成时，应予手术治疗。手术时为了防止术后复发，要切除椭圆范围内的全层皮肤及瘢痕组织（图 9-2-18）。稍微分离切口边缘皮下组织

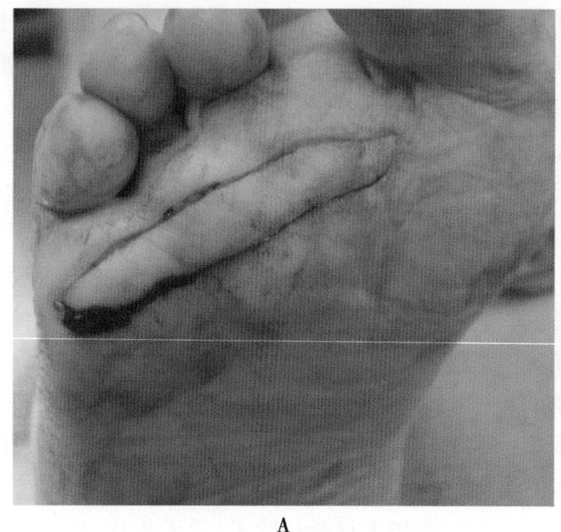
A

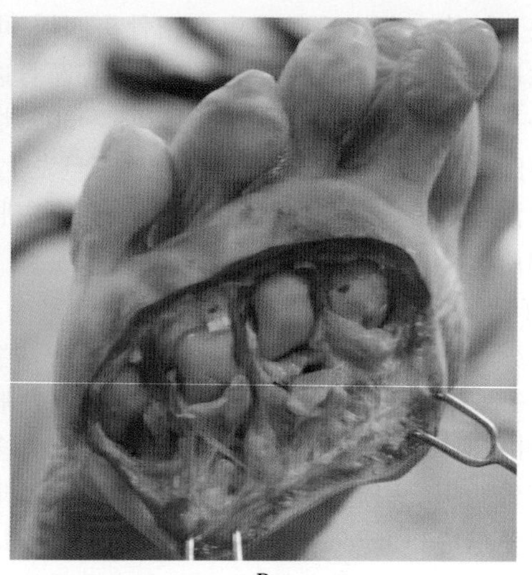
B

图 9-2-17　类风湿性皮肤角化的手术
A. 椭圆形皮肤切口切除所有胼胝；B. 胼胝切除后显露跖趾关节行前足再造

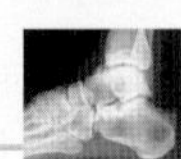

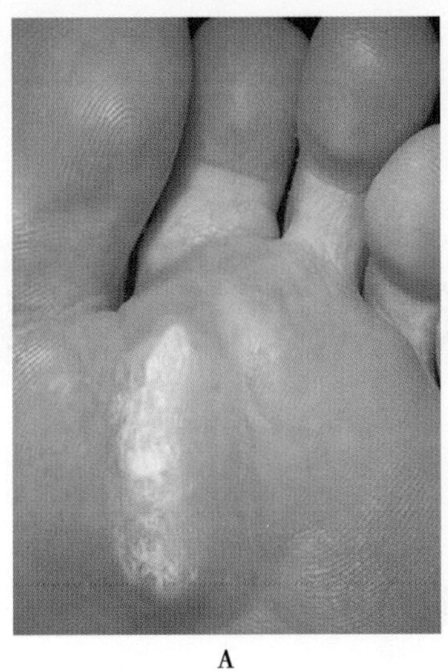

A

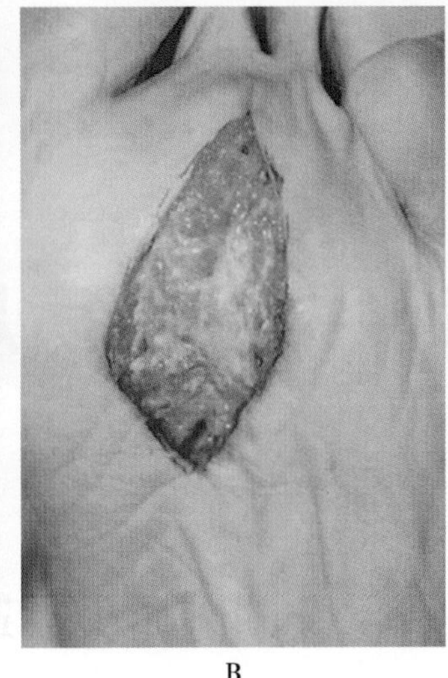

B

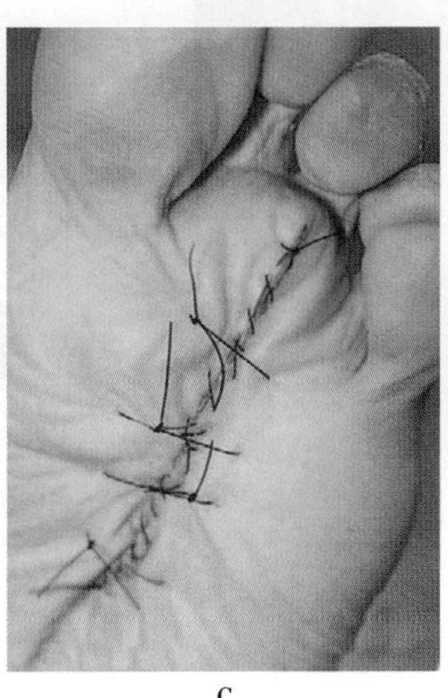

C

图 9-2-18　跖侧角化性瘢痕切除示意图

A. 跖侧角化性瘢痕；B. 彻底切除瘢痕及其全层皮肤；C. 缝合后

后逐层缝合皮肤切口。先用 2-0 铬制缝线缝合皮下组织层，以使皮缘对齐；继着之用减张缝合以减轻皮肤张力；然后用单纯连续缝合仔细吻合皮肤以尽可能减少瘢痕组织形成。

（六）皮肤过度角化症

有些皮肤角化症的患者，会出现严重的角质化症状，因为这些患者自身存在先天性的皮肤疾病。因此，虽然我们切除这些角化组织，但皮肤过度角化仍然会再度发生。临床医生应仔细检查患者足部角化病灶，排除先天性皮肤病的可能（图 9-2-19）。让患者去皮肤科就诊。

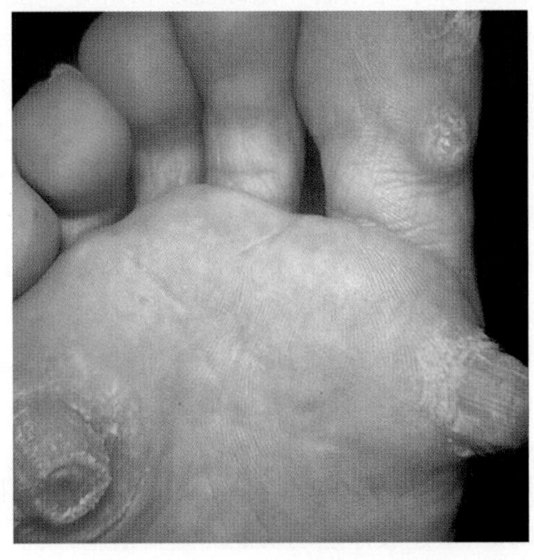

图 9-2-19　皮肤过（极）度角化

（宋卫东　王正义）

参 考 文 献

1. Coughlin MJ, Mann RA, Saltaman CL. Surgery of the foot and ankle. 8th ed. St Louis: Mosby, 2007.
2. Canale ST, Beaty JH. Campbell's Operative Orthopaedics. 11th ed. Philadelphia: Mosby, 2008.
3. 邱贵兴，戴尅戎. 骨科手术学. 第 3 版. 北京：人民卫生出版社，2005.
4. 王正义. 足踝外科手术学. 北京：人民卫生出版社，2009.
5. Dreeben SM, Noble PC, Hammerman S, et al. Metatarsal osteotomy for primary Metatarsalgia: Radiographic and pedobarographic. Foot Ankle, 1989, 9: 214-218.
6. DuVries HL. Surgery of the foot. 2nd ed. St Louis: Mosby, 1965.
7. Kitaoka HB, Patzer GL. Chevron osteotomy of lesser metatarsals for intractable plantar callosities. J Bone Joint Surg Br, 1998, 80(3): 516-518.
8. Vandeputte G, Dereymaeker G, Steenwerckx A, et al. The Weil osteotomy of the lesser metatarsals: a clinical and pedobarographic follow-up study. Foot Ankle Int, 2000, 21(5): 370-374.
9. Michael. J Coughlin, Roger A. Mann, Charles L. Saltzman. Surgery of the Foot and Ankle. 8th ed. Philadelphia: Mosby, 2007.
10. Selene. G. Parekh. Foot and Ankle Surgery. New Delhi: Jaypee Brothers Medical Publishers, 2012.

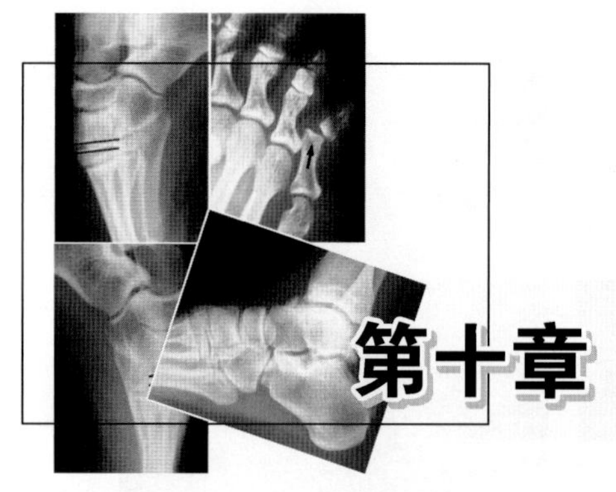

第十章　神经疾病足踝部后遗症

第一节　脊髓灰质炎后遗症

一、脊髓灰质炎概述

脊髓灰质炎，是一种由嗜神经病毒感染脊髓前角细胞和某些脑干运动核的急性传染病，患病年龄以3个月~5岁的婴幼儿为最多，急性期过后肢体遗留不能恢复的麻痹，称脊髓灰质炎后遗症(poliomyelitis-squle)。1954年SalK发明了灭活疫苗，1961年Sabin Koprowski及Cox发明了减毒活疫苗，这两种疫苗世界范围广泛应用，在经济发达国家于20世纪70年代即扑灭了该病的流行。美国1994年才消灭了脊髓灰质炎病毒，现存的20多万脊髓灰质炎后遗症，绝大多数年龄是50岁以上的中年人。但亚洲、非洲某些国家仍有不同程度的流行。

中国的脊髓灰质炎大流行较欧、美国家要晚的多，1955年江苏南通发生较大的流行，当年发生脊髓灰质炎且遗留肢体麻痹者2600多例，1956年上海等地渐次暴发，后逐渐波及农村，但全国流行的高峰发生在20世纪60~80年代。1965年全国范围开展了活疫苗的计划免疫。但由于中国人口多，国土面积大，偏远地区交通不方便，而疫苗的冷链保存、运输、发送是个复杂的社会工程，农村地区防疫工作开展的不平衡，从而直至20世纪80年代末和90年代仍发生几批流行，目前现存的脊髓灰质炎后遗症患者>200万(1987年国家抽样调查187万)。

二、12 711例脊髓灰质炎后遗症下肢手术类别分类统计

足踝部的瘫痪、畸形的手术治疗是脊髓灰质炎后遗症最多的部位，作者统计1985年2月~2003年5月，共手术治疗脊髓灰质炎后遗症12 711例(表10-1-1)，实施矫形手术31 562术次(包括上肢、脊柱部位的手术)，其中足踝部手术15 380术次，占48.73%，是世界上报告的最大一组足踝畸形矫正与功能重建病例样本。

三、手术治疗足踝部畸形的基本技术

(一)软组织松解术和截骨术

以切断挛缩筋膜、延长肌腱、肌肉为主的矫正关节屈曲挛缩畸形的手术称软组织松解术，如常施行的屈髋、屈膝挛缩松解。足跖腱膜松解等。松解时注意保护该部重要血管神经，屈曲挛缩畸形的一次矫正要适度。以免造成血管、神经和皮肤过度牵拉性损伤。严重挛缩畸形者在有限松解的基础上应用Ilizarov技术逐渐牵伸矫正，将会明显提高治疗效果，减少并发症。

截骨术是矫正骨关节畸形常用的有效方法，分为骨截断术和关节面截除术两类。骨截骨术用来矫正肢体的骨性畸形，关节面截除术如足三关节、跟距关节面切除是为了矫正畸形、稳定松弛的关节。

(二)肌腱或肌肉转位术

肌腱或肌肉转位术是脊髓灰质炎后遗症预防和矫正畸形、重建肢体运动功能的重要措施，其手术的目的是游离健康的动力肌远段或近段，改变方向并长至新的骨性或腱性起、止点，以替代瘫痪肌，重建其运动功能。

近年来通过对肌腱的显微结构、营养代谢、愈合

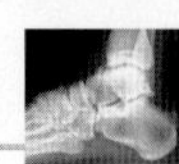

表 10-1-1 12 711 例脊髓灰质炎后遗症下肢手术类别统计(例)

类别	手术	例数	类别	手术	例数
髋关节畸形 小计 2400 例 7.66%	屈髋松解	1360			
	髂胫束松解	408			
	髋臼造盖	161			
	骨盆内移截骨	43			
	粗隆下内收(外展)旋转截骨	232			
	其他髋关节骨性手术	69			
	臀肌筋膜松解	98			
	髋脱位单纯手术复位	29			
膝关节畸形 小计 6861 例 21.88%	屈膝松解	843	代臀肌 小计 2423 7.72%	腹外斜肌移位代臀肌	1459
	膝关节牵伸术	30		同侧骶棘肌代臀肌	602
	股骨髁上截骨	4067		双骶棘肌代臀肌	211
	胫骨上端截骨	521		髂前上棘后置	45
	胫骨旋转截骨	852		背阔肌移位代臀肌	41
	胫骨平台下垫高	127		髂腰肌代臀肌	39
	髌骨阻挡术	8		其他组合肌移位代臀肌	26
	其他膝关节手术	374			
	髁上前倾截骨矫正膝反屈	39			
踝足关节畸形 小计 10022 例 31.97%	跟腱延长	3177	小计 239 0.76%	腹直肌或腹外斜肌移位代屈髋肌	239
	跟腱固定	125			
	跗趾间关节融合	114			
	第一跖骨截骨	1099	代四头肌 小计 2427 7.77%	股二头加半腱肌移位代四头肌	720
	跟距关节融合	2710		股二头肌长头或加半腱肌移位代四头肌	234
	踝上截骨	75		缝匠肌移位代四头肌	418
	跗横关节融合	244		腹直肌移位代四头肌	383
	三关节融合	773		腹外斜肌移位代四头肌	255
	踝关节融合	468		双腹肌移位代四头肌	55
	其他矫正足畸形的手术	815		半膜肌移位代四头肌	286
	跖筋膜松解	298		其他肌移位代四头肌	76
	足部畸形牵伸矫正	4			
	距舟、跟距融合	120			
肢均衡术 小计 1621 例 5.17%	髂骨延长或旋转截骨	756	代跟腱 小计 2044 6.59%	腓骨长短肌代跟腱	1201
	髂骨、耻骨截骨延长	238		胫后肌+腓骨肌代跟腱	330
	股骨延长	20		胫前肌+腓骨长肌代跟腱	344
	小腿延长	175		伸趾总肌代跟腱	57
	骨骺延长	19		其他肌移位代跟腱	112
	健侧股骨缩短	5	代足背伸肌 小计 3314 10.57%	腓骨长、短肌内置	688
	下肢综合均衡术	22		胫后肌外置	381
	下肢骨骺刺激	339		胫前肌外置	356
	股 A 外膜剥离	39		改良 Jones 术	1112
	Tonnis 骨盆截骨术	3		其他代足背伸肌的手术	385
	骨盆均衡术	5		踝前肌腱固定术	232
				跗长伸肌 1/2 后置	149
				腓肠肌内侧头前移代伸踝肌	11

机制等问题的研究，对传统的肌腱移位或移植概念发生了变化。肌腱分为滑膜内肌腱和滑膜外肌腱。凡在关节外进行移位或移植的皆属滑膜外肌腱，即表面没有滑膜组织，而是被特殊的疏松结缔组织—腱旁组织所包裹。其营养依赖于血液供应，腱表面与腱实质之间建立了全方位多节段均匀分布的广泛血供联系，属血供依赖组织。因此，下肢肌腱移位术后制动4～6周，保证肌腱与周围组织的粘连和在新止点的愈合是必需的，但妨碍了移位肌的功能发挥。为了获得较满意的术后功能恢复，实验研究和临床观察证明，肌腱移位术后早期控制性活动不会干扰肌腱的营养、愈合和存活，反而可促进新生血管纵形排列，加快肌腱愈合，增强吻合口的抗撕裂强度，且使粘连变松拉长，有利于改善肌腱的滑动性能。早期控制性活动有利于组织液在腱鞘内的扩散，利于成纤维细胞沿着在肌腱吻合处增生，刺激胶原纤维重新塑形，成直线排列，使新生组织成熟。总之，肌腱移位术后的早期控制性活动，可以限制粘连形成和改良粘连，促进肌腱愈合和滑动功能的恢复。

（三）选择转位肌腱时必须考虑的因素

动力肌应有4级以上肌力，远隔肌肉转位时牵引腱应足够长和坚韧，最好是自体腱或筋膜，不得已才采用人工腱，如碳素纤维。

移位动力肌和牵引腱宜于皮下脂肪层内的隧道穿过，足、手的肌腱转位宜插入另一肌腱的腱鞘。移位肌和牵引腱至新止点间所跨越的关节，应无屈曲挛缩或过伸畸形，或可同期矫正。

供移位的动力肌宜取协同肌，其次取拮抗肌。移位肌以稍高于正常的张力牢固地附着在骨质上。但固定张力过高，可能会发生弹簧超限牵引，甚至发生肌肉萎缩。固定过松显然不利于发挥移位肌的作用。

一般情况下，不宜将一块肌肉分成两部分，一半留置原位，另一半转移至新止点，达到与原肌相拮抗的功能。但胫前肌、胸大肌、背阔肌等可以达到这一目标。

移位肌的新止点最好植入骨内，肌腱最好采用穿骨洞固定法，如移位肌要缝到瘫痪的肌腱上，距该腱止点越短越好，以避免被拉松而影响远期疗效。

肌腱缝合的方法根据情况可应用端端缝合、鱼口式缝合、包埋缝合、绞辫缝合等。

术后外固定时间取决于不同的部位、年龄和肌腱止点缝结于何种组织，一般下肢手术5～6周，成年患者肌移位替代跟腱的制动时间应6～8周。

（四）关节固定术

关节固定术主要适应于脊髓灰质炎后遗症下肢的足踝关节，20世纪90年代外科治疗技术和矫形器制作技术的进展，已能够使大部分连枷髋和连枷膝患者获得稳定，已放弃应用髋、膝关节固定术治疗连枷腿。足踝关节固定术分肌腱固定和关节融合术，前者适应于未发育成熟的儿童和不适合做关节融合术的某些类型的成年人。由于人类无论是站立或行走，下肢的主要功能是支撑体重，因而足的稳定是行走的基础。当足踝关节麻痹性松弛或出现骨性畸形改变时，应选择关节固定术。临床上最常用的肌腱固定是稳定连枷踝的跟腱紧缩固定术；控制足下垂和㧟、趾下垂的踝前肌腱固定术。关节融合术根据稳定关节和矫正畸形的需要，应用较多的依次是跟距关节融合、三关节融合、足的附中关节融合（两关节）和踝关节融合。对严重松弛的连枷足也可考虑应用踝关节加跟距关节融合，以稳定足的后部，保留前足的弹性。传统应用的四关节融合术治疗连枷足，由于使足完全丧失弹性，无法适应不平的路面行走，且影响下肢血液和淋巴循环，故已经放弃使用。

四、足踝部瘫痪畸形的手术矫形与功能重建策略

（一）足踝部瘫痪、畸形外科治疗的基本策略

有关足踝矫形与重建的手术思路、治疗策略、疗效控制等，是作者等经过30多年实施上万例足踝畸形矫正与功能重建形成的理念、经验与智慧结晶，许多手术方法、与疗效已经超越了"坎贝尔骨科学"、西方国家医生主编的足踝矫形外科学的内容，已经形成了具有秦泗河足踝矫形与功能重建外科特色的医疗模式与手术风格。

1. 在骨骼没有形成固定性改变以前，应施行软组织松解术加肌腱转位动力平衡术。

2. 骨关节已形成明显骨性畸形者，施行截骨和（或）关节固定术。

3. 如果患者既有骨关节畸形又有明显的足踝肌力的不平衡，在施行足踝骨性矫形手术的同时施行肌腱转位术，一期重建静力平衡与动力平衡，但术后制动时间服从于骨性手术。足内翻的骨性畸形必须完全矫正，否则在行走过程中，残余的内翻畸形会加重。

4. 仰趾（跟行）足者，应矫正至足能跖屈20°～

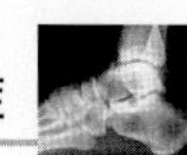

30°位。因为人类的站立、行走要求有一个稳定的跖行足，这就是正常女性穿高跟鞋虽然使步幅减少，蹬地功能减弱，但常速行走确能省力的原因。对下肢肌力差者，更需要将足维持在合适的跖屈角度，如果跟腱松弛者将其短缩。如此既有利于膝关节的稳定，步态周期中患肢单足支撑期，已不需要足跟先着地然后足跟再离地的过程，从而站立相缩短。跨步时躯干前倾，前足可直接蹬离地面，使行走速度加快。

5. 术前注意分析、判明畸形产生的因果和主次：是下肢不等长（真或假性）引起跟腱挛缩性马蹄足，还是伸踝、伸趾肌瘫痪引起的足下垂马蹄足。足踝部多个畸形并存时应分析畸形发生、发展的主要原因和过程，方能制订出恰当的手术方案。

6. 一侧下肢髋、膝关节畸形者，足踝部手术矫正与功能重建，是整体手术计划治疗中的一部分。足踝畸形矫正应尽可能与其他关节畸形的手术同期实施。

7. 手术的优化组合、手术决策，须符合整体观念、生物学和矫形外科基本原则。

8. 足踝部骨性手术和肌腱移位术可以同期实施，术后用骨外固定架固定，但术后一周即嘱咐患者锻炼移位肌肉的静止性收缩运动，可以定期打开骨外固定架，活动踝关节，以减少移位肌腱粘连。

9. 对 12 岁以下儿童，不宜行足部骨性融合手术，但不影响截骨矫形术的进行。作者建议用多点截骨后穿针安装骨外固定器，术后调整外固定器完成骨性畸形的矫正，又保留了关节面，是一个成熟的、疗效满意的矫形手术方法。

10. 足踝部肌腱移位术的年龄根据动力失衡的程度确定，其中代跟腱的肌腱移位术 4 ~ 6 岁时即可开始。肌腱固定的张力应以肌肉等长为原则，移位后不宜过紧、过松，过紧易导致肌肉纤维化。

11. 动力性稳定无条件实施时，考虑行单纯静力性稳定术（肌腱固定术、关节有限融合术）。恰当掌握踝足部静力稳定手术策略与技巧，仍能产生较好疗效。

12. 因一侧下肢短缩代偿结果发生的马蹄足畸形，必须先解决下肢长度后，再矫正马蹄足畸形。作者一般在实施下肢延长术的同时给予矫正马蹄足畸形，但术者需要丰富的矫形外科实践经验。

13. 脊髓灰质炎后遗症导致的仰蹈畸形，主要是动力失衡的原因，第一跖趾关节不宜融合。

14. 注意学习掌握好以 Ilizarov 技术为代表的现代骨外固定技术，它是保障足踝矫形与功能重建的最满意的工具与方法，也是开启医生创造性思维、治疗严重足踝创伤、修复重度残缺畸形的金钥匙。

（二）马蹄足

马蹄足亦称下垂足，但下垂足一般是指伸踝、伸蹈、伸趾肌全瘫而发生踝、足、趾皆下垂，不一定有跟腱明显挛缩，如腓总神经损伤麻痹所致的下垂足，其跟腱多没有明显的挛缩。典型的马蹄足畸形，表现为跟腱重度挛缩、弓形足、足趾背屈，五个跖骨头负重，其足趾不是下垂而是背屈（图 10-1-1）。

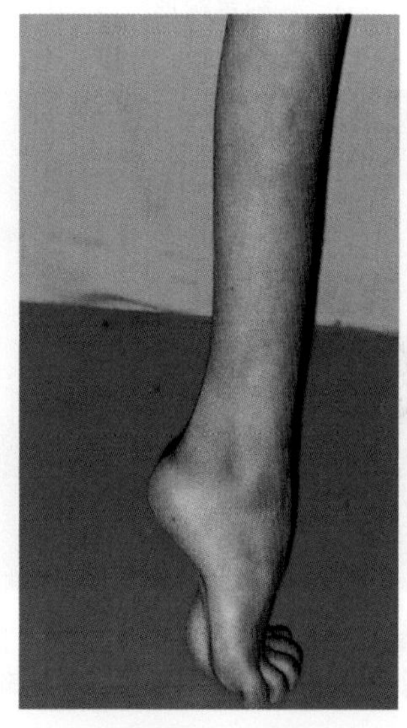

图 10-1-1　马蹄足

马蹄足成因复杂，且往往和下肢其他畸形并存。有些马蹄足畸形是髋、膝关节畸形所继发。股四头肌瘫痪是形成马蹄足的重要原因之一，因股四头瘫痪后站立或行走时为防膝关节跪跌，小腿三头肌高度紧张，向后牵拉股骨内外髁和胫骨上端，久之跟腱逐渐挛缩，膝关节发生屈曲畸形往往加重了马蹄足畸形的程度。

1. 单纯马蹄足畸形的分型　根据马蹄足的成因和畸形发生的主要部位，作者从有利于矫形手术的原则，进行如下简单易行的分型：

（1）跟腱挛缩性马蹄足（后足下垂型），足的骨关节无明显畸形改变（图 10-1-2）。

（2）跗骨高弓性马蹄足，皆合并跖腱膜挛缩。

（3）跖骨头下垂型马蹄足，主要是第一跖骨头下垂或跖楔关节部发生弓形改变（图 10-1-3）。

（4）复合型马蹄足，存在两个以上畸形因素，既有动力失衡又有骨性畸形改变，是成年人最常见的类型（图 10-1-4）。

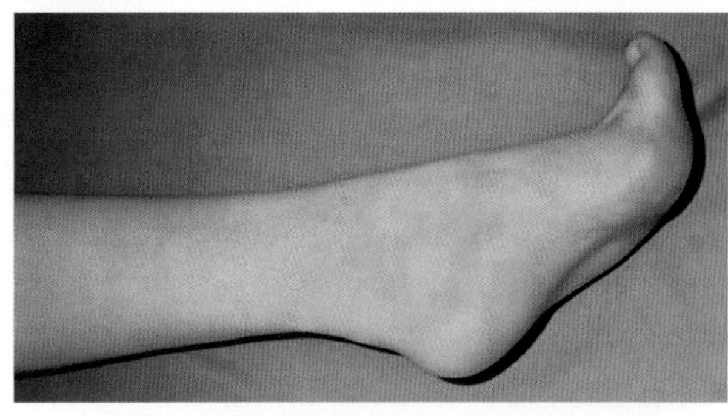

图 10-1-2　跟腱挛缩性马蹄足，跗骨间关节无凹弓性畸形改变，此种类型仅实施跟腱延长，即可矫正马蹄足畸形

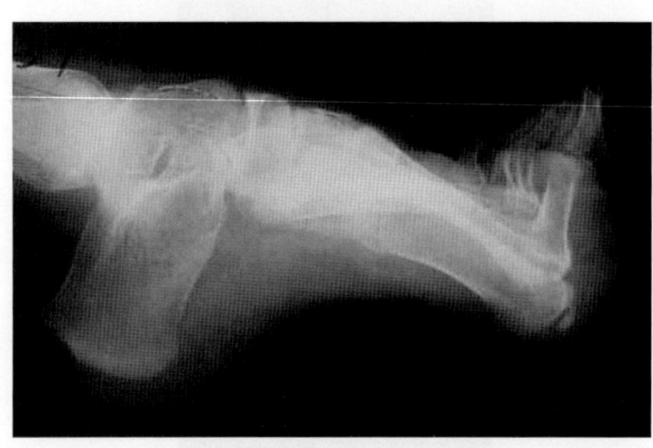

图 10-1-3　第 1 跖骨头下垂性马蹄足，第 1 跖骨头重度下垂，通常伴跖腱膜挛缩性凹弓足畸形

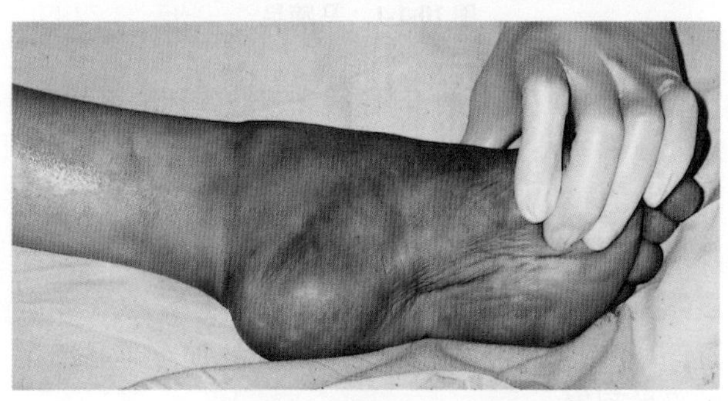

图 10-1-4　复合型马蹄高弓足，既有跟腱、跖腱膜挛缩又出现足的骨性高弓畸形改变

（5）跟腱瘫痪性马蹄足，既有小腿三头肌瘫痪，又有明显的垂足畸形。发生的原因可能是发病早期患足长期处于垂足位而发生筋膜挛缩，此类患者其腓骨长肌正常，代偿了小腿三头肌的功能，是形成马蹄畸形的因素之一。

2. 不同类型马蹄足畸形外科治疗的策略　在矫治马蹄足畸形时，首先要解除引起和影响马蹄足畸形发生发展的各种因素，根据不同的马蹄足类型选用不同的手术方法。矫正的目标是：少年儿童患者马蹄畸形宜完全矫正，成年人、合并下肢短缩、小腿三头肌肌力较弱者要适度矫正。马蹄足畸形矫正后行走功能不减弱，踝足关节不应疼痛。

（1）跟腱挛缩性马蹄足：施行跟腱延长术矫正，但部分成年患者距骨前面的关节面因长期废用而退变，跟腱大幅度延长后，退变的关节面转到踝关节腔内产生疼痛，此类患者跟腱延长矫正马蹄畸形宜控制在 40°以内，成年人重度马蹄畸形在跟腱有限延长的基础上加用 Ilizarov 技术缓慢牵拉矫正。

（2）跗骨高弓性马蹄足：施行跖腱膜松解和距舟、跟骰关节楔形切骨融合矫正术，如果凹弓的部位主要在跗横关节，做跗横关节部位截骨矫形术。近年由于 Ilizarov 牵拉矫形技术的成熟应用，高弓足畸形的矫正疗效获得突破性进展。能用及其微小的创伤满意的矫正各种类别的高弓足畸形，多不需要融合关节，且能增加足的长度。

（3）第 1 跖骨头下垂性马蹄足：实施第 1 跖骨基底楔形切骨矫正。

（4）既有跟腱挛缩又有跗骨高弓和第 1 跖骨头下垂者：施行跖腱膜松解、跟腱延长、跗中关节切骨融合和第 1 跖骨基底楔形截骨四个手术一期施行，方能达到满意的矫正效果。

（5）合并小腿三头肌瘫痪的马蹄足畸形都合并第 1 跖骨头下垂，其腓骨长肌多有肌力。手术策略：跟腱适度延长、跟距关节融合、第 1 跖骨基地截骨、踇长伸肌腱 2/3 后移于第 1 跖骨头、腓骨长肌移位代跟腱。如此，看似矛盾的手术策略，矫正了马蹄足畸形、跖骨头下垂畸形、稳定了后足，又替代了跟腱肌力，能获得一举四得的满意疗效。

3. 微创手术矫正马蹄足畸形　足跖腱膜皮下闭合松解：将前足用力背伸，绷紧跖腱膜，以尖刀在跖腱膜跟骨止点的内前方进入，先用刀背探测到跖腱膜集中部，然后旋转尖刀在跖腱膜集中部切断，此时术者会明显感受到凹弓挛缩畸形已明显矫正（图 10-1-5），如果抬起第一跖骨头跖筋膜内侧束还明显紧张，可在跖骨头下外侧以尖刀做皮下松解。

4. 跟腱皮下切开滑行延长术（White 术）　以尖刀在跟腱止端切断内侧半（图 10-1-6A）（相当于比目鱼肌肌腱），近端切断浅外侧半（腓肠肌腱膜），用力背伸踝关节，跟腱即在两个小切口之间滑行延长，如果跟腱没有拉开，要仔细探察跟腱纤维的张力，再用刀将特别紧张的腱纤维切断（图 10-1-6B）。皮肤切口一般无需缝合。但既往做过跟腱延长、皮下组织丰厚、马蹄外翻足以及小腿三头肌肌力很差的跟

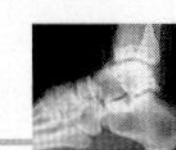

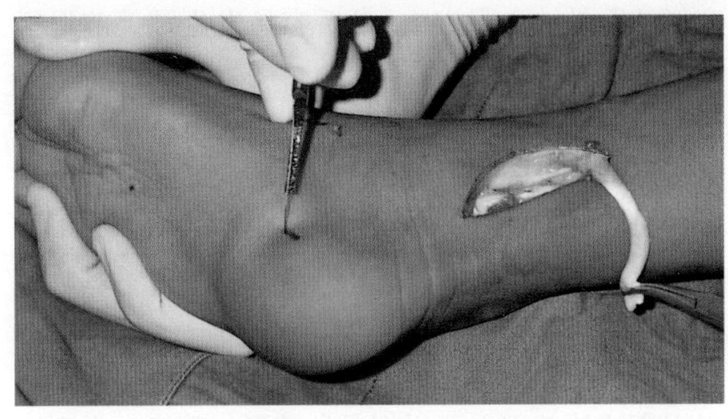

图 10-1-5　足跖腱膜皮下松解术，该患者胫骨后肌腱远端已经游离出，将移位到足背前外侧代足背伸肌

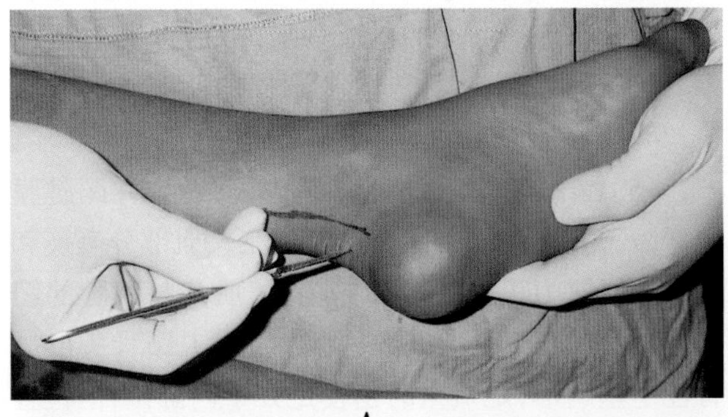

A

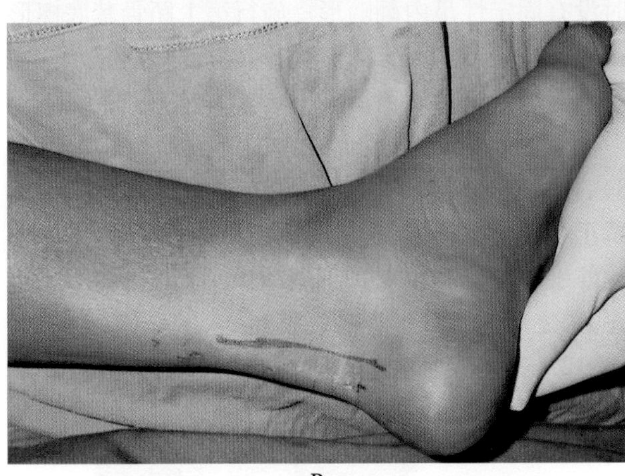

B

图 10-1-6　跟腱皮下切开滑行延长术

A. 前足背伸拉紧跟腱，先用尖刀切断跟腱止点的内侧瓣（相当于比目鱼肌肌腱），再切断跟腱近端的浅侧瓣（腓肠肌腱膜），跟腱内侧的画线是实施跟腱切开延长时应采用的皮肤切口；B. 适度用力背伸踝关节，跟腱在皮下移行滑开，马蹄畸形矫正。若跟腱仍不能滑开，应仔细探察判断未切断的跟腱纤维给予松解，跟腱愈合后张力适中，不遗留皮肤切口瘢痕，但注意防止将跟腱横断

腱挛缩，不宜采用此法，应采用切开皮肤的跟腱"Z"形切开延长法。

5. 跟腱"Z"形切开延长术应注意的问题　跟腱延长术是矫正马蹄足畸形传统有效和应用最多的矫形手术，自 1985～2003 年 5 月作者实施不同类型的跟腱延长术 3177 例次，占同期施行脊灰后遗症各类矫形手术 31 562 例次的 10.06%，占足踝部几十种手术总数的 20.66%。由此说明跟腱延长这一简单有效的手术，在脊髓灰质炎后遗症下肢矫形治疗中的地位。如果术者手术技巧娴熟，清楚地了解跟腱纤维的走行方向，中立位或伴足内翻型跟腱挛缩，可应用跟腱闭合切开延长术，否则施行跟腱 Z 形切开延长。

由于跟腱皮下组织少，血液循环和抗感染能力差，跟腱"Z"形切开延长跟腱、踝关节背伸后，皮肤的张力高，操作不当易出现皮肤切口愈合不良甚至皮瓣坏死，血管、神经过度牵拉，踝关节前侧软骨面持续积压受损等并发症。因此这一手术后出现的问题，特别是皮肤切口与跟腱粘连、跟腱延长过度、术后马蹄畸形复发者比较多见，如何规避手术并发症，注意遵循如下原则。

6. 跟腱切开延长应注意如下问题

（1）关于适应证的选择：适用于跟腱挛缩，踝关节结构基本正常，患者年龄 5 岁以上，跟腱肌力 >4级，患肢无明显缩短或患肢缩短已经矫正。

（2）关于禁忌证：该术不适用于<30°的马蹄畸形合并患肢短缩>4cm；年龄>35 岁其踝关节面已经明显发生退行性改变；跟腱皮肤有不能延展的瘢痕挛缩；合并跟腱瘫痪的马蹄畸形而缺少实施肌移位替代跟腱的条件。

（3）手术操作的注意事项：应注意以下事项：①皮肤切口的选择，单纯马蹄畸形或伴足内翻者应在跟腱内侧弧形切口（图 10-1-7），外翻足者在跟腱外侧切口，而不应该做与跟腱平行的直切口，如此可避免或减少皮肤切口瘢痕与跟腱的粘连，同时实施胫骨后肌腱移位时，亦能在同一切口内延长或切取胫骨后肌；②跟腱 Z 形切开延长的方法：显露跟腱时要保护跟腱的系膜，矢状面"Z"形切断跟腱，中立型或内翻型马蹄足跟腱止点切内侧（马蹄外翻足切外侧），术者缓慢用力背伸踝关节，将足矫正至 0°位或矫形需要位；③如果踝关节背伸角度不够，应探察后踝关节囊是否挛缩，若有挛缩应给予横行切开松解；④少年或成年人的重度马蹄足，其胫后肌和腓骨长肌也多有挛缩，限制了踝关节的背伸，必要时可在同一个切口内向两侧分离皮瓣显露胫骨后肌和（或）腓骨长肌肌腱，并给予适当延长；⑤跟腱延长超过 3cm，必然减弱小腿三头肌的肌力，在跟腱肌力小于 4 级时跟腱延长的幅度应适当限制；⑥助手维持足的背伸位，缝合延长的跟腱，作者仅仅缝合 2～

3 针，以减少跟腱对缝线的反应性纤维组织增生。缝合跟腱鞘膜的上部分，下部跟腱鞘膜与皮肤用垂直褥式一层缝合，并注意皮肤的张力，马蹄畸形重皮肤切口长，切口内应放橡皮引流条，无菌薄棉垫应加压包扎。

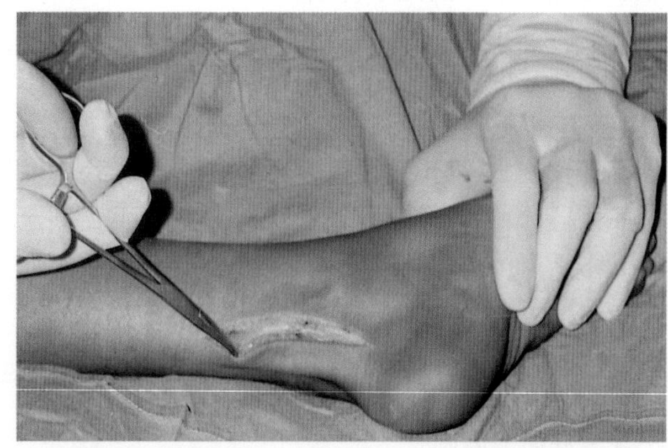

图 10-1-7　跟腱"Z"形切开延长术，采用跟腱内侧弧形皮肤切口，如此皮肤切口缝合后与延长后的跟腱不易粘连

7. 关于术后处理　以长腿石膏膝关节伸直、固定踝关节于 0°位或矫形需要位 6～8 周，术后 3 周患足即可负重行走，成年人术后应用骨外固定器固定疗效可靠。若患者马蹄畸形重，跟腱皮肤张力大，术后石膏固定于一定的垂足位，二期更换石膏矫正。

8. Ilizarov 技术矫正重度或僵硬型马蹄足畸形。

（三）马蹄内翻足

马蹄内翻足十分常见，形成畸形的主要原因是足的外翻、背伸肌，即腓骨长短肌和（或）趾长伸肌瘫痪或部分瘫痪，足的内翻肌力较好或正常，必然发生足的内翻或下垂内翻改变。在不正常负重应力作用下，内翻畸形迅速发展。还有些患者足的内外翻肌力并无失衡，足内翻形成和加重的原因是小腿外旋畸形所致。

1. 马蹄内翻足外科治疗策略

（1）先施行踝后内侧软组织松解，马蹄内翻畸形获得部分或大部分矫正，再做截骨和肌力平衡术。

（2）成年人术前应判定骨关节畸形的程度和类型，距骨在踝穴内有无倾斜及其倾斜的程度，踝关节在屈膝位主、被动活动幅度，有无关节的退行性改变，再决定是否做后内侧软组织松解及其松解的范围。如果患者有严重的骨关节畸形改变，且术前踝关节在屈膝位的被动活动很小，后内侧软组织松解的范围仅限于跖腱膜松解、跟腱和胫后肌肌腱的有限度延长。如果软组织松解的范围过大，已退变和变形的距骨纳入踝穴内，术后容易发生踝关节退行性关节变性疼痛。

（3）单纯腓骨长短肌瘫痪，踝关节其他肌力较好，未形成骨性改变的马蹄内翻足，实施跟腱延长、胫后肌腱延长、胫前肌外置在第三楔骨部位，为了手术操作方便，可有利腓骨短肌腱远端作为牵引肌腱与胫骨前肌吻合。

（4）已形成骨性改变的马蹄内翻足：在矫正软组织挛缩的基础上可根据骨性畸形的程度与类型选择适宜的骨性手术矫正。①马蹄前足内翻：施行距舟、跟骰关节融合；②马蹄后足内翻：跟骨楔形截骨或跟距关节融合术；③马蹄全足内翻：三关节融合术。严重的马蹄内翻足在三关节有限截骨的基础上，穿针安装 Ilizarov 技术牵拉矫正。

（5）第 1 跖骨头下垂性足内翻，皆合并跖腱膜的挛缩。其发生原因主要是小腿三头肌部分瘫痪和腓骨长肌肌力正常，行走时腓骨长肌代替跟腱的跖屈作用牵拉第 1 跖骨头下移，久之第 1 跖骨头形成骨性下垂畸形，足负重时迫使足处于内翻位，但检查时没有固定性足内翻畸形。施行第 1 跖骨基底楔形截骨术矫正第 1 跖骨头下垂，同时行跖腱膜松解后，足内翻畸形自然矫正。

（6）马蹄内翻足合并小腿外旋畸形（图 10-1-8），在矫正足畸形的同时行胫骨结节下内旋截骨术矫正小腿外旋畸形，若单纯矫正足内翻畸形，术后小腿外旋畸形仍然存在，因下肢力线不正，不但影响步态，久之足内翻畸形容易复发。

2. 三关节融合术矫正骨性马蹄内翻足畸形　该术适用于严重的马蹄内翻、外翻、高弓、仰趾等足

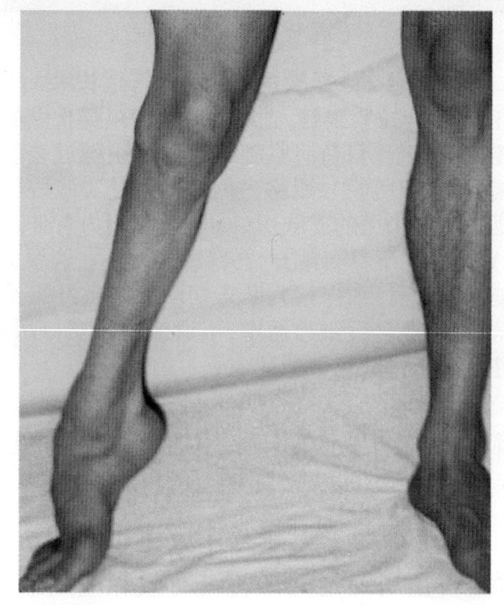

图 10-1-8　马蹄内翻足合并小腿外旋畸形

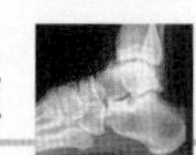

的骨性畸形改变；既往足施行过骨性手术但畸形未矫正或术后畸形复发；年龄在 12 岁以上。

手术操作：足背外侧弧形切口，起于距舟关节中间，跨过跟骰关节止于外踝下 2cm。游离切口上下缘的皮瓣，内侧至伸趾总肌肌腱，外侧至腓骨长短肌腱，切断伸趾短肌的起点，显露跟骰关节；切断距舟和跟距关节韧带，显露跟距关节和距舟关节。根据足畸形的程度和类型决定三关节切骨的角度和切骨的范围，为了便于显露舟骨的关节面内侧，可先将距骨头部分切掉，然后依次切除跟骰、跟距和舟骨关节面。然后将跟、距、舟、骰四块骨三个关节的截骨面进行对合，将足矫正至中立位（图 10-1-9）。

如果患者年龄大，畸形严重，三关节的切骨已经比较多，畸形矫正仍不满意，是受到足后内侧软组织张力特别是神经皮肤的限制。用手矫正畸形对合三关节切骨面时，应缓柔用力背伸外翻足，将足矫正至适度的垂足位，不宜强求术中一次矫正至中立位。然后安装组合式外固定器（图 10-1-10），控制足于适

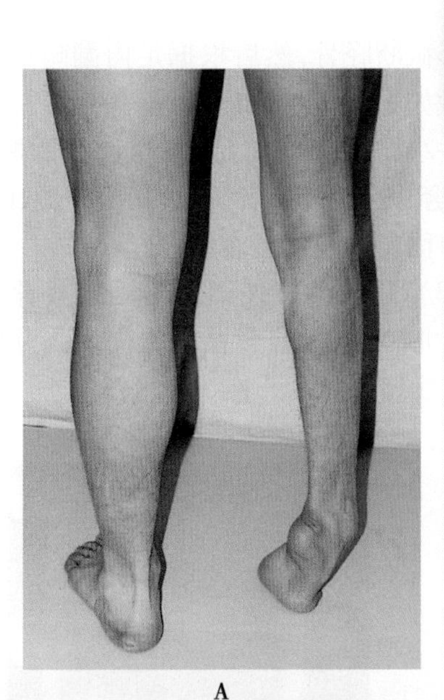

A

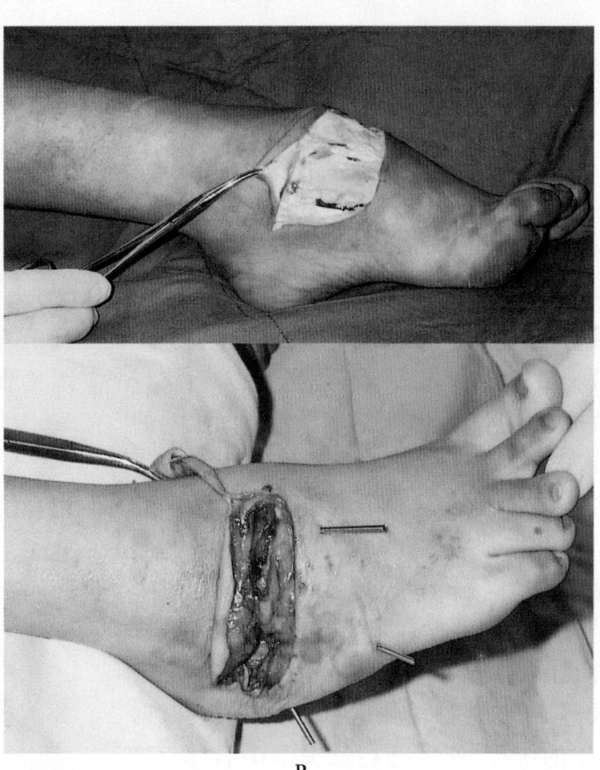

B

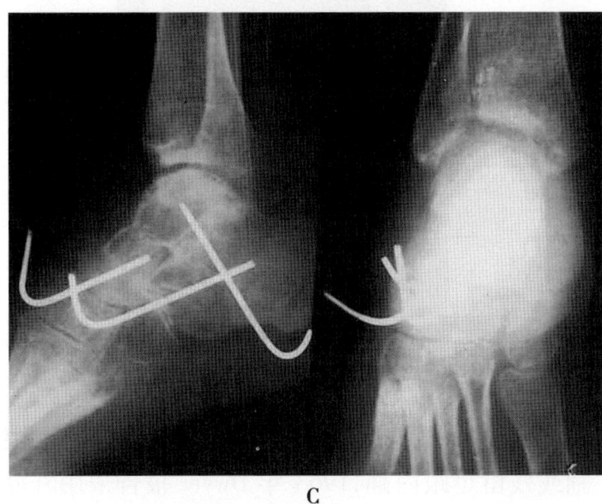

C

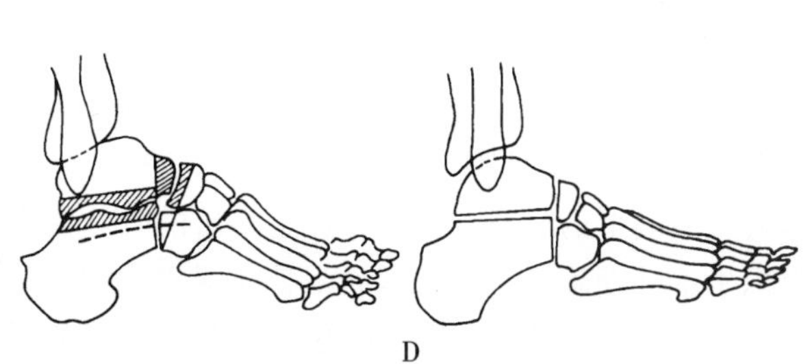

D

图 10-1-9　三关节融合术

A. 患者男，23 岁，右足重度马蹄内翻畸形，术前足着地、着力部位；B. 三关节融合皮肤切口和显露，用薄、宽的骨刀实施三关节切骨，畸形矫正后用 3 枚 2mm 的克氏针固定三关节截骨断端；C. 三关节截骨融合及克氏针固定方法，该患者已手术后 75 天，三关节截骨面已基本愈合；D. 切口和截骨范围

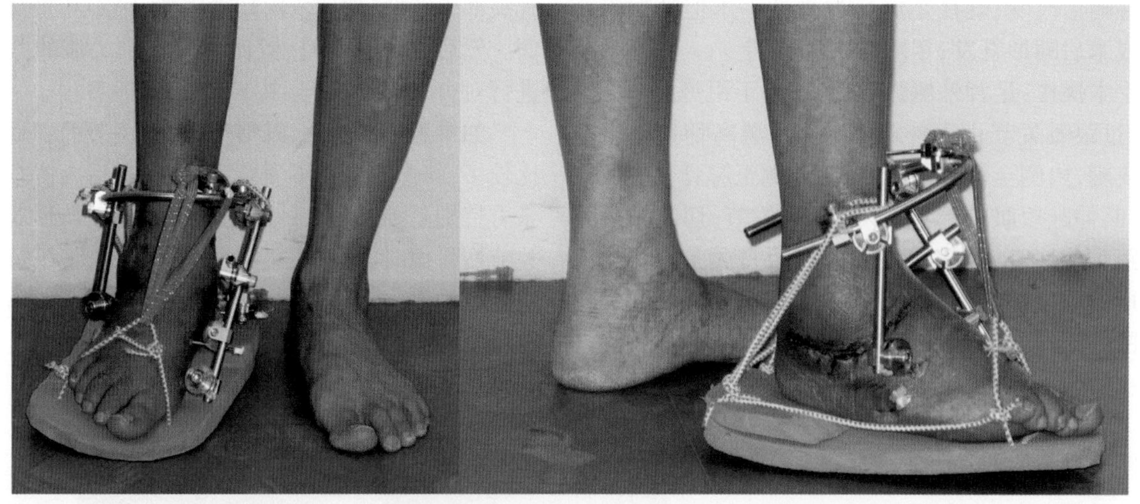

图 10-1-10 成年人重度马蹄内翻足畸形,三关节截骨术后安装组合式外固定器固定截骨断端

当的位置。对于僵硬型马蹄内翻足软组织松解不会产生明显的矫正效果,若足的内翻畸形较重,距骨在踝穴内必然倾斜,若单用三关节融合术切骨太多,作者应用三关节融合和踝上截骨术同期实施,减少了三关节的截骨量,然后穿针安装外固定器,术后施行逐渐延长矫形。术后 7～10 天定期调整外固定器的方向,矫正或部分矫正残余的马蹄内翻畸形。术后 6～8 周更换行走石膏或足踝矫形器。骨性手术与外固定器结合可减少三关节切骨的范围,矫正畸形的效果可靠。避免因石膏固定所发生的并发症。

三关节融合术的并发症主要有皮瓣坏死;截骨端迟延愈合或形成假关节;距骨坏死塌陷、术后形成疼痛性胼胝等,既往文献报告达 20% 以上,但根据截止 2003 年的统计,作者施行三关节融合术 773 例,只要按照以上手术程序和术后处理,能够规避以上并发症的发生。

3. 踝上截骨术矫正足内翻及复合踝部畸形　各种原因导致的足内翻畸形常伴有胫距关节面倾斜、胫骨旋转等复合畸形。施行三关节融合术,并不能改变距骨在踝穴内的倾斜,亦不能同期矫正小腿下端的内翻、内旋或外旋畸形。踝上截骨术可三维矫正畸形,一期矫正胫距关节冠状面、矢状面倾斜和旋转畸形,特别适用于足踝部复合畸形及足部畸形矫正术后残余畸形的矫正。可和矫正足畸形的骨性或软组织手术同期施行。由于术后距骨在踝穴内的倾斜获得不同程度的矫正,从而避免或减少了踝关节退行性变的发生。具体操作步骤如下:

(1) 外踝上 5cm 横切口,骨膜下显露腓骨,截断腓骨并切取少许碎骨备用。

(2) 内踝上 4cm 处显露胫骨下端,以弧行截骨刀杵形截断胫骨,然后根据足内翻畸形程度、性质,远端做如下旋转:①单纯足内翻者,行远断段外翻;②合并小腿内旋或前足内收者,行远断段外翻、外旋;③合并小腿外旋者,行远断段外翻、内旋;④合并踝关节固定性跟行足者,远断段跖屈。

(3) 用组合式外固定器固定截骨处并固定患足于矫形需要位,胫骨截骨端内侧张开的间隙给予植骨(图 10-1-11)。

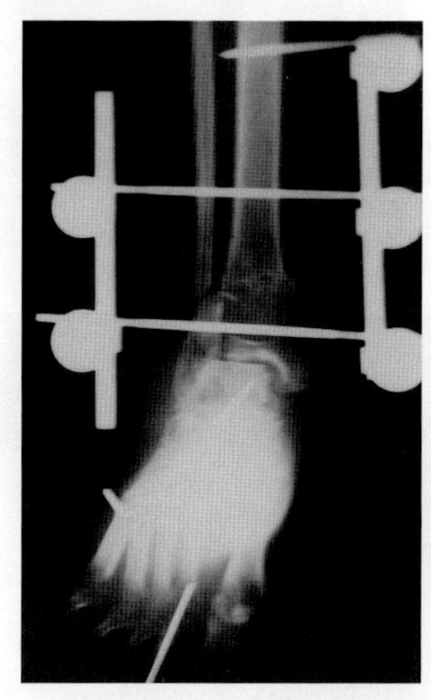

图 10-1-11 踝上截骨术

4. 跟骨小切口半开放截骨术　对单纯足跟内翻或残留足跟内翻,1963 年 Dwyer 报告采用开放性内侧楔形跟骨截骨,以增加跟骨的长度和高度的方法,矫正跟骨内翻。术中从胫骨切取一块楔形骨块嵌入跟骨的截骨间隙,保持跟骨截骨间隙张开。但此类患者跟骨内侧皮肤多紧张,此法并不可取,作者

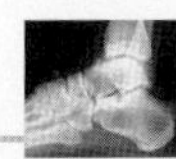

将 Dwyer 手术进行改良，称跟骨旋转截骨术，介绍于下：该术适用于单纯足跟内翻或既往足的骨性手术后残留后足内翻，年龄 10 岁以上。若跟骨内侧皮肤有疤痕、跟距关节有松弛或跟腱瘫痪的跟骨内翻应视为禁忌。操作步骤：在外踝下 2cm，起于足跟与足底连线的外缘至于跟骨结节下，跟骨外侧 2cm 小切口，用骨膜玻璃器适度剥离需要截骨的跟骨线，用电钻打一排孔后，打入窄的骨刀旋转即可完成跟骨截骨，将截骨远端的跟骨插上钢针，使跟骨外移、外翻。矫正跟骨内翻畸形，再用两根克氏针固定截骨处。术后应用短腿石膏将踝足固定于 0°位置，若存在骨性畸形安装外固定器矫正。

5. 马蹄内翻足合并踝、足外翻背伸肌瘫痪的肌力平衡手术　此类患者的背伸肌瘫痪指的是：胫骨前肌、腓骨长短肌、趾长伸肌与第三腓骨肌。可以某一肌肉单独麻痹、多条肌肉不全麻痹、全麻痹或合并胫前肌轻度麻痹。当足的外翻肌力减弱或全麻痹时，踝足必然发生不同程度的内翻或马蹄内翻足畸形，早期为动力性，后期将发生骨性畸形改变。其肌力平衡原则必须根据足内外翻肌力失衡的程度而定，而且应尽早施行。合并明显骨性足内翻畸形者，在矫正骨性畸形的基础上可施行以下肌力平衡术：

（1）胫骨后肌前置术：其手术操作：在小腿内侧中下 1/3 交界处，于胫骨内缘后方作一纵形切口显露胫骨后肌腱。在舟骨结节向远作一 3cm 直切口找出胫骨后肌止点并切断，向上游离，从内踝上切口将肌腱游离端拉出，提起肌腱向肌腹方向游离数厘米，缝合足舟骨结节处切口。然后将胫骨后肌肌腹牵开，充分显露胫腓骨骨间膜，在骨间膜上切一足够宽大的裂孔，斜向前下方通过骨间膜裂孔插入一止血钳将裂孔扩大，在小腿下部前方的胫骨前肌外侧、跗长伸肌内侧皮下，有止血钳尖突起处作纵形切口长 2～3cm，经此切口将胫骨后肌腱牵出备用。在足背第三楔骨平面作纵形切口 3～4cm，分开趾伸肌腱显露第 3 楔骨。由切口插入一长弯血管钳，通过踝前支持带和趾长伸肌肌腱鞘管将胫后肌腱引向切口足部第三楔骨处切口。在第 3 楔骨背用骨钻作 V 形骨隧道，用两把蚊式钳自两洞口插入予以扩大，两钳交汇使骨洞通畅并尽量使其呈 U 形，以利肌腱顺利通过。最后，夹持胫后肌腱游离端通过骨洞口，将足背伸至 0°，将肌腱拉紧翻转游离端与肌腱自身行交辫式缝合，并与骨膜缝合固定（图 10-1-12）。术后如单独肌腱转移并用组合式骨外固定器固定 6 周，若加做了骨性手术，服从骨性手术的固定要求，因胫骨后肌为拮抗肌转位，成年患者肌肉收缩时相的转换较困难，术后 3 天即锻炼足的背伸活动。4 周后更换行走石膏或足踝矫形器负重行走。

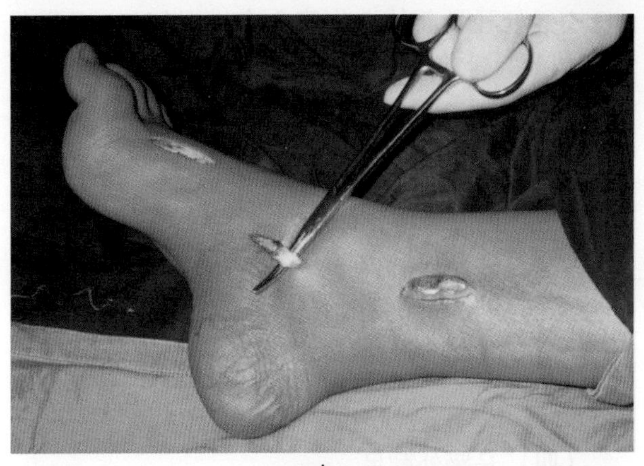

A

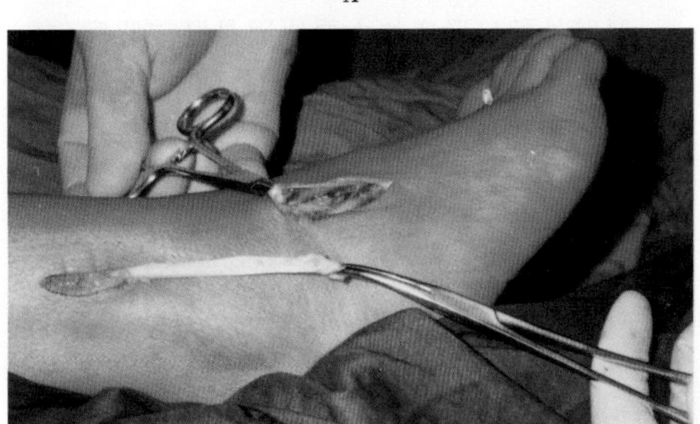

B

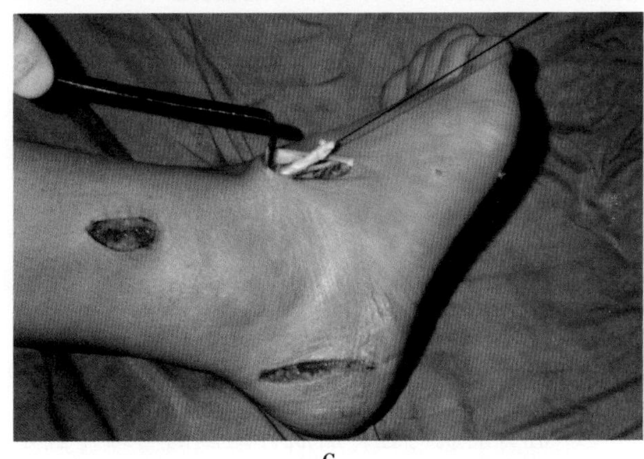

C

图 10-1-12　胫骨后肌外置术加跟骨外翻截骨术矫正内翻足

A. 游离胫骨后肌；B. 胫骨后肌腱远端经胫腓骨下段骨间膜开窗，拉到小腿前；C. 胫后肌腱经趾长伸肌腱鞘拉到足背前外侧切口，固定在楔骨及第三腓骨肌腱远端

（2）胫骨前肌外置术：手术操作：在第 1 楔骨背侧，沿胫骨前肌肌腱走行方向作第 1 个斜形切口，显露胫骨前肌腱后将止点连同远侧筋膜一并切下，向近端切开部分腱鞘，游离该肌腱。再于小腿中、下

1/3 交界处胫骨前外方作第 2 个纵形切口,切开深筋膜找到胫骨前肌,将远端肌腱在此切口拉出,缝合上一切口。再在第 3 楔骨或骰骨背侧皮肤作第 3 个纵形切口,牵开伸趾肌腱,在第 2、3 切口间,将胫前肌腱通过踝前支持带下和趾长伸肌腱鞘,肌腱无扭曲地引至第 3 切口,缝合第 2 个切口。然后在第 3 楔骨背侧或骰骨向足底方向做 V 形骨隧道并扩大贯通,踝关节背伸及适度外翻,肌腱游离端穿过 V 形的骨隧道与自身缝合,再将胫前肌远段与第三腓骨肌腱缝合。术后处理同胫后肌前置术。

(四) 马蹄外翻足

马蹄外翻足形成的主要原因是胫前肌和(或)胫后肌瘫痪或部分瘫痪。而足的外翻肌尤其是腓骨肌肌力正常所致。孤立的胫骨后肌麻痹很少见,但可导致前足和后足的外翻,跟骨长期处于外翻位,减弱了行走时的推进力和站立时的稳定性,久之跟腱易继发挛缩。若胫前肌和胫后肌皆完全瘫痪,维持踝、足关节内、外翻的动力平衡将严重破坏,前足的下垂外展和后足的外翻畸形进展较快,加上不正常的应力负重和患儿的生长发育,骨关节畸形也会有较快发展。轻度者仅有足跟外翻,前足外展;中度或重度者,距骨指向内下,舟骨结节突出甚至成为行走的负重点,当跟腱和腓骨肌明显短缩后足外翻畸形即固定。跟骨外侧臂和骰骨因长期受压而发育短缩。跗骨窦明显增大,重者仅用足的前内侧缘或第一跖骨头内侧负重。

马蹄外翻足由于前足外展背伸,故马蹄畸形的程度在足负重位看似较轻,有些患者站立时甚至足跟能落地,但将足置于中立位,前足即由外翻背伸恢复到中立位,跟腱挛缩性马蹄畸形即可显现。

1. 胫骨前肌与胫骨后肌皆瘫痪的马蹄外翻足手术策略:①青少年骨性畸形改变轻者仅实施腓骨长肌移位代胫前肌、趾长屈肌移位代胫后肌。②合并有第 1 跖骨头下垂者加作 1/2 踇长伸肌后置于第 1 跖骨头;以部分替代胫骨前肌肌力,改善第 1 跖骨头下垂畸形,挛缩的跟腱应常规延长。③有骨性改变的中度外翻足,在以上肌腱移位手术的基础上加 Dillwyn-Evans 跟骨截骨撑开植骨延长术。通过增加足外侧臂的长度矫正骨性的足外翻,又保留了跗骨间关节。④跟骨外翻较重的成年患者,施行跟距关节或跟骰关节植骨融合术,移植骨可取自髂骨或用人工骨。⑤有明显骨性畸形改变的马蹄外翻足,可施行跟距、距舟关节截骨融合或三关节融合术。

腓骨肌移位代胫骨前肌术:该术适用于胫前肌瘫痪,腓骨长肌和小腿三头肌肌力正常者。手术操作:切口(A)在腓骨中下 1/3 后侧作切口,显露腓骨长肌腱后予以"Z"形切断而使肌腱延长。牵起近断端向上游离肌腹数厘米后以盐水纱布包好放于切口内备用。在第五跖骨基底切口(B)中找到腓骨长肌腱后用血管钳挑起并将远断端自切口(A)拉至切口(B)。再于足背第 1、2 跖骨之间近段处切口(C)2cm,用弯尖头血管钳在足底外侧稍作分离,通过足底腓骨长肌腱鞘管通道,将腓骨长肌腱远断端引至切口(C)。然后用长弯血管钳自切口(C)通过踝前支持带、经踇长伸肌腱鞘引过腓骨长肌腱远断端至切口(A),如此腓骨长肌的起止点未改变,但行走路线和作用改变。术后可用组合式外固定器固定踝关节背伸位,将腓骨长肌腱远近两断端在 A 切口内吻合。检查肌腱吻合的张力,缝合切口(图 10-1-13)。如果患者合并仰踇畸形,应将踇长伸肌腱与腓骨长肌腱远段缝合,如此减轻了形成仰踇畸形的动力。又增加了伸踝肌力。术后第 2 天锻炼足背伸活动,5 天下地,术肢轻负重行走,外固定器固定 6 周,拆外固定器后配踝足支具。

2. 距下关节融合术矫正多种足部畸形 距下关节属鞍状关节,在正常情况下主要借助前、后双重鞍状关节和骨间韧带及有限活动范围等内稳定机制,维护距跟关节的稳定,传动人体的主要载荷,主司踝足的内外翻和旋转运动,兼有少许的伸屈运动。因此跟距关节在足部起着重要的枢轴作用。当脊髓灰质炎后遗症导致足特别是后足发生内翻、外翻、跟行的骨性改变或关节松弛时,跟距关节的枢轴作用减弱或破坏,进而影响踝、足其他关节的功能或继发畸形。若采用不同的跟距关节截骨融合术,既矫正了后足的骨性畸形,稳定了后足,维持了踝关节正常的伸屈运动,有利于站立和行走功能的发挥,且消除了继发前足畸形的因素,属于简单有效的手术。

跟距关节融合手术的合理应用减少了三关节融合术的适应证,提高了这类患者的治疗效果。统计 1985 年 9 月 ~2003 年 5 月,作者共实施跟距关节融合术 2710 例,是作者矫治脊髓灰质炎后遗症应用数量占第二位的骨性手术(仅次于股骨髁上截骨术 4067 例次)。

距下关节融合术:该术适用于骨性后足内翻、外翻、跟行足;跗骨关节松弛、连枷足或距下关节退行性关节变。手术操作:在外踝前下以跗骨窦为中心作纵弧形切口,长 3 ~4cm,切开皮下、打开跗骨窦软组织显露跟距后关节,然后根据不同的畸形足和矫

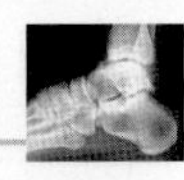

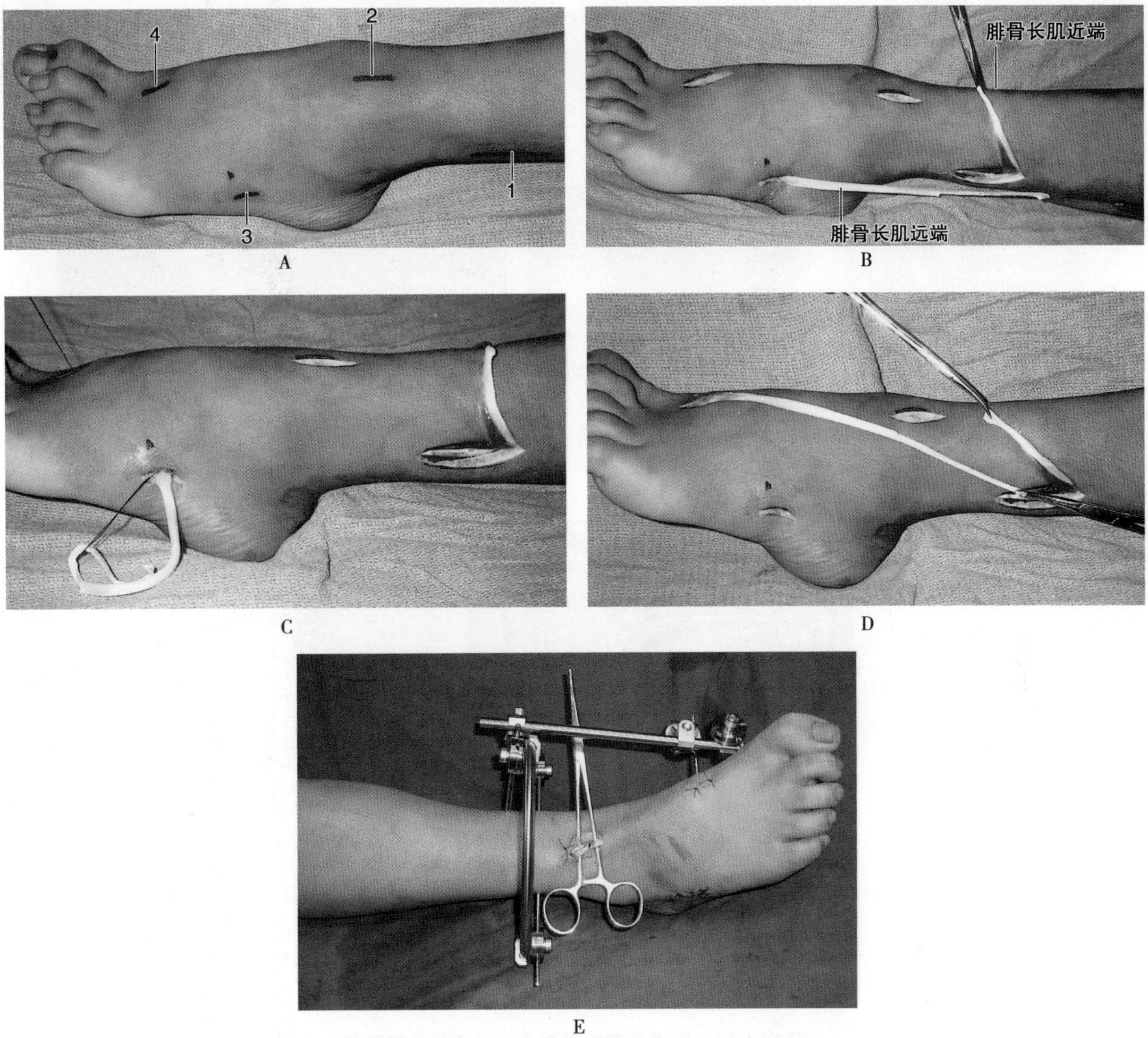

A B C D E

图 10-1-13 改良腓骨长肌移位代胫骨前肌

A. 患者 22 岁,右胫前肌、胫后肌瘫痪,腓骨长、短肌肌力正常,术前马蹄外翻足畸形;B. 改良腓骨长肌移位切口及腓骨长肌腱游离方法;C. 腓骨长肌腱远端通过足底骨纤维鞘管引到第 4 切口中;D. 腓骨长肌腱远端通过跗长伸肌腱鞘引到第 1、2 切口中;E. 用组合式外固定器固定踝关节背伸、内翻位,腓骨长肌腱远、近两断端在适度的张力下缝合

形手术的要求施行如下的切骨方法:

(1) 轻度后足内翻:跟距关节前、中、后三个关节面和载距突皆应切除,根据后足内翻的程度决定跟骨外侧骨质切除的多少,将足被动外翻,达到足的内翻畸形矫正。

(2) 外翻足:由于患足长期在外翻位行走,跟距关节的外侧发育不良,跗骨窦变大。因此切除关节面后必须行植骨融合。术中将足控制在内翻位,仅切除跟距关节的后、中关节面,然后从胫骨结节的外侧取骨植骨。若患者跗骨窦较大应植较大的且具有一定支撑力的骨块,应取全层髂骨植骨。

(3) 轻度跟行足:跟距三个关节面皆应切除,包括距骨头下部。但后关节应多切除一些骨质,然后将跟骨向后、向上推移矫正跟行足,增加前足下垂的角度。若患者有凹弓畸形应加跖筋膜松解,在此基础上加肌肉移位代跟腱。

(4) 跗骨关节松弛或轻度连枷足:主要表现为三关节松弛,手术也仅切除后关节面,取胫骨结节部位骨块植骨。跟距关节融合后,后足稳定,行走功能会明显改善。如果患者跟腱明显松弛,可将跟腱在小腿下 1/3 切断,穿腓骨后将足维持于跖屈 20°位自身缝合固定。严重的连枷足应做踝关节融合。

跟距关节截骨处用 2 枚克氏针固定,或者应用空心螺钉固定,最后再用组合式外固定器跨踝关节固定踝足于矫形位(图 10-1-14)。

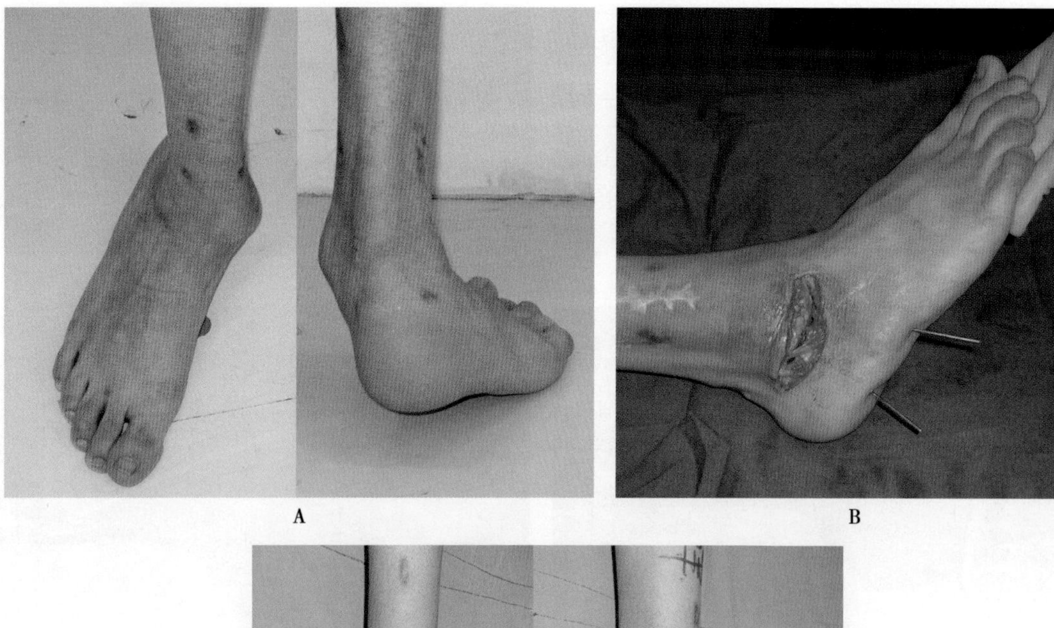

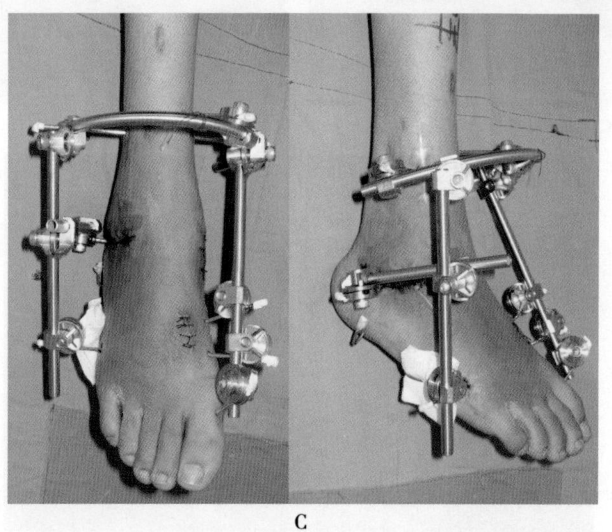

图 10-1-14　距下关节植骨融合术矫正足外翻畸形

A. 患者男,21 岁,右足外翻畸形,既往矫形手术失败;B. 距下关节植骨融合,两根 2mm 克氏针临时固定截骨端;C. 组合式外固定器跨踝关节固定

(五) 弓形(凹弓)足

弓形足,俗称高弓足或称凹弓足,是脊髓灰质炎后遗症常见的足畸形,有些患者尚合并足的其他畸形,如马蹄高弓、足内翻高弓、仰趾高弓、高弓爪状足等。脊髓灰质炎后遗症单纯的高弓畸形,形成的主要原因是足的内在肌力不平衡,或伴有足的外在肌力不平衡,在此基础上诱发跖腱膜挛缩和骨性的畸形改变,部分患者合并屈趾短肌、蹞展肌挛缩。

1. 临床表现　跖腱膜皆挛缩,重者足背弓起,距骨头向上脱位,多伴有爪状趾。跖骨头下可形成疼痛性胼胝,足的弹性下降,表现为前足下垂性马蹄畸形。足的长度短缩。如果合并跟腱挛缩则会形成严重的马蹄高弓畸形。X 线检查足的内纵弓明显变小,重者小于 90°(图 10-1-15),足的 X 线侧位片画线检查,尚能够判定高弓畸形的性质。

2. 高弓足畸形的分类与手术矫正策略　根据我们的经验有以下建议:①跖骨头下垂性高弓:高弓形成的原因是跖骨头主要是第 1 跖骨头下垂,软性者用手指很容易将第 1 跖骨头顶起,仅需要作蹞长伸肌后移即可矫正。骨性下垂者施行第 1 跖骨基底楔形截骨,抬高第 1 跖骨头即可矫正。②跗骨关节高弓性畸形:高弓畸形的病理改变主要在跗横关节或跗骨间关节。其足弓的骨性顶点可在足的 X 线侧位片测量出。多合并跟腱挛缩和跖腱膜挛缩。手术方法:先松解跖腱膜挛缩,若高弓的顶点在距舟关节部,应施行跗横关节楔形截骨术。若在高弓的顶点在跗骨间关节即施行跗骨间楔形截骨术,取出楔形截骨块对合截骨间隙,即可矫正骨性的高弓畸形,

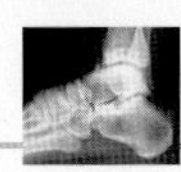

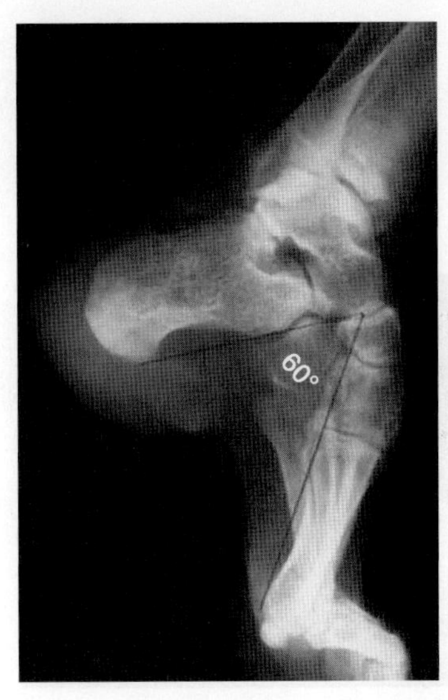

图 10-1-15　成年人重度复合性高弓畸形 X 线检查，其足的内纵弓仅 60°

截骨端以克氏针固定。

跗横关节楔形截骨术：该术适用于通过足负重侧位 X 线片划线确定，其骨性高弓畸形的顶点在跗横关节，年龄 12 岁以上。手术操作：在足背做 S 形切口，亦可用足背内、外侧，距舟关节和跟骰关节处各做一个 3cm 的直切口，切开皮下组织显露跟骰关节，用骨刀在跟骰关节切除一楔形骨块，楔形骨块的底在背侧，底的宽度示高弓畸形的程度而定。再显露和切除距舟关节的楔形骨块，如果患足有轻度内翻，距舟切骨的角度要大些，取出骨块后，修整好截骨面。背伸前足闭合截骨间隙，高弓畸形矫正（图 10-1-16）。用两枚克氏针纵形贯穿两关节截骨断端固定，然后用组合式外固定器固定足踝于矫形位。如患者合并严重的跟腱挛缩在高弓畸形矫正后再做跟腱延长，较轻的挛缩应二期手术再延长跟腱。因保留跟腱的张力前足负重行走时足弓传导压应力，有利于跗横关节截骨处的骨愈合。

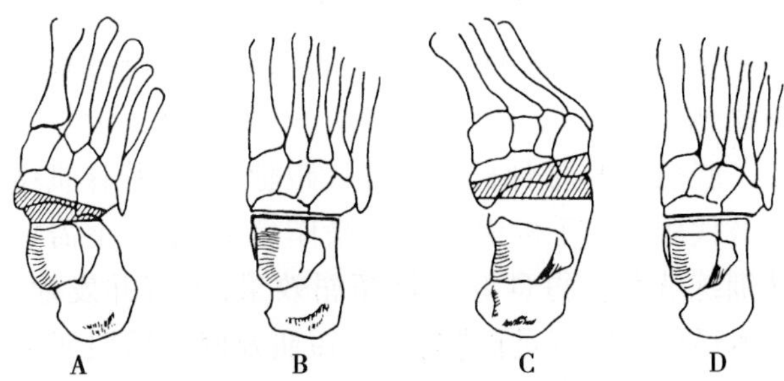

图 10-1-16　合并足内、外翻畸形，跗横关节截骨的手术方法

A. 外翻外旋足切骨范围；B. 矫正后；C. 内翻内旋足切骨范围；D. 矫正后

（六）跟行足

跟行足亦称仰趾足，系因小腿三头肌瘫痪或合并其他跖屈肌瘫痪，而踝关节背伸肌仍存在功能所造成。临床表现为跟腱松弛，踝关节背屈活动度加大，行走时足跟一点负重，足趾仰起，足跟相对增大，随年龄增长可演变为骨性改变。跟胫角是胫骨轴线与沿跟骨足底面所划的线相交而成，跟胫角正常值为 70°～80°，马蹄畸形该角大于 80°，跟行足畸形中该角小于 70°。在作者统计的 15 380 术次脊灰后遗症足踝部矫形手术中，肌腱移位代跟腱术 2044 例次，占足踝部各类手术总数的 13.29%。而其中部分骨性畸形改变的跟行足，在实施跟腱替代的同时加做跟距关节或三关节融合术矫正骨性畸形。

1. 跟行足畸形的分类与手术治疗策略　根据跟行足程度和有无合并其他足部畸形，将其分为：隐性跟行足；单纯跟行足；跟行外翻足；跟行弓形足；还有的患者一侧为跟行内翻足，一侧是马蹄内翻足，或连枷性跟行足。他们的治疗策略如下：

（1）轻度中立位跟行足：单独小腿三头肌瘫痪或部分瘫痪的轻度跟行足，患者多是少年儿童，尚无明显骨关节畸形改变。若小腿三头肌尚有 3 级左右的肌力，且踝关节能够被动跖屈 20°～30°者，腓骨短肌移位代跟腱，但腓骨短肌固定在跟骨结节偏外侧，以避免出现踝关节内外翻肌力的不平衡。小腿三头肌完全瘫痪者，用胫前肌和腓骨长肌移位代跟腱。

（2）中度中立位跟行足：患者多为青少年或成年人。其胫前肌多合并部分瘫痪，故足的骨性仰趾畸形改变较轻，跟胫角在 60°～70°之间。手术方式：距下关节融合术，加腓骨长肌和胫后肌移位代跟腱。手术时跟骨的后关节面多切除一些骨质，前关节少切些，但距骨头的前下部分也必须切除，如此能将跟骨向后上部分移位，从而加大跟胫角度，矫正跟行足畸形。稳定足的后部手术后，再辅以肌腱移位代跟腱术。

（3）重度跟行足：重度跟行足的标准是：跟腱完全瘫痪，其胫骨前肌和踇长、趾长伸肌肌力正常。有明显的踝前软组织挛缩和骨性仰趾畸形改变，严重者跟骨几乎与胫骨的轴线垂直。多合并不同程度凹弓畸形，但无足的内外翻畸形。患者仅用跟骨后侧负重行走。手术方式：先做踝前胫前肌和趾长伸肌肌腱的延长（需做胫前肌移位替代跟腱者可先游离），矫正踝前软组织挛缩，使足能部分下垂；行三关节融合术，将足后移，恢复变小的胫、距关节角

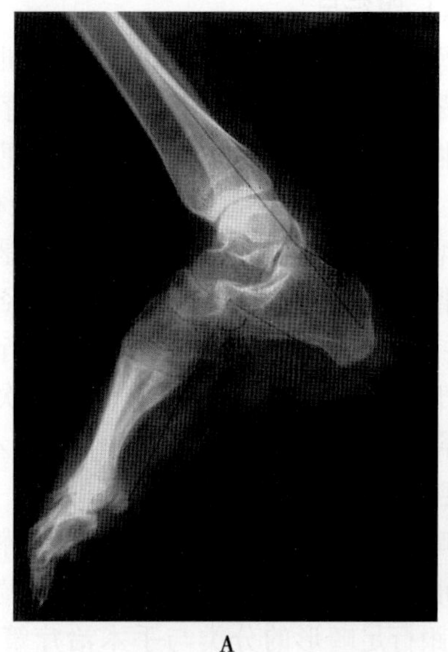
A

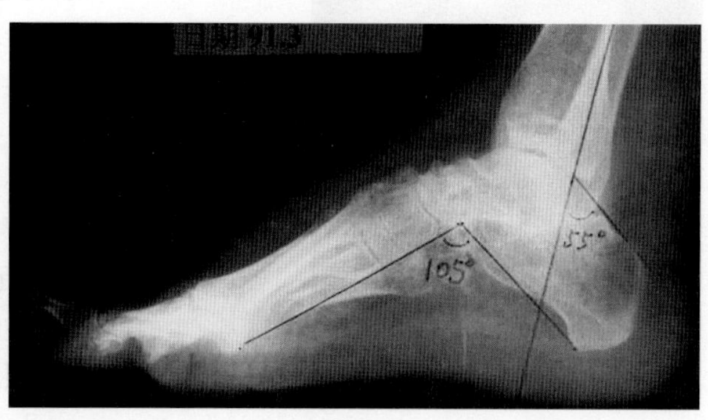

B

图 10-1-17　三关节融合治疗跟行足
A. 术前；B. 术后

（图 10-1-17）；将健康的伸踝肌或足内外翻肌移位代跟腱。部分重度跟行足患者其踝前的皮肤有明显挛缩，一期手术不能将足达到大于 20°的跖屈位，如此重型者实施跟骨截骨后，安装上 Ilizarov 牵伸器，并将踝关节的内外翻肌移位代跟腱，术后逐渐旋转调整牵伸杆，矫正跟行凹弓畸形，将踝关节牵伸至大于 20°的跖屈位，恢复正常的跟胫角。

（4）跟行外翻足：跟腱、胫前、胫后肌瘫痪，腓骨肌、伸踇、伸趾肌力正常所致，足呈明显外翻，由于腓骨长肌代偿性牵拉前足旋前，第 1 跖骨头下陷、踇趾形成鹅颈畸形，部分患者行走时以第 1 跖骨头及跟骨内缘负重。手术方式：腓骨长短肌移位代跟腱。青少年在肌移位代跟腱时应加作跟距关节融合术。

（5）跟行内翻足：跟腱、腓骨长短肌、伸踇、伸趾总肌皆瘫痪，胫前肌肌力 4 级以上，部分患者胫后肌尚残留 3 级肌力，仅以足跟的后外缘负重。手术方式：应根据畸形程度施行距下关节或三关节融合术+胫前或胫骨后肌转位代跟腱。

2. 跟腱替代术应遵循的基本原则　跟腱替代术除遵循一般肌腱移位手术的原则外，尚应注意掌握以下几个基本要点：

（1）踝关节应有良好的活动度，被动跖屈不应小于 30°，伸踇、伸趾肌腱挛缩者应给予延长，肌移位代跟腱时应注意保留足内外翻肌力的平衡。

（2）肌腱移位的力线尽量垂直，固定的张力适当，转位腱的固定点在跟腱止点方符合生物力学的要求。作者应用的固定方法是将移位肌腱横行穿过跟腱在跟骨结节部的肌腱纤维缝合，而不穿跟骨，如此手术操作简单，肌腱愈合快，杠杆力臂长。

（3）青少年或成人凡有骨性改变的固定性仰趾畸形者，需加足的切骨融合术并将足后移，以延长杠杆力臂，减少提跟所需肌力。

（4）小腿三头肌十分强大，没有一条转位肌的肌力可以恢复与跟腱相同的推进行走功能，有条件者尽量采用双肌联合转位代跟腱术。胫前肌是首当选择的转位肌之一。若无 4 级以上的肌力供选择，3 级肌力的足内外翻肌亦可联合移位代跟腱，同时加作三关节固定，仍能产生一定疗效。

（5）松弛的跟腱应缩短，跟腱张力增加后，既稳定踝关节减少移位腱的拉松，站立时尚能向后牵拉胫骨从而稳定膝关节。

（6）术后固定于足适当跖屈位，固定的时间较其他部位的腱转位长 2～3 周，并早期指导患者练提跟动作，若转位的肌力较弱，拆固定后穿半年至一年的中跟皮鞋（跟高 3cm 左右），以减少移位腱过早被拉松弛。

胫后肌与腓骨长肌移位代跟腱术：在所有肌移位替代跟腱的手术中此手术操作简单，术后不需特殊训练就可获得良好的足跖屈效果，少有并发症。该术适用于跟行足而腓骨长、短肌及胫骨后肌肌力 4 级以上，足背伸障碍者。手术操作：于小腿内侧中、下 1/3 交界处，沿胫骨后缘作纵切口，长约 2～3cm，切开深筋膜，显露胫后肌腱。在足舟骨结节沿胫后肌腱隆起作纵切口长 2～3cm，显露胫骨后肌腱

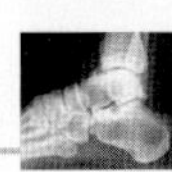

止点，切断肌腱止点，从近端切口拉出肌腱。在小腿外侧中、下 1/3 交界处作纵切口长 2～3cm，显露腓骨长肌。再于第 5 跖骨基底外侧，沿隆起之肌腱作纵切口，验明腓骨长肌腱后，尽可能从远方切断该腱，并从近端切口拉出。然后在跟腱内侧，自跟骨后结节向上作切口，显露跟骨结节和跟腱内侧，用大弯血管钳从该切口分别向近端外侧切口和近端内侧切口插入，扩大皮下隧道，将胫骨后肌腱与腓骨长肌腱引向该切口。注意检查两肌腱的走行是否垂直。在跟骨结节跟腱扩张部下横行打一隧道，将腓骨长肌肌腱远段自外侧经跟骨隧道拉到内侧，用组合式外固定器固定踝关节适当跖屈位，腓骨长肌腱再与胫后肌腱交辫缝合，肌腱远段再与跟腱缝合几针。固定的张力要掌握以下原则：跟腱完全瘫痪且移位肌肌力不足 4 级者，固定的张力应高些，否则最后踝关节留置的跖屈角度不应>30°，以免术后并发垂足畸形（图 10-1-18）。

（七）足趾畸形

脊髓灰质炎后遗症足趾畸形很常见，可单独发生，但更多的是与下肢其他畸形伴存。足趾畸形发生的根源是趾长、短伸肌和屈肌的肌力不平衡，或挛缩或瘫痪。常见的类别有仰踇、第 1 跖骨头下垂、垂踇、垂趾、爪状趾、踇外翻、麻痹性足趾下垂等。畸形轻者不影响功能，重者形成疼痛性胼胝，影响穿鞋和行走功能。

1. 手术矫正的策略有以下原则　①未影响功能的畸形除非为了平衡肌力的需要和外观的要求，一般不需手术；②远近趾间关节皆可以融合，但跖趾关节不能融合；③骨性手术可和肌腱手术同时进行，趾间关节融合用细钢针纵形贯穿固定是简便可靠的方法。

2. 仰踇畸形的矫正　仰踇畸形的特点是趾间关节屈曲、跖趾关节过伸，故称鹅颈畸形。部分患者伴有第 1 跖骨头下垂。发生的主要原因是胫前肌瘫

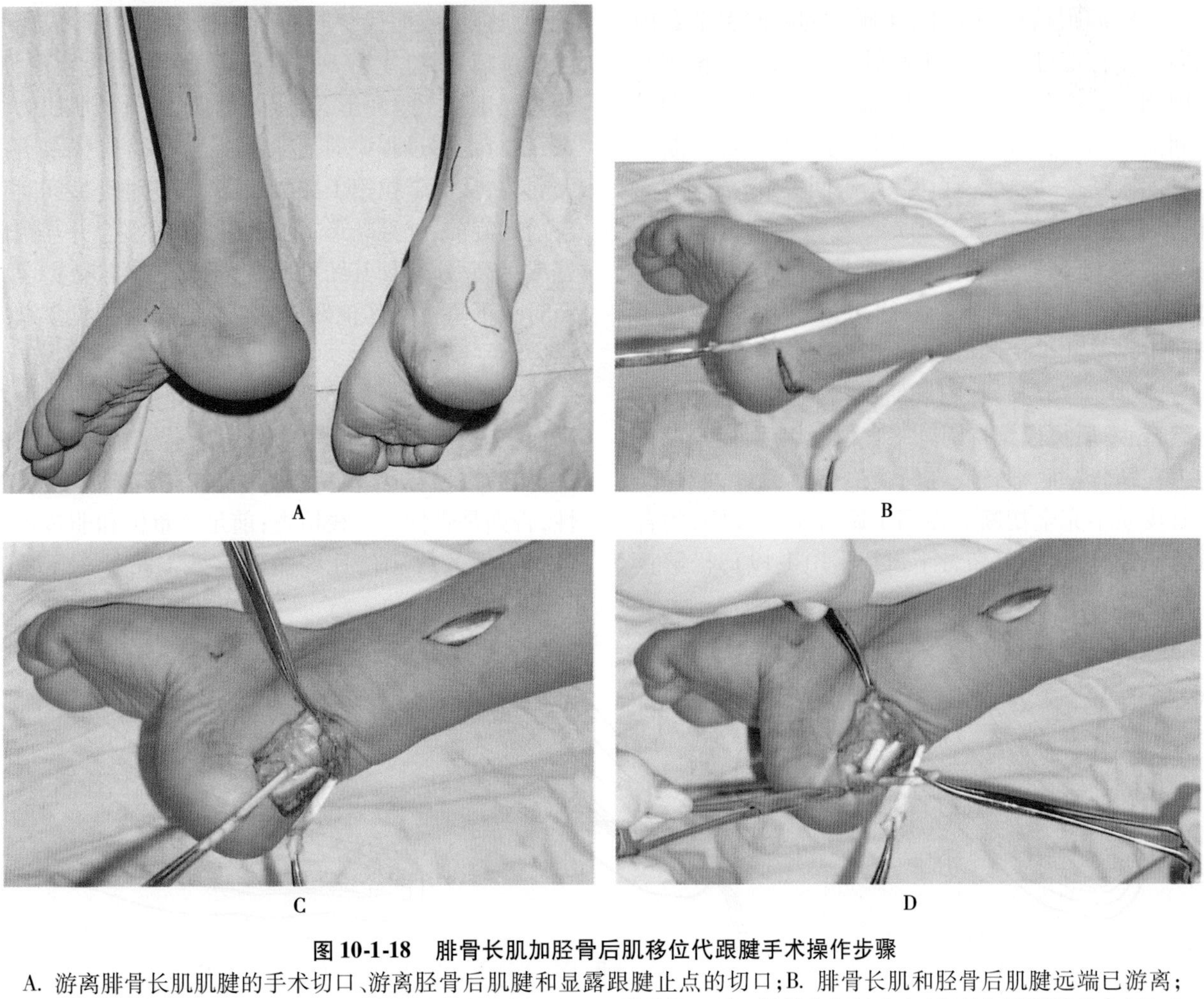

A　B　C　D

图 10-1-18　腓骨长肌加胫骨后肌移位代跟腱手术操作步骤

A. 游离腓骨长肌肌腱的手术切口、游离胫骨后肌腱和显露跟腱止点的切口；B. 腓骨长肌和胫骨后肌腱远端已游离；C. 双肌腱远端通过皮下隧道，已拉至跟腱止点的切口中；D. 腓骨长肌腱远端横穿跟腱止点（跟骨与跟腱纤维之间）后与胫骨后肌腱缝合，双移位肌腱再与跟腱缝合固定几针

瘓，跨步时踇长伸肌强烈收缩以背伸踝关节，久之第1跖趾关节出现过伸，趾间关节屈曲及第1跖骨头下垂畸形。畸形晚期形成骨性的固定性畸形，其跖趾关节的籽骨因受到牵拉可发生移位，严重者在第1跖骨头下形成疼痛性胼胝。

传统的Jones手术，即踇趾间关节融合。踇长伸肌后置于第1跖骨头下，能有效地矫正仰踇畸形。但由于踇长伸肌腱被切断，远期易并发踇趾下垂畸形。秦泗河设计了一新的矫正仰踇畸形的手术，既能有效的矫正畸形，又保留了踇长伸肌的功能，避免了踇趾下垂的并发症，还能同期矫正第1跖骨头的骨性下垂。其术式的原理是，利用部分踇展肌腱作为牵引腱，与踇长伸肌固定，术后踇长伸肌收缩时提拉第1跖骨头从而矫正仰踇畸形，合并第1跖骨头骨性下垂者同时行第1跖骨基底部截骨。一期矫正仰踇、第1跖骨头下沉及替代胫前肌力，本手术不受年龄限制。踇长屈肌有一定肌力时更相宜。

秦氏仰踇畸形矫正术：于踇趾的趾间关节背内侧向上作直切口，止于第1跖骨的近段，切口偏踇趾的内侧。分离并提起踇长伸肌腱但不切断。若踇趾趾间关节屈曲较轻，可不切除趾间关节。若屈曲严重且形成摩擦性胼胝，宜切除踇趾间关节，插入克氏针于远、近节趾骨内融合固定。经踇背切口向踇趾内缘游离，于跖骨远端内侧找到踇展肌腱。此肌肌力良好时，仅切除一半肌腱约5cm长，远端仍连于该肌腱。牵此半片腱向背侧切口，斜过于跖趾关节上方，将踇趾跖屈后将踇展肌腱与踇长伸肌腱作交辫缝合，术后可以维持踇趾平直位。然后，用窄的锐骨刀在跖骨基底部行底在背侧的楔形截骨，最好跖侧骨皮质不完全切断。推第1跖骨头向背侧，闭合截骨间隙，矫正第1跖骨下沉（图10-1-19），松解止血带，分层缝合各切口。

3. 爪状趾的矫正　爪状趾产生的主要原因是足的内在肌瘫痪或挛缩。其临床表现特点为：四个以上足趾的趾间关节屈曲、跖趾关节过伸，外观足趾呈爪形。重者趾间关节背侧和趾腹部因摩擦和负重形成疼痛性胼胝，影响穿鞋和行走功能。该畸形的治疗原则：无症状者可暂缓手术，或加用足趾垫。保守治疗不能矫正畸形者当应手术。常用手术方法：①将屈曲畸形严重的近端趾间关节楔形切除关节面，融合在伸直位，克氏针纵形贯穿截骨断端，并将远端趾间关节固定在伸直位8～10周。②如果患者趾长伸肌正常而胫前肌瘫痪，在融合趾间关节的同时，应将第2、3趾长伸肌腱的远端切断，后置于中间楔骨代胫前肌。术后伸跖趾关节的动力减弱，伸踝关节的功能增强，就可有效的矫正爪状畸形。术后处理同上。

4. 第1跖骨头下垂畸形的矫正　此畸形发生的主要原因为：①胫骨前肌瘫痪：踝关节背伸时，踇长伸肌强力收缩代替胫前肌的作用，久之形成踇指的鹅颈畸形，迫使第1跖骨头下垂，初期为软性，后变为固定性下垂畸形；②跟腱瘫痪、腓骨长肌肌力正常：在行走的过程中腓骨长肌强力收缩代替跟腱的跖屈力，从而牵拉第1跖骨头下垂，此种类型同时伴有前足旋前、外翻畸形；③跖腱膜挛缩多合并马蹄内翻或足高弓畸形，其跖腱膜的内侧束挛缩较重，第1跖骨头下垂重于其他跖骨头；④足的内在肌挛缩或肌力不平衡。

临床表现：第1跖骨头突出于足底，将前足放在平面上，迫使前足内翻，部分患者伴有踇趾鹅颈畸形，然后用手指顶第1跖骨头，能抬起者为软组织性，否则是骨性。X线检查：前足负重位和非负重位各拍一张X线侧位片即能确定第1跖骨头下垂的

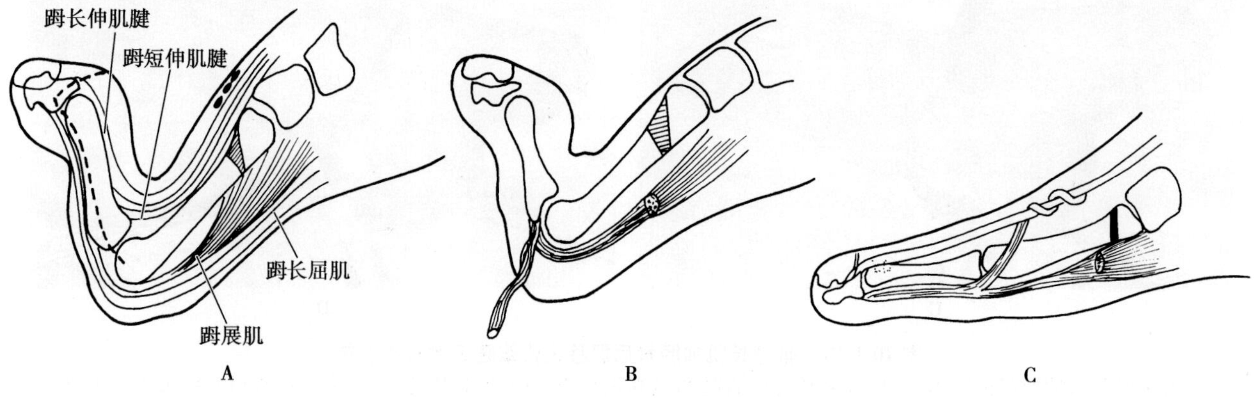

图10-1-19　秦氏手术矫正仰踇畸形

A. 皮肤切口；B. 游离的踇展肌腱；C. 手术完成

性质。

手术治疗的原则：消除形成跖骨头下垂的原因和病理机制，在矫正骨性畸形的同时应调整肌力。软组织下垂者：实施跖腱膜松解、改良 Jones 术，或单纯游离 1/2 的䟴长伸肌后置即可矫正。骨性第 1 跖骨头下垂畸形，在松解跖腱膜的基础上最有效的方法，实施第 1 跖骨基底楔形截骨术矫正（图 10-1-20）。骨外固定技术在矫正足趾畸形中，能发挥无可替代的优势，应深刻理解、熟练应用，详见骨外固定与 Ilizarov 技术章节。

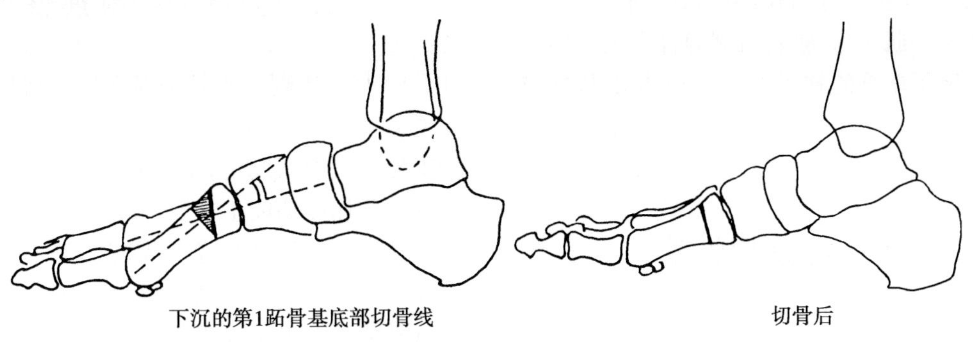

图 10-1-20　第 1 跖骨基底楔形截骨术

第二节　周围神经麻痹性足

本节不讨论下肢神经干损伤后的早期修复治疗，仅阐述神经损伤后晚期麻痹性足的功能重建。由于周围神经损伤性麻痹足，其病理改变、临床表现与外科治疗原则，同脊髓灰质炎后遗症所导致的足踝瘫痪、畸形基本相同，有关足的畸形矫正、功能重建手术方法、术后处理，在本章第一节已经进行了较详细的描述，故本节只简单论述临床表现、具有差别的手术策略与方法。

一、腓神经损伤性麻痹足

（一）单纯腓浅神经麻痹

1. 临床表现　腓浅神经支配腓骨长肌与腓骨短肌，管理足的外翻运动。该神经麻痹后出现腓骨长短肌麻痹，足外翻功能障碍，腓骨小头后下方腓骨长肌的起点部位塌陷，神经麻痹时间久者，足发生内翻畸形改变。

2. 手术策略　足的骨性内翻畸形未发生改变之前，可实施胫骨后肌前外置术，将胫骨后肌止点固定在腓骨短肌的止点处，但成年患者往往难以达到满意的动力平衡，可以将胫骨前肌的 1/3 与第三腓骨肌腱吻合。若患足已经发生骨性畸形改变，在肌腱移位的同时加做足的截骨性手术矫正。

（二）单纯腓深神经麻痹

1. 临床表现　腓深神经支配所有踝、足的背伸运动肌肉：胫骨前肌、䟴长伸肌、趾长伸肌、第 3 腓骨肌、趾短伸肌。该神经麻痹后出现所有伸踝、伸䟴、伸趾的肌肉瘫痪，临床表现为中立位足、趾下垂，患者行走时为防止足趾触地，而抬高大腿，称跨阈步态。

2. 手术策略　将胫骨后肌、移位（肌腱经胫、腓骨的骨间膜）至足背外侧，代替䟴趾伸、趾长伸肌、第 3 腓骨肌。腓骨长肌移位代替胫骨前肌、䟴长伸肌。若合并跟腱挛缩者，必须同时实施跟腱延长。如此手术后能获得 4 级肌力的踝关节和䟴趾背伸效果，且能明显改变足下垂步态。

（三）腓总神经麻痹

1. 临床表现　踝足的所有背伸、外翻肌均麻痹，足丧失了背伸、外翻功能，同时合并小腿外侧面和足背皮肤感觉障碍。由于踝、足的内翻、跖屈肌肌力正常，故患者出现明显的麻痹性下垂、内翻足畸形，久之会发生足的骨性内翻畸形改变。

2. 手术策略　未形成骨性畸形改变者，将胫骨后肌移位到足背的前外侧，代替踝足关节的背伸、外翻肌力。由于一条胫骨后肌不可能建立良好的踝、足关节背伸功能，故作者一般将趾长屈肌同时移位到踝前，代替䟴长伸肌。如此术后，尚能较好地控制䟴趾的下垂，成年患者若伴有足的明显不稳定者，在肌腱移位的同时加做跟距关节融合术，但石膏固定的时间应服从于骨性手术。

已形成明显骨性马蹄内翻足畸形改变者，其手术策略与矫形手术程序是：先在跟腱内侧一个弧形切口，在这一个切口内，显露并实施跟腱延长、游离胫骨后肌备用。跖筋膜采用小切口松解，再实施跟距关节或三关节融合术矫正足的骨性畸形，然后将游离的胫骨后肌肌腱经骨间膜，引到足背前外侧，与䠁长伸肌、趾长伸肌、第3腓骨肌腱缝合固定。如此手术策略，松解了挛缩的软组织，矫正了足的骨性内翻畸形，重建了踝关节的背伸功能，又控制了足趾下垂。

二、胫神经麻痹性足

（一）临床表现

胫神经的损伤会产生严重的功能障碍，踝、足关节的跖屈、内翻肌力完全丧失，因胫神经同时支配足的大多数内在肌肉，故5个足趾也不能屈曲。足的背伸、外翻肌力和功能正常，故足将出现仰趾外翻畸形改变。足底出现大片感觉缺失区。许多此类损伤还伴有灼性神经痛。胫神经完全损伤对足功能的影响与正中神经及尺神经联合损伤对手部功能的影响相当。在踝关节的内侧面，胫神经可能在踝管内、分裂韧带下、内踝以远的距骨内侧面之间受到压迫性损伤。

（二）手术策略

胫神经损伤后，由于跟腱瘫痪，可将腓骨长、短肌移位代替跟腱，同时融合跟距关节以稳定后足。术后应佩戴一段时间矫形鞋行走。因足底出现感觉丧失，为保留足的弹性，踝关节不宜融合。

三、坐骨神经麻痹性足

1. 临床表现　坐骨神经高位性损伤（腘绳肌分支之上），其肌肉麻痹包括腘绳肌、腓总神经、胫神经支配的肌肉均麻痹，低位损伤，腘绳肌不受累，因而膝关节屈曲功能正常。但踝、足、足趾的肌肉完全瘫痪，腓总神经、胫神经所支配的深、浅感觉区域也丧失。踝、足关节呈连枷状态，伴有严重的植物性神经营养障碍。患足经常发生因意外损伤或烫伤，皮肤出现难以愈合的溃疡。

2. 手术治疗策略　因踝足的运动与感觉完全丧失，踝足呈连枷状态，外科治疗的原则是部分稳定踝、足关节，使足能较稳定地站立地面，手术可采用三关节融合加肌腱固定术，但术后必须长期佩戴矫形鞋站立行走。现代矫形器的进展能够稳定踝关节，作者不建议采用踝关节融合术。因为同时伴有植物性神经营养障碍，皮肤切口和骨的愈合能力差，手术指征的选择，手术操作与术后处理更应该慎重。

（秦泗河）

第三节　脑性瘫痪后遗症

一、概　述

（一）定义

脑性瘫痪（cerebral palsy CP）是指婴儿妊娠时期、出生时或和出生后4周，因各种因素损害了未成熟的脑组织，导致运动障碍的器质性病变，并常伴有智力、行动、感觉的损害。脑瘫是一种静态的“脑病”。新生儿期以后的脑组织炎症、损伤等疾病导致的瘫痪，一般称脑炎或脑外伤后遗症故称为××后遗症，属于症候性脑瘫。脑瘫是一小部分控制运动的脑在大脑未成熟期受到不可逆损害，肌肉接受来自脑受损部分的错误指令，使肌肉的控制障碍，引起机体持久的运动障碍及姿势异常的疾病，它不是肌肉的瘫痪。因此，其肌肉-骨骼系统存在着进行性的病理生理改变。其外科治疗的原则与下运动元性瘫痪、畸形，有很大的区别。

在神经学的文献中，脑瘫被认为是一种“静止性的脑部病变”。发育中的脑组织自我修复失效，遗留固定性、解剖性的病损，引起了肌力的持续不平衡，进而导致发育中的儿童或青少年进行性肢体畸形加重，在此阶段神经损害已经不可逆转。虽然有些肢体痉挛的患者恰好发生于锥体交叉以下颈髓的病损，从概念上来说不属于大脑瘫痪，但仍可按脑瘫治疗。因此，在成年和儿童脑瘫患者的治疗中，骨科医生的责任是通过解除肌肉痉挛、重建肌力平衡来改善功能和防止畸形发展。重建肌力平衡的方法包括神经手术、软组织松解、肌腱转位或截骨手术。

（二）脑瘫发病率

在美国的儿科神经肌肉病变患者中，儿童脑瘫

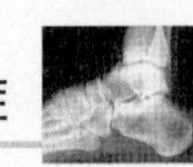

的病例最多。由于产前护理的质量、父母的社会经济条件、环境以及母婴所接受的产科和儿科的护理类别不同,按出生人口计算,脑瘫在不同国家和地区的发病率为(0.6～6)/1000,如美国的发生率大概为2.5‰,现存的脑瘫总数约40万;每年新产生脑瘫儿童约2.5万名。日本占出生人口2‰～4‰。中国脑瘫的发生率高于经济发达国家,发生率约4‰,由于人口基数大,现存的脑瘫患者>400万。

新生儿ICU使更多的早产、低体重的婴儿得以存活,这部分儿童比一般儿童患产前疾病和受产伤的机会更大,因此,儿童脑瘫患者的发病率随着医学科技的发展不但不下降,反而呈稳定增长的趋势。统计证明,出生婴儿的体重在1500g以下者,脑瘫发病率是2500g以上婴儿的27倍。早产儿、低体重儿最常见的脑瘫类型是痉挛性双下肢瘫。

(三) 病因

引起脑瘫的损害可发生于产前、产时和产后期。产前指从妊娠到分娩开始;产时是从分娩开始到实际娩出;产后期是出生后4周,此时婴儿脑部发育成熟,髓鞘形成。有些研究者将围产期定义为从分娩开始到出生后7天这一时间段,在此阶段婴儿机体已和外环境达到某种平衡。某些专家认为脑瘫病因中,产后期的时间应延长至8岁,如此脑瘫的定义外延至将很多疾病、外伤等继发性脑瘫归入其内。

引起脑瘫的许多损害发生于围生期,但越来越多的证据表明,产前因素比预料的要多。Perlstein保存了在他诊所就诊的所有脑瘫患者的大量记录,发现产前原因占30%,产时60%,产后10%。Blumel、Eggers和Evans发现,他们研究的110例患者中,产后因素占7%。1981年O'Reilly和Walentynowicz报告,从1947—1980年间随访的发病原因有据可查的1503例患者中,产前因素占38.5%,产中因素占46.3%,产后因素15.2%。他们同时发现,1950年以后,每10年间,患者数量逐渐下降。他们认为这与1950年以后美国的出生率下降、产科和围生期护理条件改善有关。秦泗河统计已实施手术治疗的脑瘫患者859例,其病因是:产前原因131例,早产、难产436例;产后原因134例;不明原因158例。

(四) 痉挛性脑瘫临床基本表现

本节讨论痉挛性脑瘫(spastic cerebral palsy,SCP)后遗足踝畸形的外科治疗。包括在出生前、围生期、新生儿期发生的脑瘫、儿童获得性脑瘫以及脑血管意外后遗痉挛性的踝足畸形。他们的共同表现为:①肌张力增高、反射亢进,踝阵挛阳性;②原始反射存在;③运动不同程度障碍;④姿势异常(剪刀步态、尖足等);⑤畸形(动力性或固定性)如屈膝、足下垂、足内翻、足外翻等。

二、脑瘫的临床分类与肢体畸形的发生机制

在治疗脑瘫患者时应该牢记其病变原发于脑部损伤或畸形,患者的骨骼、关节、肌肉、肌腱及周围神经,没有原发的解剖学或生理性异常。由于目前尚不能修复损害的脑组织,只好被迫去治疗脑瘫所表现出的继发性病变,如关节挛缩、肌肉失衡与骨骼畸形等。

(一) 脑瘫的分类、分型

脑瘫的分类、分型较复杂,有病因学、病理生理学、临床体征等。按临床表现分为以下类型:痉挛型、手足徐动型、共济失调型、低肌张力型、震颤型及混合型。痉挛型是最常见的类型,占脑瘫患者的65%;手足徐动型其次,占25%。手足徐动型脑瘫又可分为5种亚型,每一亚型代表一种异常的运动姿势:张力型徐动、张力障碍型徐动、舞蹈病样徐动、颤搐型及强直型手足徐动。还有一些患者无法分辨类型,即诸类型表现均不典型。

矫形外科,更关注肢体运动功能,故常用体征分布与运动障碍分型,后者又以修正后的Swedish分型更受推崇,分为痉挛型(70%);运动障碍型(10%);共济失调型(10%);复杂型(或称混合型10%)如痉挛性手足徐动等。

近年,由于对各种临床类型的异常姿势和运动的认识逐步深入,诊断为混合型(复杂型)脑瘫的病例有增长趋势,随着未成熟脑组织的发育,偶尔可见到运动和姿势障碍的临床类型,随患儿年龄增长而产生变化。

(二) 痉挛性脑瘫肢体畸形、残疾的发生机制

肢体痉挛与挛缩畸形的发生机制,目前已有较为明确的认识。由于上运动元功能障碍,从而导致下运动神经元—脊髓的调控机制紊乱,脊髓水平的突触前抑制缺乏,致使牵张发射亢进,运动神经元过分激动,产生了对应主动与拮抗骨骼肌群的收缩痉挛反应。由于痉挛肌肉的生长远低于骨骼生长速度,从而出现儿童患者随年龄增长而发生肌肉、肌腱的挛缩。

引起姿势和动作异常的病变原发于如下四个脑

区：大脑皮层（痉挛型）、中脑或大脑基底部（手足徐动）、小脑（共济失调）和多脑区受损（混合型）。现代神经生理学与影像学技术的高度发展，受损脑区定位已较以前容易，脑血流测定、CT扫描、脑部超声检查及MRI可精确定位受损脑区，甚至有时可以确定脑瘫分型。令人遗憾的是，尽管拥有这些先进的神经影像学检查技术，我们仍然不能在婴儿时期借此可靠地预测其功能预后。所以，在中枢神经系统已受损害的儿童，在其生长发育过程中，应给予定期的随访，积极的治疗，以最大可能地发挥其大脑功能的恢复潜能。

要选择正确的治疗方法，获得满意的矫形效果，骨科医生术前必须诊断清楚脑瘫的类型与畸形发生的机制。错误地选用针对其他类型脑瘫的治疗措施，反而会降低肢体原有的功能。例如，对患强直性手足徐动症的患者选用神经切断术或广泛的肌腱松解术，只会产生与原畸形相反的固定性畸形。再如，原发性共济失调型脑瘫如选用跟腱延长，则只能使患者由共济失调步态转变为共济失调加蹲踞步态。不管是做支具治疗还是手术，临床医生在进行任何治疗之前必须耐心确定患者脑瘫的类型。

肢体痉挛是指被动牵拉时，正常的肌牵张反射功能亢进所致，牵拉速度越快，肌张力反应越强，牵张反射增强是痉挛型的基本特征。部分痉挛型脑瘫开始时肌肉是低张力性的，后随发育会出现肢体痉挛。

肌张力检查目前用Ashworth5级：Ⅰ肌张力正常；Ⅱ肌张力轻度增加、发射亢进；Ⅲ肌张力明显增加，关节屈伸呈折刀样感觉；Ⅳ肌张力更明显增加，关节不易屈伸，有折铅管样感觉；Ⅴ僵直于伸展或屈曲位（僵直）。

三、脑瘫后遗足畸形的临床表现

（一）马蹄足畸形

痉挛性脑瘫所致的马蹄足畸形最为常见，根据患者的年龄、畸形的程度、畸形性质及其伴发畸形以及临床表现等，作者进行以下分类：

1. 跟腱痉挛性马蹄足　跟腱并无挛缩，临床表现为，患儿紧张或行走时出现马蹄（也称尖足畸形），静止站立时足跟可落地。一般见于幼儿或儿童，根据小腿三头肌受累的部位，又分腓肠肌痉挛；比目鱼肌痉挛或以上两条肌肉同时痉挛。若单纯腓肠肌痉挛，伸膝时马蹄出现或明显加重，屈膝时马蹄减轻或消失。

2. 跟腱挛缩性马蹄足　小腿三头肌在痉挛的基础上发生挛缩，在患者静止的状态下马蹄畸形也不能消失。多见于少年或成年患者。

3. 马蹄复合足畸形　在马蹄足畸形的基础上并发马蹄内翻、外翻或马蹄高弓足畸形。

4. 屈膝畸形并发马蹄足　马蹄足发生的主要原因乃因屈膝畸形所致，因屈膝畸形发生后，患肢站立时为增加膝关节的稳定性，必须取马蹄位，腓肠肌强力收缩，久之导致跟腱挛缩。但马蹄足也可并发屈膝畸形，手术前应仔细检查，正确分析两个畸形之间的因果关系。

（二）足外翻畸形

1. 足内翻或外翻畸形概述　在脑瘫中，内翻或外翻畸形绝大部分伴有马蹄畸形，不论是前足或后足。神经因素及生物力学因素均可引发这些畸形。踝部以上肢体的位置直接或间接影响足的位置，例如有髋内旋、内收及屈膝的双肢瘫患者，胫骨可向外侧扭转，从而导致足外翻畸形。如果小腿三头肌痉挛，则出现马蹄外翻畸形，即足跟抬高、足外展或在中跗关节外翻。偏瘫患者通常有股内旋，但在步态的站立相时，膝关节通常呈伸直位，引起足内旋而呈内翻位。

畸形的早期是动态的，可以用体疗方法或矫形器得到控制。但如果未予矫正，这种动态畸形会继发肌肉、肌腱、韧带与关节囊的挛缩，在生长期的儿童将导致骨的畸形改变。

动力性畸形，治疗的方法是通过延长或转移肌肉、肌腱复合体而使肌肉达到平衡。合并软组织挛缩者，同时需要实施松解。骨骼畸形则需要通过截骨或关节固定术矫正，但也必须兼顾痉挛肌肉力量的平衡，否则术后足的畸形容易复发。足内翻畸形对于行走及站立功能影响很大，较容易手术矫正；外翻畸形手术矫正较困难，但对于足的功能影响相对较小。因此，矫形手术多用于矫正足内翻畸形，内翻足手术的成功率也较足外翻畸形高。

2. 足外翻的临床表现　脑瘫患者中，足外翻畸形的发生率远高于足内翻畸形，仅次于马蹄足畸形。临床多表现马蹄、平足、前足外展与后足外翻的组合表现。其主要的发生机制：跨越跟距关节痉挛或挛缩的腓骨肌和软弱的胫骨后肌，是动力性后足外翻形成的主要原因。形成痉挛性足外翻畸形往往有多个因素的融合，术前手术决策时必须仔细地观察步态，了解畸形产生、存在与发展过程，通判分析，不可

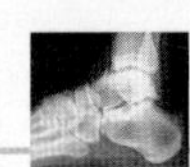

贸然的实施手术矫正。足外翻手术矫正的效果较足内翻畸形也差。

3. 痉挛性足外翻畸形分类　一般分为两类：①单纯足外翻畸形：跟腱无挛缩，部分患者甚至表现为跟腱松弛；②马蹄外翻足畸形：在跟腱挛缩的基础上伴有足外翻畸形。由于此类足外翻畸形患者的前足明显背屈、外展，患者站立时双膝关节几乎皆取一定的屈曲位，并无马蹄足的表现，但将膝关节伸直，前足被动恢复到正常位置时，就可发现跟腱有明显挛缩畸形。

Aiona MD，Sussman MD. 指出，在足外翻畸形中原发致畸因素最多见于小腿三头肌与腓骨肌的挛缩。挛缩的三头肌像弓弦一样作用于跟骨，踝关节正常的背屈活动受碍，使背屈发生于中跗关节，作为背屈活动的一部分，跟骨发生外翻，从而使载距突从其位于距骨头之下的正常支持点移开，前足在中跗关节外展，距骨较正常位置更靠内且垂直，足部站立位侧位X线片显示距骨实际上呈垂直方向并以距骨头为支点。

另外患肢合并股内收、内旋畸形，站立或行走时胫骨扭转，必然增加前足外展、后足外翻的扭曲力，从而促使足外翻畸形的发生。因此，术前判定有无合并股内收、内旋畸形，有无跟腱挛缩，对外科治疗足外翻畸形手术方法的选择有重要指导意义。

（三）足内翻畸形

痉挛性足内翻畸形往往伴有马蹄畸形，必须确定内翻不是由于股骨或胫骨向内侧扭转所引起。Root曾观察到内翻足的患儿足趾着地时，由于胫后肌的过度活动，内翻畸形加重。动态步态研究表明，胫后肌腱在摆动相是活动的，且其活动可能为持续性，在任何情况下，在单纯内翻或马翻足病例中，胫后肌腱通常是致畸的重要因素。其他内翻肌异常、外翻肌肌力减弱，不论是确实的还是相对的，均可加重畸形。小腿三头肌痉挛或挛缩均明显加重内翻足功能障碍。

（四）仰趾足畸形

原发性仰趾足畸形很少见，其主要原因为胫骨前肌过度痉挛所致。但临床上更多见于因跟腱实施过度延长后，减少了对抗伸踝肌痉挛的力量而发生仰趾畸形。将明显减弱踝关节与膝关节的稳定，严重的影响站立行走功能。

（五）痉挛性踇外翻畸形

其发生原因为踇长伸肌与踇内收肌的痉挛所致，痉挛性踇外翻畸形更多见于足外翻，也可以认为是严重足外翻畸形的合并症。但很少并发第2足趾的垂状畸形与第二跖骨头下的疼痛性胼胝。

四、脑性瘫痪后遗足踝畸形的外科治疗原则

脑性瘫痪的外科治疗主要适应于痉挛型和部分混合型，治疗分手术治疗与保守治疗两种手段，但实际上多数情况下应该共同采用。保守治疗主要适应于学龄前儿童，若掌握恰当，且其家属学会正确应用，配合解痉挛药物，亦可以有效的矫正足的马蹄或内、外翻畸形，并可以预防足的畸形发展，常用的方法有：手法按摩，持续被动牵伸痉挛或挛缩的肌肉、石膏矫形、指导下训练、佩戴可调式足踝矫形托或矫形器等。一旦畸形矫正，患儿晚间应常规戴矫形器，应防止畸形复发。

（一）外科手术的种类与适应证

1. 适应证　脑瘫足踝畸形的手术指征是相对的，严重的马蹄畸形或足内翻畸形都应手术矫正，外翻足若影响功能也应手术矫正。但一般说来，患者必须是痉挛型，应具有站立、行走的条件，智力与精神基本正常，术前应进行步态分析，有助于治疗方法的选择。

手术的年龄：取决于足踝畸形的程度和类型，一般认为应>6岁，但明显的内翻足畸形应早期手术矫正。外翻足或马蹄足可先试用保守治疗，如支具能够维持畸形矫正就不采用手术。同一肢体的其他畸形，即使在手术矫正后仍需要继续应用支具时，也应暂缓手术。

2. 脑瘫手术的主要类别　包括：①肌腱手术：肌腱延长或切断术、筋膜切断，肌腱移位术；②骨性手术：如合并足内翻或外翻骨性畸形时实施跗骨截骨术；成角畸形或旋转畸形时实施胫骨、股骨截骨术；③神经手术：周围神经运动分支切断、交感神经切除。尤其是近年开展的选择性脊神经后根切断术（SPR），若手术指征掌握恰当，脊神经后根选择的方法与切断的比例正确，能够综合性减低肢体整体的痉挛水平，从而矫正或改善痉挛性马蹄足畸形，改善步态；④脑外科手术：脑内胚胎组织移植、脑立体定向手术，这类治疗属于神经外科的范畴。

（二）外科矫形手术的基本策略

1. 手术的目的

（1）矫正畸形或预防畸形的发生、发展，无论是静止性、动力性或两者同时存在者。

（2）平衡肌肉力量。

（3）稳定不能控制的关节，改善生活护理或改善行走站立功能。术后应进行综合康复。

2. 手术治疗的基本原则

（1）通过周围神经支的选择性切除，解除部分肌肉的痉挛。

（2）松解挛缩的筋膜。

（3）切断或延长挛缩的肌腱。

（4）平衡肌肉的痉挛。

（5）矫正骨性改变的畸形。

（6）改善患者的生活功能或站立行走功能。

（7）脑性瘫痪的矫形手术，应尽可能采用最简单的手术方法矫正畸形。

3. 手术治疗的顺序　是在条件允许的情况下先实施SPR手术或选择性周围神经分支切断术，部分解除肢体痉挛，而后再实施矫形手术。但>12岁以后的下肢畸形，矫形手术治疗疗效更确实。

4. 联合或组合性手术策略　由于脑瘫一个或两个肢体从髋、膝、踝、足可以同时发生多个畸形，一个关节的畸形可能是下肢其他关节畸形的发生原因或结果。若按传统外科观念，一次手术矫正1～2个畸形，多个关节部位的畸形需分次手术矫正，如此治疗理念，已手术矫正的畸形很易复发。在矫形手术的策略上，作者采用组合性手术，即一个或两个下肢的多关节畸形一期手术矫正，如此，一次手术即可以恢复双下肢的持重力线，为站立行走创造良好的基础，国外称其为多级外科（multilevel surgery）策略。

5. 手术与康复训练　康复训练是术后疗效的重要保证。手术前即应给患者家属讲清楚，疗效的产生需要五分手术，五分训练。矫形器的应用是脑瘫外科治疗的重要环节，尤其在生长、发育中的儿童，足、踝畸形手术矫正后，晚间睡觉时应常规佩戴矫形器，以防止畸形复发。

五、脑瘫不同足畸形的手术矫正方法

（一）马蹄足畸形的矫正

足下垂畸形保守治疗失败或畸形严重保守治疗无效时需要手术治疗。由于生长停止前挛缩容易复发，所以术后，在患儿整个生长期应该持续监测跟腱可能出现的再挛缩。

1. 跟腱延长术　White观察发现，跟腱在起点和止点间绕其纵轴旋转90°，基于这一观察结果，1942年他介绍了一种跟腱延长方法，从后方观看，肌腱纤维从内侧旋向外侧。手术方法（White）：自跟腱在跟骨的止点处显露跟腱并向近端延长10cm。邻近跟骨的止点处切断跟腱外侧的2/3，对足部适当加力使踝关节背屈，然后在跟腱近端切断肌腱的内侧2/3。用力使足背屈以延长跟腱（跟腱本身因纤维滑移而延长）。一般情况下不需缝合肌腱，在怀疑其连续中断时可予以缝合。长腿石膏或用组合式外固定器固定于膝关节伸直位，踝关节背屈中立位。术后膝关节完全伸直位固定3周后更换小腿石膏，继续固定3周。拆除石膏后晚间应用踝足矫形支具，踝关节为背屈中立位（直角），直到骨骼纵向生长完成。

2. 半开放跟腱滑移切断术　此手术采用小切口，瘢痕少，并发症少。从美学角度而言此手术更可取。如果马蹄畸形复发，在皮肤、皮下或肌腱本身无广泛的瘢痕组织。

手术方法：患者取俯卧位，小腿准备从膝上方到足趾，膝关节全伸直，踝关节背屈以使皮下跟腱紧张。在跟骨止点平面与肌腱移行处下方，做两个纵向切口，每个切口长2cm，切开皮肤及皮下组织显露肌腱，在跟腱止点上方切断肌腱外侧半，同样方法显露并切开近端切口处腱鞘，直视下切断跖肌腱和跟腱后内侧半。背屈踝关节，依靠肌腱切断部分自身的滑动即可达到所需长度。术后处理同跟腱开放延长术。

既往做过跟腱延长术后马蹄畸形复发的病例，因为跟腱纤维的正常旋转结构不复存在，对复发的跟腱挛缩不易行肌腱滑移切断延长术。

3. 腓肠肌起点松解术　对于痉挛性马蹄足畸形，如果主要原因只是腓肠肌痉挛，且下肢同时合并屈膝畸形可选择该术式。手术方法：在腘窝做平行于皮肤皱褶的横行切口。起于股二头肌腱外侧1cm，止于半腱肌腱内侧1cm。切开皮肤、皮下、深筋膜，显露腓肠肌的两个起点。如果需要切断神经，确认胫神经，游离其支配腓肠肌两头的运动支。通常有1～2支从胫神经分出斜向下方到腓肠肌的内侧头或外侧头，小心夹持这些分支以进一步确定，然后切除一段神经支，使其两头失去一半或一半以上的神经支配。腘静脉正好位于胫神经的深面，注意避免损伤此静脉。用弯钳将腓肠肌的两个头挑起，在附着点附近横行切断，将其从股骨髁的后方游离。此时要注意保护在外侧头附近的腓神经，然后用纱布钝性分离两侧头，游离至膝关节远端。术后应用

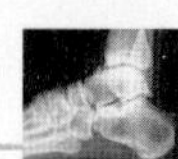

长腿石膏将踝关节固定于背屈 10°位,膝关节完全伸直位,跟骨顶点部开窗以防褥疮,6 周后拆除石膏开始康复锻炼。

4. 腓肠肌肌腱皮下切断术 适应于腓肠肌肌腱挛缩所致的足下垂。术中助手维持患者膝关节伸直,踝关节背屈,将腓肠肌腱膜拉紧,在腓肠肌的腱-肌交界处切口显露腓肠肌腱膜。在肌腱内、外侧的不同高度,用尖刀先切断腓肠肌腱膜的内侧束,再于不同的平面切断外侧束,使踝关节能背伸 10°位,无须缝合肌腱,长腿管型石膏膝关节 0°位、踝关节背伸 10°位固定 6 周。术后 2 周患足即可负重行走。成年患者术后用骨外固定器固定疗效更可靠。

5. 选择性胫神经分支切除术 该术适用于严重的痉挛性马蹄足畸形的矫正。手术方法:在腘窝远端沿皮肤皱褶做一长 6cm 的横行切口,横切口较纵切口为好,不易形成瘢痕增长及肥大。切开深筋膜显露胫神经,胫神经在血管的浅面。不要破坏神经的第一个分支,其为纯感觉神经。其他的两个分支,一支从胫神经内侧分出,另一支从外侧分出,分别向腓肠肌的内侧头及外侧头走行,这两个神经分支容易发现和辨认,发出后于腓肠肌两头靠近起点处进入肌肉,至内侧头的神经分支在进入肌肉之前又分成三个小支,至外侧头的分支进入肌肉前分为两个小支。紧靠这两个分支的远端,胫神经背面又分出一个单支,此神经又分为两个小支分别到达比目鱼肌的两头;用电流或用无齿镊轻轻刺激或压迫神经,刺激时助手轻度背屈足部。这样即可确定引起阵挛和痉挛的主要分支,然后决定哪一个分支需要切断。从根部切断各分支,用止血钳将神经缠绕并分别从肌肉中撕拉出来。如术前决定只切除至腓肠肌的神经支,则无需确认支配其他肌肉的神经支。但有时趾长屈肌及踇长屈肌痉挛引起的功能障碍,胫神经到这些肌肉的分支应该被找出并切断之。

(二) 足内翻畸形的软组织手术矫正

1. 胫后肌腱延长术 胫后肌腱延长术可以采用"Z"成形术、台阶式切断手术或采用在肌腱交界处滑动延长术。最常用的手术方法是在内踝后纵形切口,显露胫骨后肌腱,将前足用力背伸、外翻位,将胫后肌腱做"Z"形延长,手术中即可明显见到足内翻畸形获得矫正。由于内翻足大部分合并马蹄足畸形,因此用这一个切口,可以同时实施跟腱延长术。

2. 胫后肌腱转位前置术 临床证明此手术对矫正痉挛性足内翻畸形疗效确切。因为它能使胫后肌腱协助背屈,并且去除了动力性足内翻肌和足趾屈肌力。但必须与其他矫形手术合用。合并足的骨性畸形者,必须在矫正骨性畸形的基础上合用胫骨后肌前外置,肌腱的止点应固定在第三腓骨肌止点的部位,若肌腱不够长度,可用腓骨短肌腱的远段续接。

3. 胫前肌腱劈开外转位术 适应于胫前肌活动或张力过度引起的足内翻畸形。

我们应用此手术方法较多,发现对临床上胫前肌腱功能活跃、在步态摆动相有内翻的病例是适宜的。如果马蹄足同时存在,跟腱延长和胫后肌腱延长是必要的。我们认为,温和的腓肠肌退缩手术可以使踝关节获得平衡,从而使胫前肌成为单纯的踝关节背屈肌。

手术方法(图 10-3-1):在足背内侧缘于第 1 楔状骨表面做纵形切口,找出胫前腱和其止点,将其劈开一半,然后在踝的前外侧方做第 2 个纵形切口,找出胫前肌腱,从第 1 切口内将胫骨前肌的一半引到第 2 个切口内。然后将肌腱外侧半自其远端断开,标记好,从第 2 个切口处抽出,再在骰骨的背侧做第 3 个纵形切口,将胫前肌外侧半肌腱通过皮下引向第 3 个切口。

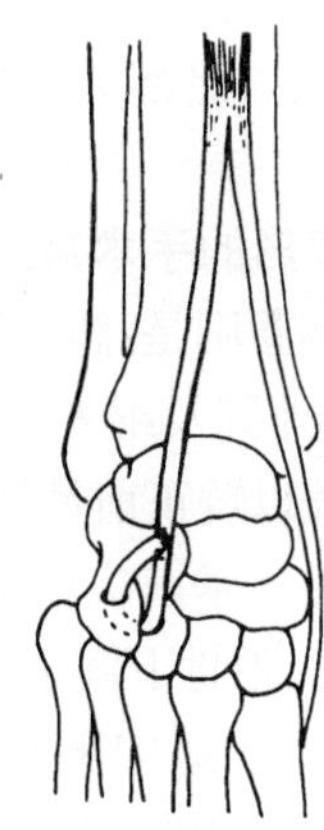

图 10-3-1 胫前肌腱劈开外转位术

(Reproduced from Botte MJ, Keenan MA. Brain injury and stroke. In: Gelberman RH. ed. Operative nerve repair and reconstruction. Philadelphia: J B Lippincott, 1991:1445.)

在儿童患者,由于骰骨太小不能打孔穿过肌腱条固定之,将劈开的胫前肌腱缝合于第五跖骨处的腓骨短肌止点处效果优良,现在作者常规应用此方法代替骰骨钻孔固定技术。在肌腱固定之前要检查后足以确定跟腱有没有过度紧张。如果跟腱过度紧张将会使移植的肌腱产生过高的张力。在此情况下,应在劈开的胫前肌腱缝合于腓骨短肌腱之前,通过另外一个后内侧切口行适度的腓肠肌腱膜切断退缩手术,使后足及踝建立平衡。术后用石膏或组合式骨外固定器,将足踝控制在矫形外科需要位置。术后3天下床,2个月后去除支具,佩戴一段时间足踝矫形器。

4. 若踇长屈肌或趾长屈肌腱明显痉挛可将其肌腱延长。Ono等人建议用踇长屈肌腱和趾总屈肌腱足背转移来治疗痉挛性马蹄内翻足。

5. 骨性手术矫正足内翻　在实施骨性手术之前或同时,首先要判断引起足内翻畸形的软组织因素,尤其是胫骨后肌的挛缩,先应实施软组织松解或肌腱移位术,足内翻畸形能大部矫正。然后根据足内翻畸形的残留程度与骨性改变的类型,选择采用跟骨截骨术、跟距关节融合术、跗中关节截骨(两关节)融合术,三关节融合术(详细操作方法见第本章第一节)。

脑瘫所致的足内翻畸形皆合并软组织挛缩或肌力的不平衡,术前对骨性足内翻畸形程度的判定,与麻醉后肌肉松弛或软组织松解后残留的骨性畸形改变,会有大的差别,因此在实施骨性手术之前,即决定足关节融合的类别与截骨的范围,应该以手术中软组织松解后,再进行手法测量判定骨性畸形的程度,然后再决定截骨的范围与数量。以防止关节融合与截骨的范围扩大。足部关节融合术的年龄原则上应>12岁。

(三) 足外翻畸形的手术矫正

手术矫正的基本原则是:防止软组织发生固定性挛缩,矫正距下关节外翻及继发性跟骨外翻,增大舟状骨对距骨头的覆盖以矫正前足外展,提升足底内纵弓以矫正继发性平足。术前应拍摄站立位足踝X线检查,以观察距-跟角,距骨下倾角、足弓等变化。

1. 腓骨肌腱延长　适应于没有骨性畸形者,作者目前已经极少单独应用。手术方法:在贴近外踝后上方做长3cm的纵切口,进入腓骨短肌肌腱交界处的腱鞘,于肌纤维附着于肌腱的最低点近侧1cm处横断腓骨短肌腱,保留肌肉部分。若腓骨长肌肌腱明显紧张,应同期实施Z形延长术。术后行短腿行走石膏固定,使足处于轻度内翻位,1周后带石膏负重行走,约6周后去石膏。

2. 距下关节外融合术治疗马蹄外翻足畸形　自1952年Grice首次报告以来,关于距下关节外融合术治疗脑瘫患者外翻足畸形的文章很多。Keats和Kouter报告一组63例Grice手术治疗扁平外翻畸形足的病例。为了矫正距骨的下垂和跟骨的外移,在骨移植固定之前他们推荐切开距舟关节囊,用一骨钩使距骨头恢复其位于载距突之上的正常位置,用一枚克氏针固定,并且应用自体髂骨或同种库骨移植。在53足的同种库骨移植中没有出现并发症,在2~8岁之间的儿童,61足手术效果满意。10岁以上的患者可直接切除跟距关节软骨面,用髂骨植骨。合并跟腱与腓骨肌腱挛缩者,矫正跟骨外翻畸形的第一步是,通过跟腱外侧一个弧形切口,延长挛缩的小腿三头肌与腓骨肌腱,矫正了软组织挛缩后再实施骨性手术。

3. 跟骨内翻截骨术　适应于后足外翻畸形(手术操作方法见本章第一节)。

4. 跟骨外侧柱延长术　此手术是矫正足外翻畸形常用的手术方法(手术操作方法见第13章平足症的治疗),作者将其手术方法进行了改进,简化了手术、规避了手术并发症。具体操作:外侧切口显露跟骨,在前1/3处截断,截骨的远、近端各打入1枚螺纹钉,安装上牵伸杆,缓慢撑开、延长截骨间隙,直到能满意的达到足外翻畸形矫正为度。截骨间隙置骨,并纵形穿1根细克氏针,远、近截骨端增加螺纹半针后固定,然后用外固定器将踝关节固定在功能位置。

三关节融合术:严重的足外翻畸形若进入成年,整个三关节皆发生结构性改变,多合并关节的退行性改变,可实施三关节融合术矫正。由于足长期处于外翻位,足背外侧皮肤的张力很大,若单用足背的横弧形切口,既影响切口皮肤的闭合,也很难较好的切除距舟关节面,故宜采用足背内、外侧双切口,以减少足背外侧切口的皮肤张力。骨性足外翻畸形矫正后,三关节截骨面用三枚克氏针固定,石膏固定至少要3个月以上。

(四) 痉挛性踇外翻畸形矫正

痉挛性踇外翻畸形,除了踇长伸肌与踇内收肌的痉挛原因外,通常继发于马蹄外翻足、跟骨外翻或胫骨向外扭转。当足旋前时,踇趾被动外翻,形成踇外翻。踇长伸肌的肌腱半脱位到第1、2跖骨之间,在此位置成为踇趾的一个主动的内收肌。当足外翻时,源于腓骨肌腱鞘的踇内收肌起点移向外侧远端,因此更加重了对踇趾畸形的影响。

痉挛性踇趾外翻畸形矫正策略:

(1) 没有明显骨性畸形者,在踇内收松解的基础上,用2.5mm钢针,纵形贯穿踇趾间关节,跖、趾间关节固定。

(2) 畸形较重者,穿针安装组合式外固定架矫正。

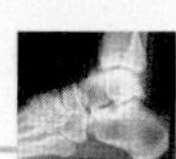

（3）合并骨性畸形者，在软组织松解的基础上跖骨头下截骨矫正，然后穿针、安装组合式外固定器。

（4）注意将跗长伸肌腱的牵拉力线给予恢复。

（5）矫正跗趾外翻畸形多和矫正足外翻畸形同期实施，如此能减少术后畸形复发。

六、髋关节与膝关节畸形的手术治疗

（一）髋部畸形的手术治疗

髋的主要问题是内收肌和屈肌痉挛及其相关的静止性挛缩。髋屈曲畸形的早期治疗，提倡被动活动和进行俯卧位治疗；行肌肉注射肉毒素或以苯酚进行运动神经阻滞，所阻滞的髋屈曲肌肉包括股直肌、缝匠肌、髂腰肌和阔筋膜张肌。

手术治疗，适用于下肢剪刀样交叉，导致不能行走、站立和体位转换。长期交叉样体位，可引起腹沟皮肤皱褶处皮肤浸渍或破溃。手术松解也是为后期足部畸形矫正做准备，使患者体位恢复到以后可行足部重建手术。对于内收畸形，确切的手术是内收肌松解和闭孔神经切断。长收肌和股薄肌通常需要处理，此外还可包括部分短收肌。如果内收肌是患者唯一的前进力量，则必须小心，避免行完全松解内收肌或闭孔神经切断。否则患者走路时出现下肢外旋。通过诊断性利多卡因封闭闭孔神经、模拟内收肌松解或神经切除术，可以进行术前行走功能的评估。一般伴有内收肌痉挛的创伤性颅脑损伤和脑血管意外的成年患者，仅行内收肌松解即可达到治疗的目的。但对存在严重痉挛的小儿脑瘫患者，除松解内收肌外，学者们大都认为需辅助行闭孔神经切断术治疗。手术松解的屈髋肌包括股直肌、缝匠肌、阔筋膜张肌和髂腰肌。可用单一的股内侧前入路对股直肌、缝匠肌和阔筋膜张肌进行肌肉起点的下移来松解或延长。髂腰肌可在近小转子止点的腱性部分进行松解或延长。对于不能行走的患者，髋屈肌松解有助于患者穿衣和帮助患者变换体位以防止压疮的发生。做髋内收肌松解术后，同侧髋和膝屈曲畸形一般主张同时矫正。

1. 内收肌松解与闭孔神经切断术　该术适用于较严重的剪刀样交叉患者。术中从耻骨结节起，沿长收肌走向，作斜形切口长约6cm（图10-3-2A）。显露长收肌并将其向外侧牵开，在短收肌的表面即可找到闭孔神经的前支（图10-3-2B）。再掀起短收肌的内缘，即可显露闭孔神经的后支（图10-3-2C）。将前支和后支各切除1～2cm。如果收肌群痉挛不重，则只切除前支即可。注意，在切除前用平镊夹试法证明各支神经的支配肌。术后用石膏固定两下肢于外展30°位3～4周。

2. 髂腰肌松解术　术中于相当于股骨大转子与小转子之间的连线近侧2cm作平行于腹股沟的切口（图10-3-3A）约15cm长。切开皮下层游离皮瓣，向内侧牵开股神经和股动静脉。再向深层显露并认清来自骨盆后壁向骨盆前缘越过的腰大肌腹并止于小转子。也可以扪及从小转子向上顺附丽肌为髂腰肌，此肌进入盆腔后壁。牵开内侧股直肌、缝匠肌，避免盲目切断。于髋关节下前方分离并提起髂腰肌肌腹，分清腰大肌和髂肌，尽量靠近小转子处横行切断此两肌（图10-3-3C），任其上、下分离。近侧断端退缩至髋关节前方时，用圆针丝线将肌腹与髋前关节囊表层缝合2～3针。彻底止血后缝合创口。术后外展牵引3～4周后。

创伤性颅脑损伤患者的髋部强直，也可能是由神经源性异位骨化引起。髋关节强直可以发生于异

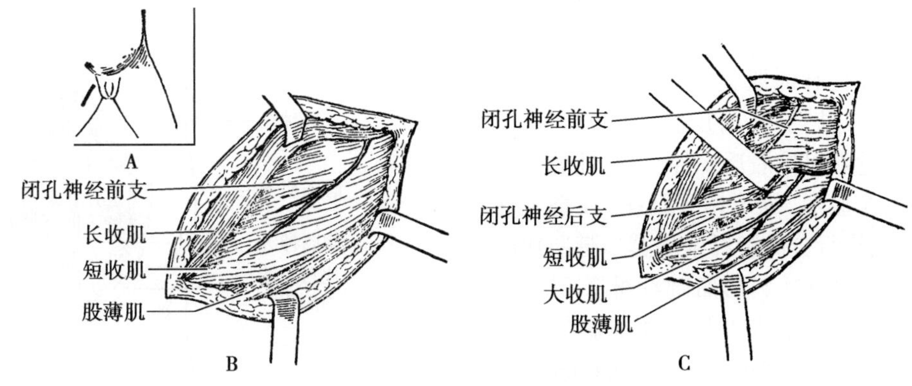

图10-3-2　内收肌松解与闭孔神经切断术

A. 切口；B. 闭孔神经前支；C. 闭孔神经后支

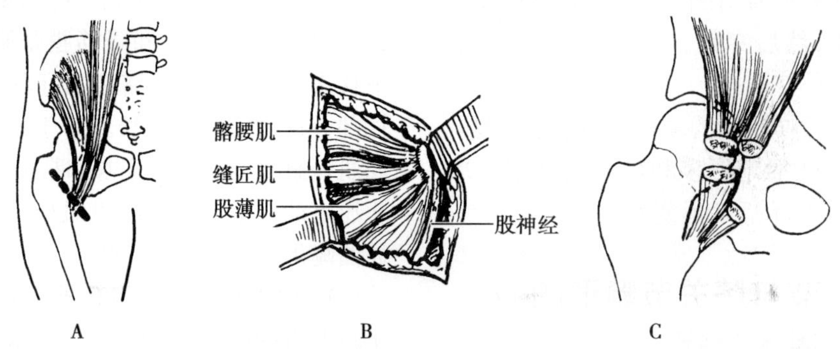

图 10-3-3　髂腰肌松解术

A. 切口；B. 显露髂腰肌；C. 在小转子处切断髂腰肌

位骨化。标准 X 线片检查通常具有诊断意义。在切除术之前通过血清碱性磷酸酶或锝骨扫描可以进一步检查其成熟度。术前进一步进行髋关节 CT 扫描可以从三维结构上判断骨的质量，有助于手术计划的制订。

（二）膝部畸形的手术治疗

膝部最常见的畸形是由下肢腘绳肌痉挛引起的屈曲畸形。通常内外侧的腘绳肌均受累。初期治疗包括牵伸训练、夹板治疗或者系列矫正石膏治疗。针对腘绳肌的肉毒素肌内注射或苯酚运动神经阻滞是重要的辅助治疗。如果保守治疗无效，可考虑手术。对于不能行走严重屈曲的患者，治疗通常为腘绳肌远端松解，一般不主张松解膝关节后关节囊以便稳定膝关节，任何残留的关节囊挛缩，都可以在肌肉松解后通过应用 Ilizarov 外固定器拉伸或使用系列的石膏固定进行矫正；也可行 Tachdjian 改良腘绳肌腱松解术，或联合应用腘窝部胫神经肌支切断术。对于能行走的患者（或有行走可能的患者），为给其保留一定的主动屈膝功能，可在腘绳肌腱-腹联合区或肌腱区行 Z 形延长术。如果仍有屈曲畸形存在，则最好保留患者腘绳肌的伸髋功能，采用 Eggare 的方法，把腘绳肌远端止点从胫骨近端移位到股骨远端来治疗。

1. Tachdjian 改良腘绳肌腱松解术　一般在腘窝部作纵形或 S 形皮肤切口，沿皮肤切口分离皮下和深筋膜，在切口近端保护股后皮神经，钝性分离来确认腘绳肌，分离半膜肌，纵形切开腱鞘，在腱膜深面于两个高度平面横行分离腱纤维暴露半腱肌肌腱并且分离肌腱远侧部分达斜形肌腱纤维 Z 形延长肌腱。伸膝屈髋，显露半膜肌与股二头肌腱等其他腘绳肌同样进行延长。彻底止血，不缝合深筋膜，分层关闭切口。术后，膝最大伸展位打长腿石膏。

2. 腘窝部胫神经肌支切断术　术中采用腘窝正中纵切口，长 8cm。将小隐静脉向侧方牵开或切断。切开深筋膜显露位于后正中部的腓肠神经。钝性分离腘窝部的脂肪组织，向两侧牵开腓肠肌的两个起始头，即可见到胫神经及其若干腓肠肌支，分别进入腓肠肌内、外侧头，应仔细将其游离（图 10-3-4）。比目鱼肌背侧支也位于切口正中，走向腓肠肌的深层。腘动、静脉在胫神经的深层，在操作时勿损伤。胫神经主要是使足跖屈。如切断部分的腓肠肌分支及比目鱼肌分支，则足的跖屈仍可由其残存的分支以及胫后肌、踇长屈肌、趾长屈肌和腓骨长肌等的协同动作来完成。一般对重症患者可切断全部比目鱼肌背侧支及 2/3 的腓肠肌支；对中度患者可切断全部比目鱼肌背侧支及 1/2 的腓肠肌支；对轻症患者可切断 1/2 的比目鱼肌背侧支及 1/3 的腓肠肌支。在上述神经进入肌肉处，用电刺激器刺激（或用平镊轻轻夹持）各神经支，以便确定其所支配的肌肉并根据痉挛的程度来决定切断神经支的多少。为了防止术后神经再生，需将要切断的神经切除1～2cm 长。彻底止血，深筋膜不必缝合，以防缝合后的筋膜过度紧张而压迫肌肉等引起反射性肌肉痉挛；分层关闭切口。

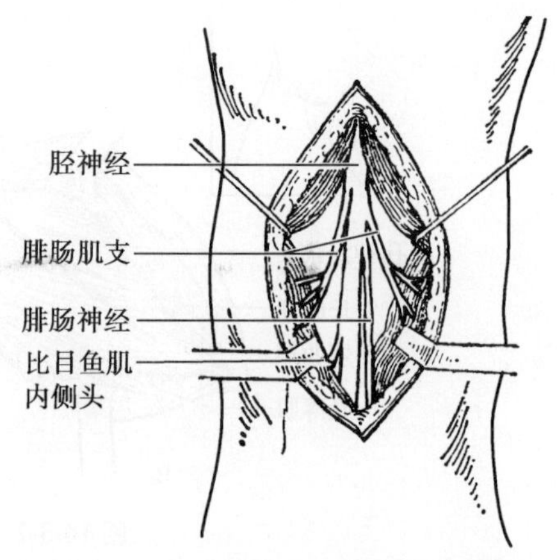

图 10-3-4　腘窝部胫神经肌支示意图

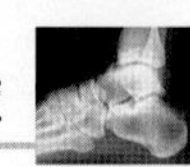

3. 膝关节僵直畸形的矫正　膝关节伸直畸形或下肢不能屈膝,这种畸形是由股四头肌痉挛引起。股四头肌在站立相末期和摆动相早期收缩使膝关节伸展,导致僵直步态,并使膝关节不能正常屈曲。僵直步态的患者必须抬高骨盆,旋转肢体,才能实现抬足行走。治疗可考虑行股四头肌内的肉毒素注射,或考虑以苯酚封闭运动神经支。一般来讲,非手术治疗此类畸形比较困难。肌电图检查显示,异常活动局限在股直肌和股中间肌,对这些肌肉选择性松解可以使膝关节屈曲,缓解僵直步态。但在有些病例,股四头肌的全部四块肌肉都受累。此时动态肌电图检查显示股四头肌的所有四个头均活动过度,则松解股直肌和股中间肌通常效果不够。但是,将四个头均松解也不合适,因为必须要保存一些伸肌功能以便稳定膝关节。目前,尚没有有效的方法能够解决这个棘手的问题。解决严重膝关节伸直性痉挛的一个办法是松解受累肌肉,减轻患肢的僵直,如果残留股四头肌无力,再使用膝-踝-足矫形支具给予支持。另一个方法是松解股直肌和股中间肌,必要情况下也可包括部分股外侧肌和内侧肌;术后膝关节的僵直减轻,但仍残留一定程度的可接受的僵直步态。

（秦泗河　焦绍锋　王正义）

第四节　遗传性运动感觉神经病(Charcot-Marie-Tooth)

一、概　　述

遗传性运动感觉神经病或称 Charcot-Marie-Tooth,CMT)或又称腓骨肌萎缩症,代表了一组临床和遗传异质性的周围神经系统疾病,是人类最常见的周围神经系统遗传性疾病。

1886 年首次由法国的 Charcot、Marie 及英国的 Tooth 分别系统描述报道。由于此类疾病患者的运动神经元和感觉神经元均受累,故多年前 CMT 也被归在“遗传性运动和感觉性神经病”(hereditary motor and sensory neuropathy,HMSN)的范畴;HMSN 包括 4 个类型的疾病:HMSN Ⅰ型(即 CMT1 型)、HMSN Ⅱ型(即 CMT2 型)、德雅兰-索塔斯病(Dejerine-Sottas 病,DSS,HMSN Ⅲ型)和 Roussy-Levy 综合征(原称Ⅳ型)。近年来由于致病基因的定位,西方多数学者倾向于称 CMT 为“遗传性神经病”。根据最新分类,将原来 HMSN 范畴中的 Roussy-Levy 综合征归于 CMT1 病,即属于 HMSN Ⅰ型。

Dyck 于 1993 年将遗传性周围神经病分为遗传性运动感觉性周围神经病(HMSN)、遗传性运动性周围神经病(hereditary motor neuropathy,HMN)、遗传性感觉性周围神经病(hereditary sensory neuropathy,HSN)、遗传性感觉自主性周围神经病(hereditary sensory and autonomic neuropathy,HSAN)。

典型的 CMT 患者表现遗传性、慢性运动和感觉性多发性神经病。以腓骨肌和足内侧肌萎缩、弛缓性肌无力、弓形足、运动神经传导速度减慢及轻微感觉障碍为特征。本病发病率约 1/2500。临床特点是上下肢远端肌肉进行性无力和萎缩,伴有轻到中度感觉减退、腱反射减弱和弓形足。病变严重程度变异大,即使在同一家庭从无症状到严重足下垂均存在。一般根据神经生理和病理标准将 CMT 分为 5 型:CMT1 或遗传性运动感觉性周围神经病Ⅰ型(HMSN Ⅰ),常称为 CMT 的肥大型。周围神经活检病理可观察到广泛节段性脱髓鞘和髓鞘再生及洋葱球样结构的形成。CMT2 或 HMSN Ⅱ是 CMT 的神经元型,特点为轴索变性、无节段性脱髓鞘。CMT 的脊髓型或远端型 HMN,前角运动神经元首先受累,感觉神经元完整无损。常染色体隐性遗传型称为 CMT4,另外还有 X 连锁显性遗传型,即 CMTX 型。

对 CMT 的遗传连锁研究已成功地鉴定出引起发病的至少 29 个基因位点。目前 *PMP22*、*MPZ* 及 *Cx32* 基因的突变分析是遗传性周围神经病基因诊断和遗传咨询的重要工具。人类基因型和表现型之间关系的研究及建立转基因动物将进一步加深对该病发病机制的认识。

二、发病原因与病理机制

1982 年 Bird 等发现部分 CMT1 型患者和 1 号染色体上的 Dafly 血型位点紧密连锁,首次将 CMT1 型的致病基因确定在 1 号染色体;而在部分符合连锁遗传分离规律的 CMT1 型患者的家系与 1 号染色体均未见连锁关系,他们称前者为 CMT1B,后者为 CMT1A。1989 年证实 CMT1A 与 17 号染色体连锁。随后对其他类型 CMT 的致病基因也进行了定位和分类。迄今,CMT 已分为 CMT1、CMT2、CMT3、

CMT4、CMTX 等。各型的比例见表 10-4-1。各型又再分为若干亚型。最常见的常染色体显性 CMT1 型是本病的标准型，根据连锁分析该型又可分为 CMT1A、CMT1B、CMT1C/L 个亚类。它们的相关基因分别定位于 17p11、2(CMT1A)、1q22(CMT1B)和 10q 21.1～22.2(CMT1C)，称为周围髓鞘蛋白(*PMP22*)基因、髓鞘蛋白零(*MPZ* 或 *P0*)基因和早期生长反应-2(*earlygrowthresponse-2*,*Krox-20*)基因。

表 10-4-1 CMT 遗传性周围神经病的分型与各型发病所占比率

疾病	病理学	遗传方式	所占比率
CMT1	髓鞘异常	AD	50%
CMT2	轴索病变	AD	20%～40%
中间型	轴索病变及髓鞘异常均存在 轴索病变或髓鞘异常	AD	罕见
CMT4	轴索病变继发性髓鞘	AR	罕见
CMTX	脱失	XLD	10%～20%

CMTX 的致病基因是 *Cx32* 基因，其突变类型有 30 多种，包括无义突变、错义突变、移码突变和密码子小缺失等。基因突变导致 Connexin32 和其他髓鞘蛋白的减少。而常染色体显性遗传的 CMT2 的致病基因至今仍未发现。

CMT3 即遗传性运动感觉性周围神经病Ⅲ型(HMSN-Ⅲ)或德雅兰-索塔斯病(DSS)，存在许多病因。目前从病因学上已不再是有用的分型。1893 年首先由 Dejrine 和 Sottas 报道。由于缺乏公认的诊断标准，对该型的描述差异较大。其以往的分型经基因检测往往与 CMT1 型相混绕。近年来，学者们已将既往诊断为 DSS 的患者分为 CMT1A、CMT1B 或称 CMT4。有些作者则将 DSS 用作严重早发型 CMT1 的同义词。

CMT 疾病是周围神经病变引起的一系列症候群。从足踝外科范畴来说，最突出的是由于周围神经病变导致的渐进性运动功能障碍。特征为肌肉无力、肌肉萎缩和继发于肌肉失衡的肢体畸形。腓骨肌群，尤其是腓骨短肌常最先受累，因此而获名为腓骨肌萎缩症(peroneal muscular atrophy)。随着疾病的进展，足趾伸肌出现明显的对称性肌肉无力和萎缩，继之是胫前肌的改变。胫前肌无力导致足下垂步态。足内肌无力及各种肌力不平衡，导致弓形足和(或)爪状趾。通常腓骨长肌相对于腓骨短肌和胫前肌较少受累，从而造成第 1 跖骨跖屈、旋前。由于腓骨短肌无力与胫后肌肌力的正常，即可加重足内侧跖列的屈曲畸形及中足关节的内翻，造成后足内翻畸形。

三、临床表现

(一) CMT Ⅰ型(HMSN Ⅰ)

为经典的腓骨肌萎缩症，也是最常见的临床类型，系一脱髓鞘周围神经病，电生理特征为传导速度减慢，组织学表现为脱髓鞘和髓鞘再生，遗传学为常染色体显性遗传。起病隐袭，男性多见，多在 10～20 岁，亦可在 10 岁以前或 30 岁以上发病。本病常自双下肢远端起病，表现为肌无力、肌萎缩，跑跳、快速转身困难。下肢伸肌受累在先，最初为腓骨短肌、继之胫前肌、伸趾长肌、腓肠肌、比目鱼肌、下肢近端肌肉。但肌萎缩一般不超过大腿的下 1/3，因而形成“倒置酒瓶”或“仙鹤腿样”下肢外观。随着病情的进展，双上肢逐渐由远端向近端进展，出现肌无力、肌萎缩，一般发展至肘部为止(图 10-4-1)。面颈部很少受累。

检查可见上述受累肌肉萎缩，下肢肌张力、反射减低或消失，足下垂、弓形足，行走时为跨阈步态。

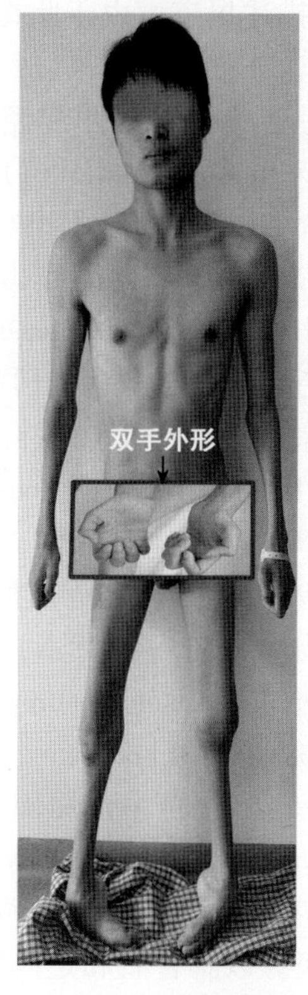

图 10-4-1 双上下肢受累的 CMT 病患者，小腿呈“仙鹤腿样”

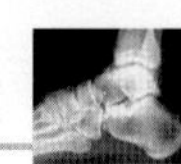

部分患者可有感觉障碍,但较运动障碍为轻,表现为下肢为主的末梢型深、浅感觉障碍,亦可合并肢体发凉、少汗等。少数患者可有耳聋、共济失调、眼震、视神经萎缩等。

电生理检查运动神经传导速度减慢,国外多数研究报道Ⅰ型运动神经传导速度低于25m/s,或低于正常值的50%,感觉传导速度亦有减慢。此与病理上广泛的周围神经节段性脱髓鞘,及反复髓鞘再生而形成的"洋葱头"样改变有关。肌电图检查可有神经源性损害。体感诱发电位可有中枢性传导障碍。个别患者尚可有视觉及脑干听觉诱发电位异常。

(二) CMTX型

在临床上与CMT1型类似,在显性遗传时,其男性患者比女性患者病情更重;而在隐性遗传时患者均为男性,女性携带者通常不出现症状;偶尔一些隐性遗传的CMTX型患者在婴儿期即出现严重的肌无力,还伴有耳聋和(或)智能障碍。

(三) CMT Ⅱ型(HMSN Ⅱ)

与CMTⅠ型相仿,包括感觉丧失,多为显性遗传。本型特点为:①起病较晚;②周围神经不粗大;③踝部屈肌力弱明显,因此步态异常,不能静止站立,需活动双脚以保持平衡;④神经传导速度正常或偏低,但波幅下降。此与神经轴索脱失继发轻度脱髓鞘的病理改变有关,故认为是神经源性的疾病。

(四) Dejerine-Sottas(DSS)病(CMT3,HMSN Ⅲ型)

是最严重的类型,婴儿期起病,上肢亦可受累。四肢均以远端明显,HMSNⅢ型)走路晚。2~4岁始开始走路,不能跑跳,手不能做精细动作,腱反射减弱至消失。四肢远端感觉障碍,以深感觉障碍为主。表现为感觉性共济失调,偶可见瞳孔小,对光反射差,眼震,脊柱异常。电生理检查运动、感觉神经传导速度减慢极明显。肌电图可有神经源性改变。其病理改变较HMSNⅠ型更为明显的"洋葱头"样髓鞘增生改变。部分患者可触及粗大的神经。近年来,DSS被用作严重早发型CMT1的同义词。

(五) Rolssy-Levy综合征

儿童期起病多见,少数可在中年发病,男女发病相近。表现为行走及站立不稳,走路慢、摇晃,蹒跚步态,双手小肌肉轻度萎缩笨拙,有意向性或位置性震颤,此种震颤常于入睡后消失。下肢反射减弱或消失。多数患者有弓形足,爪形趾与脊柱侧曲。

四、诊断与鉴别诊断

(一) 诊断

CMT临床诊断建立在家族史,在体格检查的特征所见,EMG/NCV检测及必要时腓肠神经活组织检查。本病的诊断根据是:①青少年期潜隐发病,缓慢进展病程,出现对称性下肢远端肌无力和肌萎缩,典型者呈"鹤腿样"改变,垂足,弓形足;②踝反射减弱或消失,可有感觉障碍;③大部分病例的运动神经传导速度减慢;④部分患者可有周围神经粗大;⑤阳性家族史可进一步支持本病的诊断;⑥神经活检可区分节段性脱髓鞘及再生,"洋葱头"样改变及程度,可区别轴索改变,从而可确诊本病;⑦基因检测可确定分型。

(二) 鉴别诊断

诊断时,要从各种原因的(非遗传)后天获得性神经病中慎重识别出遗传性神经病。本病主要与其他慢性周围神经病及肌病鉴别。肌萎缩的特征性分布、弓形足、神经传导速度减慢、神经活检等是鉴别的要点。需要鉴别的疾病如下:

1. 进行性脊肌萎缩症　起病年龄较晚。首先累及双侧手肌,后可延及双侧前臂、上臂,下肢伴有肌束震颤,四肢反射减低或消失,可累及延髓而出现吞咽、发音困难、舌肌萎缩等延髓性麻痹症状。肌电图表现为广泛的神经源性损害,无弓形足等体征。

2. 家族性多发性淀粉样神经病(FMP)　也是一种常染色体显性遗传的多神经病,通常在20~45岁发病,以下肢感觉障碍和自主神经功能障碍为早期特征。

3. 雷夫叙姆病(Refsum病)　又称遗传性运动和感觉性周围神经病HMSNⅣ型。也称植烷酸贮积病(hypertrophic neuropathy, associated with phytanic acidexcess),或称Refsum病。为一少见的常染色体隐性遗传病。起病隐袭,多在儿童期起病,临床主要表现为夜盲、视网膜色素变性、视神经萎缩、白内障、瞳孔小、对光反应差。神经系统为慢性进行性周围神经病,以下肢远端萎缩、力弱明显,也可有弓形足。伴有以深感觉为主、下肢远端为重的感觉障碍。检查时腱反射减低或消失,小脑体征及共济失调,偶有听力障碍。患者的脑脊液中蛋白增高,血中植烷酸增高。治疗:饮食控制为主,禁用牛奶、黄油、奶酪、绿色蔬菜、巧克力等。

4. 遗传性压迫易感性神经病(hereditary neurop-

athy with liability to pressure palsy,HNPP) 该病是可发生于任何年龄的一种轻微的一过性疾病。神经活检显示节段性脱髓鞘和再髓鞘化,伴腊肠样肥厚。

五、治 疗

(一) 保守治疗

本病尚无特效的治疗方法,但本病不是致命性疾病,病程进展极其缓慢,足部畸形有的较轻(图10-4-2),有的较重(图10-4-1);即使在同一家庭中CMT表现的严重程度很难预测,可从无症状到截肢。采用下列支持、对症治疗方法有一定效果,但这些治疗不能阻止长远功能损害的发展。

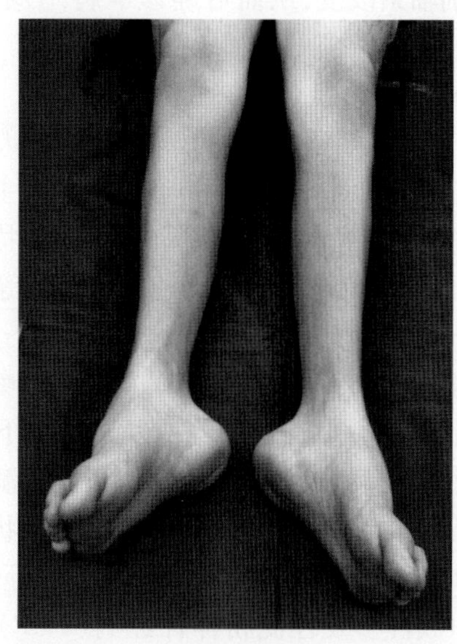

图10-4-2 病情较轻的CMT病患者,双弓形足畸形

1. 药物治疗

(1) 应用促进病变神经纤维再生及其功能恢复的B组维生素类,也可用维生素E治疗。

(2) 神经肌肉营养药:ATP、辅酶A、辅酶Q_{10}肌苷、胞磷胆碱、肌生注射液等药交替使用。

(3) 其他药物:如地巴唑、加兰他敏等也可试用。

2. 理疗 如超短波、电兴奋治疗;可配合针灸治疗;肌肉和跟腱的适当锻炼和按摩可增强其伸缩功能。但这些治疗不能阻止长远功能损害的发展。

3. 支具治疗 对于垂足、穿高跟鞋、长筒靴或矫正鞋可改善行走,并能降低踝关节损伤的风险。

(二) 手术治疗

对足踝外科而言,CMT病需要外科治疗的是因周围神经损伤引起的弓形足、爪形趾等畸形。对于畸形明显,经保守治疗无效,又影响患者的工作生活者,或病情进展较快、畸形严重患者,应考虑手术治疗。手术治疗的原则与方法,详见第十四章第一节弓形足的外科治疗。

(王正义)

参 考 文 献

1. 秦泗河.脊髓灰质炎后遗症外科治疗.北京.人民卫生出版社,2006.
2. 秦泗河,陈哨军,于炎冰.脑性瘫痪的外科治疗.北京:人民卫生出版社,2008.
3. 郑学建,王振军.矫形手术治疗脑性瘫痪下肢畸形(附685例报告).中国矫形外科杂志,1994,4:196-198.
4. 秦泗河,陈建文,郑学建,等.1090例脑性瘫痪外科手术治疗统计分析.中国骨与关节外科,2011,3:239-243.
5. 秦泗河.小儿矫形外科.北京:北京大学医学出版社,2007.
6. S. Terry Canale,James H. Beaty.坎贝尔骨科手术学.王岩,主译.北京:人民军医出版社,2009.
7. 王新德.神经病学.北京:人民军医出版社,2009.
8. Aiona MD,Sussman MD. Treatment of spastic diplegia in patients with cerebral palsy:Part Ⅱ. J Pedlatr Orthop (B),2004,13:S13-S38.
9. Pstrick JH,Roberts AP,Cole GF. Therapeutic choices in the locomotor management of the child with cerebral palsy more luck than judgement? Arch Dis Chlid,2002,85:275-279.
10. Garvalho AA,Vital A,Ferrer X,et al. Charcot-Marie-Tooth disease type 1A:clinicopathological correlations in 24 patients. J Peripher Nerv Syst,2005,10:85-90.
11. Kuhlenbaumer G,Hannibal MC,Nelis E,et al. Mutations in SEPT9 cause hereditary neuealgic amyotrophy. Nat Genet,2005,37:1044-1046.
12. Klein CJ,Dyck PJ. Genetic testing in inherited peripheral neuropathies. J Peripher Nerv Syst,2005,10:77-84.

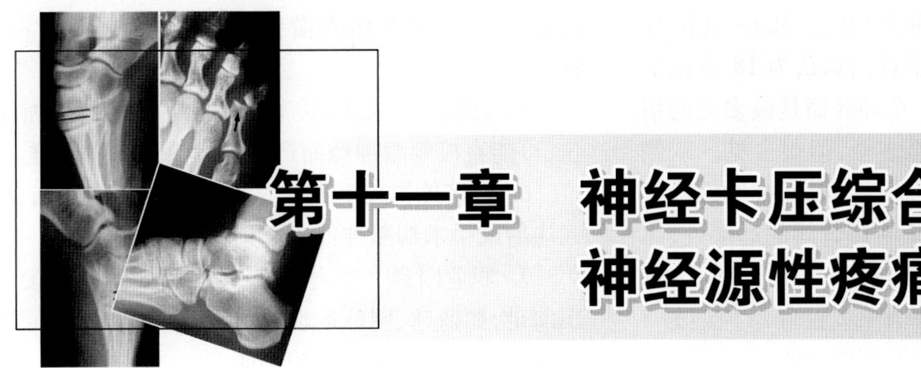

第十一章　神经卡压综合征与神经源性疼痛

第一节　跖间神经瘤

一、概念与历史回顾

跖间神经瘤(inter metatarsal neuroma,IMN),为任何趾总神经受到刺激或压迫等原因,而引发疼痛等症状的症候群;但对是否应称为"神经瘤"存在争议。1845 年由英国医生 Durtlacher 首次报道了此病,将其描述为一种累及"第三、第四跖骨间"足底神经的"一种神经病损"性"跖神经瘤痛"。1876 年美国医生 T. G. morton 进一步描述了其临床表现,并用其自己的名字把此病命名为"Morton 趾",认为它是第三、四跖趾关节痛。1893 年 T. S. K. morton 报告6 例,并命名为 Morton 足痛,此后很多作者把这种前跖痛症与 Morton 连在一起。自 1940 年 Betts 认为症状的产生不是来自于神经受压而是因神经受到慢性损伤,趾神经才发生肿胀、增生,命之为"神经瘤",而行手术切除趾总神经的神经瘤。一些作者对此病做了病理学观察,有少数的病理所见有神经瘤样表现,故开始使用"跖骨间神经瘤"(inter metatarsal neuroma,IMN)或称为"跖间神经瘤"来加以命名,也有学者称为 Morton 神经瘤(Morton neuroma)。1976 年 King 与 Lassman 术中亦发现有不连续的"神经瘤",从而使神经瘤的命名普遍化。

"神经瘤"的命名实际上对大部分病例是不适当的,因为它们在病理检查上并未发现与外伤性或神经切断后形成的神经瘤相同。但由于大体标本可见局部神经呈瘤样增生粗大,少数病理检查确有部分神经纤维呈瘤样改变(表 11-1-1),故大多数学者仍乐于以"神经瘤"命名;另一方面,此种命名也便于与 1935 年 D. L. morton 提出的一种被称为"Morton 综合征"并与 IMN 完全不相同的一种前足痛区别开来。

表 11-1-1　跖间神经瘤(IMN)的病理学表现

作者	资料	病理检查所见
Betts 1940	19 例	纤维组织增生,神经周围血管壁增厚
Mcelvenay 1943	12 例	神经纤维瘤或血管神经纤维瘤
Baker 及 kuhn 1944	14 例	反应性细胞增殖,似截肢端神经瘤
Nissen 1948	27 例	局部缺血性退行性变
Ringertz 等 1950	18 例	神经内水肿及脱髓鞘
Reed 及 bliss 1973	118 例	Morton 神经瘤周围有慢性组织增生
May 1976	31 例	神经纤维瘤
Lassmann 1976	105 例	神经膜增厚、神经内血管壁增厚,神经内水肿,轴退变
Mann 及 Rey	65 例	神经退行性变
Nolds 1983	11 例	复发例为外伤性神经瘤所见

二、流 行 病 学

跖间神经瘤在成年组的任何年龄均可发病,女性发病多于男性。Ken 等报道在 30 ~ 86 岁年龄组中女性发病率为 88%，男性为 12%。Mann 在同样年龄组中女性高达 95%。学者们均认为 18 岁以下发病者极为少见。一足有一个神经瘤是最多见的情况，也可见一足有两个，甚至多个，但很少见。双侧患有跖间神经瘤者少于单足患病。跖间神经瘤最常见于第 3 趾底总神经，即第 3、4 跖骨间的远端处；第 2 趾底总神经患病者少见。Greenfield 报道的 67 例中第 3 趾底总神经的发病率为第 2 趾底总神经的 5 倍。但所有趾底总神经均有发病的可能。

三、发 病 原 因

目前对跖间神经瘤发病因素尚不十分清楚。但据临床观察下列因素与发病有关：

1. 鞋袜　大多数文献认为穿高跟鞋是发病的原因之一。其机制为在前足跖趾关节背伸位时牵拉神经与跖侧组织对趾底总神经产生一个压迫力，对神经形成一种慢性损伤。经常穿过紧的鞋袜常有发生跖间神经瘤的危险。

2. 生物力学因素与足的某些功能丧失　人类行走时，在向前行进的步态周期相中，当前足外展与背屈时，可牵拉趾底总神经在跖骨间横韧带处受到压迫（图 11-1-1）。尤其对一个病态的足，如扁平足、外翻足，这种跖骨头的剪切运动在横向或前跖方可能压迫或刺激趾底总神经而引起发病。

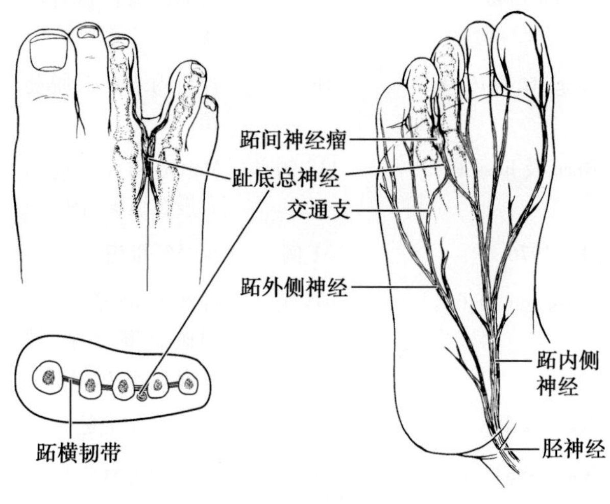

图 11-1-1　趾底总神经受压与跖间神经瘤

3. 间接非进入性创伤　跖、趾骨骨折，局部软组织扭、挫伤，骨关节脱位及前足压砸伤可能促使产生跖间神经瘤，或形成外伤性神经瘤。

4. 占位性病变的损伤　在趾底总神经附近的滑囊、粘液囊肿及类风湿性小结等，均可造成对神经的损伤，加之深部跖间横韧带的压迫，更易产生症状。

5. 炎症　滑囊炎、关节炎和（或）局部的炎症变化，可能直接刺激神经而产生或发展成该症候群。

6. 直接外伤或手术　直接外伤如锐物刺入、插入注射或手术切断神经引起创伤性神经瘤。

7. 职业因素　某些职业或娱乐活动需反复使用前足，如篮球、网球运动时，足部反复地创伤，可能促使或加重跖间神经瘤的形成。

8. 其他原因　某些全身性疾病，使局部发生贫血，导致营养不良性交感神经反射症候群。

四、临 床 表 现

跖间神经瘤最常见和最早的症状是局部疼痛，并在行走时加重，早期于休息、脱去鞋袜和按摩受累部位可缓解症状。疼痛性质为烧灼痛和麻木感；个别可有剧痛、刀割样痛有时可放射到远侧；部分患者为受累区的压痛和挤压痛。疼痛程度从中等度到严重不等。穿高跟鞋可加重症状，常常因穿较紧的鞋袜，或长筒紧袜和受到外伤而突然加重。随着病情的进展，休息时亦可发生疼痛，因而使疼痛呈持续性。在相邻两趾的皮肤出现麻木。甚至受累趾底总神经支配区间的皮肤感觉减退，足趾过伸时可加重症状。

五、诊断与鉴别诊断

1. 病史　首先应详细了解病史，了解有无外伤史，手术史，症状出现有无规律性及其性质、特点等。

2. 物理检查　应认真作包括整个下肢的检查。触诊时注意跖骨间有无团块，使趾头张开检查相邻两侧皮肤感觉的变化，压迫相邻跖骨头颈间区是否有 Mulder 征即“扳机点”。压迫此点可引起疼痛并向趾的远侧放射，为阳性。从第 1、5 跖骨头处向中间挤压亦可诱发或加重症状。此外，使跖趾或趾间关节过伸时可出现疼痛，而屈曲这些关节时疼痛则可缓解。

3. 辅助检查　一般足 X 线检查是必须进行的，虽然有些病例并无阳性所见。电生理学检查可帮助鉴别某些其他疾病如脊神经根病、跗管综合征或周围神经疾病。实验室检查，有利于发现有无全身性疾病。

4. 诊断性治疗　用普鲁卡因或利多卡因在压

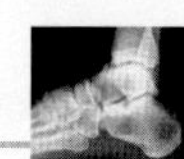

痛点处封闭,症状消失说明该病可能性极大。

在鉴别诊断时,应注意将本病与近侧神经受压的跖管综合征及脊神经根病变、周围神经病变所引起的前足疼痛相鉴别。同时,也应与 Morton 综合征相鉴别(表 11-1-2)

表 11-1-2　IMN 与 Morton 综合征的区别

	跖骨间神经瘤	Morton 综合征
病名	文献中有 12 种以上(挤压型跖痛)	只名为 Morton 综合征(松弛性跖痛)
病因	跖骨第 3、4 趾间,趾底总神经受挤压	第 1 跖骨先天性短缩、内翻、足纵弓不稳定
临床所见	跖骨头之间有限局性压痛,跖侧无胼胝	第 2、3 跖骨头下有痛性胼胝,前足增宽
X 线片所见	骨无病变,MRI 可显示神经瘤存在	第 1 跖骨短、内翻,第 2、3 跖骨头肥大,第一跖骨基底与第 1 楔骨间增生
治疗	神经瘤切除	第 2 或 3 跖骨截骨术

六、治　　疗

跖间神经瘤的治疗目的是阻断、缓解疼痛,使患者能维持和恢复正常的生活工作。治疗方法有手术与非手术两种,大部分病例应首选保守治疗。

1. 非手术疗法　包括以下措施:适当的活动、避免过量;穿合适鞋袜,穿用矫形鞋垫,用软垫抬高足弓;局部普鲁卡因封闭;口服非激素类抗炎性药物;理疗;口服止痛药;注射硬化剂,其中无水酒精、苯酚均可应用,但必须了解其可能出现的并发症。

(1) 局部注射治疗:在受累的趾底总神经处,经背侧注入 1% 利多卡因 2ml,加以 0.25ml 的甲基泼尼松龙。可每周注射 1 次,3 ~4 次为一疗程。我院采用上述封闭方法治疗 65 例跖间神经瘤患者,其近期疗效如下:封闭一次后有 13.8% 的患者疼痛消失,封闭两次后又有 9.2% 的患者疼痛消失,封闭 3 次后又有 10.8% 的患者疼痛消失,封闭四次后又有 7.7% 的患者疼痛消失。本组患者平均治疗 3.8 次,41.5% 疼痛消失,27.7% 疼痛有不同程度的减轻,30.8% 的患者无效。另有人报道,用维生素 B_{12} 局部注射也取得满意疗效。当然注射药物中的防腐添加剂,对神经所起的硬化作用也可能是取得疗效的原因。局部注射的最终收效或暂时缓解症状,都能使诊断进一步明确。

(2) 支具治疗:支具疗法可以限制跖骨头的过度活动,以缓解趾总神经受压。有两类:一类在跖面用软垫作足弓支持垫,粘在鞋垫上,用以抬高足横弓减少对趾总神经的挤压。另一类是把横弓垫用胶布固定在足横弓上,作用原理同上。

2. 手术治疗　适应于经保守治疗 3 个月以上无效的跖间神经瘤患者。

(1) 跖间神经瘤切除术:目前有足背侧和跖侧两个手术入路进行跖间神经瘤切除,但大多数采用足背侧手术进路。

1) 足背进路跖间神经瘤切除术:患者仰卧位,采用局部阻滞麻醉,踝上部应用充气止血带。在足背沿神经瘤所在的跖骨间隙作纵行切口,从趾噗开始,向后延伸,长约 3cm。注意勿损伤由腓浅神经发出至足趾背侧的感觉支。钝性分离,从跖骨间隙深入。用拉钩将跖骨向两侧牵开,用手指在趾噗间从跖侧向背侧推挤软组织,即可显露出神经瘤(图 11-1-2)。将神经瘤向远侧分离至相邻两趾底固有神经分支的远侧切断,牵引神经瘤再向近侧分离,切开跖骨间横韧带,继续分离趾底总神经干至跖骨间横韧带近侧约 2cm 处切断,连同神经瘤一起切除(图 11-1-3)。放松止血带,彻底止血,伤口置橡皮条引流,按层次缝合切口。术后 2 周拆线。

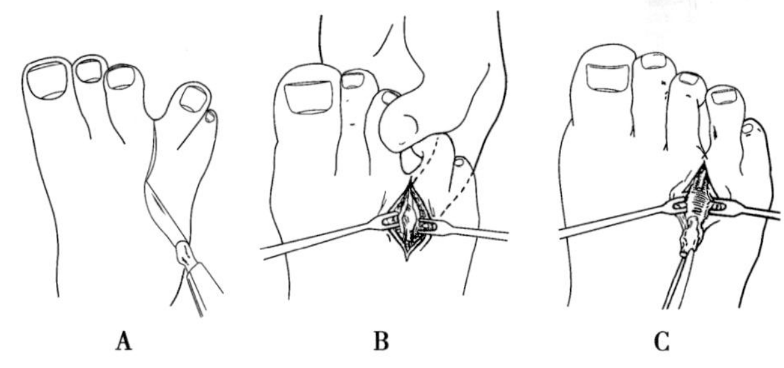

图 11-1-2　跖间神经瘤切除术

A. 皮肤切口;B. 显露神经瘤;C. 切除神经瘤

2) 足底入路神经瘤切除术:有少数作者采用在足的跖侧,以受累趾骨间隙为中心在趾蹼的非负重处作 3 ~4cm 长横切口(图 11-1-4),该切口更多的适用于复发的病例或不能从背侧入路的病例。也有学者报道在足底沿神经瘤所在的跖骨间隙作纵行切口,从近节趾骨基底处开始,向后延伸,长约 3cm。切开深筋膜,钝性分离,显露出趾底总神经干及神经瘤,向远侧分离至相邻两趾底固有神经分支的远侧处切断,牵起神经瘤,向近侧分离趾底总神经干在跖

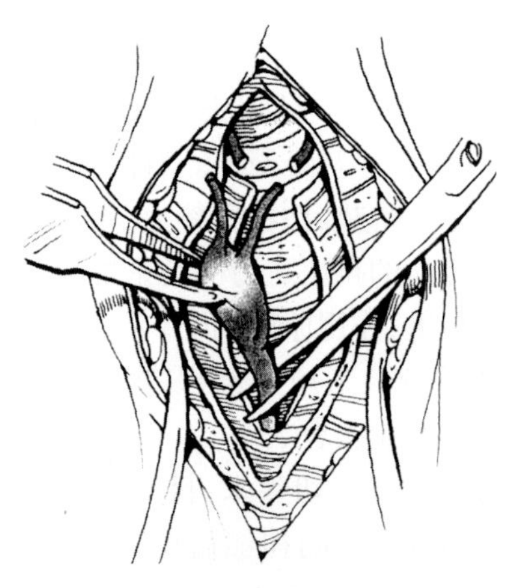

图 11-1-3　跖间神经瘤的切除方法

骨间横韧带近侧约 2cm 处，连同神经瘤一起切除。放松止血带，彻底止血，放置橡皮条引流，按层次缝合切口。注意事项：手术在止血带下操作，便于清晰地辨认和解剖趾底总神经干和神经瘤。趾底总神经干要显露分离至跖骨间横韧带近侧约 2cm 处，连同神经瘤一起切除，以免神经断端在跖骨头处发生粘连和压迫，引起疼痛。

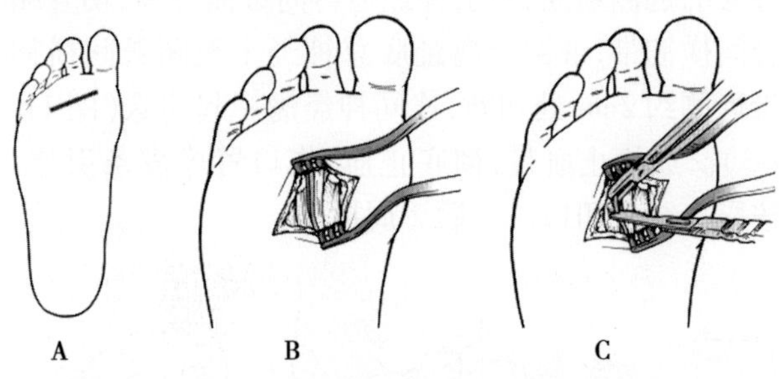

图 11-1-4　足跖侧入路神经瘤切除术
A. 切口；B. 显露趾总神经；C. 节段切除神经

3）采用关节镜技术切除神经瘤：分别于跖骨头水平之背侧和跖侧非负重的趾蹼间作 0.4cm 皮肤切口插入关节镜和操作器械切除神经瘤。但术中不切断跖骨间横韧带，因而具有创伤小、对足弓干扰少、恢复快等益处。

IMN 的手术切除治疗效果是肯定的。Pincus 报告切除 IMN 的优良率为 83%，Mann 及 Reynold 报告 56 例，切除 IMN 后有 80% 优，16% 有进步，4% 失败。我院手术切除法治疗跖间神经瘤 54 例疗效：优良率为 92.2%，5.2% 有进步，2.6% 失败。

（2）神经松解术：1979 年 Ganthier 指出该症候群是由于趾底总神经受到跖侧软组织的挤压所引起，通过手术发现切断跖骨间横韧带可以缓解症状。1989 年 Nimoto 明确提出所谓跖间神经瘤是趾底总神经受卡压所致，并提出行跖底总神经松解术治疗此病。因而，近年来一些作者将此症候群称为“足底神经受压征”、“趾总神经卡压症”。逐渐使神经松解术普遍化。手术方法：手术入路同神经瘤切除术。术中切断跖骨间横韧带，解除束缚压迫神经的各种因素，如解除骨折畸形愈合或关节脱位、纤维组织束带、占位性包块等组织对神经的压迫。然后，在手术显微镜的帮助下切开神经外膜、彻底松解神经。

七、复发与预防

许多学者报道在行神经切断术后有症状复发者，复发时间在半年以后，复发率多少不等，占 0.5%～5%。复发后多数主张行第 2 次手术再切去断端神经瘤处的一部分神经干。认为跖侧手术进路较背侧为好，尤以跖侧的横切口入路为好。由于软组织内的瘢痕切除困难，术中需仔细分离寻找原神经干，然后顺藤摸瓜向远端分离找出神经瘤。Mann 和 Reyndds 报道 9/11 的患者获得理想的进步，其 1/3 原神经干在跖骨头下方的远侧的跖横韧带处被发现。Beskin 报道 80% 有理想的进步，Johuson 发现 67% 患者术后完全缓解了症状，9% 有明显进步，只有 24% 在二次手术后未表现出进步。我院对一例复发的患者行二次手术，术后症状消失，随访 6 年疗效无变化。总的认为，若术后症状复发，行二次手术是可取的。近年来，有学者指出在趾底总神经分出趾底固有神经分叉处近侧约 2cm 范围内，有一些细小的神经分支（图 11-1-5）。若在此段内切断趾底总神经术后易发生复发。故提倡在这些分支的近侧切断该神经，可防止复发。

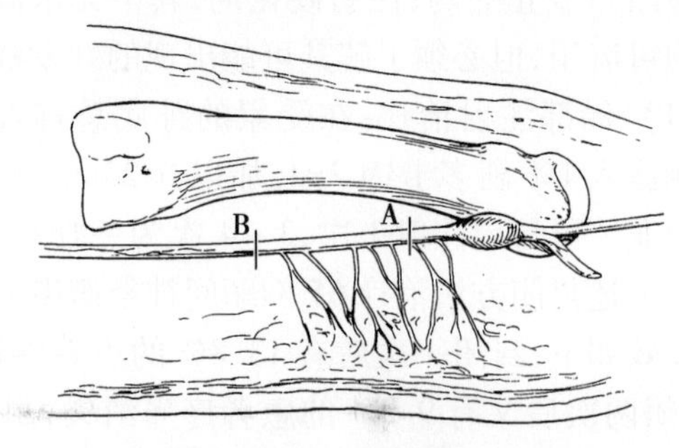

图 11-1-5　在图中 B 处切断神经以防跖间神经瘤复发

八、松弛性跖痛症

松弛性跖痛症（Morton 综合征）是较为少见的

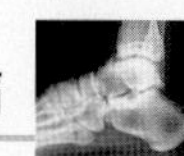

前跖痛，它与压迫性跖痛症（Morton 跖痛症或 intermetatarsal neuroma，IMN）不同，压迫性跖痛症是趾神经被牵拉或压迫所致。TG Morton 在 1876 年首先提出，目前多数学者称之为 Morton 跖病症；我们已在跖间神经瘤节中讨论。松弛性前跖痛症，为 1935 年由 DJ Morton 提出，系因第一跖骨有先天性畸形、及横弓下塌所致之前跖痛症，此后被称为 Morton 综合征。

1. 病因　这种前跖痛症，大都是在有先天性第一跖骨畸形基础上发生的。如第 1 跖骨过短、内翻或异常频繁活动等，第 1 跖骨不能有效的负载体重，而须由第 2 或第 3 跖骨替代（图 11-1-6）。在 X 线片上，可见第 2 或第 3 跖骨粗壮肥大。正常情况下，骨间肌的收缩，能使跖骨头互相靠拢。但对有第 1 跖骨短缩者，若因种种原因，如身体负重突然大量增加，长途行走，剧烈运动，久病后足软弱等，或某些原因导致足部骨间肌萎缩虚弱者，便丧失这种代偿作用，致足横弓下塌，前足增宽，跖骨头间横韧带因长期牵伸受力而松弛，发生疼痛，形成了松弛性前跖痛症。

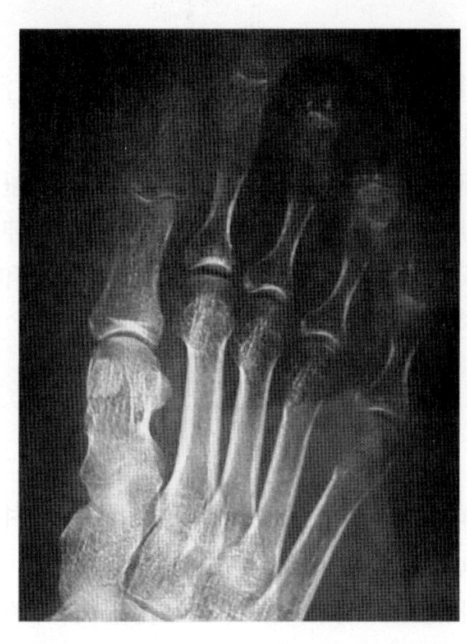

图 11-1-6　Morton 综合征的 X 线表现

2. 临床表现与诊断　疼痛源于跖骨头跖侧横韧带处，呈持续性灼痛。行走时疼痛加剧，可放散至小腿。跖骨头的跖侧及背侧均有压痛。由于第 2 跖骨头常参与负重，故其跖面常有胼胝并有压痛。前足宽阔，骨间肌萎缩，足呈爪状趾。有时因过劳可致急疼痛，甚至足背疼痛处可有水肿。第 2 跖骨头颈处亦有压痛。偶可能触及粗大骨性隆突。

X 线表现：可见第 1、第 2 两跖骨及两楔状骨间隙增宽，第 2、第 3 两跖骨较第 1 跖骨长、粗壮肥大，密度增加，籽骨后移。同时可存在着先天性趾畸形、僵硬症及第 1 跖骨短缩、内翻等畸形。

3. 治疗　原则上需要矫正畸形，恢复和维持前足的横弓，避免跖骨间横韧带继续牵拉性损伤。

（1）非手术治疗：轻度患者可改穿前足宽、合适的后跟、鞋底较硬的鞋，常可缓解疼痛。健身鞋可以达到这种目的。亦可在鞋底钉上一条橡皮横条，适位于跖骨头后方，避免了跖骨头负重，此法很有效，只是行走时稍有不适。也可制作一横弓垫，5rnm 高、2. 5cm 宽，长如鞋底宽的皮革条，放在鞋内，其作用如橡皮横条（图 11-1-7A）。疼痛较重者可用 2. 5cm 宽胶布 3 ~ 4 条加在横弓垫处，粘敷在足的跖侧及内外侧效果更好，注意不要使胶布条在足背部相连接。其方法是将患足放在踝中立位，足趾跖屈位，放好横弓垫后，第一条胶布的远侧缘正在第一和第五跖骨头后方，第二条及第三条胶布亦如第一条粘贴法，但稍向后移，与前一条有 5mm 的重叠。注意胶布在足背留有空隙，不可完全环绕（图 11-1-7B、C）。此方法可利用横弓垫托起横弓，又因胶布的环绕粘贴，从侧方又将跖骨头挤压一起，可以减轻疼痛。

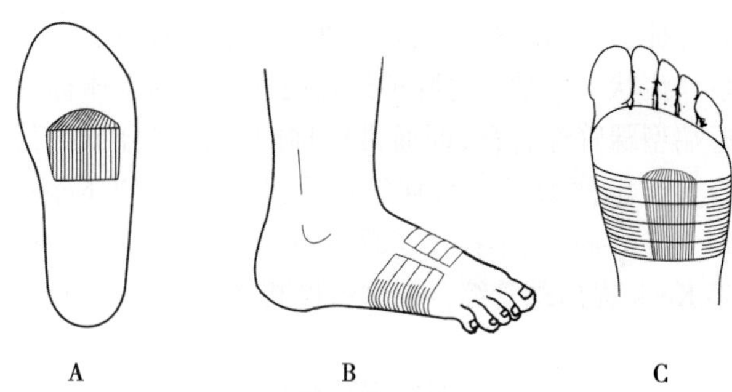

图 11-1-7　横弓垫及加用胶布条固定

A. 橡皮横条；B. 背侧观胶布固定；C. 跖侧观胶布固定

（2）手术治疗：手术目的，在于消除跖骨头下塌，使之抬高，有趾长伸肌悬吊术，跖骨颈截骨术。

1）趾长伸肌悬吊术：该术适应于趾长伸肌肌力在 4 级以上，跖骨能被动背伸的患者。手术采用踝部阻滞麻醉或硬膜外麻醉，患者取仰卧位。手术方法：于足背侧，自患趾近侧趾间关节处起向跖趾关节近侧处作一纵形皮肤切口。在切口远端显露出趾长伸肌腱予以切断，将肌腱的远端与趾短伸肌腱缝合在一起。术中注意，若不将趾长伸肌腱残端缝合至趾短伸肌腱上，应将远端趾间关节固定，并用克氏针固定之。显露跖骨头近端，注意不要切开关节囊，用钻头在跖骨头背侧钻两个骨洞形成骨髓道。然后将肌腱从骨髓道中穿过并折回，在张力下与原肌腱缝合数针。缝合皮肤关闭切口后，可将跖侧胼胝作修整以减轻疼痛；术后因下塌的跖骨头被拉起，使其受力趋于正常，经过一段时间后，胼胝可自愈。术后用膝下石膏固定踝关节于背伸15°位四周，打石膏时注意在下塌的跖骨头之跖侧垫上厚层棉花。去石膏后逐渐练习负重行走。

2）跖骨颈截骨术：本术适应于跖骨不能被动背伸的跖骨头下塌的患者。手术采用踝部阻滞麻醉，患者取仰卧位。手术方法：在足背部以下塌的跖骨头处为中心作3cm长纵形皮肤切口。切开皮肤皮下组织后向下深入，显露出跖骨头。纵形切开骨膜，行骨膜下剥离，然后用骨刀，但最好用微型骨锯在跖骨颈部从背部远侧向跖侧近端作斜形截骨，截断后任其自然不予固定（图11-1-8），随着术后足的负重，跖骨头可被自行矫正到所需要的位置上。然后冲洗切口分层关闭切口。再将跖侧胼胝作修整以减轻疼痛；术后因下塌的跖骨头的受力趋于正常，经过一段时间后，胼胝可自愈。术后即可逐渐下地练习负重行走。

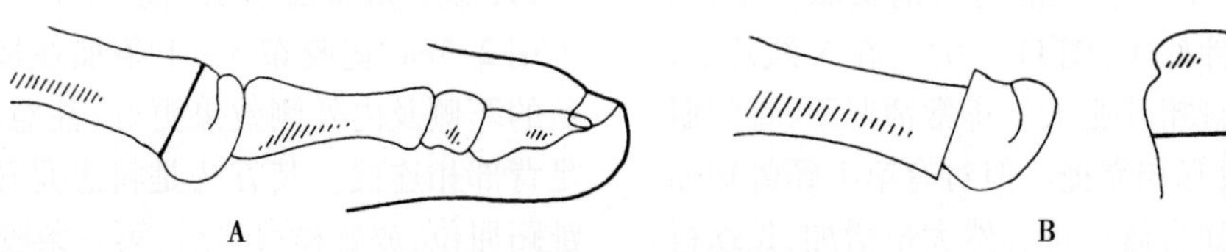

图11-1-8　跖骨颈截骨上移术

A. 跖骨颈截骨示意；B. 截骨后上移远端

第二节　踝管综合征

踝管综合征（tarsal tunnel syndrome），又称跗管综合征。是指胫神经或其分支受到卡压所引起的一系列症状。有学者将胫神经在内踝后方的卡压称为近端型踝管综合征，即通常所称的踝管综合征。其分支受压称为远端型踝管综合征。1960年Kopell和Thompson最早描述了踝管综合征的表现。1962年Keck提出踝管综合征这一诊断名称。

一、应用解剖

踝管位胫骨内踝后方，是一无弹性的骨纤维性管道。由屈肌支持带、内踝、距骨、跟骨、三角韧带和跟腱围成，屈肌支持带位于这个纤维管道的顶部。踝管内有从内踝和屈肌支持带发出的两片间隔，分别形成包绕胫后肌腱和趾长屈肌腱的腱纤维鞘。踇长屈肌腱的腱纤维鞘连于跟骨载距突后跟骨的内侧面。踝管内容从前向后排列分别为胫后肌腱、趾长屈肌腱、胫后动静脉、胫神经和踇长屈肌腱；从内向外排列分别为胫后动静脉、胫神经踇长屈肌腱。按踝管内的纤维分隔，可将踝管分为三个室：前室，内有胫后肌腱、趾长屈肌腱；后浅室，内有胫后动静脉、胫神经；后深室，内有踇长屈肌腱。踝管松解时主要是松解后浅室。

胫神经在内踝后方穿过屈肌支持带的深层时，分为足底内侧神经和足底外侧神经，并进入足底。足底内侧神经经踇展肌深面、踇展肌和趾短屈肌之间，沿足底内侧动脉外侧前行。足底外侧神经行于足底方肌浅面、趾短屈肌深面，沿趾短屈肌和小趾展肌之间的沟中前行。

二、病因病理与分类

1. 病因　任何引起踝管内压增加的因素都可直接或间接压迫胫神经及其分支引起症状。引起踝管综合征的原因有：①踝关节反复扭伤，踝管内肌腱摩擦增加，引起肌腱炎，肌腱水肿增粗；②踝管内肿物如神经鞘瘤、腱鞘囊肿等；③先天性肌肉发育异常，如踇展肌肥厚，出现副踇展肌等；④先天性跟距骨桥，骨赘增生；⑤跟骨骨折移位；⑥跟骨严重外翻；⑦神经周围静脉怒张；⑧妊娠、心衰、骨筋膜室综合征等使体液积聚。但在临床中，约有21%～36%的患者为原发性，不能明确原因。

2. 病理　在踝管内胫神经和血管位于趾长屈肌腱和踇长屈肌腱两个间隔之间，比较固定，随踝关节活动时移动的范围较小，因此对踝管的任何压迫均可造成对胫后肌腱的挤压。其他几个容易造成胫

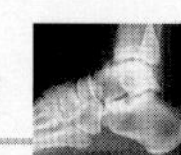

神经及其分支卡压的部位有：①屈肌支持带与踇展肌的纤维性连接处；②足底内侧神经和足底外侧神经经过踇展肌近侧缘的纤维性开口处；③胫后肌腱发出的跟内侧神经穿出屈肌支持带以及进入跟部纤维脂肪垫处。神经受压后，局部发生炎症，形成粘连，影响了神经的滑动，并使神经的局部血液循环障碍。短时间压迫，神经缺血产生水肿，出现疼痛或感觉异常。长时间压迫，神经发生瓦勒变性，束间形成粘连及瘢痕，即使解除压迫，也难以完全恢复功能。

3. 分类　胫神经及其分支下肢可在几个部位受到挤压（图 11-2-1）。腓肠肌在小腿后内侧缘的挤压，被称为高位型踝管综合征。在内踝后方踝管内的挤压，为近端型踝管综合征，即通常所称的踝管综合征。胫神经分支在踝管以远部位受到挤压，称为远端型踝管综合征；如足底外侧神经的第 1 分支被卡压于踇展肌和跖方肌内侧头深部筋膜间。足底内侧神经和屈趾长肌腱通过屈肌支持带被卡压于 Henry 结节，此时又被称为“慢跑足”。原则上，高位型踝管综合征与近端型踝管综合征引起的神经受压产生的临床表现是相似的，仅为 Tinel 的压痛点或叩击点不同，因而此处对高位踝管综合征不做赘述。

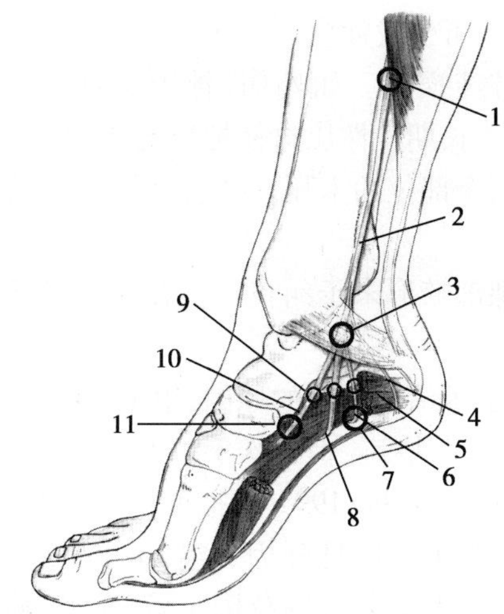

图 11-2-1　胫神经及其分支在小腿受卡压部位

1. 高位踝管综合征　2. 胫神经　3. 踝管　4. 跟内侧支　5. 踇展肌　6. 小趾展肌神经分支　7. 足底外侧神经第 1 支卡压　8. 足底外侧神经　9. 足底内侧神经高位卡压　10. 足底内侧神经　11. 足底内侧神经卡压（慢跑者足）

三、临床表现与诊断

1. 临床表现　足跖侧烧灼样疼痛或刺痛是最常见表现，有些患者为足底麻木。开始时较轻，以后逐渐加重。休息后可减轻症状，活动后加重。但也有患者休息时也感疼痛，甚至于从睡眠中痛醒。需稍加活动后方可减轻症状。为了缓解症状，有些患者需按摩足部或将足浸泡于热水或冰水中。约有 1/3 患者疼痛可向小腿近端的内侧放射，被称为 Valleix 现象。

查体可见内踝后方可有肿胀，压痛。局部 Tinel 征阳性。部分患者为缓解疼痛，减少胫后神经牵拉，足呈内翻位。行走时，负重期缩短，呈痛性跛行步态。部分患者可发现足底痛觉减退，个别患者可见肌肉萎缩。Kinoshita 医生介绍将踝关节极力背伸外翻，并使足趾背伸，保持此位 5 ~ 10 秒钟，可引发或加重症状。

2. 诊断　一般根据病史、症状和体征，如 Tinel 征与 Kinoshita 检查阳性或在局部触及肿块的病例可做出临床诊断。应注意排除肌腱与踝关节的疾病。对诊断困难时可配合其他检查。

（1）电生理检查：应包括运动与感觉神经传导检查，及肌电检查。阳性表现为踝管及以远的神经传导减慢，以及内在肌纤颤电位。有报道 54% 的患者有异常末端运动延迟的表现，而有 90% 的患者有异常感觉传导延迟的表现。因而当异常的运动传导延迟不存在时并不足以排除踝管综合征的诊断。学者们认为尽管电生理检查结果准确，但其与术中发现以及术后的临床结果并不能很好对应。因此，电生理检查可用于确诊可疑的临床诊断，或用来排除并发的近端神经损伤更有用，而不是用于进行特异性诊断。

（2）X 线检查可能发现局部存有骨赘或跗骨融合。

（3）MRI 检查可发现踝管内的占位性病变或静脉曲张等病变压迫胫神经。一般 MRI 更多地应用于手术失败患者的术前检查，以帮助寻找复发的原因。

四、治　　疗

除了已经明确的肿物需要手术切除，大部分患者可以先使用非手术治疗。

（一）非手术治疗

保守治疗有以下原则：

（1）非甾体消炎止痛药。

（2）踝管内的激素注射，但注意不能将药液注射到肌腱内，以防肌腱断裂。

（3）理疗。

（4）使用支具控制踝部畸形：①对于扁平外翻足并发的踝管综合征，为减轻胫神经上的张力，可用支具限制足的旋前。尤其对“慢跑足”更为适用。由于支撑内侧纵弓以矫正畸形会导致疼痛和不适感的增加。可以考虑进行短期制动。②对于背伸踝关节可诱发疼痛症状的患者，可将鞋跟垫高到2.5～3cm能成功改善症状。垫高的足跟降低了施加于神经上的张力。如果扁平足的患者需要使用定制支具，那么可以同时加入抬高足跟的设计。

（二）手术治疗

经过3～6个月的非手术治疗无效时，可以考虑手术治疗。手术减压、松解胫后神经。Lam提出松解手术中3个重要部分：①屈肌支持带切开松解术；②神经入口处的踇展肌筋膜的松解；③松解胫神经及其分支。探查踝管内有无腱鞘囊肿、骨赘、迷走的肌腱、曲张的静脉等，异常病变组织予以切除，解除神经的压迫。是否同时采用神经内减压仍有不同意见。

1. 屈肌支持带切开松解术　该术适用于非手术治疗无效，神经的卡压来自屈肌支持带者。手术减压的原则，应不限于切断屈肌支持带，最好是扩大减压范围，自屈肌腱鞘起始部位至踇展肌下屈肌腱穿过神经分叉处。在近端，减压可至小腿后间室浅层。在远端，如果症状提示卡压发生在足底内侧神经，则应将减压扩大至Henry结节。如果足底外侧神经是主要受累神经，减压应向深部延伸至跖腱膜。任何占位性病变都必须在松解屈肌支持带的同时予以切除。

（1）手术操作：在内踝后方2cm做一纵形切口，切口远端由内踝下向前方延伸。切口长约12～15cm。切开皮肤皮下组织，切开深筋膜和屈肌支持带，进入踝管。在胫骨后缘是胫后肌腱腱鞘，再向后是屈趾长肌腱和胫后的神经和血管，但有时每个结构都有自己的组织鞘。向近端切开组织鞘后，仔细地分辨胫神经。分离出神经血管束，避免损伤动静脉。从近端向远端分离出胫神经，并注意胫神经发出的每一个分支。最后方是跟内侧神经，其前方是足底外侧神经和足底内侧神经。检查踝管内有无囊肿、骨赘、增生的滑膜、迷走的肌腱或肌肉等，这些异常的结构都需要彻底地切除。神经分支并不需要完全从软组织中分离出来，但限制神经的坚韧组织需要切除。有时可见神经周围的静脉曲张，分离出来后予以结扎。拉开或部分切开踇展肌筋膜，用小的神经剥离器或血管钳分离足底外侧神经和足底内侧神经进入足底内侧的通道，切开有可能造成压迫的纤维组织和间隔。在踝管内，足底外侧神经向后方发出有第一分支，从踇展肌和跖方肌内侧头深部筋膜间穿过，此支的卡压是引起跟痛症的原因之一。应予以切开松解。术后保持患足非负重2～3周。以后开始功能锻炼，并逐渐负重行走。

（2）手术治疗失败：手术治疗失败的原因有以下几个方面：

1）诊断不正确，症状来自于他处。如胫后肌腱炎也可表现为内踝后的疼痛。

2）松解不完全。常见的错误是胫神经远端及其分支没有松解。踇展肌的深、浅筋膜没有切开，以松解足底内侧神经和足底外侧神经以及外侧神经的第1支。尤其在内镜下手术松解时易发生松解不完全。另外，在探查时不仔细，没有将致压的病变予以切除。

3）术后瘢痕增生与神经受到粘连等。患者早期效果好，数周或数月后症状有复发。可能由于出血、感染等造成瘢痕形成；及神经内松解和束间松解时产生的粘连。患者内踝处有疼痛性瘢痕，随踝关节活动可以加重。让患者最大程度背伸和外翻，并保持30秒，可引发症状。

4）神经损伤。如外伤、骨折等对胫后神经的直接损伤。长期慢性压迫使神经变性。

5）两个部位的卡压。如合并胫神经的高位卡压。

6）踝部畸形未予纠正。仍存在神经受压的因素。

分析手术治疗失败的原因，根据具体情况，采取非手术或手术治疗。但再次手术的成功率明显低于第1次手术。Skalley1994年报道了13例再次手术的结果，它将手术所见分为3组：A组，神经周围有瘢痕组织，上次手术松解范围足够；B组，神经周围也有较多的瘢痕组织，但上次手术松解不够；C组，上次手术松解不够，但此次手术中神经周围瘢痕不多。3组2次手术后疼痛的缓解率分别为7%，64%和81%。12例中10例症状改善，8例仍有持续的感觉异常，7例有痛性步态，2例伤口感染，其中1例膝下截肢。

五、足底内侧神经卡压

远端型踝管综合征，是因为胫神经的两个终

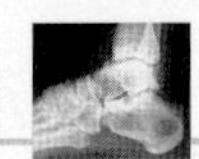

末分支的远端受压而产生的一系列临床症状。可被分为两种单独的类型—足底内侧与足底外侧神经卡压。

足底内侧神经(MPN)是胫神经走行于分裂韧带深侧时自胫神经分出。入足底,达踇展肌(ABH)深侧,经踇展肌与趾短屈肌之间,穿行于足底内侧沟的肌间隔内。此肌间隔在踇展肌和舟骨结节交界处形成纤维肌肉管道,足底内侧神经在此处行走中易受到卡压或过度磨损而发病。神经继续向远端行走发出肌支支配踇展肌、趾短屈肌、踇短屈肌及最内侧的蚓状肌,并发出三条趾底固有神经支配1~4趾相对缘的皮肤(图11-2-2),另发出踇趾内侧的趾底固有神经支配踇趾内侧的皮肤。

足底内侧神经的压迫位于踇外展肌深筋膜和舟状骨内侧突起之间,从屈肌支持带下至Henry结节。MPN卡压与足过度旋前伴后足外翻时的反复应力刺激有关,多见于慢跑者和新兵。有时与应用纠正扁平足的新鞋垫有关。

临床上可见到,扁平外翻足患者或长跑运动员最易罹患足底内侧神经卡压症,通常称为“慢跑足(Jogger足)”,即慢跑时出现症状。常见的症状是在足内侧弓有烧灼样疼痛,并放射至第1、2、3趾与第4足趾的内侧半。检查时沿足底内侧神经走行触诊会诱发疼痛,尤其在踇展肌和舟骨结节交界处有压痛甚/或放射到第1、2、3趾与第4足趾的内侧半。提踵时疼痛加重(此时踇展肌拉紧)。检查时患者取负重位,评估有无相应的畸形。影像检查可显示足部畸形和舟状骨内侧的骨突。电生理检查在神经远端病变时作用不大,因为检查是静态的而疾病是动态的。要作出明确的诊断,有时较为困难。可能需要MRI配合检查;利多卡因局部诊断性治疗也作为综合诊断的方法之一。

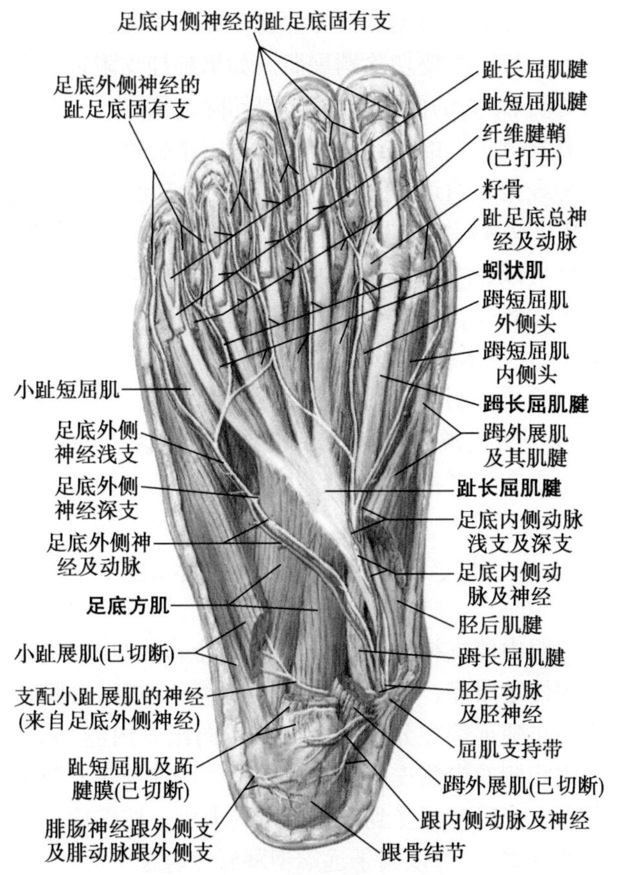

图11-2-2 足底内、外侧神经的解剖

该病的治疗,应首先保守治疗,而且多可获得成功,如穿矫形鞋代偿过度旋前、使用矫形器对足弓内侧提供额外支撑等。

对于扁平外翻足并发的足底内侧神经卡压症,为减轻胫神经上的张力,可用支具限制足的旋前。对“慢跑足”更为适用。由于支撑内侧纵弓以矫正畸形会导致疼痛和不适感的增加。可以考虑进行短期制动,也可结合口服非甾体消炎止痛药。局部用0.5%利多卡因4ml+德宝松1mg注射,效果良好;但注意不能将药液注射到肌腱内,以防肌腱断裂。此外,可行透热理疗等治疗。

长期保守治疗经久不愈的患者,可考虑手术探查治疗。在踇展肌和舟骨结节交界处为中心作纵行切口,切开此处的纤维肌肉管道进行减压,包括松解踇展肌的深筋膜,远端减压的范围应扩大至Henry结节处,并松解跟舟韧带等。探查局部有包块、骨赘等;异常病变组织应予以切除,解除神经的压迫。如果术中使用了止血带,在手术结束时必须放松止血带确保无活动性出血后再关闭切口。目前的报道显示手术治疗的预后良好。

六、足底外侧神经第一分支卡压

足底外侧神经(Baxter神经)卡压较足底内侧神经卡压常见。足底外侧神经第1支的卡压可引起严重的足跟痛。在这一神经分支的远端,足底外侧神经斜行通过足底的孤立通道内,相比足底内侧神经,这一段的足底外侧神经在管内发生急性弯曲,相对血供减少,导致其更易发病。

(一)应用解剖

足底外侧神经与足底内侧神经分开后,达踇展肌的深侧,继而几乎呈直角样斜向前外侧,行于趾长屈肌腱及跖方肌的浅面,而在趾短屈肌的深侧,至足底外侧沟(介于趾短屈肌与小趾展肌之间)向前进,到达第 5 跖骨基底处分为深浅两支。浅支主要分支负责外侧一个半足趾的皮肤感觉与小趾屈肌第 3 骨间跖侧肌与第 4 骨间背侧肌。深支是肌支,支配除浅支与第 1 分支以外的所有足内肌。

在分出深浅两分支之前,足底外侧神经分出第一分支。此分支发肌支支配跖方肌与小趾展肌,发皮支支配足底外侧部的皮肤,发关节支支配跟骰关节。

（二）病因和病理

约有 20% 的跟骨跖侧疼痛是由足底外侧神经第一分支卡压引起。神经受压多位于踇展肌的深筋膜和跖方肌之间,有时位于跖长韧带或趾短屈肌水平。致病因素包括:足的过度内旋、踇展肌肥大、存在其他肌肉、或异常的滑囊增生等。此支除支配小趾展肌、跖方肌外,还支配跟骨内侧结节骨膜、跖长韧带和屈趾短肌。当足底外侧神经第一分支从足的内侧由踇展肌和跖方肌内侧头深部筋膜间穿过时,从垂直方向变为水平方向,此时易受卡压(图 11-2-3)。另一易受卡压的部位时该神经支经过跟内侧结节时,屈趾短肌起点炎症、骨质增生都可使神经卡压于跖长韧带。另外,跖腱膜起点炎症也可使神经受到压迫,使两者并存。

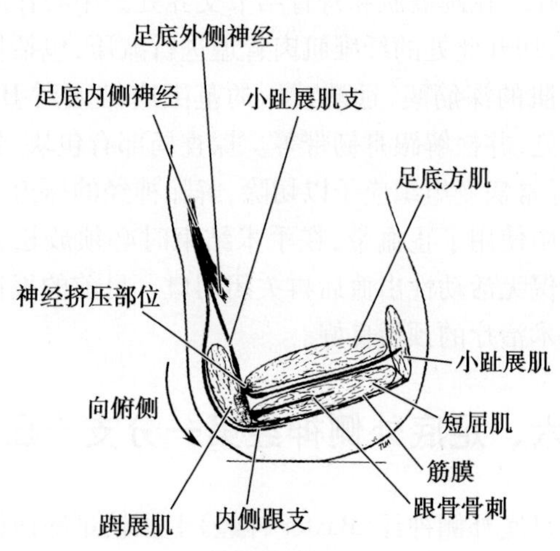

图 11-2-3　足底外侧神经第一分支走行

（三）症状和诊断

主诉多为足跟慢性疼痛,通常表现为单纯后跟跖底侧疼痛(有时可与跖腱膜炎共存),疼痛在一天活动时明显加重,有时甚至发生在足跟没有负重的情况下。疼痛放射至内踝或足的外侧面,通常对治疗跖筋膜炎的各种措施均无反应。检查可见足跟外翻或足旋前,与跖筋膜炎相比,最痛点更靠近端的足跟跖内侧面,即跟骨内侧结节附近。多数患者在踇展肌和跖方肌起点之间明显压痛。如合并跖腱膜炎也可在跟内侧结节和跖腱膜起点处有压痛。被动外翻足时也可产生症状,并有趾短展肌无力。Schon 等经两次研究证实,电生理检查对发现神经受压有帮助。

（四）治疗

1. 保守治疗　非手术治疗与跗管综合征的治疗相似。休息,减少活动。非甾体消炎止痛药物。按摩。跖腱膜牵拉锻炼等措施均可应用。局部封闭有助于缓解炎症围绕所造成的神经刺激症状。

2. 手术治疗　长期非手术治疗无效者可考虑手术治疗,通过切开踇展肌的深浅筋膜及跖腱膜达到松解神经所受的卡压。

足底外侧神经第一分支减压术:于跟骨内侧面,切口平行于足底外侧神经走行做皮肤切口,长约 4～5cm。切开皮肤,分离皮下脂肪组织,达踇展肌表面。解剖时应注意其后方的内侧跟骨支,避免损伤。切开踇展肌浅面的筋膜,将肌肉向上牵开,以暴露踇展肌的深筋膜。解剖踇展肌深层的筋膜组织,可见第一神经支穿入跖底方肌和深筋膜之间。这是神经卡压的常见部位。为避免复发,可切除一小块临近神经的跖腱膜和部分深筋膜和。扩大神经支通道。一般不需要切除踇展肌。如果神经支附近有跟骨骨赘、增大的滑囊等,应予以切除。切除时注意保护其背侧走形的神经支。然后用一小的蚊氏血管钳沿神经走形通道扩大,以解除所有的神经卡压因素(图 11-2-4)。术中用双极电凝仔细止血非常重要,这样可减少术后瘢痕对神经的影响。瘢痕组织可影响手术效果,造成再次手术困难。如果术中使用止血带,在手术结束时必须放松止血带确保无活动性出血后再关闭切口。术后根据伤口处血情况,术后 1～3 天更换敷料。术后 2 周拆线。3 周后可逐渐下地行走有作者报道术后症状缓解的满意率为 85%。

七、跟内侧皮神经卡压

跟内侧皮神经受到卡压,临床上很少见;可引起顽固性足跟痛。跟内侧皮神经为感觉神经,由胫神经在小腿远端穿分裂韧带发出走向跟骨内侧,分布于跟跖侧的内侧皮肤与跟骨骨膜。该神经在分裂韧带下方走行时可受到纤维韧带的卡压。按踝管综合征的分类,它应该属于远端型踝管综合征。

跟内侧皮神经卡压的临床表现早期为神经分布

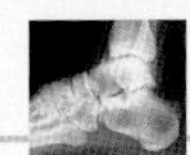

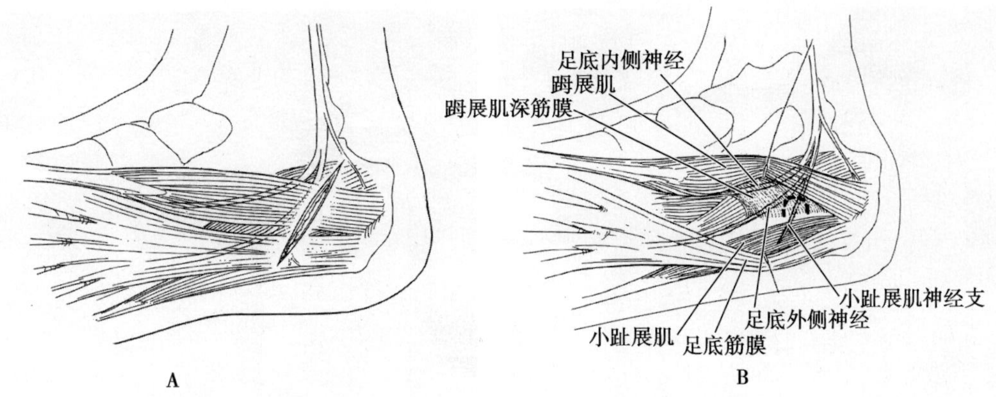

图 11-2-4　足底外侧神经第一分支松解减压术

A. 切口;B. 切除部分筋膜松解减压

区疼痛。疼痛为钝痛,可为间歇性,休息后好转、劳累后加重。有事剧烈运动后会可出现剧烈烧灼或针刺样疼痛,有时也可出现麻痛。抬高患肢、局部按摩或外用药物均可缓解症状。随着病情进展疼痛程度加重,影响工作与睡眠;症状的缓解期逐渐缩短,最终成为持续性疼痛。而且对各种治疗失去疗效,成为顽固性跟痛症。此病诊断依据:有跟跖底内侧部疼痛的临床症状,踝关节外翻试验与扳机点(位于内踝后、下约各 3～4cm 处)叩痛可引发或加重足跟疼痛。若在扳机点处用 3ml 1% 利多卡因封闭疼痛消失即可确诊此病。在作出诊断时应注意与椎管内疾病引起的足跟痛相鉴别。

该病的治疗早期以理疗、NSAIDs 乳膏剂、活血化瘀止痛的中草药等局部用药。疗效不明显时可行糖皮质激素与 1% 利多卡因局部封闭,每周一次;可连续注射 3～4 次。对长期保守治疗无效、诊断明确者可考虑手术治疗。术中除非因神经被卡压、粘连过久过重失去功能或肿瘤、炎症等病变侵蚀压迫神经失去功能而不得不切除局部的神经外,一般均应首选松解术。为能顺利显露跟内侧皮神经,术者应了解局部解剖情况。根据笔者解剖研究发现,胫神经在分出足底内、外侧神经分叉处附近发出跟内侧支,其位于胫神经的后方走向足跟部,在距跟骨跖面 4cm 左右处分为前支与后支,然后分布于跟内侧皮肤与跟骨骨膜。在该神经的前方走行的是足底外侧神经分出的小踇趾展肌神经(图 11-2-5),术者应注意鉴别。

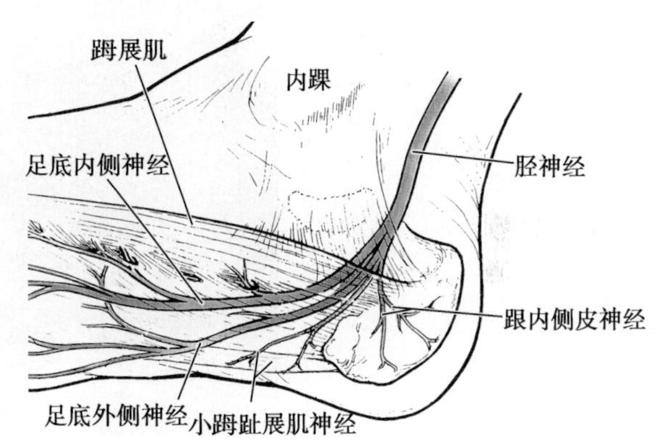

图 11-2-5　跟内侧皮神经解剖示意图

跟内侧皮神经卡压松解术:适用于跟内侧皮神经受到卡压,经系统的非手术治疗六个月无效,症状严重者。手术可施行踝关节近端的局部神经阻滞麻醉。手术操作:在内踝末端平面下方与其后方各 3cm 相交处开始,平行于跟腱向远端作 7cm 长皮肤切口。切开皮肤皮下组织后,在皮下组织中仔细分离。首先在内踝后下方显露出胫神经,顺胫神经向远端分离,在胫神经分出足底内、外侧神经的附近即可显露出其向后方发出的分支,即为跟支。然后顺跟支向远端分离,其最后分成两个终末支,内侧的一支即为跟内侧皮神经(图 11-2-6A)。分离出跟内侧皮神经的初始部分,然后从此处向远侧分离脂肪纤维组织,寻找有无增厚的筋膜束带紧密卡压神经(图 11-2-6B)。若受卡压,其远方神经总干将变细。然后切除筋膜束带与神经周围的纤维脂肪组织彻底松解神经(图 11-2-6C)。

注意事项:术中操作要仔细,寻找跟内侧皮神经时应先分离出胫神经后再顺藤摸瓜。如果术中发现神经确实受到卡压而神经没有变性,又做到了彻底松解,疗效是可靠的。但若神经已变性,表现为神经失去柔软与光泽,神经变细、质地很硬;此时神经松解术后,神经恢复的可能性很小,行神经切断术的疗效要好于神经松解术。

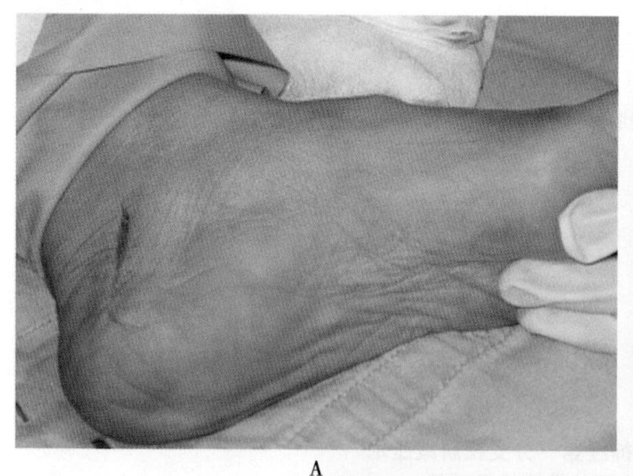
A

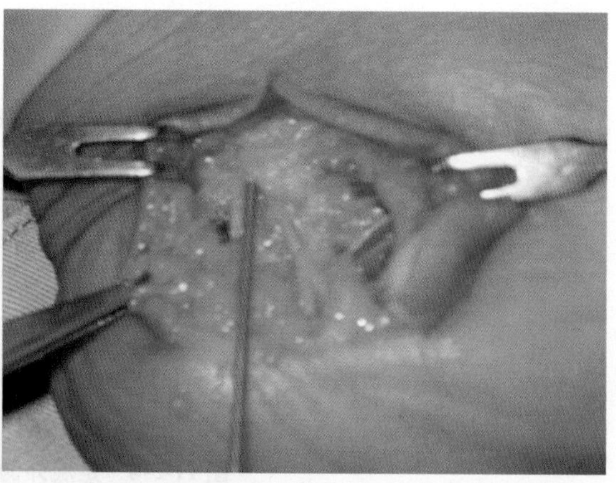
B

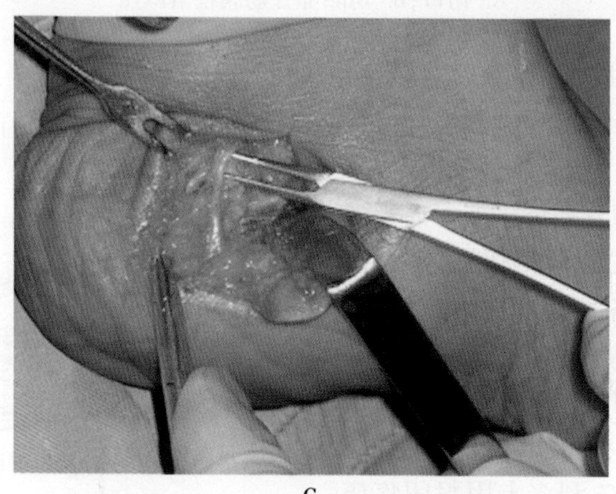
C

图 11-2-6　跟内侧皮神经卡压松解术

A. 手术切口；B. 跟内侧皮神经被纤维韧带卡压；C. 切断纤维组织神经松解后

第三节　其他神经卡压

一、前跗管综合征——腓深神经卡压

腓深神经在伸肌下支持带下受到挤压后引起的一组症状，称为前跗管综合征。1963 年 Kopell 和 Thompson 首先描述了这一症候群。1968 年，Marinacci 给予前跗管综合征这一诊断名称。

（一）应用解剖

腓深神经在小腿的近 1/3，伴随胫前动脉在胫前肌和伸趾长肌间，贴小腿骨间膜下行。在踝关节上 3～5cm，位于伸趾长肌和伸踇长肌之间。在小腿下端的伸肌上支持带的下缘，踝关节上约 1cm，分出外侧支，支配趾短伸肌。腓深神经的内侧支伴随足背动脉进入前跗管，在伸肌下支持带下继续下行。在足背腓深神经内侧位于在伸踇短肌腱和伸踇长肌腱之间，并穿过伸踇短肌腱向远端发出分支支配第 1 趾蹼和第 1、2 趾相邻皮肤感觉。伸肌下支持带起于跟骨和跗骨窦，止于足内侧筋膜，位于踝前和足背，呈“Y”形的纤维带，由外侧的干和内侧的上下束组成。干向内上方延伸时，分为深、浅两层，包裹第三腓骨肌和趾长伸肌腱、踇长伸肌腱及胫前肌腱形成外侧管、中间管和内侧管，其中外侧管和中间管后壁与距舟骨浅筋膜形成一扁形间隙，即为前跗管。其内有足背动、静脉和腓深神经通过。

（二）病因病理

腓深神经在小腿的行程中，有几个部位可能受到卡压。在伸肌下支持带部位的卡压被称为前跗管综合征。其他部位的卡压可发生于伸踇短肌下和下支持带的上缘（图 11-3-1）。

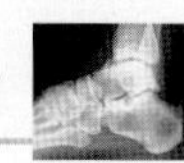

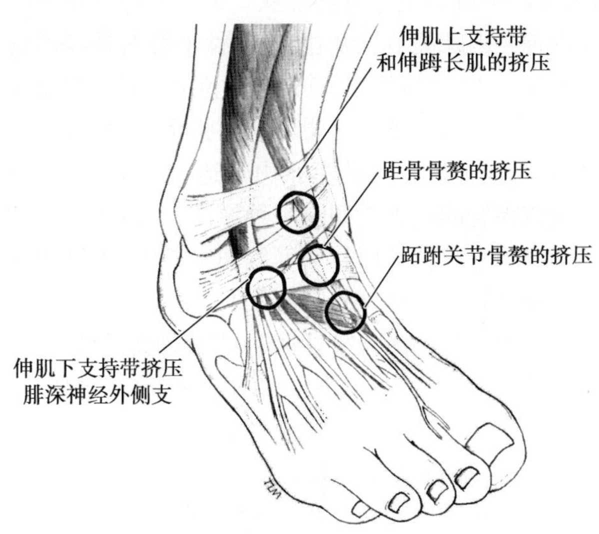

图 11-3-1　腓深神经在足踝部常见受压部位

外伤是引起腓深神经卡压的主要原因。反复的足踝部扭伤，牵拉神经；重物掉落于足背部可导致神经直接损伤，或引起局部水肿及炎症反应；穿过紧的鞋和不合适的鞋，对足背的摩擦、挤压；胫骨远端、距骨、舟骨、跖骨基底等的骨折、脱位或关节退变形成的骨赘的挤压等都是常见的原因。其他如足背的肿物，如腱鞘囊肿也可挤压腓深神经的内侧支。足踝部的一些结构异常，也可引起腓深神经的卡压，如前足僵硬性外翻、踝关节不稳定、血管曲张及肌肉肥大变异等。足高弓畸形会造成距骨头相对明显突出，增加了对腓深神经的压力。腓深神经分支位于远端者其受压的几率较高。此类患者，腓深神经分支直接经过距骨头突出的中央部分。相反，神经分叉靠近端者，神经走行于相对不突出的距骨头内侧和外侧而不宜受到卡压。

前跗管为一纤维骨性管，伸肌下支持带为该管的顶部，距骨和舟状骨是基底部。腓深神经和动脉在管内均行于踇长伸肌腱和趾短伸肌腱下方。一般在距舟关节近端约 1.5cm 处，腓深神经分为内侧运动支和外侧感觉支。在分支点近端发生的卡压，即发生于伸肌上支持带处的卡压，将导致两个神经分支的功能均受损伤，发生踇短伸肌和趾短伸肌无力合并有感觉神经受损。而在分支点远端发生的卡压，即位于伸肌下支持带处，仅造成外侧感觉支损伤，出现神经支配区的感觉异常。有解剖学研究发现在 25 个正常踝关节中，有 2 例腓深神经分叉点位于距骨头远端。此类患者远端卡压可能引发运动和感觉神经联合障碍。单纯感觉分支卡压也见于某些创伤或踇短伸肌肥大的患者，其发病位置在神经分支点远端。

（三）临床表现与诊断

患者既往可有足踝部外伤或反复扭伤史，主诉足背深部持续性疼痛，常有第 1、2 足趾的刺痛或麻木感。休息或脱去鞋时疼痛缓解，活动时疼痛加重，但有些患者活动也可暂时减轻疼痛。穿紧鞋或系带过紧时可加重症状。夜间跖屈患足可因增加神经张力而加重症状，患者常因疼痛醒来。病史较长的患者可能出现第 1 趾蹼和第 1、2 趾相邻皮肤感觉过敏或麻木。查体足背部可有压痛，叩击神经卡压的部位，可诱发或加重疼痛，并向第 1 趾蹼放射。踝关节极度跖屈可能引发症状。关节退变形成的骨赘可表现为足背部肿物。在腓深神经分支前的卡压，可有趾短伸肌的无力或萎缩，但由于伸踇长肌和伸趾长肌的代偿，查体难以发现。应注意有无同时合并有腓总神经在腓骨颈部卡压的表现。

电生理检查：可帮助确定损伤部位，神经的传递速率可帮助确定损伤的部位是在腓骨颈还是腰段，并能确定是否有趾短伸肌受累，如果末期潜伏期延长大于 5ms，被认为有诊断意义。提示卡压是否位于伸肌支持带的近端。感觉传导检查用于远端损伤的诊断，应两侧对照，更利于明确诊断。

影像学检查，可了解卡压是否为骨赘引起，以及局部有无骨关节炎，以注意症状是否来自于骨关节炎引起。MRI 检查可帮助发现有无神经性囊肿与其他占位性病变。

（四）治疗

1. 非手术治疗　可参照踝管综合征的保守治疗方法进行非手术治疗。应注意去除致病因素，如过紧与不合适的鞋。如有踝关节不稳定，应予以支具适当的固定。患者可给予透热理疗；效果不佳时可应用泼尼松龙加利多可因局部封闭，减轻水肿，缓解神经挤压。

2. 手术治疗　对于长期保守治疗无效的患者可考虑手术松解减压腓深神经。

腓深神经减压松解术：于足背侧位于第 1 和第 2 跖骨基底部开始向头侧延伸至踝部作皮肤切口。要注意避免损伤腓浅神经。在卡压部位从远端向近端松解伸肌支持带。如果患者有运动神经症状，松解应当到达支持带的上支，直到分叉处的近端。如果患者神经分支较靠远端，可以找到远端的卡压部位，则不需要行近端的松解。术中应彻底松解神经周围的粘连，去除所有的占位性病变，如骨赘、囊肿或软组织病变等。如果可能，应保留部分支持带，防止出现伸肌腱“弓弦”样变。如需要全部切断时，可行Z形切断。术后延长缝合但有作者术后随访1.5年的9例病例中，无一例发生“弓弦”样变。所以，保留伸肌支持带不应当以神经松解不充分为代价。术中如发现病理学改变，应部分或全部切除趾短伸肌。若骨赘位为跖跗关节背侧，切除骨赘后，应检查跖跗关节间隙是否有狭窄或关节软骨是否完整。具有骨性关节炎者，需要切除关节软骨行跖跗关节融合。对于踝关节不稳定引起的腓深神经卡压者，应考虑行踝关节韧带修补或重建术。如行支持带全部切断者，术后需石膏固定3周。其他，术后肿胀减轻后允许适度逐渐负重活动。有学者报道，行腓深神经减压松解术，有80%以上的患者能获得良好的预后。

二、腓浅神经卡压

（一）应用解剖

腓浅神经从腓总神经发出后，进入小腿的前外侧筋膜间室内向下走行，并支配腓骨长、短肌。从外踝上8～12.5cm穿出外侧筋膜间室筋膜与小腿深筋膜至浅筋膜内下行，在外踝上约6.5cm处分为足背内侧皮神经和足背中间皮神经。足背中间皮神经支配踝关节背外侧与第4、5趾皮肤感觉。足背内侧皮神经支配踝关节背内侧与踇趾内侧和第2、3趾的感觉。

（二）病因病理

一般认为引起腓浅神经卡压常见部位和原因为神经穿出小腿深筋膜处，即所谓“腓管”处（图11-3-2），如果此处筋膜缺损并伴有由静态肌疝或动态肌疝，可产生或加重原有的症状。另一原因是足背中间皮神经因踝关节反复扭伤、慢性不稳对神经的反复牵拉、甚或直接损伤，其压迫部位恰在神经分支穿透深筋膜的出口处。有学者研究指出，在踝关节扭伤时，腓浅神经受到的牵张力可达16%，此力足以造成该神经的损伤。还有一种原因，是因运动导致的筋膜间室综合征而行前筋膜间室松解，术后由于筋膜发生相对位移，引起神经的过度牵拉等损伤所致。其他少见原因如腓骨骨折、直接创伤、腱鞘囊肿或其他软组织肿瘤、劳累性前间隔综合征、肌疝、踝部水肿等。

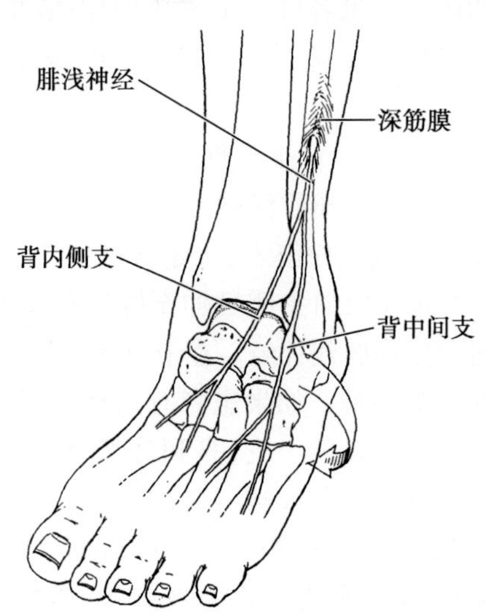

图11-3-2　腓浅神经卡压示意图

（三）临床表现与诊断

此疾病平均发病年龄为30～40岁。男女发病率无差异。常见于跑步者或诸如足球和网球等以跑步运动为主的人。主诉疼痛位于足踝前外侧面，并伴有麻木感；而且常诉麻木或针刺感从外踝放散至跗骨窦或足背部。还可能伴有劳累性筋膜间室综合征的表现。当运动员主诉活动时症状加重、休息后好转时，即应考虑本病的可能。若在活动后出现小腿前侧组织局限性突出，并且伴有相关的症状，提示有腓骨肌肉组织从筋膜缺损处疝出，导致神经受压的可能。本病应与劳累性筋膜间室综合征相鉴别。查体在神经穿出前外侧筋膜室的部位会有神经触痛或Tinel征阳性，此穿出点位于外踝尖近端10～12cm处。偶尔会有肌肉从筋膜缺损处疝出。大约有60%的患者触诊可明显感觉到筋膜的缺损。与对侧健足比较可发现患足皮肤感觉异常。在足背内侧神经与足背中间神经分布区常可见足背部感觉缺失。肌肉力量和反射无明显变化。可采用激发试验用来协助诊断：①足位于跖屈内翻位时，可诱发或加重症状。并进行叩诊，Tinel征阳性。但未引出时也不能排除神经卡压。②足位于背伸外翻位时，间室的筋膜变得紧张，使神经受压。叩诊出现疼痛或感觉异常为检查结果阳性。

此外，应注意有无踝关节不稳。踝关节（距骨）相对于胫骨远端向前方移动时（前抽屉试验阳性）可在腓浅神经上施加间断的张力，从而引起相应症状。踝关节不稳会导致患者复发性踝关节扭伤，从而导致腓浅神经反复的牵拉损伤。还应检查有无引起神经撞击的近端原因，如腓总神经绕经腓骨小头处或腰椎问题。上述任何区域的病变都可以导致类似的症状，所以必须通过鉴别诊断一一排除。如果怀疑有占位性损害，应做MRI检查。

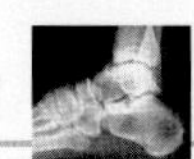

电生理检查神经电生理检查的意义并不明确。与正常肢体相比,患肢的肢体感觉诱发电位常表现出传导延迟。然而,阴性结果并不能排除神经受到卡压。在明确临床诊断时,并不需要常规进行神经电生理检查。诊断困难时可考虑做局部注射。在压痛区域用0.5%利多卡因加或不加皮质激素,能够减轻症状并为诊断提供依据。对于有踝关节扭伤史的患者,很难鉴别踝关节疼痛与腓浅神经病变继发性疼痛。交替分别行腓浅神经周围的局部麻药注射和踝关节注射,有助于明确症状的来源。如果患者在进行踝关节内注射时症状缓解更为明显,在考虑腓浅神经卡压之外,进一步的评估和治疗应围绕踝关节疾病进行。如果怀疑存在劳累性筋膜室综合征,应行筋膜室测压。

(四)治疗

1. 保守治疗　非手术治疗包括:踝部支具、腓骨肌延长、外侧楔形鞋垫、非甾体消炎止痛药、局部注射利多卡因与类固醇。在行筋膜间室减压手术之前应首先考虑非手术治疗。可考虑应用理疗以加强小腿外侧肌肉的力量,应用踝关节支具防止踝关节内翻,以及应用外侧足跟垫和鞋底楔形增高来减轻内翻。治疗踝关节不稳和运动引起的间室综合征都是有效的。

2. 手术治疗　包括腓管处的神经松解、切除外生骨疣与包块囊肿、指征明确时行扩大的筋膜切除松解、踝关节不稳时同时行韧带重建。

扩大的筋膜切除松解术:适应于腓深神经卡压,经非手术治疗无效者。手术操作:在小腿外侧以触痛最明显的部位为中心做纵形切口,切开皮肤。在踝关节近侧的皮下组织中找到腓浅神经。向近端探查至其穿出筋膜处显露识别腓浅神经。此时跖屈踝关节使神经完全放松,以神经为中心切除部分筋膜,扩大固有筋膜出口(图11-3-3),并仔细探查远近端有无筋膜卡压,予以充分减压松解。对于疝出的肌肉不需处理。对腓浅神经穿出筋膜的纤维性通道进行松解。如果踝关节外侧不稳是首要因素,可同时行外韧带重建术。如果伴有运动引起的间室综合征,建议行外侧筋膜室完全切开术。如仅行神经减压手术治疗,一期闭合伤口后应以柔软的敷料进行包扎。以可拆卸的足靴辅助负重并且减小手术切口的张力。初期患者可借助拐杖行走,数天后可在可耐受疼痛的前提下负重。拆线后,可以进行能够忍受的主动锻炼。

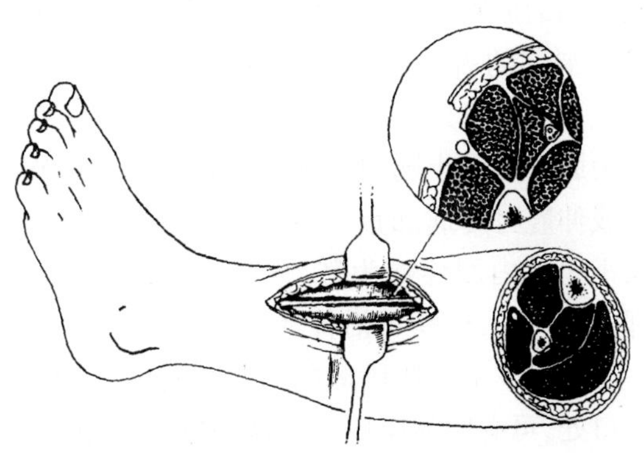

图11-3-3　部分筋膜切除的腓浅神经松解术

三、腓肠神经卡压

(一)应用解剖

腓肠神经是由腓肠内侧皮神经与腓肠神经吻合支(又称腓肠交通神经、腓肠外侧皮神经的末支)连接构成。国人的腓肠神经的组成有3种类型:第1类腓肠神经是由胫神经发出的腓肠内侧皮神经与腓总神经发出的腓神经交通支结合而成,约占81.5%。第2型腓肠神经单独由腓肠内侧皮神经形成,腓神经交通支可以存在或缺乏,约占13.3%。第3型腓肠神经单独由腓神经交通支形成,腓肠肠内侧皮神经可以存在,但短而未达小腿下端,或完全缺如,约占5.2%。腓肠神经的合成部位多在小腿后面中1/3或下1/3部,少数也可在上1/3部、腘窝、踝部或重复组合。腓肠神经组成后,下行于跟腱外侧缘,邻近小隐静脉。在踝关节上2cm处,腓肠神经发出分支至跟骨外侧面,另一支经常穿过浅筋膜与腓浅神经外侧支汇合。汇合后的神经走行于腓骨肌腱鞘下方,在踝关节水平走行于皮下,然后至第5跖骨基底结节,支配第5足趾外侧和第4趾蹼间隙的感觉。

(二)病因病理

造成腓肠神经压迫的常见病因是踝关节扭伤、骨折、第五跖骨基底骨折、跟骨骨折、腱鞘囊肿、跟腱炎或腓骨肌腱炎、水肿或医源性手术损伤所致。神经压迫可以出现于腓肠神经走行的任何区域。腓肠神经内侧支穿过筋膜与腓神经交通支汇合的纤维管被称为腓浅腱膜,它可对神经造成压迫。占位性病变可发生在神经走行的任何部位。踝关节或第5跖骨既往的创伤可形成瘢痕组织或骨痂,这些组织对神经造成的压迫比筋膜卡压所致的神经压迫更常见。

（三）临床表现与诊断

患者主诉为腓肠神经皮肤分布区域有刺痛或皮肤异常感。疼痛位于足踝外侧，伴有感觉迟钝或感觉异常。症状因活动而加重。追问病史可有近期外伤或慢性踝关节扭伤史，或踝部手术史、踝关节不稳等。触诊神经走行，必须从腘窝开始直至足趾，检查有无压痛及 Tinel 征阳性表现。体检时检查足踝的内翻应力试验，方法是将足跖屈内翻，目的使腓肠神经处于紧张状态观察是否可以诱发症状。但医生应注意，这与牵拉腓浅神经的试验相同，可能出现腓浅神经的牵拉症状；应予以鉴别。此外，挤压跟腱外侧腱腹移行处，有的可诱发或加重疼痛等症状。也应判断有无动态受压，如有怀疑可让患者持续行走一段距离观察是否诱发症状。

影像学检查排除骨性异常，MRI 用于检查软组织肿物。电生理检查只能偶尔获得阳性结果，有学者指出在定位腓肠神经是否为疼痛来源时，行双侧对比的感觉传导测试更有效。局部神经阻滞有助于诊断。

在作出诊断时应排除脊髓病变，尤其要注意排除第 1 骶神经根的病变。因为它支配的皮肤范围几乎与腓肠神经一致。

（四）治疗

1. 非手术治疗　包括非甾体抗炎药，营养神经药物，如维生素 B_1、B_{12} 口服，理疗，利多卡因加皮质激素局部注射等。对于因活动造成症状加重者，可调整合适的鞋子，通过降低鞋内的接触压力可减轻患者的症状。如果存在踝关节不稳定，可尝试踝部支具、矫形鞋垫及理疗。

2. 手术治疗　对保守治疗，久治不愈者可考虑行局部探查减压术；并同时解除骨与软组织的病变。术中以 Tinel 叩痛处为中心做切口，找到神经后，松解压迫部分。如果存在外生骨疣或瘢痕组织刺激，将其一并切除。切除外生骨疣暴露骨组织后涂以骨蜡，以防止术后瘢痕卡压。如有创伤后神经瘤形成，应尽可能在近端切断此神经，并将神经近端埋入肌肉深部；也可将神经移位至别处，远离卡压或撞击部位。在关闭伤口之前，应去除止血带彻底止血，以防术后出血形成新的瘢痕组织刺激或卡压神经使症状复发。通常患者在术后 4 周后才可以恢复正常锻炼。Fabre 等强调，正确的诊断与确定神经受压迫的部位对于获得良好的手术结果具有重要意义。

四、隐神经卡压

（一）应用解剖

隐神经自股三角内下降，初位于股动脉外侧，经股三角尖，进入股腘管；并先由股动脉外侧，越过动脉前面，至其内侧；继于股腘管的下端，与膝最上动脉共同穿股收肌腱板（股腘管纤维腱膜顶），离开该管；继在膝内侧缝匠肌与股薄肌之间，穿固有筋膜（Hunter 筋膜），分出髌下支，司膝关节内侧面。其主干伴大隐静脉下降至小腿内侧，沿胫骨内侧缘下降，至小腿的下三分之一处，分为两支。一支继续沿胫骨内侧缘下降至内踝；另一支经内踝前面，下降至足的内侧缘，有时可直达踇趾（图 11-3-4）。

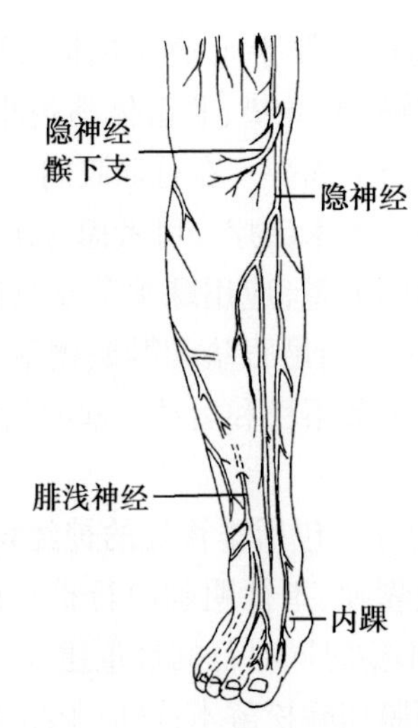

图 11-3-4　隐神经的走行分布

隐神经的近端与股动脉相伴，穿 Hunter 管分出髌下支绕过缝匠肌支配膝关节内侧；在远端隐神经沿胫骨内侧缘下降，分为两支

（二）临床表现

隐神经最常见的卡压部位在膝上的缝匠肌与股薄肌之间的筋膜处（有学者称为缝匠肌管，即 Hunter 管），局部的占位性病变、瘢痕的包绕刺激、直接创伤或手术均可造成神经的损伤而引起临床症状。表现为股下部和小腿前内侧持续性疼痛及酸冷感，走路或伸髋时疼痛加重。疼痛范围弥散，但以膝内侧及小腿前内侧疼痛为甚，皮肤痛觉过敏或减退。在部分患者中，疼痛可沿神经支配区域放射到足踝部。压迫股下 1/3 段内侧的内收肌管前孔，即隐神经出口处，可有明显压痛，直腿髋过伸试验和屈膝试验，可诱发股下部内侧痛。

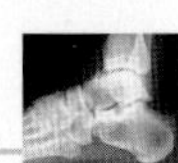

隐神经小腿段损害，常因大隐静脉血栓性静脉炎而引起，表现为小腿内侧及内踝区较弥散的持续性疼痛，主诉足踝内侧甚至踝关节疼痛，呈烧灼样或刺痛，有的伴有皮肤异常感，甚至感觉迟钝。走路久站后疼痛加重。胫骨内缘及腓肠肌有压痛，并可向膝内侧或内踝及足内缘放射。

（三）诊断

据临床表现的症状和体征，血管功能正常，足背动脉搏动良好，可作出诊断。MRI 或超声检查可诊断出软组织肿块。体表感觉诱发电位也有助于诊断，尤其在双侧对比时更易发现异常。

（四）治疗

1. 一般治疗　应首先进行理疗、非甾体消炎止痛药、中药外敷等保守治疗。有学者进行临床病例的回顾性研究发现，38% ~80% 的病例局部注射类固醇后疼痛可缓解。

2. 隐神经阻滞疗法　如隐神经在内收肌管内受压，可行内收肌管隐神经阻滞，方法为从大腿中下 1/3 交界处的内侧面（相当于缝匠肌的走向），用抗阻收缩方法摸清股内侧肌与缝匠肌，沿两肌之间向下压迫至股内侧与股内收肌肌间沟，找到痛点，即为内收肌管的隐神经出口处，消毒后由此点进针，针稍朝上斜刺至筋膜，有放射痛即可注药（0.75% 布比卡因 5ml，利美达松 4mg，或地塞米松 5mg 用生理盐水稀释至 10ml）约 5ml，再进针少许，穿过股收肌腱深达内收肌管，回抽无血，继续注药。应当始终用手指按压，以免刺破血管形成血肿。每周 1 次，3 ~5 次为一疗程。

3. 手术治疗　对非手术治疗，久治不愈者，可考虑行手术治疗，在缝匠肌管处作纵行切口，显露并切开 Hunter 管的前壁与缝匠肌的下筋膜，以松解隐神经。然后探查局部有无骨赘、占位性病变压迫神经，有无瘢痕组织包绕刺激神经等致病因素，应一一予以解除。

第四节　复杂性局部疼痛综合征

复杂性局部疼痛综合征（complex regional pain syndromes，CRPS），是指继发于局部损伤或全身性疾病之后出现的以严重顽固性、多变性疼痛为特征的临床综合征，常伴发自主神经功能障碍和营养不良，其严重程度与病程远远超过当初致病因素引起的损伤。1864 年美国南北战争期间，Mitchel 医师把一些下肢抢单损伤后伴有血管运动障碍的灼痛描述为 Causalgia 病。Sudek 医生 1951 年报道了有些手足关节的挫伤、手术或轻度的外伤后，虽然没有明显的神经损伤，但伤后出现受伤关节骨质斑点状脱钙和软组织的痛性萎缩，称之为 Sudek 病。Lerichehe 和 Fontaine 1973 年报道了行交感神经切断对这种疼痛有治疗效果。之后有学者将症状相似的病例命名为反射性交感神经萎缩症（reflex sympathetic dystrophy，RSD）、外伤后扩散性神经痛（posttraumatic spreading neuralgia），外伤后疼痛性关节病（posttraumatic painful arthrosis）等。这是因为损伤的程度不同而相应地出现与典型报道不完全相似的原因，但交感神经的活动在此病的发生中起着重要的作用，因此有人称之为交感神经维持性疼痛（sympathetically maintained pain，SMP），也有一些神经损伤后疼痛对交感神经阻滞不敏感而称之为交感神经非依赖性疼痛（sympathetically independent pain，SIP）。

近年来，观察到脑卒中、糖尿病以及带状疱疹后也出现程度不同的与上述相似的症状。另外，在注射、手术甚至于拔牙等医疗操作后也出现局部的神经痛症状，因此有学者以神经源性疼痛（neuropathic pain）而概括之。

世界疼痛治疗学著名 Bonica 教授认为灼痛和反射性交感神经萎缩症虽然在发病机制、病理生理、临床表现和治疗上有很多相似之处，但二者仍有些不同之处。1995 年世界疼痛研究会（IASP）将这类疼痛称之为复杂性局部疼痛综合征（complex regional pain syndromes，CRPS），包括 2 型：Ⅰ型为反射性交感神经萎缩症（RSD），Ⅱ型为灼痛（causalgia）。

一、反射性交感神经萎缩症

反射性交感神经萎缩症（reflex sympathetic dystrophy，RSD）在临床上比灼痛更为重要。在骨科和疼痛门诊反射性交感神经萎缩症并非罕见，早期发现、有效及时地治疗，症状能迅速改善。但误诊或不适当的治疗，可引起暂时性或者永久性的功能障碍。因此，应引起我们足够的重视。

（一）病因

1. 外伤　外伤是引起该病的最常见原因。包括扭挫伤、挤压伤及骨折脱位等。有时轻微的趾尖及腕、踝关节的外伤后也可引起此病。

2. 医源性损伤　属于医疗操作的并发症，如手指或足趾手术后起固定作用的石膏过紧地压迫软组织及踝、腕部的小手术等。也可因注射或穿刺时伤及神经（如坐骨神经）而引起，还有的是肌内注射硫喷妥钠等刺激性药物时靠近神经而引起神经变性所致。

3. 有些疾病可引起该病　如带状疱疹后神经痛就是由带状疱疹病毒感染引起神经脱髓鞘变化所致，脑血管疾病引起脊髓丘脑束受损也可引起该病，糖尿病引起末梢神经病理性变化从而导致神经痛，椎间盘突出症以及神经根型颈椎病等也可引起该病。

（二）临床表现

1. 临床表现　主要包括疼痛、交感神经功能障碍和神经营养障碍。其症状可因发病的程度以及是否经过适当的治疗而异。发病过程可分为4期：

（1）Ⅰ期：外伤等损伤后几天到几个月发病。表现为损伤局部的灼痛，疼痛过敏和（或）超敏，易因外界因素或情绪不良而加重，从而限制了肢体活动。局部水肿，肌痉挛，皮温升高，皮肤干燥发红。

（2）Ⅱ期：疼痛的范围开始扩展，界限不清，呈弥漫性。皮肤温度下降、多汗、颜色发绀。皮肤毛发及指（趾）甲生长加速。X线检查，显示骨质无明显改变，但骨扫描（^{99m}Tc）示小关节摄取增加。此阶段对治疗比较敏感，适当的治疗可迅速控制症状。

（3）Ⅲ期：症状在3～6个月内出现。持续的灼痛或抽动样疼痛，疼痛过敏或超敏更为明显。皮肤温度进一步降低，颜色发紫。皮肤水肿呈广泛性，皮肤毛发生长不良，指（趾）甲变脆，关节肥大，肌萎缩，关节活动受限。X线检查显示斑点状骨质疏松，严重者特别是在骨端出现片状界限不清的骨质疏松。

（4）Ⅳ期：此期为不可逆的营养障碍阶段。灼痛、疼痛过敏或超敏比第二、三期减轻。皮肤温度降低，表面光滑，颜色苍白或发绀，指（趾）甲进一步变脆变形，皮下脂肪明显减少，肌萎缩更加明显，肌力减退，关节活动明显受限，骨质疏松更加明显而广泛。

2. 辅助检查

（1）疼痛阈值的测定：病变的趾或指（肢）体对冷热刺激的阈值明显降低，这也是衡量治疗效果的重要指标。

（2）热成像检查：热成像检查能测定皮肤表面的温度变化，可精确到±0.1℃，对本病的诊断和治疗效果的评估有一定的参考价值。

3. 诊断　本病可通有损伤的病史，上述临床表现，一般不难做出诊断。Gibbons提出诊断反射性交感神经萎缩症诊断的评分方法，可供参考（表11-4-1）。诊断性交感神经阻滞可区别是否有交感神经受累，如果交感神经完全阻滞不能解除疼痛，可排除患者的症状不是交感神经源性的。方法是生理盐水加α受体阻滞剂（如酚妥拉明）来完成，此法仅用于诊断。为排除心理因素的影响，可采用硫喷妥钠试验。

表11-4-1　Gibbons的反射性交感神经萎缩症评分法

1. 疼痛过敏症和（或）超敏
2. 灼痛
3. 肿
4. 皮肤颜色，体毛的变化
5. 发汗情况
6. 患肢的皮肤温度变化
7. X线上骨质的改变
8. 血管运动障碍以及发汗功能障碍的定量测定
9. 骨扫描
10. 交感神经阻滞的效果

评分方法：每项评为-1分，阳性评1分，可疑评0.5分，阴性为0分

综合评估：3分以下者可排除反射性交感神经萎缩症；3～4.5分者为可疑反射性交感神经萎缩症；5分以上者可明确诊断为反射性交感神经萎缩症

（三）治疗

早期的正确诊断与治疗极为重要，可使相当一部分患者得到彻底的治愈。治疗方法以神经阻滞、药物治疗和功能锻炼为主。

1. 神经阻滞

（1）局部痛点阻滞：对局限在趾（指）端的小区域性疼痛适用。虽然简单，有时会获得明显改善的治疗效果。

（2）交感神经阻滞：交感神经阻滞除有治疗作用外还有诊断的目的，可以推测疼痛是否受交感神经控制，以区别交感神经非依赖性疼痛，并可推测预后。下肢疼痛选用腰交感神经节阻滞以及腰硬膜外阻滞，可反复多次治疗。对难治性疼痛可选用交感

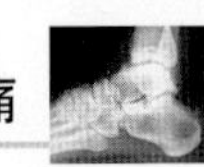

神经节破坏疗法。硬膜外阻滞可根据局麻药的浓度进行感觉神经、交感神经阻滞而不影响运动神经的功能并可置管长期治疗。这是临床上对难治性交感神经萎缩症最有效的治疗方法。

（3）静脉内局部交感神经阻滞：静脉内局部交感神经阻滞逐渐被接受。局部静脉穿刺后，在穿刺部位以上行驱血带加压，其压力，下肢以 13.3kPa（100mmHg）为宜，阻滞静脉回流。然后经穿刺针注射酚妥拉明，5～15 分钟后驱血带徐徐减压。这种阻滞方法可起到很好的治疗效果，并可鉴别是否为交感神经性疼痛。

（4）局部药物阻断：可用利舍平与静脉注射局部麻醉联合应用于下肢。

（5）脊神经阻滞最常应用。可将长效麻醉药物注射于需要阻滞的腰部交感链周围。一般短期内需要多次阻滞。

2. 药物治疗　是综合治疗的一部分，对早期轻度患者效果良好，对中重度患者可延缓病程进一步发展。配合阻滞可起到协同作用。

（1）消炎镇痛药：是本病开始治疗时的常用药。如水杨酸类、对氨基酚类、其他有机酸类（吲哚衍生物、吲哚美辛）。

（2）精神神经安定药：有一定的作用，不仅可辅助神经阻滞的治疗，而且对因疼痛剧烈产生明显心理情绪改变者是不可缺少的。杂环类抗抑郁药：此类药物有独立的镇痛特性，少量给与可有镇痛效果。如夜间使用阿米替林口服，每日 25～100mg；或去甲替林，白天使用加巴喷丁（neurontin），有些使用普瑞巴林的副作用小于加巴喷丁。对于下肢怕凉者可用 α 肾上腺素受体阻滞剂或钙离子拮抗剂。另外还可用可乐定、美西律、选择性 5-羟色胺抑制剂等。苯二氮䓬类：此类药物可激动神经元突触膜上的苯二氮䓬受体，苯二氮䓬受体与 GABA（在中枢分布最广的抑制性递质）受体相邻。在苯二氮䓬受体水平存在 GABA 调控蛋白，可阻止 GABA 与其受体结合，发挥下行性抑制调节。

（3）细胞膜稳定药：常用苯妥英钠、卡马西平口服每日 100～500mg、巴路芬。

（4）氯胺酮疗法：近年来的研究表明，外周组织（神经末梢）损伤后，引起神经源性疼痛，导致中枢过敏化，其发生和维持与 NMDA 受体有着密切的关系。NMDA 受体拮抗剂可明显减轻中枢过敏化过程。现临床上氯胺酮越来越多地用于神经源性疼痛的治疗。

（5）鸦片类：可复合氯胺酮一起应用。

（6）局部皮肤表面用药：如利多卡因贴剂、氯胺酮贴剂、可乐定贴剂、利多卡因软膏。有学者报道应用 50% 的二甲亚砜（DMSO-50%）疗效优于安慰剂。

3. 手术治疗对外伤或神经瘤所致的疼痛，可选用神经减压术、神经瘤切除术，对反复阻滞无效者，可选用交感神经节切除术或化学性交感神经节切除术（神经节破坏术）、脊髓后根入路破坏术等。

4. 经皮电神经刺激疗法：根据电刺激外周神经而产生镇痛的原理，现有多种刺激外周神经的仪器，低频刺激为 1～4Hz，高频刺激为 50～100Hz。如韩氏穴位刺激仪。

5. 物理疗法包括电疗、光疗、超声波疗法、温热疗法等。

二、灼　　痛

由于灼痛（causalgia）的病因以枪弹伤为主，多见于战时。此处仅作简单介绍。

（一）临床表现与诊断

1. 灼痛表现为枪弹伤造成的神经损伤后引起的灼痛、疼痛过敏和疼痛超敏，常伴有血管运动和发汗功能紊乱，以及后期的局部营养障碍。具体表现为：有子弹（或弹片）等高速异物所致的四肢外伤史，受伤部位多在坐骨神经或肘关节以上的臂丛。

2. 外伤后迅速或几天后出现以烧灼痛（burning pain）为特征的肢体远端疼痛，疼痛呈持续性，可伴有疼痛过敏（hyperalgesia）和疼痛超敏（allodynia）。

3. 疼痛常因情绪等因素诱发而加剧，反过来进一步加剧情绪因素的变化，使疼痛更为严重。

4. 常伴有血管运动和发汗功能异常，晚期可引起肢体营养障碍。灼痛的一个重要特点就是早期完善的交感神经阻滞可起到立杆见影的效果，延迟治疗发展到营养障碍时将是不可恢复的。

5. 疼痛的特点　灼痛可于伤后立即或伤后 1 周内发生，疼痛范围不局限，呈弥散性表现，先在指（趾）尖及手掌（足底）出现，轻者局限在一个肢体，重者可扩散到对侧肢体甚至于全身。疼痛的程度呈自发的持续性剧痛，阵发性加剧。患者因剧痛而不能休息，饮食受限，以至于严重影响患者的日常生活。

6. 影响疼痛的因素，疼痛对温度变化敏感，多数患者遇到湿冷疼痛明显减轻，也有患者受温热疼痛减轻。患者对外界刺激非常敏感，如轻度触摸患肢或身体其他部位（穿衣、盖被所致）、正常的声光（广播、电视、电话声和电灯的开关等）以及情绪激动等可诱发或加剧疼痛。

7. 血管运动和发汗功能紊乱　早期多表现为血管扩张而后表现为收缩。患者患肢充血、肿胀或苍白，多汗或者干燥。神经营养障碍涉及到皮肤、皮下组织和骨关节的变化。皮肤暗红、菲薄、斑状剥脱，指（趾）甲松脆变形，肌肉萎缩，骨质疏松，关节强直等。营养障碍的程度与是否早期治疗有密切的关系。

根据患者有子弹或弹片等高速异物所致的外伤史，以及上述临床表现，一般不难做出诊断。用局部麻醉药进行诊断性交感神经阻滞可区别是否有交感神经参与。

（二）治疗

1. 局部清创　对初诊患者进行彻底的伤口清创、血管吻合、骨折复位等，对以后的治疗极为重要。

2. 药物治疗　药物对各种灼痛的病例均可应用。在进行神经阻滞前，多种途径的药物治疗，可起到早期控制或减轻症状、避免病程进一步发展的效果。

（1）镇痛药：对轻度患者可先用消炎镇痛药。未能控制者可用麻醉性镇痛药，如喷他佐辛、哌替啶、芬太尼、双氢埃托啡、吗啡等。为防止麻醉性镇痛药成瘾，可用复合镇静药，如安定等减少麻醉性镇痛药的用量并可加强麻醉性镇痛药的效果。

（2）抗肾上腺素作用的药物：有报道，口服普萘洛尔每次40～60mg，每日3次，可有效地减轻灼痛，或增加到每日320mg，可进一步减轻疼痛过敏症状。酚苄明口服每次10mg、每日3次，可明显减轻疼痛，但要慎防体位性低血压症。

3. 交感神经阻滞　多数报道本法是有效治疗灼痛的重要手段。交感神经阻滞也是用于诊断灼痛是否受交感神经控制的方法，也用于交感神经切除前的试验治疗。有些患者用交感神经阻滞可取得永久性的效果，也有的是暂时性的。根据其发生的部位可选用星状神经节阻滞，可用1%的利多卡因或0.25%的布比卡因每周2～3次。下肢灼痛可作$L_{1\sim3}$交感神经节阻滞。但有的患者对交感神经阻滞无效，被称之为交感神经非依赖性疼痛，可用感觉神经阻滞，如坐骨神经阻滞等，以取得良好的治疗效果。

4. 静脉内局部交感神经阻滞（intravenous regional sympathetic block，IRSB）　方法是在局部静脉穿刺后，在穿刺部位以上行驱血带加压，压力下肢以13.3kPa（100mmHg），阻止静脉回流。然后经穿刺针注射酚妥拉明，5～15分钟后驱血带徐徐减压。可用于正在接受抗凝治疗的患者，以减少神经阻滞引起的血肿等并发症；经济实用、操作简单，一次阻滞可取得几个小时到几天的治疗效果，另外，应注意驱血带降压后，药物进人体循环所引起全身性的变化。

5. 手术治疗　下肢烧灼痛以切除T_{12}～L_3交感神经节。化学性交感神经切除术，即用乙醇、酚甘油等破坏交感神经节，起到类似交感神经切除的效果。有人报道，虽然交感神经阻滞效果良好，但交感神经切断术效果不佳。

6. 经皮神经电刺激疗法（transcutaneous electrical nerve stimulation，TENS）　根据电刺激外周神经而产生镇痛的原理，出现了多种刺激外周神经的仪器，如韩氏穴位刺激仪。

7. 物理疗法　如离子导入、低频脉冲、超短波、电疗、磁疗、针灸治疗等，可缓解疼痛。

8. 心理疗法　严重患者可伴有精神及人格改变，应联合实行精神心理治疗。

（三）预后

有人报道少部分患者可自然恢复，属自限性状态。但总的来看，灼痛是一种难治性疼痛，应同时采用多种方法复合治疗。本病自然病程为半年到16年不等。但出现肌肉萎缩或关节强直时很难自然恢复。大部分患者随时间的推移病情逐渐恶化，应及早治疗为宜。

（王正义　廖颖翀）

参考文献

1. Chiodo C P，Miller SD. Surgical treatment of superficial peroneal neuroma. Foot Ankle Int，2004，25（10）：689-694.
2. Akermark C，Crone H，SaartokT，et al. Plantar versus dorsal incision in the treatment of primary intermetatarsal Morton neuroma. Foot Ankle Int，2008，29（2）：138-140.
3. Espinosa N，Seybold J，Jankauskas L，et al. Alcohol sclerosing

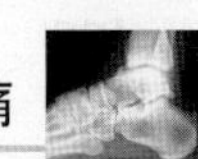

therapy is not an effective treatment for interdigital neuroma. Foot Ankle Int,2011,32(6):577-580.

4. Gondring WH,Shields BS,Wegner S. An outcomes analysis of surgical treatment of tarsal tunnel releaseS. Foot Ankle Int, 2003,24(7):546-550.

5. Lee KT,Lee YK,3cbungYoung KW,et al. Results of operative treatment of double Morton neuroma in the Same foot. J Orthop Sci,2009,14:576-578.

6. Thordarson DB,Estess A. Burial of sural neuroma:technique tip. Foot Ankle Int,2010,31(4):351-353.

7. Selene. G. Parekh. Foot and Ankle Surgery. New Delhi:Jaypee Brothers Medical Publishers,2012.

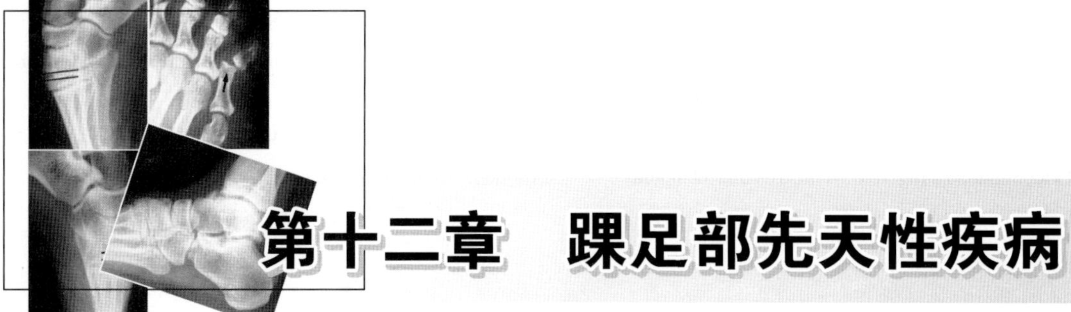

第十二章　踝足部先天性疾病

第一节　儿童肌肉骨骼系统正常差异

人体的正常形态和畸形与活动受限之间的分界线随着年龄变化而不同。在儿童期认为是正常的，但发育到成年，就不能用儿童时期的正常标准来衡量。而且每一个儿童的生长发育也不完全一样，也有正常差异的问题。因此在诊断异常以前，必须了解正常差异。在儿童时期，按成人的标准判断最常见的异常如扁平足、膝外翻、弓形腿、足趾朝内、足趾朝外等。但这些差异到发育至青少年或成年时可自行消失。这一情况患儿亲属多不清楚。因而往往对此顾虑很大。一般医生对此又不熟悉，有时轻易作出了“先天性畸形”的结论，造成家长精神上很大的负担；到处求治，多方治疗，把本可以随着生长而“自行消失的异常”认为“治疗”取得了疗效。结果造成了很大的经济浪费。为避免以上情况重复发生，对这些正常差异应该有所认识。

这些正常差异常见有两种原因：①关节松弛；关节周围的韧带、肌肉和关节囊松弛，使关节活动超出正常范围；②生长长骨的扭旋或扭转，这多见于下肢。

一、关节松弛引起的正常差异

每个儿童关节的活动度各有差异；年龄越小，关节活动度越大。这种活动度增大在儿童可以是正常的，但在成人则认为是异常的。关节松弛常见于下列两种情况：

（一）可屈曲性扁平足

所有尚未行走的新生儿，他们的足底都是平的。对这种“扁平足”不能笼统地诊断为先天性扁平足。在刚开始走路时，足底扁平，随着生长发育，足底的脂肪逐渐减少，足的内、外在肌逐渐成熟，把足的跗骨提起使足弓逐渐出现。所以在行走前的儿童不能轻易诊断为“足弓塌陷”、“平足症”等。此种情况一般不需治疗。至青少年期，如果足底仍平塌，并有疼痛，易于疲乏，可使用塑形的软足托，并鼓励作足跖屈的功能锻炼。若这种扁平足伴有跟腱紧张时，应考虑是否患有轻度大脑性瘫痪或早期肌营养不良。对所有的平塌足底应排除垂直距骨、僵硬性外翻足和多余跗舟状骨。

（二）膝外翻

初学步的幼儿，由于恐惧摔倒，为了保持稳定总是把两腿叉开走路。若体重过胖，又有膝关节韧带松弛，极易发生膝外翻，且多为双侧性。少数儿童在坐时喜欢将髋关节内旋，小腿内侧贴于地面，引起膝外翻，这样就使膝外侧的骨骺生长缓慢，逐渐引起发育性畸形。应防止过度牵伸已松弛的内侧副韧带，改变不良的坐位姿势。可在鞋底内侧垫高5～8mm，使负重力线偏向内侧，减少膝内侧副韧带的应力，一般经过1～2年便可矫正；根据我们的临床观察，此法仅适用于5岁以内儿童。对年龄较大的儿童，除使用上述鞋垫外可加用膝内翻的夜夹板，但白天不需作矫形固定。

二、下肢扭转

儿童生长的长骨容易沿其纵轴外旋或内旋，产前子宫内的位置以及产后睡眠或行走、站立时的习惯都有可能引起生长长骨的扭转，表现为足趾朝内或朝外。在子宫内的常见位置是髋关节外旋，膝关节屈曲和足趾向内，所有婴儿或多或少地都有一些股骨外旋和胫骨内旋，这些都可以在日后的生长期间自行矫正。应当注意，儿童期的生活习惯应有利

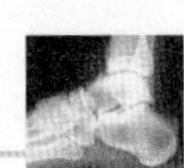

于矫正畸形，而不能阻碍这种矫正，甚至产生新的扭转畸形。

（一）股骨外旋

股骨外旋畸形可引起足趾朝外，是最常见的正常差异。下肢伸直时外旋，使膝外旋至90°；如果将下肢内旋，膝可旋至中立位。如果将婴儿置于俯卧位，两下肢则成外旋位，这样股骨不但保持外旋，胫骨也会外旋。两岁后儿童很少再有俯卧习惯，股骨也就不会再外旋。

治疗：改变婴儿的俯卧习惯，用夜夹板使足内翻，如此可矫正股骨外旋的残余畸形。

（二）胫骨外旋

此种异常非常少见。临床上只因胫骨外旋而引起足趾朝外是很少见的，一般均合并有股骨外旋。单纯胫骨外旋时足趾朝外的程度并不严重，但若合并股骨外旋则必将加重足趾的朝外。在诊断为正常差异之前，应首先排除因麻痹而引起的肌肉不平衡，如脊髓前灰质炎、大脑性瘫痪、脊柱裂等。若整个下肢外旋，应排除先天性髋关节脱位、髋关节感染、结核、股骨头骨骺滑脱等。

（三）股骨内旋

股骨内旋畸形可引起足趾朝内。由于下肢在子宫内不可能内旋，所以新生儿很少有股骨内旋。但在较大的儿童，多因习惯在外翻位坐在地上，可以造成这种异常。检查时，当下肢内旋时，膝关节可内旋至90°，当外旋下肢时，膝关节仍可外旋至90°。儿童在行走时，膝与足、足趾均向内旋。日久后，胫骨将出现外旋，以致在行走时，足趾能指向前，但膝关节则仍内旋。

治疗：主要的治疗方法应改变坐的姿势，采取盘坐位。因这是后天性畸形，所以不易自行矫正。对年龄较大的儿童，可用特制的夜夹板，保持下肢外旋。同时可穿用直帮鞋，防止足趾朝内；也可令"患儿"将左右两侧的鞋子互换穿着，即把正常情况下的左侧穿到右侧。在明确诊断之前，应排除因肌肉不平衡而引起的髋关节的内旋挛缩，如脊髓前灰质炎、脊柱裂、大脑性瘫痪等。

（四）胫骨内旋

胫骨内旋是足趾朝内的最常见原因。检查时，若将髌骨指向前，足仍向内旋。这一畸形可因胎儿在子宫内位置所引起。另一原因为，3岁以内幼儿股骨颈前倾角常较大，为稳定髋关节多采取内旋步态。但正常情况下，可以在生长过程中自行矫正内旋。若儿童坐或睡于盘腿位，畸形不但不能矫正，反而会加重。

治疗：改变坐和睡的习惯，禁止患儿坐或睡于盘腿位，经过半年至一年的时间畸形可逐渐自行矫正。若两岁后仍不能矫正，而行走时，两足将互相踩踏。治疗时可将左右两侧的鞋子互换穿着，即把正常情况下的左侧穿到右侧；同时也可在夜间加用小腿外旋夹板固定。一般可在4～8个月内改善骨骺生长而矫正畸形。对伴有膝内翻者，应在外侧鞋底加高3～4mm。在明确诊断之前，应排除跖骨内翻，马蹄内翻足等畸形。3岁以上儿童经上述处理仍存有胫骨内旋畸形时，应使用denis-browne支具矫形。7岁以后仍有畸形者应检查有无股骨颈前倾角增大并行相应处置；若无股骨的原因，严重者可行胫骨近端旋转截骨予以矫正。

（五）弓形腿

弓形腿又称为膝内翻。因为子宫是椭圆形的，故出生后的婴儿均有弓形腿，这是因胎儿在子宫内位置所引起的腿形。弓形腿的畸形是胫骨内旋与内翻，也可伴有股骨外旋。出生后，随着生长发育，正常情况下均可自行矫正。

治疗：一般可自行矫正。但必须防止小儿坐在小腿和足上，以及俯卧于屈膝和足内翻位，否则畸形会加重。若超过1岁甚至2岁时仍有弓形腿，应注意及时治疗。方法是：①在每双鞋底外侧加高5～8mm，让其穿着走路；②使用特制的夜夹板，矫正胫骨的内旋、内翻；③如有足趾朝内影响走路时，可将左右两侧的鞋子互换穿着（注意，此时应加高原鞋子的内侧鞋底）。股骨外旋可任其自行矫正。但在确定诊断与治疗之前，应排除不同类型的佝偻病、胫骨内翻、骨骺损伤所引起的弓形腿畸形。

第二节　先天性踝关节畸形

一、先天性踝球关节

先天性踝球关节是一种极少见的畸形，男性多见，可单侧或双侧发病，常合并跗骨联合、肢体短缩、脊柱畸形、腓骨缺如或发育不良等先天性畸形。

该畸形常常是由于先天性跗骨联合，或在儿童期因足外翻畸形作距下关节外固定后使距下关节活动丧失,踝关节活动代偿适应所致。外踝短缩或发育不良使踝外翻活动增加也可继发这种畸形。一岁以前即可发病,多数于五岁以前发病。

踝球关节的患儿一般无症状,但因踝关节内外翻活动增加使关节稳定性下降而常引起踝关节反复扭伤。又因距下关节活动丧失,踝关节过度负荷和反复的创伤,成年后常并发踝关节骨性关节炎。

正常距骨滑车在侧位 X 线片呈半球形,在正位 X 线片呈矩形。而踝球关节的距骨滑车正、侧位 X 线片均呈半球形,踝穴也发生相应的球窝状改变(图 12-2-1)。婴幼儿患者踝部结构软骨成分多,X 线片不能真实反映踝关节形态,可借助踝关节造影或 B 型超声波扫描检查。

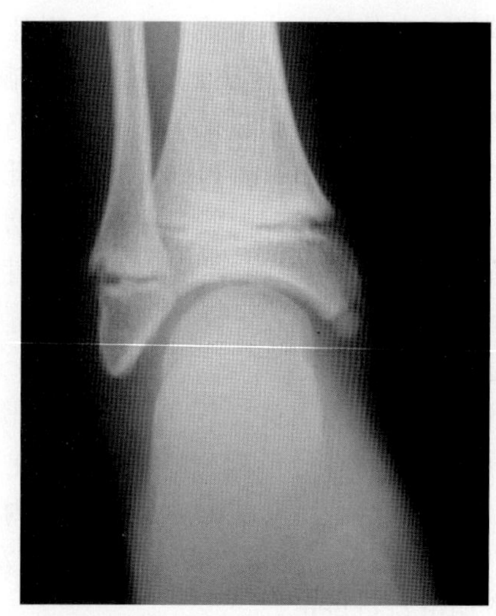

图 12-2-1　踝关节球窝状畸形

无症状的踝球关节不需特殊治疗,反复软组织损伤者可使用护踝或高腰鞋保护踝关节。成年后踝关节骨性关节炎严重者可行踝关节融合术或人工关节置换术。

二、先天性多发关节挛缩症

先天性多发关节挛缩症(arthrogryposis multiplex congenita)是一种较少见的先天性紊乱性疾病。其特点是患儿出生后即存在多个关节僵硬性屈曲或伸展挛缩畸形。该病 1841 年由 Otto 首先描述,1912 年 Stein 把其命名为先天性多发性关节挛缩而沿用至今。

(一) 病因

原因尚不明确,但有许多学说:①有学者认为是由于宫内肌肉和关节的感染,属产前病毒感染所致;②有人认为与机械因素有关如子宫内胎儿持久不动,羊水过多、过少或羊膜积水使宫内压力增加可导致这种畸形。原发肌肉退行性变,细胞错构;③脊髓前角细胞形成障碍,引起神经源性畸形;④也有学者认为该病可能为常染色体隐性遗传,原发于肌肉,可能是非进行性的先天性肌营养不良的一种。

(二) 病理

先天性多发关节挛缩症的病理改变主要包括横纹肌与中枢神经系统两大部分。横纹肌病理可见肌纤维数量减少,肌纤维的横径减小,可出现直径大小不等的纤维。肌肉纤维变性和脂肪变性,肌束间可见脂肪浸润。另外,关节囊纤维化,变厚。关节软骨早期正常,以后关节软骨面可破坏,发生退行性变。骨组织纤细,骨骼可变形。

中枢神经系统最常见的改变是前角细胞变性和细胞数目的减少以及细胞缩小。脊髓的颈膨大和腰膨大可能变细。大脑发育落后,可见皮质脑回的异常和运动皮质 B 型细胞减少。个别的后角细胞也可发生变性以及锥体束和运动神经根脱髓鞘,周围神经轴索数目减少。

(三) 临床表现

根据临床表现,可分为屈曲型,伸直型和混合型。这主要是指受累各关节所处的位置,以及功能受限情况,是伸直还是屈曲功能受限。患儿出生后即有多个关节挛缩畸形,可以表现在单一肢体,但多数是对称的。患儿颜面呆板寡情,受累的肢体肌肉萎缩,关节固定于屈曲或伸直位,主被动活动均受限,肢体呈圆柱状,关节部位的正常皮纹消失,皮肤绷紧,发亮。肘、膝和腕部皮肤有浅凹,屈曲畸形者常合并有马蹄内翻足、摇椅足、扁平足、髋和膝关节脱位等。有的可单独表现手和足部畸形,多数为双手双足,也有手部畸形重足部畸形轻或足部畸形重手部畸形轻者。这些病例常常容易漏诊。往往待畸形复发后,进一步检查时才得以确诊。

X 线表现:显示肌肉组织减少或消失,关节囊密度增厚;皮下脂肪组织相应增厚。其他可显示腕骨可能融合,股骨头发育较差,髌骨缺如,也可出现跟距融合等畸形。

(四) 治疗

先天性多发关节挛缩症是一种非常顽固的畸形,治疗后畸形很容易复发,因而治疗应尽早进行,一般建议在出生后 3 个月内争取治愈。出生后软组织僵硬不太严重,可用手法按摩和石膏矫正畸形,若保守治疗失败或畸形复发,应积极采取手术方法治疗。

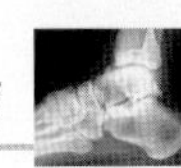

1. 下肢畸形的治疗原则 下肢畸形如保守治疗无效应行手术治疗。手术的目的是矫正畸形，恢复部分关节功能，矫正肢体力线，能独立负重行走，改善步态。膝关节的手术很多，常用的是膝关节软组织松解术，如腘绳肌延长术、腘绳肌前移术、股四头肌成形术、股骨髁上角度截骨或短缩角度截骨术。特别应当指出的是，关节松解后长期牵引，对于矫正膝关节屈曲畸形可以得到非常好的效果。如有残留的屈曲畸形，可用石膏楔形切开逐渐进行矫正。对于伸直型者手术比较困难，这种类型往往合并有不同程度膝后翻，有的甚至非常严重，股骨髁发育明显受到障碍，伸侧软组织松解效果很不满意，多需股骨髁上角度截骨或短缩角度截骨。

2. 畸形足的治疗 主要畸形是马蹄内翻和垂直距骨。保守疗法一般无效。出生后 3 个月就应进行手术治疗。以马蹄内翻足为例，最好在出生后就进行积极治疗。开始先用一系列矫正石膏纠正内收和内翻。不一定纠正下垂。4 周时，切断跟腱，做彻底的后侧松解术，即切开踝关节和胫骨下关节的后关节囊，以及内踝的所有肌腱。若内翻不能完全纠正，应做彻底的内侧松解术。如此可基本纠正所有畸形，将足放平，再用石膏固定数月。经过努力而仍不能矫正或矫正不满意，说明胫骨下关节和跗骨间关节分化不良，几乎没有关节软骨，应考虑作距骨摘除术。不论如何处理，在出生后 3 个月内，所有的畸形都应当用石膏固定。手术后，至少用石膏固定 3 个月，若骨生长已成熟，仍有残余畸形，应作三关节融合术。从长期来看，距骨切除后，胫骨、跗舟状骨和跟骨将自发融合。若仍有畸形，可在融合处作截骨术。这种足一般很小，将终生穿矫形鞋。

对于 5 岁以内的严重僵硬的马蹄内翻足，距骨切除术也是一种可供选择的矫形方法。距骨切除后将跟骨置于踝穴内，手术中往往需要部分切除外踝并切开下胫腓韧带，将跟骨向后推，以便保持一个较好的足跟外形，并增加跟腱力量。

对年龄较长的儿童，三关节融合是比较好的矫形方法，畸形严重者，将足舟骨切除，距楔融合，可收到较好的效果。多发关节挛缩症的马蹄内翻足术后畸形复发率很高，术后需使用较长时间的矫形鞋或其他支具保护。

三、先天性全身性关节松弛症

先天性关节松弛症是家族性的，属常染色体显形遗传性疾病。Carter 和 Wildinson 观察了 285 个学龄儿童，其中 7% 的儿童有 4 对关节有过度活动。

（一）临床表现

女孩多见，主要表现为关节的过度活动。全身各关节都可有过度活动，而且通常是对称的。四肢的肌肉张力减弱但活动能力正常，腱反射正常。关节松弛的程度多表现为关节过伸，严重的可引起关节半脱位。患儿多呈双足扁平、外翻状，部分患儿可合并双膝外翻。

（二）诊断与鉴别诊断

Wynne-Davies 提出 5 种情况有 3 种存在，应诊断为关节松弛症（图 12-2-2）。①肘关节过伸；②腕关节屈曲时，拇指能够触到前臂；③腕关节和掌指关节伸展时，手指可与前臂平行；④足可背伸 45°或更多；⑤膝关节过伸。

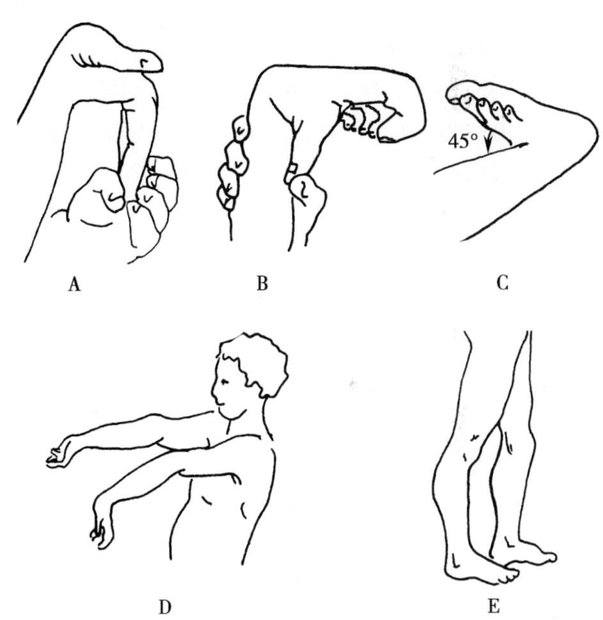

图 12-2-2 先天性关节松弛症表现

在鉴别诊断方面，应与一些罕见的胶原代谢障碍引起的疾病如 EMers-Danlos 综合征以及某些粘多糖代谢病如 Morpuio 病所表现的关节松弛相鉴别。发育性髋脱位患者中关节松弛症的发生率是正常人群的 4 倍。

Ehlers-Danlos 综合征有典型的皮肤与皮下组织缺陷。Morpuio 病除侏儒驼背膝内翻平足屈髋屈膝典型半蹲姿势外，尿中硫酸角质成百倍地增高，而单纯全身关节松弛症不具备其他畸形，亦无异常的实验室检查。其在足部的表现为重力性平足，即负重时产生，不负重时消失。

（三）治疗

有先天性关节松弛症的患儿，一般不需要治疗。足弓发育差有平足者，可于生长发育期应用足弓垫；并令其在沙滩上锻炼行走，以促进小腿与足内在肌的生长发育，自行矫正平足。因关节松弛反复出现踝关节扭伤者，可穿短筒靴或护踝保护。

第三节　先天性马蹄内翻足

先天性马蹄内翻足（congenital talipes equine varus）是先天性足畸形中最常见的一种，约占全部足畸形的75%以上，它可单独存在或合并有其他部位的先天性畸形。

一、病　　因

该病的发病病因至今仍不清楚，有很多学说，一般可归纳为四种原因：

1. 遗传因素　Wynne Davies 等人认为发病与遗传因素有关，同卵双胎的发病率远比异卵双胎的为高，而且具有明显的性别差异。正常人群的发病率为1.24‰，男性为1.62‰，女性为0.8‰；而马蹄足家族的发病率高达2.9%，为正常人群的20～30倍，该病为常染色体显性遗传。近年的研究结果显示基因CASP10变异与先天性马蹄内翻足发病有关。

2. 宫内机械因素　最初是由 Hippocrates 提出的。由于胎儿在子宫内姿势不正常，足被机械外力强制在马蹄内翻位，使足发育畸形，Denis Browne 也认为由于子宫的异常或羊水过少使子宫内的压力增加，胎儿的下肢不能自由活动和改变位置，使发育中的足骨和软组织产生异常。

3. 胚胎发育因素　Hüter 提出马蹄内翻足是胚胎发育期某一阶段足发育受阻滞的结果。Böhm 将人类足的发育分为四个阶段。第一阶段自妊娠第二个月开始，足处于显著下垂位，几乎与小腿平行，前足内收，舟骨与内踝相接近。第二阶段自妊娠第三个月开始，足仍处于下垂位，但开始内翻，跖骨明显内收位。第三阶段自妊娠第三个半月开始足下垂有所减轻，但仍有明显内翻和跖骨内收。第四阶段自妊娠第四个月开始，足处于旋转中立位，跖骨轻度内收，足沿长轴开始外翻，达到正常足的位置。若在妊娠第三、四个月时发育受到障碍，就会残留马蹄内翻畸形。

4. 神经和肌肉的功能缺陷　Man 和 Wiley 观察了马蹄内翻足腓肠肌的组织学变化，发现肌肉失去正常的条纹，而且肌纤维大小也有变化。Isaacs 等人对马蹄内翻足腓肠肌和腓骨肌群进行了组织化学和电子显微镜观察。发现有神经支配异常，主要表现在神经纤维和运动终板的退变和再生，认为先天性马蹄内翻足可能是一种神经源性疾病。

二、病　　理

先天性马蹄内翻足的病理变化表现为不同程度的骨畸形和软组织挛缩纤维化，病理改变是进行性的，步行后尤为严重。

1. 骨变化　在踝关节内，距骨因足下垂而向前移，上关节面脱出踝穴，下关节面则发生扭曲，距骨头颈向内侧及跖侧扭曲成角，正常距骨体和颈的轴心线相交角为150°～155°，而马蹄内翻足此角减少至115°～135°。跟距关节在三个平面上均有畸形，在矢状面跟骨下垂，跟距角度小（正常跟距角为35°～55°）冠状面跟骨内翻以及水平面的内旋。由于水平面的内旋，使跟骨的前部滑向距骨头颈的下方，而跟骨后结节则向外移至外踝处。舟骨发育小，变扁或呈楔形，其内侧结节增大，近侧关节面滑向足的内侧和跖侧，与距骨的内侧面甚至内踝接触。骰骨和楔骨随舟骨和跟骨向内侧旋转，骰骨呈楔形变，跖骨可发生内翻、下垂。

2. 软组织变化　足和踝内侧、后侧及跖侧的软组织均有挛缩。小腿三头肌、踝关节和距下关节的后关节囊，跟腓韧带、胫距后韧带短缩，同时跟腱的附着点偏向跟骨内侧，加重了跟骨的内翻。踝关节背内侧的分歧韧带、三角韧带、胫舟韧带，足底的跖腱膜、踇展肌、跟舟跖侧韧带、趾短屈肌以及跗骨间、跖跗关节囊和韧带均有短缩。此外胫后肌止点常见异常或扩大成片状，胫前肌止点也可内移，胫前肌、胫后肌、踇长屈肌、趾长屈肌均有不同程度的挛缩纤维化，严重者呈条索状。

三、临床表现

男性发病多于女性，双侧和单侧发病者各占半

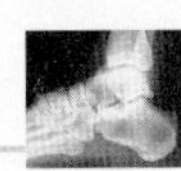

数。一般患足有四个畸形:①前足内收、高弓;②足跟内翻;③踝关节马蹄;④小腿内旋。典型的马蹄内翻足前部较宽,足跟尖而小,足的内侧缘短,外侧缘长。足心部常有一条深陷的横行皮肤皱襞,足跟后上方也有一两条深陷的横行皮肤皱襞(图 12-3-1)。足内侧皮肤紧张,跟腱及跖腱膜挛缩,小腿后侧肌肉瘦小缺乏弹性。将膝关节屈曲时,可见患足尖向内,外踝位置较正常者偏前并突出,内踝则偏后且不明显。患者站立时畸形轻者用足跖外侧负重,重者则常用足背外侧负重,久之负重部位可出现胼胝及皮下滑束。如单足畸形患者走路有跛行,如双足畸形则向两侧摇摆。

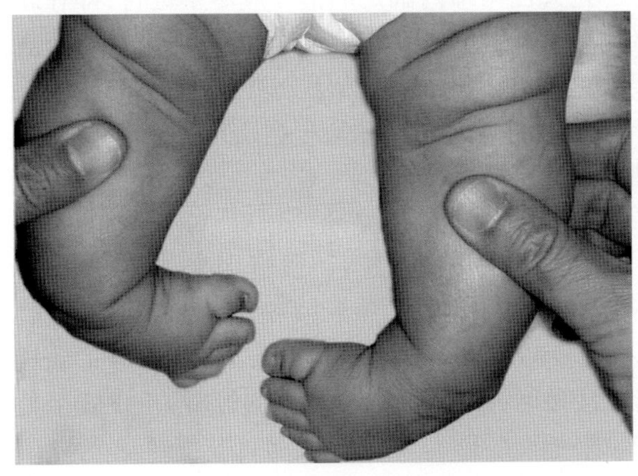

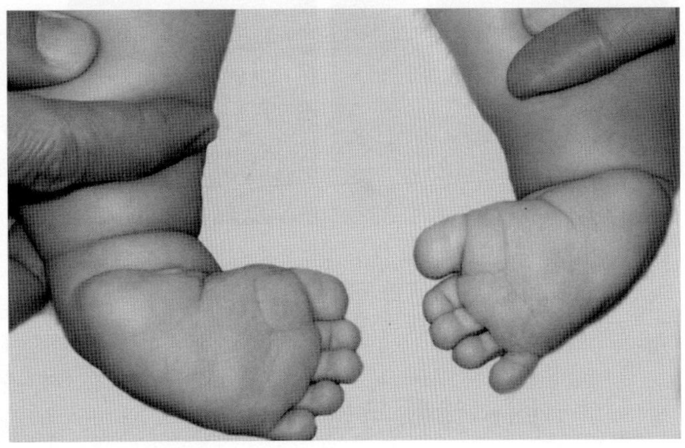

图 12-3-1 先天性马蹄内翻足外形

一般临床上可有两种类型:①松弛型,约占本病总数的 3/4,患足畸形较轻,足跟大小正常,小腿粗细没有变化,足背及踝前部仍有皮纹,足较柔软,一般认为此型为外因型,可能为子宫内位置不良所致,早期保守治疗 2 ~ 3 个月可获得满意纠正。②僵硬型,畸形较严重,足跟小而内翻,小腿肌肉萎缩,足背和踝前部皮肤拉紧,足内侧和足底有较深的皮纹,可伴有小腿内旋甚至股骨内旋畸形。足下垂呈棒状,足跟向上,距骨头可在足背外侧隆起。患儿用足背外侧行走,使整个足发生扭曲,甚至足底朝上,足外侧负重部位出现较大的胼胝和滑囊。此型多表现为双侧,早期保守治疗往往难以获得满意效果,即使有好转,日后畸形也易复发。

X 线检查:正常新生儿足部 X 线片可以看到距骨、跟骨和骰骨的骨化中心,以及跖骨和趾骨。足舟骨的骨化中心到 3 岁时才出现,可根据跟骨、距骨及跖骨的相互关系来了解足的畸形情况。正常足正位 X 线片跟骨轴心线经骰骨通过第四跖骨底或第五跖骨头,距骨轴心线经舟骨至第一楔骨和第一跖骨,两线相交角为 28° ~ 40°(图 12-3-2)。在马蹄内翻足中,跟距轴线交角变小,严重者两骨轴线平行不成角度,舟骨和骰骨内移,跖骨内翻呈重叠状。侧位 X 线片(图 12-3-3),距骨的轴心线与跟骨跖面的伸延线相交为 35° ~ 55°。在马蹄内翻足中,由于跟骨处马蹄位,跟距交角变小(图 13-3-2)。

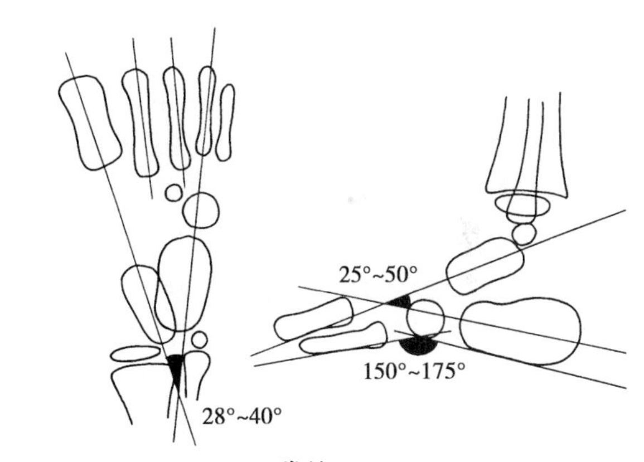

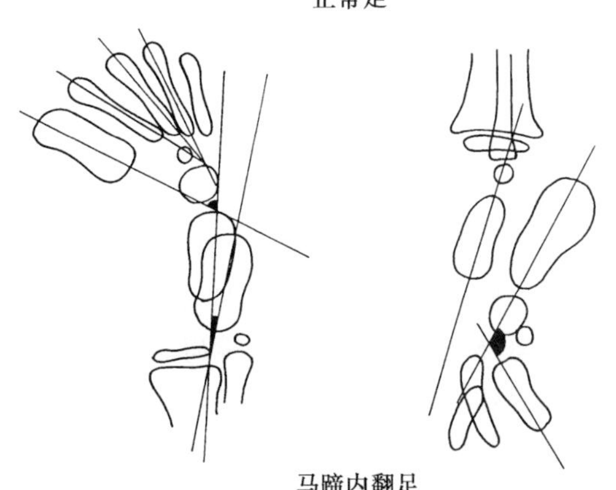

图 12-3-2 先天性马蹄内翻足 X 线划线

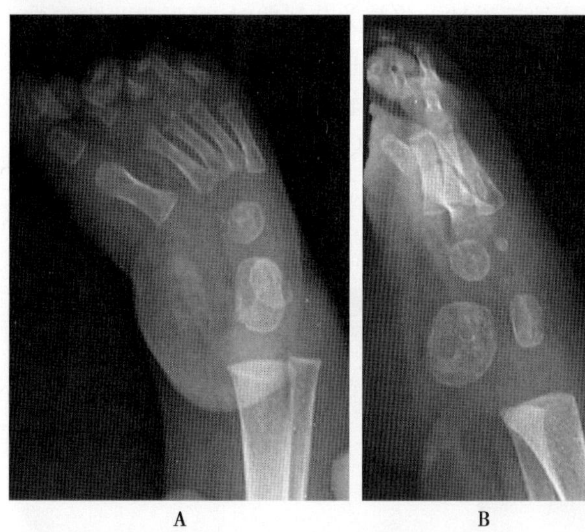

图 12-3-3　先天性马蹄内翻足 X 线片
A. 正位 X 线片；B. 侧位 X 线片

四、诊断与鉴别诊断

根据病史及临床体征，先天性马蹄内翻足的诊断并不困难，但需与以下疾病相鉴别。

1. 神经性马蹄内翻足　女性多见，出生后可有马蹄内翻足，可因足内肌瘫痪而出现弓形足和爪状趾畸形。骶部可见有毛发增生，皮肤瘢痕或脊髓脊膜膨出，小腿外侧及足部有皮肤感觉障碍，有的甚至有小便失禁，足外侧负重部位常出现营养性溃疡，经久不愈。腰椎 X 线正位片可见椎板缺陷。

2. 脊髓灰质炎后遗症　出生时足正常，有脊髓灰质炎发病史，肢体有多个肌肉瘫痪，且无规律，无皮肤感觉障碍，受累肢体呈短、小、细、凉表现。

3. 脑性瘫痪　多有难产、早产或生后高烧惊厥史，患肢肌张力增加，腱反射亢进，踝阵挛阳性，病理反射阳性。

4. 多发关节挛缩症　多见四肢多个关节发病，关节固定于屈曲状或伸直位，关节部位正常皮肤纹理消失，皮肤绷紧、发亮，肢体呈圆柱状，失去肢体的正常外形。足畸形僵硬，被动活动不能达到正常位。

5. 腓总神经损伤　多为臀部注射或外伤引起，注射后，肢体疼痛，随即出现小腿前群及外侧群肌肉麻痹，早期小腿外侧可有皮肤感觉障碍。足部呈软瘫垂足，跨阈步态。

6. 进行性遗传性感觉运动神经病　是一种遗传性神经源性肌病，以往称进行性腓骨肌麻痹。男性多见，4～5 岁后发病。最早多于足内肌发病，出现高弓足畸形，以后累及腓骨肌时，即出现马蹄高弓内翻畸形，肌肉萎缩向肢体近端扩展，但多不超过大腿中下 1/3 交界处，膝、踝反射消失，病程中也可有手的内在肌和前臂肌群受累。

五、治　　疗

先天性马蹄内翻足的治疗应尽早进行，即在新生儿期一经发现就应及时治疗，而不能采取等待观望以免影响疗效。治疗方法分非手术治疗和手术治疗两大类，采取何种方法应根据患儿年龄，畸形的类型和程度而定。

1. 非手术治疗

（1）手法按摩治疗：一般适用于 3～4 个月以下的婴儿，最好能在出生后第一天就开始治疗，生后 1～2 周疗效最显著。要教会患儿父母如何正确进行手法按摩，在婴儿吃奶或睡眠时进行治疗效果最好。松弛型畸形不严重者，大多可获得纠正。Waisbrad 提出，手法治疗的好坏和距骨颈畸形程度有关，当距骨颈和体的轴线交角大于 150°，非僵硬型的马蹄足，手法治疗最有效。最具代表性的方法为 Kite（1964）法和 Ponseti（1966）法。

1）Kite 操作手法：手法时应屈膝 90°，以免膝关节侧副韧带受到牵拉。如患儿左足畸形，术者用右手握住踝关节，四指按住足跟内侧，左手捏住前足，𧿹指在跖侧，四指在背侧。首先用右手固定踝关节，左手捏住前足向外推动，使前半足外移外展，待前足内收畸形矫正满意后，再矫正足跟内翻。用右手𧿹指按住外踝，其余四指按住足跟内侧向外推动，使踝关节内侧的三角韧带以及其他软组织受到牵拉。在纠正内收内翻畸形后，最后用左手大鱼际顶住足底将全足渐渐背伸牵拉跟腱，纠正马蹄。应注意的是，足部背伸时，不能只局限于前半足，而必须是整个足背伸以牵拉跟腱，否则会引起前足上翘，后足马蹄的“摇椅足”畸形。每日早晚各一次，每次手法 50～100 次，纠正畸形后，应用胶布条维持矫正位置，胶布条每 3～4 天更换一次，这样经过 2～3 个月治疗，畸形可完全矫正。

2）Ponseti 法：Ponseti 强调足的各部畸形应作为一个整体矫正，其中内侧高弓造成的短缩应该是首先矫正的畸形。方法是在第一跖骨头处加压使前足置于旋前位同时外展，外侧在距骨头处加压，使舟骨和跟骨以距骨为中心逐渐复位。按摩后于矫正位行长腿石膏管形固定，每周更换一次，每次固定前按摩。一般经 4～6 次后，前足高弓、内收、内翻及跟骨

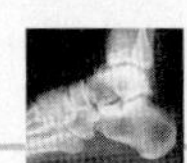

内翻可完全矫正并可达到外翻位，马蹄畸形亦可得到部分改善。85%经过按摩改善的患儿最后一次石膏固定前需行跟腱延长，指征为跟骨矫正位达到外翻，踝背伸矫正位达0°～5°。延长后于矫正位行石膏固定3周，然后全天穿戴维持足外展、外翻的支具3～4周，晚间支具到4～6岁。

（2）胶布条固定法：屈膝90°，膝上和足背垫好纱布垫，用2.5cm宽的胶布条绕前足转向小腿外侧，再向上绕过膝上，转下至小腿内侧中部。第二条胶布条自内踝上绕过跟骨，沿小腿至外侧中部。第三条胶面条在小腿中段围绕固定。

（3）石膏矫正法：一般3岁以内的畸形足，可用石膏矫正，治疗顺序同手法按摩，先矫正前足内收，再矫正后足内翻，最后矫正马蹄畸形。石膏应打长腿屈膝位置型石膏。好处是：①不易脱落，尤其肥胖、足小的患儿，伸直位石膏极易脱落；②可矫正小腿内旋畸形，先天性马蹄内翻足患儿小腿往往有内旋畸形，行长腿屈膝位石膏，在矫正足畸形时，对小腿内旋畸形也可矫正。石膏每2～3周更换一次，使足畸形逐渐得到矫正。

2. 手术治疗　婴幼儿的手术方法主要以软组织松解术为主，一般主张先经过半年左右系统的保守治疗，畸形矫正不满意的应改行手术治疗。关于手术年龄问题，很多学者主张早期手术。Main（1977）提出6个月以上的婴儿即应施行手术，若超过4岁手术效果不理想。Turco（1979）总结240只畸形足，一期行后内侧软组织松解术，随诊2～15年，其中1～2岁的101只效果最好，但6个月以下的10只畸形足中，有6只足手术失败，失败的原因与足小，解剖关系不清，容易误伤有关。因此认为6个月～1岁是手术的最佳时机。先天性马蹄内翻足的手术可分类三大类：①软组织松解术；②骨畸形矫正术；③肌力平衡术。术式的选择应依据患儿年龄，患足畸形程度而定。

（1）软组织松解术

手术指征：3岁以内经保守治疗畸形不能彻底矫正的，以及3～8岁未经治疗和治疗后畸形复发的病例。手术方法是松解或延长足内侧及后侧挛缩的软组织，使足畸形得到矫正。对于足畸形较轻，只有马蹄和高弓足的，可单纯做跟腱延长和跖腱膜松解术。对于严重畸形应做足内侧和后侧广泛的软组织松解术（Turco手术），包括踝关节和距下关节的后关节囊切开，内侧跗骨关节的关节囊韧带切断，以及内侧的三角韧带浅层、跟舟跖侧韧带及外侧跟腓后韧带、分歧韧带，必要时可切断距跟骨间韧带，经过广泛的软组织松解后，舟骨、跟骨可恢复与距骨的解剖关系，大部分足畸形可得到充分矫正。经半环形切口（Cincinnati切口）（图12-3-4）行后内外侧松解（McKey手术）可进一步松解外侧结构，包括跟腓韧带、趾短伸肌、距跟外侧关节囊、跟舟韧带、跟骰韧带，强调保留距跟骨间韧带作为合页，利于矫正跟骨在距下的内旋和内翻。

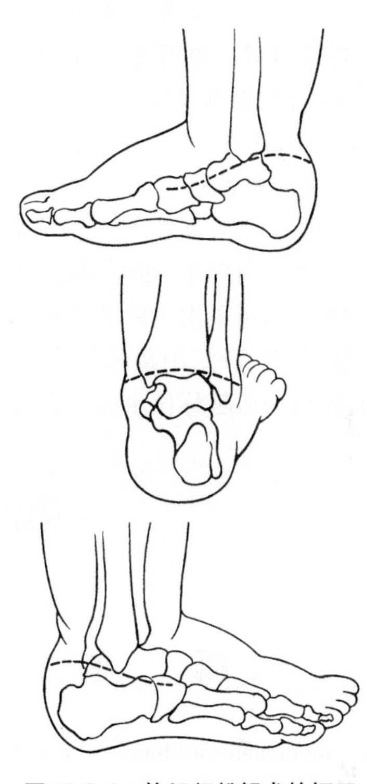

图12-3-4　软组织松解术的切口

（2）肌腱移位术：先天性马蹄内翻足常有肌力不平衡存在，若仅将软组织松解或骨畸形矫正，而不调整肌力不平衡，日后足畸形很容易复发。如单纯腓骨肌力弱，可做胫前肌移位术，如腓骨肌、胫前肌皆力弱可做胫后肌前移术，移位时可根据外翻肌力量的强弱，考虑将肌腱移位到第二、第三楔骨或骰骨上。手术年龄一般在3～4岁以后进行，这时患儿比较配合，患儿的肌力能准确的测出，使移位的肌腱更准确，效果更满意。胫后肌移位可采用通过小腿内侧皮下隧道或胫腓骨骨间膜移位至足背前方，移位的肌腱最好通过伸肌支持带的下方，这样足背伸时不会出现弓弦状的肌腱绷起。

（3）骨骼畸形矫正术：骨骼畸形矫正术可分为关节内骨畸形矫正和关节外骨畸形矫正两种，前者常做的手术有三关节融合术，中跗关节楔形截骨术（Cole法）。后者常做的手术有骰骨骨化中心刮除或骰骨楔形截骨。以及跟骨截骨术(Dwyer 法)。对于1~2岁以内足畸形严重的患儿,经足内后侧广泛软组织松解后,如前足内收仍矫正不完全者,可做骰骨骨化中心刮除术。手术将骰骨的松质骨挖出,骰骨呈鸡蛋壳样,将前足用力外翻背伸,骰骨碎裂,用以矫正前足内收,因骰骨碎裂后,足弓有部分塌陷马蹄畸形也会有部分改善。而对于年龄较大的患儿,需做骰骨楔形截骨术。

三关节融合术需在12岁以上进行,对于患足畸形特别严重的,8岁以后也可进行,在做三关节融合术同时,先做跖筋膜松解及跟腱延长术。旨在尽量使畸形获得部分矫正,以减少截骨量,尽量保留足的长度。三关节融合术后足的灵活性较差,行走时各种应力集中于踝关节,容易使踝关节受损,后期可出现骨性关节炎、踝关节疼痛、步履困难。所以对年龄较大的马蹄内翻足,可采用中跗关节楔形载骨(Cole 法)矫正前足内收及高弓,用跟骨截骨(Dwyer 法)矫正跟骨内翻,同时做肌腱移位术调整肌力不平衡,这样足畸形可以得到满意的矫正,足的各关节可以最大限度地得到保留。各种截骨术的操作原则,可参见第十章第一节。

3. 手术治疗的并发症

(1) 切口愈合不良:这是一种常见的并发症,因足内侧软组织挛缩,矫形后皮肤紧张血运差,使伤口愈合迟延。预防办法,术后足底内侧皮肤血运较差的患者,前足内收畸形可不急于完全矫正,待两周拆线后,更换石膏时,再完全矫正前足内收畸形。

(2) 畸形复发:先天性马蹄内翻足经软组织松解术后,畸形很容易复发,畸形复发率各家报告不一,最高可达50%以上。预防办法,手术畸形矫正要完全,术后要穿可靠的矫形鞋控制,直到足发育成熟。

(3) 关节僵硬:这与手术操作粗暴,尤其是幼儿较小,解剖关系不清,盲目地切开关节囊,造成关节软骨损伤过多有关。因而术者应仔细操作严禁粗暴。

第四节 先天性跖内收

一、概　　念

跖内收(metatarsus adductus)又称内收跖,由Cramer于1909年首先使用,是前足相对于中足和后足所产生的内收(图12-4-1)[此处限定为前足(跖骨)在水平面上异常的内收变化,而后足正常或轻度外翻的前足畸形]。在儿童,先天性跖骨内收是较常见的足畸形,文献报道其发病率在0.1%~12%,女性多见。

跖内收、跖内翻与跖内收内翻,或称跖骨内收、跖骨内翻与跖骨内收内翻;又称内收跖、内翻跖与内收内翻跖三个概念反映了前足不同的畸形。但在不同的著作与文献中对这些畸形的命名尚不统一,为了与国内学者一起进一步研究与认识这些疾病,本节提出一些意见与同仁们商榷。

跖骨内收是指跖骨在横断面上有异常的内收变化的前足畸形。跖内翻是指前足在相对后足向内侧偏移的情况下又有旋后为特征的足部畸形;后足正常或伴有轻度内翻。这两种情况下,足的外侧边界

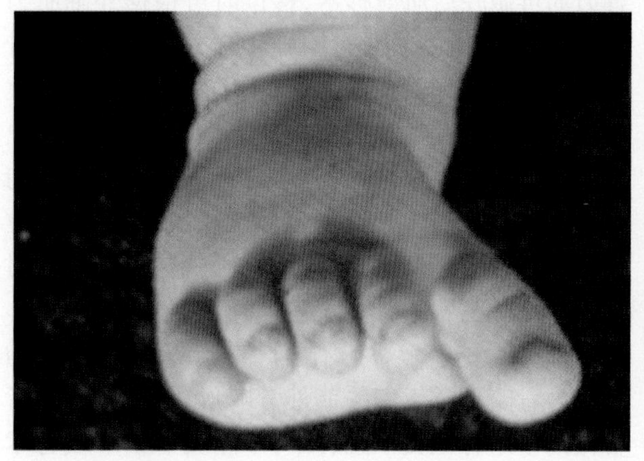

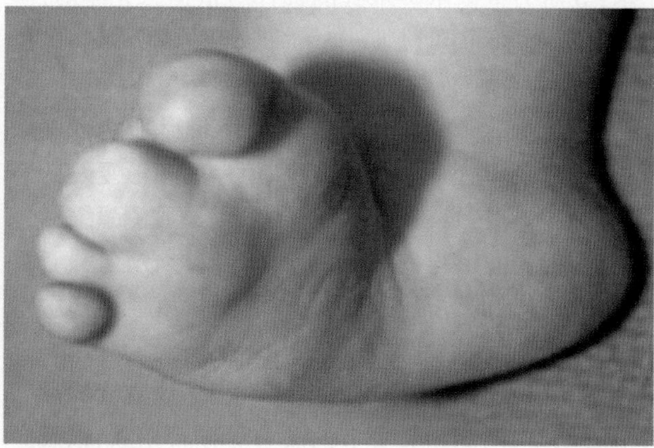

图 12-4-1 跖内收外形

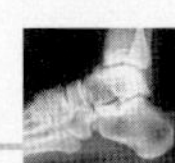

凸起并向第五跖骨基底部突出。现在普遍称为的内收内翻跖，是指前足相对后足向内侧偏移旋后合并后足的严重外翻畸形的一种罕见的僵硬性足部畸形。

二、发病原因

病因有遗传因素，也有环境因素，但遗传方式不明确。虽然跖内收的确切发病原因尚不清楚，但学者们提出了一些发病的因素。胎位和家族遗传导致了部分病例；有的可能与内侧楔骨的先天发育畸形有关，包括第一跖楔关节内侧偏斜在内的梯形楔骨畸形（图 12-4-2），可能是发病的原因。

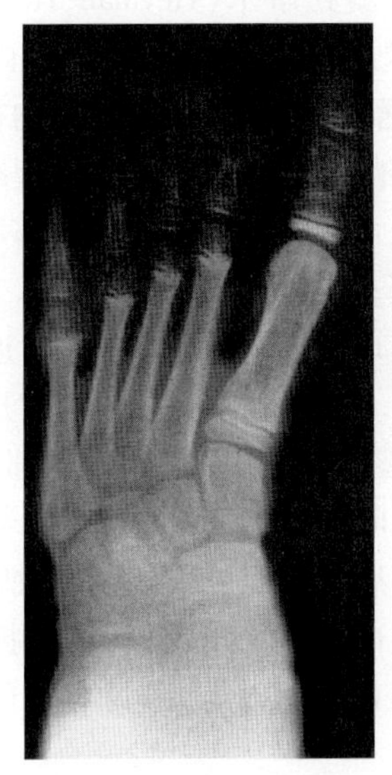

图 12-4-2　梯形楔骨

三、临床表现

畸形在出生时即可表现，但也经常在数月后甚至在婴儿学走时步态异常才被发现。前足内收，内翻，足内侧跖跗关节处通常有一条较深的皮肤皱褶，踇趾常与其他四趾分开，内侧纵弓较高、凹陷（图 12-4-1）向第 5 跖骨基底部突出。后足正常或略外翻，常伴有胫骨内旋畸形。踝关节跖屈受限，使前足被动外展时外展肌明显紧张。患儿行走时，足尖向内，用足外侧负重（图 12-4-3）。严重者穿鞋很困难，鞋面内侧和鞋底外侧很早出现磨损。

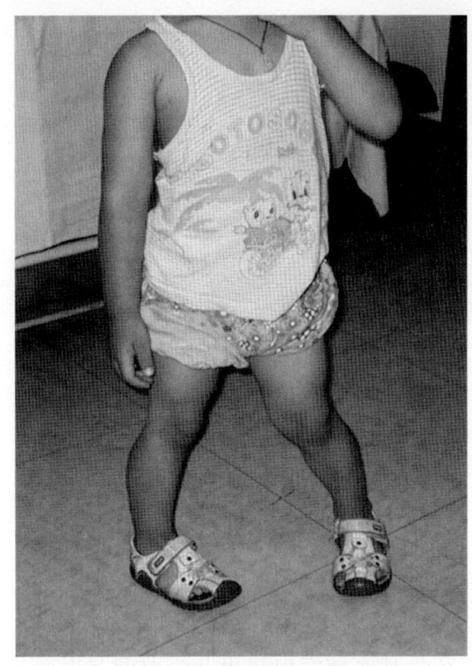

图 12-4-3　跖内收患儿走路的姿势

临床上，Bleck 把跖骨内收分为轻、中、重度（型）（图 12-4-4），轻型病例中，查体时前足在外展时可超过中线（图 12-4-4B）；中型者前足有一定的柔韧性允许前足外展到中线，但通常不能超过中线（图 12-4-4C）；重型的前足僵硬，则不能外展（图 12-4-4D），于足内缘也可见到横行皮肤皱褶，或踇趾与第 2 趾的趾蹼间隙增大。

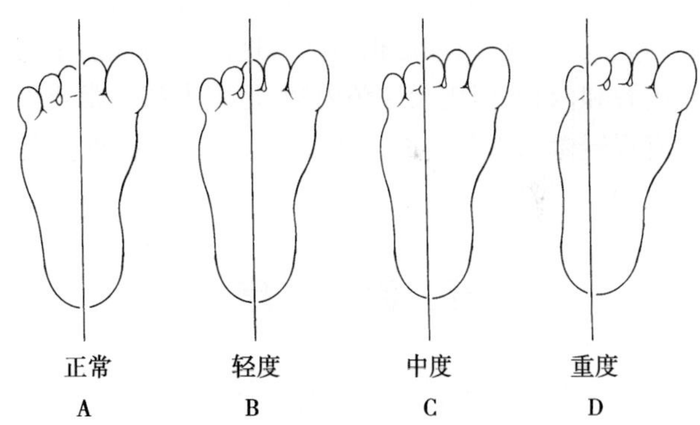

图 12-4-4　Bleck 跖内收分型

X 线片表现：由于婴幼儿在 X 线检查时受各方干扰较多，因而放射性检查对诊断不是必需的。X 线片显示五个跖骨均在跖跗关节处呈内收位，第一跖跗关节畸形最严重，从第一至第五跖跗关节逐渐减轻。距舟关节正常或舟骨略偏距骨头外侧。前后位 X 线片显示跟距角正常或略增大（图 12-4-5）。

四、诊断与鉴别诊断

诊断以临床症状为依据，前足有内偏畸形与足背和足底的内侧有皮肤皱褶、足的外侧边界凸起并

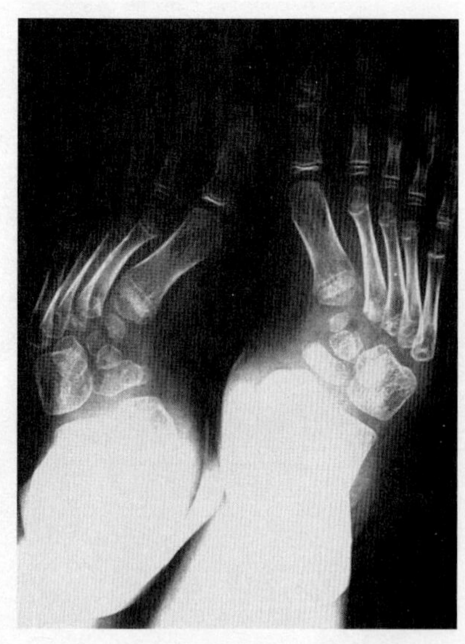

图 12-4-5　跖内收的 X 线摄片

向第五跖骨基底部突出与患儿走路时足趾部向内侧倾斜是常见的临床表现，也是诊断的重要依据。

在婴儿中将跖内收，跖内翻和内收内翻跖互相鉴别是非常困难的，有时甚至是不可能的；但是不应和先天性的畸形足相混淆。后者的特征表现是前足的内侧偏移，僵硬的马蹄足、弓形足畸形和踝、中足及后足的外翻畸形。其中应特别注意将先天性跖内收与先天性马蹄内翻足相鉴别。这两种畸形前足均有内收和内翻，但先天性跖内翻，足跟大都正常或少数有很轻微的外翻。而先天性马蹄内翻足，前足与足跟均处于内翻位。

五、治　　疗

1. 轻度跖内收的治疗　轻度跖骨内收可自愈，让患儿把鞋子交换穿着，即左足的鞋子穿着于右侧，右足的鞋子穿在左足，即可自行矫正矫形。

2. 中度畸形与重度畸形的早期治疗　主要是手法牵伸按摩矫形或严重者用石膏矫形。出生后应积极地进行手法矫正。正确的手法是：后足置于轻度跖屈位，将跟骨前结节向内推向距骨头下，一手拇指压住骰骨外侧，另一手捏住前足，使跖骨在跖跗关节处充分外展。每次按摩 5 ~ 10 分钟，每日数次。轻者畸形可完全矫正，畸形严重者按摩后可采用石膏矫形。应用长腿屈膝位管形石膏，前足固定于外展，后足固定于内翻和轻度跖屈位。注意内侧石膏压力应作用于第一跖骨头和颈而不是蹲趾。每两周更换石膏一次，直至足外侧缘变平，第五跖骨基底突出消失为止。

3. 手术治疗　一般经上述治疗后，95% 以上患者一般经过 6 ~ 12 周或更长一些的时间可恢复足的外形与柔韧性，很少有需要手术治疗者。但少数较大儿童由于畸形严重，引起显著的疼痛，穿鞋困难时可考虑手术矫形。①2 ~ 4 岁：跖跗关节囊切开术（Heyman，Hemdon 和 Strong 手术）；②大于 4 岁：跖骨基底杵臼截骨术（Bekman 和 Gartland）和内侧楔骨外侧骰骨双截骨术。对上述治疗原则也有不同意见，Coughlin 根据 Sterk 等复习了 32 例术后患者资料发现手术失败率为 41%，51% 患者在足背部突起的手术疤痕有疼痛；提出不同的意见，认为对 2 ~ 4 岁的儿童手术矫形时应首选跖骨基底杵臼截骨术。

（1）关节囊松解术（Heyman，Hemdon 和 Strong 手术）：该手术适用于患有严重跖骨内收保守治疗失败，仍有显著疼痛、穿鞋困难与影响行走的 4 岁以内的儿童。年龄小于 2 岁者及柔软型跖内收者应为禁忌。采用足背部两个纵形切口显露所有跖跗关节与跖骨基底部；一个切口位于第一、二跖跗关节之间，另一个切口对准第 4 跖骨表面的近侧延长线上（图 12-4-6A）。切开皮肤后，纵形切开骨膜并行骨膜下剥离，显露出每个跖骨的基底部及跖跗关节。切开所有的跖间关节、跖跗关节背侧与内侧的关节囊及韧带。然后将前足外展矫正内收畸形。术后用短腿石膏固定前足 10°外展位，两周拆线后更换石膏再固定 4 周（如为幼儿，每两周时可能需要再次更换石膏）。

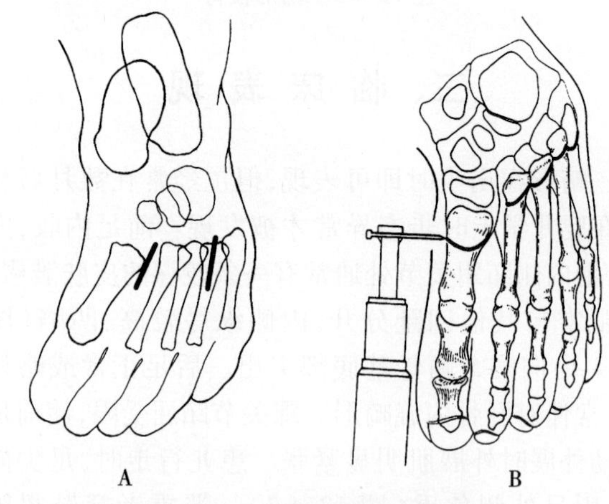

图 12-4-6　跖骨基底杵臼截骨术

A. 切口；B. 跖骨基底杵臼截骨

本术简单易行，多数效果满意；但术后并发症与复发率较高。1970 年 Kendric 等人复习了采用 Heyrnan-Hemdon-Strong 手术的 80 只足，其中 92%

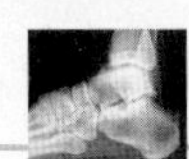

获得了优良的结果。他们建议本手术的合适年龄为3～8岁的学龄前儿童。但Stark,Jonson和Winter复习32例患者的结果,却发现复发率为41%,而且手术后足背切口瘢痕凸起并引起疼痛的发生率占51%。于是主张对4岁或4岁以上的僵硬型跖骨内收,采用跖骨基底杵臼截骨术是更好的选择。本手术的潜在并发症包括跖骨基底半脱位以及损伤前足和中足的小关节。

(2) 跖骨基底杵臼截骨术(Bekman和Gartland手术):本术适用于4岁或大于4岁的僵硬型跖骨内收伴有显著疼痛、穿鞋困难与影响行走者。柔软型跖内收者应为禁忌。手术采用足背部两个纵形切口显露所有跖骨的干骺端与跖骨基底部(图12-4-6A)。一个切口位于第1、2跖骨之间,另一个切口对准第4跖骨表面上。切开皮肤游离皮瓣。纵形切开骨膜并行骨膜下剥离,显露出每个跖骨的干骺端与基底部。用微型电锯对每个跖骨做杵状截骨,其圆顶位于近端(图12-4-6B)。截骨完成后外展前足矫正跖骨内收,用两根克氏针从第1和第5跖骨干的远端插向近端止于楔骨近端,进行固定(图12-4-7);使足维持在矫正的位置防止截骨两端向背侧或跖侧成角以及重叠移位。在闭合切口前,摄X线片检查克氏针的位置、截骨的部位以及前足的力线。正位X线片上距骨与第1跖骨角应矫正到0°～10°之内。术后用短腿石膏固定足于中立位。两周拆线后更换为行走管形石膏再固定6周。然后去石膏穿足弓垫鞋部分负重行走,待骨愈合后方可负重行走。

(3) 楔骨及骰骨截骨术(McHale和Lenhart手术):该术适用于因内侧楔骨发育过小的障碍引起

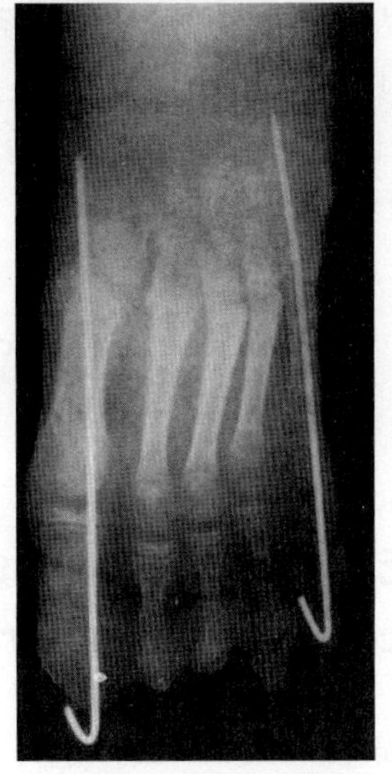

图12-4-7　跖骨基底杵臼截骨后克氏针固定

足内侧柱严重短缩的中足畸形而引发的跖骨内收畸形的矫正。年龄小于4岁者及柔软型跖内收者应为禁忌。术中,在骰骨表面作一个短纵形切口;于楔骨表面作一个短纵形切口(图12-4-8A)。切开皮肤后游离皮瓣显露骰骨。在骰骨基底的背外侧,切除一个基底位于外侧、宽7～10mm的楔形骨块(图12-4-8B)。然后切开内侧切口显露内侧楔骨,在楔骨的内侧与背侧横行截断楔骨(图12-4-8B);保留胫前肌附着在楔骨截骨的远端,用牵开器将截骨间隙牵开,把骰骨楔形截骨所切取的楔形骨块切入内侧楔骨截骨间隙内,楔形骨块的基底位于楔骨的内侧(图12-4-8C)。矫形满意后,用两枚克氏针将足固定在矫正的位置。一枚克氏针自跟骨插入,经过骰骨并从第5跖骨基底穿出;另一枚克氏针从第1趾

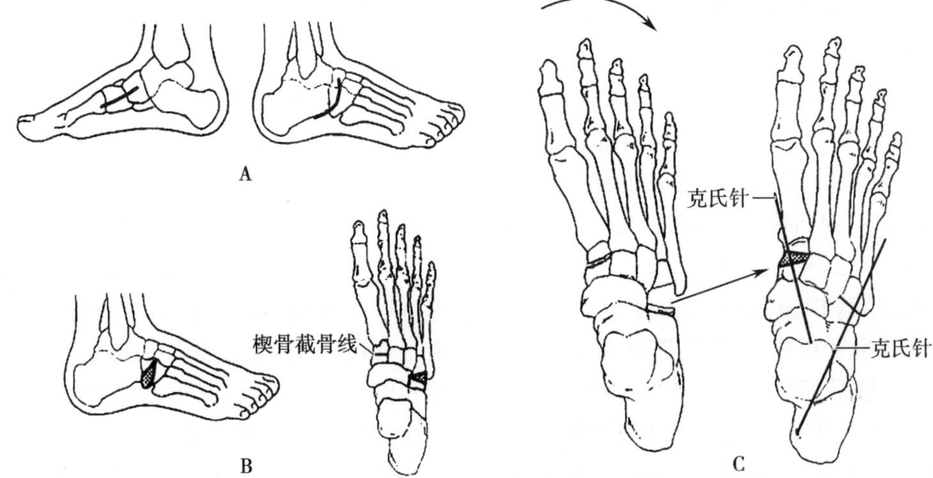

图12-4-8　楔骨及骰骨截骨术(McHale和Lenhart手术)

A. 切口;B. 截骨示意;C. 将骰骨的楔形骨块移植到内侧楔骨中矫正跖骨内收并行克氏针固定

蹼插入，经过内侧楔骨、舟骨而进入距骨（图 13-4-2C）。经 X 线片证实克氏针的位置以及骨性畸形矫正达到矫形的目与生理解剖的要求后用厚棉垫覆盖切口，短腿管形石膏固定足于功能位。石膏内使用厚棉垫，使之允许一定程度肿胀。术后 2 周拆线，然后更换更为合适的非负重的管形石膏；6 周拔除克氏针，再用负重管形石膏固定。然后根据 X 线片证实骨性愈合时去除石膏固定，开始练习负重行走。

第五节　先天性跗骨疾病

一、先天性副舟骨（congenital accessory navicular）

副舟骨（accessory navicular）是舟骨粗隆的一个单独骨化中心，有称为足舟骨第二化骨中心，存在于 5% ~10% 的人群。

（一）病因病理

先天性副舟骨又称外胫骨或赘蹘，是足舟骨第二化骨中心的先天性异常，为常染色体显性遗传。副舟骨一般分两种类型：一种副舟骨很小，呈圆形或卵圆形，甚至可以包裹在胫后肌腱止点的肌腱纤维中；另一种副舟骨较大，呈三角形或钩状，与舟骨结节间相隔一层纤维软骨或纤维组织，此型相隔纤维软骨者到青少年时大都与舟骨融合，但相隔纤维组织者却不能愈合，而且更易出现临床症状。一般情况下，胫骨后肌腱的止点附着在舟状骨体部的跖侧；由于副舟骨的存在，胫后肌止点变异到舟骨粗隆部。人们认为这种错误的附着减弱了胫后肌维持足纵弓的力量，使足纵弓塌陷，形成扁平足。

（二）临床表现与诊断

多数具有副舟骨的患者没有临床症状，一般发现于偶然的放射学检查结果。若有症状出现，多在青春期，患儿常因走路多后或因鞋的摩擦压迫迫使足底或足内侧疼痛。疼痛定位于副舟骨的突出部位，舟骨结节处较突出，局部压痛，可有肿胀。查体时可见足内侧纵弓塌陷，部分患者胫后肌腱止点附近一段的肌腱有压痛，足抗阻力内翻，活动时疼痛加剧。

有以上临床症状，拍摄足的舟状骨位 X 线片可明确诊断。多数学者根据 X 线片把副舟骨分为三型。Ⅰ型表现为胫后肌腱内的圆形籽骨（图 12-5-1）极少出现症状。Ⅱ型与舟骨体以软骨相连（图 12-5-2），易于受到胫后肌腱牵拉或局部剪力的损伤。Ⅲ型也称为鸟嘴样或角状舟骨（图 12-5-3），副舟骨与舟骨体融合。由于部分患者可发生舟骨结节处滑囊炎或胫后肌腱炎。前者在舟骨结节处有疼痛性囊性包块可及；后者在胫后肌腱止点附近一段的肌腱有压痛。临床上应仔细检查并作鉴别诊断以避免不适当的手术治疗。其他情况，如压力性骨折和跗骨联合，也可能有附近的疼痛，应注意鉴别。

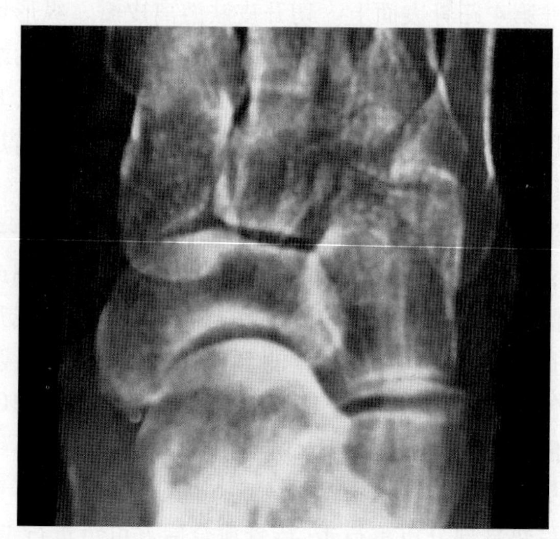

图 12-5-1　Ⅰ型副舟骨

（三）治疗

本畸形无症状者不需治疗。对有疼痛症状者，早期应给予保守治疗，包括局部封或局部涂抹抗炎止痛药，如扶他林乳胶剂、波菲特擦剂等。有肌腱炎者可行物理治疗。如有扁平足，鞋内可加用足弓垫；疼痛严重者，可用矫形支具甚至石膏夹固定都有帮助。有行石膏固定 4 周而使症状消失者。

保守治疗无效，临床症状严重的病例可考虑手术治疗。多数学者主张采用 Kidner 术式，方法是将副舟骨切除，并切除多余突出的舟骨结节，使之与距骨和楔骨平面一致，紧缩缝合胫后肌腱并将其止点前移到舟骨的跖侧中部，术后 6 周去除石膏，改穿用纵弓鞋垫半年。Prichasuk 和 Sinphurmsukskul 报告，应用 Kidner 术式获得良好的效果，在 28 例者中有 27 例缓解了疼痛和疲劳，但不能明显改善内侧足弓

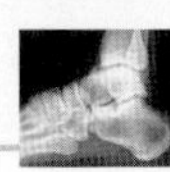

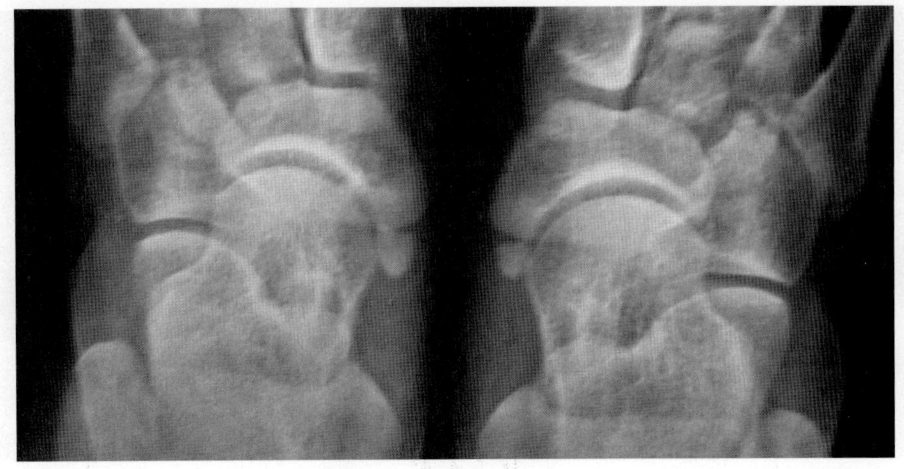

图 12-5-2 Ⅱ型副舟骨

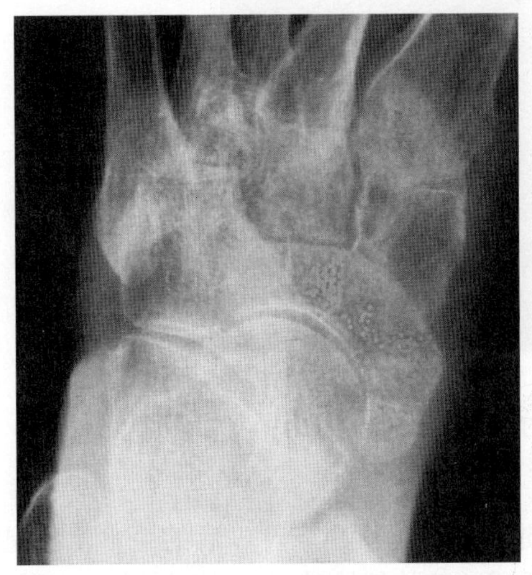

图 12-5-3 Ⅲ型副舟骨

的高度。然而，有作者报道，切除附属舟状骨而不抬高和深插胫骨后肌腱与较为繁琐的操作程序一样有效。75 位进行附属舟状骨简单切除的无症状患者中，70 位（93%）患者获得良好的和极好的结果。Tan 等在 9 位患者中比较了 Kidner 操作和简单切除，发现两种操作在缓解症状方面均很成功。Macnicol 和 Voutsinas 还得出结论，只进行切除与 Kidner 操作同样有效。

二、先天性垂直距骨

先天性垂直距骨（congenital Vertical Talus）又称先天性外翻凸形足，或先天性“摇椅”扁平足，是一种少见的先天性畸形，可以单发，也可以作为全身多发畸形的一部分，如先天性多发关节挛缩症，先天性马蹄内翻足，脊髓脊膜突出，神经纤维瘤病等。

（一）病因

本病原因不明，一般认为是由多种因素所致。胎儿在子宫内的姿势不正常，神经性或肌肉性因素，骶 2、3 神经根麻痹所造成的足底内在肌力弱，均可引起这种畸形。另外本病可能与遗传因素有关，有人报导先天性垂直距骨容易发现于一个有较高先天性马蹄内翻足发病倾向的家族中，也有两姐妹，孪生兄弟，父与子同时发病的报导。

（二）病理

距骨呈垂直位，距骨颈发育小，头扁平呈卵圆形，舟骨移向距骨背侧与距骨颈相关节，舟骨的近侧关节面朝向跖侧。距下关节的前关节面往往缺如，后关节面向外倾斜。跟骨位于距骨的后外并跖屈，载距突发育差，内侧关节面变圆，后关节面向内倾斜。跟骰关节向背向外半脱位，踝关节仅与距骨后半关节面接触。舟骨和骰骨及楔骨间的解剖关系不变。足背外侧的软组织及韧带均挛缩，胫前肌、趾长伸肌、踇长伸肌短缩。胫后肌、腓骨肌常常移向踝前，收缩后非但不能跖屈足，反而加强背伸足的作用。足后侧软组织挛缩，包括跟腱、踝关节及距下关节的后关节囊挛缩。而足跖内侧的韧带、肌腱如胫后肌、踇长屈肌、趾长屈肌等则被拉长。

（三）临床表现

出生时畸形即很明显，典型的先天性垂直距骨表现为：足跟呈马蹄位，前足背伸外翻，足底突出呈摇椅状（图 12-5-4A，B）。踝关节的活动范围，特别是跖屈活动明显受限。站立时，患足明显外翻，以足心着地，行走时呈跟足步态，足心部出现较厚的胼胝。X 线片表现：侧位片可见足底反凸，距骨垂直，其纵轴与胫骨长轴平行，距骨颈延长变形，舟骨与距骨颈相接触，跟骨马蹄足，跟距轴线交角增大（图

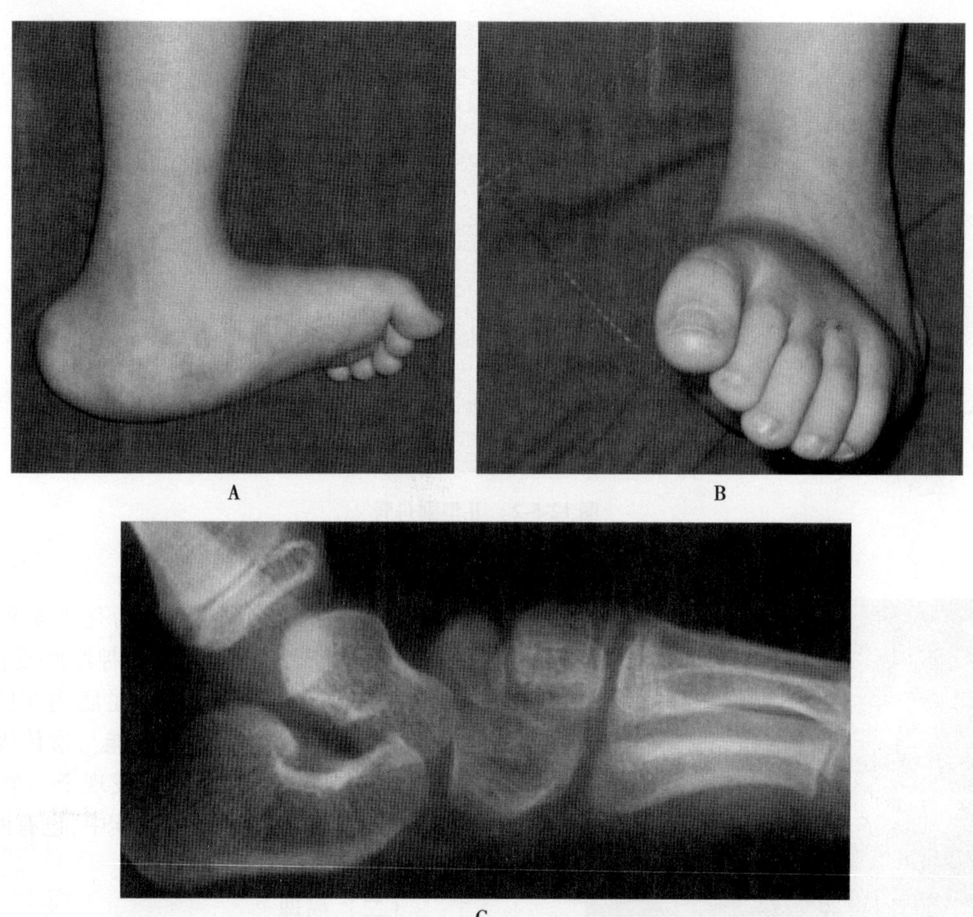

图 12-5-4　先天性垂直距骨的 X 线表现

A、B. 足的外形；C. X 线表现

12-5-4C）。

（四）诊断和鉴别诊断

男性多见，可单侧或双侧发病。患足呈摇椅状，足底软组织丰满隆起，侧位 X 线片距骨垂直，舟骨在距骨颈背侧，舟骨在 3 岁以前因其骨化尚未出现，X 线片多不显示，但从第一楔骨的位置往往可以推断，诊断并不困难。

先天性垂直距骨应与先天性扁平足相鉴别。先天性垂直距骨不论是跖屈或背伸，距舟关节的关系均不能恢复正常。而先天性扁平足，在足的跖屈侧位片上，距舟关节可以恢复正常。麻痹性或痉挛性外翻足，过度矫正的马蹄内翻足，从 X 线片上，也可有近似的表现，但结合临床不难鉴别。

（五）治疗

对新生儿和婴儿保守治疗还是手术治疗意见不一，但保守治疗只能限于新生儿婴儿才可能有效。3 岁以上，手术是唯一的治疗方法。保守治疗是将足制动于极度跖屈内翻位，使距舟关节逐渐复位。在这个位置上，无论距舟关节能否复位，均可起到牵拉伸肌腱和皮肤的作用。对以后的手术治疗是有益的。手术治疗的年龄，趋向于越早越好。年龄越大，软组织挛缩和骨畸形也越严重，使手术难度加大。一般认为出生后 3～6 个月即可进行手术治疗。

1. 手法矫正治疗　一手将前足向下作跖内翻和内收的手法矫正，以牵拉足背外侧的皮肤和挛缩的软组织，同时另一手使跟骨前部背伸，跟骨结节向下向内牵拉跟腱，每日按摩矫正 2～3 次，每次 15 分钟，待挛缩的软组织有所改善后，可用长腿石膏固定于矫正位置。定期拍摄足侧位 X 线片，观察距舟关节复位情况。若距舟关节已复位可用克氏针自第一、二趾间穿入距舟关节以保持复位后的位置，并用长腿石膏固定。开始时足固定于跖屈内翻位，2～3 周后更换石膏，使踝关节逐渐背伸。石膏至少固定 3 个月。

2. 手术治疗　先天性垂直距骨保守治疗很难获得理想的矫正，并且倾向于复发。单通过保守性疗法不太可能复位距舟关节，因此一般需要进行开放性复位术。术式的选择应根据儿童年龄和畸形的严重性确定。通过开放复位、距舟关节和距骨下关

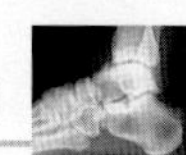

节的重排列,1～4 岁的儿童一般可以获得最佳治疗。偶然情况下,在 3 岁或更大的发生严重畸形的儿童中,舟状骨需要在开发复位时切除。必要时,对 4～8 岁儿童,可以通过开放复位、联合关节外距骨下关节固定术的软组织松解进行治疗。12 岁或更大的儿童可以使用三关节固定术进行治疗,以永久固定抵抗性畸形。手术方法如下:

垂直距骨切开复位术手术方法:

(1) 在小腿下端前侧作纵切口,显露胫前肌腱、踇长伸肌腱、趾长伸肌腱,分别做 Z 形延长。

(2) 在小腿下端后内侧切口,显露跟腱,作 Z 形延长,显露踝关节及距下关节后关节囊在直视下切开踝关节和距下关节后关节囊。

(3) 在足内侧自第一跖骨基底沿舟骨结节至内踝尖下 0.5cm 做弧形切口,分离踇展肌显露胫后肌腱腱鞘,将胫后肌腱鞘纵形切开,显露胫后肌腱,以胫后肌腱为引导找到距舟关节,切开距舟关节周围关节囊及韧带,将舟骨自距骨颈背侧小心游离。注意勿损伤从关节囊进入距骨颈的营养血管,该组血管是距骨彻底松解后保持血运的唯一来源。切开距下前关节的关节囊及韧带,沿载距突上缘切开距下关节内侧关节囊及三角韧带浅层,在跟骨外翻切断跟距骨间韧带。

(4) 在足背外侧以跗骨窦为中心做弧形切口,分离趾短伸肌显露跗骨窦、跟骰关节,分别切开跟骰关节和距下关节外侧关节囊及韧带,同时显露腓骨长、短肌腱,根据情况作 Z 形延长。此时距舟关节已分离,距骨内、外、后侧已完全松解。

(5) 用骨膜剥离器插入距下关节,将距骨头翘起,同时将前足跖屈内收,使距舟关节复位,用一根克氏针从第一楔骨背侧穿入固定距舟关节,远端留置皮下。

(6) 分离并紧缩足底的跟舟跖侧韧带,修整距舟关节囊。术后:用长腿石膏足中立位固定 3 个月,2 个月拔除克氏针,拆石膏后穿配有足弓垫的矫形鞋下地行走 6～12 个月。

对 6 岁以上患儿,足畸形严重且僵硬,完全靠软组织松解很难矫正畸形,可考虑做舟骨切除或将胫前肌移位至距骨颈,这样有利于上抬距骨。在 10 岁以后,一般需行三关节融合术方可。

三、先天性跗骨联合

跗骨联合(tarsal coalition)又称跗骨融合,由 Buffon 在 1750 年首次报道;是指足由两个或两个以上跗骨发生不同程度的骨性、纤维性或软骨性连接。它可以是独立的畸形,或合并有其他的骨性融合(如腕骨或趾骨)。也可以是全身综合征的一部分。跗骨联合以跟距联合和跟舟联合最为常见,罕见的其他联合包括距舟、跟骰、舟骰和舟楔融合,以及多个跗骨间联合。先天性跗骨联合是先天性扁平足的原因之一。

(一) 病因

跗骨联合的确切原因尚不清楚,可能是由于原始间充质的分裂和分化不良所造成的关节结构缺陷。也有人认为与遗传因素有关,在同一家族中有几个成员或几代都有跗骨联合的报导,其遗传方式为常染色体显性遗传。

(二) 临床表现

在婴幼儿期跗骨间联合多为纤维性或软骨性,跗骨间尚有一定活动,一般无症状,很少能发现。随着年龄增长,跗骨间融合渐骨化。随着患儿体重和活动量增加,跖跗间劳损机会加大,到青少年期会出现症状,轻者长时间站立,跳跃或剧烈运动后出现足背部疼痛,休息后可缓解。重者可出现痉挛性外翻足,足较僵硬,后足外翻、前足外展、足纵弓塌陷、腓骨肌和伸趾肌呈痉挛状态,被动内翻足跟疼痛加重。局封腓总神经后,肌痉挛可消失。

(三) 跟舟联合

多数学者认为跟舟融合可能在出生时就存在;然而,这种融合并未骨化,直到大约 8～14 岁时才逐渐发生融合。该年龄之前,因为主要骨化中心周围软骨的可弯曲性,因此很少产生显著的症状。有学者发现在跗骨融合骨化时会导致足后僵硬,其适应各种活动应力的能力下降。

1. 临床表现　融合可以是骨性(骨结合)、软骨性(软骨结合)或纤维性(韧带联合)的。不完全的融合,如果是软骨性或纤维性的,则一般产生足部背外侧疼痛的症状,偶然情况下,在不平整路面上行走困难。症状一般随着年龄增加而恶化。体格检查可能显示显著的距下关节的运动能力丢失。如果疾病是单侧的,仔细检查距下关节的活动可发现两足之间的差异。

2. X 线检查　足正侧位 X 线片有时不易显示跟舟融合,常需拍足外侧 45°斜位或跟骨轴位以明确诊断。有时跗骨重叠会误认为足跗骨联合,这种情况,需从不同角度拍摄 X 线片,必要时需做 CT 检查。异常融合一般从外侧跟骨前突到背侧和内侧前面，再到舟状骨外侧和背外侧关节面外（图 12-5-5）。一般长 12cm，宽 1～2cm。在软骨性或纤维性界面的融合中，附近的骨性边缘是不规则的硬化或边缘模糊不请。距骨头背侧关节喙状缘常见于距跟融合，不常见于跟舟融合。

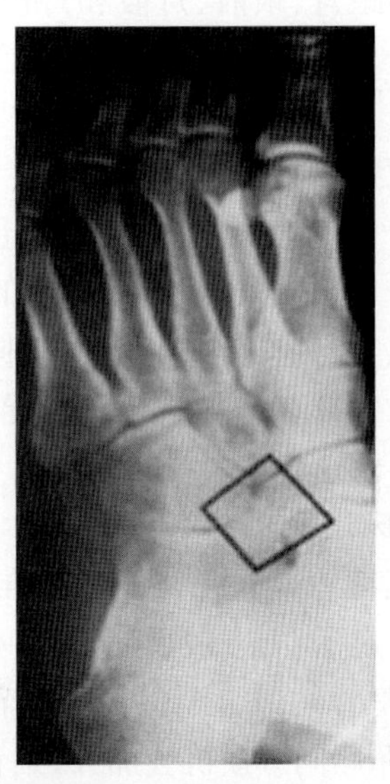

图 12-5-5　跟舟融合的 X 线表现

3. 治疗　跟舟联合的治疗取决于儿童的年龄和症状的严重程度。一般情况下，许多跗骨联合的患者无任何症状，不需给予治疗。但有些儿童在8～12 岁之间开始产生症状，软骨融合骨化过程中症状会加重。对劳累后足部疼痛和不适者，可行按摩、理疗、局部封闭和热敷并配制纵弓垫以及足跟内侧垫高的矫形鞋治疗。如果发现了腓骨肌痉挛性外翻足，应在局麻或腰麻下行腓骨肌按摩，短腿行走石膏管形制动 3～4 周，拆除石膏后用足踝支具维持 3 个月。石膏固定 4～6 周一般可以缓解症状，甚至长期减轻症状。如果应用石膏固定或穿用矫形鞋及限制活动不能减轻症状，则推荐进行外科手术治疗。

对于跟舟联合的患者，如果距舟之间未发现退行性变，可做跟舟骨桥切除（图 12-5-6）。采用足背前外侧短弧形切口进入跗骨窦，显露跟舟骨桥予以切除。骨桥切除后，用伸趾短肌或脂肪充填截骨端，防止骨桥再形成。跟舟联合切除后，能很好地消除症状，恢复足部的活动。Kumar 等报告，他们患者中 26 足中的 23 足在切除跟舟融合后无症状。Swiotkowski 等报告，39 例跟舟桥切除中的 35 例成功重建了某种程度的距下关节活动，并缓解了症状。

在较大的青少年或年幼成年人，即是完全切除跟舟融合，也不大可能改善距下关节的活动，或完全缓解症状，尤其是放射学显示距下关节或距舟关节发生退行性关节炎时。如果距舟关节发生退行性变或骨桥切除后症状未缓解，应做三关节融合。如舟楔关节发生退行性变或出现持续性痉挛性外翻足，应做舟楔关节或距下和跟骰关节融合。

（四）距跟联合

1948 年，Harris 和 Beath 对距跟联合进行了详细的描述，为世界各国骨科医生解决了一大困惑。此前，伴有或不伴有腓骨肌痉挛的僵硬性扁平足从未归咎于距跟联合畸形。在他们报道的 17 例腓骨肌痉挛性扁平足患者中，有 12 例在载距突与距骨之间存在“距跟骨桥”。自此之后，许多学者的研究都证实了他们的发现。

1. 临床表现　距跟联合在 12～16 岁时发生完全或不完全性骨化，较跟舟联合骨化晚些。因此，距跟骨桥的确诊需要到青春期晚期甚至到 18 岁之后方能作出。本病的临床症状与跟舟联合相似，包括活动过多后出现足疲劳和足后部疼痛，部分患儿可存在足纵弓丢失，但大都没有主诉。一般均存在腓骨肌痉挛，但典型的体格检查结果是距下关节活动显著减少或完全不存在；这与跟舟联合不同，后者距下关节通常存在一定程度的活动。体检时还可发现跗骨窦、距舟关节上部、腓骨肌腱走行区，尤其载距突的内侧有压痛。此外尚有不同程度的足跟外翻。

2. X 线表现　Harris 和 Beath 建议采用“后上斜投照位”经过载距突与距骨颈之间进行 X 线投照。方法是患者站立在装有 X 线片的暗盒上，膝关

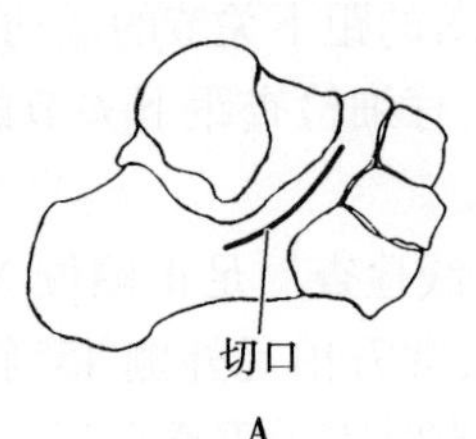

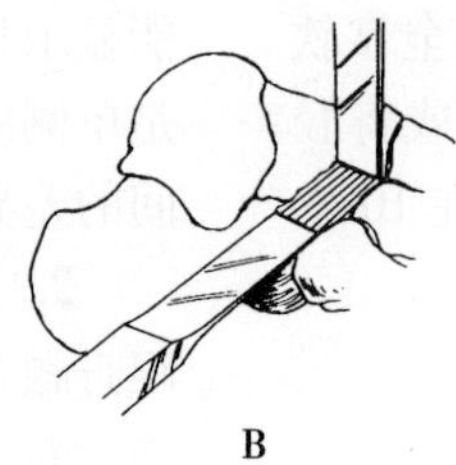

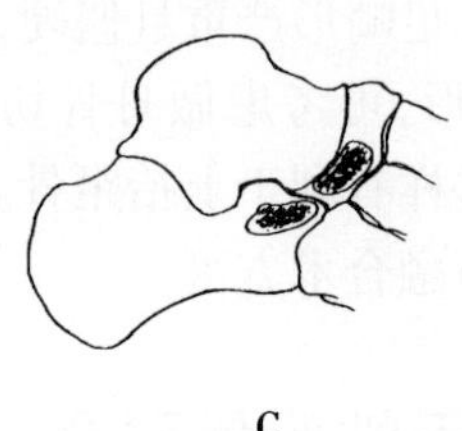

图 12-5-6　跟舟联合切除术

A. 切口；B. 用骨刀切除骨桥（划线部分为切除范围）；C. 切除后

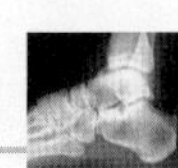

节屈曲直至不遮挡射线,球管与暗盒分别呈35°、40°、45°角,并指向足跟。可发现关节间隙被骨桥取代(图12-5-7)。足后部骨性解剖的正常差异是使得X线诊断距骨联合有时非常困难。Harris和Beath建议采用层厚3mm的CT冠状面扫描。不但可以帮助确诊距跟联合的诊断,还可显示联合的部位与大小。Herzenberg等描述了使用CT诊断距跟联合(图12-5-8)。他们推荐将足部放置到跖屈曲位置,通过舟状骨以5mm宽度从距骨后侧面获得冠状位CT片。冠状位片厚超过5mm间隔会产生假阳性结果,因为该平面的解剖学特征发生改变,推荐重叠5mm影像图。

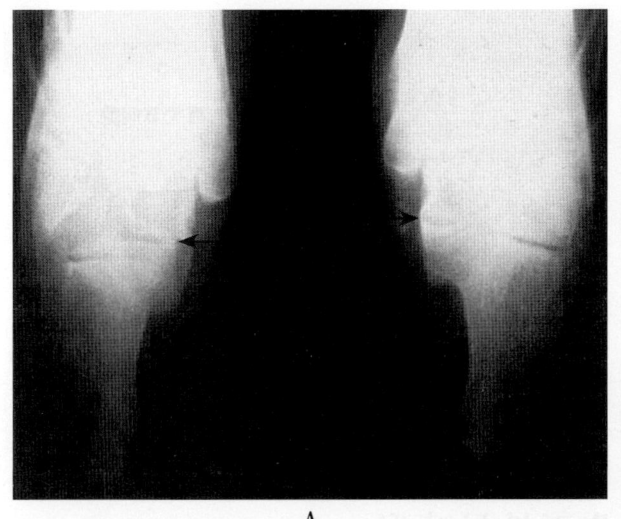

A

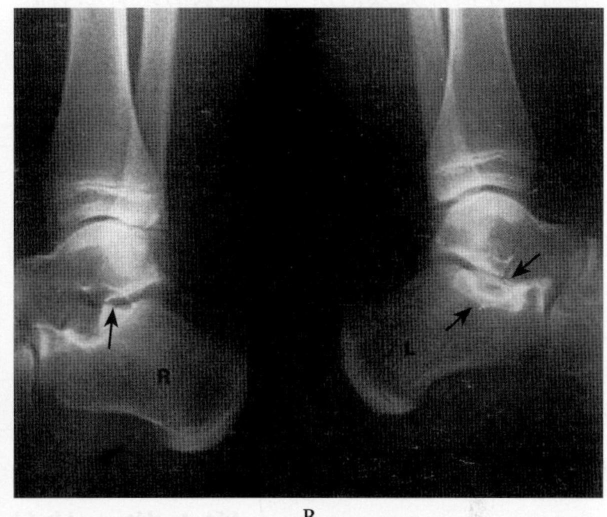

B

图12-5-7　距跟联合的X线表现

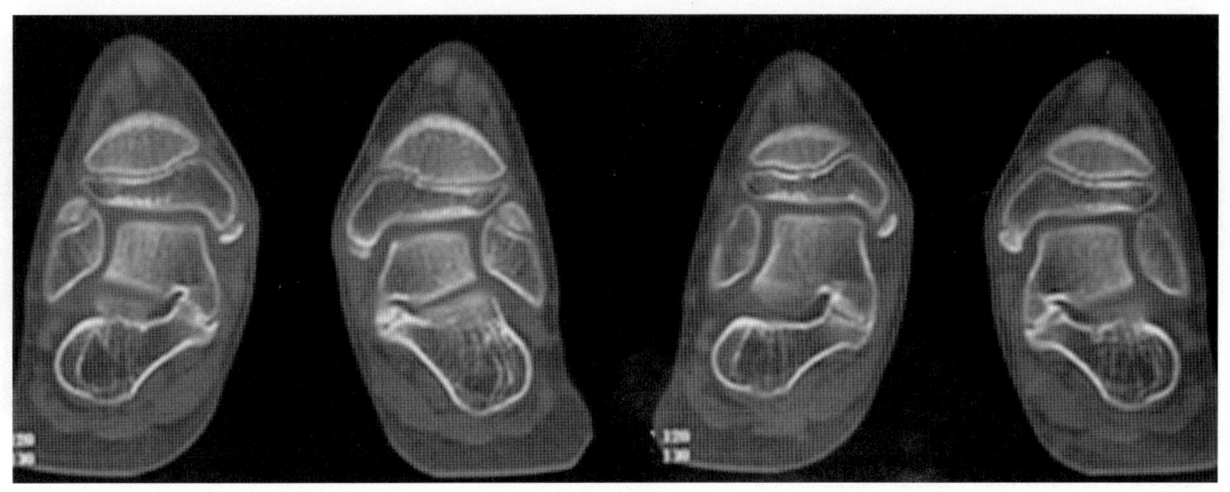

图12-5-8　距跟联合的CT表现

Kumar等报道,CT扫描可以术前识别三种明显类型的融合:Ⅰ型(骨性)融合,周围骨性桥接中间面;Ⅱ型(软骨)融合,中间面关节变得非常狭窄,边缘不规则;Ⅲ型(纤维)融合,中间面关节轻度狭窄,皮质轻度不规则。骨骼闪烁扫描可以帮助证实纤维性融合,当X线片和CT提示纤维性融合时,可通过这种方法进行确诊。

3. 治疗

(1)保守治疗:治疗方法应根据联合类型,患者年龄以及临床症状的严重程度而定。许多跗骨联合的患者无任何症状,不需给予治疗。对劳累后足部疼痛和不适者,可予以减少活动,给予按摩、理疗,或用得宝松1ml+1%利多卡因3ml在跗骨窦处封闭治疗;并配制纵弓垫以及足跟内侧垫高的矫形鞋治疗。如果发现了腓骨肌痉挛性外翻足,应在局麻或腰麻下行腓骨肌按摩,短腿行走石膏管形制动3~4周,拆除石膏后用足踝支具维持3个月。经保守治疗半年以上无效者,可考虑手术治疗。

(2) 手术治疗：当前普遍认为与距舟联合的治疗一样，不论纤维软骨联合或骨性联合均应给予切除治疗。当融合累及的距跟关节表面少于1/2，同时距舟关节无明显退行性关节炎改变时，Scranton推荐进行外科手术切除骨桥。Kumar等推荐对保守治疗无效的所有有症状的距骨联合，不考虑累及中间面的范围大小，均应考虑手术治疗；当冠状位CT扫描显示胫跟角大于20°外翻时，一些作者推荐联合跟骨内移截骨术和距跟联合切除治疗。对足畸形与症状严重，后足固定性外翻和骨性联合大于1/2关节面时，有学者推荐给予三关节固定术。

Westberry等介绍了他们切除距跟骨桥12例，11例获得优良的效果。其方法是在足的内侧从舟骨下缘开始向后止内踝下1cm、后方2cm处作切口，显露载距突及其骨桥的联合畸形部与距跟的前、后关节面，然后用骨刀(最好用3～4mm粗的磨钻)切除骨桥(图12-5-9)，其深度达到露出关节软骨面为止；局部填塞脂肪组织。Kumar等介绍使用一半踇长屈肌肌腱植入距骨骨桥切除后的间隙中。他们应用该法治疗的9例畸形足中的8例获得了优良的结果。

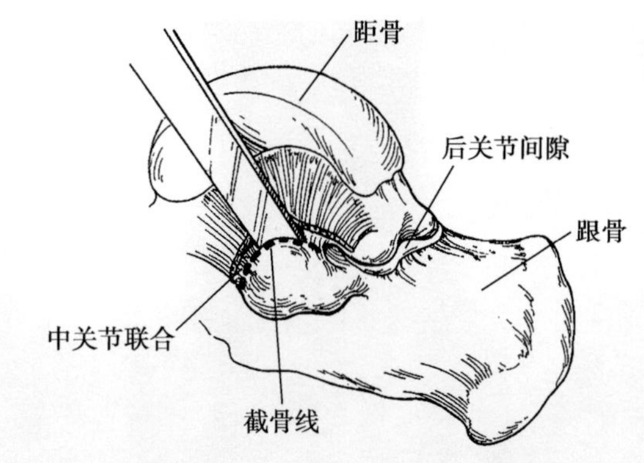

图12-5-9　距跟联合骨桥切除术

第六节　其他先天性足畸形

一、先天性扁平足

扁平足(flatfoot pes planus)是小儿较常见的足部畸形，又称做平足或外翻足。其内容将在第十三章平足症的第一节详细介绍，此处不再赘述。

二、先天性分裂足

先天性分裂足又称裂足或龙虾爪，为少见的先天性足畸形。临床上单侧少见，双侧者多见，可合并有裂手或其他畸形，为常染色体显性遗传。

(一) 临床表现与诊断

裂足的特点是中央2、3趾列缺如，前足呈V形分裂(图12-6-1)，第1跖骨可能正常，也可能第1、2跖骨融合，踇趾呈外翻位。外侧趾列为第4、5跖骨或只有第5跖骨，外侧趾通常向中线偏移，后足正常。

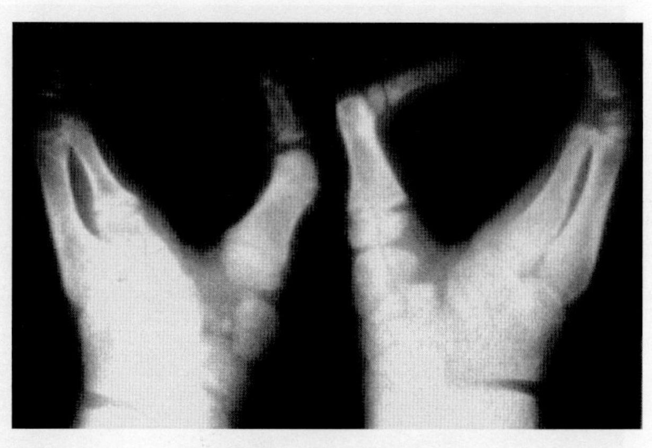

图12-6-1　龙虾爪X线片

Blauth和Borisch将裂足分为六型：①Ⅰ型：5个跖骨正常，2～5趾部分或完全缺如，多为2、3趾发育不全，偶尔可见交叉骨；②Ⅱ型：有5个跖骨，但可能部分发育不良或形成骨桥，第2或第3趾列常常受累，至少有1趾缺如；③Ⅲ型：只有4个跖骨，第2或第3跖骨常缺如，其他跖骨发育不良；④Ⅳ型：只有3个跖骨，第2、3或3、4跖骨缺如，2～4趾常常缺如；⑤Ⅴ型：即典型的龙虾爪，2～4列完全缺如；⑥Ⅵ型：为单列裂足，仅有第5列趾、跖骨。

(二) 治疗

一般在1～2岁作矫形手术，手术目的是改善足的外观和功能。Ⅰ、Ⅱ型很少需要手术，但如存在交叉骨，可切除交叉骨有助于缩窄前足的宽度。Ⅲ、Ⅳ、Ⅴ型治疗方法很多，常通过并趾的方法来闭合裂足(图12-6-2)，如果跖趾分裂较大，需行跖

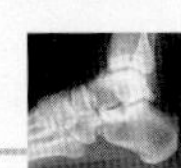

骨基底截骨，使各骨向中央靠拢，用克氏针固定。对无用的跖骨可以切除，并作韧带重建以稳定跖骨间距离。Ⅵ型治疗很困难，根据条件可行足趾蹰化。

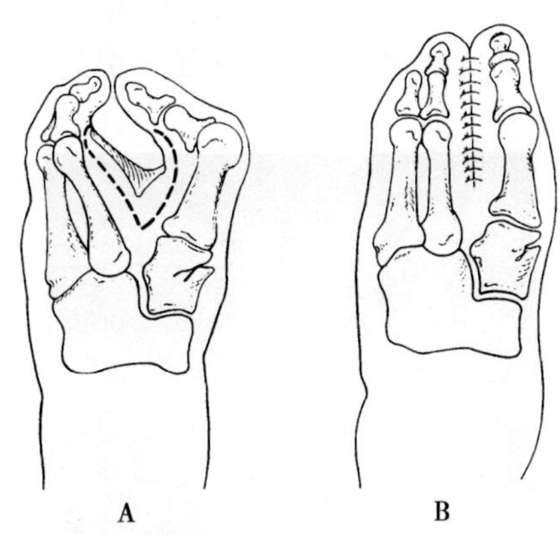

图 12-6-2　裂足手术矫形
A. 切除裂隙中皮肤、软组织与多余骨组织；B. 对端缝合

三、先天性仰趾外翻足

先天性仰趾外翻足是出生时较常见的足部畸形，发生率大约占新生儿的1‰或更高，因为有些病例被忽略或漏诊。女孩比男孩更常见，男女比例为0.61∶1。多见于第一胎或年轻初产妇的婴儿。可能是因宫内胎位不正，在妊娠后期子宫及腹壁肌肉紧张，胎儿受压有关。

（一）临床表现

出生后可见整个足背伸和外翻，足背侧和外侧软组织挛缩限制跖屈和内翻。畸形轻重程度不同，严重者足背伸时可触及胫前。X 线片显示足和踝关节正常，没有跗骨关节脱位或半脱位，也没有继发的适应性骨改变或骨化中心发育不良。

（二）诊断与鉴别诊断

主要根据临床表现、物理检查和拍摄 X 线片确定诊断。先天性仰趾外翻足应与先天性垂直距骨，和隐性脊柱裂所致的小腿后群肌肉瘫痪的足畸形相鉴别。

（三）治疗

先天性仰趾外翻足预后良好，轻度畸形者可采取手法按摩，使足被动跖屈，内收活动，牵拉足背外侧挛缩的肌肉和软组织，每日数次。畸形严重者除用手法按摩外，需用石膏管形将足逐渐过度矫正，每1～2 周更换一次，大约经过 4～6 个月畸形可完全矫正。

四、胎位性畸形

胎位性畸形是指发生于器官形成之后胚胎后期的非畸胎性畸形，为正常结构的异常姿态，无关节脱位或半脱位；与之相对的真性畸形是指发生于器官形成过程中的畸胎性畸形，为结构异常，存在脱位或半脱位。足的胎位性畸形可表现为跟足外翻、外翻足、内翻足、跖内收和马蹄内翻足。足胎位性畸形可合并其他部位宫内姿势性畸形，如伸膝挛缩、骨盆倾斜[一侧髋内收挛缩和（或）一侧髋外展挛缩]、新生儿脊柱侧凸、斜颈、斜头畸形等。

人类胎儿在宫内发育过程中初时为髋关节屈曲内旋、膝关节伸直位，其后膝关节逐渐屈曲，髋关节外旋；最终达到髋关节屈曲外旋，膝关节屈曲位。任何因素使此过程中止，胎儿则可能处于非生理体位，如有胎儿体重大、羊水少等因素的作用，子宫壁对胎儿造成压迫则可能导致胎位性畸形。有调查显示胎位性畸形多见于第一胎、年轻产妇、胎儿体重大等情况。发生率约为 2‰，其中 1/3 为多发胎位性畸形。

胎位性畸形足的共同表现为柔软的静态畸形，放松状态下检查足踝的各方向活动范围正常，无固定畸形。多数情况下可以观察到与畸形方向相反的主动动作，如安静时为外翻，但可以观察到有主动内翻动作，尽管内翻可能不到位。触诊可及诸关节活动存在，无关节脱位征象。

大多数胎位性畸形在生后数日至数周内即可观察到好转迹象，三个月以内完全恢复正常。较严重的病例可辅以手法治疗，方法为操作者一手固定患足踝上，另一手向畸形相反方向牵拉患足。每日 4～6 次，每次牵拉 20～30 次。如手法治疗数周后无效，可行石膏管形固定，每 1～2 周更换一次，一般 6 周以内可完全恢复。曾有主张采用胶布条或夹板将足固定于矫正位治疗胎位性畸形足，但其固定效果及可靠性欠稳定，且新生儿皮肤细嫩，耐受性差，当慎重选用。

第七节　先天性足趾畸形

一、先天性䠖外翻

先天性䠖外翻(congenital hallux valgus)是䠖趾自跖趾关节向外偏斜的一种先天性畸形,常因先天性第一跖骨内翻或横弓塌陷,前足增宽而引起,婴幼儿时不易发现,到青少年时才出现䠖外翻。女孩多见,有明显家族史。

(一) 临床表现

先天性䠖外翻常为双侧,也有单侧者。䠖趾外翻,第2趾因受䠖指挤压常骑在䠖趾背侧或形成锤状趾。第1跖骨头内侧隆起,由于鞋的挤压和摩擦,局部软组织增厚,容易发生䠖囊炎。急性䠖囊炎可引发跖趾关节内侧红肿,疼痛,滑囊积液。

X线片表现:第1跖骨内翻,第1、2跖骨间隙增宽,两骨夹角大于10°,䠖趾向外偏移,跖趾关节外翻角大于20°。

(二) 治疗

䠖外翻不严重,临床症状较轻的患者,可采用保守治疗缓解症状,穿合适的鞋子,减少前足的挤压和摩擦。对有扁平足的患者应穿配有纵弓垫的矫形鞋,将足弓托起防止䠖外翻进一步发展。手术治疗适用于年龄较大,畸形严重者。手术方法很多,应根据畸形程度和局部病理变化选择手术。畸形及病理变化较轻的,应用软组织手术,包括䠖囊肿切除,䠖趾跖趾关节囊及内侧侧副韧带重叠缝合,䠖收肌止点切断并移位至第1跖骨头近端外侧。如跖内翻严重,可于第1跖骨基底外侧楔形截骨,矫正跖内翻。畸形严重,跖趾关节出现骨关节病的,应行䠖趾近节趾骨近端切除,使第1跖趾关节形成无疼痛性假关节,手术效果是较好的。

二、先天性䠖内翻

先天性䠖内翻(congenital hallux varus)是䠖趾在跖趾关节向内成角的一种先天性畸形。原因是䠖趾内侧有一紧张的纤维索牵拉所致。先天性䠖内翻的畸形程度不同,严重者可达90°(图12-7-1),多为单侧,也可双侧发病。常合并有第一跖骨短,足部跗骨或多趾多䠖畸形。除䠖趾内翻外,有少数患者其余四趾也有轻度内翻。由于䠖趾内翻,鞋挤压䠖趾内侧,使局部皮肤增厚或形成胼胝而引起疼痛。

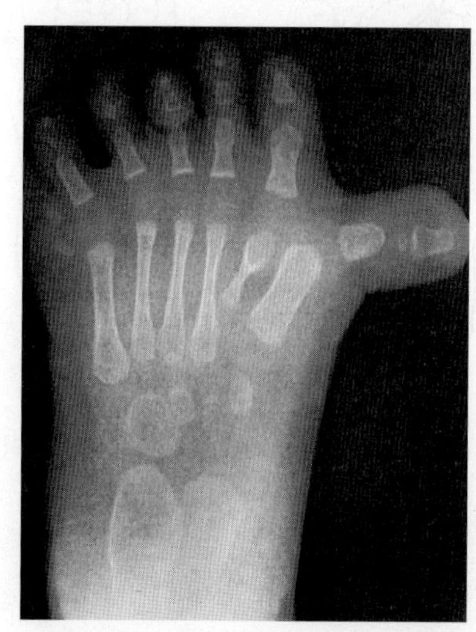

图12-7-1　先天性䠖内翻的X线片

先天性䠖内翻应与先天性跖内翻相鉴别,后者跖趾关节无畸形,而是在跖跗关节向内成角。

治疗:婴儿期应试行手法按摩,主要是牵拉䠖趾内侧挛缩的软组织。手法按摩后用夹板或橡皮膏维持䠖趾在矫正位置。如畸形严重或保守治疗无效,可行手术治疗。手术方法是松解䠖趾内侧紧张的纤维束带,挛缩的软组织及跖趾关节囊,重叠缝合跖趾关节外侧的关节囊和侧副韧带。松解矫形后,如䠖趾内侧软组织缺损,可用皮瓣转移术,将第1、2趾间背侧皮肤转移至䠖指内侧,䠖趾与第二趾并拢缝合。

三、先天性巨趾

巨趾是指1个或1个以上足趾肥大,与相邻足趾相比,体积明显增大(图12-7-2)。足趾肥大的原因大致是由神经纤维瘤病、淋巴管增殖或少数为毛细血管瘤病所致。临床上如巨趾不是很大,除趾增长、肥大外,一般无临床症状,足趾功能可以正常。但若巨趾特别巨大,其功能可受影响,常诉行走后疼痛与购鞋或穿鞋困难。

治疗:如巨趾不大,又无临床症状,可不予处理,仅作病情观察,待患趾变大,临床症状较重时再行手

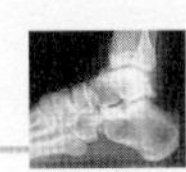

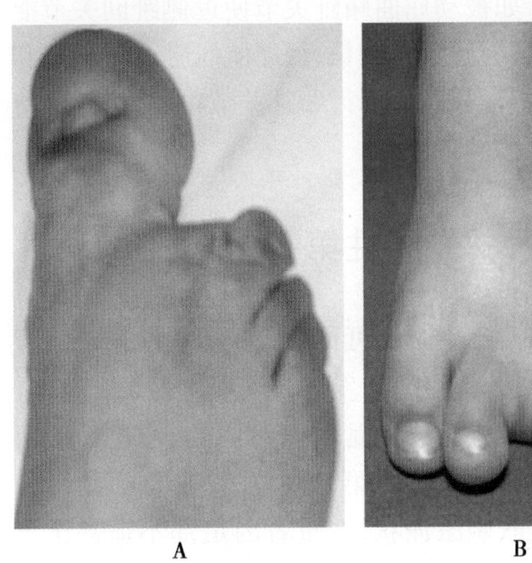

A　　B

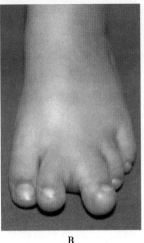

图 12-7-2　先天性巨趾
A. 先天性巨踇症；B. 另一病人患先天性第 2、3 巨趾症

术治疗。手术旨在解决功能性症状，主要是疼痛或穿鞋困难。美容目的在于改变足及足趾的怪异外形，以获得与对侧大小相似的足。有许多手术方法用于治疗巨趾，包括并趾矫正（reduction syndactyly）、软组织切除联合截骨或骨骺阻滞、截趾以及趾列切除术等。

多数学者指出，在足趾增大不很严重时，建议巨趾长到成人足趾体积大小时，再进行足趾骨骺阻滞术，必要时可结合多次进行软组织切除。软组织切除联合截骨或骨骺阻滞可以用于单趾巨趾的初期治疗，但复发率几乎为 100%。Grogan 等报道，用趾列切除、趾骨骨骺阻滞及软组织切除治疗 10 例先天性脂肪纤维瘤病合并巨趾的患者，获得非常理想的效果。一些学者报道，并趾（syndactylization）手术及趾骨切除术疗效较差，有必要时联合多次软组织切除。Chang 等报道趾列切除术无论是在外形效果上还是在功能效果上均优于截趾术，但是，同时也指出一旦与踇趾有关，手术效果就不理想了，而采用多次的软组织切除效果会好些。有学者介绍分阶段的手术方法：首先切除巨趾凸侧的软组织，使其厚度减少 10% ~20%。3 个月后再切除趾对侧的软组织，并进行趾骨的短缩手术。可切除一整节趾骨或部分趾骨，用克氏针固定以获得稳定。在平均 9 年的随访中，21 例中 12 例体积减少 ≥50%，7 例体积减少 25% ~50%，2 例外形不能接受，需要截趾。

趾列切除术适应于有巨大的骨组织、软组织的巨趾患者；以及行并趾缩小或软组织切除后严重复发的病例的首选治疗方法。从趾尖到跖骨基底部画出将要切除的趾列及皮瓣轮廓。从跖趾关节表面开始做背侧及跖侧切口，在相邻趾间的趾蹼做连接切口，向近端的背侧及跖侧延长，直到要切除的跖骨的基底部（图 12-7-3）；形成在足背与足跖侧的两个 V 形切口。切除与巨趾相连的跖骨及相连的趾骨以及周围任何肥大的软组织，术中要保护供给邻趾的血管神经束。适当切除软组织后，深层间断缝合，使两侧骨与软组织靠拢，邻近的关节囊也应缝合。然后用常规的方法闭合切口。

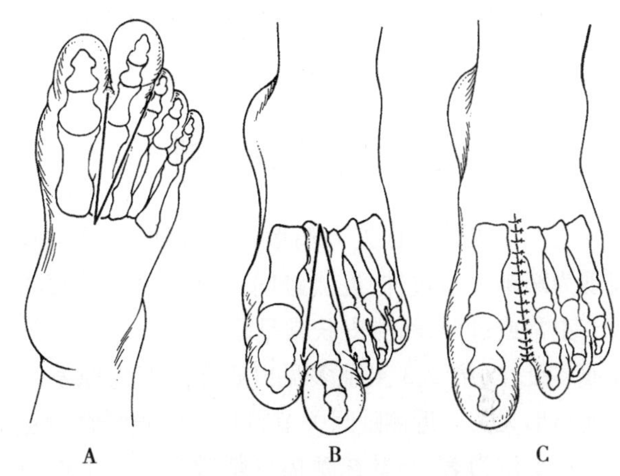

A　　B　　C

图 12-7-3　趾列切除术（Diamond 手术）
A. 跖侧皮肤切口；B. 背侧皮肤切口；C. 趾列切除后关闭切口

四、先天性第 1 跖骨短缩

先天性第 1 跖骨短缩是一种少见的先天性畸形（图 12-7-4），有明显的家族史。它可单独存在，也可以是跖骨内翻或马蹄内翻足畸形的一部分。正常人第 1 跖骨长度与第 2 跖骨相比有差异。Harris 和

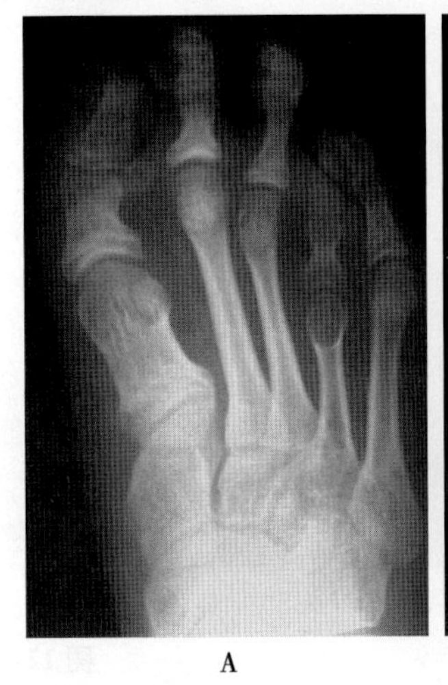

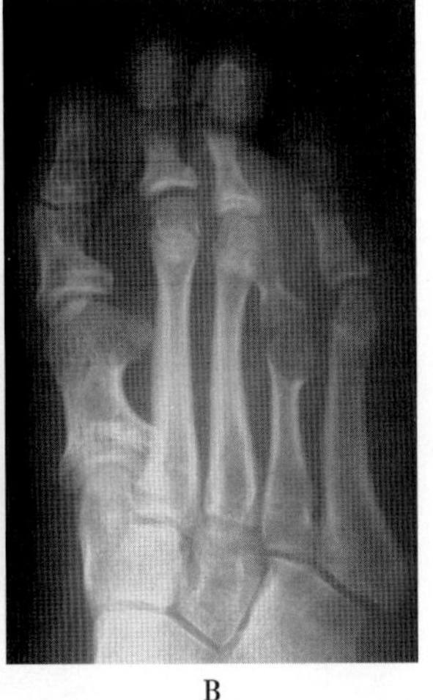

A　　B

图 12-7-4　先天性第 1 跖骨短缩 X 线片

Beath 对 7167 个足进行测量,发现第 1 跖骨比第 2 跖骨短缩的有 40%,第 1 跖骨比第 2 骨长的有 38%,第 1 跖骨与第 2 跖骨等长的有 22%。一般情况下,第 1 跖骨长短对功能没有影响,但如果第 1 跖骨过短,足的负重点就会移向第 2 或第 3 跖骨,使足横弓下陷,前足第 1、2 跖骨头下方出现胼胝而疼痛。

治疗:幼年多无症状不需治疗,成年后有疼痛症状时,可用足弓垫将第 1 跖骨托起,使负重点均匀分布于各跖骨头之间,以消除症状。对疼痛严重而顽固者,可行第 1 跖骨延长术或第 2、3 跖骨短缩术治疗。

五、先天性锤状趾

为一少见遗传性先天畸形,一岁以内即可发病。表现为跖趾关节过伸、近侧趾间关节屈曲、远侧趾间关节正常或过伸,跖侧皮肤常呈蹼状紧张。可累及 1 趾或多趾,以第 2、3、4 趾多见。病理改变为原发,与其他畸形无关。近侧趾间关节因其屈曲使背侧凸起,尤以负重位为著,与鞋袜摩擦可刺激皮肤产生疼痛,甚至形成滑囊,继发有症状的滑囊炎。因负重方向改变刺激趾甲,造成趾甲变形甚至嵌甲,是另一类常见症状。该畸形应与爪状趾相鉴别,后者表现为跖趾关节过伸、近、远侧趾间关节均屈曲,负重位畸形加重,通常累及全部足趾。病变为继发性,多因周围神经损伤造成足内肌瘫痪所致,常合并弓形足。

无症状的锤状趾不需治疗。幼儿期可以手法牵引按摩矫正畸形。有严重症状或有继发皮肤改变可手术治疗。如被动屈曲跖趾关节使近侧趾间关节能被伸展,则可松解延长趾长、短屈肌肌腱。年长儿和近侧趾间关节僵硬者,可行跖趾关节松解,趾间关节融合。

六、先天性第 5 重叠趾

有些患儿出生时即可见第 5 趾重叠于第 4 趾背侧,大多数患儿三岁以前发病。表现为第 5 趾背伸、内收、外旋,重叠于第 4 趾背侧,且不能通过手法使其恢复至正常位置。因第 5 趾位置突出,容易与鞋摩擦产生皮肤刺激症状,严重者因足部不适甚至可影响步态。病理改变系第 5 跖趾关节背内侧软组织挛缩所致。

可通过局部使用鞋内软垫减少因皮肤刺激产生的不适症状。对症治疗无效者可采用手术治疗。通过软组织松解恢复跖趾关节正常解剖关系非常困难,故多采用跖趾关节切除,将趾长屈、伸肌肌腱移至第 5 跖骨头,第 4、5 趾间趾蹼成形使第五趾并列于第 4 趾外侧。

七、多　　趾

多趾为足趾先天性畸形中最常见的畸形,常合并有并趾或其他先天性畸形,为常染色体显性遗传和多样表达。其总的发病率约为存活幼儿的 2‰。

临床表现:多趾多位于小趾外侧(图 12-7-5),位于踇趾内侧者少见,可呈双侧多趾,也可单侧多

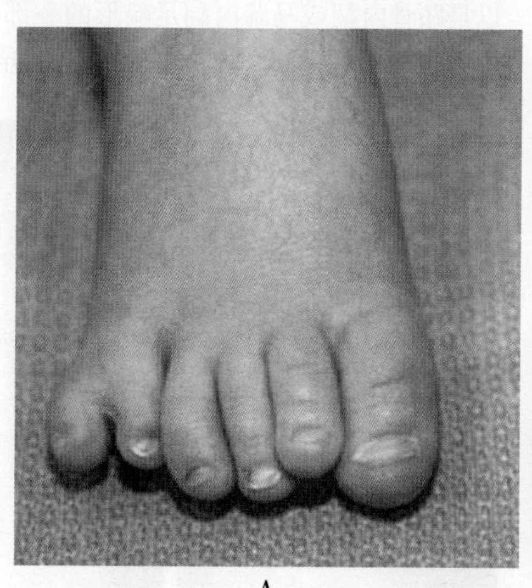
A

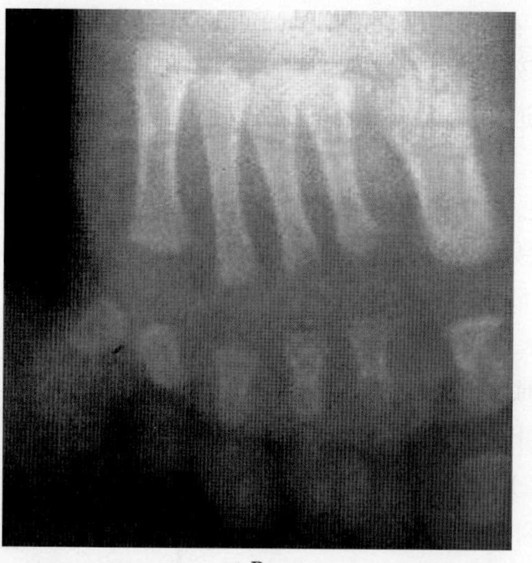
B

图 12-7-5　多趾
A. 多趾的外形;B. 多趾的 X 线片

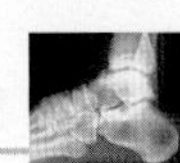

趾。多趾可有下列五种:①多趾发育较好,两趾与同一跖骨形成关节,跖骨头宽大或分叉状;②多趾发育并与跖骨不形成关节;③多趾并有多跖骨;④皮赘样多趾;⑤多趾只限于末节趾骨,常为并趾,有的末节趾骨融合在一起。Venn-Watson 将多趾进行分类,并分为两大类:轴前型与轴后型(图 12-7-6)。

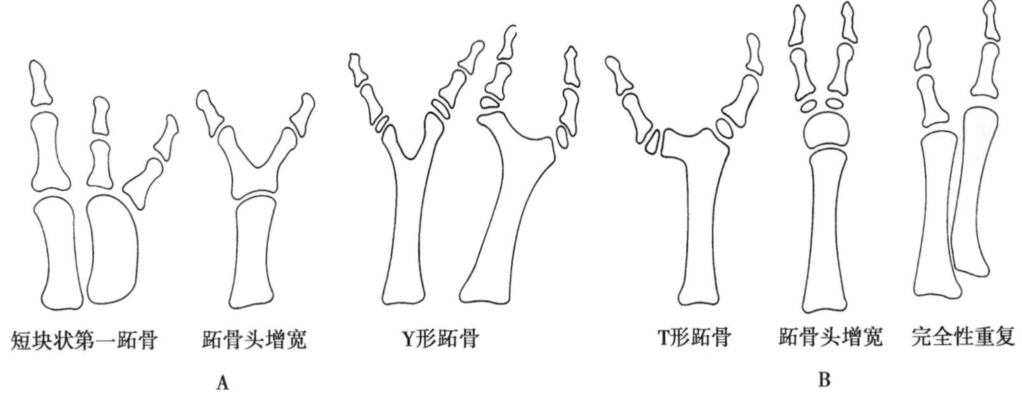

图 12-7-6　Venn-Watson 多趾分类
A. 轴前型多趾畸形；B. 轴后型多趾畸形

治疗:应尽早手术切除多趾,术前应拍摄 X 线片,弄清骨骼情况,根据骨关节情况设计手术。多趾并多跖骨应将多余跖骨切除,若跖骨头宽大切除多趾后应修整跖骨头,附着在多趾上的肌腱要移位到保留下的足趾上,并修复关节囊和侧副韧带。若趾骨基底分叉,在切除分叉的一个趾头后,另趾应楔形截骨使保留趾成为直形(图 12-7-7)。若一个足趾的末节发育为两个趾头,可切除相邻部分的趾头缝合保留部分,使并趾(图 12-7-8)。

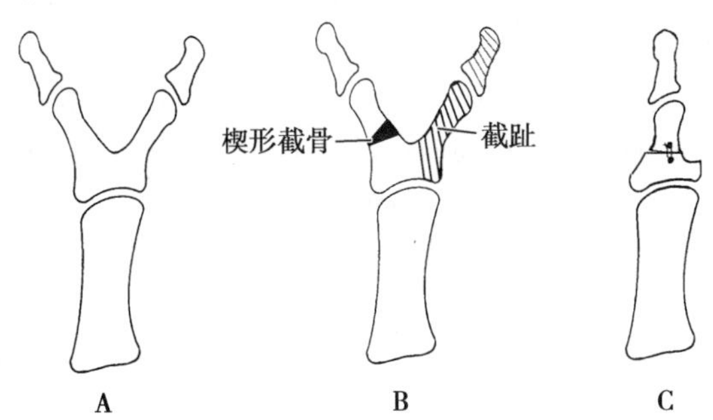

图 12-7-7　多趾切除与趾成形术
A. 术前;B. 多趾切除与保留趾楔形截骨成形示意;C. 截骨矫形术后

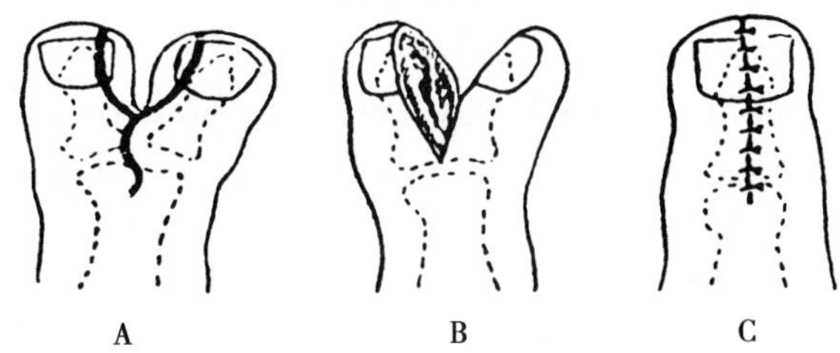

图 12-7-8　双头畸形多趾的并趾术
A. 切口；B. 切除相邻部分的趾头;C. 缝合后

八、并　　趾

并趾在先天性足趾畸形中较为多见(图 12-7-9),常伴有多趾或并指。并趾多不影响功能,一般不需手术治疗;若多趾伴有明显症状,或患者又有美容要求时可考虑手术处理。

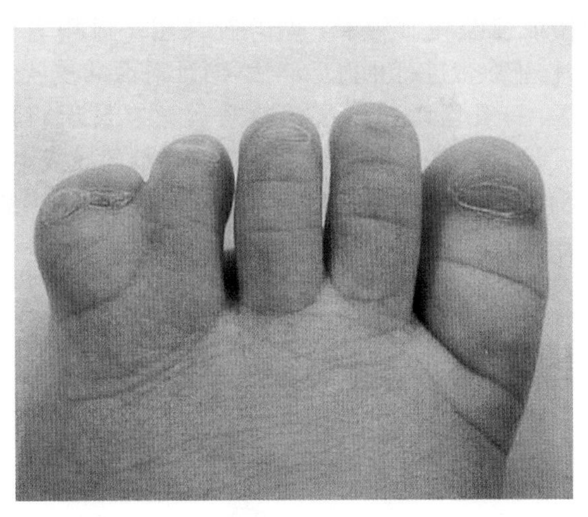

图 12-7-9　并趾外形

手术治疗的难度是手术切口的设计,有两种设计方法:

1. 并趾矫正术　首先在并趾的背侧作梯形皮肤切口,然后于跖侧趾蹼部作开页式皮瓣切口(图 12-7-10A)。切开皮下组织后,仔细分离深层组织,防止损伤趾间的血管、神经。然后将皮瓣充分游离。并趾分离完成后,将其对合逐层缝合。缺损处用游离皮片植皮。

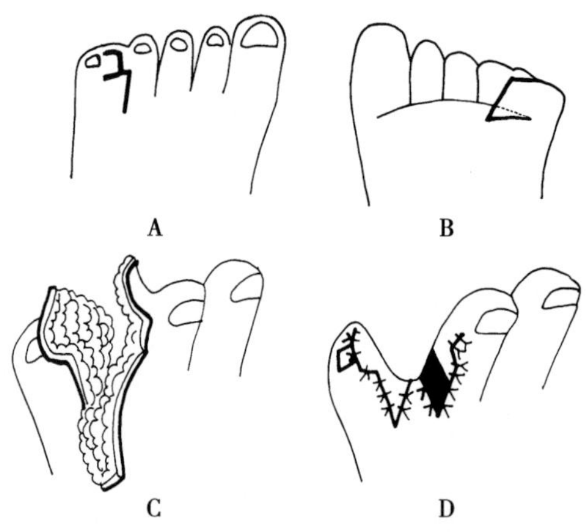

图 12-7-10　并趾矫正术
A. 背侧切口；B. 跖侧切口；C. 切口并趾；D. 修补缝合

2. Skoog 分趾术　Skoog 法应用三角形皮瓣分趾术，手术在止血带下进行。首先在跖趾关节水平，跖侧与背侧两边均形成"∧"形皮瓣，其"∧"形尖端指向趾尖，皮瓣伸出约 1～1.5cm；然后游离皮瓣，一定注意要有足够的皮下组织，否则易造成皮瓣的坏死。然后从两面分趾，为了防止纵形切口所带来的瘢痕挛缩，以行小的">"形齿状（图 12-7-11）浪状切开为宜。解剖游离过程中小心勿损伤趾神经和血管束。两并趾共用一趾甲者劈开，松止血带进行止血。然后，两趾对面的皮肤缺损区，一般均以中厚层植皮覆盖之。最后将两"∧"形皮瓣交叉缝合，缝合线最好用细丝线或 4-0 或 5-0 肠线，形成新的趾蹼。在接受植皮后适当缝线打包敷料压迫包扎。

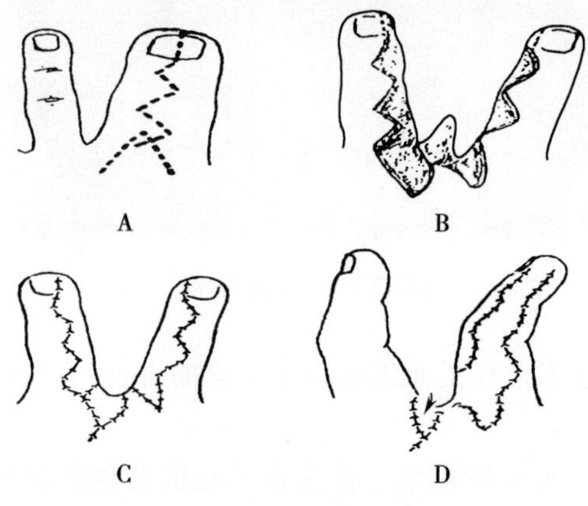

图 12-7-11　Skoog 分趾术
A. 背侧切口；B. 切开分趾；C. 缝合背侧趾蹼；D. 缝合跖侧趾蹼与植皮

（王正义　李昕宇　张建立）

参 考 文 献

1. Takakura Y, Tanaka Y, Kumai T, et al. Development of the ball-and-socket ankle as assessed by radiography and arthrography. A long-term follow-up report. J Bone Joint Surg Br, 1999, 81(6): 1001-1004.
2. Bettin D1, Karbowski A, Schwering L. Congenital ball-and-socket anomaly of the ankle. J Pediatr Orthop, 1996, 16(4): 492-496.
3. Hart ES, Grottkau BE, Rebello GN, et al. The newborn foot: diagnosis and management of common conditions. Orthop Nurs, 2005, 4(5): 313-321.
4. Roye DP Jr1, Roye BD. Idiopathic congenital talipes equinovarus. J Am Acad Orthop Surg, 2002, 10(4): 239-248.
5. Gibbons B 1, Tan SY, Kee SK, et al. Interstitial deletion of chromosome 5 in a neonate due to maternal insertion, ins(8; 5)(p23; q33q35). Am J Med Genet, 1999, 86(3): 289-293.
6. Heck AL 1, Bray MS, Scott A, et al. Variation in CASP10 gene is associated with idiopathic talipes equinovarus. J Pediatr Orthop, 2005, 25(5): 598-602.
7. Bor N 1, Herzenberg JE, Frick SL, et al. Ponseti Management of Clubfoot in Older Infants. Clin Orthop Relat Res, 2006, 444: 224-228.
8. Morcuende JA 1, Abbasi D, Dolan LA, et al. Results of an accelerated Ponseti protocol for clubfoot. J Pediatr Orthop, 2005, 25(5): 623-626.
9. Suda R1, Suda AJ, Grill F. Sonographic classification of idiopathic clubfoot according to severity. J Pediatr Orthop B, 2006, 15(2): 134-140.
10. Farsetti P 1, Caterini R, Mancini F, et al Anterior tibial tendon transfer in relapsing congenital clubfoot: long-term follow-up study of two series treated with a different protocol. J Pediatr Orthop, 2006, 26(1): 83-90.
11. Singh BI1, Vaishnavi AJ. Modified Turco procedure for treatment of idiopathic clubfoot. Clin Orthop Relat Res, 2005, 438: 209-214.
12. Zeifang F 1, Carstens C, Schneider S, et al. Continuous passive motion versus immobilisation in a cast after surgical treatment of idiopathic club foot in infants: a prospective, blinded, randomised, clinical study. J Bone Joint Surg Br, 2005, 87(12): 1663-1665.
13. Roche C 1, Mattingly B, Md VT, et al. Three-dimensional hindfoot motion in adolescents with surgically treated unilateral clubfoot. J Pediatr Orthop, 2005, 25(5): 630-634.
14. Tindall AJ 1, Steinlechner CW, Lavy CB et al. Results of manipulation of idiopathic clubfoot deformity in Malawi by orthopaedic clinical officers using the Ponseti method: a realistic alternative for the developing world? J Pediatr Or-

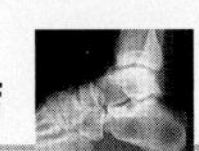

thop,2005,25(5):627-629.

15. Faulks S1, Luther B. Changing paradigm for the treatment of clubfeet. Orthop Nurs,2005,24(1):25-30.

16. Dobbs MB 1, Gurnett CA, Pierce B, et al. HOXD10 M319K mutation in a family with isolated congenital vertical talus. J Orthop Res,2006,24(3):448-453.

17. Benard MA. Congenital vertical talus. Clin Podiatr Med Surg,2000,17(3):471-480.

18. Schwering L. Surgical correction of the true vertical talus deformity. Oper Orthop Traumatol,2005,17(2):211-231.

19. Aroojis AJ 1, King MM, Donohoe M, et al. Congenital vertical talus in arthrogryposis and other contractural syndromes. Clin Orthop Relat Res,2005,434:26-32.

20. Dobbs MB, Schoenecker PL, Gordon JE Autosomal dominant transmission of isolated congenital vertical talus. Iowa Orthop J,2002,22:25-27.

21. Zorer G1, Bagatur AE, Dogan A. Single stage surgical correction of congenital vertical talus by complete subtalar release and peritalar reduction by using the Cincinnati incision. J Pediatr Orthop B,2002,11(1):60-67.

22. Furdon SA1, Donlon CR. Examination of the newborn foot: positional and structural abnormalities. Adv Neonatal Care, 2002,2(5):248-258.

23. Napiontek M1, Kotwicki T, Tomaszewski M. Opening wedge osteotomy of the medial cuneiform before age 4 years in the treatment of forefoot adduction. J Pediatr Orthop, 2003, 23 (1):65-69.

24. Sammarco GJ1, Taylor R. Cavovarus foot treated with combined calcaneus and metatarsal osteotomies. Foot Ankle Int, 2001,22(1):19-30.

25. Morcuende JA1, Ponseti IV. Congenital metatarsus adductus in early human fetal development: a histologic study. Clin Orthop Relat Res,1996,333:261-266.

26. Coughlin MJ. Lesser toe abnormalities. Instr Course Lect, 2003,52:421-444.

27. Selene G Parekh. Foot and Ankle Surgery. New Delhi: Jaypee Brothers Medical Publishers,2012.

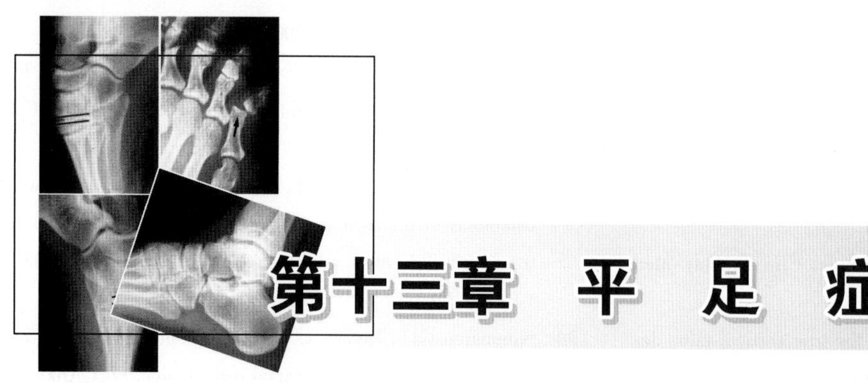

第十三章 平 足 症

第一节 概 述

一、概 念

平足(flat foot,pes planus deformity)是足部异常的一个体征。指患者站立足负重时无论有无症状,足内侧弓塌陷等畸形(图 13-1-1)。平足症意指,伴有足踝部疼痛为主症状的平足者的疾病名称。国外平足症的概念也较笼统,包含了俗称的“平底足(flat foot)”、“扁平足”(platy podia)与“外翻足(talipes valgus)”的一些畸形。当平足伴有固定的跟骨外翻与前足外展时,则称为“外翻扁平足”。发生率国内文献报道为 3.7% ~8%;国外文献报道为 2.7% ~22%。发病率的差异与调查群体的不同有关。

当前对平足症的分类很多,大体有以下三种:①按病因分类:分为先天性与后天获得性两类,各类中又按不同的疾病分为几个亚型;②按体征分类:体检时患者足的畸形是柔软可恢复性的,还是僵硬固定性的将平足症分为柔软型(或可屈性、可复性、松弛性等)平足症,与僵硬型(或固定性、强直性、痉挛型)平足症,这种分类主要是便于手术的设计;③按年龄分类:按年龄分类是当前较多学者的分类方法,分为青少年型(或儿童型、均含先天性)与成人获得型。

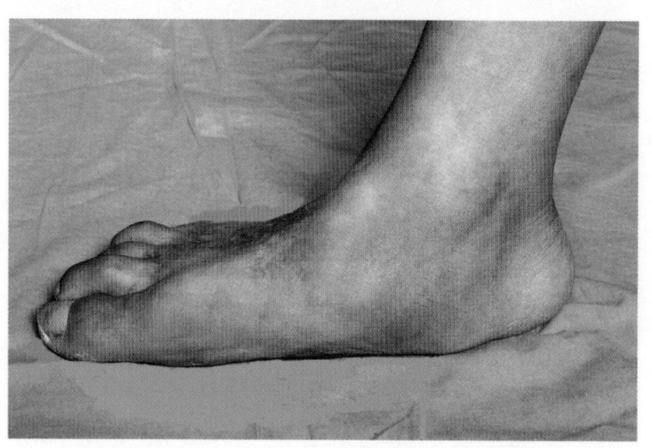

图 13-1-1 平足外形(内侧观足弓塌陷)

二、平足症的病因病理

平足症发生的原因很多,包括先天性的与后天获得性的。在后天获得性平足症患者中,胫后肌腱功能不全是最常见的发病原因。常见的发病原因如下:

(一) 先天性因素

包括先天遗传性平足、先天性仰趾外翻等,足骨或韧带发育异常,如跗骨联合、副舟骨继发性平足、先天性垂直距骨等。

(二) 后天性因素

由后天性因素造成的平足包括以下情况:

1. 胫后肌腱功能不全 由胫后肌腱的创伤或慢性劳损引起的肌腱炎症、退变等引起。

2. 骨与韧带的损伤 包括骨与软组织的损伤,如内侧柱的舟骨和第 1 跖骨的骨折脱位,Lisfranc 关节骨折脱位,跟骨骨折等。

3. 足骨与关节的病理性破坏 如跗间关节的炎症性(如结核)和类风湿关节炎等所引起的平足。

4. 神经肌肉病变 如脊髓灰质炎后遗症、脑性瘫痪、下肢神经损伤等引起。

5. 医源性损伤所致的平足 如高弓足畸形过度矫正。

6. 功能性平足 多发于发育尚未完全的青少年或过于肥胖或久卧病床的中老年人足肌软弱,下床步行过久过多等原因。

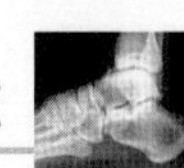

三、平足症的临床表现与诊断

（一）临床表现

平足症起病隐袭，早期出现踝中部和中足于负重后疼痛和肿胀，可发散到小腿下部。早期行走时疲乏无力，随着病情进展，患者可以自己发现足弓外形塌陷，往往用足内侧行走，可有跛行，足部骨关节及软组织出现病变，弓高丧失、前足逐渐外展、后足逐渐外翻，表现出明显平足畸形，当其跟骨外翻和前足外展明显时，可出现跟骨和外踝之间的撞击而疼痛，不能正常穿鞋等。患者还可表现出距下关节等足关节的退行性变及关节炎，出现足部明显疼痛，有的还可以发生跖骨应力疲劳性骨折，久之，还可造成整个下肢或脊柱出现代偿性改变。

检查时应在负重和不负重时分别观察足弓和足的外形。属患者立位足部负重，从后面观察除可看到跟外翻之外，部分平足症患者可见多趾征，患足踝关节外侧可以看到多个足趾，称为“多趾征”（图13-1-2）；多趾征提示前足外展，所见的“趾头”数量越多。说明前足外翻的程度越严重。此外，检查者还可让患者试图用足趾站立，提起后跟，此时胫后肌的牵拉提升足弓，后跟出现轻度内翻而且提踵无力（图13-1-3），足弓由此可以重建，首先应试图用双足站立提跟，可观察到后跟翻向内侧，以给足趾站立提供坚强的杠杆作用，若患者能用双足完成试验，还应该让他用患足的足趾进行站立，而对侧足趾离地，胫后肌腱功能不全时足跟抬高困难，足跟内翻角度减小、引发疼痛或连续抬高次数少于健侧让患者用足的内侧缘或外侧缘站立，测定距下、距舟、跟骰关节的活动情况和内外翻的肌力。检查第1跖骨抬高征，即患者站立双足负重，检查者用一只手外旋患侧小腿或使足跟被动内翻，胫后肌腱功能低下者第1跖骨头抬高，而正常者第1跖骨头仍留在地面上。检查患者赤足和穿鞋时的步态，检查脊柱以发现椎弓疾病。同时还可伴有神经系统如肌力、感觉、反射等改变。最后检查患者穿的鞋子，特别是那些穿了很久时间的人，可看到鞋底的磨损，正常情况下鞋跟的磨损在外侧，没有出现后跟磨损提示跟腱紧张，其磨损可出现在足趾处，因他们是用足趾行走。后跟内侧磨损提示足的旋前，因其足弓内侧使用较多。

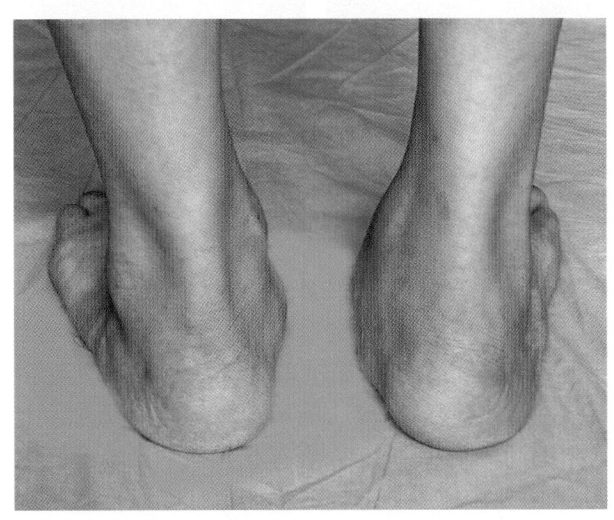

图 13-1-2　平足病人的多趾征

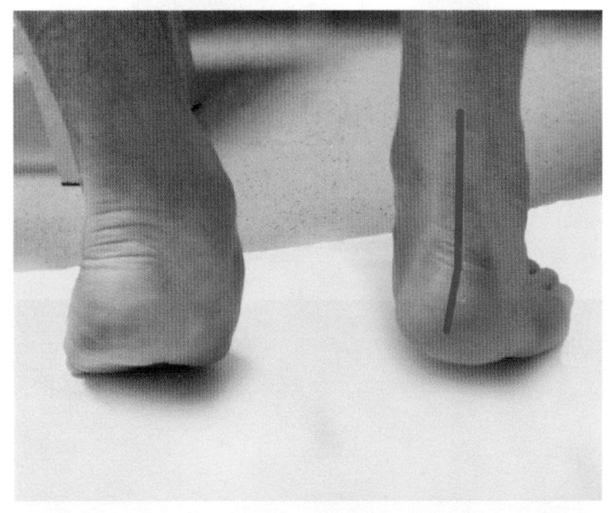

图 13-1-3　平足症提踵时无力（表现提踵高度低于对侧）足跟内翻

（二）影像学评估

对每个患者必须进行有关影像学检查。常用X线片评价的指标有：①侧位距跟角>45°提示后足外翻（图13-1-4）；②前后位距跟角>30°提示后足外翻（图13-1-5）；③侧位第1跖距角（图13-1-6）>4°提示平足，15°～30°为中度，>30°为严重；注意在测量成角时，跖骨轴线与距骨轴线相交之处即为足弓塌

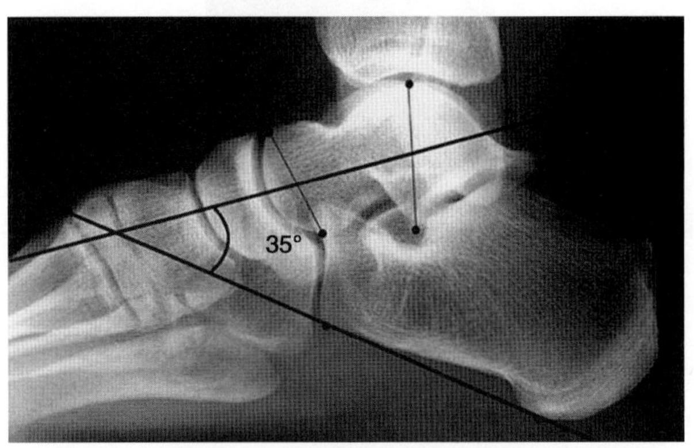

图 13-1-4　侧位距跟角侧量方法

陷之处，也是多数学者主张的手术楔形截骨矫正平足畸形之处；④前后位第1跖距角，若偏向第1跖骨内侧成角提示前中足的外展（图13-1-7）；⑤距-舟关节包容角（talonavicular coverage angle）：显示后足外展的指标，在足站立负重的前后位片上，此角度显示舟骨相对与距骨移位的大小，测量时需要汇出两条线，一条线为距骨关节面的连线，另一条线为舟骨关节面的连线，两连线之间的夹角（图13-1-8），正常值小于7°，大于7°提示距骨横向脱位；⑥前后位及侧位CYMA线：断裂提示跟骨相对距骨缩短（图13-1-9，图13-1-10）；⑦侧位Moreau-Costa-Bertani角，正常值为115°～125°，大于130°为平足（图13-1-11）。

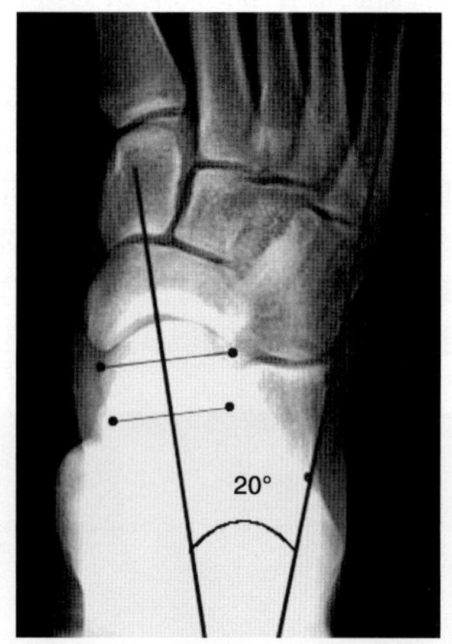

图13-1-5　前后位距跟角测量方法

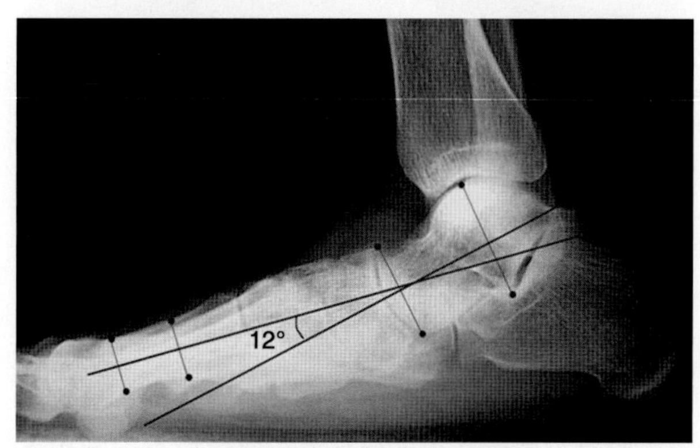

图13-1-6　侧位第1跖骨距骨测量方法

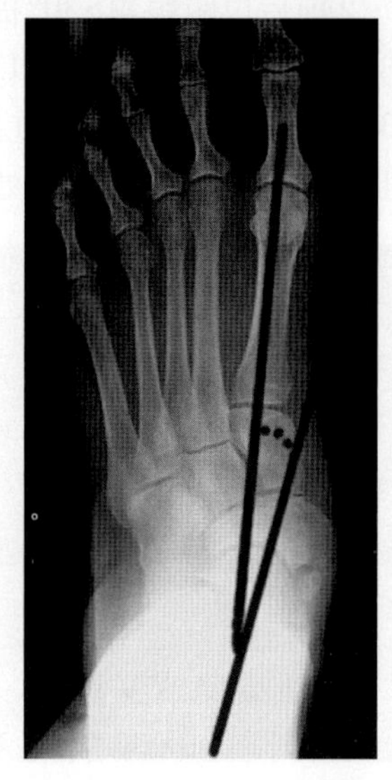

图13-1-7　前后第1跖距角测量方法

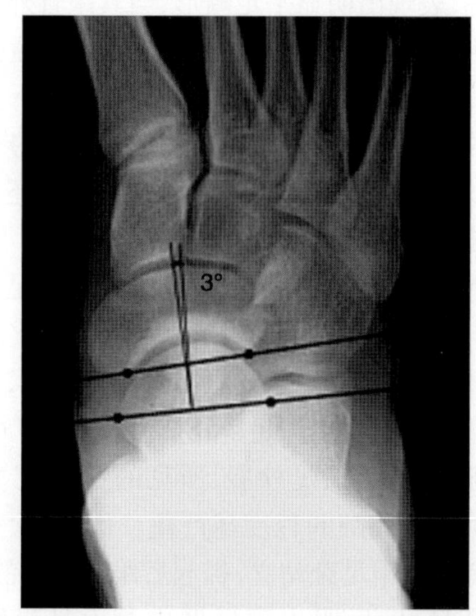

图13-1-8　前后位距-舟关节包容角的测量

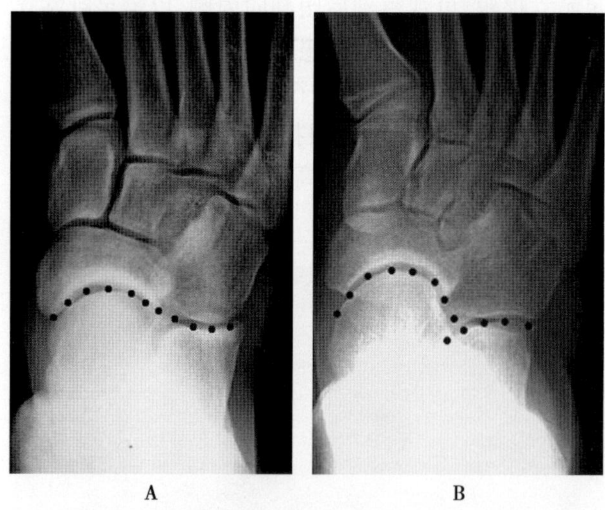

图13-1-9　前后位CYMA角

CT扫描可以准确显示距下关节的解剖，无创伤且准确，对有胫后肌腱功能不全病例的诊断并无太大帮助，需行MRI检查。在存在长期平足畸形的患者，当需要确定关节退变的程度和可能存在的跗骨联合时可考虑采用CT检查。

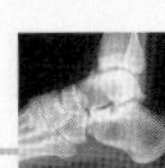

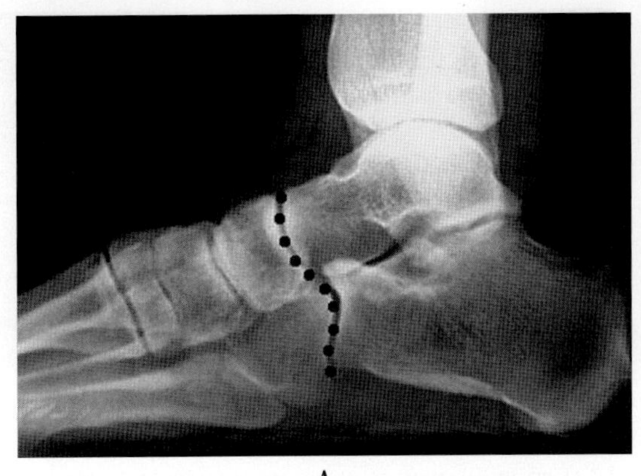

A

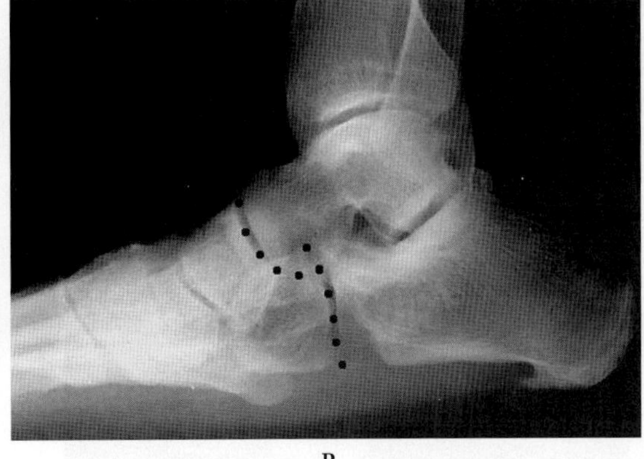

B

图 13-1-10　侧位 CYMA 角

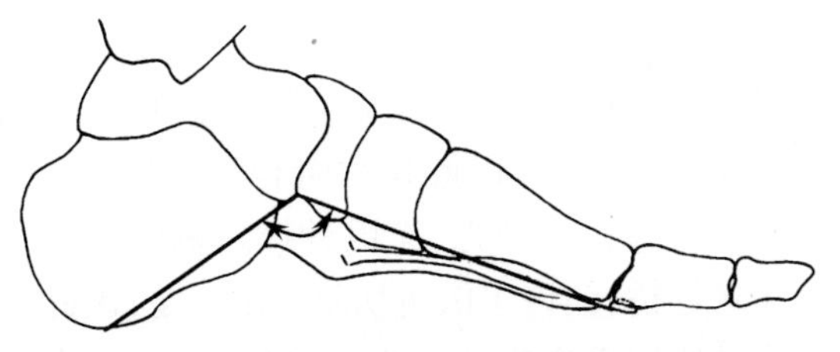

图 13-1-11　侧位 Moreau-Costa-Bertani 角：站立位负重位侧位 X 片，由内侧籽骨与距舟关节之间的连线和跟骨后上结节与距舟关节之间的连线的夹角

MRI 检查可提供中后足软组织结构状态的信息以及这些关节的关节软骨信息。MRI 用来检测纤维性联合或软组织病变，对诊断胫后肌腱病变具有敏感性和特异性，可对肌腱的退行性变进行分期。骨扫描也可提供相关信息，但特异性不大。

超声检查也可用于评价胫后肌腱功能不全，若肌腱本身出现肥厚、囊性退变和完全破裂，超声检查则可发现上述病变。尽管这种方法简便易行、价格便宜，但需依赖于检查者的观察能力。

（三）诊断

根据对患者病史的采集，患者的临床表现、体格检查所获得的体征与影像学检查即可作出诊断。在作出诊断时，应区分是柔软型平足还是僵硬型平足，以便利于术式选择。多数表现为柔软型平足，即患足在不负重时，纵弓存在；一旦负重，纵弓即消失。而僵硬型无论负重与否，足弓均消失，畸形固定，三关节复合体僵硬不能活动。

第二节　先天性平足症

先天性平足（congenital flatfoot）是由先天性因素造成的足弓塌陷，这些因素包括跗骨融合（联合）、副舟骨、先天性垂直距骨、第 1 跖骨发育过短、舟骨结节发育过长、先天遗传性平足、先天性仰趾外翻等、Marfans 综合征等，其中前三种先天性因素发生率较高。

一、跗骨融合

跗骨融合，又称跗骨联合、跗骨桥。在先天性平足中，跗骨融合是较常见的一种病因，尤以跟距融合（图 13-2-1）和跟舟融合较多见；其他跗骨联合，如距舟联合（图 13-2-2）、跟骰联合、舟骰联合、舟楔联合等较少见。跗骨融合形成的原因被认为是间叶组织没有正常分裂形成距骨关节复合体。

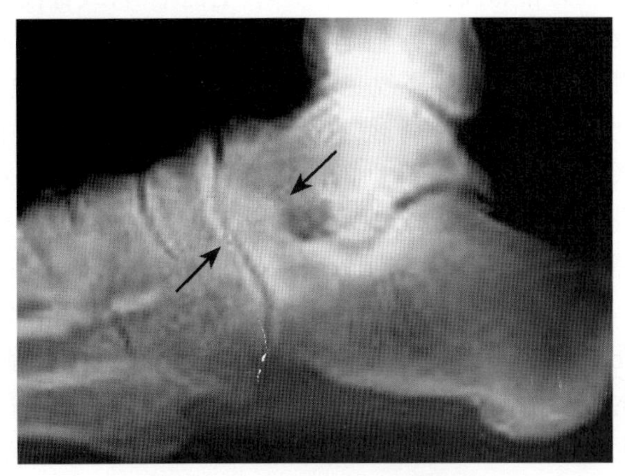

图 13-2-1　跟距融合 X 线表现

（一）跟舟融合

1. 临床表现与诊断　跟舟融合可能在出生时

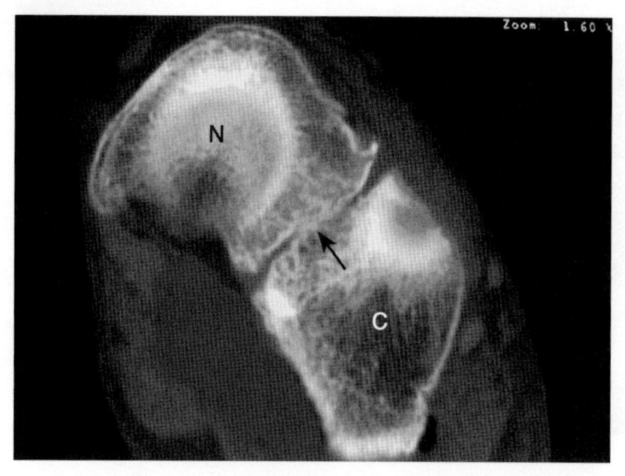

图 13-2-2　距舟联合的 X 线表现

即出现，然而在接近 8～14 岁时才出现骨化，在 8～14 岁之前，由于有富于弹性的软骨包绕在初始骨化中心，很少出现明显的临床症状。目前认为是跗骨融合骨化形成导致了后足僵硬，承受应力的能力下降。跗骨融合可以是骨连接、软骨连接、纤维组织连接。不完全的跗骨融合指软骨连接、纤维组织连接，通常出现不明确的足背外侧疼痛，偶尔出现在不平地面行走困难，症状通常随年龄增长而恶化，体格检查不一定能发现距下关节运动丧失。如果单足病变，仔细检查可以发现两足距下关节活动差异。X 线检查通常使球管与足侧面倾斜 45°角照射，可见患侧距骨颈下面变平，甚至凹陷。而跟舟融合一般多发生于跟骨前突关节面的外侧至舟骨背面外侧，通常是从跟骨前突正好在前关节面前内侧缘的外侧方，走向舟状骨的外侧和背外侧的关节面，骨桥大小通常长约 1.0～2.0cm，宽约 1.0～1.2cm。若有软骨或纤维结构相伴的骨桥行 CT 检查更易于诊断，表现为相邻接骨的边缘不规则、毛糙不清，或骨性连接等（图 13-2-3）。但是在跟距融合中常见跟骨背侧关节缘呈鸟嘴样改变，这在跟舟融合中很少出现。另外跗中关节骨刺形成，关节面变形。这是因跗中关节运动受限，负担加重，关节软骨发生退行性变化，致骨赘形成。此现象最常见于距骨头外上方，有唇样增生突起，称作距骨鹰嘴。

2. 治疗　跟舟融合通常在 8～12 岁儿童开始出现症状，因为这一时期软骨的骨化开始发生。此时减少活动或石膏固定制动 4～6 周，可以造成一段时间的症状缓解，缓解期的长短不一。经非手术治疗无效的跟舟融合可考虑手术治疗。

跟舟骨桥切除术：在足背外侧跟舟关节上方作一斜形切口，在跗骨窦区域从近端到远端用锐刀掀起该肌，充分显露整个跗骨窦，并以此显露骨桥。骨

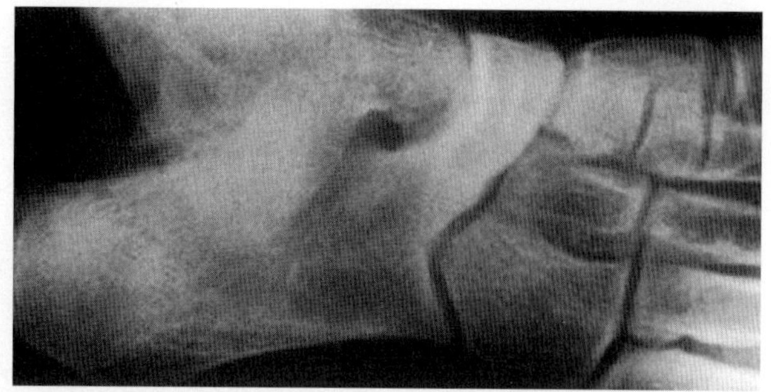

图 13-2-3　跟舟联合的 X 线表现

桥从跟骨前突前关节面前内侧缘的外侧方，走向舟状骨的外侧相背外侧缘。用骨刀与跗骨窦底部平行方向开始截骨，然后在舟状骨的背外侧方，从背侧向跖内侧方截骨，截骨刀略倾斜与垂直面成 30°角；经过骨桥完成截骨后，再用骨刀在下面截骨，经内侧骨皮质造成骨桥骨折，以此切除骨桥（图 13-2-4），用骨锉将粗糙的骨面磨光，涂以骨蜡。多数学者主张充分切除骨桥，但许多医生切除范围不足，因此可考虑切除骨桥后术中摄片检查。最后，用可吸收的缝线和直缝针经趾短伸肌的近侧缘贯穿编织，将缝针穿向内侧将肌肉带入截骨的缺损处，据说可以防止术后再融合。用小腿石膏管形固定。术后 3 周后去除石膏，逐渐开始足的内翻和外翻锻炼，持拐负重。

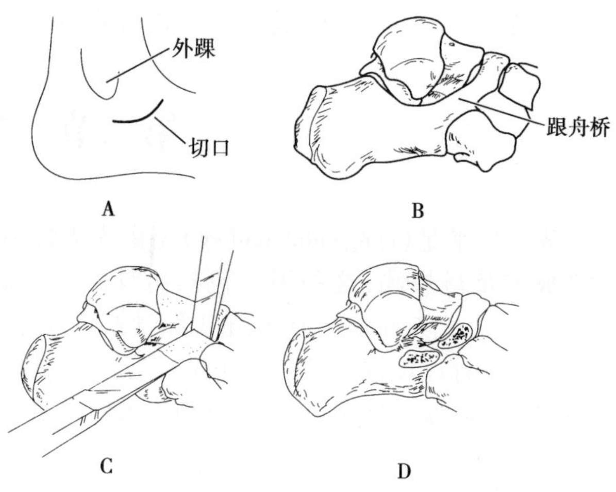

图 13-2-4　跟舟桥切除术

A. 切口；B. 跟舟桥；C. 切除跟舟桥；D. 跟舟桥切除后

（二）跟距融合

1. 临床表现与诊断　距跟融合在 14 以上岁儿童可发生完全及不完全骨化，通常患者的发病年龄高于跟舟融合；较多发生于内侧，但也可发生于后侧或前侧，双侧者约占 50%。距跟融合与跟舟融合的症状相似，包括后足疲劳及疼痛，偶尔丧失足弓弧

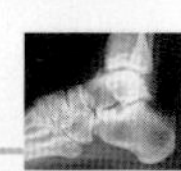

度，通常出现腓肠肌痉挛，通常的体格检查可以发现距下关节活动显著减少或完全丧失。后足的骨解剖变异使得标准的X线片检查难以诊断距跟融合。正常情况下距下关节的中后关节面所在平面与跟骨长轴呈35°～60°角，但这差异很大，另外，前关节面更接近于水平，在此面的融合难以被发现。Kumar等推荐足站立侧面X线片检查，这样的检查可以测量后、中关节面与地面所成角度。若摄片时球管指向足跟，投射方向与地面呈30°、35°和40°角方向摄片，可以发现跟距融合（图13-2-5）。Greer提出与跟骨长轴呈35°、40°和45°角方向投射摄片，最易证实跟距骨桥的存在。其他有助于诊断的X线片征象有背侧关节缘距骨头呈鸟嘴样改变；距骨外侧突增宽或呈球形抵于跟骨沟；后跟距关节间隙狭窄；中距下关节消失。Herzenberg等描述了使用CT检查诊断距跟融合，他们推荐定位足底弯曲部分，从距骨后部扫描5mm宽度以获得可控CT扫描断面，冠状位切面大于5mm宽度可产生假阳性结果是因为在此平面可出现解剖变化，他们推荐断面叠加在5mm。Kumar等报道术前使用CT扫描鉴别三种明显不同的跗骨融合：Ⅰ型骨融合：显示骨桥形成（图13-2-6）；Ⅱ型软骨融合：关节面中部明显狭窄伴关节边缘不齐；Ⅲ型纤维组织融合：中间关节面轻度狭窄，骨皮质轻微不规则。核素骨扫描有助于诊断纤维性融合，作者建议通过X线及CT检查有纤维性融合倾向时做此检查。

2. 治疗　非手术治疗的原则同跟舟融合。对有症状的跟距融合，经非手术疗法无效者，可考虑手术治疗，如跟距骨桥切除术。Harris和Beath建议治疗跟距融合采用经内侧切口行跟距关节和距舟关节固定术。

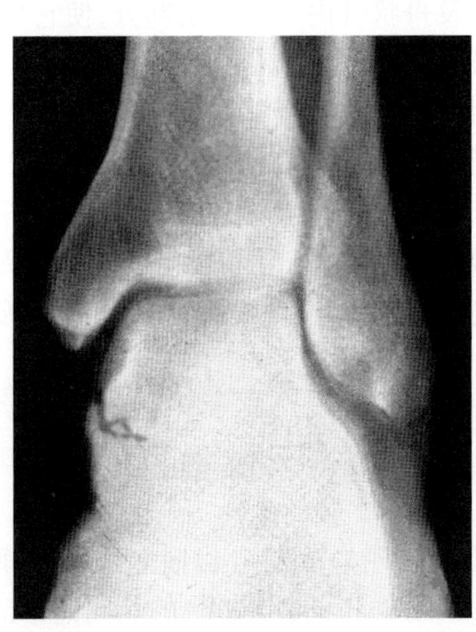

图13-2-5　距跟融合的X线表现

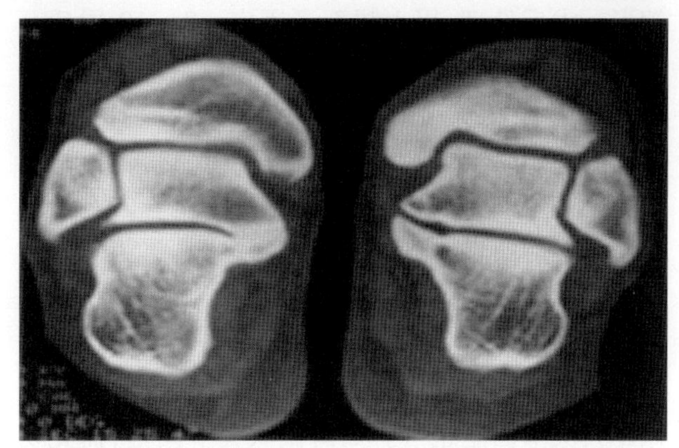

图13-2-6　距跟融合的CT片显示载距突处骨桥形成

（1）跟距骨桥切除术：该术适用于跟距骨桥畸形，距下关节无骨性关节炎改变，年龄在14岁以下的患者。手术方法：①以骨桥位于外侧为例：作足背外侧弧形切口，将趾短伸肌起点整块剥离，向下翻转，暴露跟距骨桥。将该桥作长方形整块切除，不要切成楔状。将趾短伸肌起点全部纳入切除骨桥后遗留的空隙中，缝合切口。②以骨桥位于内侧为例：按跟骨内侧显露途径在内踝下方2cm处作弧形切口。切开皮肤后分离皮下组织，认清踝管内肌腱与血管神经束并加以保护，平行于踝管下方切开深筋膜，分离出胫后肌腱并牵向跖后方显露骨桥部。骨桥被确认后，将骨桥作长方形整块切除（图13-2-7），不要切成楔形。然后，分离出部分踇展肌起点并向远端游离一段距离，然后缝一铬制肠线，将此部分填入切除骨桥后留下之空隙中，肠线两端自足外侧皮肤分别穿出，结扎于垫有纱布的纽扣上。然后分层缝合伤口。术中应注意在切除骨桥时尽量不打开距跟关节，不要切成楔形而是矩形骨块；切除的范围要足够，粗糙骨面用电烙止血并涂以骨蜡，必要时可放入一块明胶海绵。用小腿管形石膏固定时，注意足弓

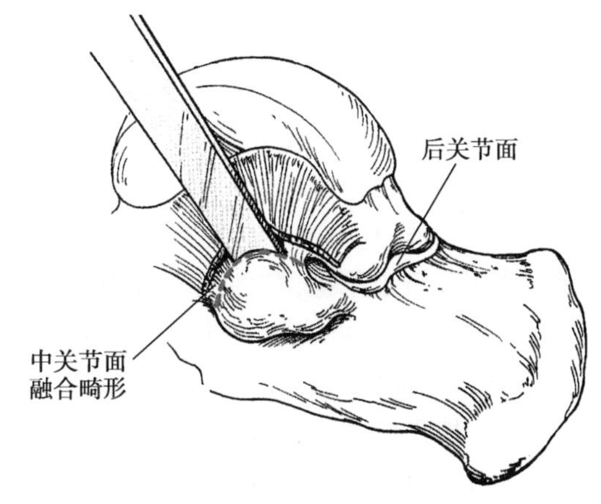

图13-2-7　跟距内侧骨桥切除示意

塑形。术后处理：用小腿石膏固定。8～10 周后开始负重行走。

(2) 跟距关节和距舟关节固定术（Harris 和 Beath 法）：该术式作足内侧略呈弧形皮肤切口，自第 1 楔骨基底部开始，止于内踝尖后下方约 2cm 处。将胫后肌腱向后下方牵开保护，显露距下关节和距舟关节内侧。纵形切开距下关节和距舟关节内侧关节囊，显露上述两个关节。查明跟距融合情况，决定关节固定范围。如不需要做跟距关节固定，仅做距舟关节固定也可。如需做双关节固定，需先切除阻挡距下关节活动的骨桥，再切除关节软骨面，内侧多切除些骨质，以便矫正足跟外翻。再切除距骨头和舟状骨近侧关节软骨面，作距舟关节固定，注意在跖侧多切除些骨质，以便矫正内侧纵弓塌陷。术后石膏托 6 周，更换小腿石膏管形，继续固定 6 周；最后用弹力绷带固定 4 周以减轻水肿。

二、副 舟 骨

近年来我们进行大量临床研究发现，青少年柔韧性平足均与副舟骨，各种类型的副舟骨均可能引起平足，发病机制需要进一步研究。Geist 等报道 10%～14% 的正常足存在副舟状骨，但 Kidner 提出部分柔韧性平足是因副舟状骨存在导致。副舟状骨位于足舟骨的内侧，可依据 X 线表现分为三种类型：Ⅰ型：圆形，与舟状骨无接触面，像髌骨似的长在胫后肌腱上，为胫后肌腱内的一个小骨片，故常被称作第二舟骨（图 12-5-1）；Ⅱ型：较Ⅰ型大的三角形骨板，通过软骨连接于足舟骨上（图 12-5-2）；Ⅱ型：称为鸟嘴样或角状舟骨（12-5-3），因副舟骨与舟骨主体相连而融合。副舟骨存在时，舟骨结节不发达。

Kidner 指出由于存在副舟骨，股后肌腱走行的方向与正常人不同，存在副舟骨时，胫后肌腱走行于副舟骨内面的“上面”，且比较牢固的止于副舟骨上；而无副舟骨时，胫后肌腱经过舟状骨的内侧面的“下面”。这一方向及止点的改变破坏了胫后肌腱固有的提起足纵弓及使足内翻的作用，破坏了足弓正常生物力学功能，易导致平足发生，并因劳损而引起症状。若长久行走摩擦，鞋的压力刺激骨突表面组织而形成滑膜炎，还可使胫后肌腱发生腱鞘炎，产生肿胀、加重疼痛症状。

副舟骨一般多双侧发病，临床表现为足部疼痛，足内侧经常有一骨性突起和随之而出现的滑囊，可出现红肿和触痛；对足进行抵抗内翻试验，可见胫后肌腱功能部分止于肿块处，但该操作可引起疼痛。若怀疑有副舟骨存在时，应行摄片，最佳位置是行 45°外翻斜位摄片。

足舟骨是最晚被看到的跗骨，女孩在 1～3 岁半出现，男孩在 3～5 岁半出现，它的外形可不规则，有多个骨化中心；而副舟骨显示舟骨内后方有边缘整齐的小骨块，其密度和舟骨相同。

治疗：本畸形无症状者不需治疗。对有疼痛症状者，早期应给予保守治疗，包括局部封或局部涂抹抗炎止痛药，如双氯芬酸乳胶剂、波菲特擦剂等。有肌腱炎者可行物理治疗。如有扁平足，鞋内可加用足弓垫；疼痛严重者，可用矫形支具甚至石膏夹固定都有帮助。有石膏固定 4 周而是症状消失者。

Kidner 手术：Kidner 手术主要适用于 10 岁之前有症状且经非手术治疗无效的柔韧性扁平足儿童，手术应该在足的骨和软组织发生继发性改变之前完成，一般在手术后 18 个月足的形态将获得改善。虽然能否持久矫正足弓塌陷尚不肯定，但突出的舟状骨结节处的疼痛症状及足弓的疲劳感肯定会消除或缓解。术中，从内踝下至第 1 跖骨基底作一足内侧向跖面呈弧形之切口。从副舟骨的背侧和跖侧分离胫后肌腱，游离胫后肌腱最背侧部分的附着点，但小心保留它在副舟状骨和楔骨跖侧面上的附着点，然后从舟状骨和距骨头、距骨颈的上下掀起筋膜和骨膜，形成一背侧瓣和跖侧瓣，用一薄的骨凿从舟状骨的结节处凿下一小片骨块，将胫后肌腱随同此骨片一起游离。剥离来自第 1 楔骨的肌腱内侧纤维，但保留下方远端的纤维不遭损伤。肌腱向跖侧向外侧移位到舟状骨跖侧面的沟中。一般在此处存在一沟槽，若没有，可用骨刀制作一个骨沟。此时可切除副舟状骨以及舟状骨内侧的突出部分，使它与距骨、楔骨齐平（图 13-2-8）。移入舟状骨下方沟内的胫后肌腱，如骨膜完整，将胫后肌腱缝合在骨膜上，若骨膜松弛无力，可在舟骨上钻孔，把胫后肌腱固定在新的肌腱床内。当缝线收紧之后肌腱应处在轻度的张力之下，足呈中度的高弓和旋后。背侧和跖侧掀起的骨膜筋膜瓣相互缝合，覆盖舟状骨创面，肌腱埋入新床。

三、先天性垂直距骨

1. 临床表现与诊断　目前对先天性垂直距骨（congenital vertical talus，CTV）的病因尚不清楚。在婴儿及幼儿柔韧性扁平足一般认为本畸形在胚胎前

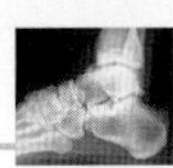

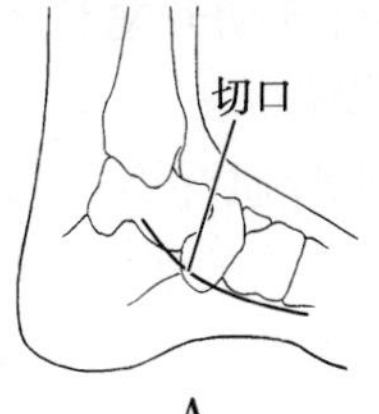

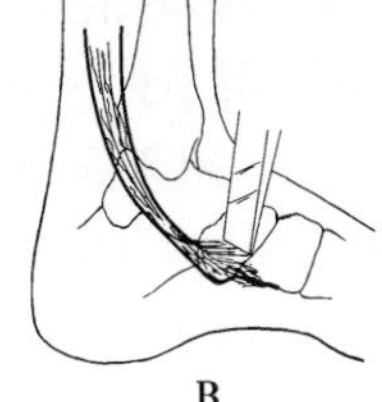

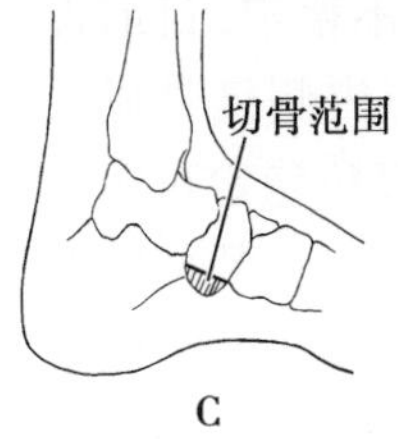

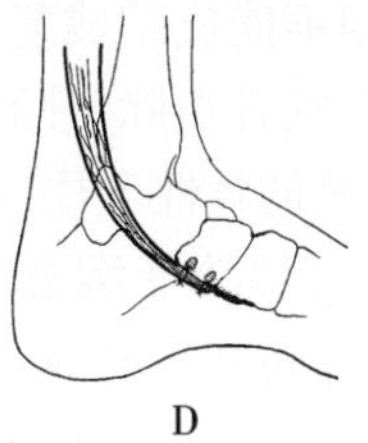

图 13-2-8 副舟骨切除、胫后肌腱移位(Kidner)术

A. 切口;B. 分离胫后肌腱;C. 切除副舟骨;D. 胫后肌腱下移并固定

3 个月已形成,由多种因素所致。临床上有孤立型和伴发型两种,后者多是脊髓脊膜膨出、多发性关节挛缩症、神经纤维瘤病、三染色体病等先天性疾病中的一种畸形。先天性垂直距骨的病理改变可分为骨性畸形和软组织病变。骨性畸形主要为舟骨与距骨颈的背侧形成关节,将距骨锁在垂直状态。载距突发育不良而失去支撑距骨的作用,足外侧柱凹陷,内侧柱相对变长。软组织病变包括胫舟韧带即三角韧带的前束和背侧距舟韧带明显挛缩;踝关节和距下关节的后侧关节炎挛缩;跟舟韧带被拉伸、松弛;趾长伸肌、踇长伸肌、胫前肌、腓骨长短肌及跟腱挛缩;腓骨长肌、胫后肌肌腱移向踝前方,起背伸肌的作用等。

患儿生后即可出现因距骨头的异常位置而引起足底内侧圆形隆起,呈现足下垂畸形,足跟上翘外翻,患足僵硬、畸形固定。站立时足跟不能着地,使足底呈凸形,故称"摇椅状"畸形。随年龄增长和负重的增加,足跗骨将发生适应性的变化。当负担继续加重时前足严重外翻,跟骨与地面的距离越来越大,软组织明显挛缩,踝关节活动范围明显减小以致僵硬,走路步态笨拙。患儿开始行走的年龄不比同龄儿晚。站立时前足明显外展,距骨头及跟骨在外翻的位置上负重,跟骨后部多不能触及地面。CVT 主要 X 线片表现为距骨垂直,跟骨下垂,足前部背屈,并向外侧倾斜,足底呈凸形;侧位片上可见距骨垂直,几乎与胫骨纵轴相平行,距骨处于跖屈的位置,前足在中跗关节有明显背伸(图 13-2-9)。

2. 治疗 先天性垂直距骨所引起的平足多为僵硬性平足,难于矫正并且有复发趋势;治疗越早越好,在生后即能作出诊断者,可采用多次按摩、手法整复并用石膏固定,石膏制动对于皮肤、纤维组织结构及足前部肌腱有益,单独使用手法复位距舟关节成功率极低,手术是可靠的治疗手段。1～4 岁适宜行切开复位距舟、距下关节。4～8 岁儿童可施行切开复位及软组织手术,如果需要可以合并关节外距下关节融合术,大于 12 岁的儿童适用三关节融合术,对于年龄大的严重、反复出现的畸形 Coleman 等推荐开放手术及三关节融合术。手术指征取决于患者年龄和畸形严重程度。

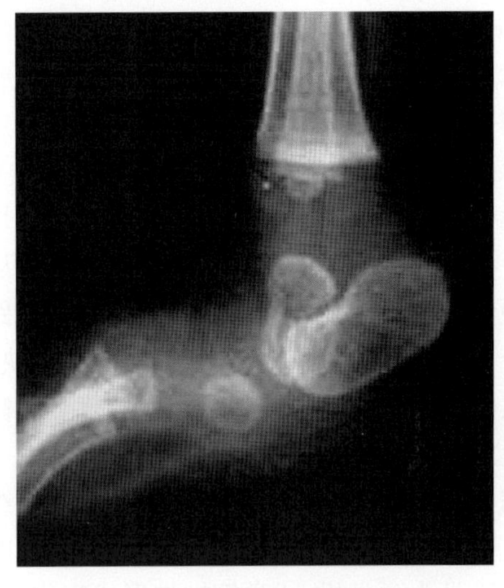

图 13-2-9 先天性垂直距骨 X 线片

CVT 手术方法有 20 余种,可归纳为三种基本术式:

(1) 单纯切开复位术:适用于 3～12 个月龄的婴儿。手术须充分松解挛缩的关节囊及韧带,继之在直视下将距舟关节复位,恢复足的正常力线,用一枚克氏针将楔骨、舟骨和距骨固定。然后紧缩缝合跟舟跖侧韧带、距舟关节囊跖侧及内侧部分,将胫后肌腱向远端移位,固定在第 1 楔骨的跖侧。术后用长腿石管管形固定 8～12 周。术后 6 周拔除克氏针。以上方法为一期手术法。对畸形较严重者可分期进行手术:一期通过背外侧切口延长挛缩的腓骨长短肌、趾长伸肌、踇长伸肌和胫前肌,松解挛缩的韧带,恢复背侧脱位的距舟、跟骰关节正常解剖关系,切除跟距关节的前外侧关节囊,维持距下关节恰当的位置。6 周后二期手术,松解踝关节后囊和距下关节后囊,延长跟腱,重建脱位的胫后肌以支持距骨头颈。

(2) 切开复位及舟状骨切除术:1～3 岁患儿单

纯行切开复位则不能成功或复位极不稳定，目前许多学者主张做舟状骨切除，使距骨与内侧楔骨成关节，缩短了足内侧的骨性支柱，不但复位稳定可靠和成功率高，而且足部功能满意，足外形也无异样变化，到成年时仍保持接近正常的外形和功能。该术式已被公认是治疗 CVT 的主要手术方法。

（3）稳定性手术：超过 6 岁，软组织病变和骨性畸形更趋严重，切开复位已不可能，手术应推迟到 10 岁以后，并以稳定性手术为主，如三关节固定术。Eyre-Brook 手术是切开复位及舟状骨切除术的一个特殊术式。切开复位及舟状骨切除后虽然距骨头与内侧楔骨相关节，但距骨头长期处于垂直，抬起的距骨头总是存在着向下滑动的倾向，故新形成关节的稳定性仍然较差。Eyre-Brook 手术是以楔行切除的舟状骨将抬起的距骨头从下方牢牢地托住，从而克服了距骨头向下滑动的倾向。术后数年托住距骨头的部分舟状骨仅为 1～2 个种子骨样的小骨块，实际上仍然是距楔相关节。该手术最大的优点是防止距骨再形成垂直位，是其他术式所不具备的。

切开复位术中应注意以下几点：①软组织松解必须充分彻底，否则难以复位或容易复发，有时还可以发生距骨头颈骨折；②弹簧韧带形成盲袋，当距骨复位后就变得松弛，因此可靠的重叠修补缝合是保证手术成功的重要措施；③虽然舟状骨切除或部分切除后减低足内侧压力，然而距骨头总是存在向下滑动的倾向，所以复位后将足呈跖屈内翻位，以克氏针贯穿固定仍然是不可缺少的措施；④跟腱延长和后踝关节囊切开术是 CVT 手术中的一个重要措施，可与切开复位术同时进行，也可以在切开复位术后发现跟腱仍有挛缩时再进行，但间隔时间不宜太长，否则会影响治疗效果；⑤切开复位术同时进行肌腱移植，可不列为常规操作。

3. 跗骨融合伴腓骨肌痉挛　腓骨肌痉挛性平足疼痛的原因是足所承受的活动度超过其实际的可能性（由于存在先天性跗骨融合）而造成的所谓韧带的斜向应力所致。跗骨融合、僵硬性平足症、腓骨肌痉挛通常被认为是腓骨肌痉挛性平足症的必要组成部分。弄清腓骨肌痉挛，就要区分痉挛是获得性还是适应短缩的腓骨肌-肌腱单元而形成的。检查者施加反向应力，腓骨肌出现间断性痉挛，是短缩的腓骨肌-肌腱单元的牵拉反射，腓骨肌紧张除了见于跗骨融合也见于其他疾病。鉴别诊断包括：青少年类风湿关节炎、骨软骨骨折、距下关节感染、临近距下关节的距骨及跟骨赘生物（特别是骨样骨瘤）。有些跗骨融合的患者，特别是跟舟融合的患者，只出现轻度平足畸形，足跟轻度外翻及丧失很小的足弓高度，然而大多数的跗骨融合患者有固定的后足外翻、明显丧失足弓高度并丧失距下关节活动。

按后足外翻产生症状的观点，采用经外侧跟骨张开式楔形截骨加植骨手术治疗腓骨肌痉挛性扁平足疗效较理想。Cain 和 Hyman 对手术方法作了改良，他们采用跟骨闭合式楔形截骨，楔形的基底在跟骨的内侧，这样可避免跟骨外侧张开式楔形截骨术中常遇到的皮肤张力过大的麻烦。部分骨骼发育已成熟的青少年，存在复合的跗骨融合，如跟距融合和跟舟融合伴足跟外翻和顽固性的外侧足跟痛，或者存在其他任何形式的跗骨融合伴明显固定性的足跟外翻和疼痛，可考虑行跟骨截骨术治疗。

（唐康来　刘祥舟　周建波）

第三节　青少年平足症

“青少年”是由儿童向成人的过渡期，多数学者们将狭义的青少年期的年龄界定为 12～17 岁，又将其分为少年期（12～14 岁）；和青年初期（15～17 岁）。也有学者从社会与法学的角度提出广义的青少年期，把年龄界定为 12～40 岁，其中 6～11 岁为儿童期，12～17 岁为青少年期，18～28 岁为青年前期，29～40 岁为青年后期。本节涉及的青少年的年龄段，基本上属于前者；此期的平足症患者基本上表现为柔软型平足，罕有僵硬型者。柔软型平足的特点是：在非负重的情况下存在一个正常的足弓，负重后足弓消失。而僵硬型平足是在负重与非负重时均表现为平足，无内侧纵弓出现，畸形固定，所以又称为固定型平足症。

一、病因及病理

青少年平足症的病因分为两大类，即先天性与后天获得性。虽然后天获得性的发病因素很多，如骨与软组织的损伤、踝与跗间关节的炎症性和类风湿关节炎、神经肌肉病变、骨折畸形愈合、高弓足畸

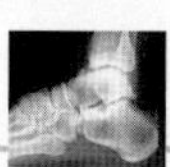

形过度矫正等均可引发平足症。又如个别青少年平足症好发于发育尚未成熟、肌肉韧带软弱的青少年及从事站立工作的人员。足部韧带、肌肉逐渐发生慢性劳损和萎缩,导致弹簧韧带和跖腱膜破裂,造成内侧纵弓进行性塌陷,形成平足。但由于青少年的年龄较轻,随着人民生活水平的显著提高与医疗保障体系的不断完善,使脊髓灰质炎的零发病与脑瘫后遗症发病的急剧下降,这一年龄段中后天获得性平足症患者所占比例并不高;而大多数平足症患者是先天性因素造成的。此外,尚有少数患有功能性平足:也有称作“姿势性平足”者。可因站立过久,过度肥胖,或营养、休息不足等引起的平足。多数表现为柔韧性平足,因足的弹力消失,负重时足弓降低或消失。但也有从柔韧性发展到发起足踝部骨骼的变化,最终形成僵硬性平足症。

二、临床表现与诊断

(一) 临床表现

平足症起病隐袭,早期主诉患足容易感疲劳、行走时疲乏无力,于长距离行走、剧烈运动后有足踝部酸胀不适,甚者有疼痛出现,休息后或经限制活动数天后症状可缓解。一段时间后,可能症状有所加重,上述处理症状不能缓解。病情再进一步发展,可出现踝中部和中足于负重行走后疼痛和肿胀,可发散到小腿下部而发生腓骨肌痉挛、疼痛,反过来又加重了足踝部的症状;而被称之为“痉挛性平足症”。可有跛行,足部骨关节及软组织出现病变,如弓高降低甚至渐丧失、前足逐渐外展、后足逐渐外翻,表现出明显平足畸形,当其跟骨外翻和前足外展明显时,可出现跟骨和外踝之间的撞击而疼痛等。

要按照概述中要求的事项对患者进行体格检查,其中尤为注意的是要确定患者的平足畸形是柔软可复性的,还是僵硬固定性的。然后,按照第一节综述中所介绍的方法进行影像学检查与评估,进一步弄清固定性畸形是骨的结构异常所致,还是软组织的原因。

(二) 诊断

平足症,包括是柔软型还是僵硬型的诊断并不困难,根据患者的临床表现、体格检查所获得的体征结合影像学检查即可作出诊断。较为困难的是要弄清引发平足症的原因。由于青少年时期平足症的病因是非常复杂的,患者中一部分是先天性致病因素造成的,甚至有的是先天性因素但尚不能或难以发现以至于确诊而归为原发性平足症。如跟距联合的骨化时间为 12~16 岁,跟舟联合的骨化时间为 8~12 岁,有些患儿可能在骨化前来就诊,有时难以弄清病因,就会影响疗效。为了施行因人而异的个性化治疗,提高疗效,医者应尽力发现致病原因的蛛丝马迹,弄清患者的发病原因与其病理变化,然后有的放矢的进行治疗,这样才会有理想的效果。

三、青少年平足症的保守治疗

非手术治疗目的包括:减轻支持足弓的韧带张力、减轻临床症状、改善后足对线,防止平足畸形进展。方法较多如休息、抗炎药物、石膏固定,足弓垫、矫形鞋等支具,减轻体重,跟腱拉长、对病变关节和韧带的局部治疗等。其中抗炎药物效果较明显,但应尽量避免注射泼尼松龙,因这有可能使肌腱收缩功能进一步变弱。

由于人类的足弓到 8 岁前后(有报道为 10 岁)方可发育成熟,对小儿无症状的柔韧性平足没有必要进行治疗,如果认为足弓发育迟缓,进行必要的门诊观察是必要的。对于少年期儿童的柔软型平足,若无症状也可不予处置;或仅穿用足弓垫支具,不需作特殊治疗。若有症状者,可穿着带有 Thomas 鞋跟(鞋跟呈楔形,内侧缘较外侧缘高)和金属支持杆的皮革鞋,鞋内放置足弓托,严重的可屈性扁平足伴有明显足跟外翻、前足外展、距骨头偏向内侧,可能需穿特制的矫形鞋。对经上述治疗无效,仍有症状者可作如下处理:矫正扁平足畸形,将前足和足跟置中立位,第 1 序列跖屈,恢复内侧纵弓,保持此足形塑造石膏模型,然后按照石膏模型制作矫形鞋。患者穿着此矫形鞋站立负重摄取侧位 X 线片,应显示出足已处于矫正的位置。在柔韧性平足,正确应用足弓托和正规的足内外肌力的锻炼是有帮助的。足弓托应放置在适当的位置,最大限度地抬高跟骨前内侧方而不是纵弓的中央,使跟骨向外侧倾斜,让重力的分布比较正常,使负荷向远端沿着足的外侧缘传递,经第 5 跖骨头、跖骨弓、第 1 跖骨头,然后到足踇趾。若足弓托治疗有帮助,一般要使用到发育成熟为止。由于足弓托(垫)在鞋内有时有滑动,患者穿着不适,故近年来将足弓垫与鞋垫相结合,制作成足弓(鞋)垫(图 13-3-1),使患者穿着舒适,易于长时间应用。

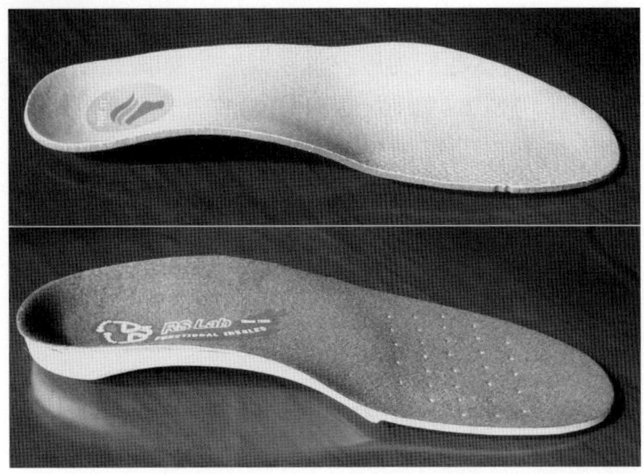

图 13-3-1　现行的足弓鞋垫

四、青少年平足症的手术治疗

（一）手术治疗的原则

手术治疗平足症的目的通过手术解除引起功能障碍的疼痛，多数学者认为对保守治疗无效者或病情进行性发展的患者应行手术治疗。根据作者多年的临床经验提醒大家注意以下事项：

（1）青少年期的平足症的治疗与成人有其特殊之处：成年人主要是矫正力线与畸形获得一个稳定的跖行足、改进或恢复足的功能。而对于青少年不但要考虑达到成人的治疗目的，更要考虑到通过我们的治疗有利于他们足的生长发育与自身的功能恢复与重建。所以手术应尽量避免关节融合和在骨骺部位的截骨手术。总体上，以修复损伤的肌腱、韧带等软组织，或行肌腱转移及替代加强手术，以恢复足弓的正常动力维持，并平衡肌力而恢复其动力稳定；行跟骨截骨移位或跟骨延长等骨性手术以纠正畸形，改善力线，恢复足的负重等生物力学特点，为软组织手术提供一个可正常发挥作用的解剖位置和力学环境，并保护修复或转移的软组织，使手术治疗疗效得以持久保存。

（2）医者术前必须弄清患者的发病原因及其病理变化，然后有的放矢的解除致病原因与矫正其病理变化，这样才会有理想的效果。

（3）近年来，对于青年期的需要手术治疗的患者，学者们逐渐达成共识，采用软组织联合骨性手术治疗。骨性手术为转移的肌腱更有效地发挥作用提供一个适当解剖位置和力学环境。软组织手术可以提供畸形矫正后的动力和部分静态力学维持，确保长期的疗效和防止畸形的复发。

（二）软组织手术

1. 胫前肌移位术（Young 改良的 Lowman 手术）　该术式适用于 10 岁以上的儿童及青少年，无僵直、无跗骨间骨性关节炎，足弓下陷主要在距舟关节者，此时采用 Young 改良的 Lowman 手术是有效的。近年来，多主张该手术不单独使用，而是与骨性手术联合应用，疗效更为确切。手术方法：若有必要先行跟腱延长术。行足内侧切口，游离胫后肌腱的止点，在舟状骨结节的外侧 1.2cm 处（图 13-3-2），从舟状骨背侧向跖侧钻直径为 5.0mm 的骨隧道，背侧开成卵圆形。然后在第 1 楔骨与舟状骨的底面，即正好从胫前肌止点到舟状骨刚凿好的骨隧道跖侧开口处之间，凿出一条骨沟。再开凿 5.0mm 宽的骨槽连接舟状骨的骨隧道与舟状骨的内侧角，打开胫前肌腱远端 6.5cm 一段腔鞘，将该段肌腱向下方游离，经骨槽移入舟状骨隧道内，用碎骨片填入骨槽。游离的胫后肌腱重新缝合于原位。术后若行跟腱延长，用膝上石膏固定踝背伸 5°位 8 周，未行延长者，用膝下石膏固定 4 周。

2. Cobb 手术　Cobb 报道了一种肌腱转移的方法，即将胫骨前肌腱劈开，穿经内侧楔骨、胫骨后肌肌腱止点、再穿过胫骨后肌肌腱腱鞘，缝至胫后肌腱近端残端，这种手术重建效果较强，似乎可以更多地

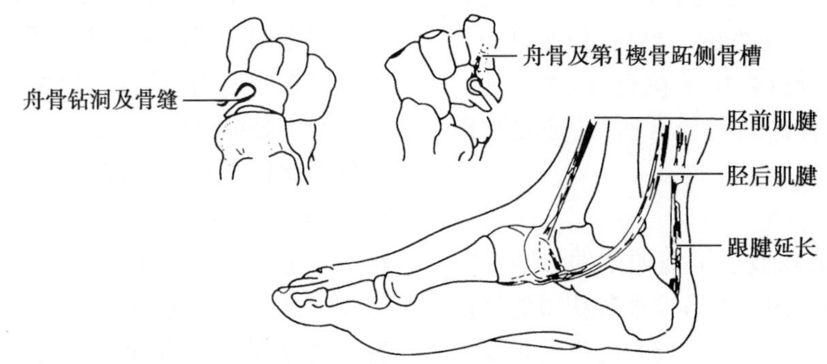

图 13-3-2　胫前肌移位术（Young 改良的 Lowman 手术）
A. 舟状骨挖洞及开槽；B. 舟状骨与第 1 楔骨跖侧开槽；C. 胫前肌腱移位与加固修复

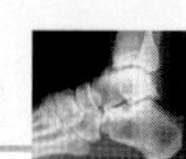

恢复足弓。然而该手术开展的较少，需进行更有效的功能评价。

（三）软组织与骨性联合手术

近年来，对青少年的平足症手术治疗的长期观察研究发现，单纯的肌腱转移术并不能纠正解剖上的病理畸形，缺乏发挥正常作用的解剖和生物力学内环境。长期随访发现效果不能维持长久。近年来，许多学者主张进行软组织与骨性手术联合应用，并提出对青年期的患者早期治疗目的应转向改善症状和预防固定畸形的发生、矫正力线以改变肌腱等软组织退变进程和畸形进展。理想的骨性手术应矫正足的畸形，减少弹簧韧带和三角韧带的张力，为软组织手术提供结构上的支持和合适的力学环境，保护软组织重建的效果。

1. Miller 手术　Miller 认为疼痛的青少年柔韧性平足，弹簧韧带和胫后肌腱被伸展拉长，跗中关节的内侧增宽，该手术可以矫正上述异常的解剖关系。Miller 手术和 Hoke 手术相类似，通过对非主要的跗骨关节的固定来达到治疗目的，对足的活动度没有严重的损害。该术式适用于年龄在 10 岁以上的柔软型平足症患者，无明显骨性畸形及软组织挛缩，经两年以上的非手术治疗，仍有疼痛，行走不适及纵弓下塌等症状者，手术前必须摄片确定足纵弓塌陷位置是在舟楔关节而非距舟关节。足有固定性外翻畸形，足部主要关节严重松弛或跗骨有明显畸形等均不宜采用此手术。

手术方法：若小腿三头肌挛缩，可先行跟腱延长。然后在足的内侧自跟骨起，切至距骨颈，经舟骨及第 1 楔骨体、到第 1 跖骨基底部作一突向背侧的弧形切口，显露跟舟跖侧韧带、胫前肌及胫后肌肌腱止点。将胫前肌腱分离提起，用锐利骨刀在胫前肌肌腱基部的近侧掀起一片约 1.5cm 的条状复合组织，包括有：①跖侧跟舟韧带和胫后肌腱的扇形张开的止点部分；②舟状骨和第 1 楔骨内侧面的一薄层骨片。如此距舟关节、舟楔关节和第 1 跖楔关节均已显露。向背侧和跖侧翻开小的关节韧带（但不要切除，稍后仍将它们覆盖在融合区的表面）。从舟楔关节和第 1 跖楔关节按基底在跖侧的楔形切除适当大小的关节软骨和软骨下骨块，以矫正扁平足，并融合之。然后向远端牵引前面已经掀起的包括韧带、肌腱和骨片在内的复合组织条，在胫前肌下方通过，在张力下将它缝合到第 1 楔骨和第 1 跖骨的基底部，使肌腱和韧带的止点推进而又不影响胫前肌的止点。为增加截骨处的稳定，可用松质骨螺丝钉固定舟楔关节（图 13-3-3）。术后膝上石膏固定 6 周，后改用小腿行走石膏固定 6 周。以后继续用足弓托 3 个月。

2. 改良 Hoke-Mill 手术　该术式适用于患有疼痛的青少年柔韧性平足，其骨骼年龄在 10 岁以上，负重下患足 X 线侧位片证实在距舟关节或舟楔关

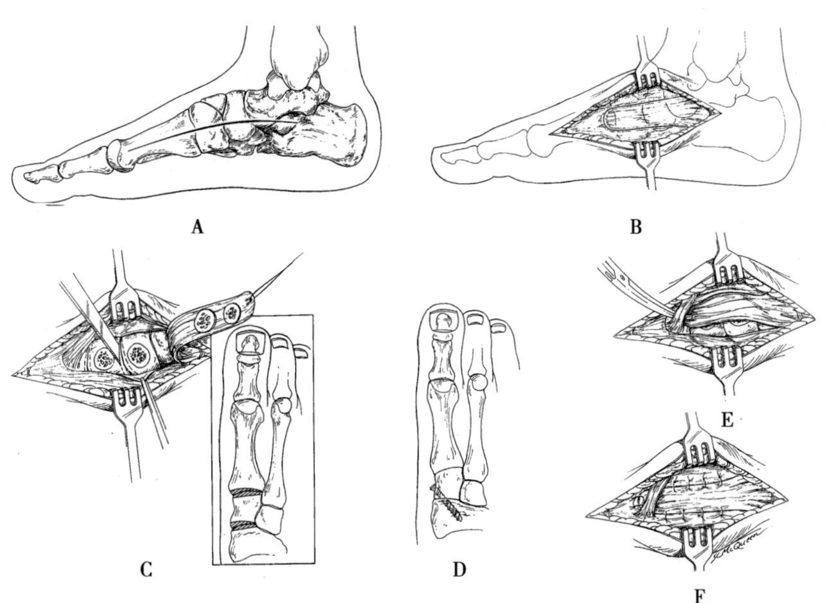

图 13-3-3　Miller 手术治疗扁平足

A. 采用 Miller 的手术切口；B. 掀起骨—骨膜瓣；C. 第 1 跖骨—第 1 楔骨和第 1 楔骨—足舟骨关节融合术；D. 用小的松质骨螺钉固定足舟骨—第 1 楔骨关节；E 和F. 将骨—骨膜瓣在胫前肌腱止点下方进行推进（重绘自 Coleman SS：Complex foot deformities in children. Philadelphia，1983，Lea & Febiger）

节处足弓塌陷。Duncan 和 Lovell 提及该手术要达到以下目的:①从马蹄位置抬高塌陷的距骨;②通过收紧足跖内侧软组织以抬高内侧纵弓,造成距舟关节背伸;③通过软组织的推进,旋后第 1 序列,通过距舟关节固定,增强胫前肌的旋后作用;④缩短足的内侧柱,保持距舟协调。

手术方法:皮肤切口和包括韧带、肌腱、骨片和骨膜的复合组织瓣的掀起与 Mill 手术中所叙述的相同。将复合组织瓣向内侧牵开,切除舟状骨与第 1 楔骨关节面以便固定。切下的仅为一薄片关节软骨面,避免做成基底朝内侧或跖侧的楔形骨块。然后,用宽骨刀从第 1 楔骨中央背侧开始截骨,截骨刀应向内侧向近端呈 10°角,不要截断跖侧骨皮质。切下舟状骨结节用作植骨,植入第 1 楔骨的背侧(也可取自体髂骨舟状骨与第 1 楔骨间用克氏针或一枚小松质骨螺丝钉作内固定(图 13-3-4)。在作第 1 楔骨背侧张开式楔形截骨时要尽力恢复足内侧纵弓,其次是矫正由于距骨的跖内侧移位造成的旋前。向远端推进复合组织瓣,直抵胫前肌腱的跖侧,在恢复距骨头与舟状骨关节面的正常关系下,将复合组织瓣与邻近的韧带和胫后肌腱的跖侧延伸部缝合,再将复合组织瓣与跖侧跟舟韧带的胫后肌腱跖侧附着部缝合,偶尔需行跟腱延长。术后治疗:用膝上石膏管形固定,塑形时要保持膝关节屈曲,前足屈曲旋后,仔细塑出足的内侧纵弓。为了维持已整复的距下关节位置,消除胫后肌推进所带来的张力,固定时允许踝关节轻度跖屈。

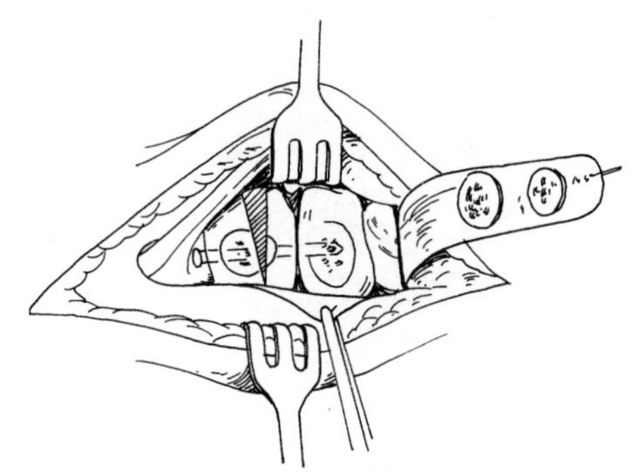

图 13-3-4　改良 Hoke-Mill 手术,内侧楔骨切开植骨后螺钉固定

3. Lowman 手术　该术式适合于青少年柔韧性平足,其纵弓的塌陷部位是距舟关节者,也适用于青少年或成人因腓骨肌痉挛僵硬引起的平足症的治疗。手术方法:经踝后内侧纵形切口,从跟腱的内侧缘切取一条宽 0.6cm 长、12cm 的腱条,但仍保留其在跟骨上的附着点,若有跖肌腱存在可用它替代跟腱条。继之如果需要,对跟腱作 Z 形延长。然后将足内翻、背伸 50°位,在足内侧从内踝下方开始,经过舟状骨背侧继续向远端向跖侧延伸,止于第 1 跖骨基底部的内侧作切口。切开筋膜显露舟状骨结节和跖侧跟舟韧带的内侧面。沿距舟关节线切断距舟韧带,骨膜下显露舟状骨内侧面,在距舟关节处连同关节面作基底向内侧和跖侧的楔形截骨。对合截骨面观察是否充分矫正前足的外展和纵弓塌陷。向远端游离胫前肌腱,保留其止点,向足内侧和足底方向牵开此肌腱,直到它滑过舟状骨角进入在此之前已用骨刀作成的跖侧骨槽内。舟状骨与距骨之间移位的胫前肌腱段尽可能地置向外侧,以使此肌腱的牵引力能抬起纵弓的顶部。将跖侧跟舟韧带牢固地缝合到该肌腱上。切断的距舟韧带予以折叠缝合。将跟腱条经皮下组织向远端穿入内侧切口内,并将它缝在舟状骨跖侧面的胫前肌腱上。此肌腱条的作用在于保持跟骨与前足内收位,并加强跟舟韧带力量。术后用长腿石膏将足置于矫正位、膝关节轻度屈曲固定 4 周后改用行走石膏靴。8 周后可以负重。3 个月后去除石膏靴,穿有金属足弓托底的矫形鞋 6~12 个月。

4. Durham 矫形手术(Caldwell, Coleman)　该术式适用于柔韧性平足,尤其长期非手术治疗不能缓解疼痛,并有穿鞋困难者。手术方法:皮肤切口同 Mill 手术,经内侧切口找寻胫后肌腱并向近端追踪到舟状骨结节处。从背侧、跖侧和深层(内侧)用锐刀分离附丽于舟状骨部分的胫后肌腱并向近侧掀起 2.0~3.0cm 长一段,再从距舟关节处开始向远端直至第 1 跖骨基底部掀起一个韧带、骨膜和骨片的复合组织瓣,其基部在远端,用 12.5~15mm 宽的薄骨刀掀起此瓣时要包括舟状骨和第 1 楔骨骨皮质和松质骨的薄层骨片,再向近端延长深层切口显露载距突,但不要伤及踇长屈肌腱。用 1.0cm 左右宽的薄骨刀切除第 1 舟楔关节,并楔形切除关节面,楔形的基底应朝向内侧和跖侧方。对合松质骨面,用一枚松质骨螺丝钉作内固定。在该截骨处前足应旋后、内收和跖屈,以此矫正畸形。有时必须截骨经过跗中骨,直达足的外侧缘,才能完全闭合楔形截骨(图 13-3-5),前足置于所要求的位置。用刮匙在舟状骨腰部的跖侧面准备骨床,以便在此重新固定胫后肌腱。经过舟状骨腰部从背侧向跖侧钻两骨孔道,用缝线贯穿胫后肌腱的游离端,用缝针将缝线两端自跖侧向背侧带过舟状骨两骨孔道,但暂时不要把肌

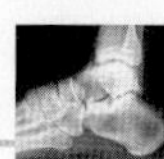

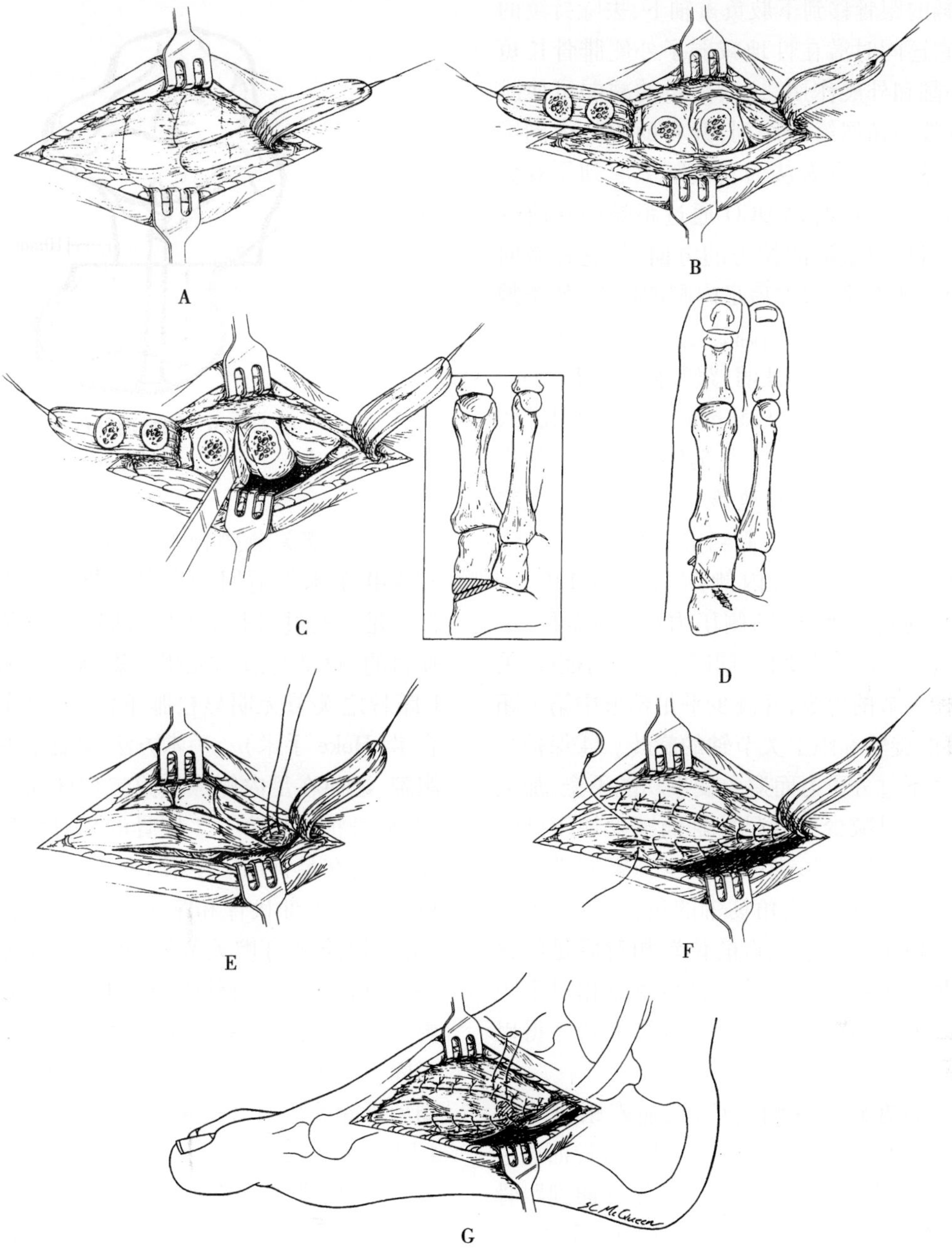

图 13-3-5　Durham 扁平足成形术

A. 掀起胫后肌腱；B. 由近及远地掀起骨—骨膜瓣；C. 足舟骨—第 1 楔骨关节融合术；D. 足舟骨—第 1 楔骨关的内固定；E. 将骨—骨膜瓣向近侧牵至载距突处缝合固定；F. 缝合骨—骨膜瓣；G. 将胫后肌腱重新固定（重绘自 Caldwell GD：Clin Orthop 2：221，1953）

膜置入骨床。显露载距突，用巾钳在载距突非关节面处打两骨孔道。用缝线贯穿骨片骨膜瓣的游离端，缝线的两端自跖侧向背侧分别穿过上述两骨孔道，将前足维持在跖屈旋后位，将骨片骨膜瓣牢固地附着在载距突上，如此完成骨片骨膜瓣的推进，此乃本手术中为恢复足内侧纵弓最重要且最困难的一个步骤。最后收紧缝线，将胫后肌腱置入舟状骨腰部跖侧面的已准备好的骨床内，在舟状骨背侧面打结，即可完成了胫后肌腱的推进。背侧和跖侧骨片骨膜瓣的游离缘与邻近的韧带、骨膜组织和胫后肌腱相缝合，关闭切口。

（四）骨性手术

1. 跟骨内移截骨术（medial displacement calcaneal osteotomy，MDCO）　该术式适用于任何年龄的青少年有症状的柔韧性平足，伴有明显的足跟外翻者。若存在关节退变和炎症性关节病为该术式的禁忌证。学者们通过生物力学研究认为：①该手术可以有效地使跟腱轻微内移，改变了下肢的生物力学轴线,使外翻的跟骨移到下肢负重轴下,去除持续的外翻力量;它还同时潜在性地减弱了外侧腓骨长短肌肌腱的外翻和外展作用,这些力量的减弱可使腓骨长肌更有效地跖屈第一序列,并有助于从内侧维持或稳定足弓,因此有人认为它实际上起到了双重肌腱转移的作用。同时,MDCO 通过跟腱内移改变腓肠肌和比目鱼肌肌群的拉力的方向,使它轻微向距下关节轴内侧偏移,增加后足内翻的拉力,使跟腱成为距下关节的一个较好内翻装置并起到一个维持后足中立作用。体外试验证明,跟骨截骨内移 1cm,可使踝关节压力中心内移 1.58mm。②减少跟腱致足弓变平的作用。MDCO 后,跟腱使足弓变平的作用减少,影像学参数均明显改善,并且 MDCO 在减轻或延缓平足畸形的进展中起到重要的作用。③恢复足的负重特点,平足时内侧压力可达 17% ~30%,可使足的负重外移,跖侧压力(接触面积、平均值、峰值等)发生明显变化,同时还可减小距舟关节、内侧舟楔关节的力矩,并减少平足畸形中第 1 跖骨相对距骨的旋转和距下关节轴的旋转。④保护弹簧韧带,使之不过分受力而避免发生功能不全,加强内侧足弓,并通过减少了后足外翻而减少加于已经变弱的内侧纵弓的力量,进一步减少弹簧韧带内上部分的牵拉力。⑤减小三角韧带的负荷,具体机制不详,可能是由于跟骨接触点的位置相对后足的移动造成的,另一种原因可能是跟骨接触点相对于距下关节旋转轴的内移而造成轻度内翻,矢状弓得以部分纠正。

手术方法:在跟骨外侧斜切口,显露跟骨外侧壁,切开剥离骨膜后用微摆锯进行截骨,截骨面通过从距骨后缘后方约 1 ~1.5cm 处向跖侧延伸到跟骨下结节远侧 1 ~1.5cm 处,约处于腓骨肌腱后约 1cm 处,截骨平面与足底基本呈 45°角并与跟骨垂直,基本与腓骨肌腱平行,完全穿透内侧壁。截骨完成后,将跟骨的截骨远端向内侧移位,截骨端内移的程度取决于足的对线。目的是将跟骨置于踝关节中心,即跟骨处于胫骨长轴的下方,消除过多的外翻。但在一般情况下,截骨端会向内移动 8 ~12mm。以克氏针或导针临时固定截骨端,将足置于中立位抬起小腿,分别从前方、后方观察,从后方检查跟骨与下肢和踝关节的对线情况。一般应使跟骨内侧缘与载距突处于同一垂线上。如果位置满意,用一枚 7.3mm 的空心钉固定。内移后,跟骨外侧壁如突出过多影响关闭切口可将其凿平(图 13-3-6)。术后膝关节屈曲位石膏固定 6 ~8 周,之后可下地逐渐负重行走。

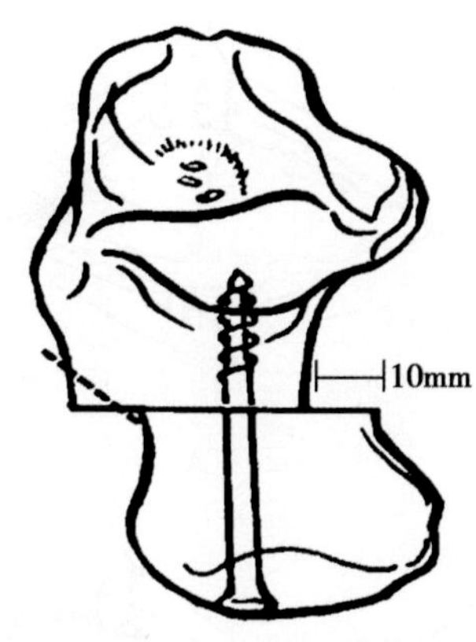

图 13-3-6　跟骨内移截骨示意

2. 舟楔关节融合术(Hoke 手术)　Hoke 手术和 Mill 手术都适用于舟楔关节塌陷的青少年柔韧性平足。通过对非主要跗骨间关节的固定来达到治疗目的,对足的活动无明显影响。若第 1 楔骨与第 1 跖骨之关节无明显松弛下沉,可仅作舟楔关节融合术(Hoke 手术)。手术方法:若跟腱短缩可先延长跟腱,继而在足内侧缘做第二皮肤切口显露舟楔关节,从舟状骨与第 1、2 楔骨的相对面切除关节软骨面,然后在足背加压使第 1 跖骨远端进入马蹄位,保持此位置从舟状骨和第 1、2 楔骨切取长方形骨块(此骨块跨越舟楔关节)。再从胫骨切取同样大小一皮质骨块嵌入舟状骨与第 1 楔骨之间的骨缺损区内,可用碎骨片填塞任何骨间空隙。术后用膝上石膏固定踝关节中立位、足置于马蹄位,足跟内翻位,2 周后拆除改用石膏靴 4 周,以后再改穿行走石膏靴 4 周。

3. 外侧柱延长术(Lateral column lengthening, LCL)　1975 年,Evans 为治疗儿童平足而设计了外侧柱延长术,应用至今。该术适用于伴有足外侧疼痛,距下关节可活动,前足外展畸形无固定,有外翻畸形但畸形不固定的青少年平足症患者。手术方法:①截骨手术:它是在跟骨前部截骨延长,截骨处于跟骰关节近侧 10 ~15mm 处,并用 10 ~15mm 骨块填充于截骨处以延长外侧柱;②跟骰关节撑开延长融合术:是于跟骰关节处作一 5cm 的切口,暴露该关节,去除关节软骨,将该关节撑开,纠正内侧足弓,将跟骨外翻纠正到中立位或轻微内翻位,前足也应放置于中立位,用一个合适的植骨块放于跟骰关节空隙中,用钢板螺钉固定(图 13-3-7)。术后用膝下石膏将足固定于被矫正的位置上 6 ~8 周后,视骨愈合情况,去除石膏改为可行走石膏固定到骨愈合。

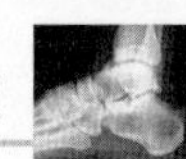

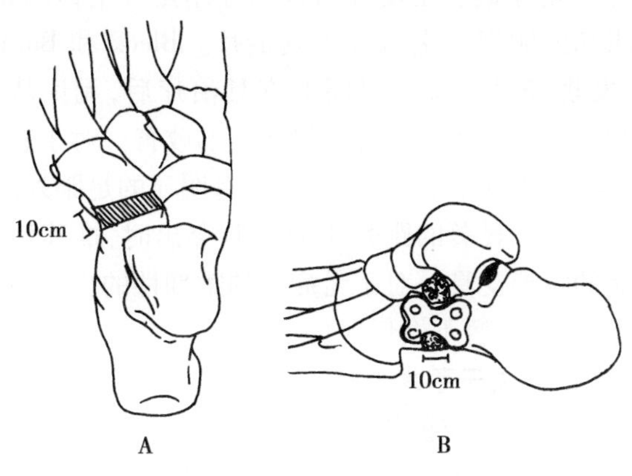

图 13-3-7　外侧柱延长手术

A. Evans 截骨手术；B. 跟骰关节撑开延长融合术

（五）距下关节制动术（Maxwell-Brancheau 手术）

关节制动术（Arthroerisis）又称距下关节内置物充填术，自 1946 年 Chambers 提出这一设想后的 20 多年后，1970 年 Lelievre 首次应用 U 形钉植入跗骨窦的外侧对距下关节进行了制动使理想变成了现实。之后 Subotnick 首次应用橡胶制作的假体植入跗骨窦进行距下关节制动；由于应用病例有限未获得临床的应用。1983 年 Smith 等报道应用聚乙烯螺钉植入跗骨窦进行距下关节制动，其成功率为 96%。经过学者们生物力学研究认为当内植物植入跗骨窦后，可以阻止距骨向前下移位和旋前，但距下关节仍可正常运动；同时，内置物的植入还能抬高足纵弓，从而解除症状。这一理论与实践引起了骨科界的重视，并在临床上开始了推广应用。在这 30 多年的历程里，随着临床的广泛应用，国外学者对内植物从制作材料的组成到不同形状的设计，进行了深入的研究，内植物已从聚乙烯到钴锣钼合金，现在以使用钛合金材质制作而成。内植物的外形从 U 形到锥形，到锥钉形，现在已经广泛的使用可锁定的圆柱形 Hyprocure 内植物（图 13-3-8）。

Vedantam 报道了应用聚乙烯内植物植入跗骨

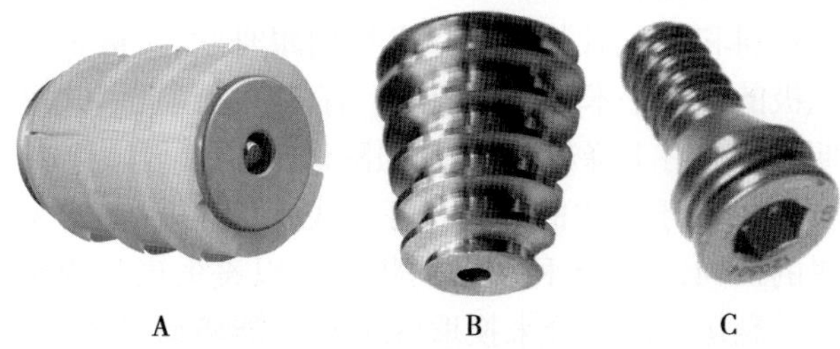

图 13-3-8　国内引进的距下关节制动器

A. Kalix Ⅱ；B. Talar-Fit；C. HyproCure

窦治疗 78 例少年儿童患者，满意度 96%。Roth 应用螺钉植入跗骨窦行距下关节制动治疗平足症患儿 48 例，经 5 年的随访获得 91.5% 的优良率。虽然 Zaret 于 2003 年报道应用锥形内植物行距下关节制动治疗可屈性儿童平足症 23 例，术后有 18% 的患儿发生跗骨窦部的疼痛。但总的看来学者们肯定了这一方法，认为应用距下关节制动治疗少年儿童平足症的疗效是确切的，值得临床上推广应用。2010 年 Fernǎndez de 等经过临床观察研究，指出少年儿童柔性平足症距下关节制动的适应证：符合以下项目中的 4 条者即可采用该手术：①经过 2 年以上的保守治疗无临床与影像学好转者；②后足外翻角>10°；③平足症伴有跟腱短缩；④Viladot 足印 Ⅱ、Ⅲ 或Ⅳ型（Viladot 足印分级：1 级：前足（跖骨）最大宽度：中足（足弓）最窄宽度<2（正常大于 2）；2 级：足底内侧缘与地面接触，但足纵弓仍然部分存在；3 级：足纵弓完全消失；4 级：中足宽度：前足宽度>1）；⑤Meary 角<170°；⑥Moreau-Costa-Bartoni 角>130° 或 Kite 角>25°。同时也指出僵硬型平足症应视为禁忌。此外尚有其他几个适应证：年龄在 8～12 岁；伴有副舟骨与跗骨联合者，应同时切除副舟骨与骨桥。目前，国外有学者把适应证的年龄已经扩大到青春初期的年龄段；国内，有学者将此术式应用到治疗成人因胫后肌腱功能不全发生的Ⅱ期病变的平足症患者，甚至有学者在同时联合其他手术的情况下应用于 55 岁患者的平足症的矫形获得成功。但国内应用时间较短，尚缺乏中长期的临床观察。

手术操作：于足背外前方的跗骨窦体表处做 3cm 长斜行切口（图 13-3-9A）。切开皮肤皮下组织后切开深筋膜，将趾短伸肌从止点上剥离下来并向两侧牵开，即可显露出跗骨窦（图 13-3-9A、B）。先将一导针从跗骨窦外侧插入，使其从内侧穿出。通过 X 线检查位置无差错后将拭子插入，以选择合适直径的内置物。经 X 线证实满意后，选择同等大小的内置物植入（图 13-3-9AC、D）。然后松止血带止血，分层缝合关闭切口。术中注意：内置物直径大小的选择，以能较为顺利拧入的拭子为准，选择比其大一号的内置物即可。术后即可扶拐下地逐渐负重行走。四周后可完全负重。

五、青少年平足症治疗的回顾与展望

青少年平足症基本上为柔软型平足，罕有僵硬

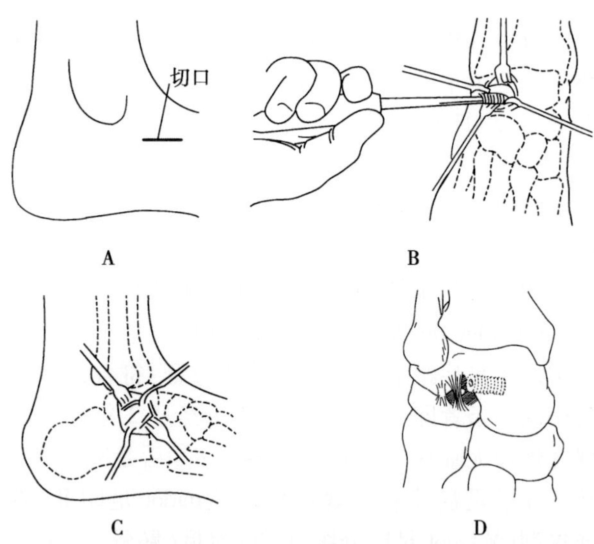

图 13-3-9　Maxwell-Brancheau 手术

A. 切口；B. 显露；C. 准备插入内置物；D. 内置物置入后

性者。对于柔软型平足的治疗，当前存在着很大的分歧，可谓治疗意见大相径庭，有的主张对严重的柔软型平足采取积极的手术矫正，甚至 2 岁就进行了手术治疗；有的主张不进行任何治疗，甚至连矫形鞋或垫都没有必要使用。当前大多数骨科医生就是在这两个极端之间治疗处理着患者。

（一）关于保守治疗

多数学者认为儿童的足弓到 7～10 岁（也有学者指出 8 岁）才能完全发育成熟；有 15%～20% 的成年人虽然有某种程度的柔软性平足，但其中大多数人并无症状。Wenger 等观察发现采用矫形鞋或垫治疗儿童柔性平足 3 年，并未影响儿童柔性平足的病程。Hogan 和 Staheli 对 99 名健康男性和女性的踝关节和后足进行评估发现足弓的高度与踝关节和后足的疼痛之间无明显关系。他们认为：在人群中，柔软性扁平足并非致残原因。2002 年，Michelson 等观察了 196 名田径运动员，其中 42% 的运动员有扁平足，但仍从事竞技体育运动，他们发现扁平足并未使这些运动员增加继发于此的下肢损伤的机会。根据这些结论，对少年儿童的柔软性扁平足似乎没有特殊治疗的必要，似乎也没有必要进行常规的预防性应用矫形支具。甚至，Basmajian 和 Stecko 等经过研究证实在维持足纵弓结构上，足内、外肌基本上不起作用；因此，不强调进行增强足的肌肉力量的功能锻炼。

然而，当患儿出现症状，尤其这些症状很可能与柔软性平足畸形有关时，虽然使用支具是否能永久矫正柔软性平足畸形的争议尚无定论，但我们仍主张应开始穿戴矫正皮鞋与鞋内穿用足弓垫，Thomas 鞋跟和内侧楔形跟垫等支具治疗。Bleck 和 Bordelon 发现经过一段长时间的支具治疗后，无论从 X 线片还是从临床上都会获得足弓的改善。对于有严重症状的柔性平足症儿童，当伴有明显的足跟外翻、前足外展和显著的距骨头向内侧突出时，推荐使用定制的矫形支具。对于无症状的柔韧性的少年平足症患者，建议暂不做任何特殊治疗。

（二）关于手术治疗

1. 手术适应证的掌握　总的说来，手术适用于经长期保守治疗无效、症状严重、病情进行性发展的柔软型平足症与症状严重的僵硬型平足症的患者。医者术前应明确患者的平足是属于柔韧性还是僵硬性。对于前者，如果已确定患有跗骨联合，应采取积极的态度进行手术治疗，尽早去除影响足部发育的不良因素；如果疼痛较轻、症状不是持续的，可以允许延长保守治疗的时间，以便进一步明确病因获得更好的治疗。对于僵硬型平足症，总体上应采取较为积极的态度进行外科治疗；由于患足在发育时期，对于切骨融合治疗，有时需要权衡利弊三思而行。对于功能性平足，应尽量避免手术干预；对于严重的持续性疼痛、进展快速的功能性平足症，若经系统的保守治疗无效，可考虑行手术干预。

2. 手术时机的选择　由于青少年平足症发病原因的复杂性、有些疾病表现的不充分性，患者又处于生长发育时期。对于似是而非、诊断含糊的患儿，如果症状不持续、不严重，作者建议宁肯增加保守治疗的时间，以进一步观察发现其发病原因，不主张采取积极的手术治疗的方法进行干预。Murphy，Crego 和 Ford 等指出任何矫正柔韧性扁平足的手术均应以解除可引起功能障碍的疼痛为目的，并且只有在各种非手术治疗均无效后方可采用。一些学者建议保守治疗的时间一般 2 年左右。大龄儿童（10～14 岁）有症状的患者中，正是他们副舟骨或不完全性跗骨联合常常导致临床症状的时期，而这些病症有时无法通过应用矫形支具而获得缓解。所以假如临床资料和 X 线片均提示存有早期跟舟联合，应采用积极的外科手术切除联合区。有学者报道此术式远期的疗效有下降趋势，应加强随访观察。

3. 关于术式的选择　手术必须获得患者与家属的认同，因为各种手术均将导致以丧失患足内翻和外翻运动的代价来换取疼痛和功能障碍的缓解。由于青少年正在生长发育时期，担心骨性手术会影响足的生长发育，早先人们为避免骨性手术而行肌

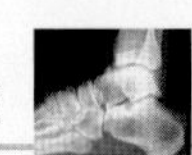

腱移位、转移等软组织术式进行治疗；但经过长期随访发现肌腱移位术和韧带前置术或重叠术，远期随时间的延长，疗效逐渐丢失。现在 Young 等软组织术式已不单独应用，而是与骨性手术联合应用。骨性手术应用于有足踝部力线异常，骨骼畸形等有明显症状患者的治疗，为避免患儿的生长发育，应尽量避免关节切骨融合和在骨骺部位的截骨手术。近年来，对于需要手术治疗的患者，学者们逐渐达成共识，采用软组织联合骨性手术治疗青少年的平足症。骨性手术为转移的肌腱更有效地发挥作用提供一个适当解剖位置和力学环境。软组织手术可以提供畸形矫正后的动力和部分静态力学维持，确保长期的疗效和防止畸形的复发。

对于后足外翻大家一致的意见是行跟骨内移截骨。而对于前足外展以往有两种术式：一种是以 Hoke 为代表的及其改良术式，部分跗间关节融合术治疗平足症的标准的内测柱缩短融合术，和另一种以 Evans 跟骨截骨延长联合其他软组织术式，即所谓外侧柱延长。由于 Seymour、Butte、Crego 以及 Ford 报道内侧柱融合后症状出现加重。所以近年来人们倾向于采用跟骨前部 Evans 延长截骨、联合胫后肌肌腱前移、趾长屈肌肌腱或拇长屈肌肌腱移位矫正畸形，并获得良好的疗效。

由于 Richardson 于 2008 年指出青少年患者行三关节融合术后的远期疗效劣于 40 岁以上的成年患者的疗效。所以当前不融合距下关节的中跗关节融合的术式越来越流行。但 Murphy 的体会是对疼痛性扁平足来说，包括距下关节的中跗关节融合术是最有效的术式。

近年来，多数学者热衷于采用距骨周围截骨手术矫正畸形，截骨部位包括跟骨内移截骨、跟骨前部截骨延长，根据前足畸形的矫正情况可行或不行 Durham 内侧柱短缩术；同时联合 Duncan 的胫后肌肌腱前移、或加行趾长屈肌肌腱或拇长屈肌肌腱移位矫正畸形。这样的手术组合，术后即可获得符合生理要求的稳定的跖行足，又不妨碍足的生长发育，为更好的恢复重建足的功能创造了有利的条件。

微创治疗儿童柔软型（可屈性）平足症，即距下关节制动术，是一个新的治疗方法，它创伤小、恢复快，受到患儿的欢迎。展望未来，它可能启发广大骨科医师发明出更多更好的微创治疗平足症的方法。距下关节制动术，在短期随访研究中能保持复位，持续减轻平足的畸形，尤其是在联合其他手术同时应用时，它可获得临床及影像学的良好的预期改善。术后跗骨窦持续疼痛需取出内置物的发生率高，但取出内置物未必总能解决疼痛。国外倾向于应用于合并有神经肌肉疾病的有症状的 8 ~ 12 岁的扁平足患儿。目前长期随访文献较少，尚需进一步观察研究。

（唐康来　周建波　刘祥舟　王正义）

第四节　成人获得性平足症

一、成人获得性平足症的病因分类

成人获得性平足症（acquire adult flatfoot deformity）是指有症状的成年人继发性扁平足。造成成年人获得性平足症的原因很多，以下是常见的原因：

1. 胫后肌腱功能不全　它在成人获得性平足中最常见，由胫后肌腱的创伤或慢性劳损引起的肌腱炎症、蜕变等引起。使胫后肌腱的功能减退，导致足弓塌陷而产生平足。

2. 骨与韧带的损伤　包括骨与软组织的损伤，如内侧柱的舟骨和第 1 跖骨的骨折脱位，Lisfranc 关节骨折脱位、跟骨骨折、胫后肌腱断裂等损伤，这些都可以造成成人获得性平足。

3. 足骨与关节的病理性破坏　如跗间关节的炎症性（如结核）和类风湿关节炎等所引起的平足。

4. 神经肌肉病变　如脊髓灰质炎后遗症、脑性瘫痪、脊髓损伤、下肢神经损伤等引起足内、外在肌的肌力失衡。

5. 医源性损伤所致的平足　如高弓足畸形过度矫正。

6. 功能性平足　也有称作“姿势性平足”者。多发于发育尚未完全的青少年或过于肥胖或久卧病床的中老年人足肌软弱，下床步行过久过多等原因。足部韧带、肌肉不适用足部所担负的“功能”之需要，使韧带、肌肉逐渐发生松弛以致形成平足。

虽然成人获得性平足症有以上诸多原因，但现在发现胫后肌腱功能不全（posterior tibial tendon

dysfunction,PTTD)和成人获得性平足症有着密切关系。PTTD 被认为是引起成人获得性平足症最常见的原因。1955 年 Fowler 提出了胫后肌腱综合征并报道了一组手术治疗的病例。1963 年 Williams 报道了胫后肌腱腱鞘炎的手术治疗,1969 年报道一组胫后肌腱自发断裂的病例。80 年代初以来有关 PTTD 的研究逐年增加,近年来,PTTD 已成为很多骨科及足踝外科医生所关注的课题。尽管 PTTD 在很多方面仍有争议,但随着对此病的广泛研究,人们对此病的认识更加深入、明了。本节将重点介绍 PTTD。

二、胫后肌腱功能不全的病因与病理

各种原因引起的胫后肌腱的急、慢性腱鞘炎,肌腱退变及不同程度的肌腱撕裂和断裂,均可使胫后肌腱不能发挥其正常的作用,此种状态又被称为胫后肌腱功能不全,是中、老年人常见足部病变。胫后肌腱功能不全可以有多种原因引起,如创伤、过度使用、炎症、肌性退变、感染、激素注射、肌腱解剖结构异常以及穿鞋不合适等。胫后肌腱损伤的病理类型有:①胫后肌腱完全从舟骨上撕脱或副舟骨撕脱导致创伤性关节炎;②胫后肌腱在内踝下完全断裂;③胫后肌腱纵形撕裂而未完全断裂;④腱鞘炎、腱周炎,尤其在内踝附近的胫后肌腱乏血管区内更易于发生肌腱炎,但肌腱无断裂。当胫后肌腱损伤后,足不能很好地完成中跗关节的锁定,因而足不能形成坚硬杠杆,以有效地推进身体向前。足的内翻、跖屈功能障碍,久而久之维持足弓的其他韧带(如弹簧韧带复合体)关节囊亦发生撕裂,导致足的多种畸形出现。如前足外展、内侧纵弓塌陷、跟骨外翻、跟腱挛缩等。

内侧纵弓塌陷引起足结构的改变有以下几种:①跟腱挛缩:内侧纵弓的塌陷后,跟腱作用于踝关节的力矩减小,跟腱的牵拉力不能有效地通过坚硬的足弓传达到前足部,为了推动身体向前,抬起足跟,跟腱需要变得更短、更紧、更有力;②中足的松弛:中跗关节不能锁定;③前足的移位:内侧纵弓的塌陷后,距骨跖屈,跟骨向后半脱位,跟骨前结节不再支撑距骨头,为了适应这种位置,前足和中足均围绕着距骨向背侧和外侧移位,前足外展,足的外侧柱短缩;④胫后肌腱应力加大,易发生胫后肌腱劳损,严重者可有足内侧韧带的损伤,如弹簧韧带和三角韧带等;⑤距下关节旋前,跟骨外翻;⑥中足的不稳定使距下关节和距舟关节长时间处于异常位置,久而久之,这些关节发生退变,成为固定性的畸形。这样会使踝关节承受更大的应力,最后导致踝关节退变。

2007 年 Bluman,Title 和 Myerson 等根据 Johnson 和 Strom 对胫后肌腱功能不全的病理分类,作了进一步改良如下:

1. 1 期　炎症期。包括三型:A 型:滑膜炎;B 型:肌腱部分断裂,无畸形;C 型:肌腱部分断裂,后足轻度畸形。

2. 2 期　存在可复性后足外翻。包括:A1 型:合并可复性前足内翻;A2 型:固定性前足内翻;B 型:前足外展;C 型:内侧柱不稳定。

3. 3 期　存在固定的后足外翻。包括:A 型:后足外翻;B 型:前足外展。

4. 4 期　合并踝关节外翻。包括:A 型:后足外翻、可复性踝关节外翻,无明显关节炎;B 型:后足外翻、固定性或可复性踝关节外翻,有明显关节炎。

三、胫后肌腱功能不全的临床表现与诊断

(一) 临床表现

胫后肌腱功能不全一般多发生于 50 ~ 60 岁的中年女性,尤其是长时间从事站立工作者。缓慢发病,既往足弓正常,以后发现足弓逐渐塌陷。患者常常不能回忆起有过急性创伤病史。患者常以踝部疼痛、足弓扁平、不能穿正常的鞋等来医院就诊。病史可为数月到数年,发病常以内踝下疼痛开始,此时易被诊断为内踝部扭伤。随着内侧足弓的减小,跟骨逐渐外翻,跟骨和腓骨或跟骨和距骨的撞击,引起外踝前的疼痛。另一个发病的人群是青壮年喜好运动者,他们一般有过急性踝部创伤史,胫后肌腱挫伤或断裂。

(二) 临床评估

检查可见踝关节肿胀,尤其是在内踝的后下方、胫后肌腱走行的部位。从足的后方观察这种足的肿胀可能更为明显。较严重的患者可出现足弓减低,舟骨结节突出,跟骨外翻,前足外展。前足和后足的关系可有改变。后足外翻,如果将距下关节恢复到中立位,前足将表现出旋后(内翻)畸形。随病史长短的不同,这种畸形可以是松弛性的,即足弓在非负重状态下存在,负重以后消失;也可以是僵硬性的,足弓在非负重时已消失,且足部畸形不能被动纠正。

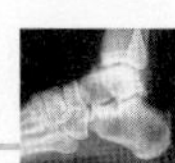

让患者自然站立，前足出现外展时，从足后部观看，比正常看到更多的外侧足趾，即“多趾症”阳性（图 13-1-2）。Hintermann 报道使用“第 1 跖骨抬起征”可早期发现胫后肌腱功能不全。患者站立，检查者用一只手握住患侧小腿三头肌肌腹部，让患者外旋小腿，正常人第 1 跖骨不抬起；如果有胫后肌腱功能不全，患者的第 1 跖骨抬起（图 13-4-1）。也可用手握住足跟部，使跟部内翻，在胫后肌腱功能不全时，同样表现出第 1 跖骨抬起。

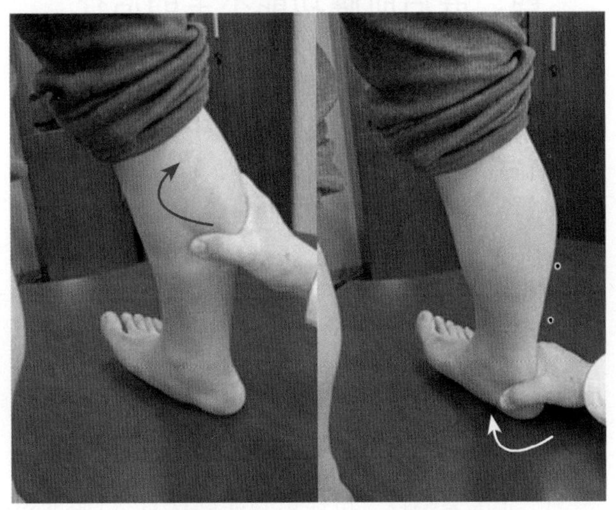

图 13-4-1　第 1 跖骨抬起征

在内踝下到胫后肌腱舟骨结节止点处可有压痛。让患者外翻患侧跟部，可更容易触及胫后肌腱。有些胫后肌腱的疾患，可能不宜触及肌腱、感觉肌腱间有间隙或肌腱有增粗。检查踝关节、距下关节和中跗关节活动，一般踝关节活动不受影响。在僵硬性平足症患者，距下关节和中跗关节活动明显受限，外翻的跟骨不能被动纠正。

胫后肌腱力量的检查有两种方法。先让患者抗阻力左足的内翻、跖屈动作，感觉肌力大小。有些患者此时可出现内踝下的疼痛。另一种检查方法是提踵试验，让患者自然站立，双手可轻轻扶住墙面或检查桌，以保持平衡，让患者双足跟抬起，从后方观察跟骨内、外翻情况。正常人，当跟部抬起时，跟骨表现为内翻，平足症时，跟骨没有内翻。平足症患者，反复重复几次足跟抬起动作，患侧足可能出现无力或疼痛。让患者健侧足抬离地面，患侧足跟完全抬起，只用足趾支撑身体，平足症可表现为无力或不能抬起，此为提踵试验阳性。有症状的平足症常常伴有跟腱的挛缩或腓肠肌的挛缩。检查和区别两者对于制定手术方案非常重要。检查时患者应取坐位，检查者一手握住足跟部，拇指置于内侧的距舟关节，其余四指置于足跟外侧，另一只手握住前足部（图 13-4-2），对于松弛性平足，可将后足纠正到中立位，中足内旋，使距骨头锁定于舟骨下。让患者放松肢体，分别在膝关节伸直和屈曲状态下，被动做踝关节背伸动作，并记录背伸的角度。正常人在步态过程中，跟抬起前，需要踝关节背伸 10°～18°。如果膝关节伸直状态下，踝关节背伸<10°，说明腓肠肌可能有挛缩，可能影响足的正常功能。如步态中，足跟抬起较平，前足承受更大的应力。

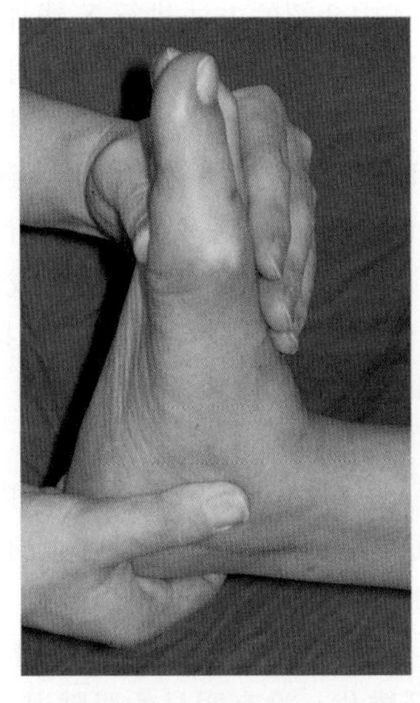

图 13-4-2　检查腓肠肌挛缩时，双手应将前、后足的矫形矫正，使足处中立位

如果膝关节伸直时，踝背伸受限；而在膝关节屈曲时，踝关节背伸度增加，说明为腓肠肌挛缩。因为腓肠肌同时跨越了踝关节和膝关节，屈膝后放松了腓肠肌。相反，如果无论伸膝还是屈膝，踝关节背伸均受限，说明跟腱有挛缩。

为了更好地了解胫后肌腱功能不全的病变过程，并指导治疗，Johnson 和 Storm 于 1989 年将胫后肌腱功能不全分为三期，以后 Myerson 增加了第四期：

1. Ⅰ期　为腱鞘炎、腱周炎或肌腱炎，肌腱长度无改变。内踝下肿胀、疼痛，足内翻轻度无力，后足活动正常，无明显畸形。

2. Ⅱ期　肌腱被拉长，内踝下肿胀、疼痛加重，内侧足弓减小，后足出现外翻畸形，内翻无力更明显，患侧甚至不能独立抬起足跟，即提踵试验阳性，由于后足外翻，可出现跟腓撞击，外踝前下出现疼痛。足弓负重时扁平，非负重时后足仍可正常活动。

3. Ⅲ期　后足出现固定性畸形，跟骨外翻，前足外展,足弓消失。踝外侧结构挤压致使踝外侧疼痛。

4. Ⅳ期　距骨外翻,三角韧带撕裂,最后导致踝关节骨件关节炎。

Eric Breitbart 又将Ⅱ期分为 a 期(早期)与 b 期(晚期)。Ⅱa(早期):足跟外翻,伴足弓轻—中度低平;>35%距舟关节未覆盖。Ⅱb(晚期):足弓明显塌陷,常合并中足经距舟关节的外展,>35%距舟关节未覆盖。

(三) 影像学评估

根据综述中介绍的方法进行 X 线评估。CT 对骨的异常有更好的显示。CT 可发现跟骨、距骨间的囊变和腓骨下撞击症及跟骨、腓骨间的撞击症。超声检查:MRI 可以区分是单纯的腱鞘炎还是腱鞘炎合并有肌腱的退变,对于后者可能需要行肌腱移位手术。还可以区分肌腱撕裂还是内踝或后踝骨折、急性三角韧带损伤、骨软骨损伤、跗骨连接和关节炎症等。Conti1992 年提出 MRI 分型方法。

1. Ⅰ型

(1) Ⅰa 型:胫后肌腱有 1 ~2 处腱内的纵形撕裂,但没有腱内的退变。临床表现为没有或有轻度压痛,没有跟骨外翻,病史小于6 月。

(2) Ⅰb 型:胫后肌腱撕裂部位增加,肌腱增粗,周围有纤维化。没有明显的肌腱退变。临床检查同Ⅰa 型,病史 6 ~12 月。

2. Ⅱ型　胫后肌腱变细,腱内有退变和长段的纵形撕裂。在肌腱变细的远端,肌腱增粗呈结节状。跟骨外翻出现。病史 1 ~1. 5 年。

3. Ⅲ型

(1) Ⅲa 型:胫后肌腱有广泛的肿胀,肌腱内较长段的退变,可有几个正常阶段的肌腱位于退变肌腱之间。患者内翻肌力减弱,明显的跟骨外翻,一般病史超过 2 年。

(2) Ⅲb 型:胫后肌腱完全断裂,之间有瘢痕组织替代,患者有胫后肌腱完全断裂的表现。一般病史超过 2 年半。

四、胫后肌腱功能不全的治疗

(一) Ⅰ期患者的治疗

按照 2007 年 Bluman,Title 和 Myerson 等根据对胫后肌腱功能不全的病理分类,Ⅰ期的病理变化包括三型:A 型:滑膜炎;B 型:肌腱部分断裂,无畸形;C 型:肌腱部分断裂,后足轻度畸形。因而此期的治疗原则对 A 型是保守治疗;对 B、C 型,先保守治疗半年以上,如无效可手术治疗修复与重建胫后肌腱。有作者提出,如果滑膜炎长期保守治疗无效,可切除发炎的腱鞘和腱周组织,但此手术并不能改变足的其他异常,现已很少单独使用。

1. 非手术治疗　包括控制活动休息、口服非甾体抗炎药和短腿行走石膏固定等保守治疗。比较理想的治疗方法是应用足踝支具,如美国加州大学生物力学实验室设计的支具(University of California Biomechanics Laboratory orthosis,UCBL)的足弓支持垫(图 13-4-3A),跟内侧垫高足垫(图 13-4-3B)等。用以纠正松弛性的前足和后足畸形,具有支撑内侧

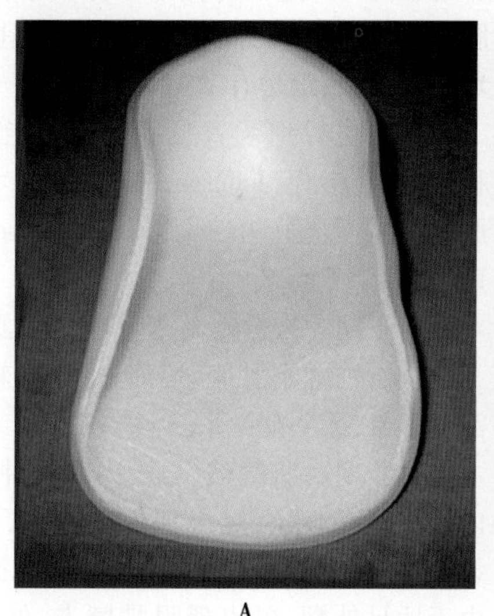

A

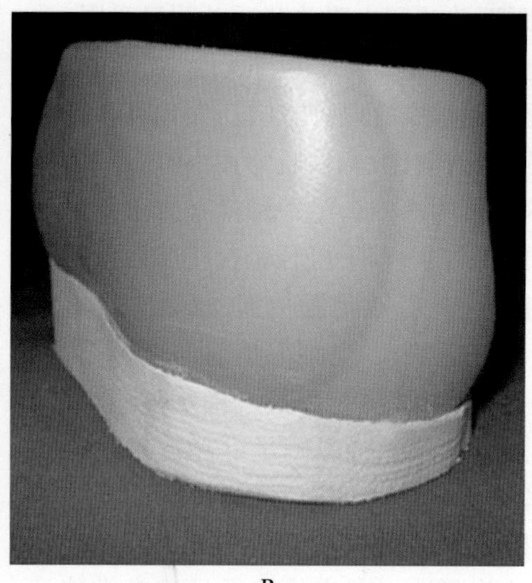

B

图 13-4-3　UCBL 鞋垫与足跟畸形处理

A. UCBL 鞋垫;B. 跟内侧楔形垫高

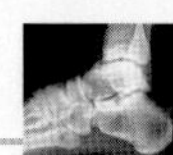

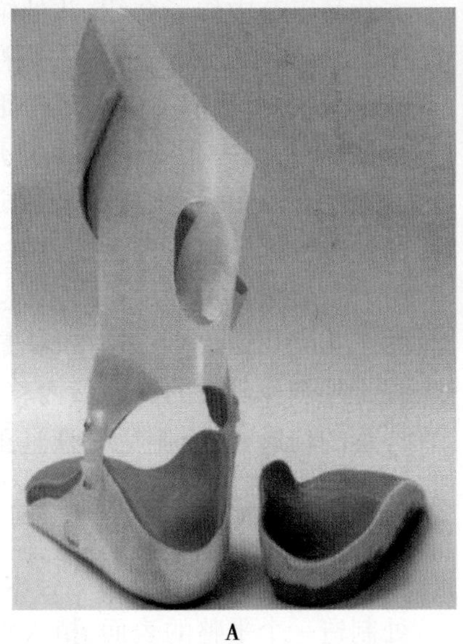
A

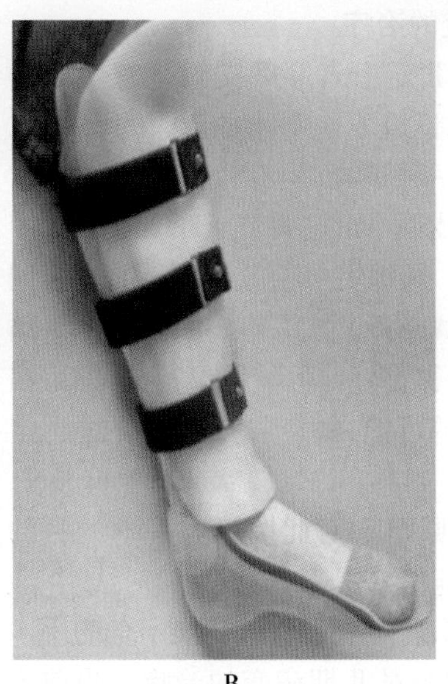
B

图 13-4-4　平足症的支具治疗
A. AFO 与足弓垫；B. 行走靴

足弓，同时推挤跟骨外侧壁和支撑第 5 跖骨干的外侧缘，使足维持于足垫中。其他使用较多足踝支具有（ankle foot Orthoses，AFO）及各种行走靴等（图 13-4-4），均具有限制足踝关节活动，减少足的负重，纠正畸形的作用。孕妇由于生理变化引起的平足，使用足弓支持垫可保护足部的肌腱和韧带结构，防止以后引起永久性扁平足。也可行腱鞘内注射，即将皮质激素与利多卡因注射到屈肌支持带近端的腱鞘内，并给予石膏固定 4～6 周。肌腱炎急性期过后下肢物理治疗是有效的。患者作下肢包括小腿在内的等长收缩康复锻炼。为避免Ⅰ期病变复发，可以用跟骨内侧楔形支具（图 13-4-3B）和前足内侧垫以保持后足中立位，减少胫后肌与肌腱力量。

2. 手术治疗　如果经过半年以上非手术治疗无效或病情进展较快，应行手术治疗。可行腱鞘切除术或根据胫后肌腱损伤的情况同时行肌腱修复术。术中从舟骨转子下缘开始，做一个直切口到达内踝尖的后方 1cm，继续将切口延伸到距屈肌支持带 3～4cm 处。识辨切口下缘的肌腱，向近端分离至腱腹交界处，在内踝后方松解屈肌支持带并向深部显露胫骨远端深筋膜。锐性切除所有异常的滑膜。检查肌腱是否有撕裂或退变常将切口延伸至内踝水平以上，以探查肌腱近端。通常保留 1～2cm 完整的屈肌支持带。如果退变面积不超过肌腱横截面的 50%，则可行修复手术。行屈肌腱转位术时，在胫后肌腱下方距舟关节的内侧面找到趾长屈肌腱，向远端游离。通常可以保留踇长屈肌腱与趾长屈肌腱之间远端的腱联合，或在必要情况下，可以将两条肌腱的远端缝合固定在一起，并在跖跗关节水平获取趾长屈肌腱。将舟骨钻一骨孔，如果术者在 Henry 结节近端取肌腱，可将肌腱由跖侧向背侧穿过骨道并固定。如果术者在更远的地方取肌腱，可将肌腱固定于舟骨背侧的软组织上（图 13-4-5）。将足置于中立与内翻之间的位置，仔细调整转位肌腱的张力，使足可以在转位肌腱未紧张的情况下恢复至中立位。如果有跟骨外翻需要矫正，应在固定肌腱之前行跟骨内移截骨术。

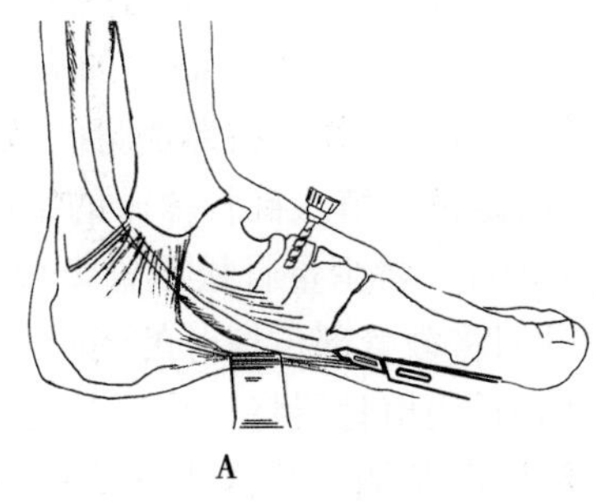
A

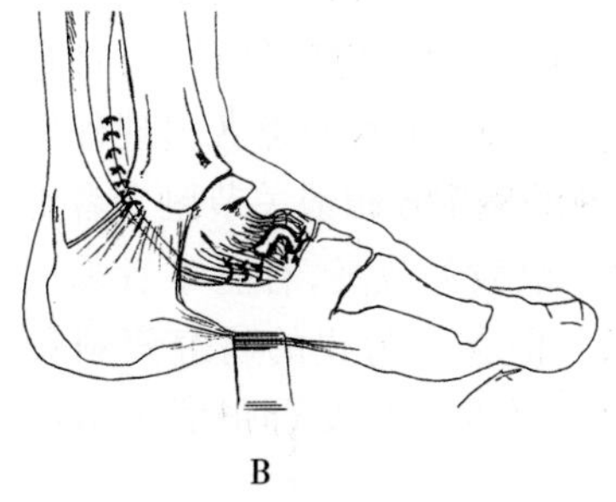
B

图 13-4-5　胫后肌腱滑膜炎切除与肌腱修复术
A. 切取屈趾长肌腱与在舟骨上钻孔；B. 肌腱从孔道中穿过于背侧固定

（二）Ⅱ期病变的治疗

1. 保守治疗　Ⅱ期患者穿戴支具是有效的治疗手段，有手术禁忌证或不愿手术的患者可以采取保守治疗。AFO 是一种选择，但有铰链并带有足弓支撑的踝关节定制支具（如短关节 AFO）的耐受度更好（图 13-4-4A）。从踝关节上方到中足的增强型皮质系带支具（如 Arizona 支具）虽然限制了活动度，但一些患者耐受得更好。但使用以上支具后，畸形仍有进行性加重的可能，故应告知患者并进行定期复查。

2. 手术治疗的原则　对此期患者手术的目的是最大限度保持功能的前提下，矫正足的对线，并注意充分矫正足的畸形。对胫后肌腱功能不全的手术治疗中，争议最多的是对Ⅱ期病变的治疗。当前多数学者对畸形明显的病情进行性发展的患者，主张采取积极的手术治疗。对手术治疗的原则有以下建议：①撕裂或断裂的肌腱，切除病变肌腱后如缺损少的可以直接缝合；不能缝合者，用其他肌腱重建。②由于此期足的畸形是可复性的，可以通过软组织和截骨手术纠正畸形保留关节活动；单纯胫后肌腱重建手术效果并不满意，需要和跟骨内移截骨结合治疗。③对Ⅱ期早期的患者，一般距舟关节包容角<30°～40°，如果患者存在足弓中度旋前，跟骨轻、中度外翻及舟骨相对于距骨头有轻微的向外侧半脱位，学者们认为行跟骨截骨和肌腱转位术即可提供足够的疗效。应认真检查患者是否存在第一序列抬高及跟腱挛缩。若第 1 跖楔关节有明显不稳定，可行关节融合术；如存在很轻微的不稳定，可行内侧楔骨开放楔形截骨术（Cotton 截骨术）。④对Ⅱ期后期患者，此时足因过度外展和距舟关节下陷可导致显著的扁平足畸形。多数学者施行跟骨外侧柱延长术，并结合屈趾长肌腱或屈踇肌腱移位重建胫后肌腱，跟骨内移截骨；少数学者选择直接融合距舟关节或包括距下关节融合。跟骨外侧柱延长术可在跟骰关节近端或通过跟骰关节进行。在跟骰关节的近端做跟骨外侧柱延长（Evans 手术）更容易愈合，且很少出现不愈合。而接受 Evans 手术的患者出现外侧柱僵硬及足底外侧疼痛的概率较跟骰关节融合者更低。由于担心术后发生跟骰关节炎，有些学者采用跟骰关节撑开融合术。但迄今为止的研究资料证实，Evans 术后的患者几乎没有必要行跟骰关节融合术者。

3. 术式介绍

（1）Evans 跟骨前外侧柱延长术：此术式已在本章第三节中作了介绍，此处结合成人胫后肌腱功能不全的一些特点，再作一些补充。术中可完全截断跟骨，也可采用不完全截断跟骨内侧壁的方法截骨，小心折断内侧壁。然后，楔形撑开截骨面至理想的程度。术中伴随着截骨端的逐渐牵开评价外侧柱的僵硬程度。植入过大的骨块会导致外侧柱僵硬，引发术后出现更多足外侧症状。植入骨块的大小可介于 5～10mm 之间，6～8mm 最常用。有术者在做跟骨外侧柱延长的同时做内移截骨术，以处理更为严重的畸形，但要避免矫枉过正。首先固定延长的外侧柱，然后固定内移的跟骨，使跟骨确保位于踝关节中心的下方。

如行跟骰关节牵开融合术，首先要在跟骰关节处制造一个平整的表面，植入大小合适的三皮质自体骨或异体骨移植物（注意有不愈合的风险），并用 H 形接骨板行内固定（图 13-3-7）在成年人，严重的可复性平足畸形可能需要做额外的手术。松解距舟外侧关节囊能使跟骨外侧柱延长术获得更好的矫正效果。此外，弹簧韧带复合体退变、撕裂时，其修复重建也很重要。跟腱挛缩时，需要区别是跟腱挛缩还是腓肠肌挛缩，前者行跟腱延长术；后者，一般只做腓肠肌的延长，如果此时也做跟腱延长可能会引起患者踝关节行走时跖屈无力。

（2）内侧楔骨开放楔形截骨术（Hirose 和 Johnson 手术）：Hirose 和 Johnson 指出在矫正平足畸形中附加内侧楔骨开放楔形截骨能够获得非常好的疗效，不会产生较大并发症。此术式与第一跖跗关节融合相比，它的优势有：有利于骨愈合，能保留第一跖列活动度及手术操作简单。手术方法：于内侧楔骨和第一跖骨基底部背侧做一纵形切口，向内侧牵开踇长伸肌暴露内侧楔骨背侧，透视下分辨骨的中部。在第 2 跖跗关节的水平，用微型摆锯穿过内侧楔骨的中部从背侧到跖侧做横形截骨（图 13-4-6A）。撑开内侧楔骨截骨处，跖屈第一跖列使其达到第五跖骨水平，以恢复足底三点负重的要求；然后测量此状态下所需截骨的大小；通常需要 5～6mm 楔形骨移植物。按照测量的宽度取出楔形三皮质髂骨，修正后植入截骨撑开的空间并使相适应（图 13-4-6B）。将少量骨松质置于截骨区最下方。用窄的骨刀将截骨部位撑开的同时向第一跖骨施加一个跖屈力，用植骨器将三皮质髂骨移植物从内侧楔骨背侧压向跖侧。置入者 3.5mm 的空心螺钉导针，导针方向是从楔骨远端背侧穿过截骨的部分打入楔骨近端跖侧。用埋头螺钉固定。术后用非负重小

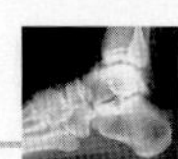

腿管形石膏固定 6 周,视骨愈合情况下地开始部分负重行走。

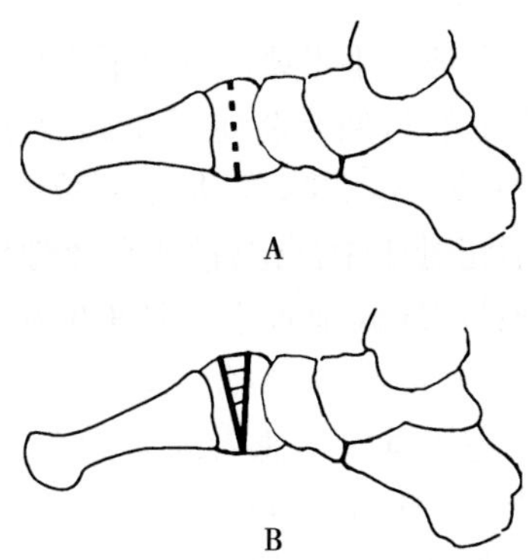

图 13-4-6 内侧楔骨开放楔形截骨术(Cotton 手术)
A. 横形截断第 1 楔骨;B. 植入楔形骨块,以矫正前足旋后

(3) 弹簧韧带修复术:由于严重的平足症患者,其弹簧韧带在失去胫后肌腱的保护性支持后被拉长和强度降低,故有作者主张在行内侧软组织手术时应常规修复此韧带。术中在胫后肌腱显露、清理后,于距骨头稍下方找到跟舟韧带的内上部,在此处韧带附着于跗舟关节的跖侧和跖内侧面。外展足和前足至中立位或轻度外展位,楔形切除部分韧带和距舟关节内侧的关节囊。根据畸形的程度,楔形基底长度 8 ~ 10mm。用不可吸收缝线间断缝合、修复弹簧韧带。

(4) 腓骨肌腱重建弹簧韧带(Williams 手术):适用于弹簧韧带太弱以至于不能修复者,它的重建可能是关节融合的一种替代方法。术中从外踝尖近端 6 ~ 8cm 处开始直达外踝尖作纵形切口。切断腓骨肌支持带将腓骨长肌近端固定在腓骨短肌上。沿足底外侧面从第五跖骨基底向骰骨做长 3cm 皮肤切口。切开腓骨长肌在骰骨纤维骨管上的附着。通过在足弓内侧中部所做的纵形切口,用直角钳夹住腓骨长肌腱穿出内侧切口,拉紧后将肌腱固定附着在第一跖骨基底。然后根据距舟畸形分别选择近端隧道的位置。如果距舟关节有显著的跖侧凹陷,则在跟骨上打隧道(图 13-4-7A);如果距舟关节只有外展,则在胫骨上打隧道(图 13-4-7B)。跟骨隧道的造法,在跟骨载距突下方置入一根克氏针,注意不要损伤踇长屈肌腱腱鞘。从后外将克氏针穿过跟骨,出口位于足外侧面跟骨内移截骨切口的上方,并且不损伤距下关节。胫骨隧道的造法,在内踝前后丘之间取一点,在透视下,从内踝向上外侧打入克氏针,注意避过踝关节。在透视下检查两个隧道的位置,用导针代替克氏针,接着采用一个空心钻钻一个直径为 8 ~ 9mm 的隧道。将移植物从背侧穿过舟骨隧道、然后穿过跟骨或者胫骨隧道到达对侧,截骨固定后拉紧移植物。固定前预牵张移植物消除蠕变,使足保持在轻度内翻、跖屈和通过距舟关节 5° ~ 10°的外展位。分别在移植的腓骨肌腱从隧道的出口附近用铆钉固定,然后再缝合几针固定。术后非负重小腿石膏固定 12 周后去石膏,允许患者逐渐负重以及开始轻微地牵伸和力量训练。Pinney 介绍采用人工肌腱或 1/2 胫前肌腱重建弹簧韧带(图 13-4-8)。

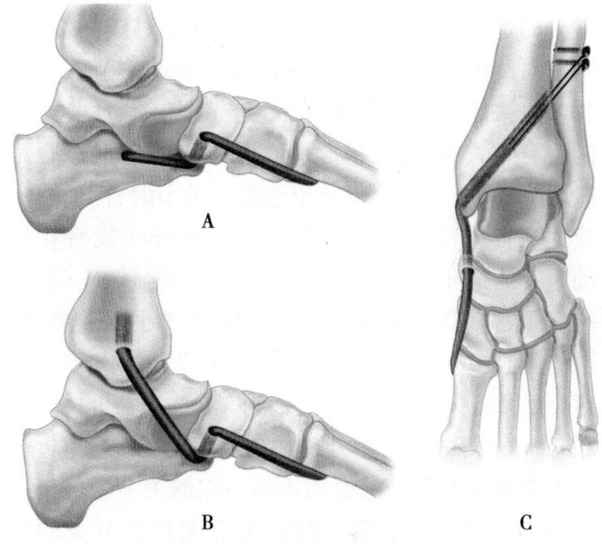

图 13-4-7 腓骨长肌腱重建弹簧韧带(Wlliams)手术
A. 侧位显示跟骨骨隧道;B. 侧位显示胫骨骨隧道;C. 正位显示胫骨骨隧道

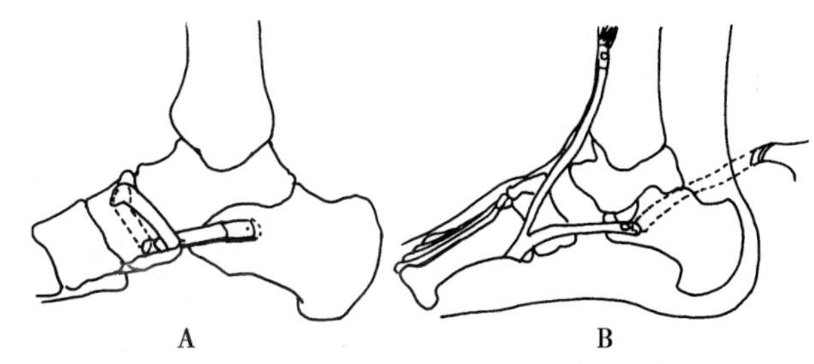

图 13-4-8 Pinney 术式修补弹簧韧带
A. 人工肌腱移植重建弹簧韧带;B. 1/2 胫前肌腱移位重建弹簧韧带

(三) Ⅲ期病变的治疗

1. 手术适应证与禁忌证 此期患者,后足畸形已僵硬、固定,伴有一定程度的骨关节炎病变,三关节复合体有退行性变;对于畸形严重但疼痛较轻的患者仍然可以采用保守治疗,应用系带踝支具。许多患者选择不带这种系带的支架矫形靴,虽然它的

支持力度较小，但舒适度增加。支具治疗失败后，需行手术治疗。手术治疗时，除一般外科的禁忌证以外，另一禁忌证是患者对手术抱有过高的甚至不切实际的期望。要让患者知晓：行距舟和距下关节或三关节融合者，术后不会有任何形式的跑步等运动功能，在崎岖路面行走或长时间行走后也会有不适，有的患者甚至走路锻炼也会有困难。所以，当前国外多数学者认为这些关节的融合只能作为保留患者行走功能的补救措施。

2. 术式选择的原则　真正的固定性畸形患者，即使在麻醉下，也不会恢复很好的内翻功能。为了矫正畸形，必须行距舟外侧关节囊松解及后足融合术。后足关节融合的数目取决于矫正对线的需要。矫正对线的关键在于距舟关节，因为该关节在很大程度上决定了三关节复合体的位置。治疗此类畸形的融合方式有多种，包括单纯距舟融合、距舟联合跟骰融合、三关节融合以及单纯距下关节融合，通常治疗此病首选三关节融合术。然而，Harper 发现在活动量小的老年人，单纯距舟融合可以明显矫正畸形，疼痛缓解满意。他总结了 29 例行此类手术的患者，平均随访 26 个月，29 例患者中有 25 例（86%）满意，症状消失或轻度残余，获得了优或良的结果。Sammarco 等为了保留外侧柱的柔韧性，通过施行距下关节和距舟关节融合而不施行跟骰关节融合来矫正畸形。该手术适用于跟骰关节无骨关节炎的患者。做基底在内侧与跖侧的距舟关节楔形截骨后压紧截骨面固定，可缩短内侧柱并同时矫正平足与前足外展；而保留跟骰关节的功能，并使外侧柱相对延长。该手术目前已成为多数骨科医生针对严重患者手术的首选。

3. 术式介绍

（1）距舟关节融合术：采用经距舟关节上方的前内侧切口，清理关节并保持关节面正常的曲线。具体操作可参考第 16 章第 3 节。为了增加足的稳定性而不额外牺牲外侧活动度，可只行单独的距舟关节融合术，有时也常涉及跟骰关节，尤其伴有跟骰关节骨关节炎时，多主张同时融合跟骰关节。

（2）跟骰关节融合术：采用经腓骨肌腱表面的外侧纵形切口，可以清理关节，但不明显缩短外侧柱。手术大都不需要通过跟骰关节延长跟骨外侧柱，因为内侧距舟关节的截骨位置的调整和短缩常能使该关节对位良好。距下关节如果没有关节炎，并且能在其他两个关节矫正以后处于良好的位置，就没有必要对其融合。仅在畸形非常严重时才有必要融合距下关节。

（3）三关节关节融合术：已在第十章第 1 节中介绍。

4. 注意事项　手术要注意以下事项：

（1）术中的目的是将足尽量融合于正常的骨性力线、跖行位。这意味着，足中立位时，第一序列没有抬高，后足处于中立位置，即在胫骨与踝关节的正下方。舟骨应准确地置于距骨头的中心，既没有因矫枉过正导致内翻，也不存在矫正不足。

（2）一些严重畸形患者如果融合了距下关节后仍遗留跟骨外翻畸形，可同时增加跟骨内移截骨术，以进一步矫正足跟畸形。在行三关节融合术后，评估矫形的程度。然后决定是否施行进一步的跟骨内移截骨，于最后完成。

（3）最后做固定时，应先固定距舟关节，然后固定距下关节，确定跟骨已经旋回距骨下方十分重要。最后再将跟骨调整至踝关节下方并固定跟骨截骨。可用后方螺钉同时固定跟骨内移截骨线和距下关节。避免过度外翻非常重要，可防止术后三角韧带因应力过大而失效。由于距舟关节不愈合最为常见，应进行良好的加压固定，多使用 2 枚螺钉加压固定。跟骰关节可用 1～2 枚螺钉固定。

（四）Ⅳ期病变的治疗

晚期胫后肌腱功能不全引起的平足伴踝关节外翻的治疗，即治疗踝穴内的距骨倾斜是很难的问题。尽可能地长期使用踝关节支具或 AFO 治疗是对这些患者的主要治疗方法，部分患者治疗后疼痛无明显缓解，强烈要求手术时可行手术治疗。

手术治疗的原则：

（1）对于僵硬性畸形，通常选择踝关节或者胫距跟关节融合术。如果后足畸形能被矫正，还可以行全踝关节置换术，但要求三角韧带必须正常坚韧，这样可以保持患足在踝关节下方的良好对线，否则有失败的风险。

（2）对于柔软性的可复性畸形，胫距的倾斜少于 10°的、轻微的外侧踝关节疾病，当按照Ⅲ期的治疗原则对足部畸形矫正后，还可以同时考虑三角韧带重建。

（3）对于术前不能走路且行支具固定后也不能走路者，或不能轻微活动的患者，多是严重的畸形伴有多关节的骨性关节炎和踝关节对线不良；对他们来说最可靠的治疗方法是行距骨周围融合术，但术后患者会使活动受限相当严重，可穿摇椅状鞋底的鞋以增加行走的功能（图 13-4-9）。

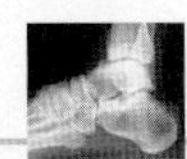

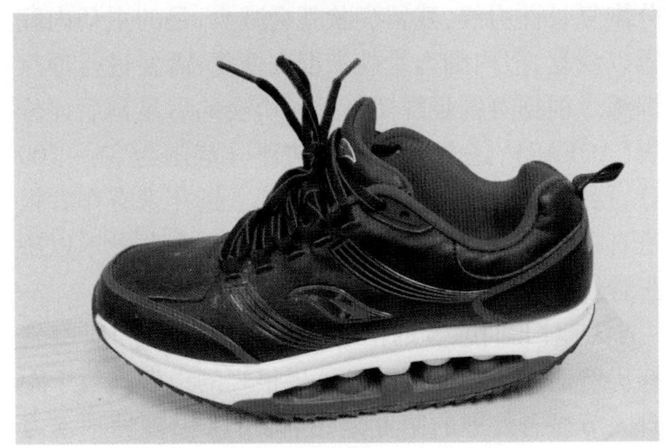

图 13-4-9　摇椅状鞋底适用于距骨周围融合术后的患者

(4) 如果采用三关节融合术治疗踝穴内距骨显著外翻倾斜畸形,术后发生踝关节水平进展性畸形的风险很高。一旦发生这一情况,最常出现踝关节的骨性关节炎。

(5) 对于存在可复性的伴有踝穴内距骨明显外翻倾斜的患者,应考虑纠正可复性畸形而不行三关节融合术。但踝穴内的畸形仍然可能进行性加重。Deland 等对重建三角韧带的短期随访证明,如果足部畸形矫正良好,三角韧带重建对一些患者是成功的。Jeng 等报道针对Ⅳ期平足畸形予以同种异体肌腱移值重建三角韧带(图 13-4-10)联合三关节融合治疗本类患者。

手术首先可以按前述方法将足固定于在合适的位置。然后融合踝关节,最常采用经腓骨的外侧入路,可行截下的腓骨远端行槽式植骨,胫距间用加压螺钉固定。如果患足仍有外翻,或有明显的固定失败的可能时,可以考虑使用外侧接骨板或逆行髓内钉行胫距跟固定(具体操作可参见第 16 章第 2 节)。术后视骨愈合情况用负重石膏固定 8～10 周,一旦开始愈合患者可开始下地逐渐负重行走。由于术后僵硬,患者可穿有摇椅底及缓冲垫的鞋。

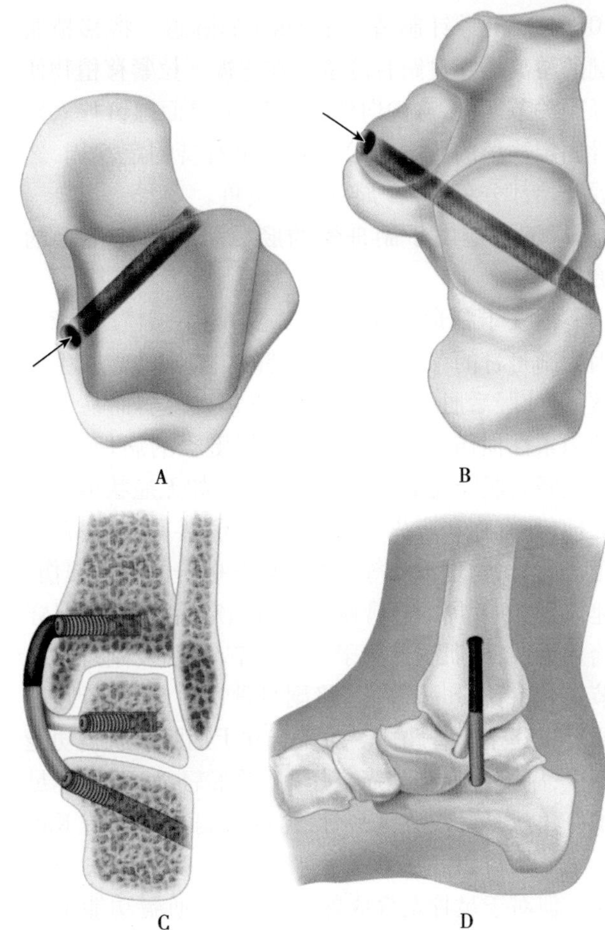

图 13-4-10　Jeng 三角韧带重建术

A. 前后位距骨隧道示意;B. 前后位跟骨隧道示意;C. 前后位三个隧道图;D. 侧位三个隧道图(摘自:Jeng CL, Bluman EM, Myerson MS: Minimally invasive deltoid ligament reconstruction for stage Ⅳ flatfoot deformity. Foot Ankle Int 32:21, 2011)

Jeng 三角韧带重建术手术操作:于胫骨远端骺线水平,在胫骨矢状面的中心,从内向外平行于关节面插入导针钻一个胫骨隧道。透视下保证导针位置正确;沿着导针钻取一个直径 6.5mm、深 25mm 的隧道。将未切成各 1/2 肌腱的整条肌腱移植物末端插入隧道,根据骨的质量采用直径为 6.25～8.0mm 生物可吸收的聚乳酸界面螺钉固定肌腱(图 13-4-10C)。然后,从内踝远端到载距突以下大约 1cm 做第 2 个切口,将固定的肌腱从固定点到内踝尖稍下方钝性分离制作一个皮下隧道,用止血钳将切成两束的肌腱的远侧头均穿过此隧道进入第 2 切口。为了能够到达内侧距骨穹隆和载距突,切除胫后肌腱和剩下的软组织(腱鞘和受损的表浅三角韧带纤维)。在踝关节水平应将后内侧的血管神经束保持在隧道后面,在载距突的水平保持在他们的后下方。从胫距旋转内侧中心开始制造一个距骨隧道;入口约位于以前断裂的三角韧带深部纤维的附着部。出口位于外侧距骨颈和体的交界处(图 13-4-10)(可用小的血管钳钝性分离到外侧距骨颈最近端部分,以显示位置)。沿着该轴插入导针,用空心钻沿着导针钻入形成 5mm 的隧道,用过线器从内向外将肌腱的距骨支穿出隧道外。将踝关节和后足置于最大内翻位,拉紧移植物的这一支,将 5.5mm 的界面螺钉置于隧道内侧固定移植物。再于载距突到跟骨侧面的腓骨结节上方1cm的位置插入导针(图13-4-10B、D),沿导针制造一个5mm的隧道。将移植肌腱的游离端穿过跟骨隧道。在透视下拉紧移植物使胫距关节匹配,从内向外将5.5mm界面螺钉拧入跟骨固定移植的肌腱。术后非负重石膏固定6周,之后开始部分负重,12周可完全负重。

(五)继发于副舟骨的胫后肌腱功能不全的治疗

继发于副舟骨的胫后肌腱功能不全情况特殊,因为副舟骨的存在使胫后肌腱的止点和功能发生异常,这使胫后肌腱的附着处较正常人薄弱而易于受到积累性损伤,发生劳损退变、肌腱炎的病理变化,引发胫后肌腱功能不全。此类患者如无症状可不予处理,如有症状应先行保守治疗,包括足弓垫、石膏靴等支具,物理治疗等。如有软骨联合的急性损伤,建议行6~8周的石膏或行走靴固定治疗;如果保守治疗无效,或肌腱撕脱于舟骨结节/或引发副舟骨关节炎,应行Kidner手术,将副舟骨切除、同时行胫后肌腱重建于舟骨跖侧。对于合并Ⅰ期胫后肌腱功能不全,副舟骨处有疼痛与压痛、畸形轻微、而对侧足虽有角状舟骨或有副舟骨,但没有扁平足时行Kidner手术,可以达到缓解症状和足弓疲劳消失的效果。但对于足骨发育成熟者,有胫后肌腱功能不全和副舟骨,而且继发引起如果有单侧扁平足与距骨跖屈,伴有前足外展畸形不严重者;建议行胫后肌腱止点肌腱向前与跖侧移位、足内侧角状舟骨或副舟骨切除以及用双皮质骨移植骨块延长足外侧柱(Evans手术)的联合手术治疗。移植骨块通常宽8~10mm,置于跟骰关节近侧1cm处。用一枚克氏针从第四跖骨间隙,由远向近穿过跟骰关节进行固定,6~8周取出克氏针。术后用短腿非负重石膏再固定6~8周。

(六)成人胫后肌腱功能不全治疗小结

1. 成人胫后肌腱功能不全引发的扁平足畸形可导致足部无力及进行性畸形的发展,保守治疗短期可改善症状,但畸形仍会继续发展。

2. 随着人们对成人胫后肌腱功能不全的治疗研究发现,早期手术治疗效果最佳。因而近年来学者们多提倡早期治疗。对Ⅰ期患者,学者指出单纯采用直接修复或重建韧带的方法来支持足弓的成功率不高,多主张屈趾长肌腱的转移与跟骨内移截骨结合实施。这样可以同时纠正足的正位及侧位的畸形。Fizgerald指出结合跟骨截骨术可以纠正轻中度的足跟外翻,可使足部维持充分活动,因此只要能充分恢复骨性力线,残留症状就会减少,足的主动内翻得以恢复,但内翻力量尚未彻底恢复;需要进行理疗训练。根据美国足踝矫形外科协会的后足预后评分表(AOFAS),这类患者的随访评分范围为85~100分,行走功能良好,几乎没有疼痛。近年来有作者报道直接修复或重建弹簧韧带群而不结合截骨术以矫正骨性力线,也可获得相当成功。

3. 对Ⅱ期患者的治疗 Ⅰ期的截骨和肌腱转移仍然适用于第Ⅱ期前足外展很轻的患者。对于距舟关节显著外展的第Ⅱ期患者,可采用多种手术方式。Lord,Koutsagannis,Myerson等推荐应用在屈趾肌腱转移与跟骨内移截骨术的基础上结合延长外侧柱的Evans术,以提高矫形效果。此外,也可通过跟骰关节撑开植骨融合来延长外侧柱。早先有些学者喜欢这一术式,理由是它能避免Evans术可能带来的跟骰关节炎。但近年来,多数作者倾向于不融合跟骰关节,因为Evans手术结合跟骨内移截骨所致的关节退变并不常见。未行后足融合的患者通常残留的症状很少,功能也更好。一项对照研究显示,跟骰关节融合组的症状残留率高于采取Evans术加跟骨截骨组。有作者对活动少或高龄的患者推荐采用融合距下关节治疗,因为距下关节融合对缓解疼痛效果较好,但长时在崎岖不平的道路行走可能有不适症状。

4. 晚期即第Ⅲ期患者,由于畸形固定、挛缩造成患足失去内翻功能,此时肌腱转移无法恢复主动内翻功能;可行后足融合,但会造成显著的活动受限。此时,如果已有行走受限、疼痛严重,应行关节融合。如果没有明显的前足内翻表现,可融合距下关节。如果前足外翻畸形较严重,需要通过距舟关节融合矫正畸形,此时矫形效果显著,但功能丧失也更多。可行单关节、双关节(距舟关节和跟骰关节)甚至三关节融合。通过融合术达到使足能获得矫形、形成跖行足,同时前足或后足没有过度内翻或外翻。如果距下关节或三关节融合不能彻底矫正后足的矫形,可能需要联合跟骨内移截骨进一步矫形。

5. Ⅳ期患者,如果距骨在踝穴内向外倾斜,将有加重畸形及关节炎的风险。如果三角韧带无力或当距骨在踝穴向外倾斜时进行三关节融合,会造成畸形加重并增加关节炎风险,影响手术效果;此类患者,当踝关节畸形及关节炎的症状需要手术治疗时,采用距舟关节融合会造成显著的行走功能受限。为此有时宁可选择踝关节置换术。

6. 关于三关节融合术。三关节融合术对于晚

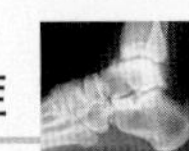

期畸形严重、症状显著患者的治疗，仍是国内外学者公认的有肯定疗效的术式；但行走在崎岖路面或活动增加时会残留显著的不适感。经过30多年对胫后肌腱功能不全的治疗研究与近年来一些资料显示：联合截骨术（Evans术+跟骨内移截骨术）与跟骰关节撑开融合术和三关节融合术相对比：其中关节融合术（跟骰关节撑开融合术和三关节融合术）后的AOFAS后足评分明显偏低。在行走长距离是否受限、是否具备充分锻炼的能力等功能测量方面，截骨术组的得分要高于融合术组。提示对成人胫后肌腱功能不全性平足症的外科治疗应在关节融合前采取其他手术措施。如果三关节复合体的运动功能接近正常，在选择术式时，只要能够获得良好的骨性力线与跖行足，最好采用非融合治疗手段，即采取现在流行的踝关节周围截骨的术式进行治疗。三关节融合或距舟关节融合后出现的问题，体现出对成人胫后肌腱功能不全性扁平足畸形早期充分治疗的重要性，应把三关节融合术作为一种最后的挽救性手术进行使用。

成人胫后肌腱功能不全性扁平足畸形程度不一，病变位置各异，治疗颇具挑战性。至今学者们仍在进行各种研究与改进，以求获得更好的矫形效果和足部功能。

（唐康来　刘祥舟　周建波　王正义）

参考文献

1. 唐康来，王正义. 足踝外科手术学. 北京：科学技术文献出版社，2006.
2. 曹洪辉，唐康来，邓银栓，等. 副舟骨切除结合胫后肌腱止点前置重建治疗副舟骨源性平足症. 中国修复重建杂志，2012，26(6)：686-689.
3. 卡纳尔（美）. 坎贝尔骨科手术学. 王岩，主译. 北京：人民军医出版社 2009.
4. Bajammal S, Tornetta P, Sanders D, et al. Displaced intra-articular calcaneal fractures. J Orthop Trauma, 2005, 19:360.
5. Banerjee R, Chao J, Sadeghi C, et al. Fractures of the calcaneal tuberosity treated with suture fixation through bone tunnels. J Orthop Trauma, 2011, 25:685.
6. Barla J, Buckley R, McCormack R, et al. Displaced intraarticular calcaneal fractures: long-term outcome in women. Foot Ankle Int, 204, 25:853.
7. Beavis EC, Rourke K, Court-Brown C. Avulsion fracture of the calcaneal tuberosity: a case report and literature review, Foot Ankle Int, 2008, 29:863.
8. Berry GK, Stevens DG, Kreder HJ, et al. Open fractures of the calcaneus: a review of treatment and outcome, J Orthop Trauma, 2004, 18:202.
9. Bibbo C, Patel DV. The effect of demineralised bone matrix-calcium sulfate with vancomycin on calcaneal fracture healing and infection rates: a prospective study, Foot Ankle Int, 2007, 27:487.
10. Blake MH, Owen JR, Sanford TS, et al. Biomechanical evaluation of a locking and nonlocking reconstruction plate in an osteoporotic calcaneal fracture model, Foot Ankle Int, 2011, 32:432.
11. Brauer CA, Manns BJ, Ko M, et al. An economic evaluation of operative compared with nonoperative management of displaced intra-articular calcaneal fractures, J Bone Joint Surg Am, 2005, 87:2741.
12. Brunner A, Müller J, Regazzoni P, et al. Open reduction and internal fixation of OTA C2-C4 fractures of the calcaneus with a triple-plate technique, J Foot Ankle Surg, 2012, 51:299.
13. Buckley R, Tough S, McCormack R, et al. Operative compared with nonoperative treatment of displaced intra-articular calcaneal fractures: a prospective, randomized, controlled multicenter trial, J Bone Joint Surg, 2002, 84A:1733.
14. Stephen J Pinney, Anthony Van Bergeryk. Controversies in surgical reconstruction of acquired adult flat foot deformity. Foot Ankle Clin, 2003, 8(3):595-604.
15. Chen I, Zhang G, Johng J, et al. Comparison of percutaneous screw fixation and calcium sulfate cement grafting versus open treatment of displaced intra-articular calcaneal fractures. Foot Ankle Int, 2011, 32:979.

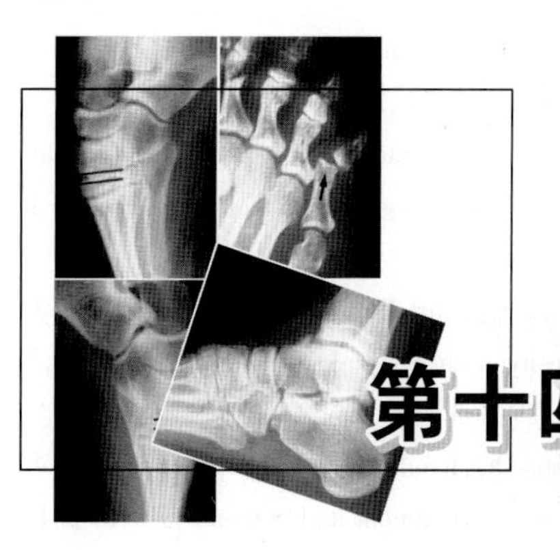

第十四章　其他足踝部畸形

第一节　弓　形　足

一、关 于 命 名

弓形足(pes cavus talipes cavus)作为一个专门的足部畸形首先由Little医生于1853年报道。国外对弓形足的定义是:足纵弓过度增高的足畸形;学者进一步解释为,这种足纵弓的过度增高的畸形,在足负重时不能放平。常伴有爪形趾,而被称为“爪形足”(claw foot)。

在我国对这一畸形有两种命名:一种是沿用国外的命名(图14-1-1),如1977年人民卫生出版社(简称人卫)出版的《物理诊断学》、1978年上海科技出版社出版的《实用神经病学》、1986年天津科技出版社出版的《临床骨科解剖学》、1989年青岛出版社翻译出版的《英中医学辞海》及2004年人卫出版的第2版《临床骨科学》等将此畸形命之为“弓形足”,解释为足弓特高,足趾在跖趾关节部向背侧屈曲而呈爪形;此后至今一些学者沿用了这一命名。另一种情况是国内自行的命名:如1982年人卫出版的《骨科手术学》将该畸形称之为“高弓爪状足”,1989年人卫出版的第1版《临床骨科学(4)》命名为“高弓足”;1999年华夏出版社出版的《诊断学大辞典》也命之外“高弓足”,他们定义为:高弓足是足纵弓异常增高所形成的足部畸形,学者进一步解释并图示(图14-1-2)高弓足患者不论站立与否,足外缘均不能触地。此后至今,国内许多学者喜欢采用“高弓足”的命名。

上述两种命名中,后者对此畸形的命名有不足之处。实际在临床上,弓形足畸形的表现是较为复杂的。大部分患者仅内侧纵弓受到影响而表现为第1跖列跖屈而表现的“高弓”,外侧纵弓并未累及亦无“高弓”表现;在足站立负重时,足的外侧缘是可以触地的。只有少部分严重的病例,如某些严重的下肢儿麻后遗症患者可有国内学者描述的那种“高弓足”畸形;即其内外侧纵弓均受累而使足在负重时足的外缘也不能触地。由此而言,国外应用“弓

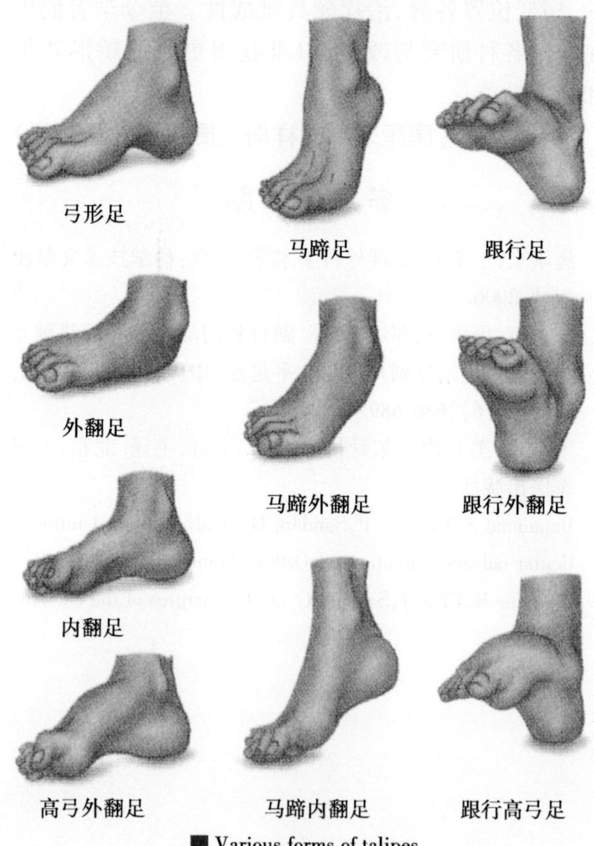

图14-1-1　国外对弓形足的图示
(摘自美国Dorland illustrated medical dictionary, 32nd edition,2012)

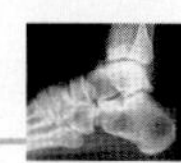

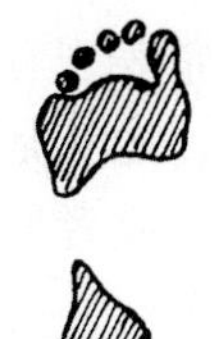
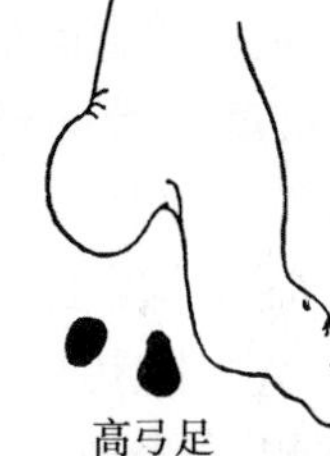
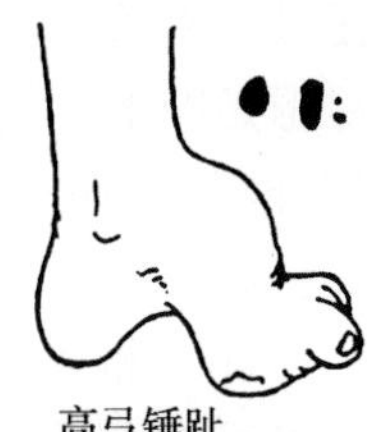

图 14-1-2　国内对高弓足的各种图示(黑色部分为足印)

形足”的命名可以涵盖所有的患者。而国内的“高弓足”命名,则仅局限于少部分严重的足内外侧纵弓均“增高”的患者,而把大部分站立时足外侧纵弓仍可以触地的患者拒之于门外。所以建议,如果采用“高弓足”命名,应将对它的解释统一到国外的解释上来,去除足站立负重时足外侧缘不能触地的解释。

二、发 病 原 因

迄今为止,人们对弓形足畸形产生的原因仍在探索研究中。由于产生弓形足畸形病理力学贯穿于其疾病过程,尽管在各种弓形足畸形中国内外的共识是肌肉失衡,但是在历史文献中把各种弓形足畸形归咎于单个神经病变的企图引起错误及巨大的混淆。在 1939 年 Bentzon 及 Hallgrimsson 认为是足部外在肌出现肌力失衡所致。到 1959 年 Duchenne 著作中认为由于外在肌与内在肌肌力失衡引起此畸形,这种简单的真相都说明了弓形足畸形是各种复杂神经病变带来的最终结果,1963 年 Brewerton 等人在 77 例患者中,具体观察和分析了弓形足的病因,其中发现 66% 的患者受复杂的神经影响,26% 患者仍然没有明确的诊断。这种“特发性”的群体在临床上仍然构成了很大的患者群。在这种特发性群体中,11 位患者有弓形足家族史,7 例在神经传导检查中有非特异性异常,这种大多数的特发性弓形足患者很可能代表复杂的神经病变。近 20 年来,国外对弓形足病因的研究非常活跃,对弓形足的发病原因已经有了较为深刻而全面的认识(表 14-1-1)。但仍有部分弓形足患者尚难确定明确的原因,需要我们进一步的探索研究。

(一) 神经肌肉

1. 肌肉疾病　小腿肌肉疾病,如肌肉萎缩症可造成足外在肌力失衡而形成弓形足。例如 Emery—Dreifuss 肌营养不良。很多 Emery-Dreifuss 肌营养不

表 14-1-1　弓形足的病因分类

病因分类	具体病因
Ⅰ神经肌肉	
A. 肌肉疾病	肌肉萎缩症
B. 周围神经及腰骶髓神经根病变	HMSN(CMT)疾病
	脊柱裂
	椎管肿瘤
C. 脊髓前角细胞疾病	脊髓灰质炎
	脊髓裂
	脊髓空洞
	脊髓肿瘤
	脊髓性肌肉萎缩症
D. 中枢神经疾病	Friedreich 共济失调
	罗雷二氏综合征
	小脑疾病
	脑性瘫痪
Ⅱ. 先天性	先天性高弓足畸形
	先天畸形足矫正后遗症
	先天性关节挛缩症
Ⅲ. 创伤性	骨筋膜室后遗症
	下肢挤压损伤
	严重烧伤
	足部骨折后的畸形愈合
Ⅳ. 原发性	原因不明

良的患者可以有马蹄高弓足畸形及相应的临床症状;此外可有肘关节屈曲挛缩与屈颈困难等。Emery—Dreifuss 肌营养不良的肌电图可有传导阻滞,并可能造成严重的后果;此类患者的 DNA 分析正常,但有 emerin 基因异常。

2. 周围神经及腰骶髓神经根病变　随着儿麻后遗症的接近灭绝,当前临床上所见的弓形足患者主要来自于此类疾病;遗传性运动和感觉性神经病(HMSN),即 Charcot-Marie-Tooth(CMT)病。这是周围神经及腰骶髓神经根病变疾病中最多见的一种,发病人数占 50% 以上。遗传性运动感觉神经病(HMSN)包括一组遗传性疾病,有进行性运动与感觉病变的特点,导致以下肢为主的肢体远端部分肌肉萎缩无力而形成弓形足等畸形的疾病。今天在西方国家产生高弓足畸形的最常用的诊断是 CMT 病。由于历史上缺乏对此病病因的理解,CMT 命名仍然混乱,退变的外周神经肌肉疾病曾经普遍认为是“进行性肌萎缩”;之后不久被修改为认为更加确切的“腓骨肌萎缩症”,19 世纪末国外学者开始将腓骨肌萎缩症形式描述为 CMT。命名的混乱,说明疾病的繁杂与认识的不一致,甚至今天以上的这些术语

仍出现在某些文献中。关于 HMSN(CMT)类疾病的有关内容将在本章第 4 节予以介绍，此处不再赘述。

3. 脊髓前角细胞疾病

(1) 此类疾病中以脊髓灰质炎，俗称小儿麻痹症最为常见。以下肢痿弱无力为主要表现的小儿麻痹症是源于脊髓前束的运动神经元受到明显而选择性的损害而发生的。小儿麻痹症的急性期阶段表现为显著的肌肉麻痹无力，并且会持续 7～10 天。临床上，当肌群超过 60% 的运动神经元受到损害时会常发生肌肉无力。急性期过后部分肌肉功能可逐渐恢复，在最初的 4 个月恢复功能最为明显，而有部分功能则通常在发病后 2 年恢复。不能恢复者，因肌肉麻痹所致的足部畸形将成为终身性的，称之为儿麻后遗症；弓形足是常见的畸形之一，表现为：①后足高弓畸形(hindfoot cavus)：儿麻后遗弓形足中典型高弓足畸形为后足高弓，出现跟骨倾斜角显著增大。这是由于腓肠肌-比目鱼肌复合肌群的瘘软无力，而剩余的小腿后部肌群、足内在肌肉组织和胫前肌尚还保存其功能的结果。当跟腱失去合适的张力后，趾长屈肌仍发挥其功能压低跖骨头，抬高足弓。足内在肌肉缩短跖骨头与跟骨的距离的力量，就如同弓弦一样将跟骨倾斜角抬高。②前足高弓畸形(forefoot cavus)：在脊髓灰质炎时，因炎症病变的位置不同可选择性地影响到胫前肌的功能。这会导致两种独特的不平衡，即第 1 跖列的功能丧失和前足高弓畸形。原因是，首先，正如腓骨肌萎缩症，腓骨长肌没有了与之抗衡的力量而直接使第 1 跖序列跖屈，形成前足局限于第 1 跖列的高弓，即所谓“前足局部高弓”。其次是踇长伸肌仍具有功能而使足背伸；形成爪形趾畸形，同样也会压低跖屈跖骨头。

(2) 脊髓纵裂是一种罕见的病变，由异常发育的骨片或纤维带在胸椎部或上腰椎部区域将椎管纵向分为两部分，两部分各自被硬脊膜包绕。由于脊髓与中轴骨的生长不同步，慢慢发展成脊髓拴系病变。导致下肢与弓形足在内的足部畸形。

(3) 脊髓瘤的病情迅速进展、生理反射亢进、有阵挛现象、双侧运动模式显著不对称；受累的肌肉发生麻痹，造成足部肌力失衡而形成弓形足。

(4) 脊髓空洞症是脊髓中出现空泡化，其常发生在颈髓，但也可以阻断神经通路向下肢的传导而引起下肢肌肉挛缩或足部畸形。

(5) 脊髓性肌肉萎缩症是一种异质群体的功能失调，通常在出生时出现，但也有迟发型病例。以进行性、不可避免的丧失前运动神经元细胞功能为特征。此病比较罕见，其特点为肌张力减退，与弓形足畸形有关联。结构受损性的脊髓疾病常常表现有弓形足畸形，需要高度怀疑二者的相关性。尤其是解释不清的进行性发展的双侧弓形足畸形，或者原发性的单侧弓形足畸形需要行影像检查诊断。

(6) 椎管内肿瘤，有些因其早期无症状，足部畸形可能会是其早期的临床表现；应努力发现有无肿瘤损伤神经系统的诸如疼痛、感觉障碍等的其他临床症状。

4. 中枢神经疾病　一些中枢神经疾病，如 Friedreich 共济失调、罗雷综合征、小脑疾病及脑性瘫痪等也可合并有弓形足畸形。

(1) Friedreich 共济失调是一种家族性的进行性运动失调，这种病变会使得脊柱后柱的功能稳定地丧失。该病以常染色体隐性遗传的形式遗传，早期的发病年龄平均为 11.75 岁，而该病出现显著的临床症状平均是 20.4 岁。在 25 岁以后，尚未有该病发病的临床报道。此病常与显著进行性的足高弓畸形并伴有爪形趾形成有关联。

(2) 遗传性小脑共济失调也与弓形足畸形相关，但它不如 Friedreich 共济失调易于识别，只是显示出主要的脊髓受到累及。

(3) 小脑性疾病表现除有弓形足畸形外，还可有遗传性共济失调、发音困难、失去震动觉、进行性肌无力和失去深反射等临床症状。他们常伴有脊柱侧凸，明显的心肌病和不同的内分泌疾病。

(4) 腓肌萎缩型共济失调症是一种罕见的弓形足综合征，为感觉性共济失调，外周运动萎缩以及脊柱后侧凸。由于此病即 Friedreich 共济失调的特征，也有腓骨肌萎缩症的特征，所以多年来很难与后两者区分。此病通常在幼年阶段的早期发病，并向一个相对良好的方向发展。

(5) 大脑性麻痹或称脑性瘫痪，定义为静态性脑部病变并可导致多种足部畸形(包括弓形足)。尽管其神经的损伤不呈进行性的发展，但是畸形将会随着时间的延长而加重。

(二) 先天性弓形足

畸形常见的有先天性特发性弓形足、先天性关节挛缩所引起的弓形足及先天性畸形足矫正的后遗症。

(1) 先天性特发性弓形足(idiopathic cavus foot)。此类患儿可于生后既有或从幼儿逐渐发病。其临床表现特点为畸形足的发生不是单侧，而是双侧对称性的，而且畸形是僵硬性的。

(2) 马蹄内翻足矫形后遗症：先天性马蹄内翻

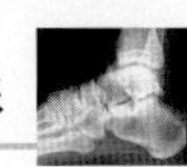

足的畸形包括四个组成部分：高弓畸形、内收畸形、内翻畸形、马蹄足畸形。已经证实在行马蹄内翻足矫形手术后的治疗效果并不像以前认为的那样可靠。术后有矫正过度成为扁平外翻足的，也有矫正不足留下后遗症从而成为高弓内翻足的。

(三) 创伤后弓形足畸形

任何导致足内在肌或足外在肌不平衡的创伤均可引起弓形足畸形。小腿后群肌肉在创伤后可能发生筋膜间室综合征，而在病变区域的缺血性肌挛缩将会导致弓形足伴典型的爪形趾畸形。腿部挤压伤和严重的烧伤或软组织缺损也能出现相同结果，均是由直接的肌肉组织损伤和间接的胫神经损伤所造成。足的筋膜间室综合征通常仅限于足部，发生于跟骨骨折或前足的挤压伤后；其与爪形趾后期的发展相关，但不与弓形足畸形相关。某些骨折畸形愈合也可导致僵硬性的高弓内翻足畸形。偶尔，距骨颈骨折伴内侧的严重粉碎可引起高弓内翻足。这很大程度地限制了距下关节的外翻和导致了进一步的跟骨内翻。后足内翻可源于跟骨关节内的骨折。

(四) 原发性弓形足

宇宙是无限的，人类对疾病的认识是有限的。虽然近年来国内外学者对弓形足的研究有了巨大的进展，但仍有一些患者的发病原因难以确定。经过现有的，包括电生理学、组织病学理，基因学检测等所有现代技术仍不能明确发病原因的弓形足，我们只能无奈地为患者诊断为“原发性弓形足”。相信随着科学技术的发展，医学界的不断探索，这种诊断的范围将越来越少。

三、临床表现

临床表现随发病原因与疾病的不同阶段而不同。临床症状包括疲劳与距下关节和跗横关节运动的范围减少引起的不适。活动范围丢失减少了走路时地面对足冲击力的缓冲能力导致了主观感到疲劳。患者有负重时足部的疼痛，当弓形足进一步发展使足接触地面的面积进一步减少，导致足接触地面部分压力的增加，此时将在足跟、跖骨头、第五跖骨基底外侧等部位产生疼痛；久之，由于这些部位的压力增加也常常发生疼痛性胼胝。患者也常述说足反复跑跳等运动能力的下降。畸形进一步发展，出现进行性的跟骨内翻，可导致踝关节外侧不稳，患者可能有反复的踝扭伤史；个别病例反复踝损伤甚至可能是现在的主述。此外，患者还可能述说穿鞋困难。由于足跟内翻的增加，加重了足内翻应力，故患者常述说有打软腿现象。在并发爪形趾的患者，由于来自鞋与其他足趾的压力，如果患者有浅感觉障碍，受压部位可发生溃疡。

Mercer 将弓形足分为五期：①Ⅰ期：步态笨拙，伸趾无力，容易摔倒；②Ⅱ期：前足稍屈，跖腱膜紧。第1跖骨头下垂。跖趾关节背伸，趾间关节屈曲，但是被动抬高跖骨头时畸形消失。此期在儿童可无症状；但在成人，可因长距离行走后，有跖骨头下方不适感；③Ⅲ期：出现明显的弓形足及爪形趾畸形、跖腱膜短缩、跖趾关节背伸及趾间关节屈曲变僵。被动抬高跖骨头时不再能矫形。趾间关节背侧及趾端出现痛性胼胝。在儿童久立及久走时易疲劳，而成人的症状更为显著；④Ⅳ期：除弓形足及爪形趾畸形以外，跖趾关节内收而引起踇外翻畸形，足外侧及跖骨头下胼胝压痛，走路困难；⑤Ⅴ期：仅见于脊髓灰质炎后遗症患者。跖部凉且变为蓝色，全足呈僵硬性弓形足，部分伴有足内翻或垂足畸形。由于弓形足仅仅是一种畸形足，发起此畸形的原因又非常广泛，故作者认为 Mercer 的分型应该仅适用于神经肌肉类疾病引发的弓形足，而对其他原因引发的弓形足还应具有其原发疾病的临床表现与症状。

四、临床检查

(一) 体格检查

首先要仔细询问病史与其详细的家族史。仔细观察患者在自然状态下行走的步态、足跟的位置以及在行走过程中足趾所置放的位置。在患者后方观察患者行走，注意观察当身体重量转移至患侧下肢时，足跟所承受的负荷及所可能形成内翻足的趋势。在行走过程的迈步期，检查者应该检查是否有形成足下垂和第一跖趾关节畸形的可能性。然后让患者坐下，检查患者的踝关节、距下关节、横向跗骨间关节和跖趾关节的主动与被动活动度。

应对患者进行神经系统方面的物理学检查，仔细评估肌肉的功能。尤其应注意腓骨长肌有无选择性跖屈第一跖序列的功能，以决定是否术中行肌腱转移来进行矫治。也应注意观察上肢肌肉有无萎缩，并将手部内在肌肉组织的检查作为常规检查项目。通过观察第一、二掌骨间的第一背侧骨间肌肉的饱满、萎缩程度，以发现有无患有 NSMN 病的可能。方法是将患者其余手指固定在中间位置，一个手指与之分离外展，以此将内在肌肉独立出来，便于检查肌肉的力量。必须注意后足与前足的相对位置以及它们之间的僵硬关联。可用 Coleman 试验(Coleman block test)来评估后足能否恢复到一个合适的外翻姿势的能力。方法是在跟外侧放一块约 2.5cm 厚的木块，让患足内侧缘向内下翻转。从足后方观察，如果足跟在负重时仍维持内翻位，应认为畸形是固定的。如果足跟被纠正到正常位置，说明畸形是柔软性或称可复性畸形(图 14-1-3)。此外，也可让患足负重站立检查足部畸形是柔韧性还是僵硬性。后者畸形无论足负重与否都固定不变；前者在足负重时畸形可明显减少，甚至有几乎正常的跗间关节的活动。理论上，如果经 Coleman block test 试验检查显示足部畸形是柔软性的，则可通过单纯性前足的矫形来纠正畸形。

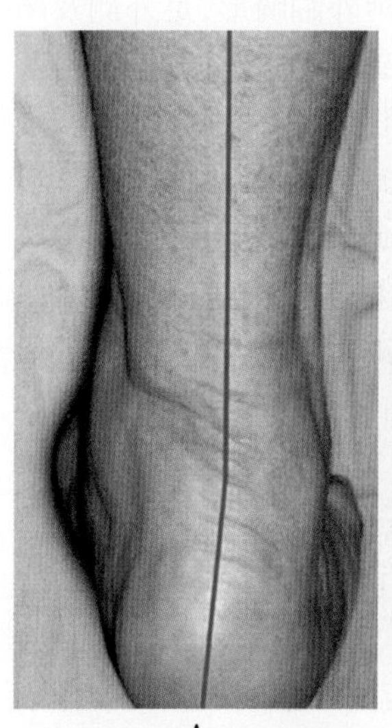

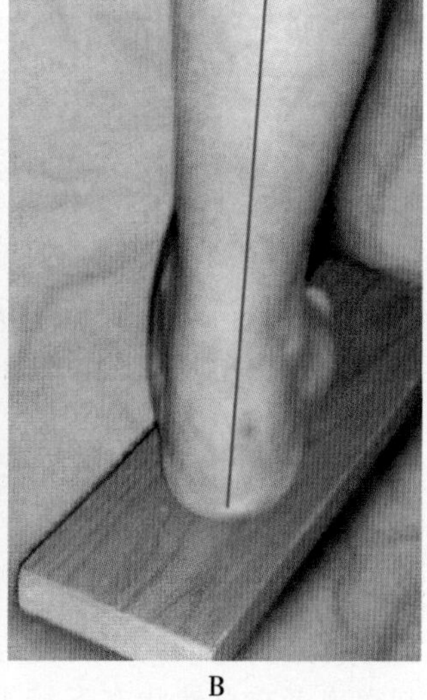

A　　B

图 14-1-3　垫木块试验(Coleman block testing)
A. 垫木块之前显示跟内翻；B. 垫木块后内翻矫正

(二) 影像学检查

拍摄足的站立负重位 X 线片至关重要。当前有以下几种常用的 X 线片测量方法：在侧位足负重的 X 线片上，进行以下划线测量。

1. 跟骨倾斜角　跟骨前下方的连线与水平线两线形成的夹角(图 14-1-4)。正常值<30°，当跟骨倾斜角>30°时，表示后足高弓畸形。

2. 距跖夹角　距骨与第一跖骨轴线的夹角(Meary's，1967)：正常 0°～4°。该夹角可以用来评估前足高弓畸形的严重程度(图 14-1-5A)。

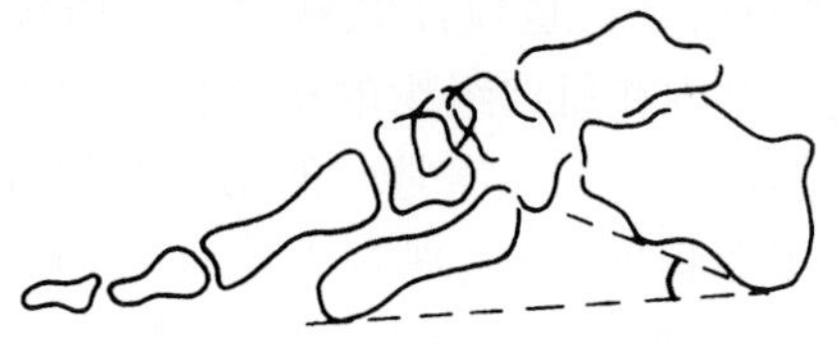

图 14-1-4　跟骨倾斜角的测量

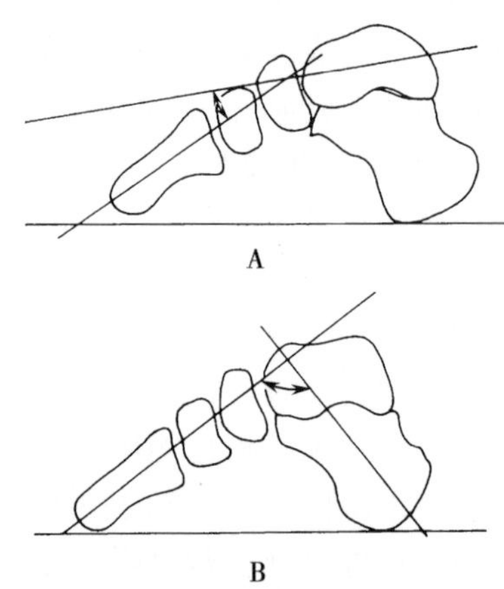

图 14-1-5　Meary 角测量(A)，Hibbs 角测量(B)

3. 跟跖夹角　跟骨与第 1 跖骨轴线的夹角(Hibbs 1919)：正常为<135°，发生高弓足尤其第一跖列高弓时将明显变小(图 14-1-5B)。

4. 足顶角测量法　前苏联学者包格达诺夫(Φ. P. ЪОуДАНОВ)在侧位 X 线片上，采用足顶角测量法(图 14-1-6)来确定足的一些畸形。足直立负重侧位。第 1 跖骨头最低点(A)、内踝末端(B)、跟结节部最低点(C)连成三角称之为足顶角。正常足顶角(∠ABC)95°，平足 105°～120°；弓形足为<60°；跟骨角(∠BCA)正常 60°，扁平足约 50°～55°，弓形足>65°。

对足的负重正位 X 线片，应该注意有无任何相关的跖骨内收，用其作为参考，来决定术中是否需要同时增加额外的术式。

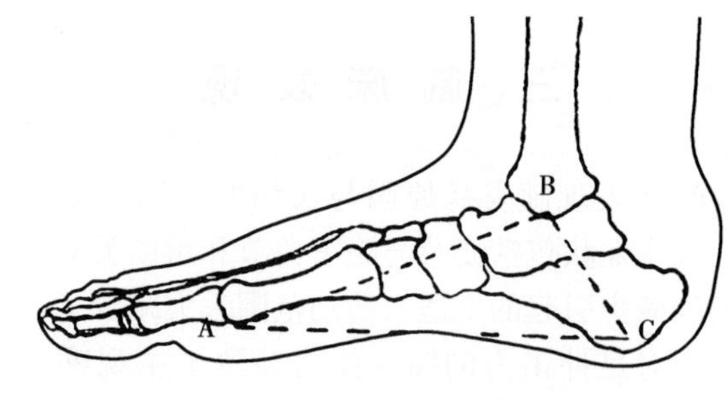

图 14-1-6　足顶角测量

由于与脊髓结构受到影响的疾病发现比较困难，必要时行 MRI 检查以排除椎管内病变与脊髓损害等。

(三) 其他检查

(1) EMG 肌电图和神经传导检查是神经学评估确定诊断的有效方法，不正常神经传导速度伴随潜伏期延长和速度的减少提示轴突退变。传导速度

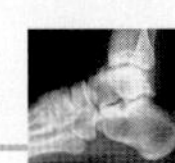

明显变慢指示脱髓鞘。去神经化和脊髓前角细胞丢失的证明是肌电图的多相大速波和纤维性颤动，低电位幅度和短暂多相电位被认为是肌病性疾病。

（2）肌肉病理学检查用来鉴别确定神经病源学与肌源性疾病，但需要新鲜的组织；组织化学与电子显微镜技术的活组织检查对神经病学分型是很有用处的。

（3）近年来开展的基因学检查，不但能确定患者的 CMT 病的类型，而且可以分析出遗传的路线图并指导患者的婚姻生育。

五、诊断与分型

依据患者的临床表现、体格检查与 X 线片测量即可作出诊断。体格检查时，在患者内踝尖部至第一跖骨头内侧中心处划一连线，正常应通过舟骨结节，若患者的舟骨结节上移于该线之上，可诊断为前足高弓。鉴别诊断可参考发病原因部分的内容。

为了便于手术治疗，学者们将弓形足进行了分型。早先学者们将弓形足分为两大类：即前弓形足与后弓形足（图 14-1-7）。前者"弓"的顶端在跗横关节，后弓形足又称跟弓足畸形，是跟骨下垂形成的弓形足。后来将其分为三型：前弓形足、后弓形足与两者均有的复合型弓形足。随着人们对弓形足的不断深入研究，近年来以 Levy 和 Hetherington 为领衔的学者们将其进行了更加细致的分型：

（1）他们根据 Meary 线测量时，距骨轴线与第一跖骨轴线相交的位置—所谓弓顶的位置的不同将前足弓形分为：跖骨弓形（高弓仅局限在前足的第 1 跖列，是第 1 跖列屈曲所致）。有学者称为"第一跖列高弓"［图 14-1-8（3）、图 14-1-9］、中跗骨弓形（Meary 线成交于中跗骨处）［图 14-1-8（4）］、前足弓形（Meary 线成交于跗横关节处）［图 14-1-8（1）］、复合的前足弓形（有 2 个以上的上述畸形）。

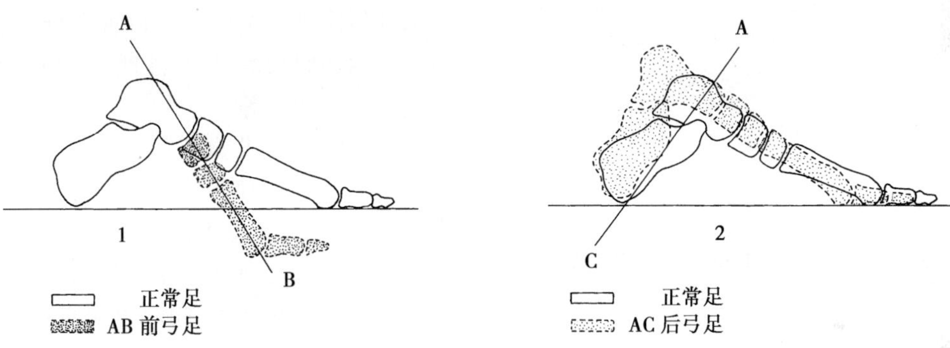

图 14-1-7　弓形足图示

1. 前足高弓（前弓形足）；2. 后足高弓（后弓形足）

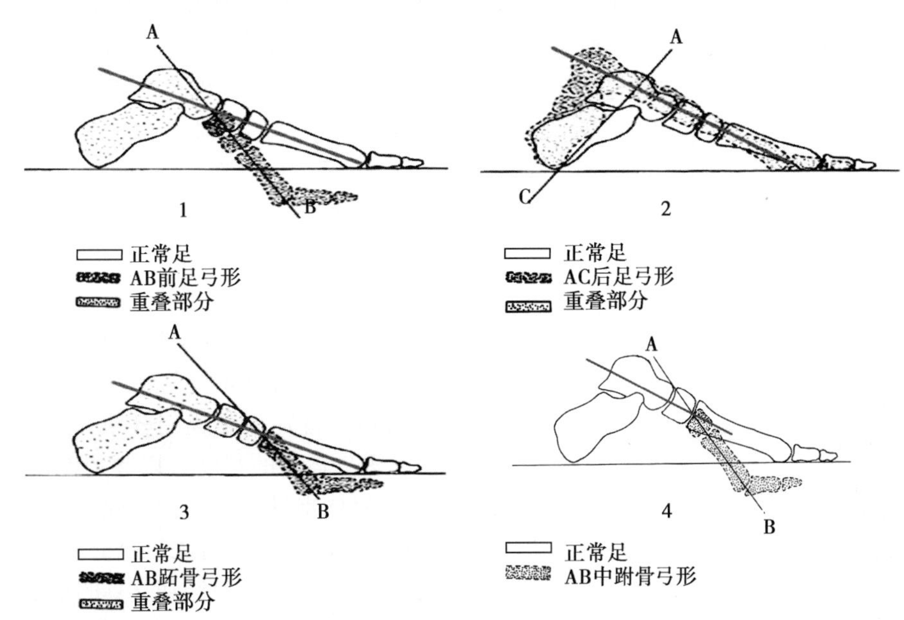

图 14-1-8　弓形足的现代分类

1. 前足弓形；2. 后足弓形；3. 跖骨弓形；4. 中跗骨弓形

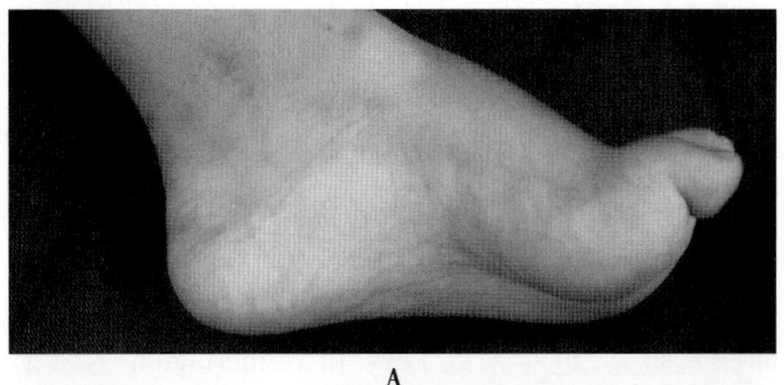
A

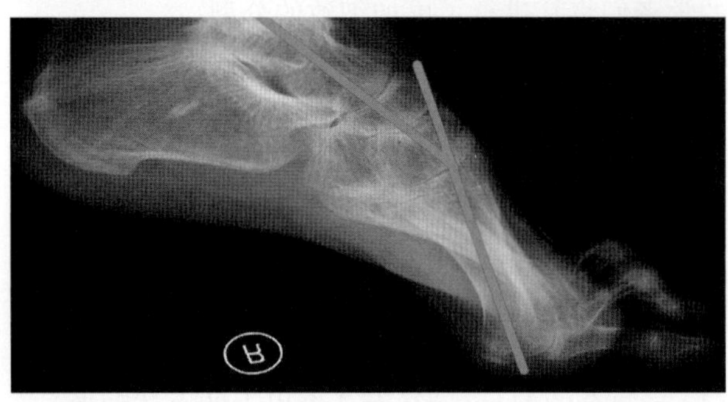
B

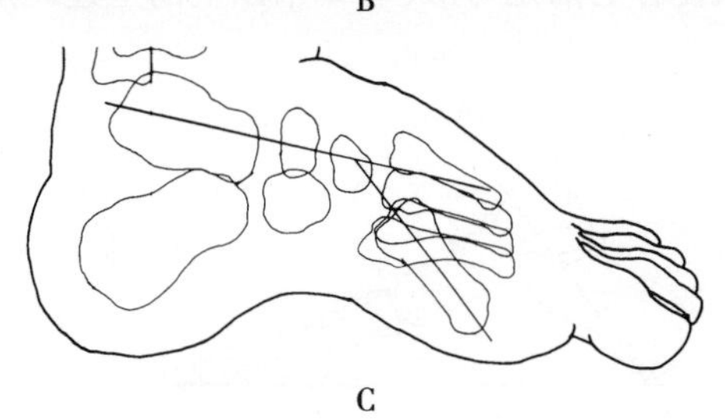
C

图 14-1-9　跖骨弓形：显示第 1 跖列屈曲（下沉）
A. 外形；B. X 线片示第一跖骨弓形；C. 图示第一跖骨屈曲

（2）根据跟骨倾斜角测量，当其>30°时，确定为后弓形足的类型［图 14-1-8（2）］。

（3）从三维立体观念着眼，将矢状面上有高弓合并在水平面上有内收或外展，或在冠状面上有内翻或外翻；及将同时包括有前、后高弓的弓形足划分为复合型弓形足（表 14-1-2，表 14-1-3）。这一分类很详尽，更符合临床实际，对指导我们的矫形手术具有重要的意义。

表 14-1-2　弓形足分类

Ⅰ前足弓形
- A 受累的类型
  1. 局部
  2. 全部前足
- B 畸形的表现
  1. 跖骨弓形（局部）
  2. 中跗骨弓形
  3. 前足弓形
  4. 复合的前足弓形

Ⅱ后足弓形

Ⅲ复合足弓形

表 14-1-3　前足弓形畸形

名称	俗称	足畸形部位表现
跖骨弓形（局部）	跖骨马蹄	跖跗关节过度跖屈
中跗骨弓形	中跗骨马蹄	中跗骨关节过度跖屈
前足弓形	前足马蹄	跗横关节过度跖屈
复合前足弓形		2 个或 2 个以上的上述表现

六、弓形足的非手术治疗

1. 对于先天性弓形足应遵照早诊断早治疗的原则尽早干预患者，由于此时弓形足多是可复性的，经过积极的治疗可望减轻、延缓甚至治愈疾病。一般在生后 1～3 岁，畸形不固定，在足不负重时出现畸形而负重后畸形消失；此时每天多次用手法牵拉足部并每次维持足被矫正位置数分钟，同时进行积极的足内在肌锻炼，如在沙地或海绵上赤足行走，穿用配有跖垫的鞋等。

2. 对于大龄儿童与青年人，保守治疗的目标是在行走过程中能使足底的受力可均匀地分布于足底，从而可以缓解患者的症状。通过屈伸功能锻炼来保持肌肉的运动是保守治疗的一种重要方法，尤其对于神经源性畸形，同时也应重视足的外翻和背伸；以增加残留肌肉的功能，帮助稳定患者的步态。也需要牵伸跖腱膜以促使前足维持柔软。穿合适的鞋子可以防止因感觉缺失而发生溃疡。对于爪形趾患者穿软的和前部高大容积的鞋子可以防止发生趾间关节鸡眼与溃疡发生。用 Plastizote 和 PPT 软材料制压成整体的鞋垫可以减轻跖骨头与足跟的压力，防治跖骨痛。把足跟外侧垫高可以对柔软的畸形在足站立相步态时减少跟内翻程度，帮助后足稳定。

3. 对于肌力严重丢失患者使用支具保护足的稳定性，可以穿用 AFA 和在足与脂肪垫处有突起处穿用 PPT 压制模非常重要，感觉缺失的患者穿用塑模和 PPT 材料压制成的鞋垫支具非常有益。根据患者丢失运动的程度可以穿用能使踝关节背伸、跖屈的 AFO 支具。对进行性畸形与丧失感觉佩戴支具应每天检查足部有无压疮形成的征兆和支具引起的疼痛，这些是调整修理支具的指征。

4. 应当指出的是：①虽然许多高弓足畸形患者的症状比较稳定、发展较慢，因而早期应采用保守治

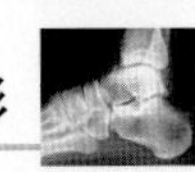

疗。然而对于青少年的进行性弓形足畸形，如果是柔软可复性的，保守治疗可能会延误疾病的治疗；在疾病的早期阶段，单纯性软组织手术来矫治该畸形可能会避免后期截骨术或关节融合术。②一旦行保守治疗后，应定期对患者进行足部功能观察评估，依此来判定畸形有无发展，是否需要继续进行目前的矫治方案或者考虑手术干预治疗。

七、弓形足的手术治疗

（一）术式选择的原则

对于保守治疗无效，或进行性发展的弓形足应给予外科干预。术式选择的原则如下：

1. 术前要确定患者足部的畸形是柔软性还是僵硬性。理论上，如果经 Coleman block test 试验检查显示足部畸形是柔软性的，可通过单纯前足的矫正来纠正畸形。对于少年儿童，如果足无骨性畸形又相当柔软，仅仅给予跖腱膜松解/伴或不伴肌腱转移等软组织手术就能获得理想的效果。

2. 在进行矫形手术时，要重视肌力平衡的重建。对因肌力失衡引起的弓形足矫形，术前应仔细评估用哪个肌腱进行转移重建肌力的平衡，以便术中实施。否则术后将造成畸形复发。

3. 术前按照 Lery 的分型原则对每个患者的畸形进行组合，对于僵硬性畸形甚至伴有骨关节炎时应行楔形截骨融合术，截骨的部位应在弓顶处。

4. 对复合型弓形足矫形时，应同时纠正多个平面的畸形。如果足部有骨性畸形，而畸形又为柔软性的，为矫正第一跖列跖屈、或跟骨内翻，应同时行第1跖列楔形截骨、跟骨外移截骨矫形与跖腱膜松解等软组织手术是有益的。对于僵硬性甚至伴有骨关节炎的复合型弓形足畸形，为了能获得跖行足，有必要行三关节融合术与软组织手术的组合。

5. 注意其他畸形的治疗。足部伴有其他畸形时应尽量争取同时治疗。如许多弓形足伴有马蹄畸形，视情况术中可同时给予跟腱延长等手术治疗。

6. 对生长发育的过程中的年纪较小的患者，为了使足能保持充分的平衡稳定和阻止畸形的进一步发展，采取截骨、软组织松解和肌力平衡组合在一起的多个手术方案是有必要的。而对于一些关节挛缩的患者，尽管手术无禁忌证，也应慎行手术矫正。

（二）常用术式介绍

1. 前足第1跖列跖屈与踇趾仰趾的手术—Jones 手术　第1跖列跖屈形成的高弓分为两类，一类为柔软型或可复性的跖骨弓形，表现为如果被动上抬第1跖骨头后畸形即可消失；另一类是固定型或僵硬型，即在托起第1跖骨头后第1跖骨的下垂畸形不能被动矫正。两者治疗的方法有所不同：

（1）柔软型的第1跖列高弓，可将伸踇长肌腱后移进行治疗：在踝可关节部神经阻滞麻醉下手术。术中分离出踇长伸肌腱后在其止点处切断，在跖骨颈部背侧钻两个骨洞形成骨隧道，使两洞距离 1cm；将踇长伸肌腱从洞内穿过反转缝合，使其移植于第1跖骨头将跖骨头抬起。然后切除踇趾的趾间关节的软骨面，对合后用细的交叉克氏针或螺钉固定，达到融合踇趾趾间关节的要求（图 14-1-10）。

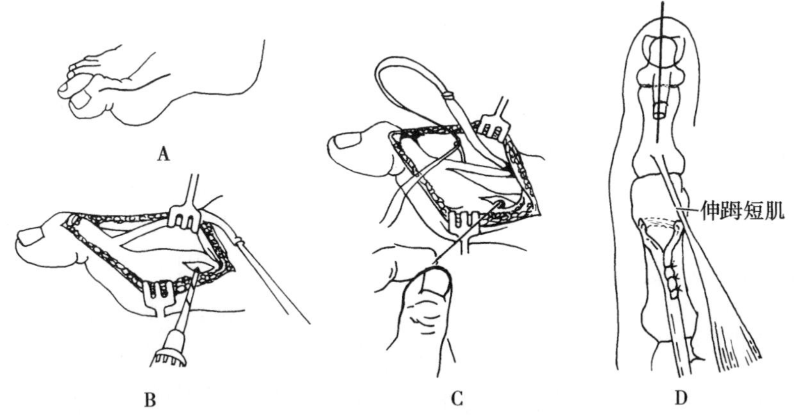

图 14-1-10　Jones 手术

A. 切口；B. 显露伸趾长肌腱后钻孔；C. 切取伸趾长肌腱后通过牵引线将肌腱穿过骨隧道与自身固定悬吊第1跖骨；D. 术后外形

除上述术式外，Girdles-Taylor 报道采用屈趾长肌腱移植到近节趾骨背侧矫正柔软型錘状趾或蹲趾的仰趾畸形。把屈趾长肌腱移植到近节跖骨背侧，可以把引起爪形趾畸形的外力转化成纠正这一畸形的力，维持近节趾骨于正常位置上。方法是，在趾的跖侧近侧趾间关节近 1.5cm 处作切口，在近节趾骨基地处确定屈趾长肌腱鞘。用刀片把肌腱鞘纵行切开，用弯止血钳牵拉屈趾长肌腱使其与屈趾短肌腱区别开来。再牵引肌腱识别其止点，做切口并切断肌腱；然后从近侧切口拉出肌腱。再于趾背中间从中节趾骨开始向近侧到跖趾关节作纵形切口，仔细向下深入切到伸腱帽处，用弯止血钳顺着腱帽避开两侧的血管神经束，从背侧切口插入作引导到达跖侧，分别把内侧、外侧屈趾肌腱拉到背侧拉紧固定使趾维持在自然的位置（图 14-1-11）。如果畸形是固定的，要联合施行 Duveries 趾间关节成形术。在趾背近侧趾间关节切开关节囊，松解关节囊与韧带显露近节趾骨远侧，切除踝部以远部分，以纠正近侧趾间关节的固定性屈曲畸形，用逆行穿着方法用克氏针固定，直到进入跖骨头内。然后再做上述的肌腱转移术。

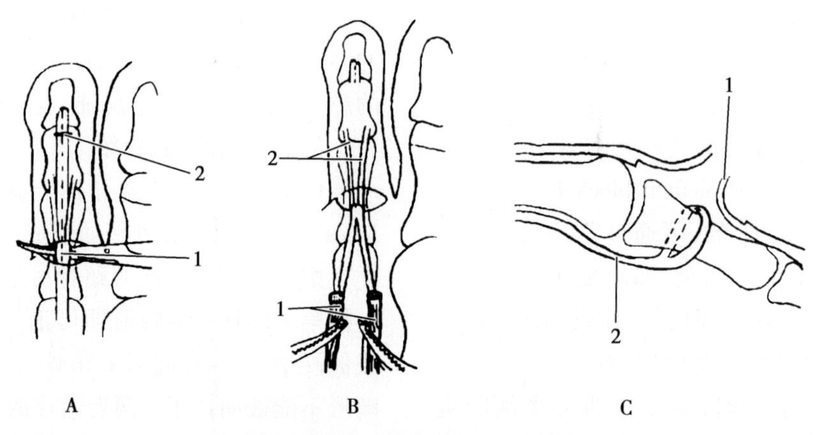

图 14-1-11　Girdles-Taylor 手术

A. 用小止血钳把屈趾长肌腱挑起在止点切断之（1 为屈趾长肌腱，2 为远端切口）；B. 将屈趾长肌腱抽出并从中间切开（1 为已切开的屈趾长肌腱，2 为屈趾短肌腱）；C. 分别将屈趾长肌腱从两侧引到背侧缝合固定（1 为切开延长的伸趾长肌腱，2 为固定完的屈趾长肌腱）

（2）僵硬型的第一跖列高弓的手术治疗：此类患者，除做柔软型的手术操作外，需要在第一跖骨基底部避开骨骺线，作基底在背侧的楔形截骨，楔形的厚度视高弓畸形的程度而定；注意截骨时不要截断跖侧的骨皮质，取出楔形骨块后对合截骨面，用螺钉或交叉克氏针固定（图 14-1-12）。

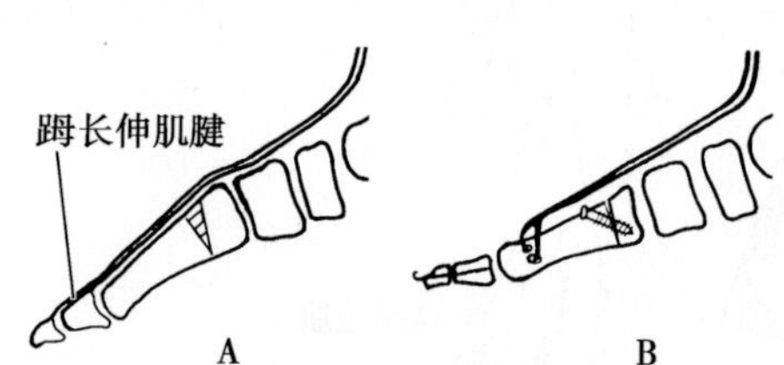

图 14-1-12　僵硬型第一跖列高弓的手术治疗

A. 截骨范围；B. 术中较上一手术增加第一跖骨基底楔形截骨

2. 前足全部跖骨弓形的矫正　对全跖骨弓形矫正术也分为两种情况：

（1）柔软型或可复性的全跖骨弓形，在行上述 Jones 第一趾手术结束后，再于第 2、4 趾的肌腱处作切口，然后把伸趾长肌腱分离，注意不损伤伸趾短肌腱。然后在第三、第五跖骨近端钻孔把第二、三伸趾肌腱移植到第三跖骨；同样第四、五伸趾肌腱移植到第五跖骨。并把足背伸到 15°的位置上将肌腱反转与自己缝在一起（图 14-1-13A）。而 Hibbs 报道了把伸趾长肌腱移植到第三锲骨，最初报道通过钻孔把肌腱固定在跖侧的铆钉上（图 14-1-13B）。对于年龄超过 14 岁的年长的青少年，如果患足尚未完全固定，仍有一定的柔韧性，可以行 Myerson 手术畸形。该术适应于各种原因引起的前足高弓畸形，其弓顶在跖跗关节附近、年龄在 14 岁以上并伴有疼痛的患者。年龄在 8 岁以上的严重固定性前足高弓畸形者为相对适应证；但术中截骨时应避开跖骨的骨骺。术中需显露出 5 个跖骨基底部。在距跖跗关节远侧 1cm 处，用小骨刀或微型摆动锯将第 1～5 跖骨基底楔形截骨，楔形骨块的基底在背侧，底的长度根据高弓畸形程度而定。然后抬高、必要时旋转远端矫正畸形。分别用螺钉固定第 1～3 跖骨的断端，并固定

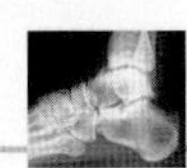

在第1～3楔骨上；用1枚克氏针固定第5跖骨于骰骨上（图14-1-14）必要时组合软组织手术及第1跖列的其他手术进行治疗。

（2）另一类是畸形固定的全部跖骨弓形，尤其伴有骨关节炎时，应行跖跗关节的基底在背侧的闭合楔形截骨融合术。手术原则与Myerson术式相同，只是截骨的位置在关节部位。

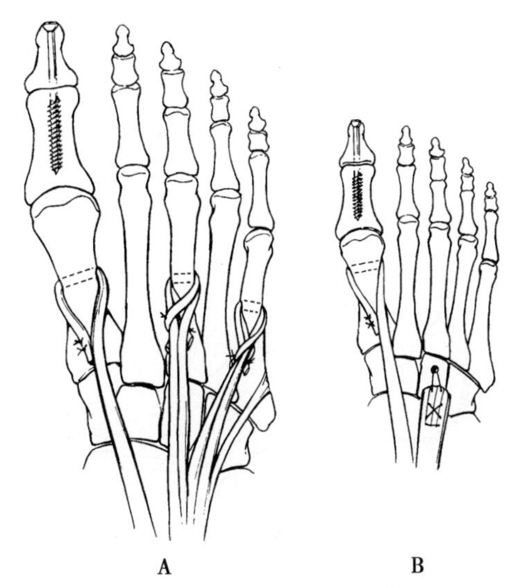

图14-1-13　全跖骨弓形矫正的手术

A. Jones手术；B. Hibbs手术

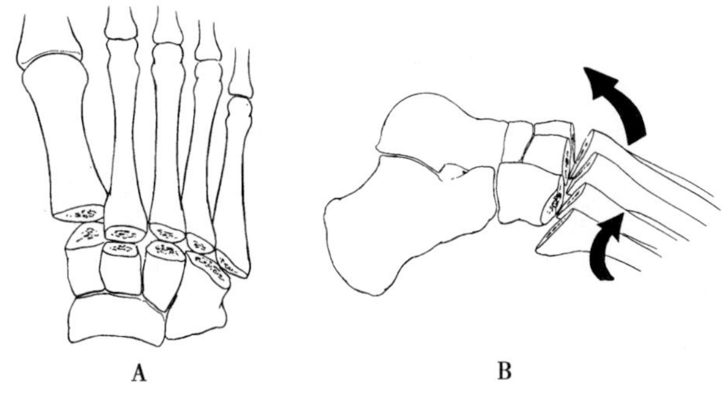

图14-1-14　Myerson手术

A. 跖骨基底楔形截骨；B. 截骨后上抬与旋转远端矫正畸形

3. 中足的手术　中足的弓形也有两种情况，即弓顶在中跗关节的"中跗骨弓形"与弓顶在跗横关节的"前足弓形"的患者，如果有骨结构异常且畸形已僵硬固定，需在中足部截骨矫形。不同的中跗骨截骨方法治疗弓形足畸形已有报道。截骨矫形获得的矫形能力与关节外截骨加跖腱膜松解术获得的效果相同，中跗关节截骨更复杂而且截骨要通过多个关节，尽管有报道这些截骨术获得好效果；但因为术后有引起僵硬足的危险，故作者建议尽量不使用融合术。

常用的主要有Japas和Cole手术。此类手术常常需要结合软组织手术，如行跖腱膜松解；故将这一术式也放在此部分一起介绍。

（1）跗横关节V形截骨术（Japas手术）：适用于14岁以上，Ⅳ期或Ⅴ期中跗及跗跖关节有严重固定性畸形与显著疼痛的患者。12～14岁患者为相对适应证。在足背部于第2、3跖骨基底的中间部开始向近侧做纵形皮肤切口长，显露出中跗关节与跗跖关节。然后进行跗骨V形截骨，V形的尖端在近侧，相当于弓顶靠近舟骨处，截骨两肢端伸向骰骨及第一楔骨。截骨后将前足背伸位抬起嵌插闭合楔形截骨口矫正高弓畸形（图14-1-15）。

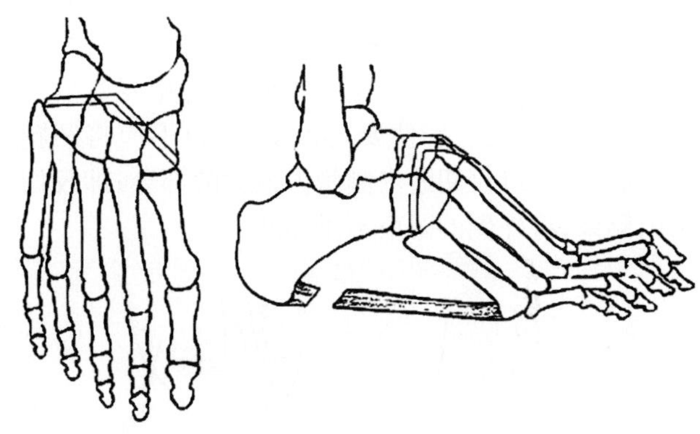

图14-1-15　Japas手术

A. 切口；B. 显露跗横关节；C. 上推截骨远端矫正畸形；D. 术后

（2）跗骨间楔形截骨术（Cole手术）：适应证同上。术中显露距舟关节和跟骰关节，切开骨膜，在舟、骰骨和楔骨背侧剥离后，经舟骨和骰骨中点横行切骨，方向垂直向下达跗骨跖侧面。然后在此截骨面的远侧作第2截骨面，其背侧的间距即是楔形切骨的基底，基底的宽度根据高弓畸形程度而定。这两条切骨线在跗骨下方的骨皮质处相会（图14-1-16）。摘除楔形骨块，背伸抬高前足使切骨间隙闭

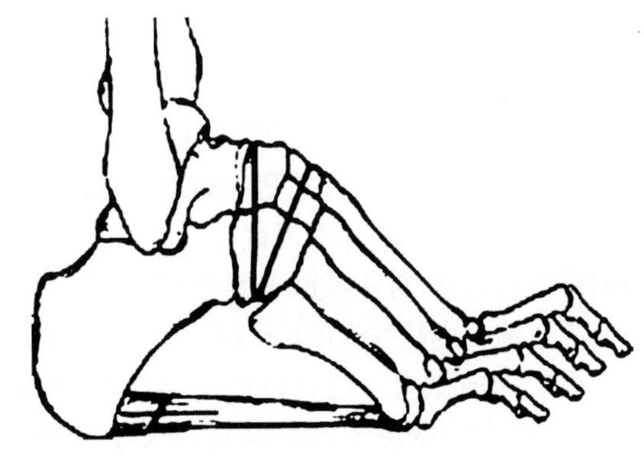

图14-1-16　cole手术

A. 切口；B. 截骨范围

合矫正畸形。用骑缝钉做骑跨切骨面固定。

(3) 跖腱膜切断术：该术适应于：①跖腱膜挛缩为主的严重高弓足畸形，年龄大于6岁经保守治疗无效者；②年龄在8岁以上，如足部骨关节已发生结构性改变，并伴有跖腱膜挛缩，应与关节外截骨矫形手术联合应用。

手术操作：在足跟前内侧缘跟结节内侧突起处开始向前做切口，分离皮下后将手术刀刃插入切口，探明跖腱膜起端。然后将刀刃平行跖腱膜放入其深层，达到跖腱膜起点处扭转刀刃使之向浅层，将跖腱膜内侧的1/3-1/2起端处切断。然后插入骨膜剥离器，钝性剥离跖肌、趾短屈肌和小趾展肌在跟骨的起点处，并推向远侧2cm远(图14-1-17)。术中应注意，6岁以下患儿除少数跖腱膜挛缩严重者外，一般不做跖腱膜早期切断，以免导致平足，影响足骨发育与足功能的发展。即使要行该手术，也不应将跖腱膜全部切断，可仅切断内侧张力最大的部分；即仅切断内侧束，将外侧的两束不予切断。

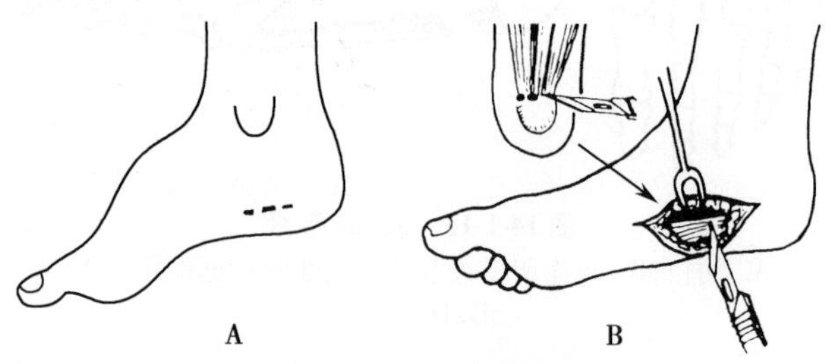

图14-1-17　跖腱膜松解术
A. 切口；B. 在止点处切断跖腱膜

4. 后足的手术　包括跟骨本身的截骨矫正跟骨的高倾斜度或伴有跟内翻；及严重的有骨结构异常的固定性复合性弓形足尤其伴有骨关节炎的患者，行三关节融合术。

(1) 跟骨楔形截骨术-Dwyer手术：该术用于严重的后足矫形，此术式通过移去后面的楔形骨块减少跟骨高度倾斜度与矫正跟骨的内翻。术中在腓骨肌腱后下方作弧形切口，仔细在皮下分离，避免损伤及神经。如果行腓骨肌腱固定术可在同一切口内完成，然后向下深入切开跟骨外侧壁的骨膜，行骨膜下剥离。垂直于跟骨轴线作楔形截骨。先作基底在外侧的楔形截骨，截骨时不截断内侧骨皮质，楔形基底大小取决于跟骨内翻的程度(图14-1-18)；然后在跟骨体背由后向前做同一截骨口内的第2个楔形截骨，楔形基底大小取决于跟骨倾斜角大小的程度。第二次截骨后切除楔形骨块，对合截骨面，检查位置合适可用空心钉固定之。

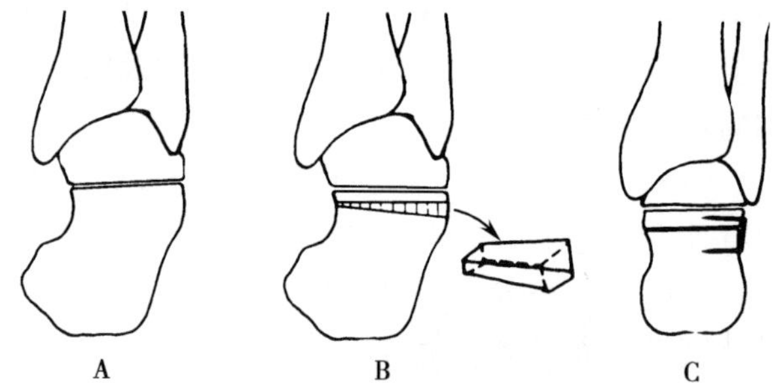

图14-1-18　跟骨楔形截骨示意
A. 截骨前；B. 楔形截骨；C. 截骨后跟骨内翻矫正

Samilson报道了为了减少跟骨倾斜度新月形截骨(图14-1-19)。截骨技术与dwyer截骨相同，但截成新月形在技术上是困难的。

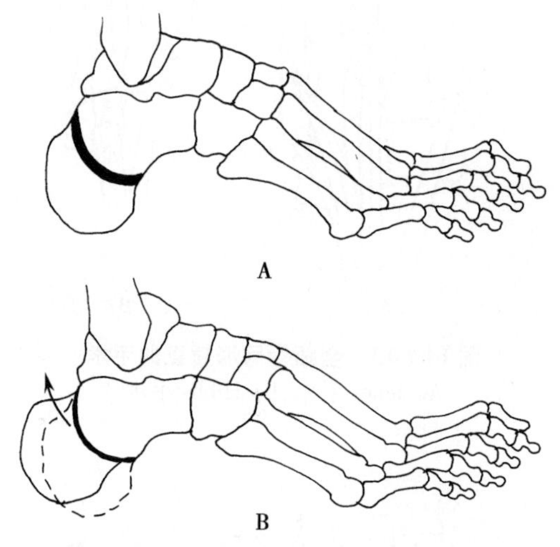

图14-1-19　Samilson术式
A. 新月型截骨示意；B. 截骨矫形后

(2) 腓骨长肌转移术-Myerson手术：结合跟骨截骨可以把腓骨长肌腱转移到腓骨短肌腱，如对少年的CMT病腓骨长肌功能存在但短肌柔软无力，可把腓骨长肌腱转移到腓骨短肌腱以帮助恢复跟骨的内翻和步态的稳定。可采用将上述跟骨截骨的切口向近端延长，切开腓骨肌腱鞘，将腓骨长肌腱在此水平与腓骨短肌腱缝合固定。

(3) 三关节融合(固定)术-Sittert手术：该术式适用于：①Ⅳ期或Ⅴ期已有固定性足部骨骼结构改变的严重复合型弓形足畸形尤其伴有骨关节炎的患者；②成人弓形足矫形后复发的患者。

此外，还适用于以下情况：①创伤性关节炎、类风湿关节炎、退行性关节病等累及距下关节与距舟关节或跟骰关节，或者三者均被累及，如果只有距下关节受累，建议单独进行距下关节融合；②继发于胫后肌腱功能不全、神经损伤、脊髓灰质炎后遗症的距

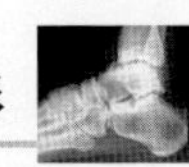

下关节与跗中关节不稳；③症状性跗骨联合；④以上手术失败的翻修补救。

手术操作：在足背前外侧作弧形切口，切口经过距骨体前外侧和跟骰关节至腓骨远端后下 2cm 处。切开皮肤游离皮瓣，切断伸趾短肌的起点翻向远侧，分别显露跟距关节、距舟关节和跟骰关节。然后截骨：首先楔形切除距舟关节和跟骰关节，其基底在背侧，基底的长度取决于高弓的程度；楔形的截骨应将两个关节面切除。然后切除距跟关节的软骨面，根据跟骨内翻的程度作基底在跟骨外侧的楔形截骨矫正跟骨内翻。截骨完成后根据术前的畸形情况上抬或旋转截骨远端进行矫形（图 14-1-20A）。在切除骨块内刮取松质骨，填入切骨间隙。将足维持于跟骨外翻 5°、内收与外展中立位、背伸与跖屈中立位；用三枚骑缝钉或空心钉分别固定三个关节。术中注意：对严重高弓足患者，施行本手术同时，应行跖腱膜切断术。

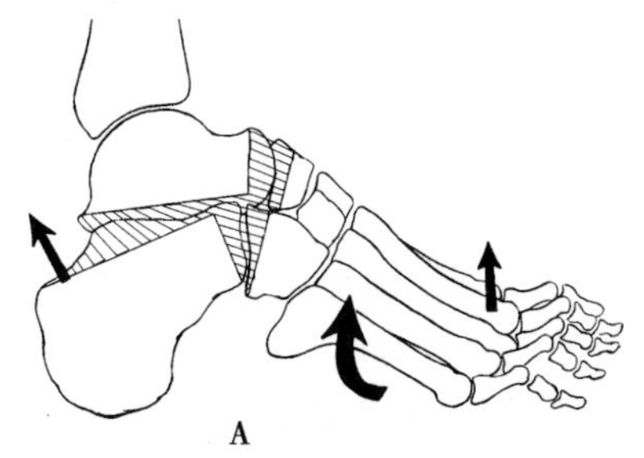

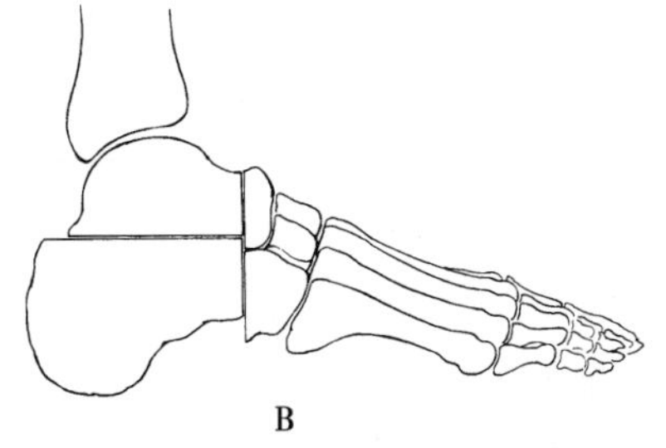

图 14-1-20 三关节融合术

A. 截骨范围与截骨后对合截骨端矫形；B. 矫形后

（三）外科治疗小结

手术治疗弓形足的目的是让足获得正常稳定地站立与踩地行走。手术矫正弓形足是一个复杂的程序，并没有一种简单易行的治疗方法适用于所有的弓形足畸形。手术选择的关键在于根据个体畸形的差异来选择最合适患者的个性化手术方案。

以往，我国弓形足的患者主要是儿麻后遗症的患者。自 20 世纪 70 年代以来，我国矫形外科的学者们治疗了数以万计的弓形足患者，积累了大量的治疗弓形足的宝贵经验。以前我们前辈的经验是宝贵的，是否全盘适用于今天？进入 21 世纪以来，几乎很难见到儿麻后遗症的弓形足患者；当前的弓形足患者，主要来自 HMSN 的患者。与儿麻后遗症不同的是，现在的弓形足是一个慢性进行性疾病过程。外科治疗的目的不但是使足在站立着地时获得稳定、行走时获得跖行足；因为大都是青少年患者，更重要的是要保护他们的关节功能。大量文献报道，施行二关节或三关节融合术后都会加重加快邻近关节的退行性病变，出现棘手的疼痛等症状。所以，如果可能的话，手术时若能保存足的柔软、灵活性比施行融合术要好得多。近年来 Myerson 等倡导的软组织与关节外截骨相结合能够达到这个目的。他对这些患者施行关节外截骨结合软组织松解、肌腱转移的方法而不是用关节融合术是英明的决策。例如患者有足部复合的骨性畸形，而畸形又为柔软性的，可行跟骨外移截骨纠正跟骨内翻、跖骨基底楔形截骨纠正水平面与冠状面的畸形，再结合跖腱膜松解与肌腱转移进行肌力平衡等手术，可以获得理想的效果；而不是采用以往的三关节融合术。当然，三关节融合术是治疗僵硬性严重弓形足畸形或马蹄内翻足畸形、或完全肌肉麻痹引起的弓形足时的合理选择，而且是当前国内外绝大多数矫形外科医师获得稳定无痛的跖行足，尤其对晚期合并有退行性关节炎的此类患者外科矫形的唯一选择。近年来大量的文献资料显示，对 CMT 患者中的青少年行三关节融合术后的效果远劣于 40 岁以后再接受手术者。所以是否应该达成这样一种共识：对患者应尽量推迟施行三关节融合术，即使对成年人群在可能情况下也应首先采用软组织手术和关节外截骨相组合的多术式进行治疗，保留三关节融合在挽救时使用？

（王正义 马占华）

第二节 马蹄足与马蹄内、外翻足

马蹄足（talipes equinus），又称足下垂。1979 年，国内最早的物理诊断学定义为：马蹄足意指，“在站立时仅以前脚着地，而足跟不能着地，跟腱短缩的畸形”（图 14-1-1）。经过几十年的临床观察，有学者发现：不是所有的患者均有明显的跟腱挛缩。

一、发 病 原 因

马蹄足的发病原因较为复杂（表 14-2-1），有先天性与后天性原因。后天性原因发病者，以神经肌肉性疾病所致者最多见；其中在 20 世纪 60、70 年代，脊髓灰质炎发病者占绝大多数，但进入 21 世纪以来，它已经不是主要的原因了。

表 14-2-1　足下垂的病因学

分　类	表　现
神经肌肉性	
肌肉疾病	肌肉萎缩
周围神经和腰骶神经根损害	HMSN 病
	脊髓型运动障碍
	多发神经炎
	创伤性腓神经瘫
	脊柱内肿瘤
脊髓前角细胞疾病	脊髓灰质炎
	脊髓型运动障碍
	脊髓纵裂
	脊髓空洞症
	脊髓肿瘤
	脊髓型肌萎缩
长束和中枢疾病	FRiedeics 共济失调
	家族性运动失调
	原发性小脑疾病
	脑瘫
遗传性	特发性高弓足
	马蹄内翻足
	关节弯曲
创伤性	筋膜间室综合征后遗症
	下肢毁损伤
	严重烧伤
	骨折畸形连接
其他	
代偿性	髋膝关节疾病引起的代偿性足下垂
	下肢短缩造成的代偿性足下垂
强迫体位	长期卧床被褥压迫

二、临床分型与诊断

临床上由于马蹄足发病原因的多样性，而且又常常与其他下肢畸形合并存在，所以其临床表现较为复杂。为了便于外科治疗，制订正确的手术方案、选择合理的术式，以提高治疗效果。将马蹄足分为三类（表 14-2-2）：

1. 单平面足下垂型　是指足只有矢状面内的畸形（图 14-2-1A），它包括两种情况：一种是足单纯的下垂；另一种是足下垂合并弓形足，此型更为常见。

2. 多平面足下垂型　此型指足在矢状面有畸形外还合并有水平面或与冠状面的畸形，也包括两种情况：一种是足下垂合并有前足或全足的内翻，称之为马蹄内翻足（talipes equinovarus）（图 14-2-1B）；另一种是足下垂合并有前足或全足的外翻，称之为马蹄外翻足（talipes equinovalgus）（图 14-2-1C）。其中以前者多见。

3. 特殊类型的足下垂　有些足下垂较为特殊，国内秦氏命之为特殊类型的足下垂，如：

（1）隐性足下垂。此类患者足下垂 10°以内站立位足跟可落地，于下蹲位时足跟抬起似足下垂；在常速行走时也不显足下垂，跑步时呈蹦跳步态。或患足有外翻畸形，前足过伸，足弓塌陷，足在外翻位无马蹄畸形，将足控制在中立位马蹄足出现。

（2）下垂样马蹄足。马蹄和膝反屈畸形共存，且两者畸形的角度相等，站立或行走时马蹄畸形隐匿在膝反屈畸形中，表现为足下垂，将膝关节控制在 0°位马蹄畸形显现。

（3）跟腱瘫痪性马蹄足。有马蹄或伴有足高弓畸形，但小腿三头肌完全瘫痪或仅存二级以下肌力，形成的机制可能是在小儿麻痹发病早期，患儿将足经常维持于下垂位而继发跟腱挛缩所致。

（4）伪性马蹄足。跟腱并无挛缩，为代偿下肢短缩或股四头肌麻痹的需要患者自取马蹄位行走。

足下垂的诊断并不困难，甚至经过物理检查就可作出诊断。但医生需要认真仔细的体格检查，不但应检查患足的情况，还应检查包括骨盆、髋关节、膝关节及运动神经系统等在内的全面检查，以帮助获得正确的诊断。有学者对下垂足的严重程度进行以下测量：①测量足纵轴线和小腿纵轴相交的角度，如果足下垂角达到与小腿纵轴成一直线，马蹄为 90°，严重的跟腱挛缩合并足高弓畸形，马蹄足畸形

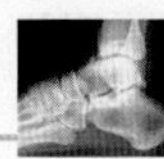

表 14-2-2　马蹄足的分型与原则

临床分型	临床表现	手术原则								
		软组织松解	肌力平衡	跟腱延长	关节外截骨	有限关节融合	二关节融合	足趾手术	三关节融合	其他关节融合
单平面下垂型										
单纯马蹄足	单纯可复型									
	无骨骼畸形	•	•	•						
	有骨骼畸形	•	•	•	•					
	单纯僵硬性									
	无骨性关节炎	•	•	•	•					
	有骨性关节炎	•	•	•			•			
	腓肠肌动力性									
	无骨性关节炎	•	•	•	•					
	有骨性关节炎	•	•	•						跟距
马蹄高弓足	可复性									
	无骨性畸形	•	•	•	•					
	有骨性畸形	•	•	•			•			
	僵硬性									
	无骨性关节炎	•	•	•	•					
	跖骨高弓	•	•	•						跖
	中足高弓	•	•	•			•			
	后足高弓	•	•	•						距下
	有骨性关节炎									
	跖骨高弓	•	•	•		•				
	中足高弓	•	•	•			•			
	后足高弓	•	•	•		•				
多平面下垂型										
马蹄内翻足	前足内翻									
	可复性									
	无骨骼畸形	•	•	•						
	有骨骼畸形	•	•	•	•					
	僵硬性									
	无骨关节炎病	•	•	•	•					
	有骨关节炎病	•	•	•			•			
	后足内翻									
	可复性									
	无骨骼畸形	•	•	•						
	有骨骼畸形	•	•	•	•					
	僵硬性									
	无骨关节病	•	•	•	•					
	有骨关节病	•	•	•					•	
	全足内翻									
	有骨关节病	•	•	•					•	
	无骨关节病	•	•	•		•	•			
马蹄外翻足	前足外翻									

续表

临床分型	临床表现	手术原则								
		软组织松解	肌力平衡	跟腱延长	关节外截骨	有限关节融合	二关节融合	足趾手术	三关节融合	其他关节融合
	可复性									
	无骨骼畸形	•	•	•						
	有跟骨畸形	•	•	•	•					
	僵硬性									
	无骨关节病	•	•	•	•					
	有骨关节病	•	•	•		•				
	后足外翻									
	可复性									
	无骨骼畸形	•	•	•	•					
	有骨骼畸形	•	•	•		•				
	僵硬性									
	无骨关节病	•	•	•	•					
	有骨关节病	•	•	•					•	
	全足外翻									
	无骨关节病	•	•	•	•					
	有骨关节病	•	•	•					•	
特殊类型										
伴足趾僵硬性畸形		•	•	•	•			•		跖趾关节
隐性马蹄足		•	•							

注释：图中实心点代表所作的术式

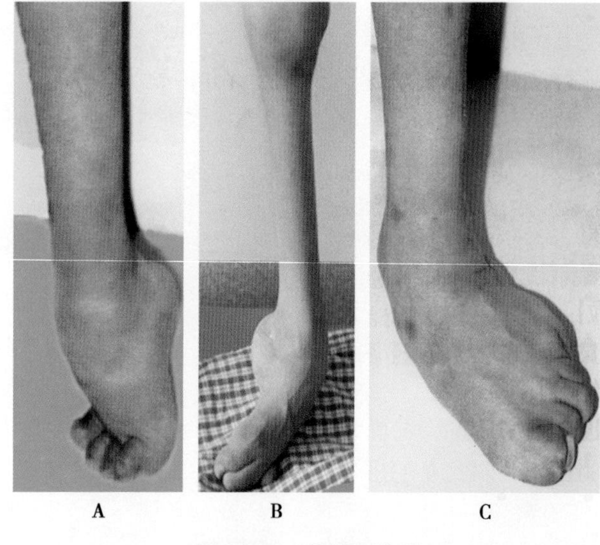

图 14-2-1　马蹄足外形

可>90°；②此外也可根据足站立时足跟到地面的距离与足掌长度比例，用分度的方法判定马蹄足畸形的程度：Ⅰ度，足跟离地为足掌长度的 1/3；Ⅱ度，足跟离地为足掌长度的 2/3；Ⅲ度，足跟离地>足掌长度的 2/3，此类患者仅用 5 个跖骨头部着地负重。

三、马蹄足外科治疗原则

外科治疗马蹄足的目的是解除引起和影响马蹄足畸形发生发展的各种因素，矫正畸形，防止复发，改进或恢复足的功能；同时应注意到马蹄畸形矫正后行走功能不减弱，踝足关节不疼痛。治疗中应注意以下原则：

1. 少年儿童患者　由于马蹄畸形基本上为柔软的可复性（即无跟腱挛缩，膝关节屈曲位使手法可被动矫正下垂足畸形），治疗时宜完全矫正畸形，以跟腱延长、软组织松解、肌力平衡等软组织手术（以下同）予以治疗。应尽量避免截骨，若有骨骼畸形需截骨治疗时，年龄应大于 14 岁，且应避免行关节内截骨，提倡关节外截骨；术中应避免损伤骨骺。

2. 青年或少部分成年人　如果马蹄畸形也为柔软的可复性的，手术治疗的原则同上。

3. 成人或小腿三头肌肌力较弱的患者　治疗时要适度矫正，即矫正至有利于发挥下肢功能即可；避免矫枉过正。

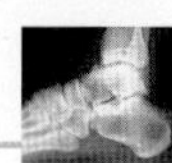

4. 跟腱挛缩性马蹄足　治疗时施行跟腱延长术矫正,但部分成年患者距骨前面的关节面因长期废用而退变,跟腱大幅度延长后,退变的关节面转到踝关节腔内可能会产生疼痛,此类患者跟腱延长矫正马蹄畸形宜控制在40°以内的患者;对>40°的成年人重度马蹄畸形者可用Lamhrinudi术式进行治疗。

5. Ⅲ度以上的严重的马蹄足　若胫后血管、神经和皮肤的张力过高,行二或三关节融合矫形时,若一次矫形发生血管神经危象,可分二期手术矫正;第一期行后内侧松解将马蹄畸形部分矫正,上小腿石膏或配足踝矫形器行走3个月后,再行第二期手术,施行三关节融合矫正骨性畸形。

6. 马蹄合并弓形足者　治疗时在矫正足下垂的同时,应根据本章第一节弓形足中不同类型的弓形足的手术方法,进行联合矫形。如跗骨高弓性马蹄足,可行跖腱膜松解和距舟、跟骰关节楔形切骨融合术,如果足的侧位X线片Meary线相交在跗横关节处宜做跗横关节截骨术。对第1跖骨头跖屈下垂性马蹄足,可在矫正马蹄足的同时,联合应用第1跖骨基底楔形截骨矫正。对既有跟腱挛缩又有跗骨高弓和第1跖骨头下垂者施行跖腱膜松解、跟腱延长、跗中关节切骨融合和第1跖骨基底楔形截骨四个手术一起施行,方能达到满意的效果。

7. 对合并小腿三头肌瘫痪的马蹄足畸形　其腓骨长肌多有肌力,在施行跟腱适度延长的同时加跟距关节融合和腓骨长肌移位代跟腱。这样的组合性施行手术,既矫正马蹄足畸形,又稳定了后足和替代了跟腱的功能。

8. 成人的马蹄内外翻足的矫形　主要以截骨矫形为主。如无骨关节病,应行关节外截骨;如有骨关节病,可行关节内截骨融合治疗。术中应尽量减少截骨的次数,能在一个部位截骨矫形时,绝不在两个部位截骨;能采用两关节融合矫正畸形时,绝不施行三关节融合。

9. 马蹄足多合并下肢其他畸形　如下肢短缩、屈髋、屈膝、膝反屈等畸形,在制订治疗方案时,要全面考虑马蹄畸形的特点和整体的关系,合理安排矫形程序。总体上应遵照自上而下矫正畸形的原则,首先矫正肢体的畸形然后再矫正足部畸形;有些病例也可以同时矫形。

具体对各个类型的足畸形的术式选择,可参考表14-2-2。

四、单平面马蹄足的手术治疗

(一) 微创手术矫正马蹄足畸形

详见第十章第一节。

(二) 跟腱延长

1. 跟腱皮下切开滑行延长术(White术)。详见第十章第一节。

2. 跟腱"Z"形切开延长术。详见第十章第一节。

(三) 肌腱转移恢复足背伸肌力

1. 胫骨后肌前置术　该术适用于胫前肌瘫痪、腓骨长、短肌不完全瘫痪的马蹄足畸形,或胫前肌、腓骨长短肌均瘫痪的马蹄内翻足,胫后肌肌力尚在Ⅳ级或以上者。屈膝位踝关节可被动位于中立位者,或在跟腱延长后患者可达中立位者。踝关节有僵硬性畸形或有骨结构异常者,视为手术禁忌。

操作步骤:①第一切口与显露:将足外旋,在胫骨内缘后方,小腿内侧之中、下1/3交界处,作纵行切口。切开深筋膜,以指扪及并用钳子挑起胫后肌腱,牵拉法验证该肌止点(图14-2-2A、B)。②第二切口与显露:在胫后肌肌腱止点的足背侧和第一楔骨附近作弧形切口3cm,找到肌腱止点,尽可能长地将舟骨附近筋膜与胫后肌一并分离切断并向上游离。在第一切口处拉出远侧游离端,提起该肌腱向肌腹方向游离数厘米,勿伤进入该肌的胫神经肌支和血管。③第三切口与移位肌腱:于胫后肌肌腹部经胫、腓骨骨间膜切一2cm×4cm足够大裂孔,斜向前下通过骨间膜裂孔插入一止血钳,在胫前肌外侧,𧿹长伸肌内侧皮下,用止血钳尖突起处作一纵行第三切口,将胫后肌腱通过此间隙引出第三切口。④第四切口与固定肌腱:通过第三楔骨背侧作纵形切口3~4cm。在伸趾腱间隙,插入长弯止血钳或肌腱导引针,通过踝前支持带下走向第三切口,扩大皮下隧道的宽度达2cm使胫后肌腱能自由通过并从第四切口引出。用代钢丝线8字缝合胫后肌腱的末端,将其送入并通过预先在第三楔骨从背侧垂直钻入跖侧的骨洞;将钢丝线穿出足底皮肤,使用纽扣固定于足底,使足背伸位0°(图14-2-2C)。也可在第三楔骨背侧钻两个骨洞形成骨隧道,将肌腱从一端进入,从另一端穿出缝合固定,并与骨膜缝合数针固定(图14-2-2D)。⑤缝合:松解止血带,清除骨屑和积血,止血后分层缝合关闭各切口。

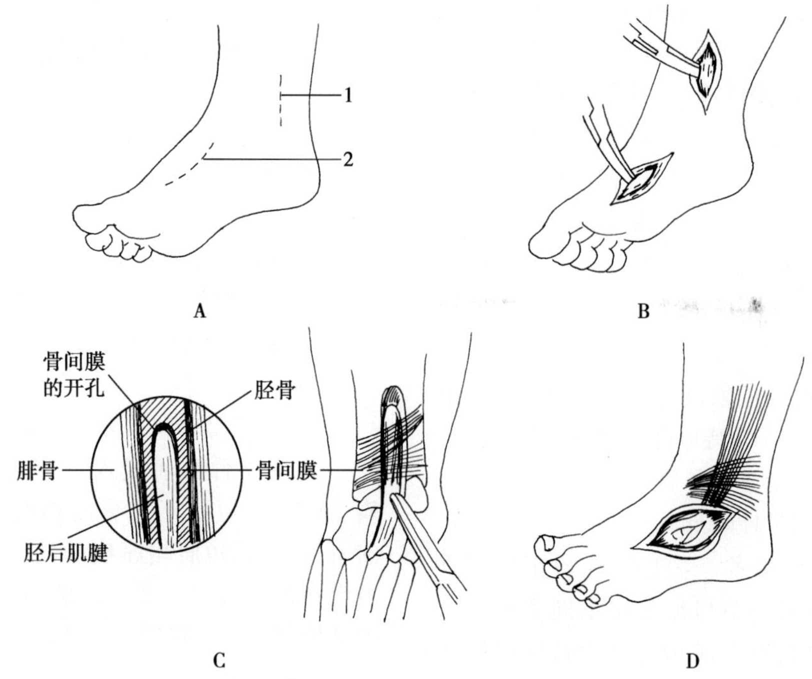

图 14-2-2　胫骨后肌前置术

A. 切口；B. 显露胫后肌腱；C. 胫后肌腱通过骨间膜孔；D. 胫后肌腱引过第 3 楔骨骨隧道固定

注意事项：①肌腱移位位置，应由各有关肌腱的残余肌力决定。如在腓骨长、短肌肌力在≥Ⅲ时，胫前肌瘫痪所致马蹄足，转位胫后肌于足背第二楔骨上为宜；若腓骨长、短肌≤级，胫后肌应移位至第三楔骨上。②骨间隙裂孔应足够宽大，裂孔部骨间隙应切除，或翻转缝合。切除过程避免损伤胫、腓骨膜，否则肌肉与粘连骨化，处理甚难。③所有胫后肌腱的新通道应足够宽，勿使肌腱扭曲和伸缩障碍。④新止点骨洞引过时，因为骨洞过小，肌腱端较粗，不易通过。可修细肌腱远端，缝上粗丝线或钢丝，耐心缓缓引过，不可施予暴力，否则可使骨洞破裂或肌腱远端撕裂，而不得不修去撕裂部，使肌腱更短，造成固定困难。此时，唯一快捷的是近处切取废用的伸趾肌腱作牵引腱，迅速缝合，或改用钢丝-纽扣固定法。以上注意事项，也适用于其他肌腱移植的手术操作中。

2. 腓骨长肌前置术　适用于胫前肌瘫痪，腓骨长肌肌力强于胫后肌，距骨下关节固定术后或三关节固定术后，屈膝位被动能使足达 0°位，或跟腱延长后能使足达中立位；踝关节无骨结构异常者。操作方法：①第 1 切口：将足内旋，是小腿外侧向前，在腓骨中、下 1/3 交界处，作纵下切口 4cm（图 14-2-3A）。切开深筋膜，显露腓骨长肌，以弯止血钳挑起并牵紧此肌腱，以便显示其走向和止点。②第 2 切口：在第 5 跖骨基底的腓骨长肌肌腱的止点部，依肌腱走向斜行切开皮肤 3cm，一般首先发现切口下的肌腱为腓骨短肌，在此腱向外下方，软组织中找到腓

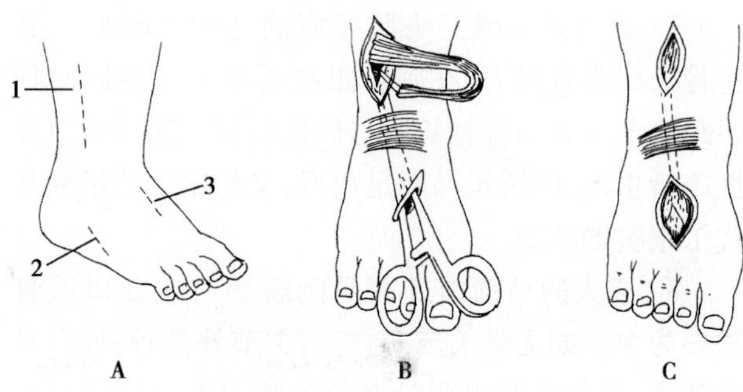

图 14-2-3　腓骨长肌前置术

A. 切口；B. 腓骨长肌腱从 2 切口提到 1 切口，再通过 1、3 切口间的皮下隧道引出 3 切口；C. 腓骨长肌腱经第 2 楔骨骨隧道引过后自身交瓣缝合

骨长肌腱，用长弯止血钳插入腱下，于第 1 切口牵紧腓骨长肌腱试验其一致性，游离并于第 5 跖骨基底的外侧切断腓骨长肌腱，在切口处提出肌腱游离端，向上游离肌腹数厘米，注意勿损伤使肌肉的营养血管和腓浅神经肌支。③第 3 切口：于第 2 跖骨基底和第 2 楔骨背侧作纵形切口 3cm，牵开足背血管和伸趾肌腱，用大弯血管钳或肌腱引导针，从第 1 切

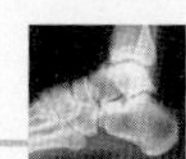

口，经踝前支持带下斜向第3切口，扩大该通道使其宽度在2cm以上，钳夹该肌腱，勿使扭曲，从第3切口处拉出。④固定肌腱：参照图14-2-2进行固定。最后，松解止血带，清除骨屑和积血，止血后分层缝合关闭各切口。

注意事项：在腓骨长、短肌肌力≥Ⅳ级以上时，胫前肌瘫痪所致马蹄足，转位腓骨长肌腱于足背第2楔骨上为宜；若胫后肌肌力在Ⅳ级或以上时应移位至第3楔骨上。因此，肌腱移位位置，应由各有关肌腱的残余肌力决定。腓骨长肌腱的新通道应足够宽，勿使肌腱扭曲和伸缩障碍。新止点骨洞引过时，因为骨洞过小肌腱端较粗不易通过时，可修细肌腱远端缝上粗丝线或钢丝，耐心缓缓引过，不可施予暴力，否则可使骨洞破裂或肌腱远端撕裂，而不得不修去撕裂部，使肌腱更短，造成固定困难。此时，唯一快捷的是近处切取废用的伸趾肌腱作牵引腱，迅速缝合，或改用钢丝-纽扣固定法。

3. 半侧跟腱代胫骨前肌术　半侧跟腱替代胫骨前肌对矫正胫骨前肌群广泛瘫痪所致畸形有良好作用，而又不丧失踝关节的活动功能。该术适用于足背伸肌，腓骨肌和胫骨后肌均瘫痪，小腿三头肌肌力Ⅴ级以上；踝关节无骨结构异常。

操作方法：①第1切口与显露：屈髋、屈膝并外旋下肢，在小腿中下段1/3交接处在跟腱内缘向跟结节纵行作第1皮肤切口长约13cm（图14-2-4A），切开腱旁膜并予以保护，显露跟腱全长。②切取跟腱与第2切口：将跟腱按矢状面切开分成内外两半，将外侧半自跟腱结节处切断，以止血钳夹持断端提起，向肌腹方向分离至肌与腱移行部以上数厘米。牵开跟腱向前分离，用大弯血管钳戳透胫腓骨间膜，止血钳于小腿三头肌，腱移行部水平向前下方经胫骨前肌和䠀长伸肌之间插入皮下，以突起之钳为标记向下作第2切口3～4cm。扩大骨间膜的切口，使其成2cm×4cm足够大裂孔；将外侧半跟腱游离并通过此裂孔从第2切口拉出。③延长跟腱：遗留的内侧半跟腱按额状面Z形切断延长，远侧段留后侧瓣，近侧段留前侧瓣，Z形切断形成之前后两瓣尽量长一些，以使延长缝合后处保留最大限度的接触面。足背伸至0°位，缝合Z形切断之内侧半跟腱。缝合腱旁膜包盖残留跟腱。缝合第1切口。④第3切

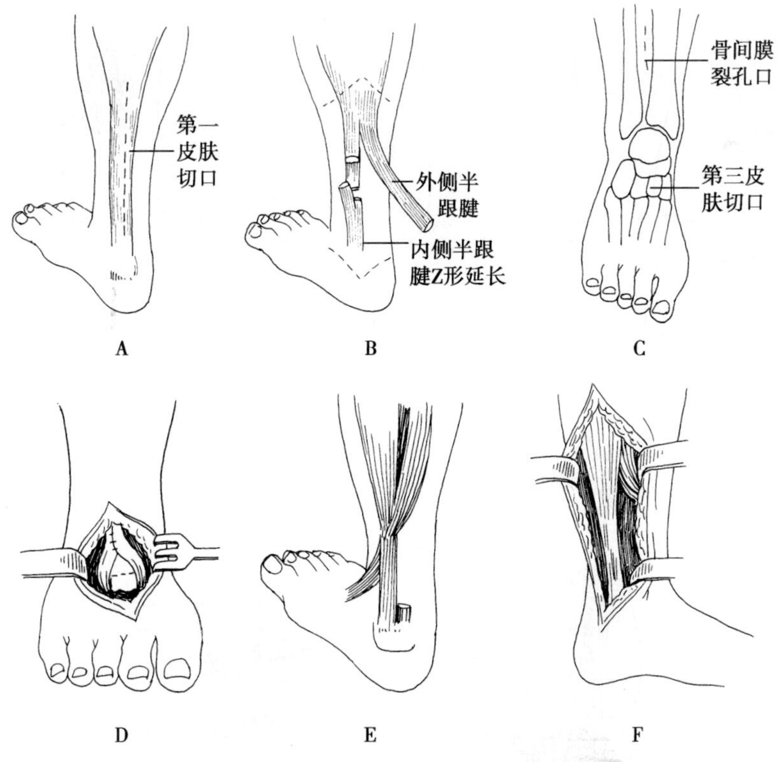

图14-2-4　半侧跟腱代胫前肌术

A. 第1切口；B. 将外侧半跟腱自跟骨结节切下并向近端分离；C. 将外侧半跟腱自骨间膜切口并通过皮下隧道引入第2切口；D. 将外侧半跟腱经第2楔骨骨隧道引过后固定；E. 外侧半跟腱前置后示意；F. 遗留的内侧半跟腱Z形切开延长缝合

口:在第2楔骨背侧作纵形第3切口长3~4cm,牵开伸肌腱及足背血管,用大弯血管钳经小腿前支持带深面伸至第2切口做皮下隧道,将外侧半跟腱游离端无扭曲地从隧道引至第3切口。显露第2楔骨,从背侧向跖侧用4mm粗钻头钻孔形成骨隧道,再用蚊式钳扩大钻孔,用钢丝线8字编织牵紧跟腱游离端通过骨隧道达到足底使用纽扣固定足背伸0°位。也可参照胫后肌腱前移的固定方法,自身交瓣缝合(图14-2-4D)并将骨洞周围筋膜与之缝合固定。最后,松解止血带,止血,冲洗切口分层缝合切口。

注意事项:外侧半跟腱前置如肌腱长度不足,可切取跖肌腱作为牵引腱。也可将前置跟腱在足背伸位缝至胫骨前肌和踇长伸肌肌腱上。合并有足内翻畸形时应切取内侧半跟腱前置于第3楔骨上。造成内翻的骨性因素亦需做相应处理。前移腱片骨内植入方法较多。使用铆钉固定,也是常见的方法之一。半侧跟腱移位的新通道应足够宽,勿使肌腱扭曲和伸缩障碍。

4. 胫骨后肌-腓骨长肌联合前置术　该术适应于胫骨前肌瘫痪,胫骨后肌和腓骨长肌肌力良好,但不能用其中之一单独作为移位动力肌。踝关节无严重骨性畸形而影响足背伸。

操作步骤:①第1、2切口与显露:小腿中,下1/3交界处于胫骨后缘向下作纵形第1切口长约4~5cm(图14-2-5A)。切开皮肤及深筋膜,可扪及胫骨后缘之粗大肌腹为胫骨后肌,用血管钳挑起该肌腱牵拉之,可显示足舟骨内侧的肌止点。在止点处作第2切口长约3cm,找出肌腱以血管钳挑起,牵拉两切口内肌腱通过牵拉证实为同一肌腱后切断止点(图14-2-5B),并从第1切口内拉出该肌腱。②第3、4切口与显露:内旋患足,在小腿中下1/3交界处腓侧作纵行第3切口长约3~4cm,找出腓骨长肌腱,用止血钳提起,从隆起的第5跖骨基底斜行向后上作第四切口长3cm。在腓骨短肌腱下方,寻到腓骨长肌腱越过第5跖骨向足底行走,伸入血管钳挑起行牵拉试验,证实上下为同一肌腱后,尽量自远端切断,自第3切口拉出。将第2、4切口缝合。③第5切口与显露:从第一切口下缘向前下方插入血管钳经胫腓骨骨间膜于胫骨前肌外侧与踇长伸肌之间穿出,在钳尖突出部作纵行第5切口长约3~4cm,切除部分骨间膜成一窗,经此窗将胫后后肌腱拉出于第五切口(图14-2-5C)。④第6切口与显露:在足背第2楔骨背侧作纵行第6切口长约3~4cm,

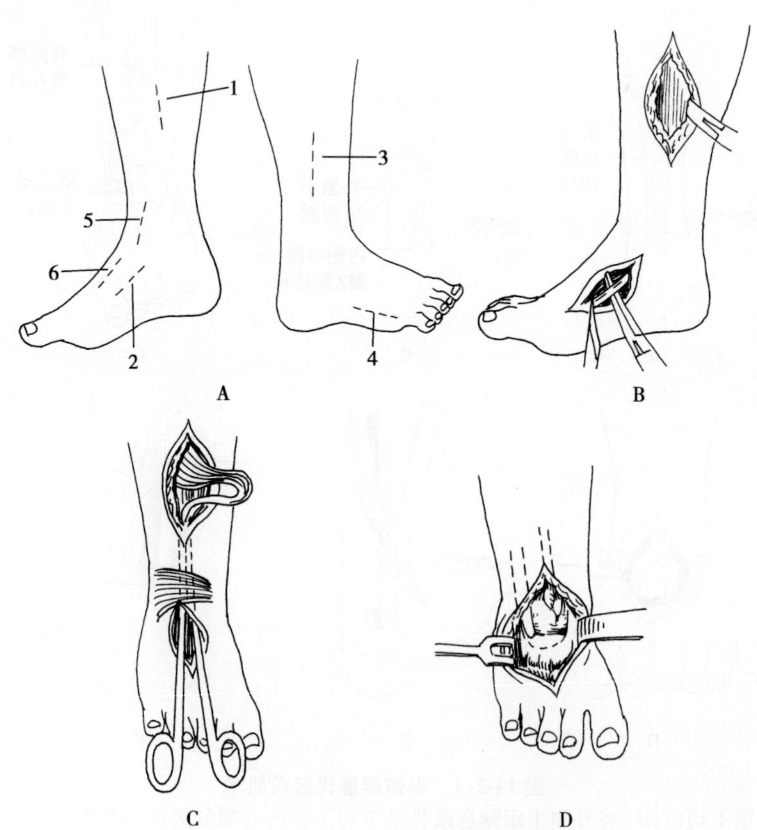

图14-2-5　胫骨后肌-腓骨长肌联合前置代胫前肌

A. 切口(图中切口的数字为切口的顺序);B. 切取胫后肌腱;C. 腓骨长肌腱从第5切口引入第6切口;D. 两肌腱穿过第2楔骨骨隧道后交互缝合

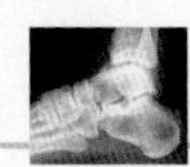

牵开足背血管和伸肌腱，用大弯钳从第 6 切口进入通过小腿前支持带下方向从第 5 切口插入一血管钳，扩大此皮下隧道使其宽度大于 2cm。然后将胫骨后肌腱游离端夹持引过隧道在第 6 切口拉出。同法经踝前支持带下方斜向外侧第 3 切口插入长弯血管钳，将腓骨长肌腱游离端亦从第 6 切口拉出。缝合第 1、3 切口。⑤固定：在第 2 楔骨背侧钻 V 形骨洞，在 V 的顶端再垂直钻向跖底；用蚊式钳扩大入孔，将腓骨长肌腱游离端由外侧通过骨洞拉至内侧，足背伸 0°位，与胫骨后肌行绞瓣式缝合至穿骨洞至足底，并与骨洞周围骨膜及筋膜缝合固定（图 14-2-5D）。最后，松解止血带，止血。分层缝合切口未关闭的切口。

注意事项：胫后肌腱与腓骨长肌腱移位的所有通道应足够宽，并勿使肌腱扭曲和发生伸缩障碍。新止点骨洞引过时，因为骨洞过小肌腱端较粗不易通过时，可修细肌腱远端缝上粗丝线或钢丝，耐心缓缓引过，不可施予暴力，否则可使骨洞破裂或肌腱远端撕裂，而不得不修去撕裂部，使肌腱更短，造成固定困难。其他注意事项同胫后肌腱前移术。

（四）关节截骨矫形术

以上的手术均为肌力平衡的软组织手术，它们适用于青少年的柔软型马蹄足的治疗。对成人僵硬型足下垂患者，应结合跗骨间截骨，可参照图 14-2-6 所示进行截骨；在足的内侧从第 1 楔骨到距骨头作纵切口，显露跗骨，作底在背侧的楔形截骨，即可矫正高弓畸形（图 14-2-6）。成人Ⅰ、Ⅱ度严重的僵硬型足下垂可采用常规的三关节截骨融合术治疗，其操作方法已在第十章第一节中作了介绍。成人Ⅲ度严重的僵硬型足下垂，施行常规的三关节截骨往往矫形不够满意，作者建议采用 Lambrinudi 手术进行治疗，术中可先将距骨头切掉，然后依次切跟骰、跟距和舟骨关节面，然后对合截骨面将距骨插在舟骨头的下方。截骨时应注意，将舟骨在背侧骨皮质下

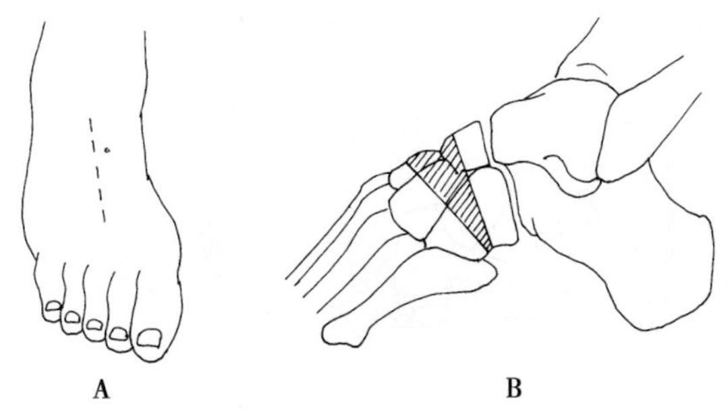

图 14-2-6　跗骨间截骨术

A. 截骨示意；B. 截骨矫形后足踝关节可达功能位

逐渐向远端截成斜形，以便对合截骨面矫正畸形后使距骨嵌在舟骨之下（图 14-2-7）。

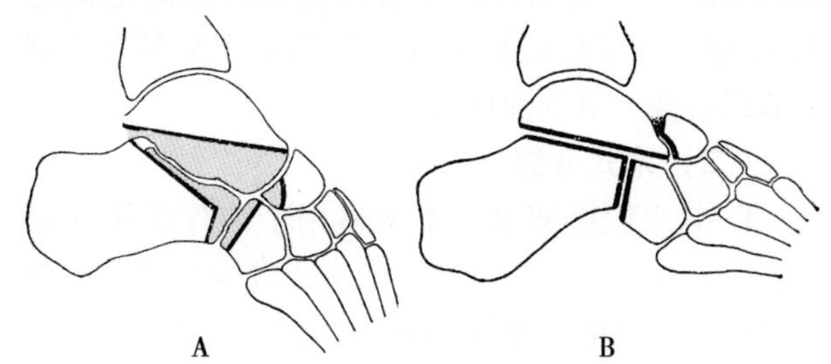

图 14-2-7　距骨嵌入法三关节融合

A. 截骨范围；B. 截骨后示意

五、马蹄内翻足的外科治疗

马蹄内翻足是马蹄足合并足内翻的畸形，形成畸形的主要原因是足的外翻和背伸肌瘫痪或部分瘫痪使踝足关节的内、外翻肌力和屈、伸肌力平衡失调造成。患者的严重程度与患者肌力失衡的程度和患肢整体肌肉瘫痪、畸形的情况有关。儿童时期可以仅是软组织的改变，大龄患者或成年人往往继发不同程度和类型的骨骼改变。有些患者仅表现为前足内翻或跟骨内翻，而无跟腱挛缩；有的为全足内翻。还有些患者足的内外翻肌力并无失衡，足内翻是因为小腿外旋、胫骨下端内翻所致。其临床的分型参见表 14-2-2。

（一）手术治疗的原则

1. 少年儿童患者　由于马蹄内翻畸形基本上为柔软的可复性（即无跟腱挛缩，膝关节屈曲位使手法可被动矫正足畸形），治疗时宜完全矫正畸形，先施行踝后内侧软组织松解，然后进行肌力平衡等软组织手术予以治疗。应尽量避免截骨，若有骨骼畸形需截骨治疗时，年龄应大于 14 岁，且应避免行关节内截骨，提倡关节外截骨；术中应避免损伤骨骺。

2. 青年或部分小于 30 岁的成年人　如果马蹄内翻畸形也为柔软的可复性的，手术治疗的原则同上。

3. 大于 30 岁的成人　术前医者应明确患者足踝部骨骼与关节畸形的类型与程度。距骨在踝穴内有无倾斜及其倾斜的程度，踝关节在屈膝位（伸膝位胫距伸屈角度变小）主、被动活动幅度，有无关节的退行性改变，再决定是否做后内侧软组织松解及其松解的范围。如果患者有严重的骨关节畸形改

变，且术前踝关节在屈膝位的被动活动很小，后内侧软组织松解的范围仅限于跖腱膜松解、跟腱和胫后肌肌腱的有限度延长。如果软组织松解的范围过大，已退变和变形的距骨纳入踝穴内，术后易发生踝关节退行性关节变性疼痛。

（二）术式介绍

1. 软组织松解术　本术适用于治疗少年儿童柔软可复性的马蹄内翻足。儿童或青少年马蹄内翻足踝关节后内侧挛缩重的软组织，如跖腱膜、跟腱、胫后肌、踇长屈肌、趾长屈肌、踇展肌等，是引起足畸形的主要原因。故术中首先对这些软组织进行松解或延长，以解除软组织的挛缩。跖腱膜和踇展肌可用尖刀做皮下松解，其他肌腱可通过跟腱内侧的一个弧形切口内作肌腱延长。踝后内侧挛缩的软组织松解后，马蹄内翻畸形可获得大部甚至全部矫正。

2. 胫骨后肌、腓骨短肌、半跟腱前移代足背伸肌，治疗马蹄足的平衡肌力的手术，已在本节上一节段中做了介绍，此处不再赘述。

3. 二关节与三关节融合术治疗马蹄内翻足（图14-2-8），详见第十章第一节。

4. 胫骨前肌外移治疗前足内翻，详见第十章第一节。

5. 胫骨后肌外置术加跟骨外翻截骨术矫正马蹄内翻足，近年来有学者采用微创的有限手术，联合外固定器术后进一步矫形，获得好的效果（图14-2-9）；详见第十章第一节。

6. 跟骨外翻截骨治疗马蹄足合并的后足内翻，详见第十章第一节。

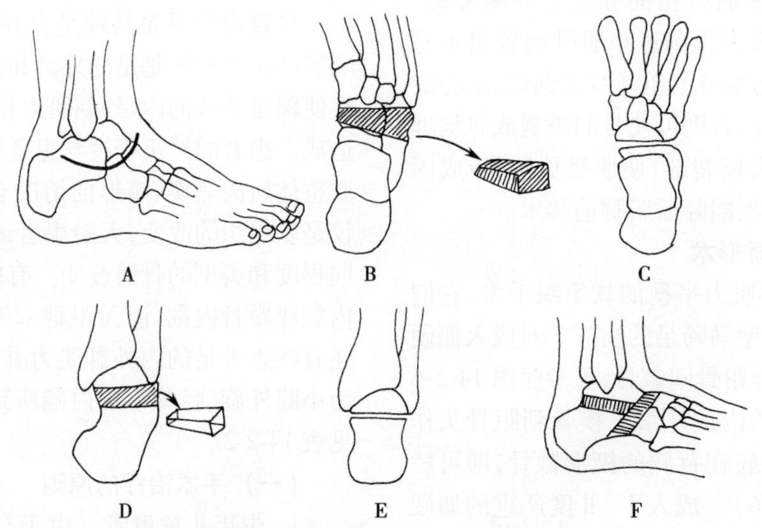

图 14-2-8　三关节融合术治疗马蹄内翻足

A. 切口；B. 在距舟、跟骰关节做基底在背侧与外侧的楔形截骨；C. 截骨后示意；D. 在距跟关节做基底在外侧的楔形截骨；E. 截骨后示意；F. 全部截骨后示意

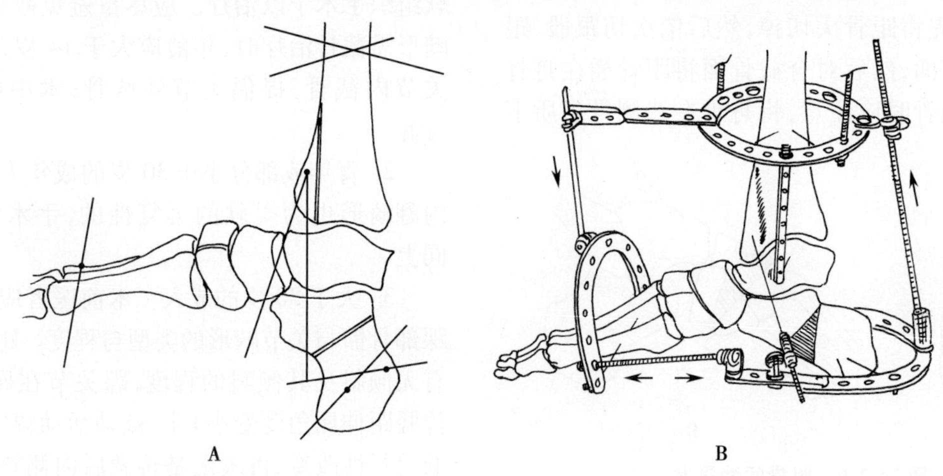

图 14-2-9　马蹄内翻足外固定器矫形

A. 截骨与穿针示意；B. 牵伸结束后跟行足与高弓足同时矫正

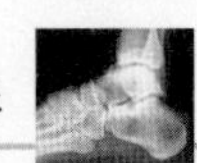

7. 踝上截骨治疗马蹄内翻足　各种原因导致的足内翻畸形常伴有胫距关节面倾斜、胫骨旋转等复合畸形。施行常规的三关节融合术，既是加大切骨范围，也常难以改变距骨在踝穴内的倾斜，同时亦不能同期矫正小腿下端的内翻、内旋或外旋畸形。而踝上截骨术可三维矫正畸形，一期矫正胫距关节冠状面、矢状面倾斜和旋转畸形，特别适用于足踝部复合畸形及足部畸形矫正术后残余畸形的矫正。临床上若遇有此类患者，可将踝上截骨与矫正马蹄内翻畸形的骨性或软组织手术同期施行。由于术后距骨在踝穴内的倾斜获得不同程度的矫正，从而避免或减少了踝关节退行性变的发生，这样更符合正常生理的要求。该术式适应于以下情况：①Ⅰ度马蹄内翻患者，足畸形合并胫骨下端内翻或旋转畸形、既往施行踝关节融合术后继发的轻度足内翻；②Ⅱ度以上足内翻畸形施行足的骨性截骨矫正术后，仍残留跟骨内翻或前足内收，可以同期实施踝上截骨术（以避免跟骨与距骨的切骨量过大）；③严重的先天性马蹄内翻足患儿几乎均伴有小腿远端的内旋畸形，对小腿内旋畸形>40°者，在行软组织手术的同期行踝上截骨术矫正小腿内旋畸形，可提高疗效、减少或防止足内翻畸形的复发；④已施行过三关节融合术，但仍残留足内翻或小腿旋转畸形者。

手术方法：

（1）于外踝上5cm做横切口，骨膜下显露腓骨，截断腓骨并切取少许碎骨备用。

（2）内踝上4cm处作纵切口显露胫骨远端，以弧形截骨刀弧形截断胫骨，然后根据足内翻畸形的形成度、性质，远端做如下旋转：①单纯足内翻者，行远断段外翻；②合并小腿内旋或前足内收者，行远断段外翻、外旋；③合并小腿外旋者，行远断段外翻、内旋；④合并踝关节固定性跟行足者，行远断段跖屈。

（3）助手牵伸维持患足于矫形需要的位置上，胫骨截骨端内侧张开的间隙给予植骨。截骨处可应用交叉克氏针，术后再加用石膏固定。近年来，许多学者采用安放组合式外固定器，固定截骨处获得满意的效果。

六、马蹄外翻足的外科治疗

马蹄外翻足畸形较为少见，其发生的原因已在本节第一部分中介绍。马蹄外翻足形成的机制是胫前肌和（或）胫后肌部分或全部麻痹，而足的外翻肌肌力正常所致。单独的胫后肌麻痹很少见，但可导致前足和后足的外翻。跟骨长期处于外翻位，减弱了行走时的推进力和站立时的稳定性，久之跟腱易继发挛缩。若胫前肌和胫后肌皆完全瘫痪，维持踝、足关节内、外翻的动力平衡将严重破坏，前足的下垂外展和后足的外翻畸形进展较快，加上不正常的应力负重和患儿的生长发育，骨关节畸形也会有较快发展。轻度者仅有足跟外翻，前足外展；中度或重度者，距骨指向内下，舟骨结节突出甚至成为行走的负重点，当跟腱和腓骨肌明显短缩后足外翻畸形即固定。跟骨外侧臂和骰骨因长期受压而发育短缩。跗骨窦明显增大，重者仅用足的前内侧缘或第一跖骨头内侧负重。马蹄外翻足由于前足外展背伸，故马蹄畸形的程度在足负重位看似较轻，有些患者站立时甚至足跟能落地，但将足置于中立位，前足即由外翻背伸恢复到中立位，跟腱挛缩性马蹄畸形即可显现。

（一）马蹄外翻足手术治疗的原则

1. 少年儿童患者　若为柔软的可复性，治疗时宜完全矫正畸形，先施行踝后外侧软组织松解，然后进行肌力平衡等软组织手术予以治疗。应尽量避免截骨，若有骨骼畸形需截骨治疗时，年龄应大于14岁，且应避免行关节内截骨，提倡关节外截骨；术中应避免损伤骨骺。

2. 青年或部分小于30岁的成年人　如果马蹄外翻畸形也为柔软的可复性的，手术治疗的原则同上。

3. 大于30岁的成人　如畸形僵硬无关节病变，可行关节外截骨矫形加肌力平衡手术。若已有骨关节病变可行关节截骨融合矫形，同时联合肌力平衡手术或跟腱延长手术。

4. 马蹄合并前足外翻　应在矫正马蹄的基础上合并跗骨间行底在背内侧的楔形截骨矫正外翻；对马蹄合并后足外翻的，应在矫正马蹄的基础上合并跟骨的底在内侧的楔形截骨矫正外翻或距下关节外侧楔形植骨融合矫正跟骨外翻；如果马蹄合并全足外翻，则行三关节融合术矫正之，以上各术均应联合肌力平衡或跟腱延长手术。

5. 其他原则同上。

（二）马蹄外翻足手术治疗介绍

1. 趾长屈肌腱移位代胫后肌手术　该术适用

于少年儿童单纯胫后肌瘫痪的柔软可复性马蹄外翻足的矫形。操作方法：在跟腱内侧做弧形第一切口（A），先行跟腱Z形切开延长（跟腱止端切断外侧），矫正跟腱挛缩。然后在（A）切口内，切开趾长屈肌和胫后肌腱鞘，游离趾长屈肌近段和胫后肌腱。再于舟骨下足底缘做第二切口（B），同时游离舟骨结节、胫后肌止点和趾长屈肌腱，将趾长屈肌腱拉紧在其远段切断，从（A）切口中抽出。将趾长屈肌腱穿过胫骨后肌腱鞘引到（B）切口中，将足略内翻，趾长屈肌腱在合适的张力下固定在舟骨结节和胫后肌腱止点。此时在（A）切口中牵拉趾长屈肌腱，会发现前足有内翻运动。术后用小腿管形石膏固定踝关节于功能位，前足轻度内收位固定6周，然后配穿内侧足底偏高鞋行走6个月。

2. 腓骨长肌移位代胫前肌、趾长屈肌移位代胫后肌手术　适用于青少年柔软可复性的Ⅰ、Ⅱ度的胫骨前肌与胫骨后肌皆瘫痪的马蹄外翻足矫形。操作方法：趾长屈肌移位代胫后肌手术已在上一段中介绍。腓骨长肌移位代胫前肌手术，已在马蹄足的外科治疗中作了介绍。

3. 距下关节与距舟关节截骨融合术　该术适用于30岁以上成年人全足外翻的马蹄外翻足的畸形矫正。术中可采用踝下方外侧短楔形切口，将距下关节面切除内翻后矫正跟骨外翻，植骨融合；骨块可取自髂骨。距舟关节截骨应截成两个复合的楔形，即底在背侧的楔形矫正足下垂与底在内侧的楔形矫正前足外翻。具体见第十章第1节三关节融合术。

4. 腓骨肌移位代胫骨前肌术（图14-2-10）　该术适用于胫前肌瘫痪，腓骨长肌和小腿三头肌肌力正常的柔软可复性前足外翻的马蹄外翻足矫正，在矫正了足下垂之后，再联合此术式。手术操作：切口（A）在腓骨中下1/3后侧作切口（图10-1-13），显露腓骨长肌腱后予以Z形切断而使肌腱延长。牵起近断端向上游离肌腹数厘米后以盐水纱布包好放于切口内备用。在第五跖骨基底切口（B）中找到腓骨长肌腱后用血管钳挑起并将远断端自切口（A）拉至切口（B）。再于足背第1、2跖骨之间近段处切口（C）2cm，用弯尖头血管钳在足底外侧稍作分离，通过足底腓骨长肌腱鞘管通道，将腓骨长肌腱远断端引至切口（C）。然后用长弯血管钳自切口（C）通过踝前支持带、经踇长伸肌腱鞘引过腓骨长肌腱远断端至切口（A），如此腓骨长肌的起止点未改变，但行走路线和作用改变。术后可用组合式外固定器固定踝关节背伸位，将腓骨长肌腱远近两断端在A切口内吻合。检查肌腱吻合的张力，缝合切口。如果患者合并仰踇畸形，应将踇长伸肌腱与腓骨长肌腱远段缝合，如此减轻了形成仰踇畸形的动力。又增加了伸踝肌力。术后第二天锻炼足背伸活动，5天下地术肢轻负重行走，外固定器固定6周，拆外固定器后配踝足支具。

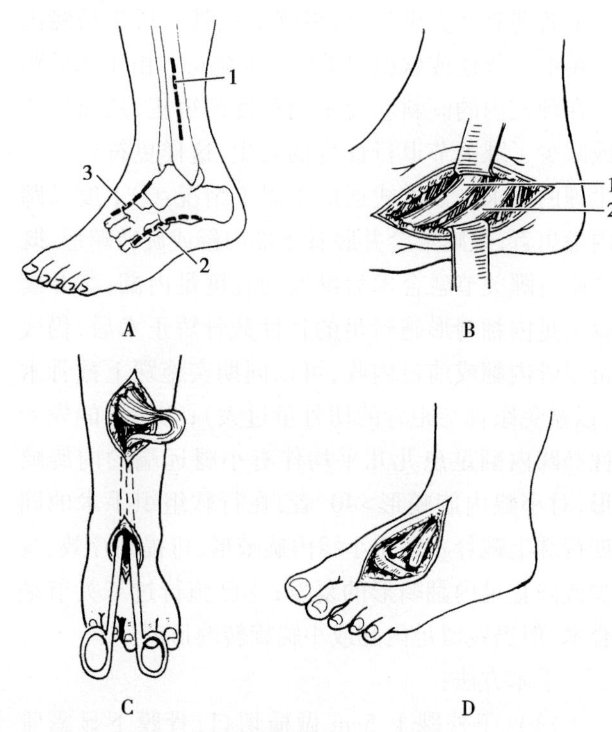

图14-2-10　腓骨肌移位代胫骨前肌术

A. 切口（1第1切口，2第2切口，3第3切口）；B. 显露（1腓骨长肌腱，2腓骨短肌腱）；C. 两个肌腱从皮下隧道引入第3切口；D. 交瓣缝合固定

5. 距下关节融合术（图10-1-14）　该术适用于骨性后足内翻、外翻、跟行足；跗骨关节松弛、连枷足或距下关节退行性关节变。手术操作：在外踝前下以跗骨窦为中心作纵弧形切口，长3～4cm，切开皮下、打开跗骨窦软组织显露跟距后关节，然后根据不同的畸形足和矫形手术的要求施行如下的切骨方法：①轻度后足内翻：跟距关节前、中、后三个关节面和距骨载距突均应切除，根据后足内翻的程度决定跟骨外侧骨质切除的多少，将足被动外翻，达到足的内翻畸形矫正。②外翻足：由于患足长期在外翻位行走，跟距关节的外侧发育不良，跗骨窦变大。因此切除关节面后必须行植骨融合。术中将足控制在内翻位，仅切除跟距关节的后、中关节面，然后从胫骨结节的外侧取骨植

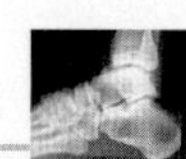

骨。若患者跗骨窦较大应植较大的且具有一定支撑力的骨块，应取全层髂骨植骨。③轻度跟行足：跟距三个关节面皆应切除，包括距骨头下部。但后关节应多切除一些骨质，然后将跟骨向后、向上推移矫正跟行足，增加前足下垂的角度。若患者有凹弓畸形应加跖筋膜松解，在此基础上加肌肉移位代跟腱。④跗骨关节松弛或轻度连枷足：主要表现为三关节松弛，手术也仅切除后关节面，取胫骨结节部位骨块植骨。跟距关节融合后，后足稳定，行走功能会明显改善。如果患者跟腱明显松弛，可将跟腱在小腿下1/3切断，穿腓骨后将足维持于跖屈20°位自身缝合固定。严重的连枷足应做踝关节融合。跟距关节截骨处用2枚克氏针固定，或者应用空心螺钉固定，最后再用组合式外固定器跨踝关节固定踝足于矫形位。

6. Dillwyn-Evans跟骨截骨延长术+腓骨长肌移位代胫前肌术　此手术首先是行Evans（图14-2-11）手术延长足的外侧缘来延长跟骨的关节外截骨，不融合关节而达到矫正前足的骨性外翻畸形。因此类畸形皆合并胫前肌的瘫痪，同时移位腓骨长肌代胫前肌。既松解了足外侧挛缩的组织，又调整了踝、足关节前后、内外肌力的动力平衡。它适应于青少年及30岁以下虽有僵硬性马蹄外翻足畸形但并无骨性关节炎改变的成年人患者。

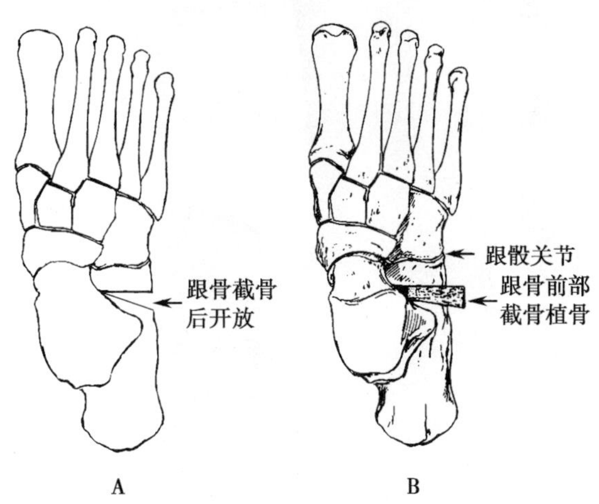

图14-2-11　Evans手术方式

A. 跟骨截骨后开放；B. 开放处植入骨块延长跟骨

操作方法：在外踝上2cm于跟腱和腓骨长肌之间做长约8cm切口（A）。先显露跟腱，做Z形延长，矫正马蹄外翻畸形（跟腱止端切外侧）。在此切口中游离腓骨长肌肌腱向近段适当游离。第二切口外踝前下，沿腓骨短肌走行方向，向远端纵形切口（B），显露跟骨前侧和腓骨长、短肌腱，将腓骨长肌腱远端Z形切断延长，其远断端与腓骨短肌远端缝合，以保留腓骨长肌对足横弓的维持作用。近端从外踝上的切口中抽出备用。距离跟骰关节1～2cm处横行截断跟骨，助手将前足内翻，跟骨截骨间隙自然部分张开，插入撑开器徐徐撑开截骨断端，延长跟骨，术中即能发现足的外翻畸形获得矫正，挛缩的腓骨短肌腱可给予延长。将撑开的跟骨截骨空隙取适当大小的全层髂骨植骨（图14-2-11），克氏针从前外向后下纵行贯穿截骨断端和植骨块固定。在于足背第1跖骨中间沿跗长伸肌向近端做纵形切口，骨膜下显露第1跖骨近端和基底部，从骨干两侧斜形打骨洞形成骨隧道，将腓骨长肌经跗长伸肌腱引到足背切口，穿跖骨骨隧道后，将踝关节控制中立在0°位，肌腱反折自身缝合固定。术后用小腿石膏固定足于中立位3～4个月，拆石膏后根据X线片骨愈合的改变，然后配穿矫形鞋2～3个月，以稳定矫形效果。

7. 三关节融合矫正马蹄外翻足（图14-2-12），操作见第十章第一节。

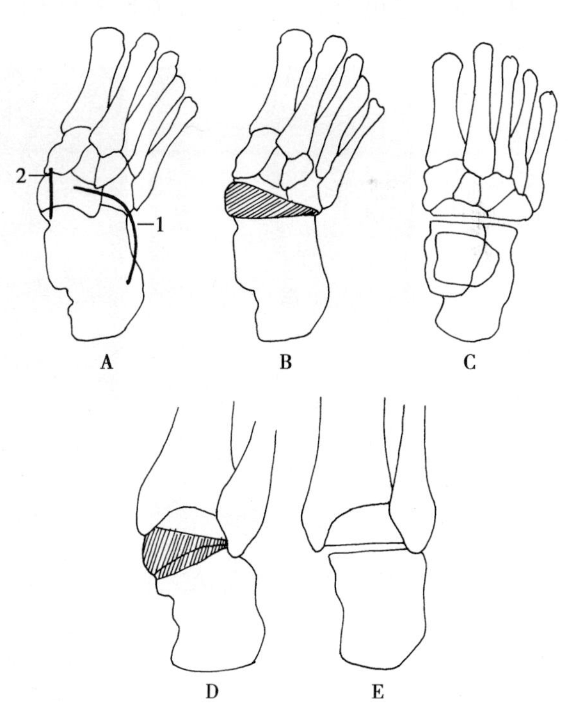

图14-2-12　三关节融合矫正马蹄外翻足

A. 切口（1外侧弧形切口，2内侧直切口）；B. 在距舟、跟骰关节做基底在背侧与内侧的楔形截骨；C. 截骨后示意；D. 在距跟关节做基底在内侧的楔形截骨；E. 截骨后示意

第三节　跟行足与跟行内、外翻足和跟行高弓足

一、发病原因

跟行足(talipes calcaneus)又称仰趾足，是患足在站立与行走时前足不能着地，仅以足跟部负重的畸形足。其产生的病理机制是因小腿三头肌瘫痪或合并其他跖屈肌瘫痪引起，而踝关节背伸肌功能，尤其胫前肌的肌力保持正常所造成。形成这些肌肉瘫痪的原因与马蹄足的原因原则上相同。此处不再赘述。

二、临床分型与诊断

该病为足的姿势性畸形，临床上可见患者的前足瘦小、足跟增大；跟腱松弛，踝关节背屈活动度加大，站立与行走时足趾仰起、足跟部负重(图14-3-1)。由于跟行足患者小腿跖屈肌瘫痪程度的不同，其表现的足畸形的轻重程度也不相同。重度跟行足患者，跟腱完全瘫痪，其胫骨前肌和踇长、趾长伸肌肌力正常；患者有明显的踝前软组织挛缩和骨性仰趾畸形改变，严重者跟骨几乎与胫骨的轴线平行。多合并不同程度高弓畸形。根据跟行足有无合并其他足部畸形，其临床分型也与马蹄足相似，分为以下几个类型：

1. 单平面跟行足　是指足只有矢状面内的畸形，它包括两种情况：一种是足单纯的跟行足；另一种是跟行足合并弓形足，此型更为常见。

2. 多平面跟行足　此型指足在矢状面有畸形外还合并有水平面与冠状面的畸形，可包括三种情况：一种是跟行足合并有前足或全足的内翻，称之为跟行内翻足(talipes calcaneovarus)；另一种是跟行足合并有前足或全足的外翻，称之为跟行足外翻足(talipes calcaneovalgus)；第三种是跟行足合并足弓过高，称之为跟行高弓足(talipes calcaneocavus)。

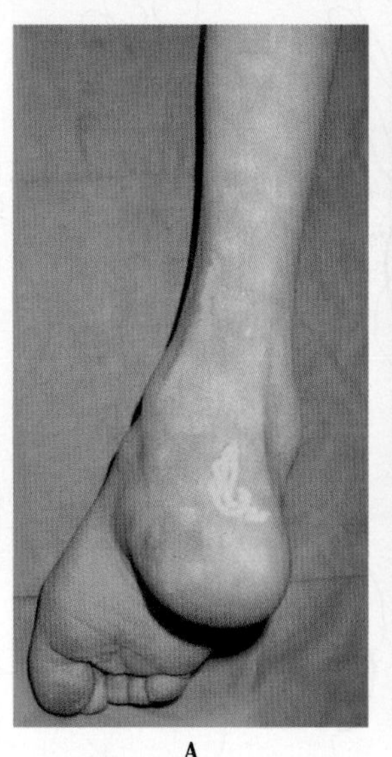
A

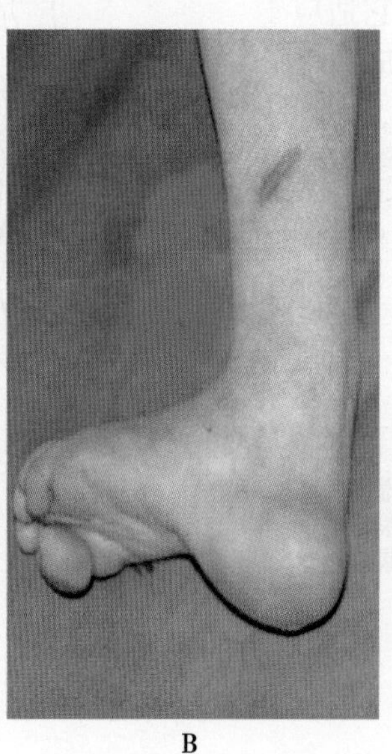
B

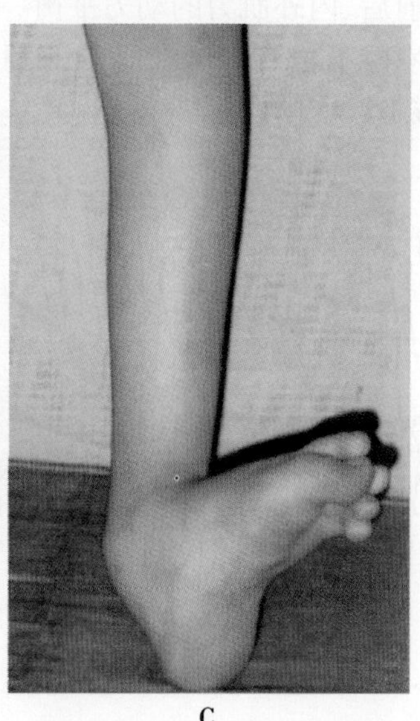
C

图14-3-1　跟行足外形

A. 单纯跟行足；B. 跟行外翻足；C. 跟行内翻足

3. 特殊类型的跟行足　该型的特点是：小腿三头肌肌力4级或3~4级，足踝甚至髋、膝关节其他肌力正常，常速行走不显跟行，快步或跑步时因蹬地力弱，提跟困难，出现跛行。检查时跟骨较健侧足增宽，单足提跟实验明显减弱。屈膝位踝关节背伸的角度较健侧增加。跟行足的诊断并不困难，甚至经过物理检查就可作出诊断。但医生需要认真仔细的体格检查，不但应检查患足的情况，还应检查包括骨盆、髋关节、膝关节及运动神经系统等在内的全面检查，以帮助获得正确的诊断。影像学检查也可帮助诊断跟行足，主要是根据X线侧位片跟胫角的测量。跟胫角是胫骨轴线与沿跟骨足底面所划的线相

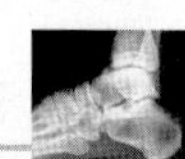

交而成(图 14-3-2)。跟胫角的正常值为 70°~80°,马蹄畸形该角大于 80°,跟行足畸形中该角小于 70°。

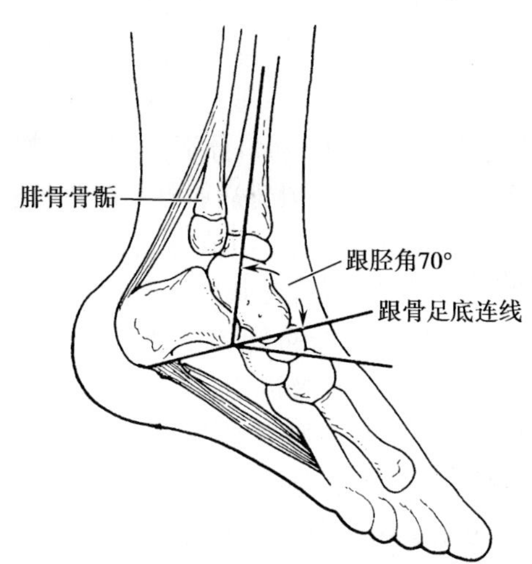

图 14-3-2 跟胫角的测量方法

三、跟行足外科治疗原则

治疗跟行足的目的是解除引起和影响跟行足畸形发生发展的各种因素,矫正畸形,防止复发,改进或恢复足的功能;同时应注意到跟行足畸形矫正后行走功能不减弱,踝足关节不疼痛。治疗中应注意以下原则:

1. 少年儿童 尚无明显骨关节畸形改变。多为单独小腿三头肌瘫痪或部分瘫痪的轻度跟行足。①如小腿三头肌尚有 3 级左右的肌力,且踝关节能够被动跖屈 20°~30°者,可行腓骨短肌移位代跟腱术,术中应将腓骨短肌固定在跟骨结节偏外侧,以避免术后出现踝关节内外翻肌力的不平衡;②若小腿三头肌完全瘫痪者,可用胫前肌和腓骨长肌移位代跟腱。本手术是所有肌移位替代跟腱手术的最佳组合。

2. 青少年或较年轻的成年人 其胫前肌多合并部分瘫痪,足的骨性仰趾畸形改变较轻,跟胫角在 60°~70°之间。此类患者可行距下关节融合术,再加腓骨长肌和胫后肌移位代跟腱。

3. 年龄较大的成年人 跟行足已经僵硬畸形固定但畸形不严重者,可先行踝前胫前肌和趾长伸肌肌腱的延长,矫正踝前软组织挛缩,使足能部分跖屈;再行三关节融合术,将足后移,恢复变小的胫距关节角;然后将健康的踝伸肌或足内外翻肌移位代跟腱。

对重度跟行足患者如踝前的皮肤有明显挛缩,如果一期手术不能将足达到大于 20°的跖屈位时,可在跟骨截骨后,安装 Ilizarov 牵伸器,并将踝关节的内、外翻肌移位代跟腱,术后逐渐牵伸延长,矫正跟行凹弓畸形,将踝关节牵伸到大于 20°的跖屈位,恢复正常的跟胫角。

4. 跟行高弓足 跟行高弓多见于跟腱和胫前肌同时瘫痪,而足的其他内、外肌力尚好,行走时跟腱不能稳定跟骨,跟骨后侧端被趾短屈肌、蚓状肌和骨间肌向跖侧牵拉,引起跟骨绕横轴旋转,踇屈、趾屈长肌代偿性收缩而引起高弓;胫前肌麻痹,致使前足上抬无力,同时重力也助长了前半足部高弓畸形的发展。手术原则:胫后肌与腓骨长或短肌(也可两者)代跟腱,青少年加跖筋膜松解术;成人和僵硬性跟行高弓足,根据 Meary 线测量时足弓角位置的不同,在行肌腱转位重建足跖屈功能的同时需行二关节或跗骨间楔形截骨矫正高弓,严重的患者可能需行三关节融合,或二期加做改良 Jones 手术,以改善跖骨屈曲所致的前足下垂。

5. 跟行外翻足有两种情况

(1) 跟腱、胫前、胫后肌瘫痪,腓骨肌、踇伸、趾伸肌力正常所致,足呈明显外翻,由于腓骨长肌代偿性牵拉前足旋前,第一跖骨头下陷、踇趾形成鹅颈畸形,部分患者行走时以第 1 跖骨头及跟骨内缘负重。此类患者可行腓骨长短肌移位代跟腱。成人在肌腱移位代跟腱时应加作距下关节融合术,其第 1 跖骨头屈曲多需施行 Jones 手术。

(2) 另一类跟行外翻足是足的跖屈及内、外翻肌全瘫,仅遗趾伸肌、踇伸肌及第 3 腓骨有力,而第 3 腓骨肌是形成畸形的主要因素,可用趾伸总肌加第 3 腓骨肌代跟腱的动力重建,及距下关节融合术矫正。

6. 跟行内翻足 此类畸形少见。跟腱、腓骨长短肌、踇伸、趾伸总肌均瘫痪,胫前肌肌力 4 级以上,部分患者胫后肌尚残留 3 级肌力,足的畸形状似镰刀,由于胫前肌的提拉作用,足的纵弓变大,患者用足跟部的后外缘负重。手术原则:①儿童胫前肌2/3后转位代跟腱,1/3 转位到踇伸、趾伸总肌腱上,以维持踝关节伸屈肌力的平衡,控制畸形的发展;②对成年人施行三关节融合术联合胫前或胫骨后肌转位代跟腱。

7. 隐性跟行足的手术原则 若患者要求手术治疗改善步态和快步行走的力量,可施行腓骨短肌移位到跟骨以增加跟腱力量,但移位肌腱的止点应在跟骨结节的外侧，以避免踝关节内外翻肌力的失衡。

8. 跟行足多合并下肢其他畸形　如下肢短缩、屈髋、屈膝、膝反屈等畸形，在制订治疗方案时，要全面考虑马蹄畸形的特点和整体的关系，合理安排矫形程序。总体上应遵照自上而下矫正畸形的原则，首先矫正肢体的畸形然后再矫正足部畸形；有些病例也可以同时矫形。

9. 跟腱替代术时，除遵循一般肌腱移位手术的原则外还应注意以下问题：

（1）踝关节应有良好的活动度，被动跖屈应大于30°，𧿹伸、趾伸肌腱挛缩者应予以延长，肌腱转移代跟腱时应注意是足保持内外翻肌力平衡。

（2）肌腱转移的力线不能成角、要尽量顺直，固定时应稍有张力。

（3）小腿三头肌力强大，没有一条转位肌的肌力可以恢复与跟腱相同的力学功能，有条件者尽量采用双肌腱联合转位代跟腱术。胫前肌是常用的转位肌之一，若无4级以上肌力的肌腱供选择，3级肌力的足内外翻肌亦可联合移位代跟腱，同时加作三关节固定，仍能产生一定疗效。

（4）松弛的跟腱应予以缩短，跟腱张力增加后，即可稳定踝关节减少转位腱的拉松，站立时尚能向后牵拉胫骨从而稳定膝关节。

（5）术后石膏固定于足适当跖屈位，固定的时间应较其他的肌腱转位延长2～3周。转位的肌力较弱时，拆石膏后穿6～12个月的3cm左右高跟鞋，以防止移位腱过早被拉松弛。

四、常用跟行足手术方法介绍

1. 胫后肌与腓骨长肌移位代跟腱术　用此两个肌腱移位替代跟腱的术式不但手术操作简单，并发症少，而且术后不需特殊训练就可获得良好的足跖屈效果。该术式适用于跟行足患者其腓骨长、短肌及胫骨后肌肌力Ⅳ级以上，足背伸肌综合肌力良好，肌腱移位后不致引起足内、外翻肌力失衡和足背伸障碍者。

操作方法：①小腿内侧中、下1/3交界处，沿胫骨后缘作纵切口（A），切开深筋膜，显露胫后肌腱，分离肌腱后从下方插过弯血管钳，提起肌腱。②在足舟骨结节沿胫后肌腱隆起作纵切口（B），显露胫骨后肌腱止点，插入另一把止血钳，提起肌腱并与（A）切口的肌腱相互验证为同一肌腱后，切断肌腱止点，从（A）切口拉出肌腱。③在小腿外侧中、下1/3交界处作纵切口（C），显露腓骨长肌。④第5跖骨基底外侧作纵切口（D），验明腓骨长肌腱并与C切口的肌腱验证为腓骨长肌腱后，尽可能从远方切断，并从（D）切口拉出。⑤再于跟腱内侧，自跟骨后结节向上作弧形切口（E），显露跟骨结节和跟腱内侧，用大弯血管钳从（E）切口分别向（A）和（C）切口插入，扩大皮下隧道，将胫骨后肌腱与腓骨长肌腱引向（E）切口［图14-3-3A］。⑥在跟骨结节跟腱扩张部下横行打一隧道，将腓骨长肌肌腱远段自外侧经跟骨隧道拉到内侧，维持踝关节20°～30°跖屈位（移植肌腱肌力在4级以上为20°，小于4级为30°），将腓骨长肌腱与胫后肌腱编织缝合（图14-3-3B），肌腱远段再与跟腱缝合数针。术后膝下石膏夹板固定患足于跖屈20°～30°位，2～3周拆线后更换行走石膏以足的后半部负重行走，再4周后拆石膏穿适度的有跟鞋锻炼行走。

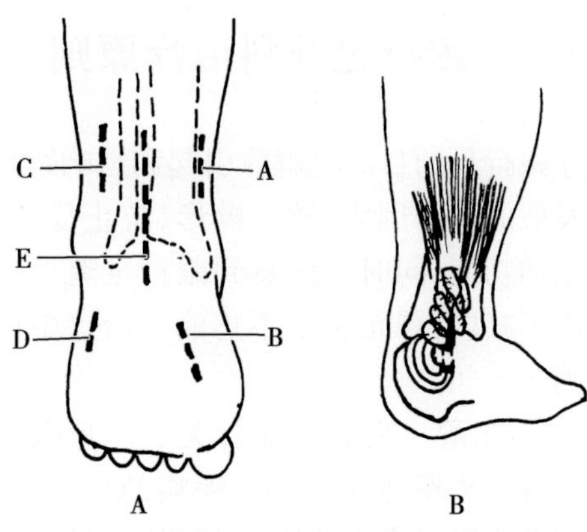

图14-3-3　胫后肌与腓骨长肌移位代跟腱术
A. 切口；B. 移植的肌腱与跟腱编制缝合

2. 胫骨前肌代跟腱术　胫骨前肌代跟腱术是跟腱替代术中疗效最佳的手术方法，但一般则不忍心后移。若情况需要时，是一个理想的替代动力肌。该术适用于胫骨前肌肌力在Ⅳ级以上的小腿屈肌群瘫痪者，其腓骨长、短肌，胫骨后肌也瘫痪不能利用，而足背伸肌力不因胫骨前肌后置而使足背伸功能完全丧失者。有骨结构异常的固定型跟行足不适宜单独行胫前肌腱代跟腱手术。

操作方法：①第一切口：在第1楔骨背侧沿胫骨前肌腱作一斜切口（图14-3-4A）。切开筋膜后显露胫骨前肌腱，在胫骨前肌腱止点处将其切断。②第二切口：于小腿中、下1/3交界处胫骨嵴外侧，在肌与腱交界处找到胫骨前肌腱，拉出肌腱远端，用湿纱布保护。③骨间膜开窗：在胫前肌腱与伸趾总肌腱

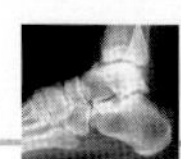

之间插入拉钩向两侧牵开肌肉，显露骨间膜并切除1.5cm×3cm见方骨孔（图14-3-4B），作为移植肌腱的通道。应注意勿损伤骨膜和血管神经。④第3切口：沿跟腱内侧作直切口，用一把大弯血管钳从骨间膜窗插入，于跟部切口探出，并扩大通道，将胫骨前肌腱引至跟腱内侧第3切口，缝合前两切口。⑤用骨钻在跟骨后正中钻纵行钻骨洞，直蚊式钳插入略作扩大，引过胫前肌腱游离端，拉紧后使足跖屈20°左右，肌腱反折与自身交瓣缝合（图14-3-4D）。⑥其他同上一术式。

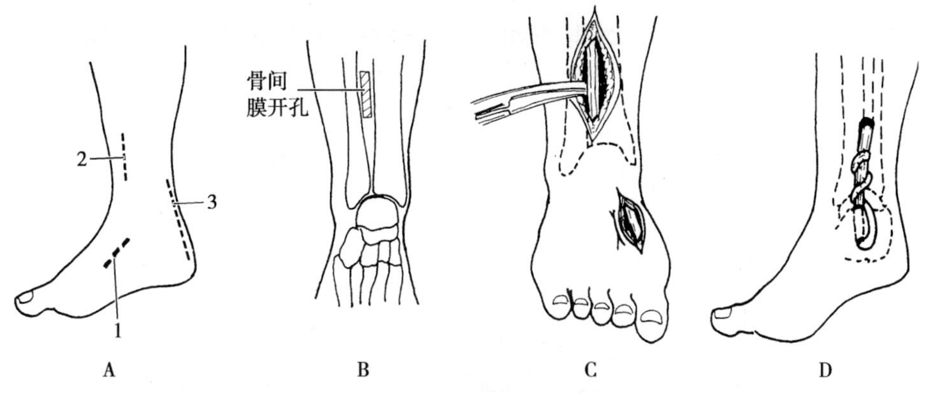

图14-3-4 胫前肌代跟腱术

A. 切口（1、2胫前肌切口，3跟腱与跟骨切口）；B. 骨间膜开孔；C. 经1、2切口显露并切取胫前肌腱；D. 胫前肌腱经骨间膜孔引到小腿后方穿跟骨隧道后交瓣缝合

3. 胫骨后肌代跟腱术 胫骨后肌代跟腱术利用胫骨后肌群中较强大的胫骨后肌为动力肌，来重建跟腱小腿三头肌的功能，是十分有利的，多不需要太长时间的训练就可以适应足跖屈提踵运动，有助于踝部的稳定和步态。该术适用于胫骨后肌肌力良好，腓骨长、短肌肌力较弱，足背伸肌仍有部分肌力。有骨结构异常的固定型跟行足不适宜单独行胫后肌腱带跟腱手术。

操作方法：①第1切口：于小腿内侧中、下1/3交界处，沿胫骨后缘作纵切口（图14-3-5A），切开深筋膜，显露胫骨后肌腱，游离肌腱后插入血管钳并提起该腱。②第2切口：在第1楔骨、舟状骨背侧，沿肌腱隆起部作纵切口，显露胫后肌止点（图14-3-5B），于止点处切断，从第1切口拉出。③第3切口：于跟腱内侧作纵切口，显露跟腱止点及跟骨，用腱导引针或弯血管钳，自该切口经皮下隧道插入小腿内侧的第二切口，扩大皮下隧道，并将胫后肌腱拉向跟部的第三切口。④固定肌腱：于原跟腱止点向跟骨下后方钻2个骨洞形成骨隧道，用直蚊式钳扩大将肌腱引过骨洞拉紧，使足跖屈20°位，肌腱反转与自身交瓣缝合固定（图14-3-5C）。最后，放松止血带彻底止血、冲洗伤口，分层缝合切口。术后处理同上。

4. 腓骨长、短肌代跟腱术 腓骨长、短肌代跟腱术是跟腱替代术中实施较多的重建方法，对于仅遗有腓骨长、短肌肌力良好者有良好适应证。该术适用于跟行外翻足畸形，足背伸肌尚有Ⅱ～Ⅳ，腓骨长短肌在Ⅳ肌力以上，腓骨长、短肌后置后，不会引起伸足肌力的严重障碍者。禁忌证同上。

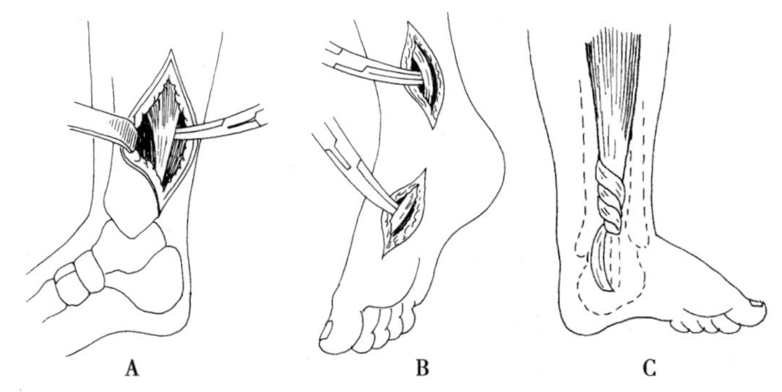

图14-3-5 胫骨后肌代跟腱术

A. 显露胫后肌；B. 通过两个切口证实胫后肌腱并切断；C. 将肌腱通过跟骨隧道后交瓣缝合

操作方法：①第 1 切口：于小腿中、下 1/3 交界处的腓骨外侧作纵形切口（图 14-3-6A），切开深筋膜显露并提起腓骨长短肌肌腱。②第 2 切口：在第 5 跖骨基底外侧，沿隆起之腓骨肌腱走行作斜切口，显露并验明此二肌腱于第 5 跖骨基底部切断，在小腿外侧的第 1 切口中拉出。③第 3 切口：在沿跟腱外侧作纵形切口，下端起自跟骨，显露肌腱后向上插入肌腱导引针或大弯血管钳至小腿外侧切口，将腓骨长、短肌腱经预先从第 3 切口至第 1 切口做好的扩大的皮下隧道引至跟部的第 3 切口。④显露跟骨后结节，在跟骨后侧正中的两侧钻两个骨洞形成骨隧道，稍加扩大后引过二肌腱，拉紧使足跖屈 20°位，反转与自身交瓣缝合（图 14-3-6B），或骨孔以下肌腱作侧侧缝合，并将无张力跟腱作折叠紧缩后，再与转移作侧侧缝合。

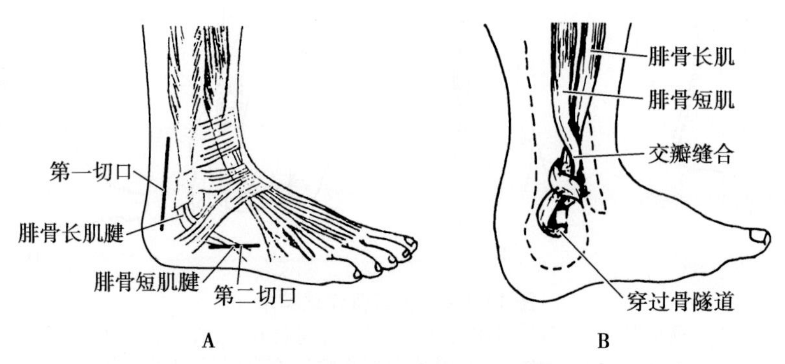

图 14-3-6　腓骨长、短肌代跟腱术

A. 切口；B. 腓骨长短肌腱穿过跟骨的隧道后交瓣缝合

注意事项：腓骨长、短肌移位代跟腱，应有良好的伸足肌力，若胫骨后肌肌力良好，可前移至足背加强伸足力。为了增强足背伸肌力，常联合施行踇长伸肌后置术。此时，如第三腓骨肌肌力良好，可利用此肌，与踇长伸肌腱侧侧吻合，以加强此肌肌力。若两根肌腱通过骨洞有困难时，可引过其中一根肌腱，然后两根肌腱行交瓣缝合或侧侧吻合。若再与紧缩后的跟腱行侧侧缝合，会收到更好效果。术后处理同上。

5. 腓骨长、短肌-胫骨后肌联合代跟腱术：手术原则同腓骨长肌-胫骨后肌联合代跟腱术（参见图 14-3-3）。

6. 胫骨后肌、腓骨长肌和踇长屈肌联合代跟腱术：该术适应于小腿三头肌瘫痪，足背伸肌力良好，胫骨后肌、踇长屈肌及腓骨长肌肌力Ⅲ以上可转移代跟腱，而不致引起足背伸肌力的严重障碍。禁忌证同上。

操作方法：①第 1 切口：小腿内侧中、下 1/3 交界处，沿胫骨后缘作纵切口（图 14-3-7A），切开深筋膜，显露胫骨后肌腱，分离并提起该肌腱。②第 2 切口：在第 1 跖骨背侧，沿肌腱隆起作纵形切口显露胫骨后肌腱止点。稍作游离，插入另一把止血钳，提起肌腱并与第 1 切口的肌腱相互验证为同一肌腱后，切断肌腱止点，从第 1 切口拉出肌腱，用湿纱布保护备用。③切取踇长屈肌腱：通过以上两切口，用同样方法显露出踇长屈肌腱，按需要在踇长屈肌腱适当长度处切断，将远端缝合在趾长屈肌腱上，近端从第 1 切口拉出。用湿纱布保护备用。④第 3 切口：在小腿外侧中、下 1/3 交界处作纵形切口显露腓骨长、短肌，用弯血管钳插入此两肌腱下提悬之。⑤第 4 切口：于第 5 跖骨基底外侧，沿隆起之肌腱作纵切口长 3～4cm，验明此两肌腱后，尽可能从远方切断该肌腱，并从第 3 切口拉出。如果需要，将腓骨短肌从肌与腱移行处切断，腓骨短肌缝合在腓骨长肌腱上。⑥沿跟腱内侧，自跟骨后结节向上作第 5 切口，显露跟骨和跟腱内侧，用大弯血管钳从第 5 切口向第一切口插入做皮下隧道，扩大皮下隧道，将胫骨后肌腱与踇长屈肌腱引向切口。同样作第 3 切口与第 5 切口之间的皮下隧道，把腓骨长肌腱拉到第五切口。在跟骨后侧正中的两侧钻两个骨洞形成骨隧道，用直血管钳扩大骨洞后，引过胫骨后肌腱与踇长屈肌腱，拉紧使足跖屈 20°位，腱端与腓骨长、短肌交瓣缝合（图 14-3-7B）。术后处理同上。

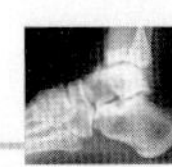

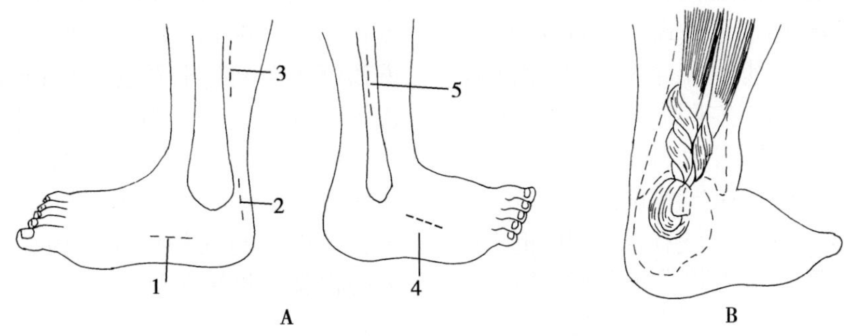

图 14-3-7　胫后肌、腓骨长肌、踇长屈肌联合代跟腱术

A. 切口（1、2、3 为胫后肌、踇长屈肌切口，4、5 为腓骨肌切口）；B. 三个肌腱穿过跟骨的骨隧道后交瓣缝合

第四节　连枷足与舟形足畸形

一、连　枷　足

（一）病因病理

连枷足，又称连枷踝，其发生机制是踝关节背伸、跖屈与内外翻运动的所有肌肉发生瘫痪或它们的肌力在Ⅱ级以下，肌肉的收缩运动不足以产生踝关节的背伸活动；致使踝关节呈连枷状态。

连枷足的发病原因有先天性与后天性原因。后天性原因发病者，以神经肌肉性疾病所致者最多见；其中在 20 世纪六七十年代，脊髓灰质炎发病者占绝大多数，但进入 21 世纪以来主要是其他神经肌肉性疾病引发的神经麻痹引起。一些严重的脊柱损伤引起的下肢软性截瘫，下肢骨折脱位、严重广泛的软组织损毁伤、筋膜间室综合征等均可引发支配踝关节运动的神经麻痹而形成连枷足。此外，近年来随着我国进入老年社会而带来的脑血管疾病的增多，这些疾病后遗的连枷足已并非罕见。

（二）临床表现与分型

连枷足患者，踝关节没有任何的自主运动。由于踝关节失去稳定的动力，患者走路极度不稳；即便扶拐杖行走，也经常发生摔倒的现象，给患者生活带来极大的不便。

临床上将连枷足分为以下几型：

1. 单纯型连枷足　指不合并有足内、外翻与足矢状面畸形的连枷足。又分为柔软型与僵硬型两种，前者多为青少年患者或病程短者，后者为成年人或病程久者。

2. 复合型连枷足　即伴有足部内外翻等畸形的连枷足，均为僵硬性，又分为并发骨关节病变型与无骨关节病变型。

（三）治疗原则

对连枷足的治疗有时较难选择。传统的保守治疗是采用小腿与足踝联合外支具维持踝关节的稳定；但有使用麻烦、不灵便的缺点，一些畸形轻的患者常常不愿坚持应用，但仍为畸形广泛而严重的患者所推崇。

连枷足的外科治疗的目的是稳定关节，矫正畸形，改善步态和其他功能。一种古老而被国内外广泛应用的术式是四关节融合术。近年来，Campbell 和 Gill 推荐踝关节后路骨挡术治疗。各种术式有其优缺点。如四关节融合术后能获得一个稳定的踝足承重面，于站立、体力劳动时有较好的稳定感，足部畸形亦可基本纠正；但患者常因术后走路踝关节僵直步态和反应迟滞而抱憾。踝后骨挡术在近期纠正了后足下垂，而前足下垂依旧。术后远期骨挡吸收消失发生率较高。临床上应根据患者的不同病情选择合适的术式。

1. 单纯型连枷足外科治疗原则　对少年儿童柔软型连枷足，为防止骨骼发育过程中引发足部骨骼畸形，可行踝部肌腱固定术进行治疗。成年人可行踝关节后骨挡术治疗。

2. 复合型连枷足外科治疗原则　对仅伴有矢状面僵硬性前足弓形畸形的连枷足，可行踝关节融合+跗骨间或跖骨以背侧为底的楔形截骨矫正前足下垂。对伴有多平面畸形者行四关节截骨融合术治疗。

（四）治疗连枷足的术式介绍

1. 踝部肌腱固定术　此术式由 Watson-Jones 于 1938 年报道。适应于青少年柔软型连枷踝或并有胫距关节复发性脱位或半脱位的患者；也适用于踝关节松弛不稳为主，不适用行其他截骨治疗的老年患者。操作方法：在气囊止血带下施行。于外踝后下方作弧形切口，上端在腓骨中、下 1/3 交界处，略偏腓骨前缘。游离腓骨短肌腱，于肌腹与腱部交界处切断之。显露外踝和距骨颈，手法矫正踝关节脱位后，自后向前在外踝相当胫距关节水平做横行骨隧道；在距骨颈从背外侧向外下方作第 2 骨隧道；再于外踝下方第一个骨隧道下方作第 3 个斜行骨隧道（图 14-4-1A）。然后将腓骨短肌腱按上述骨隧道从 1 到 3 的顺序引过（图 14-4-1B）。每经一骨孔需拉紧此腱，维持踝节于功能位。肌腱游离端缝于外踝后方骨膜、筋膜上。骨孔附近腱与筋膜间作加固缝合固定，在肌腱的远端将腓骨长短肌腱间断缝合。术后用小腿管型石膏固定 8 ~ 10 周，在固定 4 周后可改用行走石膏固定。

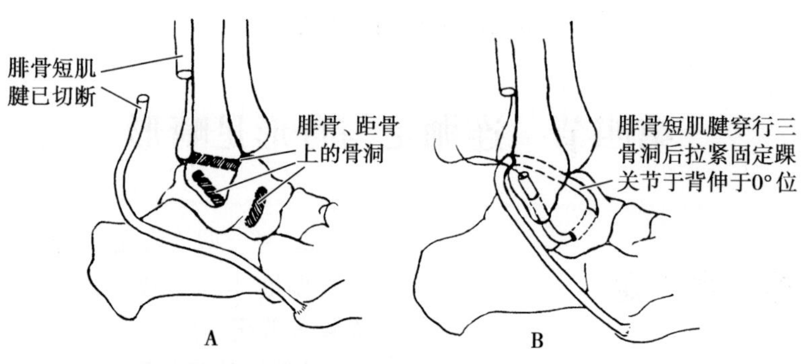

图 14-4-1　踝部肌腱固定术

A. 切取腓骨短肌肌腱与制作骨隧道；B. 用肌腱固定踝关节外侧

为了增加踝关节内侧的稳定，作者改良了 Watson-Jones 的术式，术中在行外侧固定之后。再于踝关节内侧自内踝近侧小腿胫骨前侧中、下 1/3 交界处起向下经内踝尖部弯向距骨头内侧作切口，显露并切取胫前肌腱腱腹交界以远，在内踝与距骨上钻孔作成骨隧道，引过胫前肌腱固定缝合。

2. 踝关节融合固定术　适用于伴有矢状面僵硬性前足弓形畸形的连枷足患者，可行踝关节融合+跗骨间或跖骨以背侧为底的楔形截骨矫正前足下垂。也适用于无足够强大的动力肌可供移位的跟行足，以及其他原因引起踝关节病损，如结核、化脓、创伤、距骨缺血坏死等的治疗。此外，还适用于以下情况：①关节外伤、退行性变等原因引发的关节面严重破坏，功能障碍，或顽固的关节疼痛；②关节炎症，如结核或化脓性关节炎后遗严重疼痛；③神经肌肉病变，或先天或后天性脊柱畸形（如半椎体、脊柱侧凸、腰椎滑脱等）引起关节严重不稳；④严重类风湿或骨关节炎患者；⑤人工踝关节置换术失败。

踝关节融合固定术的入路有前侧、外侧、后侧等不同的方式，根据术者的习惯与取骨部位不同而选择不同入路，如预行胫骨前方滑槽植骨，可选择前方入路；若拟行腓骨远端植骨，可选用外侧入路。固定的方法与选材也各异，如应用空心钉、钢板+螺钉、张力带钢丝加压、外固定器加压、髓内钉等固定。

手术操作应注意以下事项：①术中彻底清除残留的关节软骨、准备一个尽量大面积的平整的松质骨面进行融合；②尽量应用坚强的内固定来维持融合的位置；③截骨面对合后的间隙给予充填植骨；④融合后的位置应维持两个对线的一致，前后足一致、小腿与后足一致。

术者必须掌握好融合的位置：一般主张踝关节融合于功能位，即 90°位，女性可跖屈 0° ~ 5°位，但不易>10°位。男性中立位为宜，如是山区经常爬山者甚至可融合在背屈 5°位。同时使距骨稍微后移。Dimitris 等推荐将踝关节融合在背屈<5°、外翻 5°、外旋 5° ~ 10°。

踝关节融合术是一个古老的手术，目前踝关节融合的发展趋势，是采用微创手术进行融合。经过一个多世纪的临床实践，许多学者报道了自己的融合方法。因而形成了踝关节固定以其手术方法多样性、操作各异而各具特征。医者应根据患者及其病情的不同，因人而异，采用适宜的术式治疗。常用的有以下方法：

（1）踝关节加压融合术：为促使踝关节融合的良好融合，Charnley 最早提出采用关节加压器促进其融合，减少假关节的发生。

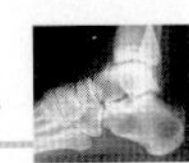

手术方法：①在踝关节前方作横弧切口，中段切口宜向远侧弯曲，切开并分离皮下组织，切断支持带。将胫骨前肌、踇长伸肌和趾长伸肌腱牵向外侧，牵开胫前动脉、静脉和神经，横行切开踝前关节囊和内侧三角韧带。②跖屈踝关节显露胫距关节，切除胫距关节和外、内踝关节软骨面。③分别在距骨中轴从内向外平行于地面横穿入一枚斯氏针，再于距胫骨下端8～12cm处，以胫骨中轴为进针点，由内向外平行于第一枚针横行穿入第二枚斯氏针，然后套上加压器拧紧加压器螺帽，使切骨面紧密正确对合进行加压融合（图14-4-2）。

加压的斯氏针插入位置正确与否，会影响胫距关节的对合与愈合质量。下位斯氏针插入正确位置在距骨的胫骨轴线之前0.5cm处为最适宜（图14-4-3），避免胫距切骨面因插针位置不当引起的张开与滑移。

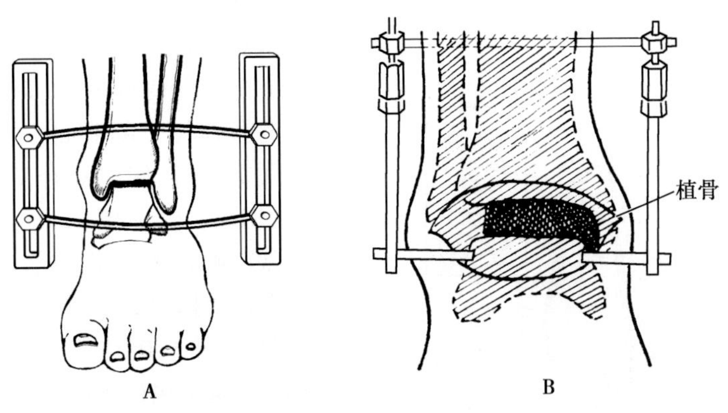

图14-4-2　踝关节加压融合示意

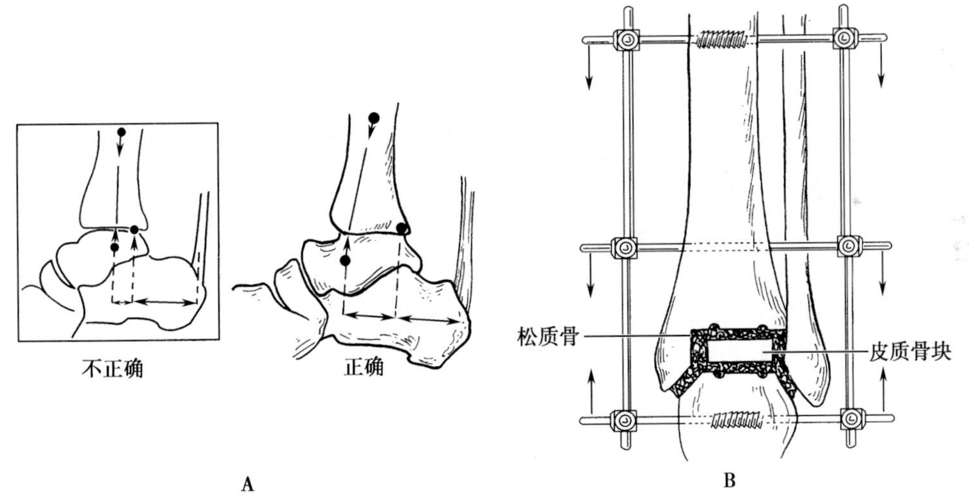

图14-4-3　踝关节加压融合外固定器穿针注意事项

A. 正确穿针示意；B. 外固定器加压固定

（2）植骨融合术：术中在切除关节软骨后植入从髂骨切取的全厚骨块，再进行加压融合。此术式尤适于患侧下肢长度有短缩的连枷足患者进行踝关节融合术。其手术显露与关节面的处理方法同上。不同的是需从髂骨切取全厚骨块5cm×4cm髂骨块，修整后，毛糙骨外板面并全层钻孔数个后（图14-4-4）植入胫距骨之间，然后如上一手术一样穿针安装外固定器加压融合。也可植骨融合（图14-4-5）。

（3）螺丝钉固定踝关节融合术：适应证与手术显露和关节面的处理方法同上，不同的是用直径5.0mm的具有加压作用的双螺纹空心钉加压固定。防止了踝关节融合不愈合的并发症。

3. 踝关节后方骨档术　该术适用于足部僵硬性无内外翻畸形的连枷足的治疗。患者的连枷踝缺乏有效动力肌重建踝部伸屈运动，又要求保持有一定活动范围的关节活动度，年龄12岁以上。有几种手术方法，最常用的是用螺丝钉固定的踝后骨档术；

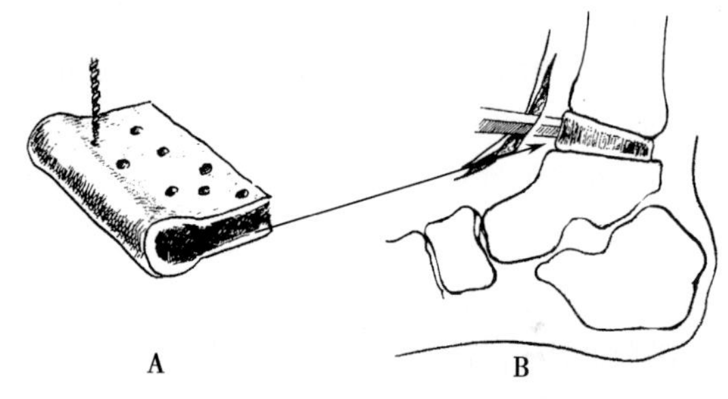

图 14-4-4　踝关节大块植骨融合

A. 植骨块修整钻孔；B. 植入踝关节中

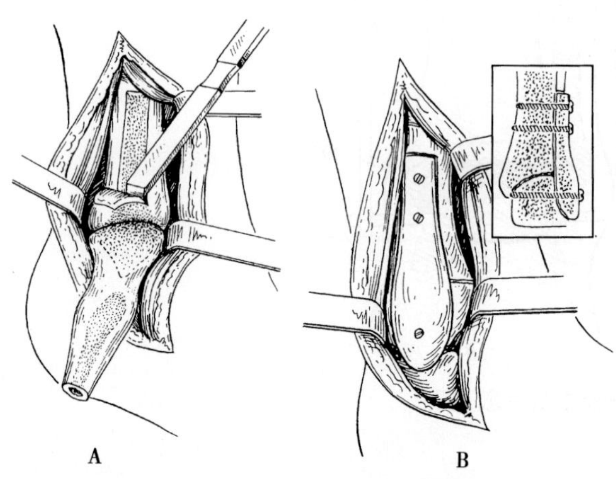

图 14-4-5　腓骨镶嵌植骨融合固定踝关节

A. 切取腓骨远端，在胫骨与距骨上凿槽；B. 腓骨镶嵌后螺钉固定

其手术方法：在跟腱内侧作纵切口长 8cm，切开腱旁膜，额状位 Z 形切断跟腱。向内、外牵开胫骨后软组织，显露踝后关节囊及距骨、胫骨远段。于髂骨前 1/3 段上方切开皮肤、皮下及骨膜，截取 2cm×5cm 髂骨板一块，并加以如踝关节植骨加压融合一样修整骨块。然后，清除距骨后方软组织，切除距骨后方骨隆突，使成为到跟骨后方的一个平面。将切取的骨板置于距骨、跟骨切骨面上，用螺丝钉固定于距骨（图 14-4-6），使骨块紧贴胫骨上段至少 3cm 左右，也可用螺钉固定植骨块。

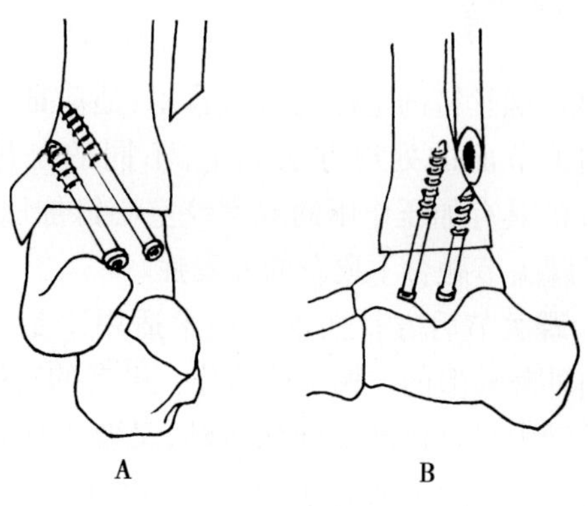

图 14-4-6　加压螺钉固定踝关节

4. 四关节融合术　四关节融合术是将踝关节和三关节同时融合的术式。胫距关节融合和跗骨间三关节融合同期一次完成，将踝关节固定于中立位（男），女性最多不大于 10°的跖屈范围内。三关节融合术已在第十章第一节中作了介绍，此处重点介绍踝关节融合的方法。该术适应于复合型连枷足或踝关节不稳者，年龄在 14 岁以上。常与足部其他畸形一并矫正。

操作方法：①踝关节前方纵切口，2/3 在胫骨下端，1/3 在踝关节及距骨上。切开皮下及小腿支持带，显露胫骨下段前嵴和踝关节前关节囊。②纵形切开并分离胫骨前嵴骨膜到踝关节，切开踝关节囊和距骨颈体相交部背面。切除胫距关节软骨及内、外踝关节软骨，使之对合良好。③在胫骨前面下端钻孔、切取胫骨前侧 2cm×10cm 骨皮质与厚达髓腔的骨块。距骨颈体相交部正对胫骨切骨片一端，凿大小合适骨榫口 2cm×1cm，深为 1cm。根据患者的情况，将足背伸至 0°位或跖屈 10°，将胫骨片由槽内推向榫口嵌插紧密（图 14-4-7）。松质骨碎屑填充骨关节间隙，将切自榫口的骨块嵌入滑槽上端空缺，光面向前。为了保证植骨块紧密与胫骨和距骨接触有利于骨愈合，也可用螺钉将骨块固定于距骨与胫骨上。注意，术中应同时行三关节融合术，用其来矫正足内外翻和前足下垂等畸形最后完成四关节融合（图 14-4-8，图 14-4-9）。术后处理同踝关节融合术。

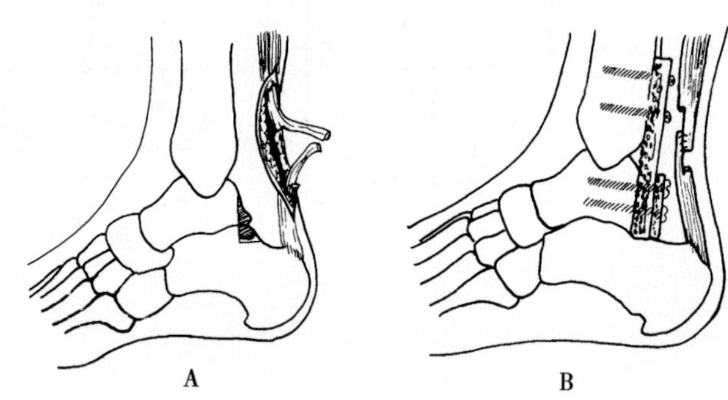

图 14-4-7　踝关节后方骨挡术

A. 手术示意；B. 植骨块用螺钉固定

二、舟　形　足

（一）临床表现与分型

舟形足畸形（rocker-bottom feet, rocker-bottom foot, rocker-sole feet）又称“摇椅足”，表现为患者足弓消失并向跖侧突起，足的两端翘起如同小船样的畸形；因从侧位观看足的跖侧形状似摇椅的底座样，故被称为摇椅足。

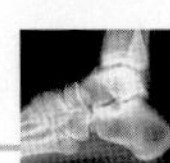

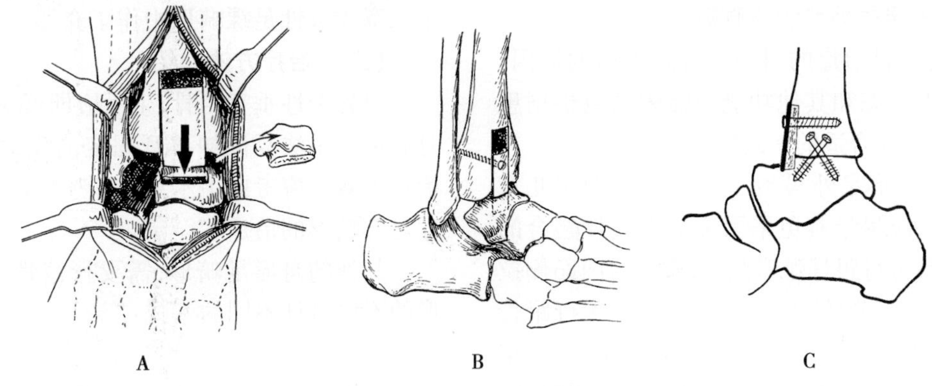

A　　B　　C

图 14-4-8　滑动骨块固定

A. 滑动骨块的切取；B. 螺钉固定；C. 术后示意

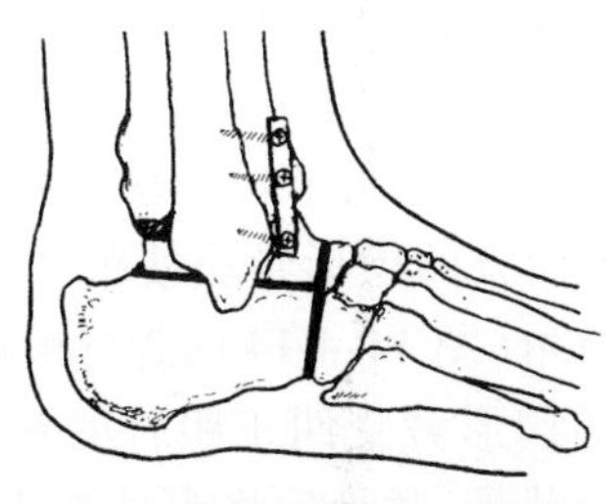

图 14-4-9　四关节融合截骨矫形后示意

舟形足的发病原因较多，分为先天性与后天性（图 14-4-10）。前者见于先天性垂直距骨，由于距骨头向跖侧脱位突出（图 14-4-11），使足弓消失形成舟形足。后天性舟形足可见于足部骨折畸形愈合，糖尿病足晚期畸形、严重的平足症，中跗骨关节的结核、类风湿关节炎，Charcot 关节病等。

临床上对后天性舟形足，根据其不同的临床表现将舟形足分为以下几型：①单纯型舟形足：指不合并有足内、外翻畸形的舟形足。又分为柔软型与僵硬型两种，前者多为青少年患者或病程短者，后者为成年人或病程久者。②复合型舟形足：即伴有足部内外翻等畸形的舟形足，均为僵硬性，又分为并发骨关节病变型与无骨关节病变型。

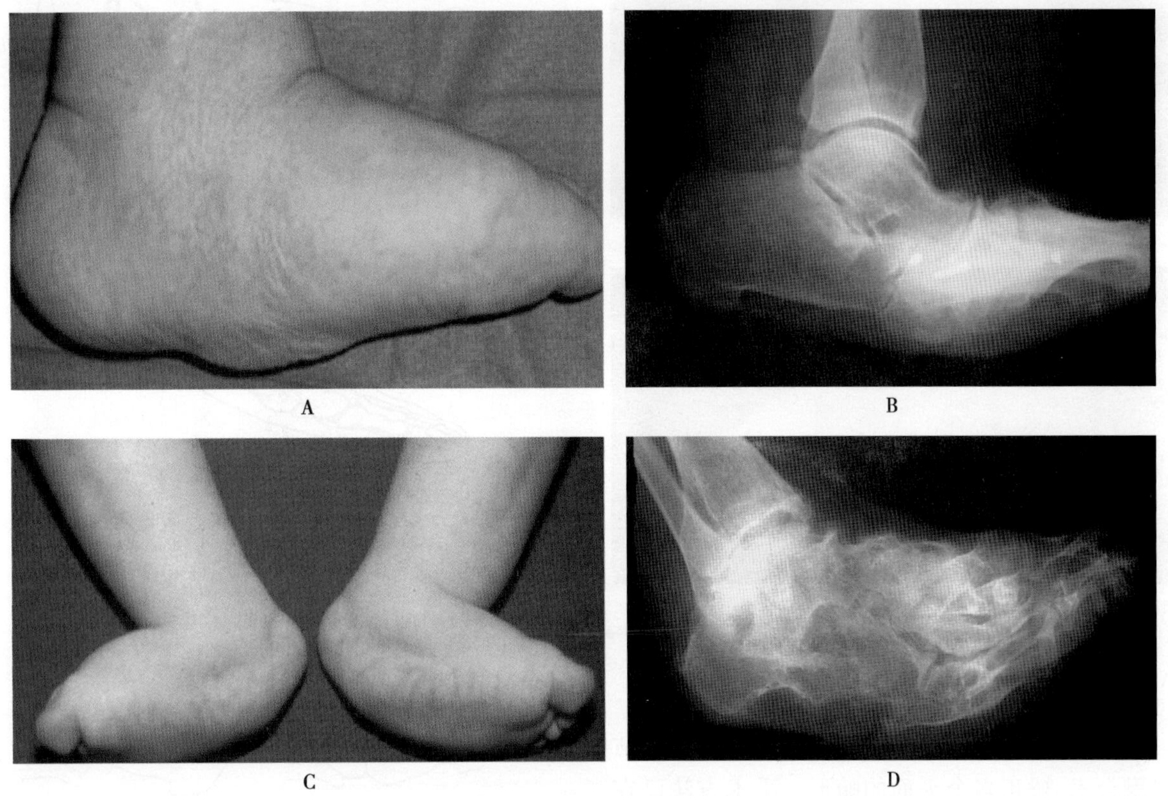

A　　B

C　　D

图 14-4-10　不同原因的舟形足

A、B. 中跗关节 Charcot 关节引起的舟形足；C. 先天性垂直距骨显示舟形足外形；D. 骨折畸形愈合造成的舟形足

（二）舟形足的外科治疗原则

舟形足的外科治疗的目的是解除疼痛的原因、矫正畸形、改善步态和其他功能。临床上应根据患者的不同病情选择合适的术式矫形治疗。

1. 单纯型舟形足外科治疗原则　对少年儿童僵硬性舟形足，应尽量避免采用关节内截骨融合的术式进行治疗；可行跟骨弧形截骨，截骨后向跖侧拉下截骨远端恢复正常的跟骨倾斜角，中足施行跗骨间楔形截骨矫形前足背伸畸形（图 14-4-12）。成年人在跟骨截骨外，加行距舟与跟骰关节楔形截骨融合治疗（图 14-4-13）。

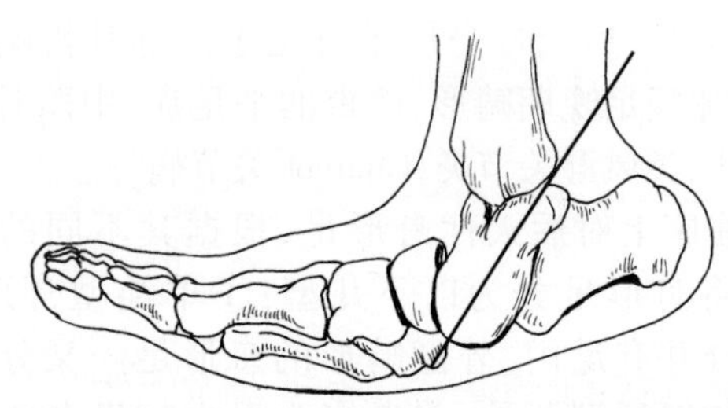

图 14-4-11　先天性垂直距骨形成舟形足示意图

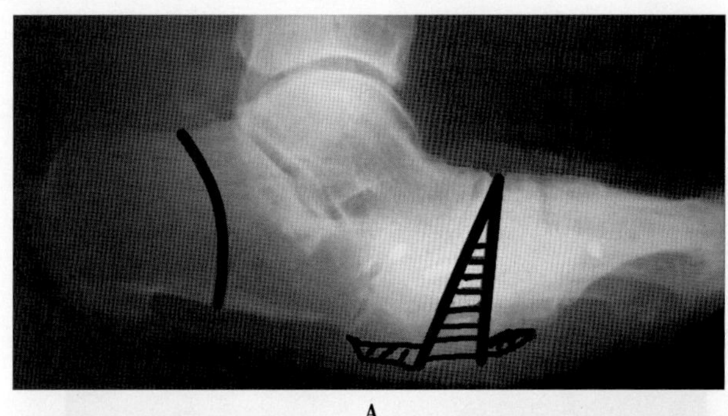

A

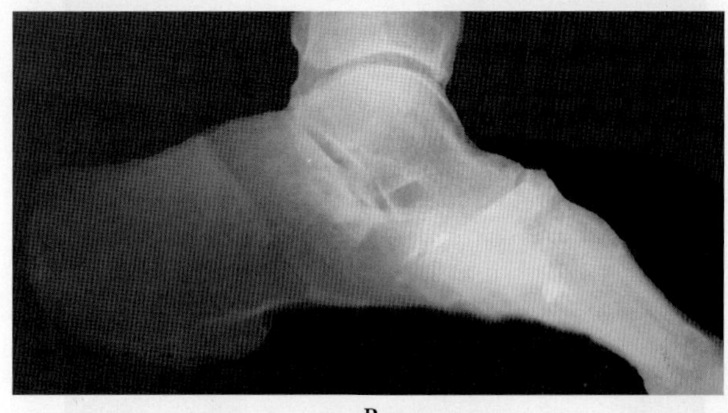

B

图 14-4-12　青少年舟形足截骨矫形
A. 跟骨与跗间关节截骨示意；B. 截骨愈合后畸形矫正

2. 复合型舟形足外科治疗原则　可行三关节截骨融合术，矫正多个平面的畸形。手术方法已在第十章第一节中作了介绍。

3. 先天性垂直距骨有特殊的治疗方法，已于第十二章先天性足踝畸形中作了介绍。

（三）治疗方法介绍

对先天性垂直距骨，生后应即行手法治疗，两个月后可行手法复位加石膏固定治疗，三个月后保守治疗无效者应考虑手术复位治疗。具体见本章先天性足部畸形的治疗。

其他的舟形足畸形，需要行截骨治疗。根据畸形的不同设计不同的术式：

（1）若侧位 X 线片第 1 跖骨与距骨轴线交角顶点位于跗横关节，可行三关节截骨融合进行矫形治疗，参考第十章第一节。

（2）如果交角顶点位于中跗关节处，可于中跗关节处做底在跖侧的楔形截骨矫形，跟骨的跖屈有两种方法矫正：①距下关节切除软骨面后，在后关节间隙植入底在后方的楔形骨块使跟骨背伸，恢复正常的跟骨结节角（图 14-4-14）；②行跟骨截骨：包括做底在跖侧的楔形截骨纠正跟骨的跖屈（图 14-4-12），或行弧形截骨，截骨后将跟骨结节拉向跖侧矫正跟骨的跖屈畸形，恢复正常的 Böhler 角。

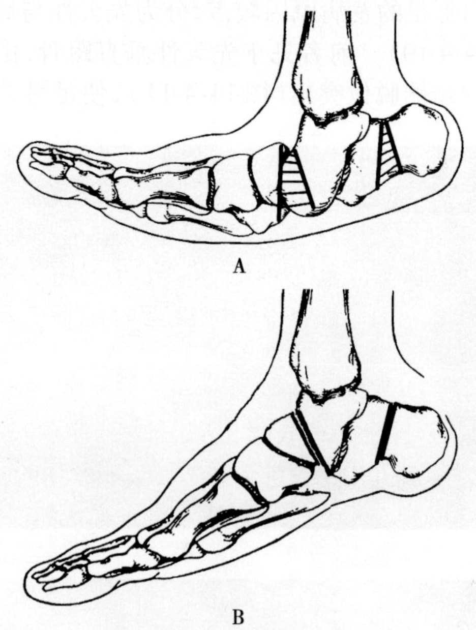

图 14-4-13　成人舟形足截骨示意
A. 跗横关节与跟骨截骨示意；B. 截骨矫形后

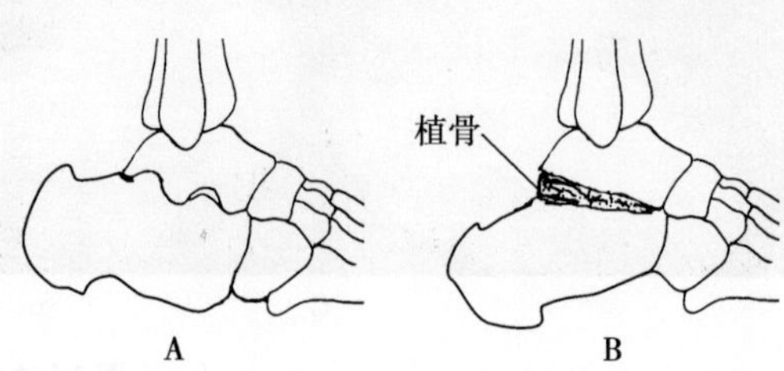

图 14-4-14　距下关节植骨融合矫正跟骨跖屈示意

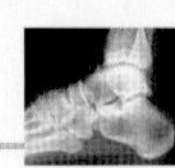

第五节　前足松弛症(扇形足)

扇形足,又名前足松弛症,临床上并非少见;但尚无明确的界定标准。这一畸形由两种因素造成:一是患者发育性的前足宽大(图 14-5-1);二是前足松弛,其跖间的韧带松弛、足横弓塌陷。表现为前足较常人宽松,在足负重后前足宽大尤为明显。部分患者可有明显的跖跗关节松弛,同时可合并有踇外翻、踇囊炎和小趾囊炎等疾患。

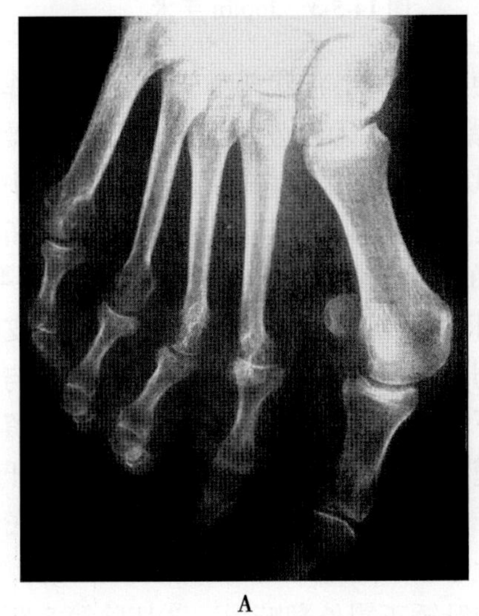

A

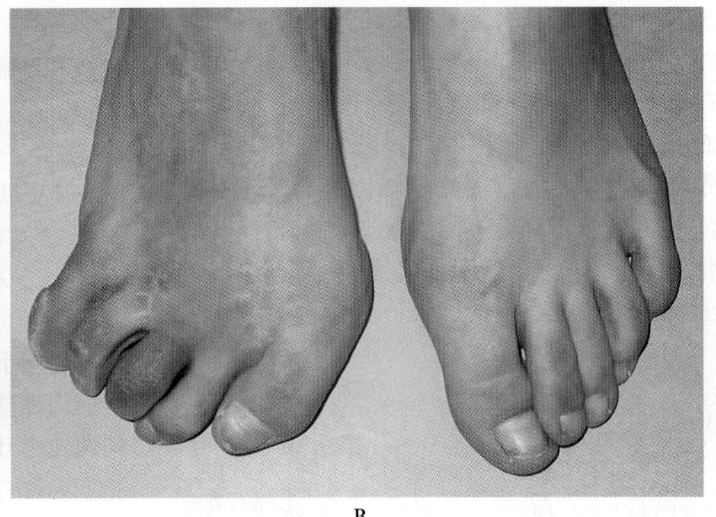

B

图 14-5-1　扇形足

A. 扇形足的 X 线片;B. 患者右足是扇形足,左足正常

一、病因病理

前足由 5 个跖骨和相应的趾骨组成,跖骨头间有横韧带相互连接,跖骨基底有坚韧的骨间韧带和关节囊和跗骨相连。以上关节连接的韧带等结构松弛时可产生前足异常增宽而成扇形足。此外,引起踇外翻和小趾滑囊炎的各种病因,均可以成为扇形足的发病原因。类风湿关节炎患者的前足由于软组织和骨的破坏,失去了正常的组织功能,在外力甚至在体重的外力作用下,就可出现扇形足。

Ehles-Danlos 综合征的患者可有全身多个关节的韧带松弛,伴有明显的扇形足。

二、临床表现与诊断

患者表现为前足较宽,在足负重后尤为明显。可同时有踇外翻、踇囊炎和小趾囊炎的表现。常诉不能买到合适的鞋子。临床上可有踇外翻、踇囊炎和小趾囊炎的不同症状的表现,部分患者可有明显的跖跗关节松弛,同时可合并足横弓与纵弓的塌陷。

正常情况下第 1、2 跖骨间夹角(IMA)<9°,第 4、5 跖骨间夹角(4 ~ 5IMA)<6°。有作者提出如果患者 X 线片显示第 1、2 跖骨间夹角>11°,同时伴有第 4、5 跖骨间夹角>8°时,此时前足增宽,可称为扇形足(splayfoot);也即同时伴有踇外翻和小趾囊炎。另有学者认为,第 1、5 跖骨间夹角大于 45°,同时伴有前足松弛者可诊断为扇形足。

三、治　　疗

非手术治疗可采用穿宽松的鞋,减轻对组织的挤压所引起的症状。非手术无效,又有明显症状;或进展较快的扇形足可考虑手术治疗。对于较稳定的扇形足,可采用踇外翻和小趾滑囊炎的手术方法治疗。但对于韧带松弛者,按常规手术的方法治疗此类踇外翻畸形,结果往往是徒劳的。术后短期内畸形即可复发。有鉴于此,根据作者的经验教训,要取得稳定的疗效,建议在行踇外翻矫形的同时加行前足紧缩手术。

1. 第1、5跖骨基底开放截骨植骨术(Giannestras手术) Giannestras手术适用于扇形足合并柔软可复性蹞外翻,症状严重,影响患者生活工作者。对于严重的僵硬型蹞外翻、未成年人及有一般外科手术禁忌者应视为禁忌。术中切除第1跖骨头内侧和第5跖骨头外侧骨赘,蹞趾外翻时,常需要松解蹞收肌。从足的内外侧向中间推挤1、5跖骨头,用一枚带有螺纹的克氏针从第5跖骨头颈部的外侧向内侧穿入,从2、3、4跖骨跖侧经过,穿入第1跖骨头颈部,并从其内侧皮质穿出。透视检查扇形足纠正情况,然后分别在第1、5跖骨基底部行开放性楔形截骨,撑开截骨面后,植入从跖骨头切下的骨赘(图14-5-2)。如果先截骨后穿针,穿针时难以维持跖骨头在矢状面的位置,可能引起跖骨头的抬高或降低,影响以后的跖骨头的正常负重。术后石膏固定,克氏针6周后拔出。

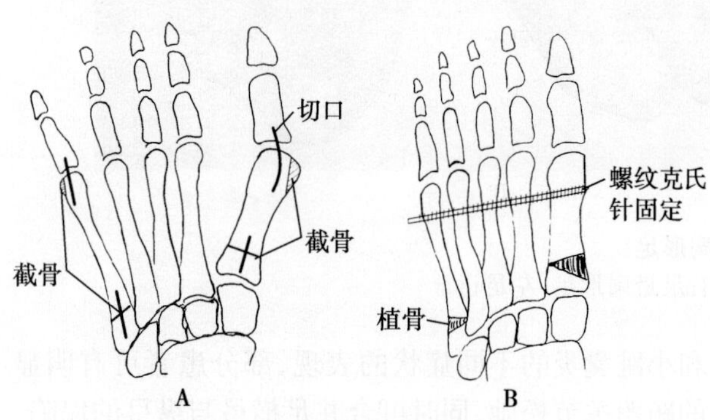

图14-5-2 第1、5跖骨基底开放截骨植骨术(Giannestras手术)

A. 皮肤切口与截骨范围;B. 截骨并植骨矫形后示意

2. Joplin手术 适应于青少年扇形足合并柔软可复性蹞外翻,无骨结构畸形,症状严重,影响患者生活者。对于严重的僵硬型蹞外翻及有一般外科手术禁忌者应视为禁忌。术中切除第1跖骨头内侧和第5跖骨头外侧骨赘,切断蹞收肌腱的止点,在第1跖骨颈部钻孔,将蹞收肌腱从孔内穿向内侧。在踝关节前方,切断小趾的趾长伸肌腱,趾长伸肌腱的近侧断端从第5跖骨头外侧穿出,用缝线牢固固定小趾趾长伸肌腱,再通过第5跖骨头跖侧,并经过4、3、2跖骨跖侧,穿向第1跖骨头背侧,向内侧穿过蹞展肌腱返回,绕过蹞伸蹞肌腱,使之固定伸肌腱后与蹞收肌腱一起缝合于内侧关节囊(图14-5-3)。

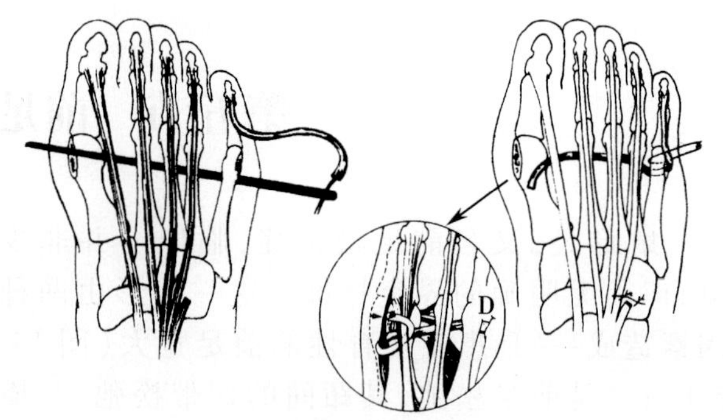

图14-5-3 Joplin手术

3. Daniel手术 1980年Dr. Daniel报道了应用钢丝将第1、2跖骨捆绑后在它们的远端加行植骨治疗该类患者,据称远期疗效稳定。该术适合于扇形足合并僵硬型蹞外翻,症状严重,影响患者工作生活者;及前足紧缩等手术复发或失败的病例。操作步骤:①第1切口,在蹞趾背内侧以跖趾关节为中心做3cm长皮肤切口。第2切口位于第1、2两个跖骨头颈部之间的纵形切口,长约5cm(图14-5-4A)。②Silver手术:按第1个切口切开皮肤后游离皮瓣向两侧牵开切口。按切口方向纵形切开关节囊与骨膜并行骨膜下剥离,显露出跖骨头内侧骨赘,保留矢状沟的内侧壁切除骨赘。然后做第2切口,切开皮肤向两侧牵开切口,显露出蹞内收肌在趾骨基底部的止点与籽骨悬韧带并予以切断。然后切开外侧关节囊。外展蹞趾矫正蹞外翻畸形。③切除第5跖骨头外侧骨赘:以第5跖趾关节为中心做3cm长的第3个皮肤切口,切开皮肤后游离皮瓣向两侧牵开切口。纵形切开关节囊与骨膜并行骨膜下剥离,显露出跖骨头外侧骨赘,予以切除。④捆绑与植骨:首先在第1跖骨颈部外1/3与内2/3交界处从背侧向跖侧钻1mm粗直径的骨隧道。然后在第2切口中牵开第2趾的伸趾肌腱显露出第2跖骨颈部。在助手将第1跖骨尽量推向第2跖骨的情况下,用1mm粗的钢丝从骨隧道穿过并绕过第2跖骨颈部,翻转拧紧打结,以矫正IMA(图14-5-4B)。然后用锐利狭窄的骨刀

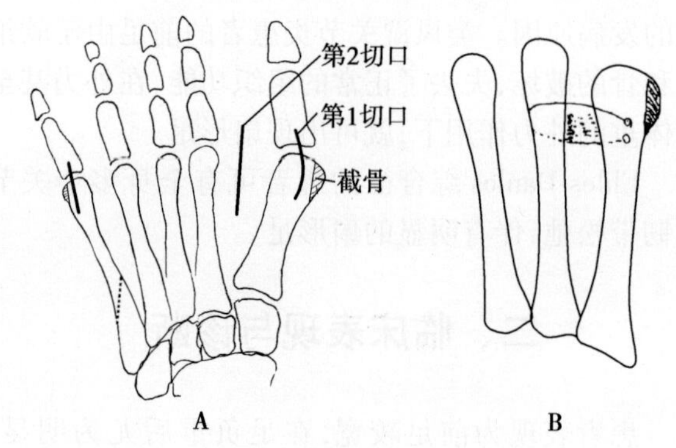

图14-5-4 Daniel手术

A. 切口线与截骨示意;B. 第1、2跖骨用钢丝捆绑植骨

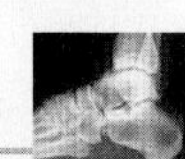

将钢丝固定部位第1、2跖骨颈的相对缘的骨皮质凿毛糙。在胫骨近端内侧另作切口切取含有松质骨的骨条放在钢丝固定的两个跖骨之间植骨融合(图14-5-4B)。最后透视检查扇形足纠正情况是否满意,必要时加以调整。⑤术后用小腿石膏管形将患足固定于功能位与第一跖骨被矫正的位置,待X线片证实植骨愈合后可去除石膏固定。

除以上前足紧缩手术外,国内黄朝梁等报道:节段切除2、3趾伸趾长肌腱,两段肌腱桥接后,穿过第1跖骨颈骨孔后,呈竹节样向外依次交叉编织2、3、4、5跖骨颈,牵拉收紧肌腱。使1、2、3、4、5跖骨头相互靠拢,夹角缩小,肌腱两端环绕第5跖骨颈缝合固定。将2、3趾伸趾长肌腱远侧残端缝合固定于2、3跖趾关节囊。同时将踇收肌腱移位固定于第1跖骨颈内侧。此手术优点可同时缩小2、3,3、4跖骨间夹角。

(王正义)

参考文献

1. Evarts CM. Surgery of the musculoskeletal system. New York: Churchill Livingstone,1990.
2. Myerson MS. Foot and ankle disorders. Philadelphia: WB Saunders,2000.
3. Alexander IJ, Johnson KA. Assessment and management of pes cavus in Charco-Marie-Tooth disease. Clin Orthop Relat Res,1989,246:273-281.
4. Bertorini T, Narayanaswami P, Rashed H. Charcot-Marie-Tooth disease (hereditary motor sensory neuropathies) and hereditary sensory and autonomic neuropathies. Neurologist, 2004,10(6):327-337.
5. Dhillon MS, Sandhu HS. Surgical options in the management of residual foot problems in poliomyelitis. Foot Ankle Clin, 2000,5(2):327-347.
6. Huber H, Dutoit M. Dynamic foot-pressure measurement in the assessment of operatively treated clubfeet. J Bone Joint Surg Am,2004,86(6):1203-1210.
7. Kremli MK. Fixed forefoot adduction after clubfoot surgery. Saudi Med J,2003,24(7):742-744.
8. Morcuende JA, Dolan LA, Dietz FR, et al. Radical reduction in the rate of extensive corrective surgery for clubfoot using the Ponseti method. Pediatrics,2004,113(2):376-380.
9. Pareyson D. Differential diagnosis of Charcot-Marie-Tooth disease and related neuropathies. Neurol Sci, 2004, 25(2): 72-82.
10. Selene. G. Parekh. Foot and Ankle Surgery. New Delhi: Jaypee Brothers Medical Publishers,2012.

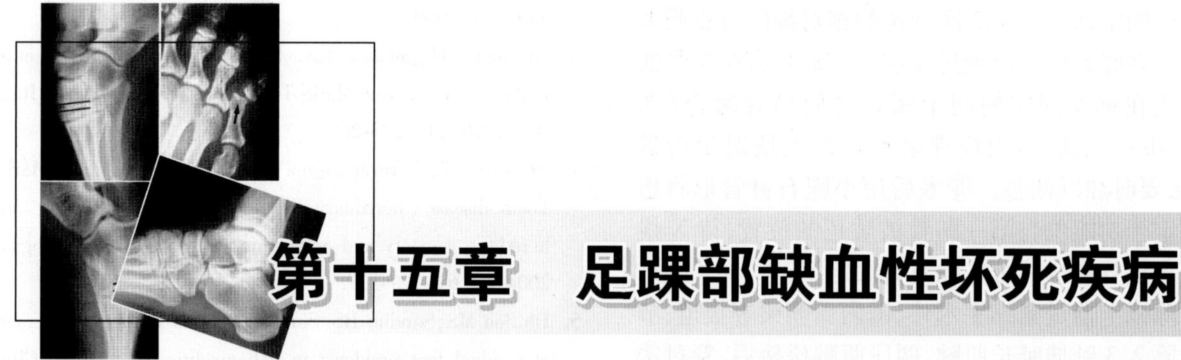

第十五章　足踝部缺血性坏死疾病

缺血性骨坏死(ischemic osteonecrosis)的概念的形成是一个漫长的过程,它源自于骨坏死。骨坏死(osteonecrosis,ON)是指骨细胞、骨髓造血细胞及脂肪细胞等骨的活性成分死亡的病理过程。1738 年,Munro 首先提出了骨坏死的概念。1744 年,Russell 首先发表了有关的论文。从此至今 3 个多世纪的时间里,骨坏死的命名很多,它反映了人们对骨坏死发病机制的认识的一个漫长的演变过程。19 世纪骨坏死曾被误认为是由感染引起的,后来发现并证实骨坏死不是由细菌感染引起的,属于非炎性疾病,因此称为无菌性坏死(aseptic osteonecrosis,AON);再进一步认识到骨坏死与骨组织缺血有关,故又称为无血管性骨坏死(avascular necrosis,AVN),现在被广泛的称为缺血性骨坏死(ischemic osteonecrosis)。

多数学者赞成,根据骨坏死发生部位的不同,把发生于骨端的坏死称为骨坏死,而发生于干骺端或骨干的坏死称为骨梗死(bone infarction)。骨坏死发病部位广泛,几乎可以发生于全身任何一块骨,但是最好发于髋关节,其次是膝关节、肩关节、踝关节和肘关节,也可以发生于距骨、跟骨、腕舟骨等少见部位。好发年龄为 30 ~ 50 岁。

临床中观察到发生骨坏死的病因很多,但除了创伤引起的骨坏死发病原因与机制已经明确外,其他原因引起的骨坏死的发病机制尚不清楚。因此根据其病因是否明确分为创伤性和非创伤性。非创伤性引起的骨坏死其发病机制尚未完全明了,只是把病因学和某些特定的危险因素联系起来。这些危险因素包括激素、酒精中毒、减压病、Gaucher 病、凝血障碍疾病、镰状红细胞贫血、肾移植后、类风湿关节炎、系统性红斑狼疮、慢性胰腺炎、骨髓炎、胶原病、妊娠期、放疗后等。很多学者做了广泛的流行病学研究,指出饮酒是骨坏死的一个危险因素,而激素和饮酒所引起的骨坏死约占文献所报道骨坏死的 90%,文献报道的骨坏死中有极少数是特发性骨坏死—无明确相关危险因素的骨坏死。

对于骨坏死的发病机制有很多学说,包括供血血管的栓塞,栓子可能来自脂肪、氮气或异形细胞(镰状红细胞);骨髓腔内的压力增加;动脉阻塞;静脉回流受阻;血管炎引起的血管壁受损;Gaucher 病中的放射损害或血管活性因子的释放;脂质代谢异常;骨髓腔内出血;纤维蛋白溶解异常;免疫反应;基因改变等。这些理论大多数是相互支持而不是相互独立的,因此不能把骨坏死看作是一种单一的疾病,而应当将其看做是多种因素的医源性疾病群所导致的最终结果。

第一节　踝关节骨坏死

一、胫骨远端骨坏死

胫骨远端缺血坏死,又称胫骨骨梗死,临床上罕见,但各年龄段均可发病。

(一) 病因

此病病因不明,但可伴有退行性关节病。可出现间歇性发作和滑膜炎等退行性关节病的典型表

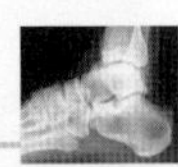

现。有作者认为是胫骨内某一区域的血管发生梗塞，引起局部缺血而发生的诸如骨缺血性坏死等一系列病理变化的结果。少儿期发病者，似与骨骺及其发育无关，患儿是否有胚胎期软骨压迫损害尚难确定。青年期发病者，难以发现发病与饮酒史、潜水史和明显外伤史有关。有研究报道成人发病与踝关节退变有关。有学者认为，多次踝上挫伤、扭伤等可能是造成渐进性发病的原因，但经数年修复和骨血管化重建，甚至患者未曾注意到胫骨远端的不适而自愈。

许多患者通常有近期活动量增加和（或）创伤史，干骺端内水肿导致的压力增多会引起疼痛，当压力高到一定程度时将会引起骨坏死。如果结构性改变较小，则软骨下病变可能痊愈，症状可消失。如果病灶面积大，骨结构减弱，可引起大小不等的骨坏死和塌陷。如果塌陷很小，且局限于胫骨干骺端内，则始终不会有X线片的发现。只有较大的破坏性病灶才会在普通X线片上显示出来。

李子荣教授通过对北京地区2003年551例感染SARS的医务人员进行诊治中发现，有3.3%患者发生胫骨远端骨梗死（图15-1-1，图15-1-2）。胫骨远端骨梗死与身体其他部位的骨坏死同时发生，未发现单发者。这些患者均在一个月内使用了2000mg以上的泼尼松龙。因而大量使用皮质激素也是产生胫骨远端骨梗死的原因。

（二）临床表现

患者往往逐渐缓慢发病，青少年患者多无自我感觉。少儿期发病会引起足踝部畸形，如踝内翻等，多在此时才引起患儿家长的注意；此时若行影像学

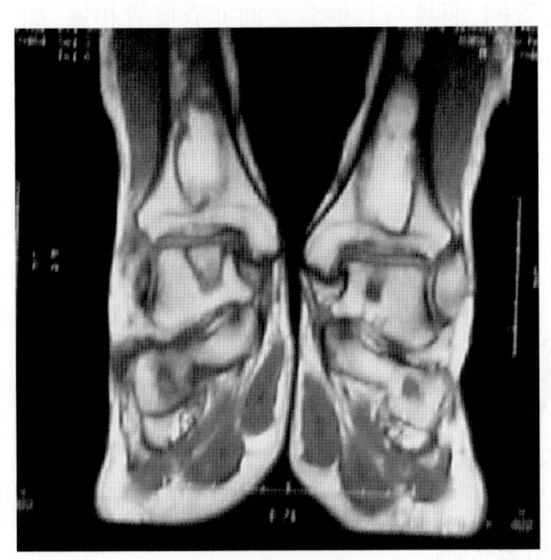

图15-1-1　双侧胫骨远端骨梗死（合并双侧距骨坏死）CT片

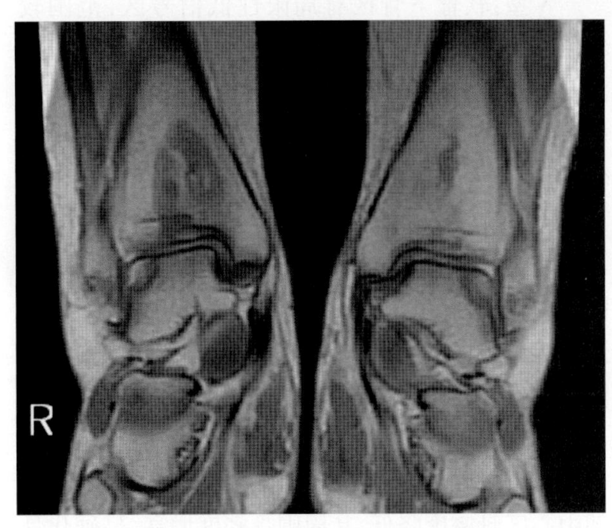

图15-1-2　双侧踝关节冠状位 T_1WI像

示双侧距骨外上方关节面下片状区域内低信号，双侧胫骨远端骨髓腔内不规则线状低信号。诊断为双侧胫骨远端骨梗死，双侧距骨骨坏死

检查，可发现其胫骨远侧干骺部软骨下骨有明显损害。青年期发病，会引起胫骨弯曲或累及腓骨、踝关节，造成脱位、足内外翻和小腿远段畸形。

成人往往无异常感觉或仅有酸胀不适．少数患者经休息、使用支具减轻胫骨负荷数年，可以自愈。部分患者在踝部扭伤或其他损伤时局部出现症状，并于负重、行走时症状可加重，而抬高下肢时酸胀与疼痛等症状可缓解。多数患者的踝部可表现为严重的退行性改变，间歇性酸胀、静息性疼痛，活动多、站立久时疼痛加重。病变在近骺线或软骨下区时，受压部可发生骨塌陷并累及踝关节。此时疼痛加重，踝周肿胀，每于站立行走即出现疼痛，足踝部功能明显下降。

老年患者胫骨骨坏死表现为胫骨干骺端的软骨下骨系列性破坏。最轻的表现为局灶性信号改变，多可自愈。中期病变相当常见表现为广泛的干骺端水肿，部分患者虽然可恢复，但会残留有瘢痕和MRI扫描能见到的软骨下改变。小面积的局灶性骨坏死，无软骨下骨塌陷，但病灶可持续存在十几年。最严重的表现是绝大多数为破坏性的，包括大面积的软骨下骨受累，最终X线片可出现异常表现，并伴有大面积骨坏死和软骨下骨塌陷。

影像学检查：国外学者根据影像学检查的不同表现，将该病分为两类：

Ⅰ类：患者始终无软骨下骨塌陷改变，仅有MRI信号异常，依据MRI信号异常改变的程度，又分为A、B、C三型。

A 型：软骨下骨区有局限性低信号区，范围较小，T_1WI（图 15-1-2）较易发现。

B 型：软骨下骨区有弥漫信号改变，并达胫骨远端骺线以上的胫骨干骺端内，信号异常呈非局灶性，较弥漫，累及骺线以上的胫骨干骺端内，在 MRI 片 T_1WI 和 T_2WI 像上均清晰。

C 型：为软骨下骨的局限性变化并累及胫骨干骺端，病变区呈 T_1WI 低信号区和 T_2WI 高信号区，边界清楚，具备典型骨坏死特点，有时坏死区中心有渗液样信号改变。

Ⅱ类：这类病例往往在常规 X 线片检查时可被检出，有典型的软骨下骨病灶区和软骨下骨塌陷，局部中心区骨密度降低，其周围骨密度增高，呈硬化骨改变。病灶大小不一，可单个或多个。

MRI 显示多个骨内病灶中心部 T_1WI 低信号，T_2WI 高信号，周围骨信号异常均匀，与边界骨界线欠清，有移行带。两个病灶间隔骨质疏密相间，多数趋高。各病灶多居胫骨干骺端或居干骺端偏侧。

（三）诊断

根据患者的临床表现，尤其是影像学检查结果可以做出诊断。但个别病例应注意与胫骨远端的低毒感染性骨囊肿相鉴别。

（四）治疗

1. 非手术治疗　早期应休息，扶拐行走以减少甚至避免负重。给予活血化瘀、强肾壮骨的中药治疗。症状明显者，可给予小剂量阿司匹林（20～30mg）每日 2 或 3 次。华法林、肝素适量均具一定效果。此外，透热、超短波、微波等治疗也有辅助疗效。

2. 手术治疗　对后期（Ⅱ类）患者，病灶明确者，除上述治疗外，可以结合手术治疗，凿开骨皮质刮除病灶。然后用自体骨移植填充空腔，消灭病灶区。踝部的畸形应予以矫正，以使下肢获得正确的力线。若有踝上胫骨弯曲畸形者，应在弯曲顶端行楔形截骨矫形，使踝关节位于水平位。截骨处应以钢板、螺钉内固定。

二、距骨缺血性坏死

距骨缺血性坏死，多见于距骨骨折脱位后。距骨是全身骨骼中唯一无肌肉起止附着的骨骼，在距骨遭受严重的骨折脱位损伤时，可使距骨的血供遭到完全破坏而发生缺血性坏死。严重者，最终导致距骨体塌陷变形，造成踝关节骨性关节炎。使踝关节丧失功能，造成残废。因此，预防及早期处理距骨缺血性坏死，对其功能有很重要的作用。

（一）病因

虽然引起距骨缺血性坏死的原因很多，如踝部急慢性损伤、患有骨病、酒精中毒或长期应用激素药物、代谢障碍及一些内分泌疾病及脉管炎等；但最多见的是因为距骨的各种创伤，尤其是距骨的骨折脱位，容易并发缺血性坏死。其原因是由距骨的解剖特点决定的。距骨是全身骨骼中唯一无肌肉起止附着的骨骼，但仍有较为丰富的血运。其血液供应有三个来源：胫后动脉、胫前动脉及腓动脉。按部位归纳为：距骨头的血液供应是由足背动脉分支至内上半部；跗骨窦动脉供应外下半部；距骨体的血液供应为：跗骨管动脉供应中、外 1/3；三角支供应内 1/3；跗骨窦动脉分支供应外下一小部分。距骨后结节由胫后动脉的跟骨支供应。这些分支在距骨内形成一个血管网，而且与其他骨之间亦有血管相通，如距骨和舟骨、跟骨间的关节囊及韧带均有血管相通，甚至距胫之间亦有血管相通。距骨犹如居于血管网之中（图 15-1-3）。

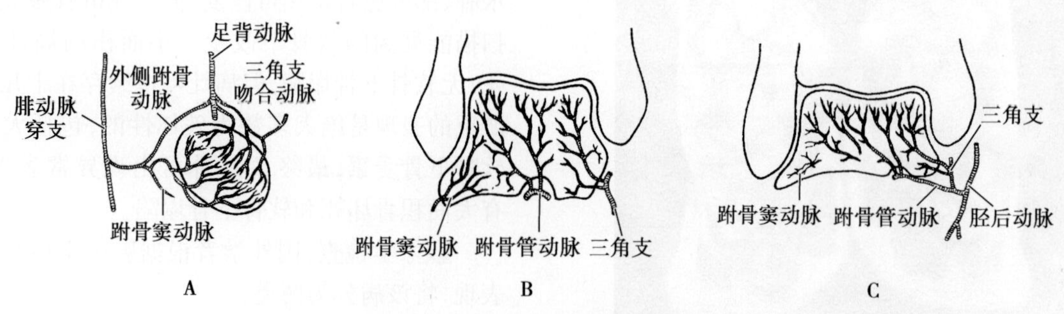

图 15-1-3　距骨血供示意图（冠状面）

A. 距骨前 1/3（或距骨头）血供；B. 距骨中 1/3 血供；C. 距骨后 1/3 血供

（引自 Resnick D. Diagnosis of bone and joint disorders. W. B. Saunders. 1988. 3258.）

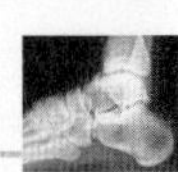

距骨虽然血供丰富，距骨血管网的任一部分发生中断都可能导致距骨的缺血坏死，包括动脉、毛细血管、静脉窦和静脉。血管中断可分为阻塞性、压迫性或创伤性血管中断。由于距骨的解剖特点，遭受损伤后易于发生缺血性坏死。主要原因是：①距骨表面约有2/5为关节软骨面所覆盖，并无肌肉附着，血管从其韧带或关节囊进入距骨内的部位较为集中，故易受损伤；②Kally等（1963）认为距骨为松质骨，当受伤时可因骨折、脱位和被压缩而损伤骨内的血管；③某些骨折类型，易于发生缺血性坏死，如距骨颈骨折合并脱位者；④距骨体缺血坏死率随着损伤的严重程度而增加。Kally根据其临床资料的总结研究，发现不同类型的距骨骨折脱位有着非常悬殊的差异：

Ⅰ型：距骨颈骨折而无脱位，其韧带未受损，血液供应尚完整，距骨体坏死率不超过1%。

Ⅱ型：距骨颈骨折合并距上下关节脱位，骨间韧带遭受损伤，距骨体的血液供应将减少，则坏死率上升至20%～40%。

Ⅲ型：距骨颈骨折合并距上下关节脱位，即胫距、距跟均脱位。此型少见，脱位后可能只有少数软组织附着以维持血供，若不及时手法整复，易发生缺血性坏死，坏死率高达70%以上。

（二）临床表现

主要症状是踝关节的疼痛和活动受限，因距骨体塌陷变形，关节软骨面损伤，产生骨性关节炎，活动时产生疼痛；患者因疼痛和关节间隙变窄而导致踝关节屈伸活动均受限。

影像学表现：当骨坏死发生后，机体即对坏死区进行修复，表现为重新骨化、血管再通和坏死骨的吸收。这些病理过程在影像学上可以得到清晰显示。距骨缺血坏死的影像学表现距骨的无菌性坏死多为双侧发病，是全身性多发骨坏死的好发部位之一，多见于距骨滑车部和体部，尤其好发于距骨外上方关节面下（图15-1-1，图15-1-2）。在同一距骨内多为单发坏死灶，但也可出现多发病灶。早期距骨骨坏死在X线片上，坏死骨与周边存活骨在密度上无明显差异，易于漏诊。随着病情进展，病变区充血，正常骨被吸收，骨量减少。但由于骨坏死区缺乏血液供应，不出现骨质吸收，因此较周围发生骨量减少的存活骨而言相对密度增高。这时，缺血坏死灶在平片上出现明显的异常改变（图15-1-4）。当坏死区发生重新骨化时，由于新骨沉积在坏死骨小梁上，坏死骨的密度越来越高，最终形成了距骨骨坏死病例中所见到的典型硬化表现。有的其密度甚至达正常骨密度的2倍以上（图15-1-5）。到了晚期可出现距骨体塌陷变形，形态变小、变扁，骨质硬化，关节间隙变窄、骨赘形成等骨关节炎的表现。

（三）诊断

根据外伤史、临床症状，及X线正、侧位和斜位片，依靠骨密度致密的X线片就可做出缺血性坏死的诊断。但有时在疾病早期难以确诊；MRI是发现和诊断骨坏死最敏感的非创伤性检查方法，尤其是在病变早期。当临床怀疑有距骨坏死而X线片未见异常时，可进一步行MRI检查来确定。但要注意鉴别，因在侧位片上，距骨的一部分被内、外踝的阴影重叠，不要误认为是距骨的致密阴影；只有在无重叠的位置有密度增高，才能做出缺血性坏死的诊断。

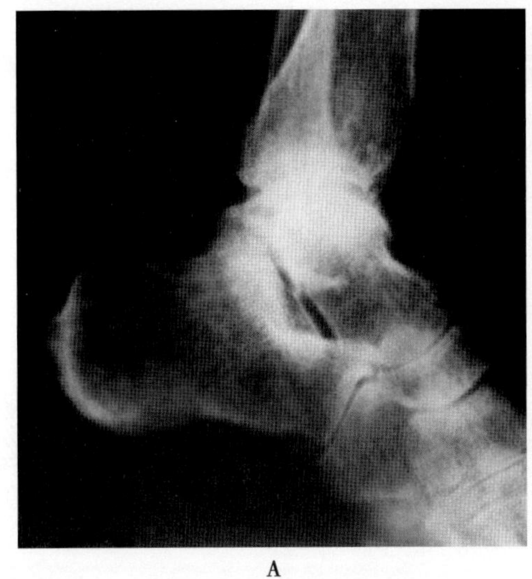

A

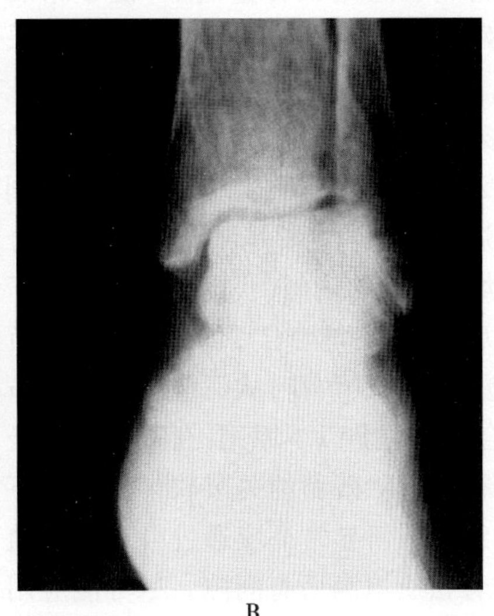

B

图15-1-4　距骨坏死

A. 正位X线片示滑车中外侧密度增高区，与正常骨之间可见硬化边；B. 冠状位 T_1WI 像显示距骨内线状低信号，诊断为距骨骨坏死

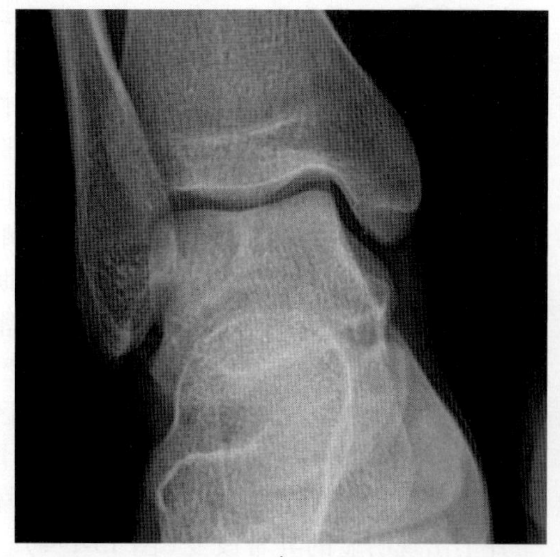
A

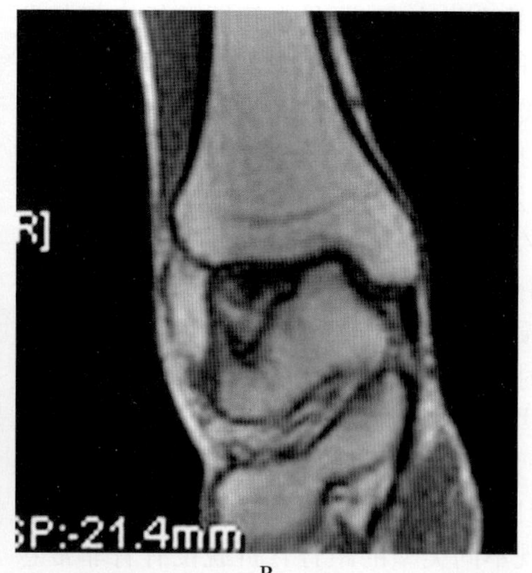

B

图 15-1-5　距骨缺血性坏死
X 线片示距骨密度增加，胫距关节间隙变窄

（四）治疗

1. 治疗原则　足部骨坏死的治疗原则与患者需求、临床症状、疾病分期和坏死范围密切相关。在骨坏死早期，坏死范围较小，患者症状较轻，坏死未出现塌陷时可行保守治疗。通常保守治疗可以满足大部分患者的功能需求。当保守治疗失败，坏死范围变大，患者症状加重时应采取手术治疗。对于有明显临床症状的骨坏死在塌陷之前，可采用核心减压或带血管蒂的骨瓣移植术。若骨坏死出现塌陷，并引起相应关节的创伤性关节炎无法负重行走时，应采用关节融合或置换术。若整块骨头出现缺血性坏死时，应行死骨切除，植骨加邻近关节融合术。手术治疗时固定材料宜选用钛合金制品，便于术后 MRI 检测骨坏死的进展情况。根据受累关节面采用不同的融合，原则上尽量减少融合关节的数量。关节融合的主要指征是继发于关节炎的疼痛以及与关节炎进行性发展有关的关节排列紊乱。故对于创伤性关节炎来说，关节融合主要是原位融合，而融合的目的是消除炎性关节的疼痛，获得跖行足。对于关节融合必须切记的一点是融合后的关节在行走负重过程中不能缓冲足底的负荷，从而增加邻近关节的应力。故融合时要遵循以下原则：在宽大的骨松质面进行融合；彻底清除残留的关节软骨及软骨下硬化骨；距骨对线的任何异常都应通过自体骨移植来矫正，用自体骨松质填满所有间隙。尽可能应用坚强内固定；融合时不能只强调后足的位置，应将前足与后足合理对线。关节融合术是十分具有挑战性的治疗方法，也是治疗骨坏死的最后选择。

2. 非手术疗法　Kenwright 等（1970 年）指出距骨缺血坏死最终多可恢复，很少发生塌陷，因而主张保守治疗。方法是通过石膏或支具固定患肢，限制负重及运动，疼痛者服用非甾体类抗菌药物。根据作者的经验，建议除此之外，在此期间给予活血化瘀、强肾壮骨的中药口服治疗有一定疗效。此外，尚可给予透热、超短波、微波等治疗也有辅助疗效。

3. 手术治疗　根据疾病发展的不同阶段、病理变化的不同时期和坏死范围的大小不同，选择以下不同术式进行治疗。

（1）核心减压术：该术适用于距骨早、中期缺血性坏死，疼痛严重，但未发生骨质塌陷及创伤性关节炎者。对距骨坏死已发生塌陷、变形及创伤性关节炎患者，或患者有系统性疾病不能耐受手术者；应视为禁忌。

手术操作：以距骨为中心，行踝关节前正中切口长约 5～8cm（图 15-1-6A）。深入皮下组织后注意

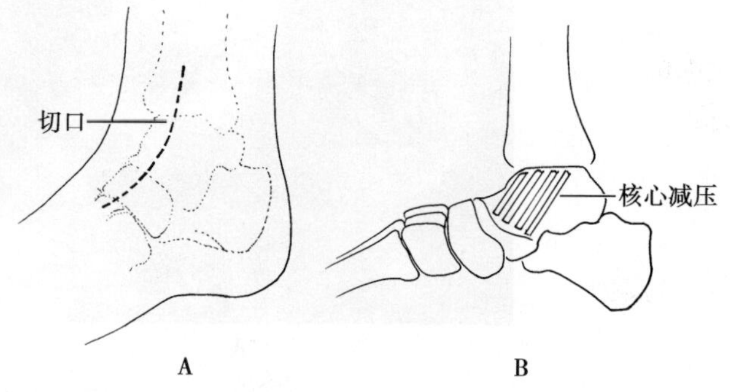

图 15-1-6　核心减压术
A. 切口；B. 钻孔减压的钻骨隧道

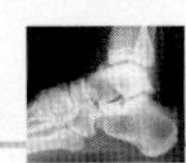

保护腓浅神经的内侧支，其从筋膜上经过。从踇长伸肌腱和趾长伸肌腱之间进入踝关节，用光滑的牵开器将内侧的软组织向内侧牵开，外侧软组织连同胫前动脉静脉及腓深神经向外侧牵开以充分显露距骨。在骨坏死区钻 8～10 个直径为 1.5～2.0mm 的孔道或 2～4 个直径为 4.0mm 的孔道（图 15-1-6B）。钻孔的深度要达距骨软骨面下，用刮匙和骨凿清创部分死骨及突出的骨赘。反复冲洗，彻底清除骨碎屑以免关节腔内残留。逐层关闭切口。术后用短腿石膏托固定 6～8 周，然后再用行走石膏固定 6～8 周，此期可 20% 体重负重。术后定期拍摄 X 线片及 MRI 了解骨坏死情况。

（2）血管束植入术：该术适用于距骨早、中期缺血性坏死，疼痛严重，但未发生骨质塌陷及创伤性关节炎者。对距骨坏死已发生塌陷、变形及创伤性关节炎患者，或患者有系统性疾病不能耐受手术者；应视为禁忌。

手术操作：切口自内踝前上方向前、下至第 1 楔骨内侧面做弧形切口。分离血管束，将胫骨前肌腱和踇长伸肌腱分别向内外牵开，显露胫前动静脉，足背动静脉及其分支，在胫骨前肌腱内侧缘找到内踝前动静脉，放大镜下仔细分离主干及分支达第一楔骨内侧缘，组成一血管束，长约 4～6cm，纱布包裹备用。显露病灶：切开踝前关节囊，暴露距骨，在距骨头部自前内向后外钻一骨隧道达距骨体软骨面下，以刮匙清除死骨，从髂骨取松质骨植入距骨空腔内，并将血管束植入骨隧道内。术后用短腿石膏靴固定踝关节和足于中立位 12 周后摄 X 线片检查愈合情况，如尚未愈合，继续固定 2～4 周。术后 3 个月内避免负重；并定期复查 X 线片或 MRI 了解骨坏死的情况。如已愈合，可逐渐负重行走，但需用长筒靴及足弓垫保护 3 个月。

（3）带血管蒂的骰骨瓣移植术：该术适用于距骨早、中期缺血性坏死，疼痛严重，但未发生骨质塌陷及创伤性关节炎者。对距骨坏死已发生塌陷、变形及创伤性关节炎患者，或患者有系统性疾病不能耐受手术者；应视为禁忌。

手术操作：自踝关节上方 5cm 起沿胫前肌外侧下行，并沿第 4 跖骨向前 2cm 处止做长约 10cm 之弧形切口。切开皮肤将踇长伸肌腱和趾长伸肌腱牵向外侧，于足背动脉的外侧，在距舟关节水平找到跗外侧动脉的起点，然后按照显微外科操作原则，分离出该血管。于跗骨窦处切断趾短伸肌起点，并将其向远端翻开，显露骰骨表面的跗外侧血管分支，分清骰骨周围边界，以跗外侧血管在骰骨上的走行为轴，平行于跟骰关节面切取 2cm×1cm×0.5cm 大小的骨瓣。将带血管蒂的骨瓣掀起，由远及近分离血管束至起始点，切开踝关节囊，显露距骨体部，于外侧开窗，清除距骨内的死骨，将骨瓣移植于开窗处（图 15-1-7）。骰骨创面可用明胶海绵或骨蜡止血。逐层关闭切口。术后短腿石膏托固定 6～8 周，术后 3 个月内避免负重；并定期复查 X 线片或 MRI 了解骨坏死的情况。

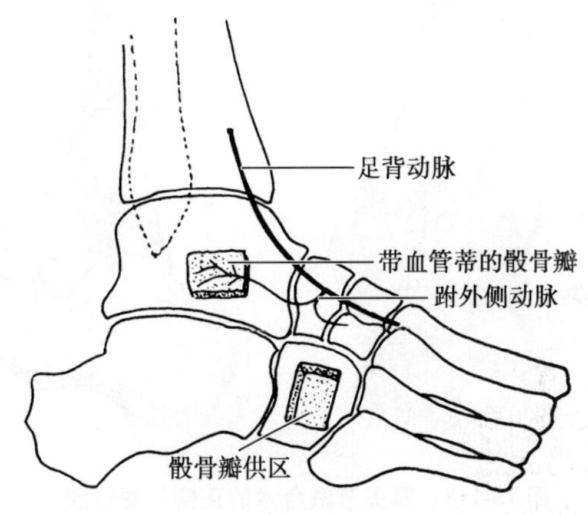

图 15-1-7　带血管蒂的骰骨瓣移植术

（4）胫距关节融合术：该术适用于距骨中、晚期缺血性坏死，疼痛严重，距骨坏死发生塌陷、严重变形，主要累及踝关节的创伤性关节炎而其他关节未受影响者。糖尿病性的神经病变和骨质疏松及有系统性疾病不能耐受手术者应禁忌。

手术操作：在踝关节前内侧胫骨前肌腱的稍外侧作一 10cm 的纵形切口。进入皮下组织后注意保护腓浅神经的内侧支。从踇长伸肌腱和趾长伸肌腱之间进入踝关节，用光滑的牵开器牵开切口，纵行切开关节囊进入关节。用骨刀或钻孔器将距骨滑车、胫骨踝关节面残留的关节软骨，距骨及内外踝处的关节软骨面彻底清除。清除所有的关节软骨面距骨对线的任何异常都应通过自体骨移植来矫正。距骨滑车在踝关节内的位置矫正好后（90°和中心位），可先用 3.0mm 的克氏针从足底经皮同时穿过跟骨做临时固定。所有的间隙应用自体松质骨填充。用 4～5 枚松质骨螺钉或空心钉能提供稳定的内固定（图 15-1-8）。先将 2 枚螺钉在踝关节近端 4～6cm 处与胫骨远端成 70°～80°角平行插入。这两枚螺钉分别置于距骨滑车的背内侧和背外侧。注意螺钉不要穿过距下关节。第三枚螺钉从内踝的后方（踝关节近端 4cm）向远端稍偏前外侧方向插入，其穿过距骨颈到达距骨头。第四枚螺钉从外踝的远端插入到达距骨体。第五枚螺钉应用于下胫腓韧带联合切除的病例。外踝较长者会引起腓骨肌腱的损伤，必须要缩短 1～2cm，且腓骨近端的截骨必须在第四枚螺钉插入之前进行。术后用短腿的石膏夹板立即固定，伤口愈合后拆除，之后允许穿柔韧的融合靴进行全体重负重；若使用了骨移植来矫正对线不良，只允许部分负重，最大 20kg。

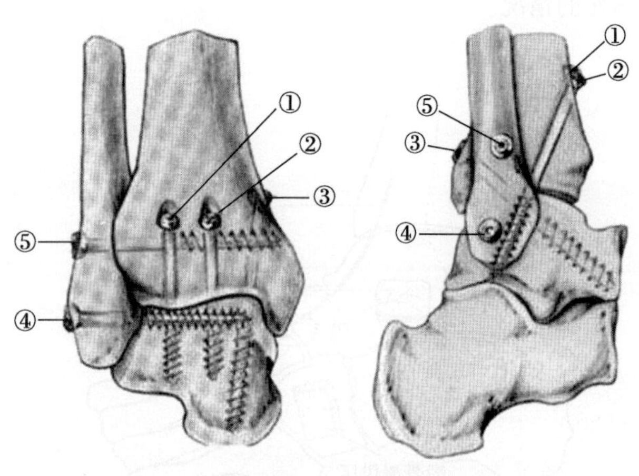

图 15-1-8　踝关节融合术的正侧位螺钉图

图中①～⑤标示螺钉拧入的顺序

（5）距下关节融合术：该术适用于距骨中、晚期缺血性坏死，疼痛严重，距骨坏死发生塌陷、严重变形，主要累及距下关节的创伤性关节炎而其他关节未受累及者。糖尿病性的神经病变和骨质疏松及有系统性疾病不能耐受手术者应视为禁忌。

手术操作：自腓骨尖至跟骰关节作一弧形切口长约 4～6cm（图 15-1-9A）。切开皮下组织后显露跗骨窦。将足跖屈并内翻，显露距下关节。纵形切口关节囊进入关节。用关节腔撑开器将距下关节撑开，用骨刀或钻孔器将距下关节面残留的关节软骨，彻底清除。将软骨下硬化的骨彻底清除。用自体髂骨填满关节间隙，并矫正距骨与跟骨的力线后，先用 2 根 2.0mm 的克氏针从足底经皮同时穿过距下关节面做临时固定。通过 X 线透视见 2 根克氏针的位置合适后，用 2 枚直径 6mm 空心松质骨全螺纹螺钉顺克氏针拧入固定（图 15-1-9B）。螺钉长短要合适，顶端距距骨顶约 0.5～1cm。必要时钉尾处可加一垫圈，以增加受力的接触面积，使应力均匀分布。螺钉固定后要去除所有的克氏针。术后用短腿石膏托固定 6～8 周，然后改用部分负重石膏管形固定 6 周。术后定期拍摄 X 线片了解骨融合情况。

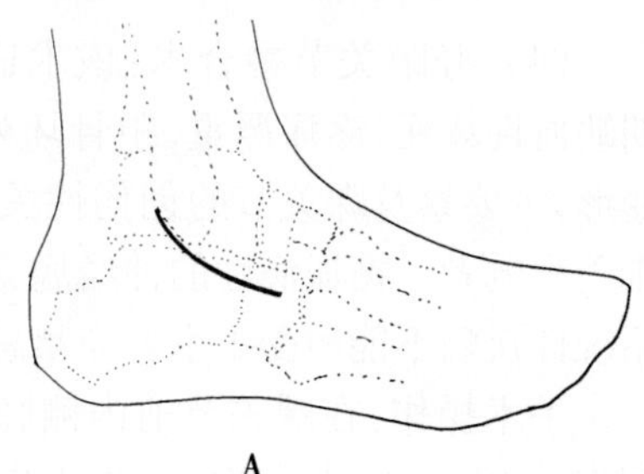

A

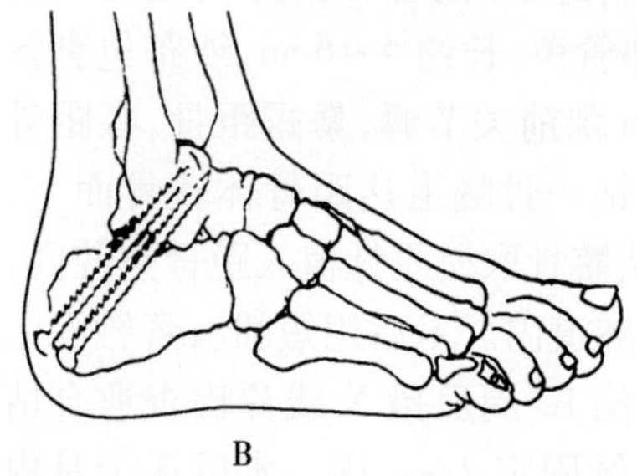

B

图 15-1-9　距下关节融合术

A. 距下关节融合术的入路；B. 两枚全螺纹螺钉融合距下关节

（6）胫距、距跟关节融合术：该术式适应于距骨体粉碎性骨折或距骨骨折脱位后发生缺血性坏死，胫距和距跟关节均被破坏，形成骨性关节炎，症状显著、行走困难者。

手术操作：取踝关节前外侧手术入路。逐层切开显露关节腔，将踝关节跖屈，充分暴露踝关节，将胫骨下端、内踝、外踝及距骨的相应关节软骨面切除。将足内翻充分显露距下关节，切除距跟之间关节软骨面；然后切除所有硬化的距骨与骨赘。将踝关节置于中立位，用两枚钢针从足底贯穿跟骨距骨及胫骨下端进行固定，钢针尾留于皮外。在骨间隙用自体骨屑填充植骨，也可用充有肝素液的骨髓穿刺针穿刺髂嵴，吸取 15ml 自体骨髓，与用水混合的脱钙骨基质或 Allomatrix 移植物混合，装入注射器内，注入残留的间隙中。

也可采用交锁髓内钉固定。方法是，在足跟前内方切一 2cm 横切口，经血管钳扩大、探触达到跟骨体前内方，插入导针和工作套管，从小号到大号相继换插髓内针并扩大髓腔至 10.5mm。然后用直径 11mm 的髓内钉插入，达适当长度。用瞄准器（图 15-1-10）和 X 线透视确认位置、深度良好后，分别插入近端锁钉 2 枚（图 15-1-11）和远端跟骨部锁钉 2～3 枚。

术后用前后石膏托临时固定，2 周拆线后用交锁髓内钉固定者即可逐渐下地负重行走。用克氏针固定者，则改为短腿管形石膏固定于 6～8 周，8～10

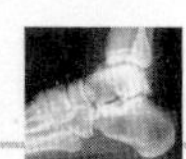

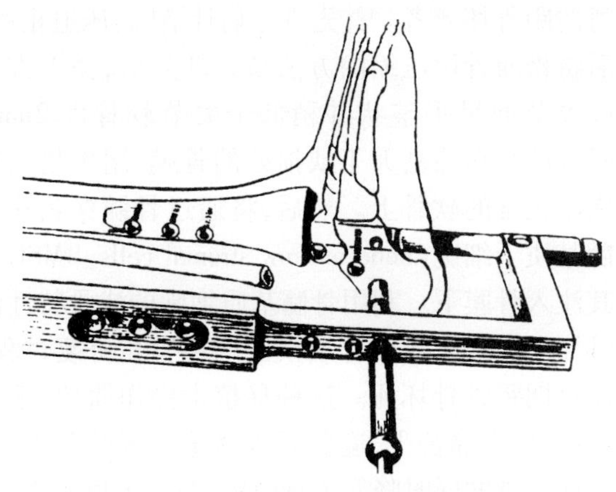

图 15-1-10　交锁髓内钉固定和瞄准器

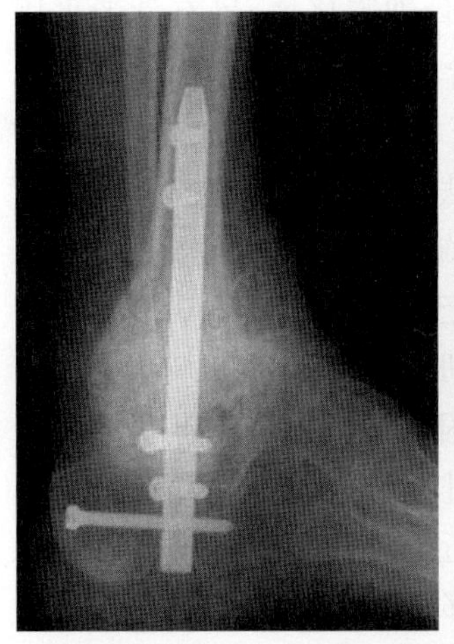
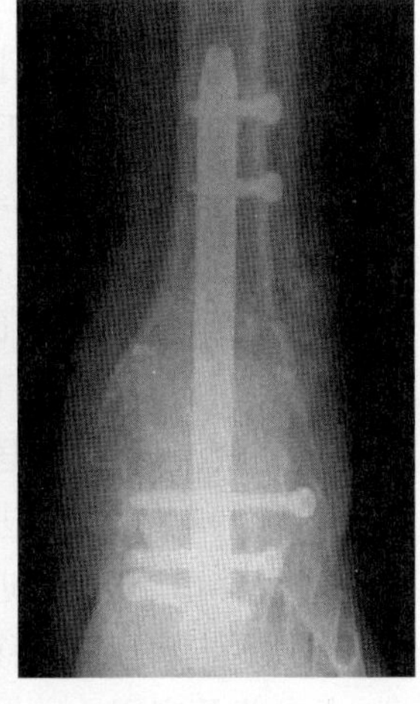

图 15-1-11　胫距跟融合行交锁髓内钉固定

周摄片检查愈合情况；如有骨临床愈合征象即可拔除钢针。

（7）距骨体切除及胫骨与距骨颈融合术（Blair 手术）：该术适应于距骨体粉碎性骨折，或距骨颈骨折合并距骨体向后脱位，距骨体已发生缺血坏死、严重变形、关节面塌陷者。

手术操作：取踝关节外侧手术入路。逐层切开，显露踝关节及距骨颈部。将足跖屈、加大胫距间隙，取出坏死的距骨体，保留距骨颈，若取出距骨体有困难可用骨刀将其凿成碎块取出。纵形切开胫骨下端前方骨膜 7cm，用骨刀切取一 6cm 长、2cm 宽的皮质骨块，做骨移植骨用。在距骨颈背侧与骨移块相对应部位，凿一深 2cm，宽与此骨块相等的骨槽。将骨块滑移插入下端骨槽中，于踝关节跖屈 5°～10°位，骨块近端用 2 枚螺钉贯穿固定，骨块植入骨槽内以后若不稳定（图 15-1-12）。另用一斯氏针由跟骨穿入胫骨腔内 10～12cm，再由胫骨段取若干松质骨充填空隙。术后用石膏固定 6 周后拔除斯氏针，改用无衬垫带足镫的短腿行走石膏靴逐渐下地负重行走。10～12 周后摄 X 线片检查骨愈合情况，以决定是否拆除石膏。去石膏后再用矫形靴保护下行走 3～6 个月。这种手术的优点是能保持肢体长度及足的一部分屈伸和内外翻活动，足的外形正常。

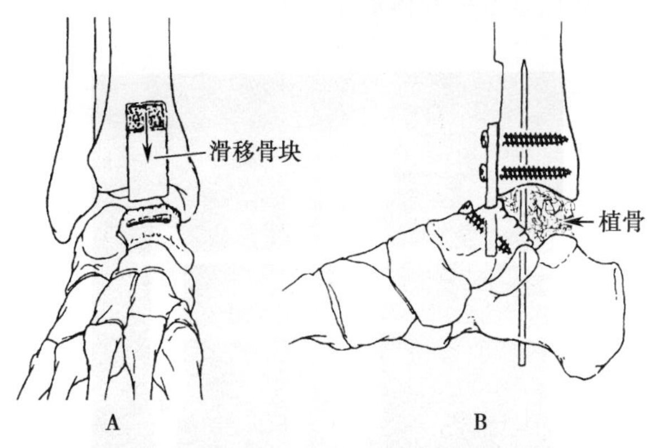

图 15-1-12　Blair 手术示意图

A. 从胫骨切取骨块向下滑移；B. 固定与植骨

（8）距骨周围融合术：此术适应于距骨陈旧性骨折缺血坏死，距骨周围各关节并发严重的创伤性关节炎，疼痛显著、行走困难者。手术操作：取足背前外侧纵形切口，起于踝关节近侧，止于第 4 到第 5 跖骨基底部。逐层切开，向两侧分离并牵开软组织，显露胫距、距跟、跟骰及距舟 4 个关节。前足内收并极度跖屈，将整个距骨取出。距骨所有软骨面均应彻底切除。然后切除胫骨下端关节面，舟骨关节面及跟骰关节，跟骨的关节面切除后要与距骨下面准确对合，内外踝的关节面也应切除。将距骨放回原处，使足踝置于 90°无内外翻的情况下，观察诸切骨面是否合适，对合是否良好，必要时可再做补充切除。对合后若有小的空隙，可用碎骨片填塞。然后用钢针自足底贯穿跟骨、距骨及胫骨下端进行固定，用斯氏针或细钢针固定距舟及跟骰关节。也可用多枚松质骨螺钉或空心加压钉固定。术后处理原则同上。

（9）距骨切除胫跟融合术：该术式适应于开放性距骨粉碎骨折感染后，已治愈稳定半年以上者；距骨体严重粉碎骨折无法重建者；距骨缺血坏死后塌陷变形严重者。

手术操作：取踝关节前外侧手术入路。显露骨折部位，切除粉碎的距骨，若有感染应彻底清除感染病灶。保留残存的距骨颈。将胫骨下端、内外踝及跟骨的关节面彻底切除，距骨颈凿成新鲜面，胫骨前方与距骨颈接触处亦应凿成新鲜骨面。于跟骨体和胫骨中下 1/3 交界处各横穿两枚直径 4mm 骨圆针，用加压外固定器将胫骨与跟骨加压固定（图 15-1-

13）。足部固定于90°位，胫骨下端与跟骨应充分接触，距骨颈与胫骨之间用螺丝钉贯穿固定，空隙内填塞松质骨碎片。术后6周后去除外固定架，改为短腿行走石膏管形固定，直至骨融合处完全愈合。本法的缺点是术后肢体短缩明显。

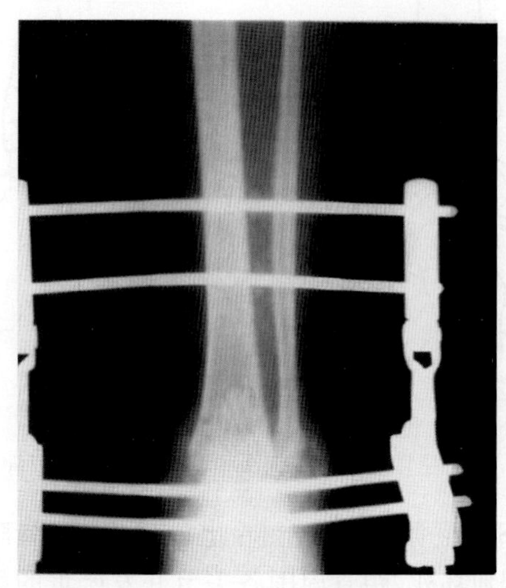

图15-1-13　胫跟融合行外固定器加压固定

（10）骨髓干细胞移植：近年来，有学者研究应用自体骨髓细胞移植治疗距骨早期小范围浅层的坏死；术后踝关节功能均有不同程度的改善。该法适用于缺血坏死范围直径在1cm左右、深度不超过1cm的距骨尚未出现明显塌陷且关节软骨保持完整光滑的距骨坏死者。首先进行病灶清除，压迫止血；之后将松质骨用压缩的方法植入坏死区，使上方与周围关节面呈平整状并稍低于关节软骨面2mm。在胫骨前方切除稍大于缺损处的骨膜，用生物胶粘在周围正常的软骨上。然后，将通过骨髓穿刺获得骨髓基质干细胞（bone marrow stromal cells，BMSC），将其注入骨膜下。利用骨髓基质细胞的成骨特性促进骨坏死病灶清除后骨缺损区的再骨化修复过程，治疗早期距骨骨坏死。这种移植术操作简单、手术创伤小，患者痛苦少，避免了骨移植供区的并发症，清除坏死骨的同时降低了骨内压，改善了血液循环，为骨坏死的再血管化及骨化创造了条件。

（11）骨软骨与软骨细胞移植：另有学者采用骨软骨移植术治疗距骨坏死，也获得可喜的疗效。自体骨软骨移植是将正常的透明软骨移植到缺损区，可解决传统手术无法成功解决的晚期距骨坏死所致的大面积软骨与骨缺损。该术适用于距骨坏死骨缺损直径1～2cm的已有坏死塌陷的病例。这一方法在早期是手术取下股骨髁部非负重关节面的软骨进行移植。近年来，国外学者则采用穿刺的方法获得软骨细胞，在体外进行培养；然后将培养的软骨细胞进行移植。甚至，近年来随着新材料技术的发展，同种异体软骨细胞移植也在兴起，但由于费用较高，尚未普及应用。

第二节　足部缺血性骨坏死

一、跟骨骨坏死

外伤性跟骨骨坏死临床上较为罕见。但在大剂量皮质类固醇治疗后，可发生跟骨骨坏死；尤其见于多发性骨坏死的患者，合并有跟骨骨坏死。

跟骨有丰富的血管网，血液循环极为丰富；尤其在软骨下骨血管分布尤为致密，骨坏死发生很少见。对于跟骨缺血的研究，Abrahim-Zareh等总结了两种理论：一种认为跟骨内外侧动脉在中间跟骨部分汇合，其血供各占45%～55%，如果在两侧血管邻接区血管发生病变，如外伤后骨折或皮质激素应用引起骨髓内脂肪细胞肥大而使髓内静脉受压，使局部发生缺血而产生骨坏死；此时，坏死区域在跟骨内、外侧动脉弓交界处的跟骨中线部位。2003年北京地区医务人员176例SARS患者发生骨坏死患者中有6例跟骨坏死者，坏死区域均位于中线部位（图15-2-1）。另一种认为，血管自外侧骨质进入形成一宽大的腰区，血管大都汇集于此，然后发出分支，在跟骨后部与干骺动脉吻合后穿越骺板；在此部位形成分水岭，此部位为缺血区，易发生跟骨骨坏死。前述的6例跟骨骨坏死均发生在跟骨后部（图15-2-2），可用此理论解释。

临床表现：坏死早期无症状和体征。晚期患者可有足跟部疼痛，以胀痛、酸痛为主，站立与行走久后疼痛加重。影像学检查发现跟骨骨坏死常发生于跟骨后部，对称性发病比较常见，但因为发生率较低，容易漏诊。据我们的经验，如果该患者有全身多部位的多灶性骨坏死，当足跟部出现疼痛时，应对该部位进行影像学检查，以早期发现跟骨、距骨的骨坏

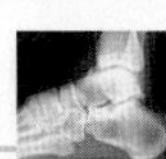

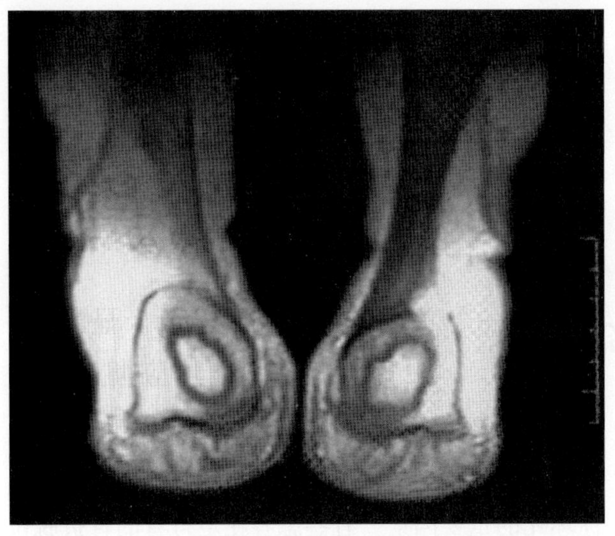

图 15-2-1 跟骨骨坏死 MRI 表现

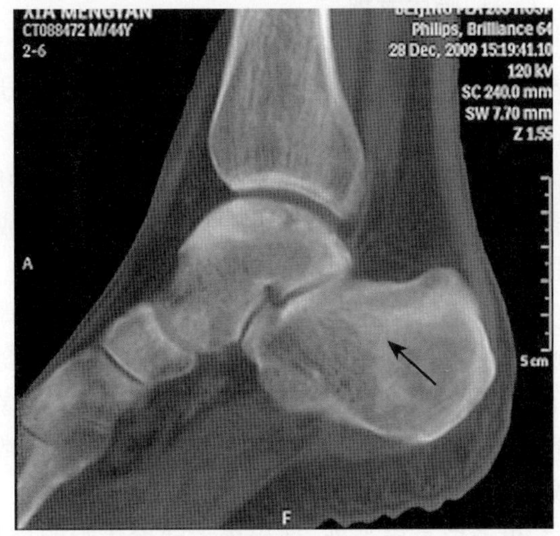

图 15-2-2 跟骨骨坏死晚期修复的 X 线片

死(图 15-1-1、图 15-1-2)。MRI 改变为 T_1WI 带状信号,包绕高或中等信号区。晚期 X 线片可见坏死灶,由于跟骨为不规则骨,血液循环丰富,极少出现塌陷与碎裂。在疾病的更晚期有骨修复征象,表现为坏死区周边硬化与坏死区逐渐变小(图 15-2-2)。

所有病例均未行手术治疗,给予一般支持疗法。如限制站立与行走,服用活血化瘀、补肾壮骨的中药等治疗。并定期随访、严密观察病情变化。如发生骨坏死区修复差,可行浓集自体骨髓细胞(BMDC)移植加植骨治疗。手术方法:在跟骨外侧根据影像学检查以骨坏死区为中心作纵形切口,在 C 形臂 X 线机帮助下插入克氏针定位。然后以克氏针为导向,用骨刀凿开 $1cm^2$ 骨洞进入坏死区。用刮匙插入坏死区彻底刮除坏死骨组织,将浓集自体骨髓细胞 2ml 注入,然后将取自髂骨的松质骨植入坏死区中;注意,可适当加压所植入的松质骨。术后足部部分负重 8 周。

二、足舟状骨缺血性坏死

足舟骨的缺血性骨坏死非常少见,文献报道均为全身多灶性骨坏死的其中一个坏死部位,未见孤立的足舟骨无菌性缺血性骨坏死的报道;但应注意本病与足舟骨的骨软骨炎(Köhler 病)相鉴别。而足舟骨的缺血坏死发生于有全身多灶性骨坏死的病例中,临床和影像学表现与发生于其他部位的骨坏死相似(图 15-2-3),在此不再赘述。

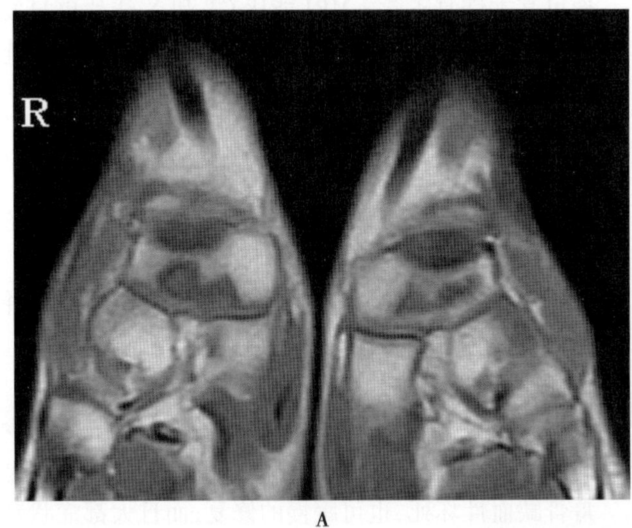

A

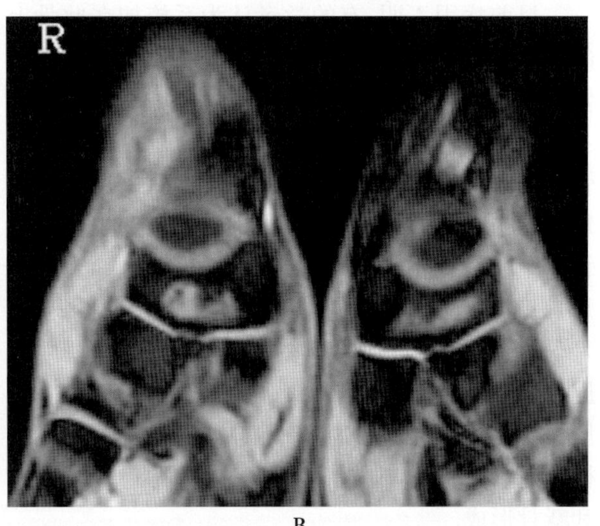

B

图 15-2-3 有糖皮质激素使用史

A. 双踝关节冠状位 T_1WI 像,示双侧足舟骨内斑片状低信号区;B. 双踝关节冠状位水脂分离像,示双侧足舟骨内高信号区;该患者为全身多灶性骨坏死,其踝关节与足的骨坏死部位包括胫骨干远端、距骨、跟骨和舟骨

所有病例均未行手术治疗，给予一般支持疗法。如限制站立与行走，服用活血化瘀、补肾壮骨的中药等治疗。并定期随访、严密观察病情变化。如发生骨坏死区修复差，可行浓集自体骨髓细胞（BMDC）移植加植骨治疗。手术方法：在足背根据影像学检查，避开足背动脉以骨坏死区为中心按皮纹走行作横切口，在C形臂X线机帮助下插入克氏针定位。然后以克氏针为导向，用骨刀凿开0.6～1cm^{2}大小骨洞进入坏死区。用刮匙伸入坏死区彻底刮除坏死骨组织，将浓集自体骨髓细胞1～1.5ml注入，然后将取自髂骨的松质骨植入坏死区中；可适当加压所植入的松质骨。术后足部部分负重8周。

第三节　足部骨软骨病

近年来，随着人们对骨坏死的深入研究，指出足的第2跖骨头缺血性坏死、跟骨骨骺缺血性坏死、籽骨缺血性坏死、足舟骨骨软骨炎与距骨等全身缺血性骨坏死，在发病机制、病理表现等属于完全不同的两类疾病。多数学者认为以上疾病属于骨软骨病范畴，不应与骨坏死相混淆。

一、足舟骨骨软骨炎

足舟骨骨软骨炎，Kŏhler于1908年首先描述本病，故称Kŏhler病。他认为是足舟骨骨化中心的缺血性坏死，故有学者称足舟骨骨软骨病（osteochondrosis），或足舟骨骨软骨炎（osteochondritis）。此病为自限性疾病，临床上不常见。发病年龄为3～9岁儿童，平均5岁，多发于男孩，约占75%～80%。多单侧发病，约占80%，其余为双侧患病。本病也可见于成年人，有称之为Muller-Weiss病。

（一）病因

目前病因不明，有的学者认为系施加在此骨上的反复压缩应力引起。少数有外伤史。本病与儿童体型和足的形态有关，可同时有股骨头缺血性坏死。本病的病因与机械外力有关，足舟骨是足部诸骨的骨化时间最晚者，它是构成足内侧纵弓的顶点，也是足弓的“拱心石”，处于重心集中的部位。表明生长骨化中心承载很大的压力，运动时经常承受劳损。足舟骨骨化核出现的平均年龄，女孩足18～24个月，男孩是24～30个月。在该骨生长最快阶段因受压而导致骨化延迟和不规则。压力使骨化中心被挤压，将造成营养血管的阻塞，出现缺血性坏死。病理检查显示足舟状骨内有坏死区，同时见到死骨吸收和新骨形成。

在成年患者中，女性多见。分析其原因可能是，女性下肢肌力较弱，平足者较多，足弓塌陷后，跗舟骨所承受的压力增大，压力使骨质压缩，可引起骨髓内压升高，导致血供中断造成舟骨缺血性坏死。

足舟骨的骨折脱位等创伤，是造成足舟骨缺血性坏死的重要因素。有些患者在足舟骨的骨折脱位创伤后8周，即可出现舟骨缺血性坏死。

（二）临床表现

1. 主诉足部疼痛和跛行　负重时疼痛加重。检查可发现足背和足内缘有肿胀、压痛，足活动受限。行走或牵拉胫后肌时疼痛加剧。

2. 体征　体格检查可发现足背及足内缘肿胀、压痛，足部活动受限，沿足纵轴挤压、足内外翻或牵拉胫后肌时疼痛加重。

3. 影像学检查　X线片检查表现为足舟骨致密硬化、变小、变扁（图15-3-1）、呈盘状，其厚度仅为正常的1/2～1/4。因致密度增加而硬化，边缘不整齐伴骨赘形成，骨小梁消失，邻近关节间隙正常或增宽。晚期可见舟骨周围关节退行性改变。2～3年后，可遗留足扁平外，部分患者随着年龄的增长，患侧足舟骨可以恢复其正常的形态和密度。舟骨外形可基本恢复正常。MRI能比CT和X线片更早发现舟骨缺血坏死的信号异常，对可疑的病例可行此检查。

（三）诊断

根据以上临床表现，影像学检查有足舟骨变扁、硬化及不规则等舟骨坏死的特征，不难作出本病的诊断。

在作诊断时，应注意晚期患者与晚期副舟骨并发退行性关节炎的患者相鉴别；两者有时容易混淆。

（四）治疗

1. 非手术治疗　本病以保守治疗为主，因为少儿患病者属自限性疾病，预后良好。既是成人的足舟骨缺血性坏死，也可缓慢的修复；而且大都症状轻微，甚至少数无明显症状，除非晚期并发骨关节炎，早期应施以保守治疗。治疗主要包括：避免或减少负重、理疗、消炎镇痛、症状严重者石膏固定等。患

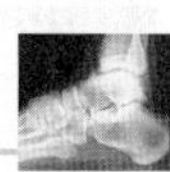

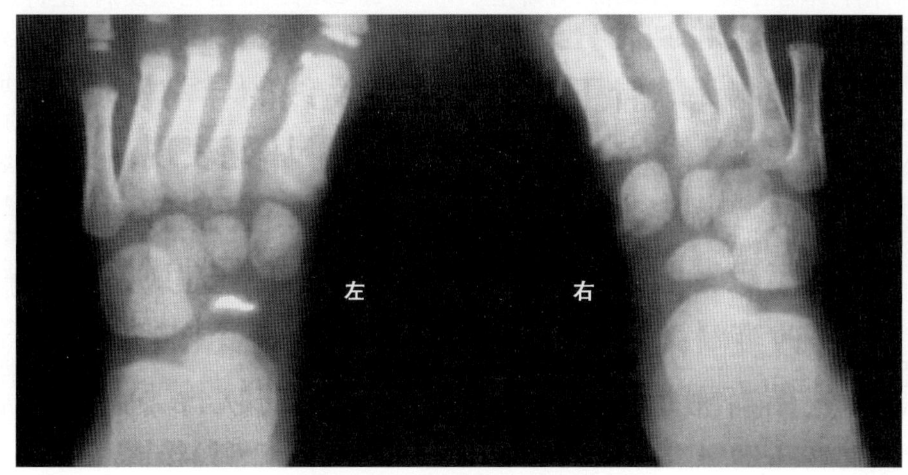

图 15-3-1　足舟状骨骨软骨炎

左侧坏死，右侧正常

者应减少站立，严重者应禁止站立一段时期；避免剧烈运动，特别是跑跳等活动。若局部肿胀和疼痛明显，可用行走石膏鞋固定 8 周，固定时使足轻度内翻以放松胫后肌。扁平足患者可用矫正垫或矫形鞋，多数患者 3 个月后症状可消失。

2. 手术治疗　经保守治疗失败，疼痛严重、骨质塌陷、有显著的骨性关节炎等相继发生者，应采取手术治疗。手术视骨关节炎发生的情况不同，施以相应的关节融合术。

（1）距舟关节融合术：舟骨晚期缺血性坏死，疼痛严重，舟骨坏死发生塌陷、严重变形，创伤性关节炎累及距舟关节的患者，应考虑手术治疗。对软组织条件差，糖尿病性的神经病变和严重骨质疏松及有系统性疾病不能耐受手术者，应视为禁忌。

手术操作：于距舟关节的内侧或背内侧，起自内踝尖远端，并向远端延伸至舟楔关节处作皮肤切口。沿切口分离皮下组织和脂肪组织，显露关节囊，仔细钝性剥离并切除距舟关节囊。然后用骨刀或刮匙将距舟关节面残留的关节软骨，彻底清除，同时清除足背侧的骨赘。所有的关节软骨面被清除后，用骨刀精确地将软骨下硬化的骨彻底清除。用自体髂骨填满关节间隙，并矫正距骨与舟骨的位置，将足置于正常的跖行功能位，距下关节置于 5°的外翻位，前足置于中立位。然后用 2 枚骑缝钉或直径 4.5mm 的空心螺钉交叉固定距舟关节（图 15-3-2）。

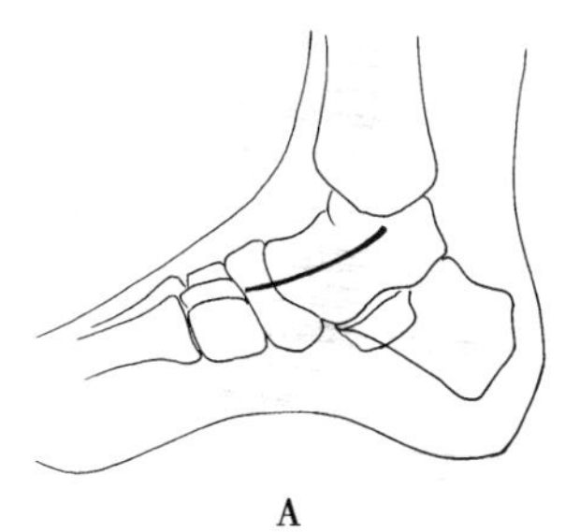

A

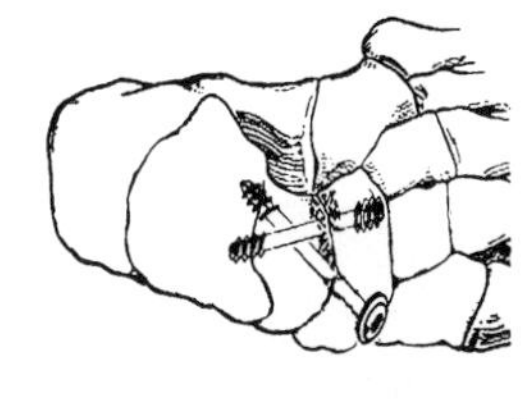

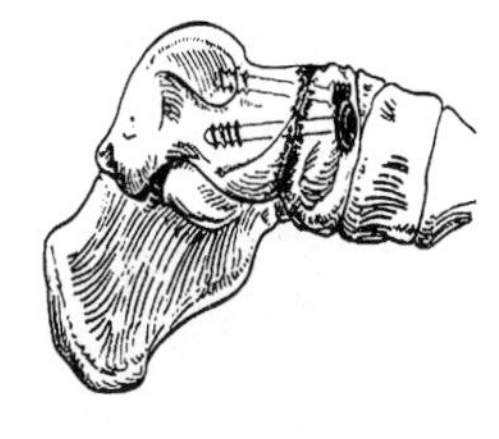

B

图 15-3-2　距舟关节融合

A. 切口；B. 距舟关节融合正侧位示意

术后非负重短腿石膏托固定，2 周后改用非负重短腿石膏管形。6 周后如果出现融合，改用短腿行走石膏管形，直至骨愈合为止。

（2）距舟楔关节融合术：适应于舟骨晚期缺血性坏死，疼痛严重，舟骨坏死发生塌陷、严重变形，创伤性关节炎累及距舟、舟楔关节的患者。对软组织条件差，糖尿病性的神经病变和骨质疏松及有系统性疾病不能耐受手术者，应视为禁忌。

手术操作：皮肤切口在距舟关节融合切口的远端向远处延长 4cm，使达到舟楔关节远处。参考距舟关节融合术，显露距舟、舟楔关节，彻底切除两个关节面的软骨与骨赘。再用骨刀精确地将软骨下硬化的骨彻底清除，用自体髂骨填满关节间隙，并矫正距骨与舟骨的位置，将足置于正常的跖行功能位，距下关节置于5°的外翻位，前足置于中立位。然后用2枚直径4.5mm的空心螺钉交叉固定两个关节。螺钉从楔骨进入，并斜行穿过舟楔关节与距舟关节。术后非负重短腿石膏托固定，2周后改用非负重短腿石膏管形。6周后如果出现融合，改用短腿行走石膏管形，直至骨愈合为止。

二、跟骨骨骺缺血性坏死

跟骨缺血性坏死临床上有两种不同的类型：在儿童时期发病者，表现为跟骨骨骺的缺血性坏死，其坏死范围局限在跟骨远端的跟骨结节的骨骺部。而在成年人，骨骺已经闭合，其坏死发生在松质骨内的骨坏死；此病已在上节中介绍，该节仅介绍前者。

跟骨骨骺缺血性坏死，由Sever于1912年首先报道本病，认为该病为跟骨结节的缺血性坏死，又称Sever病。多发于8～14岁的男孩。

1. 病因　大多数患儿的发病与跟腱在跟骨附着部承受过度反复损伤或应力有关，负重时，跟腱急性或慢性牵拉跟骨结节的骨骺，使其发生慢性劳损；或过硬、过紧的皮鞋后帮，摩擦后跟，都可导致缺血性坏死。双侧可同时或短期内均发病，但多数为单侧发病。

2. 临床表现　主诉足跟后方疼痛，常向小腿放射，跑跳行走过久可加剧疼痛。行走时足缺乏弹性，有时有跛行。严重者行走困难甚至不能行走。检查发现足跟后方有肿胀和压痛。

X线片表现：跟腱附着部软组织肿胀，跟骨结节骨骺致密，碎裂，外形不规则（图15-3-3）。

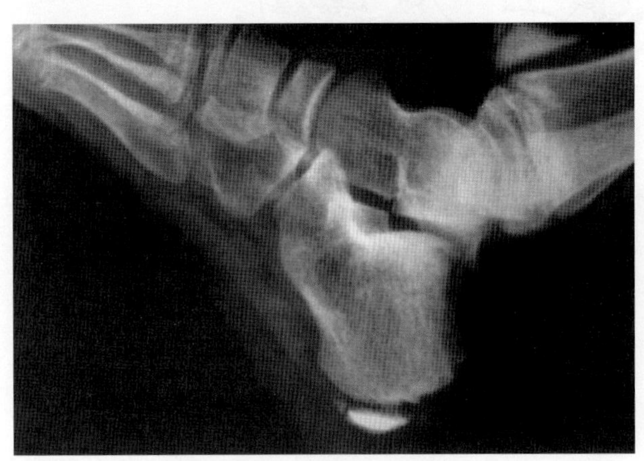

图15-3-3　跟骨骨骺缺血性坏死
X线片示跟骨骨骺硬化、碎裂

3. 诊断　根据儿童发病，主诉、体格检查与X线片检查，有跟骨骨骺致密、碎裂、外形不规则的表现，可以作出诊断。但值得注意的是正常儿童的跟骨结节骨骺也可能显示同样的X线片表现。故诊断应结合临床，并与跟后滑囊炎，跟腱周炎和撕脱骨折相鉴别之后作出诊断；否则不可诊断本病。

4. 治疗　本病为自限性疾病，预后良好。故治疗以非手术为主。轻者避免奔跑跳等剧烈运动，将鞋跟抬高1～1.5cm以减轻跟腱对骨骺的牵拉；鞋帮要松软，移除皮鞋后帮的硬皮，后跟部用海绵保护，或硅橡胶鞋垫以减少后方的压力。疼痛严重者，可用膝关节以上的长石膏靴固定足于下垂位6周。拆除石膏固定后，辅以理疗，症状即可缓解。经保守治疗，6个月～1年后症状可逐渐缓解，但X线片表现异常要1～2年。

三、跖骨头缺血性坏死

跖骨头缺血性坏死，又称Freiberg病，最早由Freiberg在1914年首先报道并命名，常发生于青少年女性。发病部位最常累及第2跖骨头，但目前发现此病也见于第3、4跖骨，偶尔也可见于第1跖骨。发病特点是单侧。双侧发性病变偶尔可见。其发病机制目前多数学者认为与跖骨头受到异常的压应力有关，而创伤、踇外翻等均是造成跖骨头缺血坏死的危险因素。

（一）病因病理

目前对跖骨头缺血性坏死的原因尚不十分清楚，但认为与以下因素密切相关：①创伤：Heir等认为此病发生在青少年是由于第2跖骨过长，活动度小，在跑跳等大运动量活动中，第2跖骨骨骺很容易受伤，造成骨骺骨折，血运中断，引起跖骨头坏死。②踇外翻：Gauthier和Mizel认为踇趾外翻是引发成人第2跖骨头坏死的重要因素。其机制，正常前足负重应力的1/3在第1跖骨头，其下两个籽骨起缓冲应力和保护跖骨头作用，踇趾外翻时横弓塌陷，负重应力外移第2或第3跖骨头，使其压应力负荷过大，发生软骨下不全骨折，引起跖骨头缺血性坏死，并通过显微镜证实。患者常有走路多或站立久的病史如：教师、护士、营业员易患此病，特别是横弓较低，又喜穿高跟鞋者。

X线片完全正常时，病理切片可以显示骨小梁和骨髓的坏死。软骨下的骨小梁的粉碎可能与关节

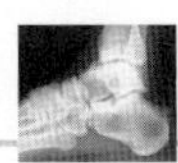

面的塌陷和压缩有关(图 15-3-4)。来自于骨膜和干骺端的血管可长入骨坏死区域。病理切片可观察到坏死骨小梁的吸收,骨的改建修复,骨小梁间骨髓的血管再生,骨膜下新骨形成,皮质骨增厚。

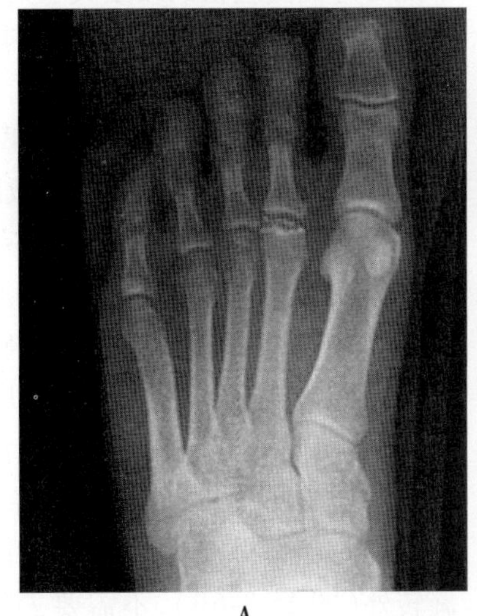

A

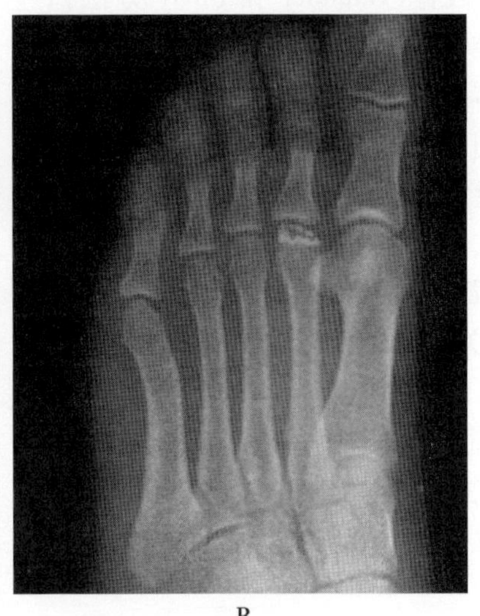

B

图 15-3-4 正侧位 X 线片显示第 2 跖骨头坏死

(二) 临床表现

Freiberg 病多见于 13 ~ 18 岁的青少年,偶尔可见于儿童或成年人,甚至于 40 ~ 60 岁的老人。女性比男性更易患此病,比例约为 1/3 或 1/4。临床症状包括第 2 跖趾关节处疼痛,肿胀,活动受限,前足着地,该处疼痛加剧,有轻度跛行。早期疼痛经休息或物理治疗可缓解;后期发生骨关节炎后,关节可有摩擦音和畸形,疼痛变为持续性。

1966 年 Smillie 根据跖骨头坏死的病理学改变,将其分为 5 期:Ⅰ期,软骨下的裂隙骨折发展为跖骨头骨骺缺血;Ⅱ期,出现骨吸收,跖骨头中央塌陷,关节面轮廓改变;Ⅲ期,骨吸收进一步发展,中央完全塌陷,边缘突起,但跖侧的关节软骨尚完整;Ⅳ期,大部分关节面塌陷,出现跖骨头内游离体,边缘突起发生骨折;Ⅴ期:跖骨头扁平、畸形,出现关节炎表现。

X 线片特征包括:早期跖骨头变扁,密度增高,囊状透明带形成,跖趾关节增宽;晚期跖骨头进行性变扁,骨软骨碎裂,跖骨头硬化,邻近骨干皮质骨增厚。此病的并发症主要有:骨生长板早闭、关节内骨性游离体形成、跖骨头变大畸形、继发性的关节退行性变等。邻近近节趾骨基底可能变大,不规则。病变部位可有放射性药物浓集。

(三) 诊断

根据 X 线片表现可以确诊此病,因为 X 线片可清楚显示本病的特征部位跖骨头。偶尔其他一些疾病,如系统性红斑性狼疮、风湿性关节炎、糖尿病、痛风等,可有跖骨头坏死碎裂,关节畸形的表现,但是它们有其他一些放射学特征可被鉴别。某些人由于骨化变异,第 2 跖骨头关节面可轻度变扁,伴有关节间隙增宽,类似 Freiberg 病的表现。

(四) 治疗

1. 非手术治疗 早期诊断治疗有利于阻止病变的发展。对于有前足部创伤的跖趾关节疼痛患者,即使 X 线检查阴性,亦应考虑进一步作核素骨扫描,以早期发现跖骨头坏死。在跖骨头坏死的早期(Ⅰ ~ Ⅲ期)跖趾关节关节面尚完整,大多数患者可以通过减少受累跖骨头的压力进行保守治疗。患者应避免或减少负重,穿用足弓垫或跖骨痛鞋垫(图 15-3-5)。疼痛显著或上述治疗无效时,可采用行走石膏,2 周后穿带有前足弓垫的鞋子,使负重点后移,可缓解疼痛。

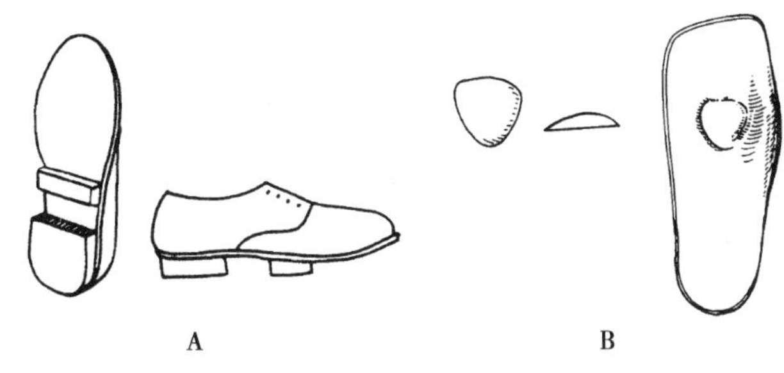

图 15-3-5 跖骨痛鞋垫

2. 手术治疗 此病为非自限性疾病,很少完全愈合,甚至很多年后骨坏死的表现仍然存在。其他长期的影响包括:软骨碎片形成(可留在原位或移位)、继发性的关节退行性变、邻近趾骨底增生性改变。在病程晚期(Ⅳ ~ Ⅴ期)关节面塌陷,或保守治疗无效时可选择手术治疗。手术方法包括:①关节清理及跖骨头重塑形(Freiberg 与 Mann 方法);②跖骨头背侧闭合楔形截骨(Gauthier 和 Elbay 方法);③人工跖趾关节置换;④跖骨头切除(Giannestras 方法)等。但需要强调的是第 2 跖骨头切除,近期虽可减轻疼痛,但远期可出现邻近跖骨头痛等严重并发症,不能正常行走,故要慎用。手术方式既可选择开放手术,有些术式也可以在关节镜下进行。

目前使用最广泛的术式包括:跖骨头背侧闭合楔形截骨术和跖趾关节清创及跖骨头重塑术,这两种方法简单易操作,术后并发症少,可以用于大多数跖骨头缺血坏死的患者。跖骨头切除术目前并不主张为首选的治疗方法,因为切除跖骨头破坏了跖列的正常排列,会导致足趾畸形、转移性跖痛症和步态异常等严重并发症。

(1) 跖趾关节清理及跖骨头重塑手术:该术式适用于Ⅳ期以后的跖骨头缺血坏死的患者。操作步骤:取受累跖趾关节背侧 L 形切口,长约 3 ~ 5cm。显露覆盖跖趾关节的整个伸肌扩张部。找到趾短伸肌汇入趾长伸肌处,在结合点切断趾短伸肌。在趾长伸肌的外侧切开伸肌腱帽,将肌腱牵向内侧。纵向切开关节囊显露跖骨头。切除所有的骨软骨碎片。然后将其极度地屈曲,显露整个跖骨头。若关节面经过重塑性已经较为平整,只需清除所有松动的碎片,必要时切除炎性滑膜,并 Z 形延长趾长伸肌,解除伸肌对关节的压力。如果跖骨头已凹陷不平,则需要通过切除关节软骨,修整其轮廓。用咬骨钳重塑跖骨头时,要确认跖侧没有骨赘遗留。跖骨头表面通常在背侧和中央呈凹陷状,以此为基准修圆跖骨头的其他部分,通常需要环形切除厚度约 3 ~4mm 的骨组织。然后修平所有剩余的软骨或骨碎片。直接压迫,确保止血,缝合关节囊和皮肤。术后第三天可穿硬底鞋行走。4 周时,允许穿着宽鞋尖的鞋子,鼓励主动扶拐下地行走,并进行第 2 跖趾关节活动范围的锻炼。

(2) 关节镜下跖趾关节清理及植入关节成形术:该术式适用于Ⅳ期以后的跖骨头缺血坏死的患者。操作步骤:经患趾背侧伸肌腱两侧的隧道,安置跖趾关节镜。必要时牵引受累的跖趾关节,以充分暴露跖侧关节面。镜下清除关节腔内游离体,切除受损的软骨和炎性滑膜组织。若关节软骨损伤严重,伴有关节面明显塌陷,则需行植入关节成形术。清除跖骨头和近节趾骨近端关节面。通过背外侧隧道辨认出趾短伸肌腱,并通过近端小切口将其切断,从背外侧隧道将其拉出游离。将趾短伸肌腱团缩成球状,用可吸收缝线缝扎维持形状,在关节镜的导引下经背外侧隧道植入跖趾关节处。可吸收缝线穿出足底固定。术后即允许穿硬底鞋行走,并同时可以开始足趾的活动。

(3) 跖骨头背侧闭合楔形截骨术:该术适用于由于近节趾骨基底部的碰撞导致跖骨头背侧及上方的软骨面受累,而跖侧关节面尚完好。操作步骤:取受累跖趾关节背侧纵形切口,切开趾长伸肌腱帽并向两侧分离,暴露关节囊,然后显露跖骨头和跖骨颈。进行关节内清理,去除死骨片、骨赘与松动的骨块,切除部分滑膜。在背侧以微型摆锯在跖骨颈水平做楔形截骨(图 15-3-6A)。将跖骨头正常的跖侧部分移向背侧,与趾骨相关节。除了向近侧和背侧旋转外(图 15-3-6B),不需要去除病变。经皮交叉克氏针临时固定截骨。

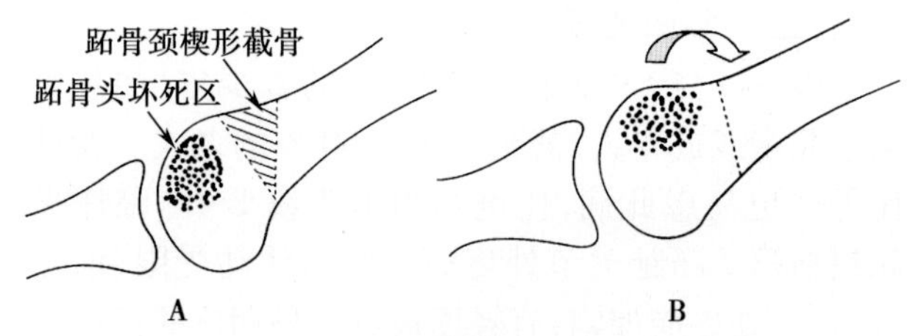

图 15-3-6 跖骨头背侧闭合楔形截骨术
A. 跖骨颈部的楔形截骨;B. 跖骨头旋转

术后以跖垫置于患处,避免受累的跖趾关节负重。6 周后拔除克氏针,可开始部分负重,并进行关节活动的主动锻炼。X 线片提示骨愈合后方可完全负重。

(4) 人工跖趾关节置换术:此术适用于病变晚期跖骨头扁平、畸形,发生骨关节炎,患者疼痛严重,妨碍行走者的Ⅳ ~ Ⅴ期患者。目前国内使用 Swanson 硅胶假体置换术。手术操作:在踇趾背侧以患病的跖趾关节为中心做 4cm 长的纵行皮肤切口,皮下适当游离,若趾长伸肌肌腱过紧影响跖屈时,可做 Z 形延长术。按切口方向切开骨膜、关节囊,并进行骨膜下剥离,显露关节腔。由于患者均存在跖趾关节肥大增生,故应先切除并修整周围的骨赘,但注意不要切除过多。然后分别切除患趾近节趾骨基底部关节面和跖骨头关节面,切除的厚度为 2 ~4mm。继之用小号磨钻钻头在跖、趾骨截骨的断面的骨髓腔中钻孔打磨成隧道,使之与人工跖趾关节柄部相匹配。然后试放人工关节模型,以便选择合适型号的人工跖趾关节,冲洗切口之后,放入人工跖趾关节(图 15-3-7),然后关闭切口。

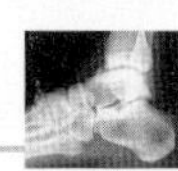

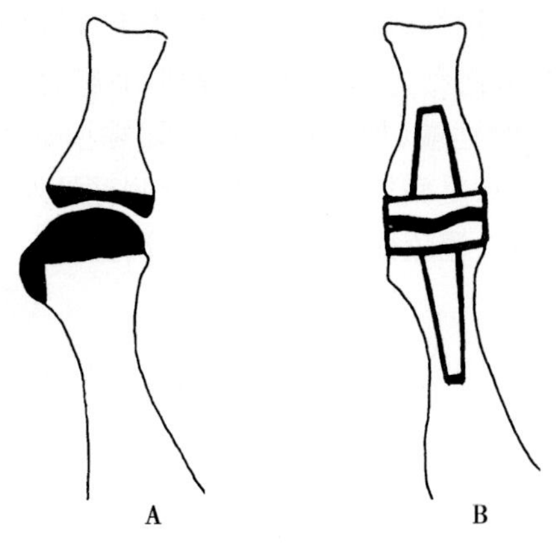

图 15-3-7　人工跖趾关节置换术
A. 截骨；B. 植入人工跖趾关节

（5）跖骨头切除术：跖骨头切除适用于病变晚期疼痛严重，妨碍行走的Ⅳ～Ⅴ期跖骨头坏死的病例。需要强调的是第 2 跖骨头切除，近期虽可减轻疼痛，但远期可出现邻近跖骨头痛等严重并发症，影响正常行走，故要慎用。

操作步骤：在足背侧以患趾跖骨头为中心作长约 4cm 之纵形切口。切开腱膜，将趾长伸肌腱拉向一侧。切开患趾跖趾关节囊与骨膜，并在骨膜下显露跖骨头、颈部。然后从跖骨颈部用微型摆动锯，从背远侧向跖近侧的方向将跖骨头自颈部锯断，取出。最好不要用咬骨剪，以免将骨质咬碎。若患趾近节趾骨基底部有明显骨关节炎性变化，则可用骨剪将患趾近节趾骨近侧 1/2 剪除，切口分层缝合。术后用石膏靴固定 2 周，然后除去石膏靴拆线，术后 3～6 个月内穿有跖骨垫的鞋子。

四、籽骨缺血性坏死

籽骨缺血性坏死最早由 Renander 在 1924 年首先报道，多见于青少年和青壮年，女性的发病率要明显高于男性。

（一）病因

第一跖骨头跖面有 2 粒籽骨，被踇短屈肌腱的内外侧腱膜所包绕，其背侧面与跖骨头相关节。籽骨虽小但是在踇趾的功能中发挥着重要的作用。Helal 和 Kliman 认为籽骨缺血坏死的主要原因是创伤或籽骨的微小应力骨折。而患有弓形足和第一跖骨过长的患者容易使籽骨受到反复的周期性应力，增加了应力骨折的发生概率。胫侧籽骨在第一跖骨下方位于中央位置，它在两籽骨中更常受损伤，发生缺血坏死的几率也较大。

（二）临床表现

跖趾关节的跖侧疼痛，肿胀，前足着地时该处疼痛加剧，严重时发生跛行。早期疼痛经休息或物理治疗可缓解。后期各种症状逐渐加重，明显跛行，跖趾关节活动受限，跖侧触压痛显著；发生骨关节炎后，疼痛变为持续性，甚至出现行走困难。

X 线片可见籽骨边缘模糊，骨密度增加；病变进展，籽骨可变形、碎裂，晚期可呈骨关节炎表现。

（三）诊断

根据临床症状与 X 线检查，可作出诊断。但晚期患者应注意与籽骨骨折后的创伤性关节炎相鉴别。

（四）治疗

1. 非手术治疗　多数学者主张采用制动休息，并穿特殊鞋具。若疗效不满意，可用短腿石膏或穿用小腿支具，固定患足以减少籽骨的负重，从而缓解症状并有利于籽骨的修复。局部注射非类固醇激素也能起到良好的效果。

2. 手术治疗　若保守治疗 6 个月以上疼痛仍无明显改善，疼痛严重、行走困难者，可以考虑采取手术治疗。经典的手术方式是籽骨切除术，术中需仔细保护未受累的籽骨及周围的软组织，双籽骨切除会造成较为严重"翘趾"畸形，应尽量避免。

（1）胫侧籽骨切除术：该术适用于胫侧籽骨缺血坏死，经长期规范保守治疗无效仍严重影响患者工作、生活者。操作步骤：沿第一跖趾关节基底部做一长约 3cm 纵形切口（图 15-3-8），通过触诊明确籽骨的位置并逐层深入分离，将其与跖骨头区分开。沿籽骨的跖侧和关节表面切开，将籽骨从关节囊和跖板中游离出来，注意保护踇长屈肌腱。然后将踇趾屈曲 20°～30°，切开籽骨间韧带，抓住胫侧籽骨并将其向内侧牵开，松解踇短屈肌内侧头及其远侧附着于近节踇趾基底部的延续部分，彻底切除籽骨。注意术中尽可能保留踇短屈肌腱束。

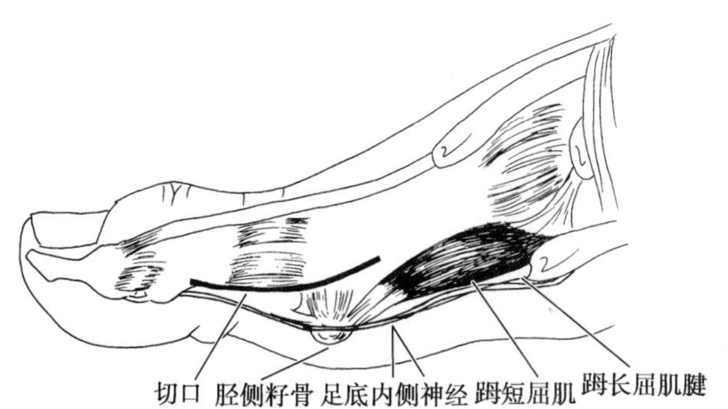

图 15-3-8　胫侧手术入路及周围神经肌腱分布

术后穿硬底鞋2～3周，使用拐杖或助步器，之后可用短腿步行石膏固定。术后6个月内最好使用鞋内跖骨垫或鞋外跖骨条保护。

（2）经背侧入路腓侧籽骨切除术：此术适用于腓侧籽骨缺血坏死，经长期规范保守治疗无效仍严重影响患者工作、生活者。手术操作步骤：足背切口起自第1趾蹼缘近侧2～3mm处，并向近侧延长3～4cm。分离软组织，寻找腓深神经支并加以保护，显露跗收肌近节趾骨的止点和外侧籽骨，跖屈跖趾关节10°～20°，以减少籽骨的张力。锐性分离跗收肌腱。松解籽骨间韧带，切断该韧带后即以小Kocher钳夹住籽骨并向外拉入跖骨间隙内，直接切除腓侧籽骨（图15-3-9）。将游离的跗收肌腱重新缝合于足底韧带的远端，加固由于籽骨切除引起的缺损。术中注意，在切开籽骨间韧带时一定注意不要切断恰在其跖侧的跗长屈肌腱。术后处理同胫侧籽骨切除术。

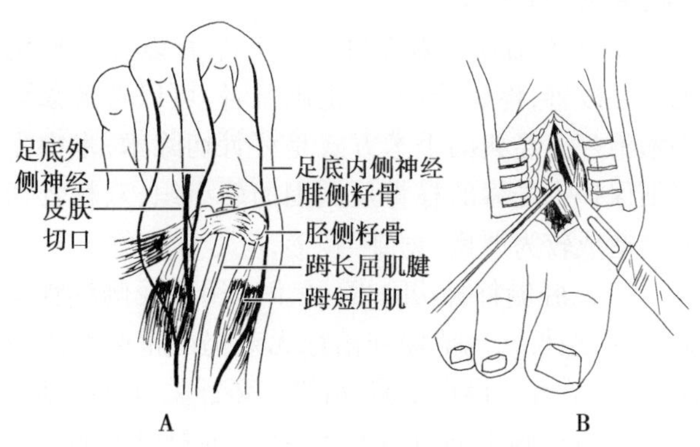

图15-3-9　经背侧入路腓侧籽骨切除术
A. 切口；B. 籽骨切除

（3）经跖侧入路腓侧籽骨切除术：该术适应证同上，在第2跖骨头和腓侧籽骨之间做纵行足底跖侧切口。分离软组织，仔细分离辨别足底外侧神经，避免损伤。锐性分离跗收肌腱。松解籽骨间韧带，直接切除腓侧籽骨。将游离的跗收肌腱重新缝合于足底韧带的远端，加固由于籽骨切除引起的缺损。术中应注意，足底外侧神经紧贴腓侧籽骨外侧，需仔细分离保护，避免损伤。术后处理同上。

（王正义）

参考文献

1. Cebesoy O, Karakurum G. Talar fractures and avascular necrosis. Are we underestimating the risk? IntOrthop, 2007, 31 (2): 269.
2. Anderson T, Montgomery F, Carlsson A. Uncemented STAR total ankle p rosthesesp. J Bone Joint Surg Am, 2004, 862A Suppl 1 (Pt 2): 103-111.
3. Al2Khaldi A, Eliopoulos N, Martineau D, et al. Postnatal bonemarrow stromal cells elicit a potentVEGF2dependent neoangiogenicresponse in vivo. Gene Ther, 2003, 10 (8): 621-629.
4. Aminian A, Howe CR, Sangeorzan BJ, et al. Ip silateral talar and calcaneal fractures: a retrospective review of comp lications and se2 quelae. Injury, 2009, 40 (2): 139-145.
5. Palomo Traver JM, Cruz Renovell E, Granell Beltran V, et al. Open total talus dislocation: case report and review of the literature. J Orthop Trauma, 1997, 11 (1): 45-49.
6. Mei2Dan O, Hetsroni I, Mann G, et al. Prevention of avascular nec2 rosis in displaced talar neck fractures by hyperbaric oxygenation thera2py: a dual case report. J PostgradMed, 2008, 54 (2): 140-143.
7. Fulkerson EW, Egol KA. Timing issues in fracturemanagement: a review of current concep ts. Bull NYU Hosp J t Dis, 2009, 67(1): 58-67.
8. Selene G Parekh. Foot and Ankle Surgery. New Delhi: Jaypee Brothers Medical Publishers, 2012.
9. 李子荣. 骨坏死. 北京：人民卫生出版社，2012.

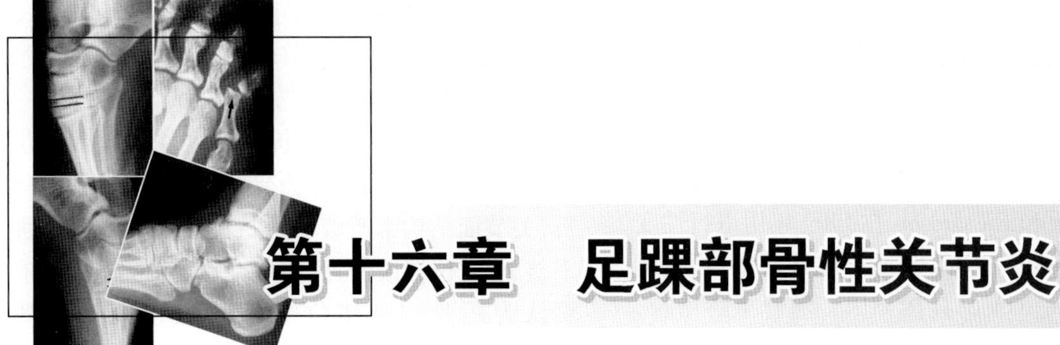

第十六章　足踝部骨性关节炎

第一节　踝关节骨关节炎

一、流行病特点

骨关节炎(osteoarthritis,OA)又称骨性关节炎、骨关节病、退行性变关节炎、增生性关节炎等,1890年Garrod首先提出骨性关节炎的概念。是一种以局灶性关节软骨退行性变、关节边缘骨赘形成及关节畸形和软骨下骨质硬化为特征的慢性关节疾病,是中年以后常见的慢性进行性关节疾病。

踝关节骨性关节炎(ankle osteoarthritis)的发病与髋膝关节相比较少发生。Huch等观察研究了36尸体膝和78尸体踝,意图统计踝关节骨关节炎的患病率;结果发现踝关节为5/78(6%)和膝关节为9/36(25%)发现有骨性关节炎改变,退行性改变最常见于踝关节内侧面。Meachim等对成人尸体的膝、肩和踝关节进行解剖时发现,在年龄超过70岁的人中,有1/20个踝关节存在全层软骨缺损;而在各个关节软骨纤维化比全层缺损更加频繁。

学者们研究认为相比其他主要下肢关节,踝关节骨性关节炎发病率较低的原因是因为它具有独特的流行病学,解剖学,生物力学和生物学特征。与髋关节和膝关节易发展为原发性骨关节炎不同,踝关节炎的发生通常是因为创伤性因素。踝关节软骨不同于髋、膝关节软骨,它具有可以保护足踝不易发生原发性骨关节炎的特征。踝关节软骨保存其拉伸刚度和断裂应力优于髋、膝关节软骨。膝关节和踝关节软骨的代谢差异有助于解释为何踝关节骨性关节炎发病较少见。

当踝关节负重时,与膝、髋关节相比,其关节面的接触面积是较少的。在500N的负载下,踝关节接触面积平均为350mm^2,而膝盖为1120mm^2,髋关节为1100mm^2。虽然没有在体内测量足踝的接触应力,但较小的接触面积必然使踝关节比膝关节或髋关节正常接触应力峰值要高。此外,踝关节软骨厚度从小于1mm到略小于2mm;与此不同,一些区域的髋关节或膝关节的关节软骨厚度超过6mm,在大多数承重区域至少厚度有3mm。按上述测量结果,踝关节的软骨应受到较大的磨损,应更易发生骨性关节炎;但事实与其相反。这是因为,踝关节关节软骨的拉伸性能不同于膝、髋关节。Kempson研究指出踝关节与髋关节软骨的拉伸性能不同,而且这些差别随着年龄而增加。特别是,踝关节软骨抗拉伸断裂应力和拉伸强度随年龄退化的速度比髋、膝关节慢。髋关节软骨抗拉伸断裂应力起初是大于的距骨关节软骨的;然而,在髋、膝关节随着年龄的增长呈迅速下降趋势,但在踝关节却是缓慢下降。这些年龄差异的结果,在中年以后,尤其到老年时期踝关节软骨可以承受比髋、膝关节软骨更大的拉伸载荷,并且这种差异随着年龄的增加而增加。Kempson指出,踝关节抗拉伸断裂应力和拉伸强度与髋、膝关节的差异或许可以解释,明显的髋、膝关节易损性及随年龄的退行性改变,和原发性骨关节炎发生在踝关节的相对耐受,而最终形成发病率低于髋、膝关节。

但临床上踝关节骨关节炎并非少见,近年来在发达国家,医生们已经注意到踝关节骨关节炎的发生与致残率在逐步增加,这可能部分是由于生活中广泛使用保护胸腹的气囊约束使足踝的创伤几率增加和整体的人口的老龄化。这使创伤性踝关节骨性关节炎发病率有明显增加。

二、原 因 病 理

（一）发病原因

1. 年龄因素　一般认为骨关节炎的发病与年龄有关，Nichols 和 Richardson 在 1909 年用退行性变关节病（degenerative joint disease）描述了本病，强调关节软骨退变是 OA 的直接原因。随着年龄增长，中年以后骨的无机盐增加，软骨代谢营养降低，致使软骨变薄，运动中弹性减少，关节缓冲力降低，承重及抗机械力减小，关节软骨易受损伤而发病。

2. 过度活动劳损　足踝关节的过度使用，长期的微细损伤是引发足踝骨关节炎的重要因素。正常关节面软骨其胶原纤维在关节面表面平行向下止于骨面形成网状拱形结构，有薄壳效应。软骨细胞介于胶原纤维之间。动物实验验证：关节软骨表面光滑，富有光泽，有弹性，耐磨，抗机械力。当过度负荷，长期反复撞击磨损时，软骨面的胶原纤维受到破坏，软骨基质损伤软骨失去正常弹性。软骨细胞也受损死亡。关节软骨面的完整性及坚固性破坏，继发一系列病变。

3. 踝关节创伤　现在国外学者较一致的认识是，踝关节骨性关节炎的发生通常是因为创伤性因素。踝关节的急性扭伤后处理不当或未行治疗，可造成踝关节韧带松弛关节不稳反复扭伤；或运动中关节发生超常范围的活动致关节软骨受损；或暴力较大可以造成韧带断裂关节松弛和急性关节软骨损伤、软骨骨折，软骨剥脱等。同时反复扭伤后产生急慢性滑膜炎、关节积血积液，滑液成分改变，影响软骨的营养及润滑致使软骨进一步病变。Saltzman 对其 639 例踝关节骨关节炎患者进行研究，发现其中 445 例（70%）患者，按照 Kellgren-Lawrence 分级的 3 和 4 级的踝关节骨关节炎，为创伤原因所致，只有 46 人（7.2%）是原发性关节炎。创伤性关节炎的最常见的原因是伴有旋转外力的踝关节骨折（37%），以及经常发生的踝关节不稳定（15%）患者。

4. 慢性劳损　多发生于某些特殊职业，如以下肢为主的运动员像足球、举重、体操、篮球、滑雪等。有学者经调查报道：舞蹈演员 14/22 人有改变，7/9 名足球运动员有改变（故有人称踝关节骨关节炎为足球踝），举重 6/20 名有改变。重体力劳动者，多发于搬运工人。从事这些职业的时间越长，退变越严重。某体操队 55/71 名运动员有骨关节炎的发病率。发病机制可能是踝关节经常超常范围过度运动，胫骨下关节面与距骨上关节面以及内外踝反复撞击、挤压、磨损以致关节软骨微细损伤，再激发骨、滑膜韧带、肌腱腱鞘等病变。

5. 继发于踝关节骨折脱位复位不佳或复位不及时　即所谓创伤性骨关节炎。踝骨折为关节内骨折，关节面结构常遭破坏。如复位不满意、关节面不平整、踝穴位置改变，后期均可并发骨关节炎。有观察认为距骨向外错位 1mm 则关节面接触减少 42%。有报道 15/38 例因踝关节骨折复位欠佳或差，远期发生创伤性骨关节炎，占 39.5%。

6. 体重过大　人体过度肥胖，踝关节超常负重。对踝关节来说其结果相当于踝关节受到慢性持久的损伤，致使关节软骨磨损而发生退变。

7. 继发于踝关节因伤病后及固定过久和功能练习不够，以致关节软骨缺乏生理性压力刺激软骨缺乏营养而退变。

8. 下肢骨折畸形愈合或发育畸形　使踝关节面力线改变负重不均磨损关节软骨。

9. 原因不明　即所谓原发性的骨关节炎，是指没有明显病损而发生的骨关节炎，这可能会导致人们发生误解，因为许多被认为是原发性骨关节炎，事际上往往存在某种原因，只是尚未发现而已，或尚未找到真正潜在的病因。足踝部骨关节病的发病原因与全身其他关节的骨关节病相似，是多原因的。

（二）病理变化

踝关节的骨关节病不单是骨赘增生，并有一系列的病理表现：①关节软骨损伤退变：胫骨距骨关节面软骨损伤后表现失泽、变黄、不平、软化、纤维变、断裂、剥脱或呈剥脱性骨软骨炎表现。软骨片脱离关节内形成软骨关节鼠。软骨内可由周围滑膜侵入滑膜血管翳。②滑膜炎：同样机制滑膜受到牵拉撞击引起炎症，关节软骨细胞膜也可作为抗原刺激滑膜炎。滑膜充血肿胀，长期以致肥厚、纤维化绒毛增生，甚至被挤压呈纤维软骨化或骨化。③骨唇骨疣增生：于关节软骨缘胫骨前唇增生呈唇样骨赘，距骨软骨缘呈骨疣状增生。其下骨髓常有充血纤维组织增生。病变可发生在踝前和踝后，如果骨赘增生较大可以折断形成关节鼠。④踝周肌腱腱鞘炎：内外踝下方及踝关节后方有肌腱通过，由于骨的增生刺激和因关节滑膜炎症状波及引起腱鞘炎。如踇长屈肌腱（踝后）、腓骨肌腱（外侧）、胫骨后肌腱、趾长屈肌腱（内侧）。关节囊纤维层的附着处也有末端病表现。

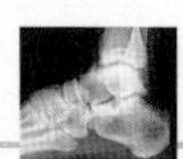

三、临床表现与诊断

（一）临床表现

1. 晨僵　疾病早期，晨起或稍久休息改变体位后常感关节僵硬，稍加活动后，僵硬感即可随之消失。随着病情的发展，晨僵伴有疼痛，而且持续的时间随病情的加重而延长，关节活动范围逐渐受到限制，甚至关节屈曲挛缩，致使关节畸形更为明显。

2. 疼痛　疼痛是骨性关节炎最突出的临床症状，其疼痛的规律是运动后痛→运动痛→休息痛。早期疼痛是在不知不觉中出现轻微疼痛；也可因劳累、活动量增加、受凉、天气变化等使疼痛症状加剧，经休息、局部制动，可使症状缓解。疼痛多数位于踝关节前侧，少数位于内外侧。晚期疼痛可呈持续性。

3. 关节肿胀　关节肿胀是骨关节炎的又一突出症状；偶尔，关节弥漫性肿胀是就医的原因。早期患者常常诉说每于久走或一天工作结束后踝关节周围肿胀，晨起肿胀可消退；晚期肿胀呈持续性。滑膜增生严重时可卡于关节间隙中出现交锁症状。

4. 体征　受累关节周围弥散性压痛，小腿部肌肉发生萎缩。踝关节可有肿胀、积液、关节活动时伴滑膜摩擦音。关节僵硬、活动受限，极少数有关节挛缩。体检时可发现关节滑膜肥厚、积液，关节间隙压痛。踝关节伸屈及内外翻时疼痛、活动受限，可触到骨性隆突（骨赘）偶可发现交锁。

（二）实验室检查

血常规检查、血沉降、血生化、纤维凝集试验等均为正常。滑膜液检查，可与类风湿关节炎、化脓性关节炎、结核性关节炎等相鉴别。关节液的肉眼观察似乎正常，液体清晰，呈淡黄黏液，不发生凝固，细胞计数很少超过 60～3000。关节液内糖浓度与血糖相同，总蛋白不超过 5.5g/100ml。类风湿关节炎滑液混浊，黏稠度低，可凝固 Ropes 试验阳性，细胞计数常超过 3000，主要为多核细胞，总蛋白常超过 8g/100ml，球蛋白常超过白蛋白。

（三）影像学检查

骨关节炎的影像学检查，主要是 X 线检查；当疑及软骨损伤 X 线检查难以确诊时方考虑采用 CT 或 MRI 检查。X 线检查对骨关节炎的诊断十分重要，但必须结合患者临床表现。X 线检查：一般应拍摄负重位踝关节的正、侧与踝穴位 X 线片。主要的阳性征象是踝关节间隙变窄、软骨下骨硬化及囊性变与骨赘形成。骨赘大都位于胫骨前后唇、距骨颈背侧关节面处，内外踝可变尖（图 16-1-1A）。胫骨后缘可增生骨赘甚至折断，似距后三角骨。此外，可显示关节鼠，距骨剥脱性骨软骨炎时可见距骨上关节面内或外面有脱钙或骨块（图 16-1-1B）。一般不必行 MRI 检查，对怀疑有软骨病变，行其他影像学检查不能确诊时可行 MRI 检查；在剥脱性骨软骨炎或软骨炎患者中更易发现关节炎的存在（图 16-1-2）。Takakura 将踝关节骨性关节炎进行了分类：0 级：关节平行，无胫距倾斜，无关节炎征象；Ⅰ级：关节平行，无胫距倾斜，软骨下骨硬化或骨赘形成；Ⅱ级：胫距倾斜，内外翻，无软骨下骨接触；Ⅲ级：又分为两个阶段，Ⅲa 出现踝内侧间隙闭塞，软骨下骨接触接触面局限在内侧，Ⅲb 软骨下骨接触延伸至距骨穹隆部；Ⅳ级，全部关节松弛伴全部软骨下骨接触。

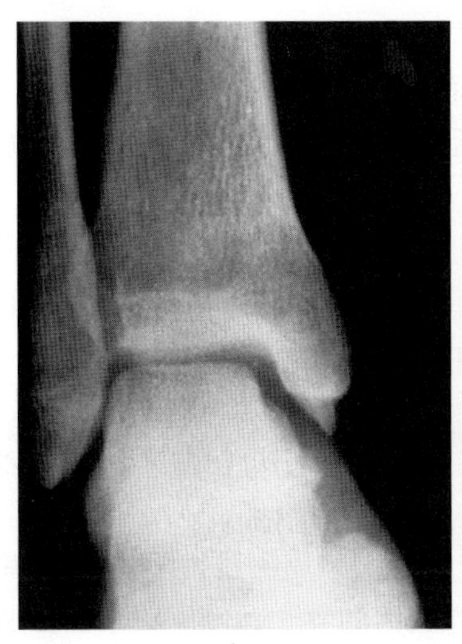

A

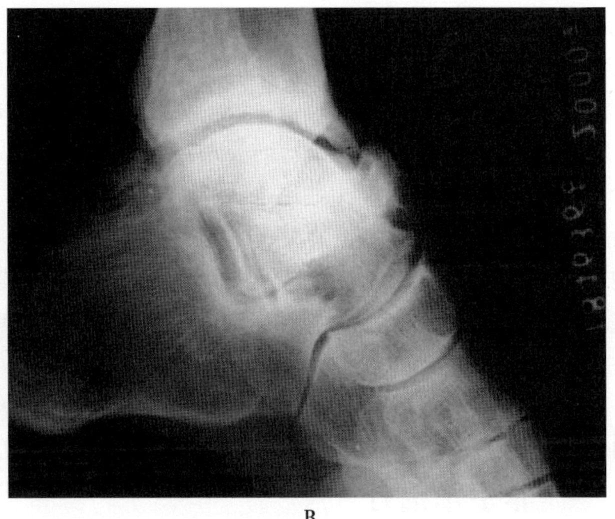

B

图 16-1-1　踝关节骨关节病 X 线表现

A. 正位片；B. 侧位片

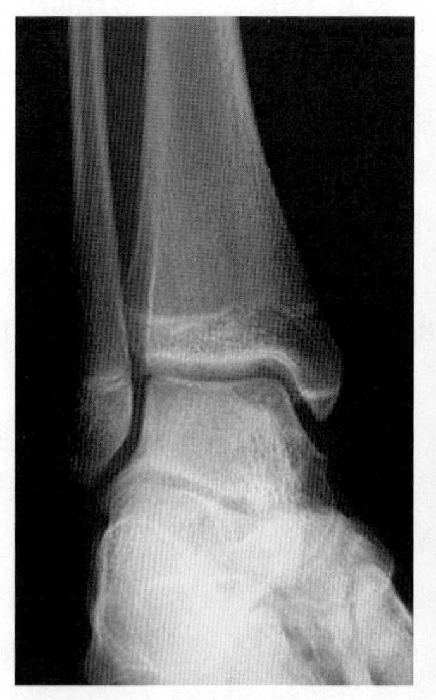

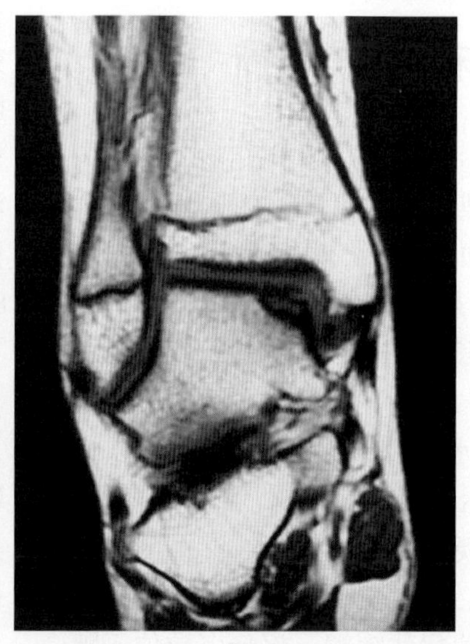

图 16-1-2　距骨上关节面内侧剥脱性骨软骨炎 X 线及 MRI 表现
A. X 线片；B. MRI

放射学分期：放射学分期的目的是为了便于制订治疗方案：

（1）早期：X 线片显示仅有软组织肿胀或骨质疏松，可保守治疗，滑膜炎严重者可行滑膜切除术。

（2）中期：关节边缘被侵蚀，软骨下骨囊性变和关节间隙狭窄，但无固定畸形。非手术治疗 6 个月以上仍不能缓解的滑膜炎，可施行滑膜切除术，对踝关节、跖趾关节和趾间关节均适用。

（3）晚期：关节破坏严重，产生脱位或畸形，应采用关节成形或关节融合术。

（4）末期：关节已经纤维性强直或骨性强直，手术矫正畸形并于功能位固定。

（四）诊断

有以上临床表现结合影像学检查，即可作出诊断。症状与骨赘（X 线片）并不正相关，有的患者关节骨赘已非常明显，但患者不一定有明显症状，甚至不疼不肿。而且症状不恒定，时重时轻，时显时消。当足踝部合并有其他病变，也可能引起疼痛；为了确定疼痛是否是源自于踝关节骨性关节炎，可行诊断性踝关节内注射予以鉴别。方法是将 1% ~2% 的利多卡因注射液 5ml 注入踝关节，如果疼痛消失，则疼痛应归咎于踝关节的病变。

四、踝关节骨性关节炎的非手术治疗

非手术治疗的目的主要着眼于消除或减轻疼痛，改善关节活动，增加关节稳定性，防止畸形的发生。早期患者单一方法的治疗可以奏效，但晚期的患者往往疗效欠佳，治疗的方法是复合的方法的治疗：

（一）一般治疗

首先应控制发病的原因因素：如外伤，肥胖，炎症等，如有力线不正应及时矫正或穿用适当的矫正鞋等。此外常用以下方法治疗：

（1）休息：受累关节减少压力和剪切力，使关节滑膜炎症逐渐消退。过度的关节活动将使关节面受压增加，能加剧症状的发生，促进退行性变进程是应该避免的。因此在关节急性炎症发作时，应卧床休息。受累关节应放置在关节囊和韧带结构处于松弛的位置上，如此可减少两相对关节面压力。但关节又不能不活动，受累关节全幅度活动每日数次是有益的，可以防止关节囊的挛缩。

（2）使用手杖、腋杖等助步器：助步器能减少关节的负荷，从而减轻临床症状。要正确使用手杖，学会用助步器时的行走步态和姿势。

（3）受累肢体牵引：较为严重的急性发作者，特别是负重关节，牵引可使两关节面减少压力，牵伸挛缩的关节囊，直至炎症消退。

（4）加强关节周围肌力练习：如果患者症状明显，可多做肌肉的等长运动。关节周围肌力强能增加关节稳定性，控制超常活动，避免加重损伤软骨及刺激滑膜引起炎症反应。

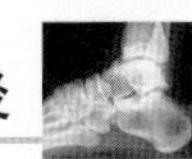

（5）支具：急性发作期使用可随时脱卸的可行走的支具（图16-1-3），可减少踝关节的负重从而缓解症状。弹力绷带适合于受累的大关节，例如膝、踝等关节。

（6）肌肉力量不平衡，常可引起关节一侧的异常压力升高，应力集中，加速退行性关节炎的进程。主动操练，可有效地改善肌力，并使受累关节肌肉力量得到平衡。

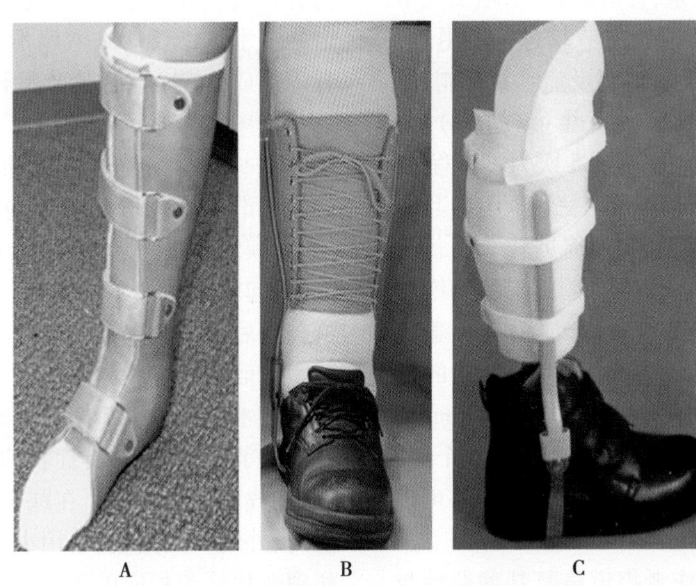

图16-1-3　各种足踝支具

A. AFO支具；B、C. Velcro支具

（二）辅助治疗

近年来应用中药离子导入的治疗效果是肯定的；此外可采用理疗、中药湿热敷、按摩等治疗。康复治疗也很重要，可行主动和被动关节活动操练，应避免用暴力活动关节。

（三）药物治疗

是保守治疗的主要手段之一。对大部分患者应使用药物，以改善症状，促进炎症症状消退，但所有这些药物都不能够使病理演进得到遏制。常用药物有消炎止痛，保护和维持软骨及修复软骨的药物。对于踝足部关节炎治疗很少使用阿片类药物镇痛。

1. 止痛药物的应用　止痛药物分为三类，包括解热镇痛剂、抗炎镇痛剂、镇痛剂。应用止痛药物应注意合理用药。在用药前应正确全面对患者进行评估，根据患者的年龄、有无基础疾病、并结合药物的毒副作用选择合适的药物。镇痛药一般均有依赖性，不宜久用，否则易成瘾，使用时一定要严加控制剂量。属麻醉性镇痛药，必须遵照国家麻醉药品管理条例规定，一旦疼痛减轻或消失，应及早停药。在用药过程中要严密观察药物的毒副作用，并及时处理。

此外应实行阶梯用药的原则：①对轻度疼痛可根据患者疼痛部位及痛情选用各种解热镇痛药，如阿司匹林、对乙酰氨基酚、索米痛片、布洛芬等。②对中度疼痛，可选用可待因、氨酚待因、曲马多、奈福泮、布桂嗪。慢性疼痛可选曲马多、奈福泮，因久用不致成瘾。③对重度疼痛可用哌替啶，或与布桂嗪交替用，每次间隔不能少于4小时。口服药可选用硫酸吗啡控释片或美菲康片，其镇痛时间长，12小时服用1次即可。如效果不佳或在用吗啡、哌替啶无效情况下可选用高效镇痛药二氢埃托啡，其镇痛作用比吗啡强，安全系数比吗啡大，依赖性比吗啡轻。

2. 糖皮质激素　有抗炎作用，减轻充血，抑制炎性细胞，降低血管通透性，减少水肿，可以阻断软骨基质金属蛋白酶的合成和激活。当骨关节炎有明显滑膜炎关节积液肿胀时，关节腔内注射能受到快速的良好效果。但大量长期使用会引起关节软骨退变，阻碍关节软骨的修复。因此国内外学者认为，一年中一般每个关节使用不超过两次，每次之间不宜少于三周。如一次见效则不再二次注射。常用药物：泼尼松龙混悬液（中效），曲安奈德（中长效），得宝松（倍他米松，为即刻作用及长效缓释剂）。凡有下列情况者，不宜作关节内类固醇制剂注射：①局部或全身性化脓性感染；②糖尿病、结核病、高血压病；③多个关节有严重关节炎症状。关节内类固醇注射，如效果不明显不宜继续注射，或即使有效也不宜反复多次注射，以免引起滑膜或软骨的损害。

3. 保护关节软骨刺激软骨修复的药物

（1）玻璃酸（透明质酸，其制剂为玻璃酸钠）：其作用为改善关节滑液质量，提高黏弹性，增加关节的滑润度，减轻关节震动，保护关节软骨抑制退变，改善软骨代谢促使软骨再生，抑制炎症。常用制品：施沛特（国产），阿尔治（进口），欣维可（进口）等。一般每次注射一支，每周注射一次，5次为一疗程。

（2）氨基葡萄糖（葡萄糖氨）：一般认为本品有关节软骨修复的物质，有保护软骨促进软骨修复的作用，尤其认为硫酸盐更好。国内常用制品有维固力（硫酸盐，固态）、关节强（硫酸盐，泡腾片）、葡立（盐酸盐，固态），常为口服。有试验表明液态的吸收率远远大于固态者。口服剂量1000～1500mg/d以上。一个疗程5周左右，疗效可维持4～6个月；症状复发时仍可服用同一药物，且仍可获效，并可以长期服用。

（3）硫酸软骨素：有作者报道将氨基葡萄糖与硫酸软骨素一起应用，能更好地发挥它们对关节软骨的保护与修复作用；具有轻度改善症状与功能的疗效。

五、踝关节骨性关节炎的外科治疗

踝关节骨性关节炎外科治疗的目的是控制疼痛或达到可以忍受的程度，减轻功能受限或降低致残率，提高患者的生活质量与促进身体健康，避免过度使用有潜在不利作用的药物，延缓疾病的进一步发展。大多数患者可采取非手术治疗，具体方法可参考第一节概述中非手术治疗的有关内容。足踝部骨关节炎和其他部位骨关节一样，对Takakura分型1级的患者施以保守治疗。当病变发展到2级以上，症状进一步严重，经系统保守治疗无效，疼痛症状日渐加重，活动障碍、畸形和关节紊乱严重影响着关节功能时，手术治疗就变得十分迫切。手术方式包括增生炎性滑膜切除，骨赘切除，关节鼠摘除，关节面软骨修整，关节牵开术，矫正关节力线不正引起局灶性关节炎的关节外截骨术，严重的终末期骨性关节炎者可行人工关节置换或踝关节融合。手术方式既往多切开进行，近年来随着微创手术的广泛开展，可在关节镜下操作可获良好效果。当前国外采用软骨移植及软骨细胞移植等方法治疗足踝部软骨损伤显示这些方法很有前途。所采用的手术方法视病情而定。

1. 关节清理术　对骨关节炎进行清理术已有50多年历史，但对改变骨关节炎的病程和改善关节功能的效果存在争议，不过多数学者认为疗效是肯定的。手术中要切除增厚滑膜组织、破损或脱落软骨碎片或骨赘，可使关节机械功能紊乱得到纠正。一些临床报告显示，清理术后，大多数患者症状得到减轻，少数症状消失。试验研究显示，关节软骨颗粒可刺激滑膜组织的炎症反应和增加关节滑囊的渗出，滑膜组织中酶水平提高，关节软骨胶原溶解的增加，引起软骨的脆性度增加，因此组织碎片的去除，清扫术后关节腔内大量冲洗都可因减少滑膜组织的刺激源而减轻症状。

该术适用于1、2期踝关节的骨关节炎伴有有症状的关节内游离体、有症状的关节纤维化、有症状的骨赘、或小软骨缺损。在踝关节镜下进行手术，采用前内、外切口入路进入，用小全方位切刀根据不同的病理变化给予相应的手术，如切除增生肥厚粘连的滑膜、关节内纤维化的组织、摘除游离体、去除骨赘、修整小软骨的缺损等。术中注意切除骨赘的骨创面要用电灼或射频烧灼。这样可以防止骨赘再生。

2. 骨赘切除术　适用于伴有有症状的胫骨与距骨的撞击性骨赘的踝骨关节炎。在踝关节镜下进行手术。采用前内、外切口入路，或直接骨赘处避开神经血管的切口进入，铲除骨赘。术后应早期活动踝关节。具体方法，可参考第三十一章。

3. 关节软骨面修整术　适用于3期以内踝关节的骨关节炎伴有关节软骨面破坏者。在踝关节镜下进行手术。采用前方入路。术中清理碎软骨片及纤维软骨。然后修整软骨面，若软骨面损伤过深而且面积较小时，或剥脱性骨软骨炎可以做微骨折治疗（即用1mm的钢针或钻头将损伤处钻孔数个至骨髓腔）以期生长肉芽组织化生成类关节软骨组织。术后应早期活动踝关节。具体方法，可参考第三十一章。

4. 关节牵开术　1997年Van Dijk等报道了牵开踝关节治疗其骨性关节炎获得成功。虽然对这一术式至今仍存有争议，但一些学者通过临床应用，随访研究所获得的资料显示对一些骨性关节炎的患者确有较好的疗效。他们认为：解除踝关节关节面的压力后，关节软骨具有一定的自我修复的能力；此时关节腔内的流体压力可以恢复，软骨下骨硬化可以逐渐减轻。Marijnissen等通过术

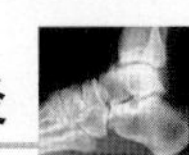

后7年随访研究发现,术后所有患者的疼痛有不同程度的缓解,51%的患者关节活动度增加,50%的关节间隙增宽,关节内流体压力增加,距骨与胫骨软骨下骨硬化的程度分别下降71%与69%,囊变部位的密度逐渐增加。

本法主要适用于青少年或年轻患者的创伤性关节炎的患者,其关节间隙狭窄,伴或不伴骨赘;关节间隙几乎全部消失或变形的患者。术中可同时先行关节清理术,然后分别在胫骨、跟骨与跖骨上穿骨圆针安装外固定器(一般使用Ilizarov外固定器)牵开关节间隙5mm(图16-1-4)。术后保留外固定器3个月,带器活动、行走。然后去除外固定器患足从10%负重开始,每10天增加10%的负重量,直到患足全部负重。

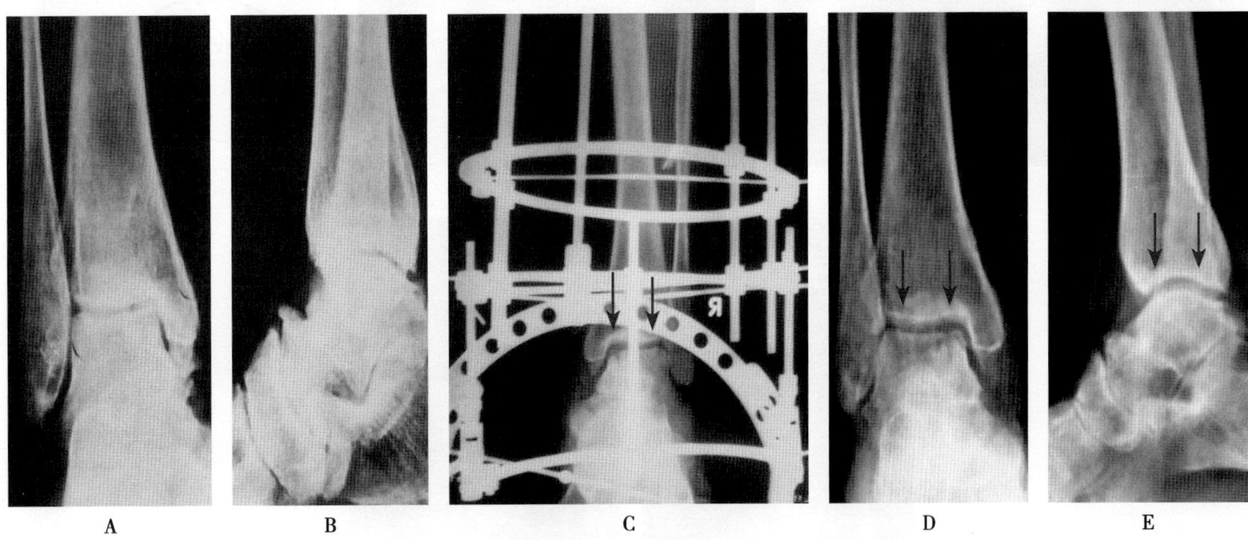

图16-1-4　外固定器施行踝关节牵开治疗骨关节炎示意

A、B. 术前X线片;C. 应用外固定器牵引3个月;D、E. 术后X线片

5. 软骨移植　软骨移植具有更接近关节软骨结构和成分的优点,和具有活的软骨细胞移植的潜能。当前自体软骨多取自非负重的膝关节面,由于来源有限,对大块的缺损有学者采用髂骨脊来代替。为了扩大应用,近年来采用软骨细胞培养增殖后进行移植。甚至美国学者采用胚胎软骨细胞进行培养增殖,进行移植。现在即将进入商业运作阶段。也有学者采用新鲜或冷冻异体骨软骨移植(图16-1-5),临床资料显示移植组织可与受体组织相愈合,恢复关节软骨面,达到减少疼痛,改善功能的目的。

6. 改变关节负荷的手术　此类手术可改变骨关节炎受累关节的负荷,能够减轻症状,刺激新关节软骨面的形成。包括肌肉松解术或转移平衡踝关节周围的肌力和截骨术(osteotomy),它们通过减少关节的负荷或负荷的再分布来达到治疗目的。切断跨越关节的肌肉组织,当肌肉收缩时可减少关节的负荷。而截骨术,可使关节面重新对合,使跨越关节面的静止性或动力性负荷得到重新分布。

截骨矫形治疗踝关节骨性关节炎:主要适用于经保守治疗或清理手术失败的,由机械因素导致的局限性骨关节炎;要求非对称的单室关节退变的面积要小于1/2胫骨或距骨关节面,跟骨胫骨角<30°内翻或外翻。截骨手术可以延缓关节融合或关节置换的时间,也可以作为关节置换前期的矫正手术。是近年来对踝关节的某些局限性骨关节炎治疗的新进展。截骨术后,X线检查显示关节间隙变宽。该手术对减轻症状的机制还不明确,可能是减少了关节面上的应力,或减少骨内压力,或新的关节面形成;手术后,关节间隙增加的机制也不清楚,可能是由于改变了关节面之间相互关系,或新的关节形成。术者在术前根据X线片,要测量与设计好截骨的部位与截骨的数量,通过截骨达到:在矢状面移动踝关节的旋转中心使其在胫骨解剖轴的下方,在冠状面:恢复平行的关节面关系,纠正轻病变关节面的病理性负载,稳定了踝关节(图16-1-6)。术中还应注意治疗其他的病理变化:如应切除引起疼痛或撞击的骨赘,取出引起关节交锁的游离体;由于肌力失衡引起的足踝力线异常者,应行肌腱转位或松解平衡肌力;由跟骨引发的固定性畸形,应同时行跟骨截骨矫正后足的内外翻,使后足的矫正于0°~5°的外翻;有疼痛症状的距下骨关节炎,可同时行距下关节融合等。

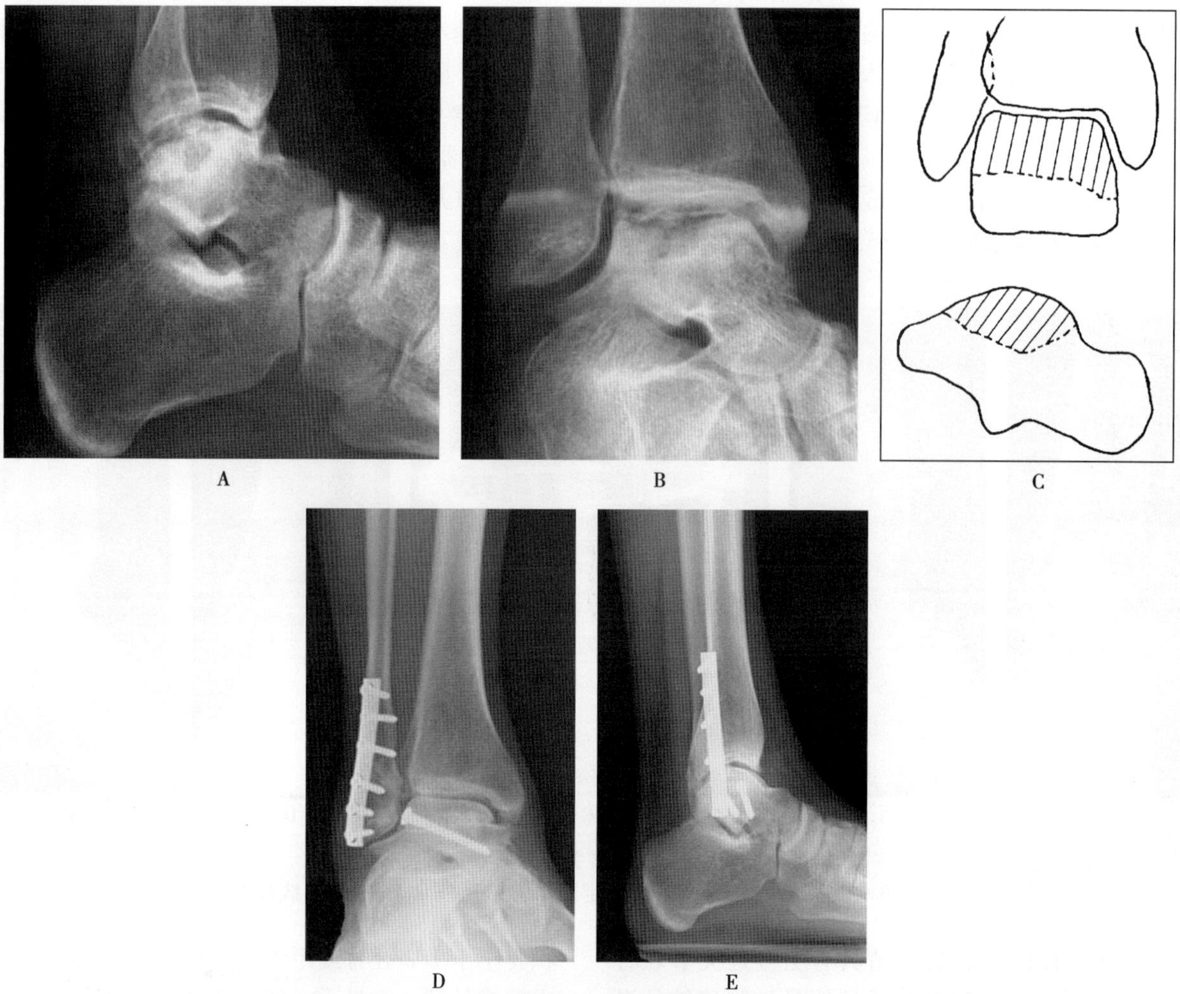

A　B　C

D　E

图 16-1-5　大块软骨移植

A、B. 术前 X 线片显示距骨局限性坏死；C. 画线部分示意移植软骨范围；D、E. 术后移植的软骨愈合良好

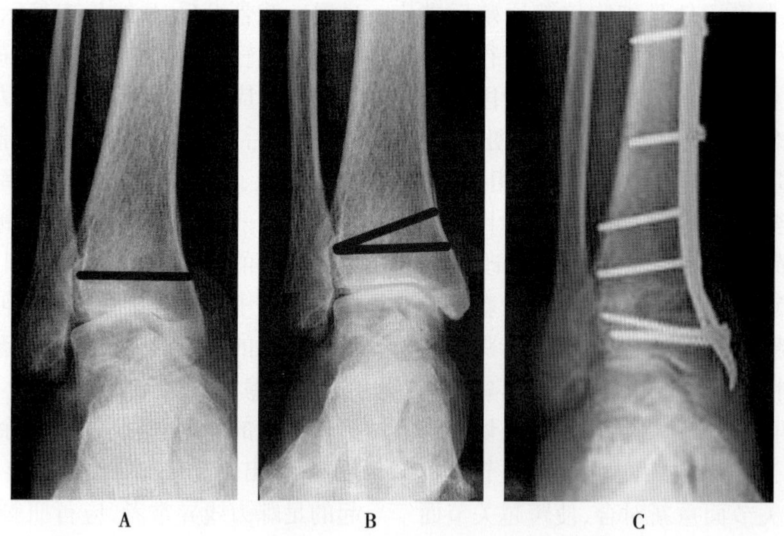

图 16-1-6　胫骨截骨术治疗踝关节骨性关节炎示意

A. 踝上开放性截骨；B. 截骨后在胫骨内侧植入楔形骨块以矫正畸形恢复踝关节的正常负荷；C. 用钢板螺钉固定

7. 人工关节置换术 骨关节炎手术治疗目的是减轻或消除疼痛及改善功能。目前,国内外骨科界较为一致的观点认为,人工关节已成为骨关节炎治疗的唯一潜在有效的治疗方法。当退行性关节切除后,植入聚乙烯、金属、陶瓷或其他合成生物材料制成的人工关节,可消除或减轻关节的疼痛、并改善功能。人工关节置换术的最佳指征,应该是那些具有严重退行性骨关节炎,疼痛剧烈、难以负重行走,经上述治疗无效,并对生理活动要求不高的年长患者(图 16-1-7)。具体内容见本章人工踝关节置换。

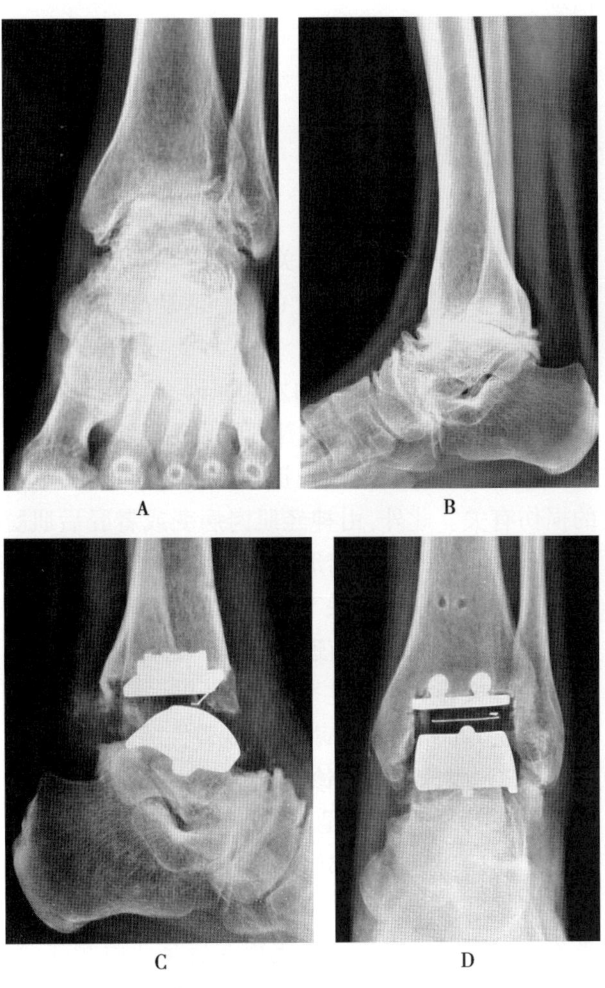

图 16-1-7 人工关节置换术

A、B. 术前踝关节 X 线片显示严重的骨关节炎;

C、D. 如果踝关节置换术后

8. 踝关节融合固定术 直至今日,国内外患者普遍认为,踝关节融合固定术是踝关节骨性关节炎终极治疗的金标准。对严重的踝关节骨关节炎,疼痛剧烈、难以负重行走的患者,若不适用于作踝关节人工关节置换,可行踝关节融合固定治疗之。踝关节固定术的固定方法很多,除常用的加压螺钉、外固定器加压融合外,也可以板钉固定融合(图 16-1-8);Myerson 近年来采用滑动髓内钉固定,该钉在原来髓内钉的基础上又设计增加了内套管式的可滑动的内层髓内钉,内层钉可以在外钉的内壁中上下滑动,使产生加压固定的特点,防止不愈合的发生(图 16-1-9)。踝关节融合术后,行走不便,术后穿着"摇椅样鞋底"的鞋子有利于患者的行走。

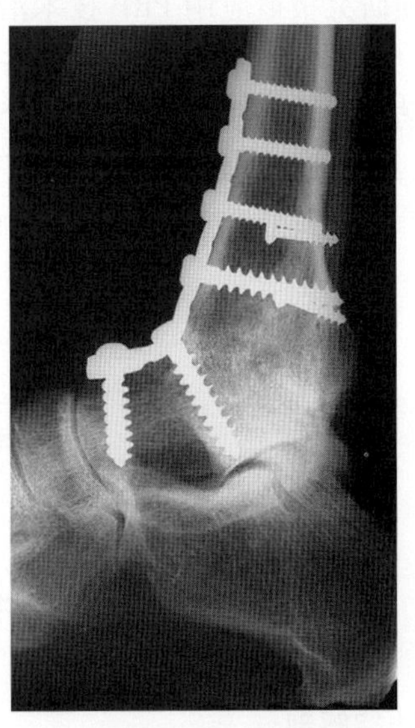

图 16-1-8 用接骨板与螺钉固定行踝关节融合

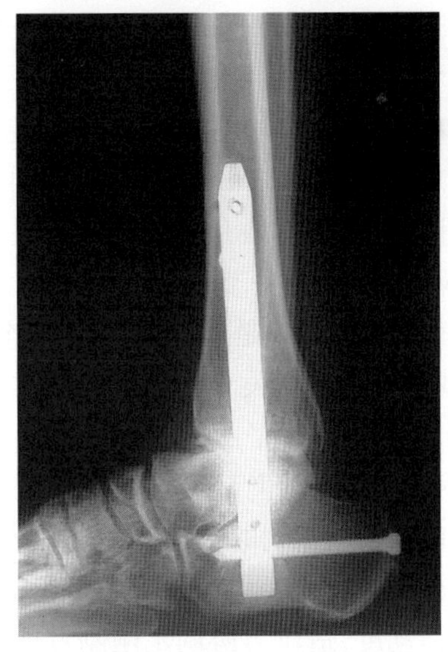

图 16-1-9 用滑动髓内钉固定行踝关节融合

9. 探索性治疗方法 探索性或试验性手术治疗包括植入生长因子、细胞或人造基质,以便刺激关节软骨面的恢复;此外近年来国外流行采用 PRP 技术治疗骨软骨损伤与骨关节炎。1998 年 Dr. Robert Marx 首先报道了 PRP 技术。PRP(platelet rich plas-

ma）中文的意思是富含血小板、血浆或富含生长因子血浆。PRP 技术是指利用自身的血液，提取出富含高浓度血小板和各种自身生长因子的血浆。这些因子对促进创伤的愈合和细胞的增殖与分化及组织的形成有着极其重要的作用。以前 PRP 主要应用于外科手术、心脏手术和烧伤科，治愈以前无法医治的大面积烧伤，慢性溃疡和肢体溃烂等疾病。近年来，国外多项研究报道应用 PRP 技术治疗骨软骨损伤与骨关节炎，据称疗效尚好。但这些方法仍处实验研究中，动物实验显示它可以使一个正常关节软骨或软骨下骨缺损的表面有新关节面形成。但能否在骨性关节炎的关节获得成功，有待临床资料的证实。

10. 预防　实践中总结出以下方法作为预防踝关节骨关节炎的措施。

（1）去除引起发病的因素，如力线不正及时矫正。骨折复位要注意对合完好、及时。避免关节扭伤。运动员要及时调整运动量，防止单打式的训练，避免过劳；控制体重。

（2）加强踝关节周围肌力练习，以稳固踝关节，防止踝关节的超常范围运动，同时也可以防止扭伤。

（3）对职业性跑跳、爬山者及运动员，提倡使用踝关节支持带，防止受伤，保护关节防止超常范围活动。

（王正义　吴俊德）

第二节　足部骨性关节炎

一、全后足关节骨性关节炎

（一）功能解剖

后足由距骨、跟骨、舟骨和骰骨 4 块骨组成，它们共同参与组成了 3 个关节：距下关节（距骨和跟骨之间的连接实际分为两个独立的关节：跟骨后关节面与距骨组成的跟距后关节，和跟骨前、中关节面与距骨组成的距下关节），距舟关节（后足和足内侧三个序列之间的关节），跟骰关节（后足和足外侧两个序列之间的连接）。距舟关节和跟骰关节组成跗横关节（又称 Chopart 关节），跗横关节线呈 S 形弯曲横过跗骨群的中间，是中后足的重要连接结构。临床上，我们应把后足关节作为一个整体来看非常重要，每个关节都在水平面（内旋和外旋）以及矢状面（跖屈和背伸）活动上起着不同的作用。此关节对足的功能活动有很大的影响，在站立相早期，这两个关节轴处于平行或者是“未交锁”状态，以便增加足的各相活动度，适应与协调足刚刚着地时所受应力的平衡。而在站立相晚期，后足内翻，这两个关节轴不平行，关节活动被锁定，足部变得僵硬以便更有效地推地行进。这个复合体中任何关节单独被融合都会影响到邻近关节的活动度。特别是单独的距下关节融合大约会使距舟关节活动度下降 25%，跟骰关节活动度下降 50%。跟骰关节融合会使后足关节活动度总体下降约 1/3。距舟关节融合后，后足的运动基本被锁定。距下关节主要在冠状面的内外翻活动，可有 20°内翻和 5°的外翻活动范围。

（二）发病原因

后足退行性关节炎的发病原因，原则上与踝关节骨性关节炎相似。所特殊的是后足退行性关节炎主要发生在跟骨或距骨骨折等创伤后，与其关节面的损伤有关。此外，由神经肌肉病变或者胫后肌腱功能不全导致的后足畸形，及成人获得性平足中，内侧纵弓逐渐消失引起关节半脱位；这些异常的生物力学应力也会引起关节退行性变。随着糖尿病所致神经性骨关节病的发生率增加，严重的病例其后足也可发生 Charcot 关节病变，出现骨性关节炎。

（三）临床表现与诊断

1. 临床表现　后足退行性关节炎可以引起跗骨窦区疼痛、肿胀，足部僵硬、行走不适或疼痛，甚至发展到难以在凹凸不平的地面上行走。距舟关节的骨关节炎引起的疼痛一般表现在后足背内侧部，容易与踝关节前方的疼痛相混淆。如踝关节前侧有背伸受限的痛性撞击，一般都可在距舟关节背侧触及骨赘。除此之外，继发于跟骨骨折的病例，在腓骨尖下可触及骨性突起伴压痛，跟骨外侧壁会在此处撞击腓骨肌腱而出现踝外侧撞击症的临床表现。

体检时可发现典型的距下关节退行性病变在跗骨窦区有直接压痛，由于距下关节活动可引起疼痛，可伴有距下关节活动受限。距舟与跟骰关节的退行性关节炎，在关节间隙可有相应的压痛。查体还包

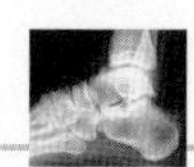

括评估跟腱和腓肠肌复合体，以了解膝关节分别位于屈曲和伸直位时将后足置于中立位的紧张程度。很多有明显后足畸形的患者伴有马蹄足畸形，需要在行后足重建手术时一并矫正。

2. 诊断　有以上临床表现与体征，结合影像学检查可以作出正确的诊断。一般应采用负重X线片，通常包括：双踝正位片以评估双踝受累的情况。有时拍摄负重的跟骨轴位X线片来评估跟骨畸形的严重程度，它可以通过与胫骨纵轴对比来观察后足在冠状面上的内外翻畸形。其他的距下关节的特殊拍摄体位有Broden位和Canale位。Broden位是在拍摄时小腿内旋45°，球管向头侧倾斜10°～40°。它可以观察距下关节后关节面。Canale位提供了另外一种方法来观察跗骨窦区域的病理变化。它把球管向头侧倾斜15°、足外翻15°的前后位拍摄。CT扫描已经很大程度上替代了这些观察后足的特殊X线体位。CT能提供三维重建的优秀能力，它的影像是非负重状态下的。MRI在评估后足骨性关节炎，包括评估关节及软组织的轻微病变中的应用是其他检查所不能代替的。同诊断踝关节骨性关节炎一样，诊断性注射对确诊该病是很有价值的方法。对于严重的创伤后退行性关节病关节间隙几乎闭塞时，可通过在透视引导下确定针尖位置确定是否进入关节间隙。

（四）治疗

1. 非手术治疗　后足退行性关节炎的非手术治疗与第一节的踝关节退行性关节炎相似，包括使用非甾体抗炎药、支具、穿摇椅状鞋及限制活动。特别要提到的就是长筒踝关节支具（图16-1-3 Velcro支具）非常适合用来控制后足的活动和畸形。

2. 手术治疗　全部后足关节的骨性关节炎可行三关节融合固定术，三关节融合术以牺牲后足活动为代价有效控制了疼痛和矫正了对线不良，但同时也丧失了部分背伸、跖屈和蹬踏活动度。大多数研究显示术后患者的功能评分较术前显著提高，但部分患者出现一些严重的并发症，使得很多医师强调，只要有可能就尽量行单一关节的融合，三关节融合术应该是最后的或是翻修中的挽救性手术，从远期随访看，接受此手术的年龄越大术后的并发症越少。具体操作详见第十四章第一节。

二、距下关节骨性关节炎

距下关节又称为距跟关节，在跟骨与距骨之间，分前中后三组关节面。前中关节与距舟关节为距下关节前部也称跟距舟关节。跟距关节后部称为“跟距后关节”与前部被跗骨窦及跗骨沟管分开，两者互不相通。跗骨沟管内有项韧带、跟距骨间韧带及伸肌下支持带外角。

（一）跟距关节前部骨性关节炎

1. 发病原因　距下关节骨性关节炎的发病，以创伤为主：①严重的踝内外翻扭伤，伤及跟距骨间韧带及关节软骨。损伤导致关节不稳继发引起距下关节异常错动，软骨磨损退变，关节面破坏而产生骨关节炎。由于反复的关节磨损，距下关节可发生炎性渗出粘连，导致距下关节僵硬。②跟骨骨折：若骨折后治疗复位不良或未经治疗而畸形愈合，导致关节面不平整，日后产生异常磨损关节软骨而损伤退变。两者最后引发骨关节炎（图16-2-1A），甚至可有软骨片脱落。

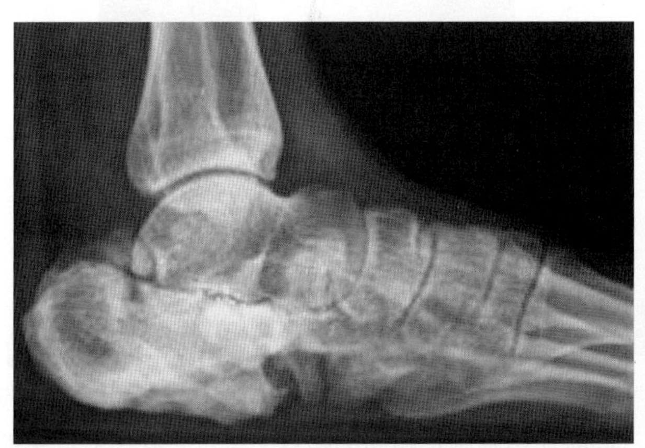

A

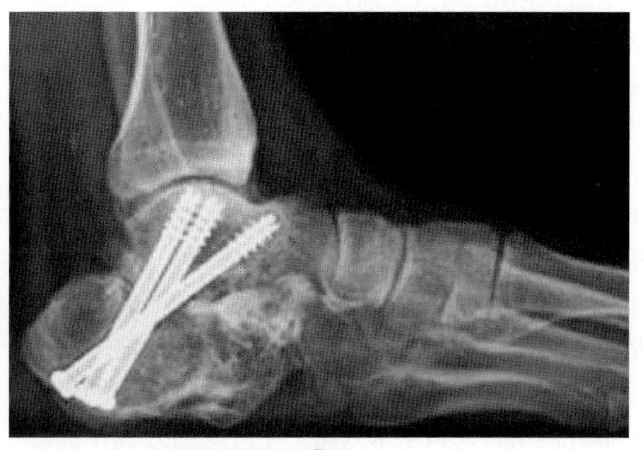

B

图16-2-1　距跟关节骨关节炎行距跟关节融合术治疗

A. 陈旧性跟骨粉碎性骨折引发的距骨关节骨关节炎；B. 距跟关节融合后

2. 症状与诊断　由于距下关节炎没有特异的症状及体征，确诊困难。患者常主诉不清，足后部广泛性疼痛。常表现为距腓前韧带跟腓韧带损伤症状和跗骨窦综合征症状及体征。常有晨起及休息后再负重剧痛，稍活动后好转。或诉有踝及距跟部有关节不稳之“脱节感”。

检查：可有跗骨窦压痛，于外踝尖前下方（相当跟腓骨间隙处）压痛，足内外翻、内旋时疼痛，前抽屉试验时疼痛。局部封闭跗骨窦症状可缓解，但仍存在失稳感。CT检查对有提示距下关节骨折及软骨损伤可能有帮助。关节镜检查较为可靠，常能看到距下关节软骨损伤，粘连或有关节鼠。

诊断：患者有创伤病史。通常主诉后足在日常生活中有负重疼痛，常伴有肿胀与晨起疼痛。距下关节的正常适应性活动能力丧失，造成患者在不平整地面行走时症状加重。诊断性局部利多卡因注射后症状缓解对于诊断有重要意义。距下关节CT检查有助于诊断。

3. 治疗　参考踝关节骨关节炎介绍的保守治疗方法，对早期患者进行理疗和中药薰洗、按摩和糖皮质激素局部注射治疗有缓解作用。严重者行距下关节镜治疗是较为有效的方法。有报道29例经关节镜治疗后86%可以缓解。但也有报道滑膜切除关节冲洗效果不明显的。此外，有学者报道关节镜下行人工韧带，骨间韧带重建取得良好效果的。具体方法见第31章第4节。对关节内骨折畸形愈合、关节软骨面损伤严重或影像学检查骨关节炎表现严重，疼痛等症状久治无效者，可行距跟关节融合术。

距下关节融合术：当非手术治疗不能控制症状的时候，可以选择手术治疗。单纯距下关节融合术可以矫正畸形、缓解疼痛，长期疗效良好。与三关节融合术相比，有限的距下关节融合术可以为患者保留跗横关节的活动以及相对较好的功能。后足理想的角度是5°外翻，但是可以做轻微的调整以使前足水平面垂直于小腿纵轴并平行于地面。在明显的扁平足畸形病例中，可以通过延长跟腱将距骨重置于跟骨上方，从而避免三关节融合的需要。方法选择：距下关节融合有多种方法，但是目前临床最常用的是清除关节面，并在所融合位置的死腔植骨之后使用粗大的空心螺钉固定。具体手术方法，采用跟距关节外侧横行切口手术入路。于外踝前外侧作横形切口，自外踝尖端后下方1cm处开始向前内侧至距舟关节外侧止（图16-2-1B）。沿切口方向不作皮下游离切开皮肤皮下组织、深筋膜及小腿十字韧带，向两侧牵开皮瓣。注意在皮肤远端切口内，勿损伤腓浅神经的中间背侧皮支。然后在跗骨窦内脂肪块上缘作切口进入，将脂肪组织从跗骨窦内游离并下翻，即可显露出距跟关节。然后用骨刀或小磨钻切除（或磨掉）关节软骨面，并使骨面有出血。从髂骨切取松质骨充填于间隙中，用两枚 ⌈⌉ 形钉或加压钉固定。关闭切口后用膝下石膏固定四周，然后更换为行走石膏，再固定4～6周，直至骨愈合为止。

（二）距跟后关节骨性关节炎

此病变在跟距三个关节的后关节处，即在距骨后突与跟骨之间（跟骨后外结节参与关节），为一独立关节与前中部的距下关节分开。功能参与足内外翻。

1. 发病机制　跟骨内外旋、内翻扭伤造成急性软骨损伤或多次的微细软骨损伤；足的过度跖屈性损伤致使跟距后关节撞击而损伤关节软骨，如体操压脚、跳跃等致伤。损伤后关节软骨退变，逐渐发生骨质增生距骨后突延长，跟骨相对的关节边缘也增生，两者均呈鸟嘴样增生。

2. 症状及诊断　早期轻者仅有软骨损伤引起滑膜炎症状，轻度积液、肿胀，跟内外翻时疼痛、跖屈痛。检查踝后可有肿胀，跟距后关节间隙挤压痛。晚期X线片侧位可见跟距关节后方鸟嘴样增生（图16-2-2）。

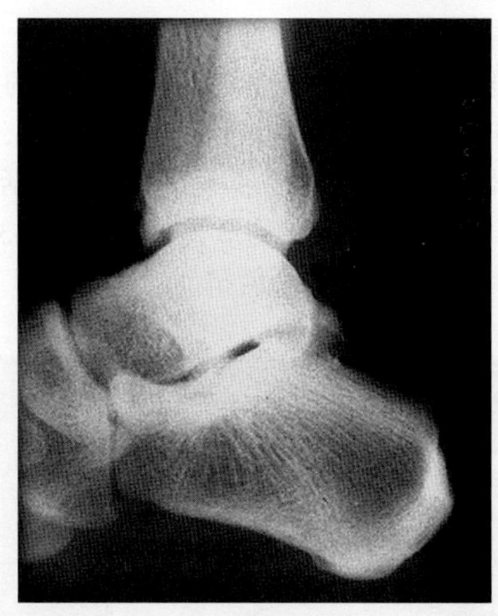

图16-2-2　跟距后关节相对关节面增生

3. 治疗　早期可参考本节概述中介绍的非手术疗法给予物理治疗及糖皮质激素局部注射等。应同时使用限制足跖屈的粘膏支持带。晚期对严重的病例，各种保守治疗无效时可考虑手术切除距骨后结节。手术方法：一般从踝关节后方进路深入，切口在跟腱外侧，自跟骨结节处起向近端作8cm长皮肤

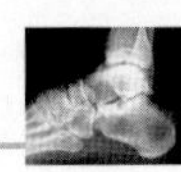

切口，切开皮肤皮下组织后仔细分离出小隐静脉与腓肠神经加以保护，然后向前方深入分别将屈踇长肌与腓骨长短肌牵向内侧与外侧即可显露出关节后部。纵形切开关节囊与距骨跟骨骨膜并行骨膜下剥离，显露出跟距后关节腔、骨赘，用骨刀切除骨赘，止血后分层关闭切口。术后应早期进行关节的功能活动。对经各种治疗无效的患者，X线检查显示全跟距关节有骨关节炎表现，关节软骨面破坏、不平整，关节间隙变窄或消失者，可行整个距下关节融合术具体方法见第十六章第一节。

三、跟骰关节骨性关节炎

单纯的跟骰关节骨性关节炎较少见，多合并有足部其他关节的骨性关节炎。其发病与创伤、积累性损伤有关。跟骨前关节面部和骰骨近侧关节面部的关节内骨折，如果复位欠佳关节面不平整，长期磨损可并发骨关节炎。反复跑跳的职业、或足外侧柱过度松弛，都可造成跟骰关节的反复撞击与磨损，而形成骨关节炎。此外，平足症的患者，如果前足有外展，行走时足的外侧柱压力增高，可使跟骰关节受到过多的磨损而发展成骨性关节炎。

临床表现：患者于前足承重、跑跳时疼痛，严重者甚至走路时疼痛。检查在足背外侧跟骰关节间隙处有压痛（检查者一手维持前足于内收旋前位，另一手按压住跟骰关节背侧关节隙处，然后将前足外展旋后可诱发或加重疼痛）。提踵时跟骰关节处疼痛加重，部分患者可见足纵弓降低或平足。若行跟骰关节诊断性注射，局部疼痛会消失。X线检查可见跟骰关节硬化，背、外侧关节缘骨赘增生。晚期关节软骨面破坏、不平整，关节间隙变窄或消失。

治疗：可参考踝关节骨性关节炎的治疗原则进行保守治疗。

单纯跟骰关节融合术：该术式适用于：①局限性跟骰关节的退行性关节炎，经长期治疗无效，症状严重，影响患者工作生活时可行手术融合跟骰关节；②僵硬性成人获得性扁平足需要延长外侧柱时，辅助行跟骰关节植骨延长融合跟骰关节。理论上，融合跟骰关节可能会降低距舟关节67%的活动度，但是对距下关节活动几乎没有影响。行融合手术时采用沿关节中心外的足背外侧纵形切口，向背侧牵开趾短伸肌显露跟骰关节。然后按照三关节融合术中对跟骰关节融合的方法融合跟骰关节。如需植骨延长外侧柱，可参考第十三章平足症的治疗。

四、距舟关节骨性关节炎

本病并非少见，表现为前足负重时疼痛或足背部痛，而且常并发于踝骨性关节炎。

1. 发病原因　发病与创伤、积累性损伤有关。①职业性反复跑跳和下肢负重过多引起维持足弓的肌肉疲劳无力，足底韧带松弛，足弓塌陷，致使负重时距舟关节下侧关节间隙被拉开，致使背侧关节面受到挤压撞击，结果相对关节软骨面软骨损伤退行性变，继而引发骨鸟嘴样增生。部分患者引发滑膜炎，甚至增生嵌入关节，负重时受到挤压疼痛加重。②距舟关节背侧直接损伤。前足被动向后撞击（如足球运动员踢正足球时），经常跪坐的姿势（如划船、体操、舞蹈）前脚背侧被动向跖侧压迫致使距舟关节前隙被动拉开，有时可引起关节囊附着部撕裂、出血，而后骨化成鸟嘴样增生。③继发于足舟骨骨折和疲劳骨折，舟骨骨折后关节面不平整长期磨损引发骨关节炎病变。

2. 症状与诊断　前足承重，踏跳或跑步时疼痛。检查在足背距舟关节间隙处可见隆突，压痛。偶有于足底相应处压痛。距舟关节间隙挤压痛（检查者一手维持前足于外展外旋位，另一手按压距舟关节背侧关节隙处再内收时锐痛）阳性。前脚蹬地痛，或可见足纵弓塌陷。X线检查可见距舟关节硬化，背侧关节缘骨唇鸟嘴样增生（图16-2-3）。晚期关节软骨面破坏、不平整，关节间隙变窄或消失。

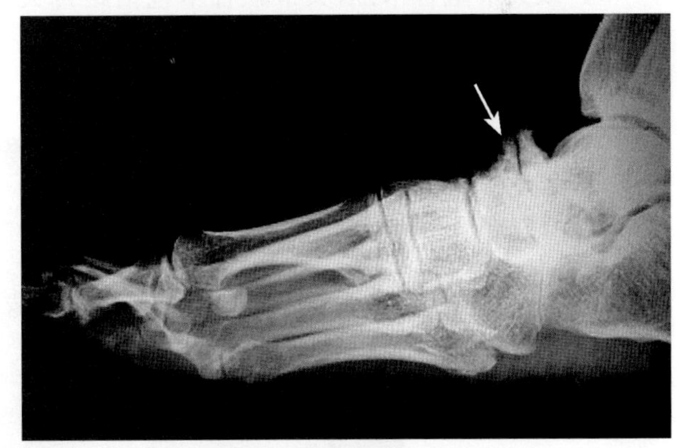

图16-2-3　距舟关节缘鸟嘴样骨唇

3. 治疗

（1）非手术治疗：早期：控制活动量，加强足底肌的练习。足底足弓粘膏支撑带固定以维持正常足弓，防止加重塌陷。用平足鞋垫保护足弓。此外，可参考踝关节骨关节炎中有关非手术治疗的方法给予物理治疗、局部注射糖皮质激素等。

（2）手术治疗

1）骨赘切除术：适用于经长期保守治疗无效，局部增生明显，妨碍穿鞋或刺激引起腱鞘炎或滑膜嵌入局部封闭无效的病例。手术方法于足背内侧以距舟关节为中心作5cm长纵形皮肤切口。切开皮肤后分离出足背动脉加以保护，然后按切口方向切至骨膜与关节囊。行骨膜下剥离，显露距舟关节及骨赘，用骨刀切除骨赘、修整切骨面，止血。分层关闭切口。

2）距舟关节融合术：距舟关节是后足活动的重要关节。因此，融合距舟关节会明显降低距下关节和跟骰关节的活动度。导致相邻的关节承受更多的应力以代偿融合的关节，从而发生关节退变的风险较高。因而，活动较少的患者例如类风湿关节炎患者更容易获得满意的疗效。对于活动量较大的患者，有学者建议联合应用跟骰关节融合术（双关节融合），以获得比单纯距舟关节融合更高的稳定性。

距舟关节融合术适用于经各种治疗无效的晚期患者，X线检查显示全距舟关节有骨关节炎表现，关节软骨面破坏、不平整，关节间隙变窄或消失者。手术方法：手术进路同骨赘切除术。显露出距舟关节后，用骨刀切除关节软骨面及其下方的硬化骨使骨面出血。然后，从髂骨切取松质骨切成细小条状填塞于其间。用加压螺钉固定。关闭切口后用膝下石膏固定四周，然后更换为行走石膏，再固定4～6周，直至骨愈合为止。距下关节融合术后，要使用非负重支具固定6周，之后使用可负重的膝下支具或可拆卸石膏靴固定4～6周。

3）双关节融合术：双关节融合术包括距舟关节和跟骰关节的融合。跗横关节（Chopart关节）融合降低了距下关节的活动度。后足被固定在大约5°外翻，并内收/外展、屈伸中立位。施行这种融合术可以矫正已存在的足的内收与外展畸形。双关节融合术也可应用于单纯距舟关节退行性变的年轻、活动度大的患者，以提高固定的质量和提供长期的稳定性。有些患者根据其期望值和活动水平，有可能需要行三关节融合手术。

手术方法和术后的处理同之前介绍的距舟关节及跟骰关节融合术。一般首先用克氏针暂时固定距舟关节，随后固定跟骰关节。模拟负重站立情况来评估对线，必要时进行调整。经C形臂X线机检查满意后，最后应用加压螺钉、或再加接骨板进行固定。

五、踝关节合并后足关节的骨性关节炎

临床上可以见到踝关节骨性关节炎合并有后足关节的退行性关节炎；这些关节的骨性关节炎的临床表现与症状已在以上内容中作了介绍，要通过完整的病史回顾和详细的体格检查以及影像学评估来了解每个患者各个关节疼痛的程度，以制定合理的治疗方案获得理想的治疗效果。

在临床检查时，诊断性注射可能很有帮助，尤其是在持续怀疑症状是由踝关节和后足关节病变同时引起时。关节腔内注射局麻药物，必要时在透视下进行，有助于评价踝关节和后足关节复合病变中每一关节的受累情况（图16-2-4）。如果针尖的位置定位不佳，则注射的效果较难确定。但应注意，有的关节是互通的（如踝关节和跟距后关节），此外关节外的渗漏也可能导致产生错误的结论。

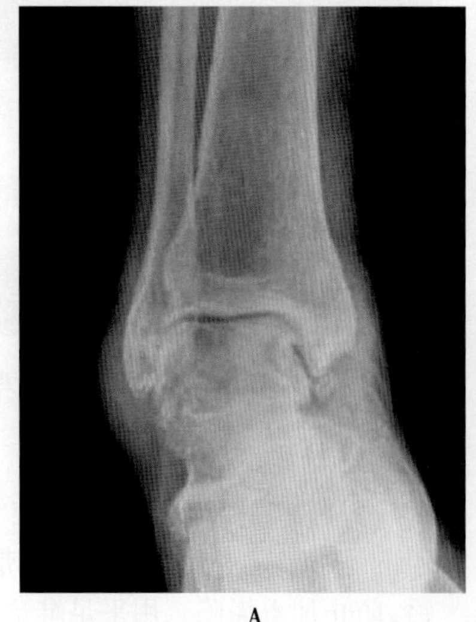

A

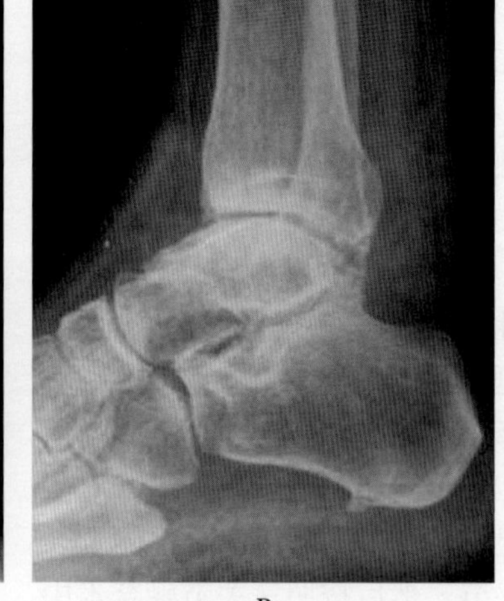

B

图16-2-4　踝关节与距下关节骨关节炎

A. 正位X线片；B. 侧位X线片

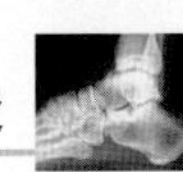

治疗：踝关节合并后足关节的退行性关节炎患者的非手术治疗，原则上同本章第一节骨性关节炎的保守治疗原则。保守治疗治疗方法有多种，包括局部注射激素、全身药物治疗如对乙酰氨基酚或非甾体抗炎药、限制活动、拐杖、助行器、鞋穿摇椅底鞋子或定制硬质的AFO（图16-1-1）或Velcro支具等，尤其适用于年长基础疾病多、手术风险大的患者。

胫距跟融合术：该术适用于严重的踝关节合并距下关节的退行性关节炎，经保守治疗无效的患者。包括创伤性关节炎、创伤后距骨缺血性坏死、全踝关节置换失败以及多关节受累的类风湿关节炎。当手术风险和漫长的恢复期过程明显大于患者生活质量改善的潜在收益时，应选择其他手术。

手术操作：手术入路可行外侧入路、内/外侧联合入路或后侧入路。如果前侧软组织有明显损伤时，更适合于选择俯卧位后侧入路。固定的方式也是多种多样，包括外固定器、空心钉、接骨板螺钉和髓内针等（图16-2-5），可根据不同的情况加以选择。采取后侧入路时，切开皮肤后需切开跟腱向两端牵开以更好地显露距跟关节的后侧面。如采用内、外侧联合入路时，外侧纵切口起自外踝尖近端5～10cm，指向第4跖骨基底。内外侧纵形切口之间应该保持7cm的皮桥。术中可以截取腓骨远端作为自体植骨来源。在踝关节和距下关节的关节软骨面彻底切除后，将患足置于内收外展、背伸跖屈中立，外旋<10°位，后足外翻5°位。然后给予牢固的内固定。如果选用逆行交锁髓内针。可通过足底切口插入之。

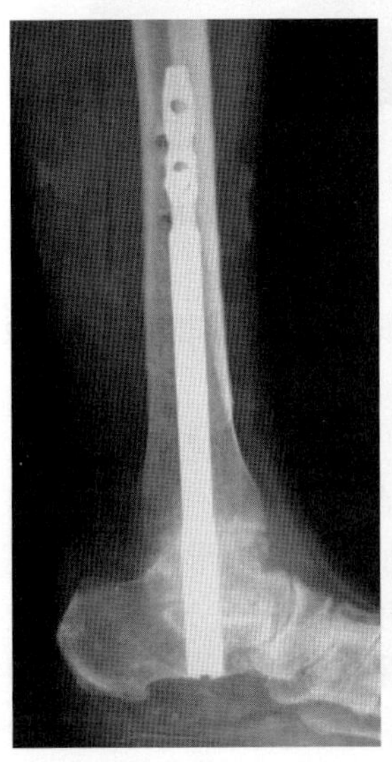

A

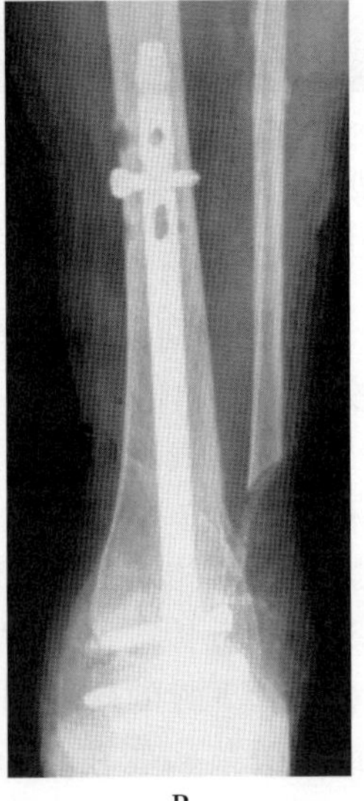

B

图16-2-5　胫距跟关节融合
A. 正位X线片；B. 侧位X线片

术后非负重小腿以下固定6周；之后改用可行走固定6周，此期间患足应逐渐负重，从40%负重开始，每周增加10%的负重量，直到患足全部负重。然后去除固定，应用足跟垫结合摇椅底鞋可能有助于改善步态。

六、踝关节、距下关节和跗横关节骨关节炎

临床上罹患踝关节、距下关节和跗横关节同时发生骨关节炎所发生的多关节破坏、有症状的渐进性距骨周围关节的关节炎比较少见。可见于继发于三关节融合后长期的踝关节退变，或继发于踝关节融合后的后足退变，或患有严重的类风湿关节炎的患者。

治疗：其保守治疗，原则上同本章第一节骨性关节炎的非手术治疗原则。经保守治疗无效的重症患者可考虑行四关节融合术。四关节融合术对此类患者的治疗有确切疗效，它结合了踝关节融合和三关节融合术。最终的固定位置非常关键，而步态也常常发生变化，与本章其他融合术相比其并发症更多；因而应严格控制手术适应证，主要用于极少复杂病例的补救手术。具体操作见第十四章。

七、中足骨性关节炎

（一）功能解剖

近年来，国外学者从生物力学的角度将中足划分为三柱，及其包含的关节如下：内侧柱：第1跖楔关节；中间（中央）柱：第2、第3跖楔关节和楔骨间关节；外侧柱：跖骰关节。由于3个跖跗关节相对固定，有些学者把内侧柱和中央柱归为内侧柱（即将中足分为两柱，外侧柱同上）。这3个柱被多条韧带构成的软组织复合体牢牢包裹。3块楔骨与骰骨组成了中足的横弓。中足分柱的意义与每个关节面的活动量相关。研究表明，中足在外侧柱有大约10°的矢状面和旋转面的运动，而内侧柱和中央柱的活动范围很小。一项尸体研究表明，随着负重的增加，内侧柱和中央柱的关节间接触压力明显增加，而外侧柱即便在负重增加到体重的2倍时也未出现接

触压的增高。外侧柱与其他柱相比发生骨性关节炎较少原因是外侧柱损伤概率低的原因。因此，鉴于外侧柱的活动对于足部生物力学的重要性，在行中足融合术时保留外侧柱的活动度是有益的。中足的稳定基于第2跖跗关节的韧带和骨质的完整。Lisfranc 韧带斜行起自第 2 跖骨基底，止于内侧楔骨，是中足最大的韧带。其与第2跖骨间韧带是中足最强壮的韧带。Lisfranc 关节为中足提供了稳定的基础，此关节任何微小的关节脱位或韧带损伤即会影响中足的稳定性和生物力学特性，易引发创伤后退行性改变。

（二）发病原因

创伤后骨关节炎是导致中足骨性关节炎的最常见原因。Lisfranc 关节及其复合体的损伤是造成中足创伤性关节炎的最常见原因（图 16-2-6），也包括舟骨和（或）骰骨的骨折、脱位，以及跗跖复合体的跖骨骨折和韧带损伤等原因。中足跗跖复合体的关节炎非常典型，或为原发性的关节退变，或为继发性关节炎，后者多由既往创伤或骨软骨损伤造成。除特定关节受累之外，原发性的中足退行性骨关节炎通常发生于老年人群。而且由于该疾病具有进行性加重的特性，除非创伤特别严重，与创伤性关节炎相比具有发展快、畸形严重的特点。轻微和严重的创伤均能造成显著的中足退行性病变。可引起关节退行性变的三个致病因素：关节软骨损伤、关节脱位伴内侧纵弓的塌陷与永久性的关节对位对线不良。患者通常有高能量损伤病史，但是漏诊的累及跗跖复合体的低能量损伤也可能导致明显的创伤后关节炎。除 Lisfranc 复合体损伤外，其他可造成中足骨关节病的因素包括多发跖骨骨折、胫后肌腱损伤导致的内侧纵弓塌陷、楔骨间关节的不稳定。外侧柱的骨关节炎可由骰骨压缩性骨折或碎裂性骨折引起。

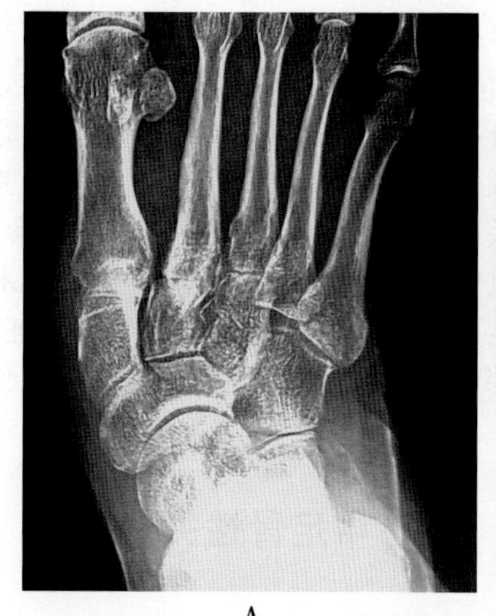
A

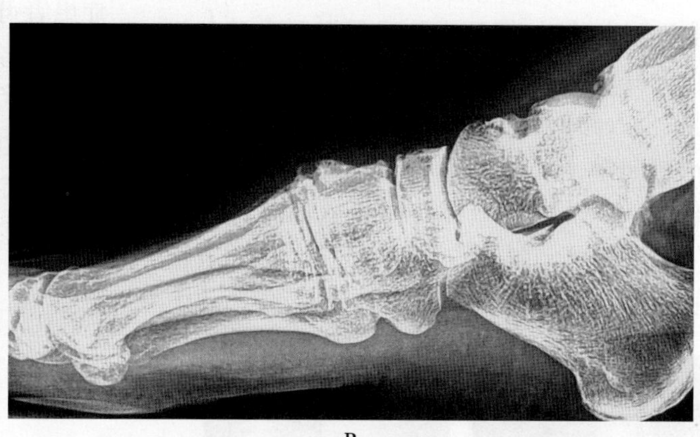
B

图 16-2-6　陈旧性 Lisfranc 并发跖跗关节骨关节炎

A. 术前正位 X 线片；B. 术前侧位 X 线片

（三）临床表现与诊断

与足部其他骨性关节炎相似，疼痛是中足关节炎最常见的症状。罹患关节局部有骨突或畸形造成的穿鞋不适。原发性和创伤性骨关节炎中，均可见畸形、肿胀，以及旋前、背伸、外展的典型平足表现。通常，中足的疼痛由关节面损伤、磨损或炎症引起，伴关节活动度正常，无明显关节不稳；或关节活动异常，伴或不伴关节面的改变。Lisfranc 关节的韧带损伤常引起后者，即关节异常活动，而原发性关节病变主要由前者即关节面的改变引起。如果疼痛的确切位置不能确定，建议在影像学方法引导下行局部利多卡因注射，可延长镇痛时间；对于判断疼痛来源所在关节很有价值。

影像学表现：应常规拍摄负重位双足正位、侧位和 30°斜位 X 线片检查。与非负重位及对侧足的影像结果相对比，有助于评价畸形程度，以及距骨头未被舟骨覆盖的程度。还可发现关节间隙变窄和软骨下骨的硬化（图 16-2-7）。由于微小的损伤或单关节病变在 X 线片上很难辨别，有学者建议行 CT 或骨扫描，以进一步明确中足关节病变的确切范围和程度，尤其建议用于术前制订手术方案时。

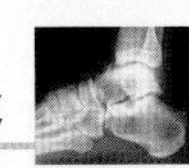

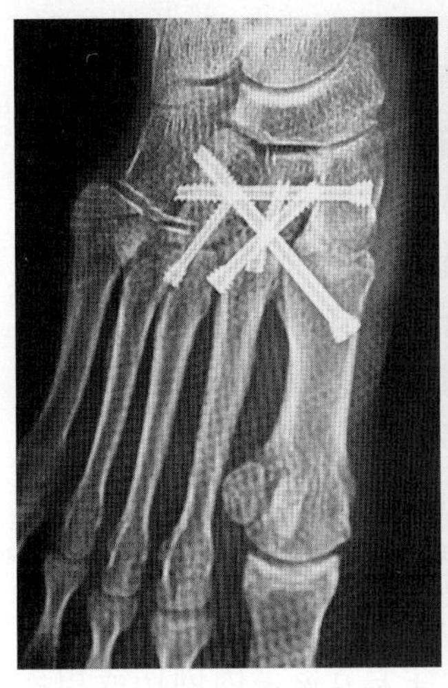
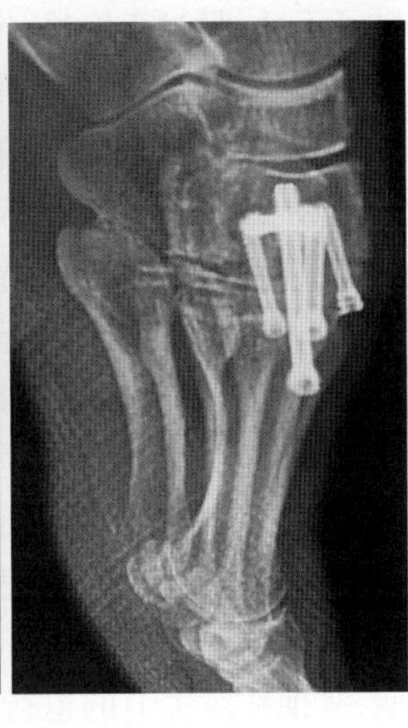

图 16-2-7　陈旧性 Lisfranc 并发跖跗关节骨关节炎术后 X 线片

在创伤性关节炎中，判断跖跗关节是否存在损伤非常重要。应仔细评估负重位 X 线片，包括在前后位 X 线片上中间楔骨与第 2 跖骨应具有共线性，在斜位上骰骨的内侧缘应与第 4 跖骨内侧缘共线。在侧位像上跖骨的任何背侧移位均提示韧带损伤。进一步的评价包括外展/旋前位和内收/旋后位的应力位投照、双侧对比投照，甚或行 CT 检查、骨扫描或 MRI 检查。由既往损伤后漏诊造成的慢性跖跗关节损伤，通常仅表现为疼痛步态和轻度压痛，仅能通过应力位 X 线片上第 1、2 跖骨间隙增宽的表现得以发现。负重位和应力位的影像检查结果更具重要性，如在踝部阻滞后再行检查则效果更好。这些深入检查有助于明确创伤性关节炎内、中、外侧柱受累的程度，尤其适用于拟行手术干预时。

（四）治疗

1. 非手术治疗　非手术治疗的重点应为缓解疼痛以及增加中足的稳定性和支撑。这对骨质疏松的患者很重要，当怀疑中足或前足有骨性关节炎时应尽早开始治疗。非甾体类抗炎药（NSAID）、减轻体重、运动方式调整、穿用有支撑作用的鞋子均可以缓解症状。骨赘部位需要填充衬垫以缓解压力：支具可以提供衬垫，加强对纵弓的支撑，一定程专上减轻跖骨头疼痛。但是如果已经出现了明显的畸形．患者往往不能耐受足弓支撑。带硬质足板的足踝支具（AFO）也可以缓解部分症状。

2. 手术治疗　经长期治疗无效，症状严重，影响患者工作生活时可行手术治疗。虽然骨赘清理术和切除术有效，可缓解症状，但退行性关节炎主要的手术方法仍是关节融合术、关节成形术，有时受累关节需要截骨。学者们认为，中足内侧柱和中间柱的关节病应优先行手术治疗。

（1）原位融合术：该术适用于无畸形的中足骨性关节炎的治疗，应使用坚强内固定固定每一个需要融合的关节。有多种手术入路，但一般选择背侧或背内侧入路显露第 1 跖楔关节；第 2、3 跖楔关节或第 4、5 跖骰关节，可分别采用第 2、3 跖骨间或第 4、5 跖骨间的纵行切口。显露关节并切除所有关节软骨。用骨凿或电钻行软骨下钻孔。可用 3. 5mm 直径全螺纹螺钉行跨关节固定，也可用背侧锁定或非锁定接骨板进行固定。楔骨间的固定和跖骨间的固定通常采用由内向外的方式。中足外侧如果未被痛性关节病累及，其活动度应保留。一般不融合骰骨/跖骨关节。舟楔关节固定可以自内向外进行，每个关节的固定均需要考虑解剖位置以及跖跗关节甚至跖趾关节的负重。如在行内侧柱固定和短缩治疗第 1 跖楔关节病变时，需要将第 1 跖骨跖屈来平衡分布负重压力。

（2）矫形融合术：适用于合并畸形的中足骨性关节炎的融合治疗，以及软组织延长或短缩术。当前学者们的一致意见是，骨移位大于 2mm 或成角超过 15°时都必须纠正。中足内侧柱的畸形，多需要行楔形截骨术，截骨矫形后采用螺钉固定（图 16-2-7），也可采用接骨板固定内侧柱，这种方法尤其适用于骨质疏松或缺乏合适螺钉的情况。更为重要的是在外侧柱可能需要延长外侧软组织（尤其是腓骨短肌腱），以使内侧柱畸形获得理想矫正。

（3）外侧柱成形术（Berlet-Anderson 手术）：由于中足的大多数活动发生于骰骨同第 4 或第 5 跖骨间的关节，这个位置的融合可能导致活动受限，给患者遗留一个非常僵硬的足。Berlet 和 Anderson 研究提出了外侧柱关节融合的一种替代的手术方法。即在第 4、5 跖骨基底使用肌腱填塞的关节间的关节成形术。用该方法手术治疗了 12 例患者，平均随访 25 个月的总体评价，75% 的患者对治疗满意。所有病例均保留了外侧柱的活动度。作者认为对于经诊断性注射确诊的外侧柱关节炎，经非手术治疗无效时，外侧柱跖跗关节切除成形术是一种有效的补救手术。该术提供了一种保留外侧柱活动度的治疗方法。术中以第 4 跖骰关节为中心平行足长轴做一背外侧纵形切口，显露第 4 趾长伸肌腱和第 3 腓骨肌腱，松解第 3 腓骨肌腱并将其由近端切断并拉出切口。如果第 3 腓骨肌腱缺失，可采用第 4 趾长伸肌腱代替。打开第 4、第 5 跖骰关节囊背侧，行关节清理。远端清理时需要切除到软骨下骨，使远近端产生约 1cm 的间隙，同时保留跖侧和内侧韧带支撑及外侧关节囊。将第 3 腓骨肌腱卷起并置入关节内。使用直径 1.5mm 克氏针从关节远端外侧向近端内侧固定并穿过移植肌腱以维持关节对线中立位，如果移植肌腱不够，可以在关节内使用同种异体肌腱或合成球形假体。术后 6～8 周免负重固定，从 6～8 周开始负重，但是要继续佩戴 4 周助行靴或者短腿石膏。12 周后正常穿鞋。

八、前足骨性关节炎

前足跖趾与趾间关节中，跖趾关节发生退行性关节炎的几率占绝大多数。趾间关节的退行性关节炎主要的发病原因是由创伤引起，如毗邻趾间关节的骨折脱位等。跖趾关节退行性关节炎的发病原因较为复杂，除我们熟悉的创伤可引起关节的退变，一些职业造成跖趾关节累积性的微创伤也可引起骨性关节炎外；还有一些较隐蔽的发病因素，即凡是可以引起趾跖趾关节应力增高的因素都是发病的易感因素，包括跖骨头扁平、第 1 跖骨过长、第 1 跖骨背伸、鞋子不适、足过于细长、先天性的畸形、腓肠肌挛缩、平足和足旋前等。一些踇趾跖趾关节伴有骨关节退行性病变的疾病已成为单独的疾病，如踇僵硬、草地趾（以上两个疾病已在第六章第一节中作了介绍），此处仅就其他的骨性关节炎作一介绍。

（一）跖趾关节退行性关节炎

跖趾关节骨关节炎最多见于踇趾的跖趾关节，而且常继发于踇外翻；部分病例继发于跖趾关节的创伤如关节内骨折脱位的后遗症，引起跖趾关节应力增加的病变如足下垂等也可引发此病。第二跖趾关节的退行性关节炎常见于跖骨头无菌坏死的晚期，其他跖趾关节的退行性关节炎多因创伤或积累性微创伤引起。

症状表现为关节僵硬、疼痛，关节肥大，肿胀、压痛，行走时疼痛加重。X 线检查可见关节软骨面破坏、骨质增生、关节间隙变窄或消失等骨关节炎的表现。

治疗：参照本节概述所介绍的保守治疗方法给予理疗、口服消炎止痛药，外用中药或皮质激素关节内注射。穿硬底鞋及足底鞋垫防止足趾背伸可缓解症状。严重的踇外翻患者应矫正畸形、切除滑膜等。对久治不愈，临床症状严重影响患者工作生活；关节面破坏广泛、关节间隙变窄或消失的患者可行关节成形术，即 Keller 手术、人工跖趾关节置换术或关节融合术（图 16-2-8）。手术原则与适应证的选择见第五章第四节。

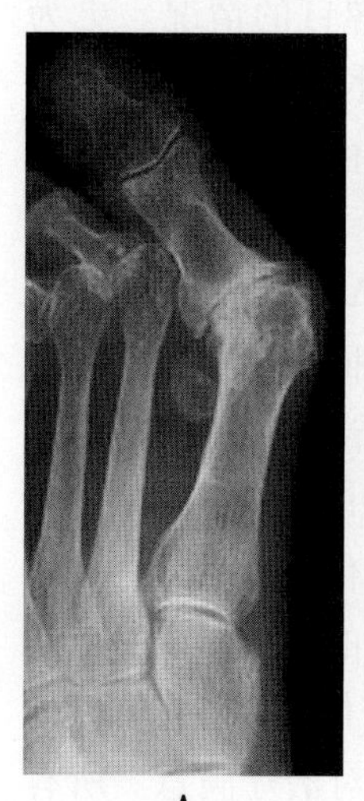
A
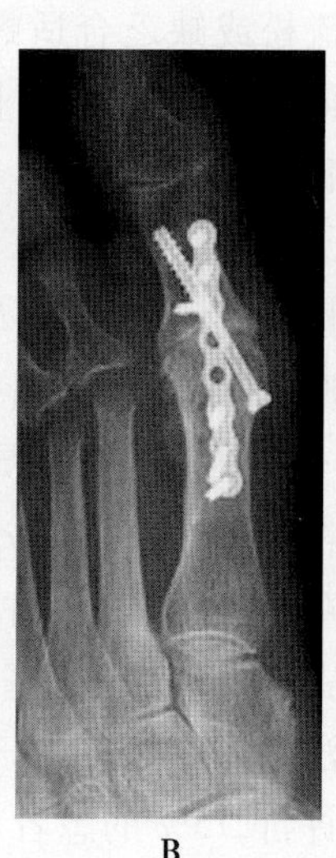
B
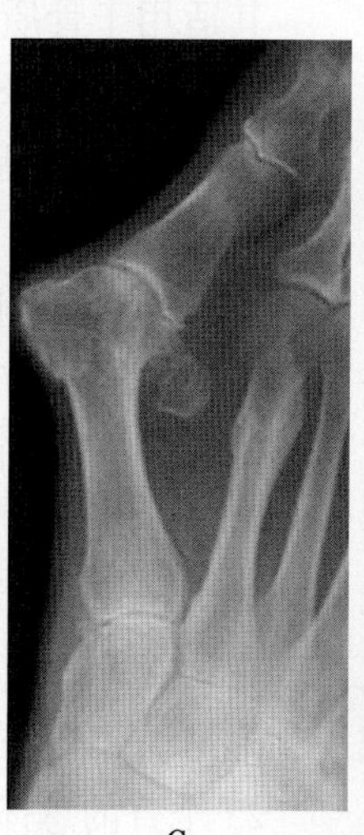
C
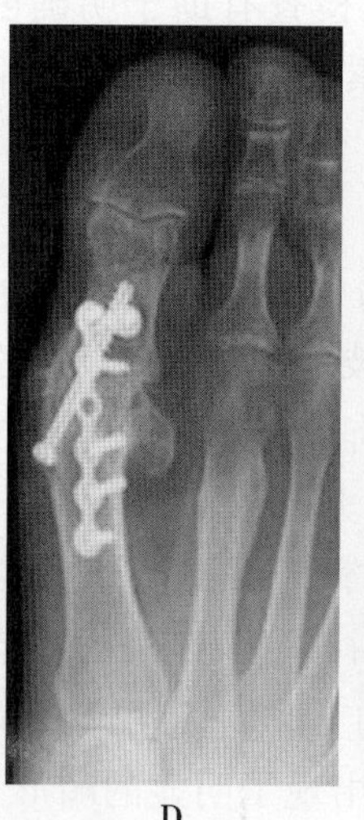
D
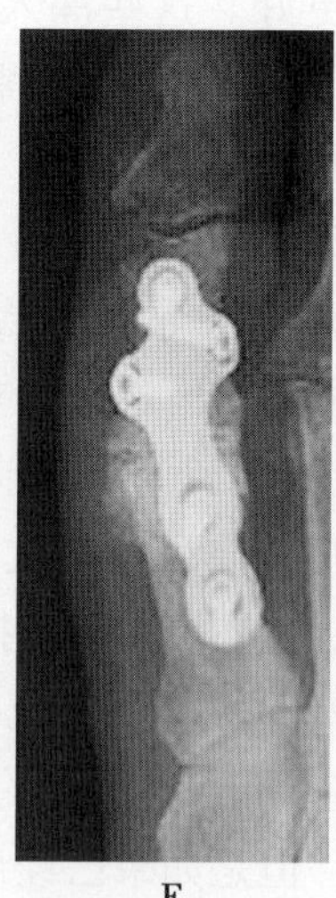
E
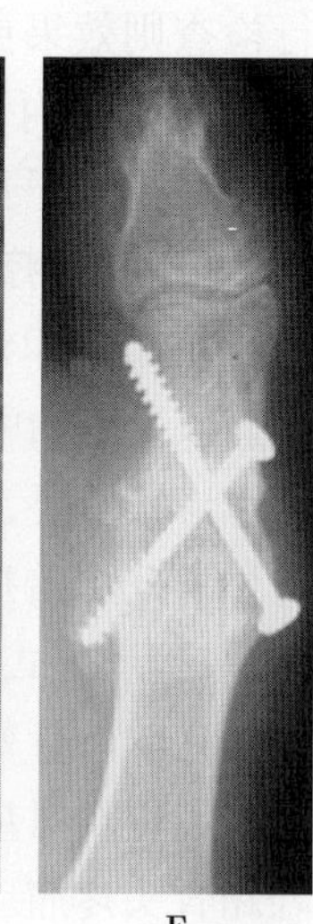
F

图 16-2-8　各种第 1 跖趾关节融合不同的固定方式

A、B. 类风湿性关节炎板加钉固定；C、D. 骨性关节炎板加钉固定；E. 骨性关节炎接骨板固定；F. 骨性关节炎行交叉螺钉固定

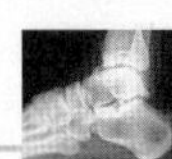

（二）趾间关节退行性关节炎

趾间关节退行性关节炎的发病原因与跖趾关节相似，但主要是由创伤或积累性损伤（微创伤）引起。表现为关节僵硬、疼痛，关节增大，肿胀、压痛，行走时疼痛加重；部分患者有关节屈曲畸形。X线检查可见关节软骨面破坏、骨质增生、关节间隙变窄或消失等骨关节炎的表现。如果有多关节同时发病，要注意行化验室检查，与炎性关节炎相鉴别。保守治疗同跖趾关节骨性关节炎，保守治疗无效时可行手术治疗。可行关节成形术或人工趾间关节置换术或融合术。作者的建议，第一趾趾间关节行融合术能较好的保留在行走中蹈趾的抓地推进功能，可行融合术；但若第一跖趾关节已行融合，应首选成形术。其他趾的趾间关节，视患者情况而定，如果术后行走功能要求高者，其近侧趾间关节可行成形术或人工趾间关节置换，远侧可行融合；若其近节趾间关节已融合，远侧可行成形术。固定方法很多（图16-2-9）。

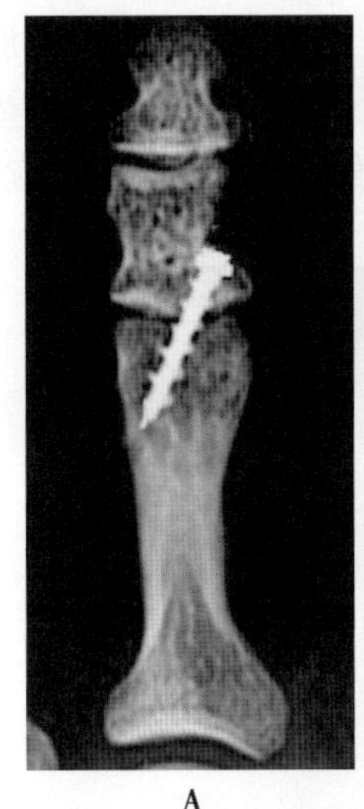

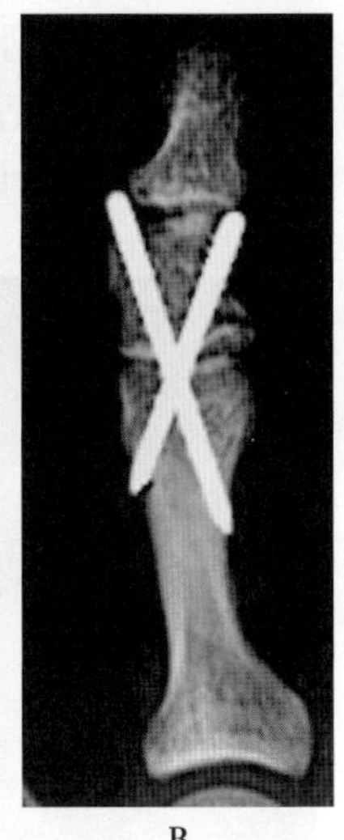

A　　　B

图16-2-9　趾间关节融合的不同固定方式
A. 交叉克氏针固定；B. 螺钉固定

（王正义　廖颖翀）

第三节　人工踝关节与跖趾、趾间关节置换

一、人工踝关节假体设计原理及假体类型

近百年来，对踝关节骨关节疾病的终末期，使患者难以支持体重和步行，采用踝关节融合术是天经地义的治疗金标准，无人提出异议。但自20世纪70年代初，随着髋、膝关节的疾患而引起关节畸形、疼痛、功能障碍的患者，通过人工全髋关节和人工全膝关节置换术的治疗，获得成功，效果满意，从而解决了患者关节畸形、疼痛及功能障碍。在这项成功经验的鼓舞下，一些学者开始进行了踝关节人工假体的设计和研究。从1970年由Lord和Marotte研制的第一个人工踝关节假体的应用至今40多年的时间里，人工踝关节从第一代产品发展到第三代产品，从两部件发展到三部件，从骨水泥固定到非骨水泥固定，已使人工踝关节发展到了比较成熟的时期。逐渐获得了国内外学者与广大患者的认可，使人工踝关节的置换获得了广泛的应用。相比人工踝关节的研发与使用过程，人工跖趾与趾间关节的研发与应用比较顺利，到20世纪70年代末期，已经研发应用了定型的第三代产品，并获得广泛的应用。

踝关节假体与人工髋、膝关节假体的设计有很多共同之处，因此高分子聚乙烯-金属的组合同样是人工踝关节假体的重要首选材料，人们期待着人工全踝关节置换术既可以缓解踝关节疼痛、矫正畸形，同时又可以保留踝关节的活动功能。

第一个采用现代材料制成的踝关节假体，其设计逐渐与踝关节生物力学相结合，以得到临床更好的效果。

RichardSmith提出以人工踝关节置换来重建踝关节功能，是最早介绍踝关节置换的人。他试图通过球-窝假体保留踝关节的位置和后足的活动，替代踝关节融合术，然而临床发现这种假体本身很不稳定，影响行走时的稳定性。Kirkup继续这项研究，采用Bath和Wessex假体，通过高分子聚乙烯和金属关节组合，依靠距骨体圆顶的平均厚度（2～6mm），使踝部韧带紧张，为假体的稳定性提供保证。

目前采用的踝关节假体多种多样，既有两个部分组成的限制性关节、半限制性关节，以及非限制性踝关节假体，又有由三个部分假体，带有一个可自由滑动的垫组成的踝关节。限制性关节如Mayo踝（1976），半限制性踝如Mayo踝（1989）和伦敦皇家医学院医院踝，非限制性踝如Bath和Wessex踝。后者是北欧型STAR全踝关节假体（图16-3-1），由三部分组成，解决了踝关节滚动的问题并已取得优良结果，它克服了假体对踝关节旋转运动的限制，防止骨与假体界面或骨与骨水泥界面的应力增加和集中。看来踝关节置换只适合采用带有滑动衬垫的全踝关节假体，目前两部分设计的假体已不再应用。

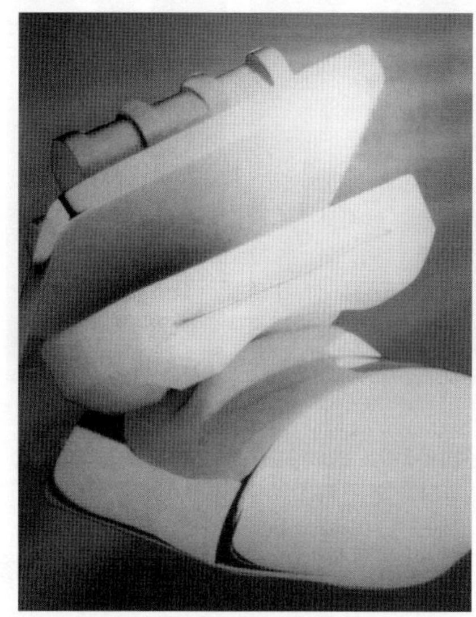

图 16-3-1 STAR 假体

踝关节假体的设计要求：①活动度：屈伸活动范围至少达到 70°，轴向旋转活动超过 12°，否则踝关节假体会由于本身限制程度较高而出现术后假体松动；②稳定性：要求踝关节假体必须有良好的内在侧方稳定性；③关节面的顺应性：正常踝关节除屈伸活动外还可轴向旋转，因此要求关节面顺应性不宜太高，即少限制性，这样减少关节扭力传到假体固定界面，减少假体松动需关节周围有较完整的韧带和骨组织结构保护以防止关节半脱位，关节面顺应性小的假体，载荷易集中，假体磨损增加，反之，关节面磨损明显减少，但是假体固定界面承受应力增大，使术后假体容易松动，因此设计出带活动负重面高分子聚乙烯衬垫的三部件组成的假体以减少术后松动。

21 世纪以来，非骨水泥型踝关节置换已被采用，在此之前，骨水泥型假体自 1986～1989 年开始使用，从 1990 年起人们已开始使用非骨水泥型假体。通过骨水泥型假体（TPR）和非骨水泥假体（NJ DePuy 公司；STAR 假体 Link 公司）的随诊比较，骨水泥型的翻修率和关节融合率明显高于非骨水泥型假体，结果表明非骨水泥型踝关节置换优于骨水泥型假体。其原因有三：其一，对踝关节采用骨水泥固定方法比其他负重关节更难，由于解剖特点向胫骨内压入骨水泥几乎是不可能的；其二，骨水泥可能进入关节后侧从而影响关节活动，若游离可引起关节表面的磨损；其三，只有胫骨最远端的 1～1.5cm 能用于施放骨水泥，在其上均为脂肪性骨髓。

近年来美国 Wright 医疗公司研制了 INBONE II 全踝关节系统（图 16-3-2）并于 2005 年获得 FDA（美国食品和药物管理局）批准的 4 个植入假体中唯一的踝关节假体，它的优势还在于其独特的可根据具体患者的解剖长度进行设定的胫骨髓内组装杆式固定结构组件，以及其距骨部分的沟形几何关节结构，很好地增强了冠状面的稳定性。

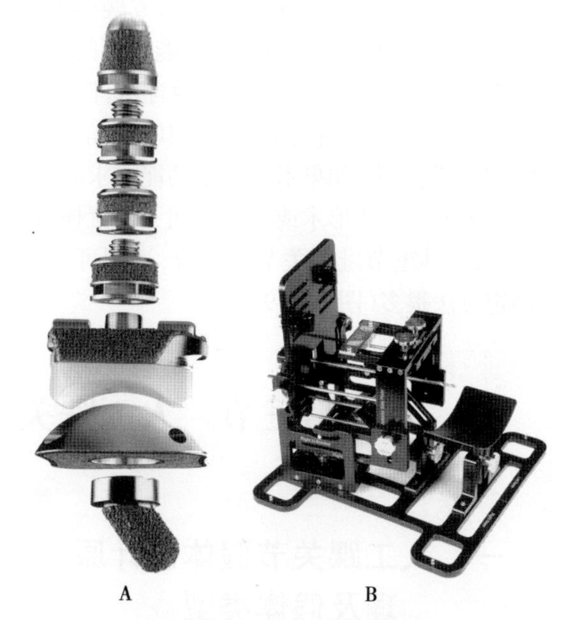

图 16-3-2 INBONE Ⅱ假体

A. InboneⅡ假体；B. 手术固定架

目前 Kofoed 和 Stirrup（1994）的报道证实踝关节置换的疗效已超过了关节融合术。踝关节置换术在缓解疼痛、改善功能、较低的感染率及未继发距下关节骨性关节炎等方面有更出色的临床表现。由于踝关节置换术不断改进，临床疗效不断提高，缓解了疼痛，矫正了畸形，保留了踝关节的功能活动，因此大部分踝关节疼痛、有退行性变的踝关节不再行踝关节融合术了。踝关节置换术在过去的十年中见证了回潮流行。相比于踝关节融合术和其他明确的手术治疗，它已成为治疗胫距关节病变有效可行的一种替代法。第三代假体展示出植入假体设计的进步，其限制更少，并且依靠非骨水泥固定增加稳定性。这些改进，加上足踝外科医生的训练的提高、不很艰难的学习曲线、更好的手术器械导入以及更明确的患者挑选标准，不管是初次还是翻修的全踝关节置换病例，已经转化为更低的植入失败率和更好的结果。最近一篇回顾植入假体使用期的文献报告称使用 3～6 年的占 70%～98%，使用 8～12 年的在

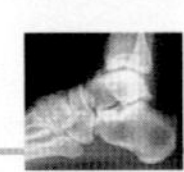

80% ~95%之间。尽管踝关节置换术已经从实验室的研制发展到有使用价值并能耐久使用的阶段，但我们也必须清醒地看到我们仍然正处在踝关节置换的初步阶段，需要我们再接再厉地继续工作、实践。

二、人工踝关节置换的适应证与禁忌证

（一）适应证

1. 类风湿关节炎踝关节疼痛残留功能极差者。
2. 踝关节疼痛和退变者，活动严重受限。
3. 距骨骨质尚好，踝关节周围韧带稳定性完好者。
4. 内、外翻畸形<10°者。
5. 后足畸形可以矫正者。

（二）相对禁忌证

1. 踝关节区域的深部感染或胫骨感染。
2. 有严重功能障碍的类风湿关节炎患者中发现有严重后足外翻畸形，踝穴严重破坏，踝穴有严重的内外翻畸形，严重的骨质疏松和关节骨性破坏。
3. 难以控制的活动期关节炎，如牛皮癣性关节炎等。
4. 对术后运动程度要求较高者，如：参加慢跑、网球等运动。

（三）绝对禁忌证

对以下情况应视为绝对禁忌证：①距骨缺血性坏死（尤为坏死范围超过距骨体一半以上者），无法重建的踝关节复合体力线异常；②Charcot 关节炎；③神经源性疾病导致足部感觉丧失；④小腿肌肉功能丧失；⑤退行性骨关节炎造成骨质严重丢失或踝关节侧副韧带缺损；⑥胫距关节畸形超过 35°；⑦患者对术后康复没有信心；⑧不能配合术后康复训练者；⑨对术后运动程度要求极高者，如进行跑跳等剧烈运动。

三、STAR 假体人工踝关节置换的手术操作

（一）术前准备

认真的术前准备是手术成功的重要条件。除了骨科常规的围术期应做的准备之外，还需作以下准备：①评价患者的基本情况、下肢各大关节的功能情况；观察并记录步态及疼痛情况、功能和活动情况，以便最后确定手术适应证。②拍摄最新的踝关节 X 线片（正侧位）。通过 X 线片观察了解胫骨和距骨的骨质情况、胫距关节病变的性质是属于骨质疏松还是骨质增生。还要确认踝关节以外的关节，如跟距关节、跗间关节和跖跗关节，乃至跖趾关节的功能状况与全身疾病。③根据 X 线片的测量选择合适的人工假体与配套的手术器械。

（二）手术操作

一般采用连续硬膜外阻滞麻醉。患者取仰卧位，大腿中部使用气囊止血带。患侧臀部垫高，有利于踝关节持续处于轻度内旋位。①取踝关节前内纵行弧形路径进入，皮肤切口自踝上 10cm 经踝关节中点延向第一跖骨，切开皮肤皮下组织与深筋膜、小腿伸肌支持带后，显露并向两侧牵开胫前肌腱与蹈长伸肌腱，即可显露踝关节。②安放固定导向器，使力线对位杆在前后和侧位上与胫骨长轴平行（图 16-3-3）。继之将胫骨截骨板与 5mm 的试模（sizer）连接后放于胫骨远端并用钢钉固定，此时应注意使 sizer 的表面与胫骨远端关节面对齐，并将定位杆固

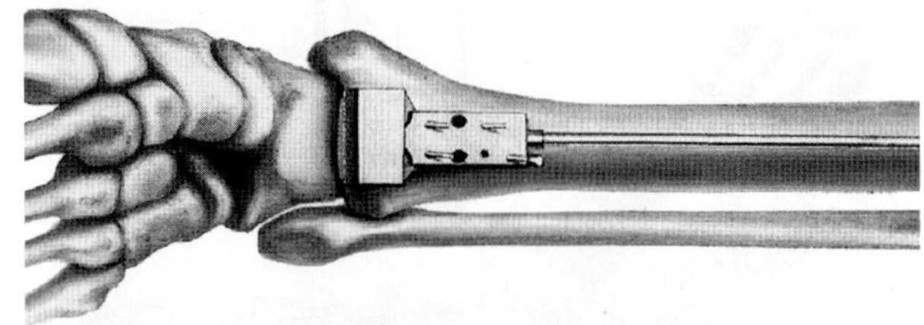

图 16-3-3　安放、固定导向器

定于胫骨中线上（若定位杆安放的位置不理想时，应及时调整钢钉的位置。③然后，先在截骨板内侧用往复锯自关节面向近端截骨（注意截骨深度为 5mm）；截骨完成后取下 5mm sizer，用摆锯贴紧截骨板、垂直于胫骨截骨（图 16-3-4）。④取下胫骨截骨块后，再将 4mm sizer 安装到胫骨远端的截骨板上，此时保持被动使踝关节背伸 90°并尽量使距骨贴紧胫骨远端的情况下，用摆动锯贴紧 4mm 的 sizer 垂直向下在距骨上截骨。⑤取下距骨上的截骨块后，根据距骨的大小和左右选择好匹配的距骨截骨板，于距骨的中央位置贴截骨面放入选好的截骨板并用固定钉将距骨截骨板固定准确与牢靠。⑥沿距骨截骨板用往复锯截骨，此时应注意距骨内外侧截骨的深度，外侧截骨切入距骨 1.5cm，内侧仅 1cm。⑦然后用持物钳夹住另一截骨板，将其放置在距骨截骨面的中央（图 16-3-5）；检查所放的截骨板位置准确后，分别截除距骨后方、前方骨质。⑧放置并固定相应的距骨 milling 板，用直径 3mm 钻头打出一个沟

槽。至此，距骨的截骨面已准备完毕（图16-3-6）。⑨用测深尺测出胫骨远端的前后径，用直径6mm的定位钻头通过胫骨截骨板上的孔钻入胫骨远端（图16-3-7），钻孔完成后用一特制的半圆凿将胫骨远端的孔打开；此时，应注意避免劈裂性骨折。至此，距骨和胫骨的截骨准备工作完毕（图16-3-8）。⑩继之为安装人工假体：首先安装距骨假体（距骨帽），用专用打入器把距骨帽打入并打紧；然后打入胫骨假体，此时应注意打入方向应与胫骨长轴垂直并使胫骨假体的前缘不要低于胫骨截骨面的前缘；最后放入滑动核试模。⑪人工假体安放后，检查踝关节活动度和紧张度，以便选择合适厚度的滑动核假体，通过反复活动踝关节证实达到术前设计的要求时，整个假体安装完毕（图16-3-9，图16-3-10）。

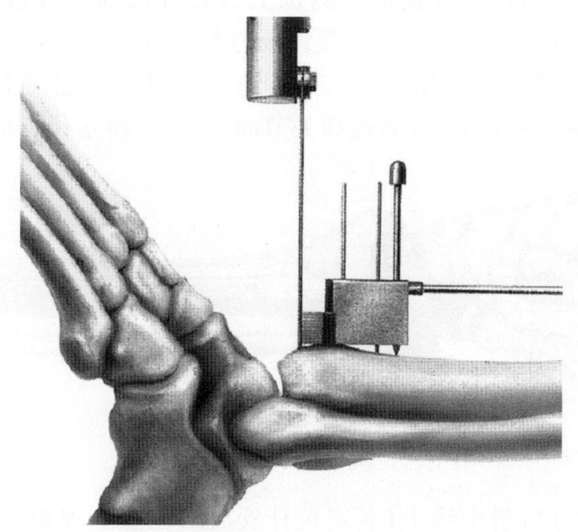

图16-3-4　用摆锯贴紧截骨板、垂直于胫骨截骨

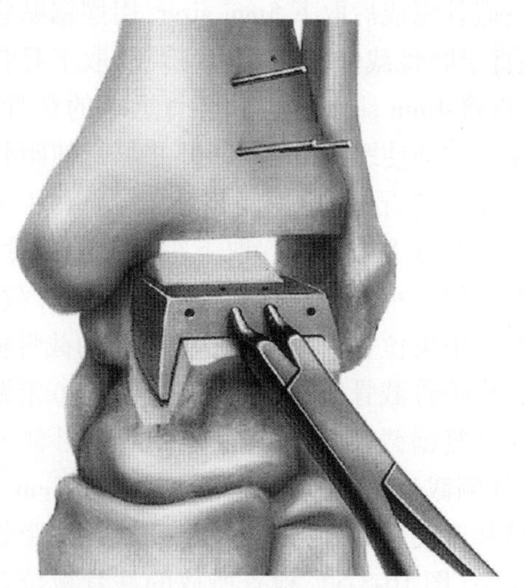

图16-3-5　安放距骨截骨板

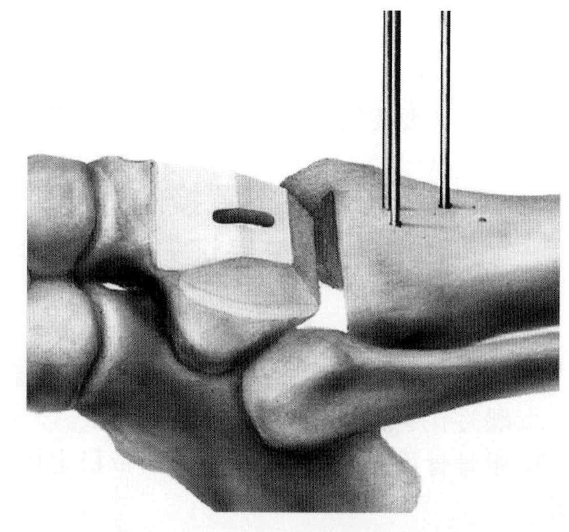

图16-3-6　距骨的截骨面已准备好

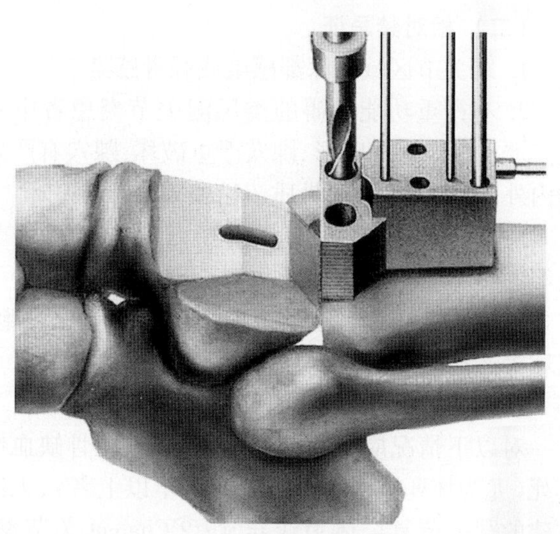

图16-3-7　通过胫骨截骨板上的孔钻入胫骨远端

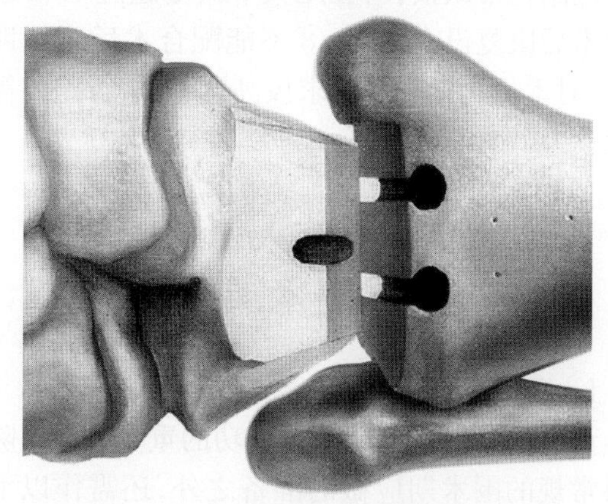

图16-3-8　距骨和胫骨的截骨准备完毕

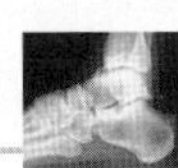

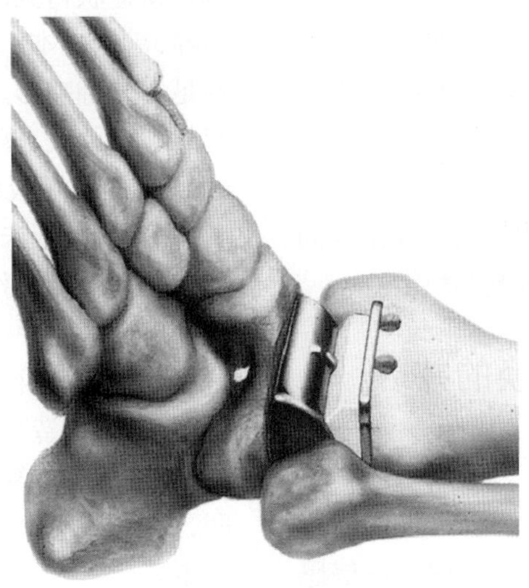

图 16-3-9　假体安装完毕

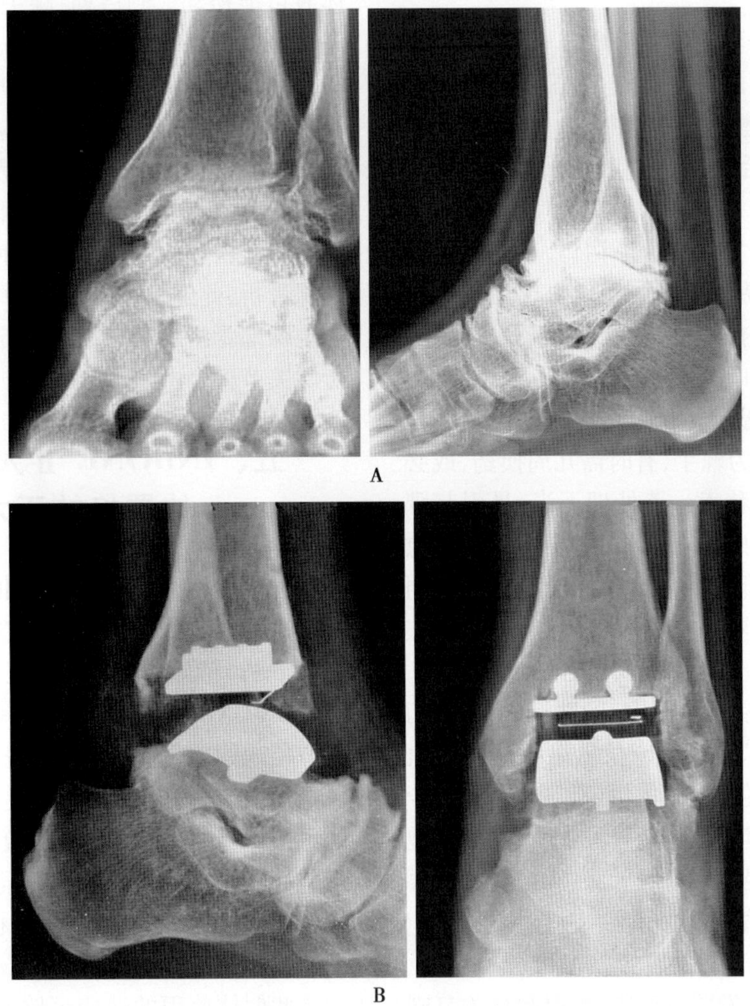

图 16-3-10　STAR 假体人工置换
A. 术前 X 线片；B. 术后 X 线片

（三）术后护理

术后患者应用膝下行走石膏固定。非骨水泥型假体,3～4周后可去除石膏。要求患者术后卧床抬高患肢两天后,即应间断负重行走10分钟。注意锻炼足部肌肉和小腿后肌肉,以防肌肉萎缩。术后3～6个月踝关节可能肿胀,可用弹力绷带间断固定或间断抬高患肢。一般术后12个月疗效基本稳定。

四、人工踝关节置换的并发症与预防

1. 感染　手术切口皮肤坏死而致浅层或深层的感染。浅层感染:可通过伤口换药处理。深层感染:处理较为困难,往往需采用伤口换药及皮瓣移位术。若出现踝关节假体周围的感染,需行假体取出,踝关节融合术。

2. 伤口皮肤愈合不良或延迟愈合

（1）踝关节周围的解剖特点是皮下组织较少,切开皮肤,深层便是腱鞘、肌腱和韧带,血运较差,术中需剥离软组织,术后患肢可发生肿胀,因而引起血液循环障碍。

（2）手术采用前方正中纵形切口,从伸踇长肌外侧剥离进入,很容易导致皮肤切口出现坏死和潜在皮肤坏死,若稍向内移在伸踇长肌和胫骨前肌之间进入,可使皮肤切口愈合不良或坏死率明显降低。

（3）对伤口皮肤愈合不良或延迟愈合及潜在皮肤坏死处理起来颇为棘手,有时需几周换药,或必要时行植皮或皮瓣转移术。若处理不当,易引起踝关节假体部位的继发感染。此外,出现伤口皮肤愈合不良或坏死时,由于需要减少和控制功能锻炼而影响到术后的功能康复。

（4）如何避免发生伤口皮肤愈合不良和坏死,应注意做到以下几点:①手术切口的选择要合理,切口长度要合适,避免术中过度牵拉软组织而损伤血管;②术中要轻柔,无创操作,尽量少行皮下剥离,少用电刀电切或电凝,避免损伤血管及皮缘,尽量多地保留足背静脉,以减轻术后下肢肿胀;③在缝合时要一丝不苟,层层缝合,缝皮时一定要皮缘对皮缘。

3. 腓骨撞击　人工踝关节置换术可缓解疼痛、改善功能,但术后可并发腓骨撞击,可引起踝关节剧烈的疼痛,其原因可能是由于后足进行性外翻,而后足外翻即可能存在距下关节畸形,也可能存在踝穴的楔形成角和距骨外翻而引起的与腓骨(外踝)的撞击。通过远侧胫腓联合融合术,或切除外踝的远端可使症状得到缓解或暂时性缓解。若要彻底解决疼痛,需从根本上找出原因:行三关节融合术,矫正后足的外翻畸形。若选择胫骨基板过大顶撞腓骨引起外踝部肿胀、疼痛,甚至可造成骨折。

4. 胫骨基板松动倾斜　当胫骨基板植入时偏于一侧,或基板未能落在胫骨皮质骨壁上,在负重或行走剪力的反复作用下,使其倾斜度增加,造成逐渐倾斜或内陷。手术完成时或术后未负重时,假体位置良好,当负重行走练习后,逐渐出现移位。踝关节扭伤、跌倒是造成基板后期松动的主要原因。发现问题,应早期修复,摆正位置,延迟患者落地负重时间,患者落地负重时足跖部均衡着地,不宜提踵行走。

5. 距骨假体松动或移位　对距骨截骨欠严谨,距骨血运欠佳或过早负重于前足跖屈位时,距骨假体有可能松动。到后期,踝关节的扭伤、跌倒、撞击是最多见的踝关节假体松动、移位的主要原因。X线片示踝关节距骨侧假体倾斜、移位,与基板间缺乏平整或顺应感,或顶压外踝,应高度怀疑距骨假体松动。早期松动影像学征象不易发现。

6. 踝部骨折(外踝或内踝)　由于类风湿关节炎骨质疏松和放入滑动衬垫时强力牵拉而引起内、外踝骨折,此外也可在截骨中损伤内、外踝而骨折。发生踝部骨折后可采取内固定术或更改手术方案,行踝关节融合术。

五、INBONE Ⅱ人工踝关节假体置换的手术操作

国内即将引进INBONE Ⅱ人工踝关节假体,为此将这一假体的应用这一介绍:

（一）假体特点与适应证

INBONE Ⅱ全踝关节系统是经FDA批准的全踝关节植入假体,拥有独特的髓内对位系统和改进的可定制组装式胫骨杆固定。它的优势还在于其独特的可根据具体患者的解剖长度进行设定的胫骨髓内组装杆式固定结构组件,以及其距骨部分的沟形几何关节结构,很好地增强了冠状面的稳定性,形成更均匀的压力梯度。

此假体使用的适应证除与STAR假体相同外,更适合于需要翻修的人工踝关节置换后的病例,是此类患者的理想选择。

（二）手术操作

术前准备同STAR人工假体置换。

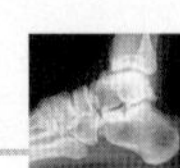

（1）采用标准的踝前切口：长约 12cm 紧贴踇长伸肌腱内侧的直切口。于踇长伸肌腱和胫骨前肌腱之间向深处解剖。保持胫骨前肌腱鞘完整。向外侧牵开和保护前血管神经束。自踝关节前间隙清除慢性滑膜炎、游离体和胫距前骨赘。充分显露术野包括胫骨远端、内外侧踝，且扩展到踝关节间隙，远端到距舟关节。

（2）连接导入器：将术肢放置并固定在脚支架内。跟骨跖侧应与脚支架完全对置在一个平面内。可能需要进行腓肠肌松解或经皮跟腱延长以使足跟与脚支架平齐对置，确保足于 90°位（图 16-3-11）。踝关节稍向内旋 10°，跟骨暂时用 2 枚斯氏针固定在支架上。调整前足以保持内旋位。使用弹性拉力带缠绕前足和小腿区以维持稳定。侧位视图示髓内对位杆在胫骨内是居中置入。

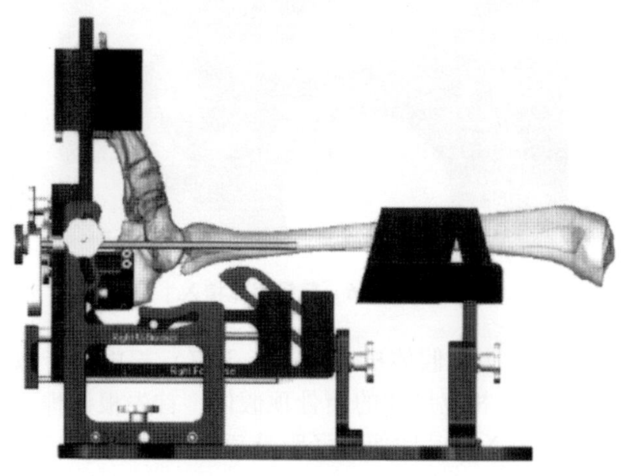

图 16-3-11　连接导入器

（3）调整定位导向器：应用 C 形臂从之前的前后位投照换为踝关节榫眼位投照，定位导向器应在冠状平面内平行于胫骨髓内轴线。这可确保合适的内翻/外翻定位。然后参照前-后导杆进行内外侧调整，调整引导系统使其与距骨中心对齐。最后通过使用前-后导杆和内-外导杆确定前后和侧方对位均符合要求。

（4）钻孔（图 16-3-12）：将主套管、套夹、套管螺母置于足底支架上。使用手术标记物染在套管针的尖端，然后将带套管针向前推进，从而在足底做好一个切入口点标志。然后退出套管针，作约 2cm 的纵向皮肤切口。再次将主套管组件拧回脚支架向前推进，直到贴近跟骨。然后移除套管针，通过套管插入 6mm 钻头后应再次确认前后对位。位置满意后启动钻头，钻入跟骨、距骨和胫骨。钻头进入胫骨后，继续推进至离踝关节面 5～7cm，或穿至术前根据患者的解剖以及模板设计的杆件值所确定的适当水平。保留钻和套管不动，但断开电钻驱动力。

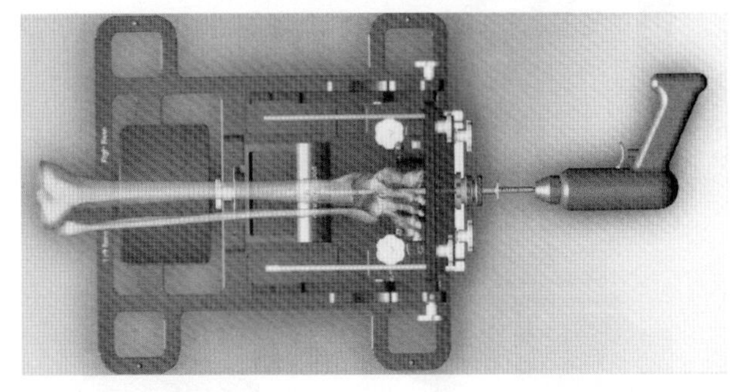

图 16-3-12　钻孔

（5）关节切除：安装切骨导引装置（图 16-3-13），应该是其内侧壁与内侧沟对齐，同时还能露出整个外踝；并通过影像学检测使其位置放置合适。然后手动装好两个锯片，分别置入近端和远端切导槽。首先切断胫骨，然后是距骨（图 16-3-14）。在胫骨、距骨的穿针过程或用锯来完成切割时可用侧位影像来掌握深度。最后，切断胫骨的内、外侧面。要注意在整个截骨过程锯片必须平行于锯导装置。截骨完成后，即移去前切骨导向器，并将骨取出。一开始，可使用骨凿或锯以大约 60°的夹角自胫骨近端切向距骨。移去该前胫骨部分有利于通过夹持保留着的斯氏针而整块去除距骨部分。拔出保留着的斯氏针和取出其余骨。骨切除过程可利用一些辅助工具，如角凿，去除螺丝，后关节囊松解等工具。将所有骨片均被去除、切割面磨平后，通过脉冲灌洗系统灌溉含或不含抗生素的无菌生理盐水液进行冲洗。

（6）胫骨扩髓：将扩髓器尖端接入胫骨扩髓器

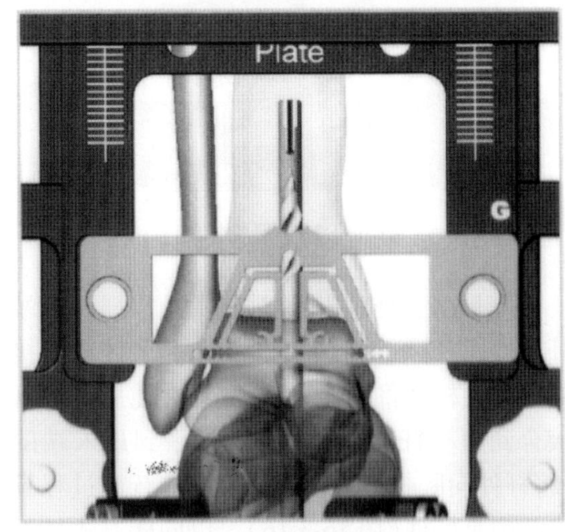

图 16-3-13　安装引导装置

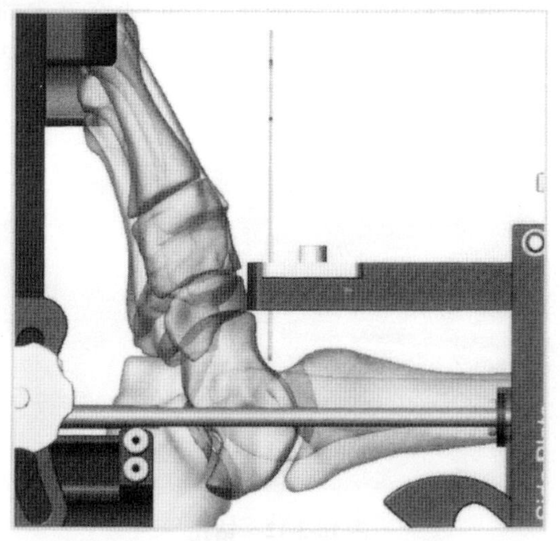

图 16-3-14　距骨截骨

驱动杆,借助动力驱动穿入关节进行胫骨扩髓(图 16-3-15),直径可从 12mm 开始,逐渐增大到需要的大小。应注意,在近端扩髓时扩髓器应始终保持(顺时针)向前,退出时也一样,否则,扩髓器尖端有脱离的风险,以致嵌在胫骨内。然后选择大小适当的胫骨盘,确保胫骨的前、后部皮质均被完全覆盖,前方是最重要的,因为大部分的负载分布在那里。一旦确定了合适的胫骨盘尺寸,胫骨杆也备好待置。

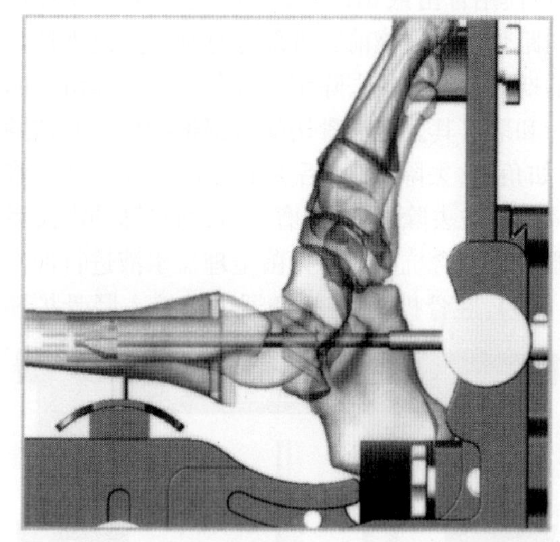

图 16-3-15　胫骨扩随

(7) 胫骨假体植入:跖屈踝关节以插入近端胫骨杆部件,将锥形件的突出部植入胫骨腔内。接下来夹持中央杆件将其导入踝关节,并使用驱动器将它接合到第一杆件。然后移动扳手到最末端的杆件,将杆件向胫骨近端推进。重复进行此过程导入更多的中央杆件(图 16-3-16)。以同样方式导入基部杆件,医生应小心旋转莫氏锥度释放孔至朝前位,使其与抗旋转凹槽对齐。此释放孔是用来在修正过程中,将胫骨基部杆从胫骨盘分离。扳手留在基部杆,借助拿持工具导入合适尺寸的胫骨盘,将胫骨盘的莫氏锥形端插入杆基底部。移开拿持工具,使用敲击棒敲击胫骨盘远端面,然后取下扳手。用骨粘固剂将胫骨盘部件的近端和侧壁面进行粘固,但应避免施加到盘的前表面或远端面。用敲击棒将胫骨组件推进胫骨,通过侧位和榫眼位图像掌握准确的对位、大小和皮质骨覆盖。

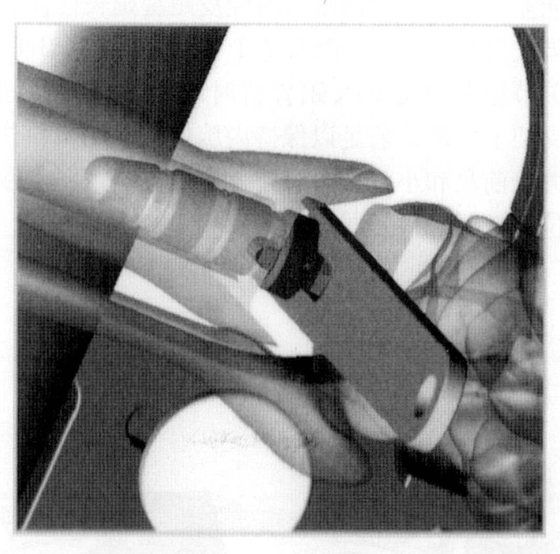

图 16-3-16　胫骨假体植入

(8) 距骨假体植入(图 16-3-17):根据胫骨盘大小,选择相应尺寸的距骨顶假体。首先根据榫眼位和侧位 X 线片图像选择距骨顶试具,合适的试具应能从内侧到外侧、由前至后完整覆盖皮质缘,且超出最少使与周围无撞击存在。距骨组件应按解剖学对位并按置好后,经侧位和榫眼位视图证实确认符

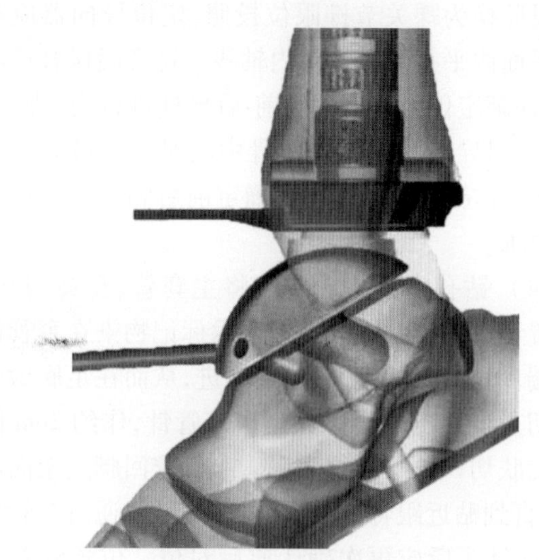

图 16-3-17　距骨假体植入

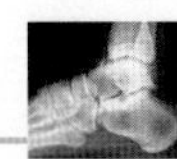

合要求后,使用2枚针进行临时固定。再用4mm前针钻头经过距骨顶试具的内侧和外侧孔进行钻孔,在距骨顶试具中心穿入一枚克氏针针,直至达到设计好的距骨杆深度(一般10～14mm),通过侧位图像增强视图确认。通过试具选择合适的距骨假体,先插入距骨杆到距骨顶,确保杆与前针的平行。用骨粘固剂将距骨组件远端面的前部和前针粘合固定。使用距骨拿持工具插入距骨组件。圆顶敲击工具用于充分置好距骨顶,其位置应经榫眼位和侧位X线片确认。将术肢移出脚支架。充分冲洗手术部位(如前面所述方法)。然后组装好UHMWPE(超高分子量聚乙烯)插入工具以用于插入大小适当的最终插体。冠状面不稳定时,应该使用更厚的UHMWPE插体。一旦UHMWPE插体工具用至极限时即将其移去,这时可用UHMWPE敲击工具以60°角将其进一步置入。确认UHMWPE插体完全就位,并通过背伸和跖屈踝关节检查关节活动度。满意后(图16-3-18)再次冲洗手术部位并关闭切口。

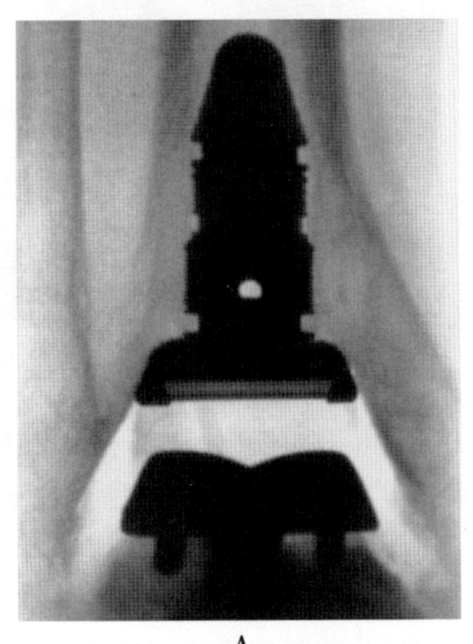
A

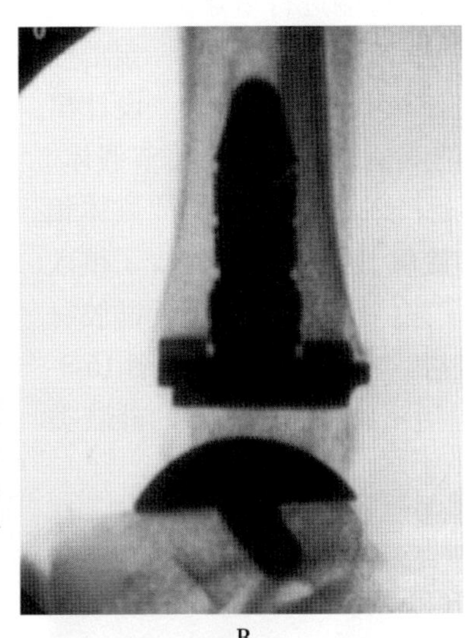
B

图16-3-18　假体植入后X线片
A. 术后正位X线片;B. 术后侧位X线片

(9)术后处理。应用闭式引流管引流。用填充良好的无菌敷料从脚趾到膝盖进行包扎,外加石膏保持足在90°位或踝轻微背屈。术后2周拆线。患者应保持术肢100%严格的非负重达8周,以利切口愈合和骨质长入假体组件,并继续抬高术肢于心脏水平以上以控制水肿。患者还应坚持严格的机械的和药物预防血栓栓塞共8周时间。之后,如果没有发现并发症,假体正常生长,则可允许患者术肢在可拆卸靴保护下逐渐负重。在第12周达到完全负重时,患者可穿普通鞋,最好是支持性的网球鞋或高帮靴。1年以后应每年进行随访。

(三)并发症与处理

术中也可能出现并发症,其中包括内外踝骨折,胫骨或距骨骨折;医源性肌腱或神经血管损伤;急性失血;医源性压力引起的坏死;未能认识到的伴随畸形和血栓栓塞等。术后可能有伤口愈合的并发症,如感染,持续的疼痛和水肿,以及整个固定期间发生血栓栓塞事件的可能性。如果发生急性感染并被早期发现,应立即灌洗和清创,同时允许更换UHMWPE插体。对于慢性感染,可能需要灌洗和清创,移除假体组件和放置抗菌骨水泥框置,并静滴6周抗生素治疗,然后行全踝关节置换再修或转为踝关节融合术。远期并发症包括假体组件移位,无菌性松动,下沉,踝关节不稳定,撞击,UHMWPE插体磨损,囊肿形成并骨质溶解。

六、人工跖趾关节置换

(一)概述

跖趾关节是人体负重行走和伸屈活动的重要关节。跖趾与趾间关节的某些疾病如严重创伤性关节炎、晚期骨性关节炎、类风湿关节炎常常造成第1跖趾关节严重破坏,引起疼痛、关节活动受限和足趾畸形。虽经多方治疗,往往疗效甚微,严重影响着患者正常的生活与工作。随着人工髋、膝等关节置换技术的成功与广泛的应用,为消除患者的痛苦,国外医学界,研究并应用了人工跖趾与趾间关节置换。

第一跖趾关节置换术的临床研究只有近 60 年的历史，经历了许多学者不断地改进与革新，真正广泛应用临床也只有近 40 年的经验。Swanson 是前足人工关节置换术的先驱之一。早在 1952 年 Swanson 就开始了金属人工跖骨头的研究工作，假体采用髓内柄固定但这种假体柄由于假体周围的骨吸收而最终失败。1967 年 Swanson 发明了带髓内固定柄的硅胶假体其目的是防止术后足趾短缩维持关节囊、韧带功能和关节稳定而且改善足部外观。他应用该假体替代切除的趾骨近端进行重建关节手术，治疗类风湿关节炎和严重骨关节炎取得了一定的疗效。1974 年 Swanson 针对 Mayo 手术的缺点设计出新型高强度硅胶材料的双柄铰链式跖趾关节假体。1985 年 Dow Corning 设计了钛金属锁环与此假体相匹配，防止骨端与假体接触、切割和磨损减少了植入物周围的骨溶解提高了假体使用寿命。他使硅胶材料的假体发展到了第三代产品并应用至今（图 16-3-19）。我国已引进了包括跖趾与趾间关节的硅胶类假体。

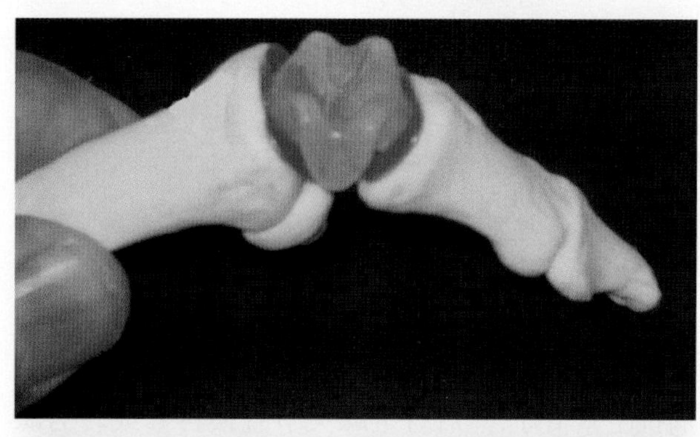

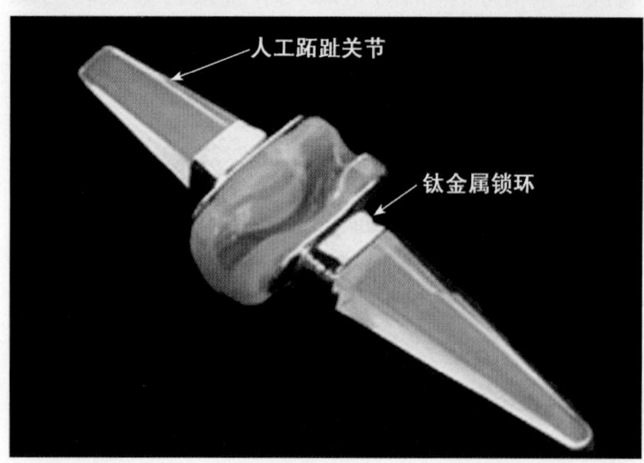

图 16-3-19　Swanson 人工假体及其钛金属锁环

从 1952 年国外学者研制的第一代不锈钢假体至今 60 多年的时间里，金属材料的人工跖趾关节的研制应用走过了非常曲折的路程。由于跖趾关节周围软组织薄弱，术后发生脱位的并发症较多，从 20 世纪 70 年代以后国外已经很少有学者应用之。直至上世纪末，人们采用较轻便的钛合金制造跖趾关节的表面置换假体后，克服了以前材制重易脱位的缺点，使金属类假体又获得了应用，我国自 2012 年引进了金属跖趾关节假体（图 16-3-20）。

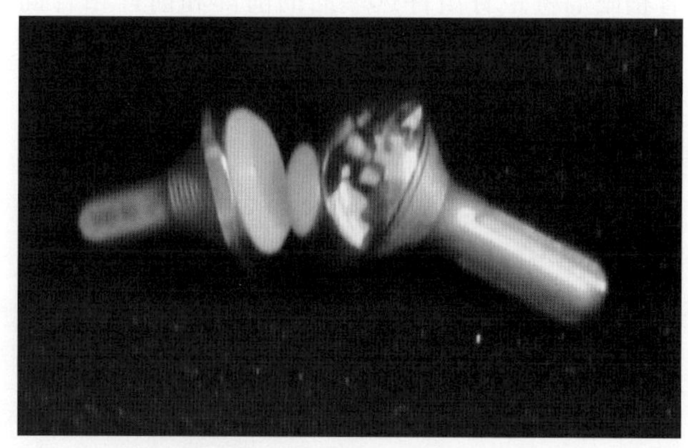

图 16-3-20　我国引进的金属跖趾关节假体

Swanson 铰链式假体具有以下优点：①术后活动自如，保存了跖趾关节的抓地功能；②矫形后的外观良好，无足趾短缩；③关节具有内在稳定，不需要完全依赖周围软组织的重建；④疼痛减轻；⑤同时，该种关节制作简单，费用较低。

其不足之处在于：①铰链式结构应力较集中，容易出现疲劳断裂；②由于人体对硅胶存在组织相容性问题，可引起异物反应，如反应性滑膜炎；③存在材料的老化问题。

（二）人工跖趾关节置换

1. 手术适应证与禁忌证

（1）手术适应证：关节置换的目的是解除疼痛、畸形和增加足的功能，并力求保持跗趾的长度，力线和活动度。正确与科学的手术适应证选择是取得良好疗效的重要前提。目前已逐渐以第 1 跖趾人工关节置换术替代 Keller 手术，对伴有第一跖趾关节骨关节炎和跗僵硬、僵直的跗外翻患者可考虑行人工跖趾关节置换术。具体适应证如下：①跗僵硬伴严重的关节病；②跗外翻伴轻度或中重度的跖趾关节炎；③关节切除成形术后（Keller-Brandes 术式）；④处于稳定期的中度或重度跖趾（掌指）或趾（指）间关节类风湿关节炎患者；⑤严重创伤性或退行性骨关节炎引起的跗僵硬、僵直，趾（指）间关节僵硬可僵直；⑥跖骨头缺血性坏死以往重建手术使关节两侧关节面均受累而需行翻修术的患者；⑦第一跖趾关节融合术后（假关节形成或位置不良）；

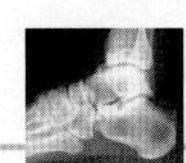

⑧踇外翻伴第一跖趾关节炎且最初准备行第 1 跖趾关节融合术；⑨踇内翻（有争议）目前对严重踇外翻伴第一跖趾关节病变的患者是否选择人工跖趾关节置换还存在一些争议。

我们认为第 1 跖趾关节置换术同关节融合术或关节切除成形术相比，最大的优点是能够保留关节活动度及踇趾长度，从而维持前足的正常的行走功能。虽然 Swanson 人工假体置换术存在一些并发症，但如果手术适应证选择得当，术前精心计划，选择局部皮肤、神经及血管条件好、有足够骨量、无糖尿病等可能影响循环或易造成感染的疾病的患者，加上术中仔细熟练操作。手术可以取得成功，达到消除跖趾关节疼痛，改善功能矫正畸形的理想效果。

（2）手术禁忌证：目前建议那些术后活动量大，需要较多使用关节（如奔跑、打篮球等）或要穿较高高跟鞋（大于 5cm）的患者不要选择人工关节置换。此外，应掌握以下禁忌证：①前期手术使局部没有植入位置或使假体不稳定（过分短缩第 1 跖骨或近端趾骨，切除一侧或两侧籽骨），功能不完善的前足序列；②第 1 跖趾关节炎伴严重踇外翻畸形（是否加周围软组织条件差者）；③严重的骨质疏松症；④严重糖尿病伴神经关节病；⑤手术区皮肤条件差，如足癣或细菌感染；⑥跖趾神经血管功能差；⑦活动期类风湿关节炎或伴前足破坏者。

应该注意的是，在目前阶段，人工跖趾关节置换术远不如膝或髋关节置换术成熟及广泛应用。我们也并不主张将后者的手术适应证来套用人工跖趾关节置换术，盲目地扩大手术范围对患者以及对我们事业的发展都是有害的。

2. 手术操作与注意事项

（1）半人工关节置换术（以 Swanson 半关节为例）：国外半跖趾关节置换术是置换近侧趾骨的基底关节面，目的应用于是解除跖趾关节骨性关节炎引发的疼痛。术中患者仰卧于手术台上，采用局部阻滞麻醉、硬膜外阻滞麻醉（以下同）。在第 1 跖趾关节背侧，以关节为中心于踇长伸肌内侧作 5～7cm 长纵形切口。切开皮肤、皮下组织，作皮下适当的游离。切断踇内收肌腱，踇长伸肌腱若过紧影响跖屈，可作 Z 形延长。按切口方向切开骨膜、关节囊作骨膜下剥离，即显露出关节腔，切除跖骨头内侧的骨赘。将第 1 趾近节趾骨近端连同关节面切除 1/5～1/4 的长度，用小磨头钻开髓腔；注意所钻的孔径不能过大，应与假体之大小相适应。然后试放入假体模型，以选出合适型号的假体。假体置入后，关节囊经骨钻孔用 2/0 涤纶线缝合，最后冲洗切口，按层缝合（图 16-3-21）。

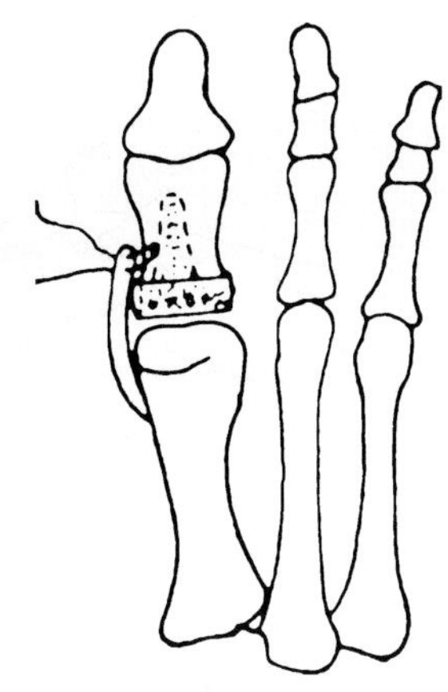

图 16-3-21　半关节人工跖趾关节置换术

术后处理：术后足部应用宽大合适的绷带包扎，穿木底鞋或特制的足外科鞋，也可应用功能夹板。提高患足 3～4 天后可下地行走，如疼痛较重，局部持续肿胀时应尽量减少行走。2 周拆除缝线，之后进行功能锻炼。

（2）双干铰链型人工假体置换术（以 Swanson 半关节为例）：麻醉、体位同上。在踇趾背侧以第 1 跖趾关节为中心做 5cm 长的纵行皮肤切口，皮下适当游离，若踇长伸肌肌腱过紧影响跖屈时，可做 Z 形延长术。按切口方向切开骨膜、关节囊，并进行骨膜下剥离，显露关节腔。由于踇外翻患者均存在跖骨头内侧肥大增生，故应先切除内侧骨赘，但注意不要切除过多。继而切断外侧的踇收肌肌腱。然后分别切除踇趾近节趾骨基底部关节面和第 1 跖骨头关节面，切除的厚度为 2～4mm。继之用小号磨钻钻头在跖、趾骨截骨的断面上钻孔打磨成隧道，使之与人工跖趾关节柄部相匹配。然后试放人工关节模型，以便选择合适型号的人工跖趾关节，冲洗切口之后，放入人工关节（图 16-3-22），最后关闭切口。若为类风湿关节炎患者，尚需行第 2～5 跖趾关节成形术，然后再关闭相应切口。术中注意，皮肤切口尽量避免误伤足背侧感觉神经及血管，截骨时以骨的纵轴为参照，要留出足够的矩形关节间隙，应保证被切除的骨端不与其他部位摩擦；使假体和垫圈应与截骨面相匹配，必要时可使用比硅胶假体大一号的金属锁环，但决不能使用小一号的，这样可以防止摩擦断裂（图 16-3-23）。术后处理同上。

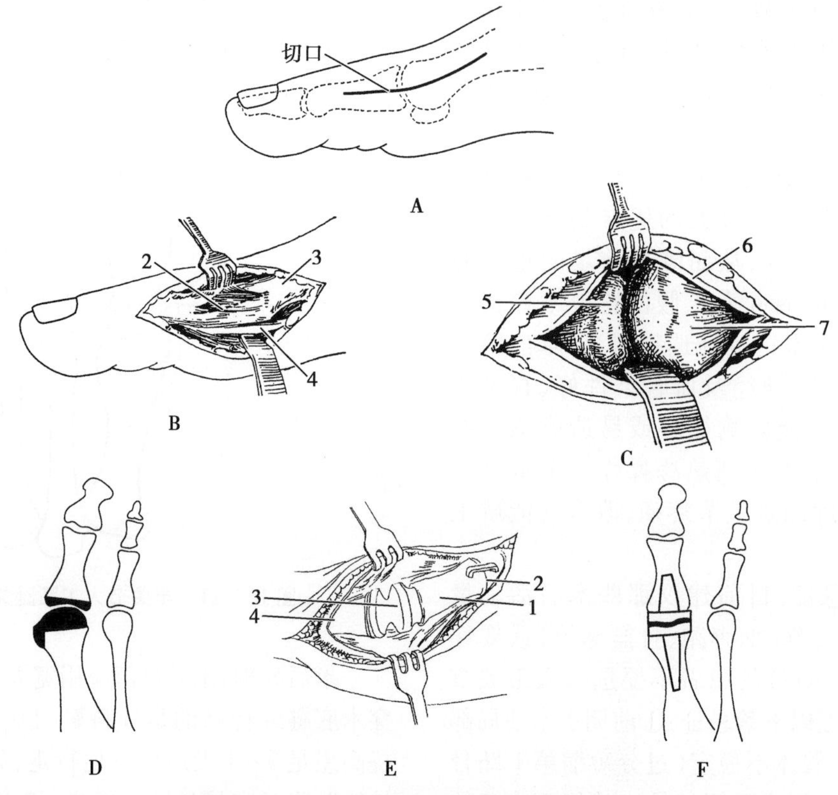

图 16-3-22　双干铰链型人工跖趾假体置换术
A. 切口；B. 浅层显露；C. 关节腔显露；D. 截骨范围；E. 人工跖趾关节的屈侧朝上；F. 人工跖趾关节安装完毕

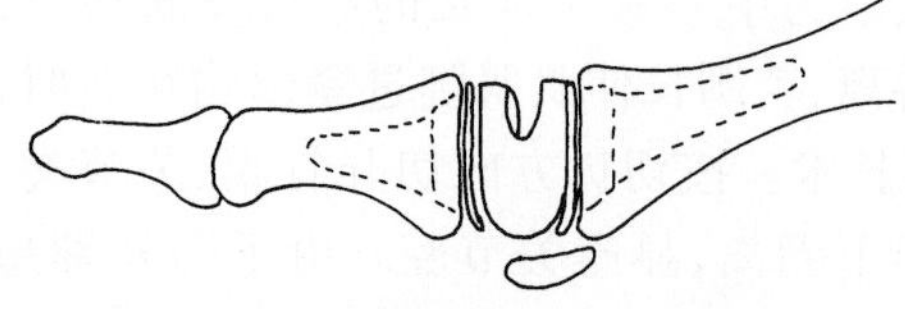
图 16-3-23　假体和垫圈应与截骨面相匹配

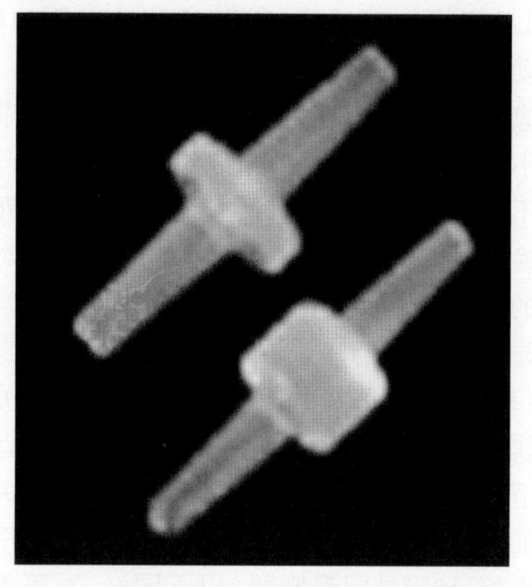
图 16-3-24　人工趾间关节

七、人工趾间关节置换

由于足趾关节功能远较手指次要，故趾间人工关节置换术至今仍有争议，需根据患者的意愿综合考虑。较适合应用于需获得附加长度或附加长度在常规关节成形后愿大量新骨生成者。目前，国外根据人类骨骼测量，仿照 Swanaon 双干型跖趾关节制成适用于趾间关节置换的双干型屈曲链式硅橡胶人工关节；其与跖趾关节的人工假体外形相似，只是体积变小，更适用于趾间关节（图 16-3-24），已广泛应用于趾间关节的置换。

趾间人工关节置换术，适应于中度或重度类风湿关节炎的稳定期，严重的创伤性关节炎、趾间关节强直和锤状趾畸形等。其禁忌证同人工跖趾关节置换。

患者仰卧位、采用局部阻滞麻醉，患趾背侧以关节外中心作纵形切口，长约 2.5～3cm。切开皮肤后，适当游离皮瓣，纵行切开趾长伸肌腱在关节背侧形成的扩张部、骨膜与关节囊，继之行骨膜下剥离后向两侧牵开，即可显露关节腔。适当切除两侧的关节面，厚度共 4mm，然后用小磨头在截骨断面上钻

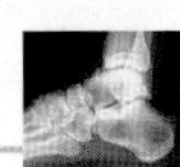

孔，试放假体模型，以选择合适型号的假体。然后冲洗切口，放入选好的合适型号的假体（图16-3-25），试行活动；如满意则分层关闭切口。术中并发症与术后处理同跖趾关节置换。

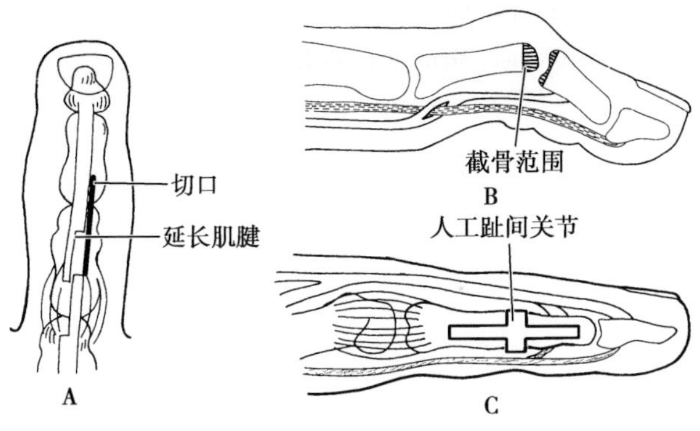

图16-3-25　人工趾间关节置换术
A. 切口与Z形肌腱延长；B. 截骨；
C. 安装人工跖趾关节

八、人工跖趾、趾间关节置换术后并发症及其预防

在早期，即20世纪60年代，人工跖趾关节置换术后并发症较多，假体松动及断裂较为常见。经过多次改良，自70年代后期，尤其是加入了金属锁环后，这些并发症明显减少了。由于目前硅胶假体临床常见，其本身可引起一些术后并发症，主要包括：硅胶假体的老化和磨损，硅胶颗粒所引起的滑膜炎和松质骨中的骨溶解，假体断裂，假体材料过敏，假体锁环松动、脱位，假体周围骨过度增生或钙化等。目前常见的术后并发症有以下几项：

（一）感染

包括手术切口和假体周围的感染，是较为严重的并发症之一，常因此导致手术失败。应注意术中严格无菌操作。术后应用抗生素。

（二）截骨处骨折劈裂

多为术中操作不当所致，如在使用凿子时，因用力过猛而造成截骨边缘骨质劈裂。预防的方法是，术中不使用骨刀截骨，主张尽量使用电动小型骨锯、磨头等器械，仔细操作即可避免。

（三）人工关节断裂

多发生于人工关节柄的基部。主要由于截骨平面不平整，摩擦、切割柄部所致。使用最新一代的在人工关节柄基部设计安装了钛合金锁环后的Swanson人工关节可显著减少这一并发症。

（四）踇趾垂趾畸形

主要是由于术中对踇长伸肌肌腱延长过多导致。患者在术后穿鞋困难，甚至形成局部溃疡，需再次手术治疗。建议在术中延长踇长伸肌肌腱后，检查是否有延长过度，如有应拆除缝线，切除部分肌腱，重行肌腱缝合。

（五）假体松动

目前认为导致假体植入后松动的主要原因是关节活动使得假体表面之间长期摩擦，因此产生大量磨损微粒，微粒在骨-假体界面之间迁移，诱发局部环境中细胞分泌各种细胞因子导致假体周围的骨溶解。

人工跖趾与趾间关节置换，20世纪90年代以来国外应用广泛；在国内逐渐被矫形外科医生所采用。但与人工髋关节及膝关节相比，人工跖趾关节置换尚未完全达到成熟期，临床上的经验还需不断丰富，假体材料有待进一步研究，其中以提高背伸活动范围及假体的长久耐用和降低术后并发症的研究尤为迫切。

（王正义　赵军）

参考文献

1. 王正义. Swanson人工跖趾关节置换. 中华骨科杂志，2001，21(1)：58-59.
2. Fuhrmann, Renee A MD, PhD MTP Prosthesis (ReFlexion [TM]) for Hallux Rigidus. Techniques in Foot & Ankle Surgery. 4(1)：2-9，March 2005.
3. Joshua Gerbert. Textbook of Bunion Surgery. 3rd ed. London：W. B. Saunders Compandy，2001.
4. Mark S. Myerson. Foot and ankle disorders. Philadelphia：W. B. Saunders company，1999.
5. Brodsky JW, Passmore RN, Pollo FE, et al. Functional outcome of arthrodesis of the first metatarsophalangeal joint using parallel screw fixation. Foot Ankle Int，2005，26(2)：140-146.
6. Bennett GL, Sabetta J. First metatarsalphalangeal joint arthrodesis：evaluation of plate and screw fixation. Foot Ankle Int，2009，30(8)：752-757.
7. Goucher NR, Coughlin MJ. Hallux metatarsophalangeal joint arthrodesis using dome-shaped reamers and dorsal plate fixation：a prospective study. Foot Ankle Int，2006，27(111)：869-876.
8. Brodsky JW, Baum BS, Pollo FE, et al. Prospective gait analysis in patients with first metatarsophalangeal ioint arthrodesis for hallux rigidus. Foot Ankle Int，2007，28(2)：162-165.

9. Konkel KF, Menger AG, Retzlaff SA. Results of metallic Hemi—Great Toe Implant for Grade Ⅲ and early Grade Ⅳ hallux rigidus. Foot Ankle Int, 2009, 30(7): 653-660.

10. Jeng CL, Vora AM, Myerson MS. the medial approach to triple arthrodesis. Indications and technique for management of rigid valgus deformities in High-risk patients, FootAnkle Clin, 2005, 10: 515-521.

11. Gentchos CE, Bohay DR, Anderson JG. Technique tip: A simple method for ankle arthrodesis using solid screws. Foot And ankle, 2009, 30: 380-383.

12. Sealey RJ, Myerson MS, Molloy A, et al. Sagittal plane motion of the hind foot following ankle arthrodesis: A prospective analysis. Foot Ankle Int, 2009, 30: 187-196.

13. Selene. G. Parekh. Foot and Ankle Surgery. New Delhi: Jaypee Brothers Medical Publishers, 2012.

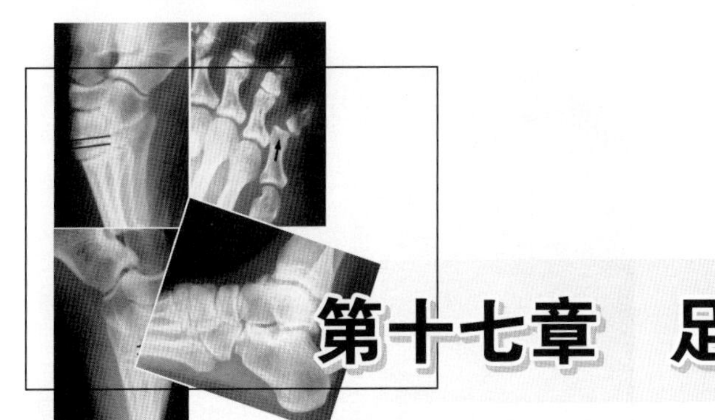

第十七章　足踝部其他关节炎

第一节　足踝部类风湿关节炎

类风湿关节炎(rheumatoid arthritis,RA)是一种以对称性、多关节、小关节病变为主的慢性全身性自身免疫性疾病,主要表现为关节肿痛,晚期可强直和畸形、功能严重受损。我国发病率0.32%～0.36%,80%的患者发病年龄在16～55岁,男女之比为1∶(3～4)。Vainio对955例成人类风湿关节炎的调查结果显示,89%的类风湿关节炎患者累及足部。资料统计显示,有15%～17%的患者足部首先受累,第1跖趾关节是最常受累的部位;足部发病率依次为:前足、后足与中足。

一、病因病理

(一)病因

目前尚不清楚,一般认为属自身免疫性疾病,与感染,过敏,内分泌失调和遗传等多种因素有关。①感染:多种病原体如细菌、支原体和病毒等,可能与发病有关;②遗传:该病有家族聚集现象,HLA-DR和发病相关;③免疫紊乱是主要的发病机制;④生活环境与身体状况影响:受寒、受潮、劳累、营养不良、外伤、精神刺激可诱发本病。

(二)病理

RA基本病理改变为关节滑膜炎、血管炎和类风湿结节。它首先累及滑膜组织。其主要病变有充血、水肿、渗出、炎细胞浸润,肉芽形成及滑膜细胞增殖等改变。早期出现关节积液,关节间隙增宽,骨质疏松。从滑膜形成的血管翳伸向关节腔,侵蚀关节软骨,关节间隙变窄,在关节边缘,肉芽组织和血管翳侵犯关节软骨,引起关节的破坏。血管翳机化后,形成关节内粘连。软骨面消失后,新骨在其间生长,关节从纤维强直逐步形成骨性强直。RA患者可有多系统的炎性病变,可见到皮下结节,血管炎、心脏病、眼疾病等关节外病变。

二、诊　　断

(一)临床表现

(1)一般症状:本病好发于16～55岁之间,女性多见常缓慢起病,有乏力、食欲缺乏、体重减轻及低热等。

(2)关节表现

1)最常见近端指间关节、掌指关节及腕关节,其次为跖趾关节与后足的关节。表现为对称性、多关节、小关节肿痛、活动受限、指关节呈梭形肿胀、晚期可畸形。

2)晨僵:持续时间常与病情活动程度一致。

(3)关节外表现:也是本病的特点,较多见。

1)类风湿结节:见于关节隆突部位、单个或多个,数毫米至数厘米大小,持续数月至数年,是病情活动的表现。

2)系统性表现:部分患者病情活动时有胸膜炎、间质性肺炎、心包炎、浅表淋巴结肿大、肝脾大等。

踝关节类风湿早期表现为踝关节肿胀(图17-1-1)、疼痛和功能受限。肿胀常首先出现在踝关节前方,局部红热、压痛,踝背伸和跖屈受限。后足的类风湿畸形通常为距下、距舟或两关节同时发生的侵蚀性滑膜炎引起双踝下方有肿胀、疼痛,足的内外翻活动受限,并可引发跟骨外翻。晚期踝关节软骨受损害,关节间隙狭窄,可发生纤维性强直；当跗管被增生滑膜压迫时可出现跗管综合征。少数患者可出现跟腱和胫后肌腱的滑膜炎，局部肿胀疼痛；严重者可发生肌腱断裂，受累肌肉功能丧失。

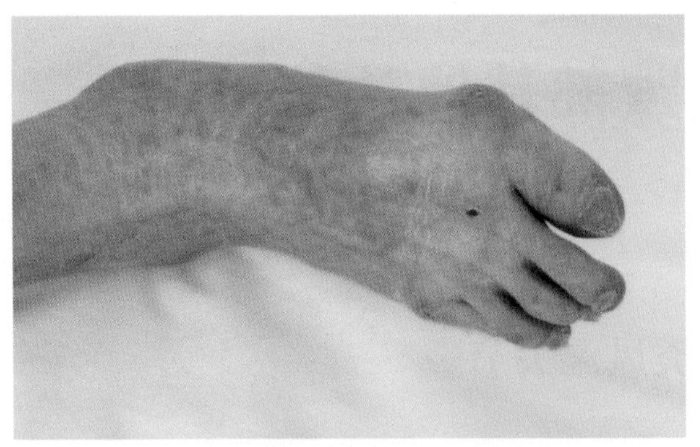

图 17-1-1　踝关节类风湿见踝关节肿胀与畸形

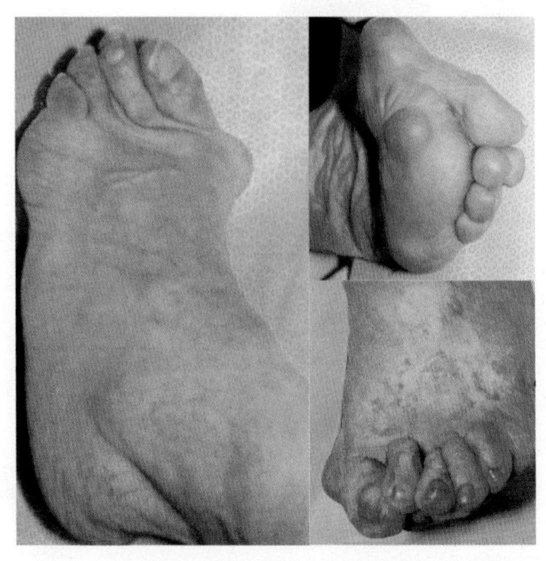

图 17-1-2　前足类风湿外形

足部类风湿多涉及前足，后期发生踇外翻、跖趾关节脱位和半脱位并发爪形趾（图 17-1-2）。许多临床上重要的畸形都源于跖趾关节的过度背伸，包括前足跖垫向远端移位、突出的跖骨头下形成痛性胼胝甚至溃疡、外侧各趾中及远趾间关节及踇趾趾间关节屈曲挛缩、近趾间关节背侧痛性鸡眼、趾端鸡眼。前足多趾呈锤状趾畸形，在类风湿关节炎中孤立锤状趾并不常见。跖骨间和前足滑囊及趾间神经瘤及锤状趾。这些病变通常也需要手术矫正。类风湿发展也可破坏跗骨间关节与跖跗关节等中足结构，如果内侧纵弓明显塌陷引发纵弓消失或引起皮肤溃疡，则需要手术治疗。Vainio 认为，舟楔关节破坏是中足塌陷最常见的原因；Vahvanen 认为，纵弓塌陷主要发生在距舟关节。

（二）实验室检查

常用有以下检查：

（1）一般检查：轻、中度贫血，活动期血沉加快，C 反应蛋白增高。

（2）免疫学检查

1）血清免疫球蛋白增高。

2）抗核抗体 10% ~20% 阳性。

3）类风湿因子 80% 阳性。

4）抗角蛋白抗体增高：抗环瓜氨酸肽抗体（抗 CCP）等有助于 RA 的早期诊断。

（3）滑液检查：半透明或不透明，黄色，黏度差，细胞数（3 ~ 50）$\times 10^9$/L，中性粒细胞占 0.50 以上，类风湿因子阳性，有时可见类风湿细胞。

（三）影像学检查

（1）X 线：早期关节周围软组织肿胀、骨质疏松，后期关节软骨破坏、侵蚀、关节间隙狭窄、强直和畸形（图 17-1-3A、B）。

（2）磁共振成像（MRI）：可发现早期 RA 滑膜炎及骨质破坏，对 RA 早期诊断有重要价值。

（四）诊断标准

有两个标准均可选用：

（1）1987 年修订的 ACR 分类标准，包括临床表现、实验室检测和关节 X 线表现 3 部分：①晨僵至少 1 小时，≥6 周；②3 个或 3 个以上关节肿，≥6 周；③腕、掌指、近端指间关节肿，≥6 周；④对称性关节肿，≥6 周；⑤皮下结节；⑥手 X 线影像改变（至少有骨质疏松及关节腔隙狭窄）；⑦类风湿因子阳性。以上 7 项中有 4 项阳性者可诊断类风湿关节炎。

（2）2010 年 ACR 和欧洲抗风湿病联盟（EULAR）联合提出的 RA 分类标准和评分系统，本标准与 1987 年的分类标准比较，对具有慢性或侵蚀性的早期炎症性关节患者及早期 RA 患者，敏感性高。新的 RA 分类标准和评分系统包括：至少 1 个关节肿痛，并有滑膜炎的证据（临床、超声或 MRI）；同时排除了其他疾病引起的关节炎，并有典型的常规放射学 RA 骨破坏的改变，可诊断为 RA。另外，该标准对关节受累情况、血清学指标、滑膜炎持续时间和急性时相反应物 4 个部分进行评分，总得分 6 分以上也可诊断 RA，见表 17-1-1。

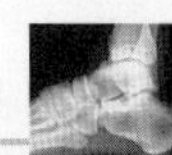

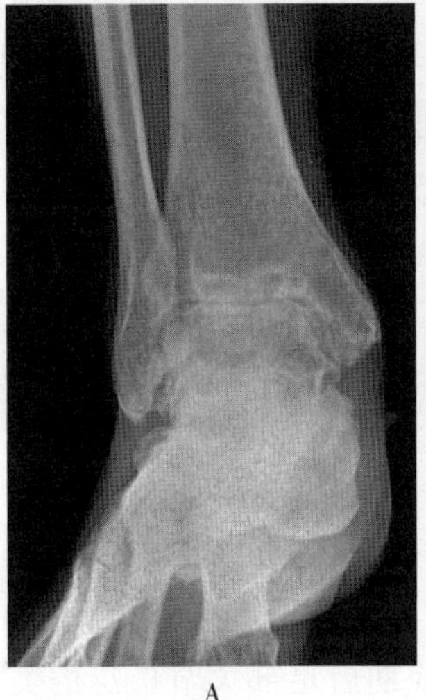
A

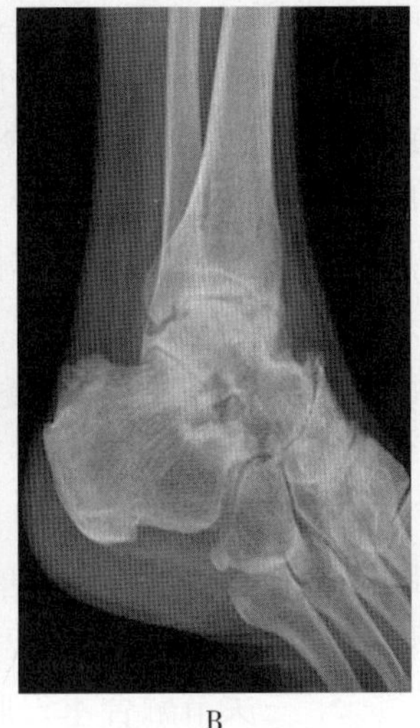
B

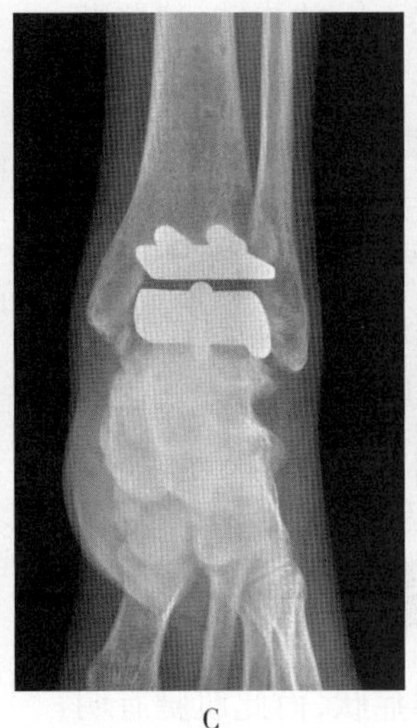
C

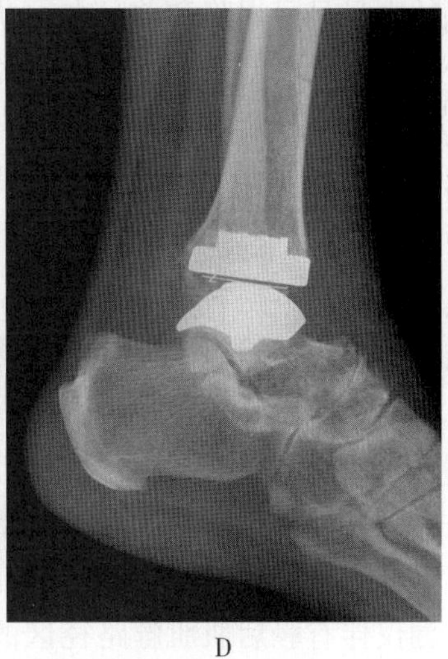
D

图 17-1-3　踝关节类风湿性关节炎人工置换
A、B. 术前正侧位 X 线表现；C、D. 人工全踝关节置换后正侧位 X 线片

表 17-1-1　2012 年 ACR/EULAR 的 RA 分类标准和评分系统

项　　目	评分
关节受累情况(0～5 分)	
1 个大关节	0 分
2～10 个大关节	1 分
1～3 个小关节	2
4～10 个小关节	3 分
>10 个小关节至少 1 个为小关节	5 分
血清学抗体检测(0～3 分)	
RF 或抗 CCP 均阴性	0 分
RF 或 CCP 至少 1 项底滴度阳性	2 分
RF 或 CCP 至少 1 项高滴度阳性	3 分
滑膜炎持续时间(0～1 分)	
<6 周	0 分
≥6 周	1 分
急性期反应物(0～1 分)	
CRP 或 ESR 均正常	0 分
CRP 或 ESR 增高	1 分

本病常与多种形式出现，因而需要和风湿性关节炎，强直性脊柱炎，骨性关节炎，牛皮癣性关节炎，Reiter 综合征，肠炎性关节炎，关节结核以及系统性红斑狼疮等作鉴别。

三、非手术治疗

RA 的治疗目的在于减轻疼痛，缓解症状，控制病情发展，阻止不可逆的骨改变，尽可能保护关节和肌肉的功能，提高患者的生活质量。近年来对 RA 强调早期综合合理治疗对改善预后至关重要。

1. 一般治疗　急性期卧床休息，严重者用石膏或夹板制动，保持功能位；在固定期，应进行肌肉的收缩练习，并定期拆去固定物，作关节的功能锻炼。

2. 药物治疗　早期诊断，尽早使用慢作用抗风湿药，治疗方案和用药剂量应高度个体化，已逐渐成为全球风湿病学家的共识。对早期 RA 施以慢作用抗风湿药物(SAARDS)如甲氨蝶呤(MTX)、柳氮磺吡啶(SASP)、雷公藤多甙以及环孢霉素(CsA)等，以至非甾类抗炎物(NSAIDS)如吲哚美辛，吡罗昔康等都有可能防止关节破坏，改善预后。

3. 理疗与支具治疗　增进局部血循环，促进代谢，有消炎止痛作用。在急性期应经常注意畸形的出现，使理疗和功能锻炼相配合。使用足踝支具，改善功能，防止畸形发生于发展。

4. 手术治疗　RA 治疗还需要风湿病医生与骨科医生的密切配合，中期施行关节清理术。晚期可作关节固定术，人工关节置换术或关节成形术等。

四、踝关节与后足类风湿关节炎的外科治疗

（一）手术治疗的设计原则

后足类风湿最常见的症状是跟外翻及由此引起

的中足足弓塌陷和前足在冠状面上的旋转，这些畸形可由踝关节或距下与距舟关节的破坏引起，也可以由于胫后肌腱的滑膜炎、肌腱炎等病理变化引起肌力丢失所致。如果持续的踝关节滑膜炎和滑膜增生，经过6个月系统的保守治疗无效但还没有发生严重的关节损害时，可行滑膜切除术。单纯的距下关节滑膜切除很少应用。由胫后肌肌力不足引起的有症状的跟外翻和平足很少需要用肌腱转移、肌腱移植或肌腱推移术治疗，这是因为类风湿关节炎具有破坏性病程。通过截骨融合等骨性稳定即可矫正畸形和减轻症状。但下述情况属于例外，当跟骨外翻仅伴有胫后肌肌腱路径区的症状，而此肌腱有明显的腱鞘炎和腱鞘肥厚增生。此时，如果没有后足外侧的其他类风湿病变与疼痛，则胫后肌肌腱的腱鞘切除并结合胫后肌腱重建后，距下关节和中跗关节畸形可完全复位，症状也可获得缓解。如果使用足弓托等后足支具以及口服抗炎药物均不能减轻后足外翻的症状，假如踝关节稳定，则可行关节融合术。距下关节融合矫正跟外翻的前提是中跗关节没有受到类风湿的损害，否则行三关节融合。外科治疗的目的是使足在合适的位置上恢复后足的稳定性，后足应该保留5°～10°的外翻角，这需要手法将距骨头颈向背、外侧抬起，将前足向内侧、跖侧移动，直至后足得到矫正。最终固定距舟关节时必须避免前足旋后。另外，如果复位后踝关节处于马蹄位时还需经皮延长跟腱。

（二）术式介绍

1. 滑膜切除术　适用于早期滑膜炎症期，关节持续肿胀疼痛，药物治疗无效的患者。早期切除滑膜，减少关节渗出液和血管翳形成，阻止免疫反应的产生，清除各种炎性细胞和炎症因子，将会阻止炎症的发展，保护软骨和骨组织。血沉增快并非手术禁忌，但应严格掌握手术适应证。可采用自前方横切口和后方纵切口，进入关节，切除全部滑膜。

2. 踝关节清理术　若踝关节滑膜炎已经产生血管翳，并扩展侵蚀关节软骨，可采用关节清理术。术中采用前后联合入路进入关节，切除所有滑膜，彻底刮除肉芽和血管翳，并切除阻碍关节活动的骨赘，若关节囊有纤维化或骨化，应同时予以切除。

3. 踝关节融合术与人工关节置换术　晚期踝关节破坏严重，疼痛、活动受限或畸形固定力线异常影响患者站立、行走时，可行踝关节融合或人工关节置换。年龄在50岁以下的，要求术后活动较多的患者可行关节融合术，并同时矫正足踝的力线与畸形。年龄较长者，如大于60岁，术后活动不多，可行人工踝关节置换手术治疗（图17-1-3）。具体见第十六章踝关节骨性关节炎的外科治疗。

4. 距下关节融合术　适用于跟骨外翻畸形，但跗横关节未受类风湿损害者。具体见本章踝关节骨性关节炎的外科治疗。

5. 三关节融合术　晚期后足部关节广泛的类风湿关节炎患者，有固定性的跟骨外翻畸形或其他畸形影响患者站立、行走时，可考虑行三关节融合术。手术包括跟距关节—距舟关节—跟骰关节融合，具体见第六章第三节。

6. 距舟关节融合术　距舟关节受累，关节畸形固定引起足的力线异常影响行走时，可施行距舟关节融合术，术中应注意将前足置于内收、外展中立位，避免前足的旋后，跟骨置于5°外翻位。具体见本章第二节踝关节骨性关节炎的外科治疗。

7. 跟骰关节融合术　跟骰关节受累，关节畸形固定引起足的力线异常影响行走时，可施行跟骰关节融合术。具体见第十六章踝关节骨性关节炎的外科治疗。

五、中足类风湿关节炎的外科治疗

中足类风湿关节炎的发生的几率少，由此病引起的楔骨间、舟楔、跖楔和跖骰关节的破坏而产生畸形也很少见。Thompson 和 Mann 认为中足以第1跖楔关节的受累最常见，可引起内侧纵弓塌陷而导致不稳定，可伴或不伴有踇外翻；应行积极的治疗。

第1跖楔关节融合或再加内侧舟楔关节融合可部分矫正这些病变，但极少能完全恢复足纵弓。如果纵弓塌陷获得恢复，跟腱紧张使踝关节背伸达不到10°，就应该行经皮跟腱延长，以求踝关节活动范围的增大。术中在清理关节时，不要过多切除软骨和软骨下骨，以防止第1跖列短缩，特别是伴发背伸畸形愈合时，可造成其余跖骨头继续过度负重。如

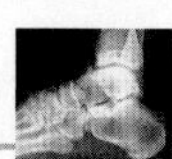

果术中发现切除骨质较多,可自胫骨远端、近端或髂骨嵴取骨进行移植以避免第1跖列的短缩。具体操作见第五章第4节。

六、前足类风湿关节炎的外科治疗

(一)全前足类风湿关节炎的治疗

前足类风湿早期可行保守治疗,患者可穿加深的宽松的鞋子,鞋内使用适应骨性突起的塑形鞋垫。可以显著改善患者的疼痛等症状。Chalmers认为半硬性矫形器较软性矫形器更有效,推荐早期使用。摇椅样鞋垫及钢柄可以帮助减轻中足疼痛并对抗僵硬。趾套、顿趾垫、鸡眼垫以及跖底胼胝的清除也可改善症状。但如果出现持续性疼痛、进行性畸形以及因旧畸形的加重或新畸形症状严重,通过对鞋等支具的调整无效时,可考虑手术治疗。国内外比较一致的看法是采用前足再造手术治疗。

1. 前足再造术　前足再造术的名称是一个古老的名称,最早在1912年hoffmann报道了这一术式。此后,从1951年到1993年有十几位学者进行了临床研究与不同的改良。直到20世纪末,Beauchamp等及Mann、Thompson、McGarvey和Johnson等通过临床研究认为:对类风湿前足重建患者,第一跖趾关节融合术后足的平衡、美观和穿鞋适应性均优于关节切除成形术。第1跖趾关节融合术联合其余跖趾关节切除术可减少畸形复发、第2~5趾跖骨残端下痛性胼胝的出现以及满意疗效随时间延长而变差。建议行第1跖趾关节融合术,其他趾行关节切除成形术。Raunio等及Coughlin等的临床观察也证实了他们的观点,他们报道20%的关节切除成形术后患者仍有疼痛,而关节融合术后患者仅有6%主诉有疼痛。

手术方法:①皮肤切口为三个纵形切口,分别为第1跖趾关节背侧,第2、3跖骨之间背侧,第4、5跖骨之间背侧。也可外侧的两个切口采用S形(图17-1-4)。如果跖侧胼胝严重甚至有溃疡者,也可在跖侧以跖骨头为中心做椭圆形或圆形切口进入(图17-1-5)。②第1跖趾关节的处理:用一矢状锯切除第1跖骨头的远端5mm,使跖骨远端截骨面呈外翻20°与背伸15°。近节趾骨基底切除3~5mm,截骨面的角度与跖骨头截骨面平行,将两截骨面对合并观察其对线。也可使用锥形磨钻进行锥形融合术,此法虽然其稳固性可能不如平面截骨,但其更易于使跖趾关节置于正确位置,并且使骨接触更为紧密。然后进行外侧截骨,应从内到外逐一切除第2~5跖骨头与相对应的近节趾骨基底部,并截成一个自背侧远端到跖面近端的斜面。然后对比观察各跖骨残留的长度并进行调整,使残留的长度依次为2、1、3、4、5,使他们排列成弧形(图17-1-6)。第1跖趾关节用螺钉或板钉固定,其余4趾用手法纠正趾间关节的畸形,如畸形固定难以矫正,可参考第六章第二节对趾间关节屈曲畸形予以矫正;最后用克氏针伸直的足趾固定到相应的跖骨上(图17-1-7),注意关节间保留约5mm的间距。

近年来,国外也有对第1跖趾关节行人工跖趾关节置换,给予2~5跖趾关节成形术治疗前足类风湿关节炎的前足再造(图17-1-8)。适用于术后对前足活动要求不高的年长患者;大量的资料显示术后跖趾关节的活动范围在50°~60°之间,可以满足患者的生活需要。

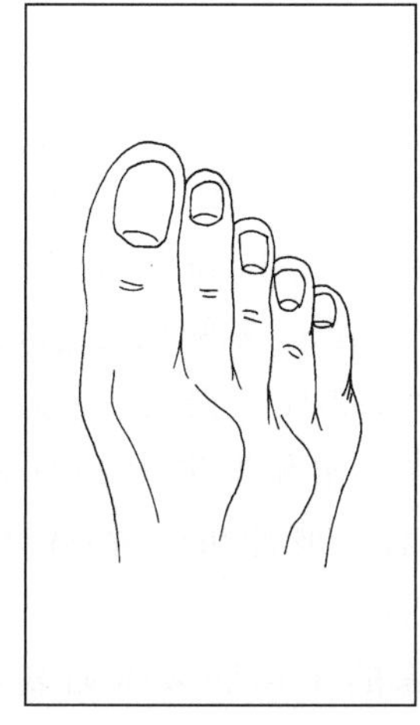
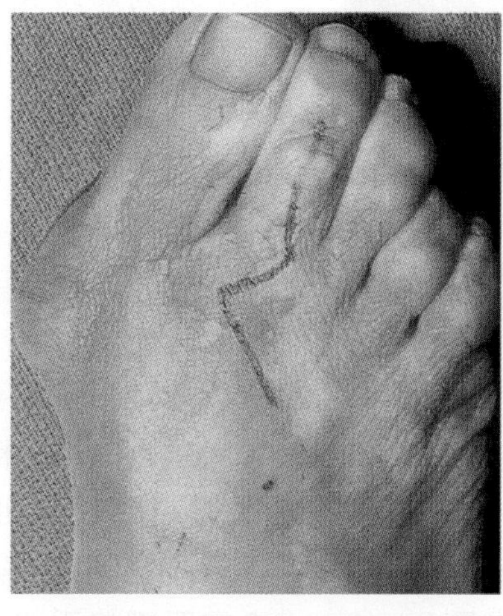
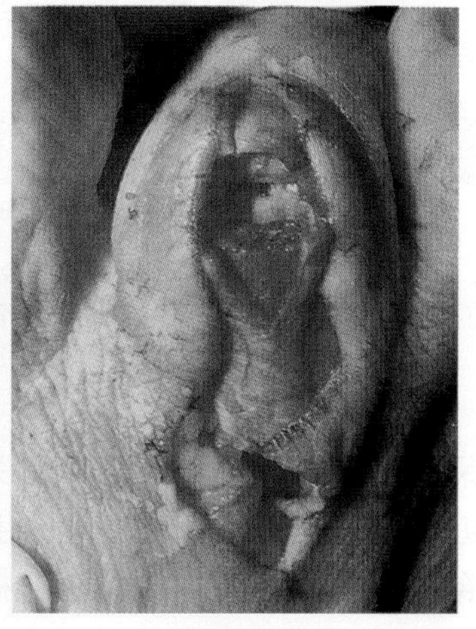

图17-1-4　前足再造的背侧S形切口

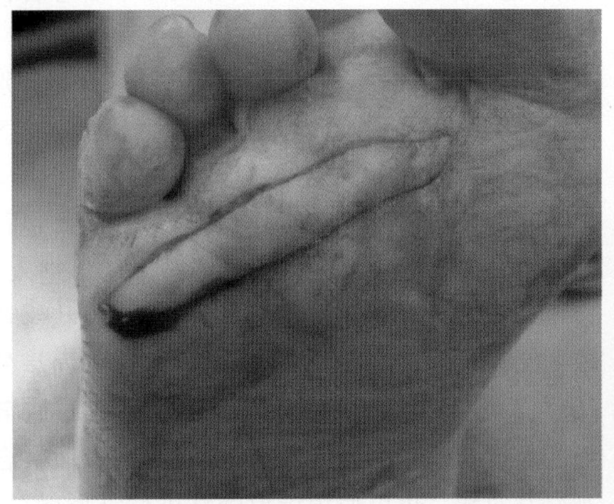

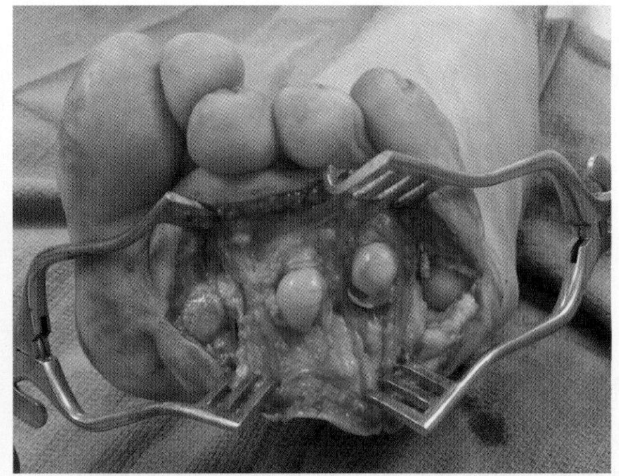

图 17-1-5 前足再造的跖侧椭圆形切口

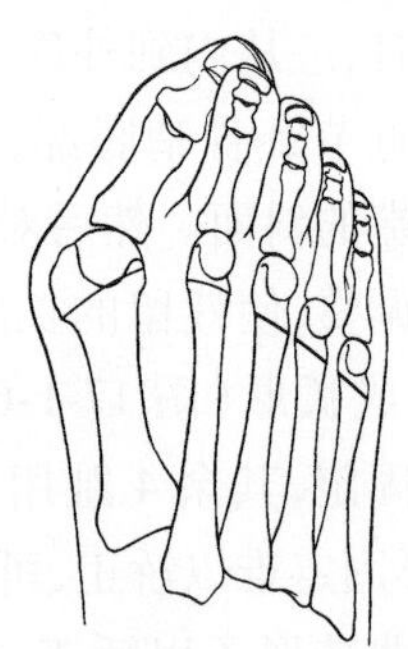

图 17-1-6 跖骨远端切除后残留长度示意

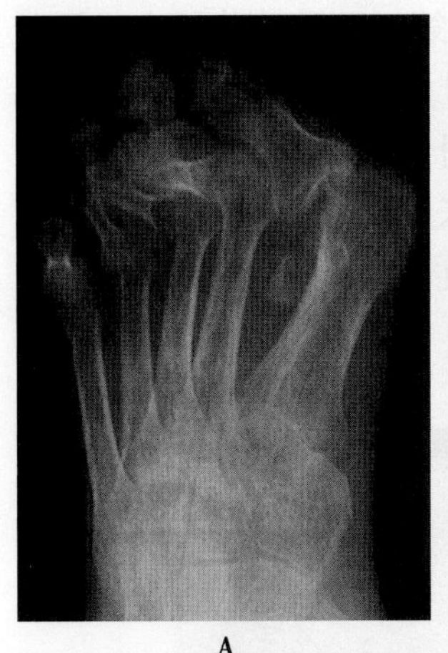

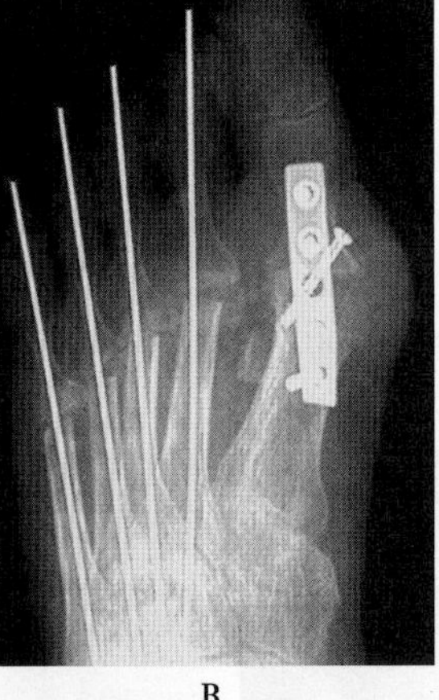

A B

图 17-1-7 类风湿足跖趾关节融合术
A. 术前 X 线片；B. 术后 X 线片（跖骨远端截骨矫正踇外翻，跖趾关节融合治疗类风湿）

2. 保留关节的手术 所谓保留关节的手术是指不切除 1～5 趾的跖趾关节的手术。这是近年来治疗前足类风湿关节炎的新概念。适用于以内侧柱为主，其他足趾不严重的前足 RA 的

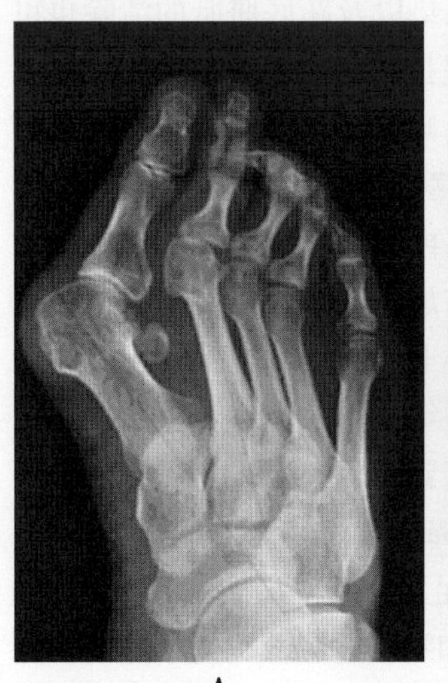

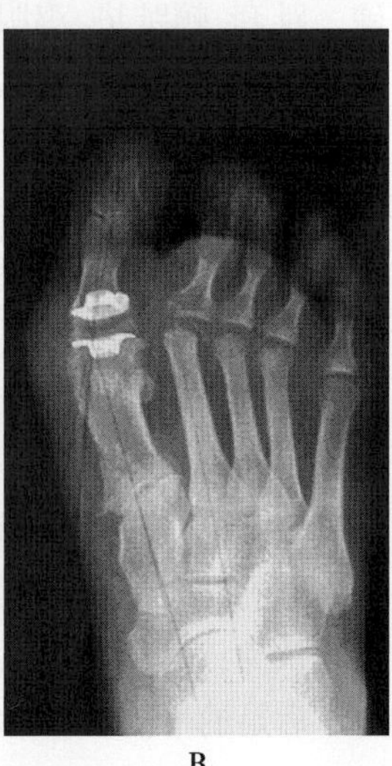

A B

图 17-1-8 类风湿足人工跖趾关节置换
A. 术前 X 线片；B. 术后 X 线片

治疗。有学者建议首先通过改良的 Lapidus 手术或第 1 跖骨截骨术纠正踇外翻畸形，以恢复第 1 序列跖跗关节的稳定性。然后行传统的软组织松解，必要情况下联合跖骨短缩截骨与近侧趾间关节成形、融合或手法矫正不十分僵硬的趾间关节等操作，纠正第 2～5 跖趾关节与趾的畸形。其优点是：①保留跖骨头可以方便二次补救手术，也可保留更多的前足活动度来维持其生物力学特性；②保留趾骨和前足的运动可以恢复前足在站立相和推进相的平衡。但术后问题也较多，术前必须告知患者：①由于疾病的进一步发展，可能行二次补救手术；②跖骨头下的疼痛可能解除的不彻底或术后复发，严重者需要翻修手术。

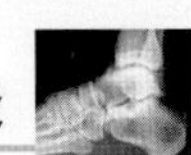

（二）单发跖趾关节类风湿关节炎

52%～89%的类风湿关节炎患者前足受累，而跖趾关节类风湿关节炎在足部类风湿中最为常见，可以多发，也可以单发，即一个跖趾关节单独发病，其中以第1跖趾关节的单独发病较多；但大都多发，也常合并多个足趾的趾间关节一同发病。本段将介绍单个跖趾关节受累的外科治疗。现首先介绍第1跖趾关节类风湿关节炎的手术治疗。读者可举一反三，把这些原则应用于其他跖趾关节患病的治疗。

1. 第1跖趾关节滑膜切除术　类风湿关节炎异常增生的滑膜组织可以侵蚀周围肌腱、韧带、软骨和骨骼，从而造成关节进行性破坏、畸形，最终出现不同程度的功能障碍。目前认为手术直接切除极度增生的滑膜组织，去除大部分释放炎性介质的炎性细胞和生成滑液的滑膜组织，可减少滑液和各种炎性因子的分泌，消除恶性循环，从而阻止炎症的迅速发展、缓解疼痛，使破坏过程停止或者延缓。

本术适用于第1跖趾关节类风湿关节炎经严格系统的内科药物治疗6个月无效，仍有关节肿胀、积液及滑膜肥厚，尚无明显畸形者；或呈间歇性或者持续性关节内渗液，临床上可触及肥厚的滑膜；患者的X线片显示关节骨质有早期侵蚀现象。对于晚期关节已粘连僵直；或骨质有明显破坏；患趾有明显畸形者应视为禁忌。手术操作：于踇趾跖趾关节背侧以跖趾关节为中心做纵形切口，切开皮肤皮下组织后向两侧游离皮瓣，即可显露出趾长伸肌腱与其下的跖趾关节囊。在伸趾肌腱的旁边按切口做纵形切开，切开关节囊与邻近1cm左右的骨膜，行关节囊与相连骨膜的骨膜下剥离，直至可使跖骨头脱出关节腔并能充分显露跖侧的关节囊，然后用锐利的刀片切除增厚变性的滑膜组织。如跖侧滑膜切除困难，可切开内侧关节囊在跖骨头的附着部，即可充分显露并便于切除。清除关节内的肉芽瘢痕、粘连带等组织。如果趾长伸肌肌腱有短缩或挛缩，可将其行Z形延长。

2. Keller成形术　适用于晚期第1跖趾类风湿关节炎并发踇外翻、脱位等畸形，临床症状明显；但跖骨头跖侧无鸡眼与疼痛性胼胝；畸形影响患者穿鞋与行走的患者。无跖趾关节僵硬与畸形的患者及有一般外科手术禁忌证者应视为禁忌。具体操作见第五章拇外翻的治疗。

3. 人工跖趾关节置换术与跖趾关节融合术　根据融合已于上节段作了介绍，此处不再赘述。有关人工关节置换可参考第十六章。

4. Fowler手术　适用于严重的第一跖趾关节类风湿关节炎并发爪形趾其跖趾关节脱位或半脱位，致使跖侧形成显著疼痛性、久治不愈的胼胝甚至溃疡者；晚期关节已粘连僵直、骨质有明显破坏，患趾有明显的症状性畸形者；经Keller手术治疗无效或复发者。

手术操作：于踇趾跖趾关节背侧以跖趾关节为中心做纵形切口，切开皮肤皮下组织后即可显露出踇长伸肌腱与其下的跖趾关节囊。如果踇伸长肌肌腱挛缩，应予以Z形延长。然后纵行切开关节囊将近节趾骨近侧1/3～1/2切除，再将跖骨头切除，并将其跖侧做成椭圆形，使术后跖骨残端的负重落在一个平面上（图17-1-9）。

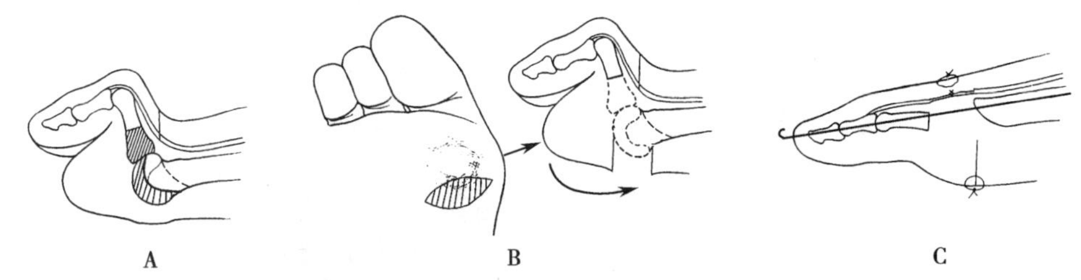

图17-1-9　Fowler手术

A. 截骨范围示意；B. 切除椭圆形皮肤使足垫复位；C. 术后

（三）趾间关节类风湿关节炎的手术

晚期类风湿关节炎跖趾或趾间关节发生畸形的远比足后部各关节多，二者之比约为20∶1。趾部类风湿的结果，常常造成爪形趾畸形。爪形趾有两种，一种发生在跖趾关节，一种发生在近侧趾间关节。趾间关节类风湿关节炎的手术原则同僵硬性锤状趾与爪形趾的治疗，具体见第六章和十五章人工趾间关节置换的有关内容。

七、足底跖腱膜类风湿纤维瘤病的手术治疗

足底纤维瘤病是类风湿关节炎对人体或纤维细胞损坏的表现之一，Dupuytren 手掌挛缩是其另一表现。本病是在足部有如手一样的挛缩表现。这种损坏可以是孤立的，也可以是连续成群的。他们位于足的浅层是固定的且生长非常缓慢。通过关节镜解剖可以看到一个好的外形。此病的病理诊断容易误诊，如果临床医师不给病理医师提供合适的说明，对它的病理诊断可能会与纤维肉瘤相混淆；也可有其他错误的病理诊断如骨疣，软骨瘤、瘢痕瘤、纤维软骨瘤、增生性胼胝体等，应引起临床医师的注意。

治疗：无痛性结节如果不影响穿鞋，可以不行手术治疗；穿合适的鞋子是他们唯一的保守治疗的方法。如果证明是这些纤维瘤病引起鞋子不合适就应换另外的鞋子，常常可获得好的结果。

足底纤维瘤病切除术：适用于结节大、疼痛显著，影响穿鞋与行走的病例；患者可能已忍受了长时间的痛性结节，应给予积极的手术治疗。如果手术切除不留有较宽的正常组织带，而且是局部切除，手术后复发率很高。局部有皮肤感染、损伤等者不宜手术。

手术操作：①切口从第 1 跖骨头近内侧 2cm 开始作一个向外的大 S 形切口，止于跟骨结节近侧的外侧 1cm 处（图 17-1-10A），分离皮瓣时要使有足够厚的皮下脂肪，以防止皮瓣坏死，皮肤切口的深度要达到跖腱膜浅层；②向两侧牵开皮瓣，从跟骨到跖骨

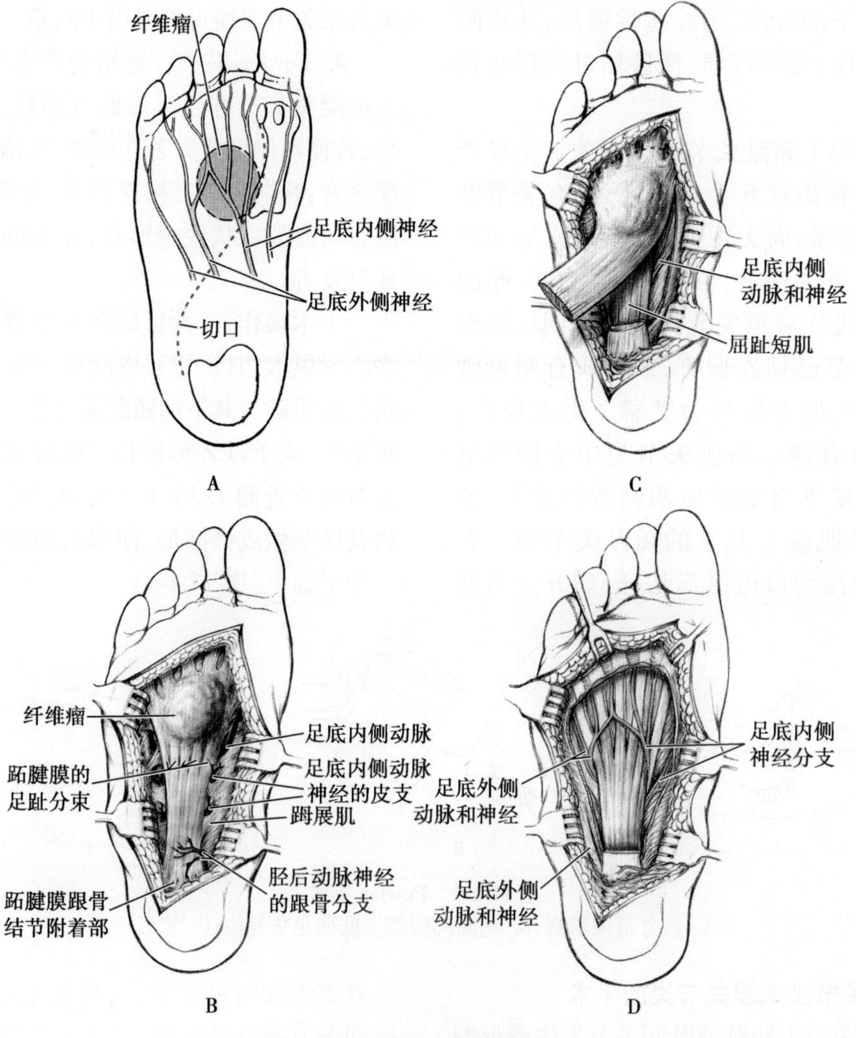

图 17-1-10　类风湿纤维瘤切除术

A. 切口；B. 跖腱膜大部切除术；C. 跖腱膜全部切除术；D. 跖腱膜全部切除后

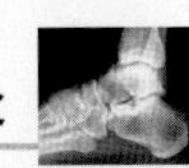

头显露跖腱膜内侧缘与外侧缘。较大的显露是必需的，因为有时肿块可浸透到腱膜以下组织，跖腱膜分离到跖骨头即可，不必过于向远侧分离；③如果多个纤维瘤聚合成一大团，在切除纤维瘤时要包括其周围2cm正常的跖腱膜，如果纤维瘤成群且散在较大的范围时，可采取大部或全部切除跖腱膜的方法施行手术。这样就不必再切除肿块边缘的腱膜；④术中注意，做皮肤切口时应避免皮肤瘢痕位于跟骨结节处，在显露切口时，术者应有局部解剖知识以防损伤足底内、外侧血管神经，神经在跖腱膜内侧边缘中点横行跨过走到踇展肌下方，有时肿块就在这个结合点，应仔细分离，防止损伤。

第二节　足痛风与假性痛风性关节炎

痛风(gout)和假性痛风(pseudogout)，又称焦磷酸盐关节病；属结晶沉积引起的病变，常累及足部。痛风表现为关节内出现针状的尿酸盐结晶，在偏振光显微镜下表现为负双折射。假性痛风，即焦磷酸盐关节病，又称双水焦磷酸钙(CPPD)结晶沉积病，其特征性表现是关节或关节外组织内出现形态各异的CPPD结晶，在偏振光显微镜下呈现弱的正双折射。两种疾病都会造成急性炎症反应性滑膜炎，最常累及第1跖趾关节。

一、足　痛　风

痛风是一种嘌呤代谢紊乱和(或)因尿酸排泄不良导致的尿酸增高而引起组织损伤的一组疾病。始发于春秋两季，发病年龄多在40岁以上，成年男性多见，男女发病之比为20∶1。

(一) 病因病理

痛风可分为原发性和继发性两类。原发性痛风具有家族性，95%为男性成人；女性较少，仅在绝经后发病。继发性痛风大多发生于某些恶性肿瘤或血液病，特别是在化疗药物治疗之后，也可发生于高血压患者经利尿剂治疗之后，血浆尿酸浓度增高，多见于中年女性。在大多数痛风病例中，尿酸合成增加的原因尚不明确，但可以和某些疾病(淋巴瘤、白血病、牛皮癣)、某些用药(器官移植术后使用环孢素A)或者某些高嘌呤食物有关。血清尿酸水平通常正常。此外酗酒、暴食、感染、外伤、手术和病情激动也可诱发本病。

(二) 临床表现与诊断

1. 临床表现

(1) 无症状期：有高尿酸血症而无临床症状。

(2) 痛风性关节炎：急性痛风性关节炎起病急骤，多在午夜发作，剧痛而不能睡眠，初起为下肢单关节炎，半数首发于第1跖趾关节(图17-2-1)，常受累的还有足背、踝、足跟、膝、指、腕等关节，关节及其周围组织明显红、肿、热、痛，局部明显压痛，可出现关节积液。反复发作演变成多关节炎并进入慢性期。慢性痛风性关节炎为多关节受累，关节肿大、僵硬、畸形和活动受限，仍可反复发作急性炎症。

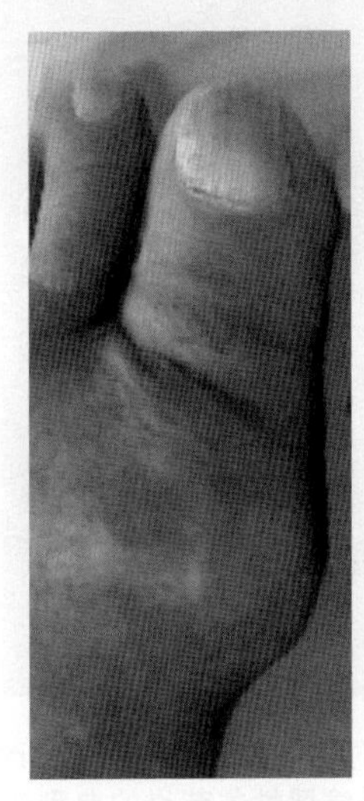

图17-2-1　跖趾关节患有痛风病

(3) 痛风结节：常见于耳轮和关节周围，呈大小不一的隆起赘生物，可向皮肤破溃，排出白色的尿酸盐结晶。

(4) 肾病变：可有尿酸盐结晶引起的间质性肾炎。慢性持续性蛋白尿；晚期可发展为肾衰竭，出现尿毒症。

2. X线表现　早期的X线变化不明显，仅有软组织肿胀阴影，后期有骨质疏松，腐蚀或骨皮质断裂(图17-2-2)，并出现穿凿样破坏(图17-2-3)；缺损区附近的骨质结构正常。这种缺损区最早出现于踇趾骨远端或跖骨远端的边缘，呈半圆形或不规则形。稍晚可见关节间隙狭窄和边缘骨质增生，关节强直，痛风石钙化，出现钙阴影。

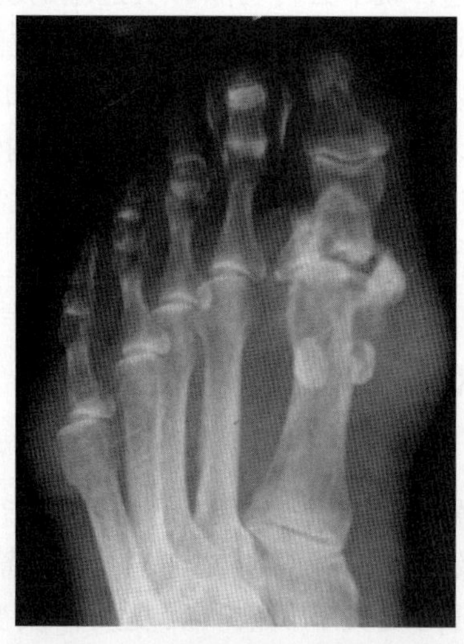
图 17-2-2　痛风患者的 X 线片示骨折

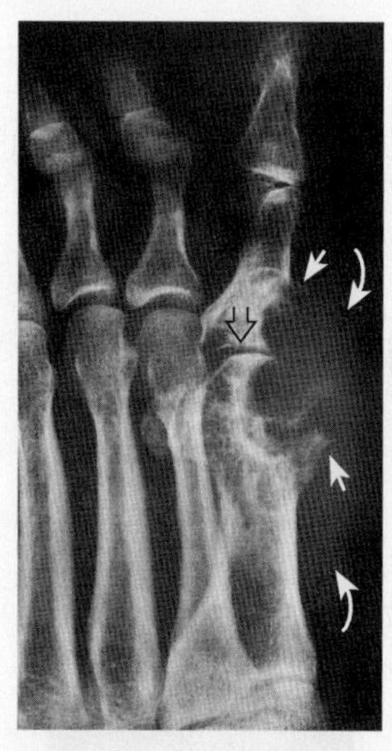
图 17-2-3　非对称性关节周围侵蚀性改变，以及部分关节不受累，是痛风性关节炎的典型表现，此处可见累及右足第一跖趾关节。注意特征性的悬挂边缘的侵蚀性改变（箭头）和软组织团块提示为痛风石（弯箭头）；无骨赘和骨质疏松，关节部分性保留（空心箭头）（摘自屈辉主译。实用骨科影像学，北京，科学出版社，2012 年图 12-31）

3. 实验室检查　急性发作时，白细胞可增加，血沉加快，血尿酸增高，正常男性最高为 416.36μmol/L，女性为 356.88μmol/L，患者最高可达 1189.60μmol/L。关节液检查，可见钝头棒状尿酸盐结晶。痛风石穿刺或已溃破而流出白色糊状液体，可见尿酸盐结晶。

4. 诊断标准　1997 年美国风湿性学会的诊断标准为：

（1）滑膜液中有特异性尿酸盐结晶。

（2）痛风石经化学方法或偏振光显微镜检查证实含有尿酸盐结晶。

（3）具备以下 12 项中的任何 6 项者：①1 次以上的急性关节炎发作；②炎症表现在 1 天内达到高峰；③单关节炎发作；④患病关节皮肤发红；⑤第 1 跖趾关节疼痛或肿胀；⑥单侧发作累及第 1 跖趾关节；⑦单侧发作累及跗骨关节；⑧有可疑的痛风石；⑨高尿酸血症；⑩X 线显示关节非对称性肿胀；⑪X 线片显示无骨质侵蚀的骨皮质下囊肿；⑫关节炎症发作期间，滑膜液微生物培养阴性。

急性期应与风湿热，急性化脓性关节炎，蜂窝组织炎和假性痛风等鉴别；对后者的鉴别可参考表 17-2-1。慢性期应与 RA、OA 等鉴别。

表 17-2-1　两种前足结晶沉积性关节炎的比较

	痛风	假性痛风
临床表现	僵硬 肿胀	临床表现较轻 位置多发，少见于足部，最常见于膝关节
	严重疼痛 最常见于蹰趾	
影像学特征	后期：关节周围破坏	软骨钙化（常呈线性）
结晶分析	针状的尿酸盐结晶，在偏振光显微镜下呈现为标准的负双折射血液中尿酸钠水平升高	双水焦磷酸钙（CPPD）结晶，形态各异，在偏振光显微镜下呈现弱的正双折射
治疗	休息 非甾体类抗炎药/吲哚美辛 秋水仙碱 抑制疗法	休息 非甾体类抗炎药/吲哚美辛 秋水仙碱

（三）治疗

痛风性关节炎的防治一是纠正体内嘌呤代谢紊乱，二是控制炎症的发展。前者除了控制饮食（富含有嘌呤和核酸类的药物和饮料）外，主要应用丙磺舒每天 1.5～2.0g，或保泰松每天 0.3～0.6g，或别嘌醇每天 0.3g 等药物来阻断内源性尿酸的产生，促进尿酸的排出，降低血中尿酸的浓度。后者主要应用秋水仙碱，可的松，辛可芬防止炎症的发展。但仍有少数患者进入晚期，出现痛风性骨性关节病。严重的关节破坏，出现纤维性或骨性强直，此时在控制代谢的同时，应行关节融

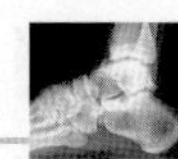

合术保持关节功能位。较大的痛风石沉积于特殊部位而影响功能，则应切除，防止骨关节和软组织进一步破坏；应切开正在膨大的痛风石（图 17-2-4），避免皮肤坏死。若在痛风结石处有窦道，应手术刮净痛风石后，湿敷治疗，等肉芽组织长出后，再作游离植皮；因为术后切口若直接缝合，切口愈合有时很困难。术前 3 日和手术 1 周应口服秋水仙碱 0.5mg，防止急性发作，同时长期服用别嘌醇维持量，以降低血内尿酸量。除此之外，对痛风性肌腱腱膜炎可行腱滑膜切除术，有肌腱断裂的可行修复或转移术；引起跗管综合征的可行切开减压等手术。

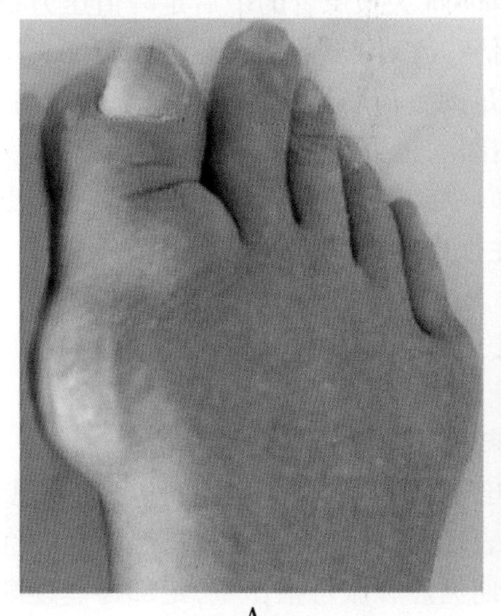

A

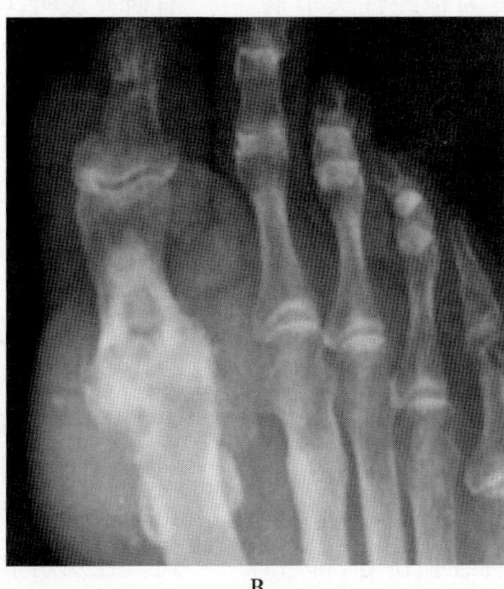

B

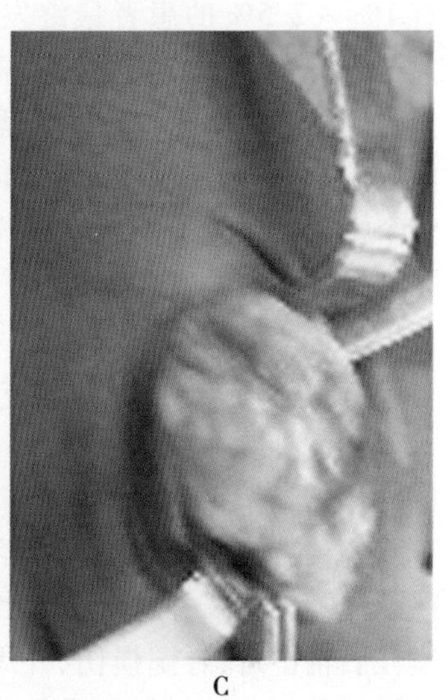

C

图 17-2-4　痛风患者

A. 第一跖趾关节肿大；B. X 线片示跖趾关节破坏、关节间隙消失；C. 术中见关节内大量痛风结石

二、假 性 痛 风

焦磷酸盐关节病既假性痛风，又称双水焦磷酸钙（CPPD）结晶沉积病，其特征性表现是关节或关节外组织内出现形态各异的 CPPD 结晶，在偏振光显微镜下呈现弱的正双折射。CPPD 沉积病的发病机制仍不清楚。但常常同既往创伤、痛风以及甲状旁腺功能亢进相关。目前尚不明确为何尿酸结晶沉积比 CPPD 沉积造成的反应更严重。

通常，焦磷酸盐关节病急性发作与痛风相比临床表现较轻。有症状的疾病通常出现在 60 岁以上的人群，且无性别差异。焦磷酸盐关节病最常见于膝、髋、踝、腕以及肩关节，也常常累及第 1 跖趾关节。由 CPPD 沉积导致急性的滑膜炎，炎症反应一般较痛风为轻。查体可见红斑、肿胀、僵硬等症状，但疼痛一般较痛风为轻。无诊断性的血液学检查，必须通过关节穿刺发现 CPPD 结晶才可以确诊。结晶物分析显示呈弱的正双折射结晶，形态各异。焦磷酸盐关节病影像学特点包括软骨钙质沉积，关节软骨呈良好线性钙化，或纤维软骨，但很少出现关节破坏。

假性痛风在急性发作期的治疗，包括休息、抬高患肢、硬质鞋底、露趾的术后鞋来缓解症状。药物治疗包括大剂量非甾体抗炎药，如果没有药物禁忌证，可给予吲哚美辛、布洛芬或双氯芬酸等对症治疗。急性期关节肿胀渗液严重者，在抽取关节积液后注入糖皮质激素。关节严重破坏者，可行关节融合或人工关节置换术。

第三节　神经性关节病

神经性关节病（neuroarthropathy）又称 Charcot 关节病（夏科氏关节，Charcot joints）是指由于神经病变引起的骨与关节的进行性的无痛性非感染性破坏性病变。1868 年 Jean Matrin Charcot 首次较全面报道脊髓痨患者的骨关节病变，提出脊髓前角细胞营养障碍是其原因。以后，其他引起神经性骨关节病变的原因不断被发现，如脊髓灰质炎、脊髓空洞症等。1936 年 Jordan 发现糖尿病与神经性关节病的关系，提出了糖尿病神经性关节病（diabetic neuropathic osteoarthropathy，DNOAP）的概念。随着糖尿病患者的增多和病史的延长，DNOAP 的发生也越来越多，目前糖尿病已成为足踝部 Charcot 关节病的主要原因。DNOAP 已占所有糖尿病患者的 0.3% ~ 0.7%。大约 40% 的糖尿病人群有神经病变，但只有 1% ~2.5% 的患者最终发展为神经性关节病。大约 30% 的足踝神经性关节病患者双侧发病，青少年时期发病的胰岛素依赖型糖尿病患者也不例外，但他们足踝神经性关节病总体发病率（16%）高于整个糖尿病患者的发病率（5% ~10%）。男女的足踝神经性关节病发病率相同。

一、病因与发病机制

（一）病因

各种影响脊髓和外周神经的疾病，如脊髓痨、麻风、脊髓空洞症、脊髓脊膜突出、先天性疼痛缺失症、慢性酒精中毒、脊髓损伤、外周神经损伤等，都可以破坏关节保护性机制和骨的营养调节，在一次损伤或反复多次小的应力作用下，可发生关节软骨损伤甚或骨折脱位。目前糖尿病已成为足踝部 Charcot 关节病的主要原因。虽然全身很多关节都可发生 Charcot 关节，但 DNOAP 主要发生于足踝部。

（二）发病机制

1. 神经病性创伤理论（neurotraumatic）　一些学者认为神经性关节病变是长期反复微小创伤积累的结果。由于神经末梢病变使得患足本体觉和痛觉不敏感，当患足遭受微小创伤时患者难以察觉，因而未能快速、精细地调节步态、姿势和活动来避免该类损伤，因此长期反复的微小创伤积累致使足踝部发生骨与关节的严重破坏；这可以解释为何足踝神经性关节病只发生在足踝可以负重行走的患者，而在不能负重行走的患者中非常罕见。

2. 神经病性血管理论（neurovascular）　另有学者认为除了感觉神经损伤外，自主神经也发生病变，引起动-静脉短路，血流加快，骨吸收增加，骨质薄弱。因此，Charcot 关节的发生可能和很多因素有关。如自主神经病变的发展，可使肢体局部的血流加快引起骨质疏松；运动神经病变引起肌肉力量的不平衡，由此产生的不正常应力作用于肢体；感觉神经病变使患者失去了保护性感觉，不能意识到在行走时足踝部所受到的损害。其他如代谢紊乱、肾移植、使用激素所致的骨质疏松、破骨与成骨的不平衡、软骨生长活性的减低等，对骨与关节破坏都有影响。

3. 糖尿病导致的末梢神经病变　是足踝部 Charcot 关节病的主要病因。除了神经病变以外，其他一些因素对其发生也有影响，如神经病变可引起人体步态的改变，造成足底的压力负荷将明显增大。有研究表明，Charcot 关节患者的中后足峰值压力是正常足的 8.5 倍。运动神经损害产生的小腿三头肌的挛缩可使前足的负荷明显增加。足踝部的创伤，即使是轻微的扭伤，也可能产生骨与关节的骨折，发生 Charcot 关节。肥胖的糖尿病患者足部的负荷更大，更易于发生损伤导致 Charcot 关节。

二、临床表现与分期

（一）临床表现

1. 急性神经性关节病　呈一般急性炎症表现。患足或踝通常表现为肿胀，同时伴有皮温增高和红斑。在疾病早期炎症肿胀可很严重，足部疼痛逐渐丧失，（但也有 30% ~40% 的患者有轻度疼痛）皮肤感觉迟钝甚至消失，10g Semmes-Weinstein 单纤丝测试阴性。X 线片多数无异常表现，少数可见关节周围骨质疏松、关节面破坏碎裂等。由于有时患处红斑十分明显，可以呈蜂窝织炎表现。因此，对糖尿病患者如足部出现急性红、肿、热、痛的临床表现时，不但应考虑蜂窝织炎等感染，也应考虑是否为早期神经性关节病发作。

2. 慢性神经性关节病　急性神经性关节病经过一段时间的石膏和支具固定、免负重，肿胀消退，皮温降低，红斑渐消失，表明 Charcot 关节病逐渐好转而进入 Eichenholtz Ⅱ期。此期为相对稳定的慢性期，有些患者可在病情相对稳定的过程中有一个短暂的急性发作，虽病情不如疾病早期急性期那么严重，但可使病情进一步加重。慢性期的患者 X 线片上出现不同程度的改变，并发生不同的畸形。足部结构通常增宽，同时伴有足底或足内、外侧缘骨赘出现。在一些病例上出现的足纵弓塌陷甚至足弓翻转，形成典型的舟形足畸形（图 17-3-1）。同时，由于纵弓塌陷，跟骨前倾角减小使跟腱的动力作用受影响。骨赘在临床上相对重要，这是由于它们常导致跖面或足内、外侧出现神经病性溃疡。由于足部形状的改变使得穿鞋较为困难，故糖尿病患者最需要的是定制鞋具而不是用定制鞋垫垫高的普通鞋。其他的病例在病变最重的部位出现球形肿大。

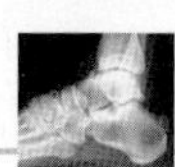

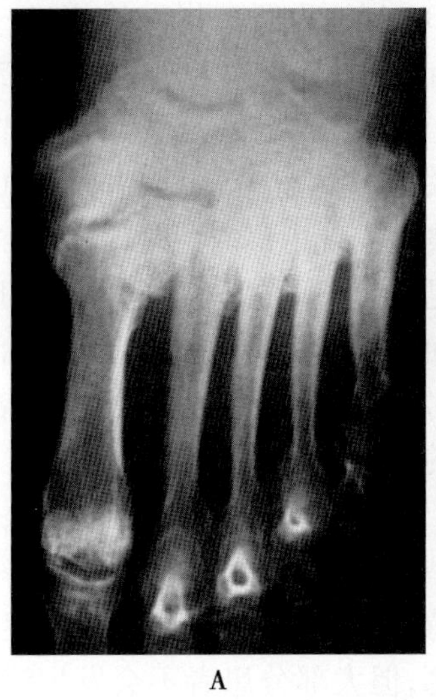

A

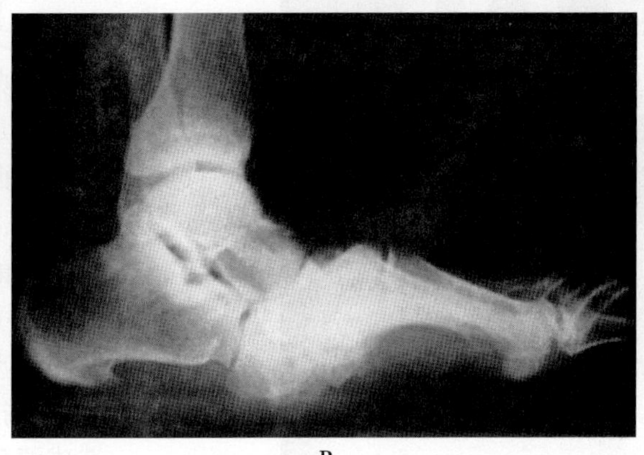

B

图 17-3-1 神经性关节病 X 线表现

A. 正位观显示关节破坏、第 1 跖骨基底骨折；B. 侧位观显示中足塌陷

3. 晚期神经性关节病 神经性关节病最终患足产生畸形，可伴有轻度肿胀、少量红斑、皮温轻度发热有报道 35% 的糖尿病性神经性关节病患者并发皮肤溃疡。此即 Charcot 关节病的最终阶段（即 EichenlholtzⅢ期）。受累关节软骨破坏，大小碎骨块紊乱堆积，足的宽度显著增加，长度变短，正常足外形完全丧失，舟形足等畸形会变得越来越严重（图 17-3-2），骨突处溃疡也可加重。由于骨关节的严重破坏，足的功能减退乃至丧失，如果没有受到良好保护和制动，这时可能出现足踝近端关节的严重畸形，如小腿下方足的严重偏离，最后可发展为无法修复的足内或外翻畸形。踝部、后足或中足受压严重时可致溃疡（图 17-3-3）、感染、骨髓炎甚至截肢。

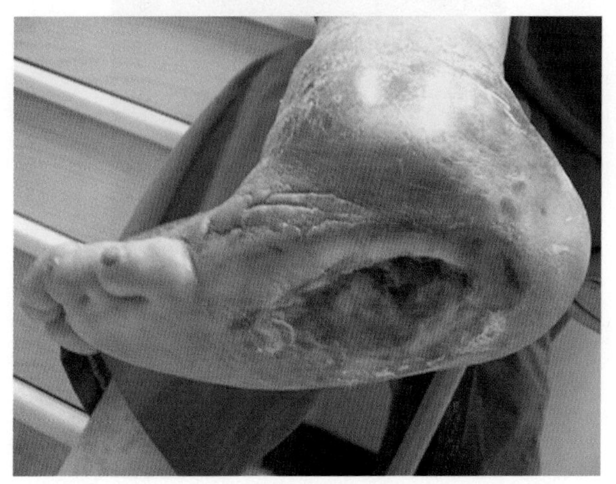

图 17-3-3 足底溃疡

（二）分期

1. 1966 年 Eichenholtz 根据 charcot 关节的 X 线片表现提出了一个 3 期分期方法。Sella 和 Alvarez 等认为 Eichenholtz 分期没有将 Charcot 关节最早期的表现反映出来，所以又增加了 0 期。①0 期（急性炎症期）：临床表现为患足的急性炎症，如足的充血，关节部位的红、肿，皮肤温度升高。此期 X 线片无明显骨关节破坏的表现；临床上难以和感染区别。②Ⅰ期（离解期）：临床表现基本同 0 期，但此期 X 线片表现出关节周围骨质溶解、破碎，关节脱位（图 17-3-4）。③Ⅱ期（融合期）：此期开始了修复过程。足的红、肿减轻。X 线片可见新骨出现，骨碎块开始相互连接（图 17-3-5），关节趋于稳定。④Ⅲ期（消退期）：足部炎症基本消退。皮肤温度和局部肿胀恢复正常，骨出现硬化，骨折块光滑，关节出现纤维性强直（图 17-3-6），常常遗留足踝部畸形。最常见的畸形是中足内侧突出，足外展。足纵弓塌陷，中足向跖侧突出，形成舟形足畸形。

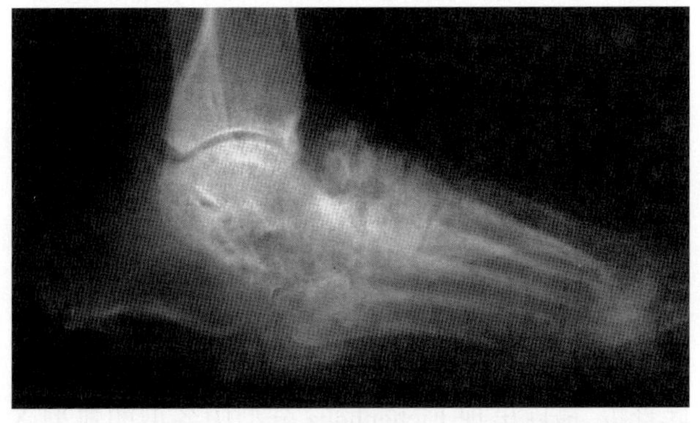

图 17-3-2 晚期神经性关节病的 X 线片

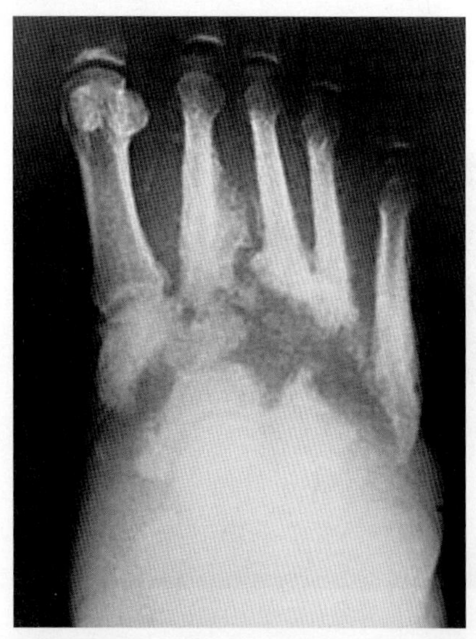

图 17-3-4 Eichenholtz Ⅰ期神经性关节病的表现

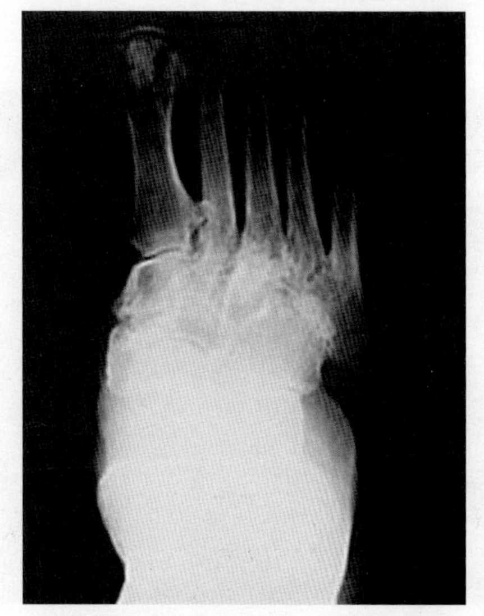

图 17-3-5 Eichenholtz Ⅱ期神经性关节病的表现

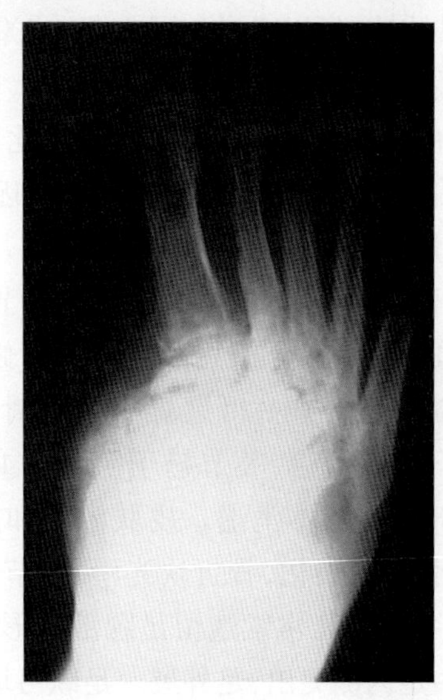

图 17-3-6 Eichenholtz Ⅲ期神经性关节病的表现

2. Brodsky 为便于指导治疗，按照足的解剖区域将 Charcot 关节分为 3 型（图 17-3-7）

（1）1 型：累及中足（即跖楔关节和跖骰关节）和舟楔关节。此型最常见，占全部 Charcot 关节的 60%。典型表现为疼痛性骨性隆起，“舟形足”或严重的中足外翻畸形；骨性隆起使局部压力增加，导致中足跖面持续溃疡。这些患者骨愈合所需的制动时间较短，发生骨性肥大改变的比例较高，而发生侵蚀性改变的比例较低。

（2）2 型：主要累及后足（距下、距舟和跟骰关节。此型约占 Charcot 关节的 30% ~ 35%，多表现为慢性持续性骨性不稳，偶尔因有症状的骨性隆起造成溃疡，但大部分患者不会发生溃疡。患者往往需要制动更长的时间，直至 EichenholtzⅡ期或Ⅲ期。发生的畸形常使穿鞋困难，正常的负重轴移位，造成畸形进一步加重。

（3）3 型：又可分为两个亚型，即 3A 和 3B 型。3A 型主要累及踝关节。3B 型主要累及跟骨，造成跟骨结节的病理性骨折和继发的扁平足畸形。3A 和 3B 型畸形均不常见，但都与不连续的创伤相关。3A 型畸形常表现为慢性肿胀和不稳，需制动一年以上时间。3 型患者均可并发足内外翻畸形，导致压力升高和继发的踝部溃疡。

三、诊断和鉴别诊断

通过病史、临床表现和放射学检查可作出诊断。

（1）病史：即糖尿病病史的长短。一般 Charcot 关节多发生在糖尿病病程 10 年以上的患者。但在临床上也可见到少数患者在饮食控制阶段就已发病，甚至骨与关节病变为其首发表现。一些患者可有明显的创伤史，而另一些患者也可能无创伤史。另外，其他危险因素如使用激素、肾移植等也应受到重视。对于既往有过足部溃疡病史的糖尿病患者，17% 以后可能出现 Charcot 关节。

（2）检查：足部疼痛，尽管 Charcot 关节常常被认为是无痛性肿胀，但有 30% ~ 40% 的患者具有疼痛。同时，可有皮温升高，有或无可触及的骨擦感，有无感觉减退或缺失的神经损害等。

（3）X 线检查。急性 Charcot 关节患者常常在发病的最初的 2 ~ 3 周内无骨性改变。以后患者持续负重行走，可以发生骨折，最常见的是第 2 跖骨基底骨折，最后出现 Eichenholtz 分型中各型的典型 X 线表现（图 17-3-8）。

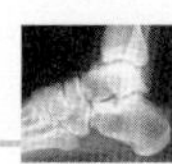

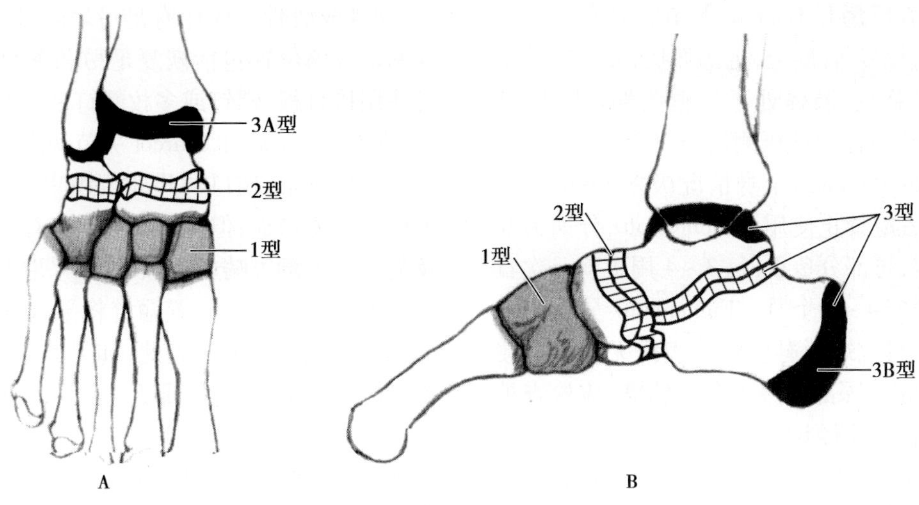

图 17-3-7　Brodsky 分型
A. 正位观；B. 侧位观

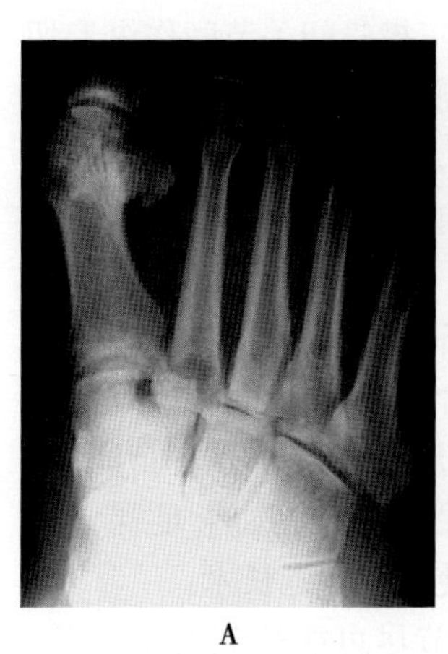

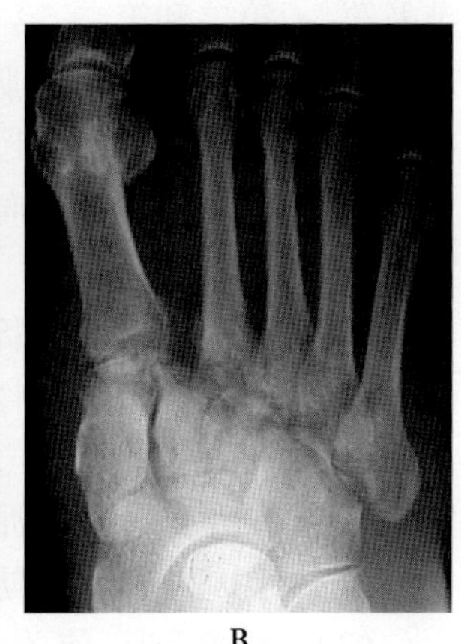

A　B

图 17-3-8　Charcot 关节 X 线表现
A. 患者足部红肿热痛 4 周，可见第 2 跖骨基底骨折；B. 8 周后出现典型的 X 线表现

（4）骨扫描。单纯^{99}Tc 骨扫描对合并感染时的诊断较困难，即使使用^{67}Ga 和^{111}In 白细胞扫描，也有报道认为它可在非感染的神经性骨关节病中聚集。有报道使用^{99}Tc 结合^{111}In 白细胞扫描可以提高诊断率。

（5）计算机断层扫描（CT）和磁共振成像（MRI）对 Charcot 关节的诊断有意义，但对于骨髓炎的早期鉴别仍较困难。

急性神经性骨关节病要和痛风性关节炎、类风湿关节炎等鉴别，尤其是蜂窝织炎以及骨髓炎等相鉴别。如果患者足部没有皮肤的破损，Charcot 关节的可能性较大。血源性骨髓炎较少见。发热、白细胞增高，血沉加快等表现不能区别 Charcot 关节和足部感染。如果血糖难以控制，可能存在有感染。40% 的 Charcot 关节患者的足部有溃疡，识别是否合并感染更为困难。有时需要做病理检查。如果从伤口中可以直接接触到骨质，骨髓炎可能大于 90%。临床上，对有溃疡渗出、过度肿胀和轻度红斑患者，有时难以确定肿胀和红斑是 Charcot 关节病的表现还是蜂窝织炎所致。感染典型的持续症状和体征并不可靠，因为糖尿病患者可以无此表现。一个有用的临床试验是抬高患肢超过心脏平面 15～30 分钟。如果是 Charcot 关节病，肿胀将明显消退。如果有活动性感染存在，足将仍伴有肿胀和红斑。

四、神经性关节病的非手术治疗

Charcot 关节的治疗取决于多种因素，要根据患者的全身情况，血糖的控制，疾病的急、慢性期，骨关节破坏的部位和程度以及有无合并的溃疡和感染等制定个体化的治疗方案。应尽早诊断，早期给予非手术治疗。保守治疗的目的是稳定足的位置与形态，控制 Charcot 关节的发展，防止畸形的发生。在急性和亚急性期最重要的治疗是免除足部的负荷，但患者长期完全免负重常难以做到。因此，临床中采用的方法是使用全接触石膏（total contact cast，TCC）固定。TCC 可以较好地维持足的位置与形态，保护肢体免受损伤，固定皮肤边缘，以利于组织生长，减轻肢体肿胀，减少溃疡部位的压力。

对 Eichenholtz 分期为 0 期时，可行石膏或支具固定。Ⅰ期时，TCC 固定保持非负重，每周应定期随访，并根据肢体肿胀程度的变化更换石膏。此期一般需 6～8 周。使用 TCC 固定只适用于前中足趾侧无感染的浅表溃疡和 Charcot 关节。对有足部深部感染，分泌物较多，骨髓炎，足部坏疽，皮肤条件不良，严重的血管病变，肢体处于坏疽前期（踝/肱动脉指数<0.45，经多普勒趾压测定<4.00kPa，经皮氧分压（$TcPO_2$）<4.00kPa），全身情况极差，不能随时来院随诊的患者应禁止使用。Eichenholtz 分期为Ⅱ期时，TCC 固定，可部分负重，每 3～4 周更换一次石膏，一般需要固定 4～6 个月。Eichenholtz 分期为Ⅲ期者，可穿戴支具或矫形鞋。合并表浅无感染的溃疡可用 TCC 固定。深部溃疡可合并感染，应检查神经和血管状态，手术清创或截肢。

有人报道使用二膦酸盐类药物治疗急性神经性骨关节病安全有效，可以减轻疼痛和肿胀，降低骨转换率。

五、中足神经性关节的外科治疗

（一）急性中足 Charcot 关节的外科治疗

1. 急性期的治疗原则　外科治疗目的是维持足部稳定，限制 Charcot 关节病的进展。

（1）可先尝试应用非手术疗法，采用保护性制动，如穿着功能靴、鞋或配置支具。如果支具难以稳定足部，甚至发生脱位和溃疡，应早期采用手术治疗。即使溃疡可以保守治疗成功愈合，但复发的风险较高。

（2）假如存在溃疡，在条件许可下可推迟手术治疗，采取免负重的全接触石膏或预制支具，结合溃疡部清创应用抗生素敷料以促进创面的愈合直至溃疡愈合后再行手术。

（3）严重的不稳定可能会妨碍患者溃疡的愈合。应权衡利弊，如果保守治疗的风险大于手术，应及时进行重建手术，术中不是采用内固定，应施行外固定技术实现骨和软组织的稳定。

（4）对于切开复位内固定来说，感染的溃疡是手术的禁忌证。

（5）手术时机：急性 Charcot 关节病患者在保持在卧床免负重休息后，一旦肿胀消退、红斑消失、皮温降低，踝关节周围的皮肤出现皮纹，即可进行手术。

（6）手术重建的目的是调整或复位骨折脱位并将足部关节融合在中立位，使其达到跖行足状态。如果有广泛骨质破坏、骨碎片并发生塌陷，可将部分骨质切除以保证在没有残余骨突的情况下复位。对于中足的 charcot 关节病，可能需要切除部分跖骨基底、楔骨或骰骨。如伴有足弓塌陷及前足外展就需要调整骨骼位置包括恢复足弓和前足的中立位置。可使用接骨板、螺钉或多枚螺钉来进行内固定。

（7）糖尿病性 charcot 关节病患者，如行手术治疗其伤口感染、伤口裂开、内固定失败和不愈合等手术风险可能增加；但对于溃疡已经存在，伴有舟形足及前足内外翻等畸形的患者，如采取非手术治疗，使足部关节在非正常位置融合将导致足溃疡复发、深部感染等风险增大。因此，如果非手术治疗的风险有可能大于手术风险，那么应该采取手术治疗。

（8）围术期，应密切监护患者、应用抗生素、充分供血、经常查看伤口，及时处理病情防止并发症的发生。

2. Trepman 急性 Charcot 关节重建术操作要点

（1）切口：于足背侧分别在第一、第二跖楔关节及第一、第二和第二、第三楔骨间关节间作纵形切口，注意避免损伤足背动脉。如果存在摇椅状足可在足内侧增加一弧形切口，起于第一跖骨中段跖侧，止于舟骨跖侧，呈弧线凸向跖侧，用以显露半脱位的第一跖楔关节。

（2）关节融合的准备：在 Charcot 关节病的急性期，通常跖楔关节和楔骨间关节的软骨关节面，可用刮匙或磨钻清除干净。用骨凿使关节表面呈“鱼鳞”状，并钻多个骨孔以促进血运。如果足踝背伸困难或不在中立位上，可使用跟腱延长术。

（3）复位矫形：使关节尽可能达到解剖复位，同时处理前足外展及背伸畸形。如果软组织结构或骨的碎片或骨性突起阻挡复位，需清理关节直至可以完全复位，最后在足力线恢复后，获得一个没有骨突的稳定的关节融合足。

（4）固定：用克氏针进行临时固定。保持足与踝位于中立位，触摸跖骨头确保它们处在光滑的水平面上，同时需要避免残余的过度背伸或矫枉过正为过度跖屈，因为它可能会造成局部压力增高和突出跖骨头部位皮肤溃疡。然后在第一跖楔关节跖侧或跖内侧放置 1/3 管形接骨板加用直径 4.5mm 螺钉联合固定（图 17-3-9），以提高稳定性。如果需要更多的稳定，可以根据骨骼的情况延长接骨板长度，但不固定舟骨。其他的螺钉，如跖楔螺钉和楔骨间螺钉，也可根据需要用于固定。然后用 C 形臂 X 线机检查复位是否满意。如需骨移植可取自胫骨远端干骺端，用微型摆锯开 2cm×2cm 皮质骨窗。取出松质骨后，复位皮质骨以使皮质愈合，最大程度减少胫骨通过皮质骨窗应力骨折的风险。

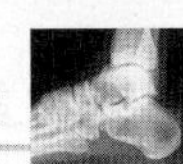

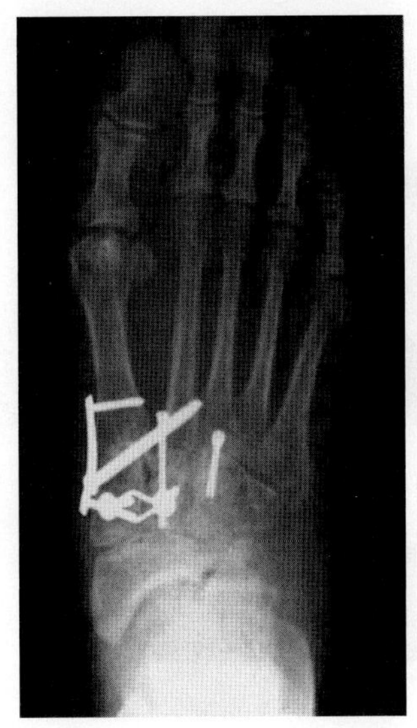

图 17-3-9　Charcot 关节的手术治疗后正位 X 线片

（5）术后处理：将足踝固定在有一个良好衬垫的 U 形石膏夹板里，骨突出放衬垫以防止压迫性溃疡。术后 3～4 周拆除缝线。免负重 3 个月，之后经 X 线片证实截骨面已愈合。再配带下肢矫形支具逐步进行负重训练 3 个月，视骨愈合情况至 3 个月结束时可达到完全负重的希望。

（二）慢性期中足 Charcot 关节的外科治疗

1. 慢性期的治疗原则

（1）大多数慢性中足 Charcot 关节舟形足可首选非手术治疗，包括使用定制取模或宽松的鞋，足矫形器等支具，并定时去除硬茧或溃疡清创。而发在慢性 Charcot 关节病基础上的急性发作应采取急性期的保守治疗的方法进行治疗，如免负重、全接触石膏或 Charcot 支具治疗（参照本节四）。

（2）当不稳定畸形发生、溃疡反复发作、持续性骨髓炎或畸形不能控制，可行截骨融合术。有时，在融合术之前，可能需要有限的截骨术。如果足本身稳定性较好，骨突出的切除即已足够，不再需要更多的截骨或融合。

（3）手术的目的是通过手术获得一个稳定的跖行足，恢复或大部恢复足弓，甚至恢复跖骨和跟骨压力分布。

（4）近年来国外通过广泛的内固定及延长术后制动时间对严重足部不稳、溃疡反复发作的摇椅底畸形的患者进行关节截骨融合，获得了较好的治疗效果。

（5）按照 Schon 对中足的 Charcot 的阶段分期的不同情况因人而异的进行治疗，他将中足的神经性关节病分为 4 型（图 17-3-10）：① Ⅰ 型畸形发生在跖楔关节，特点是有一向跖内侧的突起及在中足水平外展；② Ⅱ 型畸形发生在舟楔关节，特点是在第四和第五跗跖关节处有一向足底外侧的突出，前足外展及内收的患者大约各占一半；③ Ⅲ 型畸形发生在舟骨，特点是舟骨发生碎裂和（或）坏死。这种畸形表现为足内收、旋后，由于中间序列相对于外侧序列变短，在骰骨下方产生一突向跖外侧的突起；④ Ⅳ 型畸形发生于跗横关节，特点是在跟骰关节和（或）距舟关节下方有一突起。

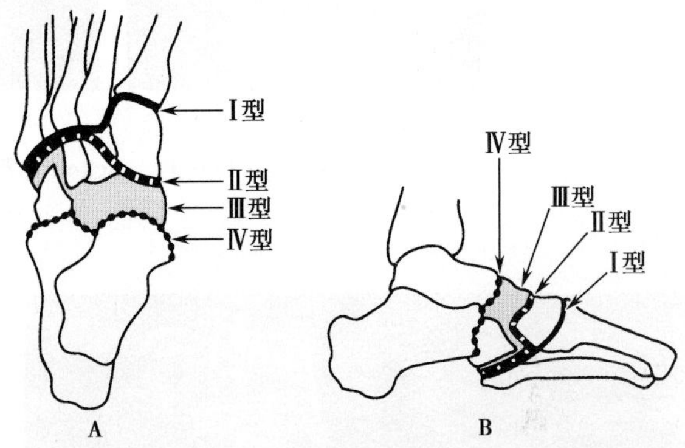

图 17-3-10　Schon 对中足 Charcot 关节病的分期
A. 正位观；B. 侧位观

按 Schond 分型采取不同的方法：Ⅰ 型畸形的楔形位于跖楔关节，可只融合第一跖列，用接骨板与螺钉固定（图 17-3-11）。Ⅱ 型患者可采用以跖侧为底的横向楔形截骨，并通过内侧及外侧联合入路予以跖侧钢板固定的方法进行融合。伴有骨髓炎时，可使用外固定。延长腓肠肌和比目鱼肌可纠正后足马蹄畸形。中足的 Ⅲ 型、Ⅳ 型畸形病变均累及跟骰关节，须行三关节融合术方能纠正。三关节融合术步骤之一是稳定跟骰关节，由跟骨结节向骰骨打一枚长螺钉即可（图 17-3-12）。

（6）固定后不能有任何力线异常，固定必须使其结构稳定，能够承受急性及反复的应力。

（7）围术期，应密切监护患者、应用抗生素、充分供血、经常查看伤口，及时处理病情防止并发症的发生。截骨矫形及关节融合要通过畸形顶点，并包括病变受累关节。

2. Schond 中足舟形足畸形术操作要点　沿足内侧做弧形切口，弧形凸向足底的畸形顶点。切开皮肤全层，保护皮瓣，向深层分离到踇展肌筋膜。需要时向足跖侧方向拉开肌腹以显露包括距舟关节在内的第一跖列的各个结构。此时需牵开踇展肌深筋膜，以便于显露第一跖列的跖内侧。用锋利的骨膜

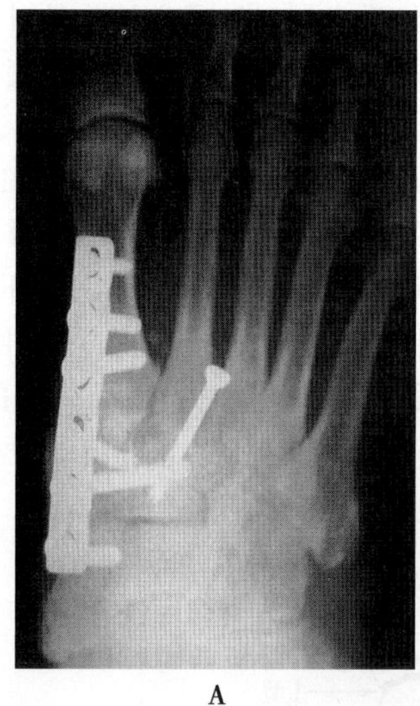

A

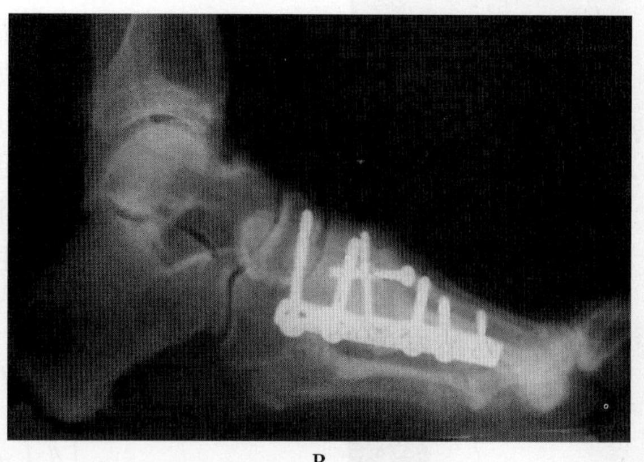

B

图 17-3-11　Schon Ⅰ型 Charcot 关节病的手术固定

A. 正位观；B. 侧位观

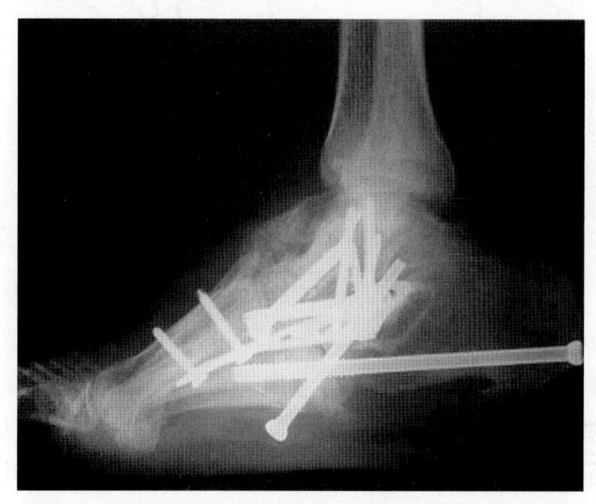

图 17-3-12　Charcot 关节病行三关节融合时的跟骰关节固定

剥离器在足跖侧做横向剥离。通常情况下，畸形的顶点位于关节处，需做以顶点关节为中心的底位于跖侧的闭合楔形截骨。截骨注意避免波及位于跖骨基底的跖骨间区域．此区跖骨交通动脉易受损伤。修整足背侧的骨膜—关节囊鞘形成可以关闭伤口的套囊状组织，并使胫骨前肌及胫骨后肌的止点也成为背侧套囊的一部分。若患足存在外展畸形，应同时做底在内侧楔形闭合截骨，使此处的截骨呈梯形。如存在内收畸形，可做底在跖外侧的梯形截骨。一般楔形底边的长度在 1～2. 5cm，视畸形的程度进行调整。术中注意掀起楔骨内侧的一边而不伤及肌腱止点。截骨面对合时若前足术前有旋转畸形，应旋转前足予以纠正。畸形矫正满意后行克氏针临时固定，用直径 4～5mm 的空心螺钉加压固定。如果骨质量差，可使用长螺丝穿过健康关节以获得更好固定，甚至可从跟骨结节后方置入 6. 5mm 松质骨螺钉穿过骰骨以加强外侧柱的固定，甚至也可进入第四跖骨基底。再应用 4～6 孔的 1/3 管型板置于内外侧柱跖侧行内固定，以增强其稳定性（图 17-3-13）。如果存在跟腱挛缩术中应行延长术。术后，使用非负重石膏固定 3 个月，如 X 线片证实足部足够稳定，可使用负重支具逐渐负重行走 6 个月。

在溃疡活动期或并发骨髓炎时，不能进行内固定；此时采用外固定更为合适，应用外固定器加压融合。一般在固定 3～5 个月后视骨愈合情况可拆除外固定器，之后的 3～12 个月，可使用行走石膏、支具逐步负重。具体穿针使用外固定器的方法，可参考第 33 章第 2 节。

六、后足与踝部神经性关节病的外科治疗

（一）后足 Charcot 关节病的外科治疗

1. 后足 Charcot 关节病的外科治疗原则：①Brodsky 分型的 2 型患者主要累及后足的距下、距舟和跟骰关节，此型患者临床上多表现为慢性持续性骨性不稳，偶尔因有症状的骨性隆起造成溃疡，但大部分患者不会发生顽固性溃疡。患者往往需要制动更长的时间，直至发展到 Eichenholtz Ⅱ期或Ⅲ期时，若发生的畸形常使穿鞋困难，正常的负重轴移位、力线变异，造成畸形进一步加重时，应行手术治疗。②术式：以三关节融合术为主；如伴有前足内翻或外翻，可在跗横关节切除关节面时，同时分别加用

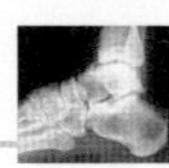

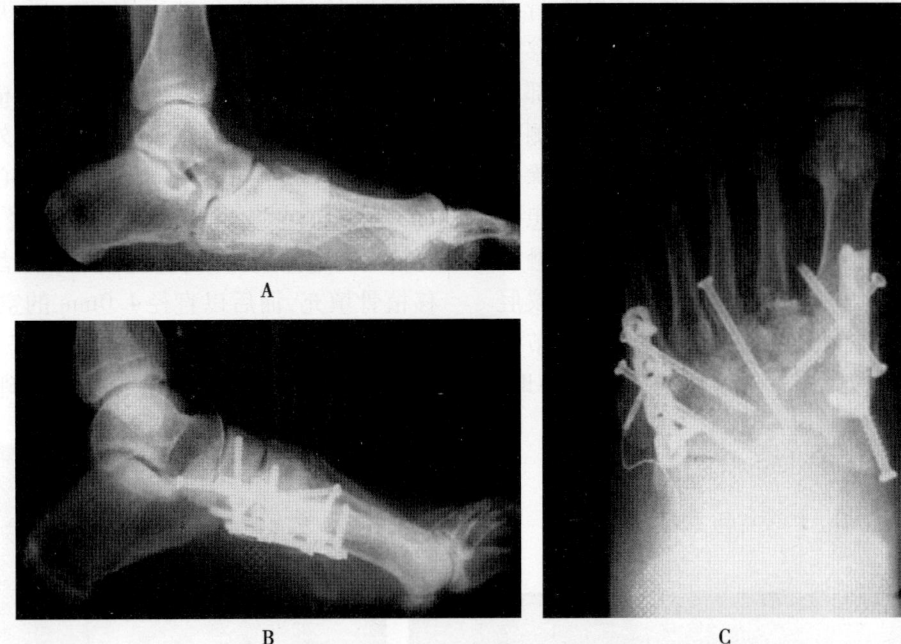

图 17-3-13　Schond 中足 Charcot 关节病舟形足畸形矫形的广泛固定

A. 术前侧位 X 线片；B. 术后侧位 X 线片；C. 术后正位 X 线片显示的广泛固定

底在外侧或内侧的楔形截骨予以矫正；如合并舟形足，可行上一术式的梯形截骨矫正畸形；若足不能在失状位达到中立位，可延长跟腱。③必须给予牢固的固定，固定后不能有任何力线异常。必要时可行接骨板与空心加压钉联合固定，骨间隙应植松质骨。④围术期的治疗原则同上。

2. 手术操作详见第十章。

（二）踝部 Charcot 关节病的外科治疗

1. 踝部 Charcot 关节病的外科治疗原则

（1）Brodsky 分型的 3 型发病较少，占全部神经性关节病的 5% ~10%。又可分为两个亚型，即 3A 和 3B 型；3A 型主要累及踝关节，3B 型主要累及跟骨，后者造成跟骨结节的病理性骨折和继发的扁平足畸形。两型的发病都与不连续的创伤有关。3A 型畸形常表现为慢性肿胀和不稳，需制动一年以上的时间。

（2）晚期 3 型患者均可并发足内外翻畸形，导致压力升高和继发的踝部溃疡，应进行手术治疗；或在 Eichenholtz Ⅱ 期时，畸形严重，影响穿鞋行走时，也可手术治疗。

（3）手术的主要目的是纠正畸形和获得稳定的后足。

（4）对 3A 型患者，可行踝关节融合；如果距骨碎裂坏死需要切除，可行胫跟融合。

（5）对 3B 型的治疗原则：早期卧床休息、免负重、制动一年以上，之后穿用保护支具；晚期患者，如有碎骨块或骨性突起压迫皮肤造成溃疡者，应积极行手术切除治疗与预防溃疡发生。术后应继续穿用支具。

（6）Brodsky3 型患者的手术方法不同于足踝部的其他手术。有神经病变的足不需要保留表浅的感觉神经或在关节融合后不需要有功能的肌肉、肌腱。可采用扩大的外侧入路对于后足手术非常便利，腓骨肌腱和腓骨肌远端必要时可以部分切除。如有需要，采用后侧入路切除跟腱的腱性部分，软组织的大量减少将有助于缝合后伤口减张。常规暴露跟骨远端，不需要保留腓肠神经。疼痛或麻木在神经性足病的患者并不常见。但适当的显露便于内植物放置是重要的。

（7）围术期的治疗原则同上。

2. 3A 型踝关节 Charcot 关节炎患者的踝关节融合治疗

（1）踝关节胫跟融合术：手术入路包括经腓骨的外侧切口和经内踝部的踝关节内侧切口。外侧切口可以用来截断腓骨并向后旋转以保持后方软组织附着。切除 1 ~2cm 的腓骨骨干，以适应准备关节或距骨切除后的短缩。充分显露踝关节和距下关节，切除碎裂骨质、滑囊和纤维组织。充分考虑附着在距骨上的软组织。如果距骨颈周围软组织完好无损可以尝试保存距骨。在少数患者，完成上一步的操作后，整个距骨便可从伤口脱出。如果距骨已无生机，可切除距骨。否则可用距骨作为骨移植材料行踝关节与距下关节融合。如果伴有深部溃疡或骨髓炎可丢弃距骨。如果需要，可用内侧切口切除内踝并为距舟融合术做准备。如果切除距骨，可进行胫跟融合术。在畸形的 Charcot 病患者的踝关节，跟骨通常不在胫骨的下面。故在融合时很难将跟骨置于合适的位置。因而作者建议胫骨和跟骨之间的位置可以通过切除跟骨后关节面后缘的部分骨质而得以改善，这样变得较为平坦，易于与胫骨相对合进行固定。要获得稳定的后足，可使用 4～6 孔角度接骨板固定。切除腓骨远端显露胫骨外侧面。接骨板的刃状横臂插入跟骨后、外侧部，确保接骨板位于胫骨的外侧或后外侧（图 17-3-14）。可用一个或两个空心螺钉由跟骨进入胫骨前侧皮质来增加固定。胫跟融合后，可将舟骨放置在胫骨内侧边前缘，二者间的沟可用移植骨填充，而后以直径 4.0mm 的空心螺钉固定。在胫骨和舟骨之间常会形成一个稳定的假关节，但这并不需要进一步处理。术后处理同上。

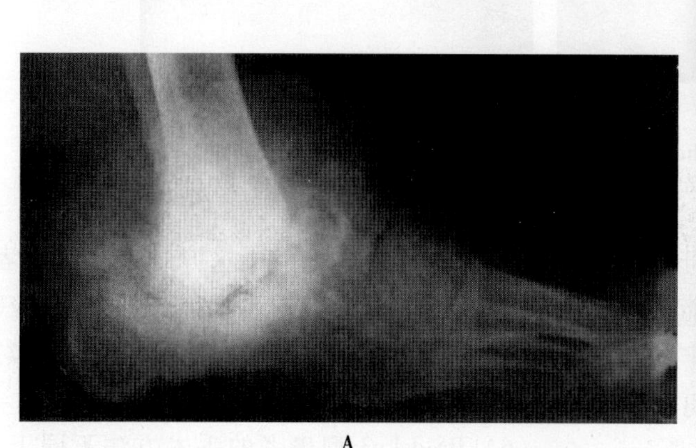
A

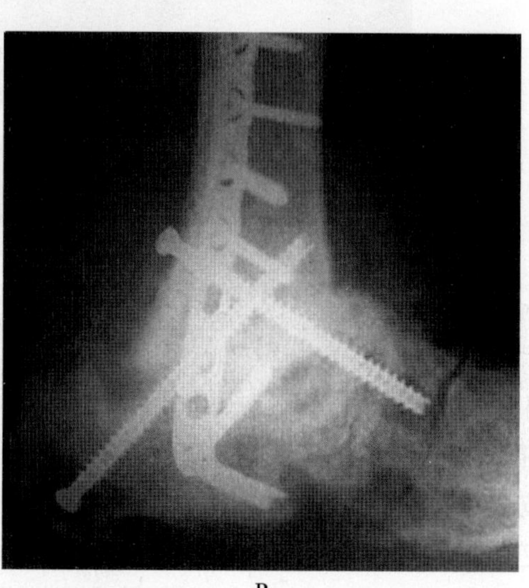
B

图 17-3-14 踝关节胫跟融合应用角接骨板固定
A. 术前 X 线片显示踝与后足 Charcot 关节病；B. 胫跟融合术后

（2）踝与距下关节合术-距骨周围关节融合术：在行上述手术中，如果保留距骨，可行距骨周围关节融合术。关节清理与切除关节软骨后，再将距骨周围的软骨和跟骨上方的三个关节软骨切除干净；将距骨放回踝关节内。然后进行固定与植骨。固定的方法可根据患者的不同情况，参考第 16 章后足与踝关节骨关节炎的治疗。术后患肢免负重 12 周，有溃疡者可使用可拆卸膝下支具旷置溃疡；如果溃疡较深，真空负压治疗或有帮助。经 X 线片证实融合成功，即可使用全接触踝足支具逐渐负重行走。

第四节 足踝部其他关节炎

一、大骨节病

大骨节病是由 Kaschin 和 Beck 先后于 1861 年与 1906 年确定为独立的疾病，而被称为 Kaschin-Beck Disease。它是一种以软骨坏死为主要改变的地方性畸形性骨关节病，在我国分布于由东北到川藏的狭长地带。本病常呈多发性、对称性侵犯软骨，导致成骨障碍，管状骨变短和继发性骨关节病。多发于儿童和少年，男女发病率无明显差别。

（一）病因病理

发病原因与病区环境低硒、谷物受镰刀菌 T-2 产生的毒素污染和饮水中有机物污染有关。其病理变化，主要为软骨变性、坏死及吸收后周围存活的软骨细胞反应性增生，成骨细胞增生，形成大量不规则的骨组织，破坏正常的软骨和骨结构。骨骺软骨病变使骨骺早期融合，长骨过早停止生长，造成短趾（指）或短肢畸形。

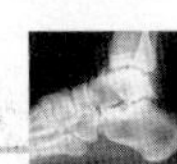

（二）临床表现与诊断

1. 临床表现　起病缓慢，患者来自流行区。患者有关节疼痛和摩擦音，呈对称性、多发性，受累关节常为活动量大的指（趾）关节、膝关节和踝关节等。游离体在关节腔内活动而卡住，使关节交锁而引起剧痛，可随关节活动游离体松动而缓解。另一重要的症状是晨僵，关节活动受限，严重者出现指关节弯曲，弓状指，关节增粗，短趾（指）、短肢畸形，身材矮小。

成人大骨节病是儿童发育期大骨节病的晚期修复后遗畸形性骨关节病。全身各部位都可发生，形成多关节增生改变。临床和X线片的突出表现为骨关节增大，因而得名为"大骨节病"。成人患者全身各关节都有不同程度的关节退行性变及继发增生性改变。这种改变是多发、对称且不均衡的，特别是跟骨缩短是大骨节病区别于其他原因引起的关节退行性变的重要依据。

2. 临床分期分度　分为四期：①早期：关节疼痛，晨僵，活动障碍；②Ⅰ度：关节增粗，可有关节摩擦音；③Ⅱ度：除上述表现加重外，出现短指（趾）畸形，有时出现关节游离体；④Ⅲ度：上述表现均加重，短肢畸形，身材短小。

3. 实验室检查　目前尚无特异性诊断指标。患者血、尿、头发硒含量均降低，血液中含硒的谷胱甘肽过氧化物酶（GsH—Px）活性下降。患者血清中乳酸脱氢酶、磷酸肌酸激酶、羟丁酸脱氢酶和碱性磷酸酶的活性增高。

4. X线片检查　手足关节的X线改变可作为诊断的依据。主要表现为干骺钙化带变薄、模糊、中断、消失，可有凹陷硬化，关节面毛糙不整、断裂，骺线早期闭合，关节缘骨质增生，骨端变形，关节增粗，短指（趾）、跟骨缩短等畸形（图17-4-1）。

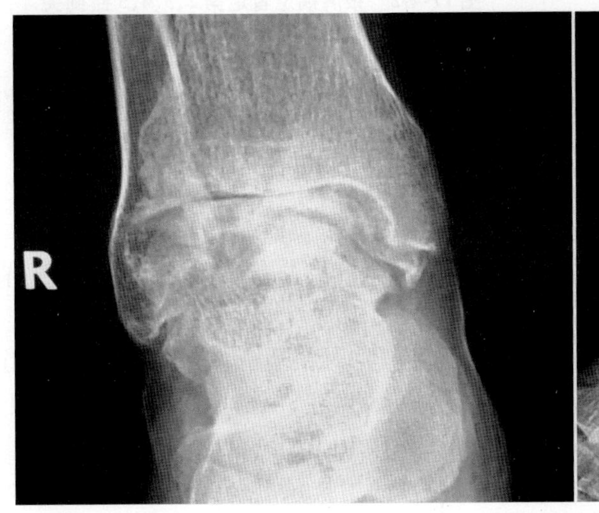

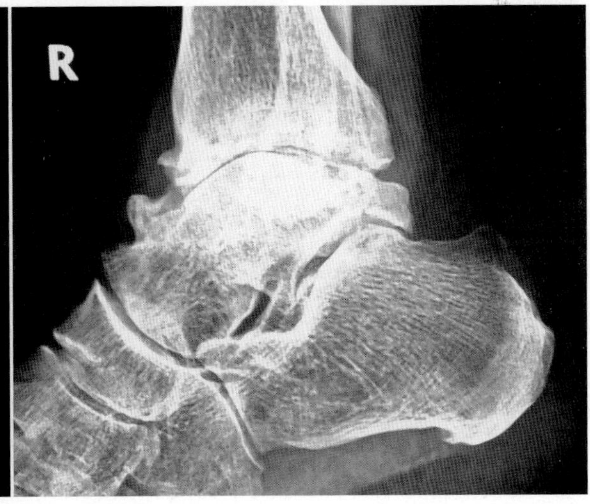

图17-4-1　踝关节大骨节病

双踝关节变形。胫距关节间隙狭窄，距骨关节面硬化并见波浪状不平，距骨体积小、密度高，颈缩短，滑车低平，头部上翘。跟距、距舟关节均有明显骨刺增生，跟骨短而扁平

本病应与类风湿关节炎、佝偻病、软骨发育不全相鉴别。后者系先天性疾病，在出生后或乳儿期即发现，全身多处软骨发育不全畸形。X线检查示骨骺或骨核缺乏或出现较正常晚。

（三）治疗

1. 药物治疗

（1）硒制剂：可使干骺端病变好转，制止病变加重，还可预防大骨节病的发生。亚硒酸钠片，10岁以下儿童每周服1mg，10岁以上儿童每周服2mg。

（2）硫酸盐制剂：硫酸根对软骨基质中软骨素的形成起重要作用，低硫可导致软骨早期化骨，短肢畸形。硫酸软骨素钠，商品名硫酸软骨素A，0.12克/片，5片/次，每日2~3次；或肌内注射，40毫克/次，每日1次。2~3个月为1个疗程。

（3）其他：用非甾体抗炎药缓解关节痛，禁用糖皮质激素．也可用镁剂，维生素C、维生素D_3和乳酸钙等治疗本病，疗效良好。

2. 辅助治疗　如针灸、拔火罐、理疗等可减轻关节疼痛和活动障碍。此外，应停止食用病区的玉米和麦类，避免关节过度负重。

3. 手术治疗　对Ⅱ、Ⅲ度大骨节病的晚期患者，如关节疼痛明显，功能严重受损可考虑关节清理术，摘除关节内游离体，切除骨赘。力线异常的可予以矫形；若踝关节破坏严重，清理术效果不理想的，

可采用融合术。因踝关节明显硬化，融合比较困难，应该采用加压融合。另外对有踝关节增粗肥大不严重者，也可采用人工踝关节置换术。它即保持踝的解剖关系又符合生物力学，并能最大限度满足踝关节背伸跖屈功能。详见足踝部骨关节炎的外科治疗。

二、银屑病关节炎

银屑病关节炎（psoriatic arthritis，PA）是某些银屑病患者伴发的一种慢性、炎症性关节炎，病变累及皮肤、关节、趾间关节、趾（指）甲及眼等组织。发病率约占银屑病患者的1%，发病年龄多在40岁左右，男女发病率大致相等。

（一）病因病理

病因不明。可能与遗传、免疫异常、内分泌和代谢异常、感染等有关。其病理变化：早期滑膜充血、水肿、炎性细胞浸润，随后滑膜细胞增生、肥厚，形成绒毛，纤维组织增多，血管壁增厚，管腔狭窄，关节腔纤维化。

（二）临床表现与诊断

1. 临床表现

（1）多数起病缓慢。

（2）关节炎多出现在皮肤银屑病之后，少数在银屑病以前或与之同时出现，症状与银屑病皮损的活动程度一致。累及四肢大小关节、脊柱和骶髂关节，以远端趾（指）间关节受累较为常见，有关节肿痛、压痛、晨僵，晚期关节畸形、强直、活动障碍。

（3）皮肤损害为全身性，好发于头皮和四肢伸侧，尤其是肘、膝部位，为红色丘疹、斑块或小脓疱，上覆银白色鳞屑，去除鳞屑及其下面的薄膜，出现“点状出血现象”（Auspitz征）。

（4）趾（指）甲损害，甲面点状凹陷、纵峭、甲剥离等。

（5）发热、消瘦，部分患者伴炎性眼病、炎性肠病等。

2. 实验室检查

（1）活动期血沉增快。类风湿因子阴性，IgG、IgA升高，循环免疫复合物阳性。

（2）50%～60%的患者HLA-B27阳性。

（3）10%～20%的患者血尿酸升高。

（4）关节滑液检查示白细胞数可达$(1\sim15)\times10^9/L$，以中性粒细胞为主。

3. X线检查　早期关节间隙可增宽，以后关节面侵蚀，关节间隙变窄；骨质破坏严重者，趾（指）骨末节远端可有骨质溶解，骨骼变细、变尖，形成铅笔头样或铅笔帽样改变；韧带骨赘，骨质疏松，关节融合、强直或半脱位等（图17-4-2）。

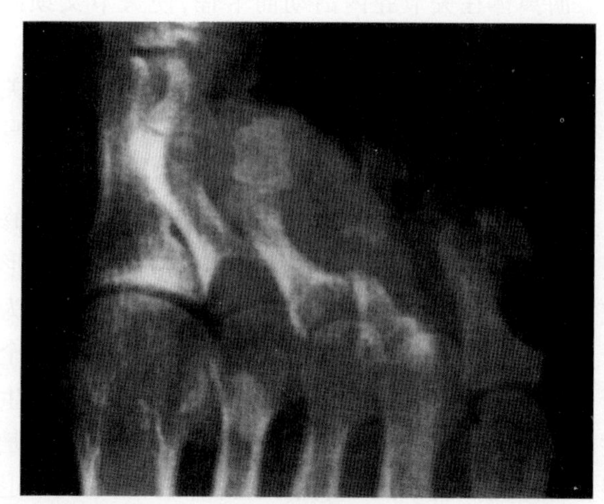

图17-4-2　银屑病患者足第2、3、4、5趾间关节破坏并伴有半脱位

临床作出诊断时，应与类风湿关节炎、强直性脊柱炎、Reitel综合征、骨关节炎等相鉴别。

（三）治疗

1. 药物治疗

（1）非甾体抗炎药（NSAIDs）：可缓解关节肿痛症状。

（2）抗疟药：对银屑病关节炎有一定治疗作用，可引起视网膜病变，用药期间应定期检查眼底。①氯喹，0.25～0.5g/d；②羟氯喹，0.2～0.4g/d。

（3）改善病情抗风湿药：柳氮磺吡啶、硫唑嘌呤、环孢素等。

（4）生物制剂：TNF拮抗剂治疗银屑病关节炎的效果显著。

（5）视黄酸，商品名银屑灵（tigason），30mg/d，逐渐增至60～70mg/d，症状改善或6～8周后逐渐减至30mg/d维持。对银屑病皮损及关节炎均有效。孕妇及哺乳期妇女禁用。

（6）其他药物如雷公藤对银屑病皮损及关节炎均有效。

2. 物理治疗　光化学疗法，也称补骨脂素长波紫外线疗法。口服8-甲氧补骨脂素（8-MOP）0.6mg/kg，2小时后照射长波紫外线，2～3次/周，总累积量不超过500～600J/cm。

3. 手术治疗　严重关节畸形者可行关节成形术等。

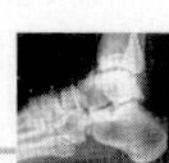

三、色素绒毛结节性滑膜炎

色素绒毛结节性滑膜炎，其特点是在关节、腱鞘或滑囊中的滑膜组织慢性弥漫性增生、形成大量铁锈色的绒毛结节。1941 年由 Jaffe、Lichtenstein 和 Sutro 等命名，沿用至今。近年来，本病已渐见报道，并非罕见，且可发生于人体任何关节，主要是由于本病的病因尚未明确，临床中常易误诊，应引起医者警惕。

（一）病因病理

病因不清。主要有以下三种学说：①炎症学说：认为是因为关节受到外伤后，引起关节内积血、水肿，继而发生炎症；②肿瘤学说：有学者通过病理观察证实，该病是发生于滑膜的良性滑膜瘤或良性纤维组织瘤；③瘤样病损：此为近年来比较一致的观点。认为该病属于类肿瘤样病变，不属于真正的肿瘤。其病理变化为，病变滑膜呈红棕色或铁锈黄色。为绒毛样增生，绒毛长约 3～4cm。滑膜表面可被病变侵犯，于边缘开始形成血管翳样新生物，逐渐侵蚀关节软骨，破坏后则关节间隙变窄。镜下可见绒毛表面为增殖的滑膜细胞，绒毛中心是高度扩张的毛细血管和少数纤维细胞，其结节为密集成堆的滑膜细胞。在滑膜细胞中间含有吞噬含铁血黄素的多核巨细胞和吞噬类脂质的泡沫细胞。

（二）诊断

1. 临床表现　本病多发于成年人，男女发病无明显差异，结节性病变多累及足跖部及手指部。在足部，弥漫性病变多累及踝关节，但亦可累及距下关节。其他部位以膝关节受累较多；髋、肘、腕以及肩关节等也可受累。一般皆为单关节发病。发病缓慢，早期主要症状为关节疼痛、肿胀、积液并持续几年甚至十几年。并常在关节周围可触及大小不等的包块。严重者关节活动功能受限，并有关节交锁现象，有时活动时可引起剧痛。关节积液穿刺为铁锈色积液。

2. X 线表现　X 线片可见关节周围软组织肿胀，关节积液，但关节间隙不消失。偶见继发性骨质囊样破坏区，多见于踝关节、肘关节，而膝关节较少见或轻微。

3. 其他检查　关节穿刺若关节内反复穿刺抽出铁锈色样液体，而患者并非血友病，又无近期严重关节外伤，则提示患本病的可能性极大。关节镜检查以及术中大体观察和病理切片确诊。

本病需要与以下疾病相鉴别：①结核：可根据全身症状、体温、血沉、关节穿刺液检查等进行鉴别；②类风湿关节炎；③恶性滑膜肉瘤：当色素绒毛结节性滑膜炎引起骨破坏时，有时易与恶性滑膜肉瘤相混。但术中可见病变起自关节内，病变组织显示典型的红褐色色素沉着，这些都提示为色素绒毛结节性滑膜炎；当然最后必须病理切片确诊。

（三）治疗

尽可能彻底的手术切除病变的滑膜组织是最主要的治疗目的。如果手术不够彻底时，往往复发。为增加疗效术后应辅以放射疗法。复发病例可再次手术切除，术后仍应辅以放射疗法。如病变已侵及骨骺者，则手术于滑膜切除的同时，应作刮爬术。如骨缺损较大者，刮爬术后应给予植骨，对有较广泛的骨质破坏或继发有明显的骨关节炎者，应考虑行关节融合术或关节成形术。对无法手术者可行小剂量放射治疗。本病预后欠佳，个别病例有癌变可能。

四、红斑肢痛病

红斑肢痛病（erythromelalgia）是一种少见的阵发性肢端血管扩张性疾病，以双足皮肤阵发性潮红、灼热、疼痛、皮温增高为特征。男女均可发病，40 岁以上者多见。

（一）病因

该病分为原发性和继发性两种类型。前者病因尚不清楚，不伴全身性疾病和实验室异常。后者常伴发真性红细胞增多症、血小板增多症、周围神经炎、系统性红斑狼疮、类风湿关节炎、高血压及糖尿病等疾病。

（二）诊断

1. 临床表现　症状常发生于手足，以双足最为多见。多在夜间由于足部温暖而诱发，足底、足趾或手部潮红、肿胀、灼热和疼痛感，局部皮温升高，脉搏有力，持续数分钟或数小时。将患处冷却或抬高患肢，疼痛减轻或缓解。

2. 实验室检查

（1）皮肤临界温度试验：将足或手浸泡在 32～36℃水内，若有症状出现或症状加重即为阳性。

（2）继发性者有相应的实验室检查结果。

3. 鉴别诊断

（1）雷诺病：多见于中青年女性，好发于手指，足趾较少累及，以指端阵发性苍白、发绀、潮红后正常为特征，遇冷和情绪激动时加重。

（2）肢端青紫症：多见于青年女性，为四肢末端弥漫性、持续性青紫色，局部温度低，遇冷发作或加重，遇热可减轻。

（3）血栓闭塞性脉管炎：多见于青壮年男性，好发于一侧下肢，足背动脉减弱或消失。

（三）治疗

1. 一般治疗　避免过暖，发作时局部用冰块、冷水湿敷可缓解症状。此外应抓紧治疗原发病。

2. 药物治疗

（1）非甾体抗炎药：可使症状减轻或缓解。

（2）二甲麦角新碱系5-羟色胺拮抗剂，2毫克/次，每日3次；逐渐减量至2m/d，至病情完全缓解。此药可导致腹膜后纤维化，不能连续服用。

（3）其他可选用麻黄碱、肾上腺素及中药等治疗。

五、血液病伴发的关节病

某些血液病患者关节出血经过一段时间后，可在关节腔内抽取出铁锈色的关节积液，若患者的血液病症状不明显，易误诊为色素绒毛结节性滑膜炎。此外临床上，有时骨关节症状是某些血液病突出的临床表现。部分病例甚至以此为主要或首发症状而就诊，有的被误诊而延误治疗甚至施以手术而造成严重有时是不可救药的后果。在诊断骨关节病时，应想到血液病的骨关节表现，以便采取恰当的检查手段作出正确的诊断。为便于鉴别诊断，以下特简要介绍两种在足踝部易于发生骨关节症状的血液病。

（一）过敏性紫癜

过敏性紫癜是由变态反应引起的广泛毛细血管炎而致的出血性疾病。本病除皮肤紫癜外，常有过敏性皮疹，如：荨麻疹、多形性红斑、血管神经性水肿等。部分患者伴有腹痛、便血、肾脏病变及关节疼痛。

本病约半数患者伴有关节疼痛，最易受累部位为踝、膝关节，其次为髋、腕及肘关节等，常见受累关节周围组织肿胀疼痛、压痛，关节腔内可见浆液性渗出液，一般无关节出血。关节疼痛及活动障碍常在几天内消失，不遗留关节变形，但易复发。关节病变可在紫癜之前发生，此时易误诊为风湿性关节炎，故应与风湿热鉴别。但本病特点为非游走性多发性关节疼痛，抗链球菌溶血素“O”及白细胞计数多无增高，发热和关节疼痛程度很少如急性风湿热严重，且对水杨酸治疗无效。

治疗：寻找与去除过敏原；酌情应用抗组织胺药物及降低毛细血管通透性和脆性的药物如维生素C、维生素E、维生素K、卢丁和钙剂等。严重患者可服用非甾类药物、皮质激素以减轻关节症状。

（二）血友病及其他凝血因子缺乏性疾病

血友病是一组遗传性凝血因子缺乏所引起的出血性疾病。血友病甲是X染色体连锁的隐性遗传性疾病，是由缺乏因子Ⅷ引起的。该病占整个血友病发病率的80%以上。血友病乙的遗传方式同血友病甲，是由因子Ⅸ缺乏所致，占血友病总数的15%～20%。两型血友病临床上不易鉴别。除血友病外，其他凝血因子缺乏临床上虽然少见但亦可造成出血表现。

血友病以出血为其临床特征，出血的频度和程度与所缺乏凝血因子的水平有关。终身有轻微损伤或手术后长时间出血倾向。常见在轻微损伤后皮肤黏膜出血，但皮肤黏膜出血并非本病的出血特点。泌尿生殖道和胃肠道出血易较常见。肌肉出血和血肿见于75%的患者，常在创伤或运动过久后发生，可出现在任何部位，但大多发生在有力的肌群，如腰大肌、腹膜后出血等。表浅出血时可见皮下青紫，深部出血可形成血肿，局部肿痛，活动受限。

足踝外科医师应有所了解，关节出血是本病出血的特征之一。约见于80%～90%的病例，大都发生在创伤或过久行走、运动之后。多发生于踝关节和膝关节，而髋、腕、肩及手足小关节和脊柱出血较少见。关节出血是由于滑膜血管出血所致。在关节出血的急性期，关节局部肿胀、疼痛、发热、发红，并可有肌肉痉挛，活动受限，关节处于屈曲状态的强迫体位，部分病例关节出血可被吸收，但多数病例因反复出血，以致血液不能完全被吸收，白细胞所释放的酶和血液中的其他成分刺激关节组织形成慢性炎症，使滑膜增厚。反复、长期的关节内出血，后期将导致关节纤维化或关节强硬、畸形、肌肉萎缩、骨质破坏、关节挛缩致功能丧失。除关节出血外，也可发生肌肉、滑膜下、筋膜下出血形成血肿。此种情况见于重型血友病患者，其发生率为0.5%～2%。

X线表现：急性关节出血时如出血量不多，可无明显的X线征象；若出血量很多，可见关节腔扩张，软组织密度增加。慢性血友病性关节病的特征性X线表现较特殊，表现为关节腔不规则变窄或闭合，边缘呈毛刺状，常有一个或多个囊性透明区。关节周围软组织可变厚，密度增加。由于含铁血黄素在滑

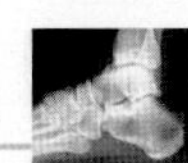

膜沉着，软组织可见细小的不透明颗粒。

出血性血液病的治疗应以内科治疗为主，及时给予局部止血治疗，静脉输入血浆、凝血因子等的替代疗法，并给予抑制纤维蛋白溶解药物等。此类患者应避免各种手术，一般对肢体畸形不必予以治疗，除非肢体功能严重受损、骨关节症状严重影响患者的生活而经多方治疗又不能缓解，在万不得已时方可考虑手术治疗。但术前要进行仔细而充分的准备，术前必须进行替代治疗，使因子Ⅷ和因子Ⅳ的浓度达到正常水平；并做到使手术中凝血因子的浓度达到25%～40%。术后仍要定期检查凝血因子的浓度，要求维持在达到止血的水平。替代疗法要维持到创口完全愈合为止。要防止创口感染，否则伤口将推迟愈合，易发生再度出血。此外应严格要求术者在术中减少和避免创伤性操作，认真结扎止血；也是防止术后再出血的重要措施之一。

六、肠病性关节炎

肠病性关节炎（enteropathic arthritis）是指不明原因的炎性肠病或某些肠道感染性疾病引起的关节炎。包括炎性肠病关节炎、肠道感染后反应性关节炎、Whipple病、小肠旁路关节炎等。

（一）炎性肠病关节炎

炎性肠病关节炎是指原因不明的炎性肠病（inflammatory bowel disease，IBD），即溃疡性结肠炎与克罗恩病引起的关节炎。除有胃肠道症状外，还有关节炎、皮肤黏膜病变及炎症性眼病等表现。任何年龄均可发病，以青壮年为多，发病率为IBD的10%～20%。男女发病无差异。

1. 病因病理　病因不明，可能与感染、免疫学异常及遗传等因素有关。病理切片可见滑膜细胞及血管增生，淋巴细胞、浆细胞浸润等非特异性炎性改变。

2. 诊断

（1）临床表现

1）关节病变：周围关节炎多数于炎性肠病后起病，为急性单关节炎，少数表现为游走性关节肿痛，为非对称性。以踝、膝关节受累为主，其次为肘、腕或指关节等，与肠道病变严重程度相关，不遗留畸形。4%～7%的IBD患者伴发强直性脊柱炎或骶髂关节炎，常先于肠病，与肠道病变程度无一定关联。

2）肠病表现：腹痛、腹泻、便血，可出现肠梗阻、肠穿孔及腹部包块等。

3）其他：有发热、贫血、结节性红斑、口腔黏膜溃疡、虹膜睫状体炎及血管炎等。

（2）实验室检查

1）血沉增快，类风湿因子阴性，抗核抗体阴性。

2）50%～70%伴发强直性脊柱炎的患者HLA-B_{27}阳性。

3）滑液检查：白细胞计数多为$(5\sim7)\times10^9/L$，以中性粒细胞为主，滑液细菌培养为阴性。

4）X线检查：轻度骨质疏松，偶尔出现骨膜反应。骶髂关节炎表现同强直性脊柱炎。

3. 鉴别诊断　本病应与类风湿关节炎、强直性脊柱炎及银屑病关节炎相鉴别。后者多数起病缓慢，上肢关节受累多，如远端趾（指）间关节，伴有银屑病皮损及指甲损害。X线检查示关节面侵蚀，骨质破坏，甚至铅笔头样或铅笔帽样改变。

4. 治疗

（1）关节炎的药物治疗与类风湿关节炎相。

（2）对药物治疗无效病例，采用病变肠段切除，关节炎可缓解。

（3）对症及支持治疗：加强营养，予以高蛋白、低脂、无渣饮食，纠正电解质紊乱，改善贫血，进行关节功能锻炼等。

（二）肠道感染后反应性关节炎

肠道感染后反应性关节炎（reactive arthritis after infections enteritis）是指发生于某些肠道感染后的关节炎，并非细菌直接感染关节，而是由感染后的免疫反应引发。

1. 病因病理　与肠道感染的致病菌有密切关系，与肠道感染程度无关。常见的致病菌有福氏痢疾杆菌、沙门菌、空肠幽门螺杆菌、小肠结肠耶尔森菌及衣原体等。与遗传因素有关。50%～80%的患者HLA—B27为阳性。病理表现为非特异性慢性滑膜炎。

2. 诊断

（1）临床表现

1）关节炎发生在肠道感染后1～4周，多累及踝、膝关节，其次为髋、骶髂、脊柱、腕及趾（指）等关节。一般不对称，为游走性多关节炎，关节及其周围软组织红、肿、热、痛，常合并腱鞘炎或筋膜炎。呈自限性，通常数周内消失，少数病例持续数月至数年。

2）肠道感染症状，呈典型的菌痢或肠炎表现，也可是隐性肠道感染。

3）发热，少数患者并发心肌炎、胸膜炎或结节性红斑等。如出现关节炎、尿道炎、结膜炎三联征者，即为 Reiter 综合征。

（2）实验室检查：血沉增快，类风湿因子阴性，HLA-B27 可阳性。滑液细菌培养为阴性。滑液呈黄色，微混，黏蛋白试验阳性，白细胞稍多。

（3）X 线检查无特征性改变，正常或骨质疏松。

（4）本病应注意与 Reiter 综合征相鉴别。

3. 治疗

（1）对症及支持治疗。

（2）对发热及新发生的肠道感染患者，应予抗感染治疗，如喹诺酮类、第二或第三代头孢菌素等；注意剂量要足，疗程要相应延长。

（3）关节疼痛明显的患者，予以非甾体抗炎药。必要时行关节腔内注射曲安西龙等。

（三）Whipple 病

Whipple 病（whipple　disease）又称肠道脂代谢障碍症，是一种少见的慢性多系统疾病。临床以脂肪泻、关节炎、全身淋巴结肿大为主要表现，侵犯心、肺、浆膜腔、脑等器官。本病可发生于任何年龄，以 35～50 岁的男性多见，男女之比为(4～5)∶1。

1. 病因　病因不明。可能与细菌感染及免疫缺陷有关。

2. 诊断

（1）临床表现

1）胃肠道症状：腹泻最常见，每天 5～10 次水样便或含有泡沫的脂肪泻，伴腹胀、腹痛和压痛。伴有厌食、体重减轻和多种营养缺乏。

2）关节炎：可先于胃肠道症状，累及踝、膝关节，也可累及手指小关节、肩、腕等关节，少数伴骶髂关节炎或强直性脊柱炎，呈游走性多关节炎，关节红、肿、热、痛，数日或数周减轻，反复发作，但不残留畸形。

3）发热，多为低热和间歇热，偶有稽留热或弛张热。

4）全身淋巴结肿大，浅表淋巴结多为中度肿大，质硬，无压痛，可活动。

5）可侵犯肺、心、中枢神经系统等，出现慢性咳嗽、心前区疼痛、呼吸困难、头痛、共济失调、性格及视力改变等。此外，可出现多浆膜炎、贫血、皮肤色素沉着。

（2）实验室检查

1）90% 患者有贫血，白细胞总数增高，血小板增高。可出现电解质紊乱，低钾、低钙、低镁。

2）血沉增快，类风湿因子阴性，抗核抗体阴性。

3）滑液镜检白细胞（0.45～28）$\times 10^9$/L，以中性粒细胞为主。

（3）X 线检查关节多为正常。

（4）淋巴结和小肠黏膜组织活检加作过碘酸染色（PAS）查到 PAS 阳性巨噬细胞包涵体或棒状小体即可确诊。

3. 治疗

（1）抗生素：青霉素 80 万单位/次，肌内注射，每日 2 次；链霉素 1.0g/d，肌内注射，每日 1 次，连续 12～14 天，后改为四环素类药物口服维持治疗数月，共 10～12 个月。其他可选用氯霉素、阿莫西林和 SMZ 等。

（2）非甾体抗炎药用于治疗关节疼痛。

（3）支持治疗与对症治疗其他并发症。

（四）小肠旁路关节炎

小肠旁路关节炎（arthritis associated with intestinal bypass）是指空-结肠吻合术或空-回肠吻合术等肠道短路后引起的关节炎。

1. 病因和发病机制　细菌在淤滞的盲袢内过度增长，细菌性致病抗原吸收入人血后，刺激免疫反应，免疫复合物沉积于滑膜、血管内膜及表皮与真皮结合部等靶组织，出现相应表现。常见的菌群有兼性大肠杆菌、产气杆菌、粪链球菌等。

2. 诊断

（1）临床表现

1）消化系统：腹胀、腹痛、腹泻恶臭泡沫状粪便。

2）关节炎：出现于手术后 2 周～6 个月内，为对称性多关节炎，累及踝、膝、掌指、近端指间关节、腕、肩、颈椎关节，呈关节痛及压痛表现，常伴肌腱炎，反复发作，每次发作持续数日至数月，缓解后无畸形和功能障碍。

3）60%～80% 的患者有皮疹，如斑丘疹、荨麻疹、结节性红斑等。

4）严重者可出现寒战、发热等中毒症状，还可出现肾小球肾炎、视网膜血管炎、表浅血栓性静脉炎、雷诺现象及浆膜炎等。

（2）实验室检查

1）贫血，血沉增快。

2）类风湿因子阴性，抗核抗体阴性。血清循环免疫复合物增高。

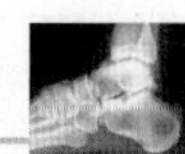

3）滑液镜检白细胞增多，细菌培养阴性。

4）X 线检查：正常或有轻度脱钙及骨皮质侵蚀。

3. 治疗

（1）非甾体抗炎药，用于缓解关节痛。

（2）抗生素：选用四环素、克林霉素、甲硝唑口服。发热患者可静脉注射广谱抗生素。

（3）支持（补液及大量维生素）与治疗并发症。

（4）手术治疗：行闭合改道术，关节症状可缓解。

七、反应性关节炎和瑞特综合征

反应性关节炎（reactive arthritis，ReA）为关节外感染期间或感染后不久出现的并无微生物侵入关节的一种关节炎。瑞特综合征（Reiter syndrome，RS）是有关节炎、尿道炎和结膜炎三联征的反应性关节炎。常见于年轻人，儿童少见。胃肠道感染诱发的男女患病风险相当，沙眼衣原体诱发的多见于男性。

（一）病因

病因尚不明。可能与感染、遗传和免疫学异常有关。细菌、病毒、衣原体、支原体、螺旋体等感染后均可引起 ReA。常见的相关致病微生物有志贺菌属、沙门菌属、耶尔森菌属、沙眼衣原体、生殖器支原体、B 型溶血性链球菌和肺炎衣原体等。约 60% ~ 80% 的患者 HLA-B27 阳性。

（二）诊断

1. 临床表现

（1）1 ~4 周前有感染史，如胃肠炎、尿道炎或上呼吸道感染等，出现相关临床症状。

（2）关节病变：常表现为非对称性骨关节炎，多累及下肢关节，膝关节最常见，踝关节次之，也可累及其他关节。关节炎呈急性关节炎表现，关节肿痛、僵硬、压痛及活动受限，反复发作转变成慢性关节炎，出现关节畸形，强直。可有肌腱附着端炎，出现足跟痛、胸痛等。

（3）泌尿生殖器官病变：尿道炎常为本病的首发症状，尿频、尿急、尿痛、血尿及脓尿。男性可出现前列腺炎、膀胱炎、旋涡状龟头炎等，后者为 RS 特征性表现之一；女性可出现阴道炎、宫颈炎等。

（4）眼部病变：结膜炎最常见，眼部发痒、烧灼及异物感，甚至眼痛、流脓，可自行消失。可出现虹膜炎、葡萄膜炎、角膜炎或视网膜炎等，严重者失明。

（5）皮肤黏膜病变：皮肤溢脓性角化症是 RS 特征性表现之一，常见于足底、手掌、头部、躯干及会阴处，可导致趾（指）甲脱落。口腔黏膜可见基底红斑样无痛性浅表溃疡。

（6）其他：急性期发热、乏力、食欲减退等。累及心、肺、胃肠、神经系统时，出现相应的表现。

2. 实验室检查　急性期白细胞增高，可有贫血。尿检查可出现大量白细胞，脓尿和血尿。60% ~80% 的患者 HLA-B27 阳性。血沉和 C 反应蛋白均增快。类风湿因子和抗核抗体阴性。血清免疫球蛋白、补体、免疫复合物升高。滑液镜检：外观混浊，含有大量中性粒细胞，黏性低，黏蛋白凝集试验不良，培养无细菌生长。

3. X 线检查　骨质疏松，关节边缘模糊，关节间隙变窄，晚期骨质侵蚀、骨赘及骨膜反应。胸腰椎可见非对称性的韧带骨性联合，可有单侧或双侧不对称性骶髂关节炎改变。

4. 鉴别诊断

（1）类风湿关节炎。

（2）强直性脊柱炎。

（3）淋病性关节炎：由淋球菌感染所致，尿道分泌物常培养出淋球菌，有包皮炎及尿道口红肿表现，青霉素治疗有效。

（4）白塞病：多见于女性，一般无尿道炎，无皮肤溢脓性角化症，关节炎症状轻微，常见会阴部及口腔溃疡，针刺反应阳性。

（三）治疗

1. 药物治疗

（1）根据病原体的不同，选择敏感抗生素。所有急性沙眼衣原体感染者以及其配偶，应该接受标准的抗衣原体感染治疗。

（2）非甾体抗炎药为反应性关节炎的首选药物，对关节炎和附着端的炎症具有消炎止痛作用。

（3）改善病情抗风湿药：柳氮磺吡啶对急慢性 ReA 均有效。慢性严重病例还可选择甲氨蝶呤、硫唑嘌呤等，剂量同 RA 的治疗。

（4）糖皮质激素：单关节或附着端严重炎症时，可用糖皮质激素局部注射或关节腔注射。严重眼部病变可用激素滴眼液。严重病例者，还可考虑全身给药。

2. 支持治疗　急性期卧床休息，补充能量、维生素及蛋白质。局部可行理疗等。

3. 预后　多数 ReA 具有自限性，一般 3 ~6 个月症状消退。少数反复发作的患者，出现关节畸形、失明。

八、松毛虫性骨关节炎

松毛虫性骨关节炎是一种变态反应性骨关节疾病。是由松毛虫毒毛刺刺入皮肤后引起的局部皮炎和关节肿痛等症状。在疫区,由于上山劳动足踝部接触松毛虫的机会多,故足踝部关节的发病率最高。有研究报告的121例松毛虫性骨关节炎患者中,足踝部关节发病者有51例,几占半数。

(一) 病因病理

据流行病学资料研究分析,该病属于一种迟发性变态反应。当松毛虫毒毛刺刺入皮肤后,毒腺分泌的毒素进入人体,此毒素对结缔组织有较强的亲和力,结果引起关节周围软组织反应,进一步引起骨膜、骨皮质改变和骨质破坏。病理变化为,关节滑膜及周围软组织呈炎性变化,炎症细胞轻度浸润,纤维组织及血管增生,滑膜组织高度增厚,挤压周围皮肤,造成局部血液循环不足而致坏死,最终导致窦道形成。关节软骨面因破坏而变粗糙,逐渐发生纤维性强直或骨性强直。

(二) 诊断

1. 临床表现　足踝部接触松毛虫后,短则数小时长则数天后出现症状,轻者局部瘙痒,继而红肿、疼痛、活动受限,局部皮肤可出现小水泡等皮炎症状。一般经治疗后1~2周可渐退。重者可反复发作,病程有的长达数年;形成骨关节畸形,关节功能部分或全部丧失。有的皮肤穿破,流黄色稀脓液,经久不愈,严重影响关节活动。

2. X线表现　松毛虫病骨关节X线改变类似类风湿关节炎其特点如下:①局部关节或软组织持续性肿胀;②侵犯关节骨端或肌腱附着的骨骼隆突部分、无向骨骼广泛蔓延的倾向,常见于暴露的四肢关节如足踝等部位;③急性期主要表现骨质疏松合并单发或多发小圆形的骨质破坏;④慢性期主要表现为骨质增生、硬化,形成硬化、致密的小环形征,可出现关节强直。

(三) 治疗

松毛虫性骨关节炎的治疗原则是:患者接触松毛虫后,应立即用肥皂、草木灰等碱性水擦洗干净,急性期以抗过敏、止痛、制动、酌情配用抗炎药;亚急性期除继续上述治疗外,应采用适当的功能锻炼,防止关节废用;晚期以手术治疗为主。手术的适应证应为:①慢性、反复发作的患者,经非手术治疗无效,严重影响劳动和生活者;②关节变形严重影响其功能者;③关节病变部有窦道,久治不愈者。手术方法主要是切除关节的滑膜、软骨和受累的软骨下骨质,若切除的广泛而深在需行关节融合术。术者应注意滑膜是主要病理变化,常高度肥厚,手术切除时应彻底,以防复发。

（王正义　马显志）

参考文献

1. Elly T, Aneel N, Michael SP: Charcot neuroarthropathy of the foot and ankle. Foot Ankle Int, 2005, 26: 46-63.
2. Paul JJ, Thomas GH; Charcot foot. Update, diagnosis, treatment, reconstruction, and limb salvage. Current opinion in Orth, 2003, 14: 84-87.
3. Ebraheim N. A, Mekhail A. O, Orth M. S, et al. Ankle fracture involving the fibula proximal to the distal tibiofibular syndesmosis. Foot and Ankle, 1997, 18: 513-521.
4. Mark S. Myerson. Foot and Ankle Disorders. London: W. B. Saunders Company, 2000.
5. Kitaoka HB. Master techniques in orthopaedic surgery: the foot and ankle. 2nd ed. Philadelphia: Lippincott Williams & Wilkins, 2002.
6. Mark S. Myerson. Reconstructive Foot and Ankle Surgery. 2nd Edition. Canada: Elsevier, 2010.
7. Selene. G. Parekh. Foot and Ankle Surgery. New Delhi: Jaypee Brothers Medical Publishers, 2012.

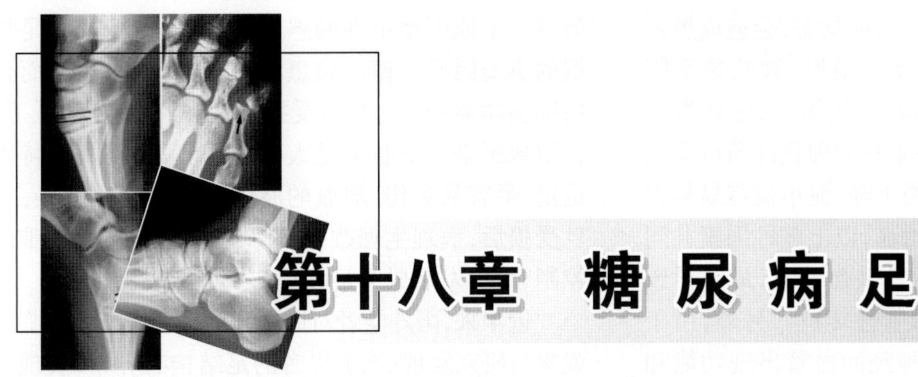

第十八章　糖尿病足

第一节　糖尿病足的基本知识

一、概　　述

糖尿病足(diabetic foot,DF)的诊断名词是由Oakley在1956年提出。1999年,世界卫生组织(WHO)对糖尿病足的定义是:糖尿病患者由于合并神经病变及各种不同程度末梢血管病变而导致下肢感染、溃疡形成和(或)深部组织的破坏。其中包含了三种病变因素,即血管因素、神经因素、感染因素,临床表现常常侧重于某一方面,所以临床诊断上病名很多,如糖尿病下肢血管病变、糖尿病性动脉硬化闭塞症(DAO)、糖尿病周围神经病变、糖尿病坏疽(DG)等,实际上都归属于糖尿病足。

在全世界,糖尿病患者比其他人群发生足病的概率多15~20倍,15%的糖尿病患者可能发生足病,85%的患者截肢原因是糖尿病足溃疡。2000年,美国疾病控制和预防中心(CDC)估计美国有3%糖尿病患者有足溃疡,50%非创伤的截肢是糖尿病所致。我国的流行病学资料显示,我国50岁以上糖尿病人群下肢动脉病变的比例为19.47%,60岁以上糖尿病人群下肢动脉病变的比例为35.36%。北京地区多中心研究显示,2型糖尿病下肢血管病变发生率高达90.8%,其中重度以上者占43.3%,且糖尿病患者的双下肢病变是呈对称发展。由此看来,糖尿病足不仅是医学问题,也是社会问题和经济问题。

一项大规模临床调查显示糖尿病患者中68%存在至少一种足部疾病,多数为早期临床表现,例如胼胝形成(51%)、锤状趾畸形(32%),而相对较为严重的情况主要为感觉和自主神经损害(34%)。然而,所有的早期表现都可能导致随后感染及溃疡的发生。糖尿病足部并发症的严重程度与患者糖尿病本身的严重程度并不完全相关,故大部分的足部并发症常出现在2型糖尿病患者中,同时该型糖尿病也占了总患病人群的绝大多数。

近年来在糖尿病足治疗方面取得了一定的进步,包括血糖的良好控制、新型抗生素的问世、血管重建手术技术的发展、干细胞移植的应用、治疗溃疡知识的宣传,但对于大部分医生,糖尿病足病相关问题的治疗仍然比较模糊,同时由于糖尿病的慢性特性及并发症发生的隐匿性,大部分患者对于疾病疏于“自我管理”。

二、病因病理

糖尿病足病的确切发病机制目前仍然不清楚。大都认为是多种因素共同作用的结果。包括:①神经病病变:感觉、运动和自主神经病变;②血管病变;③循环障碍;④免疫功能低下;⑤皮肤中促进皮肤生长的胰岛素生长因子-1(IGF-1)减少。其中主要是神经和血管病变引发。

糖尿病患者血液中糖含量异常增高,机体持续处于高血糖状态,而人体中三大营养物质糖、脂肪、蛋白质的代谢相互关联,血糖增高影响其他两种物质的代谢,其中对血脂的影响最主要,造成脂代谢紊乱,多表现为高脂血症;高脂血症是发生动脉硬化的最重要因素,长期的高脂血症致血管内皮损伤、血液流变学及凝血功能及抗凝功能异常,从而造成动脉管腔狭窄、闭塞。下肢血管是人体最长的供血通道,任何阶段出现狭窄或闭塞,均会影响远端组织直至足部供血。此外，糖尿病的高血糖状态，会造成患者微循环障碍，使微血管管壁变性增厚，管腔狭窄闭塞，血液中红白细胞通过受阻，血流淤积，导致组织缺血缺氧。糖尿病患者血液本身的理化性质也会发生变化，包括红细胞携氧能力下降，血小板容易粘附聚集形成血栓，血液黏稠度增高，以上多种因素共同作用的结果使足部发生严重的缺血缺氧，最终导致组织的坏死—即糖尿病微血管性坏疽。另外，由于大血管和微血管病变，营养神经的血管出现功能和器质性改变，引起神经营养障碍和缺血性神经炎，导致肢体末梢的保护性感觉减弱或丧失，使机体缺乏对足部的保护措施，从而极易引起物理性的损伤。

最后一个原因是足部的感染，它是促使糖尿病足加重的重要因素。糖尿病患者不但糖代谢异常，而且白细胞功能和细胞免疫受损，致使机体免疫力低下，易招致感染。下肢又是人体中最负重的器官，特别是足，最容易受伤，缺血的肢体更易于发生感染，一旦受损后，病理生理改变又使其不易修复，感染难以控制，最后发展成为足坏疽。

近年来，国外学者对糖尿病足患者作了许多临床观察与研究发现：该类患者的足结构有异常，表现为跖、趾骨的弯曲、足内外翻等畸形和步态异常；这些结构异常，往往造成骨的突起而使局部足底压力增高，易遭受损伤，是足部溃疡的好发部位（图 18-1-1）。

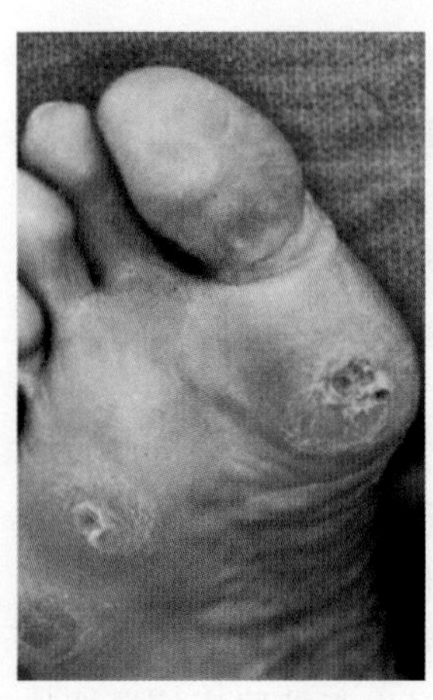
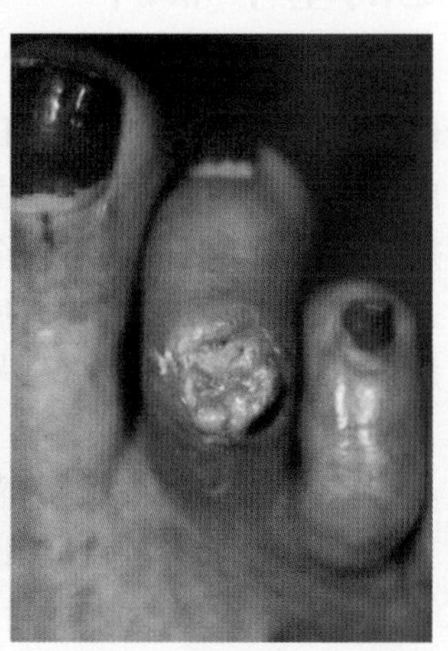
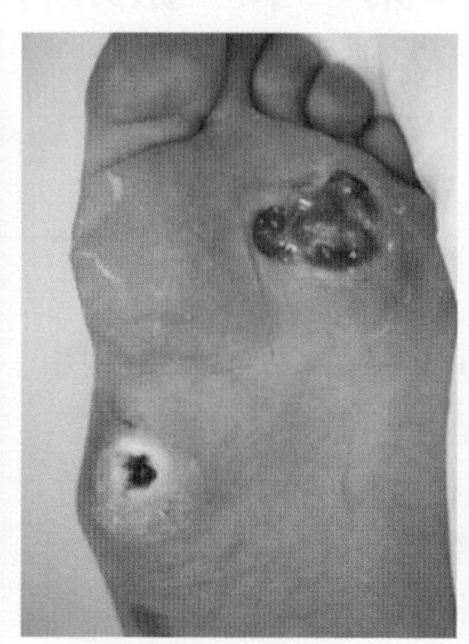
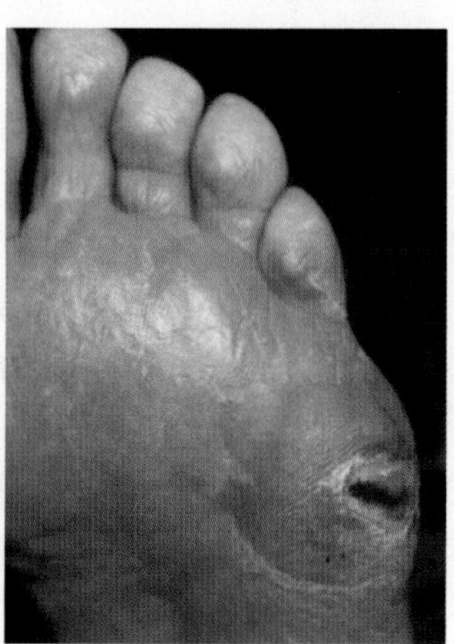

图 18-1-1　糖尿病足部溃疡的好发部位

三、临床表现

糖尿病足患者的临床表现与五个方面病变有关：神经病变、血管病变、生物力学异常、下肢溃疡形成和感染。

临床上由于神经病变，患肢皮肤干而无汗，肢端刺痛、灼痛、麻木、感觉迟钝或丧失，呈袜套样改变，脚踩棉絮感；因肢端营养不良，肌肉萎缩，屈肌和伸肌失去正常的牵引张力平衡，这些生物力学的异常，将导致锤壮趾、槌状趾、弓形足等足部畸形。

缺血的主要表现：常见皮肤营养不良肌肉萎缩，皮肤干燥弹性差，汗毛脱离，皮温下降，有色素沉着，肢端动脉搏动减弱或消失，血管狭窄处可闻血管杂音。最典型的症状是间歇性跛行，休息痛，下蹲起立困难。当患者患肢皮肤有破损或自发性起水泡后被感染，形成溃疡、坏疽或坏死。

糖尿病足溃疡可按照病变性质分为神经性溃疡、缺血性溃疡和混合性溃疡。神经性溃疡：神经病变在病因上起主要作用，血液循环良好。这种足通常是温暖的，麻木的，干燥的，痛觉不明显，足部动脉波动良好。并有神经病变的足可有两种后果：神经性溃疡（主要发生在足底）和神经性关节病（Charcot 关节）。单纯缺血所致的足溃疡，无神经病变，则很少见。神经-缺血性溃疡这些患者同时有周围神经病变和周围血管病变。足背动脉波动消失。这类患者的足是凉的，可伴有休息时疼痛，足边缘部有溃疡和坏疽。

四、诊　断

（一）全面系统的检查

糖尿病足的诊断一般并不困难，依靠物理检查与化验室检查就可作出。但为了弄清患者的病理变化，便于临床对症治疗，全面系统的检查是必要的。

1. 体格检查　在对糖尿病足病患者以及其他存在足部症状的患者进行专科体检时，都应该至少向近端检查至膝关节。此外，另一基本原则即是要

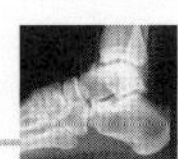

进行双侧体检,这能有效避免对症状相对较轻侧肢体的漏诊。

2. 神经检查　对于糖尿病患者足部的感觉、运动及自主神经病变程度进行精确地评估。Michigan 糖尿病周围神经病变评分系统是目前较为认可的方法,其主要包括三个部分:感觉神经、运动神经及反射评估。感觉损伤评估通过音叉振动试验及 10g Semmens-Weinstein 压力测试反应;运动神经功能主要包括踇背伸及踝背伸肌力;反射评估包括肱二头肌反射、肱三头肌反射、膝反射及跟腱反射。

是诊断糖尿病性周围神经病变特异性最高的方法。方法是用一根特制的 10g 尼龙丝,一头接触于患者的大脚趾、脚跟和前脚底外侧,用手按住尼龙丝的另一头,并轻轻施压,正好使尼龙丝弯曲(图 18-1-2),患者脚底或脚趾此时能感觉到脚底的尼龙丝,则为正常,否则为不正常。另外还有用音叉来检查患者对振动的感觉。

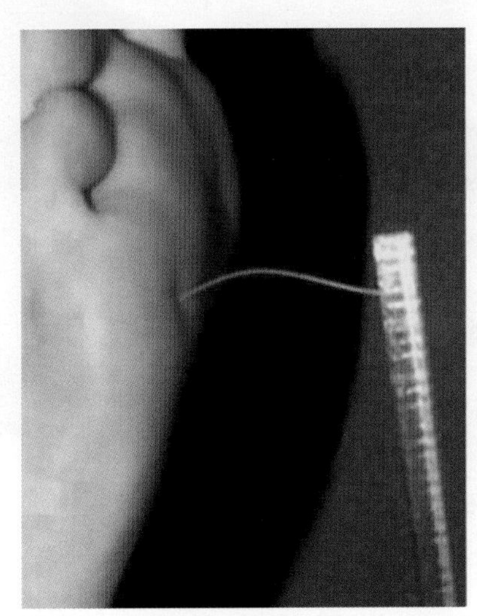

图 18-1-2　Semmes-Weinstein 单纤维试验

3. 皮肤温度检查　检查皮肤对温度变化的感觉,反应神经功能是否受损。分定性和定量检查。定性即将音叉或一根细不锈钢棍置于温热水杯中,取出后测定患者不同部位的皮肤感觉,同时与正常人对照。定量检查需要用仪器。

4. 足底压力测定　通过测定脚不同部位的压力,了解患者是否有脚部压力异常。通常让受试者站在有多点压力敏感器的平板上,通过扫描成像(图 18-1-3),在计算机上分析。

5. 周围血管检查　最简单的方法是用手来触摸脚背或胫后动脉的搏动来了解足部大血管病变,波动消失提示有严重的大血管病变,需进行下一步

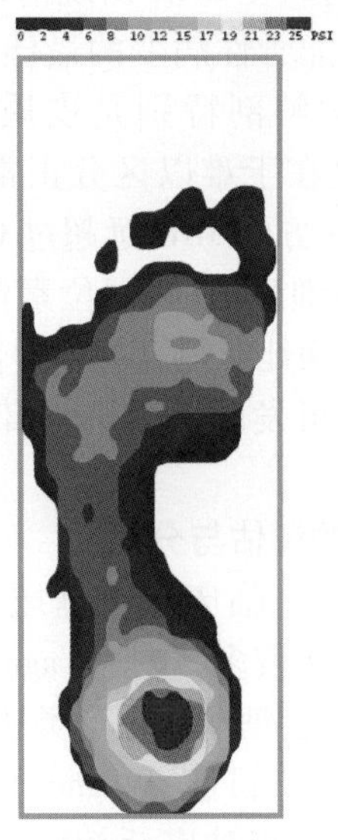

图 18-1-3　通过计算机扫描的足底压力图

检查:①血管超声检查:检查目的是明确血管有无狭窄或闭塞;②踝动脉-肱动脉血压比值:反映下肢血压与血管状态,正常值为 1.0 ~ 1.4; < 0.9 为轻度缺血,0.5 ~ 0.7 为中度缺血, < 0.5 为严重缺血。严重缺血的患者容易导致下肢(或足趾)坏疽;③血管造影:了解下肢血管闭塞程度和部位,为截肢平面或血管旁路手术提供依据;④无创氧分压测定:反映微循环状态,同时反映周围动脉的供血状况;⑤血流变学检查:全血黏度,血浆比黏度,全血还原黏度;红细胞聚集指数,红细胞刚性指数,血浆纤维蛋白原含量测定。

6. 溃疡合并感染的检查　用探针探查怀疑有感染的溃疡,如发现窦道,探及骨组织,要考虑骨髓炎;同时用探针取溃疡深部的标本做细菌培养,增加培养出感染细菌的特异性。深部感染或骨病变还可用 X 线片、同位素扫描或磁共振检查等方法鉴别。

7. Charcot 关节病的检查　长期糖尿病史患者可能并发 Charcot 关节病。需做专科检查、确诊。

8. 影像学检查

(1) X 线片:研究发现 X 线片对糖尿病足病诊断的准确性、敏感性均为 75% 左右。然而,X 线片作为第一步的诊断试验,往往能发现特征性改变,为足病诊断提供依据。

(2) 骨扫描与磁共振:锝-99(^{99m}Tc)骨扫描与磁共振是早期诊断骨髓炎及夏科关节病更为敏感的方法。磁共振对早期骨髓炎的诊断远较骨扫描敏感。

(3) CT:CT 对于足深部结构的脓肿等病灶的

定位有一定的价值，在MRI出现前，CT是诊断足部特别是深部结构非骨性病变的最佳手段。另外，CT图像对骨性结构解剖特别是皮质骨的反映优于MRI。CT的不足在于难以区分正常与感染组织之间的边界，在这一方面MRI远超过CT图像。

（4）示踪白细胞扫描：同位素铟（^{111}In）标记白细胞扫描对感染病灶有很高的特异性。同时进行^{111}In与^{99m}Tc扫描，可发现合并有感染的夏科关节骨髓病。

（二）病情的评估与分级

为了便于治疗，临床上将糖尿病足进行分级。糖尿病足分级方法较多，包括Wagner法、TEXAS分级分期、中华医学会糖尿病足分类法等，各种分类原则相同，方法相似。目前，Wagner法根据患者病情的严重程度进行分级被广泛接受。Wagner糖尿病足分级法，分为0～5级，

0级：指存在有发生溃疡的危险因素者，包括：①有周围神经病变、自主神经病变；②周围血管病变；③以往有足溃疡病史；④足畸形，如鹰爪足、Charcot足；⑤合并有胼胝或“鸡眼”；⑥失明或视力严重减退；⑦合并肾脏病变，特别是慢性肾衰竭者；⑧老年人或不能观察自己足者，尤其是独居生活者；⑨感觉缺失者；⑩糖尿病知识缺乏者。

1级：足部皮肤表面溃疡，但无感染表现。溃疡好发于足的突出部位，如足跟部、跖骨头部（图18-1-4），溃疡多被胼胝包围。

2级：表现为较深的穿透性溃疡，常合并有软组织感染，但无骨髓炎或深部脓肿。

3级：深部溃疡常影响到骨组织，并有深部脓肿或骨髓炎。

4级：表现为缺血性溃疡并坏疽，经常合并神经病变而无严重疼痛，坏死组织的表面可有感染。

5级：坏疽影响到整个足部，病变广泛而严重，部分发展迅速。

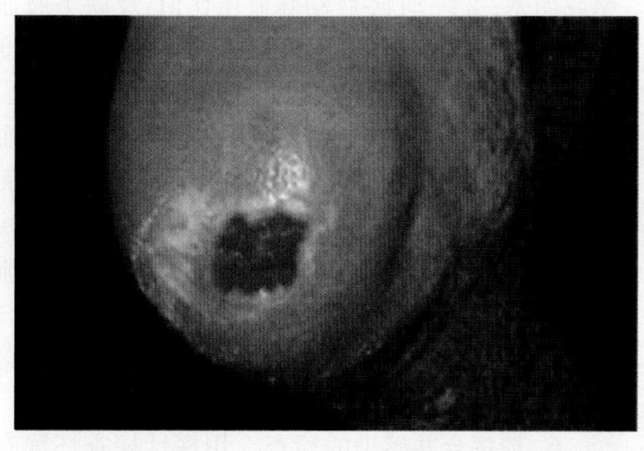

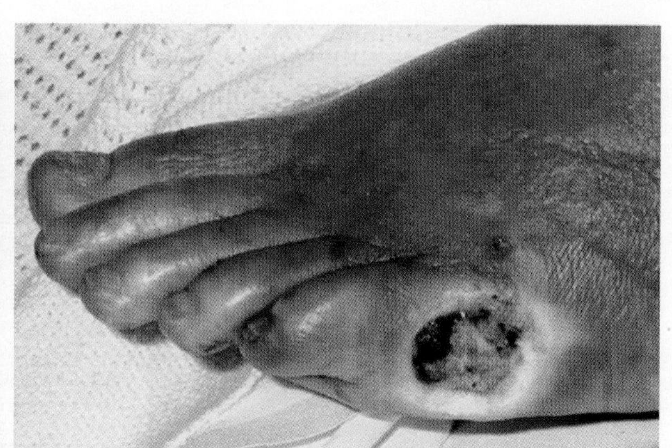

图18-1-4　糖尿病足患者足跟与第5跖骨头部溃疡

更多学者的实践经验发现Wagner分级系统中有两方面的概念需要修改。第一，Wagner分级中，糖尿病足从1级溃疡病变到5级坏疽是一连续的病理过程。然而，更多的临床报道发现1级溃疡发展至3级骨髓炎为一连续过程，而4级及5级为血管损伤病变，与前几级病变之间无必要联系，4级及5级病变可单独发生，也可与其他程度病变合并出现。另一方面，在某些情况下，该分级系统也可能导致对病情严重程度评估的错误，如将跟骨慢性骨髓炎与所有足趾坏疽进行比较时，前者为3级病变，后者为4级。实际情况下，此类3级病变患者需要膝关节以下截肢而4级病变只需要经跖骨截肢。第二个需要重新认识的概念是关于Wagner分级中各病变程度的可逆性，目前认为每一级病变不可能向前一级转变，如4级病变（部分坏疽）不可能变为3级骨髓炎。

五、糖尿病足的治疗原则

糖尿病足是一种跨学科疾病，它涉及到血管病变、神经病变、感染及其引起的溃疡或坏疽，以及足的结构和生物力学异常等多种复杂的病变。这些病变可单独存在，也可同时并存。原发病是内分泌病，而在出现下肢动脉硬化和足坏疽时又需要外科治疗。因此，对糖尿病足的治疗是一个复杂的临床问题，需要多学科协作的综合治疗。许多专门专家与人员包括营养师、内分泌专家、血管外科专家、矫形外科或足科专家、感染专家、糖尿病专业护理人员、支具师、义肢师、理疗师等可能都需要参入治疗。

（一）预防性治疗

美国糖尿病协会（ADA）推荐应从五个方面着

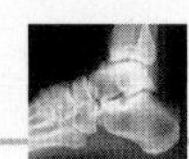

手预防,包括:①专业医护人员定期随访;②穿具有保护功能的鞋(图 18-1-5),需有足够的深度和宽度;③减轻足部压力,个体化制作鞋垫;④预防性外科手术矫形,在预防复发性溃疡和减少大的截肢危险方面成为一个可行的选择;⑤对糖尿病患者进行预防教育,避免肢体外伤,戒烟等。

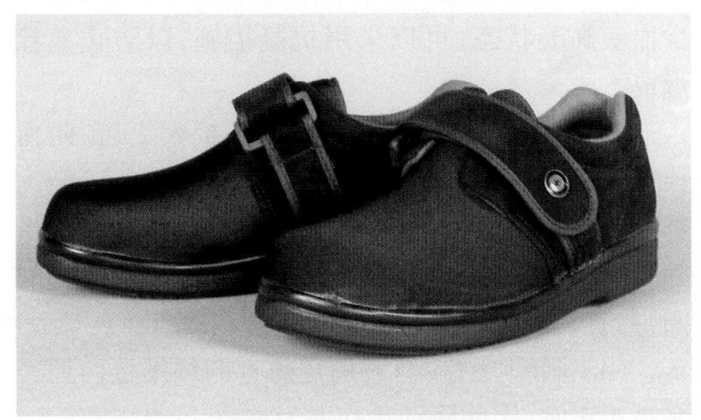

图 18-1-5 糖尿病足保护鞋,其特点:弹性前帮、内部增高、踝部固定、无摩擦鞋底前部

多数学者建议对于 Wagner 分级 1、2 级糖尿病足可通过预防性治疗,加强护理和局部清创等方法治愈。无溃疡者:①每天洗脚,温水(<39℃),温性肥皂清洗,<5 分钟;②干毛巾擦干,尤其是趾间;③干皮肤涂润肤霜,不宜用爽身粉;④洗脚后仔细检查有无皮肤病变,及时就诊;⑤不要自行处理或修剪病变处;⑥不要赤足走路;⑦不要用热水袋或电热毯等热源温暖足部;⑧每日做小腿和足部运动;⑨每年专科检查脚部一次,包括感觉和血管搏动;⑩进行有效的糖尿病内科的治疗。有溃疡者:①根据创面情况,每 1~2 天进行局部清创换药;②穿着糖尿病足保护鞋垫或鞋子(图 18-1-6);③进行有效的糖尿病内科的治疗。

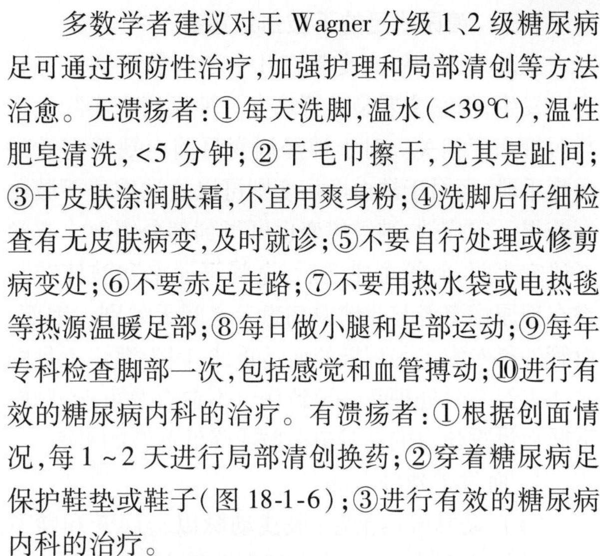

(二) 糖尿病内科治疗

1. 综合内科的治疗

(1) 控制高血糖:胰岛素和(或)降糖药物,以胰岛素治疗为首选。

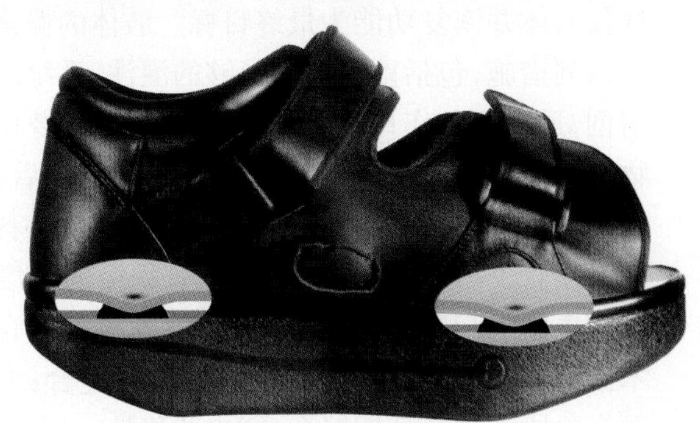

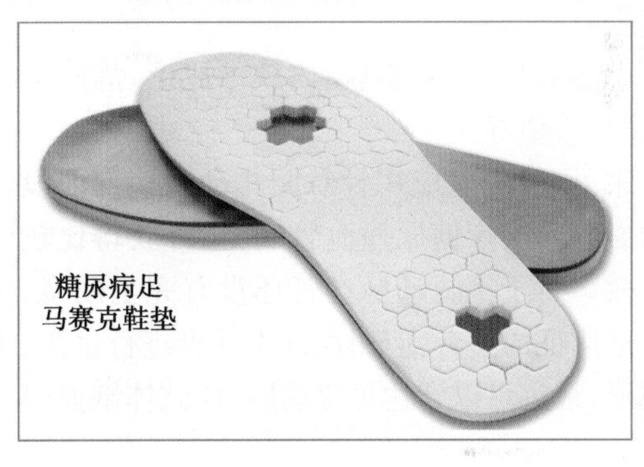

图 18-1-6 糖尿病足有溃疡患者穿着的减压鞋子与鞋垫,可使溃疡部不受压

(2) 改善微循环:前列地尔脂微球载体制剂、山莨菪碱+盐酸普鲁卡因、川穹嗪等。

(3) 改善神经功能:甲钴胺等,抗氧化:a-硫辛酸。

(4) 降低血脂:他汀类药物。

(5) 局部清创。

(6) 应用有效抗生素:开始为广谱、联合、有效的抗生素;之后依据药敏结果针对性合理用药。

(7) 有条件结合高压氧及中药等。

2. 神经性足溃疡的治疗 足踝外科医生在多学科治疗方式中应发挥关键作用,成功处理足部溃疡包括识别和纠正潜在病因,适当的伤口治疗及预防复发。足部的应力本质上可为内在的或外在的。这些外部力量可以来自于不合适的鞋,外伤和(或)骨突。过紧或过浅的鞋往往导致神经性溃疡的发展,是神经性足溃疡常见的和可预防的因素。治疗的关键是要减轻病变局部的压力,通过特殊矫形鞋或矫形器来改变患者足部压力,全接触性支具(TCC)的应用可使溃疡愈合时间显著缩短。

3. 营养神经治疗 B 族维生素、神经生长因子等,可促进神经细胞核酸及蛋白质合成,促进轴浆再生和髓鞘形成。

4. 缺血性病变的处理 对于血管病变不严重无手术指征者,可采取内科保守治疗,使用扩血管、抑制血小板聚集,降低纤维蛋白原及血脂等药物。如:蝮蛇抗栓酶、盐酸丁洛地尔、前列腺素 E、山莨菪碱等。对于血管病变严重者多在保守治疗基础上,采用腔内治疗、动脉重建术及截肢术。

5. 高压氧治疗 高压氧能提高肢体经皮氧分压,使巨噬细胞依赖氧的杀伤活性得以发挥,伤口局部高浓度氧有利于控制感染,促进溃疡愈合,组织重建。

（三）糖尿病足的下肢血运重建

虽然周围神经病变起在几乎所有糖尿病足患者身上发生，但它主要是血管病变。神经病变实际上也与血管病变相关。对于神经病变目前尚缺乏有效的治疗手段，而对于缺血性病变则可以通过重建下肢血运获得一定疗效，神经病变也可得到部分缓解。有学者研究表明，血管重建之后，血管再通率和肢体获救率在糖尿病患者与非糖尿病患者之间无差别。因而，血管外科专家主张积极的血运重建，因为灌注不足的肢体未经及时处理常会导致伤口不愈合及可能截肢。下肢血供重建目的是避免截肢或降低截肢的平面。

1. 血供重建的方法

（1）动脉腔内治疗：股浅动脉以上病变和膝下小动脉的腔内治疗，血管内超声消融术，血管内斑块旋切等。

（2）下肢动脉旁路移植：主-髂动脉，股-腘动脉旁路移植，下肢远端动脉旁路移植等。

（3）自体干细胞移植（骨髓血、外周血、脐血和胚胎干细胞）。

（4）其他：动脉内膜剥脱、内膜下成形、静脉动脉化、大网膜移植等。

近年来，国外学者应用针对胫腓动脉病变而设计的小球囊腔内治疗糖尿病血管病变，可获得比较满意的疗效。对于小腿动脉血管还没有完全闭塞、符合治疗适应证的患者，应用这种小球囊进行扩张、疏通和成形，最远可以到达足背动脉，使肢体缺血得到改善。

2. 下肢血供重建的原则

（1）大血管（腹主、髂动脉）病变：适宜行腔内或搭桥或杂交手术，不适合做干细胞移植或其他措施。

（2）中等血管（股、腘动脉）病变：首选腔内或搭桥或杂交，有条件者可次选自体干细胞移植或其他措施。

（3）小血管病变（膝下小动脉：胫前动脉、胫后动脉和腓动脉以及足部动脉）：根据患者情况：远端动脉流出道好，患者身体允许，可选择动脉旁路移植；远端动脉流出道好，且患者身体差，可以选择小球囊成形；远端动脉流出道差，可以选择小球囊加自体干细胞移植。

3. 下肢血运重建的围术期处理

（1）抗凝处理：糖尿病下肢缺血患者中，有不少血液高凝状态，可以采用抗凝措施，以防止血栓形成。

（2）抗血小板治疗：阻止血小板聚集，预防血栓形成。

（3）扩血管药物：扩血管的目的是降低外周血管阻力，延长移植血管、PTA 和（或）支架的通畅时间，并有利于干细胞的分化。

（4）降纤治疗：糖尿病足患者的纤维蛋白原经常高于正常，因此降纤治疗尤为重要。

（四）足踝外科的治疗

足踝外科医师应以保护肢体不发生溃疡，以及挽救肢体并恢复功能为最终目标。肢体的保全需要一系列措施，包括重新建立足够的灌注，系统的伤口清创，适当覆盖伤口，积极控制感染，纠正潜在的生物力学异常等。在必要的内科和外科干预后，关键是要进行最完善的伤口治疗与护理。足踝外科医师应与血管外科医师密切结合，采取积极的态度尽快重建患肢（足）的血运。此外，足踝外科医师在行手术治疗是还应注意以下事项：①清创、缝合：多采用两个阶段清创及延期缝合；②皮肤移植：对于表层皮损较大的溃疡可考虑皮肤移植；③截趾（肢）：出现干性坏疽在经过血管外科与内科治疗无效的患者在血糖、感染控制的前提下予以截肢，截肢前应进行血管系统的检查与评估设计好截肢平面，以防止伤口并发症；④手术矫正足踝部畸形恢复足底正常的压力平衡：重建性足踝部手术往往成为避免重大截肢和慢性神经性溃疡的保留治疗手段。具体见本章第二节。

第二节　糖尿病足治疗各论

一、糖尿病足溃疡的治疗

（一）溃疡的分类

糖尿病足溃疡的治疗首先应确定创面的类型。医生必须根据损伤的程度和足部的血运灌注来进行评估（表 18-2-1）。确定溃疡的类型，选择适当的治疗方案。

（二）各种溃疡的治疗

1. 一般治疗　即指共性治疗。

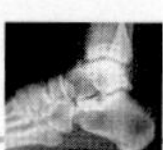

表 18-2-1　糖尿病足损伤的深部-缺血分级

分级	定　义	治　疗
深度	分类	
0	具备高危因素的足部;既往溃疡史或者神经病变并足部畸形可导致新溃疡产生	患者宣教;正规的检查,合适的足部穿戴,合适的足垫
1	表浅溃疡,但无感染	减低外部压力,管形模具,行走支撑,特殊足部穿戴等
2	深部溃疡,肌腱或关节外露(合并或不合并表浅感染)	外科手术清创,创面护理,减低创面压力如果创面关闭并转变为1度(抗生素治疗)
3	广泛的溃疡病并骨外露和(或)深部感染(骨髓炎)或者脓肿形成	外科清创;激光治疗或者足部部分截肢;抗生素处理;如果创面转变为1度即行减压处理
局部缺血	分类	
A	无缺血	无
B	局部缺血无坏疽形成	血运评估(多普勒超声、氧浓度、动脉波动图等),必要时血运重建
C	部分(前足)坏疽形成	血运评估;血运重建[近端和(或)远端分流或血管成形术];部分足部截肢
D	全足坏疽	血运评估;下肢大部分截肢(膝以下或膝以上并尽可能地重建近端血运)

(1) 保守治疗:到目前为止,管形支具仍然是最好并且使用最广泛的治疗足底溃疡(1度溃疡)的非手术方法(图18-2-1)。这个方法已经被证明治疗感觉迟钝导致的足底溃疡有效并且经济适用。许多高质量的研究已经公认了管形模具治疗糖尿病足底溃疡的有效性。一些研究显示,即使是膝以下的管形支具对于正常足部患者和具有夏科关节病畸形患者都可以有效地减低足底压力。

(2) 创面护理:创面护理中最重要且反复被强调的原则是认识到压力在溃疡的产生和持续存在中的作用。正如大部分的情况一样,如果患足创面与压力相关且足部无特殊创伤史,这时创面的换药及护理必须直到压力纠正到正常为止。要得到最快和最可靠的创面恢复,必须坚持对感染和坏死组织行扩创处理的原则。这不是简单的局部换药所能代替得了的。

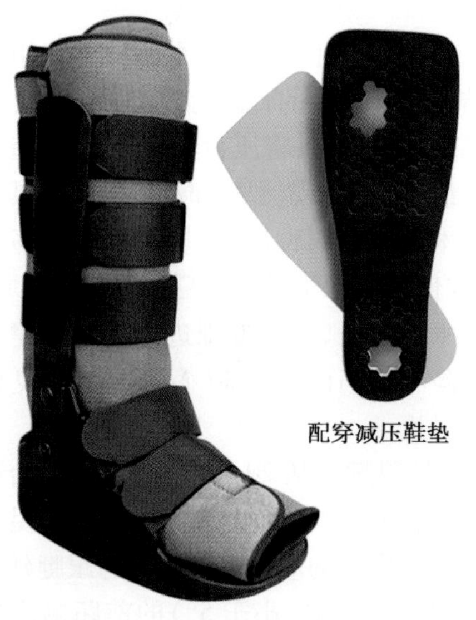

图 18-2-1　糖尿病足穿用的管型支具

2. 足跟部溃疡:临床资料显示位于足跟部的溃疡非常顽固,并且通过采取管形支具等措施来减轻足部压力对溃疡的恢复效果不明显。足跟部溃疡通常也可由于血管狭窄或者足跟垫胫后动脉的内侧支的闭塞引起的局部缺血而导致。如果溃疡位于足跟部的后侧,同时也可引起骨髓炎的发生。

足跟部溃疡最常见的处理方式是外科干预,包括清创、造成溃疡的骨突部位的切除减压或者截肢等治疗方式。一般通过三种方法综合治疗:对患者进行关于足部护理和日常观察的宣教、合适的足部穿戴以及应用改良的鞋垫来保护和缓冲足底压力接触面(图18-2-1)。

3. 慢性溃疡和复发性溃疡的外科治疗　大部分治疗慢性溃疡和糖尿病足感染的手术包括内部骨压力减低加上感染或坏死组织的清除。

手术治疗糖尿病足的三个主要目的:①恢复或保持足部完整的软组织覆盖;②创造新的或保持良

好的负重跖面；③为上述目的解除隐藏的危机。

下面介绍一些手术技巧原则：

(1) 术中做切骨时，切口尽量靠近足的内外侧边界或者位于背侧。在大多数病例中，我们应该避免从溃疡面进入切除骨质。背部切口比足底跖面切口更适合骨的切除，尤其是针对足底溃疡的减压手术。

(2) 通过单独足底手术入路进行溃疡清创，与骨突切除的入路分别开来。

(3) 在许多情况下尤其患足并发感染后，最好的方式是在清创后让溃疡敞开治疗。如果医生不确定是否应该关闭切口，切口应先继续保持敞开；当予以患者再次清创，伤口连续冲洗数天后可以关闭。

(4) 如果手术创面已经治疗好，骨、关节和肌腱等深部结构没有暴露，创面已经转换为1度，这时溃疡需行外部减压治疗，如穿用管形支具等。

(5) 溃疡的治疗失败可由于骨切除量的不足(不足的减压)或者其他的因素(如感染、局部缺血、营养不良)导致，应做好评估预防发生。

4. 足趾较小的溃疡　慢性足趾溃疡能导致趾骨骨髓炎。这些溃疡常发生在因为抵抗鞋的压力形成的锤状趾的背部近指间关节(PIP)或锤状趾尖端。也可发生在足趾与PIP关节的侧面。一些慢性感染的足趾，其感染可广泛扩散形成所谓"香肠趾"。足趾的大小变成2倍正常大小，这通常是骨髓炎的标志。应用抗生素治疗偶尔可治愈趾骨骨髓炎，但大多数不能控制炎症，需手术切除感染的骨。晚期明显僵硬畸形趾实施PIP趾末端或中部的锤状趾切除术，可以防止溃疡复发。

5. 趾间关节溃疡　在趾骨间关节骨突处，是其最宽的部分，容易受到挤压摩擦发生溃疡。如果采用支具等保守治疗无效，最简单的方法是切除邻近趾骨中间骨节的骨突甚至近端趾骨头或切除整个近侧趾间关节。上述手术后复发的病例可实施改良的keller手术，即切除近节趾骨的基底部。可解除趾压力，在溃疡治愈方面有高成功率，但不足的是削弱了足趾的功能。

6. 第1跖趾溃疡　此溃疡很常见，且相当难治愈。这些溃疡与籽骨承重力点的压力有关。与侧面的相比，胫侧籽骨通常稍偏大、能承受更多压力，且与溃疡更相关。该部位的溃疡能迅速导致籽骨的骨髓炎及第1跖骨头骨髓炎。治疗的方法是局部或全部籽骨切除，或第1跖骨背屈截骨术。前者是通过微型摆锯切除籽骨的跖侧一半，并使保留的另一半的边缘平滑。这可以联合接下来讲述的跖背屈截骨术。后者是通过实施第1跖骨截骨术，从背侧紧密楔入抬高跖骨头，通过压缩螺钉从背侧到跖侧方向固定；以减少跖骨头跖侧的压力。

7. 单个小跖骨头下溃疡　中间三个跖骨头的复发或顽固溃疡通常与锤状趾畸形相关。治愈锤状趾即可治愈溃疡。第2～4跖骨头跖侧的单个慢性、复发性溃疡可行以下手术治疗：跖骨头切除、跖骨隆突切除术、跖骨背屈截骨术。具体方法看参阅第6章第1节的锤状趾治疗部分。

改良DuVries髁切除术对第五跖骨溃疡最适用，可以从足侧方作切口进入实施。如果髁部切除术失败或需补救，跖骨头切除术是必要的。

8. 多个跖骨头下溃疡　一个特别困难的问题是发生在原跖骨切除后并发多个跖骨溃疡、多跖骨下复发性溃疡或发生在每个邻近跖骨头下的一系列溃疡的患者身上。对这些患者，一旦发现保守治疗无效，手术将面临两种选择：跖骨横断术即所有跖骨背屈截骨术或改良的霍夫曼术(即前足再造术)。具体参见足踝部类风湿关节炎的治疗。

9. 足侧边溃疡　足侧边顽固的溃疡通常发生在第五跖骨底部。它仅仅是由于鞋的直接压力造成，患者往往患有足内翻畸形而引起该区域压力的增加。切除突出骨仅在部分早期轻型的病例可获得成功；严重的内翻畸形，如果去除太多骨，腓骨短肌腱将失去功能。如果大量去除骨，必须重新植入肌腱。即使再植入肌腱，由于内翻足畸形形成的压力很大，也不可能切除足量的骨来减少足够的压力让溃疡愈合。这种情况下，应行三关节固定术予以治疗。

10. 夏科关节相关溃疡　夏科氏关节相关溃疡是由足结构紊乱导致的骨压力失衡引起。足弓的塌陷引起经典的扁平足，将压力集中于跗骨，造成压力性溃疡。最初可使用定型鞋和小腿管形支具来预防溃疡。手术治疗有两种形式：切除位于溃疡下的骨突出物，或依靠影像学显示的夏科关节的区域，通过关节固定术对中足、后跟或踝进行手术重建。这些术式的风险和缺陷已在第17章第3节的夏科关节部分展开讨论。

11. 延长跟腱　从20世纪90年代开始通过延长跟腱联合管形支具治疗马蹄足畸形的前足跖侧溃疡已获得国外广泛的应用。他们认为跟腱延长术适用于治疗踝背屈受限(小于5°)的前跖侧溃疡患者的有效方法。因为这可以减少前跖侧的压力。Hol-

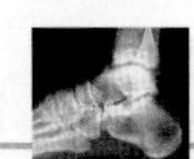

stein 等回顾分析一系列患者得出结论：该方法禁止用于伴有跟部感觉缺失的患者，因为术后有并发足后跟溃疡的风险；此外，极端背屈的患者也应避免此术式。

二、糖尿病足感染的治疗

（一）抗生素的应用

糖尿病足感染中最重要的特征是频发多重感染。最典型的合并感染包括革兰阳性菌（如葡萄球菌、B 型链球菌、肠球菌）和厌氧菌［如脆弱拟杆菌、多角类（拟）杆菌、泡沫梭状芽胞杆菌］感染。各种不同种类的微生物结合是非常常见的。感染可以被单一的微生物所引起，它通常是革兰阳性菌有时是革兰阴性菌，但几乎不会是单一的厌氧菌。

在所有感染中，抗生素的使用是基于其培养与药敏的结果来实施的。随着细菌的耐药性增加，药敏试验是细菌培养中的重要环节。某些糖尿病足发出腐臭，这是由于厌氧性细菌造成的。不管是何种微生物感染，严重的足部感染腐臭气味都很接近。在微生物培养和药敏试验结果出来之前，凭经验选择抗生素治疗是有必要的。即使凭经验或者按照细菌培养药敏结果正确地选择了抗生素，也不能代替外科清创和创面正确地护理。

患者诊断为严重糖尿病足感染后住院之前一般是以口服抗生素治疗的。这仅仅相当于部分的抗生素治疗用以抑制新的感染出现，但是不足以治疗感染。这样会常常使得细菌培养出现假阴性的结果，不能反映潜在的感染情况。当然这时需要对于深部组织进行细菌培养。所以，在取组织培养前有必要让患者停止口服抗生素一到数天，这样培养出来的结果才更可靠，但即便是这样也有可能出现假阴性的结果。

当感染进一步发展造成骨感染时，经典的治疗是患者要进行 6 周静滴抗生素治疗，并不要求使用同一种抗生素。这种方案最适于那些感染骨不能被切除或者髓腔不能清理干净的患者。在许多糖尿病足感染的病例中，全骨或者部分骨以及周围的软组织都应被去除，以便使这些患者能够早些从静滴抗生素转换为口服抗生素进行治疗。

（二）软组织气体形成

糖尿病足感染时软组织可能会有气体形成。当临床上检查或者通过影像检查到有气体存在于软组织中，对渗出液立即行革兰染色可以最迅速判断是否有气性坏疽存在。真的气性坏疽革兰染色可显示为阳性。

软组织中的气体也可造成坏死性筋膜炎，这是一个极其严重致命的疾病，造成快速进展的组织坏死，以惊人的速度向近端延伸。幸运的是，这个疾病非常罕见。糖尿病足感染的软组织中的大部分气体是由普通的病原体造成的。尽管如此，若软组织中找到气体应尽快处理。

（三）蜂窝织炎与脓肿

1. 蜂窝织炎　对于早期轻度蜂窝织炎，如果患者经常来医院门诊仔细复查，便可接受口服抗生素治疗。如果蜂窝织炎呈进展趋势或者是严重的蜂窝织炎，患者需要静脉注射抗生素治疗。两项任务都应该适当地解决：第一，应仔细地诊断或者影像检查，以排除更深的感染，它有可能是软组织感染的源头。第二，应检查感染的原发病因。后者可能是一些临床的发现如足趾间皮肤的破损、甲沟炎、远端溃疡等导致的软组织坏死等；应针对病因及时彻底治疗。卧床休息和抬高患肢是辅助的治疗措施。

2. 脓肿　在治疗糖尿病足脓肿时有三个基本问题：第一是确定脓肿的位置和程度，并且确定怎样才能获得足够适合培养和药敏试验进行的组织。第二是确定引流的手术入路和如何对周围组织进行清创。第三是确定脓肿毗邻的骨结构，以最合适的方法关闭创面和保留足部。

术前影像学检查对可疑的脓肿很有帮助。尽管每个脓肿或者每个糖尿病足都并不要求行 MRI 检查，但是 MRI 对于观察脓肿深部软组织感染的变化非常有参考价值。住院患者早期性影像学检查能够更快的准确地诊断，所以它是经济实效的。这些影像图片能够协助外科医生怎样计划引流，包括离皮肤表面最近的位置和手术暴露的定位和程度。

几乎所有引流脓肿的切口应该是位于足踝的纵形切口，因为这样确保了切口延伸的灵活性。足底的脓肿可涉及整个足底筋膜和深部间隔，并需要非常长的切口。脓肿的引流切口可经外侧、内侧或足底切口，直切口比曲线切口更好，因其恢复得更好。更广更深的暴露需要更长的切口。尽管一些外科医生对于糖尿病患者不愿意更广泛的暴露切口或进行根治性清创，但是实施更长的切口较短切口可以清除更多的坏死组织，患者恢复速度反而更快。

（四）糖尿病足感染的外科处理

有学者报告，对急性糖尿病足感染患者几乎四分之三的患者需要急诊手术治疗。严重的创面感染或者严重的急性脓肿需要早期积极地手术治疗。然而,对进展缓慢的骨髓炎,脓肿进行预处理,或者对感染伤口伴有广泛蜂窝织炎者,在术前进行一到数天抗生素静滴治疗,可提高治愈率和确保更多的足部保留。通过感染的皮肤和皮下组织做切口之前减轻蜂窝织炎的程度可更好地促进感染的恢复。当截肢或者足部部分截肢势在必行并且计划一期或延迟一期关闭伤口时,减轻蜂窝织炎的程度是十分正确的。随着蜂窝织炎程度的减轻与附近软组织炎症的消退,对于在创面上覆盖皮瓣或者软组织瓣将更有利于创面的愈合。当需要对前足或者中足做一单独的切口来判断是否有骨髓炎存在时,这时可以采取全厚皮片(含皮肤和皮下组织)并使用非可吸收线来缝合关闭切口。同时对溃疡进行清创。

三、病理性骨折的治疗

(一) 病因

大量的调查后发现,糖尿病患者更容易发生骨代谢相关的骨质疏松症,而且也是造成病理性骨折的原因。这可能与继发性甲状腺功能亢进有关,或者与因相关肾脏疾病造成的 1,25-双羟维生素 D 水平降低最终引起的继发性骨质丢失有关。它还可能与多个相关激素异常有关系。学者的共识是周围神经病变也与受损的平衡感有关。在这一疾病过程的许多特征中,受损的平衡觉、降低的保护性感觉、生物力学脆弱的骨等结合可造成骨折容易发生。

(二) 无移位的骨折

糖尿病患者足踝的低能量无移位的骨折或者反复的应力性骨折并合并有保护性感觉丧失是很少发生的。这种特殊的临床情况造成了诊断的困难。在临床上往往难以区分畸形低能量的骨折和急性夏科氏关节病的出现。然而,临床医生必须正确区分急性骨折和夏科关节病。虽然夏科关节病患者几乎总是对塞姆斯-韦恩斯坦(Semmens-Weinstein)5.07(10g)单丝没有感觉,但是必须记住一个相对低能量的骨折对患者也不会造成很大的感觉。最初,分辨急性骨折和夏科关节病是很难的,这会造成治疗的混乱。虽然文献上对于这两种情况的治疗是一致的,即固定和非负重,不过这种方法缺乏对照研究。目前,绝大多数学者们认为对糖尿病足并部分丧失保护性感觉患者的无移位骨折与急性夏科关节病进行治疗行管形石膏固定是很合理的。对于是否负重目前存在着争议。不负重可降低骨折移位的风险,但可导致失用性的骨质减少。目前文献中还没给出相对负重的风险,仅仅是凭医生的决定是否负重。在这两种情况下,应对患者进行紧密随访,并对患者经常更换管形石膏。

(三) 移位或者不稳定的骨折

足踝部移位的骨折可导致非常严重的后果。无移位或应力性骨折在这个患者人群中是不常见的。所谓的“应力性骨折”更可能是夏科氏骨关节病的急性反映。患者应进行塞姆斯-韦恩斯坦 5.07(10g)单丝检验,以确定它们是否已丢失由于周围神经病变的保护性感觉。在急诊科是几乎不可能分别这两个诊断的。许多患者表现为明显低能量的跖跗关节骨折脱位实际上是急性夏科骨关节病。至少一半最终被确诊为夏科骨关节病的患者都能回忆起在骨折最早发生的时候有特殊的创伤史。

当骨折诊断明确后,应进行治疗并了解这一患者人群中的独特风险。应该检查患者的脉搏。急性夏科骨关节病患者由于其自身的血管运动性自主神经病变可增加血管的流入和动静脉分流。有些患者通过踏板试验可检测到脉搏的减少,从而可得知这些患者的血管流入量有明显降低,对于这些患者应该进行非侵入性血管检查,以确定肢体的血管状态。缺血性和神经性病变患者接受石膏或纤维模具固定后更容易发生压力性溃疡。缺血性病变患者创面难以恢复并且术后更容易发生感染。即使有充足的血运,长期的糖尿病患者由于白细胞功能障碍和免疫缺陷,其创面也更容易感染。与非糖尿病患者人群相比,这些人需要更长时间使得骨折愈合,有较高的骨折不愈合的发生率,不管接受闭合治疗还是开放治疗,糖尿病患者具有更高的死亡。

(四) 跟骨骨折

在许多情况下,对跟骨骨折的治疗是有争议的。由于长期的糖尿病患者骨质疏松和保护性感觉丧失,跟骨的机械强度降低,容易产生“应力性骨折”或者简单地机械损伤。这些患者骨折发生后很少会有疼痛的感觉,所以治疗的目的就是保护好患者的足底,让患者穿戴保护性鞋子和适应性足部矫形器步行。如果手术很难保持骨质机械强度,就避免手术治疗,以免术后出现严重骨质疏松和伤口感染的高风险。如果畸形发展到标准的治疗鞋无效时,截骨矫正术和定制适应性矫形器治疗是适宜的。

(五) 中足的骨折

糖尿病患者中急性低能量的后足骨折、骨折并脱位或脱位(距舟关节)是不常见的。如果患者对

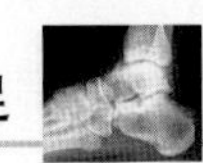

塞姆斯温斯坦 5.07(10g)单丝是有知觉的,那么我们建议使用标准的治疗方法,如果患者对单丝没有感觉,保护性感觉的丧失,我们应该对患者的急性夏科骨关节病表示怀疑。骨折位于跖面,可以行管形支具的非手术治疗。如果有足内翻畸形,它可导致外侧负重或者急性背外侧距骨半脱位,这时需要手术复位固定。手术还需要经皮行跟腱延长来弥补运动周围神经病变造成的失平衡。坚强的内固定一定要对位良好,避免晚期畸形的出现。

(六) 前足的骨折-跗跖关节骨折

在急诊科,当患者在前足的水平有急性低能量损伤并表现出症状时,我们应该怀疑前足的骨折;仔细检查有无跖跗关节的骨折脱位。对于症状明显的患者需行坚强内固定手术。虽然存在争议,但是大多数有经验的足踝外科医生对于该损伤都行坚强内固定治疗。因为后期再次脱位的高风险,我们必须使用坚强内固定。笔者首选的方法对于斜行的大片骨折采用螺钉固定,或者在背面采用动力加压钢板固定小骨折片,并结合螺钉固定大骨折片。在骨性愈合之前是否负重是有争议的,但是结合了管形支具来负重是可以的。

四、糖尿病性骨关节病

夏科骨关节病已在第十七章第三节中作了介绍,此处不再赘述。

五、骨　髓　炎

对于糖尿病骨髓炎患者的抗生素治疗也存在争议,一般情况下,当明确诊断骨髓炎后,推荐6周连续使用抗生素。但这一治疗原则并不符合所有的临床情况,抗生素疗程的制定应根据手术切除的范围决定,而只有手术医生才能根据术中情况作出准确的决定。当感染病灶进行了完整地清理,感染骨质也扩大切除后,往往不需要使用长周期的抗生素疗程,只需要短时间应用合适的抗生素。相反,当清楚骨块太大时将很大程度上影响稳定性时,只能进行部分切除,若此时切除边缘离感染病灶较近时,可给予相对长时间的抗生素治疗。最常见的例子是当感染累积跖骨骨干时,由于切除跖骨基底将导致显著地不稳定以及整个中足跖跗关节的破坏,故也只能进行跖骨中段切除。另一种常见情况为当骨髓炎发生在跟骨结节时,因其对行走稳定性的作用,并不能进行扩大切除。

(一) 前足骨髓炎

1. 一般原则　当骨髓炎发生在前足时,通过背侧切口或足内侧、外侧切口进行清理手术最为合适。在大多数情况下,理想的切口应远离溃疡及伤口引流的区域。溃疡伤口应做到充分清理,坏死组织必须予以完整切除,直到显露出正常组织,术后应予以充分地持续引流。对于糖尿病溃疡伤口,若清创术中将其外形由圆形修整为椭圆形将更有利于创面愈合。虽然一些医生提倡缝合溃疡伤口而保持手术切口开放,但缝合清洁的手术切口而保持相对污染的溃疡创口开放状态更加符合外科原则。

2. 足趾骨髓炎　在一些情况下,足趾骨髓炎通过长期应用抗生素能够治愈,但这并不适用于所有患者,更不能将其作为治疗原则。同时,足趾骨髓炎不能仅通过常规的风险收益进行治疗计划制定及评价,因大多数情况下并不能治愈,特别对于合并有慢性神经病变性溃疡的患者。糖尿病患者远端趾骨骨髓炎发展缓慢,甚至在数月内无明显进展,但即便X线片显示感染。限于某一较小的区域,其足趾的肿胀程度非常明显,体积可变为正常时的2倍。总体上,足趾骨髓炎必须通过足趾的切除术或关节离断术进行治疗,但并不是所有的患者必须进行跖趾关节水平的截肢。在某些情况下,可行部分足趾切除术,即只将足趾感染部分切除。在行远端趾骨切除的骨髓炎患者中,可以一期将伤口缝合,特别对于已经使用抗生素减轻软组织炎症及水肿的患者。足趾截肢手术应尽可能保留皮肤及软组织,通常保留骨切术位置远端5mm的软组织。

当全足趾切除后,即便是术前非常舒适的鞋具也会导致切除足趾相邻2个足趾的变形,其外侧的足趾逐渐发生内翻畸形,而内侧足趾发生外翻畸形,久而久之,更多的组织也会相继出现一定程度的内翻或外翻畸形。在大多数情况下,通过在趾间放入特定的分趾垫可有效防止该畸形的进展。

截肢手术时保留近端趾骨基底往往有重要的意义,特别是保留踇趾近端1cm的骨质。保留近端趾骨基底的主要作用是提供趾腱膜远端止点,从而部分保留其功能,提高第一跖列的负重能力。

3. 籽骨骨髓炎　籽骨位于第1跖趾关节的足底侧,其局部的压力增高将导致溃疡形成,甚至发生骨髓炎。胫侧籽骨通常体积较大,承受的重量更多,也相应更容易发生感染。籽骨轴位片对于骨髓炎的诊断有重要价值,其常表现为籽骨跖侧骨皮质的破坏。MRI 与 ^{99}Tc 骨扫描对于确定感染的部分及范围有很大帮助，但其并不能分辨感染性病灶与骨折，甚至是籽骨炎。当发生籽骨骨髓炎时，需要完整切除相应籽骨。但远期有发生踇外翻或踇内翻的风险，且相对于正常人，糖尿病神经病变的患者发生相关畸形的风险更高。

当籽骨被完整切除后，第 1 跖骨头跖侧关节软骨面将暴露，从而带来一系列问题。有时局部软组织可良好对合后进行缝合，或可通过肌肉移位将局部覆盖。但当局部软组织条件不良时，则需要切除关节面软骨及软骨下骨质，暴露松质骨以促进肉芽组织形成，但同时该伤口有存在再感染的隐患。在绝大多数情况下，不能同时切除双侧籽骨，但若患者接受了第 1 跖趾关节融合等稳定手术后，在需要时可行双侧籽骨切除。

4. 第 1 跖骨骨髓炎　当骨髓炎累积第 1 跖骨头时，常需要行第 1 跖列部分或全部切除。由于此类骨髓炎进展较快，故应早期进行治疗，一旦第 1 跖趾关节足底溃疡进展至第三级时（骨质暴露），往往最终只能通过第 1 跖列截肢治疗。切除第 1 跖列后，尽管许多患者功能仍然良好，但其存在发生其余各跖趾关节足底转移性溃疡的风险。

还有一种较为少用的治疗方法是将感染跖骨远端一半部分进行切除，将足趾与残端进行连接。这种方法符合部分患者美观需要，同时外形也更加符合鞋具。但由于组织是通过连枷的方式固定，常会发生不同程度的过度背伸，当足趾过度抬高时，反而不利于鞋具穿戴，也可能导致进一步感染发生。

5. 第 2～4 跖骨骨髓炎　因为溃疡最常发生于跖骨头，故其也是骨髓炎好发部位。事实上，糖尿病足病所有的骨髓炎都是局部伤口或软组织病灶发展扩大而形成。尽管有发生血源性骨髓炎的可能性，但临床中发生率极低。单独一个跖骨头的骨髓炎可通过相应的跖骨头切除进行治疗。

跖列切除是指切除跖骨全部及相应足趾。而是否能够保留足趾主要取决于患者的局部的情况，如果患者足趾较僵硬，能够有效阻挡其他足趾的内外翻畸形时，可考虑保留足趾。许多糖尿病患者在进行了单个或多个跖列的切除后仍能具有良好的功能，特别切除外侧第 4、第 5 跖列对功能的影响更小。内侧跖列切除后的功能影响仍然存在争议，但临床中也有很高的成功率。不管患者接受了内侧、外侧或中间跖列切除，术后合适的鞋具都极为重要，其不仅需要与术后前足外形相匹配，也需要有定制的软鞋垫。

（二）中足骨髓炎

中足骨髓炎常由夏科关节病导致的骨性突出、溃疡形成而引起，也可有与正常骨性突起与鞋的长期摩擦引起。常见的部位包括内侧的舟状骨结节及外侧的第五跖骨基底。这些部分的骨切除也将影响内侧胫后肌腱或外侧腓骨短肌腱的止点，从而导致继发畸形。将肌腱固定于近端能一定程度上防止该畸形发生。

第 5 跖骨基底骨髓炎常伴随有后足的内翻畸形，因该畸形可导致第 5 跖骨基底与鞋的接触压力过高，而且此时仅通过鞋具改良无法阻止溃疡的发展。当发生骨髓炎时，临床医生不仅需要切除感染的骨质及软组织，同时也需要纠正潜在的畸形。另一方面，切除了第 5 跖骨基底后，因失去了腓骨短肌的功能，后足内翻畸形也会因此加重。一种方法是将肌腱断端固定于相对近端，但对于有神经病变的患者，肌腱与骨的再结合极为困难。潜在的内翻畸形应首先通过石膏或支具予以纠正，必要时也可进行三关节融合。

（三）后足骨髓炎

后足骨髓炎较难处理，因为此处皮肤较薄且较固定，同时皮下组织较少。对于后足骨髓炎常用的两种治疗方法包括清创及截肢，而在大部分情况下需要通过后者进行彻底地治疗。一种较为特殊的情况是当骨髓炎发生在跟骨后结节时，可视情况进行感染部分的清创。后足骨髓炎大部分是由于足跟溃疡引起，许多患者最后需要进行膝下截肢。

六、糖尿病足截肢

（一）糖尿病足截肢适应证

当糖尿病引起的足部缺血坏死久治不愈、功能已基本丧失，以及足部严重的感染甚至危及患者生命时应实施截肢术。糖尿病足截肢术根据 Wagner 分级系统选择：①1、2 级糖尿病足可通过护理和局部清创等方法治愈，不需截肢。②3 级糖尿病足如果有气性坏疽应及时施行截肢手术。③4 级糖尿病足损害严重，足前半部的坏疽兼有溃疡发生，这样的病变作部分截肢术是不可避免的（图 18-2-2）。如果坏疽局限于一个足趾，坏疽又是干燥的，可自基底部将整个足趾切除。如坏疽已蔓延到足背，可将坏死足趾连同跖骨一并切除。多个足趾坏疽应作跖骨部截骨。根据坏死平面最大限度可截至跖跗部。坏

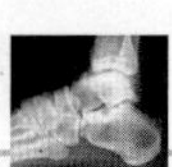

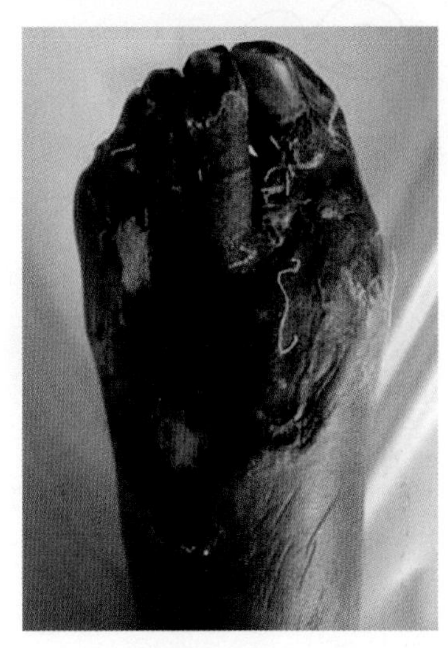

图 18-2-2　4 级糖尿病足 前足及中足坏疽

疽进展快，又是湿性坏疽，施行截肢术刻不容缓，而且截肢平面应高于坏疽部位。术后开放还是关闭伤口应根据创面条件，如果手术较彻底关闭伤口后作负压引流。坏疽创面兼有剧痛、体温升高、白细胞与血沉增快，说明全身症状在发展，需增加胰岛素用量，全力控制症状发展和降低血糖水平。在此之前，可先姑息性地将坏疽部分截除，然后根据全身状况、局部血循环选择高位（膝下、经膝关节或膝上）截肢。④5 级糖尿病足坏疽已涉及整个足部，即使当时为足局部的坏死。但整个足严重的血液循环障碍也不可避免地要发展为整个足的坏疽。因此必须及时施行截肢手术。截肢平面可行膝下，经膝或膝上平面，此外尚可由动脉血管阻塞部位决定。截肢平面还得结合患者是否安装假肢、假肢种类，结合肢体的具体情况决定。

经跖骨截肢根据截骨的程度会导致不同程度的功能障碍，越靠近近端对功能影响越大，较经跖骨更近端的截肢会导致显著的步态影响，因为失去了正常的支撑和推进力。Roach 和 MIFarlane 报道糖尿病足应用 Lisfranc 或 Chopart 截肢术后效果良好。Lisfranc 截肢术后常发生马蹄足，因为足背伸肌没有了附着点。Chopart 截肢术经跗中关节截肢可导致严重的马蹄内翻畸形。由于任何平面的截肢都会影响步行，所以常需要作高位水平的修整或距下关节融合术，Roach 和 MrFarlane 应用跟腱切断术来阻止早期的马蹄足发生。

（二）术前准备

除做好与其他骨科手术的常规术前准备之外。糖尿病足患者，既往大部分都有过清创等手术的病史。截肢手术前需要对患者的肢体进行评估，判断肢体是否有足够的血运。对于糖尿病患者，要将血糖控制在一定的范围之内。有时候因为肢体处于感染状态，或全身菌血症的影响，血糖一般比较高，如果不是必须马上需要做的手术，可等到血糖平稳后再手术。但有时由于足部的感染，特别是局部脓肿形成时，会影响血糖的控制，此时即使血糖控制不理想也可以考虑先作清创手术，如脓肿切开引流术。手术后血糖多能够比较容易的控制在理想的水平。另外还需要注意的因素包括心肺功能，以及全身情况。血清蛋白和总淋巴细胞数量可以作为术前评估感染控制情况的一项指标。

（三）截肢平面的选择

肢体是否有足够的血运是影响截肢术后伤口能否痊愈的重要因素，目前有许多检查用来评估肢体的血运情况，包括非侵袭性动脉试验、踝/肱指数（ABI）、经皮氧分压（TcO_2）等一些检查，其中经皮氧分压的意义更大，它可以作为评估手术后伤口愈合能力的指标之一。临床中发现当患者踝/肱指数>0.5，TcO_2>30%，白蛋白>35g/dl，淋巴细胞计数>1500/μl，血糖<250mg/dl 时，具有良好的愈合能力。此外肢体是否有骨骼畸形及软组织挛缩也是需要考虑的因素。像马蹄内翻足等畸形在行足部截肢手术后可能会由于肌肉软组织力量的不平衡而有所加重。另外还需要注意在截肢后局部是否有足够的软组织覆盖截骨面，如果软组织皮瓣在缝合后张力比较大，就要考虑作更高位的截肢。

（四）常用足踝截肢术介绍

1. 足趾截肢术　适应于足趾的坏疽、严重感染和不可修复的损伤。足趾近端血运不良者，应慎用此截肢术。经皮氧分压测量<30mmHg 者，应采用足部更为近端的截肢术。如果需要多个足趾截肢时，经跖骨截肢术可能更为合适。对踇趾，应尽可能保留趾骨长度，经跖趾关节离断，可失去籽骨和屈踇肌腱功能，对步态影响更为明显。

手术操作：可以采用三种切口，包括内、外侧等长皮瓣，跖、背侧等长的皮瓣，及跖侧长、背侧短的皮瓣。由于足部背侧的皮肤不能耐受压迫和摩擦，所以一般都选用跖侧长、背侧短的切口，跖侧皮瓣的长度应略长于足趾截骨平面跖背侧间的直径。皮肤切口从截骨平面内侧中点开始，弧形经足背至足趾外侧的对应部位，采用同样的方法做跖侧切口（图 18-2-3A）。向近端游离皮瓣至截骨水平。将肌腱及神经向远端牵拉后切断肌腱及神经，使其近端回缩至截骨平面近端，截断足趾，磨平断端。缝合皮瓣（图 18-2-3B、C）。

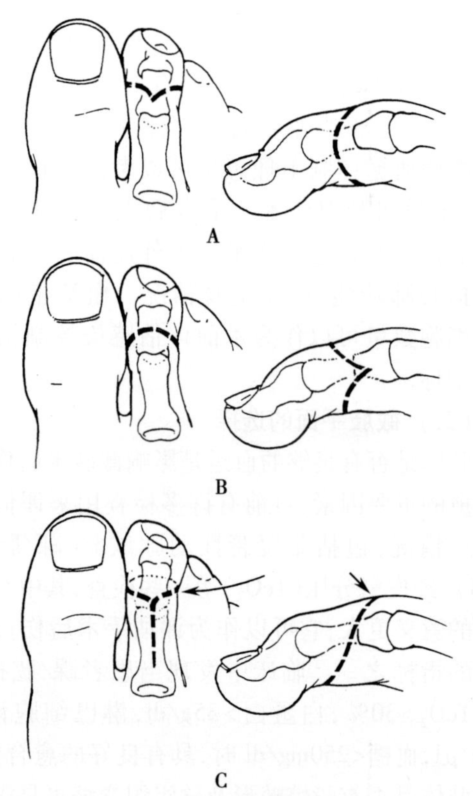

图 18-2-3　足趾截趾术切口
A. 内、外侧等长皮瓣；B. 跖、背侧等长的皮瓣；C. 跖侧长、背侧短的皮瓣

2. 足趾远端 Syme 截肢术　适用于足趾远端不可治愈的坏疽，或严重的反复发作的远端溃疡伴足趾感染者。比较常见的是踇趾的 Syme 截肢，但有时也可以在小趾上做 Syme 截肢手术。

手术操作：在足趾远端背侧做椭圆形切口（图 18-2-4A），切除趾甲，进而切除整个甲床及甲下基质。需要注意的是要将切口近端的甲下基质也完全切除。用微型摆锯切除甲床下的趾骨。一般要切除至少 1cm 长的远节趾骨，有时候根据病情需要可能会切除更多的趾骨。磨平断端（图 18-2-4）。然后伤口彻底止血，缝合皮瓣。

3. 近节趾骨基底部截肢术　近节趾骨基底部截肢同足趾截肢术一样适用于足趾远端不可逆的病变和损伤。手术操作：切口与足趾的不同而有所差别。对于踇趾需要做一长的后内侧皮瓣，将其向外翻转缝合于外侧皮缘。手术切口起自踇趾基底前部的中线，向远端至踇趾内侧及后内侧，长度略长于踇趾前后直径，经跖侧面延伸至趾蹼。对于 2、3、4 趾截趾选择背侧网球拍样切口，切口始于跖趾关节近端约 1cm 处，向远侧达近节趾骨基底，绕过足趾后在屈侧横纹水平通过跖侧面。截趾后缝合两侧皮瓣。对于第 5 趾的截肢需要做一个长的外侧皮瓣于内侧皮缘缝合后覆盖截趾后的缺损区。切开皮肤后显露要截的患肢，将肌腱及神经向远端牵拉后切断肌腱及神经，使其近端回缩至截骨平面近端，截断足趾，磨平断端。缝合皮瓣。

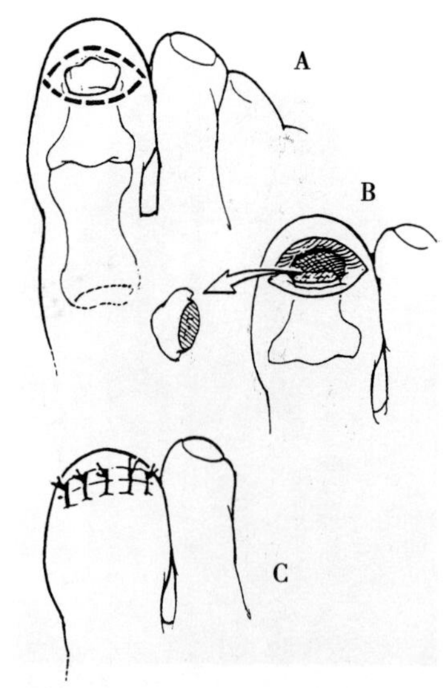

图 18-2-4　远端 Syme 截肢术示意图
A. 切口；B. 截骨；C. 缝合

4. 跖趾关节离断术　适用于足趾不可逆的病变和损伤。跖趾关节离断术手术方法与近节趾骨基底部截肢术基本相同，只是截骨平面有所不同。参考近节趾骨基底部截肢术的切口设计，术中一般选择长的跖侧皮瓣，游离皮瓣至跖趾关节水平。在足趾极度跖屈时切断背侧的关节囊切断屈肌腱及血管神经，伸直足趾后切除残余的关节囊。对于踇趾或小趾离断时切除跖骨头边缘突出的部分，使手术后足部边缘比较平整。

5. 第 1 跖或第 5 跖列截肢术　适用于足趾不可逆的病变和损伤。第 1 跖列截肢术常用于治疗由于糖尿病溃疡并发化脓性关节炎或骨髓炎引起的第 1 跖骨头部位的穿透性溃疡。

手术操作：第 1 或第 5 跖趾关节截肢术手术切口从足的侧面开始，踇趾从内侧凸起部、第 5 趾从外侧凸起部中线开始，向背侧延长，至近节趾骨中部后转向跖侧。全厚皮瓣剥离至跖趾关节。于背侧打开关节囊显露足底皮瓣，离断关节，切断神经血管并止血。沿跖骨干向近端延长切口，可以部分或全部截除第 1 或第 5 跖骨，切断肌腱和神经，缝合皮瓣关闭伤口（图 18-2-5，图 18-2-6）。

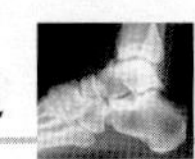

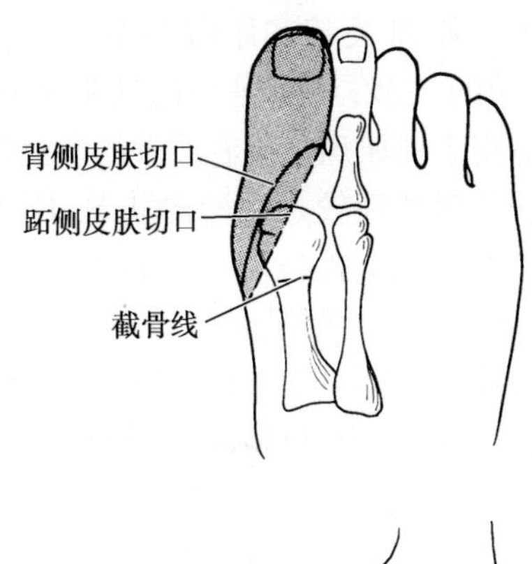

图 18-2-5 第 1 跖列截肢术

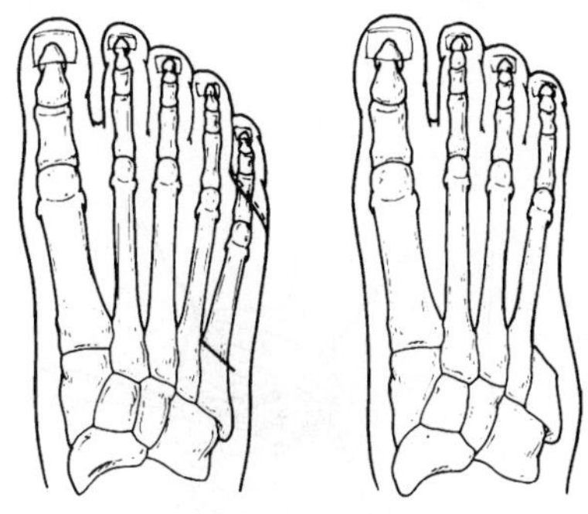

图 18-2-6 第 5 跖列截肢术

6. 中间跖列截肢术 有时对于糖尿病足需要切除部分或全部的中间跖列，在切除第 3 或第 4 趾后，闭合伤口有时比较困难，可以考虑做第 5 跖骨基底截骨有助于闭合伤口。中间超过两个以上跖列截肢时，建议行经跖骨截肢术。手术操作：沿所要切除足趾的两侧做切口，切口向跖侧和背侧延伸。牵开或切断伸肌腱以方便显露，去除两侧的固有肌，清除跖骨跖侧的附着组织。在切除跖骨之前可以离断一个或几个跖趾关节，这方便截肢手术的进行。在跖骨基底部截断。向中央推挤内外侧跖骨，减小切口间张力，缝合皮瓣，关闭伤口（图 18-2-7）。

7. 经跖骨截肢术 经跖骨截肢术适用于前足多个足趾的坏疽或不可治愈的反复并发感染的溃疡。在多发跖骨头部位溃疡或感觉神经病变时也十分有用。但该手术需要有前足跖侧皮肤完好，以能够向前反折并与足背部皮肤缝合。足部的功能损害与截肢平面有关，截肢平面越靠近远端对足部功能的影响越小。由于此部位的截肢保留了跖骨近端的肌肉附着，它是保持基本步态功能的最近端的截肢术。由于足的短缩不多，较容易放置足垫后穿正常的鞋行走。

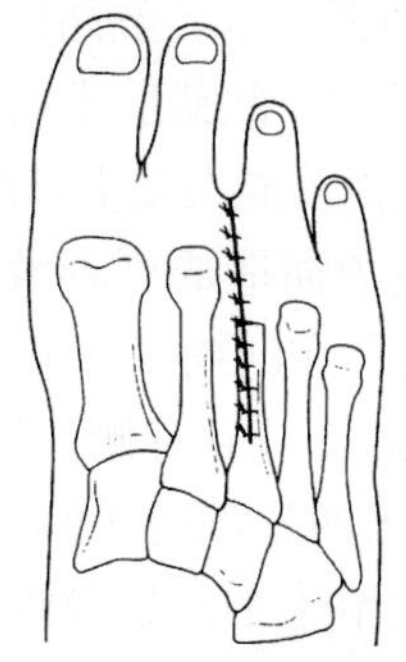

图 18-2-7 中间跖列截肢术

手术操作：手术切口选择选择背侧短、跖侧长的切口，背侧切口达跖骨颈水平，自足背前内侧开始做切口成弧形向远端超过截骨平面，再到足外侧缘中点。跖侧切口凸向远端，远端超过跖骨头（图 18-2-8）。于跖趾关节处去除足趾，在跖骨中远 1/3 处截断跖骨（图 18-2-9）。应使跖骨远端残端呈圆弧形，并将跖骨远端跖侧面修成斜面，以减小在行走时跖骨远端所受到的应力。电凝或结扎足背及足底的血管，将肌腱和神经向远侧牵拉，在截肢平面的近端将其切断，使其回缩至截骨平面近端。修整跖侧皮瓣，将足底肌肉修剪薄呈斜形，修整截骨断端，跖侧皮瓣向背侧翻转后覆盖截骨断端，并与背侧皮瓣缝合。术后可选用小的负压引流并放置 24 小时。术后进行石膏固定 3 ~ 4 周。

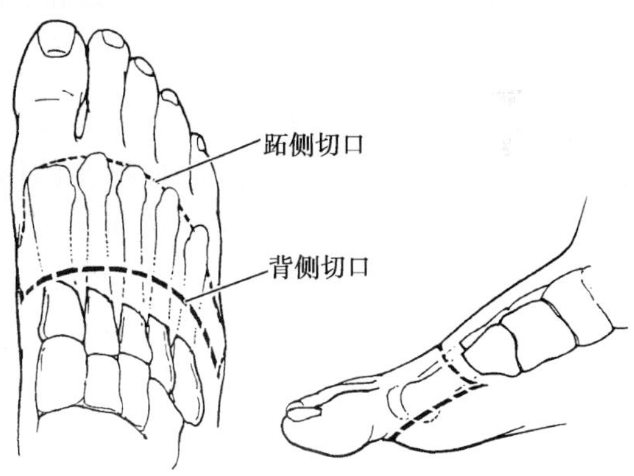

图 18-2-8 经跖骨截肢术的手术切口

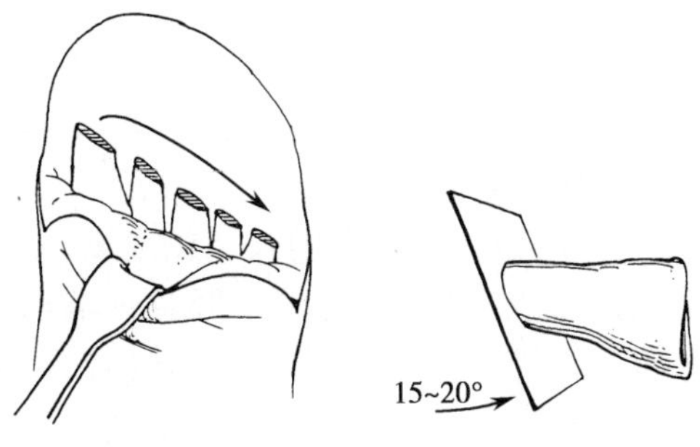

图 18-2-9 经跖骨截肢术的跖骨截肢平面

8. 经跖跗关节截肢术　经跖跗关节的截肢术又被称为 Lisfranc 截肢术,此截肢术后的由于足背伸肌腱的附着点的消失而可能会发生马蹄足畸形,另外由于缺乏足趾的推进力而造成患者术后出现行走功能障碍。适应于前足严重的糖尿病足的病损。术中,手术切口选择凸向远端的跖、背侧弧形切口,跖侧皮瓣长于背侧,背侧皮瓣的远端位于跖骨基底上方,跖侧皮瓣远端达跖趾关节水平。足背侧的各伸肌腱于截骨平面予以切断,在跖跗关节水平处切断跖筋膜和各个屈肌腱。切断跖楔关节和跖骰关节,切除关节软骨面,修整截骨断端。将伸肌腱断端缝合固定在楔骨、骰骨远端背侧。修薄跖侧远端皮瓣,缝合跖、背侧皮瓣,术后伤口内放置引流 24～48 小时。

9. 跗横关节截肢术　跗横关节截肢术又被称为 Chopart 截肢,它是指经过距舟关节和跟骰关节的截肢手术。距舟关节和跟骰关节形成横行的 S 形,属于连动的关节,对于足部的功能是属于一体的。主要适用于糖尿病足患者严重的前足病损。由于足背皮肤的耐磨性较足底的皮肤差,所以手术时要选择足底的皮瓣覆盖残端。与 Lisfranc 截肢术一样,手术后容易出现马蹄足畸形。

手术操作:手术切口选择背侧短、跖侧长的切口,切口相交于足的内、外侧缘,背侧切口远端达舟状骨水平,跖侧切口远端达跖骨中段(图 18-2-10A)。显露出肌腱、神经、血管后,将肌腱及神经向远侧牵拉,在截肢水平的近端切断肌腱及神经,并结扎足背动脉及足底的血管。切开距舟和跟骰关节的关节囊及韧带,离断关节后完成截肢。切除关节软骨面,修整骨的断端,缝合跖、背侧皮瓣,伤口内放置引流 24～48 小时(图 18-2-10B、C)。

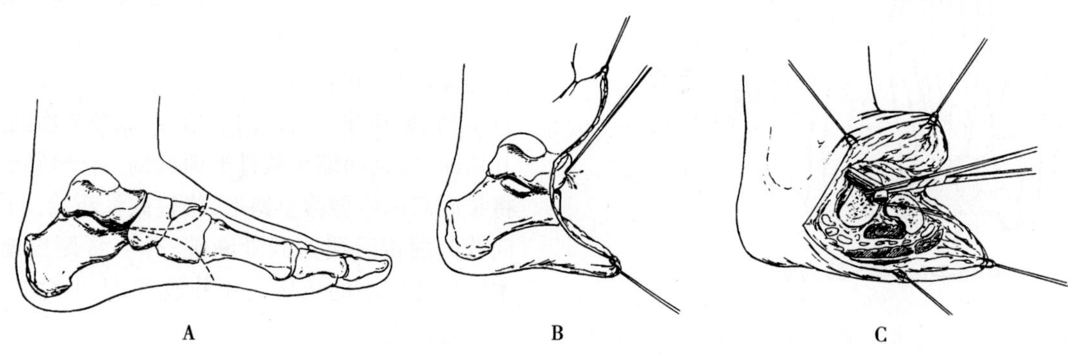

图 18-2-10　跗横关节截肢术
A. 手术切口;B. 切除关节软骨;C. 肌腱移位

10. Syme 截肢术　该术适用于糖尿病及严重周围血管病变引起足的难以愈合的溃疡、足的坏疽以及神经性骨关节病变等。对于足踝部血运不良(ABI<0.5,TcO_2>30%,白蛋白>35g/dl)、感染、跟垫的开放损伤、高龄患者(>65 岁)、患者体质极度衰弱者(白蛋白<2.5g/dl、淋巴细胞计数<1500/μl)者应视为禁忌。该术式的优点是接近正常的肢体长度,能够适合假体。具有较好的负重功能。和近端截肢的患者比较,在步行中能量消耗较少。但此手术的最大缺陷是术后的美观问题,术后残端因为覆盖有宽厚的跖侧皮肤而变得十分臃肿,所使用的义肢也必须适应这臃肿的残端。因此一般女性患者多不宜采用这种手术。

手术操作:做一个单一的长跖侧皮瓣,切口从外踝远端的顶点开始,向内侧于胫骨远端前方越过踝关节至内踝下方约 2cm 处,在转向跖侧越过足底至外侧与外踝的切口相连接。分离所有结构直接到骨质(图 18-2-11A)。将足部跖屈,切开踝关节囊的前部,再向下切断三角韧带(图 18-2-11B),在外侧采用同样的方法切断跟腓韧带。将足部尽量跖屈,切开踝关节后方的关节囊。向后继续解剖显露出跟腱,并在止点处切断跟腱。从跟骨内外侧面将软组织剥离,将足进一步跖屈,沿跟骨的跖侧面行骨膜下剥离软组织,直达跖侧皮瓣的远端,并去处足跟皮瓣以外的所有足部组织。向后牵开皮瓣,从胫骨和髁部分离软组织。在关节线上方约 0.6cm 处截断胫骨和腓骨,这时截骨线正好经过踝穴顶部中央。只有这样患者站立时胫骨和腓骨平面才能与地面平行。将截骨的断端边缘修整光滑(图 18-2-11C)。分离跖内外侧神经,将其向远端牵拉后在截骨断端的近侧将其切断。将所有的肌腱向远端牵拉后予以切断,使其近端回缩至截骨平面以上。分离胫后动、静脉,在足跟皮瓣远端的近侧处结扎并切断。在前方皮瓣

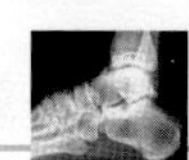

内结扎胫前动、静脉。修整跖侧的皮瓣，注意要保留完整的皮下脂肪组织及其间隔，因为它是一种特殊的耐磨组织（图 18-2-11D）。伤口内放置引流，膝上石膏固定膝关节于功能位。

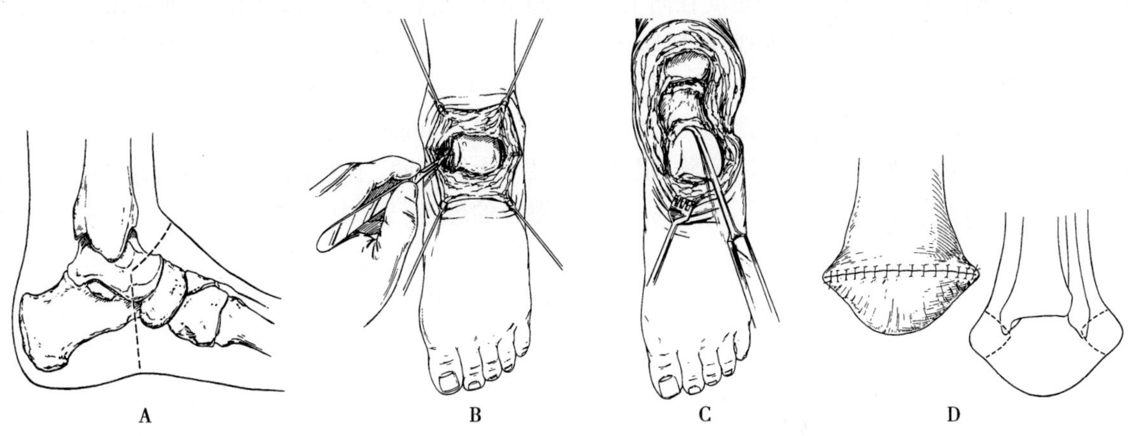

图 18-2-11　Syme 截肢术

A. 手术切口；B. 切断三角韧带；C. 切除跟骨；D. 术后外形

11. 两阶段 Syme 截肢术　适应于糖尿病足患者的前足有明显感染的患者可以采用两阶段 Syme 截肢术，以增加手术的成功率。目前已经证实这种方法对糖尿病患者十分有益。特别适用于术前经检测血运比较充分的患者。该手术的第一阶段包括踝关节离断术，保留胫骨的关节软骨和双踝并采用抗生素持续负压灌注冲洗伤口的 Syme 方式关闭伤口。灌注冲洗至局部和全身感染征象消失，6 周后如果残端愈合良好则可以进行第二阶段手术，截除双踝和缩窄残端以利于安装义肢。

第一阶段操作：术中为保证略长的皮瓣覆盖踝部，于内外踝前下方各 1cm 处作切口。跖侧切口横跨足底连接至内外踝的切口，背侧切口斜形越过踝关节连接上述两点。将伸肌腱向远端牵拉后并切断，使其近端回缩至皮缘内，分离并结扎足背动脉。切开踝关节前方的关节囊，将足跖屈横行切断踝关节内外侧副韧带，注意保护胫后神经。将足进一步跖屈，从跟骨上外侧面开始骨膜下剥离，于跟腱止点处将其切断，注意不要损伤到内侧的胫后动脉。切断跖腱膜截除足部。在足跟皮瓣边缘附近结扎胫后动脉，将胫后神经向远端牵拉并切断，使其近端回缩至皮缘内。伤口内放置负压引流管，修整皮瓣边缘在无张力的情况下缝合皮瓣，同 Syme 截肢术一样不要修剪两侧的"猫耳朵"。术后抗生素持续灌注 48～72 小时，或者至局部或全身感染征象消退后。拔除引流后用内衬良好的石膏固定残端，使用形状适合的衬垫防止"猫耳朵"受压。一般 6 周后切口完全愈合后可以进行第二阶段的手术。

第二阶段手术操作：在内外踝处各作一椭圆形的切口切除"猫耳朵"，切除部分的大小要与准备切除的踝部大小相同。骨膜下剥离显露内外踝，要注意保护胫后动脉。于关节面平齐截除内外踝，再与胫腓骨平行向上切除侧方突出的部分，这样才能使残端内外侧边窄和平整，但要保留前后方的突起部分以便于今后安装假肢。修整残端软组织是跟垫与骨端牢固相连，在胫腓骨远端钻孔，将深筋膜缝合至骨孔处。关闭伤口。

12. Boyd 截肢术　Boyd 截肢术也能在踝关节处形成良好的负重残端，并且不会有 Syme 截肢术后跟垫后移的问题。但手术操作较 Syme 截肢术复杂并且术后的残端也比较大。适应证同 Syme 截肢。有时可以作为 Syme 截肢术的另一种选择。但 Boyd 截肢术的皮肤边缘更为耐磨。适合于足跟皮瓣缺少理想的感觉和胫骨远端骨质不良者。对于儿童，更加推荐 Boyd 截肢术，结合骨骺阻滞术使儿童成人后肢体残端不再长大，能够更好地适应假肢。

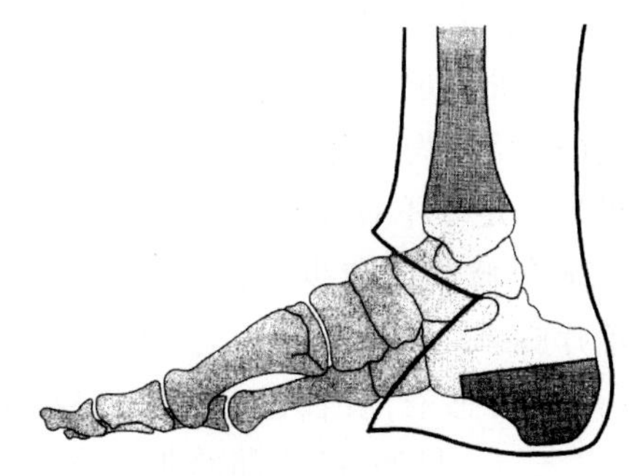

图 18-2-12　Boyd 截肢术

手术操作：做一长的跖侧皮瓣和短的背侧皮瓣，切口从外踝尖开始，于距舟关节水平越过足背至内踝下方，然后向下远侧在跖骨基底部经足底在向上、向近端至外踝尖。分离并结扎胫前血管，将肌腱向远端牵拉并切断。经跗间关节截除前足，紧贴骨面切断胫骨与跟骨之间的韧带。切除距骨，在腓骨结节前方切断跟骨前部（图18-2-12），切除胫、腓、跟骨表面的软骨。切除足底内外侧神经以防受压。将跟骨按照与踝关节的关系向前上方推是其嵌入要融合的位置，注意要使跟骨跖侧面与地面相平行，采用合适的内固定使跟骨固定于胫骨上。缝合伤口，放置引流，术后48～72小时拔除引流。

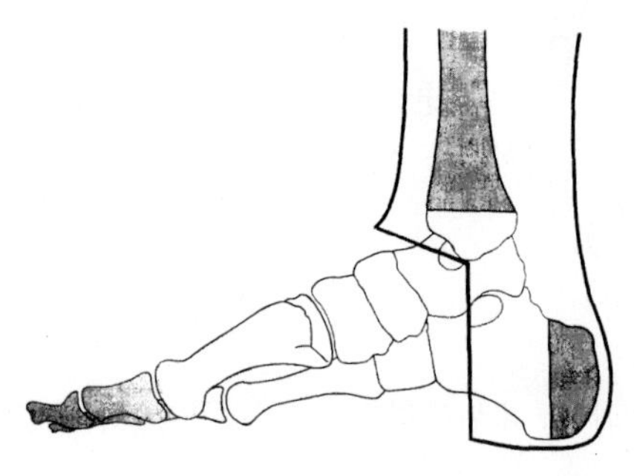

图 18-2-13　Pirogoff 截肢术

13. Pirogoff 截肢术　该术的适应证与 Boyd 截肢术大体相同，主要适用于不能行跟骨上方与胫骨融合的患者。术中，皮肤切口与 Syme 截肢术相似（图18-2-13）。前侧皮肤切开后，将前足跖屈，切断踝前方与侧方的软组织，使距骨向前下方脱位。通过跟骨下面中后1/3处截骨，将跟骨上部连同其他跗骨及前足切除。切除内、外踝及胫骨远端关节软骨，将跟骨连同跖侧皮瓣向上翻转，做胫跟融合。然后止血，缝合皮瓣关闭伤口，伤口内放置引流，术后48小时拔除引流，石膏外固定，8周内禁止负重，之后改为行走石膏直至骨质愈合。

第三节　糖尿病足的预防与护理

一、糖尿病足的预防

糖尿病的病因复杂，它与遗传因素某些病毒感染、机体免疫功能、不良饮食习惯、某些药物、精神过度紧张、吸烟、其他内分泌紊乱等有关。患糖尿病后，应严禁暴饮暴食，力求戒烟，避免过度紧张，特别应避免熬夜和过度疲劳，以防病情恶化。

每一位糖尿病患者在思想上应重视预防糖尿病足的发生。第一，积极控制血糖。糖尿病足主要由于糖尿病造成肢体周围血管、神经病变继发感染所致，而控制血糖是缓解周围血管、神经病变发生的有效手段。高血糖也易发生感染，所以严格控制血糖是非常关键的一步。第二，由于周围神经病变是糖尿病足发生的重要因素，所以适当地给予营养神经药物及足部按摩也是有益处的。第三，积极保护足。不宜穿过紧的鞋袜，不宜光脚行走，尽量避免修脚以减少足部受伤的几率。第四，积极治疗脚癣。糖尿病足患者，可合并有不同程度的足部真菌感染，后者也是创面感染与难以愈合的因素之一。另外，做腿部的非负重运动（如在床上做屈伸腿部的运动）也可在一定程度上改善下肢循环。

二、糖尿病足的保护与鞋具选择

糖尿病患者洗脚时一定要慎重。一方面足部皮肤因感觉异常而无法判断水温的高低，使足不知趋利避害，另一方面微循环障碍和血管病变使皮肤血管不能正常扩张，血供的减少也使皮肤没有足够的血液把热量带走，使热量在局部聚集发生烫伤。严重的患者在自己烫伤的时候还不自知，使烫伤进一步加重。一般水温控制在36～39℃范围。洗脚后宜用柔软及吸水性毛巾擦脚，动作要轻，要彻底擦干，尤其是趾缝应擦干，并防止任何的擦伤。脚擦干后最好用植物油涂擦，以保护皮肤柔软，不发生干裂。此外，适当减肥可以降低足部的承受压力；更应注意不要随意光脚行走，避免肢端皮肤受伤。

合适的鞋子和鞋垫是糖尿病足护理的关键所在。穿不合适的鞋子是引起糖尿病患者下肢溃疡、感染甚至截肢的最常见原因。近年来，对糖尿病鞋子和鞋垫的生物力学功能和治疗效果的研究取得了许多进展。许多研究已经证明穿糖尿病治疗鞋能降低足底压力，减少足底溃疡的发生或复发。

对糖尿病或其他患者而言，穿合适鞋子的目的

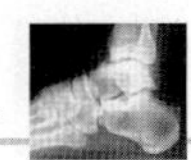

是通过缓解或缩小足底压力集中区域，从而保护病足。合适的鞋子包括几种特点：前足鞋帮应足够宽松、减少压力，特别是锤状趾近节趾间关节的背侧压力；鞋质应柔软，顺应性好，与足部相匹配，诸如塑料、帆布或漆黑皮等无弹性的材料应避免应用，因为这些材料与足部不相适，可引起局部高压区域。糖尿病治疗鞋的最重要特征之一是在足跖屈-背伸方向上应有额外的深度。能给足趾畸形腾出空间，或便于定制鞋垫的放置，特别对之前患有足底溃疡、跖趾关节过伸和锤状趾畸形的患者尤为重要。

糖尿病治疗鞋通常是深鞋帮鞋子，可以是宽松的鞋子或运动鞋，鞋子内衬可以换定制的鞋垫。部分患者需要定制的鞋子，可以通过鞋匠进行改进。定制的鞋子必须拥有合适的深度，当鞋子内衬磨损时可以周期性更换。偶尔，Charcot 关节病患者因足结构破坏，也需要穿定制的鞋子。通常建议患者至少配备两双合适的鞋子和鞋垫，在严重磨损的过程中，可以交替更换。

三、糖尿病足患者的培训

对糖尿病患者的健康教育是很有必要的。教育患者及家属了解相应的预防与护理措施对降低疾病的并发症风险很有必要。对糖尿病患者的教育不仅仅是普及糖尿病知识，还需要患者了解宗教与信仰等社会因素。一般对糖尿病足患者进行以下的护理指导：

1. 控制好血糖　每天健康饮食，多吃蔬菜水果，坚持体育锻炼，定期复查血糖、糖化血红蛋白、血脂，按时服药等。

2. 每天检查足部情况　仔细查看足部有无裂口、疼痛、水泡、红点、溃疡或趾间湿疹。

3. 每天使用温水清洗足部　清洗前用温度计或胳膊肘探测水温，防止被灼伤。洗完后一定要擦干足，更应注意擦干足趾间隙。应用滑石粉保持足趾间皮肤干燥。

4. 在足趾和足底涂薄薄一层护肤膏，保持皮肤柔软光滑。但不要将护肤膏涂在足趾间，以免发生感染。

5. 如果足部存在鸡眼或胼胝，需要找医生或足病治疗师制定最佳的治疗方案。如果医生建议洗澡后用一块浮石来使鸡眼或胼胝变光滑，则在摩擦时要轻柔，并且注意要按单一方向打磨，以免划伤皮肤。不要自行切除鸡眼或胼胝，更不要应用剃须刀、鸡眼膏或液体的鸡眼去除剂，这些均会损伤皮肤。

6. 定期修剪趾甲，避免擦伤皮肤。如果趾甲太厚或太硬而不能修剪，立即咨询医生。

7. 任何时候行走时都需要穿鞋和袜子，一定不要赤脚行走，否则很容易踩上什么东西而损伤足部。

8. 不要用热地毯、热水瓶或其他热物质来暖脚，避免瞬间发生不可逆的灼伤。如果夜里感到足部寒冷，可以穿袜子。

9. 当坐着的时候可以抬高双脚。活动足趾每天 2～3 次，每次 5 分钟，促进足和小腿的血流循环。不要长时间交叉腿部。不要穿太紧和有弹力口的袜子，不要用吊袜带吊住腿。不要吸烟，吸烟会减少脚部的血流。

10. 要确保鞋子足够长、足够宽，有足够的空间容纳足趾，特别是爪形趾畸形。鞋子材质要舒适、通气性好。绝不要穿塑料鞋子，因为它们没有弹性且不能透气。当穿上新鞋时，应仔细检查足部的情况。第一天穿新鞋的时间一般不超过 1 小时，如果没有异常次日延长至 4 小时，如果仍无异常可正常穿着；如有问题应及时调换。如果患者有糖尿病神经病变或严重的足部问题，建议咨询足踝外科医师或其他专业人士，再选择合适的鞋子。

（马昕　王旭　黄加张）

参考文献

1. Abboud RJ, Rowley DI, Newton RW. Lower limb muscle dysfunction may contribute to foot ulceration in diabetic patients. Clin Biomech, 2000, 15: 37-45.
2. Abbott CA, Carrington AL, Ashe H, et al. The North-West Dia-betes Foot Care Study: Incidence of, and risk factors for, newdiabetic foot ulceration in a community-based patient cohort. Diabet Med, 2002, 19: 377-384.
3. Armstrong DG, Lavery LA, Holtz-Neiderer K, et al. Variability in activity may precede diabetic foot ulceration. Diabetes Care, 2004, 27: 1980-1984.
4. Nicodemus KK, Folsom AR. Type 1 and type 2 diabetes and incident hip fractures in postmeno-pausal women, Diabetes Care, 2001, 24, 1192-1197.
5. Schwartz AV, Sellmeyer DE, Ensrud KE, et al. Older women with diabetes have an increased risk of fracture: a prospective study. J. Clin. Endocrinol. Metab, 2001, 86: 32-38.
6. Pinzur MS, Shields N, Trepman E, et al. Current practice pat-

terns in the treatment of Charcot foot. Foot Ankle Int, 2000, 21:916-920.

7. Simon SR, Tejwani SG, Wilson DL, et al. Arthrodesis as an early alternative to nonoperative management of Charcot arthropathy of the diabetic foot. J. Bone Jt. Surg, 2000, 82A: 939-950.

8. Flynn JM, Rodriguesdel Rio F, Piza PA. Closed ankle fractures in the diabetic patient. Foot Ankle Int, 2000, 21: 311-319.

9. Bibbo C, Lin SS, Beam HA, et al. Complications of ankle fractures in diabetic patients, Orthoped. Clin. North Am, 2001, 32:113-133.

10. Pinzur MS, Trepman E, Shields N, et al. Current practice patterns in the treatment of Charcot foot, Foot Ankle Int, 2000, 21:916-920.

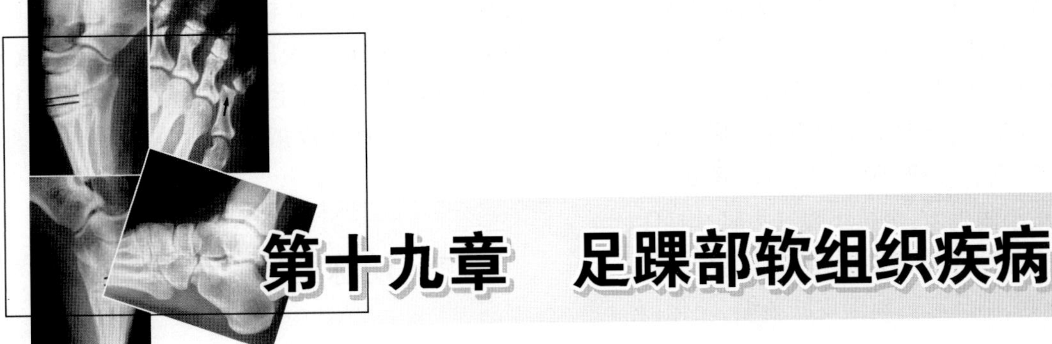

第十九章　足踝部软组织疾病

第一节　足踝部溃疡

足踝部溃疡的患者大多能找到发病原因，但亦有少数患者，一时找不出可以解释溃疡形成的原因，因此只能对症处理。常见的类型有如以下几种：

（1）循环障碍性溃疡：包括静脉循环障碍性溃疡和动脉循环障碍性溃疡。

（2）感染性溃疡：①皮肤化脓性感染；②结核；③真菌感染。

（3）神经营养性溃疡：①脊髓脊膜膨出；②脊髓空洞症；③脊髓痨；④外伤性瘫痪等。

（4）由于足踝部外伤，造成皮肤与其他软组织挫伤，未得到适当治疗而形成慢性溃疡。

（5）皮肤癌形成的恶性溃疡。

（6）特异性溃疡如糖尿病溃疡。皮肤癌肿形成的溃疡和糖尿病形成的足部溃疡在第二十二章第三节恶性肿瘤与第十八章第一节糖尿病足中作了介绍，此处主要讨论以下几类：

一、静脉循环障碍性溃疡

（一）概述

在小腿与足踝部溃疡中约有70%是因静脉循环障碍所引起。分为两大类，小腿静脉曲张合并的溃疡和静脉血栓性溃疡。小腿静脉曲张性溃疡，在小腿与足踝部溃疡中约占55%～56%，多发生在小腿下1/3内侧与足踝部，其原因有以下几种：①下肢静脉瓣膜功能障碍引起静脉血流淤滞，使足踝部和小腿组织缺血、缺氧，在有或无外伤因素下产生溃疡。静脉受到肿物压迫、妊娠、肥胖等均可诱发或加重本病。②下肢静脉曲张，而局部血流淤滞，血液倒流，又使静脉内膜增殖、壁间层纤维化、瓣膜硬化及萎缩。在局部皮肤外伤后，由于伤处血流障碍影响愈合，即可出现久治难愈的静脉性溃疡。

静脉血栓实际上可分为两类：①静脉血栓形成；②血栓性静脉炎。血栓性静脉炎可在静脉血栓的基础上发生，但静脉血栓并非一定会合并血栓性静脉炎，而静脉炎也不都有血栓形成，故两者在发病机制上有一定联系，但实际各自为独立存在的疾病。

静脉血栓形成往往在血流变缓慢，血液凝固性增高的情况下发生的。有时虽然没有血管壁的损害，但是血流变慢也可促成类似凝血样的血栓发生。此种血栓称为“红血栓”，且易脱落，脱落后可在身体其他部位与器官造成栓塞。可见血流变慢、凝固性增高与血管内膜损害是血栓形成的病理基础。

血栓性静脉炎是静脉发生的炎症，在内膜被损害的基础上继发而来。因血流的附壁作用，血小板、白细胞与纤维蛋白容易在内壁上沉积下来产生血栓，此类血栓称之为“白血栓”，一般不易脱落。血栓性静脉炎多见于小腿大隐静脉曲张处，而静脉血栓多发生于小腿肌肉的深静脉中。两种病变均表现为静脉栓塞，在临床上症状相似，较难区分。

（二）临床变现

患者在足踝部甚至小腿可有凹陷性水肿，从足踝部起始，逐渐向上弥漫和加重。当水肿引起骨膜肿胀时，将刺激骨骼可引起局部疼痛及足背、胫后动脉搏动减弱。继之出现静脉曲张，最早在小腿内踝以上的浅静脉扩张、迂曲，此后，大隐静脉完全迂曲扩张、隆起，除小腿内侧外，还在腘窝、大腿内侧发生。在病程中有的静脉可发生静脉血栓形成，单纯静脉血栓形成常无全身症状，如发生在大隐静脉，仅局部有疼痛和压痛，可触及条索状物。由于深静脉畅通，水肿等症状很少见。如深浅静脉都有血栓形成，则水肿容易发生，同时整个小腿有深压痛。若并发血栓性静脉炎，则有发热、脉速等症状，病变局部疼痛明显。挤压小腿肌肉，牵拉小腿三头肌，均可以使疼痛加剧。静脉循环障碍性溃疡多较浅在，基底平坦，边缘不规则，不凸起。周围皮肤萎缩、硬化，有色素沉着。

（三）治疗

首先消除静脉淤血，改善血液循环。患者避免久站应适当休息，抬高患肢，给予抗生素控制感染。待水肿消失、感染得到控制，条件成熟时，手术解除压迫因素。若静脉曲张严重应进行手术治疗。根据静脉曲张的情况采用分段切除曲张的静脉或在股部行高位结扎大隐静脉。术后使用弹性绷带协助改善血循环，促进溃疡愈合。

静脉血栓形成的主要治疗原则是防止血栓扩展和新血栓形成，预防肺栓塞。采用注射抗凝剂，如肝素、纤维蛋白溶酶或鱼精蛋白锌等，一般使用 3 ~ 5 日可使血栓溶解，效果良好。使用抗凝剂，需要每日检查抗凝机制。对经静脉造影明确诊断的静脉血栓可行血栓摘除术，以防栓子脱落进入大静脉引起肺、心等重要脏器的栓塞。手术方法：在确定栓塞的部位切开静脉，吸出或钳去血栓，必要时需连同血栓将整段静脉切去。术后使用弹性绷带协助改善血液循环，促进溃疡愈合。

静脉炎主要治疗目的是：①使炎症局限化：包括采用热敷、理疗等保守治疗方法。炎症明显的可使用抗生素，以减轻全身炎症反应。②减轻静脉负担：下床活动时用弹力绷带缠绕整个下肢，促进血液回流。一般不主张使用抗凝治疗，禁止跑跳等剧烈活动。

溃疡的处理较复杂，需综合治疗。给予抬高患肢、湿敷、理疗及局部用药促进其愈合。伤口可用双氧水、生理盐水冲洗干净，用祛腐生肌的中药，如“湿润烧伤膏”、“生肌橡皮膏”外敷；对有感染者，可用“马应龙痔疮膏”外敷，兼有抗感染和祛腐生肌的作用；对深度溃疡，还可加用电刺激、超声波甚至局部应用生长因子等方法综合治疗，常可获得疗效。经上述治疗无效，溃疡久治不愈者，可考虑切除溃疡，并结扎其周围的曲张静脉分支；然后对表浅的创面行植皮术，深在者行转移皮瓣、带蒂皮瓣转移闭合创面，对合并慢性骨髓炎的溃疡，经彻底清除死骨、刮除病灶、切除溃疡、抗生素溶液反复冲洗后可行肌皮瓣闭合创面。具体皮瓣设计与转移方法，可参考相关章节。

二、动脉循环障碍性溃疡

（一）概述

动脉循环障碍性溃疡是因动脉功能障碍，发生阻塞或痉挛造成肢体缺血。在早期阶段，轻者于小腿与足部即可发生表浅组织的缺血坏死而成溃疡。严重者或晚期患者可导致整个远端肢体，如足或足趾的坏死，成为不可逆的组织破坏。因而，足踝外科医师应尽力做到早诊断、早治疗，以挽救肢体功能。

足踝部发生的动脉循环障碍性溃疡主要合并于：动脉硬化、血栓闭塞性动脉炎、雷诺病等疾病。以上疾病所发生的动脉循环障碍性溃疡在临床症状上有如下共同的特征：①在疾病早期即有剧烈疼痛；晚期，虽有疼痛，但当组织溃烂后，疼痛消失而出现麻木感。卧位时疼痛不减轻，若患者起床或让小腿下垂于床边，可缓解或减轻疼痛。②局部缺血，可合并小范围的静脉淤血；这是因为静脉与毛细血管缺血损伤所致。由于缺血，局部大都或多或少有皮肤发绀发生，但是无论病变早期还是晚期的，均无色素沉着。仅在溃疡反复发作同时有静脉损害时，方可有色素沉着。③损害多出现在动脉分支，如动脉主干损害，则整个肢体发生坏死。④受热后血管扩张可以缓解症状，遇冷使血管收缩甚至痉挛，则缺血加剧，症状加重。⑤溃疡发生，局部可见皮肤紫斑、水泡或溃烂；当组织溃烂或水泡破裂后即自行发生溃疡。溃疡的深浅和范围差异很大，由动脉所在的部位和受损级别而定。溃疡分泌物很少，多数是干性溃疡，坏死呈干性坏疽，水肿较少出现。有慢性出血的溃疡，一般该肢体组织营养差，可有轻度水肿。⑥采用血管扩张剂治疗可达一定效果，此项可以作为诊断性治疗措施。⑦因为缺血组织营养性变化明显，出现包括皮肤干燥、无汗、汗毛脱落、趾甲无光和不平整等病症，甚至有反甲、趾甲缩小，皮肤变菲薄、缺乏弹性，皮下组织纤维化等现象。

临床上在作出诊断时，本病有时需与静脉循环障碍性溃疡相鉴别，其鉴别要点参照表 19-1-1。

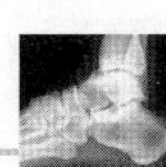

表 19-1-1　动脉循环障碍性溃疡与静脉循环性溃疡的鉴别要点

静脉循环障碍性溃疡	动脉循环障碍性溃疡
1. 病因为静脉瓣膜功能不全，静脉扩张、血液淤滞、内压增高	动脉血供不足或血供中断
2. 溃疡限于病变的静脉、毛细血管处，多表浅，范围大小不一	溃疡发生于动脉区，范围大而深
3. 溃疡并非组织坏死	系组织缺血、坏死所致，有坏疽
4. 疼痛，早期出现，但轻而钝	早期剧痛，立位或抬高足跟痛重
5. 分泌物多	干性坏死或坏疽，分泌物少或无
6. 水肿广泛而明显，累及小腿和足	水肿轻或无，受冷可有水肿
7. 皮肤有色素沉着，无青紫	早期有青紫，无色素，皮肤菲薄；晚期反复发生溃疡者有色素沉着
8. 夏季加重，冬季减轻	冬季加重，夏季减轻
9. 遇冷使症状缓和，遇热病情加重	遇热症状缓解，受冷则加重症状
10. 溃疡纤维化，皮肤增厚，皮下组织纤维化	皮肤萎缩，小腿与足有缺血后代偿性纤维化
11. 趾端无缺血症状	趾端缺血、冷、无汗、少毛，趾甲无华而粗糙
12. 动脉搏动良好	受累动脉搏动减弱或消失
13. 受累静脉迂曲、扩张、结节	无曲张静脉

（二）动脉硬化性溃疡

动脉硬化性溃疡好发于小腿与足，它是由皮内或皮下组织中血管硬化阻塞缺血而造成的一种溃疡。溃疡自皮肤坏死开始，逐渐形成。根据动脉硬化发生的部位可以分为两种类型：①深部动脉硬化性溃疡：由中等口径的动脉发生硬化所致，组织缺血坏死形成的溃疡位置较深，常见于老年人从事站立职业者；②浅表动脉硬化性溃疡：由供应皮肤口径较细的小动脉发生硬化阻塞致组织缺血形成溃疡，溃疡较浅表，其远端血供不受影响。

1. 深部动脉硬化性溃疡　由于受损的动脉支较大，故组织坏死范围广泛，程度剧烈，皮肤有坏疽和深部组织的溃烂，可达肌层、肌腱、甚至骨组织；由此区别于浅表动脉性溃疡。本症容易发生在骨性突起的部位，如内外踝部、跟部，这些部位易于受压和损伤引起局部组织缺血。临床上，多见于 50 岁以上老年人，因其动脉硬化发生率高，发病多进展快。由于动脉硬化阻塞，动脉搏动减弱，甚至消失。疼痛较剧，为减轻疼痛喜将小腿下垂于床边。严重病例，足趾和足跟均可出现严重的坏疽。患者动脉压可以升高，但在阻塞的远端下降，造成腘窝和远端部分（足或足趾）血压的差异。X 线片可发现动脉主干有钙化，偶有动脉瘤形成。

2. 浅表动脉硬化性溃疡　临床上，大多数动脉硬化性溃疡为此型溃疡。早在 1940 年就已有报道。本症多见于 60 岁以上老年人，据统计女性发病率高于男性。皮肤上发现紫斑且有疼痛，是溃疡发生的先驱症状，继之疼痛剧痛，但无局部水肿。溃疡处常伴有色素斑点出现，还可有湿疹、组织萎缩及少量渗出等现象。溃疡好发于足的背侧或内侧缘，初期限于表皮层，逐渐侵袭皮肤全层或皮下层，大小在直径 1～6cm 不等，呈圆形或椭圆形，边缘清晰，基底较宽广。溃疡周围常有一圈炎症区环绕，其间常有散在的皮肤湿疹，炎症区向外为正常皮肤。一般肉芽鲜红，在新鲜肉芽上可以辨认出新生的毛细血管，因而易于出血。溃疡可为双侧，也可为单侧，即使单侧发病，另外一侧往往也有色素沉着或可发现动脉硬化结节。患者常兼有高血压史，但并不影响肢端的脉率和强度，缺血情况少见。

诊断：除依据有局部缺血和动脉硬化阻塞的临床变现外，尚可行组胺试验对本症作出诊断。具体方法为：在患肢皮肤数处分别注入组胺，可以在离溃疡不同距离的近侧和远侧部分出现不同的反应。例如：动脉硬化性溃疡出现在小腿下 1/3，则膝关节以上大腿皮肤的组胺反应皆为阳性。由近端到远端地注射 2～3 处均为阳性说明大腿部血液供应正常。对组胺可产生过敏反应。膝以下注射数处，由近到远侧组胺反应逐渐减弱，而且越近溃疡反应越弱，反应减弱的原因是溃疡附近缺乏血供，皮肤对组胺的敏感度也下降。

治疗：分全身治疗和局部治疗：全身治疗包括卧床休息，适当活动及药物或手术治疗。休息可以降低新陈代谢率，避免加重组织的缺氧损害。作适量的肢体活动不但能增加皮肤的血流量，又可减少动脉痉挛发生，促进静脉的回流。使用血管扩张剂，合并使用维生素 C 或组胺，效果更佳。后两种药物可以每 3～6 小时肌注一次，持续 3～7 天。

作腰交感神经节切除或交感神经链封闭可以获得一定效果。在上述手术同时结合内脏神经切断术，解除肾上腺皮质的神经支配，能够满意的达到减少血管痉挛，促使动脉扩张的效果。

局部治疗：有学者提出，在远离溃疡近侧身体部位，如在上肢、胸、背处使用热疗（包括热敷、红外线照射等），能使全身血管反应性扩张，加速血液循环，既增加了足踝部溃疡部位的血流量，又不加剧该处的氧代谢，能起到改善和促进溃疡愈合的作用。

溃疡的处理包括抗感染、促进肉芽生长和闭合创面。溃疡部位的感染需采用抗生素溶液或其他杀菌剂溶液湿敷，常用的有 2% 的硼酸、0.005% 的呋南西林、0.1% 雷夫诺尔及 1∶2000 的苯扎溴铵溶液等。中药“马应龙痔疮膏”既有抗菌杀菌的作用，又有祛腐生肌促进愈合的作用。本章前面介绍的促进肉芽生长的药物，如生肌橡皮膏、生长因子等及理疗等方法均可应用。有报道使用胎盘填敷，使溃疡获得肉芽生长的良好上皮组织基础，可以缩短溃疡收敛时间，加快愈合，并能减轻疼痛，增加局部组织的抵抗力。

较小的溃疡可以在其周围和底部采用 1%～2% 的普鲁卡因溶液作封闭，有减轻疼痛、扩张血管的作用。对溃疡肉芽生长良好，并已填满伤口时，可用甲紫溶液外涂，帮助收敛愈合。浅的和面积不大的溃疡可以手术切除，创面用表层皮肤移植覆盖或采用皮瓣移植的方法闭合创面。

近年来，对慢性溃疡创面的治疗有许多可喜的成果：①许多治疗慢性溃疡的湿性敷料应运而生。这些敷料虽然品种不同，但总的看来其构成的药用部分大体相似；包括对创面的营养、消炎、保湿及促进上皮生长的药物，如生长因子等。②自体干细胞移植。国外报道将自体干细胞移植到慢性溃疡附近新生的毛细血管处，能促进血管的生长使溃疡处获得血运，从而加快创面的愈合。报道的病例显示，该法对一些慢性缺血性溃疡，尤其对糖尿病的缺血性溃疡疗效满意。③介入疗法等一些微创技术的作用。在有足背动脉搏动的情况下，经腘动脉介入施行消融、血管内支架、血管腔内硬化斑块旋切术、激光血管成形等微创手术治疗小腿动脉的缺血性疾病；由于血运的恢复，从而治愈足踝部的缺血性慢性溃疡。

（三）血栓闭合性脉管炎溃疡

血栓闭塞性脉管炎引起的溃疡，多发生在足跟和足趾，严重的可引起坏疽。本病的早期症状是小腿或足踝部皮肤率先发生溃烂，其涉及的范围和损害程度取决于闭塞血管的口径和供应皮肤区域的大小，创面长期不愈而成为溃疡。实际上，脉管炎使包括动静脉在内的血管都受到侵犯，但临床症状和危害程度以动脉损害和闭塞部表现为主。所以，血栓闭塞性脉管炎溃疡，主要是因为动脉血管的闭塞而引起的溃疡。

临床上，本病多见于 40 岁以下的青壮年男性。据统计 50% 病例有损伤史，因而分析发病与损伤有关，如机械性擦挫伤，化学物质刺激（如烟碱）或热损伤，使动脉血管闭塞；继之局部皮肤先有缺血症状，在此基础上，皮肤和皮下组织开始溃烂，溃烂的皮肤组织脱落，溃疡即形成。患肢有时溃疡与坏疽同时存在。溃疡创面几乎无渗出，肉芽甚少，溃疡基底部分纤维化，周围皮肤温度较正常低，这是因组织缺血而造成溃疡的特殊表现，属于干性坏死组织坏死。因缺血溃疡常招致感染，但感染不重。溃疡严重者有间接性跛行，此症状常在溃疡出现后 14～15 日后发生，在此前可有脉搏减弱、或增快等症状。局部疼痛，休息后不减轻，抬高患肢疼痛加重，下垂患肢可减轻疼痛。因皮肤缺血，足和小腿皮肤干燥、肌肉萎缩、趾甲增厚脆裂等症状常有发生。因足跖面负重与行走易招损伤，故足趾溃疡多见于跖面，两趾相邻面也容易发生溃疡兼有皮肤皲裂，皲裂与溃疡有时很深而暴露出肌腱和骨关节。足跟溃疡与鞋袜摩擦有关，多见于后、外侧，多在跟跖底厚皮与两侧皮肤交接处发生。足趾和足跟同时有溃疡存在也较常见。

此外，本病常有一种皮肤表层干尸化的特殊形式溃疡。干尸化的损伤只累及上皮层，不侵袭皮下组织，呈干性坏疽。若发生此症后，坏死的皮肤干燥、光滑，患者诉痛或刺痛，甚至有烧灼感。数周后，干枯的皮肤裂开，有带有脓液和坏死物的渗出液流出。溃疡边缘有红润的增生组织，在溃疡形成同时，可以合并全身中毒症状。有体温上升和精神不振等表现。

1. 诊断　主要根据病史和本溃疡所表现的临床特征。小腿动脉有栓塞，足背动脉、胫后动脉可摸不到搏动。利用小血管多普勒超声检查仪可以检查小腿与足踝部动脉的搏动情况作出诊断。如无此设备，可将小腿浸入 42℃ 热水中，若动脉搏动不明显，

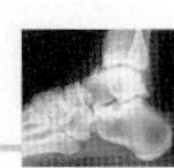

说明动脉有闭塞可能，或者是动脉痉挛。动脉造影也可以用来诊断动脉栓塞，但因常引起血管的痉挛，较少使用。

2. 治疗　首先应针对造成血栓闭塞性脉管炎的病因进行治疗。一般性治疗包括休息、减少运动，防止再次受伤，继发性感染要及时控制等。由于缺血是发病的根本原因，所以，应用扩血管药物是非常必要的。扩张动脉血管可以减少血栓栓塞形成的溃疡的可能，已有溃疡的患者可用药限制溃疡的进展。为了更好地扩张血管增加疗效，也可配合某些手术治疗之，如应用腰交感神经节切除、内脏神经切断和单侧肾上腺切除术。如血栓闭塞已有溃疡形成，可在足和足趾部切断胫后神经。创面的处理可参考上一单元处理之。有肢端皮肤明显坏疽，可以考虑作截肢(趾)手术。近年有报道采用旁路血管移植术和带蒂大网膜或游离血管大网膜移植术，或动静脉转流术能使患肢建立侧支循环，改善血供，减少截肢或减轻坏疽区。

(四) 雷诺病溃疡

1862 年雷诺医师(Dr. Raynaud)报道了一种由于脊髓灰质的血管运动中枢异常兴奋，而引起的四肢小动脉间接性痉挛的一类疾病，被称之为雷诺病(Raynaud's disease)。常见于上肢，但是小腿和足踝部发生雷诺病而引起的溃疡并不少见，是足踝部溃疡的一种特殊类型。

临床上，本病多见于女性，发病多在青春期；其特点为：①四肢末端皮肤颜色呈间接性的变化(先变白，继而青紫并伴有局部冷、麻、刺痛，持续数分钟后肤色转为红色)；②双侧对称性发作；③没有周围动脉闭塞性病变；④局部皮肤有坏死和营养障碍性改变。一般均在雷诺病发病数年后才出现溃疡，但少数患者在雷诺病发病后即可并发溃疡。溃疡常在冬季随雷诺病症状加重而加剧，温暖季节因雷诺病缓解而减轻。所以，寒冷也是主要病因之一。

此外，本病与精神因素、内分泌功能紊乱有关。据报道在妊娠期症状可减轻。也有人认为本病发生包括了中毒或过敏反应等因素，患者常伴有阳性家族史。

溃疡多发于踝关节，足背部及小腿前面和中下 1/3 处。溃疡发生前，局部组织可有营养性障碍，趾甲皲裂，毛发脱落，皮肤水泡和水肿，后者可明显见于足踝部，足背及小腿内侧。即之局部皮肤坏死，当溃疡上皮脱落后即显示溃疡表面，溃疡可有多个，两侧多同时受累。溃疡一般较小，直径在 2 ~ 4cm，溃疡较浅，常仅涉及皮肤层或皮下组织。溃疡发生后，患者会感到局部疼痛，卧床休息加重，起床走动后因注意力分散而使疼痛减轻。患者脉搏、动脉血压和动脉搏动图均属正常，手与足的体温可较正常为低。雷诺病症状可以因冷或情绪低落而诱发，但发生肢端坏疽甚为罕见。此种溃疡预后差，病程可迁延长达 2 ~ 4 年，夏轻冬重，反复发作。

治疗：原则上是改善血液循环和治疗局部溃疡。学者们多数强调针对雷诺病的病因进行治疗，使该病得以缓解，溃疡往往减轻，甚至逐渐自愈。作为全身治疗的一个方面，可休息制动以减轻营养和能量消耗，避免加重肢体组织损伤。据报告组胺与维生素 C 混合注射有效。使用血管解痉剂、扩张剂，如普鲁卡因、罂粟碱、妥拉苏林、苄苄胺、氢化麦角碱等可暂时减轻疼痛，缓解组织缺血情况。严重患者应考虑做腰交感神经切断术，彻底解除血管痉挛状态。

溃疡创面的处理，参考相关章节的治疗原则。对反复发作的溃疡可局部切除，创面断层皮片移植或采用转移皮瓣、带蒂皮瓣移植闭合创面。

三、神经营养性溃疡

神经营养性溃疡，临床上在脊髓脊膜膨出、脊髓痨、脊髓空洞症及脊髓损伤等原因造成截瘫或下肢瘫痪患者的足踝部的各种压疮较常见，均为神经疾患的并发症。其发病原因有三种因素：①因神经疾患，使局部感觉迟钝或完全消失，遭受伤害后，机体不会产生保护性反射，使局部皮肤易受损伤，尤其容易发生烫伤、冻伤；②由于神经营养障碍，创口虽经长期治疗，仍难愈合，形成溃疡；③截瘫平面以下，皮肤失去知觉，骨突出如内、外踝与足跟部皮肤易发生压疮，压疮溃烂后将成为久治不愈的溃疡。

本病的诊断，因此种溃疡有原发性疾病造成的截瘫或马尾神经、下肢周围神经损伤造成的下肢感觉减退或消失为其特点，故诊断不难。为了便于指导治疗，通常把压疮分为 4 度。皮肤发红，表皮糜烂为Ⅰ°，皮肤破溃，深度未至皮下为Ⅱ°，深达皮下组织至骨面之间的压疮为Ⅲ°，压疮深达骨面并发生骨感染或骨坏死者为Ⅳ°。

治疗：神经营养性溃疡的治疗较为困难。原发病的治疗极为重要，应尽可能争取感觉得到恢复，一旦感觉获得恢复，压疮则易于愈合。否则，即使愈合了，也易于复发。

对截瘫或下肢瘫痪者，应每 3 ~ 4 小时翻身一次，避免长时间压迫，是压疮愈合的基本条件，在此基础上进行治疗。医者应加强溃疡的清洁处理，一般每日换药一次，去除腐肉及不健康的组织，有感染时给以抗生素；一般Ⅰ°、Ⅱ°范围较小的溃疡，经上处理可逐渐愈合；溃疡较大者愈合困难，创面经换药洁净无感染、局部水肿消失、肉芽新鲜时，应采用植皮或皮瓣移植等手术闭合创面，但应注意受压部位不应植皮治疗。较小的Ⅲ°、Ⅳ°压疮经换药自行愈合后遗留瘢痕，这些瘢痕若在易受压部，如足跟底部，瘢痕受压，易于再发。再发之原因为瘢痕不耐压，皮下与骨突之间无衬垫及骨突面积较小，故Ⅲ°、Ⅳ°压疮在经常受压部位，宜采用皮瓣或肌皮瓣修复，以肌皮瓣为首选。邻近皮瓣转位修复压疮，虽可用健康皮肤代替瘢痕，但仍有：①非正常皮肤，缺少知觉，无保护性感觉；②皮肤与骨突之间缺乏衬垫；③转位之皮瓣常无知名血管，血运不丰富等缺点，愈合后仍可受压，再次发生压疮。用肌皮瓣转位修复，则可克服上述缺点。足跟底压疮或溃疡，根据不同情况可作如下肌皮瓣的选择：如足底内侧半皮肤感觉存在，可选择踇外展肌或踇外展肌与趾短屈肌联合肌皮瓣转位修复。如果皮肤缺损很小，大隐神经感觉功能正常者，可将支配跟底的腓肠神经支于适当长度处切断，将其远端与大隐神经（近端）相吻合，待溃疡区恢复神经支配后，可自行愈合。

四、损伤性溃疡

小腿下端与足踝组织覆盖不丰富，小腿或足踝部受到较重的软组织挫裂伤或撕脱伤，组织缺损，因种种原因未能及时闭合伤口；或小腿、足踝部骨折畸形愈合，有骨突出自内向外压迫皮肤；或开放性骨折、伤口感染不愈合；也有因足横弓下塌，足底跖骨头处发生胼胝，经不恰当的单纯切除胼胝术后发生溃疡。

与神经营养性溃疡不同，这些溃疡周围的皮肤感觉正常，溃疡一般表浅，有炎症现象，肉芽光滑红润易出血。治疗首先应去除致病原因，特别要切除突出的骨骼，有些溃疡即可自愈。参考本节介绍的溃疡创面用药原则，对溃疡进行清洁换药，有感染时应用抗生素控制感染，待肉芽新鲜后可予以植皮，但对负重区须用转移皮瓣或带蒂皮瓣修复。

（梁晓军　李毅　赵宏谋）

第二节　足踝部软组织疾病

一、足踝部局部复杂疼痛综合征

局部复杂疼痛综合征（complex regional pain syndrome，CRPS），也叫反射性交感神经萎缩症，是以神经官能症、神经衰弱、轻微灼伤、骨折后骨萎缩、痛觉神经营养不良、急性骨萎缩、周围神经营养不良、骨质疏松、交感神经痛为临床表现的疼痛综合征。根据国际疼痛协会将局部复杂疼痛综合征分为两种类型：Ⅰ型是创伤引起的非特异性疼痛综合征，Ⅱ型是由特定神经病变损伤引起的疼痛，较多见为交感神经病变。

（一）临床表现与诊断

1. 病史　有外伤感染等病史。

2. 体格检查　患者轻微的损伤引起剧烈疼痛，常忽略原发病灶，疼痛多数自发性，疼痛可局限某一部位，也可随病程进展逐渐扩大，不沿神经走行。体检时注意观察患者感觉系统，运动功能，评估水肿、关节活动度以及本体感觉，观察指甲以及毛发分布。

感觉系统检查在评估疼痛的位置和分布中十分重要，体检时注意病变累及单一或多处皮节，以及是否存在痛觉过敏。运动功能检查包括肌肉萎缩程度、肌力、关节的活动度和稳定性、步态和协调性等检查。注意评估水肿与关节活动度降低关系和本体感觉变化。患肢皮温是否较高或较低，多汗以及观察患者指甲和毛发生长。

3. 辅助检查　热力刺激器、电刺激器用来检查热、冷、触觉，判断病变分布。

（二）治疗

CRPS治疗目的是缓解症状，恢复功能。因此早期发现和治疗十分关键。

1. 保守治疗　为了增加疗效，可同时采用以下保守治疗方法中的2～3种方法进行治疗：

（1）物理治疗：早期诊断CRPS，则早期使用非甾体类消炎药和止痛药，同时进行物理治疗，如：脱敏、热疗、水疗、渐进地增加关节活动度。止痛目的是改善运动功能，提高患者生活质量。通常低温会造成症状加重，因此湿热环境对改善患者症状非常

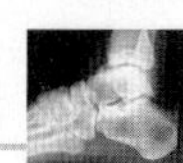

有效。关节活动度的恢复锻炼应循序渐进,否则使病情恶化。

(2) 经皮神经刺激治疗:能减轻患者疼痛,促进康复,尤其对单一皮节引起的疼痛效果更好。治疗使得内啡肽(一种能够减轻疼痛的吗啡类似物)的释放增加,微弱的刺激可以阻滞神经传导痛觉。

(3) 针灸:通过竞争性抑制神经的传导来减轻疼痛。

(4) 神经阻滞治疗:成年人,诊断为 CRPS 应尽早行神经阻滞治疗。疗效确切迅速,能扩张血管,解除肌痉挛,抗炎,抗过敏以及阻断疼痛的恶性循环,达到治疗的效果。治疗后出现症状部分缓解,皮温升高,疼痛减轻至少 50%,都表示预后较好。神经阻滞治疗比药物治疗作用更加持久,若患者出现活动能力减弱,营养障碍,尤其在阻滞术后疼痛减轻时,则应早期物理治疗。病程前 2 周使用神经阻滞隔日治疗一次,能获得较持久的效果。

(5) 其他治疗方法:心理医生运用放松疗法,生物反馈治疗和通过图像引导其认知行为等来治疗,可用来辅助其他治疗。

2. 药物治疗　可选用以下药物治疗:

(1) 阿片类药物:已作为治疗神经性疼痛的常规用药。保证疗效的前提下应减少阿片类药物的剂量,但用于治疗疼痛时,在确保体格检查时没有生理异常时,使用可超过正常剂量。目前临床上提倡疼痛全程用药,而不按需用药,推荐配合使用固定剂量的长效镇痛药(如:芬太尼透皮贴剂、硫酸吗啡缓释片、盐酸羟考酮缓释片)与疼痛剧烈发作时使用短效镇痛药(如:芬太尼口腔黏膜制剂、羟考酮、氢化吗啡酮)。阿片类药物的副作用有恶心、便秘、呼吸抑制、尿潴留、体位性低血压、头晕、镇静等,也会抑制快动眼睡眠,改变睡眠模式,但临床上均能有效控制。临床使用阿片类药物,需充分考虑耐受性、成瘾性和依赖性,注意避免阿片类药物的不适当使用。

(2) 非典型阿片类药物:曲马多(阿片类受体激动剂),与其他阿片类药物不同,其不易被阿片类受体拮抗剂纳洛酮阻断,能够减少 5-羟色胺和去甲肾上腺素摄入,对神经性疼痛患者较有效。使用时应避免对有成瘾倾向的患者用药。

(3) 抗抑郁药:抗抑郁药通过阻断去甲肾上腺素和 5-羟色胺的突触前膜摄取减轻疼痛。慢性疼痛患者可能已服用过多种药物而产生副作用此时加用抗抑郁药,应避免造成过度镇静。临床上三环类抗抑郁药(tricyclic antidepressants,TCA)和选择性 5-羟色胺再摄取抑制剂(selective serotonin reuptake inhibitors,SSRI)比传统止痛药相比副作用较轻,并有利于改善患者睡眠。

(4) 类固醇:口服或静注类固醇能降低毛细血管渗透压,稳定细胞膜。口服甲泼尼龙起效快,局部神经阻滞也能够取得较好疗效。

(5) 其他类:口服抗交感神经药患者的耐受性较差,主要副作用包括疲倦、便秘、低血压、性功能障碍。普瑞巴林一种新型 α2δ 配体,副作用较小,为治疗外周神经性疼痛的新药。辣椒素软膏、利多卡因软膏/贴可局部用于患处。最近的研究表明每天服用维生素 C 500mg 可以有效地避免 CRPS 的发生。

3. 手术治疗　在手术治疗之前,需注意由神经瘤、踝管综合征等引起的神经病变相关性 Ⅱ 型 CRPS,治疗时应最大程度地控制继发性痛觉过敏。治疗术式可选择神经松解术、神经修复术或神经切除术,手术在硬膜外麻醉下进行,术后继续导管行神经阻滞 3 ~4 天减轻术后疼痛。因可吸收线降解会引起局部疼痛感,手术尽量避免使用。

对患肢手术时需应用腰麻或全麻会使得本病的复发率增加。即使有时手术顺利,也无法避免术后复发。也有报道截肢手术治疗 CRPS 顽固性疼痛病理,但充分考虑手术风险及术后生活质量,临床上较少进行这种手术。

二、精神病学的足痛

慢性疼痛患者会拒绝使用药物和手术等治疗,易迁怒他人,把疼痛视为对自己的惩罚。慢性疼痛易使人产生抑郁,甚至会发生自残,患者具有伤心、悲观、挫折感、不满、负罪感、自我憎恨、哭闹、易怒、自闭、犹豫不决、失眠、厌食、体重减轻、性欲减退、注意力分散等表现。外科医生可能被患者的主诉误导,因此治疗前评估患者整体状况,对于这些患者建议行心理治疗。

(一) 抑郁症

抑郁症患者坚持自己患病,抱着绝望的信念认为身体出现了问题,然而进行身体检查指标都正常。患者主诉模糊、广泛、易变和夸张,没有依据。常述说一些不存在的症状。公然与医生争执理论,却仍依附医生。

(二) 癔症转化

癔症患者常会出现癔症性运动功能紊乱,可因膝关节或踝关节造成足瘫痪，表现为足挛缩性马蹄内翻畸形，巴宾斯基征阴性，EMG 正常，无阵挛，深肌腱反射正常。抬高患足未感觉明显阻力，抬高然后突然撤去外力，腿会缓慢地落下。女性患者发病率较高，往往需要心理医生干预。

（三）诈病

诈病患者经常回避叙述病史或主诉病史前后不一致，患者往往能从患病中获益（如：赔偿、逃避不愉快的工作），这些患者往往有轻度到重度精神障碍，体格检查阴性。

三、外伤后骨萎缩

外伤后骨萎缩，又称 Sudeck 骨萎缩，是指由于外伤或手术等引起的伴有疼痛症状的骨萎缩。一般发生在成人，儿童罕见。外伤的程度与本病的发生和严重程度无平行关系。

（一）病因和发病机制

本病均继发于外伤或手术之后，发病机制尚不清楚。可能是外伤后交感神经受到某种刺激，使骨内的血液供应状况发生急剧变化，导致钙、磷代谢失常而发生骨质疏松，也可能交感神经不稳定的人受外伤后易于发生此病。

（二）临床表现和诊断

患者受伤后局部症状不明显，但伤后数天，受伤部的中心部位出现疼痛、肿胀、发红等症状。疼痛为持续性，可因下地站立或行走疼痛增强，而卧床休息不见消失。如发生在足部，肿胀主要发生在足背部和踝关节背侧，且此处皮肤紧硬，伴光泽及发热，继之皮肤、趾尖出现营养障碍，如皮肤干燥、粗糙、皲裂等。跖筋膜、肌腱、关节囊发生萎缩、以致引起足趾屈曲僵硬畸形。一般 1～2 年内症状逐渐缓解，最后遗有足踝关节挛缩，跛行。

临床诊断主要根据外伤后发生上述症状和体征确定。X 线片可帮助诊断，显示有明显的骨质疏松，弥漫性、斑纹状骨质吸收、骨小梁稀疏、变细等骨萎缩征象。一些患者的 X 线片与足部骨关节结核极易相混，应注意鉴别。前者血沉正常、尿磷酸盐增高。

（三）治疗

当发现患者出现外伤后骨萎缩的症状后，应抬高患足，积极进行股四头肌收缩锻炼及踝关节背伸、趾屈等主动运动。为促进患肢血运可给予热水浴、按摩等理疗。在药物治疗方面可服用血管扩张剂、维生素 D、钙剂等。活血化瘀、强骨的中药也可使用。

四、足的烧伤

烧伤（burn）是指由热力引起的组织损伤。平时生活或工作中，足有鞋袜的保护，属躯干非暴露部位；另外，足位置低、足底踩在底面等原因，足被烧伤的机会甚少。双足共占体表面积 7% TBSA（适用于大人和小孩）。所以，即使两足完全烧伤，也只算轻度烧伤。但足是人体重要的支撑结构，严重烧伤后对人的负重和行走有明显的影响。

（一）烧伤深度的评估

Ⅰ°烧伤：仅伤及表层皮肤，生发层健在，再生能力强。烧伤后局部有局部红肿，烧灼感表面红斑状、干燥，有烧灼样疼痛，3～5 天后局部有转为淡褐色，表皮脱屑痊愈。

浅Ⅱ°烧伤：伤及表皮的生发层，真皮的乳头层。局部红肿明显，皮肤表面可有大小不一的水疱。皮温高，疼痛剧烈，表皮湿润，1～2 周可愈合，一般不留瘢痕，多有色素沉着。

深Ⅱ°烧伤：伤及皮肤真皮层。皮肤有水疱，痛觉较迟钝，如无感染，3～4 周可愈合修复，常有瘢痕增生。

Ⅲ°烧伤：皮肤全层烧伤，甚至可达皮下、肌肉或骨骼。创面无水疱，呈蜡黄或焦黄色甚至碳化，坚硬如皮革，仅保存深触觉，痛觉消失，局部温度低，皮层凝固性坏死，后形成焦痂，痂下可有树枝状栓塞血管，皮肤已无可再生的来源，如创面小，周围健康皮肤上皮可生长将其覆盖，如创面较大，需要植皮愈合，愈合后多形成瘢痕，易遗留肢体畸形。

（二）治疗

1. 现场急救　尽快扑灭火焰，迅速脱去着火的衣物和鞋袜，并离开通风不良的现场。可将烧伤的足浸入 15～20℃水中，或用冷水浸透的毛巾敷于足部，判断伤情，除去足部烧伤外，还应观察是否合并全身其他部位的烧伤及其他损伤。

2. 浅度烧伤处理

（1）使用止痛剂、抗生素和破伤风抗毒素。

（2）用灭菌水或消毒水清洗创面。

（3）浅Ⅱ°烧伤创面的完整水疱可以保留，已脱落和深Ⅱ°烧伤创面应除去。

（4）创面包扎，浅度烧伤，可能一次包扎后就可以愈合，深度烧伤一般 1～3 天后应更换辅料，观

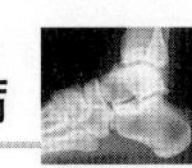

察创面情况。

3. 深度烧伤处理

（1）足背-踝前区深度烧伤可施行创面切除，一般需要切除至深筋膜浅面，若伸指肌腱已烧毁，可予以切除，尽量保护趾长伸肌肌腱，并使胫前肌腱不裸露，必要时转移附近筋膜覆盖。楔、骰骨小面积裸露无法用筋膜覆盖时，可做骨髓创面植皮，通常做中厚皮片移植，跖趾关节背侧可用10cm×(3～4cm)皮片横行排列，以避免使用纵型皮片后瘢痕挛缩引起足趾畸形。供皮区缺少者，除跖趾关节背侧及踝前区需横列整块皮片外，足背-踝前区中断均可做自体皮瓣与异体皮相间移植，能够预防足背-踝前区烧伤后瘢痕挛缩、畸形。

（2）跟腱区Ⅲ°烧伤多为皮肤烧伤，伤及跟腱者较少。治疗过程中，要注意做好包扎，并保持踝关节在功能位。预防烧伤去受压后变深致使跟腱裸露及足下垂、跟腱挛缩等。可削除跟腱周围坏死组织，连同周围软组织整片植皮，其两侧用纱布填平后包扎、固定。

（3）足底角化层厚，深度烧伤较少见，须治疗3周待深度烧伤自行愈合，残留Ⅲ°创面做切削植皮，皮片密植不留空隙，植皮区内不要留小点皮岛，一片日后走路疼痛等，全足底Ⅲ°烧伤，做好做全足底整块中厚皮片一直或足跟区、足弓区、足底前负重区三块皮片移植，在脂肪垫上移植，效果较好。

（4）全足Ⅲ°烧伤较罕见，急诊时需沿足背动脉至第一跖背动脉走向和内踝后方胫后动脉至足底走向做减压切开，可分期做足背-踝痂植皮，全足底、足背清创，保留足底脂肪垫前切痂中厚皮片，足底削痂中厚植皮。足趾环形Ⅲ°烧伤往往齐趾蹼平面截趾，但应尽量保留跖趾和诸趾骨近端，不轻易做跖趾关节平面离断。治愈后，足底三处负重点应仍较完整，行走功能良好，失去足趾仅失去行走时的弹跳作用力。

（5）较局限的足部毁损性烧伤，为了保护负重区、跟腱、踇趾等，早期清创后可转移跖内侧皮瓣（顺行或逆行）、逆行足背皮瓣、外踝后方腓侧逆行皮瓣、内踝后方胫侧逆行皮瓣、足外侧腓肠动脉皮瓣等覆盖。皮瓣成活后多效果良好。但在足底负重区的皮瓣修复时，应计划修复感觉神经，胫后神经烧毁，足底难以修复感觉神经这，即使使用皮瓣修复足底，因患者行走不稳如踩棉花团样，可考虑小腿下端截肢，装假肢后反而行走方便，稳步有力。毁损性烧伤，可于跖骨中或近端截肢，保留足跟部而感觉良好者，修复后仍可负重行走。

五、足的辐射伤

人体组织暴露电离辐射下造成辐射灼伤（radiation burn），可来源于电磁辐射，核辐射和粒子辐射。足的辐射伤的程度取决于辐射类型、对辐射的吸收量以及暴露于辐射的时间。

辐射灼伤急性变化包括红斑以及不同深度的溃烂，晚期变化则难以治疗。在暴露后，经较长的潜伏期后，组织纤维细胞逐渐减少，形成动脉内膜炎和广泛的组织纤维化，细胞再生能力下降。最终产生放射性皮炎、放射性骨坏死及局部恶变概率增加。

对于辐射伤后慢性浅表性溃烂，如果病损处血管化良好，可以行植皮术。由于辐射损伤后的组织具有较高恶变率，对于较深的软组织缺损进行皮瓣移植前，需要行损伤部位组织活检，判断组织是否存在恶变。

六、水　疱

足踝部水疱（blister）的产生原因主要有两种：摩擦和骨折。

（一）摩擦水疱

足踝部由摩擦造成的摩擦水疱（friction blister）能够产生疼痛，常发生在运动员和军人中。摩擦水疱好发于角质层较厚部位，如：足底，潮湿的皮肤会提高其发生率。摩擦力造成皮肤表皮和棘层分离形成潜在的腔隙，蛋白含量低的血浆样液体渗入腔隙，形成水疱。摩擦水疱的形成速度跟摩擦力大小、速度和负重有关。反复多次低强度摩擦造成表皮增厚，降低水疱形成概率。

对于完整水疱的治疗通常用注射器抽液，保留水疱顶的相对完整性，减轻患者不适，避免继发感染。摩擦性水疱看起来微不足道，但是如果处理不当可造成感染性休克，甚至死亡。

穿着腈纶袜和橡胶底鞋可以减少摩擦水疱的发生。棉袜和羊毛袜的吸湿性是腈纶袜的两倍，因此，腈纶袜可以保持足部较干燥，减轻水疱的发生机会。使用止汗剂及爽身粉也能够有效较少水疱发生率，但两者会引起皮肤刺激。

（二）骨折水疱

足踝部的骨折水疱（fracture blister）是影响骨折切开复位内固定时机的重要因素之一。对软组织的牵拉或者扭转暴力造成表皮层和真皮层分离，形成透明的浆液性水疱或暗红的血液性水疱。骨折水疱的出现，导致患者皮肤完整性的破坏，可能迫使一生更改最佳的治疗方案、延迟手术时间，亦可能引起伤口感染、延迟愈合，最终妨碍患者的痊愈过程。

足踝部的皮肤与其他部位的皮肤不同，仅有较少的脂肪层以及肌层覆盖，含有较少的毛囊，这些特点使足踝部的皮肤容易形成水疱。组织学上，浆液性水疱表皮细胞层保留完整，创面容易愈合，血性水疱提示损伤较严重，上皮再生和伤口的愈合需要更长的时间。

伤后正确的急救处理对预防骨折水疱的发生极其重要。常用的简单措施为患处的制动和固定，可以防止继发损伤的发生，抬高患肢，防止水肿和血液淤滞。对骨折部位进行早期手术治疗也可降低骨折水疱的发生。

对于已经形成的骨折水疱的处理方法有多种：①用注射器抽液；②去顶后加用抗生素药膏；③去顶后加用凡士林纱布；④不做处理等待自行消退。

如果需要手术治疗足踝部的骨折，对于完整的水疱，最好的治疗就是在消毒后，在外面加上一层干燥的敷料保护水疱，防止创面受细菌侵袭，手术时手术切口应该避开水疱，如果避开不了，切开浆液性水疱比血性水疱更安全；对于破裂的水疱，可在局部使用双氧水、碘附、碘酒或酒精消毒，局部涂抹抗生素，以致周围皮肤及水疱细菌繁殖，促进上皮化，加快伤口愈合，术中应使用无菌敷料隔离或切除包括基底的整个水疱。

七、足部异味与脚汗症

（一）病因与临床表现

足部异味（foot odor）是在细菌作用下汗水浸渍的皮肤产生的难闻气味，湿热、不注意足部卫生以及长时间穿鞋，不利于汗液的排出，造成角质层结构的破坏，皮肤汗液浸渍。足部表面的低分子量微量物质易被体表细菌吞噬消化，引起代谢产物堆积，厌氧菌的作用下，产生大量的异戊酸，引起足部异味，似发霉或臭乳酪味。

脚汗症是由足底小汗腺引起，汗液生成增加的原因包括：液体摄入增加、服用水杨盐酸类药物、甲状腺功能亢进、肾上腺功能减退以及体温调节障碍。脚汗症好发于年轻人和中年人，症状在睡眠时减轻甚至停止。精神性多汗症为常染色体显性基因遗传病，精神、情感或感觉刺激使皮层促汗神经冲动增加，引起汗液分泌过多。当"足底汗腺池"形成，则造成足底汗液大量分泌以及色素沉着。窝状角质松解症，见于慢性病患者，临床表现为散在角质窝状改变，散发臭味的足底皮肤病变。

（二）治疗

足部异味和脚汗症的治疗关键在于减少局部汗液分泌和抑制局部细菌生长。注意勤洗脚，多更换鞋袜，局部使用抗真菌药粉剂。穿着易吸汗的棉袜，透气性较好的鞋，或吸汗的鞋垫。洗脚后保持干燥，使用过的鞋要散气至少 24 小时。患者平时可赤脚或穿着拖鞋走路，并时常换鞋。

使用红茶水或苹果醋泡脚，止汗药（氯化铝、四氯羟铝锆）能减少汗液分泌，但有刺激性。使用四胺硅做成的袜子能够杀死细菌，作用效果持久，刺激小。

局部应用唑类药物，每日使用高锰酸钾（1∶2000）或者醋酸铝（1∶40）泡脚能抑制异味产物分泌。20% 的氯化铝溶解于无水酒精中，夜间涂抹于足部表面使足部与外界水分隔离。清晨时洗去药剂，也被用来治疗脚气病。注意皮肤有破溃时不能使用，疗程初连续应用两个晚上，而后 3～7 天使用一次。药物能够抑制小汗腺分泌从而抑制表面细菌生长，疗效尚可。在儿童身上应用时会产生皮肤刺激，应配合使用类固醇软膏治疗。

离子渗透治疗是使用高伏电压通过水传导到足部表面使汗液分泌停止，疗程初期一次 15～20 分钟每周三次，往往能达到满意的效果，维持治疗时 3～4 周一次。在治疗中配合使用抗胆碱能药物。尽管这个疗法十分有效，但是需要特殊仪器及专业操作人员，治疗过程需要注意避免造成电烧伤。

（俞光荣　吴亘彬　赵有光）

参 考 文 献

1. Shibuya N, Humphers JM, Agarwal MR, et al. Efficacy and safety of high-dose vitamin C on complex regional pain syndrome in extremity trauma and surgery—systematic review and meta-analysis. J Foot Ankle Surg, 2013, 52(1):62-66.
2. Crews CK, Vu KO, Davidson AJ, et al. Podiatric problems are associated with worse health status in persons with severe mental illness. Gen Hosp Psychiatry, 2004, 26(3):226-232.
3. Shakirov BM. Deep foot burns: effects of early excision and grafting. Burns, 2011, 37(8):1435-1438.
4. Uebbing CM, Walsh M, Miller JB, et al. Fracture blisters. West J Emerg Med, 2011, 12(1):131-133.

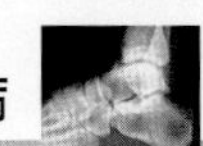

5. Ara K, Hama M, Akiba S, et al. Foot odor due to microbial metabolism and its control. Can J Microbiol, 2006, 52 (4): 357-364.
6. Coughlin MJ, Mann RA, Saltzman CL. Surgery of the foot and ankle. 8th ed. Philadelphia: Elsevier, 2007.
7. Eigelberger MS, Clark OH. Surgical approach to primary hyper parathyroidism. Endocrinol Metab Clin North Am, 2000, 29(3):479-502.
8. Selene. G. Parekh. Foot and Ankle Surgery. New Delhi: Jaypee Brothers Medical Publishers, 2012.
9. 俞光荣. 跟骨骨折的基础与临床. 上海:上海科学技术出版社, 2008.
10. 王正义. 足踝外科学. 第 1 版. 北京:人民卫生出版社, 2006.

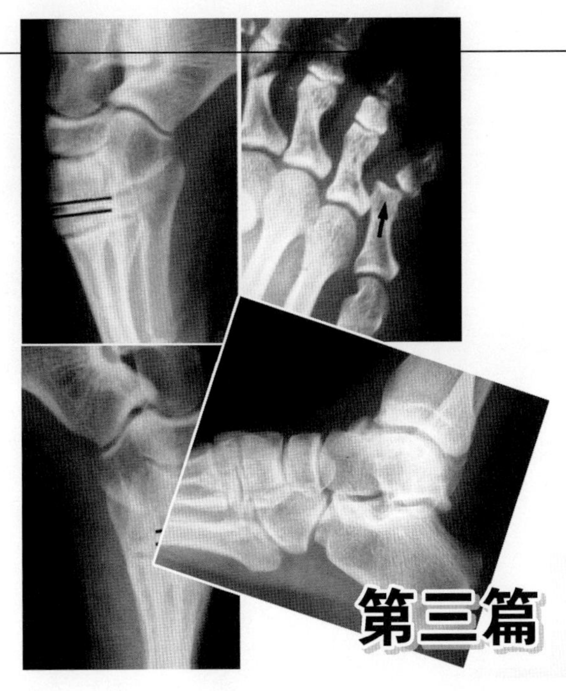

第三篇　足踝部感染与肿瘤

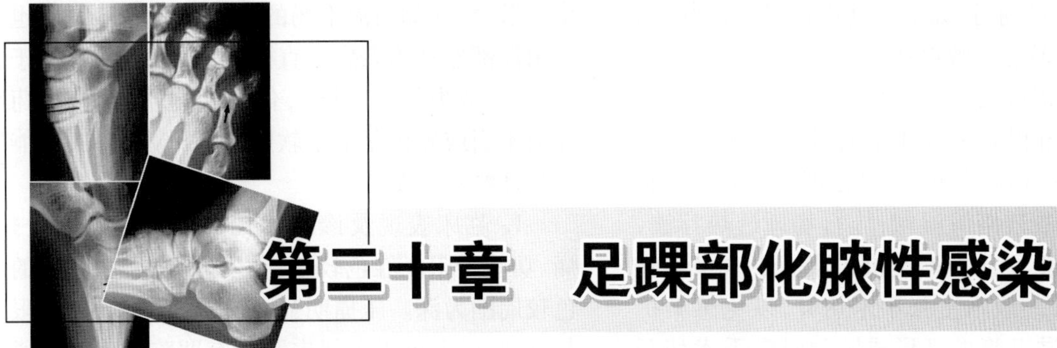

第二十章　足踝部化脓性感染

第一节　足踝部软组织感染

一、急性淋巴管炎

淋巴管的急性化脓性感染称为急性淋巴管炎，分为网状淋巴管炎和管状淋巴管炎。

（一）网状淋巴管炎

网状淋巴管炎称丹毒，是一种蔓延很快的皮肤网状淋巴管炎。因患处鲜红如丹，故名丹毒。

1. 病因和病理　细菌自皮肤创伤或擦伤的伤口，甚或肉眼不可察见的细小伤口侵入真皮淋巴管，引起网状淋巴管炎。患处红如丹，表面平而且紧密，边缘隆起，与邻近之正常皮肤分界清楚。病变扩展迅速，遇松弛之皮肤可引起严重水肿，遇紧密固着于皮下组织之皮肤则有停止之趋势，表面有时发生水泡，尤以近边缘处多见，水泡内含有溶血性链球菌。显微镜下可见真皮水肿，其中有多核白细胞浸润及大量渗出液。组织间隙及淋巴管内含有大量链球菌，血管周围亦有炎症反应，但血管内少有细菌。病变向四周扩展时边缘不整齐，中央部分渐消退而下凹，色较浅，或有色素沉着。常可伴有管状淋巴管炎和淋巴结炎，严重者可并发败血症。丹毒痊愈后免疫期很短，常易复发。多次发作后，因纤维化而致患部淋巴管阻塞，并可能形成足踝部橡皮肿。

2. 临床表现和诊断　丹毒的好发部位为足、小腿和面部。潜伏期一般为1～3天，有时有足踝部扭伤史，全身症状可有头痛、畏寒、发热，体温可高达39～40℃，白细胞计数增加，可达（12～20）$\times10^9$/L，可伴有蛋白尿。局部表现为片状红疹，色鲜红似玫瑰，中间较淡，界限清楚。用手指轻压，红色即可消退，除去压力，红色很快恢复。红肿向四周蔓延时，中央红色消退，颜色转成棕黄色，红肿边缘隆起，高出正常组织表面，有时可发生水泡。附近淋巴结节肿大，疼痛。足癣或丝虫病感染可引起足踝部及小腿丹毒的反复发作，有时可致淋巴水肿，甚至发展为橡皮肿。

3. 治疗　患者需卧床休息，抬高患肢，保持足量的水分和营养供给，必要时应用镇静剂和止痛剂。局部用50%硫酸镁湿热敷治疗。中药外敷止痛消肿较好，可用双柏散（侧柏叶60g，大黄60g，薄荷30g），或金黄散（大黄、黄柏、姜黄、白芷各2500g，南星、陈皮、苍术、厚朴、甘草各1000g，天花粉10g）水蜜调制外敷。全身用药使用大剂量青霉素G，在全身和局部症状消失后继续使用抗生素5～7天，以免丹毒复发。中药以清热解毒、凉血，用普济消毒饮或龙胆泄肝汤加减。对有足癣感染者，应将足癣治好，以避免丹毒复发，同时要注意防止接触性传染。

（二）管状淋巴管炎

1. 临床表现和诊断　管状淋巴管炎常发生于四肢，而以下肢与足踝部多见，常并发于足癣感染。管状淋巴管炎可分为浅、深两型。浅层管状淋巴管炎，呈一条或多条红线，坚硬，有压痛，自足癣感染处生发走向腘窝和腹股沟处，中医俗称“红丝疔”或“起流火”。红丝较细的1～2天可愈，红丝较粗的病情重，有的可有结块，一处未愈，他处又起，有的二三处相互串连，因为病变在浅部，所以结块多而皮色较红。深层管状淋巴管炎，皮色暗红，或不见“红丝”，但能导致整个肢体肿胀和疼痛，急性淋巴管炎可以产生不同程度的全身症状，如寒战、高热、全身不适、食欲不振、脉速、白细胞计数增高等。炎症如不消退而化脓，结块少而大，多发生在发病后7～10

天，溃后一般收口尚可，如二三处串连贯通，则收口较缓，严重的可致脓毒败血症。

2. 治疗　积极治疗手足癣和预防皮肤破损感染是减少急性淋巴管炎发生的有效措施。一旦发病，应局部休息，抬高患肢，积极处理原发病灶。感染区以50%硫酸镁溶液湿敷，施行物理透热疗法，并以大量青霉素G或头孢类抗生素。中医辨证施治可参照丹毒，一般不主张手术切开，以免感染扩散。但当急性淋巴管炎已形成脓肿时需手术切开引流。

二、急性蜂窝织炎与足部脓肿

（一）急性蜂窝织炎

足踝部急性蜂窝织炎是由溶血性链球菌、金黄色葡萄球菌或部分厌氧菌侵入皮下，筋膜下、肌间隙或深部疏松结缔组织所引起的一种急性、弥漫性、化脓性感染，特点为病变不易局限，向四周扩散迅速，与正常组织无明显界限。部分为原发的，见于不同程度的损伤后；部分病例是继发的，为局部化脓性感染扩散而来（如引流不畅的伤口、痈、丹毒等），也可以由深部器官感染病灶直接破裂所致（如继发于骨髓炎、关节炎等）。此外，化学性物质刺激，如药物注射不当或异物存留于软组织内继发感染，也能导致急性蜂窝织炎。

1. 临床表现及诊断　局部表现为红，肿、热、痛、功能受限。红色较暗，无明显界限，中央部的颜色较周围为深。压痛明显。波及范围较广、界限不易分清，以手指压患部皮肤可有凹陷性水肿。通常开始发炎患部的症状较剧烈。此后发炎过程视菌种之不同，形成皮下脓肿或继续扩散，使蜂窝组织及筋膜大量坏死，其穿破皮外的趋势较小，皮面可有小泡形成。若已有积脓，则可有波动现象，且压痛逐渐集中于化脓部位。由产气细菌，如大肠杆菌、厌氧杆菌、厌氧链球菌所引起者，可出现捻发音。全身症状有高热、畏寒、头痛、全身无力、白细胞计数增加等。病变部位较浅、组织较松弛者，肿胀明显而疼痛较轻；病变部位组织致密者，则肿胀不明显，疼痛较剧烈，且易并发淋巴管炎、淋巴结炎。临床上急性蜂窝织炎易与丹毒相混淆（鉴别要点见表20-1-1）。

表20-1-1　急性蜂窝织炎与丹毒鉴别要点

	急性蜂窝织炎	丹毒
致病菌	溶血性链球菌、金黄色葡萄球菌	溶血性链球菌
侵犯部位	全身各处皮下组织	小腿足踝及黏膜网状淋巴管
局部症状		
红肿痛	暗红、中间明显、周围较淡、边缘不清楚较重、超出炎症范围、中间明显，常有组织破坏 持续性胀痛、有时跳痛	红、中间较淡、边缘清楚轻度、边缘高于正常皮肤 烧灼样痛、下肢者轻
化脓	常有	一般不化脓
复发史	无	常有

当形成脓肿时，病变已完全局限化，与正常组织界限清楚。波动感是临床上诊断浅表脓肿的主要方法，用一手示指轻按脓肿一侧，同时在水平线的对侧，用另一示指稍用力或轻轻叩击，则原来示指就感到液体的波动感觉。在垂直方向再作一次，两个方向均有波动感为阳性。浅表脓肿时，有红，肿、热、痛等炎症典型表现，压之剧痛，有波动感，一般无全身症状。深部脓肿的局部症状不如浅表脓肿明显，一般无波动感，但仍有肿胀和压痛，穿刺有脓液，因为深部脓肿在形成过程中有大量毒素的吸收，故可以出现高热、精神不振、食欲减退和白细胞计数增加等全身症状。

2. 治疗　早期红肿发硬时应用热敷，能促进炎症的消退或局限，给予大量青霉素G或头孢类抗生素，也可配合理疗。同时加强营养，补充维生素，止痛，退热，通畅大便。病情严重者需输液治疗。当浅表脓肿已有波动，深部脓肿穿刺抽出脓液时，应作切开引流术，以免组织继续破坏，毒素吸收，引起更严重的后果。手术应彻底切开病变组织，直至健康组织，深达深筋膜。如深筋膜已受累，也应一并切开。往往有稀薄而浑浊的液体流出，伤口可用5%高渗盐水或抗生素溶液纱布填塞。

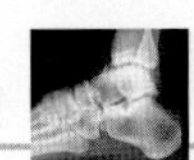

（二）足部脓肿

1. 病因病理　常见的致病菌为毒力强且有凝固血浆能力的金黄色葡萄球菌。可见如下途径而发生脓肿：①继发于局部损伤后，多见于异物存留和血肿；②继发于其他类型的化脓性感染，如急性蜂窝织炎，淋巴结炎、痈等的后期；③从远处感染病灶，经血流淋巴管转移而形脓肿。脓肿由脓液腔、脓液、脓腔壁三部组成，炎症组织因受细菌的毒素或酶等作用，发生坏死，溶解。形成脓腔，腔内的渗出物，坏死组织，脓细胞和细菌等共同组成脓液；脓液中还有较多的纤维蛋白，能形成网状支架，使病变限制于局部。脓腔周围有明显的充血，水肿和白细胞浸润，以后，周围肉芽组织增生，血浆凝固，血管血栓形成，同时又有大量纤维素渗出，形成脓腔壁。

2. 临床表现与诊断　浅表脓肿多数能向体表穿破而逐渐痊愈。它与急性蜂窝织炎不同，完全能局限化，与正常组织界限清楚。其典型症状为，肿胀略高于体表，有红、肿、痛、热等炎症典型表现，压之剧痛，有波动感。脓肿波动程度与脓肿大小，位置深浅，腔壁厚薄有关。脓肿小，位置深，腔壁厚时，波动感一般不明显。深部脓肿的局部症状不如浅表脓肿明显，一般无被动感，但仍有肿胀和压痛，试验穿刺有脓液，即可确诊。浅表脓肿一般多无全身反应，深部脓肿，在脓肿形成过程中，大量毒素的吸收，可出现高热，精神不振，食欲减退和白细胞计数增加等全身症状。

足部脓肿诊断一般不困难，波动试验是临床上诊断浅表脓肿的主要方法。具体方法为：用一手示指轻按脓肿一侧，同时在水平线的对侧，用另一手指稍用压力或轻轻叩出，则先示指就感到有液体的被动感觉。在垂直方向再做一次，两个方向均有被动感为阳性。深部脓肿，尤其是位于筋膜下，波动感则不明显，但脓肿表面组织常有水肿现象，局部压病，全身症状明显，如作深部穿刺可帮助诊断。必要时可作一些辅助检查，如化验，超声，X 线检查等。

3. 治疗　脓肿未局限时，应采用休息局部热敷，给予大量青霉素 G 或头孢类抗生菌，透热物理疗法，止痛、退热等措施。并可用清热解毒、消肿止痛中药内服，外敷金黄膏等。如脓肿已有波动，或穿刺抽得脓液时应即施行切开引流术。

三、甲周炎与趾头炎

（一）嵌甲与甲周炎

嵌甲是趾甲板外缘或内缘或侧角嵌入甲沟皮肤，引起局部疼痛，当甲缘穿破皮肤时细菌侵入可导致甲周炎，有时修剪趾甲不当仅为其中的原因之一。

1. 病因病理　嵌甲在不穿鞋的人群中极为罕见，最可能的解释是因为趾甲不受外来的压力。在穿鞋时受到的鞋帮的限制，踇趾被挤向第二趾方向，在趾甲的外侧形成压力，而鞋本身则压迫趾甲的内侧。这一外在压力将甲皱襞压向不恰当修剪后形成的趾甲锐利缘，造成局部皮肤的破溃，皮肤表面的细菌、真菌进入开放性伤口，尽管伤口小，也会引起感染，形成瓶颈状的、引流不畅的脓肿，引起红肿及压痛。后期肉芽组织增生，形成了嵌甲感染的完整临床表现。增生的肉芽组织缓慢地被上皮覆盖，进一步阻碍了脓肿引流，引起肿胀加剧，这使趾甲更易受到外力的损伤，从而形成恶性循环。

2. 临床表现　临床上将甲周炎分为三期：Ⅰ期（炎症期）：表现为患甲侧方甲皱襞出现轻度红肿、疼痛。Ⅱ期（脓肿期）：均由Ⅰ期发展而来，此时局部红肿、多汗、压痛加剧，两侧甲皱襞肿胀高出甲板侧缘，并且开始有渗液流出。开始时流出液为稀薄、黏稠的血清样分泌物：由于局部皮肤通常情况下即存在大量微生物，感染迅速形成，分泌物随即变为脓性并有臭味。患者此时行走困难，几乎不能穿鞋。Ⅲ期（肉芽形成期）：肉芽组织覆盖于侧方甲皱襞，妨碍引流物的流出。若患者不能及时治疗，增生的甲上皮将覆盖肉芽边缘，进一步阻塞引流通道，使炎症向深部蔓延扩散。

3. 诊断　根据患者趾甲周围红肿、疼痛等症状和体征即可作出诊断。

4. 治疗

（1）非手术治疗：包括穿宽松的鞋子、局部理疗，促进炎症的吸收等。对Ⅰ期患者，可将甲板侧缘自侧方甲皱襞皮肤内部分掀起，用不吸水的棉垫、羊毛或丙烯酸纤维垫塞入甲角处，将趾甲轻轻垫起，一般 2～3 周即可取得满意疗效。对Ⅱ期患者，在此阶段采用非手术治疗方法仍有可能治愈。方法是消除对足趾的所有压迫，也包括袜子的压迫。此外，应每天温水泡脚 4～5 次，每次 10～15 分钟。对分泌物作培养及药敏试验，并开始使用广谱抗生素。一旦肿胀减退，压痛也应减轻，即可采用治疗Ⅰ期病变的趾甲远侧角下填塞入法进行治疗。如果渗出没有停止，炎症没有显著消退，则不能使用上述方法。Ⅲ期是感染已进入慢性阶段，在几周内无明显症状，后反复出现急性发作，此期以手术治疗为益。

（2）手术治疗

1）Winograd 手术：甲板及甲根生发层部分切除术：患者仰卧，趾根神经阻滞麻醉。具体步骤如下：①经甲板纵形切口，近端达半月弧近端 5～8cm，远端至趾甲游离缘，不切透甲板；②分离甲皱襞，显露甲缘及甲根，将甲缘和甲床分离，沿划痕切除部分甲板至甲根，切除相应的甲床和甲根生发层；③彻底切除甲根生发层的近端及侧方部分，防止趾甲再生（图 20-1-1）；④侧甲皱与甲板之间不缝合，近侧甲皱切口可以缝合；⑤术后抬高患肢 48 小时，一周内避免穿鞋，以后穿宽松的鞋。

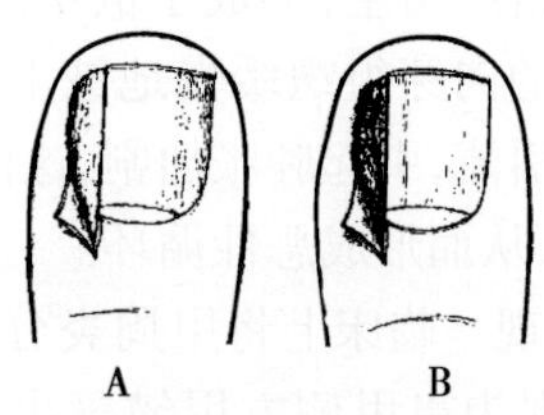

图 20-1-1　甲板及甲根生发层部分切除术
A. 甲板部分切除；B. 甲旁及其甲根生发层切除

2）甲皱及甲板、甲根生发层部分切除术：为楔形切除甲板、甲床、甲皱及相应的甲根生发层，消除所有的病变区域，同时保留正常的趾甲和软组织。关键是彻底切除生发基质。

①经甲板及侧甲皱襞作半椭圆形切口，远端达足趾末端，近端达半月弧近侧 1cm。在甲板和甲床之间分离至甲根，切除趾甲，约为总宽度的 1/4。

②楔形切除相应的甲床及甲皱，深达趾骨表面（图 20-1-2）。

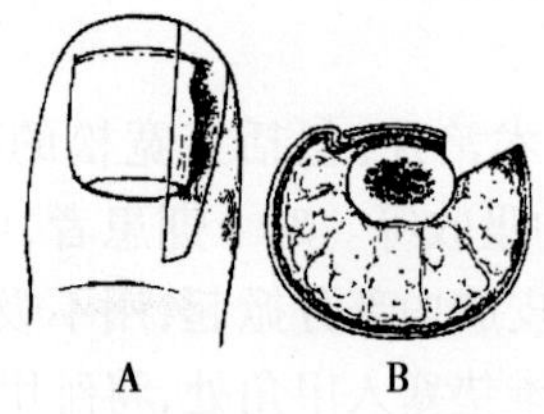

图 20-1-2　甲皱、甲板、甲根生发层部分切除
A. 前后位观；B. 侧位观

③彻底切除相应的甲根生发层，应特别注意切除生发层基质的侧缘及侧角。

④伤口不缝合，加压包扎，四天后开始换药治疗。

3）甲皱切除术：此术式又包括两种术式：

①甲皱壁切除术：沿侧甲缘向跖侧垂直切开，深约 5～7mm，从趾端至甲皱襞近端。在第一个切口侧方作另一个等长切口，楔形切除甲皱。充分止血，修平甲缘，趾端缝合一针（图 20-1-3）。

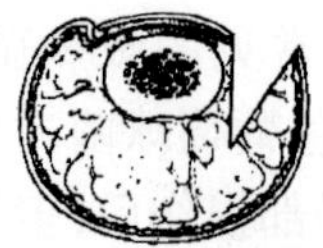

图 20-1-3　甲皱壁切除术

②Bartlett 手术：距甲缘 3～4cm 作纵切口，稍长于甲皱长度，深达趾骨。做第二个切口，与第一个切口会合成梭形，切除楔形组织，最宽处 4～5cm。间断缝合切口，向侧方牵拉甲皱，使其与甲缘分离（图 20-1-4）。包扎伤口，10～14 天拆线。

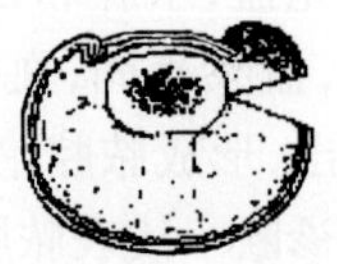

图 20-1-4　Bartlett 手术

4）趾端 Syme 截趾术

①皮肤切口：近侧切口位于甲基质及伸肌腱止点之间，直接切至趾骨表面。两侧切口向跖侧垂直切入，达趾骨跖面水平，远端切口循趾骨尖端切入。

②牵开跖侧皮瓣，锐性剥离趾骨跖面，在远端趾骨中段截断趾骨，则将甲板、甲基质、甲床、甲皱及其趾骨远段完整切除。修整骨断端，充分止血。将跖侧皮瓣向背侧翻转，与背侧皮瓣缝合。

③术后抬高患肢 48 小时，14～16 天拆线。注意预防远节趾骨骨髓炎，表皮包涵囊肿。

5. 预防　嵌甲是甲周炎的常见原因，故要穿合适的鞋子，不要使之过紧，以防发生嵌甲症。此外，应正确修剪趾甲，以防修甲不当损伤甲缘而引发甲周炎。正确的修剪方法是将甲板的远侧边缘剪成直角，以确保趾甲呈方形，两角突出于甲皱襞的远端（图 20-1-5）。

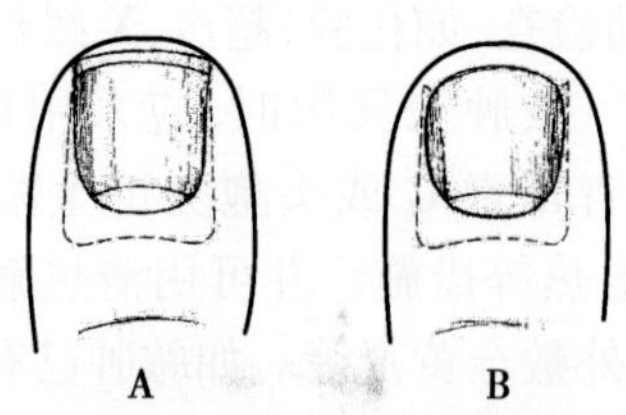

图 20-1-5　修甲的正确方法
A. 正确方法；B. 不正确的方法

（二）趾头炎

趾头炎是皮下组织的化脓性感染，多由皮肤的刺伤引起。致病菌多为金黄色葡萄球菌。趾腹内有

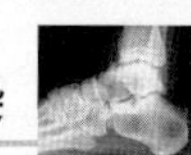

纤维束条状分割，其间充满脂肪球。趾端神经感受器丰富，皮肤厚韧、少弹性。因为如上解剖特点故感染后脓液不易向四周扩散，形成压力很高的脓腔，不仅可以引起剧烈的疼痛，而且还能压迫末节趾骨的滋养血管，引起趾骨的缺血坏死。此外，皮肤厚韧使得脓液不易破出，脓液破入屈肌腱鞘可能引起化脓性腱鞘炎；直接侵及趾骨，可能引起骨髓炎。

1. 临床表现　初起，指尖有针刺样疼痛。以后组织肿胀，小腔内压力迅速增高，出现越来越剧烈的疼痛。当趾动脉受压时，疼痛转变为搏动性跳痛。剧烈的疼痛常使患者烦躁不安。趾头红肿并不明显，但张力显著增高，轻触趾尖即产生疼痛。此时多伴有全身症状。晚期，大部分组织缺血坏死，神经末梢受压和营养障碍而麻痹，疼痛反而有所减轻。但这并不意味着病情好转。趾头炎如不及时治疗常引起趾骨缺血坏死，形成慢性骨髓炎，伤口经久不愈。

2. 治疗　当趾尖发生疼痛，检查发现肿胀不明显时，可每日用热盐水浸泡多次，也可用活血、消肿、解毒中药外敷，酌情使用抗生素。一旦出现跳痛，趾头张力明显升高时，应切开减压、引流，不能待波动形成后才手术。切开后脓液虽少或无明显脓液，但可以降低趾头密闭腔的压力，减少疼痛和并发症。手术时，患趾侧面作纵行切口，尽可能长些，但不要超过末节和中节交界处，以免伤及腱鞘。切开时，将皮下组织内的纤维间隔切断，并剪除突出伤口外的脂肪组织，以免影响引流。如脓腔较大可作对口引流，放置引流片。当发现死骨时应取出。术后全身治疗同一般化脓性感染处理。另一种方法是在足趾跖面的中央作直切口，排出脓液后不放引流，覆以氧化锌软膏，予以包扎，每 2 ~ 3 天更换一次，直至愈合。此切口比侧面切口更利于引流，对纤维索和脂肪垫损伤小，不易损伤趾神经，瘢痕较小，对日后负重行走影响小。

（温建民）

第二节　关节化脓性感染

一、概　　述

化脓性细菌所引起的关节内感染称化脓性关节炎。多见于儿童，是一种常见的严重感染疾患。致病菌多为金黄色葡萄球菌，其次为溶血性链球菌，肺炎双球菌和大肠杆菌等。发病部位，以大关节多见，足踝部关节也可发病。一般病变系单发性，在儿童可累及多个关节。

（一）病因病理

主要致病菌为金黄色葡萄球菌及溶血性链球菌，此外肺炎球菌、脑膜炎球菌、大肠杆菌、伤寒杆菌、淋病菌、流行性感冒病毒偶可发生关节炎。当关节感染后滑液全部形成脓性时，滑液便丧失其生理防御能力，而成为某些毒素及炎症破坏所产生产物的汇集所在。关节感染化脓后，滑膜严重充血肿胀，滑液分泌增加。滑液性质随感染细菌，病程阶段及治疗的不同而发生不同的改变，金黄色葡萄球菌感染，渗出液很快形成脓性，并可见有血性渗出液，炎症缓解时，渗出液机化，关节腔及关节周围广泛发生粘连，关节活动将受限制。充血的滑膜上生长肉芽，因而关节囊松弛，易发生病理脱位。最后关节囊穿破、形成流脓窦道。

（二）临床表现

1. 全身症状　发病急骤，有寒战、高热、全身不适等菌血症表现，白细胞计数增高，血培养可为阳性。

2. 局部表现　典型表现为受累关节剧痛，并可有红、肿，热、痛，由于肌肉痛等，关常处于屈曲畸形位，久之可发生关节挛缩甚至有半脱位或脱位。局部症状的轻重按关节渗出液的分期有所不同。渗出期为浆液性时，关节仅中等度肿胀。疼痛亦不剧烈、局部稍热，有被动感。关节不能伸直，全身反应不大，至浆液纤维蛋白性渗出期，一切症状即加剧。脓性渗出期，全身呈毒血症反应，体温可高达 40 ~ 41℃，白细胞计数增高至（10 ~ 20）$\times 10^9$/L。关节疼痛剧烈，不能活动。较表浅的关节，如膝、肘，踝等，局部有明显红、肿、热、痛，关节积液较明显，常处于半屈曲位，使关节囊比较松弛，以减轻疼痛。位于深部的关节，如髋关节，因周围有较厚的肌肉，中期皮肤常无明显发红，但局部软组织常肿胀，关节处于屈曲、外展外旋位，并常有沿大腿内侧向膝部内侧的放射性痛。如脓液穿破关节到软组织后，因关节内张力减低，疼痛可稍为减轻，但如未得到通畅的引流，仍不能改善局部及全身情况，如穿破皮肤，开成窦道，则经久不愈，演变成慢性化脓性关节炎。值得注意的是，化脓性关节炎病情的发展是一个逐渐演变的过程，并无明确的界线，早期临床表现形式不一，感染中毒症状不明显。

3. X线表现　需同时行双侧X线片检查，软组织应完全包括在内，早期见关节和关节周围软组织肿胀，局部软组织密度增加肿胀，关节间隙稍宽，关节软骨破坏后，关节间隙变窄，软骨下骨质疏松和破坏，以后软骨下骨质增生，硬化。感染严重时，可出现广泛干骺端骨髓炎，并有死骨形成。晚期关节间隙消失，发生纤维性或骨性强直。有时尚可见骨骺滑脱和病理性关节脱位。

4. 影像学检查

（1）CT表现：急性期表现为关节肿胀、间隙增宽、积液。关节囊、韧带破坏引起关节半脱位或脱位。病变晚期呈现修复改变，骨质增生硬化，严重者可发生关节强直。

（2）MRI表现：由于MRI具有良好的软组织分辨率，它的诊断价值高于CT和X线。早期可显示滑膜增厚，关节积液（T_2WI高信号）及早期软骨破坏等异常表现。

5. 特殊检查

（1）关节穿刺：关节穿刺和关节液检查是确定诊断和选择治疗方法的重要依据。依病变不同阶段，关节液可为浆液性，黏稠混浊或脓性，涂片检查可发现大量白细胞，脓细胞和细菌。细菌培养可鉴别菌种并找到敏感的抗生素。

（2）关节镜检查：近年来国内外广泛开展关节镜的检查和治疗工作，可以达到如下目的：①取关节液进行上述多项检查；②直接窥视关节腔，滑膜及软骨面的异常情况；③取组织进行活检，还可以进行冰冻切片检查，以便快速确诊，及早治疗。关节镜内可见：滑膜急性充血、水肿、血管扩张，呈红色或橙色的绒毛样、树枝状或乳头状物。有白色或淡黄色的渗出物镶嵌在红色充血的绒毛上。触之很容易出血。软骨发黄，在滑膜附近着处周围的软骨有剥离现象。

（三）诊断及鉴别诊断

化脓性关节炎的早期诊断：根据全身局部症状和体征结合上述检查，一般可确诊。所谓早期诊断是指其病理改变的浆液，纤维渗出期而不是脓性渗出期。重视对局部表现的观察和仔细的查体及B超检查可发现关节内积液或积脓现象，关节穿刺是重要的诊断手段（表20-2-1）及治疗依据，穿刺液外观虽呈非脓性，但涂片检查可见白细胞即可早期确诊。关节镜在足踝的广泛应用可以直接窥视关节腔、滑膜及软骨面的异常情况，并可以取组织进行活检，帮助诊断。但有时需与下列疾病，如风湿类风湿关节炎、结核性关节炎、关节周围急性炎症、关节内血肿等相鉴别。

表20-2-1　关节液在不同疾病时的表现

疾病	外观	粘蛋白凝块	白细胞 10^9/L	中性%	特殊表现
正常	草黄、清亮	坚硬	<2	<20	
化脓性关节炎	灰、绿，色暗	脆	80～200	90	葡萄糖含量低，革兰阳性菌
关节结核	黄、混浊	脆	25	40	葡萄糖含量低，抗酸杆菌（+）
风湿性关节炎	黄、略混	略脆	10	50	
类风湿关节炎	柠檬色、混浊	脆	5～25	70	有包涵体的中性粒细胞
创伤性关节炎	血性或清亮	坚硬	<10	<25	少量或多数红细胞，锯齿状红细胞
痛风（急性）	黄、乳状	脆	10	50～70	尿酸钠结晶
骨关节炎	黄、清	坚硬	1	<25	软骨碎片、胶原小块
红斑狼疮	黄、略混	坚硬	3	10	红斑狼疮细胞

注：黏蛋白凝块检查法：关节液加入醋酸，蛋白透明质酸盐即被沉淀，形成凝块。正常凝块坚硬，在试管里倒转两次不致碎裂。患类风湿关节炎、化脓性关节炎、痛风等症时，凝块易于碎裂，甚至自行碎裂

（四）治疗

化脓性关节炎的治疗目的在于：控制感染，保全生命防止关节软骨面破坏，减轻疼痛，防止肌肉，关节囊挛缩和关节畸形，最大限度地恢复关节功能。治疗原则是早期诊断，早期治疗。早期治疗是指脓液未形成前的治疗，化脓性关节炎的传统治疗方法

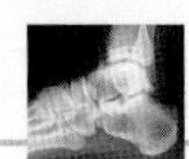

为全身抗感染结合对症支持处理加局部治疗。局部治疗的方法主要有:关节穿刺冲洗术和关节切开病灶清除术。

1. 早期的治疗方法

(1) 全身支持疗法:包括输液、输血、高蛋白饮食,卧床休息,镇静止痛。对重症病例,注意降温,纠正电解质代谢紊乱,提高全身抵抗力。

(2) 抗生素的应用:早期应用足量的广谱抗生素,并根据关节液细菌培养和药物敏感试验的结果调整抗生素。

(3) 关节穿刺:对诊断与治疗都极需要。关节穿刺抽吸后,关节渗出液的张力得以减少,可以减轻疼痛,同时也减少蛋白分解酶对关节软骨的破坏,清除关节腔的细菌及毒素,从抽出液的混浊度可以判断关节炎症的程度。作涂片和细菌培养可以明确致病菌的种类及对药物的敏感性,穿刺后可以根据情况选择关节内注入抗生素。对金黄色葡萄球菌和溶血性链球菌所致的化脓性关节炎,可注入一定浓度的青霉素;而对革兰阴性杆菌引起的化脓性关节炎则用卡那霉素或庆大霉素溶液注入关节腔内。如抽出液体为黏稠性脓液,可用生理盐水灌洗,穿刺时注意勿伤关节软骨。关节镜灌洗术:关节镜除用于检查外,还可作灌洗治疗用。关节镜可以最大限度地反复灌洗关节腔,排出关节内的脓性渗出液,组织碎屑和脓苔等,减少有害物质对关节的损害。并于灌洗干净后注入敏感的抗生素,术后症状可以减轻。

(4) 关节闭式冲洗术:对踝关节可每日一次关节穿刺。吸尽关节内渗出液后,用无菌生理盐水冲洗,然后注入抗生素,直到不再有渗出液为止。

(5) 关节切开引流术:经关节穿刺及关节内注射抗生素治疗仍未能控制症状,或关节闭式冲洗疗效不佳时,应及时作关节切开引流术,切开关节囊后,吸尽关节内脓性渗出液,用大量生理盐水冲洗干净,留置两根直径3mm的细塑料管或硅胶管作好闭式冲洗,或放置庆大霉素珠链及引流条后,缝合关节囊,全层缝合切口,留置庆大霉素珠链末尾1～2颗于伤口外,每日拔出一颗,切口可以一期愈合。

(6) 固定患肢:患肢用石膏托或皮肤牵引固定后,可减少感染的扩散减轻疼痛及肌肉痉挛,防止发生病理性脱位及畸形,还可减轻对关节软骨面的压力,防止进一步破坏。

2. 恢复期的治疗

(1) 功能锻炼:局部炎症消退后,而关节没有明显破坏时,关节腔及关节均有不同程度的粘连(一般在起病后3周左右)。即应鼓励患者逐渐锻炼关节功能,可先作肌肉舒张活动,无不良反应时,再作关节的主动活动锻炼,应循序渐进,逐步增加次数和时间,否则关节肿胀可以复发,同时作理疗、热敷、中药外洗,按摩,以防止发生关节内粘连和强直。

(2) 牵引:关节已有畸形,可用持续牵引进行矫正,不可施用粗暴手法以免引起炎症复发。

(3) 后遗症的处理:如关节畸形轻微对生活、工作影响不大者,则不需治疗。若影响关节活动范围较大的,可在麻醉下施行轻手法,将关节粘连拉开。手法操作时宜轻柔切勿用暴力,以免引起骨折或其他组织损伤;给关节功能恢复带来更大的困难。

如关节强直于功能位,且很牢固,一般不需处理;如关节强直于非功能位,应根据患者的职业,性别及年龄等情况,施以截骨术或关节成形术治疗。一般手术治疗需在炎症完全消失一年以后进行。

二、踝关节化脓性感染

踝关节化脓性关节炎,为化脓菌经血流或踝部开放性伤口进入关节。由胫腓骨的干骺端病灶直接侵入踝关节的少见,因为胫腓骨的干骺端全部在关节外,骨骺板,是一层防止感染扩散的屏障,可以阻止细菌进入关节。但踝关节一旦发生感染,则踝前、内、外踝下陷窝部肿胀、疼痛症状严重,如不及时施行关节穿刺抽液或切开引流,常易发生关节强直畸形,影响功能恢复。病理变化、临床表现和治疗原则,可参考本节概述所述。在此重点介绍踝关节穿刺及切开引流术。

(一) 踝关节穿刺抽液术

踝关节穿刺有助于了解关节内病变、积液性质和多少,以便确诊是化脓性、非化脓性或结晶沉着性疾病(如痛风);某些病例可通过关节穿刺注射空气或造影剂进一步检查;还可以向关节内注射药物进行治疗或活检。关节穿刺的目的:一是诊断性穿刺,二是治疗性穿刺。两者可以同时进行,即穿刺确诊后,立即进行治疗。穿刺技术操作过程中,必须严格无菌操作,以防止发生关节感染或双重感染。穿刺部位亦应严格定位,以免穿刺失败;关节内注射药物应按要求进行稀释,以防止发生反应性渗出。

患者仰卧位,从踝关节前外侧伸趾肌腱的外缘外踝基部的胫骨与距骨之间,向后略偏向下穿刺,抽液。或从前内侧胫骨前肌腱内缘,内踝基部前方,向后外略偏向下穿刺,抽液。

(二) 踝关节切开引流术

适应证:急性化脓性关节炎经关节穿刺抽液冲洗后48小时,症状未减轻或抽出液体已成脓性时,宜行关节切开引流术。

麻醉:根据患者情况采用全身麻醉、硬脊膜外麻醉、腰椎麻醉或局部麻醉均可。

体位:仰卧位,根据不同切口向内、外旋足以显示手术部位。

常用的切开引流途径有:踝前内侧、前外侧、踝后内侧、后外侧等四个途径。

1. 踝前内侧切开引流术　自胫前肌腱内侧缘经踝关节作5~6cm长的切口,注意勿切开胫前肌腱鞘(图20-2-1)。沿切口方向切开皮下组织和筋膜后,纵行切开关节囊,吸出脓液,放入引流管。

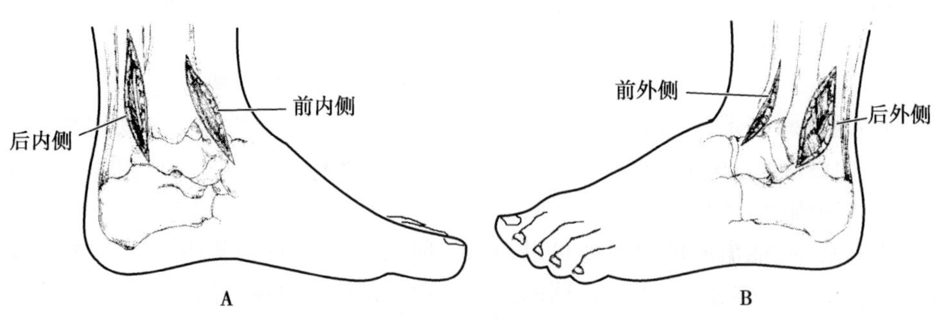

图 20-2-1　踝关节引流切口
A. 踝关节的内侧切口;B. 踝关节的外侧切口

2. 踝前外侧切开引流术　自外踝前外侧沿趾长伸肌腱外侧缘作一5~6cm长的切口(图20-2-1),沿切口方向切开皮下组织和筋膜。纵行切开关节囊,吸出脓液,放入引流管。

3. 踝后内侧切开引流术　自跟腱内侧缘纵行作一约6~7cm长的切口,沿切口方向切开皮下组织和筋膜,剥离关节囊外的脂肪组织,分别将踇长屈肌和跟腱牵向内后侧,纵行切开关节囊,吸出脓液,放入引流管。

4. 踝后外侧切开引流术　在踝背伸位,沿腓骨后侧与跟腱之间切开5cm长切口,随后自外踝尖以下2cm处作弧形切向前方。沿切口方向切开皮下组织和筋膜,注意勿伤腓肠神经和小隐静脉。向后侧牵开脂肪组织和向外侧牵开腓骨长短肌腱后,自距腓韧带以上纵行切开关节囊,吸出脓液,放入引流管。

操作注意事项:①关节囊和滑膜的切口应与皮肤的切口在同一垂直线上。如关节内有大量脓液或关节囊明显肿胀,可先行穿刺吸引或在关节囊上作一戳口吸出脓液后,再扩大切口,以防污染周围组织。②尽可能吸尽脓液,并冲洗关节腔,如关节内已有肉芽组织或坏死脱落的软骨,则予以切除或刮除。③根据关节炎病变的程度、阶段和不同关节以及不同的引流方法,决定缝合或不缝合关节囊及皮肤。④除闭式冲洗吸引外,若缝合关节囊,则应将引流物的近端留置在关节囊外,不可伸入关节腔。若不缝合关节囊,则引流物放在关节囊和滑膜的开口处,不可放入两骨端关节面之间。但对晚期关节炎,尤其是破坏严重者,则宜将引流物放入关节腔内。

术后处理:①短腿石膏托固定踝关节于中立位;②继续使用全身抗生素疗法。

三、其他关节化脓性感染

(一) 跗间关节化脓性关节炎

跗间关节主要包括距跟、距跟舟和跗横关节三关节。距跟关节和距跟舟两个关节各具有一关节囊,两者皆司足内翻、外翻运动,有跗间关节化脓性关节炎时,足内、外翻受限,疼痛加剧。跗横关节由距跟舟和跟骰两关节合成,两个关节腔互不相通,在形态上是两个独立的关节。跗横关节化脓性关节炎,肿胀,疼痛较浅表,跟距关节较深层,切开引流时跗横关节自足背部切开进入,距跟关节则要自足外侧进入。

(二) 跖跗关节化脓性关节炎

跖跗关节的组成中,第一跖骨与第一楔骨组成的关节腔独立,其余两个楔骨和骰骨与四个跖骨基底所构成关节相互通连,故一旦感染皆受蔓延。此关节位置表浅,诊断较易,跖跗关节化脓性关节炎穿刺有脓时,在足背切开引流。

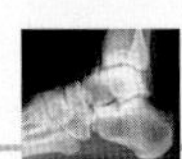

第三节　骨的化脓性感染

一、小腿远端骨髓炎

足踝外科骨的化脓性感染,以小腿远端多见。最常见的致病菌是金黄色葡萄球菌,约占75%。其次是溶血性链球菌,约占10%。其他如肺炎球菌、铜绿假单胞菌、大肠杆菌、伤寒杆菌等也可引起骨髓炎。按其临床表现,分为急性和和慢性骨髓炎两类。

(一) 急性血源性骨髓炎

急性血源性骨髓炎常见于儿童长管骨的干骺端,80%左右在2~15岁之间的儿童。下肢发病较上肢多见(约占60%),最多见于股骨下端和胫骨远端。

1. 病因与病理　细菌进入血流是造成急性血源性骨髓炎的先决条件,发病前大多都化脓性感染病灶,如疖、痈、扁桃体炎、咽喉炎、鼻窦炎、中耳炎、上呼吸道感染等,在诱因的作用下,即可发病。急性血源性骨髓炎发病大多先从骨的干骺端开始。这是因为骨营养血管小支在骺板作180°转变形成静脉窦,血流缓慢,使发生骨髓炎的机会增多。有时因关节扭挫伤,以致干骺端毛细血管网破裂出血,机体局部抵抗力降低后,有利于细菌繁殖,而引起感染。细菌侵入长管骨干骺端,形成感染病灶后其发展后果取决于患者的抵抗能力、细菌的毒力和治疗措施的正确与否。如果全身抵抗力强,细菌毒力低,抗生素及时而有效,则病灶可被消灭于萌芽阶段而治愈。若抵抗力弱,治疗措施得力,即使不能完全消灭病灶,也可以限制其发展,形成局限性骨脓肿。若全身抵抗力弱,细菌毒力强,而治疗又不及时,则病灶可以继续扩大,侵入更多的骨组织,也可波及整个骨干。

2. 临床表现　起病急骤,往往先有全身中毒症状;全身不适,食欲减退,烦躁不安,头痛、发高热、常在39~40℃有时伴寒战,脉快、口干,可有呕吐,惊厥。由于疼痛,患肢保持在半屈曲位,不肯移动,拒绝检查。干骺端处有持续性剧痛,皮温增高,有深压痛。在早期,当肿胀明显3~5天后,干骺端出现了皮肤水肿,发红时,为形成骨膜下脓肿的表现。脓肿穿破骨膜,进入软组织后,张力减轻,疼痛缓解。但软组织脓肿的症状明显,局部红、肿、热有压痛,并可有波动感,脓液进入骨髓腔后,该段肢体剧烈疼痛,肿胀,邻近关节内可因干骺端病变刺激而积液肿胀。起病1~2周后,有时可并发病理性骨折。白细胞计数增多,可大于(20~30)×10^9/L,中性粒细胞计数增多,血培养可阳性。穿刺抽出的脓液可培养出致病菌。

3. 诊断　根据各种典型的临床表现,可考虑到急性血源性骨髓炎的诊断,为进一步确诊还需作下列检查。

(1) X线表现:早期常无明显异常,不能作为早期诊断的依据,阴性表现也不能排除急性骨髓炎,X线片可显示下列现象:软组织肿胀,表现为发病两周内肌肉间隙模糊、消失,皮下组织与肌肉间的分界不清。早期干骺端血循环增加,出现轻微的局部脱钙,约在发病后半月,骨质吸收,骨小梁可变模糊甚至可消失或破坏,并迅速向周围扩散。晚期皮质骨坏死而与周围分离,成为死骨,其阴影高度致密。松质骨可呈虫蛀样散在破坏,死骨呈小片或长条状,大小不一,范围广泛者全部骨干均可成死骨。有时可出现病理性骨折。骨膜增生表现为葱皮状、花边状或骨针样密度不均、边缘不整齐的致密新生骨。

(2) CT表现:早期可见皮下脂肪层密度增高,出现致密条纹影;受累肌影增大,肌间隙模糊消失;脓肿形成后软组织中可见类圆形或不规则影,中心坏死区密度较低;骨髓腔密度增高、骨小梁模糊。

(3) MRI表现:可显示区分骨内或骨旁软组织内的病变,正常骨髓或异常的骨髓,伴有软组织肿胀,肌肉间隙模糊、消失,在T_1WI上病变区为高信号。它的异常表现早于X线和CT。

(4) 其他检查

1) 局部分层穿刺:对早期确诊具有重要价值。可在肿胀压病最明显处,用较粗的穿针穿入软组织内,如未抽得脓液,再穿至骨膜下,若仍无脓液则再深入,穿破骨皮质,进入干骺端骨髓内。若抽得脓液、混浊的涌出液或血性液体时,作涂片检查,先有脓细胞或细菌时即可确诊,并同时作细菌培养和药物敏感试验。

2) 99mTc骨影像:对早期诊断骨髓炎有帮助,在临床症状出现后48小时内,因局部充血,血管增多和血管扩张,核素可浓聚于骺端的炎性充血区,使病变部位得以显示，再结合临床表现，有助于确诊，并能给手术引流提供准确的定位依据。

4. 鉴别诊断　急性血源性骨髓炎在早期应与软组织的蜂窝织炎等软组织化脓性感染、化脓性关节炎等感染性疾病相鉴别。晚期应注意与尤文瘤相鉴别。尤文瘤病常有发热、压痛，X线片示骨皮质外有葱皮样阴影，白细胞增多等，但全身症状轻，其病变主要在骨干，且较广泛。

5. 治疗

（1）全身治疗：加强全身支持疗法，高热时降温、补液、止痛、退热，纠正酸中毒，必要时少量多次输血，抗毒血症以增强患者的抵抗力；给予易消化高蛋白、高维生素的饮食。

（2）正确应用抗生素：早期联合应用广谱大剂量抗生素，有可能制止病变发展。如用药后2~3天无明显效果，应及时更换抗生素，直到血培养或穿刺抽取液行细菌培养与药敏实验来选用最有效的抗生素。在骨膜下脓肿尚未形成前，抗生素治疗时间应较长，直至局部症状消失，体温正常两周后为止，不能过早停药，以免病变复发。若短期疗效不佳，败血症不能控制或局部穿刺抽得脓液者，则需要尽早手术治疗。

（3）早期局部引流：大剂量抗生素不能控制病情者，即应作局部钻孔手术，用以引流与减压。钻孔部位以压痛最明显处为中心，作纵切口，切开骨膜并向两侧剥离约0.5~1cm。用2.5~3mm直径的骨钻向不同方向钻几个孔，直至出现脓性渗出液。髓腔内脓液较多时，可施行开窗引流术。方法是在该处按计划钻一系列孔；排列成方框，钻孔数目视开窗范围大小而定，一般孔与孔之间的距离约4~5mm左右。然后在各孔之间，用窄小骨刀或骨凿，将骨皮质完全切开并撬起，使呈门窗状，并呈与骨干纵轴一致的长方形。骨窗范围根据化脓病灶的大小而定，但不宜过大。一般以长约3~5cm，宽约1~1.5cm为宜，过小则引流不通畅，过大则易引起病理性骨折。钻孔及开窗时应注意勿损伤骨骺板或骨骺，更不可累及关节。“开窗”完成后不要搔刮脓腔，以防感染扩散，然后于骨洞内放两根塑料管作连续冲洗吸引治疗（图20-3-1），近侧放细管，连接输液瓶滴入抗生素溶液。24小时连续滴入500~2000ml剂量相当于每日全身用量的1~2倍。远侧放粗管，头端开几个侧孔，尾端连接负压吸引瓶，然后将伤口整层缝合，开始冲洗与引流，连续约2周。脓流不多时，可安置一细塑料管，每天注入少量抗生素，不必放负压吸引。

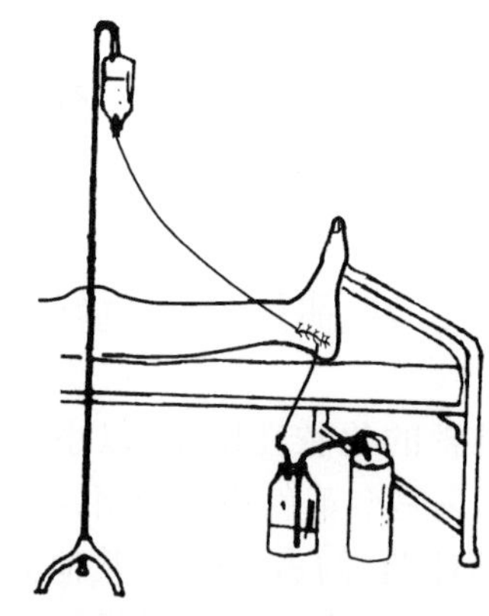
图20-3-1　切开冲洗闭式引流示意图

（4）局部抗生素治疗：Klemm将抗生素掺入骨粘固剂中，制成庆大霉素珠链，用于治疗化脓性骨髓炎，获得显著疗效。实验证明庆大霉素珠链在体内释放庆大霉素的有效浓可持续给10个月左右，“开窗引流术”时，将一串庆大霉素链（含珠数30颗，骨洞较小时可剪短些）置入骨洞内，放入橡皮引流条后，全层缝合伤口。将珠链尾部1~2颗置于伤口外，橡皮引流条的尾部则置于伤口下垂部位处。术后4~7天拔除引流，并开始向外拔链。每2~3天拔一次，每次拔出3~5颗，可逐日逐颗拔出，一般在2~3周内拔完。伤口可以一期愈合，术后全身应用抗生素应一直持续到体温正常以后。

（5）局部固定：无论手术或非手术治疗；患肢均应用持续皮肤牵引或石膏托固定于功能位，以缓解肌肉痉挛，减轻疼痛防止畸形，并可防止发生关节脱位或病理性骨折。

（二）慢性骨髓炎

1. 病因病理　急性骨髓炎若及时正确处理，以致产生死骨，虽然脓液穿破皮肤后，得以引流，急性炎症逐渐消退，死骨若未能吸收或排出，周围包壳形成后，成一死腔。死腔内有细菌残留并有炎性肉芽组织和脓液，因而经常有分泌物自窦道流出。在死腔和附近瘢痕组织内缺乏或很少血液供应，以致身体的抗菌能力和药力难于到达病灶处。窦道虽有时能暂时愈合，但脓液得不到引流，或患者抵抗力降低时，急性炎症又可复发。待脓液重新由窦道流出后，炎症又渐渐消退。如此反复发作，乃至骨质增生硬化，周围软组织产生大量瘢痕，皮肤有色素沉着，局部血液循环更差，抵抗力更低，愈合也就更加困难。

2. 临床表现　急性血源性骨髓炎急性期过后，仍有持续或间断低热，局部肿痛；若伤口已暂时闭合，因脓液积聚，则出现急性化脓性感染症状，如发

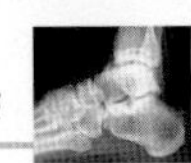

热、局部红、肿、痛、热等。如炎症继续发展，可自原窦道破溃，排出脓液和小块死骨，有时破口经过一段时间也能自行封闭，但常反复发作，直至病灶被彻底清除为止。

X 线检查：可见骨质增厚、硬化、不规则的骨腔和大小不等的死骨。当增生及硬化明显时，骨腔及死骨被遮盖而不能显示，可采用高电压或断层照相确诊。有时为了明确骨腔、死骨和窦道的关系以及窦道的行径，可经窦道口注入碘油或 12.5% 碘化钠溶液进行窦道造影术。

CT 表现：骨干增粗变形，骨质增生硬化，髓腔变窄或闭塞，骨质密度增高以及死骨、窦道形成。

MRI 表现：可见病变区边界清楚，骨皮质增厚，骨干增粗，髓腔变小或消失。从髓腔向软组织内延伸的窦道表现为 T_2。慢性局限性脓肿在 T_1WI 上为低信号，T_2WI 上为高信号，脓肿壁在 T_1WI 为中等信号，增强后可有不同程度强化。

窦道造影：对经久不愈的窦道，为了解深度、经路、分布范围及其与死腔的关系，可采用窦道造影。即将造影剂（12.5% 碘化钠溶液、碘油等）注入窦道内，进行透视和摄片观察。

3. 治疗　治疗原则应尽量做到彻底清除病灶，摘除死骨，清除增生的瘢痕和肉芽组织，消灭死腔，改善血液循环、为愈合创造条件。单独使用抗生素对慢性骨髓炎无效，必须手术取出死骨和异物，消灭死腔，切除伤口内外的瘢痕组织和一切坏死组织，清除病灶，并配合有效的抗生素才能阻止复发。常用的手术治疗方法有：

（1）慢性骨髓炎病灶清除术

1）适应证：慢性骨髓炎已有死骨形成并已分离清楚；或有死腔存在并伴有窦道溢脓；或新骨增生已形成包壳，替代原有骨干者。

2）禁忌证

①已有死骨形成，但尚未分离清楚。

②骨增生不明显，包壳尚未充分形成，不能代替原有骨干者。

③慢性骨髓炎急性发作时，可行切开引流而不宜施行病灶清除术。

④开放性骨折感染，除在早期清创时，应彻底清除异物、游离失活的碎骨片和坏死组织外，在骨折愈合前不宜行病灶清除术。

3）术前准备

①通过 X 线片、窦道造影确定死骨和死腔的存在，必要时行 CT 或 MRI 等检查。并进而了解其所在部位、形态、大小、范围，以及窦道的方向和深度。

②决定手术治疗时，在术前 1～2 周开始应用抗生素及中药等抗感染治疗。

③对体质虚弱、合并贫血、水肿、营养不良者，应予全身支持、输血等治疗。

④对继发于开放性损伤感染者，术前应注射破伤风抗毒素 1500IU。

⑤病灶清除后，要有活组织移植填充骨腔或缺损的设计和准备。

⑥准备使用止血带，但是不宜进行驱血。

4）手术步骤：手术切口与入路一般均选择窦道所在处，或窦道附近及距死腔最近而又无重要血管神经处。如局部瘢痕较多而质硬，则更应避开。如局部瘢痕较少而质软，则应选择循肌间隙走行方向的切口和入路，以免术后因肌肉与骨干粘连而妨碍邻近关节的活动。如病灶清除术后需行组织移植填充者，应全面考虑和设计，尽可能选用邻近供区和便于操作的入路。

①首先自窦道口内插入并留置导管，作为手术时的导引器，并由此注入亚甲蓝溶液 3～5ml。逐层切开。同时循亚甲蓝着色的范围和方向彻底切除或刮除窦道及周围的病变和瘢痕组织。切开骨膜，并将其向两侧剥离约 1～2cm 左右。骨膜剥离不要过多，以免进一步损伤骨的血液供应。显露病灶后，根据死骨和死腔的部位、大小及范围决定钻孔、开窗的位置和面积。原则上要求开窗应以既保证引流通畅、又不过大为度，以免因过小而妨碍病灶的彻底清除和引流；或因过大造成更多的组织缺损而发生病理性骨折。开窗的方法与急性骨髓炎钻孔和开窗引流术相同。

②用咬骨钳适度地咬除，或在钻孔后凿开病灶周围的部分骨组织，以扩大髓腔，注意防止累及关节或骺板和骨骺。对既长且大的死骨应分段取出，和从其两段拉出，不可因便于取除死骨而随意扩大死腔。对细小的死骨片，可通过加压冲洗，搔刮等方法全部清除，不可任其遗留。用切除、搔刮及冲洗的方法彻底清除死腔内的所有的不健康的肉芽、瘢痕组织和异物。

③按骨碟形手术的方法将死腔的四周边缘部分，在顺利钻孔后用骨刀和骨凿于各孔之间斜行切凿，将死腔削成为便于引流和易于生长的口阔、腔浅、底小的碟形骨腔。同时其底和壁均为新鲜的渗血面，但必须注意不可过多切除健康的骨组织。

④充分清理和冲洗手术部位后，可在碟形骨腔内放置凡士林纱布（Orr 法），或置入庆大霉素珠链。

如病变清除彻底，将手术切口全层疏松缝合，并短时间引流，否则可按 Orr 疗法处理。

5）术后处理：术后抬高患肢并以石膏固定或牵引制动，应经常观察患者全身及局部情况如体温、脉搏是否正常，局部渗出量，肿胀，疼痛性质和程度，引流通畅与否，手术切口有无炎症反应，以及患者营养和精神状态。发现问题后应及时处理。

①应用填塞凡士林纱布封闭石膏疗法（Orr）时，术后继续用抗生素治疗，10～14 天后开一石膏观察伤口，更换外层敷料后，继续固定；然后再更换敷料、固定直至伤口闭合。亦可在适当的时候行骨腔植皮术：在碟形手术应用石膏下 Orr 治疗一段时间后，当骨腔面长出肉芽并完全覆盖骨质时，可施行骨腔植皮术，植皮成功后，局部就等于有了一层最好的外科敷料，植上的皮可使骨面与外界隔绝，杜绝细菌的继发感染。术中注意植皮后需用纱布紧紧加压包扎，才能确保植皮和骨面的粘连成活。

②采用庆大霉素珠链治疗，可参考急性骨髓炎切开引流术。

（2）带蒂肌瓣填充术：适用于慢性骨髓炎经彻底行病灶清除后，使病灶成为碟形便于接受肌瓣移植的受区，而附近又有可供填塞的肌瓣者。手术原则是在病灶清除后，选用肌肉的肌纤维方向纵行分开约1/3～1/2，并在其远端切断使成带蒂瓣。注意肌瓣近端蒂部的宽度应不小于其长度的1/4。然后，将其游离端在无张力的情况下置入骨腔。同时，对置入肌瓣的长度和宽度不要求与骨骼的容积完全相同。但肌瓣不能扭转、牵拉和重压，而且不可填充过紧。最后，在骨腔边缘钻孔并穿过肠线缝合肌瓣，以保持固定，清理和冲洗创腔后，全层疏松缝合伤口，同时置放引流。临床最常用腓肠肌内侧头肌皮瓣转位修复小腿中上段创伤性皮缺损、骨外露或胫骨中上段慢性骨髓炎（图 20-3-2）。

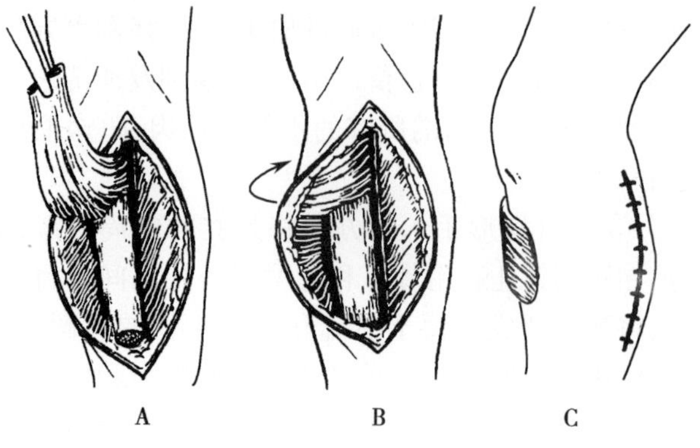

图 20-3-2　带蒂肌瓣填充术
A. 切取腓肠肌内侧头；B. 转移肌瓣；C. 缝合肌瓣

（3）大网膜填充术：适用于慢性骨髓炎经彻底行病灶清除后，使病灶成为碟形便于接受肌瓣移植的受区，而附近没有可供填塞的肌瓣者。此术式在病灶清除后，应用显微外科技术，移植大网膜于骨腔内，大网膜具有丰富的血管和淋巴管，不仅吸收和抗感染的能力很强，而且能通过细胞增生、纤维组织形成，与病损的组织器官发生粘连，并迅速建立侧支循环。它质地柔软，在移植时不受形状的限制，且有良好的血液循环，容易成活。若患者腹腔内已进行过手术或患腹膜炎者，因大网膜已有粘连，不适合此种手术。术后，应防止肠粘连，腹部疝等并发症，故应慎重考虑应用。

（4）肌皮瓣移位术：适用于慢性骨髓炎经彻底行病灶清除后因骨腔较大，且合并有皮肤缺损不能直接缝合皮肤闭合伤口，为了同时闭合骨腔与伤口可施行此术式。根据病变部位和病情的不同，可选用以下治疗方法：①用腓肠肌内侧头肌皮瓣移位治疗胫骨慢性骨髓炎并皮肤缺损；②局部旋转皮瓣治疗跟骨慢性骨髓炎；③下肢交叉皮瓣，适用于胫骨上段前方慢性骨髓炎，清创后胫骨的残腔较深，皮肤及软组织创面缺损较大者，在局部将胫前肌作带蒂肌瓣填充残腔。于双侧小腿作一交叉皮瓣闭合皮肤创面。

（5）含抗生素胶（骨水泥）球填充术：1976 年 Klemm 首次试制成功庆大霉素-聚甲基丙烯酸甲酯珠链（G-PMMA-BC），并开始应用于临床。国内外广泛应用庆大霉素珠链预防和治疗慢性骨髓炎，取得了较为显著的临床效果。PMMA 为聚合物类物质，其主要作用为赋型、粘固和填充。多年来已在口腔科和骨科领域中广泛应用。近年来作为骨粘固剂（骨水泥）更广泛地应用于制造和固定人工关节以及填充骨组织缺损，而无任何不良反应。G-PMMA-BC，主要由庆大霉素与 PMMA 及二氧化锆等合成。呈圆珠状，以不锈钢钢丝串成链。治疗时按照病灶的大小、范围置入一定数量的 G-PMMA-BC，一般一次用 30～60 珠即可。但病灶较大或深长者，可适当增加用量。置入的 G-PMMA-BC 应以能填充清除病灶后所形成的缺损或空隙为度，注意置入 G-PMMA-BC 后不可遗留死腔，将一端置入病灶内，另一端留置于皮肤外，一般可露出 1～2 珠、以便日后抽取（图 20-3-3）。术后第 5～7 天开始逐步抽出 G-PMMA-BC，每日可抽出 1～2 珠，约两周左右全部抽出。对清除病灶后骨组织缺损较多而需行植骨者，可不抽出而在术后 1～3 月再次手术切开取出。

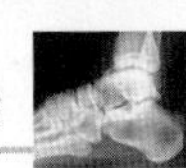

此时 BC 往往紧紧包埋于新生的组织中,往往需凿开取出。搔刮及充分冲洗感染已被控制的病灶,植入所需的骨片并重新植入新的 BC,按照以上方法于两周内逐步完全抽出。

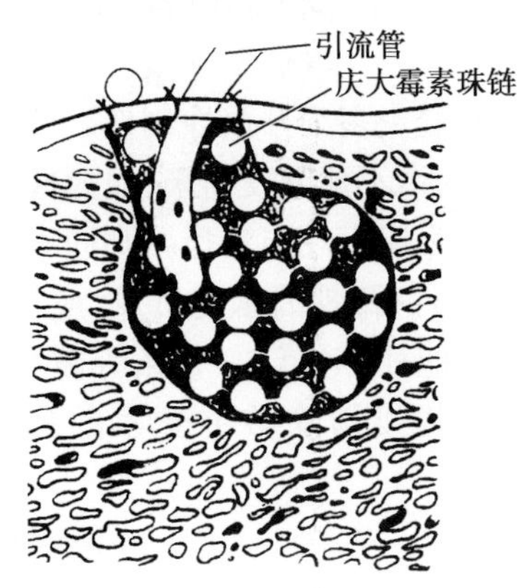

图 20-3-3　庆大霉素珠链填充示意图

二、跟骨骨髓炎

跟骨是最大的跗骨,呈不规则长方形,负重大,由松质骨构成,其周围仅有一层较薄的皮质骨包绕,跟骨的内部存在辐射形和弓形的骨小梁,在体部中心,有一骨小梁稀少的三角区,该处含有丰富的骨髓,是跟骨的构造上薄弱处,是血源性感染易发的部位。人体站立时,跟骨处于最低位,血液回流受重力关系影响较大,有利于病菌在该处停留繁殖而发病。跟骨骨髓炎与长管状骨骨髓炎有不同之处,如同其他跗骨骨髓炎一样,骨皮质的破坏不是非常广泛。这是因为骨膜与骨质附着紧密,所以通常被脓液侵蚀穿孔,而不是被脓性分泌物掀起,因此形成的包壳极小。近年来,随着跟骨骨折切开复位钢板内固定治疗的兴起,医生们对手术时机选择、切口设计、手术操作、内固定选择掌握得不一致,使绝大多数的跟骨骨髓炎成为手术后的并发症。

1. 临床表现　跟骨骨髓炎起病急,有高热,跟骨肿胀,剧烈疼痛,骨内压增高。跟骨血源性骨髓炎多起自跟骨体中三角区,该处松质骨,血供丰富,故甚少有死骨出现,但有较多钙质沉积,早期出现新骨,骨增生,密度增高。

2. 治疗　与身体其他处急性骨髓炎相同,除应用敏感的抗生素外,要早期手术切开引流,清除病灶,减低骨内压,减轻临床症状。急性骨髓炎切开引流术,因为跟骨内外侧结构简单,可采用跟骨的内侧或外侧切口对于局部脓肿的切开引流,手术简单又效果满意。由于跟骨需要负重,故不宜早期活动,需待新骨形成后方可下地行走。

(1) 跟骨骨髓炎病灶清除术:该术式适用于慢性跟骨骨髓炎的治疗。其皮肤切口被称之为“劈裂足跟切口”,这种经过足跟跖面的切口适用于慢性骨髓炎病变骨组织的切除。术后产生的瘢痕通常是无痛性的,瘢痕深陷,切口两侧的组织向内翻卷形成厚垫。

患者俯卧位,患侧踝关节垫起。在足跟正中做一切口,起于第五跖骨基底平面,再向后延长2.5～4cm,劈开跟腱止点。在小趾展肌和趾短屈肌之间切开跖腱膜。于切口远侧向内侧牵开足底外侧动脉和神经,显露跖方肌,并将其与跖长韧带纵行切开。用一宽骨凿将跟骨由后向前从正中劈开,牵开两半跟骨,显露骨质内部(图 20-3-4)。去除所有的死骨和明显感染的织织,但要尽可能少地损伤皮质骨。扣合被劈开的跟骨,在无感染区用一枚 Π 钉固定之,留置引流,关闭切口。术后应用短腿石膏管形固定,维持患足中立位,踝关节屈曲 90°。跟骨部位石膏开窗,以便更换敷料。

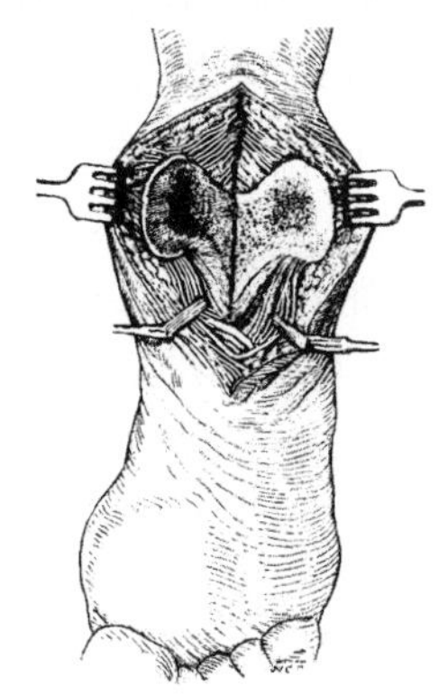

图 20-3-4　跟骨骨髓炎病灶清除术入路

(2) 跟骨的部分切除术:适用于跟骨慢性骨髓炎,经多种方法治疗久治不愈,长期流脓,窦道不愈者。术中根据溃疡的大小和形状来选择切口:如果没有溃疡,可采用劈裂足跟切口。向深部解剖至跟骨,保护残留的有活力的跟垫。准备切除的足跟区显露跟腱,游离并切断跟腱让其向近端回缩。离距下关节和跟骰关节边缘后方 1cm 处开始做一切口。切除足够的骨质以便游离和对合邻近健康的软组织。留置引流,关闭切口。如果无法一期关闭切口,允许伤口二期闭合。术后处理:应用石膏管形固定,维持踝关节跖屈 30°。以减少伤口的张力。当伤口愈合后让患者佩用定制的坚固的踝足支具。

(3) 腓肠神经营养血管远端蒂肌皮瓣移位术：因为目前慢性跟骨骨髓炎大多由跟骨开放性或闭合骨折处理不当所致，一旦发生，临床处理十分棘手。局部清创、去除死骨，采用有血运的肌瓣、肌皮瓣移位是治疗慢性跟骨骨髓炎的重要治疗方法。它较部分跟骨切除、全跟骨切除术相比，最大限度保留了足解剖结构，不改变足的负重，减少术后足功能的缺失。

其主要优点有：①肌皮瓣组织量大，血供丰富，抗感染力强，能消灭较大的死腔和控制炎症；②易于解剖，手术时间短，皮瓣旋转弧度大；③不牺牲肢体的主要血管，对肢体的循环影响小；④不需要显微外科技术及设备，易于在基层开展；⑤对供区的损伤与远端蒂腓肠神经营养血管皮瓣基本类似。

三、其他跗骨骨髓炎

其他跗骨骨髓炎较跟骨为少，也分为急性与慢性。发病原因以开放性骨折合并感染多见，血源性者少见。急性跗骨骨髓炎起病急，有高热，患病骨局部软组织充血、发热、肿胀，疼痛与压痛明显。其病程发展与病理特点与跟骨相似；诊断治疗原则也与跟骨相同。与任何不重要骨骼的慢性骨髓炎均能安全地行广泛骨切除一样，慢性跗骨骨髓炎，若累及1～2块甚至更多的跗骨时，如果需要可通过背外侧或背内侧纵形切口切除所有受累的跗骨。手术方法：从远排跗骨至相应趾的近节中部作一背侧纵行切口。向深部切开达骨膜，但不要切开腱鞘。与骨干同向切开骨膜，将其从骨质上彻底剥离。然后，切除全部的病骨，儿童患者尽可能保留骨骺。留置引流，松弛关闭切口。术后处理：术后应用石膏后托，直至伤口愈合，然后开始保护性负重。

四、跖、趾骨的骨髓炎

跖、趾骨骨髓炎多为开放性创伤后感染引起，或足底慢性溃疡久治不愈继发而来，血源性者罕见。

病理变化、临床表现与治疗原则同本节综述。

治疗上除第一跖骨因承受负重，应尽量保持其长度、维持其功能外，对第2～5跖骨破坏者均可以手术切除死骨甚或切除整个受累的病骨而获得痊愈。

（温建民　佟云）

参考文献

1. 吴阶平，裘法祖. 黄家驷外科学. 第5版. 北京：人民卫生出版社，1992.
2. 毛宾尧. 足外科. 北京：人民卫生出版社，1992.
3. 朱通伯，戴尅戎. 骨科手术学. 第2版. 北京：人民卫生出版社，1999.
4. 肖建德，王大平. 临床骨科新理论和新技术. 湖南：湖南科学技术出版社，2003.
5. 卡纳尔(美). 坎贝尔骨科手术学. 第9版. 卢世壁，译. 济南：山东科学技术出版社，2001.
6. 冯传汉，张铁良. 临床骨科学. 第2版. 北京：人民卫生出版社，2004.
7. 王正义，张建中，俞光荣，等. 足踝外科手术学. 北京，人民卫生出版社，2009.

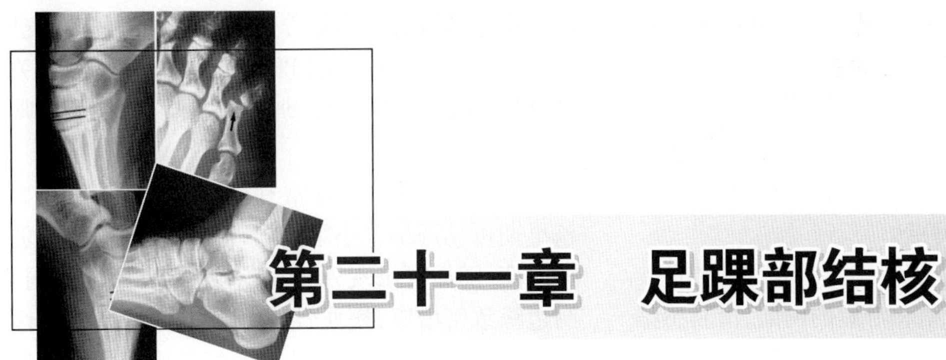

第二十一章　足踝部结核

第一节　概　　述

结核病(tuberculosis)是一种很古老的疾病,近年来,结核病的发病率在获得了显著控制的情况下有所抬头;引起了全世界广泛的关注。世界卫生组织(WHO)指出,全球每年有 800 万结核病新患者出现,其中 95% 分布于发展中国家,每年约有 300 万人死于结核病。WHO 宣告:全球结核病处于紧急状态,而人类免疫缺陷病毒(HIV)感染的流行蔓延更增加了结核病及死亡的危险性。如不采取积极控制措施,到 21 世纪末,每年新发病例可达 1022 万,其中 140 万(13.8%)与 HIV 相关。自 80 年代中后期开始,一些结核病控制良好的国家如美国、瑞士等出现疫情"回潮"现象。一致认为 HIV 的流行是这些国家结核病的"回潮"的几个主要原因之一。因此,广大医务人员对本病的早期诊断和早期治疗必须给予重视,提高新发结核患者的诊断水平和新发患者的发现率,力图在新的诊断方法,治疗药物和疫苗等方面进行探索,其中包括分子生物学和基因工程等的研究。可以预测,科学技术的发展将为结核病的控制带来新的前景。

骨关节结核是结核菌侵入骨或关节内,造成一系列的病理改变。绝大多数的骨关节结核都是继发病变,80% 原发灶在肺,其余在消化道和淋巴结。据天津医院 1947 ~ 1961 年统计 3 587 例骨结核资料分析,踝关节和足骨结核共占 8.84%,1958 年 Lafond 统计 230 例骨关节结核中,踝关节和足骨结核占 3.1%。1991 年印度 Jaypee 认为足部关节结核极为少见,其发病率不足 10%。由于本病逐渐减少,临床上常被忽视,直到目前,仍有相当数量的足部关节结核因误诊误治而发生不良后果。另外,结核病的耐药性,特别是多重耐药性结核病正在不断增多。抗结核药物的组合不当,患者治疗的顺应性差及医生处理不当等都会导致治疗失败和多发性耐药结核分枝杆菌的产生。所谓多耐药结核病指耐异烟肼和利福平两种及两种以上抗结核药物。我国为高耐药率国家之一。要从根本上解决这一问题还得从预防入手,最好的办法是采取在医务人员监视下的短程化疗方案(DOTS),可延缓和减轻结核分枝杆菌耐药性的发生,提高结核病的治愈率。

骨关节结核是全身性结核感染的局部表现。因此,在治疗局部病变时不应忽略整体治疗,在强调手术治疗的同时不应忽视有效的非手术治疗。应用抗结核药物以后,骨关节结核病的治疗和预后发生了巨大变化,表现在疗程缩短,病死率和残废率的下降,许多患者完全或部分地恢复了关节功能。因此,病灶清除疗法目前已成为世界各国和国内各地所广泛采用的一种治疗方法。

一、病因病理

结核病的致病菌是结核分枝杆菌,它一般不能直接侵犯骨与关节,因此,绝大多数骨关节病变都是继发的,骨关节结核的病理和其他结核病一样,可分为三期:第一期为渗出期,第二期为增殖期,第三期为干酪样变性期。病理改变表现以下几方面:

(一)骨结核

按骨的致密程度可分为松质骨(或称海绵骨)和密质骨(或称皮质骨)。松质骨结核可分为中心型和边缘型两种。中心型结核以浸润及坏死为主,坏死骨组织游离后形成死骨,死骨吸收后遗留骨空洞;边缘型结核不易形成大块死骨,较小死骨也常被吸收或排出，形成局限性骨缺损。密质骨结核多自髓腔开始，以局限性骨性破坏为主，一般不形成死骨。所生脓液可沿 Volkmann 管汇集到骨膜下，将骨膜掀起，并刺激骨膜，形成新骨。反复多次，骨膜新骨呈现葱皮样外观。管状骨干骺端结核是有松质骨和密质骨这两种结核的特点。

（二）滑膜结核

滑膜分布于关节，腱鞘和滑囊的内面，滑膜感染结核后肿胀充血，炎性细胞浸润，渗液增加，晚期滑膜增厚。

（三）全关节结核

关节主要由骨端松质骨，关节面软骨和滑膜所构成。最早的关节结核是单纯骨结核或单纯滑膜结核。单纯性结核进一步发展是肉芽组织由软骨面的边缘侵入其下方，并在软骨面下进行潜行性破坏，最后将使整个软骨面及其附着的骨组织分离，软骨面坏死和脱落。骨端松质骨结核的脓液可穿破软骨面，进入关节腔，引起软骨和滑膜的病变。此时，构成关节的三种组织都已感染结核，故称为全关节结核。此期病变称为全关节结核阶段。软骨面破坏较少，而病变不再发展；经过积极的功能锻炼，大部分的关节功能可恢复正常，此期病变可称为早期全关节结核阶段。若大部分软骨面被破坏，关节功能将严重丧失，甚至发生纤维性强直或骨性强直。这阶段就称为晚期全关节结核阶段。

二、症状和体征

骨与关节结核是慢性病，一般没有急性发展。开始时，患者常伴有低热、盗汗、倦怠、食欲减退和体重减轻。局部疼痛在早期不剧烈，关节功能障碍和肌肉萎缩多不明显，和健侧对比才可发现；晚期则功能受限明显，可出现各种畸形。软组织肿胀在表浅部位容易查出，如膝、踝等关节。而位置较深的肩、髋关节和脊柱则很难发现。在病灶附近或较远的部位可发现或触到寒性脓肿，脓肿穿破后，可遗留窦道。病灶发生混合感染则窦道排脓增加，体温升高，中毒症状加剧。

三、实验室检查

在病的活动期，血沉多增快，白细胞正常或稍多，常有轻度贫血，脓液培养在未经治疗者，结核菌阳性率为 70% 左右，滑液培养阳性率为 40% 左右，标本中结核分枝杆菌培养阳性率随方法的改进已明显提高，聚合酶链反应（PCR）技术的应用对骨关节结核的诊断有很大帮助。病理检查常发现典型病变。

X 线检查对本病非常有帮助。松质骨中心型结核早期可见局部骨小梁模糊，密度增高，呈磨砂玻璃样改变，随后可出现死骨，死骨吸收后形成空洞，空洞边缘致密增厚，松质骨边缘型结核可见局限性溶骨性破坏。密质骨结核表现为髓腔内溶骨性破坏和骨膜新骨形成。干骺端结核具有上述松质骨结核和密质骨结核的特点。单纯滑膜结核仅见骨质疏松和软组织肿胀。早期全关节结核除局部骨质疏松和软组织肿胀外，可见关节小部分模糊或破坏。晚期全关节结核则关节边缘大部分模糊、破坏、关节间隙狭窄或消失，常合并脱位和畸形。除骨与关节改变外，有时可见到寒性脓肿的阴影。晚期脓肿可发生钙化。

辅助检查手段近年增加很快，影像学除普遍应用的 X 线方法外，CT、磁共振（MRI），超声等先进设备已经得到相当广泛的应用，关节镜检查对骨关节结核既可定位又可获得病理标本得出定性诊断。免疫学诊断方法虽然未取得令人满意的结果，但文献报道对临床也有一定参考价值。

四、诊　断

根据结核病接触史，患病史，体征，检查，实验室与 X 线所见，除单纯滑膜结核外，诊断一般不困难，但确诊须靠细菌学和病理学检查。对于通过现有方法以至有创检查仍未确诊而又不能排除者，应积极试行诊断性治疗。在鉴别诊断方面，本病应与下列疾病鉴别：①类风湿关节炎；②化脓性关节炎；③化脓性骨髓炎；④色素性绒毛结节性滑膜炎；⑤神经性关节病（Charcot 关节病）；⑥骨肿瘤；⑦嗜酸性肉芽肿等。新的简易、敏感、快速、低成本的结核病诊断方法的探求及高特异性，敏感性的分子生物学诊断方法的确立，将解决骨关节结核在诊断上的困难。

五、治　疗

骨关节结核近 10 余年内，一直在探讨不同的治疗方法的价值，尽管对手术适应证仍然存在着争论，但大部分病例仅需化疗即可达到治愈的目的，但是有较大的椎旁脓肿或腰大肌脓肿者进行外科手术引

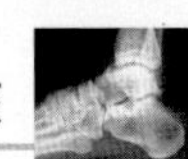

流仍然是必要的。抗结核药物治疗，患病部位固定和按手术适应证择期手术是本病治疗的原则。

（一）全身治疗

1. 一般治疗　充分的全身休息，同时给予营养丰富，易消化的食物，补充鱼肝油，维生素B、C等药物增强机体抵抗力。

2. 抗结核药物治疗　骨关节结核在抗结核药应用以前，其预后很差，病死率和残废率都很高，截肢的也不在少数。抗结核药物问世后，具有划时代改变，从50年代用SM、INH和PAS标准化疗，满疗程1年半，其治愈率89%左右，复发率3%，死亡率1.4%。70年代利福平问世，结核病进入短程化疗新的重要时期。短程化疗的基本机理是化疗必须具有快速杀死在机体内结核菌中各种菌群的作用，即在较短程内杀死中性环境快速繁殖和间断繁殖的细胞外结核菌，同时又能消灭酸性环境代谢低下，缓慢繁殖的细胞内结核菌。临床研究证明：利福平、异烟肼和吡嗪酰胺为短程化疗的主药。利福平既有杀菌又有灭菌作用，因而是短程化疗的首选药。异烟肼是强力杀菌药，也是短程化疗的主药之一，二者对繁殖活跃和繁殖缓慢的结核菌、细胞外和细胞内的结核病菌以及处于碱性、酸性和中性环境中的结核菌都起作用，是短程化疗方案中的支柱和必选药。吡嗪酰胺对繁殖缓慢，处于酸性环境，细胞内的结核菌能起作用，此为其他药物所不及，它已广泛用于短化方案的强化期。有关研究证明，合理方案6个月疗程可获得与9或12个月疗程相同的效果。为了进一步缩短化疗疗程，有人同时用4种杀菌药，其中异烟肼、利福平和链霉素主要用于繁殖活跃的结核菌；利福平、异烟肼和吡嗪酰胺主要用于消灭巨噬细胞和闭合的干酪病变中繁殖缓慢的细菌。这样可使体内全部结核菌被消灭。在抗结核药开发和大量临床及现代研究的基础上，直接短程化学疗法采用规范化管理的抗结核药物的组合，延缓和减轻了结核分枝杆菌耐药性的发生，提高了结核病患者治疗的顺应性，已在全国普遍推广应用。

（二）病变局部的治疗

1. 局部固定　为减轻患部疼痛，有利于组织修复，特别是患者有全身中毒症状低烧和盗汗等。肢体关节结核可用皮牵引或石膏托固定于功能位置。

2. 脓肿穿刺　寒性脓肿迅速增大时，在无菌操作下，用14号粗针头进行穿刺，其进针点应在健康皮肤的部位，吸尽脓液。如脓腔大并混有大量干酪坏死物不易抽取，可在无菌技术下行闭式引流。

3. 骨关节结核病灶清除术　在抗结核药物和其他支持疗法的配合下，及时进入病灶，清除死骨，脓肿，干酪样物质，切除肥厚的滑膜组织，凿除硬化的骨空洞壁，切除纤维化的瘘管等，可以治愈非手术疗法所不能治愈的病变，保留全部或部分的关节功能，矫正关节畸形。

（1）适应证

1）病灶中有较大脓肿和死骨。

2）窦道经久不愈。

3）四肢的单纯滑膜结核将穿入关节腔者。

4）单纯滑膜结核，保守治疗无效。

（2）禁忌证

1）心肺功能欠佳，重要的内脏功能损害者。

2）老年人及幼童从严掌握适应证。

（3）痊愈标准：本病经满疗程抗结核治疗或和病灶清除术后，3年随访符合下列条件者可判断临床治愈：

1）全身方面，一般健康情况较好，食欲尚佳，体温不高，血沉正常或接近正常。

2）局部方面，局部不痛或基本上不痛、不肿、无脓肿、无窦道。

3）X线表现，软组织不肿，脓肿消失或钙化，死骨已取出，吸收或代替。

4）起床活动1年后，或参加工作半年后仍能保持以上3个条件者即为治愈。

第二节　踝关节结核

踝关节结核在下肢三大关节中发病率最低，比较少见，文献报道占全身骨结核的1%～3.4%，但21世纪以来发病率有增高的趋势。踝关节滑膜结核较多见，比骨结核更易转变为全关节结核（图21-2-1），尤其是距骨结核和胫骨下端结核（图21-2-2）。踝关节周围软组织较少，踝部脓肿极易穿破皮肤，形成窦道，以前侧和外侧最多。晚期可见足下垂和内翻畸形。

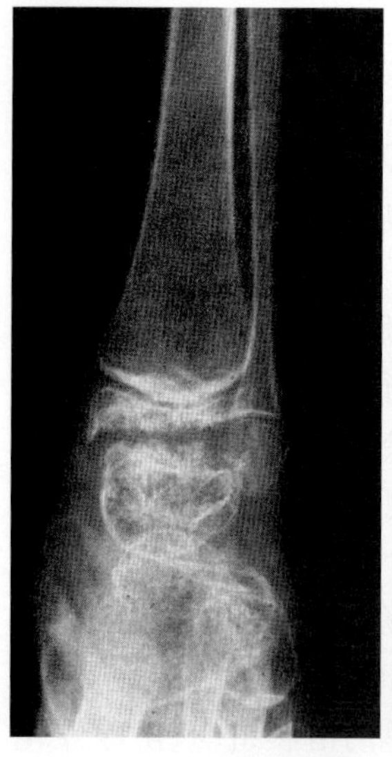
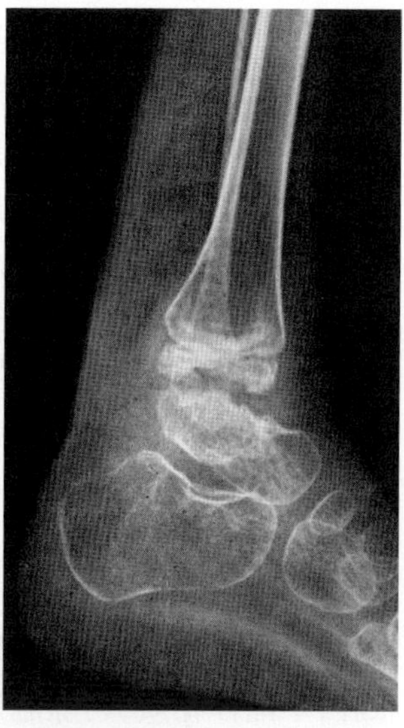

图 21-2-1　踝关节结核
显示关节软组织肿胀,关节间隙狭窄,全部关节面模糊毛糙不齐,附近骨骼疏松萎缩

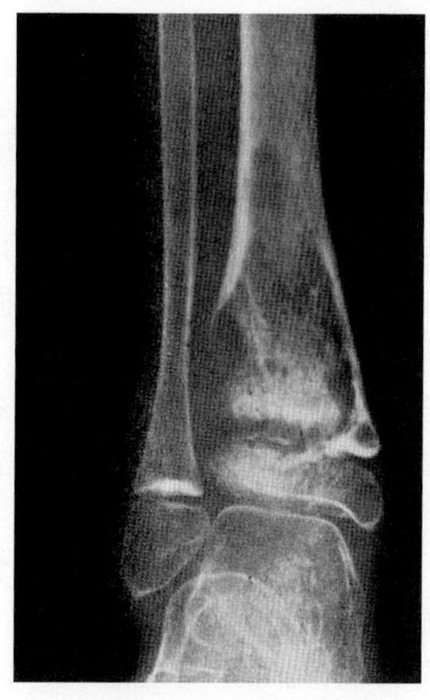

图 21-2-2　胫骨远端结核
显示胫骨远端大范围不规则骨质破坏,其中存留部分硬化增白;外侧破坏已越过骺板侵及骨骺

一、临床表现

常见于中青年,男性略多于女性。发病比较缓慢,常有扭伤史。主要临床表现为非特异性,表现为踝部肿胀,疼痛和跛行,而因结核引起的低热和体重减轻不是很常见。单纯骨结核初起疼痛不明显,休息则轻,劳累则重,转变为全关节结核时疼痛剧烈,有些病例可以形成窦道或者冷脓肿形成。本病晚期,关节呈纤维性或骨性强直时,疼痛会减轻或消失。

检查时单纯骨型结核肿胀常限于骨病灶附近,滑膜结核和全关节结核肿胀可见于踝关节周围。踝关节功能受限,主要表现在背伸跖屈方面。如累及距跟关节,则内、外翻运动减少或消失。跛行与疼痛、畸形程度成正比,疼痛和畸形严重,跛行就显著,有时须扶拐行走。

实验室检查:踝关节结核的患者血沉大多数表现为升高。但是很大一部分患者的 CRP 可表现为正常。结核菌素试验对于临床判断是否存在活动性结核具有一定的意义。结核杆菌培养诊断骨关节结核的阳性率较低,对于临床运用有限,但是局部穿刺病理活检对于诊断踝关节结核以及足部结核具有重要意义,是诊断骨关节结核的金标准。

X 线表现:早期结核病变在 X 线表现不明显,即使结核发展到一定阶段,X 线表现也不是特异性的,具体表现为单纯滑膜结核可见骨质疏松及关节囊肿胀。在踝关节的侧位片上,正常脂肪透亮区被推开、压缩变窄或消失;关节内积液多时,可见关节间隙增宽。

单纯骨结核可见局部有溶骨性破坏,磨砂玻璃样改变或死骨形成。

由单纯滑膜转变为全关节结核时,可见软骨下骨板模糊或边缘骨质破坏。晚期关节破坏严重,出现畸形或强直。

MRI 检查:MRI 检查对于骨关节结核的诊断有一定的帮助,具体表现为关节软骨和皮质骨的破坏(图 21-2-3),关节周围的渗出,在 T_1 和 T_2 相表现为高信号以及关节周围软组织的改变。

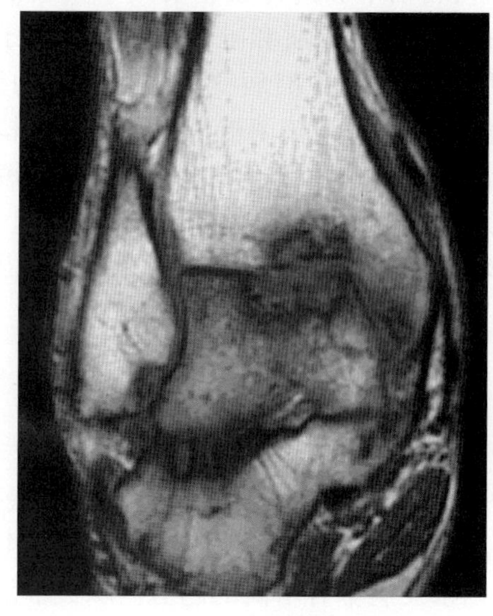

图 21-2-3　MRI 显示胫距关节软骨破坏

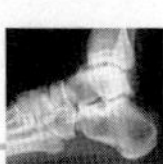

二、诊断和鉴别诊断

主要根据临床表现、影像学检查与实验室所见进行诊断。但踝关节结核的临床表现常常不是非常特异，因此给诊断带来了一定的困难，本病应与化脓性关节炎，类风湿关节炎，色素绒毛结节性滑膜炎，踝扭伤，慢性骨髓炎，距骨坏死和大骨节病等鉴别。在诊断困难时进行局部的软组织活检病理检查找到结核杆菌是诊断踝关节结核的金标准。

三、治　　疗

（一）非手术治疗

在抗结核药物治疗的基础上，患肢休息不负重，石膏托制动可减轻疼痛。

（二）手术治疗

对于单纯滑膜结核和单纯骨结核，如果保守治疗不佳，滑膜增厚或有死骨形成，应及时手术治疗。

踝关节结核病灶清除术：适用于滑膜结核，骨型结核及晚期全关节结核。手术方法：

（1）切口

1）对单纯滑膜结核病或早期全关节结核，采用外侧入路，后方起自跟腱外侧缘，相当于外踝上方三横指处，切口绕过外踝下后方，终止于舟骨外侧缘。

2）单纯骨结核，可采用内、外踝直切口。

（2）暴露及清除病灶：沿切口方向切开筋膜，将小隐静脉和腓总神经游离向后牵开。外踝后下缘切开腓骨长短肌腱鞘，在不同平面切断。距外踝1cm处切断外侧副韧带，将伸趾总肌腱向前方牵开，露出踝关节囊的前外侧、外侧和后外侧，打开关节囊，使患足内翻90°，暴露胫骨下端和距骨滑车关节面及滑膜组织，切除肥厚的滑膜组织，刮除隐蔽的骨病灶。对于单纯骨结核，在清除坏死组织及死骨时，骨洞较大，可用松质骨块充填空洞。

（3）术后处理：术后石膏托固定3周，去托后练习活动。若已植骨，可适当延长下地活动时间。

对于病变仍有活动的晚期全关节结核，可作病灶清除，对15岁以上的患者，可同时作踝关节融合术。在多种融合方法中，以加压固定的效果最好，其优点是操作简单，而且融合时间短，骨性融合率高。若病变已静止，但有明显畸形，或因纤维强直而关节疼痛，影响行走时，可作关节融合术和人工踝关节置换术。鉴于大部分患者不愿接受一个永久性强直性踝关节，因此，全踝人工关节置换术已越来越受到人们的青睐。其手术方法详见相关章节。

第三节　跗骨与跗骨间关节结核

跗骨与跗骨间关节结核的发病率与踝关节相似。在跗骨中以跟骨结核最常见，次为舟骨、距骨和骰骨（图21-3-1）。跗骨间关节滑膜较少，故临床上以单纯骨型或全关节型结核最常见，单纯滑膜型结核则少见。

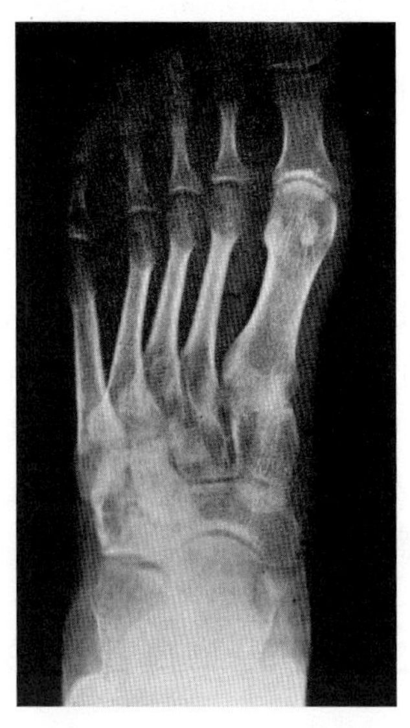

图21-3-1　跗骨间结核

X线片显示骰骨、第3楔骨与舟关节面模糊不规则，关节间隙狭窄

一、跟骨结核

单纯骨型结核中以跟骨结核最多，占跗骨结核的半数以上。跟骨结核多为中心型，多发生在跟骨结节与跟骨体交接处。病变可产生死骨和脓液，脓液多向跟骨外侧汇集，脓肿穿破后，形成窦道。偶见边缘型。

（一）症状和体征

跟骨结核多合并肺或其他结核。患者有消瘦、贫血、食欲缺乏、低热等全身症状。局部症状为疼痛和跛行。查体发现局部肿胀、压痛、关节功能受限和窦道形成。

X线表现早期中心型跟骨结核可见磨砂玻璃样改变,晚期死骨分离,死骨吸收后形成空洞(图21-3-2),空洞壁骨质致密。跟骨轴位像可见病变位于内侧或外侧。

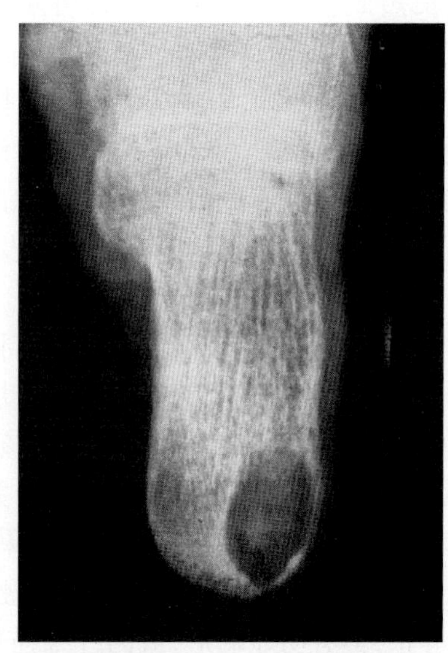

图21-3-2　跟骨结核
显示结核性骨破坏呈椭圆形透光区,
周边骨质无明显硬化现象

(二)诊断和鉴别诊断

根据病史,临床表现,X线片不难作出诊断,但应与下列疾病鉴别:①类风湿跟骨炎;②跟骨骨骺缺血性坏死;③骨髓炎;④跟骨肿瘤等。

(三)治疗

1. 非手术治疗　适用于没有明显死骨的病例,以休息,营养,抗结核药和间断固定为主的保守治疗。

2. 手术治疗　非手术治疗无效,病变处有明显死骨的,应及时手术。对跟骨结核病灶清除术,手术切口根据病灶位置而定。一般采用平行于足底的跟骨外侧直切口和足跟外侧弧形切口,清除病灶后,若空洞过大可用自体松质骨充填。若破坏严重,可采用跟骨切除术,跟骨全切的患者病变愈合后可穿特制矫形鞋走路。

二、距骨与舟骨结核

舟骨结核和距骨结核在跗骨结核中仅次于跟骨。它们极易发生全关节结核。

(一)症状和体征

舟骨结核和距骨结核的全身症状相同,局部症状为疼痛和跛行,可有窦道和脓肿形成。

(二)X线表现

X线改变类似跟骨,但病变很快就蔓延到其他跗骨或其间的关节。晚期病变跗骨破坏广泛(图21-3-3),关节面模糊不清,舟骨结核可并发病理骨折,距骨结核可发展为踝关节结核。也可借助MRI帮助诊断。

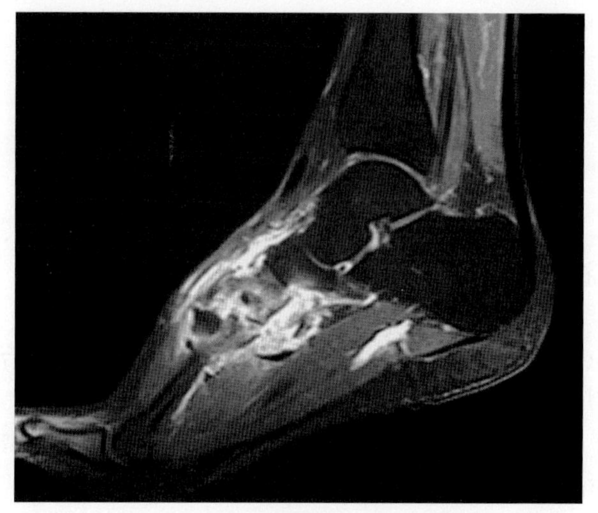

**图21-3-3　MRI提示跗骨间结核,
同时周围软组织水肿**

(三)诊断与鉴别诊断

根据病史,临床表现和X线片可作出诊断。但应与踝关节扭伤、类风湿关节炎、大骨节病、舟骨无菌性坏死(Kohler病)及平足症相鉴别。

(四)治疗

无明显死骨者可采用休息,营养,抗结核药及局部固定等保守治疗。若病灶侵犯关节,有死骨,应及时行病灶清除术。对骨质破坏不严重的病例术后不用任何外固定。对骨质破坏严重、切除骨质较多的病例可用石膏托将患足固定1~2个月。术后继续抗结核治疗3~6个月。另外骰骨和楔骨结核在跗骨结核中最为少见,也多为全关节结核。其治疗方法与舟骨结核类似。

三、跖、趾骨结核

跖趾骨结核比较少见,患者多为儿童,常系多发。

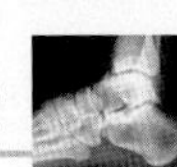

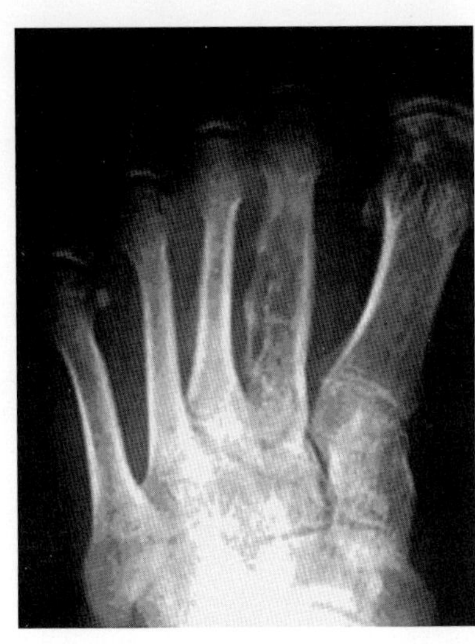

图 21-3-4　X 线片显示第 2 跖骨结核：可见皮质骨的破坏，髓腔扩大，死骨形成

（一）症状和体征

一般无明显的全身症状，早期局部肿胀较轻，晚期局部肿胀明显，疼痛增加。由于周围软组织较薄，脓肿容易破溃形成窦道。

（二）X 线表现

髓腔扩大，有死骨形成（图 21-3-4），也可见骨膜新骨形成，称为骨气臌改变，内有死骨。

（三）诊断和鉴别诊断

根据病史，临床症状和 X 线所见，诊断不困难。须与化脓性骨髓炎、内生软骨瘤、纤维异样增殖症、痛风、跖骨头坏死症，应力性骨折等作鉴别。诊断困难时可采用病理活检来进行确诊。

（四）治疗

跖趾骨结核的自愈力强，一般可采用非手术疗法。它包括抗结核药物治疗和局部固定。有明显死骨或脓肿者可行病灶清除术。

（李为　邵宏翊　王正义）

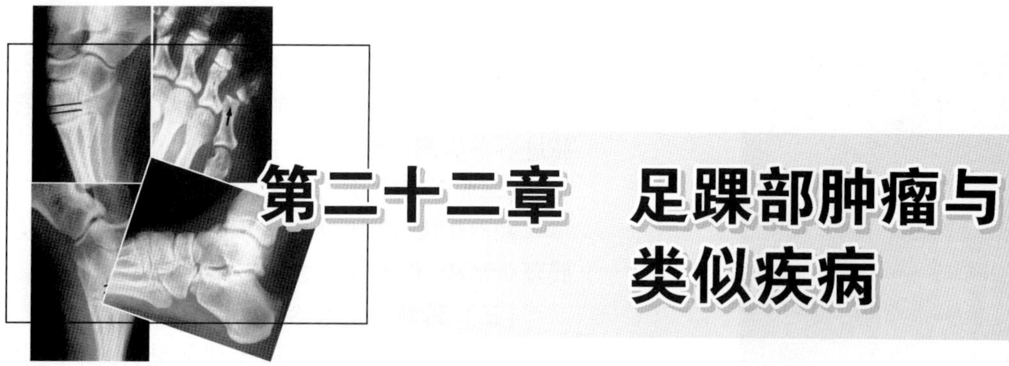

第二十二章　足踝部肿瘤与类似疾病

第一节　足踝部良性骨肿瘤

一、骨 样 骨 瘤

（一）临床表现

骨样骨瘤是一类良性自限性肿瘤，一般不会发生恶变。直径一般小于1.5cm。骨样骨瘤好发于足踝部的跗骨、距骨、足舟骨和跟骨的皮质骨或骨膜下层。骨样骨瘤好发于青少年，很少见于儿童和超过40岁的成年人。

疾病早期，患者自觉足踝部晚间疼痛和肿胀，负重时更甚。随着病变的发展，患者可有剧痛和长时间坐痛，并且常发生在夜间，影响睡眠，疼痛可以被阿司匹林和其他非甾体抗炎药物缓解。引起血管扩张的物质如酒精，会引起急性疼痛。病变一旦侵犯到关节，可以引发类似滑膜炎样症状。体征主要表现为疼痛步态、肌肉萎缩、患处皮温升高、肿胀和红斑。

（二）影像学特征

骨样骨瘤标志性的影像学表现为瘤巢，巢内包含肿瘤细胞。在X线片上，一般不宜发现，椭圆形的瘤巢表现为透亮的肿块，直径约3～5mm，中心有小的环状钙化。瘤巢刺激骨膜反应，反应骨环绕在瘤巢周围，反应骨可以表现得很明显以至于平片上看不出瘤巢。CT扫描可以准确定位肿瘤所在并明确诊断（图22-1-1）。MRI准确性不及CT扫描，原因在于皮质骨和瘤巢的信号都较低，难以区分，但MRI可以帮助诊断和鉴别诊断。一旦骨样骨瘤侵及关节表面，反应骨一般很少出现，邻近关节出现硬结。骨扫描表现为中度或重度的同位素凝聚。

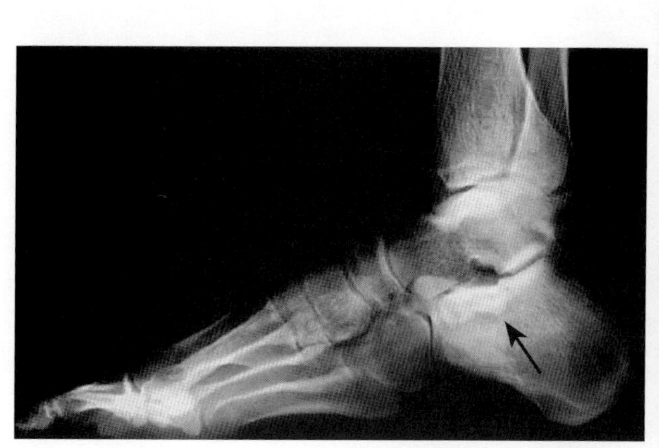

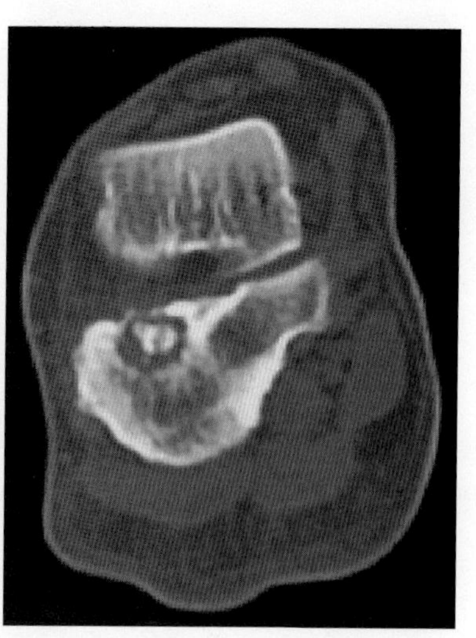

图22-1-1　跟骨骨样骨瘤

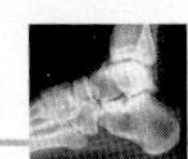

（三）组织学特征

组织学上，瘤巢由成骨细胞和骨小梁随意堆砌而成。钙化出现在肿瘤的中央。大量成熟的反应骨围绕在瘤巢周围。瘤巢里还存在血管纤维连接组织，巨细胞也可见。

（四）治疗

骨样骨瘤可以自行吸收，吸收时间较长，大约需要2～4年时间。如果骨病损存在于低应力区域如干骺端，应该行手术治疗。一些医生提倡长时间服用抗生素，但大部分儿童患者无法耐受长时间服用抗生素，50%的患者要求手术治疗。手术原则是切除瘤巢，瘤巢上面的反应骨部分切除，刮匙刮除瘤巢。术后一般不需要骨移植填补骨缺损。如果肿瘤发生部位很隐匿，术前用四环素标记，口服4mg/kg，一天四次，连续服用2天。术后病理紫外光和荧光观察核实所切的瘤巢是肿瘤。有报道建议术中使用骨扫描进行定位，利于彻底切除。

在一些研究中心，经皮射频消融被用来治疗骨样骨瘤，在CT导引下将活检穿刺针定位，5毫米的射频电极头通过导管送到肿瘤部位，肿瘤被加温到90℃（维持6分钟）进行治疗。确保烧融到1～2mm的正常骨边界，此种方法成功率达到90%左右。

若患者无法手术切除或不愿手术治疗，如果伴有疼痛，可以使用非甾体抗炎药物对症治疗。

二、成骨细胞瘤

（一）临床表现

成骨细胞瘤外形上类似骨样骨瘤，但不是自限性的，一般大于1cm。成骨细胞瘤表现为侵袭性的良性肿瘤，若发生于脊柱常常危及患者生命。大约5%～7%的成骨细胞瘤发生在足踝部，好发部位在距骨头颈交界处背侧，好发年龄为30岁之前，男性多于女性。疼痛是最常见的症状，且口服阿司匹林不能缓解。

（二）影像学特征

成骨细胞瘤影像学表现多样，无特异性。主要表现为透明病损，无骨样骨瘤的特征性反应骨，肿瘤表现为膨胀性，并有不同程度的钙化。一些病例类似恶性肿瘤如骨肉瘤和尤文肉瘤，表现为虫蚀状或透亮度增加。成骨细胞瘤一般体积大于骨样骨瘤。

（三）组织学特征

成骨细胞瘤的组织学特征包括骨小梁吻合、疏松的纤维血管基质、骨小梁赘生物和正常骨吻合倾向。很多情况下区分成骨细胞瘤和骨肉瘤十分困难，因为两者肿瘤细胞特性和成骨特性都很类似，由于两者治疗手段截然不同，需要经验丰富的肌肉骨骼病理专家仔细区分。

（四）治疗

成骨细胞瘤一般采取肿瘤内切除或边缘切除，骨移植修复术后骨缺损，复发的成骨细胞瘤侵袭性更强，需进行更为广泛的切除治疗。

三、软　骨　瘤

软骨瘤是一类良性软骨性肿瘤，它可以发生在髓腔内（内生软骨瘤），也可发生在骨表面（骨膜软骨瘤）。大约5%内生软骨瘤发生在足踝部，通常好发于趾骨，中足、胫腓骨远端也可发生。患者通常无自觉症状，偶然发现或骨折后发现。大部分骨折由微小创伤引起，比如踏空楼梯或足部跌伤。

（一）内生软骨瘤

常见于青少年和年轻的成人，是无症状的骨软骨良性肿瘤，位于干骺端髓内的软骨病损，由于生长板下的软骨骨化失败或者中央生长板发育不良造成。常发生于足部的管状骨如近节趾骨、中节趾骨和跖骨，是造成病理性骨折的常见原因。低于2%孤立无症状的病损内生软骨瘤可能会恶变为软骨肉瘤，长骨病损有更高的恶变率，内生软骨瘤病的恶变率高达10%～25%。马富奇病（Maffucci disease）恶变率接近100%，这种疾病主要表现为多发内生软骨瘤和血管瘤。

1. 影像学特征　表现为中央透亮区，与周围有明显的界面（图22-1-2），青少年患者的活动期，可见病损慢慢增大。儿童的病损一般表现为薄的骨皮质包绕着透亮区，逐渐出现钙化，没有骨膜反应，潜伏期间，软骨可能形成散在的钙化，待病损成熟后，形成反应性边界。手足部小块骨内生软骨瘤，肿瘤上层皮质骨变薄，一旦出现病理性骨折，皮质骨仍保存完整，也不会出现软组织团块。若皮质骨受到侵蚀或变厚，出现软组织团块，往往是内生软骨瘤恶变的征象。骨扫描可见同位素在病损边界有凝聚。

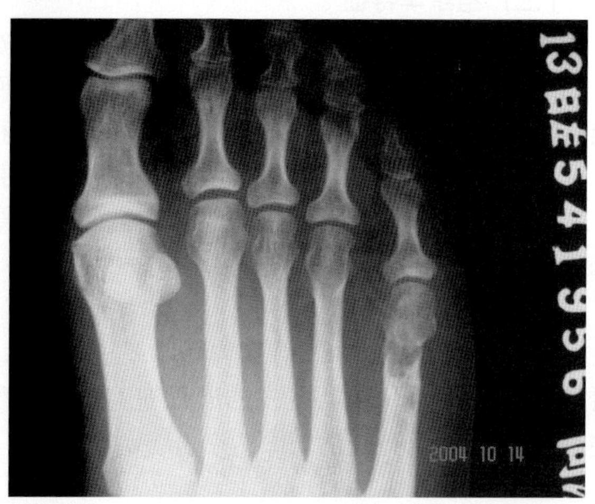

图 22-1-2　内生骨软骨瘤

2. 组织学特征　内生软骨瘤由分化良好的透明软骨组成。组织学表现为不同大小的小叶被纤维组织分隔，长骨内生软骨瘤表现为软骨细胞减少和无细胞非典型增生，丰富的蓝染软骨样基质，均一大小的软骨细胞，细胞核为深染圆形，可见双核细胞，这是正常的，不提示恶变。经常很困难与低度恶性的软骨肉瘤相鉴别。在长骨的软骨瘤，基质黏液样改变高度提示恶变；但在手足的小块骨，小幅度基质黏液样变不能断定是软骨肉瘤。恶性肿瘤可以穿透骨小梁，良性肿瘤不会穿透骨小梁破坏皮质骨。

3. 治疗　无症状孤立的内生软骨瘤可以不行手术治疗，门诊随诊，影像学监测，其预后较好。如果孤立或多发的内生软骨瘤有症状表现，或者体积增大，需要进行活检或者刮除术，病理诊断明确其良恶性。如果存在恐怖三联症状：疼痛，骨扫描提示同位素摄取增加，影像学恶性变化，应行手术治疗。必要时骨移植修复骨缺损。如果刮除干净，术后肿瘤复发率极低。手术边界可扩展到周围 1 ~ 2mm 皮质骨。如果有病理性骨折存在，需要进行植骨促进骨折愈合。

（二）骨膜软骨瘤

骨膜软骨瘤好发于青少年期以后，发生在骨表面到骨膜之间，其基底较广，可延伸到软组织，不伴有钙化。均匀分布于长骨上。主要症状表现为疼痛，体检可触及硬组织肿块，无压痛，固定于骨表面。

1. 影像学表现　骨膜软骨瘤有特征性影像学表现，突出骨面 2 ~ 4cm 的肿物。多为圆形透亮病损，周围有薄层皮质反应（图 22-1-3），很少有钙化，常有轻微的骨膜反应。CT 扫描可以显示骨皮质受损范围和深度，以及软骨密度。大约 10% 的骨膜软骨瘤发生在足踝部。

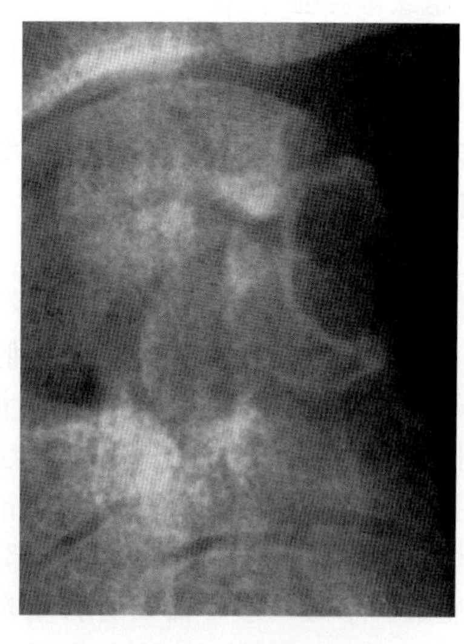

图 22-1-3　骨膜软骨瘤

2. 组织学检查　低倍镜下可见包绕完整的透明状小叶团块，病损处细胞较少。由一些良性的软骨细胞组成，但比内生软骨瘤增生活跃，病损有时候容易与软骨肉瘤相混淆，不易鉴别。

3. 治疗　大多数病损为 2 期，需要进行整块边缘切除，从而预防其复发，广泛的切除包括病损基底部的皮质骨，整块切除肿块，包括完整的肿瘤包膜，不能损伤此包膜。骨膜软骨瘤复发率大约为 10%，不必进行更广泛的切除，也没必要进行辅助化疗或放疗。

（三）骨软骨瘤

1. 临床特点　骨软骨瘤，也称作外生骨疣，最常见的良性骨肿瘤，大约 5% 骨软骨瘤累及足踝部，好发于胫腓骨远端和后足，跖骨和趾骨少见。由于周围生长板发育不良所致，在长骨干骺端形成软骨帽突起，从干骺端向外生长。病损通过软骨帽下软骨骨化生长，随着骨骼发育，其不断生长，在骨成熟期暂停生长，但有的还会继续发育生长，有的骨软骨瘤生长很快。体检可以发现无压痛的硬组织块，无活动性。有症状的病损一般由于软组织激惹造成，有可能继发形成滑囊。这种滑囊有时候会误认为是软组织肿块。

2. 恶变特点　骨软骨瘤大多数好发于膝关节周围，除此之外的骨软骨瘤恶变率较高。1% 的孤立骨软骨瘤可能会恶变，但在遗传性多发性软骨外生骨疣患者，其恶变率接近 10%。恶变常发生于：骨软骨瘤的软骨帽较厚，成人的软骨帽超过 1cm，小孩的软骨帽 2 ~ 3cm；成人局部骨扫描同位素突然或显著的增加，与其正常的骨骼发育不一致；通过 CT 或

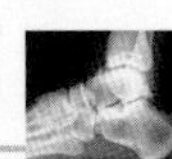

MRI 发现有软组织肿块或者大神经血管束移位。

3. 影像学特征　骨软骨瘤起源于骨皮质(22-1-4),但与髓腔相通。病损可表现为带蒂型和无蒂型。骨软骨瘤的表面是软骨帽。如果软骨帽发生骨质破坏、表现为非均一性或钙化团块从软骨帽向外膨出,则提示肿瘤向软骨肉瘤转变。

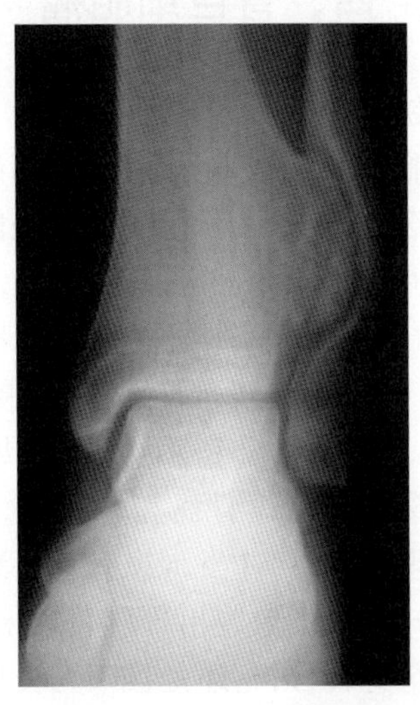

图 22-1-4　骨软骨瘤

4. 组织学特征　软骨帽通常厚度为 2 ~ 3mm,恶变后厚度可达 2cm。生长发育中的儿童软骨帽可以更大些,但肿瘤是良性的。显微镜下,软骨帽和正常的生长板相似,但组织结构较为紊乱。软骨下松质骨形成软骨骨化中心。软骨细胞均一但较为扁平,细胞核为小圆形或长形。

5. 处理　无症状的骨软骨瘤不需要处理。一些患者由于持续的激惹造成滑囊炎,此时可行保守的外科切除,肿瘤上方的骨膜或纤维组织应同时切除,尤其是青少年患者。成年人持续生长的骨软骨瘤,可能是癌变的表现,需要行手术治疗。手术为活动性外生骨疣和边界切除,包括软骨帽和软骨膜。肿块基底部的骨性部分生长不活跃,可以少量去除。在切除软骨帽过程中,不应损伤软骨帽。孤立的骨软骨瘤切除术预后较好,复发率低于 5% 。

(四) 足趾外生骨疣

1. 临床特点　足趾外生骨疣是一类不连续实体,可能由外伤后引起。通常累及大足趾的远端,其余四趾也可累及。患者常感到疼痛、肿胀,并可继发感染。

2. 影像学特征　足趾外生骨疣表现为甲床下放射性骨突起(22-1-5),它不侵犯入骨髓腔,类似于耳旁骨软骨瘤病。

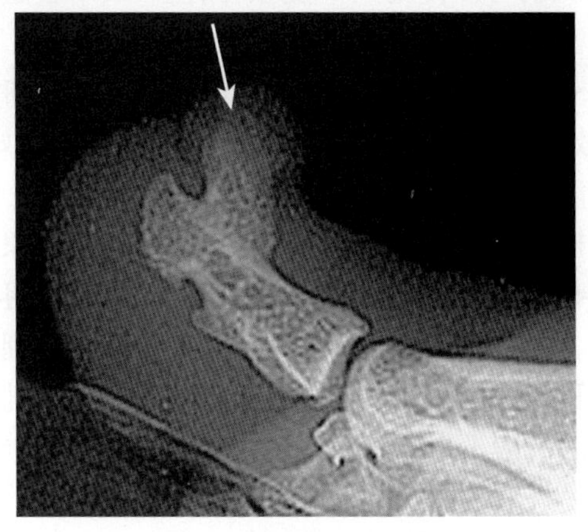

图 22-1-5　足趾外生骨疣

3. 显微特征　足趾外生骨疣表现为由纺锤细胞增殖到软骨到骨小梁的逐渐成熟的过程。增殖的纺锤细胞嵌入骨小梁中。此种肿瘤须跟一种极少发生的上皮骨源性黑素瘤鉴别。

4. 处理　足趾外生骨疣治疗只需简单切除即可,上方指甲必须一同切除,必要时修复甲床。

(五) 异常骨软骨瘤样增生

1. 临床特点　此种肿瘤类似于足趾外生性骨疣,好发于手、足和长骨,简称为 BPOP 肿瘤。手足部可累及趾骨(指骨)和跖骨。

2. 影像学特征　典型影像学表现为分界清楚的小瘤结节和发自皮质骨的钙化团块。与骨软骨瘤相比,该瘤与骨皮质结合不是很紧密。

3. 组织学特征　肿瘤由三部分组成:软骨、骨和纺锤细胞。软骨可以形成帽状结构覆盖在肿瘤上。软骨细胞增多,分化成熟形成骨质。BPOP 肿瘤和外生骨疣易与骨肉瘤和软骨肉瘤混淆,正确区分可以使患者避免不必要的截肢。

4. 处理　治疗只需外科切除即可。若肿瘤未安全切除,原位复发率可达 20% 。

(六) 成软骨细胞瘤

1. 临床特点　成软骨细胞瘤是一种非透明软骨肿瘤,好发于青少年,70% 发生于 30 岁之前。与其他骨肿瘤相比,成软骨细胞瘤都是起源于第一和第二骨化中心(骺部和骨隆起部)。10% 成软骨细胞瘤累及踝和后足部,患者表现为疼痛和关节紊乱症状。

2. 影像学特征　成软骨细胞瘤最常见的影像学特点是骺和干骺端溶骨性改变。肿瘤全部分布在骺和干骺端,肿瘤内部特定区域可以表现为骨化或者无基质钙化。肿瘤大小变异很大,小的只有 2 ~

3cm，大的可以侵犯50%受累骨，但一般不会超出受累骨。

3. 组织学特征　成软骨细胞瘤是单核细胞肿瘤，散在分布有多核巨细胞。如果肿瘤标本很好，不同程度钙化的纤维软骨样区域亦可以观察到。某些肿瘤样本中可以看到环绕单核细胞的钙化现象。

4. 处理　大部分成软骨细胞瘤属于2期良性肿瘤，处理方法类似骨巨细胞瘤，治疗多采取刮除术和骨移植即可。成软骨细胞瘤原位复发率极低，刮除术后一般不需要其他处理，但如果骨质破坏严重，还须另外修复重建骨质缺损。

（七）软骨黏液样纤维瘤

1. 临床特点　软骨黏液样纤维瘤是一种不常见的非透明软骨肿瘤。肿瘤生长缓慢，患者主诉长时间轻中度感觉异常，主要的症状是疼痛，但在足部的小块骨可以表现为肿胀感。男性多见且好发于20～30岁之间。大约20%的软骨黏液样纤维瘤发生在足踝部，常累及踝、后足、中足和前足。

2. 影像学表现　软骨黏液样纤维瘤好发于长骨的干骺端，胫骨近端是最常见的好发部位。肿瘤在长骨上偏向骨骺生长，可以看到尖的分叶状硬化边界（图22-1-6）。在手足部的小块骨，肿瘤可以占据整块骨宽度的一半。肿瘤表现为膨胀样外观，伴随溶骨样破坏，骨内膜皮质扇形改变，受累皮质骨变薄。

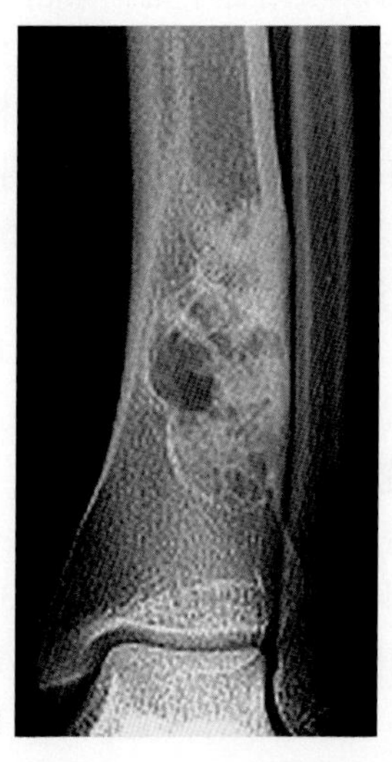

图22-1-6　软骨黏液样纤维瘤

3. 组织学特征　软骨黏液样纤维瘤呈分叶状生长，外围细胞增生明显。肿瘤由软骨、纤维和黏液区组成。肿瘤细胞呈星型或纺锤形，也可以见到圆形、卵圆形和新月形细胞。高分化的透明软骨只出现在20%的软骨黏液样纤维瘤中。小叶的外围可以看到良性巨细胞。

4. 处理　软骨黏液样纤维瘤可以采用广泛刮除术切除整块肿瘤。如果切除不完全，原位复发常发生在邻近的软组织中。

四、骨巨细胞瘤

（一）临床特点

骨巨细胞瘤是一种常见、病因不明的良性肿瘤，但有局部侵袭性。常见于骺软骨已经闭合的20～50岁男性。肿瘤为膨胀性溶解性病损，肿瘤始发于干骺端，向骨骺部侵犯，往往会破坏软骨下板，直至关节面。5%骨巨细胞瘤累及足踝部，最常见的部位是远端胫骨、腓骨、跟骨和距骨，而前足很少累及。患者一般诉深部的持续骨痛和肿胀感，很多患者是因为发生病理性骨折，才发现患有骨巨细胞瘤。

大约2%骨巨细胞瘤出现肺部转移，即使骨巨细胞瘤存在全身转移，它还是被归为良性肿瘤，许多患者仍可荷瘤存活。

（二）影像学特征

骨巨细胞瘤表现为较大的透明状骨病损，周围包绕着明显的反应骨边界，骨损大多为偏心的，骨皮质变薄，有较多骨间隔，呈现典型的“肥皂泡样”改变（图22-1-7）。多为溶骨性破坏，有时会侵犯到软骨下骨质，病理性骨折可以发生，和其他良性骨肿瘤不同，骨巨细胞瘤可以穿透皮质骨进而侵犯入软组织。CT检查可以了解骨质破坏范围。MRI更好地显示骨破坏范围，更好地评估软组织侵袭情况，尤其周围神经血管的侵犯情况。MRI还可以显示关节软骨的受损情况。骨扫描表现为同位素减少，可以帮助了解全身其他部位转移情况。

（三）组织学特征

骨巨细胞瘤是一类单核细胞肿瘤。肿瘤细胞高度增生，并可见许多多核巨细胞。可见坏死区，间质增生，并可见细胞分裂相，但巨细胞无分裂相。巨细胞有时可以形成破骨细胞。如果病理性骨折发生，新骨形成和纺锤细胞增殖的过程会出现。有时肿瘤内可观察到动脉瘤样骨囊肿。

（四）分期

1期：良性潜伏期巨细胞瘤，无局部侵袭；

2期：良性活跃的巨细胞瘤，影像学显示皮质骨结构改变；

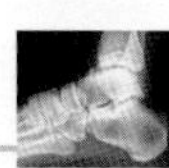

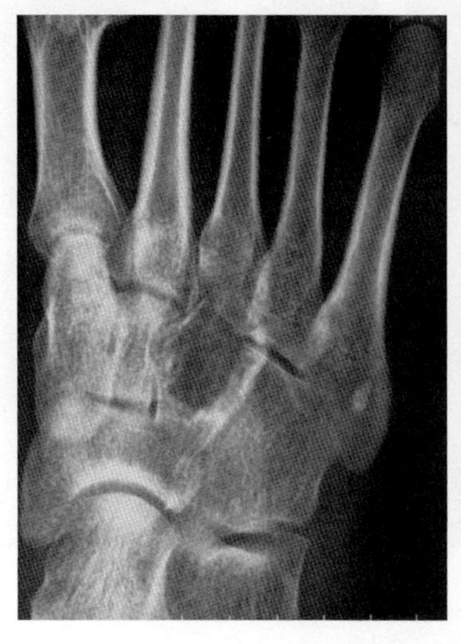
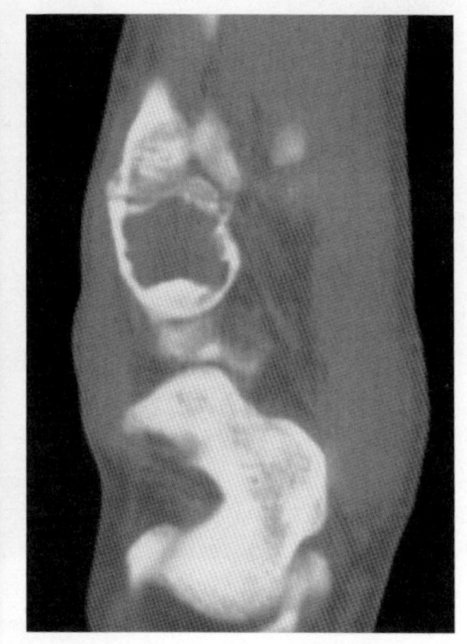

图 22-1-7　骨巨细胞瘤

3 期:局部有侵袭改变,影像学显示溶解性病损,有的已经突破骨皮质,侵袭周围软组织。

（五）处理

在所有良性肿瘤中,骨巨细胞瘤是最具侵袭性的肿瘤,由于其靠近关节软骨,手术切除常常不彻底,复发率很高。即使刮除完全,原位复发率仍高达 40% ~50%。许多医师采用广泛刮除术,术后苯酚腐蚀原发灶,骨移植、骨水泥和内固定术修复骨缺损,原位复发率降低至 10% 以下。如果已有软组织广泛侵犯或关节受累,截肢是最佳的方案。如果伴有病理性骨折,需要延迟 3 ~4 周处理巨细胞瘤。

1 期或 2 期病损:可行病灶内切除,通过较大的骨皮质窗,刮除所有病损,使用高速电锯去除病灶周围 5mm 正常骨质,空腔可植骨或填充骨水泥,骨窗可以植骨。可使用苯酚、聚甲基丙烯酸酯或液氮烧灼病灶边缘,苯酚有毒性,浓度不要超过 5%。可不使用新辅助放化疗。

3 期或复发病例:包括病理性骨折,关节软骨或肿瘤穿透皮质。需行广泛的大块切除,包括关节的一侧,需要使用移植进行功能重建或关节融合。可使用新辅助放化疗。有 5% 骨巨细胞瘤患者发生肺部转移,肺部病灶可行完全切除,预后较好,大多可以治愈。

第二节　足踝部骨肿瘤样病变

一、骨　囊　肿

骨囊肿也称孤立性骨囊肿、单纯性骨囊肿,是一种常见的良性骨病变。病因尚未明。其发病率占骨瘤样病损的 30.94%,仅次于纤维结构不良而占第二位。

（一）临床表现

最多见于 4 ~10 岁的儿童,好发于骨的干骺端偏干部位,最多见于肱骨和股骨上端,其次为胫骨上、下端及腓骨上端,足踝部好发于跟骨。除病理性骨折外,患者无临床症状。少数患者局部有隐痛、酸胀及压痛。发生在下肢者可有跛行。一般是在摄片时偶尔发现,或发生病理性骨折后发现。

（二）检查

X 线表现:病损常在长骨的干骺端,表现为界限清楚对称的射线透亮区(图 22-2-1),外有一薄层骨硬化边缘,周围骨质膨胀变薄,X 线片无间室或分隔表现。病变可随骨骺生长向骨干移行。骨膜反应偶然发生于病理性骨折的患者。囊肿可有骨嵴假象。

（三）治疗

治疗的目的是防止病理性骨折,以往一般认为骨折后,骨囊肿将吸收和愈合,但发现骨囊肿骨折后,只有 10% 的骨囊肿自行闭合。对于无活动性单纯骨囊肿,可以行刮除植骨术;对于活动性或复发性骨囊肿,可采用囊内注射甲泼尼龙(80 ~200mg)。另有报道使用自体骨髓注射到囊肿内和钻孔治疗。

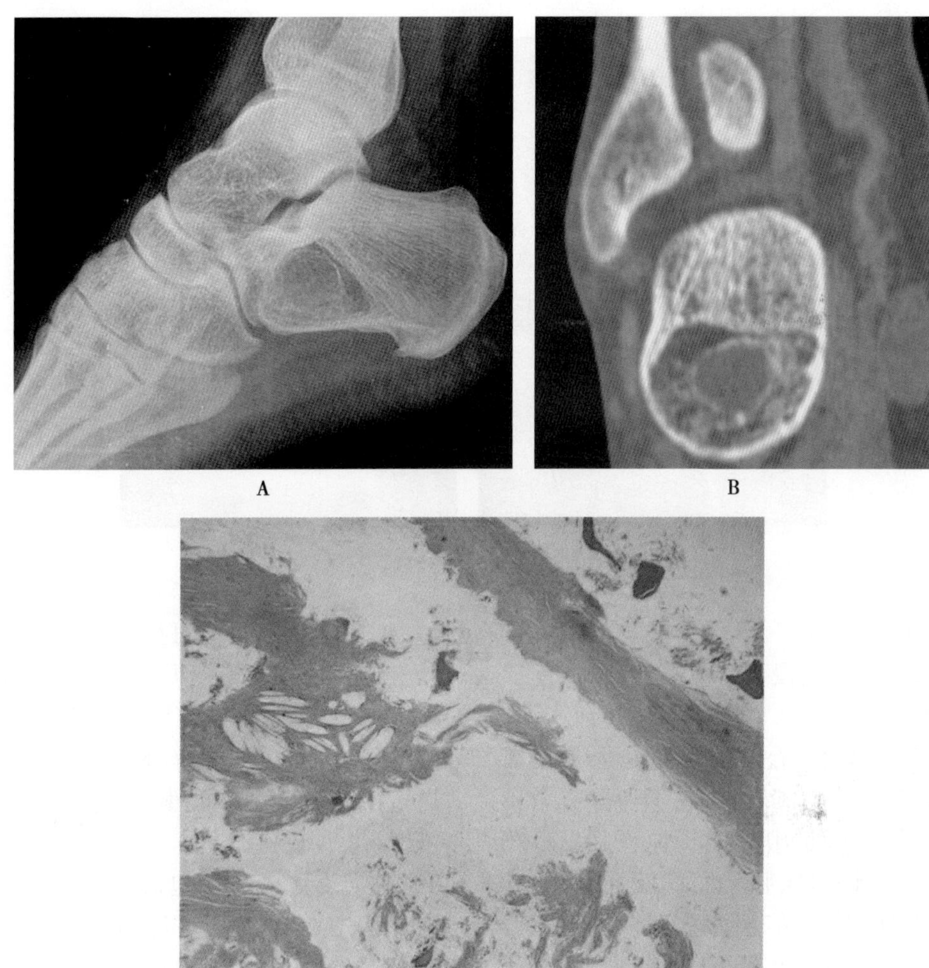

图 22-2-1　骨囊肿(跟骨)

（四）并发症

术后骨折、感染、复发。

二、巨细胞修复性肉芽肿

（一）临床特点

巨细胞修复性肉芽肿是一类不常见、破坏骨质的肿瘤，好发部位在下颌骨，手足部亦可累及。鉴别巨细胞修复性肉芽肿十分必要，因其易被误诊为侵袭性的恶性肿瘤。

（二）影像学特征

肿瘤的表现类似于骨巨细胞瘤和动脉瘤样骨囊肿。单纯表现为溶骨性破坏，肿瘤易扩张，上层皮质骨可被完全破坏（图 22-2-2）。

（三）处理

巨细胞修复性肉芽肿刮除术后很少复发。骨移植修复骨缺损以保持刮除部位骨的完整性。

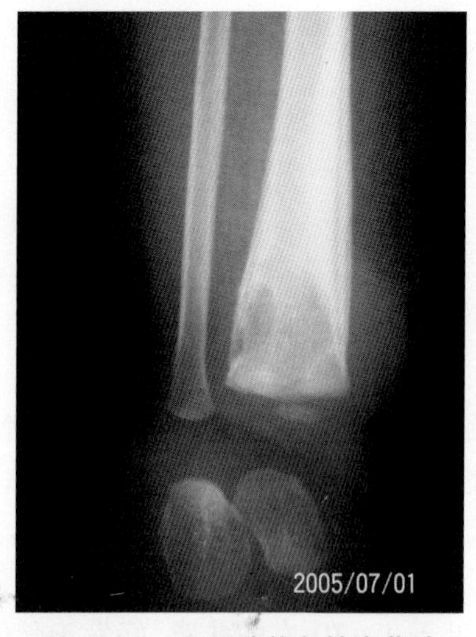

图 22-2-2　巨细胞修复性肉芽肿

三、动脉瘤样骨囊肿

（一）临床特点

动脉瘤样骨囊肿不是很常见，为膨胀性骨病损，

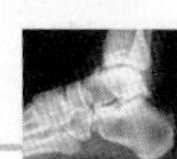

由增生的血管样组织组成，好发于长骨末端。和其他肿瘤不同，动脉瘤样骨囊肿女性多见，好发年龄在20岁以下，很少见于30岁以上成年人。其生长很迅速，大约5%动脉瘤样骨囊肿累及足踝部。动脉瘤样骨囊肿的病因未明，它可以独立发生，也可以发生在已经存在的肿瘤，如骨巨细胞肿瘤、软骨母细胞瘤、软骨黏液样纤维瘤或纤维发育不良。一些恶性肿瘤如骨肉瘤有时常合并有动脉瘤样骨囊肿。

（二）影像学特征

在长骨动脉瘤样骨囊肿一般位于干骺端或穿过骺板，表现为偏心性膨胀生长，单纯溶骨性破坏，肿瘤很少穿透关节软骨或生长板。在手足部小块骨，肿瘤可导致整块骨呈纺锤样膨起（图22-2-3）。

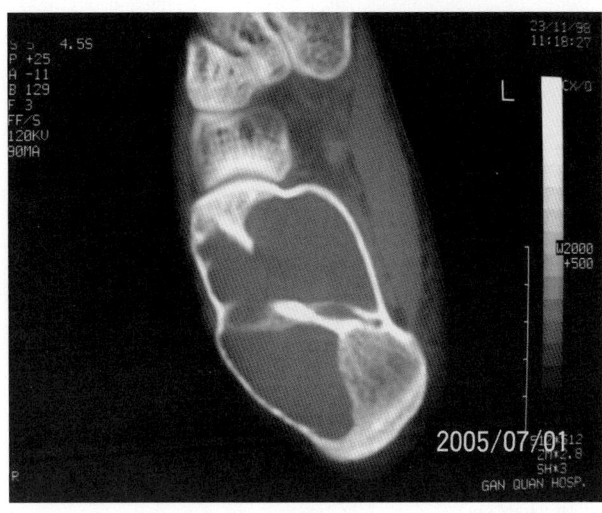

图22-2-3　动脉瘤样骨囊肿

（三）组织学特征

动脉瘤样骨囊肿为富含血液的间隙，由纤维分隔或不成熟的编织骨小梁构建，散在有纺锤细胞和巨细胞。肿瘤内还有不含间隙的实体区域。

有时，动脉瘤样骨囊肿很难与毛细血管扩张型骨肉瘤相鉴别，低信号MRI两者表现类似，在高信号MRI动脉瘤样骨囊肿虽然存在细胞有丝分裂的表现，但缺乏毛细血管扩张型骨肉瘤细胞非典型增生和同质异型现象，易于鉴别。

（四）处理

动脉瘤样骨囊肿行刮除植骨术，复发率为20%～40%。复发的病例，可以行更为广泛的刮除或边缘切除。若未刮除完全，一些病例肿瘤会自行消退，而另一部分病例发生原位复发，且侵袭性和破坏性更强。

四、骨纤维结构不良

纤维结构不良又称纤维异样增殖症，目前认为是由于G蛋白alpha亚单位变异所致，G蛋白过表达cAMP，引起c-fos过多表达，从而调节成骨细胞和破骨细胞的增殖和分化。导致骨骼由不成熟的纤维组织和松质骨组成，骨骼矿化不成熟导致骨骼变形成角，受损的骨皮质变薄。

（一）临床表现

多见于青少年（64.03%），男女之比为1.1∶1。好发部位为肋骨，股骨和胫骨，足踝部发病较少见。常见的症状是局部疼痛，常由于病理性骨折而引起。部位表浅者可发现病骨膨胀变形。累及负重下肢者，可合并各种畸形。它可以是单骨性或多骨性。多骨病损伴有皮肤色素沉着和内分泌紊乱，特别是性早熟，称为Albright综合征。它主要发生在儿童，特别是女孩。偶尔纤维结构不良可恶变成为纤维肉瘤或骨肉瘤，恶变率约为0.4%。

（二）检查

X线表现；典型的“磨砂玻璃”样X线表现是本病的主要诊断依据。病变可位于长骨干骺端或骨干的髓腔内，可呈囊状膨胀（图22-2-4）、“磨砂玻璃”样、丝瓜瓤状或虫蛀样表现，皮质往往膨胀变薄，病损边缘有致密硬化，称为“橘皮”。

（三）治疗

治疗目的是为了防止畸形和骨折发生，治疗涉及增强骨强度，纠正畸形。有报道使用双磷酸盐治疗骨纤维结构不良，可以减少疼痛，预防骨折，减小骨纤维结构不良范围。单纯的刮除植骨术后，很多病例复发，尤其在儿童阶段，复发率很高。

1. 对较大的单骨型，可考虑作病骨切除假体置换或自体大块骨移植替代；使用皮质骨植骨，很难被吸收，还可以提供永久的结构支撑。

2. 对多发性病损，特别对儿童以保护患肢，防止畸形发生或发展发生疲劳骨折，可按骨折处理。

（四）并发症

术后骨折，感染，肿瘤复发，肿瘤恶变。

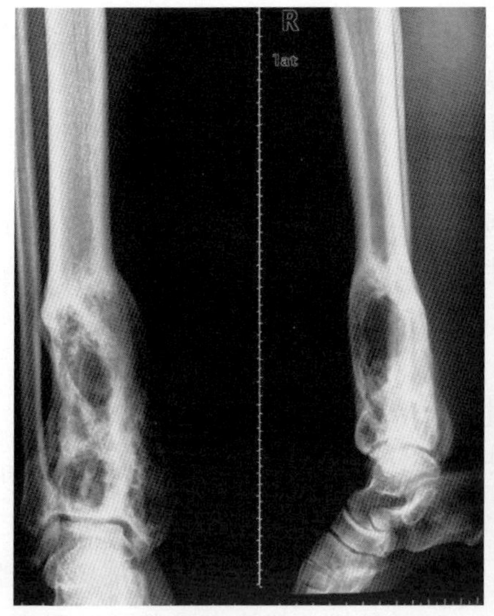
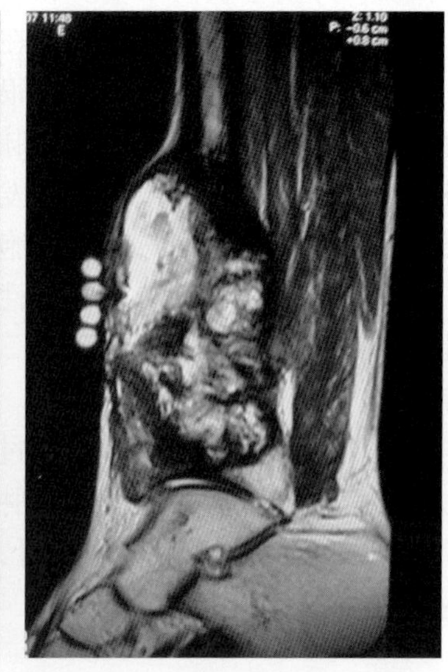

图 22-2-4　纤维结构不良

第三节　足踝部恶性骨肿瘤

原发于足踝部的恶性骨肿瘤极少,此处就足踝部比较常见的恶性骨肿瘤作一介绍,包括骨肉瘤、软骨肉瘤、尤文肉瘤、足踝部骨转移瘤、骨髓瘤和淋巴瘤等。

一、骨　肉　瘤

(一) 临床特点

骨肉瘤是成骨性恶性肿瘤,各个年龄皆可发生,好发于10~25岁。大约5%骨肉瘤累及足踝部,好发于胫骨远端和后足,跖骨和趾骨很少累及。绝大多数骨肉瘤为高度恶性(2A或2B),原位复发和全身转移率高。很小一部分骨肉瘤为低度恶性,易与纤维结构发育不良和韧带样纤维瘤混淆。

疼痛为主要症状。起先表现为间歇性疼痛,与活动相关,但很快发展为持续性夜间疼痛。

(二) 影像学特征

骨肉瘤影像学可以表现为溶骨,也可表现为成骨。在长管状骨的干骺端,肿瘤既可以表现为骨破坏,也可以表现为骨形成,并且有软组织团块形成和皮质骨破坏。足踝部骨肉瘤的影像学表现更加多样(图22-3-1),举例来说,跟骨骨肉瘤可以穿透松质骨,但不伴随大量骨破坏。足踝部的骨大部分由松质骨组成,皮质骨只有很薄一层,皮质骨破坏极易看到,不能作为骨肉瘤的特征性诊断依据。很多骨肉瘤在平片上表现为新骨形成,对比观察可以发现细微差别。术前常规行肺部CT检查,明确有无肺部转移。

毛细血管扩张性骨肉瘤表现为单纯的溶骨性破坏。一些患者会出现骨动脉瘤样扩张刺激动脉瘤样骨囊肿形成。

(三) 组织学特征

Lichtenstein描述了骨肉瘤两个主要的组织学特征:肿瘤细胞直接产生骨质和基质细胞亦为恶性。和良性肿瘤相比,恶性骨肿瘤细胞表现为异型性和核不典型。骨肉瘤细胞为纺锤形,未分化,可以产生骨质、胶原和软骨。一些病理学家根据肿瘤细胞分泌的基质将骨肉瘤分为三个亚型:成软骨细胞型、成纤维型和成骨细胞型,这种分型对区分预后有价值。

(四) 处理

高度恶性骨肉瘤是所有骨肿瘤中致死率最高的。一旦诊断成立,应立即行骨扫描排除骨转移,CT扫描排除肺部转移灶。即使所有检查是阴性的,诊断只是来源于原位发现肿瘤,不系统的治疗会导致最终转移的概率高达80%~90%。单纯外科手术治疗的生存率也只有10%~20%,多药联合化疗使长期存活率升高到60%~70%。

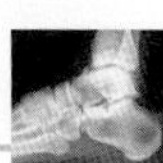

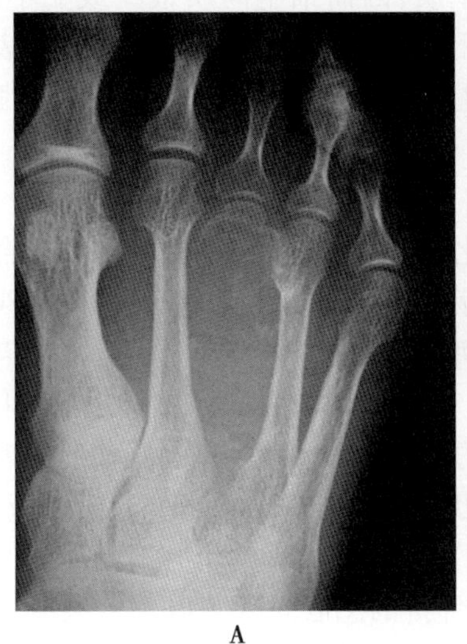
A

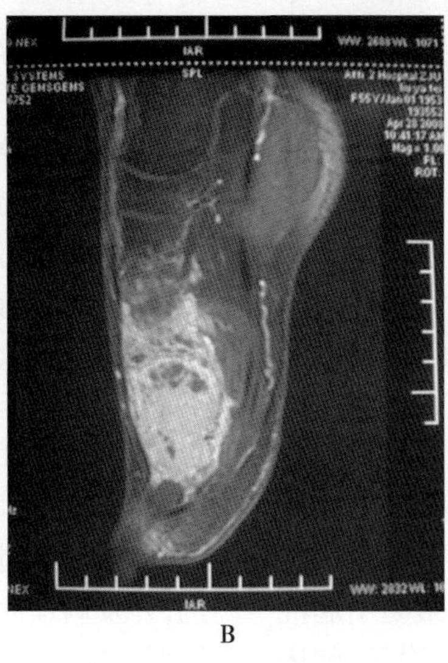
B

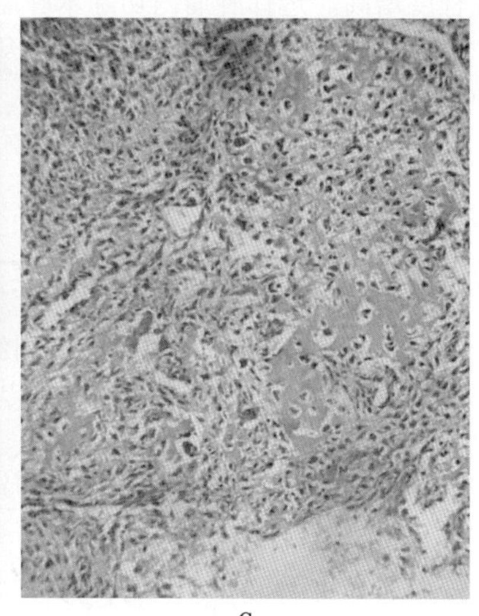
C

图 22-3-1 骨肉瘤

外科手术前行 2～3 个月化疗可以有效杀灭原位肿瘤细胞和隐藏的微转移灶(尤其肺组织中)。化疗结束前应重新评估肿瘤分期,决定行保肢或截肢治疗。保肢手术的两个前提条件是肿瘤复发率不高于截肢术,保留肢体有功能。许多足踝部骨肉瘤病例,如胫骨远端、腓骨远端、中足和前足等,行膝关节平面以下截肢术优于保肢术,因为其原位复发风险极低,肢体功能得以保留。跟骨和距骨的骨肉瘤行膝关节以下平面截肢是最好的选择。

二、软 骨 肉 瘤

(一) 临床特点

好发于 50～60 岁老年人,软骨肉瘤极少发生在足踝部,但仍是足部最常见的恶性骨肿瘤,事实上足部髓内透明软骨瘤大多是内生软骨瘤。软骨肉瘤在临床表现、影像学和组织学上都较内生软骨瘤更具侵袭表型。主要临床表现是疼痛。

(二) 影像学表现

足部小块骨的软骨肉瘤表现出恶性骨肿瘤的特性:穿透皮质、皮质骨破坏和形成软组织团块(图 22-3-2)。肿瘤一般体积很大,主要表现为骨质破坏,透亮影,有模糊或散在的钙化,表现为“食盐或辣椒面”征,有的表现为“爆米花”征。

(三) 组织学特征

透明软骨肿瘤良恶性皆有,而且很难分级。手足部内生软骨瘤可以表现为细胞非典型增生,类似恶性软骨肿瘤。区分软骨肉瘤和内生软骨瘤的主要标准为是否破坏骨小梁、穿透骨皮质、黏液样改变和侵犯软组织。

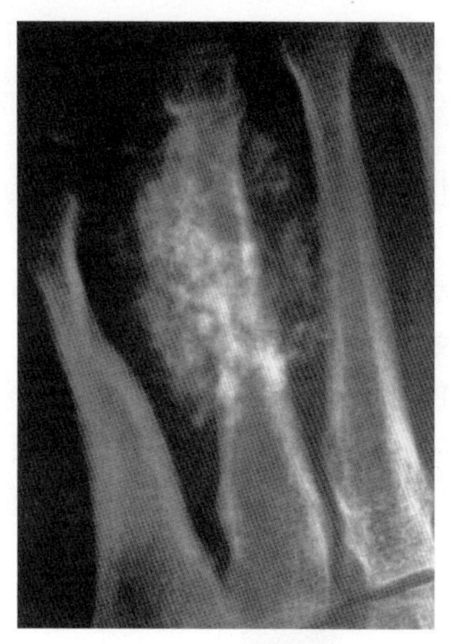
图 22-3-2 软骨肉瘤

大多数足部软骨肉瘤是低度恶性肿瘤。1 期软骨肉瘤很少发生转移,2 期软骨肉瘤肺转移率高达 30%～40%,常危及患者生命。

(四) 处理

放射治疗对软骨肉瘤无效,化疗对于高度恶性和转移性软骨肉瘤有一定效果,手术治疗可以采用扩大外科边界的切除术。如果继发软骨肉瘤位于足趾或跖骨,可以进行足趾截肢或进行跖列切除;原发软骨肉瘤多为高度恶性(2A 或 2B),需要进行广泛边缘切除,由于软骨肉瘤多位于后足,常需要进行截肢。如果肿瘤可以完整切除且重建后肢体功能恢复良好,保肢术亦可以应用。若软组织广泛受侵犯,最好的治疗方法是截肢术。软骨肉瘤原位复发后肿瘤恶性程度增高。选择肿瘤内切除术肿瘤原位复发率大于20%。远处转移器官多为肺脏,因此所有恶性骨肿瘤切除术前,常规行肺部CT检查。

三、尤文肉瘤

(一) 临床特点

尤文肉瘤是一种非常明显的小圆细胞肿瘤,发病年龄多在20岁以内(75%),在40岁以上的人群中很少见。常见于男性,很少见于黑人,肢体的任何骨都可能发生尤文肉瘤,足踝部大约占10%,多见于腓骨骨干,后足,中足,或前足。

在所有恶性骨肿瘤中,尤文肉瘤是最易引起混淆的一种肿瘤。最初的影像学表现多较隐秘,临床医师很难发现。患者可表现为发热,寒战,类似感染的白细胞升高。总之,该病可能为脓肿样表现,而使临床医师误认为骨髓炎。有骨性包块,有的伴随软组织肿块。有20%病例发生远处转移。

(二) 影像学特征

常发生于骨干部(图22-3-3),表现为侵袭性骨质破坏,通常为单纯的溶骨性病变,但有一些可表现为反应性成骨灶。不像其他所有的骨肿瘤(淋巴瘤除外),尤文肉瘤可快速从髓腔侵犯到大片的骨干。有一部分患者该肿瘤可不破坏皮质骨直接形成软组织肿瘤。骨膜反应很常见,表现为单层或者多层(如葱皮样骨膜反应)。MRI可以明确髓腔病变的范围及软组织肿块大小。

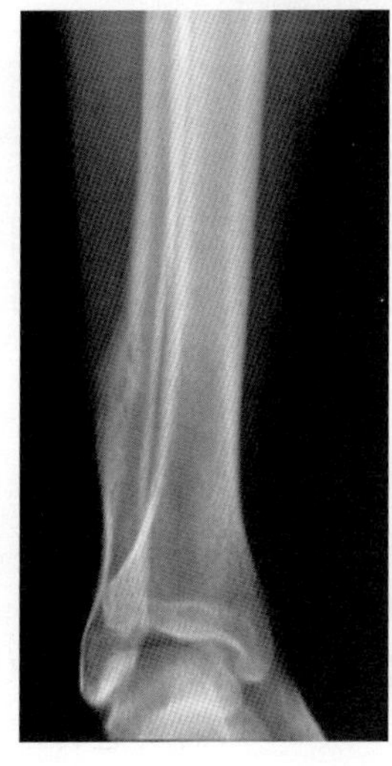
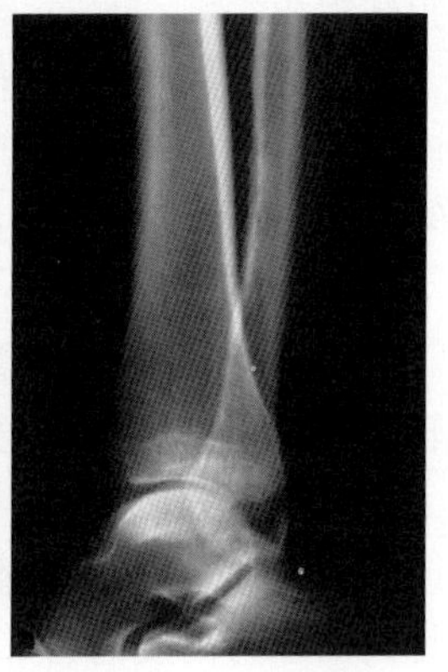

图22-3-3　尤文肉瘤

(三) 病理表现

尤文肉瘤是一种以瘤细胞为主的肿瘤,肿瘤细胞本身不产生基质,因而细胞间质很少或见不到。尽管影像学特征可与骨髓炎相混淆,但病理学表现两者有很大的差别。后者可有一定数量的炎性细胞,而不仅是单一的小圆细胞。

(四) 治疗

治疗包括化疗、手术切除和放射治疗。联合化疗可以提高生存率,它可以使生存率从10%～20%提高到60%～70%。75%～85%的原发尤文肉瘤对放疗敏感,但对于肿块较大的尤文肉瘤,效果较差。对原发灶的控制可以采取外部射线照射或者外科手术。广泛切除术适用于以下几个方面,一些非负重骨(如腓骨)的尤文肉瘤;放疗会损伤生长的病例;并发病理性骨折的患者。膝盖以下截肢或广泛局部切除是获得局部控制的一个比较好的方法。关于外科手术是否比外部射线照射更能提高患者的生存率,这还有很多争议。我们的意见倾向于前者,因为膝盖以下安装假体能够使患者获得相当满意的功能。后者有复发的可能,风险高达10%,而外科手术可减少这种风险。

四、足踝部骨转移瘤、骨髓瘤和淋巴瘤

(一) 转移性骨肿瘤

就全身而言,转移性骨肿瘤很常见。在美国每年有130万癌症新发病例,许多患者最终都发生转移,最常见于肺,肝和骨。转移到骨的最常见癌来源于乳腺,肺,前列腺和甲状腺,以椎体骨,肋骨,骨盆及长骨近端最为常见,转移到手足骨的不常见。任何癌可以转移到骨,同时任何骨恶性肿瘤都有被转移的可能。

1. 临床特点　转移到手足骨最常见是肺癌,乳腺癌,前列腺癌,肾癌和甲状腺癌。膝部以下最常见的转移癌主要来自于支气管肺癌,最常见临床表现可能较为隐秘,无特异性。患者通常表现为局部疼痛,肿胀和跛行。许多患者(高达50%)表现为足踝部骨质破坏,而他们先前并无癌症病史。这种足踝部转移癌具有潜在的恶性。许多患者疼痛明显但是影像学表现正常。MRI可以很好的评估足踝部骨髓腔的病变程度。诊断延误的时间较长,从几个月到2年不等。早期易误诊为类风湿关节炎,滑膜炎,踝扭伤,感染及良性骨肿瘤。

2. 影像学特征　转移灶表现多样,可以是单纯溶骨性的(图22-3-4),溶骨及成骨混合性的,或单

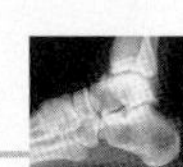

纯成骨性的。肺癌通常是单纯溶骨性的，也可能向外膨胀。本病易与骨髓瘤，骨样骨瘤，应力性骨折及其他病变相混淆，部位以跟骨，距骨和趾骨多见。

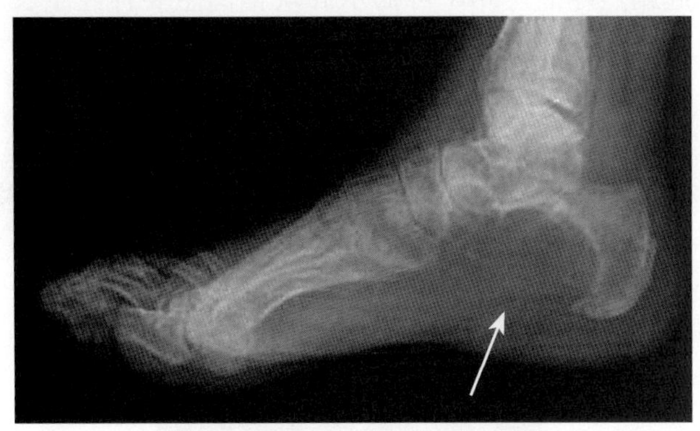

图 22-3-4　转移性骨肿瘤

3. 治疗　通常可单纯行外部射线照射，如果骨质破坏影响了骨结构的完整性，那么可以联合使用内固定及骨水泥。如果破坏超过 50%，就有发生病理性骨折的可能。这种情况也适用于胫骨和跖骨，如果这些小块骨有广泛的破坏，可填充聚甲基丙烯酸酯以增强稳定。

（二）多发性骨髓瘤

1. 临床特点　骨髓瘤是一种浆细胞性恶液质，基本的病理过程是浆细胞的单克隆增殖。浆细胞取代了骨髓，替换正常的造血成分，通过分泌淋巴因子刺激破骨细胞来吸收破坏骨质。但是足踝部很少会引起骨质破坏。

2. 影像学特征　骨髓瘤几乎都是广泛的溶骨性破坏，典型表现是“轧孔状”骨缺损，骨膜反应极少。骨也可能膨胀生长。

3. 病理学特征　主要表现为浆细胞过度增殖，可以分化良好或未分化，典型表现为细胞核偏向一侧，核周围是凝集的染色质。

4. 治疗　大部分可行全身化疗及放射治疗。必要时可行内固定联合填充聚甲基丙烯酸酯。

（三）淋巴瘤

1. 临床特点　足踝部很少发生淋巴瘤，以胫骨远端及后足多见。事实上任何年龄组均可以发生淋巴瘤，年老患者比较多见。淋巴瘤可原发于单块骨或可能是广泛转移性疾病转移而来。

2. 影像学特征　一般表现为合并骨质破坏和新骨形成。新骨是反应骨而不是肿瘤细胞本身所产生，周围通常可见大软组织肿块。

3. 病理学特征　组织学上表现为混合的蓝细胞肿块。跟软组织中瘤体呈结节样外观表现不同，骨组织中瘤体分布较弥散。免疫组化染色能够明确这种病变。

4. 治疗　转移到骨的淋巴瘤用放射治疗效果很好，而原发性骨淋巴瘤化疗是最佳选择。

第四节　足踝部软组织肿瘤

一、足踝部常见良性软组织肿块

（一）脂肪瘤

脂肪瘤是最常见的间质软组织肿瘤，典型的脂肪瘤常见于皮下组织，也可见于缺少脂肪的部位即异位脂肪瘤，如肌肉内脂肪瘤，肌肉间脂肪瘤，腱鞘脂肪瘤。在一些紧密的腔室如踝管，脂肪瘤可压迫外周神经而引起神经症状。脂肪瘤患者通常表现为肿块持续时间长，生长缓慢，瘤体柔软。MRI 所有信号序列表明脂肪瘤跟皮下脂肪的信号完全一致（图 22-4-1）。边缘切除或病灶内边缘切除都是非常必要的。局部复发很少见。

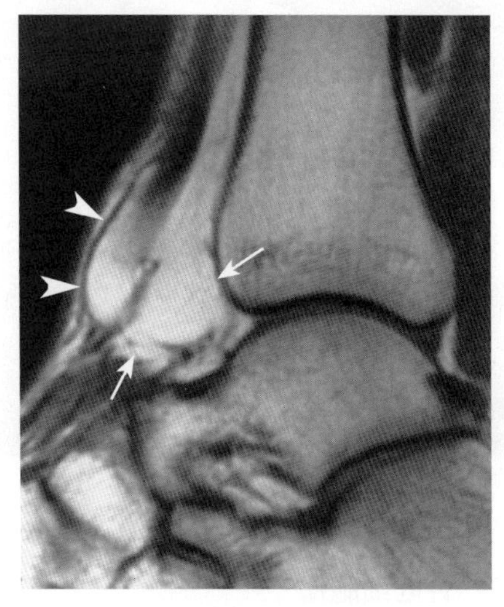

图 22-4-1　脂肪瘤

（二）腱鞘囊肿

足背腱鞘囊肿很常见。由于积液不可压缩，物理检查发现肿块圆，质硬，可变大也可变小。可在暗室用灯光照射或用大针抽吸肿块即可明确诊断。MRIT_1加权像表现为典型的同质性低信号，而T_2加权像为高信号（图22-4-2）。如出现症状，可采用边缘切除或病灶内边缘切除。复发较常见。

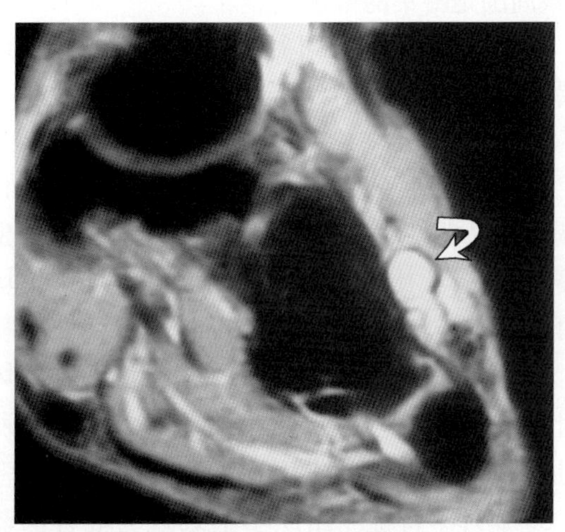

图22-4-2　腱鞘囊肿

（三）足底纤维瘤

足底纤维瘤很常见，原因未明。这是足底腱膜的特发性增生性筋膜炎。患者通常表现为足底正中间一个或多个结节，负重时疼痛，诊断困难时可行MRI（图22-4-3）或B超检查确定诊断。结节通常小，也可能大小不一，但一般小于2cm。患者常无须手术，切除后复发较常见，术后病变似乎进展更快。

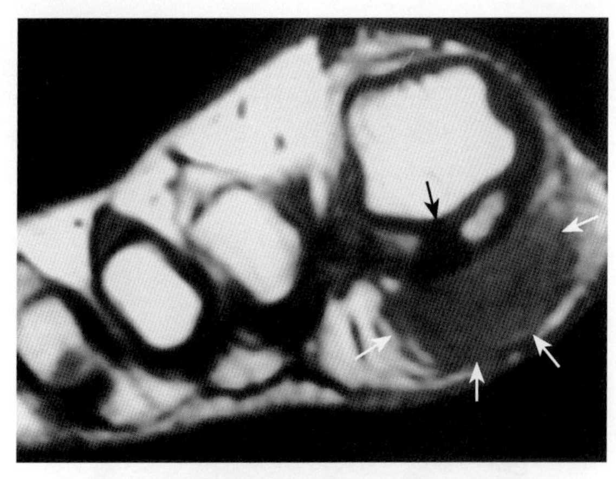

图22-4-3　足底纤维瘤

（四）许旺细胞瘤

许旺细胞瘤是一种良性周围神经鞘瘤（图22-4-4）。这种病变来源于周围神经的施万细胞，肿瘤偏离神经生长。患者通常表现为在主要神经通路上出现无痛性肿块，无神经症状或其他阳性发现。它可经历囊性退变期，可时大时小。在囊性退变期，肿块常引起剧烈疼痛。MRI可揭示肿块偏离主要神经生长或仅仅显示非特异性信号特征的肿块。穿刺检查必须很仔细以防损伤神经。肿块通常可以被切除而不损伤神经。

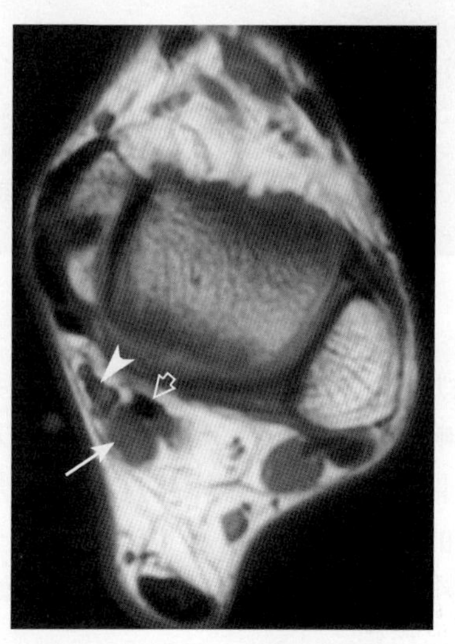

图22-4-4　许旺细胞瘤

（五）神经纤维瘤

相比许旺细胞瘤，神经纤维瘤生长在周围神经内。患者常表现为一个孤立无痛肿块，也可多个，这是神经纤维瘤病综合征的一个表现，后者表现为caféau lait斑，神经纤维瘤，偶尔还有骨骼病变。MRI有时表现较典型：病灶中心呈低信号，外周呈高信号。其他病灶有非特异性的表现，即T_1加权表现为低信号强度，T_2加权表现为高信号强度。当瘤体侵犯到小的感觉神经时，简单切除即可。

二、足踝部常见恶性软组织肿瘤

（一）足踝部皮肤癌

1. 临床表现

（1）鳞状细胞癌：鳞状细胞癌初期时为一疣状浸润区域，表面微隆起，呈硬结状（图22-4-5），生长速度较快，常向深层及邻近组织浸润。如表面皮肤组织破溃则形成火山口样溃疡，边缘隆起，边缘和基底部较硬，创面凸凹不平，溃疡经久不愈合。外生型表面呈菜花样，常伴有坏死和出血。由于继发感染较多，常有局部淋巴结肿大，但实际转移率并不高。

（2）基底细胞癌：基底细胞癌生长较缓慢，常

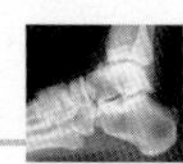

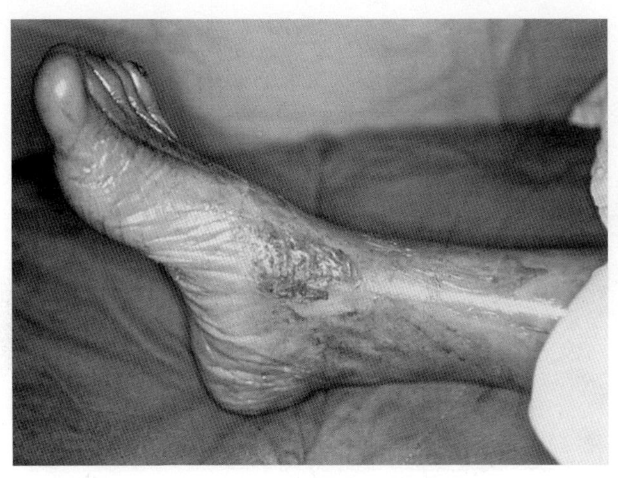

图 22-4-5 鳞状细胞癌

有癌前病损存在，患者常无自觉症状。初起时似蜡样和珍珠样小结节，或出现灰褐色或棕黄色斑，伴有毛细血管扩张，逐渐形成盘状肿块。病变的中央部分发生脱屑、糜烂、表面结痂或出血，痂皮剥脱后形成形成中央凹陷边缘隆起的盘状溃疡；有的呈水滴状或呈匍行状，向周围皮肤呈浅表型扩散；有的则形成深掘型溃疡，边缘如鼠咬状，常侵犯并破坏深部的软骨和骨质，造成严重变形和功能障碍。色素性基底细胞癌应注意与皮肤恶性黑色素瘤相鉴别，后者常发展速度快，并伴有卫星结节。基底细胞癌的恶性程度低，一般不发生区域性淋巴结转移。鳞状细胞癌淋巴结转移率较低。

2. 诊断 年龄在 40 岁以上中老年患者，正常皮肤出现硬结，并进行性增大，久治不愈，应考虑皮肤癌；对患有慢性皮肤疾患，近期出现溃疡不愈者，均应及时进行活检，明确诊断。疑有骨质破坏者，应行 X 线片检查。

3. 治疗原则如下：

(1) 早期病例：不论手术、放射、药物、低温、激光或免疫治疗，效果都很好。药物可用平阳霉素注射或用平阳霉素油膏局部外敷。

(2) 放射治疗：对鳞状细胞癌较敏感，基底细胞癌对放疗是否敏感尚有争议。如癌病变范围很大，周围的边界又不明显，最好先用放射治疗，待肿瘤缩小控制后，再进行手术切除。

(3) 手术治疗：手术切除需距肿瘤边缘 1cm 以上做广泛切除，基底细胞癌可稍作保守；术后组织缺损可进行植皮或皮瓣移植。若侵犯深层肌肉、软骨、或骨组织时，应进行大块切除，并立即进行修复。对已有淋巴结转移者，若与原发灶联合手术者，可同期行区域淋巴结清扫术；若不能与原发灶联合手术者，可切除原发灶 2 周后，再行区域淋巴结清扫术。

皮肤癌在发生之前多有癌前病损存在，因此早期处理癌前病损，避免日晒及局部损伤刺激，可在一定程度上减少皮肤癌的发生。治疗得当，预后较好。

（二）恶性黑色素瘤

恶性黑色素瘤来源于黑色素细胞，与黑色素细胞的转化有关，神经嵴上皮产生黑色素细胞。恶性黑色素瘤是高度恶性的肿瘤。恶性黑色素瘤在我国并不多见。发病率随年龄上升，在儿童发病率几乎为零。常见于老年人和男性患者，足部多见，预后很差，恶性黑色素瘤的预后取决于肿瘤的位置、肿瘤大小、患者年龄和性别。肿瘤的直径小于 0.75mm，5 年生存率可达 95%；如果肿瘤的直径大于 4mm，5 年生存率降为 50%；如果合并有淋巴结转移，5 年生存率低至 36%；发生远处转移（肺部等）的患者，5 年生存率低于 5%。

1. 病因 恶性黑色素瘤，常在色素痣的基础上发生，主要是由交界痣或复合痣中的交界痣成分恶变而来。日光照射（紫外线）、损伤、慢性刺激、不恰当的治疗均常为恶性黑色素瘤发生的原因。此外与内分泌和营养因素也有关，在青春期前很少发生恶性黑色素瘤，妊娠期间肿瘤发展较快。

2. 病理 从大体形态上看：一般瘤体呈扁平或球形，结节状，或菜花状、蕈状，孤立肿块，周围常伴卫星小结。色深红或灰红，灰褐，质地脆。切面观，肿块无清楚境界，常向四周侵犯。生长方式有：①局部扩展：病变初起多在表皮与真皮交界处，继续发展向周围深层及皮肤表面侵犯，皮肤常形成卫星小结；②淋巴结转移：常见。瘤栓可滞留在淋巴管内生长。转移率根据病变类型和侵犯程度而不同。一般为 42% ~59%。有时原发灶不明而以区城淋巴结转移癌为首发症状来院就诊。此类所谓原发不明恶性黑色素瘤发病率为 2% ~9%，偶有皮肤原发灶自发消退，而区域转移病变继续存在者；③血行移转：常见且较为广泛，以肺、肝最多，其次为脑、骨。常规胸片检查肺转移结节约占 7%。淋巴结转移后，约 70% ~80% 发生血行转移。

3. 临床表现 一般分为四型：

(1) 浅表扩展型（图 22-4-6）：最常见的类型，约占 50% ~70%。多在色素痣的基础上发生，病情缓慢，而后突然生长加快。通常色素加深明显，分布不均。表面和边缘不规则，微隆起，部分呈结节状。

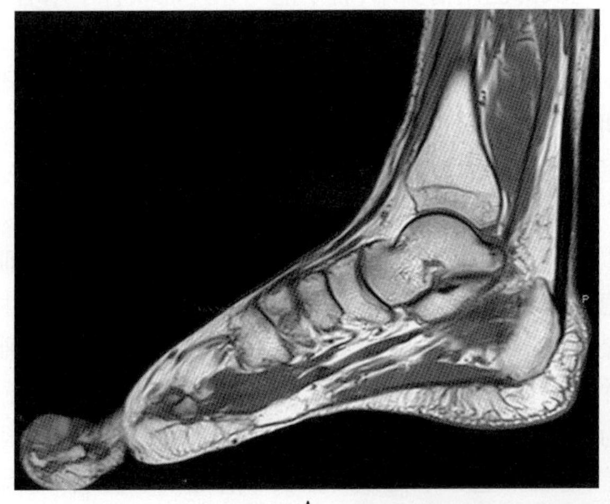
A

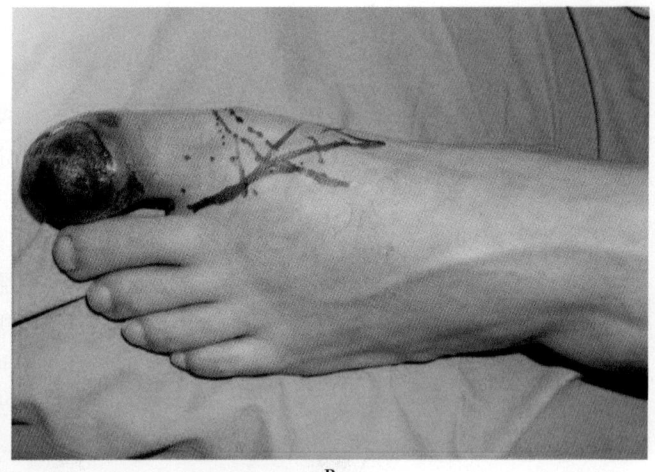
B

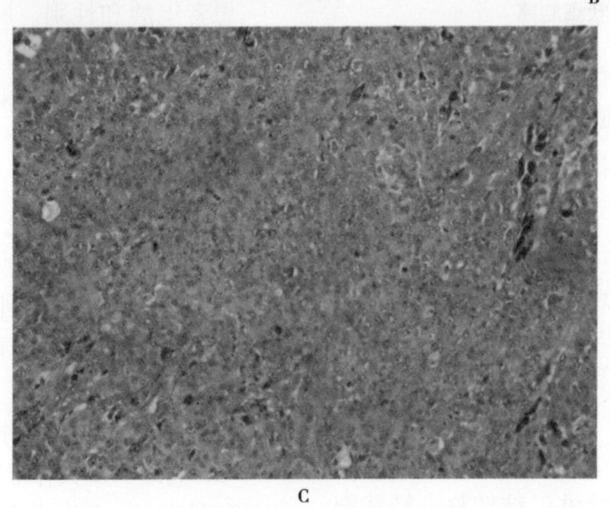
C

图 22-4-6　恶性黑色素瘤

（2）结节型：此型约占 15%～45%。垂直生长更具侵袭性，生长速度快，通常恶性程度高。组织学上从表皮向真皮垂直生长而无水平生长部分。肿块为蓝黑色，但也可以是无色的。通常为息肉样块，有时像菜花状，或似血泡呈血管瘤样。

（3）雀斑型：此型约占 4%～12%。转移倾向较低。多位于面、颈部，为生长多年的略高出皮面的色素病灶。部分区域可有结节，颜色不均，边缘不规则。

（4）肢端雀斑型：此型少见。多在掌、跖部及甲下。甲床下病变不易与普通血肿相鉴别而延误治疗。

4. 诊断　皮肤色素痣或黏膜色素斑有以下情况时，应视为恶变征象：

（1）体积增大，生长加速。

（2）色素增多或呈放射状扩展。

（3）在肿瘤周围及基底有色素加深的增生浸润现象。

（4）病变内或周围出现结节（卫星结节）。

（5）出现痒、痛感。

（6）破溃，出血。

（7）所属区域淋巴结突然增大。

主要依据色素表现及临床症状，不宜行活检，即使是转移性淋巴结亦不应作吸取活检，因活检可促使其加速生长，并使肿瘤播散发生远处转移。对无色素性黑色素瘤则临床诊断有困难，有时只能在病理检查后，才能确诊。临床上如不能区别是否为恶性黑色素瘤时，可行病灶冷冻活检，并争取一期完成治疗。一个先前存在的色素沉着，异常改变大小、厚度和颜色应怀疑恶性黑色素瘤。但必须强调大部分恶性黑色素瘤，特别是结节型是在健康皮肤发生的，活检是绝对必要的，最好是切除活检。如果初次是部分切除，必须行更大范围切除，应切除皮肤全层以行确切的病理解剖评估。

5. 治疗　治疗原则如下：

（1）手术治疗：以外科手术切除为主，对放疗

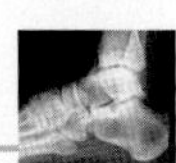

不敏感。手术原则必须广泛彻底切除，切除范围要比其他恶性肿瘤更广、更深。恶性黑色素瘤早期就有区域淋巴结转移，且转移率较高，应行选择性淋巴清扫术。

(2) 化疗：对恶性黑色素瘤有一定疗效的化学药物：二甲三氮烯唑酰胺、卡莫司汀、羟基脲、放线菌素D、长春新碱等。采用局部动脉插管、静脉注射，作为手术前后的综合治疗。近年来多采用二甲三氮烯唑酰胺+卡莫司汀+长春新碱联合应用。目前，化疗的效果还不理想。化疗+免疫即二甲三氮烯唑酰胺+卡介苗综合治疗可提高疗效。

(3) 免疫治疗：免疫治疗对恶性黑色素瘤有一定疗效。卡介苗可注射于肿瘤内、转移结节内、口服、皮内注射或大面积划痕，作为综合治疗的一部分。

(4) 冷冻治疗：色素细胞对低温十分敏感，冷冻治疗对恶性黑色素瘤原发灶有肯定疗效。

（三）其他软组织恶性肿瘤

软组织肉瘤表现常较隐秘，具有非特异性。这种模糊的症状和体征经常不能使患者和临床医师对该病的严重性产生警惕。大部分肢体软组织肿瘤是无痛的，但足踝部肉瘤很多都是疼痛性的。20% ~ 30%足踝部肉瘤患者有小的创伤史。

对少数患者来说，临床表现较明显。患者如果发现有个进行性快速生长的肿块，他会寻求医疗帮助。浅表肿块(皮肤或者皮下组织)可归于此类。

1. 小的肉瘤也容易混淆　这些病变表现为小，可移动和浅表，但它们是致死性的。有四种特殊类型可归于此类：上皮样肉瘤、滑膜肉瘤(表22-4-1)、透明细胞肉瘤和横纹肌肉瘤。患者寻求医疗帮助前这四种病变可以持续几个月到几年。

表22-4-1　足踝部肉瘤的发生率

组织学类型	发生率(%)
恶性纤维组织细胞瘤	3.4
脂肪肉瘤	<1
平滑肌肉瘤	4.4
恶性施旺细胞瘤	3.7
皮肤纤维肉瘤	5.0
滑膜肉瘤	17.8
上皮样肉瘤	8.8
棒状肌肉瘤	5.0
骨外尤文肉瘤	3.0

2. 诊断　临床医师对患软组织肿块的患者进行评估及仔细的体格检查是必要的。以下几点应该重点观察：肿块的位置及大小；移动度；邻近皮肤变化：红斑，水肿，局部皮温升高，硬结；淋巴结肿大。影像学检查应该采用正位及侧位片。临床医师应该与有经验的骨科放射医师一起讨论，以发现一些相应的特征：病灶内基质钙化；有骨膜反应及皮质骨破坏的证据；有基本骨病损的证据，髓腔内病灶伴有周围软组织侵犯或表面骨肿瘤。

MRI是最有效的影像学检查方法，它可以明确肿块的解剖学特征，评估单个病灶的生物学行为。病灶必须依据相应的原则仔细摄片，这样可以给临床医师提供最多的信息。MRI出色的软组织对比度以及多平面摄片能力可更好的明确肿块的解剖学特征，也可能显示内部的血管。评估软组织肿块的标准成像序列包括长轴(冠状位或矢状位)T_1加权像，轴向T_1加权像和轴向快速自旋回波脂肪饱和T_2加权像，长轴快速自旋回波脂肪饱和T_2加权像或反转恢复像。含钆造影剂增强MRI仅用于囊性及实性病灶的鉴别或者术前要明确肿瘤的血管形成。在某些情况下，放射医师根据信号特征可以很有把握的作出组织学诊断。这种情况见于脂肪瘤，腱鞘囊肿，腘窝囊肿，血管瘤，神经纤维瘤，和施旺细胞瘤。如我们能够明确病灶的确切性质，那我们就能对肿块作出明确的诊断。许多病变尤其是肉瘤，并不具备典型的信号特征，那我们就可以认为这些病灶性质不确定。在这种情况下，我们几乎都通过穿刺来明确病灶的性质以利于下一步治疗。

软组织肉瘤的MRI信号特征变异广泛。一般来说，肉瘤是一种异质性肿块，界限模糊，侵入邻近的结构。其最常见的MRI表现为一个边缘清楚，有点异质性的内部信号，这表明是一个界限清晰的实体瘤。软组织肉瘤，即使是高度恶性的，也可能呈良性表现，这是由于许多肉瘤是向心性生长而表现为具有同质性的内部信号强度，边缘清晰，无侵入邻近结构的证据。

穿刺是一个很关键的步骤，它通过获得足够的组织来作出一个精确的诊断并对保肢手术的实行作出判断。闭合或切开活检两种方法对获得有诊断价值的组织同等有效。切开活检必须小心仔细，避免污染血管神经束或行外科手术时想保留的组织。切口必须尽可能小(2 ~ 5cm)，同时方向必须垂直以便为日后手术切除提供完整的活检通路。软组织皮瓣不应被破坏，并对伤口精确止血，从伤口的一角处引流。

3. 治疗　软组织肉瘤的治疗对多学科的医疗专家(外科肿瘤学家,放射肿瘤专家和医学肿瘤专家)来说都是富有挑战性的。治疗的目的无非是三方面:获得局部控制,保留功能性的肢体,减少全身转移的风险。

(1) 局部控制:肢体软组织肉瘤的局部控制可采用保肢或截肢的方法。保肢手术的两个主要先决条件:一是保肢手术的局部控制率跟截肢手术相同,另一是肢体功能的保留可以让人接受。截肢是获得局部控制的最确定的方法。不幸的是术后功能缺陷是永久的,事实上,几乎所有患者都想保留肢体。如果能在术前选择好适应证,并优化手术的方案,那么保肢手术的局部控制率可能会与截肢手术非常接近。

按照以下几点建议,将能从最大程度上获得局部控制:①广泛外科边缘切除(至少包括肿瘤周围5～10mm的正常组织);②辅助治疗诸如放疗,化疗或联合治疗,以杀灭肿瘤边缘反应区的肿瘤细胞。外科医生根据MRI扫描结果能够预测外科边缘切除的适当范围。如病灶小而局限,那么可以采用包括3～4cm正常组织的边缘切除术,没有必要再行辅助治疗。几乎没有深部软组织肉瘤归于此类。总之,表浅或深部病变由于邻近肌肉、肌腱和骨,上述的手术方法很难实施。

(2) 辅助放疗:放疗联合广泛切除对减少局部复发是非常有效的。剂量反应曲线对具体杀灭不同类型肉瘤细胞的剂量预测是没有帮助的。总之,6000～6400cGy的剂量是非常有效的,可采用不同的治疗方案来实施(表22-4-2)。

表22-4-2　不同治疗方案的放射剂量

治疗	评估
术前	
术前外部照射剂量5000～5400cGy(180～200cGy/天,分28～30次实施)	对大且邻近神经血管的高度恶性肿瘤尤其有效
推进到高风险区域(术中或术后实施)近距离放射疗法(1440cGy,45～50小时)	外科边缘邻近关键结构如神经,血管时很有效,探针可直接放在这些结构上面
术后外部射线照射	当有多个或单个高风险区域时有效
术中照射(1250～1750cGy,分一次实施)	病灶局限有复发危险有效,尤其当射线管不好放置时采用
术后	
术后外部射线单独照射(6300～6400cGy,每次180～200cGy)	治疗较大有复发危险的区域时有效
术后单独近距离放射疗法(4000～4500cGy,90～110小时)	高风险区域邻近关键的神经血管等结构时有效

其主要的优势在于电离辐射可以杀灭反应区的肿瘤细胞,允许外科医师既保留关键结构又切除肿瘤。任何切除后留下的微小病灶都可以用放射线杀灭。我们发现近距离放射疗法在外科切除面与关键的神经血管结构邻近时尤其有效。射线管直接放在距外科切除边缘最近的结构上面(如外周神经、主要血管、骨、关节囊)。

然而许多研究表明即使术后再予放疗,肿瘤边缘的位置是非常重要的。Fein和同事发现显微镜下边缘呈阳性的患者其5年局部控制率为57%,而呈阴性的患者为100%的控制率。

(3) 化疗:全身性化疗作为保肢治疗及防止远处转移的一种辅助手段,其作用仍然有争议。有一些肌肉骨骼系统肿瘤如骨肉瘤、尤文肉瘤,化疗作用明确。其他的病例术前化疗可以减低局部复发的危险。化疗药物使患者的生存率从15%～20%提高到60%～70%。不幸的是,对患软组织肉瘤的患者来说,化疗对其生存率还未见明显的提高。有研究表明化疗可有轻微的改善作用,但时间一长,作用就消失了。

(4) 外科手术的作用:大约90%患软组织肉瘤的患者都可采用局部切除的方法,很少有截肢的绝对指征(表22-4-3)。根据肌肉骨骼肿瘤系统可以对外科边缘进行分级。切除面经过肿瘤本身可显示病灶内的边缘,经过肿瘤反应区时可显示病灶外部的边缘,而外科医师行广泛边缘切除可取得围绕肿瘤的一个袖套样的正常组织。为了获得完整的边缘,必须切除肿瘤所在的整个腔室。

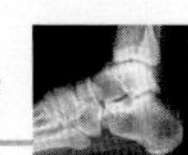

表 22-4-3　截肢手术指征

肿瘤相关因素
肢体主要血管神经鞘，切除后肢体功能将丧失
肿瘤的大小和位置，很难把肿瘤边缘切除干净
多发性跳跃样病灶，完全切除不可行
穿刺后发生主要的感染并发症
不当的穿刺导致广泛的污染
患者相关因素
医疗条件差，实行复杂的保肢手术不可行

外科手术的目的是获得一个广泛的外科边缘。如果没有相应的辅助治疗手段（化疗和放疗），就不可能获得一个真正意义上的外科边缘，而且局部复发的风险很高。使用术前放疗或化疗，反应区的小肿瘤卫星灶常能被杀灭，外科医师获得的只能是病灶外部的边缘，但这仍然有希望获得良好的局部控制率。

在足踝部，要想获得一个围绕肿瘤的大袖套样正常组织是非常困难或是不可能的。在足底，肿瘤除了向心性生长，倾向于沿长轴纵向生长。如果肿块侵犯足底神经或足底皮肤，保肢通常不可行。而足背组织松散，肿瘤通常呈向心性生长。联合治疗后局部复发率高达20%，许多患者为此常再次行局部切除或截肢。

外科技术的改进使局部控制率增加，发病率减少。最重要的改进是使用组织皮瓣技术覆盖切除后的软组织缺陷，这允许外科医师在切除组织数量上有更大的弹性。局部旋转和游离皮瓣移植已用于重建的大的软组织缺陷。不同类型的组织都可用于需重建，包括皮肤，皮下组织，筋膜，肌肉，骨或合并这些组织。最常见的游离微血管皮瓣来源于背阔肌和腹直肌。我们经常予皮瓣行近距离照射疗法，术后一般要5～7天后等伤口开始愈合时才予实行。微血管吻合口常放在两照射管之间。没有证据表明照射疗法会使血管吻合口开放。

4. 随访　患者接下来必须密切检测局部复发及全身转移情况。局部或区域淋巴结肿大可由物理检查和MRI所检出。术后两年内患者必须每3个月检查一次。MRI检查大约在术后3个月进行，并作为一种基准，接下来每6个月检查一次。术后改变及小的液体样聚集物是正常的。如果发现一个肿块样病灶，细针穿刺或开放活检是必要的。

由于肺部常先发生转移，每3月对其行CT扫描以密切监视其发展。螺旋CT扫描是非常敏感的，但有时并不能发现微小病变（1～2mm）。这些病灶通常归为不确定一类。这时CT扫描就应每2月进行一次。如果检查到肺部结节（5～10mm），可通过正常胸腔切开或通过视频辅助技术来行穿刺检查。

5. 预后　预后依赖于原发灶的分级，大小和分期。大而位于筋膜深面的高度恶性病变转移潜力最大。高度恶性病变患者中约有30%～50%发生全身转移。患表浅肉瘤（位于筋膜浅面）的患者其预后远好于患深部肿瘤的患者。诊断时已发生肺转移的患者或诊断后6个月内发生转移的患者预后极差，能长期生存的很少。在观察期间发生肺转移的患者可用姑息或其他的治疗方法治疗。肺部切除可去除所有的肺部转移灶。许多研究已表明了行多处胸廓切开术后切除病变肺的效果，其长期生存率接近25%。很难预测哪些患者会因行多处胸廓切开术而受益。在胸廓切开术前，应该先对患者进行仔细的分期评估以确定原发灶是否是可以控制的和有没有胸腔外转移。

（俞光荣　张明珠）

参考文献

1. Chou LB, Ho YY, Malawer MM. Tumors of the foot and ankle: experience with 153 cases. Foot Ankle Int, 2009, 30(9): 836-841.
2. Zhang Y, Huang J, Ma X, et al. Giant cell tumor of the tendon sheath in the foot and ankle: case series and review of the literature. J Foot Ankle Surg, 2013, 52(1): 24-27.
3. Young PS, Bell SW, Macduff EM, et al. Primary Osseous Tumors of the Hindfoot: Why the Delay in Diagnosis and Should We Be Concerned? Clin Orthop Relat Res, 2013, 471(3): 871-877.
4. Sakellariou VI, Mavrogenis AF, Mazis GA, et al. Osteosarcoma of navicular bone. En bloc excision and salvage of the foot. Foot Ankle Surg, 2012, 18(3): e29-33.
5. Jung ST, Park HW, Chung JY. Treatment of a severe neglected valgus deformity after excision of the distal fibula for Ewing's sarcoma. J Bone Joint Surg Br, 2012, 94(1): 138-140.
6. Hembree WC, Wittstein JR, Vinson EN, et al. Magnetic resonance imaging features of osteochondral lesions of the talus. Foot Ankle Int, 2012, 33(7): 591-597.
7. Cuttica DJ, Smith WB, Hyer CF, et al. Arthroscopic treatment of osteochondral lesions of the tibial plafond. Foot Ankle Int, 2012, 33(8): 662-668.
8. Bibbo C. Plantar heel reconstruction with a sensate plantar medial artery musculocutaneous pedicled island flap after

wide excision of melanoma. J Foot Ankle Surg, 2012, 51(4): 504-508.

9. Yiacoumettis A, Mallouris A. Reconstructive options for defects after melanoma excision in the foot and ankle region. J Foot Ankle Surg, 2011, 50(4): 498-503.

10. Winters KN, Jowett AJ, Taylor H. Osteoid osteoma of the talus presenting as posterior ankle impingement: case reports. Foot Ankle Int, 2011, 32(11): 1095-1097.

11. Jacobson JM, Felder JM, 3rd, Pedroso F, et al. Plexiform schwannoma of the foot: a review of the literature and case report. J Foot Ankle Surg, 2011, 50(1): 68-73.

12. Cribb GL, Loo SC, Dickinson I. Limb salvage for soft-tissue sarcomas of the foot and ankle. J Bone Joint Surg Br, 2010, 92(3): 424-429.

13. Bibbo C, Hatfield SP, Albright JT. Treatment of metastatic prostate adenocarcinoma to the calcaneus. J Foot Ankle Surg, 2010, 49(2): 159 e115-120.

14. Bibbo C. Metatarsal giant cell tumor in adolescents. Foot Ankle Int, 2010, 31(8): 717-724.

15. Ahn JH, Choy WS, Kim HY. Operative treatment for ganglion cysts of the foot and ankle. J Foot Ankle Surg, 2010, 49(5): 442-445

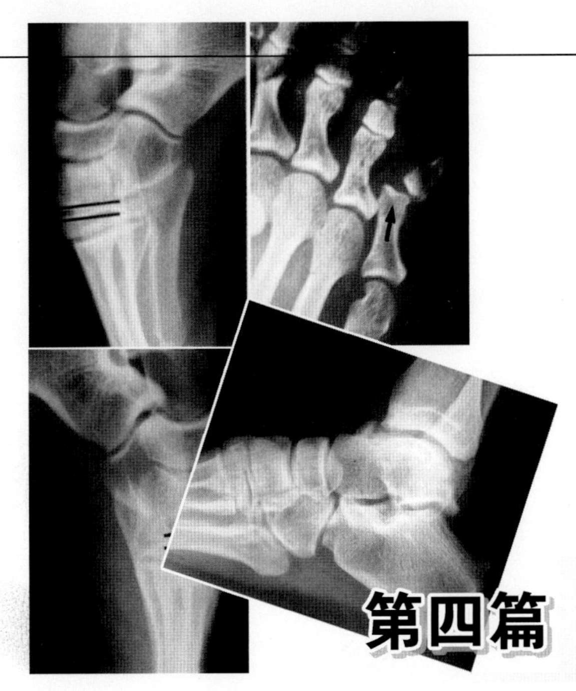

第四篇　足跖痛与足跟痛

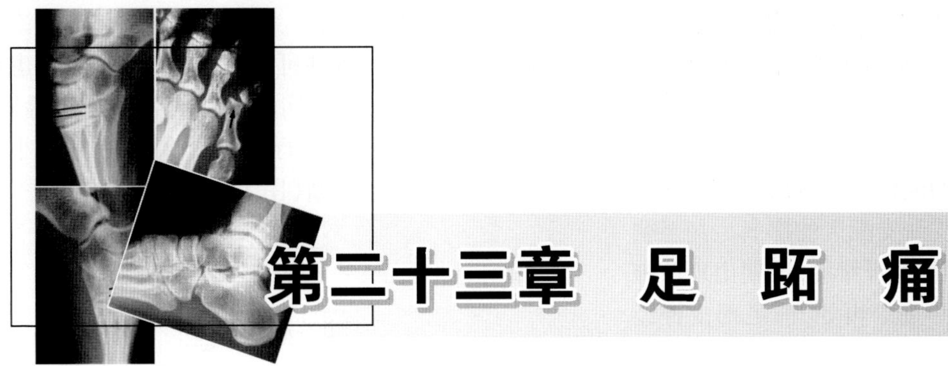

第二十三章　足跖痛

第一节　概　　述

跖痛是一个临床症状性名称，是指引起足底跖侧疼痛的一组疾病。将足底跖侧面分为前、中、后跖三个区域；那么可以把跖痛分为前、中、后跖痛。其中以前、后跖部疼痛较为常见，而前跖痛则最为常见。三个区域大体是这样划分的（图 23-1-1）：前跖为自各趾蹼根部至第 5 跖趾关节以近 3cm 以内的区域。后跖为自跟结节以远 3cm 为界向后的所有的跖面。中跖是前后两者之间的区域。后跖痛将在二十四章跟痛症中介绍，本章仅介绍前、中跖痛。由于急性外伤所致的足踝部疼痛，因有明显的外伤史，一般诊断较易。但大多数跖痛并无明显的外伤史，要确定诊断有时困难，本节就前、中跖部慢性疼痛的病因分类和诊断与鉴别诊断中应注意的问题介绍我们的临床体会，以便启发医者广开思路明确诊断。

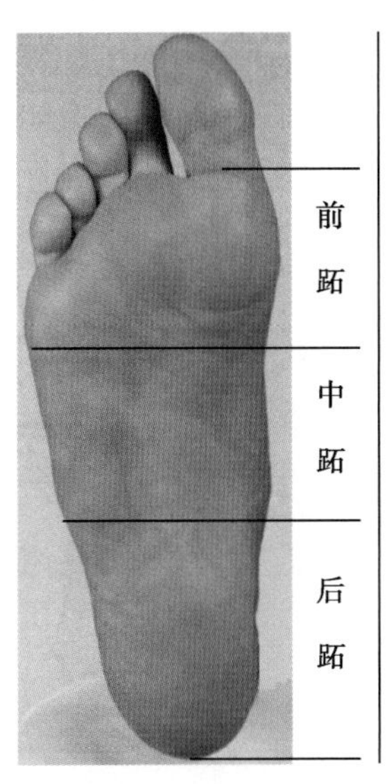

图 23-1-1　足跖部区域划分

一、前、中足跖痛的病因分类

（一）创伤性

1. 前中足骨的各种骨折、脱位的并发症或后遗症：如各跖、趾骨骨折、脱位后遗症，或籽骨骨折、跖骨疲劳性骨折引起的前足慢性疼痛。

2. 前中足各种软组织损伤后足内在肌增生性瘢痕、缺血性挛缩；有的使足内在肌损伤发生足弓塌陷引发足的各种畸形和疼痛。

3. 跖趾、趾间或跗骨各关节创伤性关节炎。如跖趾关节的创伤性关节炎等。

（二）炎症性

前中足骨关节与软组织的化脓性感染、结核感染、风湿与类风湿关节炎、无菌性炎症及骨坏死与骨软骨炎炎症等。均可有不同程度的前中足疼痛。

（三）足部畸形

各种足部畸形，如跖骨过长，跖骨屈曲等畸形均可引起跖骨头过度负重，跖侧局部皮肤形成鸡眼或胼胝等出现疼痛；此外，有平足、垂足、内外翻足等畸形也可引发足跖部疼痛。

（四）皮肤病病损

足跖侧的跖疣、鸡眼、胼胝与外伤性皮下囊肿等可直接引起局部的疼痛。有些皮肤病如牛皮癣病常侵及足部关节如跖趾关节等，引起牛皮癣性关节炎，而出现顽固的跖痛。

（五）全身性疾病

一些全身性疾病、如痛风甚至可以首先侵及足部，尤其第一跖趾关节，形成痛风性跖趾关节炎，局部肿胀疼痛。有些器质性病变，如血栓闭塞性脉管炎、严重的动脉硬化，此类患者在行走稍久后，肢体远端动脉血供将发生障碍而出现前足部针刺样疼痛；被称为循环障碍性前跖痛。有些神经系统疾病也可引发足跖疼痛。如腰骶段椎管内占位性病变，如肿瘤、骨折碎片、破裂的髓核等可刺激压迫腰骶神经而出现放射到足部的皮肤支配区的疼痛。甚至腰骶神经根本身的病变，如神经纤维瘤，早期出现该神经足部的皮肤支配区的疼痛。再如，前足部皮神经病变，如跖间神经瘤、皮神经的神经瘤等。

（六）肿瘤与其他

局部良性肿瘤，包括跖、趾骨的内生软骨瘤、外生骨疣、纤维瘤、腱鞘囊肿、血管瘤等，均可引起前中跖痛。恶性肿瘤。如血管肉瘤、纤维肉瘤等当然也会引发足部疼痛。

此外，急性骨萎缩。亦称Sudeck骨萎缩、反射性营养障碍。表现为肢体受伤后出现足部急性骨萎缩，局部骨质疏松、肿胀、发凉、疼痛、感觉障碍。

二、诊断与鉴别诊断中应注意的问题

正确的诊断是选择最佳治疗方案的前提，是提高疗效的保证。经过对以往进行跖痛诊断的经验教训进行总结，提出在进行前中跖疼痛诊断与鉴别诊断时应注意事项。掌握这些问题对于提高跖痛的诊断水平有很大的帮助。

1. 跖痛诊断思路　为了防止漏诊、误诊，诊断时应考虑周全。将各种可能的致病因素全部考虑在内。然后依临床资料（病史、查体、各种辅助检查、特殊检查结果），逐一进行排除性诊断，逐渐缩小范围，把握关键，确定诊断（图23-1-2）。

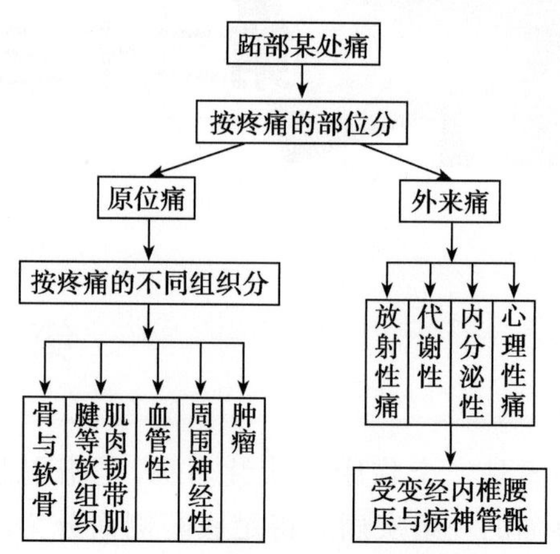

图23-1-2　跖痛诊断思路示意图

2. 详细问诊、仔细全面查体　可以减少各种漏诊、误诊的机会，避免治疗意外的发生。医务人员不要以为仅是一只脚痛就忽略病史的采集。问诊所要求的有关内容都不能省略，也不能敷衍了事，应逐一详细查问。查体要在全面内科检查的基础上，既要进行骨科的有关检查，又要做相应的神经系统检查。问诊时有几项重点内容必须认真了解清楚，以便进行鉴别诊断（参考表23-1-1）。

表23-1-1　常见前跖痛鉴别诊断一览表

疾病名称	疼痛	运动	休息	体位	肿胀	疼痛性质	放射痛
跖间神经瘤	不恒定	诱发症状	消失	无变化	无	压榨痛	有
皮肤病损	同上	诱发症状	消失	无变化	无	针刺、压痛	无
软组织损伤	持续性	症状加重	减轻	抬高减轻 下垂加重	急性有 慢性无	撕裂痛	无
骨折	同上	同上	减轻	同上	同上	同上	无
肢端红痛症	持续性	无关	无关	同上	无	刺麻痛	无
血栓闭塞性脉管炎	非持续	明显加重	好转	与上相反	无	压榨、针刺	无
跖骨头坏死	持续性	症状加重	好转	无关	偶有	压痛	无
籽骨骨软骨炎	持续性	同上	好转	无关	不明显	压痛	无
痛风	同上	稍加重	无关	无关	明显	胀痛、剧烈	无
糖尿病足	非持续	明显加重	好转	抬高加重 下垂减轻	有	胀痛、压榨 针刺	无
神经纤维瘤	持续性	无关	无关	无关	无	针刺、麻痛	有

3. 认真准确检查压痛点　足部本身躯体发生的疼痛有其规律性，往往局限于病变的组织处，有一定的特殊部位和体征（图 23-1-3），对临床诊断和指导治疗有帮助。压痛部位确定后，应进一步检查局部有无骨突、组织包块、条索状物等。

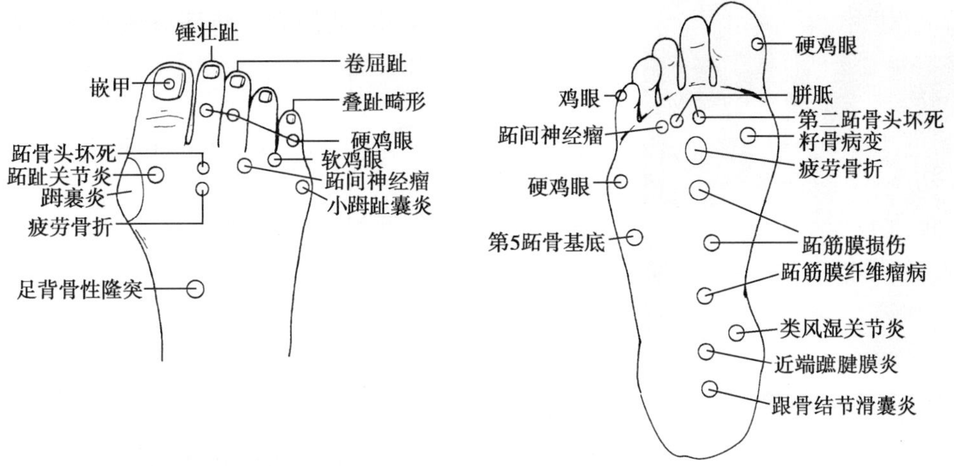

图 23-1-3　前、中足常见疼痛分布图

4. 辅助检查　CT、MRI 等先进检查手段对跖痛的确诊非常重要，但不能忽视基本的常规 X 线片检查。一般情况下，当前所用的 CR 技术投照的 X 线片，可以满足足部骨骼病变的诊断需要。为了检查疼痛与骨突的关系，可以在压痛点处用铅丝作一记号，用粘膏固定后摄片；用此法检查跖侧骨突时，若行足负重位摄片更为逼真，可以一试。近年来，通过应用测试足底受力来确定跖侧骨突与受力的关系，其结果对诊断更为确切。

5. 不能轻视心理性跖痛的足痛病因的可能　虽然，此种病因较为罕见，但我们在临床上确实遇到此类患者在许多医院求治，甚至作过不只一次的手术治疗，但久治不愈，最后经心理医师，有的则经神经精神科医师的治疗而治愈。

第二节　足前跖痛疾病

一、跖间神经瘤

跖间神经瘤，又称 Morton 跖痛症或 Intermetatarsal neuroma IMN，是前跖痛的常见原因，已在第十一章第一节作了介绍，此处不再赘述。

二、松弛性跖痛症

松弛性跖痛症（Morton 综合征）是较为少见的前跖痛，它与压迫性跖痛症（Morton 跖痛症，Intermetatarsal neuroma IMN）不同，压迫性跖痛症是趾神经被牵拉或压迫所致。T. G. Morton 在 1876 年首先提出，目前多数学者称之为 Morton 跖痛症；我们已在跖间神经瘤节中作了介绍。松弛性前跖痛症，为 1935 年由 D. J. Morton 提出，系因第一跖骨有先天性畸形、及横弓下塌所致之前跖痛症，此后被称为 Morton 综合征。

（一）病因

此类前跖痛大都是在有先天性第 1 跖骨畸形基础上发生的。如第 1 跖骨过短（图 23-2-1）、内翻或异常频繁活动等，第 1 跖骨不能有效地负载体重，而须由第 2 或第 3 跖骨替代。在 X 线片上，可见第 2 或第 3 跖骨粗壮肥大。正常情况下，骨间肌的收缩，能使跖骨头互相靠拢。但对有第 1 跖骨短缩者，若因种种原因，如身体负重突然大量增加，长途行走，剧烈运动，久病后足软弱等，或某些原因导致足部骨间肌萎缩虚弱者，便丧失这种代偿作用，致足横弓下塌，前足增宽，跖骨头间横韧带因长期牵伸受力而松弛，发生疼痛，形成了松弛性前跖痛症。

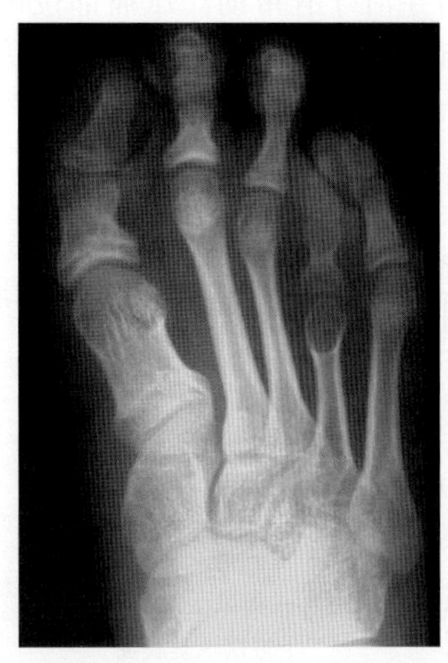

图 23-2-1　Morton 综合征 X 线片

（二）临床表现

疼痛源于跖骨头跖面横韧带处烧灼样疼痛，早期为间歇性疼痛，行走时出现症状。病程久后疼痛变为持续性，行走后疼痛加剧，可放散至小腿。跖骨头的跖侧及背侧均有压痛。由于第 2 跖骨头常参与负重，故其跖面常有胼胝并有压痛。前足宽阔，骨间肌萎缩，足呈爪状趾。有时因过劳可致急性疼痛，甚至足背疼痛处可有水肿。第 2 跖骨头颈处亦有压痛。偶可能触及粗大骨性隆突。

X 线表现：可见第 1、第 2 两跖骨及两楔状骨间隙增宽，第 2、第 3 两跖骨较第 1 跖骨长、粗壮肥大，密度增加，籽骨后移。同时可存在着先天性足趾畸形、踇僵硬症及第 1 跖骨短缩、内翻等畸形。

（三）治疗

治疗原则为矫正畸形，恢复和维持前足的横弓，避免跖骨间横韧带继续牵拉性损伤。

1. 非手术治疗　轻症患者可改穿前足宽、合适的后跟、鞋底较硬的鞋，常可缓解疼痛。健身鞋可以达到这种目的。亦可在鞋底钉上一条橡皮横条，适位于跖骨头后方，避免了跖骨头负重，此法很有效，只是行走时稍有不适。也可制作一横弓垫，高 5rnm、宽 2.5cm，长如鞋底宽的皮革条，放在鞋内，其作用如橡皮横条（图 23-2-2A）。疼痛较重者可用 2.5cm 宽胶布 3～4 条加在横弓垫处，粘敷在足的跖侧及内外侧效果更好，注意不要使胶布条在足背部相连接。其方法是将患足放在踝中立位，足趾跖屈位，放好横弓垫后，第一条胶布的远侧缘正在第 1 和第 5 跖骨头后方，第 2 条及第 3 条胶布亦如第 1 条粘贴法，但稍向后移，与前一条有 5mm 的重叠。注意胶布在足背留有空隙，不可完全环绕（图 23-2-2B）。此方法可利用横弓垫托起横弓，又因胶布的环绕粘贴，从侧方又将跖骨头挤压一起，可以减轻疼痛。

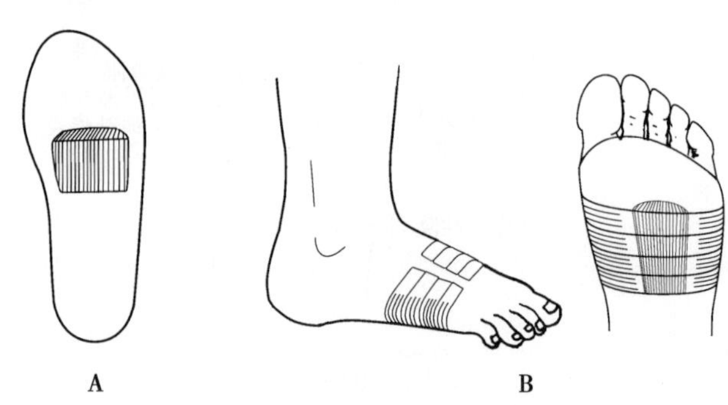

图 23-2-2　横弓垫及加用胶布条固定
A. 横弓垫放置的位置；B. 用胶布条固定

2. 手术治疗　手术目的在于消除跖骨头下塌（跖屈），使之抬高，有趾长伸肌悬吊术，跖骨颈截骨术。

（1）趾长伸肌悬吊术：该术适应于趾长伸肌肌力在 4 级以上，跖骨能被动背伸的患者。手术方法：于足背侧，自患趾近侧趾间关节处起向跖趾关节近侧处至作一纵形皮肤切口。在切口远端显露出趾长伸肌腱予以切断，将肌腱的远端与趾短伸肌腱缝合在一起。术中注意，若不将趾长伸肌腱残端缝合至趾短伸肌腱上，应将远端趾间关节固定，并用克氏针固定之。显露跖骨头近端，注意不要切开关节囊，用钻头在跖骨头背侧钻两个骨洞形成骨隧道。然后将肌腱从骨髓道中穿过并折回，在张力下与原肌腱缝合数针。缝合皮肤关闭切口后，可将跖侧胼胝作修整以减轻疼痛；术后因下塌的跖骨头被拉起，使其受力趋于正常，经过一段时间后，胼胝可自愈。术后用膝下石膏固定踝关节于背伸 15°位 4 周，去石膏后逐渐练习负重行走。

（2）跖骨颈截骨术：手术适应于跖骨不能被动背伸并伴有跖骨头跖屈（下塌）的患者。手术方法：在足背部以下塌的跖骨头处为中心作 3cm 长纵形皮肤切口。切开皮肤皮下组织后向下深入，显露出跖骨头。纵形切开骨膜，行骨膜下剥离，然后用微型骨锯在跖骨颈部从背部远侧向跖侧近端作斜形截骨，截断后任其自然向背侧滑移不予固定（适应于第 2～4 跖骨），也可在抬高跖骨头后用

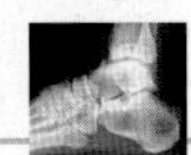

一枚螺丝钉固定(图23-2-3),随着术后足的负重,跖骨头可被自行矫正到合适的位置上。然后冲洗切口分层关闭切口。再将跖侧胼胝作修整以减轻疼痛;术后因跖屈的跖骨头的受力趋于正常,经过一段时间后,胼胝可自愈。术后即可逐渐下地练习负重行走。

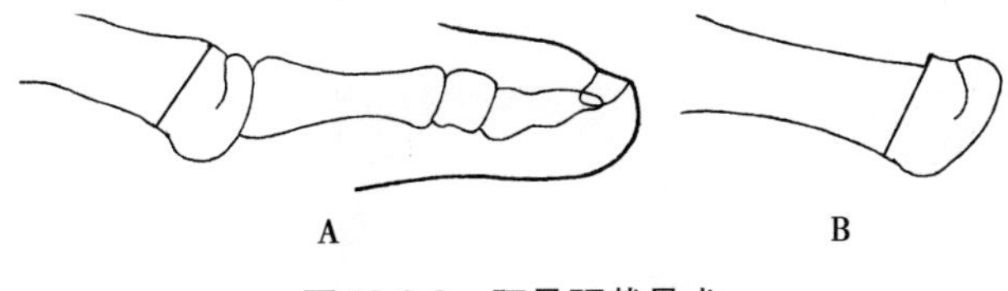

图23-2-3　跖骨颈截骨术

三、前跖部腱鞘炎与跖趾关节间滑囊炎

前跖部腱鞘炎与滑囊炎是前跖痛较为常见的原因。跖趾关节间滑囊共有4个,分别位于第1至5跖趾关节之间;位于跖横韧带的背侧,伸趾肌腱帽的基底部(图23-2-4)。其作用是减轻跑跳过程中,足前弓变化时各跖骨头间的相互摩擦。临床上多见于跑跳运动员与舞蹈演员,常在长时间跑跳后发生此病。跖趾关节间隙有针刺样疼痛,休息后减轻,跑跳时疼痛加重难以忍受。查体发现:用指尖按压受累的跖趾关节的间隙时有刺痛发生,从第1与第5跖骨头部向中间横行挤压时,亦有类似疼痛出现。诊断以临床表现和体征为依据,但需与跖间神经瘤、跖趾关节的侧副韧带损伤相鉴别,详见表23-2-1。

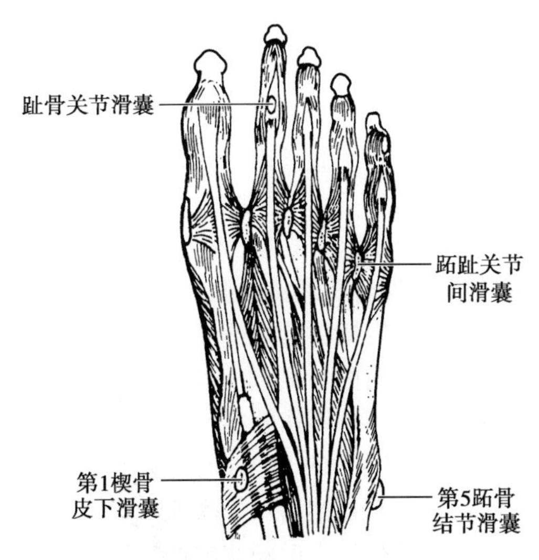

图23-2-4　跖趾关节间滑囊

表23-2-1　跖趾间滑囊炎、跖间神经瘤与跖趾关节侧副韧带损伤的鉴别

临床表现	跖趾间滑囊炎	跖间神经瘤	跖趾关节侧副韧带损伤
外伤史	无	无	有
肿胀淤血	无	无	有
周围组织伤	无	无	多伴有
跑跳过多史	有	无	无
疼痛性质	刺痛	麻痛	撕裂痛
放射痛	无	有(至神经支配区)	无
疼痛部位	跖趾关节间	跖骨头与趾蹼间	跖趾关节间
Mulder's症	阴性	阳性	阴性

治疗:限制活动、减少负重行走,穿硬底鞋、穿用足弓垫,应用中药泡洗患足及理疗等透热治疗。以上治疗疗效不明显时,可用曲安奈得注射液0.5ml加1%利多卡因4ml局部封闭治疗,一周一次,一般3~4次为一疗程。

四、跖骨头缺血性坏死

本节已在第十六章第三节中作过介绍,此处不再赘述。

五、其他跖骨头疾病

引起前跖痛的跖骨头疾病,常见的有三种。它们是:跖骨头跖屈(下沉或下塌),跖骨头部肥大与跖骨头跖侧骨赘。

(一)跖骨头跖屈

又称跖骨头下沉,不是一个单独的疾病,而是一种临床病理表现。一些原因可造成这种病理变化。

1. 病因　人类在进化过程中为了负重行走和吸收震荡,足部骨和肌肉、韧带形成了突向上方的弓,称为足弓。足弓分为纵弓与横弓,横弓由5个跖骨基底及跗骨的前部构成,当某些原因使足的横弓发生塌陷时,第2~4跖骨将跖屈,随之跖骨头也将下沉。这将改变各跖骨头的负重状态,使下沉的跖骨头负重增多,增加了对其跖侧皮肤和软组织的压力与摩擦力,继而发生鸡眼与胼胝,出现疼痛等临床症状。此外某些畸形,如跖骨骨折治疗不当造成跖骨干畸形愈合,使跖骨头下沉,均可使跖骨头承重增加而引发症状。

常见有以下疾病,伴有跖骨头下塌的病理变化:

(1)平足:该病均伴有足横弓下塌,分先天与后天两种：①先天性：包括先天性平足与先天性松弛足；②后天性：各种原因形成的平足，如多发性跖骨骨折，前足严重软组织损伤，脊髓、脊神经或周围神经损伤致使足横弓结构破坏，造成的平足。

（2）跖骨病变：①先天性：先天性长跖骨，Morton综合征，跖骨头过大；②后天性：跖骨骨折畸形愈合造成头下沉，脊髓、脊神经或周围脊神经损伤所致弓形足，如儿麻后遗的第一列为主的弓形足，使第一跖骨头明显下沉而产生跖骨头跖侧严重疼痛性胼胝。

（3）肌肉韧带疾患：先天性足肌韧带软弱，儿童生长发育期足肌软弱及久病卧床足肌软弱，均可引起前足横弓下沉。

（4）其他疾病：足部类风湿关节炎，前足跖楔关节结核，骨髓炎等疾病亦可造成跖骨下沉，使跖骨头承重增加产生临床症状。

2. 临床表现　跖骨头跖侧疼痛是最早的主诉，早期多在行走久后出现。病久后，疼痛程度加重，严重者可影响患者行走。体检除有原先疾病如足部畸形、炎症的临床表现外，主要是下沉跖骨头或跖趾关节的跖侧鸡眼或胼胝，局部有疼痛和压痛。

3. 诊断　有上述临床表现，X线片跖骨头轴位片可见跖骨头下沉的征象（图23-2-5），或跖骨头过大等。趾骨头部CT扫描三维重建，能准确显示下沉塌的跖骨头与跖骨头的形状大小。若行足部负重力学分析，可查出是否跖骨头过度承重，对诊断意义重要。

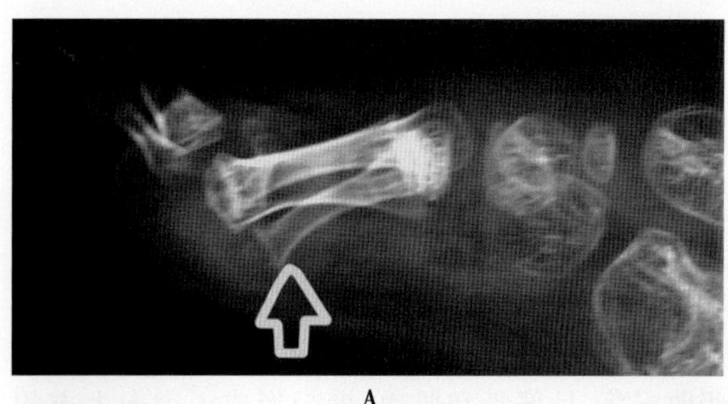
A

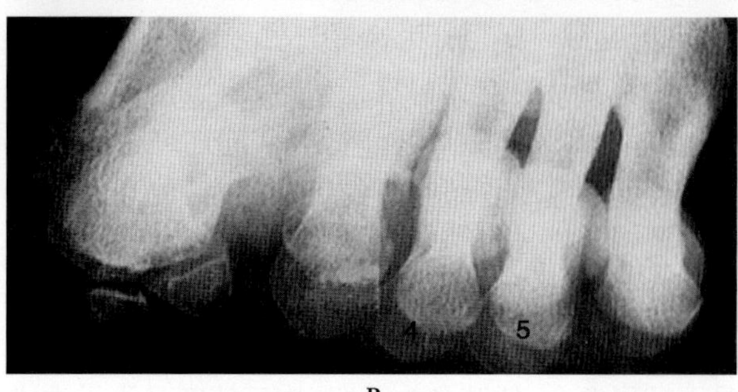

B

图23-2-5　跖骨屈曲（下沉）
A. 因跖骨骨折畸形愈合所致的跖骨屈曲；B. 跖骨头轴位显示第4、5跖骨头下沉

4. 治疗

（1）保守治疗：穿软底鞋子鞋内垫有下沉跖骨头处挖出一小洞的鞋垫（图23-2-6）。有平足者，可加用足弓鞋垫。因肌力软弱而引发的横弓下沉者，在穿用足弓鞋垫的同时，应积极锻炼足内在肌，如赤足在沙子上行走，用足趾"抓"小玻璃球等功能锻炼。

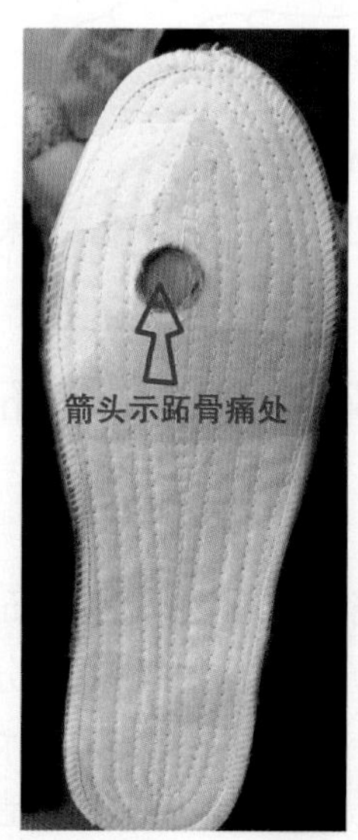

图23-2-6　自制跖骨头下沉性疼痛鞋垫

（2）手术治疗

1）跖骨颈截骨术：适应于单个或双跖骨头下沉者，见图23-2-3。

2）跖骨颈V形截骨术：本术适用于第2～4跖骨头下沉引起跖骨头跖侧顽固的疼痛性鸡眼或胼胝；跖骨头肥大及跖骨头跖侧增生性骨突伴有跖骨头跖侧明显疼痛，其下伴有或无鸡眼或胼胝者；跖骨头无菌性坏死的晚期者。

操作方法：在受累跖骨头近侧背侧伸肌腱的内侧或外侧作纵形切口。显露伸趾肌腱并牵向一侧显露出跖骨颈部。不作骨膜切开，用微型摆动锯在跖骨颈部垂直于跖骨干做顶点在远端V形截骨；其顶点距离跖骨头关节面2cm左右，截骨施行"青枝骨折"的截骨术。截骨完成后，术者以示指置于跖骨干背侧，拇指置跖骨头跖侧，拇指向背侧用力推移跖骨头使截骨断端嵌插并使跖骨头上抬（图23-2-7）。如已截断则按术前的计划向上推移跖骨头，纠正其头的下沉。截骨断端不作固定。

3）Wolf手术：1969年Wolf报道了一种在跖骨颈部背侧行楔形截骨抬高跖骨头的术式。适用证同上。手术在受累跖骨头近侧背侧伸肌腱的内侧或外

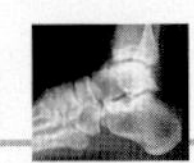

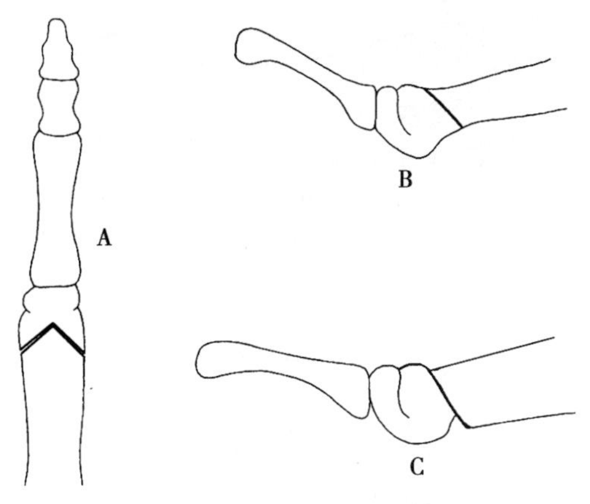

图 23-2-7 跖骨颈 V 形截骨术

A. 在跖骨颈背侧做 V 形截骨；B. 侧位上截骨示意；C. 截骨后上抬跖骨头部

侧作纵形切口。显露出跖骨颈部。不作骨膜切开，用微型摆动锯在跖骨颈部垂直于跖骨干做顶点在跖侧（基底部在背侧）的楔形截骨；其顶点处不截断跖侧的骨皮质。截骨完成后，术者以食指置于跖骨干背侧，拇指置于跖骨头跖侧，拇指向背侧用力推移跖骨头使截骨断端嵌插并使跖骨头上抬（图 23-2-8），纠正其头的下沉。然后用手掌放在 5 个跖骨头下向上推顶，仔细体会患趾跖骨头是否与其他跖骨头在一个平面上。经检查矫正满意后，截骨断端用一枚加压螺钉固定。

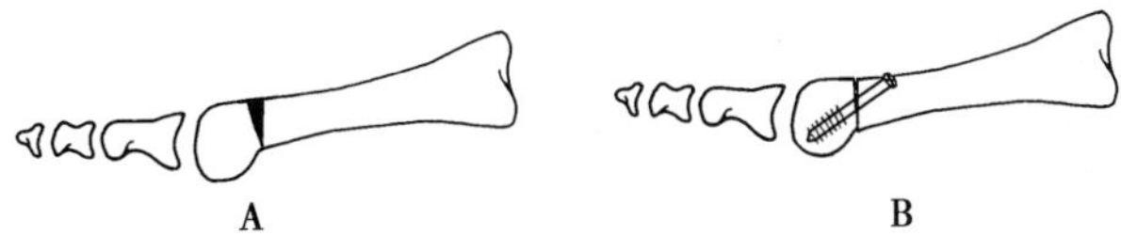

图 23-2-8 Wolf 手术

A. 截骨范围；B. 截骨后抬高远端用螺钉固定

4）Sgarlato 手术：1971 年 Sgarlato 报道了在跖骨基底部行基底在背侧的楔形截骨（图 23-2-9），抬高跖骨头的方法治疗顽固性疼痛性胼胝，获得满意疗效。其手术的指导思想、操作原则与 Wolf 相同。所不同的是手术切口位于跖骨干骺端，其截骨部位在基底部。其余的手术操作、注意事项与术后处理是相同的。

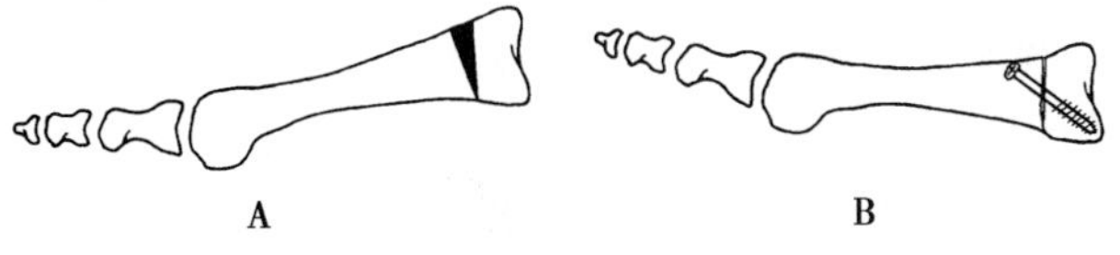

图 23-2-9 Sgarlato 手术

A. 截骨范围；B. 截骨后抬高远端用螺钉固定

5）前足再造术：适应于同足有 3 个（含）以上跖骨头下沉，足横弓下塌及类风湿关节炎所致的前足畸形。手术方法：于足背侧采用三个纵行切口。在拇趾背侧以跖趾关节为中心作 4cm 长皮肤切口。其他两个纵形切口分别位于第 2、3 与第 4、5 跖骨间背侧；均以跖趾关节为中心作 5cm 长纵形皮肤切口。显露第一跖趾关节的显露较为方便，在拇趾背侧切口内切开皮下组织后，即可显露出第一跖趾关节囊，然后纵形切开关节囊，第一跖骨头即在术野之中。两种入路的其他两个切口，从每个切口进入并显露相邻的两个跖趾关节。在切开皮下组织后适当向两侧游离皮瓣，向两侧牵开趾长伸肌腱与皮肤后，即可显露出跖趾关节囊，然后切开关节囊显露跖骨头部。注意在此项操作中避免损伤进入足趾的神经血管束。然后用微型锯分别在跖骨颈部横行截断跖骨，并使在矢状面上，其截骨线从跖骨背远侧斜向跖骨的跖近侧。剩余跖骨的长度依次为 2、1、3、4、5（图 23-2-10）。

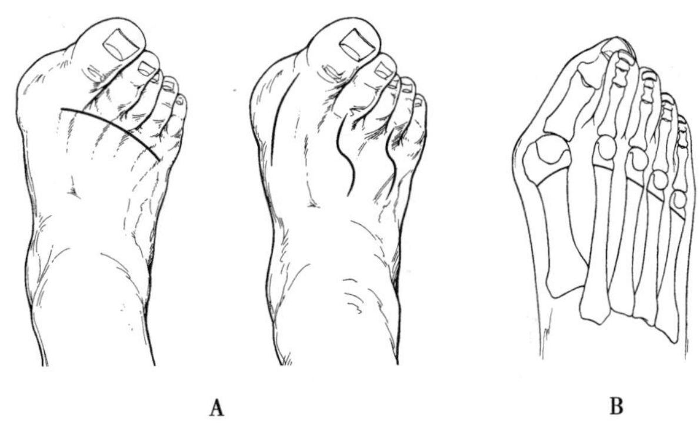

图 23-2-10 前足再造术

A. 两种皮肤切口；B. 跖骨颈处截骨

（二）跖骨头肥大

跖骨头部肥大可造成该跖骨头过度负重，使跖骨头跖侧产生顽固性疼痛性胼胝，影响患者的生活与工作。临床上早期可有前跖部跖骨头跖侧疼痛的主诉，此期多在行走久后出现。病久后，疼痛程度加重，严重者可影响患者行走。体检除有原先疾病如足部畸形、炎症的临床表现外，主要是肥大的跖骨头的跖侧顽固性胼胝、反复修切数年甚至几十年不愈；局部有疼痛和压痛明显。

诊断：根据临床表现，X 线片跖骨头轴位可见跖骨头异常肥大，或伴有跖骨过长等。跖骨头部 CT 扫描三维重建，能准确显示肥大的跖骨头。若行足部负重力学分析，可证实跖骨头过度承重，对诊断意义重要。

治疗：可先行保守治疗：方法是穿软底鞋子，鞋内垫有在肥大跖骨头处挖出一小洞的鞋垫。

经保守治疗无效且症状严重者，可考虑手术治疗。有以下术式：

跖骨头跖侧部分切除术　适应于跖骨头过大或下沉不著者。手术在局麻下进行，可在患趾近节基底部跖侧非负重区作一 3cm 长横切口进入，显露跖骨头跖侧，用骨凿凿去跖侧 1/3 的头部，然后缝合切口（图 23-2-11）。亦可采用微创技术，在患趾近节基底部跖侧非负重区作 0.4cm 长皮肤切口，用剥离支剥离软组织并直达跖骨头部，插入磨头磨掉跖侧 1/3 的头部；具体可参考第二十四章足踝部的微创手术。

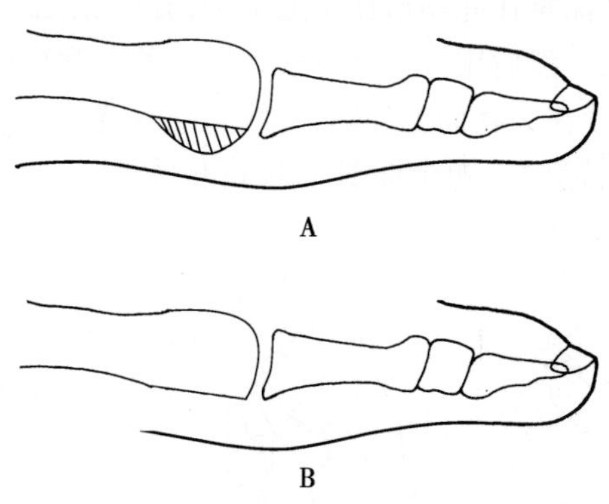

图 23-2-11　跖骨头跖侧部分切除术
A. 术前；B. 术后

（三）跖骨头跖侧骨赘

跖骨头跖侧骨赘或骨突也可造成该跖骨头局部过度负重，使跖骨头跖侧产生顽固性疼痛性鸡眼或小片的胼胝，影响患者的生活与工作。临床上早期可有前跖部跖骨头跖侧疼痛的主诉，此期多在行走久后出现。病久后，疼痛程度加重，严重者可影响患者行走。体检除有原先疾病如足部畸形的临床表现外，主要是肥大的跖骨头的跖侧顽固性胼胝、反复修切数年甚至几十年不愈；局部有疼痛和压痛明显。CT 三维重建可明确诊断。治疗，原则上与跖骨头肥大相同。即行跖骨头跖侧连同骨突（赘）在内的跖侧 1/3 关节面切除（图 23-2-12）。

六、前足慢性关节炎

前足跖趾、趾间关节，尤其跖趾关节的慢性关节炎，是前跖痛较为常见的原因。本单元所介绍的主要包括以下几种疾病（不含慢性化脓性关节炎）：

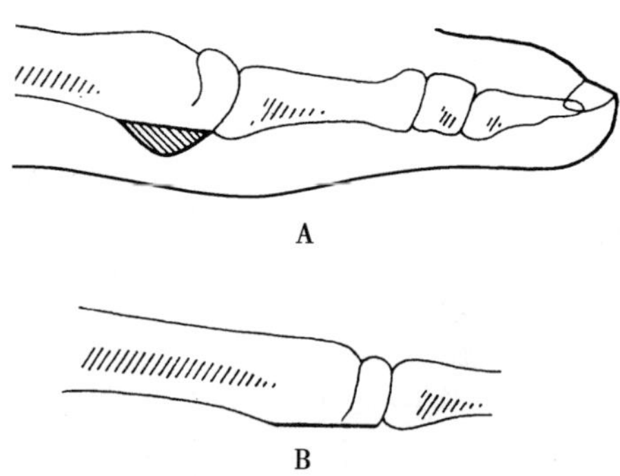

图 23-2-12　跖骨头跖侧骨突（赘）切除术

（一）骨性关节炎

骨性关节炎（osteoarthitis OA）是一种以局灶性关节软骨退行性变、骨丢失、关节边缘骨赘形成和软骨下骨质致密（硬化）为特征的慢性关节疾病，又称为骨关节病（osteoarthrosis）、退行性骨关节病（degenerative arthritis）、肥大性关节炎（hypertrophic arthritis），是中年以后最常见的慢性、进展性的关节疾病。严格讲其病因不清，它并不是一种单一的疾病，而是由多种不同的因素（力学、生物、化学、酶）通过相同或不同的发病机制所引起的一组临床表现相同或相似的关节内紊乱综合征（joint disorder syndrome）。该病多继发于创伤如跖趾关节内的骨折或骨折后对位不良，亦有因跖趾关节运动或负重过量等行成骨关节炎。出现行走疼痛、早期休息后可缓解，但病程久后或病变严重者休息后仍痛。治疗：宜加强练功、足部穿用支具、口服消炎止痛药；但症状仍可持续，保守无效时宜融合关节。该病已在相关章节中作过介绍，此处不再赘述。

（二）创伤性关节炎

创伤性关节炎有急性与慢性之分，由急性创伤引起的关节肿胀、疼痛、运动受限，关节内积血或积液统称为急性创伤性关节炎；由慢性创伤引起的或急性创伤性关节炎久治不愈时成为慢性创伤性关节炎。由于足部运动特点，踝关节易遭受损伤，因而跖趾、趾间关节的创伤性关节炎并非罕见。

1. 原因及分类　因外伤造成关节内及周围的骨折、软组织损伤，均可引起创伤性关节炎。引起关节滑膜病变的原因分为直接和间接两类。直接原因是指暴力直接地作用关节，造成关节内骨折、肌腱和韧带断裂、滑膜挫伤等损伤，引起关节内出血。间接原因是指外力没有直接造成关节内损伤，而关节周围组织损伤间接地引起关节内滑膜反应性炎症，引起关节内积液。

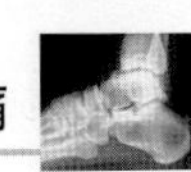

2. 临床表现及诊断

(1) 急性创伤性关节炎:患者均有不同程度的外伤史,多有关节内骨折、韧带及滑膜等软组织的直接损伤,造成关节内出血。血液因关节囊完整而积于关节内,使受伤关节在伤后数分钟或数十分钟迅速肿胀。患者有明显的胀痛,关节活动障碍,若勉强活动或过度运动时症状加重。关节穿刺可抽出血性关节积液。X 线片检查可见关节内或关节周围骨折征象。

(2) 慢性创伤性关节炎:在受伤一周后,无论关节内或关节周围都将引起滑膜充血、毛细血管扩张、血细胞和血浆外渗、滑膜细胞增生活跃等;三周后将进入慢性期。创伤性关节炎经久不愈可导致骨关节病,即所谓骨性关节炎,表现为滑膜增生、增厚、关节软骨破坏,关节间隙狭窄,骨质增生,反复关节积液、疼痛、过度活动和劳累时症状加重,休息后缓解,最后导致关节功能障碍。X 线检查可见关节内骨赘形成、关节间隙狭窄。体检可见关节肿胀,原发损伤部位可有压痛,关节活动受限,特别是过度屈伸关节可引起剧烈疼痛。若有关节积液,穿刺可抽出浅黄色渗出液,其中细胞成分基本与血浆渗出液相似,白细胞一般不超过 $5.8\times10^9/L$,多核细胞少于21%。关节积液程度和关节液分析可反应滑膜的损伤严重程度,并有助于诊断及鉴别诊断。

鉴别诊断:本病急性期应与血友病、血管瘤、绒毛结节性滑膜炎,以及恶性肿瘤的关节内出血相鉴别,慢性期应与结核性及类风湿关节炎相鉴别。

3. 治疗　创伤性关节炎急性期的治疗原则主要是休息、制动及关节周围的等长性收缩,以促进关节积液迅速吸收。关节积液不一定要抽出,但积液过多影响关节活动,并引起明显疼痛者,应及时关节穿刺放出积液后,用弹力绷带和厚棉垫加压包扎,石膏固定,抬高患肢休息 2 周,同时肌肉做等长运动。关节积液过多、时间过长,可引起骨关节软骨面坏死,关节周围肌肉萎缩,关节粘连,形成骨关节炎时可参考相关章节进行治疗。当慢性创伤性关节炎不断发展最终导致关节永久性的功能障碍时,应行人工关节置换术(具体参见相关章节)。

(三) 痛风

为嘌呤代谢异常,尿酸增高沉积,有家族史,男多于女。据报道,该病 50% 侵及足趾,多有急性发作,侵及蹲趾时有红肿痛急性炎症表现,并常形成痛风石。

痛风石有三种情况:①痛风石在滑囊及皮下,有压痛;②沉积于深筋膜,有包膜,可侵及肌腱;③沉积于关节,引起软骨破坏骨吸收。侵及邻近肌腱、滑囊,皮下皮肤可形成溃疡,窦道需手术处理。

治疗:药物有秋水仙碱、别嘌醇、丙磺舒等。痛风石的手术适应证为:①大的痛风石,影响穿鞋;②受压,引致疼痛;③广泛痛风石影响趾活动或关节破坏;④窦道形成;⑤压迫神经。详见第十七章第二节。

(四) 糖尿病足部病变

近年来,糖尿病足的发病率在临床上呈逐年增加的趋势。而且已成为一个社会问题,应引起足踝外科医师的极大重视。糖尿病引起的血管内的损伤,易累及周围血管,引发动脉硬化和周围神经病性病变(diabetic neuropathy),可引起足趾局部坏死、溃疡、跖趾关节破坏、骨萎缩、charcot 关节等病变。详见第十八章。

(五) 类风湿关节炎

引起前跖痛的类风湿关节炎,已在相关章节中介绍,此处不再赘述。

(六) 银屑病关节炎

银屑病俗称牛皮癣,在银屑病患者中约有5% ~7%的银屑病患者罹患某种类型的炎性关节炎,而在住院的银屑病患者中,关节炎的发生率可高达7% ~49%。常侵及足部关节,从滑囊炎到关节完全萎缩,破坏,侵及邻近骨骼,临床上似类风湿关节炎。

1. 发病原因　尚未完全明确。目前认为是由多种因素通过多种途径引起的表皮细跑增殖加速、角化不全及炎症反应。常见有以下原因:①遗传因素;②免疫功能低下;③角质细跑增殖异常;④白细胞介素、白三烯等介质及蛋白酶增高;⑤与链球菌感染有关;⑥促发诱因,如精神异常、外伤、手术、季节变化、潮湿、射线照射、内分泌变化、血液流变学变化、妊娠、刺激性食物及某些药物(如普萘洛尔、锂盐、抗疟药等)均可诱发本病或使之加重。

2. 临床表现

(1) 关节病:本病关节受累的表现变异很大,已经明确的有五种临床类型,即非对称性小关节炎(占70%),远端趾间关节炎(占 5% ~10%)、残毁性关节炎(占 15%)和银屑病脊柱炎(20% ~40%)。一种类型可以演变为另一种类型,可出现多样性关节病变并存。约 95% 的患者有周围包括跖趾、趾间关节受累。另有 5% 的完全是脊柱受累。20% ~40% 的患者脊柱和周围关节病变并存。休息后出现脊柱或周围关节晨僵持续超过 30 分钟是银屑病关节炎的主要诊断线索。炎症并不仅限于关节和脊柱，也可累及滑膜，沿着肌腱和肌腱端部位，这些部位的炎症是引起腊肠趾的因素，腊肠趾是银屑病关节炎和赖特综合征的典型表现。

（2）皮肤病和其他表现：虽然关节炎可以出现在皮疹之前，但要确诊银屑病关节炎必须有银屑病典型的皮肤和趾甲病变。临床医师要在头皮，脐周和肛周等处搜寻小的皮损。银屑病皮损为斑疹和丘疹，具特征性鳞屑，除去鳞屑常发生出血。此类丘疹性鳞状皮疹通常与周围正常皮肤界限分明。皮损形状多样，但多为圆形，分布于伸侧皮肤。趾甲病变虽非银屑病所特有，仍可作为早期诊断线索。某些凹陷、横嵴或纵嵴可能是正常变异，而油滴样变色、甲下角化过度和甲松离等更有力地提示为银屑病。有趣的是，80% 银屑病关节炎的患者出现趾甲异常。而无关节炎的银屑病患者只有 20% 有趾甲病变。

3. 辅助检查

（1）银屑病关节炎实验室异常表现多属非特异性，如血沉轻度增快、轻度正细胞正色素性贫血。重症患者可出现高尿酸血症。

（2）滑液检查示属非特异性炎症改变。炎性细胞计数波动在（2～15）$\times10^9$/L（2000～15 000/mm^3）之间，以中性粒细胞为主，同时滑液的黏性降低。偶尔可见大量滑液腔积液，白细胞计数可达 100×10^9/L（10 000/mm^3）。

（3）银屑病关节炎和类风湿关节炎的滑膜病变有诸多相似之处，均有淋巴细胞和浆细胞浸润。也一致观察到最终将导致滑膜纤维化。

（4）放射学表现为远端趾间关节破坏性病变，进而发展为趾间关节的切削状即所谓的杯中铅笔外观。严重病例出现骨溶解，最终导致关节完全破坏或关节僵直。脊柱受累可表现为骶髂关节炎，早期为单侧或不对称，但可以发展成双侧关节融合。

4. 诊断　具有银屑病或银屑病趾甲病变及血清阴性周围小关节炎，如跖趾关节炎，伴有或不伴有脊柱受累，则可以确立银屑病关节炎的诊断。诊断的主要困难在那些有关节炎而缺乏皮疹或趾甲病者。对于仅有远端趾间关节受累的银屑病关节炎需要和骨关节炎鉴别。银屑病皮损和趾间病变有助于两者的区别。

5. 治疗　运用非甾体类抗炎药、理疗和疾病教育等基本处理与类风湿关节炎相似。必须教育患者切勿不适当使用患病的关节。所有罹患病关节每天均应尽可能地作全幅度的活动。全身症状如疲乏、无力的患者应适当休息。局部注射长效皮质激素可暂时缓解关节滑囊和肌腱的症状。但不主张口服皮质激素。

有进展期的多关节炎的银屑病关节炎者，必须考虑用二线药物治疗。口服金剂联合非甾类药物治疗获得较好疗效；若注射金剂疗效更好。当前甲氨蝶呤是治疗银屑病关节炎的最有效的药物，疗效可高达 80%。用药方法为，每周口服或静脉投药一次。初次剂量为 2.5～5mg，以后每周递增 2.5～5mg，直至 15～25mg/周，然后维持此药量。病情缓解后逐渐递减到最小维持量，疗程一般 3～6 个月。此外，甲氧补骨脂素和长波紫外线 A 对银屑病引起的跖趾关节炎等周围关节炎疗效尚好。对关节破坏严重者可行人工关节置换术，具体详见第九章。

（七）克罗恩病关节炎

克罗恩病于 1932 年首次被报道，它是一种非特异的肉芽肿性全肠壁炎性病变，可合并纤维化和溃疡、穿孔；也可出现口腔溃疡、肛瘘、关节炎、贫血、发热和胸膜炎等，可侵犯胃肠的任何部位，好发于回盲部和结肠。该病的发病与 Kansasii 分枝杆菌的感染有关。此外，与遗传因素、个体免疫异常及精神紧张、极度疲劳有关。

1. 临床表现

（1）克罗恩病以年轻人多见，平均发病年龄 35 岁，多数慢性起病，早期多有长短不等的缓解期，随后进展较快，往往给早期诊断带来困难。

（2）腹痛：80%～95% 的克罗恩病患者有腹痛，常常为胀痛或痉挛性痛，以右下腹和脐周多见，有梗阻时为绞痛，有腹腔内脓肿和窦道形成，可为持续性腹痛。

（3）腹泻：85%～90% 的患者早期有糊状便，2～3 次/日；重者为黏液脓血便，6～10 次/日；小肠广泛病变者可有吸收不良所致的泡沫状恶臭脂肪泻；少数患者可有腹泻和便秘交替。

（4）呕吐：因继发性肠梗阻，或因肠痉挛而引起的反射性呕吐。

（5）腹部包块：30%～40% 的患者在右下腹部或脐周可触及中等硬度的包块，较固定，有压痛。

（6）发热：64%～70% 的患者有发热，多为中低度不规则发热，个别也有高热。

（7）皮肤黏膜病变：坏疽性脓皮病，结节性红斑，口腔溃疡。

（8）血液系统异常：贫血，白细胞和血小板增高。

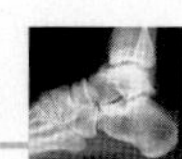

(9) 眼病:结膜炎,虹膜睫状体炎,葡萄膜炎。

(10) 并发症:66%有肠梗阻;17% ~25%有消化道出血;11.7%有瘘管;10%有肠穿孔。

(11) 关节病变:10% ~20%的克罗恩病患者有关节炎。以女性多见;2/3的患者关节炎发作在肠炎之后,1/3的患者关节病变与肠病同时发作,极少数关节发病在肠病之前。关节炎发病多为包括足部在内的周围小关节炎,非对称性发作,可以是一过性的和游走性的下肢关节多见;膝关节炎也较多见,其次依次为近端趾间关节、踝和髋关节;另有作者排序为膝、踝、腕和跖趾关节;关节炎在1 ~2周后消失,不留痕迹和畸形。但手术切除肠道病变对关节炎影响较小,仅1/3的患者关节炎有缓解。

2. 诊断　克罗恩病的诊断主要依靠临床表现、X线、内窥镜和病理学检查为依据。克罗恩病并发的关节炎,由于无X线特殊征象,其诊断主要依靠排除其他原因所致的关节炎后,应考虑本病的可能,而予以对症治疗观察;若2周后症状消失,可确诊之。

3. 治疗　应请专科医师会诊确定治疗方案。对关节病变的治疗,可予以理疗、外用非甾类抗炎药;仍然不能控制病情时,可局部行0.5% ~1%普鲁卡因加类固醇皮质激素注射,口服非甾类抗炎药。由于关节炎是一过性的,不发生畸形,故无须特殊处理。

(八) 淋菌性关节炎

淋病是淋病双球菌侵入人体造成泌尿生殖系统感染的疾病。淋菌性关节炎是播散性淋菌感染的主要临床表现之一。淋菌从黏膜感染部位侵入血流,血行播散,而导致其他部位的淋菌感染称为播撒性淋病感染(DGI)。据美国统计,每年约1百万淋病病例,其中每年可能有1万例DGI病例。DGI患者中,40% ~50%发生淋菌性关节炎。

一般认为,由淋菌引起的化脓性关节炎是继发于扩散到滑膜,细菌繁殖,滑膜细胞和中性粒细胞释放蛋白水解酶,最终造成软骨破坏。淋球菌菌血症比肺炎球菌或其他常见菌更易引起关节炎或腱鞘炎,滑膜呈现细胞增生,中性粒细胞浸润。

1. 临床表现　大多数DGI患者没有泌尿生殖感染症状的主诉,仅约25%的患者有尿道炎或宫颈炎的病史。DGI在女性多见,这可能与女性无症状淋球菌黏膜感染多见有关。女性常在月经期或妊娠时发病。末次性接触与DGI初始症状出现的时间为1天至数周。DGI最常见的初始症状为游走性多关节痛、腱鞘炎、皮炎和发热。腱鞘炎是诊断DGI很重要的线索,因为在大多数其他败血症性关节炎、腱鞘炎罕见。通常多个腱鞘同时发生炎症,常发生在四肢远端的屈肌肌腱的鞘膜,如腕背部、指、踝、跖趾、趾的腱鞘,出现发红、肿胀和疼痛。若腱鞘炎与皮炎同时出现(命名为急性关节炎皮炎综合征)提示播撒性奈瑟氏球菌感染。临床及滑液特点与其他细菌性关节炎相似,发病时突然出现关节的红肿疼痛,继之出现化脓、积液,常合并淋菌性骨膜炎。在抗生素问世以来,慢性淋菌性关节炎现以罕见,但在持续数周或数月的急性化脓性关节炎的鉴别诊断中应包括慢性淋菌性关节炎。

2. 诊断　依据临床表现和实验室涂片直接镜检、淋球菌培养、关节与腱鞘液的淋球菌检查作出诊断。

3. 治疗　治疗原则为及时、足量、规则应用抗生素,推荐较长时间的注射抗生素治疗。目前,首选头孢曲松钠,每天1 ~2g或相当剂量的头孢唑肟或头孢噻肟、静脉注射,直到症状体征缓解。关节渗液应反复针吸排出。对治疗反应差的关节,应考虑开放排脓与冲洗。当症状明显缓解,头孢曲松钠减量,每天250mg肌注,连用7天。其他可考虑应用的抗生素包括壮观霉素、环丙沙星、氟哌酸,应根据药敏试验结果选择。如果分离的菌株不是耐青霉素的菌株,可用青霉素,水剂青霉素G1000万U,每天静滴一次。只要使用合适的抗生素治疗和关节排脓,大多数患者可很快完全康复。

七、前足跖侧肿瘤

在对前跖痛作诊断与鉴别诊断时,应注意到前跖侧骨骼与软组织的肿瘤亦是引起前跖疼痛的原因。较常见的肿瘤有来自跖骨、趾骨的内生骨软骨瘤与外生软骨瘤,发生在软组织的毛细血管瘤、纤维脂肪瘤、皮下囊肿及跖底纤维瘤病等,已在相关章节中叙述,此处不再赘述。

八、跖骨疲劳性骨折

疲劳骨折,是由于应力长期持续的加在某一正常骨骼上,长期应力积累,造成受力处的骨骼发生骨膜下骨折甚至完全骨折。实际上,是由于过度使用、用力集中所致,并非因特殊损伤造成。这类骨折多见于下肢,80%发生于足部。足中间三个跖骨的发生率占 50%。第 2 跖骨最多发病，其次为第 3 跖骨（图 23-2-13），再次为第四跖骨，跟骨疲劳骨折亦有报告。小腿的胫、腓骨均有发病但较少。跖骨疲劳骨折多见于刚入伍的新兵训练中，故亦称为行军骨折。Jackson-Burrows 的研究，跖骨疲劳骨折是典型的行军骨折，腓骨低位的疲劳骨折是跑步骨折，腓骨高位疲劳骨折可能是典型的跳跃骨折。

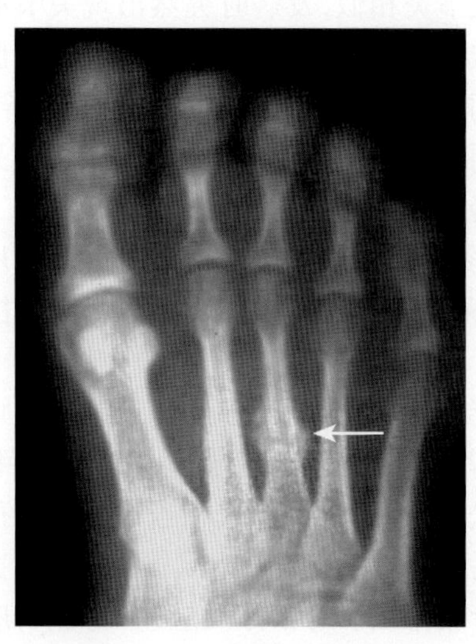

图 23-2-13　跖骨疲劳性骨折

（一）病因

1. 由于长途行军，足肌过度疲劳，足弓下塌，平常负重较少的第 2、3、4 跖骨头的负重增加，超过骨皮质及骨小梁的负担能力而发生疲劳骨折。

2. 先天性第 1 跖骨短缩也可能是诱因，因第一跖骨短缩时，其跖骨头与第 2、3 跖骨颈水平相当。因此，第 2、3 跖骨颈处承受外力增加，时久便会发生骨折。

3. 应力骨折学说　由于骨间肌痉挛，使骨膜和软组织内的血管被阻塞而发生水肿，结果跖骨颈处脱钙、骨萎缩，加之过度的疲劳，使足部所有的支持组织（包括肌肉与韧带）失去保护支持作用，使跖骨受到直接外力引起，是一种局部的应力骨折（stress fracture）。

4. 也有学者解释，所谓行军足实质上应当包括两种病：即跖骨的疲劳性骨膜炎及疲劳性骨折。前者是由于跑跳过多，致使骨间肌将骨膜牵拉或部分剥离所致。后者是在前者的基础上，由于脱钙及疲劳，失去周围组织的保护性支持，再加以外力引起跖骨的骨折。其理由有以下几点：①文献中记载的病例有许多看不到骨折线只有跖骨骨膜的反应性化骨；②X 线片的骨膜反应性化骨，有许多是广泛性的，有的几乎侵犯跖骨某一侧的全长，不能以骨折后骨膜下新生骨痂解释。

（二）临床表现和诊断

发病是隐约的，无明显外伤史，最初感觉跖骨头处近侧有限局性疼痛、触痛及肿胀，休息时疼痛缓解，活动时加剧。初发病时 X 线片常为阴性，但应初步诊断为跖骨颈疲劳骨折。发病 2～3 周后，在触痛处可触到一硬包块。此时 X 线片上出现骨痂生长，在骨痂包绕的跖骨颈上，细看可见一横行裂隙骨折。

（三）治疗

治疗以休息、避免活动为主。鞋底前部在跖骨颈骨折的近侧用跖骨垫垫高，使负重点后移。每隔 4 周摄 X 线片复查骨折愈合情况。待骨折愈合后，可逐渐练习负重行走。

九、前足部籽骨与副骨病变

前足部籽骨与副骨病变虽不多见，但也是前跖痛的原因之一。足籽骨于副骨的病变主要是籽骨的骨折、关节炎与骨软骨炎。

（一）有关解剖

前足部籽骨最多见于第 1 跖骨头跖侧，其出现率为 100%。其中有两个籽骨的占 96%，只有内侧籽骨的占 1.3%，只有外侧籽骨的占 2.5%，有三个籽骨的占 0.2%。除第一跖骨头籽骨外，第 2～5 跖骨头跖侧少数常人也可出现籽骨。第 2 跖骨头跖侧籽骨出现率为 1.7%，第 3、4 跖骨头籽骨的出现率为 0.2%，第 5 跖骨头籽骨的出现率为 6.2%。此外，趾趾间关节下方籽骨出现率为 11.9%，第 4 趾近侧趾间关节跖侧籽骨的出现率为 0.2%。

在前足部尚有足的副骨出现：主要有两个：①第 1 跖间骨，位于第 1、2 跖骨间，出现率 0.8%，多为双侧，有时与第 1 或第 2 跖骨愈合；②Wizhale（维扎里）副骨，位于第 5 跖骨基底外侧与骰骨的角状间隙中，有独立的骨骺发生，有时与第 5 跖骨底愈合。

（二）前足籽骨骨折

1. 病因　每个前足的籽骨都有发生骨折的可能，但仍然以踇趾跖骨头下籽骨骨折为主（图 23-2-14）。可因重物直接落在踇趾或其他趾的跖骨头上，或高处跌下，籽骨在趾骨或跖骨头下及地面间被挤压；亦可发生在趾强力背伸时受损伤。在踇趾胫侧籽骨损伤机会多于腓侧。因为，踇趾的胫侧籽骨，也是踇外展肌与内侧踇短屈肌的籽骨。某些过度跳

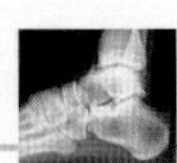

趺及短跑运动，在肌肉紧张时蹞趾突然过度外翻与背伸可发生这种骨折；此外，胫侧籽骨不如腓侧籽骨有其他跖骨的保护而易于受到直接的外伤而发病。

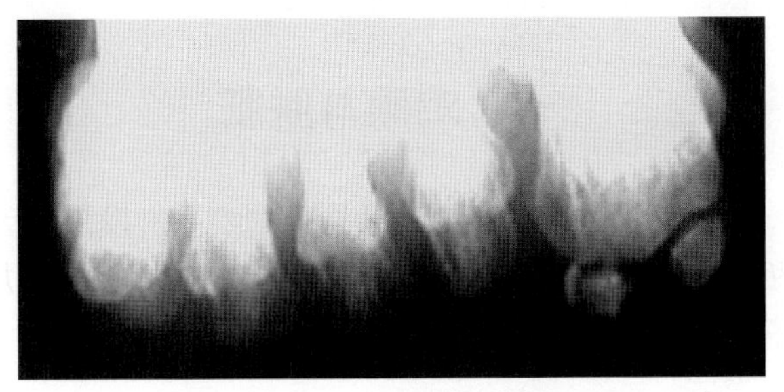

图 23-2-14　X 线显示籽骨骨折

2. 临床表现和诊断　外伤后蹞趾或受伤的足趾骨、跖骨头下有限局性疼痛和触痛，趾过伸时亦有疼痛，行走负重疼痛加重。此时便要考虑有趾籽骨骨折的可能。摄 X 线片便可明确诊断。当蹞趾的籽骨有骨折时，必须与双分籽骨或三分籽骨作鉴别。骨折时骨折线不规则，且骨折线锐利。先天性蹞趾的籽骨分离并不少见，国人中 10% 的胫侧籽骨为二分籽骨，其中 25% 为双侧性；Wolf 在 900 例 X 线片照相中发现有 5.9% 表现为双分籽骨或三分籽骨，其特点是它们的分界线光滑、规则，骨块大小相等，局部无疼痛或触痛诊断困难时可行^{99m}锝扫描协助诊断。

3. 治疗

1）急性损伤：在受伤后用短腿石膏，自足趾尖经足、踝至胫骨结节下方处固定，伤趾保持中等度跖屈应，固定 3 周后拆除石膏，再用跖骨头横皮垫放在跖骨头的近侧，趾用粘膏固定，防止活动，这样可以开始下地行走；4 周后拆除跖骨横皮垫和粘膏，逐渐负重行走。此时，有的籽骨骨折仍会有不愈合者，但应无疼痛。

2）陈旧性骨拆：损伤后被忽略未发现骨折或治疗后骨折未愈合，仍有疼痛。此时仍可采用跖骨横皮垫粘膏固定等方法，部分病例，可以得到治愈，即毫无疼痛，行走无困难。但籽骨仍可能未愈合。如经各种治疗逾六个月，仍有疼痛，影响行走者，可采用籽骨切除术。籽骨切除后，并不影响行走，疼痛也可消失。

籽骨切除术：以切除蹞趾胫侧籽骨为例：手术方法：于足内侧以蹞趾跖趾关节为中心在跖侧与内侧皮肤交界处作 3cm 长的纵形切口。切开皮下组织后，以手指触摸为导向，向外侧深入直达籽骨处。沿籽骨的跖侧和关节表面切开，将籽骨从关节囊和跖板中游离出来，注意保护蹞长屈肌腱。找到蹞长屈肌腱后，将蹞趾屈曲 20°～30°，切开籽骨间韧带，抓住胫侧籽骨并将其向内侧牵开，松解蹞短屈肌内侧头及其远侧附着于近节蹞趾基底部的延续部分，彻底切除籽骨。然后分层缝合内侧关节囊、皮下组织与皮肤。术后加压包扎前足，穿硬底鞋 2 周，之后拆线并逐渐练习负重行走。

蹞趾腓侧籽骨的切除，已在采用 McBride 术式矫正蹞外翻时作了介绍，此处不再赘述。第 5 跖骨头跖侧的籽骨切除时，其切口在足的外侧，以小蹞趾的跖趾关节为中心作纵形切口进入手术。原则同蹞趾胫侧籽骨切除术。第 2～4 跖骨头下方的籽骨之切除，可通过跖侧以相应跖骨头为中心的纵形切口或通过趾蹼基部跖侧非负重部位的横行切口深入进行手术，原则同上。

（三）前足部籽骨的其他疾病

足部前侧籽骨除发生骨折外，由于反复的慢性损伤，如马拉松、竞走运动员，山区涉足翻山越岭劳动者等，均可造成籽骨的一些病变，如籽骨炎、籽骨骨软骨炎（图 23-2-15）、籽骨的骨性关节炎及外生骨赘（图 23-2-16）等。其临床表现，早期主要是以患病籽骨为源头的前跖痛，长距离走路或剧烈跑跳运动后局部出现疼痛，疼痛性质为胀痛、烧灼痛、有时表现为针刺样或撕裂样疼痛难忍，休息后可缓解；触诊时发现受累籽骨有压痛。随着病程的延长，疼痛将加重，逐渐变为持续性，休息后不能缓解。疼痛的范围亦扩大，不但前跖侧发生疼痛，足背部也感疼痛，甚至用力背伸跖趾关节亦可加重疼痛。触诊时压痛范围扩大，部分患者跖趾关节背侧也可有压痛。

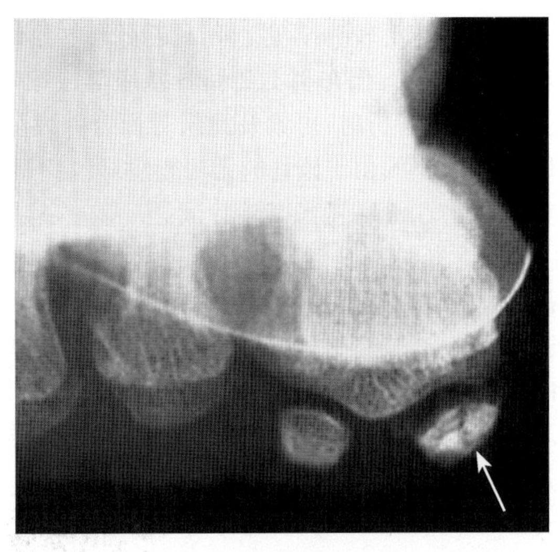

图 23-2-15　X 线片显示蹞趾胫侧籽骨软骨炎

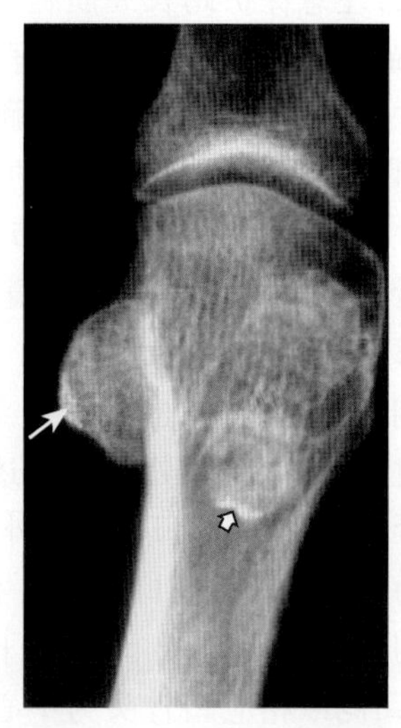

图 23-2-16　箭头显示籽骨骨赘

X 线检查可发现：在籽骨骨软骨炎患者，可见籽骨内有斑点状密度增高阴影，晚期整个籽骨密度增高。在籽骨骨性关节炎的患者，可见籽骨关节面硬化、不平整、甚至有缺损；若为趾籽骨患病少数可见在踇短屈肌于籽骨的附着点处有骨化性关节炎的表现。籽骨骨赘在籽骨的切线位 X 线片上比较容易发现。籽骨炎的诊断主要靠临床症状，X 线片无阳性所见。

治疗：以上疾病首先应采用保守治疗，如：①非甾体类抗炎止痛药服用；②调整日常活动，避免前跖部过劳与跑跳活动；③穿用带有跖骨垫、或受累跖骨头下方有凹槽的全长矫形鞋；④疼痛严重者可行短腿石膏固定 4 ~ 6 周。经以上系统治疗 6 个月无效时可考虑切除病变籽骨。手术操作同上。

（四）前足副骨病变

前足副骨病变由于其所处的位置和出现率极低的缘故，在临床上较为罕见。第 1 跖间骨单独骨折至今尚未见报道，但在第 1、2 跖骨基底部或第 1、2 跖楔部粉碎性骨折时，可累及此副骨而合并发生骨折等损伤。所幸，由于该骨的无功能性，只要不碍其他损伤的治疗，无需考虑其治疗问题。需要提及的是位于第 5 跖骨基底与骰骨之间的 Wizhale 副骨较前者相对易于遭受损伤而发生骨折。骨折发生后，由于有外伤史、局部肿胀、疼痛、压痛，结合 X 线片有骨折征象，可作出诊断。治疗以短腿石膏固定 6 周，再改用穿硬底鞋 4 ~ 6 周，然后逐渐练习负重行走。由于慢性创伤等因素，该副骨可发生骨软骨炎，造成前跖外侧慢性疼痛，引起行走与久站后疼痛，早期减少活动或休息后症状消失，病情进一步发展疼痛变为持续性，X 线片表现似趾籽骨的骨软骨炎的征象。该病治疗原则同籽骨疾病，但不穿用跖骨垫矫形鞋，改为全足足弓垫。对久治不愈，因疼痛而影响患者工作生活者可手术摘除之。

十、鸡眼与胼胝

鸡眼和胼胝是足部皮肤常见的疾患。发病多因跖骨和趾骨高低不平的骨突起引起。本病已在第九章第二节中介绍，此处不再赘述。

十一、跖　　疣

寻常疣发生于足部者称跖疣（verruca plantaris）（图 23-2-17）。

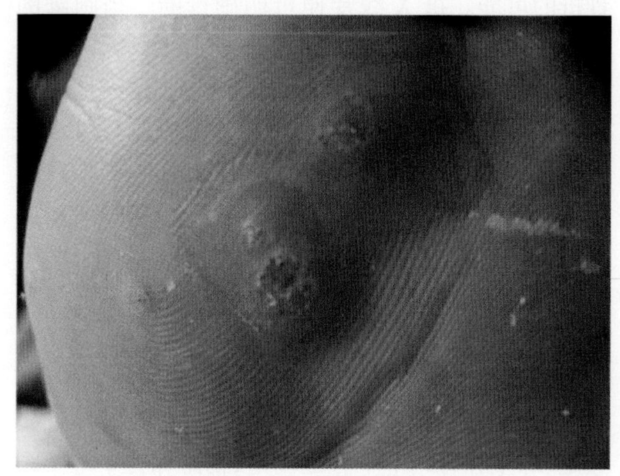

图 23-2-17　跖疣图片

（一）病因

跖疣与寻常疣一样都是由病毒感染引起。常发生在足多汗患者，当足多汗时，足底角质易于被异物刺伤。局部遭受外伤后造成抵抗力降低，使病毒乘虚而入引起发病。跖疣可通过直接或间接接触而传播，也可因搔抓而自身传染，但传染性不强。可发生于有骨突起的受摩擦、压迫的部位，也可发生在不受压迫的部位。

（二）临床表现

初起时为一针帽大小发亮的丘疹。逐渐增大至黄豆大或更大，由于压迫形成灰黄色或褐色胼胝样斑块，粗糙不平呈圆形、境界清楚、表面常有散在小黑点，此系乳头层的血管破裂后有微量血液外渗凝固所致。好发于足跟、跖骨头或跖间受压处，有时可在胼胝的基础上发生，或两者同时并存。一般多单侧发

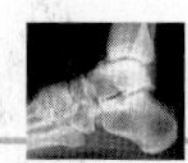

生,数目多少不定,有明显触压痛。有时在一个较大的跖疣的四周,有散在性针头大的卫星疣。有时数个疣聚集在一起或互相融合成角质斑块,若将表面角质削去后,可见多个角软芯,特称为镶嵌疣(mosaic wart)。镶嵌疣可无疼痛,病程慢性,可以自然消退。

(三) 诊断与鉴别诊断

根据好发部位及皮疹的特点,不难诊断。但需与鸡眼、胼胝相鉴别(表23-2-2)。

表 23-2-2　跖疣与鸡眼、胼胝鉴别表

	跖　疣	鸡　眼	胼　胝
形态	圆形或类圆形灰黄或褐色斑块,中央角质软芯,散在分布	黄色圆锥形角质,外园透明黄色环	蜡黄色角质斑片,中央略高,边缘不齐
部位	足跖	足缘足趾足跖受压部	前足跖受压部位
数目	多发、大小不一	单发或数个	多单发
表面	中心粗糙,皮纹中断常有出血点	中心处皮纹消失或模糊,光滑	光滑、皮纹清除
压痛	明显	很明显	不明显或稍明显
病因	病毒	挤压	长期压迫、摩擦

(四) 治疗与预防

1. 局部治疗

(1) 液氮冷冻、电烧灼或二氧化碳激光或配合外科手术切除。

(2) 刮除法:用外科刀划开疣周围皮肤,再用5号骨科刮匙,插入疣基底部,以30°角用力刮除,然后涂以2.5%碘酒或聚维酮碘,压迫止血,包扎。

(3) 药物注射法:干扰素0.1～0.2ml,一次局部注射;用0.1%博来霉素生理盐水或0.05%平阳霉素普鲁卡因液注射于疣基底部至疣表面发白,每次0.2～0.5ml,每周一次,2～3次疣即脱落。

(4) 外用药涂贴:保护疣周围皮肤,使疣由小洞露出,将鸦胆子仁(鸦胆子去壳捣碎)少许敷在疣上,再敷以橡皮膏,2～3天换药一次,或涂5%氟尿嘧啶软膏方法同上或三氯醋酸点涂。10%甲醛液、10%水杨酸软膏外用,亦可去除之。

2. 顽固难治者　可用0.1%争光霉素生理盐水或2.5%氟尿嘧啶加2%普鲁卡因(二者为5∶1)混合液0.5ml注射于跖疣中心部,每周1次,连用2～3次;如表面胼胝样角质层厚者,应先用20%水杨酸火棉胶或软膏除去后再注射,或用液氮冷冻或二氧化碳激光。对镶嵌疣可用10%甲醛溶液外擦,每天2次,每次15～30分钟,连续数周;或10%冰醋酸浸泡,每日1次。孤立顽固损害可放射治疗,每次5Gy。每周2次,总量可达30Gy。最近国外报道,20%戊二醛溶液外用,每日1次,疗程为12～24周,治疗难治性跖疣,疗效尚好。

十二、外伤性上皮囊肿

(一) 病因

外伤性上皮囊肿的病因是由于皮肤遭受外伤(如生锈的铁钉、竹签、鱼刺等刺入,石头碰刺伤等)后,皮肤碎块或异物植入皮内而形成的皮下囊肿物。有些患者可在跖疣底层生长皮下囊肿样物。

(二) 临床表现

外伤性上皮囊肿是在足跖侧皮肤曾遭受外伤处发生的绿豆至樱桃大小、圆形或椭圆形、坚硬或有囊样感的肿块,表面颜色呈淡红色或蜡黄色,可稍隆起,有连续性正常皮纹存在。如合并跖疣,损害可位于跖疣之下,则皮肤表面的皮纹中断,并有粉样或丝状物。皮损处压痛和捏痛均显著。此囊肿与皮肤可有粘连,但与皮下组织并不粘连。多见于青壮年劳动者。好发部位为足跖部,尤以足跖前部、足弓外侧及足趾(其中以第2、3趾的趾腹部及关节腹面为多)腹部发病为多。站立或行走时受外力挤压后疼痛剧烈,从而影响走路和工作。

(三) 治疗

1. 预防　外伤性上皮囊肿的预防主要是防止足的皮肤遭受损伤。若受到外伤,伤后要注意皮肤的清洁或涂以2%碘酊,并注意全部取出异物,防止异物遗留入皮内。这样可以减少或防止伤部发生外伤性上皮囊肿。

2. 局部作常规处理　用片刀削去已腐蚀的乳

白色表皮，此时可见乳白色的囊肿壁显露（若尚未显露，可再按同法处理一次）然后用刀片将囊肿表面两侧皮肤稍加分离，即可用有齿镊子或蚊式小止血钳将一小部分囊肿夹住，并用力拉出。如出血，可用消毒纱布压迫止血，血止后再用纱布覆盖，绷带包扎，一般10天左右创口可愈合。

3. 手术治疗　采用囊肿周围皮肤浸润麻醉。

（1）囊肿切开：按囊肿大小，用15号刀片沿皮纹方向切开皮肤，一般为0.5～1cm长，不切除皮肤，切口直达皮肤真皮层，但切勿损伤囊壁，以免囊肿内的腐渣物溢出，囊壁切除不干净。

（2）剥离囊壁：用蚊式弯头小止血钳向囊肿表面两侧作钝性剥离，使囊壁与皮肤粘连部分整个分离。剥离后，囊肿壁即可显露，此囊肿壁呈乳白色，表面相对光滑。

（3）拉出囊壁：囊壁明显露出后，即可拉出整个囊肿。

（4）术后处理：术毕用消毒纱布压迫止血，血止后，给予消毒，并用纱布覆盖，用绷带加压包扎。一般术后10天左右，切口即可愈合。

第三节　中足部跖痛疾病

临床上中足部跖侧疼痛较前跖痛明显减少，但并非罕见。由于其部位特殊，处于足弓顶端，每于直立行走都受到牵张力，不利于病变的恢复。致使有些患者久病不愈，应引起医者的重视。

一、跖腱膜损伤

跖腱膜损伤在跑跳的运动员或舞蹈演员中较为常见。跖腱膜起于跟骨下内结节部，向前分成五束止于前足跖趾关节附近的跖垫、皮下的纤维间隔和近节趾骨近端骨膜紧密相接形成一体。跖腱膜起点处结构牢固不易损伤，止点与分束后的部位相对较为薄弱而易受损伤。损伤视严重程度有部分纤维扭伤、撕裂、断裂，严重时可全部断裂。

跖腱膜断裂主要发生于前足踏跳的一瞬间。患者多感足心剧痛有断裂感，有时“有响音”；严重的有皮下出血。检查：被动伸足趾时足弓部疼痛。使足趾被动背伸，触诊跖腱膜时，除有压痛外可发现跖腱膜完全松弛，说明为全断裂；若为部分松弛，则为部分断裂；若仅有压痛，跖腱膜张力无明显变化时，可能为部分纤维扭伤、撕裂或极少的纤维断裂。陈旧病例有时可触到新生瘢痕硬结。

治疗：早期应压迫止血，用膝下石膏将趾固定于背伸位，以防断裂的纤维愈合后发生瘢痕挛缩，影响踏跳。4周后去石膏，穿用足弓垫或参考图23-2-2制作足弓支具，使用3个月；此期应用中药泡洗伤足或理疗辅助治疗，并开始积极的功能锻炼。晚期患者，如有粘连及疼痛可以曲安奈德40mg加0.5%利多卡因3～5ml局部封闭；若经长期治疗无效，可考虑手术切除疼痛的硬结或条索。

二、跖腱膜炎

跖腱膜炎的发病与跖腱膜扭伤、过劳，如长途负重行走、长距离爬山等有关。但有少数患者并无明确原因可以追溯。临床上，患者感到发病部位如中跖部疼痛；疼痛为持续性钝痛，站立行走，尤其上楼或跑跳时疼痛加重，严重时可呈撕裂样痛。休息后或按摩、足部热疗后可缓解。检查时发现：被动背伸前足时诱发或加重疼痛，触诊患处有压痛，跖腱膜肿胀、增厚；慢性患者可触到疼痛性结节或条索。B超检查可显示增厚变性之跖腱膜炎的部位与范围。

治疗：该病治疗较为棘手，应综合治疗。包括：减少或禁止登高与负重行走，穿用足弓垫或参考图23-2-2制作足弓支具，结合应用中药泡洗患足、理疗等透热治疗，局部按摩。以上治疗疗效不明显时，可用曲安奈德40mg加0.5%利多卡因3～5ml局部封闭治疗（注意不要将药物注射到腱膜内）。对触到疼痛性结节或条索的慢性患者，久治不愈，仍疼痛严重者。可考虑行疼痛性结节或条索切除。手术在局部阻滞麻醉下进行，切口尽量避开跖侧受压部位，在其附近作适当长度切口进入；无奈时，以结节为中心作切口。切开皮肤皮下组织后，用手指边探及结节边向病变处切开深筋膜并深入直达病变处，然后切除疼痛性结节或条索。

三、跖腱膜类风湿结节

类风湿关节炎（rheumatoid arthritis，RA）是一种以关节病变为主的慢性全身性的自身免疫性疾

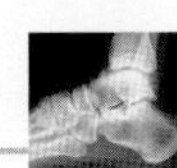

病。虽然其最基本的病变首先发生在关节滑膜，但构成关节的其他组织如软骨、韧带、肌腱等组织都有病变。甚至有10%～20%的患者可有关节外病变如风湿性皮下结节。这是在受压的或摩擦的部位皮下或骨膜上出现的类风湿肉芽肿结节。中央是一团坏死组织纤维素和免疫复合物沉积形成的坏死性物质，边缘为栅状排列的组织细胞，周围有浸润着单核细胞的纤维肉芽组织。在少数病例，同样的肉芽结节可出现在身体的其他部位如内脏、甚至在足部。

足部发生类风湿肉芽肿结节，有两种表现。一种是在患病关节的周围，如跖趾关节或踝关节突出部位的表皮下出现小到小米粒大小，大到黄豆大小的肉芽肿结节；与发生在其他患病关节周围的类风湿肉芽肿结节相同，都是类风湿侵蚀关节及其周围组织的结果。

另一种情况是足踝部的关节并无类风湿关节炎，甚至全身也无类风湿关节炎的表现。而足弓部位的症状是其最初的表现。临床上可见到患者足弓部肿胀、疼痛，但不伴有红肿，大多数患者局部温度正常，少数可增高。在肿痛数月至数年后，足弓部的跖腱膜处可发现疼痛性包块，包块圆韧较硬，中等程度压痛。包块多为单发性、大小不等，但有逐渐长大趋势，有的直径可大于4cm；随着肿块的长大疼痛也越加严重，影响站立与行走。化验室检查可见：血沉增快，C反应蛋白增高，类风湿因子阳性等。行B超检查，可显示肿块的范围与大小（图23-3-1）。如取活组织行病理检查，可确诊为类风湿性肉芽肿结节。对于治疗，有以下方法：

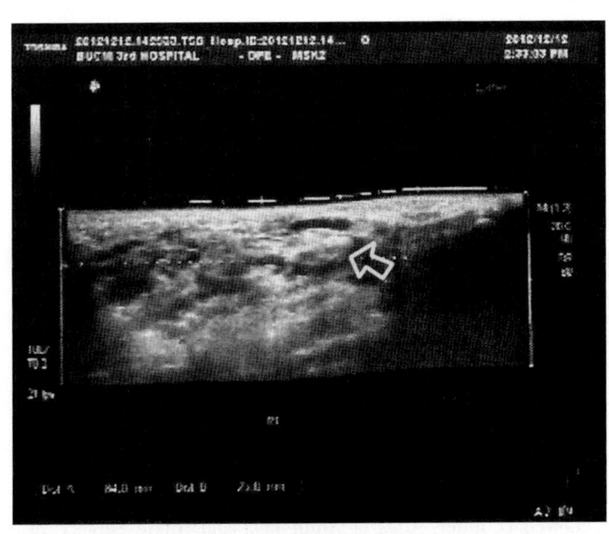

图23-3-1　B超检查显示跖腱膜结节

1. 保守治疗　保守治疗的目的在于减轻疼痛，缓解症状，控制病情发展。近年来对RA强调早期综合合理性治疗对改善预后至关重要。

（1）一般治疗：病情严重者应卧床休息。争取早期诊断，尽早使用药物治疗。早期RA施以慢作用抗风湿药物（SAARDS）如甲氨蝶呤（MTX），柳氮磺吡啶（SASP），雷公藤多甙以及环孢霉素（CsA）等；以及非甾类抗炎物（NSAIDS）如吲哚美辛，炎痛喜康等都有缓解症状，改善预后的作用。

（2）理疗：增进局部血循环，促进代谢，有消炎止痛作用。

（3）局部封闭治疗：应用曲安奈德40mg加0.5%利多卡因5～10ml局部封闭，一周一次，可连续使用3～4次。一般经上述综合治疗，疼痛可逐渐消失，随后肿块也发生变化。直径小于2cm的肿块可以逐渐软化、缩小甚至消失；大者虽可逐渐软化、缩小，但大都不能完全消失。

2. 手术治疗对经长期保守治疗无效、症状不能缓解，严重影响工作、生活者；肿块直径大于4cm的症状严重者；及散在多发性RA肉芽肿的面积大于$10cm^2$者可考虑行手术切除肿块。手术分两种情况：①肿块直径小于4cm者，可行肿块切除术；②对于肿块直径大于4cm或对散在多发性RA肉芽肿的面积大于$20cm^2$者（图23-3-2），建议行次全跖腱膜切除术。

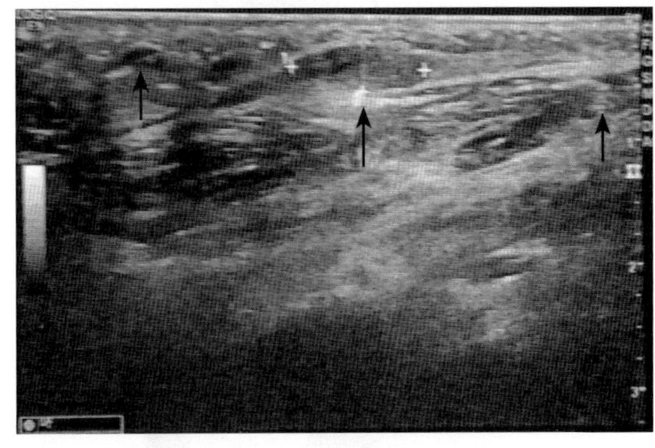

图23-3-2　多发性RA肉芽肿

施行踝关节部位的神经阻滞麻醉即可顺利的进行肿块的切除。手术切口是在跟骨结节的外侧到第1跖骨头内侧的大S形切口（图23-3-3），可根据肿块的大小与位置的不同使用其中的一段。若要对跖腱膜进行次全切除，则需要使用整个S形切口。术中应在皮下组织潜行游离皮瓣充分显露术野，防止损伤足底的神经、血管，如行跖腱膜次全切更应注意保护神经血管防止损伤。在切除肉芽肿时，其切开的边缘应距肿块 5mm 左右，以防复发；将肿块与连带的跖腱膜一起切除取走。跖腱膜次全切的范围是足跟部距跖腱膜起点 3cm 左右开始，远侧在跖腱膜分为五束处。将跖腱膜与肿块一起切除（图 23-3-4），然后仔细止血，放引流条，关闭切口。术后应穿用特制的鞋垫，以维持足弓的正常功能。

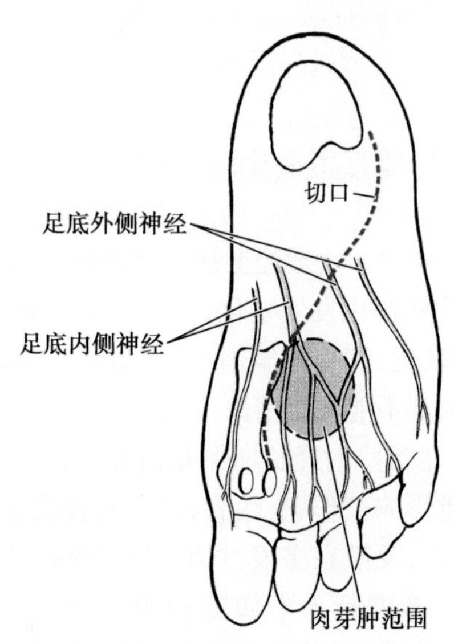

图 23-3-3　足弓部类风湿性肉芽肿切除的手术切口

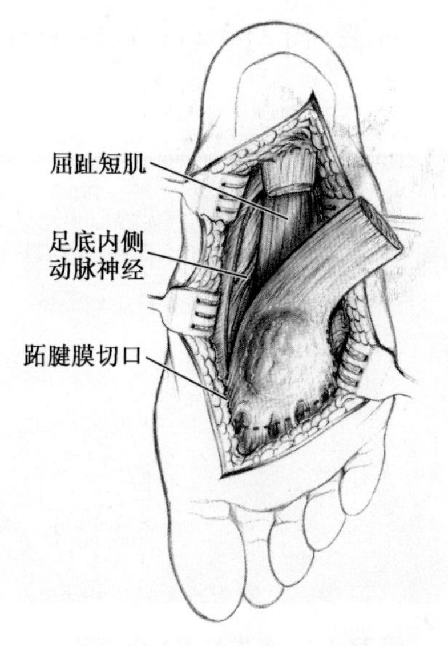

图 23-3-4　类风湿肉芽肿切除术（跖腱膜次全切除术）
（仿 Lowell D. lutter. Atlas of Adult Foot and Ankle Surgery. 256）

四、其他中足部跖痛

除上述常见的引起中跖痛的疾病之外，还有其他一些病损可引起中跖痛。现简单作一介绍。

（一）创伤性

1. 中足的各种骨折、脱位的并发症或后遗症：如第 5 跖骨基底骨折、脱位后遗症，跗骨如楔骨骨折、脱位后遗症等，均可有中跖部慢性疼痛。

2. 中足各种软组织损伤后，如遗留有足内在肌增生性瘢痕、缺血性挛缩，有的使足内在肌损坏发生足弓塌陷，均可引发足的各种畸形和疼痛。

3. 跗骨各关节创伤性关节炎。如 Lisfrane 骨折脱位引发的跖楔关节的创伤性关节炎等，可有中跖部慢性疼痛。

（二）炎症性

中足骨关节与软组织的化脓性感染、结核、风湿与类风湿关节炎、无菌性炎症及骨坏死与骨软骨炎炎症等。均可有不同程度的中足疼痛。

（三）足部畸形

一些足部畸形，如平足症、内翻足等畸形也可引发足中跖部疼痛。

（四）局部肿瘤

中足部软组织与跗骨的良性肿瘤，包括纤维瘤、腱鞘囊肿、血管瘤等均可引起中跖部痛；骨与软组织的恶性肿瘤，更易引发中足部的疼痛。

（王正义）

参考文献

1. 施桂英. 银屑病关节炎. 北京：人民军医出版社，1995.
2. 孙瑛. 实用关节炎诊断治疗学. 北京：北京大学医学出版社，2002.
3. Schumacher HR, Klippel JH, Koopman WJ. Primer on the rheumatic diseases. 10th ed. Atlanta: Arthritis Foundation, 1993.
4. Bendtzen K, Hansen MB, Ross C, et al. High-avidity autoantibodies to cytokines. Immunology Today, 1998, 19: 209-211.
5. Smith GN, Yu LP Jr, Brandt KD, et al. Oral administration of doxycycline reduces collagenase and gelatinase activies in extracts of human osteoarthritic cartilage. J Rheumatol, 1998, 25: 532-535.
6. Chao KH, Lee CH, Lin LC. Surgery for symptomatic Freberg's disease: extraarticular dorsal closing-wedge osteotomy in patients followed for 2 ~ 4years. Acta Orthop Scand, 1999, 70(5): 483-487.
7. Palamarchuk HJ, Oehrlein CR. Freiberg's infraction in a collegiate heptathlete. J Am Podiatr Med Assoc, 2000, 90(2): 77-81.
8. Lowell D. lutter. Atlas of Adult Foot and Ankle Surgery. St. Louis Boston: Atimes Mirror Company, 1997.

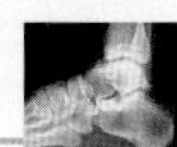

9. Robert M H McMinn. Foot & Ankle Anatomy. 2nd ed. London:Mosby-Wolfe,1996.

10. Joshua Gerbert. Textbook of Bunion Surgery. 3rd ed. London:W. B. Saunders Compandy,2001.

11. Mark S. Myerson. Foot and ankle disorders. Philadelphia: W. B. Saunders company,1999.

12. Thomas H,Berquist. Radiology of the Foot and Ankle. Second Edition, Baltimore: Lippincott Williams & Wilkins, 2000.

13. Michael. J Coughlin,Roger A. Mann,Charles L. Saltzman. Surgery of the Foot and Ankle. 8th ed. Philadelphia:Mosby Inc,2007.

14. Mark S. Myerson. Reconstructive Foot and Ankle Surgery: Management of Complications. 2nd ed. Canada: Elsevier saunders,2010.

15. Selene G Parekh. Foot & Ankle Surgery. London:JP Ltd, 2012.

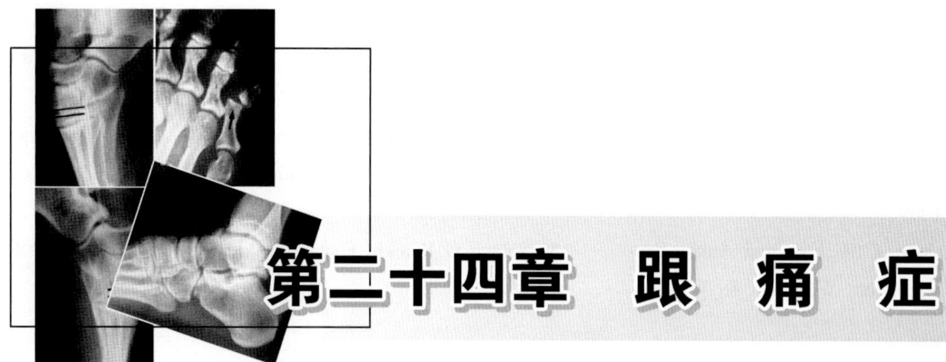

第二十四章 跟 痛 症

跟痛症是一个症状性名称，是由一系列疾病导致的足跟部疼痛证候群。一般将足跟部疼痛分为跟跖侧疼痛（plantar heel pain），跟后部疼痛（posterior heel pain）与全跟骨（跟骨内）疼痛三类。每一部位的疼痛又各自由一些疾病引起。该病在足踝外科门诊患者中较为常见，多发生于40～70岁的中老年人，尤以长期从事站立、身体肥胖者多见。可一侧或两侧同时发病。男性多于女性，男女比约为2∶1。

第一节 跟 跖 侧 痛

在跟痛症患者中，足跟跖侧疼痛最为常见；通常被患者甚至医师称之为"足跟痛"或"跟痛症"。引起足跟跖侧疼痛的原因很多，如跖腱膜炎、跖腱膜撕裂、肌腱末端病、跟骨应力性骨折、跟跖侧脂肪垫萎缩、朝向足底的骨赘、纤维瘤病、脂肪垫损伤、屈跗肌腱炎及胫后神经的卡压以及风湿性疾病导致广泛多样的跟痛症状；此外，伴有不典型的神经根症状的腰椎管内的疾病，也可表现有跟跖侧疼痛。虽然引起足跟跖侧疼痛的原因很多，但最常见的是跖腱膜炎；但有时原因复杂重叠多样，给诊断造成困难。因而有学者称之为"跟骨下疼痛综合征"。

一、跖 腱 膜 炎

由跖腱膜疾病引起的跖侧足跟痛有三种疾病：近端跖腱膜炎、远跖腱膜炎，跖腱膜撕裂。近端跖腱膜炎是指跖腱膜在跟骨结节附着部向远端2～3cm范围内的无菌性炎症，近年来有不同意见，认为近端跖腱炎是退行性病变；远跖腱膜炎是指近端跖腱膜炎以远的腱膜的无菌性炎症。此处仅介绍近端与远端跖腱膜炎的有关内容，跖腱膜撕裂放在足跟跖侧软组织损伤中描述。

（一）有关功能解剖

1. 跖腱膜　是一种广泛的，多层次的纤维腱膜。足跟垫跖侧皮下是纤维脂肪组织，而筋膜表面覆盖有肌肉和神经血管结构。跖腱膜起自跟骨的前内侧面。腱膜纤维向远端扩展至5个跖趾关节下形成束带。强韧的隔膜将跖腱膜分成内侧、中心和外侧部分，并形成3个内在的跖侧肌肉间隔。每个趾束带分叉走行于屈趾肌腱的两侧并止于近节趾骨基底的骨膜。腱膜的纤维也掺杂到皮肤、跖横韧带以及屈肌腱鞘之中。

跖腱膜相对无弹性。尸体研究发现其最大延伸率为4%，其边缘不能耐受90公斤的嵌夹力。腱膜体本身能承受1000牛顿以上的力。由于这些弹性特性，在行走推进期高牵张力凝聚于跟骨结节从而完成跖趾关节的背伸。当腓肠肌、比目鱼肌复合体同时收缩时也会凝聚额外的体重至前足。此外，身体若向下加速也会凝聚地面20%的反作用力止前足。类似跑步、持续负重的活动会在站立或者步态的推进期传导力至跖腱膜，从而增加跖趾关节及跖腱膜的受力而增加损伤的概率。

2. 跟骨脂肪垫　跟骨脂肪垫对后足有重要的缓冲作用。一个健康的普通人正常行走速度约82米/分，且每分钟起落116步。每次行走足跟部受到体重110%的冲击力，而在跑步时会增加到体重的250%。行走时，跟骨结节所受的冲击力约5kg/cm^2，每里地超过1160次的冲击。人体跟骨脂肪垫可以很好地适应这种冲击。Teitze在1921年首次描述其解剖结构为蜂巢状的纤维弹性隔，其中充满了脂肪颗粒。这种脂肪垫的封闭小腔结构为其吸收冲击力提供了完善的机制。

跟骨结节周围的纤维隔呈U形结构连接跟骨

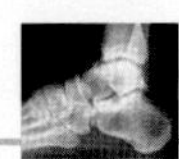

与皮肤。横形及斜形的弹力纤维分隔脂肪形成间隔以增加纤维隔的强度。在40岁左右,脂肪垫开始退化,胶原、弹力组织、水分消失,其厚度和高度减少。这些变化会导致脂肪垫变软变薄,对冲击力的吸收减少,对跟骨结节的保护力也随之减少。

3. 跖腱膜的受力模型　Hicks在1954年报道了跖筋膜在后半段步态相中发挥了重要作用。由于跖筋膜与跖趾关节相连接,足趾的背伸会导致跖筋膜紧张。Hicks称这种机制为跖腱膜的"卷扬机效应"(图24-1-1)。另外,在第二相步态中足内在肌也承担一部分载荷。受到跖筋膜及内在肌的束缚,此时的足弓位于最高点,两者均组成骨性足弓的构架。

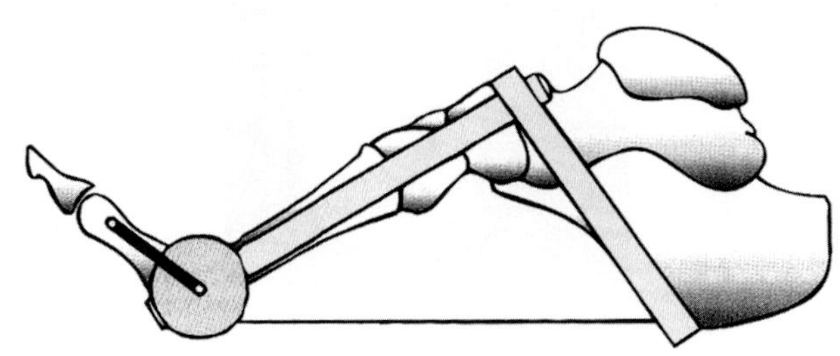

图 24-1-1　卷扬机效应—足趾背伸时跖腱膜所受张力增大

在高足弓状态时,构架所需要维持足弓的张力要少于低足弓状态。高足弓态导致跖筋膜较低的张力。因些,当下肢在足部垂直旋转时,足部承载垂直的扭矩使跖筋膜处于最大紧张状态。而进入低足弓态时,足部松弛,将张力传导到跖筋膜。另外,当更大的压力作用于跖趾关节并伴有关节的背伸时,由于卷扬机机制,跖筋膜将承载更大的张力。容易造成损伤。

(二)病因病理

1. 病因　近端跖腱膜炎的发生可能有以下原因:

(1)步行时,跖趾关节背伸,牵拉跖腱膜,从而牵拉跟骨结节。随年龄增大、身体的肥胖,足部肌肉、韧带力量减弱,跖腱膜牵拉跟骨结节的力量增大,长期、反复牵拉使跖腱膜起点部发生微小撕裂,继发无菌性炎症,引起疼痛。

(2)跖腱膜跟骨止点处的骨膜炎和跟骨内侧结节的微型疲劳骨折。

(3)屈趾短肌止点炎症和水肿及其增生的骨刺等刺激足底外侧神经第一分支神经引起疼痛等临床症状。

(4)穿软底鞋和过度运动也可能是跖腱膜炎的原因之一。

(5)此外,其他一些情况如胫骨内翻、跟腱挛缩、跟骨外翻、足旋前畸形,中、老年人的足部肌腱、韧带发生退变后足弓的改变等,都将使跖腱膜承受更大的应力,长期慢性的牵拉可使局部腱膜发生微小撕裂,局部水肿产生炎症引发近端跖腱膜炎。

2. 病理　临床上发现较肥胖中年妇女和喜爱运动者发生近端跖腱膜炎的较多,如长时间跑跳的专业运动员和舞蹈职业者以及需要长距离行走者。Berkowitz通过MRI比较正常人和慢性跟痛患者近端跖腱膜厚度,发现后者比前者增加平均4.4mm。近端跖腱膜病理检查也发现胶原坏死,纤维血管增生,软骨化生和基质钙化。此病理改变类似于网球肘患者桡侧伸腕短肌止点处的改变,故又有作者将近端跖腱膜炎称为"网球跟"。

(三)临床表现

近端与远端跖腱膜炎的临床表现相似。患者描述疼痛为隐匿起病,发病缓慢。跖腱膜炎的疼痛往往出现在睡醒后或者在长时间休息后负重的最初几步。疼痛可能在继续活动后减轻甚至完全缓解,但再持续长时间活动后又可出现或加重症状,个别患者症状可持续一整天直至晚上休息后才减轻。近端跖腱膜炎在检查时可见足跟骨结节跖侧的前内侧肿胀,在跟骨内侧结节起至跖腱膜起点以远2～3cm的范围内有明显压痛。

远跖腱膜炎,是在近端跖腱膜炎范围以远的跖腱膜范围内的炎症。检查时炎症局部有明显压痛,伴有不同程度的肿胀。此外,在查体时查体时应注意患者有无足部力线异常,有无胫骨内翻、足内翻以及平足、高弓足等,还应检查跟腱有无挛缩。

影像学检查:局部行B超及MRI检查可见跖腱膜增厚、水肿。X线检查:多无阳性所见,部分患者可见跟骨结节跖侧有骨刺。

(四)诊断与鉴别诊断

全面的询问病史及体格检查可以诊断大多数的跟跖侧痛的病因。很少需要通过影像学和实验室检查进一步确诊。而有些患者需要专门的检查以找到或者证实疼痛的原因。足的负重的前后位及侧位片可提供骨结构和对线的情况;偶尔需要跟骨轴位和45°内斜位片。虽然片中软组织不显影,但比如肿瘤、骨髓炎、骨折或者脂肪垫萎缩等在一定程度是可见的。对于双侧跟痛及复发性跟痛患者应考虑行HLA-B27检查。其他有帮助的检查包括全血细胞计数，血沉，类风湿因子，抗核抗体和血尿酸。以往认为行肌电图及神经传导速度检查能够提示足踝神经卡压。临床常见足底外侧神经的第一分支受到卡压，但行这一神经卡压性损伤的诊断较为困难，神经传导检查也并不可靠。行 EMG 和 NCV 检查可有效区分脊髓源神经根病与椎管内或局部挤压同时存在的双挤压综合征。

在作出跖腱膜炎诊断之前应注意排除其他原因导致的跟痛。如跟骨应力性骨折与其他骨折、肿瘤、感染、脂肪垫损伤、屈踇肌腱炎、胫后神经的卡压及风湿性疾病等等。临床医生首先应该了解患者的病史，包括跟痛症治疗史。全身症状诸如体重减轻、发热、寒战、夜汗也应细致检查。更进一步应了解患者的活动情况，兴趣爱好及职业情况。尤其应询问在发病初期的体重及活动量的变化情况。跑跳运动员更易于出现跟痛。区分站立痛与行走痛很重要。另外，疼痛出现在体力活动的初始期与出现在活动期以及活动后意义也大不相同。在很多的研究中，肥胖是跖腱膜炎的危险因素并会导致长期的不良效果。另外全天的负重时间也是跟痛的原因及刺激因素。鞋子的类型和内部的鞋垫以及鞋垫表面的类型也能够帮助区分诊断。如果患者在休息时出现持续痛或者夜间痛警示可能与肿瘤或者感染相关。双侧的跟痛提示与全身疾病相关，如强直性脊柱炎、瑞特综合征或者其他血清阴性的脊柱关节病。神经炎及感觉过敏类型的疼痛可能与神经的卡压和激惹有关。急性损伤后的疼痛更多见于跖筋膜撕裂或者后足的急性骨折。扁平足或者高弓足畸形可能是跟痛的诱发或者加重因素。评估跟腱的紧张度，检查脊柱和四肢能够帮助找到疼痛的神经学定位，L_5 与 S_1 的神经根病变也可以是跟痛的原因。

锝[99]骨扫描可提供跖腱膜附着处及跟骨下方异常炎症反应的客观证据。显著的核素浓聚可能提示存在骨膜炎或不全骨折，并与跟骨内、外侧的压痛程度相关。当患者存在跖腱膜炎相关的临床症状，又无影像学改变的患者，即能显示核素在跖腱膜跟骨止点处的活动增加。当临床表现不确切时，骨扫描对于鉴别跖腱膜炎和其他病因，如神经卡压等是很有价值的。MRI 有助于将显著的解剖学异常与体格检查及病史相结合而做出诊断。

（五）治疗

1. 一般保守治疗　90% 以上患者对非手术治疗有效，但由于治疗时，不能确定何种方法有确定的效果，常常需要几种方法综合使用：

（1）穿用软而厚底的鞋子，如旅游鞋，避免穿硬底鞋子。可自制并穿用在患者的鞋垫上将跟跖侧压痛点处的鞋垫切成空洞样（图 24-1-2）或特制的足跟垫（图 24-1-3），以减少跟部受到撞击性冲击的活动。肥胖患者减轻体重。

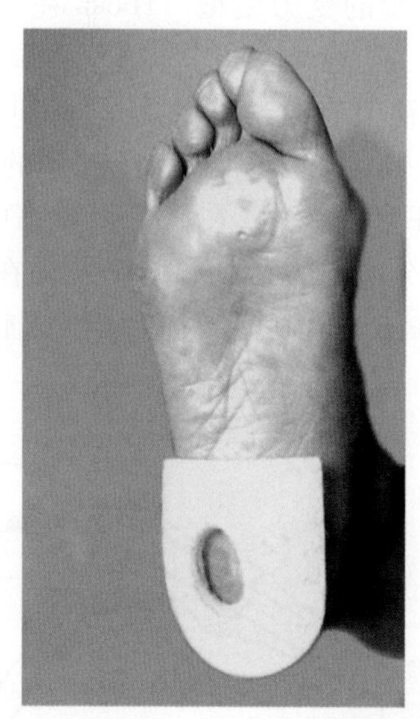

图 24-1-2　自制足跟垫

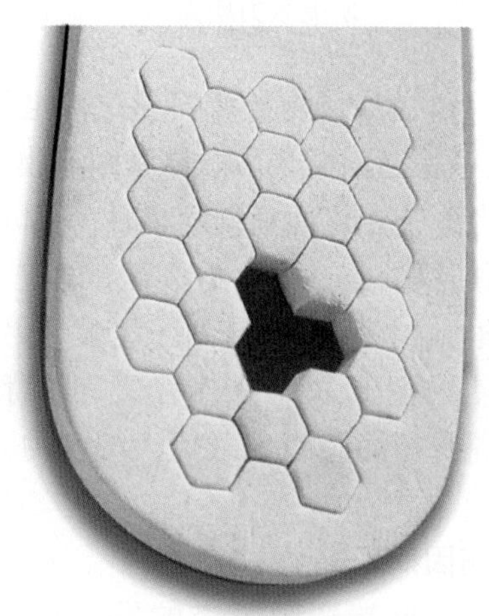

图 24-1-3　特制足跟减压垫

（2）跟腱、跖腱膜牵拉锻炼。跖腱膜的适度牵拉有助于炎症消退。临床研究发现，每天反复的跟腱、跖腱膜牵拉锻炼使 83% 的患者解除了疼痛；故这一方法成为减轻跖腱膜炎患者疼痛有效的治疗方法之一。

跖腱膜牵拉锻炼方法：①患者坐位，屈膝，将患侧足跟置于床面上，踝关节背伸，用手将 5 个足趾向背侧推压，维持 30 秒，反复 5 次；②足跟抬起，臀部坐于足跟上，维持 30 秒，反复 5 次；③患者坐位，患

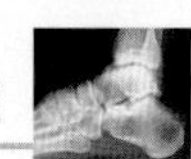

侧足跟抬起，使跖趾关节尽量背伸，用手向下推挤小腿后部，进一步增加跖腱膜牵拉力量，维持30秒，反复5次；④将患侧足前部低于墙面，并用力跖屈踝关节，维持30秒，反复5次。

跟腱牵拉锻炼方法：①比目鱼肌牵拉锻炼，患者面向墙面站立，健足在前患足在后，缓慢弯曲膝关节到屈曲位置，维持30秒，反复5次；②腓肠肌牵拉锻炼，患者面向墙面站立，健足在前患足在后，保持患侧下肢伸直，且患足不动，足跟不能抬起，上半身向前移动，使跟腱受到牵拉。维持30秒，反复5次（图24-1-4A）；③跟腱牵拉锻炼，站于斜面板或台阶上，身体直立，使跟腱受到牵拉（图24-1-4B）。

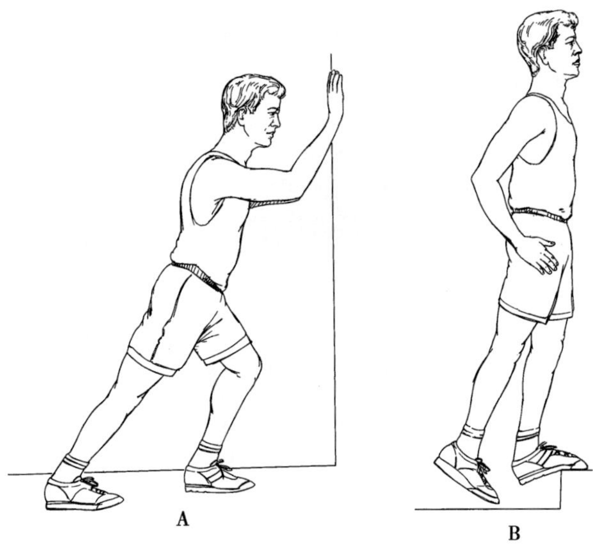

图24-1-4　跟腱牵拉锻炼方法
A. 腓肠肌牵拉锻炼；B. 跟腱牵拉锻炼

2. 药物治疗　祖国医学对跟痛症采用中草药熏洗与口服六味地黄丸等补肾强骨中药治疗结合局部顶压按摩，大部分患者可获得治愈。对疼痛严重的患者可服用非甾类消炎止痛药物。若以上药物治疗不能奏效，可局部应用皮质激素注射治疗；一般每周注射一次，3～4次为一疗程。有证据显示类固醇可以缓解疼痛，但对大多数患者效果是暂时的。Miller等回顾了24例（27足）患者注射利多卡因和倍他米松并随访5～8个月。95%患者在注射后的最初几天达到优到最佳的效果，而后期随访只有41%的患者能够维持无痛的治疗效果。皮质激素注射的并发症包括跖腱膜的撕裂、脂肪垫萎缩等应引起注意。Acevedo等在评价51例跖筋膜撕裂患者时，发现其中44例患者有类固醇注射史。Sellman发表报道了37例可能为跖腱膜撕裂的患者，均有类固醇注射史。其预防的方法是将药物注射到筋膜上面可以减少并发症发生，尤其是从内侧入针。这种方法将药液注射到腱膜层面的上方而避开跖腱膜与脂肪垫。

3. 支具治疗　如因足部力线不正引起的症状，可使用足垫纠正力线，以减轻跖腱膜牵拉缓解疼痛。使用跟骨垫可减轻足跟部的冲击力量，从而减轻疼痛。在少数其他保守治疗效果不佳的患者，夜夹板（夜间靴）的使用会有帮助（图24-1-5）。学者们指出在长时间的实验中使用夜夹板能防止跖筋膜的短缩，从而可在早晨离床活动时防止跖腱膜的过分紧张而引发疼痛。Batt等运用夜夹板的33例患者中只有3例治疗失败。如果配合穿用定制的橡胶或者硅胶跟骨垫（图25-1-6）能够减轻损伤区域的压力，增加疗效。

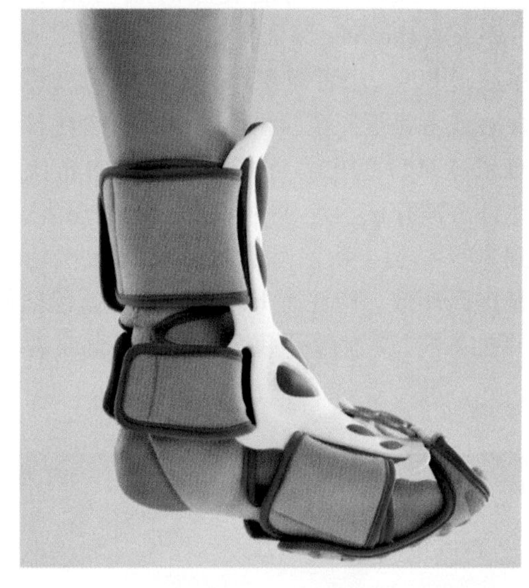

图24-1-5　夜间靴

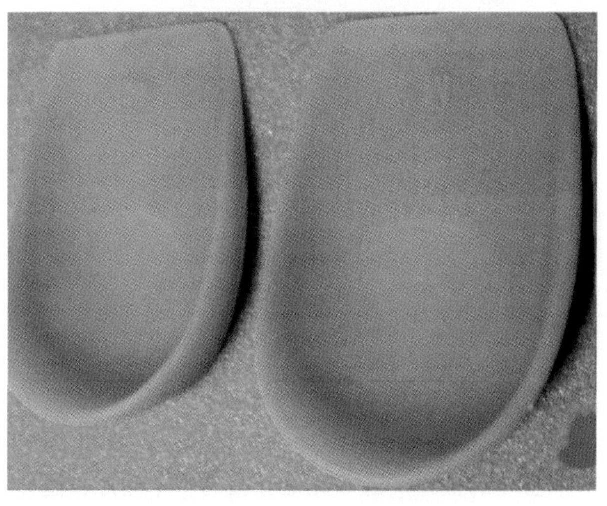

图24-1-6　硅胶跟骨垫

4. 石膏固定　严重疼痛上述治疗失败的患者，可用短腿石膏固定足踝关节于中立位1月。短期的膝下短腿行走石膏固定踝关节5°～10°背伸固定，能获得与夜夹板相似的效果。Tisdel 和 Harper 证实采用短腿石膏治疗平均6周后86%的患者完全缓解或者改善。Gill 等发现11例最为顽固的跖腱膜炎患者采用石膏固定治疗较其他保守治疗方法更为有效。石膏固定治疗的效果主要来自在石膏固定期间强制性的休息。

5. 体外冲击波疗法(ESWT)　90年代后期，ESWT是用于慢性跖腱膜炎的新技术(图24-1-7)。基于震波碎石技术，ESWT用有力的震波击碎组织瘢痕，能促进新生血管增殖、局部血运增加，加快局部炎症的消退，促使炎性腱膜的愈合。国际间研究运用低能量ESWT治疗慢性疼痛有57%～80%的优良率。在美国应用高能震波的成功报道率为56%～94%。Hammer 等证实他们的49例跟痛患者有效率超过80%，患者在3周ESWT疗程之后达到完全缓解或者接近完全缓解。2年的随诊在日常活动中有超过90%的患者疼痛减轻。国内张氏报道使用体外震波疗法治疗98例跖腱膜炎的患者，有效率达到80%。但1次治疗有效率较低，3次治疗后可明显提高疗效。应注意ESWT的禁忌证包括任何类型的血友病，凝血障碍疾病，恶性肿瘤或者骨骺未闭。

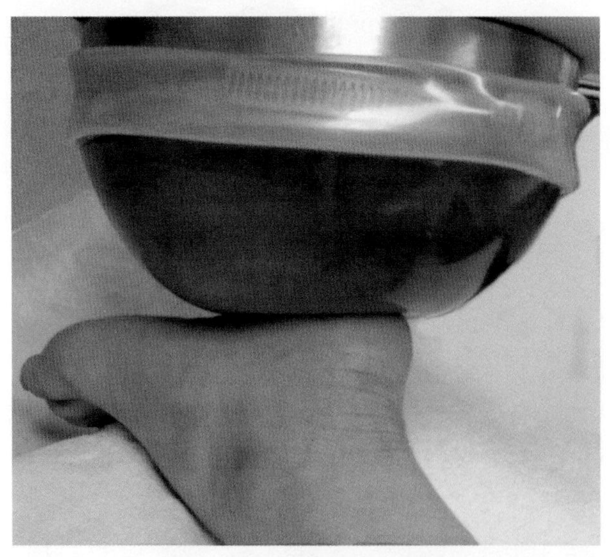

图24-1-7　体外冲击波治疗跟痛症

6. 手术治疗　治疗远跖腱膜炎至今尚未见到手术治疗的报道。因而此处介绍的手术治疗仅适用于近端跖腱膜炎者。

(1) 近端跖腱膜切断术：对近端跖腱膜炎，一些顽固疼痛的病例经过所有非手术治疗后症状仍持续存在，就应当考虑手术治疗。美国AOFAS指出选择手术治疗之前至少应经过6个月到1年的保守治疗。众多的研究发现手术的效果很好，超过95%的患者对手术效果满意。由于术后的强制休息期也使手术治疗获得更好的疗效。由于跖腱膜在维持足弓有着重要作用，完全跖筋膜切断松解会导致外侧柱不稳和跟骰关节疼痛。研究证明：完全切断跖腱膜可引起患者手术侧步行无力，并较少25%的足弓稳定力量。Sharkey 等根据尸体足应力分析发现，完全筋膜切除使第2跖骨背侧应力增加了80%，认为跖腱膜的完全松解会加速这些骨损伤的累积。所以术中应选择部分切断跖腱膜，一般切断35%～50%的跖腱膜即可(图24-1-8)。

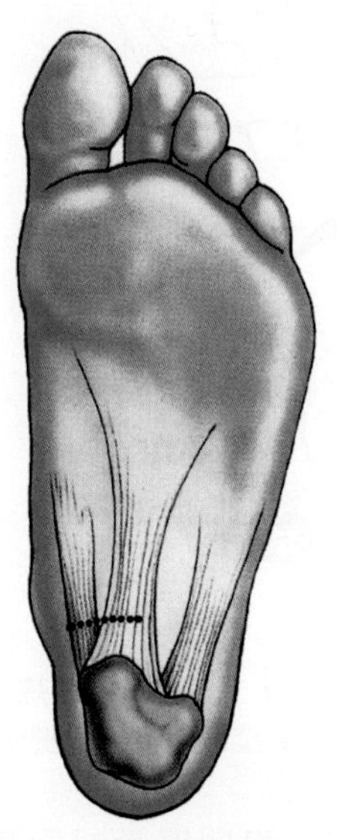

图24-1-8　跖腱膜切断的范围

近年来根据各自的经验，多数学者推荐同时行内侧跖筋膜部分切断、足底外侧神经第1分支松解与跟骨骨刺切除；这样可望获得好的疗效。Gormley 和 Kuwada 报道了94例采用以上术式治疗近端跖腱膜炎，95%的病例疼痛完全缓解。手术方法：自内踝与跟腱内缘中点的近端至踇展肌下缘的远端约5cm，沿神经血管束后内侧走行做弧形切口。显露足踇展肌和屈肌支持带(laciniate 韧带)。松解胫后神经上方的筋膜和屈肌支持带。牵拉踇展肌，向背侧与跖侧直充分显露深层筋膜。松解踇展肌深筋膜充分减压足底外侧神经第1分支。在这个平面应辨认跖外侧神经和其到小趾展肌的第一分支。从周围组织中游离这些神经，随后钝性分离以明确远近端均无卡压；通常需松解跖方肌

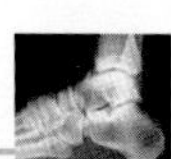

的筋膜。然后切断1/2的内侧跖腱膜。用手触及并评估骨刺,如果骨刺较大需要切除之。近年来,国内外许多学者采用经皮内镜完成以上术式,据报道也获得较好的疗效。但有作者认为关节镜下松解不能很好地定位神经所以较难解决神经卡压症状。

（2）跖腱膜微创切断术:近年来,国外使用特制的工具对跖腱膜炎实施微创切断(minimally invasive plantar fasciotomy,MPF),国内已引进了此设备,北京人民医院徐海林氏开展了此项技术。在内踝下方,跖侧与内侧皮肤交界处插入导针,引导放入微型切刀剪切内侧1/2的跖腱膜。切口1cm,创伤小、恢复快,受到患者欢迎(图24-1-9)。

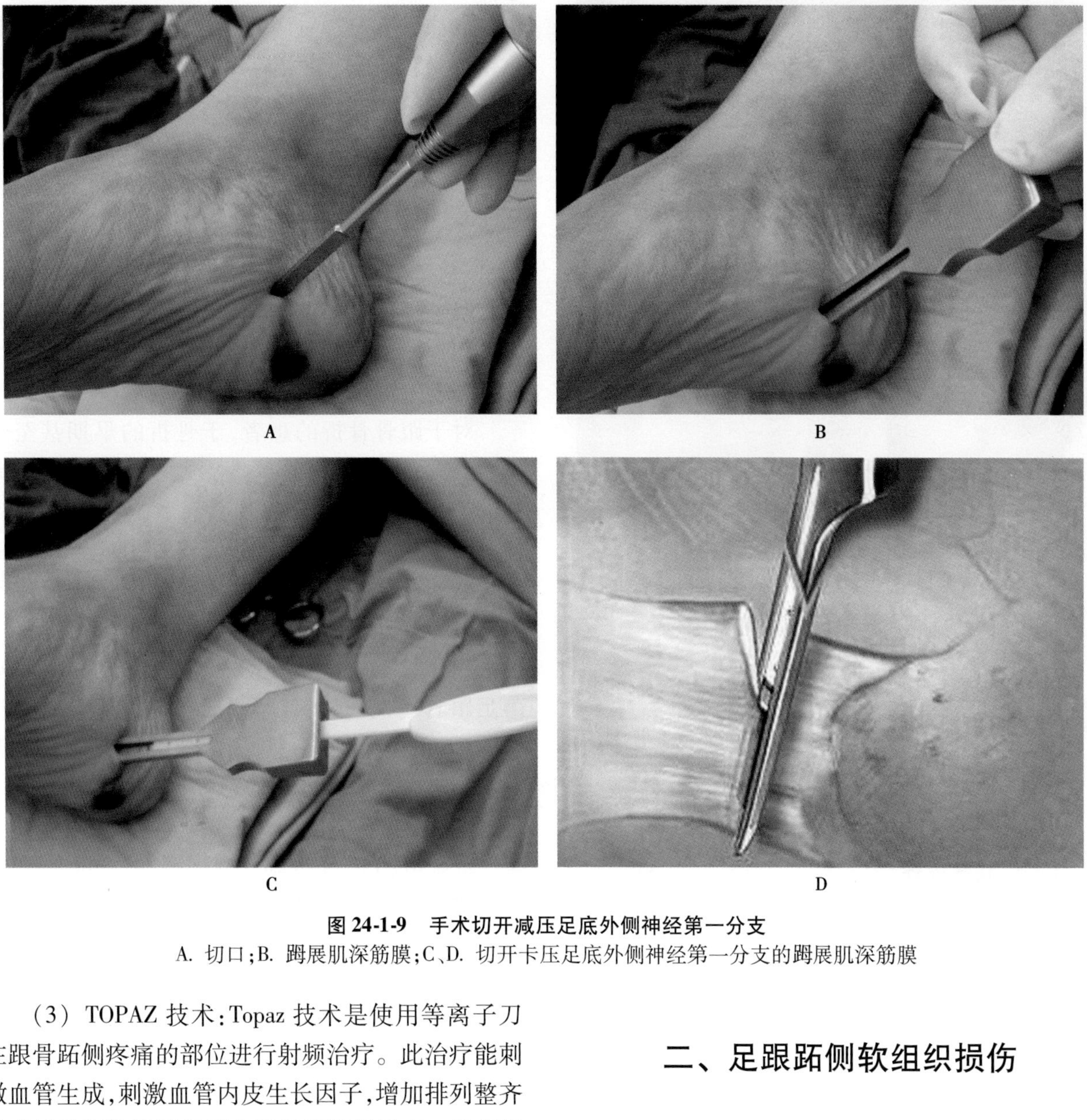

A

B

C

D

图24-1-9　手术切开减压足底外侧神经第一分支

A. 切口;B. 踇展肌深筋膜;C、D. 切开卡压足底外侧神经第一分支的踇展肌深筋膜

（3）TOPAZ技术:Topaz技术是使用等离子刀在跟骨跖侧疼痛的部位进行射频治疗。此治疗能刺激血管生成,刺激血管内皮生长因子,增加排列整齐的成纤维细胞从而起到介导组织修复反应。患者接受Coblation治疗术后疼痛比筋膜切除者轻得多,一般术后6周效果显现(图24-1-10)。

（4）PRP治疗:近年来,西方国家一些医生采用局部注射富血小板血浆治疗跟下疼痛综合征,有报道获得满意疗效。但该疗法应用时限短,缺乏长期随访,需要进一步观察研究。

二、足跟跖侧软组织损伤

足跟跖侧软组织损伤多见于运动员如跳高、三级跳远及体操运动员,也可见于常人的从高处跳下或坠落足跟着地者。由于外力不大尚未造成跟骨骨折,仅使足跟跖侧软组织损伤。部分为跟部脂肪垫损伤,可引起脂肪组织出血水肿,疾病进一步发展,可能会发生跟骨下滑囊炎及创伤性跟骨骨膜炎等改变。大部分患者系局部的一

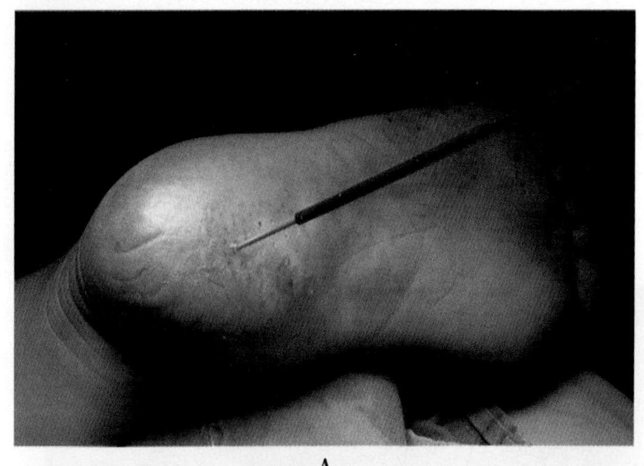

A

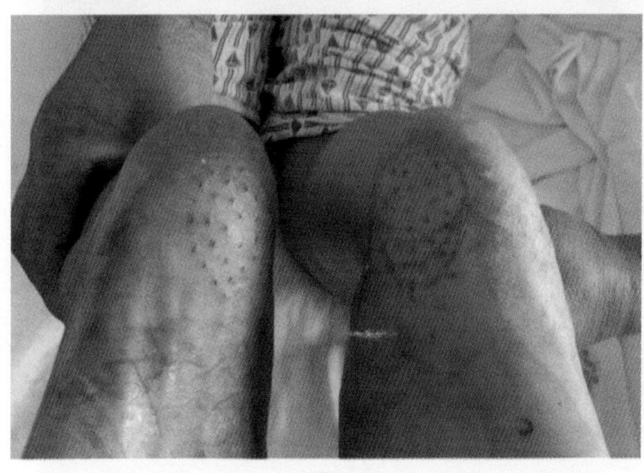

B

图 24-1-10　应用等离子刀治疗跟跖侧疼痛

次外力突然撞击伤所致，也有反复多次较轻的积累性损挫、劳损所引起的疼痛；或伤后未得到适当的治疗后遗所致。少数患者可致跖腱膜撕裂，其部位多在跖腱膜起点远侧2～3cm 以远的区域。

（一）临床表现

发病后患者足跟不敢着地行走与跑跳。足跟跖侧疼痛呈持续性，休息只能减轻疼痛而不能解除疼痛，负重或行走会加剧疼痛。检查时局部压痛锐敏，其中骨膜炎的压痛点多在跟骨跖面的外侧部分。X 线片检查早期无阳性所见，晚期轴位像有时可见跟结节部有骨膜反应性增生。

跖腱膜撕裂，表现为急性损伤后跖腱膜区域内撕裂部位的疼痛，压痛与足弓的牵拉痛；体检时可发现撕裂腱膜的间隙。B 超及 MRI 检查有助于发现撕裂的部位而确诊。

（二）治疗

伤后应予以抬高患足、冷敷、短期休息，足跟应以海绵垫或塑料跟套保护；伤后 24 小时后给予理疗、中药熏洗或水疗等以改善局部循环促进损伤组织的修复。单纯脂肪垫或滑囊损伤者，可用曲安奈德 40mg 加 0.5% 利多卡因 3～5ml 局部注射治疗效果很好。短期休息后运动员要合理安排训练，如属跖肌或跖腱膜牵拉致伤者，应暂时停止跑跳。如只有局部轻度压痛，仍可从事单纯用足尖跑的项目练习。对病期较久并发为骨膜炎者最重要的是减少局部刺激，要限制负重与跑跳等活动；必要时可用小腿石膏固定 3～4 周，并予以充分休息，多可治愈。

三、跟骨骨折

跟骨骨折引起的足跟痛有两种情况，一是跟骨应力性骨折，二是跟骨其他类型的骨折。

（一）临床症状

对于跟骨骨折的患者，于骨折的早期甚至骨未愈合之前，存在跟骨部疼痛是自然的与众所周知的。然而当骨愈合后少数患者仍存在跟部疼痛，需要认真检查找出原因；较常见的为跟骨粉碎性骨折（图 24-1-11），由于未曾治疗或治疗不当遗有跟骨跖侧骨突；在负重或行走时局部压力过大引发疼痛。也有少数患者从高处跳下或坠落足跟着地，引起跟骨跖侧轻微裂纹或轻微的压缩性骨折，早期或用一般的影像学检查未能发现骨折；因而未获得适当的治疗，致使跟部疼痛绵延持久，久治不愈。

跟骨应力性骨折临床上不多见。可见于足跟部遭受反复较大应力的劳动者或部队战士长时间的某些军事训练后。患者表现为：足跟跖侧部弥漫性疼痛，跟部可有轻度肿胀，有时可有瘀斑。跟骨内、外侧均有压痛，而不单单纯局限于跖侧。

（二）诊断

根据患者有外伤史、上述临床症状与影像学阳性所见，可以做出临床诊断。跟骨陈旧性骨折跖侧遗有骨突者，经 X 线检查或 CT 检查可明确诊断（图 24-1-11）。跟骨应力性骨折患者早期 X 线无阳性表现，3～4 周后可在跟骨侧位上见到跟骨后下至前下有一硬化带；行同位素扫描：早期可见局部吸收增加。

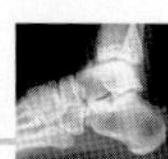

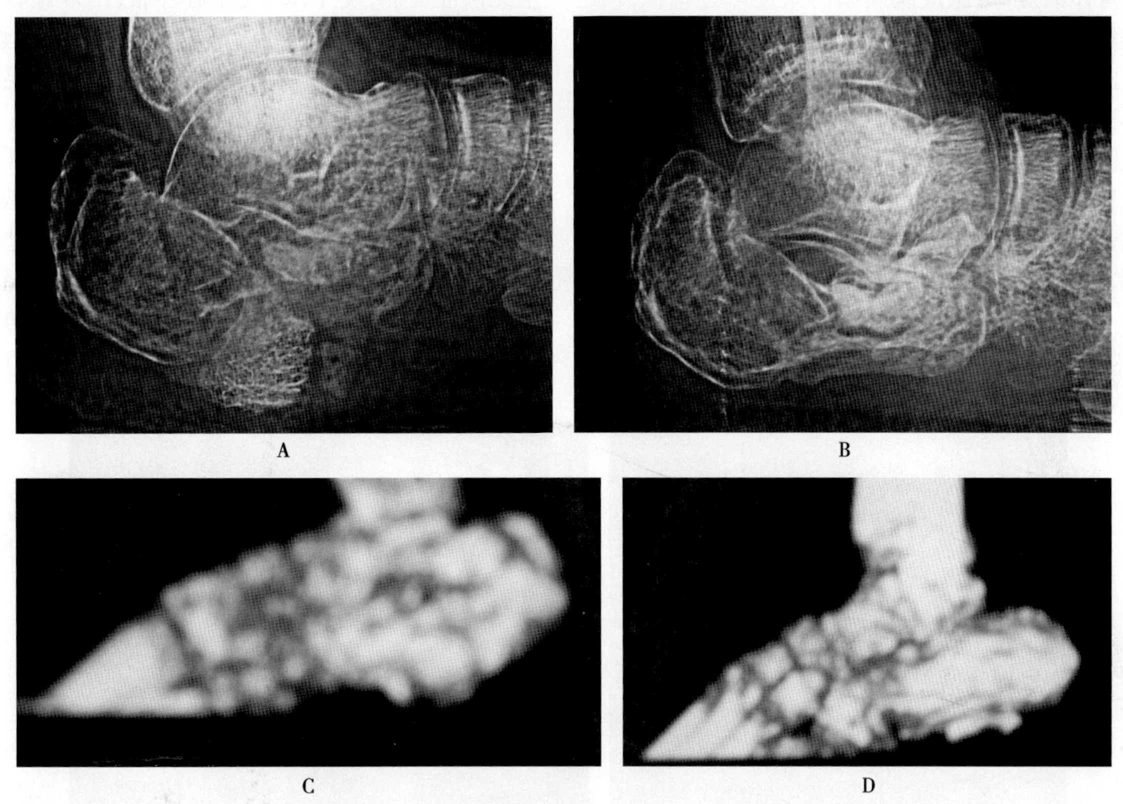

图 24-1-11　跟骨粉碎性骨折后跖侧疼痛的 X 线片

A. 术前 X 线片显示跟骨跖侧骨突；B. 切除骨突术后跟痛消失；C. CT 显示跟骨粉碎骨折跖侧骨突，局部疼痛；D. 另一患者 CT 显示跟骨粉碎骨折跖侧骨突，局部疼痛

（三）治疗

对跟骨骨折跖侧遗有骨突者，建议行手术切除骨突，修平足跟的负重部（图 24-1-9A、B）；一般疗效良好，骨突切除后症状即可缓解。对不能接受手术治疗或不愿意接受手术治疗的患者，可自制并穿用在患者的鞋垫上将骨突处的鞋垫切成空洞样（图 24-1-2）或特制的足跟垫（图 24-1-3），以避免局部受压，可望减轻或缓解疼痛。对跟骨应力性骨折的治疗以保守治疗为主：包括局部使用或口服消炎止痛药物；扶拐行走减少足底负重与减少活动至骨愈合；有条件者可穿用足跟垫（图 24-1-6）保护，疼痛严重者可行小腿石膏固定 4 周。

四、跟骨脂肪垫萎缩与脂肪垫炎

由于人类直立行走的功能，造就了足跟跖侧皮肤厚实及人类特有的在足部皮肤与跟骨及跖腱膜之间有弹性脂肪组织的特殊结构。皮下脂肪在弹性纤维形成之致密间隔内，形成许多密闭之脂肪小房。每个脂肪小房与毗邻之小房间被一些弹性纤维隔开，又为螺旋排列及斜行之纤维带加强，小房壁的弹性纤维向下延伸到足跟真皮内。被斜行及螺旋排列的纤维缠绕在一起的许多弹性脂肪小房，即为跟骨脂肪垫。它有减少摩擦、防止滑动和吸收应力、缓冲震荡等作用以适用直立行走、跑跳的需要。有研究表明人在 40 岁左右，脂肪垫开始退化，胶原、弹力组织、水分消失，其厚度和高度减少。这些变化会导致脂肪垫变软变薄，对冲击力的吸收减少，对跟骨结节的保护力也随之减少。

（一）足跟部脂肪垫萎缩

多见于年老体弱活动较少者，其脂肪垫发生失用性萎缩；加之中、老年后，脂肪垫本身发生变性退化，使脂肪垫变软，变薄。这样促使脂肪垫弹性减退，吸收应力的能力减弱，减少了对跟骨结节的保护作用，容易引起跟骨结节部的劳损、产生无菌性炎症、引发疼痛。此外也可见于久病或外伤后长期卧床而引发足跟部皮肤及脂肪垫萎缩、感觉过敏患者，站立行走尤其穿硬底鞋时便感到跟骨结节部疼痛。

临床表现为跟跖侧疼痛，不能穿硬底鞋。行走于无弹性或卵石子的路面，引起疼痛。体检时，局部无肿胀，跟下脂肪垫明显变薄、软弱失去弹性，跟骨结节极易触及似乎皮肤与结节间无脂肪垫一样。按压结节部有明显压痛。X 线检查可发现跟骨结节部有或无骨刺，可有跟骨骨小梁变细、稀疏等征象，余无其他改变。

治疗：应用跟骨垫保护足跟有较好疗效（图 24-1-6）。在足跟垫保护下鼓励患者积极地逐渐增加活动、身体锻炼，足跟皮肤及脂肪垫便可逐渐恢复，疼痛消失。疼痛较重时，可使用非甾类消炎止痛药物，活血化瘀的中草药外用；并坚持身体锻炼。与跖腱膜炎不同，此症不适于用封闭治疗。因为皮质激素可进一步引起脂肪垫萎缩。

（二）足跟脂肪垫炎

脂肪垫在进入中、老年以后随年龄增长，其中胶原及水分减少，发生退行性改变，脂肪垫的弹性降低。若长时或长距离行走、可造成脂肪垫的积累性劳损，如再受到寒冷、潮湿等侵袭，久之脂肪垫可产生无菌性炎症，发生水中、充血肿胀，出现跟骨跖侧面行走疼痛，压痛等症状。有时可触及跟下滑囊。

1. 临床表现与诊断　多见于老年人，有足跟部过劳或长途行走史，之后出现足跟跖侧疼痛。疼痛为持续性，以胀痛为主，早晨起床或休息后，开始行走时将加重疼痛且较剧烈。行走后疼痛稍有减轻但不会完全缓解。查体时可发现足跟跖侧脂肪垫有弥漫性肿胀、压痛，压痛点不局限于跟骨结节部而较广泛是本症特点。B 超或 MRI 检查，可发现脂肪垫增厚、组织结构紊乱等炎性反应的征象（图 24-1-12）。

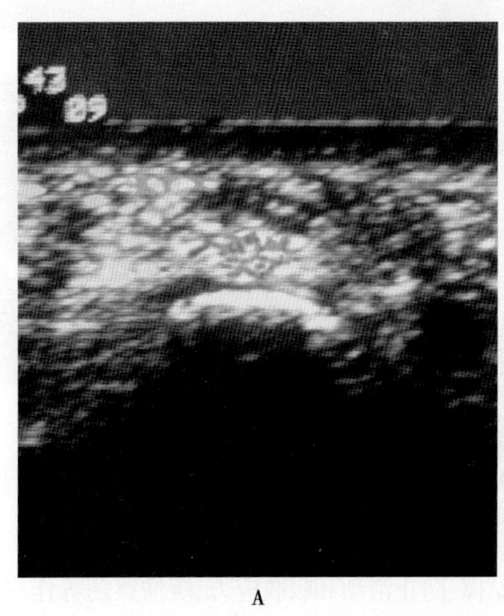
A

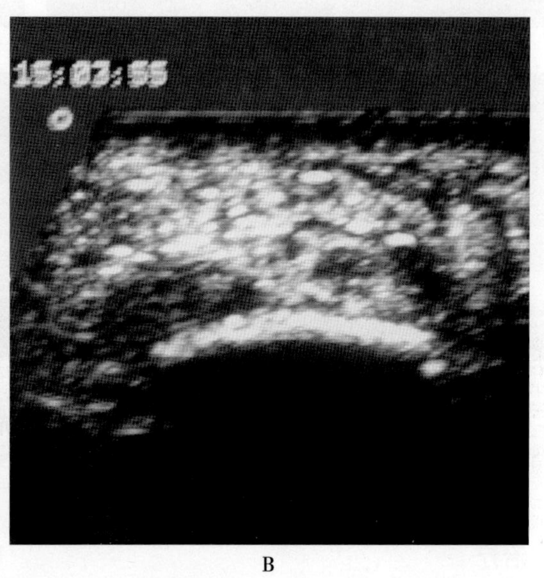
B

图 24-1-12　足跟脂肪垫炎的 B 超检查
A. 正常足；B. 足跟脂肪垫炎足显示脂肪垫增厚、组织结构紊乱

2. 诊断　根据以上临床表现与体征，可作出诊断。但应注意与以下疾病鉴别：①痛性脂肪突出（piezogenic papules）：足跟负重后，足底脂肪从纤维间隔突出于皮下，局部脂肪组织缺血，引起疼痛；②脂肪垫剥脱：脂肪垫从其跟骨跖侧剥脱，两者之间可形成滑囊。

3. 治疗　穿用软而厚底的鞋子，如旅游鞋，避免穿硬底鞋子。配用跟痛垫。减少跟部受到撞击性冲击的活动。肥胖患者减轻体重。应用跟骨垫保护足跟有较好疗效，方法同上。采用中草药熏洗与口服六味地黄丸等补肾强骨中药治疗结合用大鱼际反复摩擦患者足跟部，可起到活血通络作用，大部分患者可获得治愈。对疼痛严重的患者可服用非甾类消炎止痛药物。若患有脂肪垫炎，经以上保守治疗不能奏效时，可用曲安奈德 40mg 加 0.5% 利多卡因 4～5ml 局部注射治疗效果较好。注射针从足跟垫外侧刺入，为使药液能广泛注入跟骨脂肪垫内，注药时多变换深浅度及方向，一般 7 天 1 次，连续注射次数不超过 5 次，注射后应限制站立行走 2～3 天。

五、足底外侧神经第一分支卡压症

足底外侧神经第一分支卡压症在国外报道较多。有学者报道约有 20% 的跟骨跖侧疼痛是由足底外侧神经分出的第一神经支分支受到卡压引起。但国内报道极少。

（一）病因和病理

足底外侧神经从胫神经分出后，大约在踝管末端的下方分出第一神经支分支。此支支配跟骨内侧结节骨膜、跖长韧带、小趾展肌和屈趾短肌。当此神经支从足的内侧由䠞展肌和跖方肌内侧头深部筋膜

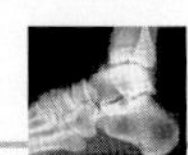

间穿过时，从垂直方向变为水平方向向外行走到达小趾展肌，此时易受卡压。Rondhuis 等明确指出此神经的卡压部位在踇展肌深筋膜与足底方肌中后部之间。另一易受卡压的部位是该神经支经过跟内侧结节时，跖腱膜起点炎症、屈趾短肌起点炎症、骨质增生都可使神经受到压迫卡压于跖长韧带。以上卡压因素可单个存在也可几个因素同时存在。

（二）临床症状与诊断

患者站立或行走时跟跖侧及“足心部”疼痛，足底有胀裂感；疼痛在一天活动后明显加重。检查在踇展肌和跖方肌起点之间（即跖腱膜起点的内侧部）有明显压痛。如合并跖腱膜炎也可在跟内侧结节和跖腱膜起点处均有压痛。在足抗阻力背屈外翻时可诱发或加重疼痛。足跟垫高可减少跖腱膜张力而缓解症状，对诊断有帮助。以往认为对足底外侧神经的第一分支受到卡压，行肌电图及神经传导速度检查能够提示神经受到卡压，因为有学者发现肌电图检查显示，小趾展肌肌电神经传导时间延长。但在实际操作中，行这一神经卡压性损伤的诊断较为困难，神经传导检查也并不可靠；而行 EMG 和 NCV 检查可有效区分脊髓源神经根病与椎管内或局部挤压同时存在的双挤压综合征。

（三）治疗

足跟垫高可减少跖腱膜张力，从而缓解症状，对治疗有一定的作用。此外患者应适当休息，减少活动。疼痛显著者可口服非甾类消炎止痛药物。也可施行按摩、理疗或局部封闭治疗。如常规的非手术治疗六个月无效时，可考虑手术切开减压。

足底外侧神经第 1 分支松解术：该手术适应于跟痛经非手术疗法半年以上无效，被动外展及外翻足时引起跟痛，小趾展肌肌电诊断示神经传导时间延长。手术方法：自跟骨结节内下缘到载距突下缘作皮肤切口。显露分离跟内及跟外侧神经及血管束，确定踇展肌并从其下方切开该肌之深筋膜。向跖侧牵开踇展肌，暴露跟内、跟外侧神经及血管束，松解踇展肌深筋膜到跟骨附着点，即可解除踇展肌深筋膜的卡压。（图 24-1-13）。

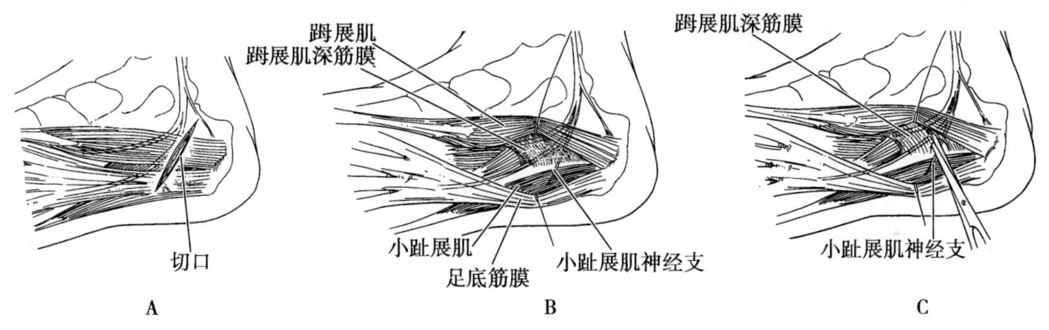

图 24-1-13　手术切开减压足底外侧神经第一分支

A. 切口；B. 踇展肌深筋膜；C. 切开卡压足底外侧神经第一分支的踇展肌深筋膜

六、跟　骨　刺

临床上极少见的朝向足底生长的骨刺，可以引起跟跖侧疼痛，是大家所公认的。但若跟骨骨刺的生长与跖腱膜平行，其是否引起疼痛是诊断治疗跟痛症的过程中一个长期争论的焦点。跟骨刺是否会引起足跖侧疼痛，目前仍有不同的意见。临床上虽然 X 线片可发现骨刺，但是骨刺不一定是引起跟痛的原因。如有的患者两侧都有骨刺却只有一侧有跟痛，有的患者左侧有骨刺却仅在无骨刺的右侧跟痛。此外，虽然很多近端跖腱膜炎的患者可发现有跟骨骨刺；但除少数患者外，绝大部分近端跖腱膜炎的患者不需要切除骨刺而可缓解症状。

多数学者认为，虽然跟骨骨刺可以与跟痛同时出现，但其并没有直接相关性。Williams 等发现 75% 的跟痛患者同时存在骨刺和跟痛，而 63% 的患者出现无痛骨刺。Tanz 在 1963 年比较了跟痛症和正常人的侧位 X 线片后发现，前者跟骨骨刺的出现率为 50%，而后者只有 16%。而 Rubin 和 Witton 认为，只有 10% 的跟骨骨刺会引起跟跖侧疼痛。因此不能按有无骨刺来确定跟痛的原因。跟下骨刺一般位于跟骨结节的前方，宽约 2～2.5cm，其尖部是跖腱膜的起点；症状可有可无。但一般认为跟骨刺是运动员特别是跑跳项目运动员的常见现象。

1. 临床分型与表现　临床上将跟骨骨刺分为 3 型。

（1）无症状型：其产生有 3 种情况，在运动员中常见的是适应性改变，由跖腱膜的慢性牵拉所致；也有人认为，骨刺的位置非持重点也不产生症状；此外，在骨刺周围组织的炎症处于休止期时不会产生症状。

（2）劳累后疼痛者：因为足的纵弓下陷使骨刺处于持重点或被动牵拉产生疼痛。正常走路时，身体重心向前，足趾背伸，第一趾节即将跖腱膜拉紧，足弓上提，结果使跖腱膜受到更大的牵扯力。如果足底及跖侧肌肉无力，则跖腱膜承受的力量更大。足弓下陷，跖底的长短韧带松弛，也可加重跖腱膜的负担。久之，跖腱膜在跟骨上的止点即出现末端适应性改变的无症状骨刺，继之因慢性劳损出现典型的末端病，不但形成骨刺，而且伴有劳累后的疼痛。

（3）炎症性疼痛：跟骨影像学检查显示骨刺不规则，且周围脱钙。提示局部有亚急性炎症。此型患者大都有足跖侧骨刺部位的持续性疼痛，而且部分患者疼痛显著。

2. 治疗　无症状型无须治疗。有疼痛者应减少承重、站立及行走，穿厚底鞋。肥胖患者要减轻体重。局部热敷、理疗或用得宝松 1ml 与 0.5% 利多卡因局部封闭，每周 1 次，每次 3～5ml，可连用 3 或 4 次。应用足部支具，如跟痛垫、夜靴等，其治疗原则是设法减少跖腱膜的牵扯力。其方法是用粘膏固定将足弓抬高保护（足弓胶布固定法）：胶布 1 贴于 1～4 趾骨头下，绕过两侧至于足背；胶布 2 自第 1 跖骨头下绕跟骨后再返回第 1 跖骨头下，松紧以拉直胶布为度；同法胶布 3 置于第 5 跖骨头下。胶布 2、3 可重复两层以增加力度。胶布 4、5 环行覆盖加固（图 24-1-14）。如果又同时有足弓下陷，可用矫正鞋垫将足弓垫起，或将足跟内侧垫高使足轻微内翻。橡皮海绵鞋垫跟部造孔减少局部刺激也是常用的治疗方法。对运动员的治疗必须注意粘膏足弓支持保护带与局部各种处理同时施用，无症状后粘膏带也要继续应用 1～2 周，否则，易复发或变成慢性。

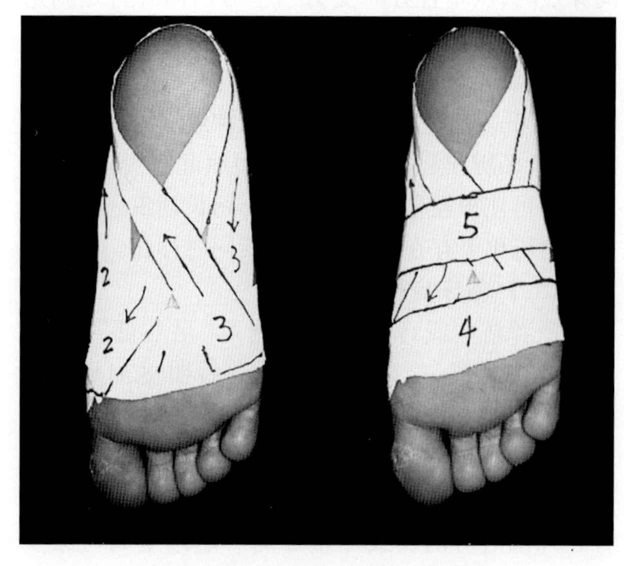

图 24-1-14　胶布固定足弓示意图

手术治疗：对于朝向足底生长的跟骨骨刺，保守治疗无效时，大都主张采用积极的态度，行手术切除骨赘。但对于平行于跖腱膜生长的骨赘，则持保守的态度。美国 AOFAS 建议在手术之前应经过系统的 6～12 个月的非手术治疗，禁止未经保守治疗而直接手术治疗。作者的意见是，除非骨刺巨大，又经长期保守治疗无效的顽固性疼痛者方考虑手术治疗。方法有两类，一为跖腱膜或外展踇肌在跟骨的止点部切断或加骨刺切除，效果约 50%；二为胫后神经的跟骨支切断。后法疗效肯定，但远期症状有时复发。

（1）跟骨刺切除术：适应于朝向足底生长的跟骨骨刺的患者，经半年以上非手术方法治疗无效，X 线片证明局限性触痛点与骨刺生长部位符合者。术中沿跟骨内缘、内踝下方、足底以上 1～1.5cm 处做切口。分离开皮下脂肪，暴露跟骨所面，分离出跖腱膜，在其止点处先予以切断。再用骨刀铲除跟骨内侧结节处的全部骨刺（图 24-1-15），用骨锉锉平骨粗糙面。2 周后拆线，3 周后开始穿健身鞋，练习行走。

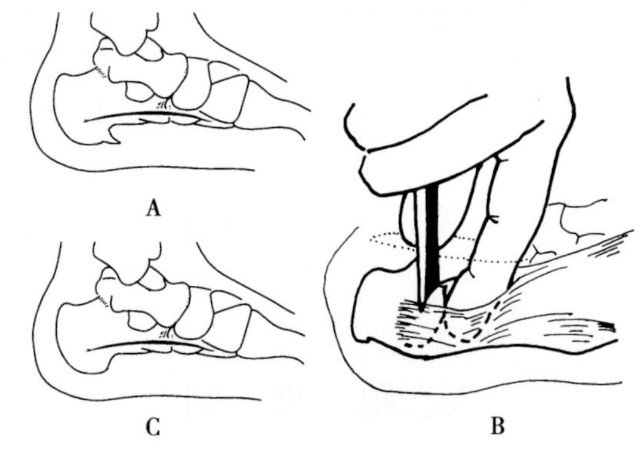

图 24-1-15　跟骨刺切除术
A. 切口；B. 切除骨刺；C. 显示骨刺已切除

（2）神经切断术：对顽固性跟骨痛者，尤其对行跟骨刺切除后效果仍不明显的患者；有学者提倡切断至跟骨疼痛处的神经支，以缓解疼痛。这些方法中有腓肠神经的跟骨外侧支切断术，或胫神经的跟骨内侧支切断术。根据董方春的报道，单独切断腓肠神经或胫后神经的跟骨支，均能获得满意的效果。但从解剖学角度来看，两者同时切断，似乎更为合理。但神经切断术是症状治疗，并非根治。有的数年后神经再生，疼痛又发生。亦有切除神经后，只

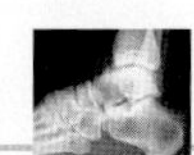

可减轻疼痛，不能完全无痛。手术后伴有皮肤上感觉丧失，患者感到不适，故现采用神经切断术者很少。

(3) 骨赘切除与广泛松解减压术（Wapner 手术）：对于跟下疼痛综合征，美国 Keith L. Wapner 医生，采用较为广泛的手术方式治疗跟骨下疼痛综合征。术中沿足跟内侧做斜切口。显露、探查并保护跟内侧神经的感觉支，若跟内侧神经在通过筋膜处有卡压，应予以松解。在跖腱膜起点处切断其内侧 1/3 ~1/2。牵开跖方肌肉后用咬骨钳咬除骨赘。分离切断蹈展肌的深筋膜和跖方肌内侧筋膜，以松解行经此处外侧的足底外侧神经第一分支。术后行短腿石膏免负重 3 周，之后改行可负重石膏再固定 3 周。然后逐渐负重行走。

对于足跟内侧有复合性、顽固性或手术后复发性疼痛的患者，可以采用更为扩大的手术治疗。方法包括：自踝关节内侧至蹈外展肌裂孔间探查胫神经，显露并松解跟内侧神经和支配小趾展肌的神经，同时松解跖腱膜的中央部，如果跟骨后方有骨赘，应予以切除。术后行短腿石膏免负重 4 周，之后改行可负重石膏再固定 4 周。然后逐渐负重行走。作者认为此手术仅适用于症状顽固的术后复发的患者。应告知患者手术的疗效不十分肯定，有可能恢复到伤前的状态，但并不能保证一定恢复。

第二节　跟后部疼痛

一、概　　述

足跟后部疼痛是指跟腱在止点周围及其以近 2cm 范围内的疼痛。跟骨后方疼痛的原因很多，包括：跟骨后滑囊炎；跟骨后上隆突增大，即所谓的 Haglund 畸形；止点性跟腱炎；皮肤与跟腱之间的滑囊炎。上述任一因素可单独存在；也可相互复合存在，此时被称作跟后部疼痛综合征。

（一）解剖特点

跟腱是由腓肠肌和比目鱼肌腱纤维自小腿中部向远端联合而成。两种腱纤维借腱膜相连，并有不同程度的旋转，最后止于跟骨结节后面中点。跟腱没有像其他肌腱的腱鞘，而是被一层薄的、富有弹性的、疏松纤维组织围绕，称为腱周组织。

跟骨的后 1/3 向后突出，称为跟骨结节，其上面呈马鞍状，由脂肪覆盖。后上缘向后上突出，为跟骨后上结节，又被称为滑囊突。跟骨后方呈不光滑突出形态，在滑囊突的下方，中间向后突出成为跟骨后侧结节。在跟骨结节的跖侧面，有较大的内侧结节和较小的外侧结节。

跟腱止于滑囊突下方的跟骨后侧结节，抵止处的宽度为 1. 2 ~2. 5cm。跟腱和跟骨后上结节之间有一滑囊，称为跟腱囊，又称为腱前囊。跟腱囊的前壁是附于跟骨的纤维软骨组织，后壁是跟腱的腱周组织。跟腱囊前有脂肪垫（图 24-2-1）。跟腱和足跟皮肤之间也有一滑囊，称为皮下囊，腱后囊。滑囊正常时可以在跟腱和跟骨结节间以及和皮肤间起到润滑作用。足背伸时，跟腱和跟骨结节会挤压跟腱囊；而在足跖屈时，跟腱囊的压力会减小。

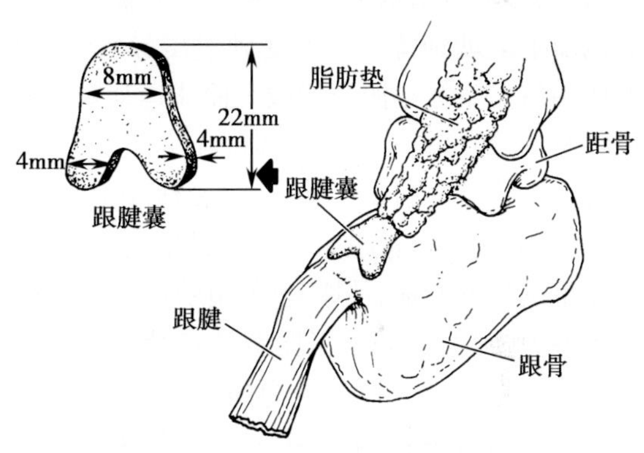

图 24-2-1　跟腱、跟腱囊、脂肪垫

（二）跟后部疼痛的病因分类

近年来，许多学者对足跟后部疼痛的原因进行了广泛的研究，认为后跟疼痛的原因较多，如跟腱炎，Haglund 畸形，跟前囊炎、皮下（跟后）囊炎等。学者们把跟腱肌腱炎描述为跟腱功能不全；Clain 和 Baxter 将跟腱功能不全分为止点肌腱炎和非止点肌腱炎。Schepsis 和 Leach 甚至用肌腱炎描述了所有的后跟部疼痛。但也有不同意见，如 Snook 认为肌腱自身内部少量的血供使其相对不易出现炎性反应。而腱周围结构则有可能出现炎症。常常在对跟腱撕裂手术探查的撕裂区域才诊断单纯的肌腱炎。但多数学者认为跟腱炎是跟后部疼痛的主要原因。就跟后部疼痛的部位而言，将跟后部的疼痛分为两种：位于跟腱止点处（周围）的疼痛和止点以上部位的疼痛。跟腱止点部位的疼痛常见的包括以下疾病:止点性跟腱炎、跟腱滑囊炎、Haglund 畸形及少年儿童的结节部骨骺炎或跟骨骨突炎(Sever 病)。止点以上部位的疼痛是由跟腱肌腱炎引起。为便于鉴别诊断,本节将对以上疾病一一作以介绍,应该特别指出的是相当数量的患有止点性跟腱炎者合并有周围其他结构的改变或疾病,如跟骨后上结节可增生肥大,甚至与跟腱滑囊炎和 Haglund 畸形共同存在等。医者在临床诊断时应作全面考虑。

二、止点性跟腱炎

止点性跟腱炎是指跟腱在止点附近及其以近 2cm 范围内的无菌性炎症,又称跟腱止点末端病。

(一)病因病理

止点性跟腱炎的病因尚不十分清楚。不但运动员可发生此类病变,不好运动的中老年人也可发生。运动员的止点性跟腱炎可能引发于运动时准备活动不足,突然运动量的改变和经常在不平整或坡度较大的地面上运动训练。跟腱受到过度异常的、反复应力作用后发生微小撕裂所致。而非运动员性止点性跟腱炎,一般多见于体重超重的中老年女性,跟腱炎的发生可能更多引发于退变,过度活动是其诱因。另外,足部力线的异常也是引起跟腱损伤、退变的原因。如足的过度旋前,使跟腱受到的应力不平衡,跟腱作用的力矩加大,加重了跟腱的负荷。高弓足减弱了足在行走时吸收地面应力的作用,增加了跟腱的应力。跟后部疼痛也可由一些全身性疾病所引起,如强直性脊柱炎、痛风等。止点性跟腱炎患者的跟腱止点处发生纤维黏液样变性,最后纤维化、钙化,跟腱增粗,有结节形成。临床上相当数量的患有止点性跟腱炎者合并有周围其他结构的改变与疾病,如跟骨后上结节可增生肥大甚至形成 Haglund 畸形(图 24-2-2)、跟腱后滑囊炎等共同存在。

(二)临床表现与诊断

止点肌腱炎的疼痛发生在跟腱的止点处,可随着锻炼加重。肌腱止点的慢性炎症可导致肌腱增厚。最常见的表现为进行性行走或运动时跟腱止点部疼痛。一般不影响日常的活动。开始为间断性疼痛,以后可转为持续性疼痛。跟腱止点部外观正常或增大,局部压痛。让患者单足提踵困难或引发疼痛。少数患者可在活动时发生跟腱的断裂,Thompson 试验阳性。

X 线表现:在侧位 X 线片上显示跟骨滑囊突部由于局部的炎症导致的骨皮质侵蚀,有 Haglund 结节,在滑囊突上 2cm 处跟腱增宽超过 9mm,少数严重的病例可见跟腱附着部钙化和骨赘形成(图24-2-2)。

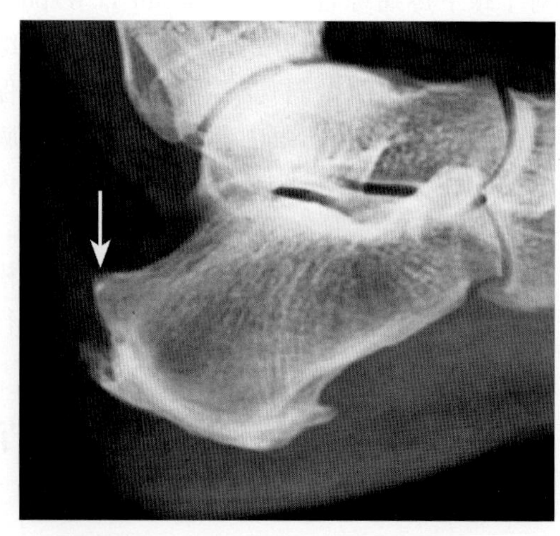

图 24-2-2　Haglund 畸形的 X 线表现

(三)治疗

1. 非手术治疗

(1)减少活动或运动量,避免在坡道或硬的地面跑跳。症状严重者,可休息或制动 4 ~ 6 周。

(2)运动后可使用冷敷。

(3)口服或外用非甾体消炎止痛药物(NSAID)。痛风患者需要使用秋水仙碱、别嘌呤醇等药物,类风湿关节炎患者需要相应的内科处理。

(4)抬高鞋跟减轻跟腱的应力。应用矫形鞋或足垫纠正足的力线不良。

(5)穿软帮的鞋减轻对跟腱止点的挤压,还可用带有硅胶护垫的跟腱袜保护。

(6)理疗,轻柔的跟腱牵拉训练。

(7)体外震波治疗(ESWT)治疗止点性跟腱炎是近年来国外通用的方法。有学者报道可以治愈 50% 以上的或者,如结合支具等其他治疗,疗效在 95% 以上。

2. 手术治疗　跟腱止点清理术:手术的原则是切除跟腱止点部退变和炎性组织、增生变性的滑囊组织,如果跟骨后上结节肥大也应一并切除。手术切口的选择应考虑采用更易直达病灶的切口。如采用正中劈开跟腱的中央切口利于分离和清理肌腱,切除骨刺和修整突起后表面。如果需要,这种入路能够向近端扩展而进入踝关节后方以清理屈𧿹长肌腱。通常使用跟腱外侧切口,以避免损伤小腿内侧感觉神经。手术也可经跟腱斜形入路(Dickinson 切

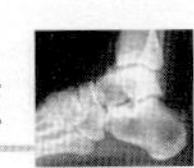

口)(图24-2-3)。先切除炎性的滑囊组织,再用骨刀或骨锯从跟骨后缘前方约1.5cm开始,斜行向后下到跟腱止点(图24-2-4),注意完全去除跟腱前残留的骨嵴,以免术后刺激跟腱,引起疼痛。跟腱止点上2cm的切除一般较为安全。注意切除过多的后上结节可能会累及跟腱止点;必要时也可将跟腱外侧的附着缘切开,以便切除滑囊突。探查跟腱止点上方腱组织内有无退变、钙化,切除病变的腱组织,用3-0不可吸收线缝合修补。切断的跟腱止点可在跟骨上打孔,用2-0号不可吸收线缝合或用软组织固定锚钉缝合固定。如果跟腱止点大范围病变,切除病变组织后,失去跟腱附着,需重建跟腱止点。不能重建止点时,需要行肌腱移位重建跟腱,如行屈踇长肌腱转位修补跟腱。

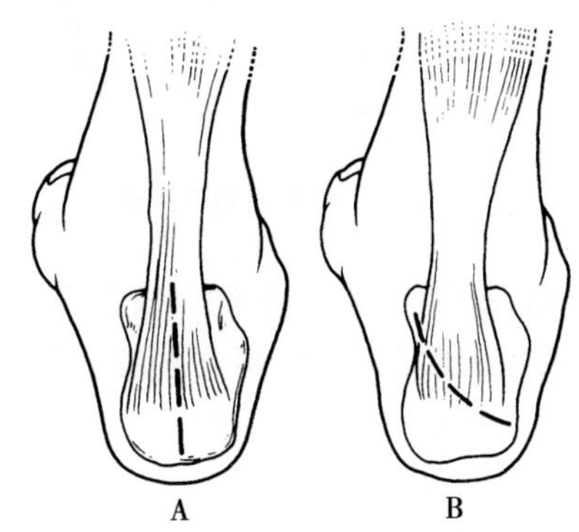

图24-2-3　止点性跟腱炎跟腱清理手术切口

A. 跟腱中间切口;B. 斜形切口(Dickinson切口)

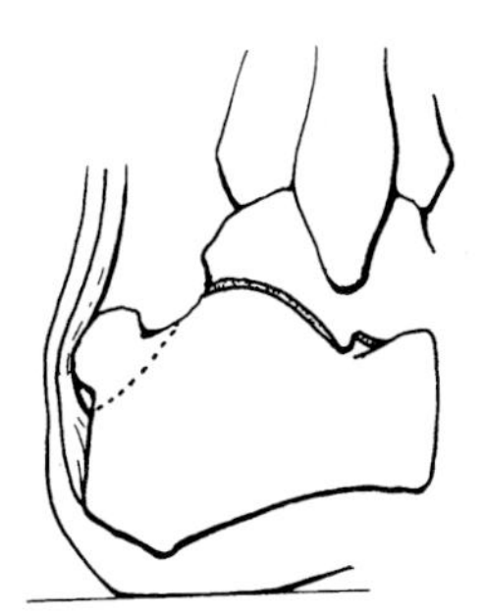

图24-2-4　切除滑囊突示意图

术后患者行短腿石膏或者夹板制动2~3周后,更换石膏或者支具,允许负重并开始主动功能锻炼。石膏间断固定到术后6周。术后8~12周允许跑跳。

术后并发症有:①伤口不愈合或感染,一般伤口换药可以治愈。②腓肠神经损伤,跟部外侧麻木,但很少引起长期的功能不良结果。③症状复发,术后仍然疼痛。需要检查骨质切除是否足够,跟腱内病变组织的清除是否彻底。症状严重者可能需要再次手术,彻底切除病变组织,用屈踇长肌腱或屈趾长肌腱移位加强跟腱。④跟腱附着点的断裂。常发生于术后6~8周内,再次受到外伤而致。需再次手术,行跟腱重建修复缝合。

三、跟后部滑囊炎

跟骨后方有两个滑囊一个位于皮肤与跟腱之间,称跟腱后滑囊或皮下囊;一个位于跟腱与跟骨后上角之间,称跟腱前滑囊、跟骨后滑囊或跟后囊(图24-2-5)。两个滑囊可分别患病也可同时发病。

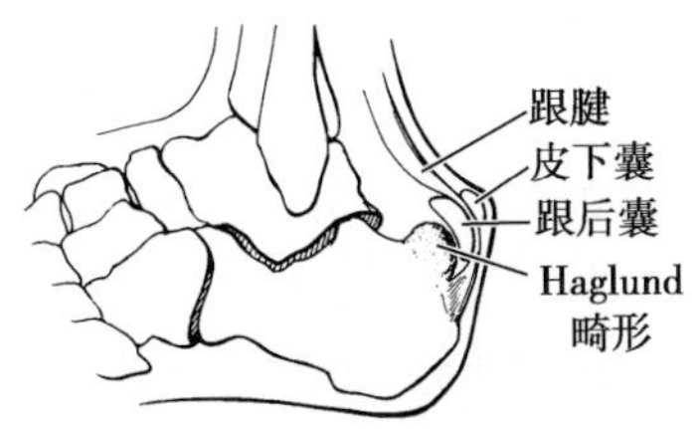

图24-2-5　足跟后部滑囊

(一)跟腱后(皮下囊)滑囊炎

1. 病因病理　发病原因与穿鞋过紧压迫摩擦、过度行走、碰撞及跟骨结节过于向后隆突刺激或跑跳等过度提踵有关。有学者认为,偶尔类风湿或淋病也可引起跟骨后滑囊炎,则进而可侵蚀骨质。

2. 临床表现与诊断　急性发病者可因某次穿紧鞋子过度行走、或跑跳,或跟后部受到撞击等引起滑囊炎,表现为跟腱止点处皮下囊内渗出、水肿、疼痛,少数有红热;穿鞋行走时症状加重。也有慢性逐渐发病者,皮下囊处逐渐渗出、水肿与疼痛,但红热多不明显。检查,局部皮下有囊性包块,伴有压痛。若并发感染则局部充血发热。X线片多无阳性所见,部分患者侧位片可见局部软组织增厚、跟骨后侧结节增大。

3. 治疗　一般采用适当制动休息、穿用足跟垫抬高足跟与穿软帮宽松的鞋子减轻对皮下囊的挤压,也可穿用带有硅胶护垫的跟腱袜保护。应用理疗、热水浸泡、中药熏洗等物理治疗及局部注射皮质激素加利多卡因类药物,但不要注射进入跟腱中。非手术疗法无效者作滑囊切除术。

(二)跟腱前(跟后囊)滑囊炎

1. 病因病理　跟腱前滑囊炎,又称跟后滑囊炎,其发病与跟骨滑囊突部与跟腱的反复摩擦、撞击有关,尤其存在haglund畸形者更易并发本病。

Schepsis 和 Leach 发现 Haglund 畸形患者大都伴有跟骨后滑囊炎。

2. 临床表现与诊断　跟后滑囊炎多发生于 20～30 岁的女性，大都起病缓慢。常发生于一侧跟腱止点部疼痛；早期在行走、站立过久或剧烈运动后出现疼痛，逐渐疼痛变为持续性，行走、站立过久或剧烈运动后出现疼痛加重。局部轻度肿胀、压痛，有时可触及捻发音。个别病例发病过程为突然出现跟后部疼痛，局部肿胀；跟腱两侧可见膨出，局部皮肤温度可升高，压痛显著。跟骨后滑囊炎的患者，可在跟腱的前方引发疼痛。正中侧方挤压跟腱止点前上方（2 指挤压试验）。疼痛局限在骨与肌腱结合点并且在扭转和背伸时疼痛加重。

影像学检查：跟骨后滑囊炎时，在踝关节的 X 线侧位片上可见其后方的透亮三角区消失或不清晰。MRI 检查跟腱正常，但在老年患者可能有跟腱退变的征象。类风湿或淋病引起的跟后滑囊炎，可通过化验室检查与影像学的骨质改变进行鉴别诊断。

3. 治疗　一般采用适当制动休息、抬高足跟与穿软帮的鞋减轻对跟腱止点的挤压，也可穿用带有硅胶护垫的跟腱袜保护。应用理疗、热水浸泡、中药熏洗等物理治疗及局部注射皮质激素加利多卡因类药物，但不要注射进入跟腱中。非手术疗法无效者作滑囊切除术，如跟骨后上结节有 Haglund 畸形，应同时行骨突切除；手术操作，可参考下一部分的“跟骨后上结节（滑囊突）切除术”。

四、跟后上结节突起症

跟后上结节突起症（prominent posterior superior tuberosity of calcaneus）又称 haglund 畸形（结节），瑞典外科医生 Patrick Haglund 于 1928 年首次报道此种病变，女性多见，双侧可同时发病；被后人称为 Haglund 畸形（结节）。

1. 病因　一般认为 Haglund 畸形的发病原因包括以下两种因素：①遗传因素：患者可能遗传了此病的足部结构，因而造成跟骨后上结节即滑囊突发育异常，使之异常增大并向后上方突起。滑囊突的形态可分为三种（图 24-2-6），增大的滑囊突可能对跟腱引起刺激引发炎症。但此类人员在青少年时期多无临床症状。②力学因素：爱穿高跟鞋的女性由于足后跟持续受到压力，也可引发滑囊突骨性突出形成。跟骨后上结节与跟腱容易发生摩擦而导致骨性突出形成，骨性突出又加重了摩擦；这样反复循环作用下甚至可使滑囊突“逐渐增大”。另外骨性突出对发炎滑囊的压迫又加重了病情，此时如果跟腱太紧，跟腱也压迫发炎的滑囊加重了疼痛等症状。③遗传因素与力学因素共同作用：在有足部结构异常的情况下，足后跟又受到持续压力刺激引发滑囊突异常增大。

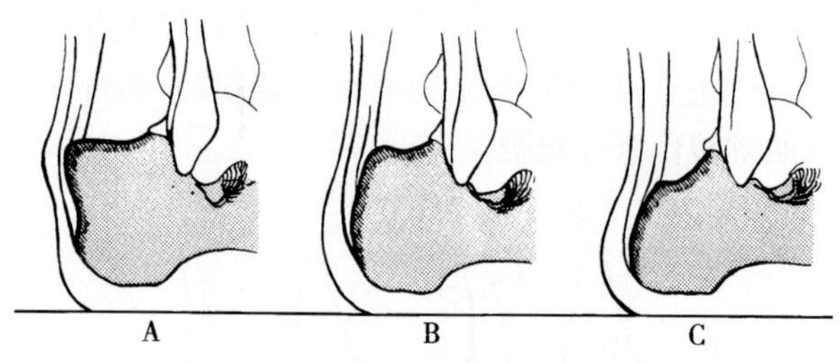

图 24-2-6　滑囊突的三种形态

2. 临床表现与诊断　本病好发于 20～40 岁的女性。早期足跟后部疼痛，穿高跟鞋或鞋后帮过硬过紧的鞋后症状更显著，足后跟部可有轻度压痛但无红肿，经休息或理疗治疗可缓解。久之，疼痛发展为持续性，足后跟部疼痛并出现红肿，跟腱附着点前上方处即跟后囊区肿胀、压痛，踝关节背伸时可诱发疼痛；此时，体检可及骨性的跟骨后突起，有时可见与鞋跟摩擦造成的胼胝体。侧位 X 线可见跟腱前跟腱囊阴影的消失，有 Haglund 结节，X 线侧位片检查可显示跟骨后上方的骨性突起。如合并慢性跟后滑囊炎者，X 线侧位片可见跟腱前透亮的跟腱囊阴影消失。足踝外科常用的对跟骨 X 线测量评价方法：①跟骨后角，又称为 Fowler-Philip 角；由 Fowler 和 Philip 在 1945 年首先提出：在跟骨侧位 X 线片上，跟骨结节后方，连接滑囊突后缘和后侧结节后缘的连线，连接跟骨内侧结节下缘和跟骨前下结节下缘的连线，两条连线的交角成为跟骨后角（图 24-2-7）。正常人此角 44°～69°，大于 75°时，表示滑囊突异常增大。Pavlov 认为：跟骨后角大小和跟痛无关，而和滑囊突向上突出的程度有关。②平行间距线：在跟骨侧位 X 线片上，连接跟骨内侧结节下缘和跟骨前下结节下缘的连线（第 1 线），并通过跟骨距骨关节面的后缘作上述连线的平行线（第 2 线）。正常情况下，滑囊突向上不超过第 2 条线（图 24-2-8）。

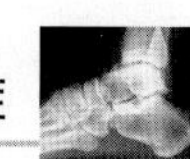

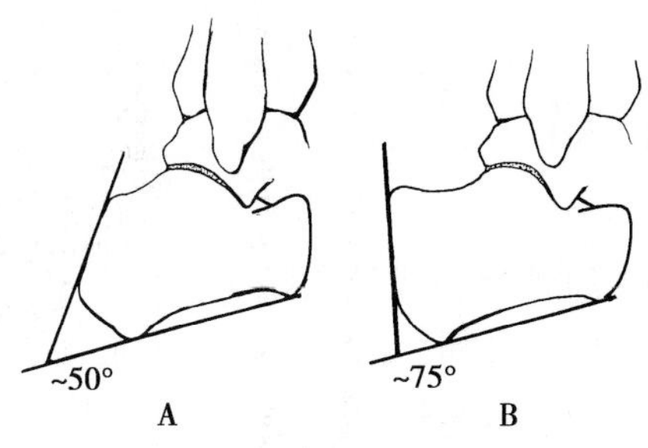

图 24-2-7　跟骨后角(Fowler-Philip 角)
A. 正常;B. 跟骨后角过大

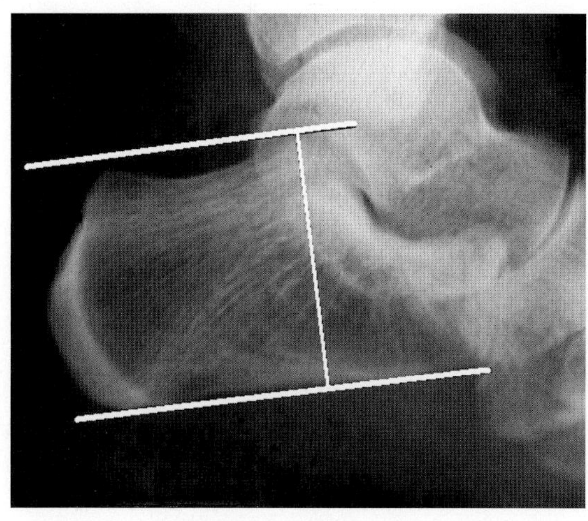

图 24-2-8　平行间距线

在作出诊断时需与止点性跟腱炎鉴别,Clain 和 Baxter 认为止点性跟腱炎是完全独立的疾病与所谓的 Haglund's 畸形或者称为后跟摩擦病(pump bump)有一定诊断重叠。在这种情况下,主要的不适来自于跟骨后外侧的突起且常常伴有穿鞋的紧缩限制或者与鞋子产生摩擦。跟腱炎伴有后跟摩擦病并不常见。

3. 治疗　无临床症状者,不予治疗。

(1) 保守治疗包括:休息、穿合适的鞋子、冰敷、局封(注入跟骨后滑囊,切忌注入跟腱而导致断裂)。非药物治疗包括超声波、体外冲击波、跟腱牵拉练习、理疗与中草药薰洗等。

(2) 手术治疗:经半年以上保守治疗失败者可行手术治疗。早期主要采用开放手术但并发症较多,现在多采用关节镜技术进行治疗,去除跟骨后滑囊和软组织,切除跟骨后上方突起。

跟骨后上结节(滑囊突)切除术:手术入路可采用跟腱内侧、外侧、双侧或经跟腱入路(图 24-2-9)。一般使用跟腱外侧切口。显露跟腱前方的跟后滑囊与跟骨后上结节,如果合并有跟后滑囊炎,应将跟后囊予以切除;然后切除增生肥大的滑囊突。切除的方法:用骨锯从跟骨后缘前方约 1.5cm 开始,斜行向下到跟腱止点,应完全切除跟腱前残留的骨嵴,切除后使 Fowler-Philip 角达到正常范围(图 24-2-10),以免术后刺激跟腱,引起疼痛。跟腱止点上 2cm 的切除一般较为安全。注意避免切除过多的后上结节而伤及跟腱止点。切骨面用骨蜡止血,放橡皮条引流,然后关闭切口。

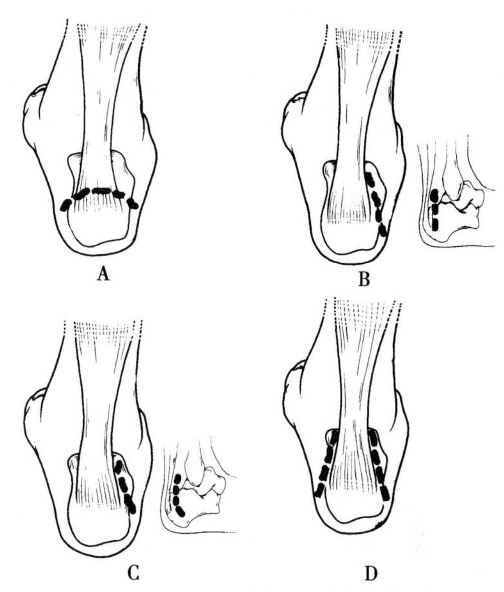

图 24-2-9　Haglund 畸形手术切除的入路
A. 横行切口;B. 外侧纵行切口;C. 外侧弧形切口;D. 跟腱内外侧双切口

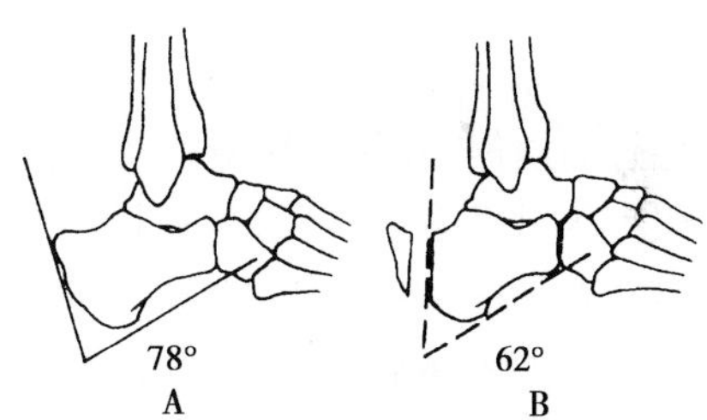

图 24-2-10　切除跟骨后上结节(滑囊突)
A. 术前跟骨后角异常;B. 术后跟骨后角值正常

五、跟骨骨突炎

跟骨骨突炎(sever 病),又称跟骨骨骺缺血性坏死,跟骨骨骺骨软骨炎;已在第十五章第二节中作了介绍,此处不再赘述。

六、非止点性跟腱炎

是跟腱止点 2cm 以上部位的肌腱退变与腱周组织无菌性炎症引起的疼痛综合征。详见第二十八章第二节。

第三节　全足跟痛

一、跟骨高压症

跟骨高压症，是指由于跟骨内静脉压力增高而产生的跟部疼痛，表现为整个跟骨部疼痛不适，是少数中老年人全跟骨痛的原因之一。

（一）病因病理

其病因尚不很清楚，且有不同意见。一般认为，跟骨主要由海绵样松质骨构成，髓腔内静脉窦很大，且由于跟骨位于身体最低处，受重力的影响，动脉血易注入，但静脉血回流困难。在正常情况下，跟骨内注入的动脉血与回流的静脉血量是平衡的，跟骨内压力也是相对恒定的。一旦某些因素使跟骨的血运受到影响，打破了这个平衡，无论是注入还是回流障碍，造成骨内淤血或充血，而产生跟骨疼痛症状。

（二）临床表现与诊断

跟骨高压症多见于中老年人。可单侧或双侧，主要是整个跟骨疼痛，以站立与行走时为甚，可影响行走。早期下肢抬高休息可使症状减轻或消失，但病久后不能缓解症状；而且出现夜间卧床休息时跟部疼痛，被称之为“静息痛”，严重者可影响睡眠。检查时在跟骨的内侧、外侧及跖侧均有压痛和叩击痛。早期跟骨 X 线片多无异常，病程长者可有脱钙征象。化验检查正常。跟骨骨内压测量明显高于正常。本病需与其他跟痛症相区别，其他跟痛症表现在跟骨的跖侧或后侧疼痛及压痛，用封闭治疗常能取得满意效果，但本病对封闭治疗无效。

（三）治疗

一般的非手术疗法效果不佳。部分患者，早期予以抬高下肢休息，1～2 周后症状可缓解或消失。亦可采用物理透热治疗，但部分患者有时反使跟骨疼痛加重。经至少 6 个月非手术治疗无效者的顽固性疼痛者，可行跟骨钻孔治疗。其目的是降低跟骨内压力。手术的方法有两种，一种是不切开皮肤而在局麻下用 3～3.5mm 的骨圆针，从跟骨的外侧向内侧与跟骨垂直刺破皮肤后钻 6～8 个孔，最好穿透对侧皮质骨。另一种方法是切从跟骨的外侧切开皮肤钻孔。切口自跟骨结节下方开始，向前下作弧形切口至外踝下方，跟距关节下方约 1cm 处，切口长 4～5cm，切开皮肤、皮下组织及骨膜，推开骨膜后用 3～3.5mm 的骨圆针或钻头钻 7～10 个孔，孔间距 0.5～1cm，成行排列。钻孔时使钻头垂直进入并钻透对侧骨皮质（图 24-3-1）。放置橡皮片引流后缝合切口，术后 24 小时拔除引流。钻孔时注意勿伤及对侧的神经血管。术后伤肢抬高，做下肢肌肉静力收缩锻炼，2 周后下地活动。

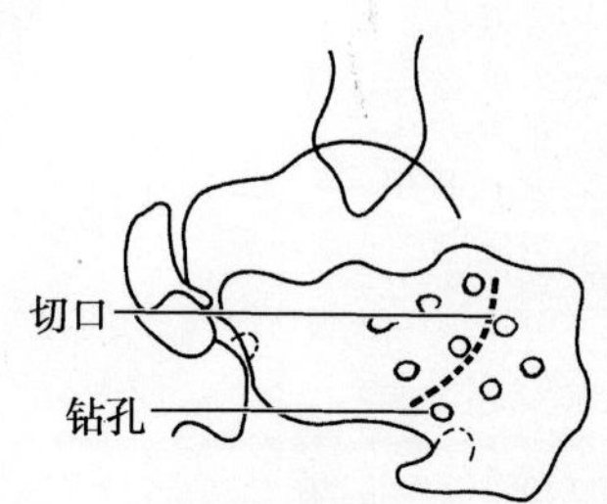

图 24-3-1　跟骨钻孔术示意图

二、其他原因引起的全足跟痛

一些系统性全身性疾病可以引发全跟骨疼痛，患者常常诉说感到“整个跟骨疼痛不适”。临床上较常见引起全跟骨痛的疾病有：类风湿性、强直性脊柱炎性跟骨炎、跟骨畸形性骨炎（paget 病），跟骨内感染性疾病如跟骨骨髓炎、跟骨结核，其他如跟骨肿瘤、跟骨骨梗死等，有时距下关节炎、痛风也可表现为整个跟骨痛；在进行跟痛症的诊断时，应注意与以上疾病作鉴别诊断，必要时要结合实验室、MRI 等检查，以协助作出正确的诊断。以上疾病中较多出现的是风湿病性疾病引发的跟痛，此处再赘述几句。

我们在临床中发现，有些全身性疾病表现有跟痛症，如瑞特综合征、强直性脊柱炎或者牛皮癣关节炎、肠炎性关节炎和白塞综合征等；其中最常见的是类风湿性关节炎、强直性脊柱炎、血清阴性脊柱关节病等风湿性疾病。在这些患者中，大多数患者除有跟痛症外，还可有所患疾病的其他症状；但有少数患者，跟痛症却是他（她）的早期的甚至是唯一的症状。表现为单侧或双侧跟骨内侧内踝下方的软组织持续性疼痛、劳累后加重，体检时可发现局部肿胀、压痛；长期保守治疗症状多无改善，需联合应用口服消炎止痛药物方可减轻疼痛。对这些顽固跟痛症的患者行血液免疫学检查，有些患者 HLA-B27 检查阳

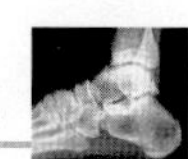

性、C反应蛋白增高、甚至有极少数类风湿因子阳性等患有风湿性疾病的征象。临床医师对顽固单侧或者双侧跟痛症的患者应警惕患有风湿病性跟痛症的可能。

血清血液学及免疫学检查能够发现影响跟骨症患者的全身系统性疾病。在大多数跟痛症的病例中,他们的化验检查是正常的。顽固单侧或者双侧跟痛症患者可能患有血清阴性脊柱关节病等风湿病性跟痛。这些患者中大都有骶髂关节炎的表现,也是该病的特点;骶髂关节炎100%的发生于强直性脊柱炎的患者,54%的瑞特综合征的患者,和57%的牛皮癣关节炎的患者。跟痛在这些患者中较为常见,尤其是双侧跟痛。Gerster研究了150例跖筋膜炎或者跟腱炎的患者,发现22%的患有血清阴性脊柱关节病以及HLA-B27检查阳性率达91%。将此组患者与220例类风湿关节炎对照,Gerster发现类风湿关节炎患者很少出现跖腱膜炎。Gerster和Piccinin证实18例青少年发病的血清阴性脊柱关节炎患者,4例出现重度的跖腱膜起点处疼痛,所有患者HLA-B27阳性,另有4例患者出现轻度疼痛;疼痛严重者长期预后不良。Gerster等也研究了30例伴有血清阴性脊柱关节炎患者,发现24例患有严重的跟痛。综上所述,医师应警惕少数跟痛症患者患有全身性系统疾病的可能,建议对于双侧跟痛及复发性跟痛患者应考虑行HLA-B27检查。其他有帮助的检查包括全血细胞计数、血沉、类风湿因子、抗核抗体和血尿酸检查。

治疗:这些病例应该与风湿病专家会诊。伴有系统性疾病的跟痛患者的保守治疗,除使用相关的药物治疗之外,也可采用与跖腱膜炎性跟痛患者一样的治疗方案进行治疗;治疗的持续时间应与先前症状的持续时间相对应。但手术应在疾病的稳定期进行,在炎症期禁忌手术,因为它可以导致局部炎症加重并加大跟距关节僵硬的风险。

(王正义)

参考文献

1. Stephen James Cooke. Clubfoot. Current Orthopaedics, 2008, 22:139-149.
2. Joerg Jerosch. The stop screw technique—A simple and reliable method in treating flexible flatfoot in children. Foot and Ankle Surgery, 2009, 5:1-5.
3. George Zafiropoulos. Flat foot and femoral anteversion in children-A prospective study. The Foot, 2009, 19:50-54.
4. James W. Brantingham. Foot Position and Low Back Pain. Journal of Manipulative and Physiological Therapeutics, 2007, 30(5):381-385.
5. 王正义. 足踝外科手术学. 北京,人民卫生出版社,2009:146-158.
6. Younger AS, Hansen ST Jr. Adult Cavovarus Foot. J Am Acad Orthop Surg, 2005, 13:302-315.
7. Dobbs MB. Mutation in a family with isolated congenital vertical talus. J Orthop Res, 2006, 24)3):448-453.
8. Mark S. Myerson. Reconstructive foot and ankle surgery: Management of complications. 2nd ed. Canada: Elsevier, 2010.
9. Selene. G. Parekh. Foot and Ankle Surgery. New Delhi: Jaypee Brothers Medical Publishers, 2012.

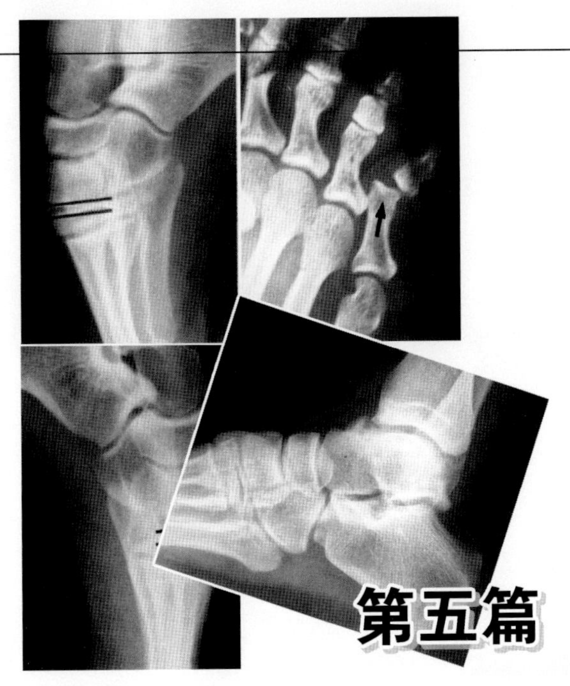

第五篇　运动损伤性疾病

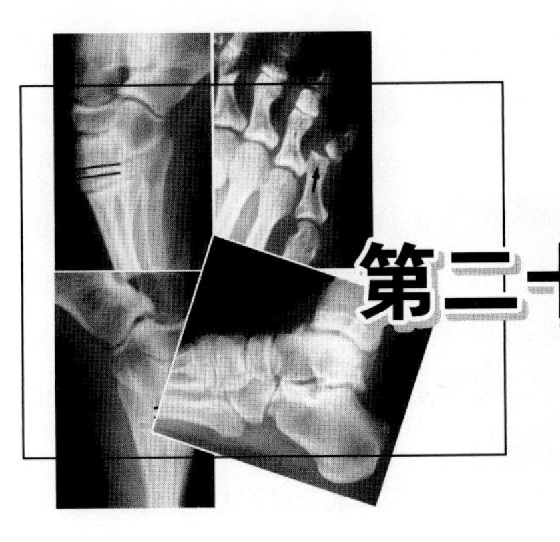

第二十五章　足踝部软组织的运动损伤

第一节　前足损伤

一、草　地　趾

草地趾(turf toe)是足第1跖趾关节发生强力背伸时的损伤,由于多发生在人工草地上进行体育活动的人群中,1976年Bowers等提出"草地趾"而得名。

(一) 损伤机制

损伤最主要的机制是第1跖趾关节的过伸损伤(图25-1-1),当鞋子与地面紧紧相贴,身体向前冲时,出现第1足趾的过度背伸,此病在武术运动员中也较常见。对于踝关节活动范围较大以及经常穿柔软鞋底的人来说,更易患此病。其他一些损伤,如车祸、马镫损伤、芭蕾舞者的急慢性损伤及运动员比赛时的损伤等均可引起草地趾的损伤。第1足趾的过度背伸会导致一系列不同的软组织损伤,包括韧带的损伤、拉伸,导致跖板不同程度的损伤。当近节趾骨基底撞击跖骨头时,可造成小的骨软骨损伤,有时会引起关节周围组织撕脱性骨折等。

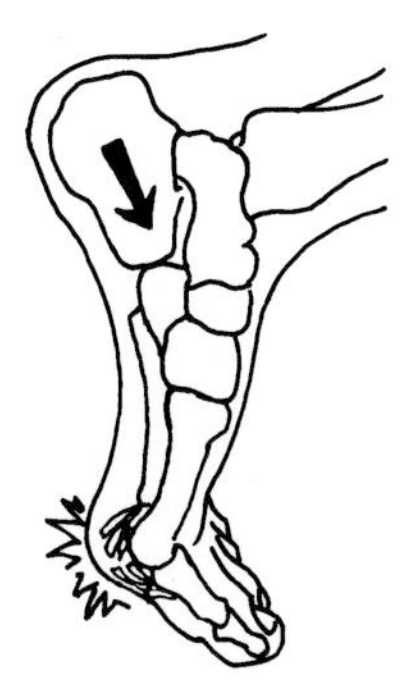

图25-1-1　草地趾的损伤机制示意图

(二) 临床表现

临床上,患者除了活动时疼痛外,长期的后遗症还有踇僵硬、踇外翻及偶尔可见到的仰趾畸形。因损伤的程度和从原发损伤到出现症状的时间不同,患者的主诉也不尽相同。负重时疼痛和行走时踇趾推进困难,是最具代表性的损伤症状。1984年有学者描述过草地趾损伤的临床分级,后来Anderson进行了完善(表25-1-1)。在草地趾晚期的病例中,可以看到踇趾的仰趾畸形。这是由于踇长屈肌和踇长伸肌不平衡,以及踇短屈肌缺乏连续性造成的。踇长屈肌腱的功能在慢性损伤中逐渐减弱或缺失,或伴发了踇趾趾间关节囊屈侧的挛缩。如发生踇僵硬,则有相应的体征。

表25-1-1　急性草地趾损伤的分类与临床表现

分　　级	临床表现
1级:跖侧复合体牵拉伤	压痛点弥散,肿胀轻,无瘀斑
2级:部分撕裂	压痛点弥散,中度肿胀,瘀斑,因疼痛活动受限
3级:全部撕裂	压痛明显,明显肿胀瘀斑,因疼痛活动受限。Lachman试验阳性
伴随损伤	内侧或外侧损伤。籽骨骨折。二分籽骨分离,关节软骨和软骨下骨损伤

为明确诊断临床医生应认真全面地进行体检,检查必须从损伤病史的完整采集开始,望诊足部有一定程度的肿胀和局部瘀斑。触诊第1跖趾关节囊的跖、背侧及内、外侧副韧带是否有压痛。尽力做踇趾跖趾关节全范围的活动。开始检查活动度时,由

于疼痛导致活动范围会受限，可以采用趾根麻醉来辅助检查。与另一只足进行对比蹞趾跖趾关节过度背伸的活动范围，机械性交锁和关节的不稳定者，行抽屉试验检查阳性（足趾的 Lachman 试验）。也应该评价第一跖趾关节内、外翻的稳定情况。最后还要检查背伸和跖屈肌腱。

（三）诊断与鉴别诊断

在作出诊断时，除根据病人的损伤史、临床症状之外，还应进行影像学检查。做双足负重正、侧位和籽骨轴位 X 线片检查。对比双侧负重侧位片常能确定诊断，籽骨向近端移位是跖板完全断裂的典型征象。X 线评价应包括比较籽骨远端到关节的距离。胫侧籽骨到关节的距离应小于 3mm，腓侧籽骨到关节的距离应小于 2.7mm。第 1 跖趾关节背伸应力位 X 线片可显示关节半脱位、籽骨移位、二分籽骨、籽骨分离或籽骨骨折。当蹞趾的近节趾骨背折时，如果跖腱筋膜是完整的，胫侧籽骨的远端到关节的距离应该是不变的。这个数值应该和健侧进行对比。

MRI 是确定软组织和骨关节损伤的最好的方法。关节不稳定和籽骨不对称的向近端移位的患者应该进行 MRI 检查。T_2 加权像和质子密度像对确诊和确定软组织损伤的范围是有帮助的。慢性损伤的患者，应仔细确定有无蹞长屈肌腱矢状面的撕裂或断裂。

在诊断时应注意与以下疾病相鉴别：跖趾关节过屈伤（见表 25-1-1）、籽骨关节炎、籽骨骨折、肌腱炎、第一跖趾关节退行性关节病（蹞僵硬）、痛风性关节炎等。为了鉴别诊断，有时需行化验室检查，以排除痛风等疾病。

（四）治疗

1. 非手术治疗　各期草地趾的非手术治疗包括休息、冰敷、加压包扎和抬高患肢。用于骨骼肌系统损伤的大部分治疗方法也同样适用于蹞趾跖趾关节。一旦出现这种损伤，立即进行冰敷和加压包扎可以帮助消肿。可辅以消炎止痛药。行走靴可以帮助进行保护性行走。有明显软组织损伤或疼痛的患者，可以用短腿石膏并将蹞趾置于轻度跖屈位。

患者需要密切观察，根据症状和功能的恢复情况进行日常活动。进行活动时，保护带可以对蹞趾跖趾关节加压并限制其活动。定制的支具可放在鞋内限制蹞趾跖趾关节的活动。并可将铝、钢或碳纤维的鞋垫放在鞋内进一步限制蹞趾跖趾关节的活动。特制的草地趾鞋也可限制前足的活动。不推荐在蹞趾跖趾关节使用封闭治疗，尤其对运动生涯较长的运动员，因为封闭治疗产生类似神经异常的病变而加速关节的退变。在支具保护 4 周后，许多轻到中度草地趾损伤的运动员可恢复训练。更严重的患者（3 期）至少休息 6 周，常常需要更长时间的制动和一系列的检查。恢复训练的时间是因人而异的，一般赛跑运动员就需要较长的恢复时间。对于持续肿胀的患者，可施行支具保护、冰敷加压包扎及超声波等综合治疗。

2. 手术治疗　当非手术治疗失败或运动员被确诊为关节不稳定，应考虑采取外科治疗。外科手术的指征包括：①关节不稳伴关节囊撕裂，特别是关节囊内侧的撕裂；②籽骨骨折或二分籽骨进行性分离；③单侧或双侧籽骨的回缩；④外伤性蹞囊炎和进行性蹞外翻；⑤垂直 Lachman 试验阳性；⑥游离体或软骨损伤。

Anderson 草地趾修复术：切口位于内侧或跖内侧，术中延伸切口横跨蹞趾基底的跖侧皱褶形成 J 形切口。后者是治疗有广泛损伤尤其是胫腓侧籽骨移位损伤的首选切口（图 25-1-2）。切口皮下后注意辨别并保护跖内侧的趾神经。牵开切口了解损伤情况。如果单纯的跖板破裂伴有近端籽骨回缩。手术方法可用不可吸收线缝合。蹞趾跖趾关节跖屈以帮助显露。横跨跖板从外侧到内侧缝合修复软组织。如果远端软组织缺损，在近节趾骨基底用铆钉重建。如果胫侧籽骨分离，切除整块籽骨后一般需要修复剩余软组织的缺损。如果远端有小的撕裂或撕脱，将远端切除并打孔将软组织固定于近端。胫侧籽骨切除后跖侧软组织缺损的修复通过蹞展肌移位来加强。移位后的蹞展肌起屈肌的作用，在跖侧限制蹞趾背伸。晚期草地趾的重建比早期修复困难得多。跖侧软组织的重建需要软组织松解和切开筋膜，并将蹞短屈肌和蹞展肌延长。常需要做蹞趾跖趾关节清理术和远端截骨。外伤性跗蹞囊炎，需要做改良的 McBride 蹞囊切除手术，松解外侧软组织并建关节的平衡。

对于出现爪形趾或仰趾畸形的患者，手术取决于跖趾关节的活动度。如果蹞趾趾间关节和蹞趾跖

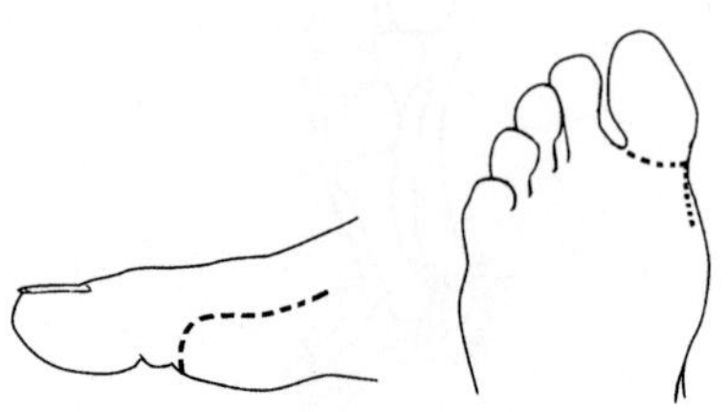

图 25-1-2　Anderson 手术切口

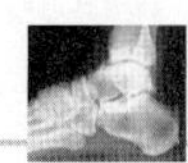

趾关节可被动活动到中立位,可以做屈-伸肌腱的移位手术。采用 Girdles-Taylor 手术将屈肌腱劈开将远端缝合于伸肌腱上或通过骨性隧道固定于近端趾骨上。对于僵硬性趾间关节挛缩,建议行蹞趾趾间关节融合和屈-伸肌腱的移位术。术后石膏固定蹞趾跖趾关节 5° ~10°跖屈位 10 天,与此同时康复师进行保护性被动跖屈活动,避免主动与被动活动。不负重 4 周。2 个月后穿保护性鞋垫限制蹞趾背伸。3 ~4 个月后在持续性胶带固定下或穿保护性鞋垫逐渐恢复原体育训练。

二、沙　滩　趾

沙滩趾(sand toe)是与草地趾完全相反的损伤性疾病,是足趾强力跖屈性损伤,较少见。沙滩趾大都发生于蹞趾,其余四趾较少见。多见于沙滩排球运动员,故名沙滩趾。

(一) 损伤机制

在柔软沙地运动时身体前冲、奔跑、跳跃等动作可使跖趾关节过度跖屈,尤以第 1 跖趾关节多见,第 1 跖趾关节背侧韧带受到过度牵拉,严重者可使跖趾关节背侧关节囊撕裂及蹞伸肌腱损伤,有时有撕脱性骨折及跖趾关节脱位。

(二) 临床表现与诊断

伤后跖趾关节肿胀、疼痛,屈、伸跖趾关节时可引发或加重疼痛,并有压痛,跖趾关节背伸活动受限。Anderson 报道严重的足趾过屈性损伤不但可以造成跖趾关节背侧关节囊的撕裂、伸蹞肌腱的断裂等软组织损伤,发生跖趾关节脱位;而且还可以进一步造成跖趾关节跖侧组织的损伤,如伴随籽骨间韧带的部分或全部撕裂,以及籽骨的横行骨折等。临床医生在作出诊断时应仔细体检,以防漏诊。

X 线检查可帮助理解是否有撕脱性骨折及跖趾关节脱位。对临床怀疑有蹞长伸肌腱断裂者,应行 MRI 检查以明确诊断、指导治疗。

(三) 治疗

沙滩趾损伤若无蹞长伸肌腱断裂,均应行保守治疗。伤后冰敷,如有跖趾关节脱位,应行手法复位,用绷带固定足趾于过伸 5°位 4 周。使用拐杖、支具,也可用理疗,与此同时康复师进行保护性被动伸展活动。对诊断有蹞长伸肌腱断裂者,应尽早行手术修复;术后用石膏固定患趾于过伸 5°位 4 周。之后去石膏进行积极的康复治疗。沙滩趾如未经治疗可出现明显的跖趾关节功能障碍,主要表现为足趾背伸受限。Frev 等回顾性研究了 12 例跖趾关节跖屈损伤的沙滩排球患者,患者伤后平均恢复时间是 6 个月,伤后最常见的问题是足趾背伸活动受限,见于 6 例患者。2 例患者伤后出现足趾不稳。

(唐康来　刘祥舟　陶旭　王正义)

第二节　中 足 损 伤

一、中 足 扭 伤

运动员的中足损伤多为韧带的扭伤,包括跗横韧带、跗间韧带以及跗跖关节的扭伤。伤后如不进行及时治疗将严重影响运动能力。轻微的中足损伤多为关节囊的部分撕裂,往往容易漏诊;严重的损伤如脱位,常常需要急诊复位固定。近年来,中足的运动损伤发生率呈明显的上升趋势,大约占所有足部损伤的 12.7%。最为常见的是跗跖关节(Lisfranc 关节)损伤,据文献统计有 4%的足球运动员发生过跖跗关节损伤;跗横韧带和跗间韧带的损伤的发生率也在增长,中足的扭伤往往合并有踝关节外侧副韧带的损伤。

(一) 损伤机制

中足扭伤机制是多方面的且与运动种类有关。足在跑步运动中的剧烈扭转以及足跖屈时承受的轴向负荷突然增加均可导致中足扭伤,多见于足球运动员踩在其他运动员的足背时发生。

(二) 临床表现与诊断

1. 先对患者要进行认真的临床评估　外伤史对于了解受伤机制很重要。临床表现主要为中足的疼痛,疼痛的程度与病情的轻重相关。有时正常的行走不会引起疼痛,但是跑步和跳跃可引起。仔细检查压痛点,第 1、2 跖骨的压痛是诊断中足损伤的可靠体征。激惹试验对于诊断很有帮助。最常用的两个试验包括边对边的挤压试验和分离试验(固定第二跖骨,将第一跖骨向背侧和跖侧作分离运动),诱发中足疼痛为阳性。通常,患者中足被动的旋前和外展可引起疼痛。

2. 影像学检查　双侧足的正位和斜位片可帮

助诊断，包括如下表现：第1、2跖骨脱位；第1、2楔骨脱位，尤其是内侧和中间楔骨；第2、3跖骨间距增大；中间和外侧楔骨间距增大；第2跖骨或内侧楔骨基底部的小骨折块提示Lisfranc韧带的撕脱性骨折；侧位片见跖骨在水平面排列不齐；第2跖骨的内侧缘应与中间楔骨的内侧缘平行；第4跖骨的内侧缘应与骰骨的内侧缘平行；跖骨基底部不在一个平面；骰骨外侧缘的小的压缩性骨折。关注骨的排列对于诊断中足扭伤至关重要，20%的患者在初次行X线检查时被漏诊，第1、2跖跗关节脱位最容易漏诊。第1、2跖跗关节的平均间距是1.3mm，当大于2mm是应考虑脱位，或者比健侧大1mm也考虑脱位。双侧应力位X线检查也是必要的。应力位时跖骨和跗骨的位置变化反映了关节囊和韧带的完整性。旋前-外展和旋后-内收应力位片常常用来评价中足的稳定性。CT扫描也有助于诊断。但是双侧站立位的X线检查是性价比最高的辅助检查。

3. 临床分型　Nunley and Vertullo将其分为四型：Ⅰ型：Lisfranc韧带扭伤，无脱位和足弓高度减少，骨扫描发现吸收增加；Ⅱ型：Lisfranc韧带扭伤合并第1、2跖骨间距大于1～5mm的脱位，无足弓高度减少；Ⅲ型：第1、2跖骨间关节脱位，足弓高度减低，第5跖骨和骰骨内侧跖面间距减少或翻转。

（三）治疗

对Ⅰ型损伤可保守治疗。石膏固定4周避免负重，4周后穿行走靴。如果患者持续疼痛，需进一步检查，必要时手术干预。对于Ⅱ型损伤，许多学者认为手术是最好的选择。有些学者建议闭合复位内固定，另外一些认为开放复位能更好地清理关节内的碎片。解剖复位和牢固固定是关键。对于Ⅲ型损伤一致认为需切开复位内固定手术治疗（具体方法参见第30章第8节）。手术需清理关节内的韧带和骨碎片，直视下解剖复位。内固定宜选择4mm或者更粗的螺钉。螺钉类型根据病情选择，如果楔骨间分离，则需首先加压；否则，第1枚螺钉应从内侧楔骨进入至第2跖骨基底部，与Lisfranc韧带走形相一致；其他的螺钉应由远及近固定于第1、3跖骨基底部。

术后，通常Ⅱ、Ⅲ型损伤的患者需要6～8周的非负重石膏固定。之后开始逐渐拄双拐部分负重，直到12周。16周后方可取内固定。

二、中足部的关节脱位

请参见第31章第7节，跗间关节骨折与脱位。

（唐康来　刘翔舟　周兵华）

第三节　踝部与后足损伤

一、踝关节外侧副韧带损伤

（一）病因与病理

踝关节外侧副韧带有三条，它们分别为：

（1）距腓后韧带（posterior talofibular ligament，PTFL），相当于踝关节内侧三角韧带的后束，为前、中、后三束中最坚强的一束。由外踝内侧面的外踝窝，经距骨外后面，止于距骨的外侧结节和距跟骨附近骨面。在䠂长屈肌腱两侧，远较距胫后韧带长，两者均与䠂长屈肌腱鞘融合。此韧带在外踝上的附着点甚为坚强，距骨与腓骨下端附着部除非较大内翻力，一般较难分离、撕脱。由于PTFL坚强，甚少单独出现损伤，当足极度背伸、内翻暴力时PTFL必定紧张直至断裂，PTFL承受踝关节外侧韧带60%的稳定作用。

（2）跟腓韧带（calcaneafibular ligament，CFL），相当于内侧三角韧带的中束，浅面为腓骨长、短肌腱越过，由外踝尖向后下止于跟骨外侧中部偏上。CFL中等坚强，由于CFL运行在距小腿关节轴线之后，仅在踝关节背伸、足内翻时紧张，跖屈足外翻时松弛。CFL是内翻伤中，受力最大、最易损伤，常最先撕裂或断裂，有时伴踝关节囊的外侧部和胫腓远侧联合前韧带一并撕裂，故有踝关节半脱位、脱位和胫腓远端分离可能。CFL承受踝关节外侧韧带约30%的稳定作用。

（3）距腓前韧带（anterior talofibular ligament，ATFL），相当于踝关节内侧三角韧带的前束，几乎呈水平方向，由起于外踝前缘向前内方，止于距骨颈的外侧面，它是三束韧带中最薄弱者。ATFL承受踝关节外侧韧带10%左右的稳定作用。ATFL于踝关节跖屈、足内翻时最易损伤，但很少单独出现，其压痛位于外踝前方和距骨颈外侧部，损伤位于趾短肌的深面。这种损伤有时与跗横关节损伤不易区别。

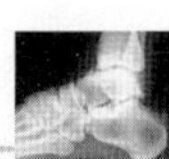

（二）临床表现与诊断

1. 急性损伤　损伤后踝关节外侧骤然疼痛，尤以走路或活动关节时最为明显。由于损伤时毛细血管破裂，所以局部皮下淤血，伤后 2～3 天淤血青紫尤为明显。因出血和组织液外渗，踝前外侧和足背部肿胀。患者走路时因疼痛而跛行，足不敢负重，足跖不敢着地，即使勉强走路也是以外侧缘着地行走。根据受伤史、症状及体征不难作出诊断。为了便于治疗应分清是单纯韧带扭伤（即韧带受过度牵拉和发生部分纤维断裂），还是韧带发生完全断裂，甚至合并关节脱位。单纯韧带扭伤在检查时最显著的肿胀和疼痛区大都局限于外踝前下方，如将足内收或踝关节内翻，感到踝外侧疼痛加重，X 线检查无阳性所见。若为韧带完全断裂，因此类损伤暴力较大，故局部肿胀、疼痛皆较严重，在内翻踝关节时不仅疼痛加剧，且感到关节不稳，距骨有异常活动，严重病例在外踝与距骨外侧可触到有沟状凹陷。

为确定诊断可行以下特殊检查：

（1）应力 X 线摄像法：目的是用加压照相发现踝穴部扩大或松弛。方法是将踝关节强制于内翻位、外翻位，在此位置上各行前后方向的 X 线片，以观察胫骨和距骨关节面的倾斜成角情况。内翻时的正常倾斜角在 4°以内，超过此角度有韧带断裂的可能。但正常情况下也有极个别人可到达 10°甚或以上，因此，必须与健侧对比，因后者双侧对称。急性损伤者若因疼痛，肌肉强烈痉挛而不能接受检查时，可在腓神经阻滞麻醉下进行。在前后方向的加压 X 线片上，若胫距关节外侧分离 5°以上，为前距腓韧带完全断裂，如分离在 10°以上，则合并跟腓韧带断裂。前抽屉试验时侧位片上若前移距离大于 5mm 考虑前距腓韧带损伤。

（2）踝关节造影：局麻下从踝关节的前内侧注入碘油造影剂 10ml，然后拍摄关节的前后位，侧位 2 个位置的 X 线片，根据需要也可增拍其他方向的 X 线片，一般若有关节囊韧带断裂时，可见造影剂向外侧漏出。

（3）其他检查：MRI 检查对于踝关节韧带损伤的诊断具有非常重要的意义，当以上检查不能确诊时应行此检查；超声检查近来也用于踝关节急性韧带损伤，优势在于花费低，方便，劣势在于主观性较强。

2. 陈旧性损伤　多因首次外侧副韧带断裂时，未获得适当的治疗，使撕脱的韧带、关节囊未能很好愈合。平时患者感觉踝关节在一般的工作强度下酸胀不适，阴雨天及受惊后加重，走路时感到踝关节不稳，经常发生足突然内翻扭伤，可造成踝关节反复的复发性脱位。走路时患者常需小心翼翼地注视着地面，寻找平整地面行走，因而严重影响患者的正常活动。由于反复发作，日久可引起创伤性关节炎。此种损伤，如行常规的临床检查与 X 线片检查，往往不能发现有明显异常。但一手握患足，另一手握住小腿，将踝部内翻、前足内收，可明显觉察到距骨向内侧倾斜。在外踝前方并可见到一明显的沟状凹陷。行踝关节应力 X 线检查，显示距骨倾斜度超过 10°，但踝关节造影阴性。

3. 分级与分度　外侧副韧带损伤按照解剖学分类可分为 3 级：Ⅰ级，距腓前韧带拉长，同时伴有韧带纤维的撕裂，韧带没有真正断裂，临床表现可有外踝部中度肿胀，踝关节外侧可有或者无瘀斑，距腓前韧带处有压痛点，踝关节活动不受限或中度受限，完全负重困难，无关节松弛。Ⅱ级，距腓前韧带完全断裂合并跟腓韧带部分撕裂，临床表现为局部肿胀伴活动受限，皮下瘀斑、出血，外踝前外侧压痛，可有中度关节松弛。Ⅲ级，距腓前韧带和跟腓韧带完全撕裂，同时伴有关节囊和距腓后韧带撕裂，临床表现有踝关节前外侧和足跟部弥漫性肿胀，皮下瘀斑、出血，压痛超过关节囊的前外侧，跟腓韧带及距腓前韧带处均有压痛。

Hintermann 等将踝关节外侧韧带损伤分为 3 度：Ⅰ度，跟腓韧带断裂，距骨旋转 15°；Ⅱ度，跟腓韧带、踝关节囊前外侧部及距腓前韧带断裂，距骨旋转 15°～30°；Ⅲ度，跟腓、距腓前和距腓后 3 条韧带均断裂，但其中距腓后韧带断裂不完全，距骨旋转 30°～45°。对于踝关节外侧副韧带Ⅱ～Ⅲ度损伤，手术治疗是最有效的方法。

（三）治疗

1. 扭伤的治疗

（1）轻度韧带扭伤：可用消肿止痛、活血化淤中药如活血止痛散、七厘散、治伤散、红花油、骨友灵等外用，疼痛显著者，可口服非留类消炎镇痛类药物。踝关节用绷带缠绕制动 2～3 周，并鼓励患者早期进行踝关节锻炼。

（2）部分韧带断裂者：除可应用上诉药物治疗外，应行局部固定治疗。方法为在用胶布条固定后，其外面再用普通绷带包扎固定 3 周，固定期间可扶拐负重行走。胶布条固定的方法为：先将小腿足部洗净涂安息香酊，用绷带套住第 4、5 足趾，让患者在足背屈外翻位上自行牵引患足。然后取 4～6 条已备好的宽 3cm 和足够长度的胶布固定。用 2 ~ 3 条自伤肢小腿内侧下 1/3 开始绕过足底，一直贴至小腿外侧中上 1/3 交界处。再用 2 ~ 3 条自足背内侧向后，绕过足跟后方达足背外侧，注意各胶布条需要重叠 1/2（图 25-3-1）。

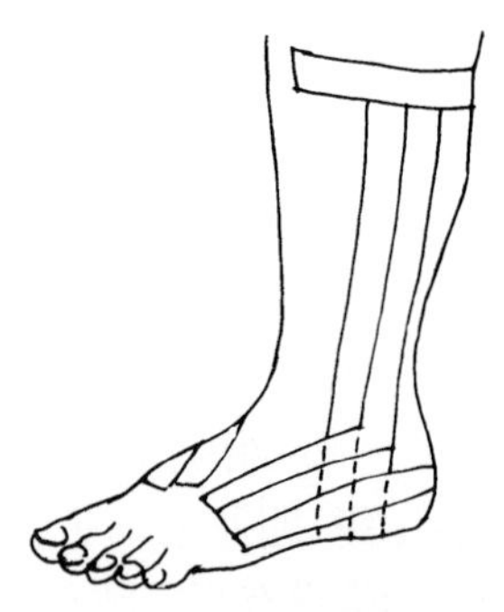

图 25-3-1 踝关节韧带扭伤的胶布条固定法

2. 完全断裂的治疗 临床医生应特别重视完全断裂的早期治疗。否则，将遗留踝关节不稳、易于反复踝关节扭伤的后遗症。

（1）外侧副韧带完全断裂常伴有距骨暂时脱位或伴有外踝撕脱骨折。可采用 U 形石膏将踝关节固定于轻度外翻位 4 ~6 周后去除固定，进行踝关节功能锻炼。为防止再损伤，去除石膏后将鞋底外半侧垫高 0.5cm 行走 3 个月。

（2）比较严重者或开放性损伤者，必须手术修补韧带。开放性损伤在清创时即可缝合修补韧带。闭合性者可自外踝末端开始向前下方至骰骨粗隆方向作 5cm 长皮肤切口，切开皮肤后，锐性深入切口即可显露断裂的韧带；只缝合前距腓韧带。术后用石膏固定足于轻度外翻位 4 周，以后用弹性绷带固定，并开始踝关节功能锻炼。待踝关节功能充分恢复后，方可允许患者站立，负重行走。

（3）陈旧性损伤的治疗：可先行保守治疗，如应用传统的手法按摩治疗，活血化淤的中草药川芎、莪术、伸筋草、泽兰、松节、木香、王不留行或局部封闭及穿高帮鞋、垫高鞋底外侧半 0.5cm，并加宽鞋后跟，再配合腓骨肌的锻炼等综合治疗。但对反复发生踝关节扭伤或习惯性踝关节脱位而存在外侧副韧带过度松弛，踝关节很不稳定、严重影响行走功能者，为改善走路功能，防治踝关节骨性关节炎的发生，可用腓骨短肌腱行外侧副韧带重建术。

术式有很多，尽管手术繁多，但总结起来不外乎以下几类：①解剖重建，即踝关节外侧韧带的解剖重建，常见的手术方式有 Brostrom 手术及改良术式等；②非解剖重建，即利用自身腓骨肌腱等重建外侧韧带，常用的手术方式有 Evans，Watson-Jones，Chrisman-Snook，Lee 及它们的改良术式等；③利用自体或异体移植物重建，如利用腘绳肌腱、碳纤维素等重建；④几种手术的综合应用。如 Brostrom-Evans-Gould 术等。

现简要介绍以下三种（图 25-3-2）：①Evans 手术：皮肤切口自腓骨下 1/3 起沿腓骨后缘向下至外踝末端弯向前方 2cm 处。切开皮肤及深筋膜游离近侧皮瓣，显露出腓骨长短肌腱，外踝及距骨颈部。将腓骨短肌腱于腱腹交界处切断，腓骨长肌缝合在一起，使主动外翻力量不至于受影响。切断肌腱一直游离至外踝，如腓骨肌上支持带断裂或松弛，则用 Evans 法修补。即于外踝末端在腓骨由前内向后上方钻一孔道，把肌腱从此孔道引出并固定于腓骨骨膜上。若腓骨肌上支持带完好，能使肌腱保持在腓骨后方的位置上不变，则腓骨短肌游离到此为止，并保留腓骨肌上支持带，可行其他两种方法修补。②Watson-Jones 手术：用钻头在外踝部自后向前钻一水平孔道，其出口恰位于外侧韧带前束附着处。再在胫骨嵴外缘靠近关节面处另钻一垂直孔道，直达距骨头的顶部。最后在外踝前下方与第二孔道出口相平处向腓骨肌上支持带附着处的后方斜行钻一孔道。将肌腱穿过所钻的三个孔道拉紧后把末端缝合于此处的腓骨短肌腱上。③改良术式：则不钻第

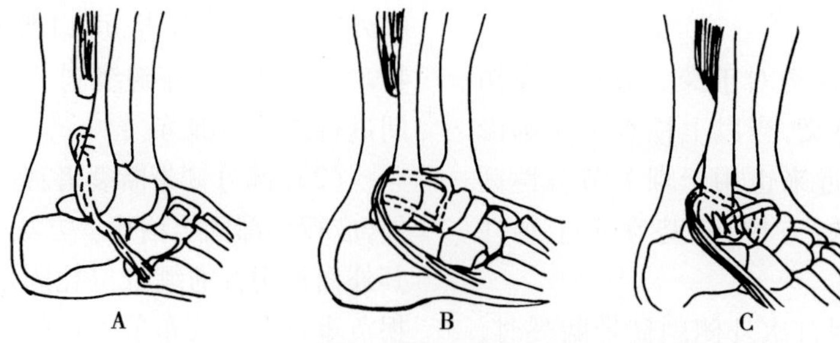

图 25-3-2 用腓骨短肌腱重建踝关节外侧韧带

A. Evans 术式；B. Watson-Jones 术式；C. 改良 Watson-Jones 术式

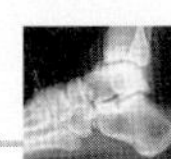

三个孔道而把肌腱的游离端缝合于外侧副韧带中束，在外踝尖部正常附着处的骨膜上，术后用短腿石膏管型固定踝关节于功能位 8 周，然后去石膏进行功能锻炼，并逐渐负重。

二、踝关节内侧副韧带损伤

（一）损伤机制

三角韧带作为一个整体，尤其是胫跟韧带的主要功能是阻止足外展，深层还有对抗外旋和外移的作用。切断外侧副韧带后，三角韧带维持前后稳定性的作用。三角韧带多发生于过度旋前-外翻、内旋、跖屈和背伸时。由于三角韧带很坚强，往往需要很强大暴力才能使其损伤。与踝关节外侧副韧带损伤相比，内侧副韧带即三角韧带损伤极为少见，损伤的机制为踝关节突然强制外翻，如从高处跳下，脚踏在不平的地面上突然外翻所致。此时足外翻外旋，距骨体向后移位，造成三角韧带的扭伤甚至撕裂。但此种外力损伤，大都发生内踝骨折。个别患者的踝三角韧带损伤为直接暴力和刀斧切割伤所致，在踝三角韧带损伤的病例中，单纯韧带扭伤极少见，一般合并下距腓韧带撕脱，造成胫骨与腓骨下端分离使踝穴扩大松弛，距骨向外侧移位，此种病理变化如不纠正，日久将引起创伤性关节炎。

（二）临床表现与诊断

伤后踝关节前方及内踝周围肿胀、疼痛，皮下淤血，行走困难，检查时，内侧副韧带与下胫腓韧带处有压痛，足外翻时疼痛加剧。与外侧副韧带相比，踝关节的屈伸活动影响较小。如为单纯扭伤，踝关节外翻下，行前后位 X 线片显示胫距关节正常；而内侧副韧带断裂可合并下胫腓韧带撕脱时，距骨可向外侧倾斜，并与内踝的间隙增宽。踝关节造影检查，后者可见造影剂从内侧漏出，或漏向内上方。在陈旧损伤的病例，造影时可显示内侧副韧带断端嵌入内侧关节间隙的征象。

美国医学协会将三角韧带损伤分为三型。Ⅰ型：韧带近端撕裂或撕脱；Ⅱ型：韧带体部撕裂；Ⅲ型：韧带远端撕裂。Ⅲ型最常见。

（三）治疗

1. 扭伤保守治疗　原则同踝外侧副韧带扭伤，所不同之处是在固定时将足置于轻度内翻位。

2. 内侧副韧带断裂与下胫腓韧带撕脱的治疗应先手法复位，助手一手握前足，另一手握足跟部轻内翻位牵引患足，术者用双手举根部置内外踝处对向挤压纠正分离。然后用“U”型石膏或小夹板固定足于轻度内翻位。如用石膏固定，在塑形时注意用双手掌根部对向挤压内外踝部。固定 4～6 周去固定进行踝关节功能锻炼，并逐渐负重。对损伤严重或手法复位不能控制下胫腓分离，或陈旧性损伤有下胫腓韧带松弛者，应行手术切开复位，下胫腓联合用螺钉固定，三角韧带若无法直接缝合，可用带线锚钉缝合。术后 2 周内石膏固定，3 周后开始穿行走靴部分负重，6 个月后可在护踝保护下进行体育活动。

三、胫后肌腱急性损伤

（一）病因病理

胫后肌腱损伤可分为正常肌腱的急性腱鞘炎、外伤性断裂和脱位以及各种肌腱机器附属结构病变所致的慢性损伤。本节只介绍胫后肌腱的急性损伤。慢性损伤见“成人获得性平足症”一节。

胫后肌腱急性腱鞘炎多发生于突然增加运动、不适当的体育训练和外力的直接打击。Teitz 报道：通过对 974 位径赛运动员的调查发现，胫后肌腱急性腱鞘炎发生率为 6%。

急性外伤性断裂并不常见，一般发生于赤足行走的儿童，由于胫后肌腱在踝管内与内踝直接毗邻，内踝骨折时，有可能引起肌腱的损伤，也可发生胫后肌腱在舟骨附着部撕脱骨折。畸形自发性断裂极为少见，胫后肌腱的断裂多见于慢性损伤。

外伤性胫后肌腱脱位更少见，一般均为个别的病例报道。脱位发生的机制为患者后足内翻，下肢外旋，足背伸时，胫后肌腱突然猛烈收缩而致。在以往的病例报道中，大多数发现胫后肌腱滑车较正常浅，因而增加了胫后肌腱收缩时的不稳定。在特定的体位时，胫后肌腱的猛烈收缩，给屈肌支持带带来了强大的牵拉力，造成屈肌支持带的撕裂，胫后肌腱向前脱出。

（二）临床表现

急性损伤的患者大多有外伤史，伤后出现内踝后或下方的疼痛，活动时疼痛加重，局部可有肿胀。容易和内踝韧带的损伤混淆。检查可见内踝下后方的肿胀，肌腱走行区的压痛。抗阻力患足内翻检查，患者可引发疼痛，或胫后肌腱肌力减弱。让患者单足抬起足跟（提踵试验）患者可出现内踝部的疼痛、提踵无力，严重者甚至不能抬起患侧足跟。在急性外伤性肌腱断裂的患者，有时可在内踝下方触及肌腱缺损。

外伤性胫后肌腱脱位的患者，内踝部可有嵌顿感，皮下可触及由后上向前下的硬索样物，肌腱复位后，患者行走无异样。检查时，让患足抗阻力内翻、背伸时，胫后肌腱可从内踝后方向前脱出于皮下。患足跖屈时，肌腱可自动回纳或手推回纳。X线片可发现有无合并的踝关节骨折和舟骨结节撕脱骨折。MRI可明确肌腱炎和完全断裂的诊断。

(三) 治疗

对于急性腱鞘炎多采用非手术治疗。轻者只需降低运动强度。重者，可能需要停止训练和制动、理疗、非甾体消炎止痛药物。

对于外伤性急性断裂，可以直接缝合肌腱。对于肌腱已有陈旧病变或慢性肌腱炎的患者，应切除病变的肌腱，不能直接缝合时，可用屈趾长肌腱或屈踇长肌腱加强缝合或替代。如果肌腱从止点的撕脱<2cm，可以直接前移重新固定于舟骨结节处。舟骨结节的撕脱骨折，如无移位或移位<5cm，可使用石膏或支具固定。较大移位需要切开复位内固定。

外伤性胫后肌腱脱位非手术治疗不能到达满意疗效。需要手术治疗，修补撕裂的屈肌支持带。屈肌支持带破损严重或陈旧病例已有瘢痕组织增生而不能直接修复时，可用周围骨膜修补。如果肌腱滑车较浅，可在内踝尖上2.5cm处做一滑行骨瓣，向后滑行0.5cm，挡于肌腱内侧，用一螺钉固定骨瓣(图25-3-3)，再于骨瓣外侧修复屈肌支持带。

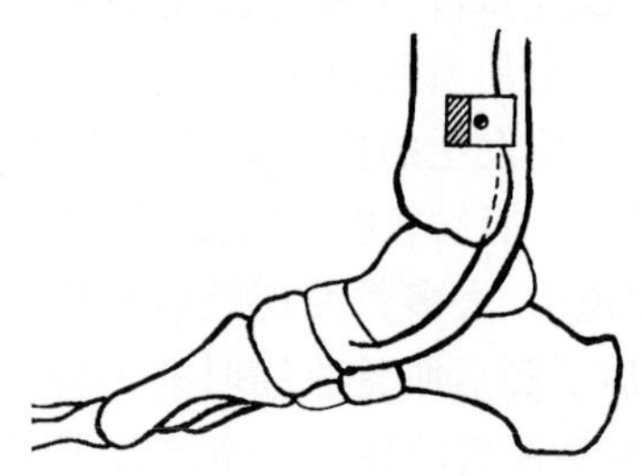

图25-3-3 外伤性胫后肌腱脱位骨瓣阻挡术

四、胫后肌腱慢性损伤

(一) 病因病理

导致胫后肌腱有效滑动幅度减弱的任何病理状况，都可以导致典型的畸形—不对称性扁平足。此畸形表现为后足外翻、中足在中跗关节处外展、前足在中跗关节处旋前。这些描述最适用于足负重位，每种畸形的严重程度与胫后肌腱功能丧失的程度、足内侧纵弓骨性塌陷的部位和程度、功能不全的病程、畸形的僵硬程度以及胫后肌腱功能障碍发生前足弓的形状等有关。足内侧纵弓的消失可以发生在距舟关节、舟楔关节或者跖楔关节，亦可在上述关节多处发生。即使有明显的不对称性扁平足的临床表现，负重位X线侧位片也可能没有足弓的塌陷，甚至与对侧无症状足X线表现一样。

认识后足与前足在长期胫后肌腱功能不全下发生的继发变化非常重要。因为后足外翻伴中足旋前，是内侧足弓支持性韧带变化的结果。尤其是弹簧韧带，它在逐渐失去距骨头的支持后出现了伸展与延长。随着内侧足弓增加的压力与应力，支持舟楔与第一跖楔关节的韧带也出现伸长。在更为严重的病例中，三角韧带，尤其是三角韧带浅层的前侧或胫舟韧带，会出现伸长，成为踝关节内侧重要的不稳定结构。Deland等发现在该疾病中最常见的韧带异常是弹簧韧带，但是同样也发生在内侧三角韧带浅层的前束，跖侧跖骨韧带和舟楔韧带。因此，慢性扁平足与胫后肌腱功能不全者应当在站立时行前后位踝关节影像学检查以发现是否外翻与不稳定。

(二) 临床表现与分类

1. 临床表现 患者可有以下主诉：少量活动即感足和踝部疲劳，行走时患足支撑无力。由于足部“平铺(rolling out)”而致穿鞋受限。但最主要的主诉通常是疼痛—初起时在内侧，但随着长时间的旋前，距骨外侧突的前面撞击跗骨窦底部，疼痛逐渐局限于外侧，畸形可逐渐变为固定，此时的主诉通常为外侧疼痛，也许会有急性外伤伴足弓快速塌陷的病史。但通常患者并无明显的外伤史，而仅能回忆起足弓逐渐塌陷。

2. 分类 国外通用的分类系统只对制定手术方案和评价预后情况有用。Johnson和Strom最早在1989年开创的分类系统被认为适合用于胫后肌腱功能不全。

(1) Ⅰ期：疾病特点是肿胀、疼痛、炎症和胫后肌腱腱鞘内渗出。沿活动方向被动外翻足可以引起刺激。查体中可能发现中度的无力，但是与对侧足比较此时没有足部的畸形。患者可以在双侧提踵试验时后足可内翻，也可以完成单侧提踵。

(2) Ⅱ期：疾病特点是胫后肌腱失去功能，不能够完成单侧提踵试验。患者试图用胫前肌代偿以辅助内翻后足。在Ⅱ期时后足依然松弛。后足位于中立位时，前足也可放置于中立位。一般，会有轻度的外侧或跗骨窦挤压性疼痛。

(3) Ⅲ期：胫后肌腱失去功能，出现后足固定

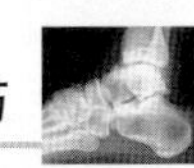

性的外翻、外展畸形。影像学可以见到退变性改变。严重的跗骨窦疼痛出现。

（4）Ⅳ期：病变由 Myerson 等人描述过，在Ⅲ期的基础上出现了踝关节外翻。

（三）诊断

根据病因和功能障碍的病程，患者可以表现出不同的症状。如果病因是反复发作的腱鞘炎，主要表现为内踝和后足疼痛。如果腱鞘炎未得到控制，肌腱的滑动能力就可能丧失，这既可能是由于屈肌支持带的机械阻挡，妨碍了发炎、水肿的肌腱和腱鞘在滑车系统内移动所致；也可能是因疼痛而导致肌肉—肌腱单位不能主动收缩所致。换句话说，由于收缩会造成疼痛，患者不敢使用该肌肉一肌腱，久之则成自然。但是如将患足置于马蹄内翻位并让患者保持该位置，只要片刻就能在内踝处扪及该肌腱。通常，只要肌腱的连续性仍存在，因腱鞘炎所致的畸形就不会太严重。

许多学者提出了各种各样的胫后肌功能不全的物理检查方法，但最近 Mann、Specht 和 Johnson 强调，胫后肌肌腱功能不全症状较轻的患者可表现为足趾站立时足跟内翻困难，实际上患侧足趾站立时根本不可能内翻。因此，除了要检查足负重位特征性的姿势外，还应让患者以足趾站立，检查时让患者手扶检查者或检查床以保持平衡，但不要支撑。一些柔软性畸形的患者在以足趾站立时，能一下子将后足、中足锁定，这样，即便是肌腱完全断裂的患者，也能内翻足跟。但是，仔细检查还会发现，患足是借助检查者或检查床短暂的支撑而“跳跃”到此位置的，该动作的动力来源是小腿三头肌。对于绝大多数肌腱连续性完全中断的患者，如不靠外部支撑，则根本不能单用患足完成足跟逐渐踮起并在最后阶段使足跟内翻的动作。仅极少数患者能做此动作，这类患者通常是瘦小结实且经常运动的中年妇女。

在本病的早期，常伴有小腿三头肌的挛缩，晚期出现后足塌陷及外翻。Silverskiöld 试验被用于检查和区别小腿三头肌的紧张与挛缩（图 25-3-4）。非手术治疗或手术治疗小腿三头肌挛缩对成功治疗胫后肌腱功能不全非常关键。

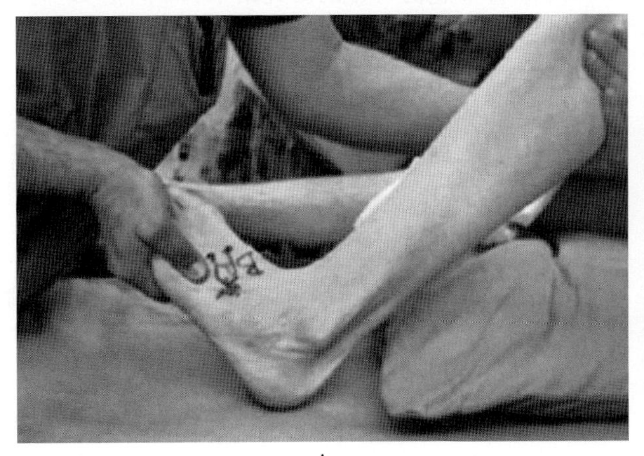

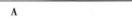

A

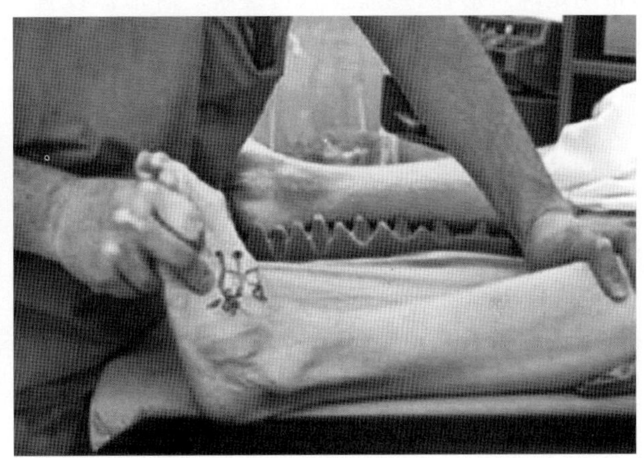

B

图 25-3-4　Silverskiöld 试验被用于检查和区别小腿三头肌的紧张与挛缩

A. 屈膝背伸踝关节；B. 伸直膝关节背伸踝关节

磁共振检查（MRI）已成为评价胫后肌腱功能不全的有效工具。用于肌腱或腱鞘肿痛的患者，可协助鉴别肌腱内退变、肌腱撕裂、或是单纯性肌腱周围炎造成腱鞘积液而无变性。MRI 可协助作出诊断，T_2加权脂肪抑制像有利于显示肌腱周围积液和肌腱内囊性变（图 25-3-5）。T_1加权像有助于显示肌腱的轮廓，确定有无肌腱断裂。

（四）治疗

1. Ⅰ期病变（腱鞘炎）　腱鞘炎经过休息、非甾体炎抗炎药和短腿行走石膏固定。偶尔，将激素注射到靠近屈肌支持带腱鞘内，石膏固定 4～6 周。激素注射与肌腱断裂的关系在之前已讲过。在肌腱滑膜急性炎症过去之后，下肢的理疗通常是有效的。较成功的小腿与下肢康复计划主要是等长收缩力量锻炼和小腿三头肌拉伸为主的小腿综合康复锻炼。为避免Ⅰ期病变复发，可以用跟骨内侧楔形支具和前足内侧垫以保持后足中立位，减少胫后肌与肌腱的力量。如果非手术治疗失败，可以行腱鞘切除术。

2. Ⅱ期病变　Ⅱ期病变的后足是柔韧性的，可以被动纠正。它包括非常多的临床症状，体格检查

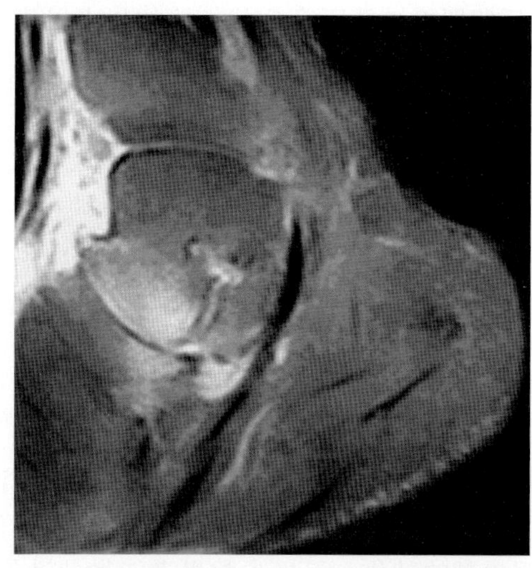

图 25-3-5　MRI 胫后肌腱水肿

和影像学检查也有很多临床表现。Bluman 等重新定义了分类系统,将Ⅱa 期与Ⅱb 期分开。两个亚组最大的区别是中足通过距舟关节外展的角度,Ⅱb 期更加的严重。Ⅱ期病变非手术治疗常能获成功,多数患者穿戴有内后侧支持和双侧直立支撑的 T 形带的足踝矫形器,疼痛症状可缓解。矫形器设置为可跖屈 20°~30°,踝关节背伸 10°。许多男性患者接受穿戴矫形器而无需手术干预,但女性患者出于美观的原因常拒绝使用支具。在这些患者,尤其是足部畸形不重者,带活动轴的聚乙烯足踝支具更可取,虽然其舒适性稍差,但重量轻,能用于各类鞋子,外观更易接受。疗效显著的患者,常在穿戴支具 9~12 个月后借助合适鞋垫能适应各种常规鞋子,长期无痛。在我们的研究机构,Lin 等发现 7 年随访经过双立柱的踝足矫形器矫正(平均穿戴 15 个月)的患者 70% 不需要穿戴并且不需要手术;61% 的患者对结果满意,33% 的患者对症状轻度残余感到满意。

完成了结构化理疗的患者同样可能避免手术。Alvarez 等报道对 10 例患者超过 4 个月的中期随访结果显示,83% 的患者有一个成功的主观感受和功能恢复结果;89% 的患者对他们的治疗结果满意。康复计划包括短的,连接关节的踝足矫形器或者足矫形器,高重复的运动,积极的跖屈活动,和积极的家庭训练计划包括腓肠肌比目鱼肌肌腱拉伸。

对于不能接受治疗或非手术治疗失败的患者,具有手术重建适应证。单纯趾长屈肌肌腱转位至舟骨,或补充胫后肌肌腱残端边边缝合加强的手术方法,在早期广为采用,但有文献报道,此手术方法如不同时行矫正扁平足畸形的手术,其疗效会逐渐丧失,因而现已少用。除重建肌腱部分的病变外,还需要考虑矫正扁平足畸形。通过距下关节前中关节面之间行跟骨截骨,或通过跟骰关节撑开融合,达到跟骨外柱延长,并通过截骨使跟骨结节内移矫正跟骨外翻。具体手术治疗的原则与手术操作见第十四章第三节内容。

3. Ⅲ期及以上病变的患者　后足畸形已僵硬、固定,伴有一定程度的骨关节炎病变,三关节复合体有退行性变;非手术治疗,即双侧竖直支撑式踝矫形器治疗失败后,即需要行手术融合。治疗此类畸形的融合方式有多种,包括单纯距舟融合、距舟联合跟骰融合、三关节融合以及单纯距下关节融合,通常治疗此病首选三关节融合术。然而,Harper 发现在活动量小的老年人,单纯距舟融合可以明显矫正畸形,疼痛缓解满意。他总结了 29 例行此类手术的患者,平均随访 26 个月,29 例患者中有 25 例(86%)满意,症状消失或轻度残余,获得了优或良的结果。单纯距下关节融合矫正此畸形也有疗效。Kitaoka 和 Patzer 报告了随访 3 年的研究结果,21 例中 16 例患者结果优良;然而,11 人术后仍有疼痛。具体手术治疗的原则与手术操作见第十四章第三节内容。

五、腓骨肌腱损伤

(一) 腓骨肌腱纵行断裂

1. 病因与病理　腓骨肌腱纵行断裂常见于腓骨短肌腱,断裂的部位多位于腓骨外踝窝,一般断裂的长度为 1~3cm。引起断裂的原因有:①急性创伤或慢性退变使腓骨肌腱上支持带损伤、松弛,失去了对肌腱的控制稳定作用,或腓骨外踝窝较浅等因素使腓骨肌腱产生半脱位,腓骨短肌受到后面的长肌腱的挤压,肌腱磨损于外裸后外侧缘,最后发生断裂;②跟骨骨折后,跟骨外侧壁隆起增宽,跟腓间隙变小,腓骨肌腱受到卡压,引起肌腱磨损、退变,导致断裂。

Sobel 等通过实验室研究把腓骨短肌腱纵性断裂分为 4 期:1 期:腓骨短肌腱变扁平;2 期:腓骨肌腱部分厚度断裂,断裂长度小于 1cm;3 期:腓骨肌腱全层断裂,断裂长度在 1~2cm;4 期:腓骨肌腱全层断裂,断裂长度大于 2cm。

2. 临床表现　患者在急性外伤后,或无外伤史,出现外踝部疼痛、肿胀。行走与不平的路面时,可感到局部有弹响。查体可见外踝后外侧肿胀,腓

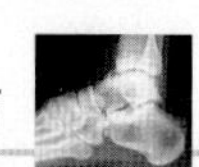

骨尖的近端有压痛。患者主动旋转踝关节时可有弹响出现。Sobel 提出腓骨肌腱鞘管加压试验来协助诊断。具体做法如下：患者坐位，膝关节屈曲 90°，让患者抗阻力做足的背伸外翻动作，如果有肌腱的撕裂，检查者可在外踝后外侧感觉到肌腱弹响或半脱位。可用局部麻醉药注射于腓骨腱鞘中，如果疼痛减轻，说明该部位腓骨肌腱可能有病变。X 线检查常无诊断意义，但可帮助除外有无合并骨折。MRI 可较清楚地发现肌腱病变情况。

3. 治疗原则　可先使用非手术治疗，如休息、制动、非甾体消炎止痛药、理疗等。Brodsky 和 Krause 使用非手术方法治疗 24 例患者，平均治疗 8 个月，20 例（83%）失败。非手术治疗失败后，应采取手术治疗。切除退变纤维化和碎裂的肌腱组织，小的断裂可直接缝合。断裂较大，残存肌腱不足原来的 1/3 时，可将腓骨短肌腱两断端缝合于腓骨长肌腱上。

（二）腓骨肌腱横断

1. 病因与病理　腓骨肌腱横断的原因有：①肌腱本身有病变如退变、炎症等，使肌腱的强度减低，在外力作用下发生断裂；②直接外力作用于外踝引起肌腱断裂或腓骨肌籽骨骨折；③足在旋后位时突然内翻，腓骨肌腱受到暴力牵拉而断裂。腓骨肌腱横断多发生与腓骨长肌腱，短肌腱断裂较少见多在急性外伤后发生。

2. 临床表现　伤后外踝部疼痛肿胀，足主动外翻受限，检查可在外踝后方到第 5 跖骨之间有压痛。X 线检查：如腓骨长肌腱断裂于腓骨肌籽骨的远端或近端，可有籽骨位置的变化。有时可见腓骨肌籽骨骨折。

3. 治疗　由于腓骨肌腱横断少见，治疗的选择多来自于医生自己的经验，缺乏系统的研究。Thompson、Patterson 和 Evans 报道 4 例手术治疗病例，切除炎性组织后，将腓骨长肌腱远端固定于短肌腱上，石膏固定 4～6 周后开始功能锻炼，取得良好效果。Bianchi 报道 3 例使用石膏固定 6 周治疗结果，2 例满意，1 例仍有疼痛，无力。

（三）腓骨肌腱脱位与半脱位

1. 病因与病理　腓骨外踝窝、纤维软骨缘和腓骨上支持带是稳定腓骨肌腱的基本结构。其中又以腓骨肌上支持带最为重要。当踝关节受到突然强力背伸和内翻暴力时，可引起腓骨肌的猛然收缩，导致腓骨肌上支持带的损伤。但腓骨肌支持带的完全断裂很少见，一般为部分撕裂或整个支持带连同相连骨膜从外踝上撕脱，使支持带松弛失去对腓骨肌腱的控制，最后发生腓骨肌腱的脱位，半脱位。其他一些医生也发现在足的其他位置如踝背伸足外翻、踝跖屈足内翻或外翻，极度的踝关节跖屈，足外旋等，也有直接暴力引起腓骨肌腱脱位的报道。但另一些患者也可无明显外伤史。腓骨外踝窝较浅和腓骨上支持带缺如或松弛是引起腓骨肌间脱位的潜在因素，踝关节反复扭伤，腓骨短肌肌腹进入腱鞘管使其内容增加，第三腓骨肌的出现都是引起腓骨肌上支持带松弛的原因。Larsen 和 Stover 报道在神经肌肉疾病如小儿麻痹等也可伴有腓骨肌腱脱位。Kojima 等报道 3% 的新生儿有先天性腓骨肌腱脱位，虽然没有治疗，这些孩子在以后的发育中都自行得到矫正。但仍有可能在他们将来的生活中有较高的可能发生脱位。

Ecket 和 Davis 根据 73 例手术患者的术中观察发现并无支持带的撕裂，他们将患者分为 3 型（图 25-3-6）：Ⅰ型占 51%，支持带和骨膜仍保持联系，骨膜从外踝上撕脱，腓骨肌腱滑向前方使骨膜和外踝分离。Ⅱ型占 33%，为纤维软骨连同支持带一起和外踝分离。Ⅲ型占 16%，为纤维软骨连同部分外踝骨质和支持带一起与外踝分离。Oden1987 年分析了 100 例手术病例后发现除了上述 3 型外，还有少见的第 4 型，支持带在接近跟骨部分撕裂。

2. 临床表现　急性脱位时，患者有明确的外伤史，受伤时常可以听到局部的声响，受伤后患者难以再继续行走。外踝后外侧可见明显肿胀，局部有压痛。如伴有骨折可在局部触及到骨擦音，让患者抗阻力背伸外翻踝关节，局部出现疼痛，或腓骨肌腱出现脱位，但由于肿胀疼痛，肌腱脱位不易出现或被看到。在慢性腓骨肌腱脱位半脱位时，患者常表现为踝关节无力，不稳定，活动时弹响疼痛。患者抗阻力背伸外翻踝关节腓骨肌腱出现脱位，腓骨肌腱部位可触及捻轧音。如果有外侧明显不稳定，可能伴有踝关节外侧韧带损伤。

X 线检查：可发现外踝外侧撕脱骨折，踝穴位可减少外踝与骨折的重叠，更易发现骨折。CT：可显示腓骨外侧窝的解剖形态及腓骨肌腱的位置。MRI：能更清楚地显示软组织损伤情况，如支持带撕裂和腓骨肌腱半脱位。

3. 治疗

（1）急性损伤：非手术治疗：由于在既往病例报道中，使用的方法各异，如固定方法、踝的位置、固定时间，是否负重的不同，治疗结果也不尽相同。

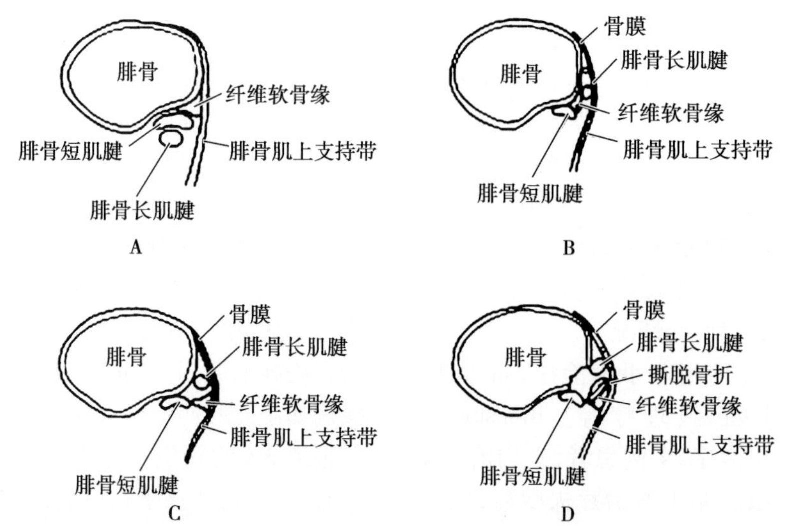

图 25-3-6　Ecket 和 Davis 腓骨肌腱脱位分型
A. 正常结构；B. Ⅰ型；C. Ⅱ型；D. Ⅲ型

Stover 和 Bryan 采用非负重小腿石膏固定踝关节在轻度跖屈位 5～6 周，治疗 5 例患者，无 1 例脱位复发。其他 9 例患者用绷带固定踝关节中立位，6 例复发。Ecket 和 Davis 用石膏固定 4 例患者，用绷带固定 3 例患者，7 例中 4 例再脱位，6 例遗留持续性疼痛，只有 1 例踝关节稳定无痛。Escalas 等报道 38 例患者用压力绷带固定，其中 28 例症状无改善。

选择手术治疗的原因：①非手术治疗失败率较高；②急性损伤者年轻人居多，需要迅速恢复正常工作；③手术治疗有较好的效果。很多医生认为对急性损伤应手术治疗。Ecket 和 Davis 将支持带和骨膜通过打孔直接缝合于外踝上，术后用小腿石膏固定踝关节轻度跖屈外翻位 6 周。治疗 73 例患者，70 例获得满意疗效。

（2）慢性损伤：慢性损伤常伴有腓骨短肌腱的磨损和纵行撕裂，非手术治疗不能达到理想的效果，而取手术治疗是较为一致的意见。手术方法可分为以下 5 类：

1）腓骨支持带解剖修复：如不合并其他病理改变，可将支持带和骨膜直接缝合于外踝骨质上。

2）腓骨支持带结构的重建和加强：使用跟腱、跖肌腱、腓骨短肌腱等肌腱的一部分加强固定腓骨支持带。如跟腱瓣修补术，跟腱外侧缘切取宽 0.5cm，长 6cm 条索，穿过外踝骨孔后返折、缝合固定重建腓骨带（图 25-3-7）。

3）腓骨外踝窝加深术：如 Thompson 外踝沟加深术，在外踝后外侧连同骨膜及其下皮质骨做一长 3cm，宽 1cm 骨瓣，保持骨瓣后内侧合页，将骨瓣向

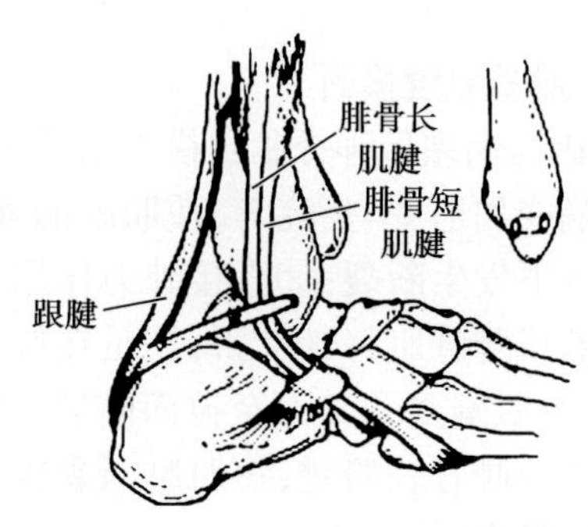

图 25-3-7　Jones 腓骨瓣修补术

后翻开，刮除骨瓣下的松质骨，使其加深 4～6mm，将骨瓣翻回来并叩实在松质骨中。

4）骨挡手术：距外踝尖部近侧 2cm 处，切取 2cm×1cm×1cm 骨块，骨块占外踝外侧面 3/4，完全切下后骨块向后移位 0.5cm，用一枚螺钉固定骨块（DuVries 法，图 25-3-8B）。另一种方法是在外踝矢状面做截骨。长约 5cm，厚约 1cm，截骨完成后，骨块平行后移 0.5cm 或旋转后移，再用两枚螺钉固定（Kelly，图 25-3-8A）。

5）肌腱改道移位术：有 4 种腓骨肌腱改道的手术方法。

①Platzgummer 手术，从跟腓韧带中央部切断，将腓骨长、短肌腱置于韧带内侧，再将韧带缝合（图 25-3-9）。

②Sarmiento 和 Wolf 手术，从外踝后将腓骨长、短肌腱切断，切断的肌腱远端再从跟腓韧带下向近侧穿回，并和近端直接缝合（图 25-3-10）。

③Pozo 和 Jackson 手术，在外踝尖部预先钻 1

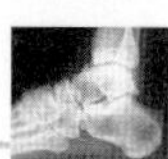

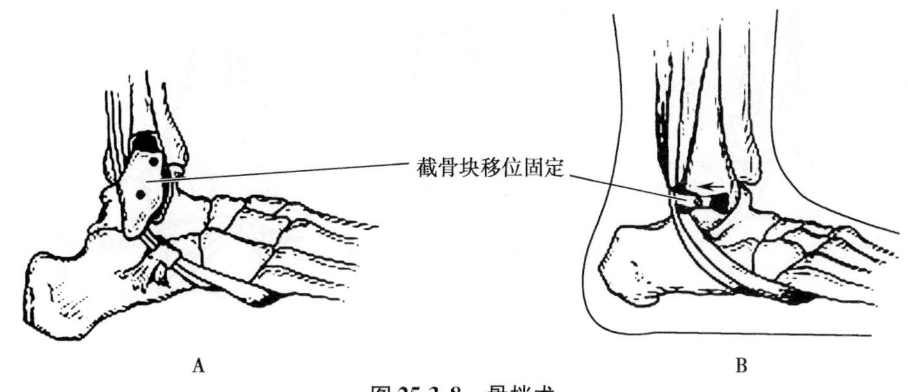

图 25-3-8　骨挡术

A. Kelly 法；B. DuVries 法

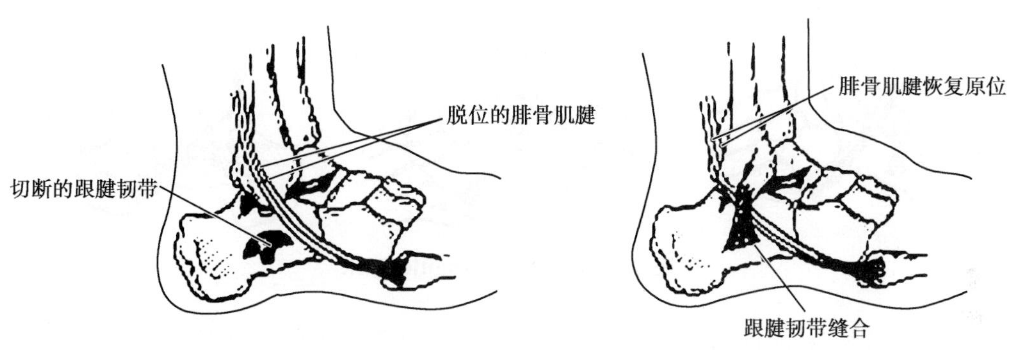

图 25-3-9　Platzgummer 手术

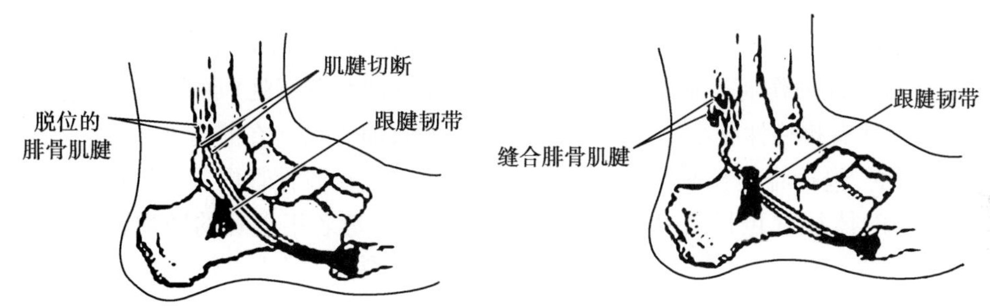

图 25-3-10　Sarmiento 和 Wolf 手术

孔，以方便最后螺钉固定。再将跟腓韧带附着部的外踝远端作截骨，连同韧带向下翻起。将腓骨长、短肌腱置于韧带内侧，用 1 枚螺钉固定外踝远端（图 25-3-11）。

④POll 和 Duijfjes 手术，将跟腓韧带跟骨附着部做一截骨，连同韧带向上翻起，将腓骨长、短肌腱置于韧带下侧，截骨块用一枚铆钉固定（图 25-3-12）。

大部分急性损伤可以使用直接缝合修复，而对慢性损伤则需根据患者的具体病理改变选择，如单纯的支持带结构损伤，可以直接缝合修复，如果直接修复不够稳定，需用其他组织加强。如果腓骨外踝窝较浅时，就需要使用加深手术。Eckert Ⅰ型损伤只需将前面的筋膜组织缝合于完整的纤维软骨缘即可。Ⅱ型损伤则需要先复位分离的纤维软骨缘，并将其及支持带固定于外踝骨质上。Ⅲ型损伤需要用克氏针固定撕脱的骨片，然后将支持带固定。非负重小腿石膏固定 3 周后改为负重石膏固定 2～3 周。

（四）腓骨肌腱炎

1. 临床表现　腱鞘炎的症状包括肿胀、压痛、摩擦音及捻发音。位置在外踝后侧两肌腱（腓骨长肌腱位于腓骨短肌腱的外侧）通过腓骨肌上支持带处。腱鞘可能增厚。肌腱滑动障碍，以至出现腓骨肌痉挛。国外学者将腓骨肌肌腱病变主要分为三型，Ⅰ型为无半脱位的腓骨肌肌腱炎，伴有或不伴有磨损性断裂。此病相对少见，多发生于中年的运动员。患者一般表现有肿胀和腓骨肌腱鞘渗出，手法

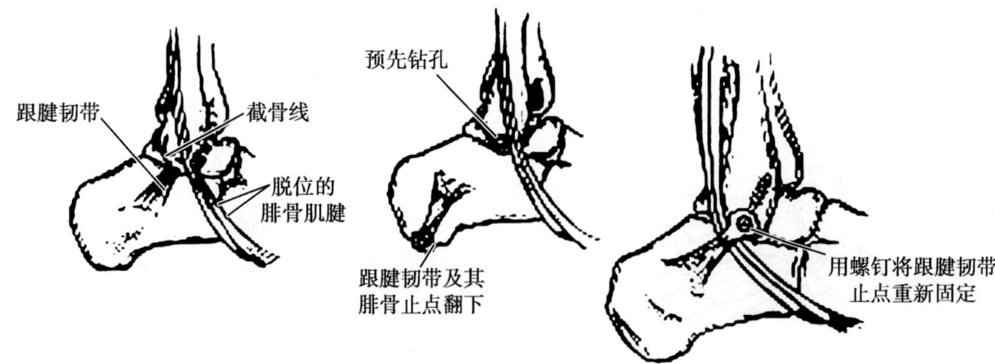

图 25-3-11　Pozo 和 Jackson 手术

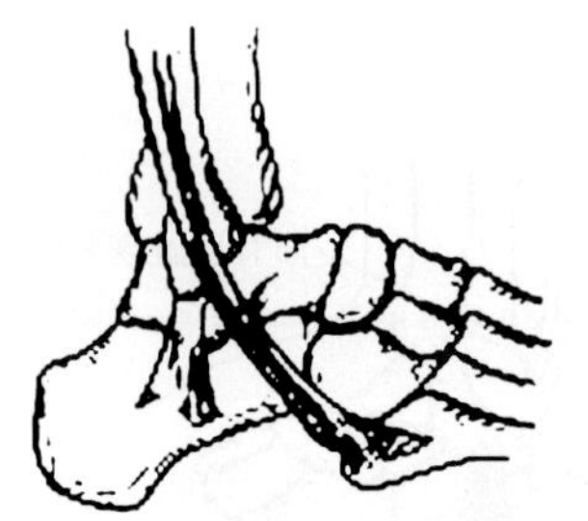
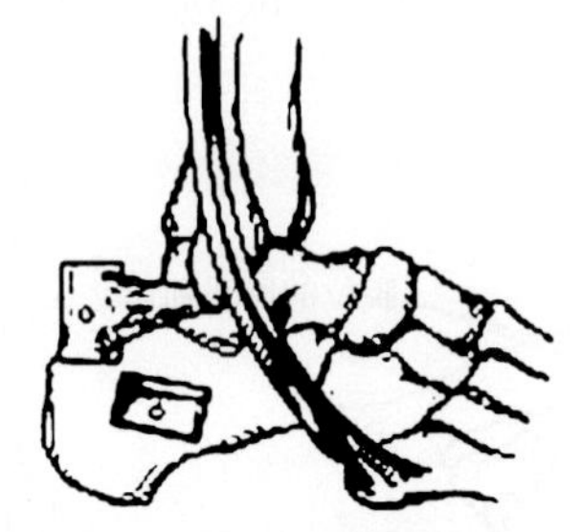
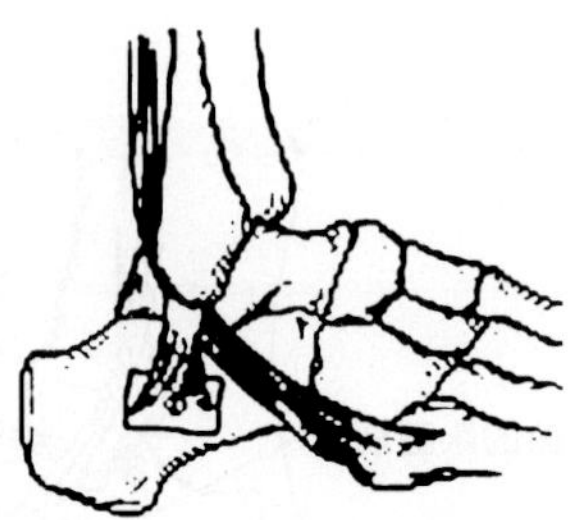

图 25-3-12　POll 和 Duijfjes 手术

检查时无不稳表现。Ⅱ型为伴有肌腱不稳定的腓骨肌肌腱炎，不稳定位于上支持带水平，可能伴有或不伴有上支持带的急性断裂及多肌腱不稳，但常伴有外踝的慢性不稳。此病常见于运动员，尤其是年轻的运动员，发生于踝部急性创伤后。Ⅲ型为腓骨长肌狭窄性腱鞘炎，可能伴有疼痛性腓小骨、腓骨肌结节增大或跟骰关节病变，包括腓骨长肌肌腱在骰骨处被完全包夹。伴随的体征常包括高弓或后足内翻，还可能伴有距下关节外翻活动受限。

Krause 和 Brodsky 将腓骨短肌腱撕裂分为了两类：Ⅰ度，撕裂 50% 或少于 50%；Ⅱ度，撕裂 50% 以上。在行腱鞘滑膜切除时，如发现有Ⅰ度撕裂，据介绍可行修复；对Ⅱ度撕裂，保留尚有部分活力的腱组织以备修复，切除病变的肌腱，肌腱的远、近端分别固定至腓骨长肌腱。

2. 诊断　腓骨肌肌腱炎的诊断主要依靠临床检查，触诊时腓骨肌腱鞘内可发现有液体，主动或被动活动距下关节时可出现摩擦音。患者取站立位，医生自后方检查非常重要，以确定后足是否有力学异常，包括内翻和外翻畸形。后者较为少见。有不稳定时需行 X 线检查。尽管在多数患者外翻力量仍保持正常，但手法检查仍有必要。患者踝部保持用力外翻，检查者在第 1 跖骨头处上推其内侧柱，可选择性检查腓骨长肌的力量。压痛部位可提示炎症或腱鞘炎的位置，尤其在上下腓骨肌支持带处，但也可见于第 5 跖骨基底部稍近侧处，在此处腓骨长肌进入骰骨的腓骨肌肌腱沟。

肌腱断裂，不论是完全性的还是部分性的，可能发生在肌腱移行处（通常为年轻患者在竞赛运动中剧烈收缩所致），在腓骨肌上支持带深面或其远端，也可发生在骰骨管内，此处断裂可能伴有肌腱内籽骨（通常是老年患者的磨损断裂）。曾有报道腓骨长肌断裂伴发有腓侧（外侧）肌间室综合征。X 线片显示的撕脱骨折，MRI（图 25-3-13），或者超声均有助于一或两条腓骨肌腱断裂的诊断，但是 clinical awareness 指出结合详细的病史和体格检查应当支持诊断。

Krause 和 Brodsky 研究发现，许多诊断为原发性腓骨肌腱炎的患者临床检查并无不稳定。但在手术中却发现有肌腱半脱位。因此，如下所述，应尽力发现并矫正腓骨肌腱的半脱位。

3. 治疗

（1）保守治疗：单纯性腓骨肌腱炎非手术治疗可获成功，尤其是 MRI 检查未发现明显肌腱内撕裂时。石膏或靴子制动、口服非甾体抗炎药以及腱鞘内注射激素均可能有效疼痛和炎症。但如期望获得长期疗效，应对足部异常的生物力学进行矫正，一般需要在炎症消退后穿戴矫形器或踝部支具 4 ~ 6

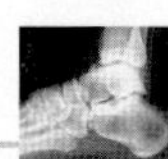

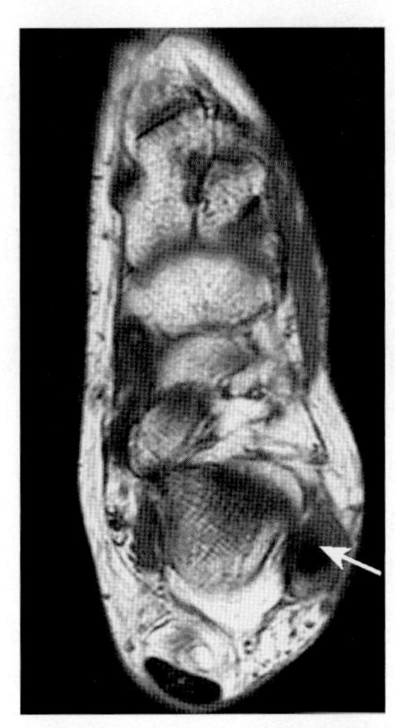

图 25-3-13　MRI 腓骨肌腱断裂

个月。

（2）手术治疗：非手术治疗无效的患者，即需要行清创、修复和腓骨肌腱鞘滑膜切除。术前 MRI 检查有助于确定病变的部位和需要清理的范围。如行腱鞘滑膜切除术，术中可能发现病变有多种形式，包括：积液清亮，肌腱、腱鞘外观相对正常；一条或两条肌腱（通常为腓骨短肌肌腱）出现小的线性撕裂；抑或腱鞘增生肥厚、纤维化，肌腱灰白但仍保持连续性。Steel 和 DeOrio 评价了 26 例腓骨肌腱撕裂术后的患者，平均随访 3 年。超过半数有瘢痕压痛，外踝肿胀，外踝皮肤麻木，休息时或者穿鞋受限时疼痛；26 例患者中只有 5 例患者能参加任何体育运动，另外 7 个患者能够参加一些体育或者娱乐活动。

六、胫前肌腱断裂

（一）病因病理

胫前肌腱断裂可分为闭合性断裂和开放性断裂，闭合性断裂又有外伤性断裂和自发性断裂之分。外伤性断裂常见于活动较多的年轻人，肌腱本身伤前可能并无病变，足突然暴力跖屈使胫前肌腱发生断裂，一般断裂的部位常在足背侧上下伸肌支持带之间。有时可见胫前肌腱附着部内侧楔骨和第一跖骨的撕脱骨折。自发性断裂较为少见，常见于年龄较大的男性患者，肌腱断裂时常常没有急性外伤史，一般断裂前胫前肌腱常已有病变。患者可能有类风湿关节炎、糖尿病病史或局部有过多次激素注射。开放性断裂可见于锐器刺伤、车祸和某些体育运动损伤。虽然有开放伤口，但伤口较小时容易忽略合并的肌腱损伤，造成后期出现足的功能障碍。

（二）临床表现

急性胫前肌腱断裂后，足背屈可出现无力，局部疼痛肿胀。自发性断裂者常常不能回忆明确的外伤史，局部的肿疼也不明显。患者在行走的摆动期，常表现出跟骨外翻，而在跟触地时，可有轻度的拍打地面。在部分陈旧性损伤的患者，没有明显的疼痛，只表现为踝关节的僵硬和足触地时的无力。甚至有发现踝前肿物前来就诊，最后诊断为胫前肌腱断裂的报道。对疑有撕脱骨折者应拍摄足的 X 线片。

（三）治疗

对于外伤性急性胫前肌腱断裂，如果患者年轻对功能要求较高，应行手术治疗，直接缝合肌腱。移位<5mm 的撕脱骨折可以行石膏固定。固定踝关节背伸内翻位置 4～6 周。对于陈旧损伤，当患者行走影响较大时亦应手术治疗。因为非手术治疗只能是改善行走功能，并不能恢复功能。

根据肌腱断端缺损的长度，可以选择直接缝合，肌腱移植，肌腱移位等手术方式。如不能直接缝合，肌腱缺损又不太多时，可采用胫前肌腱延长缝合术（图 25-3-14）。肌腱缺损较大时，可采用踇长伸肌腱移位修复胫前肌腱，踇长伸肌腱的远侧残端和踇短伸肌腱缝合（图 25-3-15），或者用腓骨短肌腱移植修复胫前肌腱（图 25-3-16）。一般 3 个月以内的陈旧断裂仍有可能直接缝合。有移位的胫前肌腱撕脱骨折，如果骨折块较大可以用克氏针或螺钉固定。如果骨折块较小，可将肌腱远端直接固定于内侧楔骨上。自发性肌腱断裂的患者一般年龄较大，常伴有肌腱本身病变，直接缝合肌腱常不可能，需要行肌腱重建手术。如果患者功能要求不高，也可以采用非

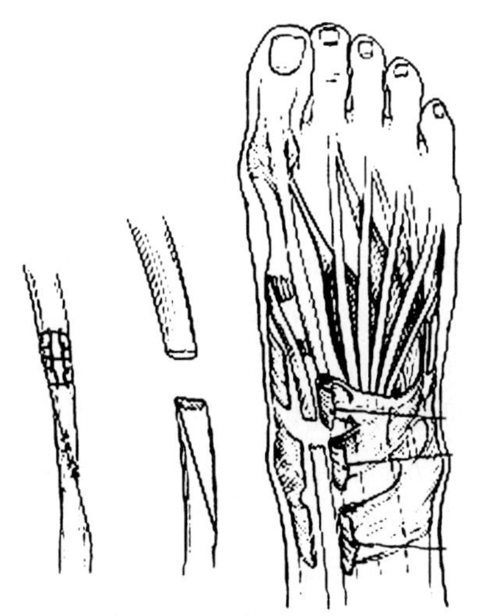

图 25-3-14　胫前肌腱延长缝合术

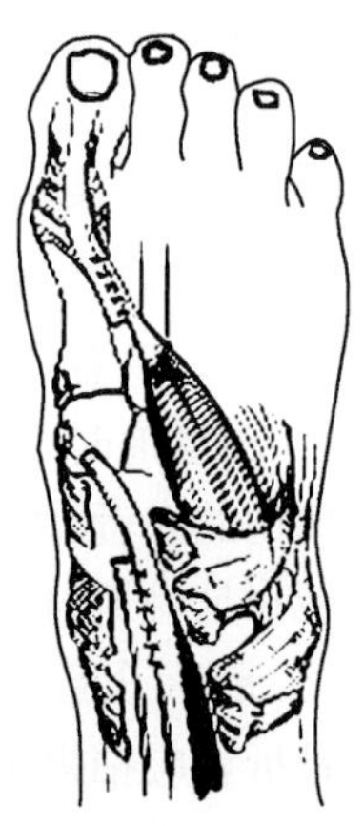

图 25-3-15 伸踇长肌腱移位修复胫前肌腱

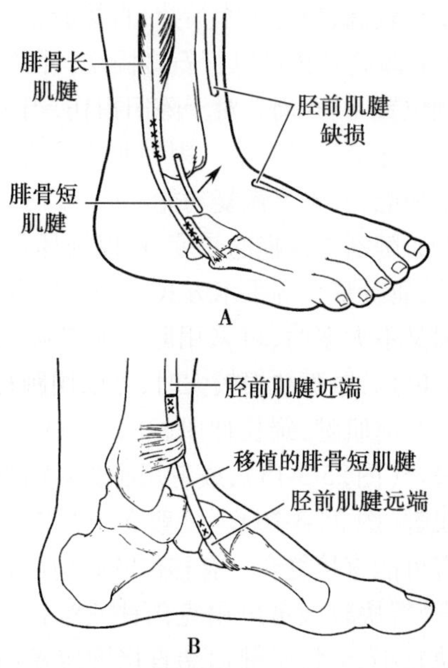

图 25-3-16 胫前肌腱断裂用腓骨短肌腱移植修复

A. 切取腓骨短肌腱，肌腱的远、近端和腓骨长肌腱缝合；B. 腓骨短肌腱移植于胫前肌腱缺损中

手术治疗。

七、足趾伸肌腱损伤

伸趾肌腱损伤的治疗方式的选择要根据是否有撕裂伤或者肌腱断裂。首先必须对患者进行仔细的体格检查以获得准确的诊断。肌腱的断裂通常只发生在一根肌腱，而撕裂伤常发生在多个结构。评价肌腱的功能以及了解前踝及足背血管神经是否有损伤是非常重要的。所以必须掌握肌腱相关的解剖。Anzel 研究了梅奥诊所的 1024 例肌腱损伤的病例，结果显示 21 例损伤发生在足趾的伸肌腱，发病率是 2%。他没有区分是踇长伸肌腱还是趾长伸肌腱。

（一）趾长伸肌腱

Bell 和 Schon 研究发现，趾长伸肌腱的损伤通常发生在踝和中足之间，因为分开的趾伸肌腱恰巧在这些位置，趾长伸肌腱在这些位置相对表浅。趾长伸肌腱的主要功能是除踇趾以外的其他各趾跖趾关节、近节和远节趾间关节背伸，损伤后就会出现爪形趾畸形。有慢性伸趾肌腱损伤的患者在穿鞋和穿袜时很难控制足趾。胫前肌腱、踇长伸肌腱、神经血管束和伸趾肌腱靠得很近，所以伸趾肌腱的损伤常同时伴发这些结构的损伤。

1. 临床表现与诊断　趾长伸肌腱损伤以后，体格检查可见在跖趾关节以远的趾头不能背伸，近节和远节趾间关节伸展无力。因为趾长伸肌腱同时也发挥足的外翻和背伸功能，因此当趾长伸肌腱损伤以后，足的背伸和外翻无力。触诊能在肌腱断裂处摸到间隙。在检查趾长伸肌腱的同时也应该检查腓浅神经和腓深神经是否受到损伤，同时也应该检查趾短伸肌腱。在体格检查中，最大的困难是一根肌腱的功能能被另一根肌腱的功能代替。例如，趾短伸肌腱能够代替趾长伸肌腱。在足的跖侧，趾长伸肌腱能代替踇长伸肌腱，因为这两者的交汇。虽然这些因素给诊断带来一定的困难，但是通过与健侧比较能够帮助诊断。

2. 手术治疗　术中伤口必须仔细而全面地探查，清创，充分地冲洗，清理干净所有异物。探查邻近血管神经非常重要。根据损伤情况选择修复或重建方法。目前常用改良 Kessler 缝合法、Bunnell 缝合法和 Krakow 缝合法来修复趾长伸肌腱。根据组织损伤情况，选择抗生素、破伤风疫苗和肢体固定。术后保持足和踝关节处于中立位 3～4 周，之后开始逐渐被动训练。术后 24～72 小时，可以考虑再次行更大范围清创。趾短伸肌起于跟骨外上方，居相应的趾长伸肌腱外侧并逐渐与之贴近，分别移行于第 2～4 趾的趾背腱膜。因此，趾短伸肌为跖趾关节的伸肌，可伸中间三趾并向外侧牵引。趾短伸肌由腓深神经分支支配。第 5 趾无趾短伸肌肌腱。趾短伸肌位于前足的外侧，覆盖距下关节的外侧。该肌腱较小，通常在足背外侧损伤时该肌腱发生损伤。Bell 和 Schon 建议如果在修复趾长伸肌腱的过程中发现该肌腱损伤也应该同时修复该肌腱。如果趾短伸肌腱不可修复，那么只修复趾长伸肌腱已足够。

（二）踇长伸肌腱

1. 病史和体格检查　踇长伸肌腱常见的损伤是撕裂伤，但是也可能在踝关节水平发生磨损，甚至

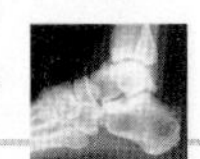

自发性断裂。患者能感觉到皮下踇长伸肌腱的断裂发出的爆裂声。接着皮下出现瘀斑，压痛和踇趾背伸功能障碍。踇长伸肌腱断裂之后，踝前能感觉到明显缺损和空隙。肌腱不能触及。由于踇短伸肌的作用，踇趾近节趾间关节能轻度地伸展。发生在踝前和足背的撕裂伤可能伴随有胫前动脉、足背动脉、腓浅神经和胫骨前肌腱的损伤。

2. 手术治疗　如果发生有撕裂伤，应该纵向延伸切口来评价踇长伸肌腱的损伤。同时评价胫前肌腱，腓深神经和其他神经血管束的损伤是非常必要的。采用2-0的不可吸收缝线通过改良 Kessler 或者 Krackow 缝合方法修复肌腱。如果肌腱发生回缩，应该在踝前更高的位置做切口或者延伸切口。或者采取背伸踝关节和足趾来使回缩的断端滑出伤口。一旦发现断端，立刻用注射用针头垂直地插入，以防止肌腱再次回缩。肌腱修复以后，要在小腿和足后侧上夹板或者打石膏持续4周。夹板去掉以后，早期开始被动活动。Poggi 和 Hall 推荐使用膝下石膏，将踝关节固定在90°，防止跖屈。术后4～8周避免被动地或者主动地跖屈或者主动背伸。

八、屈趾肌腱损伤

屈肌肌腱损伤不常见，远低于胫后肌肌腱和腓骨肌肌腱。通常认为踇长屈肌腱炎主要发生在舞蹈演员和那些在运动过程中前足需要反复离地的运动员，但是有些人提出踇长屈肌腱炎在非运动员中也并不少见，应该在踝后内侧疼痛中加以鉴别。Michelson 和 Dunn 描述了81例患有踇长屈肌腱炎患者各种各样的临床表现。最常见的临床症状是活动时疼痛，通常是后踝疼痛（50%）。足跟疼痛和中足疼痛各占28%和27%。肌腱的压痛通常在内踝后方（约60%）肌肉肌腱联合部或者穿过趾长屈肌腱即 Henry 结节（约40%）引出。第1跖趾关节和踝关节背伸限制（踇长屈肌牵拉试验）的患者中37%发生踇长屈肌腱滑移的限制。50例患者的X线片中，70%完全正常，14%有距后三角骨，8%第1跖趾关节轻度退变；82% MRI 结果显示滑膜炎与踇长屈肌腱相关。

（一）诊断

体检时应仔细鉴别后侧压迫综合征（踝后三角突过长或三角小骨过大引起）、踇长屈肌肌腱炎和踝后的踇长屈肌腱鞘狭窄引起的压迫性肌腱病。用力跖屈时踝后重复出现疼痛，提示踝后压迫综合征可能性大。经后外侧入路在跟骨的后突处注射局麻药可确诊后方压迫综合征。踇长屈肌肌腱炎的特点是在内踝后方出现疼痛，常被误诊为胫后肌肌腱炎。此肌腱可在踝后方触及。检查时在踝后压迫踇长屈肌肌腱后内侧的腱鞘，同时被动背伸踇指，如诱发相同性质的疼痛，则可确诊。MRI 可能有助于本病的诊断，踇长屈肌肌腱周围常出现液体信号，肌腱内有时有退变表现。站立侧位踝关节X线片有助于鉴别三角小骨引起的疼痛和踇长屈肌肌腱炎。有时可借助于骨扫描对两者进行鉴别，三角小骨引发症状或三角突骨折时骨摄取增加。

（二）治疗

非手术治疗包括休息、改变跳舞、运动方式和口服抗炎药，有时需要局部注射皮质激素。大多数人认为保守治疗在很大程度上不能成功，但是 Michelson 和 Dunn 提出采用牵伸和短期制动非手术治疗成功率为64%。所有采取减压和滑膜切除术的患者均获得好的疗效。据报道手术治疗能获得好或者非常好的结果占82%～100%。

九、足踝部腱鞘炎与滑囊炎

腱鞘炎（tenosynovitis）系指腱鞘因机械性摩擦而引起的一种慢性无菌性炎症改变所引起的一组临床症候群。人体的肌腱，除髌腱与跟腱外，在关节附近处均有腱鞘包裹。腱鞘分为两层，外层为纤维性鞘膜，内层为滑液膜。滑液膜又分为脏层和壁层，壁层衬于腱鞘外层的内面后反折覆盖于肌腱上即成为脏层，又被称为腱外膜。脏层与壁层在两端形成盲端，其间含有少许滑液，具有润滑和保持肌腱活动度的作用。跟腱周围则有疏松的网状组织包绕，称为腱周组织。凡腱鞘的炎症称之为腱鞘炎，而在跟腱相当于腱鞘的腱周组织的炎症称之为跟腱周围炎（即腱周炎）。

（一）足踝部腱鞘炎

1. 解剖特点　踝关节前面有胫前肌、踇长伸肌及趾长伸肌通过，肌腱均紧贴于胫骨下端之骨面，其浅面有小腿横韧带及小腿十字韧带束住，腓骨外踝后方有腓骨长肌肌腱与腓骨短肌肌腱经过，其上有腓骨肌下支持带约束住。因此，这些肌腱同样被约束于一狭窄的骨韧带隧道内，当踝部用力活动较多时，肌腱受到摩擦等损伤。

2. 病因病理　一切损伤腱鞘的病因、病理均相同，仅发病部位不同而已。发病原因均由于肌腱在腱鞘上较长时间过度摩擦、压迫后，腱鞘就发生创伤性炎症病变，滑膜与肌腱均可发生水肿和创伤性炎症，局部组织高度充血、水肿。反复创伤或迁延日久以后，则发生炎性纤维性结缔组织增生、肥厚、粘连等变化，腱鞘可增厚3～4倍，其硬度也增加，甚至可发生软骨性变。肌腱本身及结缔组织增生，玻璃样变、脂肪浸润。由于增厚性肌腱犹如束带状压迫，而使邻近的未受压的肌腱可呈葫芦状膨大，因此当肌腱通过狭窄的纤维管时即发生弹响和交锁。

3. 临床表现与诊断　本病多发生于踝活动较多者，如田径运动员、舞蹈演员、登山运动员或其他足踝活动过多的工种。多数患者无明显外伤史，而是在平日工作中、生活中跑跳过多或站立过久等反复的劳损积累而成。少数可因局部直接受到压迫，使肌腱和腱鞘紧密接触，发生摩擦引起急性发病。如长跑运动员鞋带过紧、自行车运动员脚踏防滑卡过紧，均可造成腱鞘炎。腱鞘炎多发生于腓骨肌、胫后肌与跗长屈肌腱，其次为足背部肌腱。患者早期感踝关节乏力，易疲劳。继之出现疼痛并成为本症的主要症状。受累局部肿胀，可有压痛，触痛可沿受累肌腱上下延伸。触诊时可触及肥厚的肌腱，有时皮下可扪及摩擦感。增加受累肌腱的张力时可诱发或加重疼痛。

腱鞘炎的诊断主要根据临床症状，在作出诊断前应与下列疾病相鉴别：①急性化脓性腱鞘炎：发病急，有剧烈疼痛、红肿与压痛。红肿与疼痛等症状可沿肌腱向远近端蔓延。②类风湿关节炎：为多发性，多发生在小关节，早期酸痛、活动不便，以后逐渐出现关节肿胀、皮肤发亮，此时即不难与本病鉴别。③周围神经炎：呈手套麻木感，部分患者有触痛过敏表现；但活动尚可，肌腱处无局限性压痛可与本病鉴别。

4. 治疗原则　疾病早期或较轻的患者，禁止患者跑跳和过多活动。每天行透热治疗，如超声波、活血化瘀中药浸泡等多可治愈。中期以后，或症状较重者应卧床休息，禁止足踝部活动，固定足踝部于受累肌腱松弛的位置上，但疗程冗长。现多采用泼尼松龙注射液1ml加1%利多卡因4ml局部封闭治疗，效果良好，并且显著缩短疗程。一般非手术疗法治疗平均疗程3～4个月，封闭治疗平均10～14天。对病程长，腱鞘增厚严重而发生交锁或软骨性变者，则需手术治疗，将增厚之腱鞘切开或部分切除，使肌腱恢复自由不受压状态，疗效显著。

（二）滑囊炎

滑囊炎（bursitis）是滑囊的炎症。根据其病因、性质，可分为创伤性、化脓性、结核性、类风湿性、痛风性、化学性滑囊炎等。本文只介绍由创伤引起的创伤性滑囊炎。

1. 解剖生理　滑囊又称滑膜囊、滑液囊或黏液囊，为一结缔组织扁囊，极少数与关节相通，但大多数独立存在。其壁分为两层，外层为薄而致密的纤维结缔组织，内层为滑膜，其腔为裂隙状，含少许滑液。滑囊的作用为促进润滑，减少摩擦，增加运动的灵活性。人类的滑囊大体分为两种，一种为恒定性滑囊，多位于肌腱与骨面之间，以减少肌腱与骨的摩擦，如膝部的髌前滑囊、足跟后方的跟腱滑囊等。另一种称为附加滑囊，在人体骨突出部位，因长期压迫、摩擦刺激而形成的继发性滑囊。如第一跖骨头内侧的滑囊。足踝部的滑囊有如下几个（图25-3-17）：①跟腱滑囊：又分为深浅两囊，深部的位于跟骨后上角与跟腱之间，称为跟腱前滑囊或称为跟前囊，浅层的位于跟腱与皮下之间的称为跟腱后滑囊，又称为跟后囊；②跟骨底（跟下）滑囊：位于跟骨结节的跖侧与其浅层软组织之间，是一继发性滑囊；③跗趾滑囊：位于跗趾的跖骨头内侧皮肤与骨突出之间，也是一个继发性滑囊；④小跗趾滑囊：位于小跗趾的第5跖骨头外侧皮肤与骨突出之间，也是一个继发性滑囊；⑤胫骨后肌腱滑囊：位于胫骨后肌腱与舟骨粗隆之间。属继发性滑囊；⑥内外踝滑囊：在内外踝骨突与皮肤之间。他们属于继发性滑囊；⑦楔骨背侧皮下滑囊：在楔骨背侧骨突与皮肤之间，是继发性滑囊；⑧跖趾关节间滑囊。

2. 病因病理　创伤性滑囊炎主要是滑囊受到一次性激烈长时间磨损或反复长久的过度摩擦、压迫等机械因素引起。如跟骨底滑囊炎多因经常走在

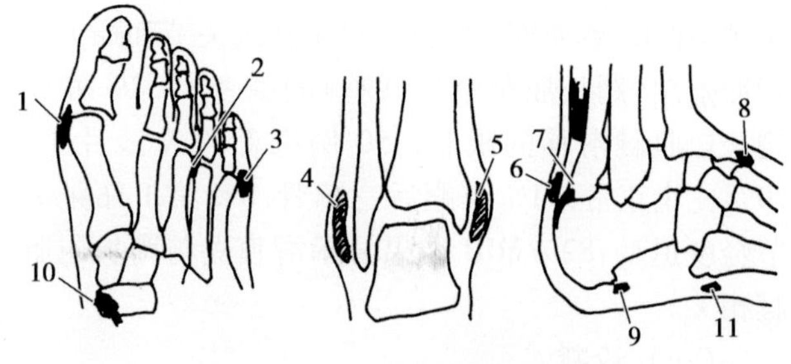

图25-3-17　足踝部滑囊示意图

1. 跗趾滑囊；2. 跖趾关节间滑囊炎；3. 小跗趾滑囊；4. 外踝滑囊；5. 内踝滑囊；6. 跟后囊；7. 跟前囊；8. 楔骨背侧皮下滑囊；9. 跟下囊；10. 胫后肌腱滑囊；11. 第5跖骨基底滑囊

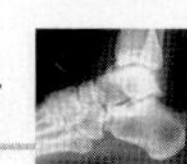

不平地面上，跟骨结节跖侧经常踏在高突的硬物如小石头块引起。踇囊炎及小趾踇囊炎与穿过紧、过窄的皮鞋压迫磨损跖骨头有关；也有部分患者因第1跖骨内翻或第5跖骨外翻，其跖骨头与鞋帮压迫、磨损，久而久之引起创伤性炎症。胫后肌腱下滑囊炎与足的长期过度背伸跖屈运动，使肌腱在舟骨隆突上反复摩擦而引起。内外踝皮下滑囊炎，多发生在体操运动员，内踝皮下滑囊炎较多见于踝部直接受撞击突然发生，例如：体操运动员从高器械下地时，并足撞击内踝，或于空中转体时两侧内踝相互撞击等。跖趾关节间滑囊炎，多在跑跳较多时发生。楔骨背侧皮下滑囊，在体操运动员中较常见，与反复剧烈跑跳肌腱磨损较显著有关。

创伤性滑囊炎在早期，滑囊壁发生轻度的炎性反应，滑液分泌增多，同时液体渗出使滑囊膨大。病变严重者囊内积液可为血性，以后呈黄色，至慢性期颜色变为正常。慢性滑囊炎者，囊壁水肿、肥厚或纤维化，滑膜增生呈绒毛状，有的囊底肌腱内钙质沉着，影响关节功能。

3. 临床表现与诊断　临床上滑囊炎分为急性与慢性两类。急性期患处肿胀、疼痛，疼痛性质为持续性胀痛，可因患病肌腱的收缩运动而加重，严重者可影响患者行走。因滑囊内充满渗出的液体，局部可感觉到柔软而富于弹性，并伴有轻度压痛。如无继发感染，一般无红肿热等化脓性滑囊炎的症状。慢性期表现为局部疼痛不适，劳累或运动后、阴雨天或受凉后疼痛加重，局部有压痛，若滑囊壁增厚尤其有钙质沉着时可触及到有压痛的硬性软组织包块。

4. 治疗

（1）非手术治疗：一般若能注意把小鞋的压迫与其他摩擦因素彻底去除，滑囊炎多可不治自愈。滑囊炎积液较少者，可采取减少足部活动，配合应用透热理疗或中药熏洗，或用消炎止痛膏外敷等方法，一般可治愈。积液多者，可按无菌技术操作要求，抽去囊内积液加压包扎，或抽液后注射针头不拔出，注入泼尼松龙0.5ml，治疗效果良好。

（2）手术治疗：经长期非手术治疗不愈，和反复发作的慢性滑囊炎可行手术切除。由于手术后仍有复发可能，故一般症状不显著者，不必手术治疗。为防止复发，手术中应尽量去除引起滑囊炎的因素。如在行踇趾滑囊切除时，应矫正踇外翻畸形，并把第1跖骨头内侧的骨赘切除之。在行跟腱滑囊、胫后肌腱下滑囊切除时，应把突出的骨赘或骨折后过多的骨痂凿掉，对伴有跟骨骨刺的跟骨底滑囊切除时，应切去骨刺，并切断附着于其上的跖腱膜。

十、距下关节损伤与距下关节不稳

（一）距下关节稳定性维持机制

距下关节由两部分组成。前部分即指距跟舟关节，后部分即指跟距关节，两者之间以跗骨管为界。跟距关节由附着于关节面边缘的纤维束和滑膜所环绕，组成关节束的是一些可明显区别的短小的纤维束，束与束之间只有薄弱的纤维连接，在跟骨和距骨间隙关节囊外还有许多韧带相连接。

距下关节主要的内在韧带为跟距骨间韧带和颈韧带，其次为外侧和内侧距跟韧带。跟距骨间韧带的纤维的方向向上、向内，由前向后，外侧部的纤维较长，且向外侧偏移明显，而内侧部纤维偏移不明显。颈韧带起自跟骨沟的上表面，且向上、前，内侧行止于距骨颈。这两条韧带的排列产生了一种以跗骨窦内侧较短的韧带纤维为中心的“划桨”样运动。Farabewf描述了距骨相对于跟骨的类似“止血带”的运动。该运动以跗骨窦的内侧部为中心，颈韧带骨间韧带在跟骨内翻和外翻时都保持紧张。Smith等认为跟距骨间韧带主要限制了跟骨的外翻。

Kapardji等通过解剖发现距跟骨间韧带由两束较强的纤维组成，前束附着于前关节面之后的跟骨沟，斜向前、上、外侧，止于距骨颈下表面称距骨沟。也即距舟关节囊的后部。后束位于前束后方，后关节面的前方，而上、后、外侧斜行。止于距骨沟的距骨前关节面后部。Gray解剖学则提出该韧带为距跟关节和距跟舟关节的共同韧带，并加强了关节囊的作用。Tones所描述的跟距骨间韧带与此相似，他认为跟距骨间韧带并非完全占据跟骨沟，沟内亦有一些脂肪纤维组织，且发生于跟骨沟的韧带是由下伸肌支持带的跟骨附着部转变而来的。Smith等人则认为骨间韧带位于跟骨沟，并将之命名为跗骨窦韧带，指出该韧带与跗骨窦内的关节囊存在显著区别，Smith同时描述了另外两种韧带：下伸肌支持带和颈韧带。前者位于跗骨窦的外侧附着于跟骨上表面向上、内行走，止于距骨颈外侧下表面的突起上。一些作者将这些韧带统称为“骨间韧带”。

除骨间韧带外，跟骨与距骨之间还存在其他的韧带，如外侧跟距韧带起于距骨外侧突，向后、下斜行止于跟骨外侧壁，该韧带的纤维与跟腓韧带的纤维平行并行于后者之间。跟距后韧带将距骨的外侧结节与跟骨近端的内侧部连接起来，该韧带薄弱。内侧跟距韧带起于距骨内侧突止于跟骨内侧载距突之后的部分。有的作者认为该韧带与跟舟韧带相结合。而有的则认为其与三角韧带相连续。后部的韧带纤维在跟骨与距骨之间形成细长屈肌腱鞘。

跟距舟关节位于距下关节的前方，由距骨头和舟骨构成，下方有跟舟跖韧带，该关节的关节囊包括有距舟韧带，跟舟韧带和分歧韧带的跟舟部。后部的关节囊发育完全，同跟距关节的前关节囊共同围成骨间韧带跖面的韧带即跟舟跖韧带，又被称为“弹簧韧带”，其薄而宽，连接于跟骨载距突前缘和舟骨跖面之间，跖面的内侧部为胫后肌腱，外侧部为踇长屈腱和屈趾肌腱。分歧韧带较坚强，起于跟骨前表面向前止于骰骨和舟骨，其跟骰部水平走行，止于舟骨外侧壁，形成一类似 Y 型的结构。

为研究距下关节周围韧带对关节运动的影响，有较多作者进行了研究。Kjacusgrad-Andason 等人选择性地切断距下关节韧带，分析跟距骨间韧带和颈韧带在保持距下关节稳定性方面的作用。发现切断颈韧带导致距下关节运动的增加，水平面增加 10%（内收、外展），冠状面增加 14%（内翻、外翻），矢状面增加 20%（背屈、跖屈）。而切断跟距骨间韧带，距下关节活动度的增加在水平面为 21%，冠状面为 16%，矢状面为 57%，其中背屈增加 43%。作者用同样的方法研究了三角韧带胫跟束及跟腓韧带的稳定作用。跟胫束的切断引起的距下关节的变化如下述：水平面增加 20%，其中 10% 为外展，冠状面增加 31%，其中 30% 为外翻，矢状面增加 40%，其中 30% 为跖屈。提出三角韧带胫跟部主要限制跟骨的外翻或外展。同样，切断跟腓韧带后距下关节旋后增加 3. 1°～4. 6°，增加了 77%，说明跟腓韧带在维持距下关节外侧稳定性中有重要作用。

（二）距下关节不稳定的损伤机制

距下关节的解剖特点决定了其运动的复杂性。距骨和跟骨之间有三个关节面，在功能上，这三个关节面以整体进行运动，并有共同的运动轴。Root 提出了一固定轴线的概念，该轴由前上内斜向后下外，为跟骨后外侧面交界与距骨颈上内侧面交界之间的连线，并与跗骨窦垂直相交，该轴在矢状面向上呈 42°角，横截面上向内侧偏移 16°。距下关节冠状面上运动围绕其运动轴的矢状部分，这一运动称为内翻和外翻，内翻指内侧缘的抬高和外侧缘的降低，外翻则相反。横截面上运动以其轴线的垂直部分为轴心，向内侧旋转称为内收，向外侧旋转为外展。矢状面上运动以冠状轴为轴心，足背向胫骨靠近称为背屈，远离胫骨则为跖屈。距下关节三个平面上的运动常同时发生，其三维的综合运动即为旋前、旋后，旋前包括外翻、外展、背屈，旋后包括内翻、内收和跖屈。在步态周期中，身体重心在距骨上侧向移动，如果后足内翻的力学缺陷或结构缺陷都易导致踝-距下关节扭伤（如腓侧关节囊、韧带等薄弱等）。

Cass 和 Settles 运用轴向加载使踝关节和距下关节内翻，发现在距腓前韧带切断后，内翻角度从 11. 1°增加到 16°，而当距腓前韧带和跟腓韧带都切断后内翻角度将增大到 30°，仅关节面的咬合难以防止距骨倾斜。原因可能是距腓前韧带-跟腓韧带联合体损伤后，导致小腿外旋增加，距下关节解锁，从而导致进一步的内翻。

后足内翻损伤是距下关节外侧不稳最常见的损伤机制，基于受伤时踝关节的不同位置，有不同的韧带受累。如果后足受到内翻暴力时踝关节处于背屈位，它首先导致跟腓韧带损伤；如果踝关节处于跖屈位，则首先影响距腓前韧带，当受力继续增加，距跟骨间韧带也将被累及；此外，单独的跟腓韧带撕裂而不伴有距腓前韧带的明显损伤也有可能，但较为少见；有作者提到一种距下关节的挥鞭样损伤（图 25-3-18），较多发生在体育活动时，主要是人体高速运动时，足部受力突然停止，跟骨制动，而距骨由于人体惯性继续前移，导致跟距骨间韧带首先受力撕裂，引起距下关节不稳。

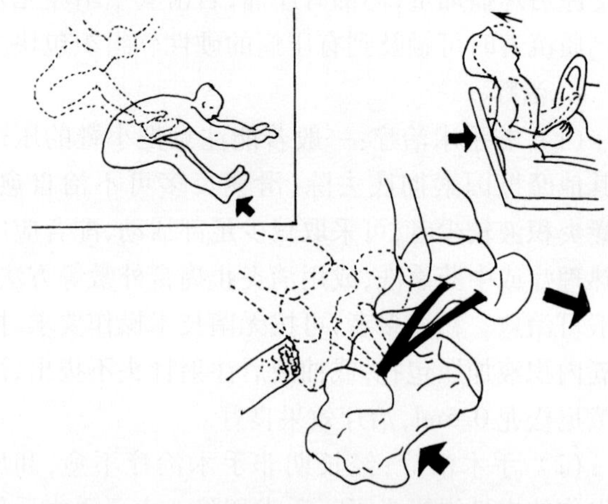

图 25-3-18　距跟骨间韧带的挥鞭样损伤机制

（三）距下关节不稳的临床表现与诊断

有报道称 25% 的慢性踝关节不稳的患者合并有距下关节不稳。距下关节不稳的临床表现与踝关节外侧不稳的临床表现很相似。患者可能有或无疼痛，而只有软弱感或踝部不适。在客观评价踝关节

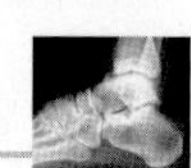

不稳综合征的患者的同时，也应该对其可能存在的距下关节不稳综合征进行评估，以便能特异性地制定解决问题的治疗办法。

1. 急性损伤　详细了解病史及受伤机制，结合相关体检，早期做出正确诊断。Sammarco 和 Russo-Alesi 提出一个针对所有踝关节损伤的较为全面的四步治疗步骤，包括和踝关节扭伤一道发生的多数情况。急性扭伤和慢性不稳综合征都可能与其他的病理情况有关联。治疗医生必须时刻注意这点，因为只治疗一种外伤而不管其他损伤导致的损伤或病情治疗不充分。医生应该把病史和临床表述的损伤机制相联系起来，对问题作出诊断和临床评估。急性踝关节损伤的最初评估最好在损伤后、明显的肿胀和痉挛发生前立即进行。但是，在伤后 24～48 小时内来看病的大部分患者通常存在受伤踝关节的肿胀和疼痛。最初的医疗文件需要包括患者损伤部位被动承受负荷和主动去除负荷的能力、疼痛和肿胀的程度和损伤机制的确切描述，如果可能的话。应该进行所有骨性解剖标志的触诊，包括胫腓联合近端、双踝、跟骨前突和第 5 跖骨基底部等；还应该评估踝关节和距下关节的主动和被动活动范围；外侧限制结构的触诊也需要进行，包括腓侧肌腱、距腓前韧带、跟腓韧带和跗骨窦；最后，评估三角韧带和远端联合韧带损伤情况。踝关节外展、背屈时在胫腓联合远端进行挤压试验可以发现在这些部位的软组织损伤，其中，关键的问题在于区分骨和软组织部位的触痛和疼痛。

通过局麻药物(1% 利多卡因)注射到腓侧的肌腱鞘和踝关节外侧后，可以试用轻柔试验手法(包括前抽屉试验和距骨倾斜试验)让患者的防御反射和痉挛的消除，从而进行外侧韧带的无痛性检查，可以允许检查者作出精确的诊断及对损伤的评估。治疗时应遵循踝关节扭伤的解剖分级系统，通过进一步将临床发现和解剖异常相关联，可将损伤直接定位到特定韧带。一度扭伤包括距腓前韧带的部分或全部撕裂，二度扭伤包括伴随距腓前韧带损伤合并跟腓韧带部分或全部撕裂，三度损伤包括腓前韧带损伤、跟腓韧带全部损伤并伴有距腓后韧带与骨间韧带损伤。

2. 慢性损伤　踝关节扭伤后出现慢性疼痛或周期性扭伤的患者可能在第一次踝关节损伤时未经过正规治疗，患者不能在不平坦的地面上行走，在起步和止步时足踝部有不适感；此时，可能伴有踝关节的内外侧骨和软组织的撞击综合征，或肌腱肥大的腓骨肌膜炎，或与反复内翻损伤有关的腓骨长、短肌腱的撕裂等。为了适应损伤，常出现异常的步态，如距骨踝穴内的慢性内翻倾斜，或是跗骨窦综合征，或涉及腓浅神经和其分支的神经性病变均可导致步态异常。

慢性不稳综合征的患者也可以在急性损伤后表现出来，通常是出现在突然的内翻或扭伤动作之后，它们可以导致和初次踝部韧带扭伤相似的疼痛和肿胀。如果怀疑患者有慢性不稳的病史，检查时应将注意力集中于主要肌腱或韧带的损伤或踝部骨折上；必须注意任何腓骨肌肌力的减弱，这可能是慢性不稳的原因或者为腓骨肌萎缩综合征。

对足踝慢性不稳的检查和患者急性损伤的患者一样应该系统而全面；对任何解剖异常倾向因素如后足内翻或内翻足姿势都应该注意。如跟腱和腓骨肌腱的完整性和弹性；尤其腓骨肌腱是否存在半脱位；对于腱鞘内的肿胀和疼痛，检查者应该怀疑可能存在腓骨长或短肌腱纵向撕裂；踝关节活动度的检查时应着重注意任何前胫骨下缘是否存在可疑的骨赘。许多患者，甚至十几岁的小患者，当存在慢性不稳时，可能在距骨颈、胫骨嵴或外侧沟出现明显的骨赘。之后，使用轻柔的试验手法，包括前抽屉试验和距骨倾斜试验作局部疼痛检查。

3. 影像学评价

（1）急性损伤：对踝关节和距下关节的急性损伤必须进行常规摄片，包括前后位和侧位片，同时应该摄前足侧位片有助于发现跟前关节和跗间关节的损伤。如果临床检查结果发现中足外侧疼痛，最好进行足的斜位摄片可以更好地评估中足外侧损伤；对所有的急性损伤的病例，必须鉴别骨骼解剖变异与真正的损伤。

（2）慢性损伤：诊断慢性不稳需要有功能不稳和机械不稳的病史。有作者对距下关节行应力位摄片，诊断可靠性较高，但这种方法较难让患者接受。故进行应力位摄片时，可使用 1% 的利多卡因对外侧韧带和腓侧腱鞘进行局部麻醉，这很大地减少了使用应力时患者的防御和痉挛反应，从而提高准确率和阳性率。

Chandnani 等比较了 MRI 和 MRI 关节造影，结果显示 MRI 关节造影对诊断慢性不稳更敏感。但衡量其成本和获益，MRI 关节造影较难作为常规的检查手段。如果怀疑腓骨肌腱存在病变，磁共振扫描可发现病变，但通过临床检查通常已经能够诊断。CT 扫描旨在鉴别踝-距下关节联合体软组织损伤还是骨骼病，如撕脱性骨折、距骨顶损伤和关节内游离体通过 CT 很容易鉴别，从而实施正确治疗。

（四）距下关节不稳的治疗

1. 距下关节急性损伤的治疗　踝部扭伤的诊断需要确定损伤的严重性。检查者需要进一步确定是否存在相关的病变。一般认为，一度损伤采用保守治疗和早期功能康复能治愈。休息、冷敷和抬高患肢，以及之后的保护性制动（绷带、夹板、支具）和控制范围的运动练习常用来减少疼痛和肿胀。之后是重新负重、本体感觉练习和与腓肠肌-比目鱼肌伸张相结合的肌肉强度训练。也可使用功能性 CAM 助步器来提供稳定性，允许保护性负重和促进康复训练。如果合并其他损伤或病变，如腓骨撕脱性骨折、距骨顶软骨损伤或腓骨肌腱半脱位，则需要石膏外固定。三周后或当骨性或软组织损伤已经稳定，可将石膏更换为充气镫状支具或助步器，进行功能康复。

对于较为严重的二度和三度损伤，文献中有一些关于手术治疗和闭合治疗之间的争议。长期随访证明踝部损伤的手术治疗和非手术之间无明显差别。基于患者的活动度和对功能的要求（如优秀的体操运动员、舞蹈家、运动员），骨科医生应该制定与患者愿望相适应的治疗方案。有学者认为，解剖修复能够减少迟发性功能性不稳，但这一观点仍存在争议。一般来说，Ⅲ度扭伤使用功能治疗，年轻好动的运动员选择手术修复。也有报道，二期手术重建或侧副韧带延迟修复如能获得很好的结果，则其疗效与一期修复的疗效无明显差异。

Kannus 通过一大样本病例进行回顾性研究，提出：功能治疗是最安全的选择，避免了并发症的发生。而对于年轻优秀运动员的急性Ⅱ度扭伤，通常主张手术治疗，行手术一期修复距腓前韧带和跟腓韧带，同时修复下伸肌支持带、踝关节囊。关于慢性不稳定后的修复，康复也遵循相同的原则。韧带撕裂的程度越严重，康复的时间越长，越需要重视腓骨肌腱功能和踝部本体感受的恢复，重新恢复损伤前的活动需要休息 12 个月，并辅助使用外部支具。

2. 慢性踝和距下关节不稳的治疗　Freeman 等将功能性不稳定义为患者的主观感觉：软弱、易扭伤和大强度活动时对踝部的顾虑。导致功能不稳的原因较多，包括外侧韧带松弛、距下关节囊松弛、踝关节、距下关节内骨或软组织的撞击、距骨的骨软骨损伤和胫腓韧带联合、腓骨肌腱的功能不良，腓神经牵张性神经失用等。

慢性踝关节外侧不稳的非手术治疗依赖于重新评价对生物力学稳定性和增加腓骨肌腱复合体本体感觉的输入。Karlsson 等证明绷带包扎有利于改善腓骨长、短肌的反应时间。但对于绷带包扎的可靠性仍存在争议，大部分学者同意应用外固定如充气蹬状支具或系带的支具的支持功能比绷带包扎的效果好。Kallassy 型支具和充气蹬状支具的效果相同，并且与绷带包扎相比费用更低、能更方便的进行调整。Greene 报道运动员佩戴半刚性矫形支具后的满意率为 76.9%，而用绷带包扎的运动员则只有 38.5%。对于使用何种矫形鞋（高跟或低跟）仍有不同争论，主要是患者的主观选择。对于慢性踝-距下关节外侧不稳的治疗，大部分的文献报道不论采取何种方式，最终都有 90% 以上的满意率。因此，除非有其他明显的病变存在（距骨穹隆骨软骨损伤，腓骨肌腱病，明显踝前或踝管内骨性撞击等）没有必要行手术修复。而当保守治疗不能恢复踝部功能性稳定，必须考虑手术。有基本两种术式：直接修复外侧韧带和使用腓骨短肌代替无功能的韧带或肌腱。

踝部退行性变不是手术的禁忌证，反而提示应稳定踝以便阻止关节炎的发展。一般认为，距腓前韧带和跟腓韧带的解剖重建比单纯外侧韧带的解剖修复更好，不需要牺牲全部或部分腓骨短肌或其他结构，这在理论上减少了手术的并发症，并利于康复。如果无法解剖重建，可使用许多重建外侧韧带的方法，如腓骨短肌全部或部分移位，筋膜或跖肌的游离移植以及新鲜冷冻肌腱的同种异体移植。现已有较多文献报道了各种改进的手术方法，如使用一半的腓骨短肌，钻洞和固定（缝合锚点）技术（图 25-3-19）。关节镜下韧带修复技术也有报道，特别是评价和治疗由滑膜炎，游离体形成，骨性撞击或距骨穹隆损伤造成的关节损害等合并症时，应用广泛。

长期随访研究显示，重建距腓前韧带和跟腓韧带的技术是最可靠的。使用最多的是 Chrisman-Snook 对 Elmslis 修复术的改良。在距骨、腓骨和跟骨上钻孔，但是在腓骨短肌前半部分的移位上定位更加符合解剖。他们的重建术是在腓骨肌腱下方进行的。作两个切口以便减少对腓肠神经的损伤。

3. 单纯距下关节不稳的手术治疗　Schon 等通过腓骨短肌腱前部移植术治疗单纯距下关节不稳。轻微的距下关节不稳可以通过修复跟腓韧带和邻近的距骨颈部韧带来治疗，但治疗较严重的单纯性距下关节不稳则应行腓骨短肌腱前部移植术。在跟骨

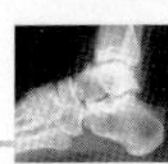

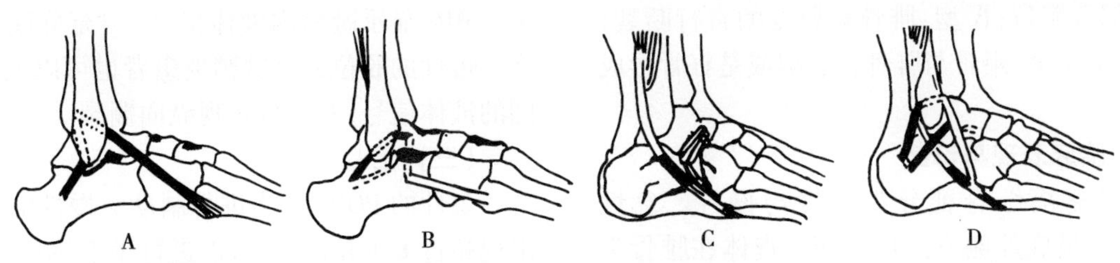

图 25-3-19　各类肌腱移植术式

A. Chrisman-Snook 术:距腓前韧带及跟腓韧带重建;B. Schon 术式:距腓前韧带+跟腓韧带+距跟骨间韧带重建;C. Pisani 术式:距跟骨间韧带重建;D. Larsen 术式:距腓前韧带及跟腓韧带重建

前部距跟骰关节 1cm 处,腓骨腱鞘的前部凿一骨性通道。在跟骨外侧壁的跟腓韧带附着点上用电钻分别开两个洞;另在距腓前韧带通过距骨颈的下方在距骨颈另凿两个骨洞,于足的中立位和轻度外翻位,将移植的腓短肌腱游离端经过跟骨进入距骨颈部和原腓短肌腱处缝合。常规闭合筋膜和皮肤。术后的处理与外侧韧带重建相似,常规进行康复锻炼。

(五) 距下关节脱位治疗

距下关节脱位发生在两种情况:①背伸外力首先导致距骨颈骨折,暴力继续作用导致距下关节周围韧带损伤,进而距骨头和前足向前半脱位,距骨体保持和跟骨的正常关系,所以距骨颈骨折时要特别注意距下关节的对合情况。治疗首先试行闭合复位,如能成功则石膏外固定至骨折愈合。大约有一半病例闭合复位不能成功,其原因包括:患足过度肿胀,碎骨块阻挡,软组织嵌入,骨折端嵌插。闭合复位失败者,应实施切开复位内固定。此种损伤距骨体位置正常,骨折达到解剖复位则脱位同时复位。利用拉力螺钉可达到可靠固定,螺钉从距骨头穿入,经距骨颈进入距骨体。②距下关节脱位足强力跖屈结合内翻或外翻应力可造成跟距和距舟关节之间的韧带断裂,距骨与其他跗骨分离导致距下关节脱位。脱位发生时,胫距关节关系正常,而跟骨、骰骨、舟骨及前足相对于距骨发生移位。跖屈内翻应力使得跗骨及足向内侧移位,即为内侧脱位,是最常见的类型。其次为跖屈外翻应力导致的外侧脱位。距下关节前侧及后侧脱位属少见病例。根据足部外伤史,明显的足内翻或外翻畸形,结合足正位、侧位及斜位 X 线片可确定诊断。CT 扫描可帮助确定有无伴随的边缘骨折以及骨折块是否嵌入关节间隙。距下关节脱位后突出的距骨头压迫皮肤,时间稍长即可能导致皮肤坏死,有时脱位的距骨头穿破皮肤形成开放性脱位。

距下关节脱位确诊后应及时治疗,这对于闭合复位成功、预防皮肤压迫坏死和预后起到重要作用。不伴有骨折的内侧脱位通常可以采取闭合复位,但应当有充分的麻醉和肌肉放松,有骨折时由于骨块嵌顿会造成闭合复位失败。外侧脱位闭合复位有时很难成功,主要原因是胫后肌腱或骨折块嵌入距舟或距下关节妨碍复位。闭合复位成功后采用石膏外固定 8 周,制动期过短或过早活动会造成韧带愈合不良,距下关节不稳。距下关节脱位时由于踝关节囊进入距骨体的血管未受到破坏,所以很少发生距骨缺血性坏死。距下关节脱位对足部血液循环影响较大,初期石膏固定不宜过紧。应特别注意足踝部皮肤血液循环、肿胀情况并及时处理,包括适时拆开石膏观察、脱水治疗,足踝部肿胀消退后更换石膏,闭合复位不能成功时应当切开复位。内侧脱位可选择外侧切口,从外踝上向骰骨做前外侧纵行切口,注意保护腓浅神经,牵开肌腱,显露距骨和跗中关节,利用骨撬插入距下关节复位,同时助手外展、外翻足帮助复位。外侧脱位时胫后肌腱经常嵌入距下关节妨碍复位,可通过内侧切口进入距下关节,牵开神经血管束及胫后肌腱,利用器械和手法整复脱位。距下关节复位后穿入钢针维持复位 4 周,术后石膏外固定 6 ~ 8 周。

十一、腓籽骨疼痛综合征

(一) 病因病理

腓籽骨疼痛综合征(POPS)需与足跖面外侧疼痛鉴别。腓籽骨是腓骨长肌腱内的小骨片,位于骰骨附近。腓骨骨折与跟骨不愈合可以造成 POPS,此病的发生与腓长肌腱内籽骨有关。病因有急性与慢性,籽骨骨折,二分或多分籽骨,磨损或邻近籽骨处的腓骨长肌腱断裂。急性损伤的机制:突发暴力,造成足背伸内翻。

腓籽骨疼痛综合征可分为 5 型。Ⅰ型:急性籽骨骨折伴有多分籽骨;Ⅱ型:由Ⅰ型损伤愈合后形成局部胼胝体;Ⅲ型:腓骨长肌腱在籽骨近端或远端肌腱磨损与部分撕裂;Ⅳ型:腓骨长肌腱的直行断裂;Ⅴ型:巨大滑车突,跟骨与腓骨长肌腱或是籽骨形成撞击。

（二）临床表现与诊断

腓籽骨疼痛综合征分为急性与慢性。急性POPS特点是足底外侧方急性疼痛。查体在腓骨尖端,腓骨长肌腱走行处可以触及压痛,疼痛可以在对抗外翻时产生。隐神经麻木可以并发于肌腱近端的神经分支处。慢性的POPS有同样的表现,但是常常在几周或几月内持续出现症状,与踝关节扭伤相混淆。腓骨长肌腱籽骨骨折时,影像学可诊断POPS,伴或不伴足外侧胼胝形成。X线上发现籽骨向近端移位,说明腓骨肌腱在籽骨远端断裂。跟骨轴位的Harris像可以用于检查跟骨滑车突有无增生。MRI显示腱鞘内液体信号,则充分说明肌腱损伤。慢性的脱位或是腱鞘炎患者也可以见到肌腱周围的液体信号,并且可发现纵向撕裂。

（三）治疗

急性的POPS应当进行制动。慢性的患者症状出现超过1个月以上,可以进行手术治疗,切除腓骨籽骨,修复腓骨长肌腱。肌腱如果断裂后回缩,可以把它与腓骨短肌腱缝合在一起。如果滑车突肥大,可以把它切除。患者术后14天拆线、复查,更换短腿石膏。患肢4~6周内禁负重。之后在关节活动限制器下活动。并进行关节活动度锻炼。腓骨肌腱力量在8周开始练习,3个月后可进行正常活动。体育运动在4~6个月后开始进行。

（唐康来　刘祥舟　陈万　周游）

第四节　慢性疼痛

一、踝管综合征

该部分内容已在相关章节作了介绍,此处不再赘述。

二、前跗管综合征

该部分内容已在相关章节作了介绍,此处不再赘述。

三、跗骨窦综合征

1958年,O'Conno等首先报道了跗骨窦综合征。由于跗骨窦内及其邻近结构病变产生的一系列症状,称为跗骨窦综合征。

（一）病因和病理

跗骨窦综合征发病的确切病因尚不明确,踝关节反复内翻扭伤后造成距跟骨间韧带和前韧带及其附近其他结构的损伤可能是跗骨窦综合征最常见的原因。有研究显示约有70%的病例为创伤后发生,通常是严重的踝内翻扭伤。Meyer使用关节造影检查40例踝关节损伤的患者发现32例有距下关节的损伤。如果忽略了距下关节的损伤,没有给予适当的处理,很多患者有可能出现跗骨窦综合征的表现。有学者对踝扭伤后导致跗骨窦处慢性疼痛,保守治疗无效,而手术切除脂肪垫和跗骨窦表面韧带层能缓解的疾病。1960年Brown报道,手术切除跗骨窦的内容物,包括距跟骨间韧带的全部或部分。标本分析未能记录到明显的病变,使得他提出脂肪垫肥厚伴随痛性挤压或疝形成导致疼痛的假说。Meyer和Laierg将跗窦骨综合征定义为由于踝或距下关节不稳导致的扭伤引起的距下关节炎或滑膜炎。其中慢性滑膜炎是最常见的病理表现。某些病例发生了跟腓韧带的不全撕裂,这一结论在Brown的研究中也被证实。他们建议将距下关节镜滑膜切除术作为确定的治疗。

跗骨窦部位的疼痛可能由于韧带的损伤和距下关节的不稳定,以及由于创伤后的局部炎症引起组织血流缓慢,产生窦内高压。跗骨窦内神经血管的损伤,也使韧带的本体感觉损伤,加重了距下关节的不稳定。

Taillard通过观察发现,70%的跗骨窦综合征是创伤后引起。其他原因有:①足结构异常,如扁平足、高弓足、前足外翻、跗骨连接等;②全身系统性病变,如血清阴性和阳性的脊柱炎;③感染;④偶有跗骨窦内脂肪瘤和囊肿的报告。

Frey在49例跗骨窦综合征患者的距下关节镜的检查中发现,74%为骨间韧带的损伤,14%为纤维组织瘢痕,8%为关节蜕变,4%为跟舟关节的纤维性连接。

也有报道,使用石膏长时间固定足在外翻、外展

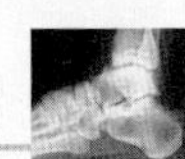

位置,引起跗骨窦周围组织的挛缩和瘢痕形成,导致医源性跗骨窦综合征。

(二)临床表现与诊断

患者常有踝关节内翻扭伤病史。患者感觉踝关节或跗骨窦部位的疼痛。部分患者可有踝关节不稳定或无力的感觉,尤其在不平地面上行走时不稳感更明显。行走在不平的道路与旋转距下关节时出现或加重疼痛。有时疼痛向足外侧放射。部分患者可由小腿部的热、凉、麻、痛等异常感觉。行走、足内翻时疼痛加重。跗骨窦区封闭注射后症状明显减轻或消失,有助于明确诊断;如果封闭无效,应警惕不是本病。

检查时,让患者足稍背伸,按压跗骨窦三角引发疼痛,有时可见局部肿胀,踝及距下关节活动正常。即使患者有后足不稳定的感觉,临床检查确定距下关节不稳定常常是困难的。

Taillard 等描述了提出跗骨窦综合征的 4 种临床表现:①跗骨窦部位的直接压痛,尤其是让患者站立在不平的地面或距下关节内收旋后时,压痛明显;②在不平地面时的关节不稳定;③附骨窦内局部封闭后疼痛减轻;④临床及 X 线检查不能确定距下关节不稳定。

X 线检查常常不能发现异常。距下关节应力拍片也常表现为正常。在评价距下关节骨性病变时,CT 可更好地显示病变。MRI 对于发现跗骨窦内病变可能有所帮助,MRI 可能显示的异常有:①在 T_1 和 T_2 像上的低信号,可能为纤维化病变;② T_1 低信号,T_2 高信号,表面可能有滑膜炎症或非特异性炎性改变;③附骨窦内多个液体积聚,可能为滑膜囊变。

(三)治疗

适当的非手术治疗对于大部分患者在 4 ~ 8 周后可以恢复正常的功能。可使用理疗,非甾体消炎止痛药物和应用利多卡因与皮质激素行跗骨窦部封闭治疗。对于有不稳定感觉的患者进行腓骨肌腱的锻炼和本体感觉的训练。还可使用胶带或支具固定,限制距下关作的活动,以达到更好的制动和休息。然而,即使积极治疗,仍可能有 20% ~ 40% 的患者症状不能级解。需要手术治疗。

手术的目的是跗骨窦的减压,评价韧带和滑膜的情况,根据具体情况采取相应的措施。手术可切开或在关节镜下完成。切开手术需切断踇短伸肌和趾短伸肌的起点,切除或松解跗骨窦内脂肪、筋膜和滑囊;但应保留骨间韧带。完全切除跗骨窦内容物,术后伤口内陷,有时发生窦内积血,切口难以愈合,故只将跗骨窦内容物切断松解,放回原处,可取得同样效果。

无论是切开手术还是镜下手术,手术时应:①探查距下关节面有无骨软骨损伤;②取出关节游离体;③切除关节内的粘连;④切除炎症、增生的滑膜;⑤切除撕裂或引起挤压的软组织;⑥评价距下关节的稳定性。如果距下关节已有明显的退变,可能需要行距下关融合术。术后并发症行腓肠神经损伤,切口感染,窦道形成等。

四、足背隆突症

(一)病因与病理

足背隆突是足背局部的骨性或软组织突起(图 25-4-1)。常见于以下情况:①跖跗关节损伤的后遗症,如楔骨或跖骨基底骨折的畸形愈合、或跖跗关节损伤后保守治疗后期的创伤性关节炎形成的骨赘;②跗间关节较为松弛、长期足部活动过度的运动员或劳动者,跗骨间关节发生退行性变在足背形成的骨赘;③穿较紧的鞋或肿物较大和鞋面摩擦压迫局部,产生局部滑囊和炎症,引起疼痛。

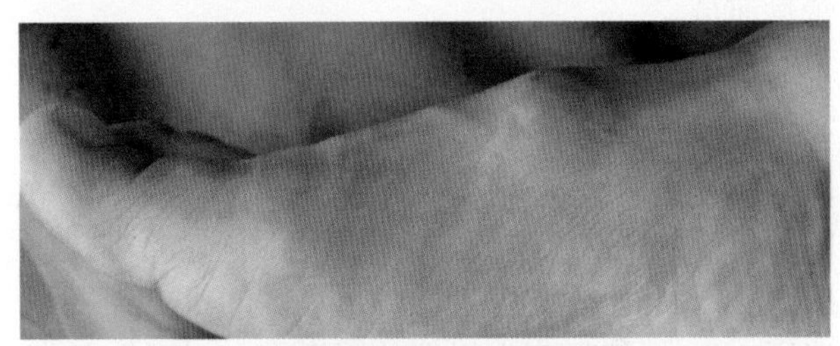

A

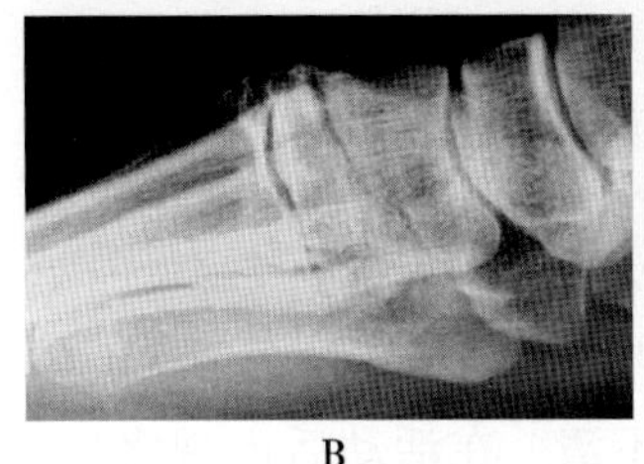

B

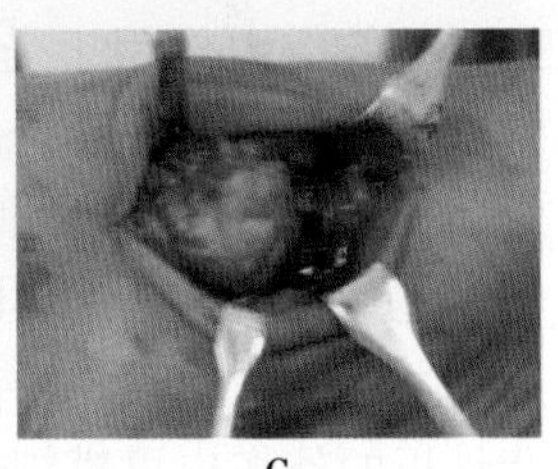

C

图 25-4-1　足背隆突症

A. 足背肿物;B. X 线显示跖跗关节背侧骨赘;C. 手术切除骨赘

(二)临床表现

足背部有一局限性隆起,穿鞋后和鞋面摩擦可引起疼痛。如合并跗骨间关节炎,足背可有肿胀,行走时疼痛加重。如果肿物挤压了腓深神经,患者可出现前跗管综合征的表现。

检查时在足背跗间关节部位可触及一骨性隆起,可有压痛,基底固定,表曲光滑。压迫腓深神经时,局部 Tinel 征阳性,第 1 趾蹼感觉可有改变。

X线片表现：肿物切线位，关节边缘有唇样增生，关节间隙可出现狭窄，局部骨质硬化。累及关节常在距舟、舟楔和内侧跖楔关节。

（三）治疗

有疼痛症状者可行冷、热敷、理疗。穿宽松鞋、软面低跟鞋。有滑囊炎者可局部封闭。骨隆起较大，疼痛明显，影响行走，非手术无效时，可手术切除骨性隆起。如合并关节病变，也可行受累关节融合术。

（唐康来　刘祥舟　谭晓康）

第五节　足踝部应力性骨折

一、概　　述

应力性骨折又称疲劳性骨折或积累性劳损，是一种过度使用造成的骨骼损伤，当肌肉过度使用疲劳后，不能及时吸收反复碰撞所产生的震动，将应力传导至骨骼；这样长期、反复、直接或间接损伤可引起特定部位小的骨裂或骨折。应力性骨折多发生于身体承重部位，如小腿胫腓骨和足部（跟骨、足舟骨、跖骨）。易患人群为足部承重较多的运动员，如篮球、足球、网球运动员，以及田径、体操运动员和芭蕾舞演员。

（一）病因与发病机制

应力性骨折与一般的骨折不同，通常是由于地面日积月累的累积效应所导致的疲劳性骨折。骨折的部位按发生的频率多少排序依次是脚趾骨、腓骨、股骨、踝骨和耻骨。应力性骨折是骨的机械强度崩溃所产生的骨折，产生崩溃的因素有：①持续、长期或反复的应力作用于受力的骨；②骨本身的强度。常见于足部的应力骨折是第2跖骨、跟骨、距骨、腓骨、舟状骨。小儿以跟骨为多见，距、腓骨则在成人与小儿均可产生。第2跖骨则以运动员，新兵训练期，尤其是女性新兵（约占新兵的25%）为多见。疲劳骨折的外伤史可模糊不清。在活动后出现疼痛，休息后即缓解。病骨受应力后即有痛。检查见局部肿胀、压痛。早期X线片见骨折线不清，后期才见清晰的骨折线，并有骨痂形成。

美国的调查显示应力性骨折的发生率在5%～30%之间，随运动项目和其他风险因素的不同而略有差异。黑色人种比高加索人种（白人）发生频率低，因为前者的骨密度更高。妇女和更活跃的人有更高的风险。发生率伴随着年龄增加而增加，因为骨密度随年龄增加而降低。但儿童同样处于较高风险中，因为他们的骨骼还没有达到完全的密度和强度。女运动员三联征（饮食无规律、骨质疏松、月经不调）同样可能让女子处于受伤危险中，因为饮食无规律和骨质疏松都会严重削弱骨骼耐受力。

（二）临床表现与分级

在发生应力性骨折前，跑步者通常会感到局部部位疼痛，这种疼痛在休息和走路时还不严重，但是一跑起步来就加剧，这通常也是诊断应力性骨折的最主要指标。

根据X片表现对应力性骨折提出分为4级，包括：0级（正常重建）：有细小的骨膜新生骨形成，X线片无异常改变，无临床症状，但骨扫描可见细小的线性吸收增加；1级（轻度应力反应）：亦表现为皮质骨的重建，患者可出现运动后局部疼痛，无压痛，X线片阴性，但骨扫描为阳性；2级（中度应力反应）：皮质骨吸收稍强于骨膜反应，可出现疼痛和压痛，X线片骨外形完整，可见模糊的征象，骨扫描阳性；3级（严重应力反应）：骨膜反应及皮质骨吸收范围均扩大，疼痛持续存在，休息时也出现，X线片可见皮质骨增厚，骨扫描阳性；4级（应力性骨折）：骨活检可见有骨坏死、骨小梁微骨折及肉芽组织形成，由于疼痛，负重几乎不可能，X线片可见骨折及早期骨痂形成，骨扫描阳性。

根据MRI（核磁共振）表现对应力性骨折提出的分级：0级：T_1、T_2及STIR像均正常；1级：T_2及STIR像可见中度骨膜水肿；2级：T_2及STIR像可见明显的骨膜及骨髓水肿；3级：T_1像为骨髓水肿，T_2及STIR像表现为骨膜与骨髓严重水肿；4级：T_1像可见骨髓水肿，伴有低密度信号影（骨折线），T_2及STIR像有严重的骨髓水肿。

二、胫骨干应力性骨折

胫骨位于小腿的内侧，对支持体重起重要作用，为小腿骨中主要承重骨。可分为一体和两端。胫骨上端膨大，形成内侧髁和外侧髁，与股骨下端的内、

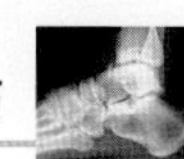

外侧髁以及髌骨共同构成膝关节。两髁之间的骨面隆凸叫做髁间隆起。隆起前后各有一凹陷的粗糙面,分别叫做髁间前窝和髁间后窝。上端的前面有一粗糙的隆起,叫做胫骨粗隆。

在体育运动和军事训练中,应力骨折最常见的部位是胫骨,多数报道占所有应力骨折的半数以上,刘大雄报道占78.0%,黄昌林报道达83.3%。胫骨应力骨折的发病部位因运动项目的不同而各异,行军训练的新兵群体多发生在近段胫骨的后内侧,中长跑运动员好发于胫骨中下段的后侧,而芭蕾舞演员则多发生在胫骨中段的前侧。

患者有长跑、竞走、行军等过度使用性损伤史。起始症状隐匿,仅在下肢负重时有局部疼痛,以后疼痛逐步加重,休息时也不能完全消失。可有逐步加重的局部肿胀并压痛。除个别造成完全性骨折者外,肢体活动往往不受限。

诊断:根据病史、临床表现及X线片可做出诊断(图25-5-1)。尤其对有过度使用性损伤史的患者,如小腿局部肿痛、压痛,迁延数天无好转或反而加重者,虽然此时X线片无阳性发现,应高度警惕本病,可行CT或MRI检查,不应视做软组织损伤而延误治疗。但长期坚持训练者,X线片上可显示应力性骨折。

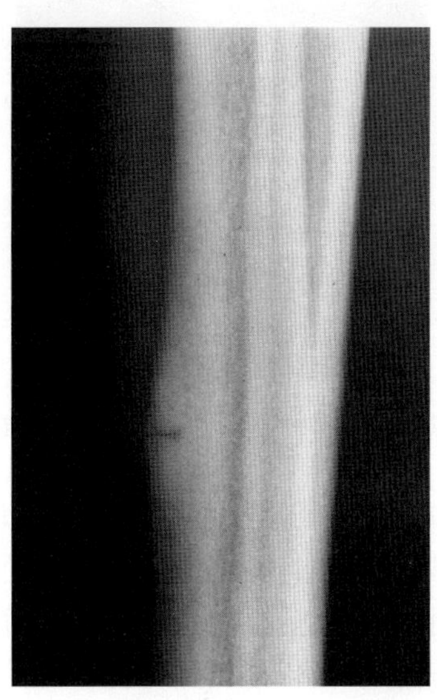

图25-5-1 运动员胫骨中段应力骨折

治疗:应立即停止训练,给予夹板或石膏固定。完全恢复的时间要视骨折程度而定,不完全骨折约需6~8周,完全性骨折则需12周以上。

三、内踝和腓骨应力性骨折

(一) 内踝应力性骨折

1. 发病机制 内踝应力性骨折比较少见,但仍有报道。诸多因素如训练强度过大、训练不科学、体格和体力的个体差异、运动环境和用具等都是造成应力性骨折的原因。应力集中所致的骨破坏是应力骨折的病理基础。内踝应力性骨折也不例外。一般情况下,距骨内上缘抵于内踝及底部,站立时全身重量均落在踝关节上。跑步及踏跳时踝关节急促地背伸、跖屈。距骨体前宽后窄,当踝关节背伸时,较宽的距骨体前部进入踝穴,使踝关节内上方所承受的压力明显增大。同时,当踝关节由跖屈迅速背伸时,胫后肌、屈趾肌的肌腱突然收缩,也使内踝受到压迫应力。

2. 临床表现及诊断 患者多有下肢长期、剧烈活动史,无明显外伤史,疼痛主要位于踝关节内前方,性质为钝痛、隐痛、酸胀感;局部压痛;病程长时可出现内踝部的肿胀;活动时症状加重,休息后缓解;明确诊断应通过X线片、99mTc-MDP骨扫描或MRI。X线片上出现阳性征象一般要待症状出现后2周或更长时间。X线片未见骨折存在,而是通过99mTc-MDP骨扫描发现。所以不应仅凭第一次X线片结果即否定应力性骨折。

X线片表现特点为受累部位骨小梁断裂和新骨增生同时进行,除骨折线外,表现为密度均匀一致,表面光滑边缘整齐的增生性骨膜改变。应注意同一般内踝骨折相鉴别,尤其是当有明确外伤史且骨折发生明显移位的时候。另外还应与劳损、胫前肌腱鞘炎鉴别。

3. 治疗 对于内踝应力性骨折的治疗包括非手术治疗和手术治疗,但是关于手术适应证的选择稍有不同。Shet heume等报告了6例运动员的内踝应力性骨折并建议对于X线片可见的骨折,应行内固定治疗,而仅在骨扫描发现者,则采用非手术治疗即可。Orava等报告了8例内踝应力性骨折,其中1例骨折发生移位采用了内固定治疗,5例采用非手术治疗,2例因外固定不当出现骨折延迟愈合而采用了骨折钻孔治疗,也获得了满意的治疗效果。对有移位的骨折应行内固定治疗,而无骨折移位的则采用非手术治疗。对于内踝应力性骨折的早发现早治疗,不但可使患者免受手术之苦,还可缩短治疗时间。就治疗时间而言,应当予以患者充分的休息、限制活动，直至骨折愈合。治疗时间不能以一般的骨折治疗时间衡量，应该适当地延长，以保证骨折的完全愈合。Orava 等也认为应力性骨折愈合时间可能会较一般骨折的愈合时间长，从而认为应限制跑、跳等活动至少 3 个月，骨折愈合一般需要 5 个月的时间。

（二）腓骨应力性骨折

腓骨应力性骨折是由于持续外力或长期积累性损伤所引起一种骨折，常见于芭蕾舞演员、运动员及战士，腓骨应力性骨折在训练致应力性骨折中仅占 1%～2%。腓骨应力性骨折发生于重复周期性间歇性应力下，即使远低于断裂所需要的应力，也可使部分骨小梁破坏，裂口不断扩大，并随之发生修复；此外，肌肉疲劳可使肌肉收缩力降低，骨的应力分布发生改变，导致应力性骨折。Jackson-Burrows 的研究表明，腓骨低位的应力骨折是跑步骨折，腓骨高位应力骨折可能是典型的跳跃骨折。

表现为腓骨下段持续疼痛，训练后疼痛加重，跑步或跳跃时出现局部疼痛，腓骨远端可出现畸形、无其他异常。同侧腓骨远端应力性双段骨折更为少见。X 线片大多表现为层样骨膜增生及骨痂形成，部分仅显示骨折线（横形），并无髓腔内或骨膜性骨痂形成（图 25-5-2），少数显示骨皮质局部硬化模糊，海绵质骨小梁变致密。

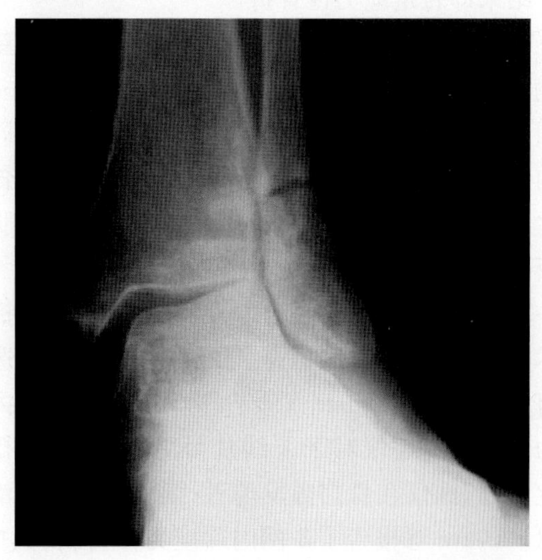

图 25-5-2　一位足外翻患者腓骨下段横形疲劳骨折

治疗：腓骨单处应力性骨折采用非手术治疗，石膏固定患肢。双段骨折采用手术治疗。手术治疗可采用钢板或克氏针固定。如骨间膜张力小，可采用小切口分别复位两处骨折，选用合适直径克氏针自远端贯穿固定，视情况应用短时间外固定，如骨间膜张力大，骨折复位困难，不能勉强坚持小切口复位及克氏针固定，否则易导致后期克氏针折弯及骨折愈合困难，应采用长切口及长钢板固定。

四、舟骨应力性骨折

舟骨应力骨折大多数患者是田径运动员，特别是长跑运动员，是运动员足弓疼痛的常见原因。无明显外伤史而出现足弓或足背内侧疼痛，活动后疼痛加重，舟骨部位有压痛，足部被动内、外翻时疼痛加剧。多为体部垂直骨折，很少有明显移位（图 25-5-3）。早期 X 线片不易显示骨折线，CT 扫描或磁共振检查可帮助确定诊断。Kahn 等广泛回顾了 86 例确诊的舟骨应力骨折，部分骨折 83 例，完全骨折 3 例。发现除 2 例外，所有骨折均位于矢状面，累及舟骨中 1/3。初期非负重石膏固定 6 周的愈合率为 86%。限制活动的愈合率仅为 38%，而植骨内固定手术治疗的愈合率为 67%。

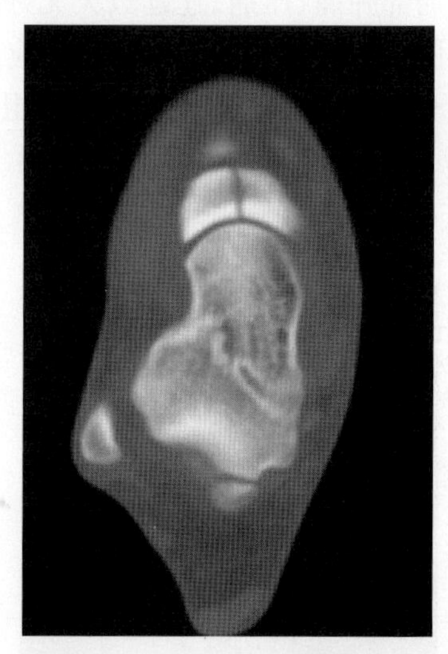

图 25-5-3　舟骨应力性骨折的 CT 扫描片

舟骨应力性骨折是少见损伤，舟骨应力骨折治疗的关键是早期发现，早期确诊。对于无移位或不完全骨折，使用膝下非负重石膏固定 6 周，非负重石膏固定 6 周后，舟骨表面仍然压痛，更换石膏继续固定 2 周，如果治疗成功，监督下允许患者逐步恢复先前活动。骨折有移位者应当手术切开复位，加压螺钉内固定，术后限制患足活动量直至骨折愈合。确定骨折愈合有时需要通过 CT 扫描或磁共振检查，而钢钉固定将妨碍这两种检查，因此，条件允许时建议使用高分子聚乙烯，可吸收螺钉。保守治疗或手术后骨折不愈合者，需要切开植骨，结合内固定治疗。

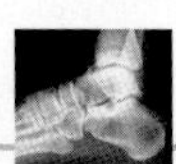

大多数舟骨应力骨折发生在体部的中 1/3，一般无移位或仅有轻度移位。手术利用舟骨内、外侧两个小切口，通过两切口置入固定钳达到骨折复位和严密对合。将其中一个切口延长，用拉力螺钉对骨折部位作加压固定，也可利用高分子聚乙烯可吸收螺钉固定。对于需要植骨的病例，为了显露骨折部位，可选择舟骨背侧横形或横斜形切口。陈旧性骨折骨断端有硬化时，应当去除硬化骨质达正常松质骨，缺损区以松质骨充填。

五、跟骨应力性骨折

跟骨应力骨折不常见。一般发生从事于足跟部遭受反复较大应力的劳动者和部队战士长时间的军事训练后。临床上可见患者有跟部弥漫性疼痛，跟部可有轻度肿胀，有时可有瘀斑。跟骨内外侧都有压痛，而不单纯局限于跖侧。X 线表现：早期正常，3 ~4 周后可在跟骨侧位上见到跟骨后下至前下有一硬化带（图 25-5-4）。同位素扫描：早期可见局部吸收增加。

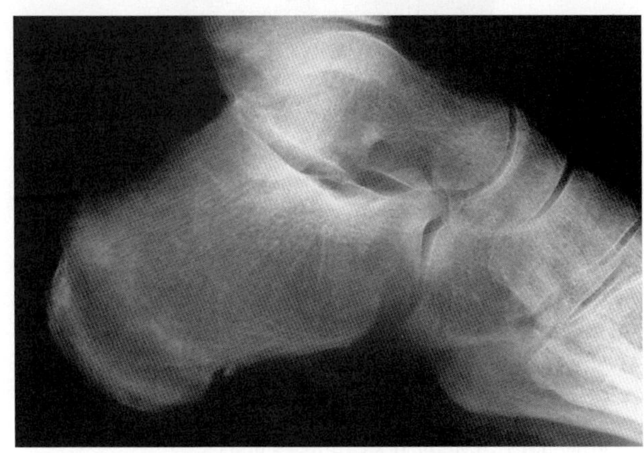

图 25-5-4　跟骨应力性骨折在跟骨结节部有一硬化带

治疗：可采用保守治疗。局部使用或口服消炎止痛药物。减少活动，扶拐行走，减少足底负重。跟骨垫保护。

六、跖骨应力性骨折

跖骨应力性骨折是足踝部应力性骨折最多见者，见多见于运动员，尤其是芭蕾演员和常进行冲刺、跳跃活动的运动员；也见于喜爱运动的社会群体，特别是绝经的女群体，尤其在绝经早期骨质快速吸收期。该年龄段的女性常被要求开始负重锻炼，以减少骨量丢失。有感觉和运动神经病变的糖尿病患者、类风湿患者、或中风患者都有发病的可能。新兵在最初的几周训练中也容易造成跖骨应力性骨折，又称行军骨折，足中间三个跖骨的发生率占 50%。第 2 跖骨最多发病，其次为第 3 跖骨，再次为第 4 跖骨。

（一）病因

1. 由于长途行军，足肌过度疲劳，足弓下塌，平常负重较少的第 2、3、4 跖骨头的负重增加，超过骨皮质及骨小梁的负担能力而发生疲劳骨折。

2. 先天性第 1 跖骨短缩也可能是诱因，因第 1 跖骨短缩时，其跖骨头与第 2、3 跖骨颈水平相当。因此，第 2、3 跖骨颈处承受外力增加，时久便会发生骨折。

3. 应力骨折学说　由于骨间肌痉挛，使骨膜和软组织内的血管被阻塞而发生水肿，结果跖骨颈处脱钙、骨萎缩，加之过度的疲劳，使足部所有的支持组织（包括肌肉与韧带）失去保护支持作用，使跖骨受到直接外力引起，是一种局部的应力骨折（stress fracture）。

4. 也有学者解释，所谓行军足实质上应当包括两种病；即跖骨的疲劳性骨膜炎及疲劳性骨折。前者是由于跑跳过多，致使骨间肌将骨膜牵拉或部分剥离所致。后者是在前者的基础上，由于脱钙及疲劳，失去周围组织的保护性支持，再加以外力引起跖骨的骨折。其理由有以下几点：①文献中记载的病例有许多看不到骨折线只有跖骨骨膜的反应性化骨；②X 线片的骨膜反应性化骨，有许多是广泛性的，有的几乎侵犯跖骨某一侧的全长，不能以骨折后骨膜下新生骨痂解释。

（二）临床表现和诊断

患者常常注意到在开始跑步或有氧训练后 2 ~4 周时第 2 跖骨远端逐渐出现疼痛，并常常肿胀。根据病史和查体应考虑该诊断。症状出现 2 周内摄 X 线片可能阴性，骨扫描或 MRI 可能有助于可疑病例的诊断。伤后 4 ~6 周复查 X 线片一般显示骨膜新骨形成。鉴别诊断很多，包括腓浅神经卡压性神经炎，更近端的跗跖关节病的放射痛，邻近的跖趾关节特发性滑膜炎或劳损性滑膜炎。

（三）治疗

治疗以休息、避免活动为主。鞋底前部在跖骨颈骨折的近侧用跖骨垫垫高，使负重点后移。每隔 4 周摄 X 线片复查骨折愈合情况。待骨折愈合后，可逐渐练习负重行走。第 2 跖骨近端的应力骨折属于特别难以处理的一类骨折。一项对芭蕾舞演员的第2跖骨底部研究发现了应力骨折。所有患者经相对休息或石膏制动等保守治疗后症状缓解。另一项研究发现非舞蹈演员患者非手术治疗有50%的骨折不愈合率,需要手术治疗。重要的是要告知患者第2跖骨的应力骨折偶可轻度背伸位畸形愈合,身体重量转移至第3跖骨,从而导致第3跖骨存在形成应力骨折的危险。应力骨折极少需要手术治疗。但是对于严重骨畸形愈合的患者需进行切开复位接骨板内固定术。

七、第5跖骨应力性骨折

(一)应用解剖

第5跖骨与其他跖骨在解剖上的不同之处:

(1)第5跖骨的粗隆部与其他的不同,粗隆部向跖侧与外侧突出,在其末端形成了小的突向后侧的"茎突"。

(2)第5跖骨基底与骰骨和第4跖骨基底的外侧分别形成关节。

(3)第5跖骨基底部附着一些其他跖骨没有的肌腱等:①腓骨短肌止于第5跖骨粗隆背侧;②第三腓骨肌止于干骺结合部(图25-5-5),第三腓骨肌的作用是使前足内旋和背屈的平衡肌,腓骨短肌更像是胫后肌的拮抗肌将足维持于距骨下方;③在第5粗隆跖侧有很强的跖筋膜附着。

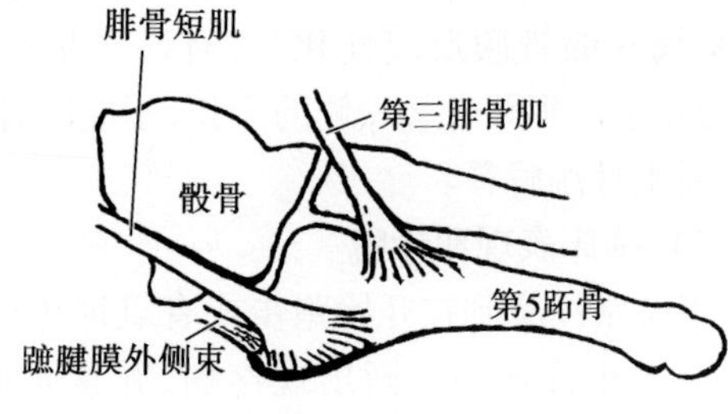

图25-5-5　第5跖骨近端的肌腱附着

(二)分类

Botte将第5跖骨近端的骨折分为三个区域(图25-5-6)。Ⅰ区:为第4、5跖骨间关节以近的骨折为结节骨折,常为撕脱骨折。又称为Ⅰ区骨折。Ⅱ区:为第4、5跖骨间关节区域的骨折,骨折常为横形,称为Jones骨折。该区骨折可累及第4、5跖间关节面。又称为Ⅱ区骨折。Ⅲ区:Ⅱ区以远1.5cm近端骨干的骨折(图25-5-7),称为应力骨折或疲劳性骨折。又称为Ⅲ区骨折。

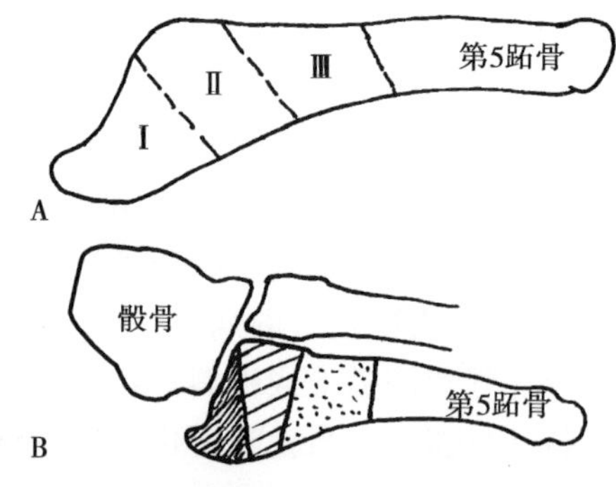

图25-5-6　第5跖骨近端骨折的分区
A. 分区;B. 各区的骨折名称

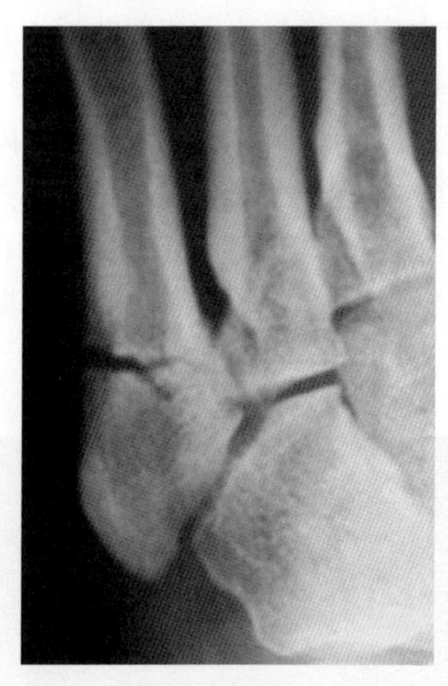

图25-5-7　第5跖骨应力性骨折的X线片

dameron报道237例第5跖骨近端骨折,其中男38%,女62%,在30岁以内患者中男性多于女性,在30岁以上患者中女性多于男性,骨折的位置93%为Ⅰ区,4%为Ⅱ区,3%为Ⅲ区。

(三)临床表现与诊断

Ⅲ区骨折多为骨干的应力即疲劳骨折,是第5跖骨近端受到反复应力作用而引起。多发生于足外侧过度负重,如内翻足可能受牵连。有作者报道扁平足在走路时足外侧部分压力增加也可发生;此外,长距离跑步、不正当的训练和长时间过度负重都可增加足底外侧应力而发生应力性骨折。

骨折发生后局部稍肿、局部包括附着的肌腱在内可有轻压痛,骨传导性痛,腓骨短肌功能可能减退,多无皮下淤血表现。患者应拍负重位X线片,常规投照不能发现骨折时,有时内外翻足可能发现骨折。当临床高度怀疑骨折而X线片又不能证实时可行MRI或CT检查,以获得确诊。

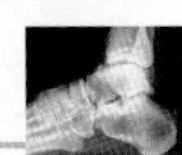

（四）治疗

治疗的目的是使骨折获得愈合和减少再骨折发生的风险。Torg 按就诊时骨折情况分为 3 型：Ⅰ型为新鲜的疲劳骨折，有骨膜反应，无移位的骨折。治疗时用小腿石膏固定 8 周（可不负重 4 周后再行负重石膏固定 4 周）。Ⅱ型为骨折迟延愈合，骨折线增宽、髓腔硬化，此时应延长固定时间到 3 个月或切开植骨、内固定。Ⅲ型为骨折不愈合，髓腔已闭合，需切开植骨内固定。植骨可采用嵌入植骨方式。使用 4.5mm 或 6.5mm 直径部分螺纹空心钉做髓内固定，螺钉头部进入骨折线 2～3cm 处；但螺钉断裂是手术后较常见的并发症。Torg 建议，对有髓腔硬化、延迟愈合与不愈合的患者，可行骨折两端开窗，搔刮髓腔，自体植骨，并行内固定治疗；骨折植骨、内固定后多在 6～8 周愈合。

对髓内钉固定的适应证，仍存在争议，我们对骨折延迟愈合或不愈合的竞赛运动员使用螺钉固定，相对指征是患有内翻足，或外侧过度负重的患者。对骨髓腔已经硬化不通、第 5 跖骨基底弯曲者是禁忌证。有学者认为对非运动员一般应视为禁忌。

八、籽骨应力性骨折

在第 1 跖骨头的跖面有两个籽骨，被踇短屈肌腱的内外侧膜包裹着，两个籽骨的背侧面有光滑的软骨面与跖骨头跖面形成关节、行走负重时，体重直接经跖骨头、籽骨传至地面，第 1 跖骨头为负重面，籽骨起分散力点作用。籽骨应力性骨折较为少见，胫侧发生率高于腓侧。

伤后第 1 跖骨头跖侧面肿胀，疼痛，踇趾背伸时可出现或加重疼痛，行走时疼痛加重，局部压痛显著，X 线检查可帮助诊断，但需与双分或三分籽骨相鉴别；X 线检查不能确诊时可行 CT 检查。治疗以休息不负重为主，对骨折无移位者采用夹板或足部支具制动治疗，如骨折移位，采用手法复位，如复位后不稳定，应采用克氏针固定。对陈旧性骨折，因负重疼痛、影响功能与患者的工作、生活时，可行籽骨切除治疗。

（唐康来　刘祥舟　袁成松　王正义）

参考文献

1. Michael J. Coughlin, Roger A. Mann, Charles Saltzman. Surgery of the foot and ankle. 8th ed. Philadelphia: Mosby, 2007.
2. 唐康来，王正义. 足踝外科手术学. 北京：科学技术文献出版社，2006.
3. 卡纳尔（美）. 坎贝尔骨科手术学. 王岩，主译. 北京：人民军医出版社，2009.
4. 王亦聪. 骨与关节损伤. 第 3 版. 北京：人民卫生出版社，2001.
5. 荣国威，王承武. 骨折. 北京：人民卫生出版社，2004.
6. 侯树勋. 现代创伤骨科学. 北京：人民军医出版社，2002.
7. 赵定麟. 现代骨科学. 北京：科学出版社，2004.
8. 张世忠. 新兵训练中应力性骨折的流行病学调查. 人民军医，1995，38（1）：10-11.
9. Orava S, Karpak ka J, T aimela S, et al. Stress f racture of the medical malleolus. J Bone Joint Surg (Am), 1995, 77: 362.
10. Hardcastle PH, Reschauer R, Kutscha-Lissberg E, et al. Injuries to the tarsometatarsal joint: incidence, classification and treatment, J Bone Joint Surg, 1982, 64B: 349.
11. Komenda GA, Myerson MS, Biddinger KR. Results of arthrodesis of the tarsometatarsal joints after traumatic injury, J Bone Joint Surg, 1996, 78A: 1665.
12. Lu J, Ebraheim NA, Skie M, et al. Radiographic and computed tomographic evaluation of Lisfranc dislocation: a cadaver study, Foot Ankle Int, 1997, 18: 351.
13. Mann RA, Prieskorn D, Sobel M. Midtarsal and tarsometatarsal arthrodesis for primary degenerative osteoarthrosis or osteoarthrosis after trauma, J Bone Joint Surg, 1996, 78A: 1376.
14. Mulier T, Reynders P, Sioen W, et al. The treatment of Lisfranc injuries, Acta Orthop Belg, 1997, 63: 82.
15. Myerson MS. The diagnosis and treatment of injury to the tarsometatarsal joint complex. J Bone Joint Surg, 1999, 81B: 756.
16. Michael. J Coughlin, Roger A. Mann, Charles L. Saltzman. Surgery of the Foot and Ankle. 8th ed. Philadelphia: Mosby, 2007.
17. Selene G Parekh. Foot & Ankle Surgery. London: JP Ltd, 2012.

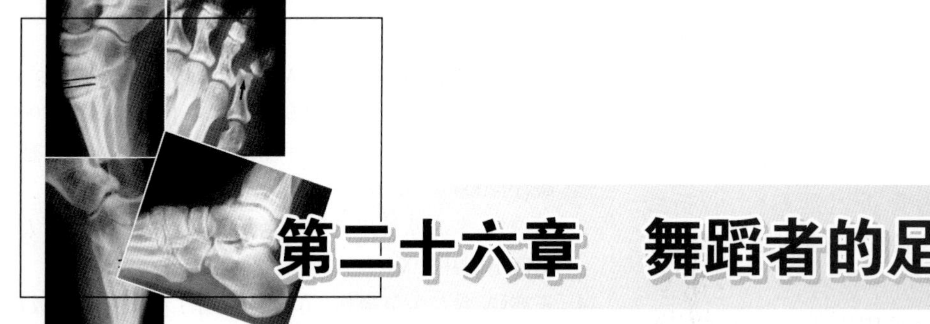

第二十六章　舞蹈者的足踝部损伤

舞蹈是一种以有节奏的动作为表现手段的艺术形式,然而无论何种舞蹈,都会给身体施加特殊的应力,舞蹈人员也常会因此发生各种身体缺陷和负重问题。在所有的舞蹈形式中,芭蕾舞对舞蹈演员的要求最为苛刻,因此大多女性芭蕾舞演员为减轻体重而患上神经性厌食症。对于女性演员来说,这种不切实际的体重要求会导致偏激的节食,久而久之,会发生月经不调、骨质丢失等。当舞者发生应力性骨折时,应该考虑到这些因素。

舞蹈者的双足经过长年的培训和练习,会发生如下情况:跖骨增厚从而在用脚尖站立时获得更好的支撑;特定部位胼胝体形成、皮肤增厚从而适应芭蕾舞鞋。一般来说,舞蹈者的双足比较强壮,并且相对不容易受伤。

除了力量,舞蹈者的足踝活动度也很大。很多舞蹈者可以膝关节反屈 5°~10°。对于芭蕾舞蹈演员,为了保持足尖着地时踝关节的垂直位置,足-踝复合体有 90°~100°的联合屈曲度。一旦踝关节、跖骨和地面呈垂直状态,舞蹈者还需要第一跖趾关节 90°~100°的背伸(图 26-0-1)。很少有人生来就有如此大的活动度,所以很多女性舞蹈者从小就开始训练,从而使得骨骼在尚未发育完全时进行重塑。

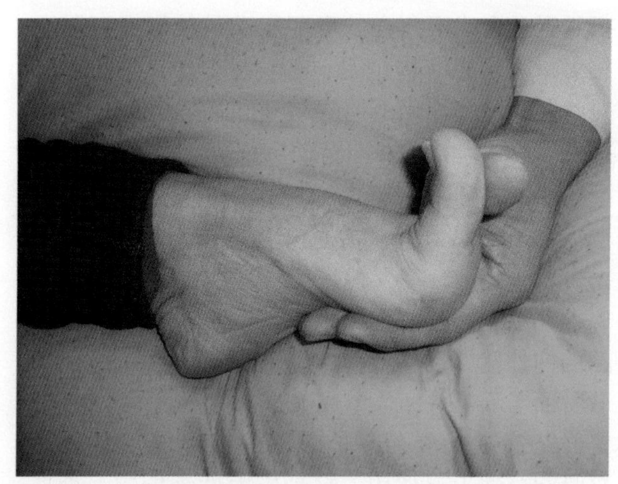

图 26-0-1　舞蹈演员的第一跖趾关节往往需要 90 度背伸

第一节　足部损伤

一、足趾损伤

(一) 鸡眼、胼胝体、水疱

鸡眼和胼胝体对于芭蕾舞蹈演员来说非常重要,它们让舞者能够用足趾进行承重。鸡眼变得肥大时,需要修剪,最好是研磨。鸡眼深面有时会发生一些并发症,像出血、感染等。如果发生感染,最好进行引流或去除鸡眼并且在必要的时候给予抗生素和硫酸镁浸泡。反复感染有可能是早期糖尿病或其他合并症所致,如免疫失调等。反复感染的舞蹈演员患者需进行全面查体,完善相关化验和检查。

胼胝体,像鸡眼一样,对于舞者很重要,因为他们使得足部更为坚韧。这些胼胝不是真性角质,仅仅是一个简单的负重集中区域,所以很少引起疼痛。疼痛的胼胝可能是存在其他问题的信号,如跖疣等。胼胝的治疗方法包括多余胼胝体的磨除、应用水杨酸类药物等。较少需要手术切除,因为胼胝具有一定的自限性。手术切除有足底残留疼痛性瘢痕的风险。

水疱是局部皮肤增厚并变得坚韧的一个必经过程。一些舞蹈演员的物理治疗师使用冷红激光使水

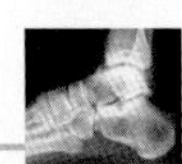

疱快速愈合。水疱可以伴随局部的蜂窝织炎，需要口服抗生素和湿盐水浸泡。水疱也可以在鸡眼深面形成，这种水疱包含血，有可能需要引流或部分切除。

（二）骨折和脱位

舞蹈演员的鞋在某种程度上保护了足趾。但是男子芭蕾舞演员穿的芭蕾软鞋对足趾的保护要少一些，所以当舞者穿这种鞋或赤足时便有足趾损伤的可能，包括趾间关节脱位和趾骨骨折。

趾间关节脱位常常比较复杂。如跖板半脱位嵌入关节，无法闭合复位，皮下神经阻滞下的切开韧带松解往往可以复位。可使用髓内克氏针穿过趾间关节（不穿过跖趾关节），固定 2 ~ 3 周。

趾骨骨折在舞蹈演员中比较常见，这些骨折会发生于趾骨的骨干，并且很少涉及关节。对于这种损伤，可以通过与邻趾捆绑固定进行处理，约 3 ~ 4 周。趾骨骨折很少需要进行切开复位。如果后期出现各种并发症，可行趾间关节切除。

（三）第 5 近侧趾间关节慢性不稳定

第 5 趾间关节慢性不稳定常常发生于内侧副韧带完全破裂、第 5 趾间关节单侧脱位后。X 线片检查有时可显示近侧趾间关节脱位（图 26-1-1），但有时因可自动复位，出现正常的 X 线表现。因而需要进行相应的物理检查，可施加一个致使趾骨外翻或内翻的力，询问患者是否疼痛。保守治疗无效者，可行趾间关节切除，克氏针固定来矫正。克氏针2 ~ 3 周后移除，邻趾固定数周。

（四）槌状趾

槌状趾往往不需要治疗。必须要手术时，行远侧趾间关节切除，髓内针固定。术中往往不需要切断踇长屈肌。

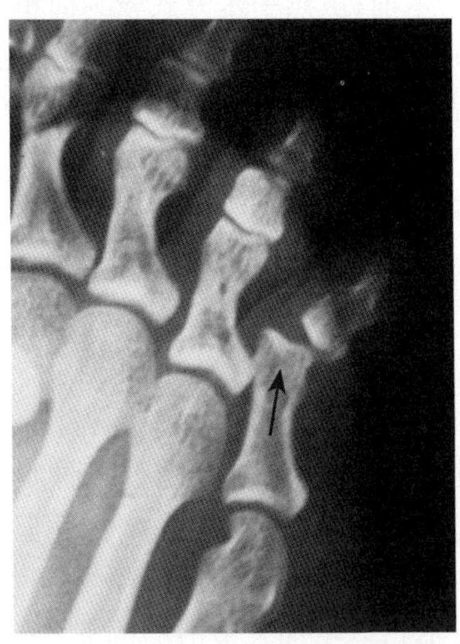

图 26-1-1 第 5 近侧趾间关节慢性不稳定 X 线片显示的关节脱位

（五）第四趾过长

某些舞蹈演员的第 4 趾明显长于第 5 和第 3 趾。第 4 趾蜷缩于第 3 趾下，形成槌状趾或锤状趾。如果需要手术，需要在畸形处截短此趾，使得截短后的第 4 趾尖部与第 3 趾趾甲基底部位于同一水平。第 4 趾可能会肿胀至术后 3 ~ 4 个星期。

（六）甲下血肿

甲下血肿常见于第 1 和第 2 趾（图 26-1-2）。在急性期，（尤其是巨大血肿）常常需要在趾甲上钻孔以减压、减缓疼痛。然后，保持残留趾甲在脚趾上，以保护新生的趾甲以及甲床。当新生趾甲渐渐长出来，残留趾甲会变得松弛，在舞蹈时可能需要临时残留老趾甲捆绑于新趾甲上。

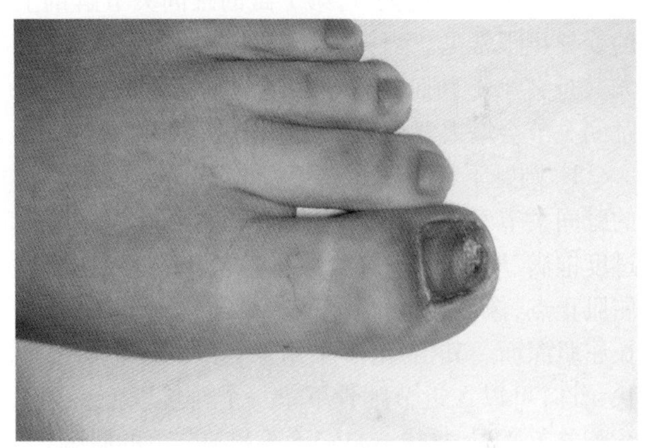

图 26-1-2 甲下血肿

（七）甲下外生骨疣

舞蹈人员也可发生甲下外生骨疣（图 26-1-3）。

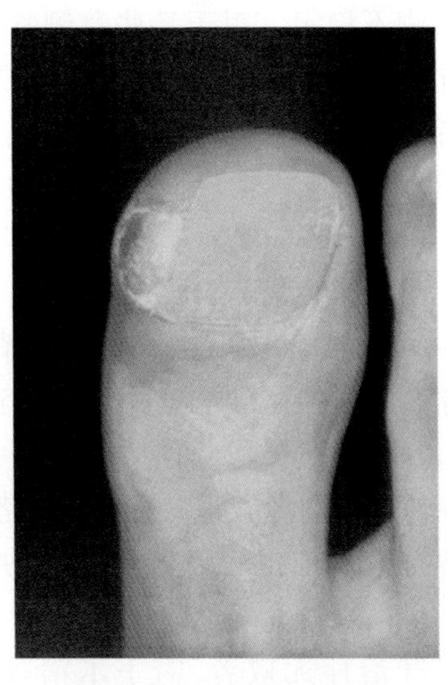

图 26-1-3 甲下外生骨疣

致病原因是来自舞鞋(如芭蕾足尖鞋)的压力,舞鞋对末节趾骨骨膜的刺激造成。甲下外生骨疣在舞蹈演员和非舞蹈演员的发病率是一样的。外生骨疣引发症状时应予以切除。

(八) 第5趾甲痛

某些女性舞蹈演员的第5趾向外旋转,所以在芭蕾足尖鞋中第5趾趾甲会直接负重。久而久之会引起趾甲疼痛,严重者可能需要永久性去除趾甲。对于这种情况,可以选择 Thompson-Terwilliger 手术。术后至少需要2个月才能逐渐恢复。一般3个月后才能穿足尖鞋。

二、踇趾的一些特殊损伤

(一) 足踇指趾间关节部损伤

就像第1跖趾关节,第1趾的趾间关节解剖上的变异也很常见。当第1跖趾关节活动度变小时,尤其是在第1跖趾影像学表现为短缩的时候,第1趾间关节会增大背伸程度以代偿。

1. 踇趾下籽骨　踇趾下的籽骨偶会位于踇趾的趾间关节下。此籽骨在关节的跖侧面,引起跖侧过度饱满、增厚,可以直接触及。这个籽骨不在踇长屈肌止点,像足其他所有籽骨一样,它位于跖板,踇长屈肌深面。其治疗,多采用保守的方法。如果症状允许,可以在近节趾骨下垫一个衬垫以使得第1跖趾关节微屈,这样会减轻不适和关节下的胼胝。

2. 踇趾趾间关节背侧撞击　无论何种原因造成的第1跖趾关节活动度减小,趾间关节都会逐渐地增加背伸来代偿其关节的活动度减小。关节疾病造成的骨赘会损伤踇长伸肌止点,甚至会继发某种程度的背外侧不稳定。对于某些背侧骨赘形成,予以手术清除可以获得良好的效果。手术决策的制定取决于患者的症状和不稳定情况,而不是X线的表现,有很多患者影像学表现很差,但是可以是无症状的。

(二) 第1跖趾关节部损伤

踇囊肿　很多人认为跳舞会导致踇囊肿。事实上并非这样。踇囊肿在舞蹈演员中的发生率并不比其他人群高。舞蹈演员像其他所有的人一样,有先天的踇囊肿易患倾向者和不易患踇囊肿者。如果一只有踇囊肿易患倾向的足穿上足尖鞋,便很容易形成踇囊肿。

对于保守治疗无效者,需手术治疗。在进行某种舞蹈表演时,舞者需要第1跖趾关节具有90°~100°的活动度。而踇囊肿手术会影响这个关节的活动度,从而对舞者的舞蹈工作产生不利影响。虽然某些症状轻、手术顺利的舞蹈演员在踇囊肿术后有可能完全恢复,但是仍有很多舞蹈演员的艺术生涯终止于踇囊肿手术。所以医务工作者有义务告知其关节的活动度术后可能会部分丢失,甚至日后有切除的可能性。对于一名专业的舞蹈演员,在条件允许的情况下,踇囊肿手术可推迟至其职业生涯结束。

(三) 第1跖趾关节外侧不稳定

舞蹈演员中有一些第1跖趾关节内侧副韧带急性破裂的患者。这些损伤在受伤时并未发现,日后可能会导致踇外翻。当这种损伤发生后,最好的处理办法是行开放性手术,暴露内侧韧带复合体,修复撕裂的韧带结构。

(四) 踇僵直

踇趾僵直是舞者主要的好发疾病之一。踇僵直一般分为轻度(grade Ⅰ)、中度(grade Ⅱ)和重度(grade Ⅲ)3个等级。

Ⅰ度:轻度踇僵直的跖趾关节基本接近正常关节,但是背侧的骨赘会阻碍跖趾关节背屈。该类型治疗比较简单,只需清除骨赘即可恢复跖趾关节活动及缓解疼痛。但是患者术后3~4个月才可恢复舞蹈训练。早期的康复理疗有利于疾病的恢复。该类型踇僵直较为少见。

Ⅱ度:中度踇僵直同时表现为跖骨头背侧的骨赘及跖趾关节骨性关节炎。X线中可显示关节间隙缩小。该类型的踇僵硬可使用 generous cheilectomy 骨切除术,但需告知患者:术后效果可能不是很好,仅仅是优于术前;虽然手术方式较为简单,但也需较长的恢复时间(3~6个月);骨性关节炎在术后也可进一步发展,在必要时还需二次手术治疗。外科治疗,作者建议采用 cheilectomy 骨切除术。手术原则为:①以跖趾关节背侧中或偏内侧为入路;②小心剥离深部组织以避免对神经及肌腱损伤;③暴露并探查跖骨头,通常可见到跖骨头背侧处的软骨损伤,也可见于籽骨处其他区域的软骨损伤;④显露所有背侧骨赘组织,随后使用骨刀或摆锯截除1/4~1/3的跖骨头,理想的结果是除去所有变性骨质,使跖趾关节活动度达到90°~100°;⑤术中如跖趾关节活动受限,可在近节趾骨基底行底在背侧的闭合楔形截骨(Moberg 术),以增加关节活动范围。

Ⅲ度:重度踇僵直的可继发明显的退行性骨关节炎,常见于职业生涯晚期的年长舞者,治疗较为困

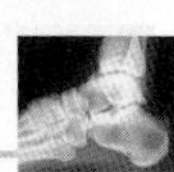

难。单纯 Cheilectomy 术的治疗效果不是很理想，结合 Moberg 术可进一步改善跖趾关节运动的范围。关节置换术会破坏跖趾关节的绞盘机制，减小足趾的力量；而跖趾关节融合会影响关节活动度，对舞者带来不利影响。若患者的第 1 和第 2 跖骨长度相当，而患者要求保留关节活动，那么最后可予以尝试关节成形术。但需告知患者该手术不是绝对有效，而且术后效果也可能不会持久。关节成形术若失败，跖趾关节融合术可以作为补救措施，但术后的结果将不利于患者继续其舞蹈职业生涯。

三、籽骨损伤

舞者的职业特点使得籽骨常处于受压状态，因此容易发生籽骨损伤。在询问病史时，大部分舞者自述在籽骨区域有疼痛史，但疼痛有一定自限性。所以很多舞者经常继续带痛练舞，最终导致局部纤维粘连。仔细的体格检查与精确的诊断非常重要，因为不仅是籽骨损伤可以引起第一跖趾关节跖面的疼痛。籽骨疼痛的鉴别诊断包括：①细微骨裂；②扭伤或撕裂骨折，在 X 线通常见于两籽骨间距扩大；③籽骨远端的损伤通常见在极度背伸作用下，类似于橄榄球运动中的人工草坪趾损伤；④骨坏死，在 X 片中表现不明显（一般在 6 个月后症状先于 X 线变化。当不能确定时，可使用 MRI 检查）；⑤籽骨处的第一跖趾关节面出现退行性改变；⑥籽骨下出现慢性黏液囊炎籽骨损伤造成的持续疼痛可行籽骨摘除术，以内侧入路切除籽骨。术中需保证止于近节趾骨的踇展肌的完整性以防止踇趾外翻畸形。

（一）籽骨滑囊炎

籽骨下的滑囊因为诸多因素可发生肿胀与炎症。滑膜囊炎经常被误诊为籽骨炎。可通过跖底肿胀及触诊等体格检查诊断该病，通过对关节囊的麻醉注射实验可进一步明确诊断。该病的治疗主要是以少量激素注入籽骨关节囊四周及减少该处的负重以此消退炎症。然而，上述治疗方式愈合缓慢，而且在关节囊处可产生条索纤维，关节囊处愈合晚期可出现疼痛，尤其舞者在抬高踇趾的时候。若上述方法治疗失败可考虑行跖底内侧入路切除关节囊，该术类似于鹰嘴处的慢性滑膜囊炎的切除。术后需注意识别与保护跖底处神经。

有时籽骨处的内侧副韧带破裂可导致籽骨的不稳定甚至复发性脱位。该病在背伸踇趾时自觉有踇趾脱位感。检查中可显示籽骨横移，并且籽骨横移中有“沉闷声”。对这种脱位需要以进行手术治疗。一般行松解复位同时使用该处局部组织对内侧副韧带行修补。术者通过置于跖骨头处的锚钉对内侧副韧带的修复，术中须保持韧带的解剖结构，以便重建后保留跖趾关节等轴运动，维持跖趾关节的活动。术后康复包括早期的跖趾关节活动及术处踇趾垫片的保护。

（二）籽骨周神经卡压

1. 乔普林（Joplin）神经瘤　乔普林（Joplin）神经瘤多由于踇趾内侧跖底神经卡压引起。该病可通过叩击实验（Tinel 症）与籽骨炎相区别。多见于常做俯身动作的舞者，患有慢性神经瘤的舞者可能需行神经瘤切除联合籽骨处神经转移，或类似 Morton 神经切除术。

2. 踇趾跖底外侧神经卡压　踇趾的跖底外侧神经卡压诊断较为困难。其症状表现为神经性疼痛从跖底外侧辐射至踇趾处，相当于内侧的乔普林（Joplin）神经瘤。因为神经的位置关系，很少能引出 Tinel 征。通过神经区域即该神经从跖底深横韧带穿出行于籽骨的外侧处注射少量局麻药可予以明确的诊断。该病的症状通过手术不一定能完全消除。该手术与腕管综合征的神经松解术相似，术中分离深横韧带松解被卡神经，受压的神经通常位于韧带下方。

四、第 2～5 跖趾关节损伤

（一）Freiberg 病

Freiberg 病（图 26-1-4）常见于年轻女性，相比普通人群舞者发病率更高。一般需要发病 6 个月后可出现 X 线的影像学改变。骨扫描及 MRI 检查可

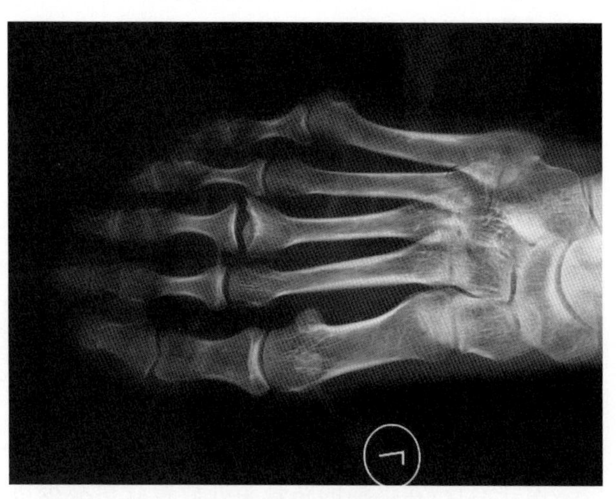

图 26-1-4　Freiberg 病

在早期有阳性表现。

Freiberg 病分为四个类型：①Ⅰ型：跖骨头骨小梁出现坏死但可完全自愈或仅有较小的骨坏死塌陷，相对于先前关节面无明显改变。②Ⅱ型：血管再生形成中出现背侧跖骨头处塌陷，但是关节面仍然完整。跖骨头背侧骨赘形成并在一定上限制跖趾关节背伸。这一类型可通过背侧入路切除骨赘，术中注意保持关节面的完整，术者需谨记尽可能切除增生骨赘。③Ⅲ型：跖骨头塌陷，跖骨头的背侧关节面松弛并陷入关节内。单纯移除骨赘无明显疗效，还需行关节成形术。术中需摘除跖骨头处所有坏死骨及骨赘。跖底的跖骨头通常是正常无损，术中需维持该处的正常关节面。另外，术中需切除一定量骨质以便日后舞者行跖趾关节有效的屈曲活动。④Ⅳ型：病灶累及多处跖骨头。这种类型较为罕见，需对每个跖骨头行评价及个性化治疗。

（二）2～5 跖趾关节急性脱位

在芭蕾舞者中，2～5 跖趾关节脱位男性多于女性，因为男性舞者的舞蹈鞋对他们的保护作用较少。在跖趾关节损伤后往往会出现局部肿胀及疼痛，需复位跖趾关节并予以稳定。

如果关节脱位已有较长时间（超过一月），那么不太可能恢复关节稳定及血液供应。这一情况，这通常需要 DuVries 关节置换术来使得在避免血管神经束拉伸的前提下行关节减压复位。实施该术，可使舞者在术后获得最大限度的背伸，若有固定针在该关节处，为恢复早日活动，需比其他固定早移除（针置于关节处不超过 2 周）。尽管早期拔除固定针，关节活动度也偶有受限，这就需要在局麻下行关节活动。可替代 DuVries 关节置换术的有关节成形术。实施该手术时，术者需留意移除近节趾骨时，不可超过其长度的 1/4。

跖痛症在年轻健康舞者中较为少见。当出现跖痛症时，临床医师会首先考虑到 Freiberg 病或者跖趾关节不稳（图 26-1-5）。X 线常无异常。临床表现为舞者出现单纯的跖痛，跖底有压痛。当趾骨出现半脱位时，跖骨背侧可有疼痛及压痛。背侧脱位的引起对跖骨头的压迫，产生跖痛症。

体格检查可较为容易地明确这一症状：检查者一手抓握近节趾骨并推拉。当趾骨半脱位或全脱位可相对容易识别，即 Hamilton-Thompson 征（或 Lachman 实验）。

保守治疗：在疼痛的跖骨头处放置软垫减少负重，或以保护带帮助控制关节不稳（图 26-1-6）。一

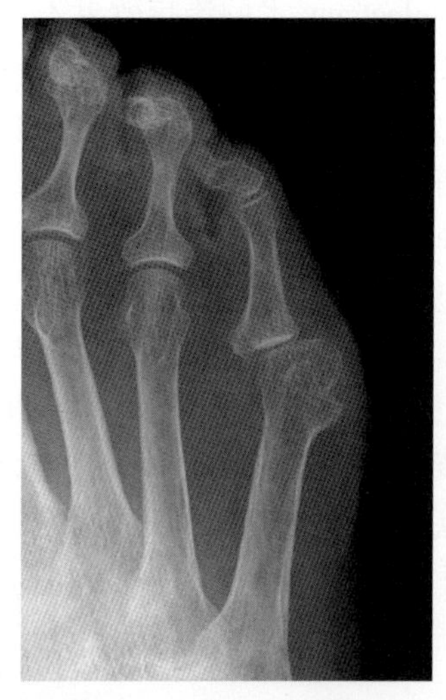

图 26-1-5　第 5 跖趾关节不稳定

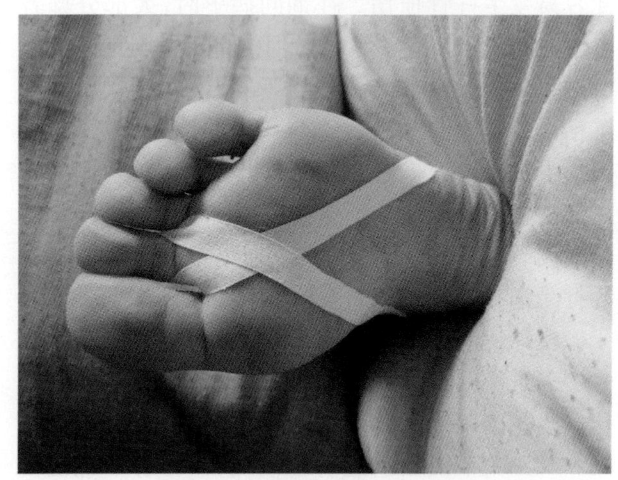

图 26-1-6　通过保护带稳定第 2 跖趾关节

旦韧带及跖板拉长，成为慢性损伤，只有手术可以纠正治疗。该手术较为复杂，普通手术方式，如 Girdlestone-Taylor 术后经常出现不是太松弛就是太紧张的情况。相对好一些的术式为跖骨头底切除术，这种方法可以通过对跖骨头处的重新复位排列减少该处压力，减轻跖痛。

（三）特发性滑膜囊炎

跖趾关节处的特发性滑膜囊炎典型表现为肿胀，其病因仍存在争议。一般不合并全身炎症性疾病如 Reiter 病。滑膜囊炎通常关节较为松弛及不稳。目前还未明确关节松弛是否能引起慢性炎症或者变形，但是我们认为关节松弛可引起滑膜囊炎导致关节损坏。在该病晚期，术中可探查处软骨及关节的破损。保守治疗包括减少关节活动及抗炎药物。如果症状持续存在，一处或多处的类固醇封闭注射或许有所帮助。对于顽固性患者手术探查并给

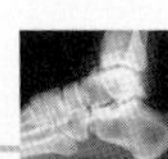

予相关治疗。

五、跖 骨 损 伤

（一）第1跖骨关节假性肿瘤

第1跖趾关节处慢性扩大肿块，单凭物理检查有时难以确定诊断，需要结合影像学甚至MRI帮助诊断。临床上，通常为屈趾短肌或罕见为内收肌的肌肉纤维延伸至跖趾关节处，其肌肉纤维代偿性增粗增大的结果；类似于肿瘤，但无需治疗。

（二）跖骨应力性骨折

舞者足部在X线下表现出第1跖骨外侧皮质及第2、3骨干增厚。芭蕾舞者一般足弓轻度增高，他们的足部较为僵硬，吸收震荡能力较差。一般来说，舞者很小就开始舞蹈训练，随着体重的增加跖骨不断增厚，因此舞者成年后足部即使受到压力也不易骨折。跖骨应力骨折多见于第2跖骨。常见病因多为僵硬性高弓足；第2跖骨过长（the Grecian or Morton足）；闭经（女性运动员）；练习场地质硬不佳（良好的场地在舞者跳跃训练可吸收震荡）。

进食障碍如食欲亢进和厌食可发生于部分舞者中，当然也可见于其他女性运动员。厌食症状的主要为继发性闭经（至少三个月无月经周期），伴有明显的消瘦及极度增重恐惧。年轻舞者可能出现闭经和月经初潮推迟（没有月经）。骨科医师需了解舞蹈演员因为高强度运动及减肥，出现月经延迟（平均14岁）是较为正常的。具有特征性的是，闭经舞者更为可能发生应力性骨折。

（三）第2跖骨基底

内侧、中间及外侧楔骨共同聚集呈拱形，中间楔骨是这道拱门的基石，它也承受着第2跖骨基底部，参与维持第2足趾力线稳定。第2跖骨近端处存在这一压力，使得跖骨容易在其基底部发生压缩性骨折（图26-1-7）。这些因素造成舞者在第2跖骨基底处常发生特征性的应力骨折。在第1跖骨基底及第2跖骨近端出现疼痛或压痛需要考虑该病。该骨折是舞者最为常见的局部应力性骨折。在X片中是否可看到，取决于骨折的时间。有必要时可做CT骨扫描明确诊断，但一般体格检查已可以做出初步诊断。第2跖骨骨干疲劳性骨折多见于运动员及士兵，舞者少见。

骨折若是急性期，使用特殊靴子予以制动4～6周，最好联合使用刺激骨生长物。愈合时间一般在4～6周，患者不顾疼痛还在训练时，一般延长至6～8周。愈合的判断标准不是X线检查，而是疼痛及压痛的消失。

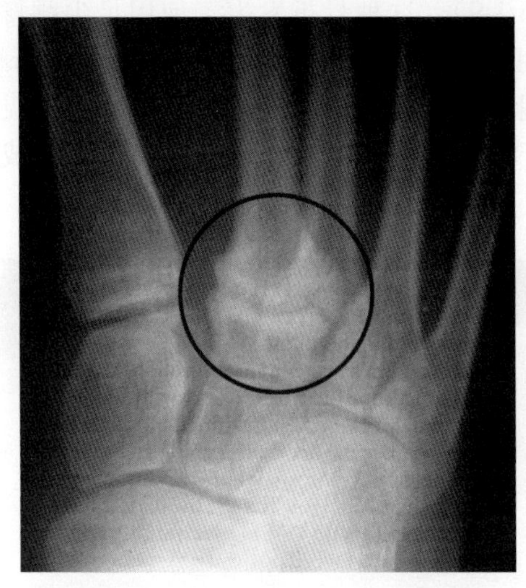

图26-1-7　第2跖骨基底压缩性骨折

（四）第5跖骨

1. Jones骨折　第5跖骨骨折可以发生多种骨折，其中有一处比较严重，就是Jones骨折（图26-1-8）。

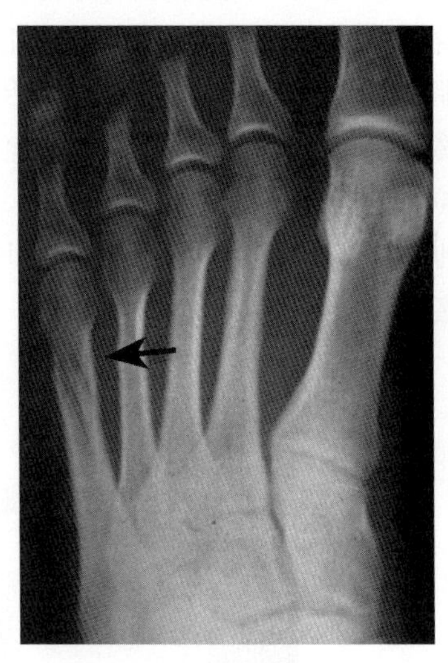

图26-1-8　Jones骨折

Jones骨折漏诊的结果比较危险。它可以是急性的，也可以是慢性的，或者是应力性骨折的急性发生。不过在舞蹈者中，它是一种不常见的骨折，但是在百老汇和现代舞演员（跖行）中比芭蕾舞演员（足尖）中常见。骨折后血供减少，所以常常恢复很差，易于骨不连。这种骨折应当无负重，行短腿托6～12周，甚至更长，直到恢复。必要时行手术治疗。

2. 舞蹈者骨折　第5跖骨干远端的螺旋形骨折是舞蹈演员的一种常见骨折，称为“舞蹈者骨折”

(图 26-1-9)。这种骨折发生于使用足尖跳舞失去平衡时,足外侧缘着地然后翻滚。尽管有骨折移位,这种骨折经常无需手术,自己愈合。这种常见骨折的骨不连相当罕见。治疗可使用助行石膏或可移除靴。

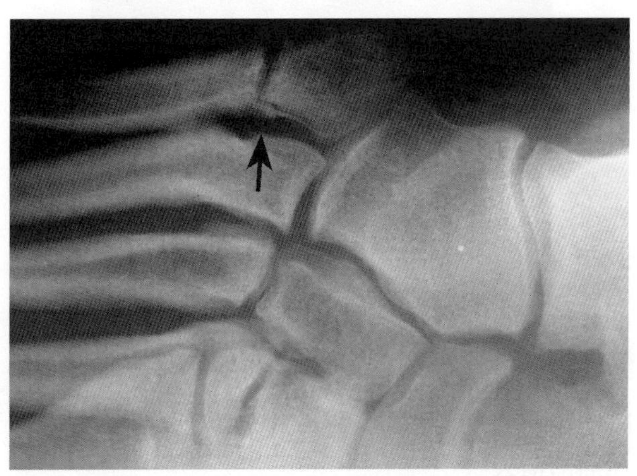

图 26-1-9　第 5 跖骨的"舞蹈者骨折"

3. 第 5 跖骨近端结节骨折　第 5 跖骨近端结节骨折,是一种常见的良性骨折。所以它通常发生于去剧院的路上,而不是在舞蹈演员的表演中,偶尔与足踝扭伤并发。这是一种撕脱性骨折嵌插在腓骨短肌并沿外侧足底筋膜滑动。治疗这种损伤可使用宽松的鞋和可拆卸的支具。允许有较大的骨折移位,故很少需要进行手术治疗,因为在这个位置纤维性骨愈合通常是无痛的,即使是在高要求的舞者。

六、足的中跗区损伤

(一) 副舟骨疼痛

副舟骨疼痛在年轻的舞者中是罕见的疾病,可以伴随挫伤或扭伤。当症状明显时,可以切除副舟骨,复位胫后肌腱并在原始的骨表面用缝合锚固定。石膏固定是非常重要的,恢复期往往比预期更长。有时候,损伤的内侧副舟骨结节会引起持续性疼痛。这些有症状的损伤通常需要干预治疗,包括保护装置和限制活动。很少有内侧结节骨折或损伤导致副舟骨和真正的舟骨之间发生软骨融合。如果症状严重,应该使用短腿石膏或足踝矫形器治疗 4 ~ 6 周,以防止成为慢性损伤。

(二) 舟状骨应力性骨折

虽然舞蹈者天天处于连续的奔跑跳跃中,但跗舟骨的应力性骨折在舞蹈者中非常少见。在慢性中足部疼痛和压痛存在时应怀疑舟状骨应力性骨折。骨扫描是最可靠的诊断方法,因为 X 线(包括外旋 15° ~ 20° 舟状位)在早期阶段通常无法看出骨折。如果骨扫描有阳性发现,那么应行 CT 扫描或 MRI 检查,或两者结合。

骨折可以是急性或慢性的,可以发生于内侧部,中间部,或外侧部。治疗延迟可造成骨不连,甚至是分离的骨折碎片。治疗方法包括非负重位短腿石膏固定和刺激骨生长直到骨愈合,这可能需要很长一段时间:8 ~ 12 周或更长。慢性骨折或骨不连需要

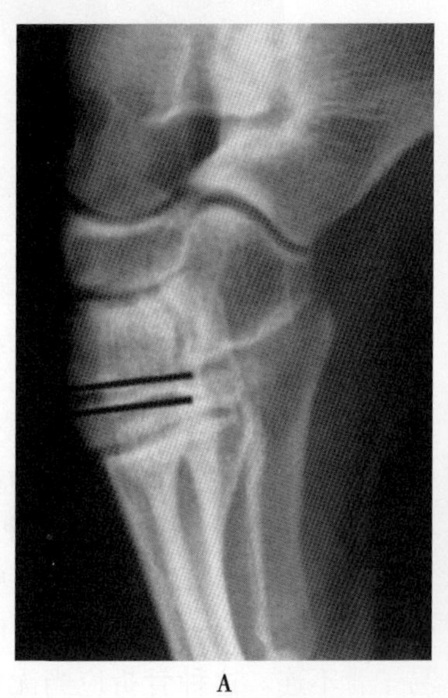

A

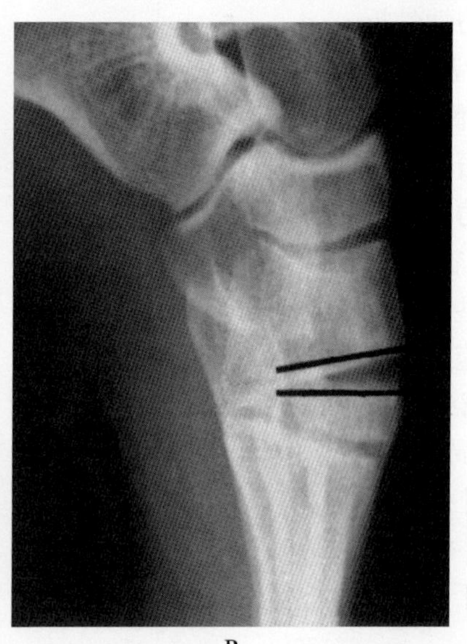

B

图 26-1-10　跖跗关节背侧间隙增大

A. 正常侧位 X 线片显示跖跗关节间隙为平行线;B. 患侧背侧间隙增大并失去平行关系

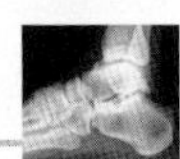

螺钉内固定，或用骨移植治疗骨折不愈合。

（三）跖跗关节的扭伤

跖跗关节的扭伤在舞者中也是一种少见的疾病。需要行详细的体格检查，X线片［包括双足前足外翻负重位下站立正位片（AP），如果必要的可以麻醉状态下实施］，骨扫描和计算断层扫描（CT）。

舞蹈者中的跖跗关节损伤需要解剖复位，通常是通过切开复位并用坚强的内固定和长期非负重外固定（12～16周）。这如果漏诊的话，因为后期畸形和前足力量的减少可能会致残和难以治疗（可参见相关章的跖跗关节损伤）。

（四）第1跖跗关节的跖屈扭伤

这是一种特殊的跖跗关节扭伤，常发生在舞者以足尖位下降时。跖屈应力位拍片发现有关节间隙增大（图26-1-10）。诊断后使用短腿可负重石膏固定6～8周通常可以恢复其稳定性。

（五）跖跗关节退行性变

年长的女芭蕾舞演员经常发生第1和第2跖跗关节退行性变。但是很少有人有临床症状。治疗包括清创及跖跗关节融合，处理方法的选择依据为临床表现而并非X线表现。

第二节　踝部损伤

一、内踝部损伤

（一）胫后肌腱损伤

1. 胫后肌腱炎　胫后肌腱炎常见于田径运动员，在舞蹈演员少见。芭蕾舞蹈演员主要在跖屈位置运动，从而给踇长屈肌腱产生一定拉力。在跖屈位，胫后肌腱相对短缩，使距下关节内翻。

舞者的胫后肌腱炎必须像运动员一样处理，恰当的处理可获得良好的预后。可进行休息和制动直到症状消失，然后进行物理治疗，并逐渐回到舞蹈运动中。通过休息和制动无法获得良好疗效者，通过MRI检查往往可发现肌腱病变。一般需要行清创和肌腱修复术。术后处理包括无负重制动及功能锻炼。必须告知患者，此病的恢复时间可能比较长，远期疗效有限。

2. 胫后肌腱脱位　胫后肌腱脱位并不常见，但也可以发生于舞蹈演员，女性患者多见。这种损伤类似于急性腓骨肌腱脱位，治疗原则也相似：切开复位、修复支持带，恢复时间约大概需要6～12个月。

（二）踝关节内侧扭伤

舞蹈演员的踝关节内侧扭伤非常少见，因为相对于外侧结构，内侧结构非常坚韧。持续存在的内侧阳性症状可能是由于局部的跗骨联合引起的。踝关节的内侧扭伤的确会发生，通常发生于落地时突然旋前而失去平衡。这种扭伤会影响韧带在有施加作用力时的张力。

对于单独的三角韧带前部扭伤，在这个区域常常有一个疼痛的触发点，类似于慢性髌下肌腱炎。如果激素注射无效，可以考虑刮除或钻孔，或两者都使用。

如果发生三角韧带的严重损伤，临床医师需要仔细检查是否有外侧结构的损伤，尤其是韧带联合和腓骨近端。胫下副骨有时会存在于三角韧带的深层，这块骨头可能会在扭伤中受损。应该做X线检查排除骨、韧带联合及骨骺损伤。像前面提到的，在三角韧带区域会形成一个触发点，围绕碎片骨折或副骨骨片。如果保守治疗无效的话，此类损伤需要注射激素。

踝关节内侧疼痛会由多种原因造成，还有可能是距骨剥脱性骨软骨炎。这种情况常发生于内侧距骨顶的后面部分和外侧距骨顶的前面部分。可以造成难以定位的疼痛。病程初期X线表现可为阴性，如果怀疑此损伤，应行骨扫描，CT扫描或者MRI检查。

（三）比目鱼肌综合征

内踝上方内侧疼痛可能是比目鱼肌综合征。表现为类似于胫骨疲劳性骨膜炎的慢性疼痛，但是不是发生于胫骨中段，而是靠近干骺端。它通常是由比目鱼肌起点滑落造成的。比目鱼肌的正常胫骨起点在胫骨中、下三分之一处。而在此病症中，起点下降到内踝上方。本病更常见于田径运动员。因为田径运动员是持续的肌肉活动，而舞蹈演员是间歇性的。本病对保守治疗和激素注射敏感。有时需行皮下松解手术。

二、外踝部损伤

舞蹈演员最常见的急性损伤就是踝关节内翻扭

伤。扭伤可以发生在足踝部的任何韧带，但是最常见的是踝关节外侧韧带复合体。包括距腓前韧带、跟腓韧带和距腓后韧带，其中距腓后韧带很少损伤。

对于舞者，在足尖着地时损伤，很多联合的力可以存在。有时甚至是螺旋的方式，同时施加内翻和外翻的力于踝关节。临床医师应认真检查以发现以下情况，可以类似或伴随于简单的扭伤：①外侧副结构完全撕裂（实际上，距骨的内侧脱位的自发复位或最终的Ⅲ级扭伤）；②下胫腓韧带前部损伤：踝关节高位扭伤（外旋比内翻更常见）；③下胫腓韧带前部和后部（下胫腓联合）以及骨间膜完全撕裂，没有骨折，但是有踝关节脱骱和腓骨近端峡部骨折：Maisonneuve 骨折；④伴随距跟骨间韧带、跟腓韧带、外侧距跟韧带断裂的距下关节扭伤；⑤第 5 跖骨基底部骨折；⑥外踝或青年舞蹈者踝部骨骺的无移位骨折；⑦距骨外侧突骨折；⑧跟骨前突骨折（图 26-2-1）；⑨骰骨半脱位；⑩胫骨远端后唇骨折或 Shepherd's 骨折；⑪第 3、4、5 跖跗关节扭伤；⑫上腓骨肌支持带断裂，伴随急性腓骨肌腱脱位或半脱位。

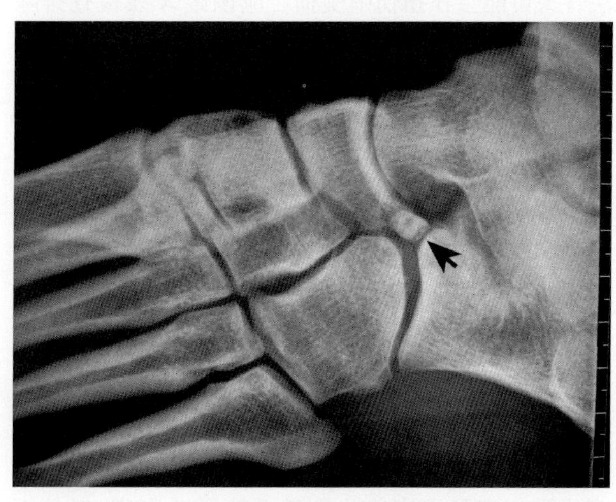

图 26-2-1　跟骨前突骨折

（一）踝关节扭伤的分类

踝关节扭伤，根据损伤范围，通常可分为Ⅰ级、Ⅱ级和Ⅲ级（表 26-2-1）。

Ⅰ级：扭伤是部分撕裂，经常涉及 ATF 或偶尔涉及胫腓前韧带，常常没有不稳定存在。物理检查，抽屉试验和应力位 X 线片正常。最初的 RICE（休息、冰敷、加压和抬高患肢）48 小时后，患者应当在加压绷带下开始早期主动功能锻炼。

Ⅱ级：扭伤是完全撕裂，通常涉及 ATF，跟腓韧带也有一点损伤。抽屉试验和应力位的距骨倾斜都

表 26-2-1　踝关节扭伤的分类

等级	解剖损伤	物理检查抽屉试验	X 线距骨倾斜（应力位）
Ⅰ	ATF 或 CF 部分撕裂	阴性或 1+	阴性
Ⅱ	ATF 撕裂，CF 完整	2+	1+
Ⅲ	ATF 和 CF 撕裂	3+	3+

ATF，距腓前韧带；CF，跟腓韧带

是中度阳性。常导致一定的不稳定，但是常常可以代偿。处理方法包括各种支持治疗，如石膏、助行靴等，3～6 周，然后康复训练。Ⅱ级扭伤是舞蹈演员的踝关节扭伤中最常见的。通常发生在跖屈位置，如足尖着地时。在这个位置，ATF 韧带几乎是垂直的，正常位置时，CF 与地面垂直，在外翻暴力时容易撕裂。而在足尖位，跟腓韧带常常和地面平行，所以不易损伤。

Ⅲ级：扭伤很少见。ATF 和 CF 的完全破裂。这种损伤会导致严重的不稳定。它实际上是一种距骨内侧脱位后的自发复位。抽屉试验和应力位 X 线阳性。愈合时间长，约 3～4 个月。永久性韧带松弛的可能性比较大。发生这种损伤后，会留有踝关节外侧韧带松弛后遗症，舞者经常感觉有旋转和内翻不稳定。类似踝关节的这种韧带损伤，他们还会形成膝关节的前外旋转不稳定。所以，我们认为Ⅲ级踝关节外侧扭伤应该在伤后 7～10 天内手术治疗。修复手术的操作较为简单，局麻下切开，辨认韧带，他们在囊内，类似肩关节的前关节囊。常常从腓骨上撕脱，而不是从中间质上撕裂，这样就容易修复。术后短腿托制动 4 周，然后早期康复训练。

（二）治疗

1. 保守治疗　可使用物理治疗和康复训练方法恢复踝关节正常功能，其中腓侧力量的恢复很关键。腓侧力量减弱在是舞蹈演员中很常见，而且经常不会引起重视，可以导致很多不明的症状，如无法解释的肿胀和不适，搏动次数异常等。有这些症状的舞蹈者应该检查腓侧力量是否虚弱：使足完全跖屈，并让他们保持这个姿势对抗内翻应力（图 26-2-2）。健侧对比，腓侧力量减弱的舞者无法对抗用手施加于足的力。可以在沙发或床上使用抵抗带进行渐进式力量练习（图 26-2-3）。

2. 手术治疗　对于腓侧力量恢复而仍然无法

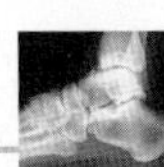

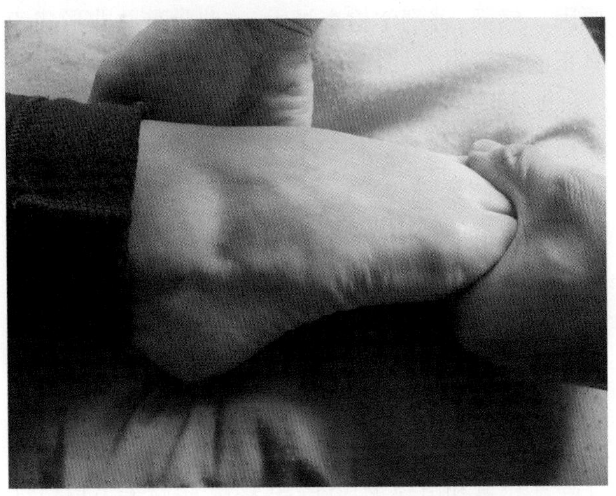

图 26-2-2　向胫侧施加一定的力，测试腓侧力量

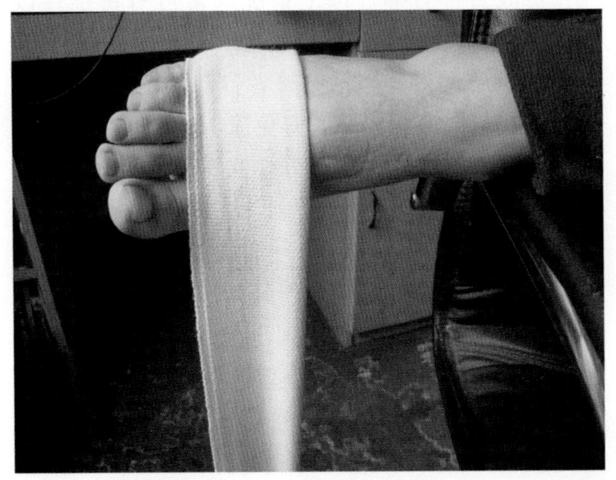

图 26-2-3　跖屈位的腓侧力量练习

进行舞蹈的舞者，还存在旋转不稳定，常会需要修复踝关节韧带。修复的指征是功能受限，而不是简单的抽屉试验阳性或应力位 X 线片阳性。例如，很多专业的舞蹈演员的踝关节松弛，但是功能仍然良好，并且无症状，这就不是手术指征。

对于舞蹈演员，腓骨短肌不应作为修复材料来进行重建，有两个原因。首先，对于舞蹈演员来说，腓骨短肌是一条在足尖位时非常重要的支持肌腱。再者，没有使用它进行修复必要，因为 Brostrom-Gould 修复术可以获得良好的效果。这个方法就是简单地将 ATF 和 CF 韧带重新连接于它们的解剖位置，然后修复外侧的伸肌支持带。术后短腿托固定 1 月，再进行康复训练。踝关节在保护靴中 2 ~ 3 周。这种修复方法可有效恢复踝关节的活动度和正常力量。

改良的 Brostrom-Gould 修复术：手术原则如下：采用腓骨远端前缘的弧形切口，止于腓骨肌腱处。腓神经在这个区域下方。沿外踝前缘分离软组织至关节囊。辨认伸肌支持带的外侧部分并将其切断。沿腓骨前缘分开关节囊至腓骨肌腱。ATF 韧带位于这个囊内，像肩关节的前盂肱韧带。常常可发现 ATF 增厚。辨认跟腓韧带，它在腓骨肌腱的深面，斜向上走行。常常可发现跟腓韧带松弛，或者迁移至腓骨肌腱外。切断跟腓韧带，并在腓骨止点标记，便于缝合。在踝关节背伸、轻度外翻的小张立位缩短、修复韧带。清除残韧带。用 2-0 的不可吸收缝线将韧带缝合于原解剖止点。先是跟腓韧带，然后是 ATF。可以端端缝合，锁边缝合，或使用锚钉。缝合后检查踝关节的稳定性和活动度。用 2-0 的铬肠线缝合外侧伸肌支持带，以限制内翻，并帮助纠正距下关节的不稳定。再次检查踝关节的稳定性和活动度，然后关闭切口。术后短腿托使用 3 ~ 4 周，开始负重练习。然后去除石膏，踝关节使用夹板保护。进行游泳、活动度、腓侧力量等练习。此时腓侧力量逐渐恢复，8 ~ 12 周后开始无限制的运动。

（三）踝关节扭伤后的慢性疼痛问题

踝关节扭伤后可能出现慢性疼痛等多方面的复杂问题。受伤时可发生 Shepherd's 骨折但没有发现，而在扭伤愈合后其疼痛等症状可持续存在。骨扫描有助于诊断此骨折。此外，在踝关节扭伤后，舞蹈演员常常有踇长屈肌腱炎、后撞击或者两个问题都存在，偶尔会牵涉到跟骨三角区。这些并发症病并非总是与扭伤的严重程度有关。

临床上在踝关节扭伤愈合后，外踝末端及周围的慢性疼痛可能存在以下病变，应采取积极的措施，认真检查，查出病变：①软组织卡压；②外踝尖撕脱性骨折；③前期无症状的副骨片；④没有发现的跟骨前突骨折；⑤腓骨肌腱损伤；⑥骰骨跖侧的腓骨长肌腱沟中的腓骨长肌腱炎；⑦腓籽骨骨折；⑧距骨外侧突骨折；⑨跗骨窦综合征；⑩骰骨半脱位。

和普通踝关节扭伤比较，高位的下胫腓联合损伤比较特殊。下胫腓前韧带的部分撕裂，经常是一个外旋暴力造成，常常需要较长时间愈合，而且有可能联合在胫骨或腓骨止点处的撕脱性骨折（如 Tillaux 骨折）。这种损伤适宜保守治疗，需告知患者，症状会持续存在 3 ~ 6 个月。保守治疗无效者可行手术探查，探查可以发现下面的情况：①韧带裂缝，伴随滑液疝；②滑液组织卡压于韧带联合；③Tillaux 骨折的骨折块很小，X 线上无法发现；④Bassett 韧带，一个下前胫距韧带的附属韧带，止于腓骨，导致距骨外侧肩的刺激；⑤Ferkel 现象，前外侧的瘢痕组织,类似 Bassett 韧带。

急性腓侧脱位常常很明显,但是慢性腓侧半脱位在舞蹈演员有时难以发现和诊断。故在临床上应当注意某些症状持续存在的患者以排除慢性脱位。手术治疗的操作步骤类似 Brostrom-Gould 手术,分开支持带,缩短它至恰当长度,解剖复位。如果腓侧沟过浅,可适当加深。不宜将支持带修复的张力太大,造成狭窄。短腿托 6 周后进行康复训练。

三、前踝部损伤

(一) 前踝撞击综合征

芭蕾舞者关节活动度非常大,为了获得更大程度的跖屈,他们逐渐形成了扁平足。扁平足跖屈程度增大,但是背屈程度下降。所以,芭蕾舞者中踝部撞击综合征很常见。骨头的撞击常见于前内侧和后外侧。而软组织常见于前外侧和后内侧。舞者们常常在撞击导致踝关节运动受限时,感觉跟腱太紧,背屈能力太低,并花上数小时拉伸小腿后侧,以求获得更大的膝盖屈曲程度,但事实上距小腿关节没有可能获得更大的背屈程度。即使切断跟腱,足背屈程度也不可能增加。

1. 临床表现　引起舞者前踝疼痛最常见的原因就是前撞击综合征。在年长的有扁平足的男芭蕾舞者中较为明显,尤其是具有精湛舞艺的舞者。胫骨和距骨相互撞击,刺激骨膜产生新生组织层,形成骨疣(图 26-2-4),就像是岩洞里的钟乳石。这些骨疣一旦形成,就会限制背屈,产生更多的撞击,刺激更多骨膜,就形成了恶性循环。随着刺激的积累,这些骨疣会突然折断形成松弛小体。

跖屈时对滑囊附着点的牵拉是形成这些骨赘的原因。然而,解剖学检查显示,这些骨赘并非形成于真正的滑囊附着处,而是直接在骨头连接的地方。

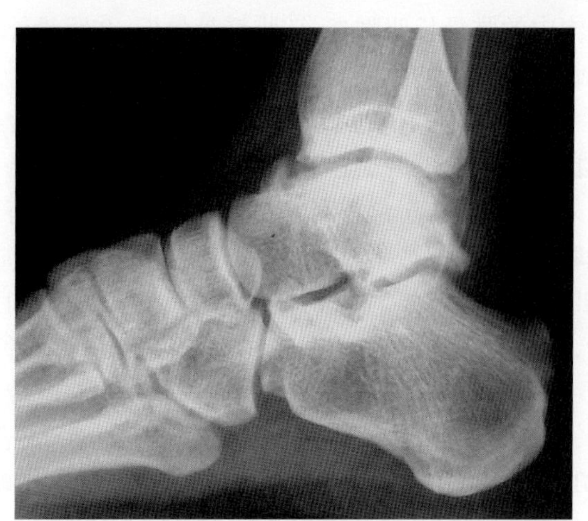

图 26-2-4　前踝撞击综合征

2. 诊断与鉴别诊断　疾病的诊断依赖于病史、体格检查、X 线片。体格检查时常常有下列体征:①滑膜前侧松弛、增厚,常伴有积液;②明显骨赘;③背屈撞击体征阳性(膝盖弯曲时踝被动背屈痛)。踝标准侧位片通常会显示有骨刺形成。在作鉴别诊断时,应注意以下情况常容易误诊为前踝撞击综合征:①距骨小头骨软骨炎;②累及急慢性胫腓前韧带"高"踝关节扭伤;③Bassett 韧带,距腓前韧带远端附着点异常引起的持久症状;④Ferkel 病,前外侧沟骨碎片积累和滑膜炎;⑤胫距关节、距舟关节退行性疾病,特别是在早起 X 线很难发现;⑥跗舟骨应力性骨折或骨样骨瘤。以上情况通常可有特征性改变,可通过 X 线、MRI、骨扫描与本病鉴别。

3. 保守治疗　包括向舞者告知问题所在,并提醒他们在落地或深屈膝时避免撞击底部。可以使用足垫和矫形器。舞者踝关节松弛仅次于踝关反复扭伤,会导致撞击产生关节骨刺。在这种情况下,最好采用 Brostrom-Gould 法,清理前踝的同时要注意恢复踝关节韧带张力。

4. 外科治疗　如果出现活动严重受限,需要通过前内侧小切口或者是关节镜进行清创术。根据骨赘的位置,前踝撞击综合征通常分为以下三型:①Ⅰ型:初始骨赘在胫骨前唇(关节镜治疗);②Ⅱ型:初始骨赘在距骨颈(关节镜治疗或切开治疗);③Ⅲ型:Ⅰ、Ⅱ型结合。(微关节切开术)。

Ⅰ型骨赘可简单地通过关节镜切除。Ⅱ、Ⅲ型最好在胫前键后施行关节切开术。在这些病例中切开术要比关节镜手术更加快速、彻底。随着关节镜越来越流行,为了使舞者更早返回舞台,关节镜下前路清创术应用越来越多。然而,根据我们的经验,不管用哪种方法恢复到能完全跳舞都需要平均 3 个月的时间。

临床医生应在距骨颈内侧寻找撞击内踝前部的外生骨疣。在标准的放射片上很难发现这个"隐藏的骨赘",但是在足斜位片上可以发现,通常就是这个骨赘导致临床症状。需要向手术的舞者解释,即使这种清除术相对较小,仅有很小的风险,在他们能完成深屈膝和踝关节不再肿胀之前仍需要 3 ~ 4 个月。

(二) 肌腱炎

像胫后肌腱炎一样,胫前肌、䠞长伸肌、趾长伸肌肌腱炎在芭蕾舞者中少见。该区域的症状大都是

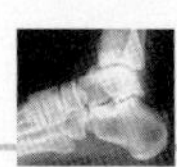

由踝关节撞击产生。会出现前伸肌支持带下伸肌腱的刺激。这常常由神经节、该区域的骨赘、或者束缚于舞者扁平前足的松紧带引起。为了固定,舞者常将此松紧带缝进鞋子。为了不压迫伸肌支持带,舞者需要调整松紧带的位置。

内侧跖楔关节区域会出现踇长伸肌的刺激。在年长的患者中,在踇长伸肌和腓神经深支跨域的地方,常发现肿块、外生骨疣(前跗管综合征)。较紧的芭蕾舞鞋或角色鞋等将肌腱压向下面的骨结构,引起疼痛、刺激。很少需要通过手术将这些外生骨疣去除,舞者只需要避免直接压迫该区域外生骨疣上的肌腱。症状反复发作常常是手术的适应证。因为此处切口神经瘤较常见,所以在该区域手术的时候需要比较小心。

四、后踝部损伤

芭蕾舞与其他舞种有很大区别:180°扭转和女性舞者足尖位负重。足踝跖屈至少需要有 90°,最好是 100°~105°,以补偿膝反屈。有相当一部分背屈和跖屈度由距下关节提供,从而完成各种舞蹈位置和姿势。前足轻度的内转和外展使得距下关节松弛来完成更大活动度的动作。跖行位的侧位 X 线片可以发现舞者足尖位时距下间隙常常变大。

(一) 后踝撞击综合征

1. 临床表现　后踝撞击综合征或距骨压迫综合征,是半或全足尖站立、由踝关节最大程度跖屈时承受全身重量造成的。在起跳时胫骨后唇撞击跟骨产生后踝后外侧痛。外踝后侧腓骨肌腱后局部压痛(常被误诊为腓骨肌腱炎)、踝被动跖屈痛等症状可以协助诊断。偶尔可由胫骨后唇和跟骨之间的软组织嵌入有关,或与后侧韧带松弛有关。常被误诊为跟痛症状、跟腱炎或者腓骨肌腱炎,该综合征在芭蕾舞中很常见。

距骨后面有内侧、外侧结节两个结节。两个小结节之间有踇长屈肌通过的骨性通道。踯三角骨是在距骨后面不和距骨相连的外侧结节。7%~10%人有三角骨,其中 50%是双侧对称的。大部分有踯三角骨的人都不会意识到它的存在,并且后踝撞击综合征在运动员和其他舞者中很少见。在芭蕾舞者中,踯三角骨可产生症状(图 26-2-5),但是症状并不和踯三角骨的大小成正比:踯三角骨很大,症状可以很轻微;而小的三角骨也可以很严重,但一般来说,症状都比较轻微。总体来讲,踯三角骨一般都不会引起症状。许多著名芭蕾舞演员都有无症状性的踯三角骨,可以轻松完成足尖位动作。

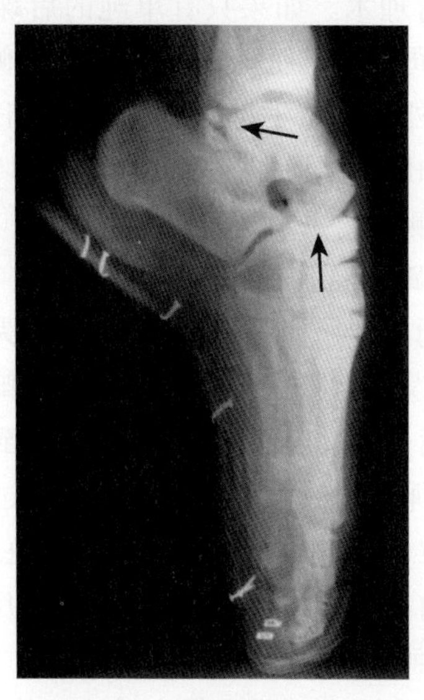

图 26-2-5　后踝撞击综合征

2. 诊断与鉴别诊断　踯三角骨在足尖站立或者踝关节完全跖屈时的侧位片上最为明显。在后踝腓骨肌腱后软组织内注射 0.5~0.75ml 利多卡因,如疼痛缓解,则诊断成立。鉴别诊断如下:①距骨后凸骨折(shepherd 骨折):骨裂、应力性骨折;②踇长屈肌肌腱炎(舞蹈者肌腱炎);③腓骨肌腱病损;④后内侧距跟联合;⑤骨样骨肉瘤。

3. 治疗　后踝撞击综合征的治疗需要遵循一定的顺序。首先,同肌腱炎的治疗,制动;如果舞者大于 15 岁可用非甾体类抗炎药(NSAID)以及理疗。如果存在踯三角骨,患者要避免过度屈曲。如果以上方法失败、症状反复且患者年龄大于 16 岁,注射长短效混合皮质激素可以有效缓解症状。在用类固醇注射之前,通常需要注射利多卡因确诊。如果利多卡因不能缓解症状,就没有注射类固醇的指征。需要注意的是,大部分舞者的踯三角骨都不需要手术切除。但若症状持续存在,也可考虑外科手术治疗。没有内踝症状的游离踯三角骨,可以通过后外侧跟腱和腓骨肌腱之间的切口找到并切除(注意不要损伤腓肠神经)。踇长屈肌肌腱炎和踯三角骨综合征之间通常有很大关系,在这些患者中,常采用后内侧入路,游离、保护血管神经束后,松解踇长屈肌腱、去除踯三角骨。

(1) 保守治疗:距骨后突急性骨折无移位者,行短腿管形石膏固定。陈旧骨折或骨折不愈合,可行理疗(泼尼松超声透入疗法),穿低跟鞋等。

（2）手术治疗：保守治疗失败，并且注射利多卡因后确诊时，可行手术治疗。可在后踝内侧或外侧行后踝清理术。如果只有单纯的后踝撞击综合征，并没有踇长屈肌肌腱炎病史，或者内侧入路有困难时，可行外侧入路手术。如果患者同时有后踝撞击综合征和踇长屈肌肌腱炎，同时需要切除跗三角骨，可行内侧入路手术。

（二）踇长屈肌肌腱炎

后踝踇长屈肌肌腱炎很常见，又称为舞蹈者肌腱炎，常被误诊为胫后腱炎或跟腱炎。舞者的踇长屈肌肌腱通过距骨后面的纤维骨性管道到达载距突水平，就像绳子通过轮轴一样。它在通过轮轴的时候会被牵拉，被牵拉的时候，并非平滑地通过轮轴，而是会弯曲。弯曲就会导致刺激、肿胀，反过来导致肌腱弯曲、刺激、肿胀，形成恶性循环。

该肌腱炎通常只需要保守治疗。休息、制动可以阻断恶性循环，产生一定治疗效果。非甾体类抗炎药也有一定帮助，但仍需和休息制动相结合，不可继续舞蹈。和大部分肌腱问题一样，要避免注射类固醇。

在某些专业芭蕾舞者中，踇长屈肌肌腱炎可能反复发生，甚至致残。在这些病例中，保守治疗失败后常需要行肌腱松解术。踇长屈肌肌腱炎通常出现在内踝后面，但是偶尔也会出现在第一跖骨底下的Henry结节处。

治疗此病症可行踇长屈肌肌腱松解术及跗三角骨切除术。因为手术时需要无血区，所以需在大腿上止血带。也因为这点，手术不能采用局部麻醉或者踝神经阻滞。

五、跟部与跟腱损伤

（一）跟腱炎

跟腱是人体内最大的肌腱。它连接小腿三头肌和跟骨，在行走、跑步、跳跃时向身体进行力的传递。行走时这种力量达体重的2～3倍，跑步或跳跃时达体重的4～6倍。这种力量使跟腱容易发生肌腱炎。同其他肌腱炎一样，跟腱炎是跟腱周围的炎症反应，主要是由负重引起。可能是肌腱表面或者实质的撕裂，所以临床上有不同的分型和疾病严重程度的分级。最简单的类型为：肌腱周围疼痛、压痛、肿胀、腱鞘增厚。如果是慢性起病，肌腱周围或表面常会形成小结节，最终会导致肌腱和腱鞘之间的粘连。

导致跟腱炎发生的因素有很多。舞者表演中的跟腱紧张是引起跟腱炎最普通的原因。扁平足合并跟骨后上骨突常是慢性跟骨后滑囊炎（Haglund病）的起因。有时，此情况还可引起跟腱附着点的部分撕裂，导致慢性疼痛、肿胀，这在舞者中很常见。

和其他许多舞蹈引起的损伤疾病一样，跟腱炎的治疗分两步。首先，肌腱修复。休息，抗炎药，理疗如冰、冷热交替浴、超声等可促进恢复。然后，恢复力量和弹性，在恢复完全活动之前要注意一切可以引起复发的因素。舞者受伤后不要尝试通过舞蹈训练恢复跟腱功能，而是要功能恢复后再开始表演。

在治疗肌腱炎中非甾体类抗炎药很有效。但是，非甾体类药物只是治疗的一部分，并不能简单地用于止痛，否则舞者还是会继续舞蹈，从而导致无法痊愈。舞者可以在后台等待表演或排练时通过拉伸跟腱来防止跟腱炎发生。不可以向跟腱内或跟腱周围，以及跟骨上跟腱附着点注射类固醇激素。

（二）跟腱断裂

跟腱断裂常常由跟腱炎或跟腱退行性疾病引起，常发生于30岁以上的男性运动员或芭蕾舞者中，总的来说就是中年男性多见，女性中少见。典型症状为，患者感觉小腿后侧突然剧痛，随后无法用脚尖走路。血肿常会掩盖损伤，可能导致误诊。此损伤还会被误诊腓肠肌内侧头扭伤（网球腿），跖肌腱断裂，踝旋后扭伤，或者跟腱部分撕裂等。Thompson试验可协助诊断：患者仰卧位，挤压患者腓肠肌，正常可见足踝的明显跖屈；如果跟腱断裂，挤压腓肠肌时不会发生跖屈或跖屈明显减弱。

如果患者高龄、活动少、身体虚弱，则无需过多干预和治疗。跟腱可自行瘢痕修复，可发生不同程度的异常步态。跖屈位石膏制动可以恢复跟腱正常功能的75%～85%，但是跟腱再次断裂发生率在20%。

经皮缝合可修复跟腱，也避免了切开手术。但是此过程可能导致切口神经瘤。如果术中能够恢复肌腱的生理长度，并避免术后并发症（高达20%），手术几乎可以完全恢复跟腱的正常功能。这是对于专业运动员和舞者应当选择的治疗方法。

有学者提出，专业舞者舞蹈生涯多会以跟腱断

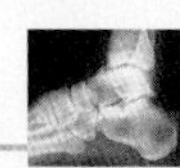

裂结束。但实践中已证实，如果可以恢复跟腱原有长度和功能，舞者是可以再次跳舞的。可运用跖肌腱自体移植，桥接跟腱后8字缝合，在修复过程中决定张力时可以参考对侧静息状态下肌腱的长度。术后需要轻微跖屈姿势下短腿石膏固定6～8周，然后可以在医师指导下保护靴，并开始游泳和轻微的拉伸。此时可以开始理疗，并一直持续到跟腱力量完全恢复。

第三节　慢性疼痛

一、跟　　痛

跟痛在舞蹈演员并非特别多见，其类型有很多种，需要准确辨别和诊断。

（一）跖腱膜炎

跖腱膜炎是跟痛最典型和最常见的类型，多见于跖腱膜的内侧起点疼痛。物理疗法、伸展和夜间固定支具（图26-3-1）是常用的疗法。夜间固定支具是夜间将踝关节固定于中立位。软的弹性后跟垫可以用于舞蹈演员日常穿的鞋子里，对于某些有症状者偶尔也可用于角色舞鞋或踢踏舞鞋。

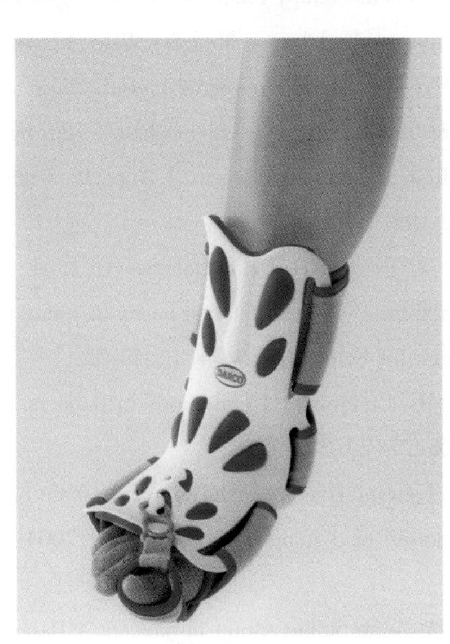

图26-3-1　跟痛症的夜间固定支具—夜靴

（二）跖腱膜断裂

跖腱膜撕裂通常是一种急性损伤。它可以发生于跟骨内侧的止点（尤其是在多种类固醇激素注射后），或者发生于足弓中间部分。通过物理检查可以明确撕裂的位置。可能是完全撕裂也可能是部分撕裂。如果是完全撕裂，可在足趾和踝关节同时背伸的情况下触诊到缺损部位。对于完全撕裂，穿可拆卸靴进行早期功能恢复锻炼。其他情况的治疗方法要根据症状而定。

（三）跟骨应力性骨折或微小骨折

对于跟骨应力性骨折或微小骨折，跟骨侧方的压痛比跖侧面明显。骨扫描可明确诊断。对症治疗和制动后会较快发生骨愈合。

（四）跟骨跖侧滑囊炎

直接位于跟骨下方的滑囊可能会发生慢性炎症。仔细检查后有时会发现滑囊内发炎的滑液组织和增厚带。这种情况易与跖腱膜炎混淆，需要对症处理。并可以使用弹性足跟垫。

（五）神经卡压

小趾展肌神经的运动支，或外侧跖神经的第一支，可以卡压于踇外展肌深筋膜的下方，神经进入足底靠近跟骨内侧的结节处。这种情况也可造成难处理的跟痛。内旋会使神经刺激加重。这种情况下，触痛往往直接位于内侧跟骨神经处。局部小剂量麻药注射可协助诊断（见11章神经卡压部分）。

（六）骨囊肿和骨肿瘤

骨囊肿和骨肿瘤有时会发生于跟骨。如尤文肉瘤可引发跟痛。应考虑施行X线片、骨扫描、磁共振或者CT扫描，尤其是对于有非典型跟痛的舞蹈演员患者，如夜间痛或休息痛。

二、小　腿　痛

对于舞蹈演员，可能有很多种原因会引起小腿痛。鉴别诊断包括内侧胫骨应力综合征、间室综合征以及应力性骨折等。其他情况如骨样骨瘤等也需考虑其中。总体来说，劳力性间室综合征在舞蹈演员较为少见，因为大多数舞蹈形式需要不断变化动作，而非持久固定一个活动或动作。

（一）腓骨远端峡部应力性骨折

腓骨近端和远端各有一个峡部，这个部位可以发生应力性骨折。腓骨远端峡部恰好位于足尖芭蕾舞鞋鞋带的水平，此处鞋带紧紧围绕踝关节，加上旋前、膝内翻以及外部旋转，长期以往可造成此处应力性骨折。因为骨折的范围和疼痛的位置比较固定，所以诊断较为容易。在最初的X线片上很难发现骨折，骨扫描可协助诊断。骨折后期X线片可发现骨痂形成，在骨愈合过程中，骨痂可在触诊时触及。治疗：改变活动方式，直到疼痛消失。当损伤愈合并且准备重返舞台时，足尖鞋的鞋带应缝上弹力带以使得腓骨和跟腱减压，很多专业的芭蕾舞演员舞蹈时常规使用弹力带。

（二）内侧胫骨应力综合征

内侧胫骨应力综合征，由牵引性骨膜炎引起，可发生于胫骨的前后边缘。常需和应力性骨折进行鉴别诊断，此综合征中的胫骨触痛范围常较宽，约3指幅。而应力性骨折造成的触痛则较为局限，往往为一个指尖触及的小的骨性突起部位。

内侧胫骨应力综合征有两种：后侧和前侧。后侧的在舞蹈演员最为常见。它经常被误认为是发生在胫后肌腱起点，实际上是在趾长屈肌肌腱起点（胫后肌腱起点是胫骨和腓骨的骨间膜近端部分）。前侧综合征经常发生于胫骨前肌起点。

比目鱼肌综合征会产生类似于内侧胫骨应力综合征似的疼痛，位于内踝后上方。由于比目鱼肌起点的向后内方向的异常滑动造成的张力导致。在此病症中，类似于间室综合征的松解手术较少需要使用。

（三）胫骨应力性骨折

易导致胫骨应力性骨折的因素有：胫骨前侧弯曲、bravura舞蹈、闭经期舞蹈和硬地板上的舞蹈（好的舞台地板应该有弹性，能吸收震动）。

Bravura舞蹈产生于19世纪。特点是戏剧性的跳跃并平衡落地，给胫骨造成一个大的力。美国芭蕾舞剧院将bravura技术应用于天鹅湖、吉赛尔和其他舞蹈。胫骨的应力性骨折在这些曲目中相对多见一些。

闭经可诱发跖骨的应力性骨折。它也有可能与胫骨应力性骨折有关。

三、髋　　痛

本章主要是关注足踝部的原发性损伤，但骨科医生在治疗和处理舞蹈演员患者时必须意识到老年舞蹈演员髋关节炎的发病率越来越高。导致髋痛的两个易发因素是：髋臼发育不良和髋臼唇撕裂。

髋臼发育不良可能合并有同关节的再发性扭伤，或需与其鉴别。X线片、骨扫描或MRI可诊断。

髋臼唇撕裂也可引起慢性髋关节疼痛，但是X线片可显示正常。屈曲-外展征是很有价值的诊断征象：髋关节中立位屈曲轻微疼痛，但在外展位屈曲时有明显的疼痛，是诊断的主要依据。

（俞光荣　于涛）

参考文献

1. Bencardino J, Rosenberg ZS. Symptomatic ossicles of the ankle and foot: The roles of computerized tomography and magnetic resonance imaging. Dance Med Sci, 2000, 4(1): 30-35.
2. Effect of footwear on dancers: a systematic review. Fong Yan A, Hiller C, Smith R, Vanwanseele B. J Dance Med Sci, 2011, 15(2): 86-92.
3. Mechanics of jazz shoes and their effect on pointing in child dancers. Fong Yan A, Smith R, Vanwanseele B, Hiller C. J Appl Biomech, 2012, 28(3): 242-248.
4. Sabo M. physical therapy rehabilitation strategies for dancers: a qualitative study. J Dance Med Sci, 2013, 17(1): 11-17.
5. Pappas E, Orishimo KF, Kremenic I, et al. The effects of floor incline on lower extremity biomechanics during unilateral landing from a jump in dancers. J Appl Biomech, 2012, 28(2): 192-199.
6. Albisetti W, Perugia D, De Bartolomeo O, et al. Stress fractures of the base of the metatarsal bones in young trainee ballet dancers. Int Orthop, 2010, 34(1): 51-55.
7. Kennedy JG, Collumbier JA. Bunions in dancers. Clin Sports Med, 2008, 27(2): 321-328.
8. Kadel N. Lisfranc fracture-dislocation in a male ballet dancer during take-off of a jump. Dance Med Sci, 2004, 8(2): 56-58.
9. Russell JA. Acute ankle sprain in dancers. J Dance Med Sci, 2010, 14(3): 89-96.
10. Mann RA, Mann JA. Keratotic disorders of the plantar skin. Instr Course Lect, 2004, 53: 287-302.
11. Lin CF, Su FC, Wu HW. Ankle biomechanics of ballet dancers in relevé en pointé dance. Res Sports Med, 2005, 13(1): 23-35.
12. Alderson J, Hopper L, Elliott B, et al. Risk factors for lower back injury in male dancers performing ballet lifts. J Dance Med Sci, 2009, 13(3): 83-89.

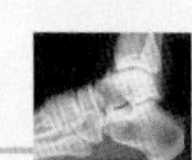

13. Schoene LM. Biomechanical evaluation of dancers and assessment of their risk of injury. J Am Podiatr Med Assoc, 2007,97(1):75-80.

14. Petersen W, Pufe T, Zantop T, et al. Blood supply of the flexor hallucis longus tendon with regard to dancer's tendinitis: Injection and immunohistochemical studies of cadaver tendons. Foot Ankle Int,2003,24(8):591-596.

15. Sanhudo JA. Stenosing tenosynovitis of the flexor hallucis longus tendon at the sesamoid area. Foot Ankle Int,2002,23(9):801-803.

16. Schwartz RG, Sagedy N. Prolotherapy injections, saline injections, and exercises for chronic low-back pain: A randomized trial. Spine,2004,29(1):9-16.

17. Nowacki RM, Air ME, Rietveld AB. Use and effectiveness of orthotics in hyperpronated dancers. J Dance Med Sci,2013, 17(1):3-10.

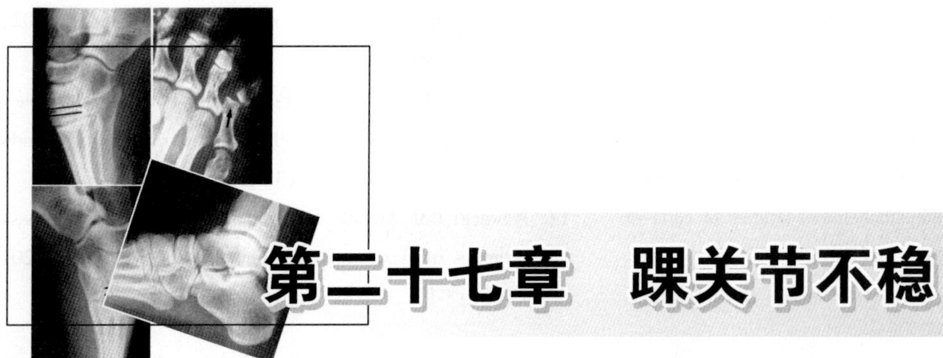

第二十七章　踝关节不稳

第一节　踝关节外侧不稳

踝关节扭伤是常见的运动损伤。据报道，踝关节扭伤占篮球运动损伤的45%，占足球运动损伤的31%。在非运动员的人群中，踝关节扭伤也很常见。踝关节内翻性损伤（即外踝扭伤）远多于踝关节外翻性扭伤（即内踝扭伤）。

一、解剖和生物力学

踝关节周围的骨与软组织结构是踝关节稳定的基础。这一复合体的共同作用使踝关节诸骨沿其运动轨迹活动而不发生脱位。距骨前宽后窄，因此踝关节负重时，踝穴有由上到下、由后到前自然变宽的倾向。腓骨和附着其上的外侧韧带是踝关节稳定的

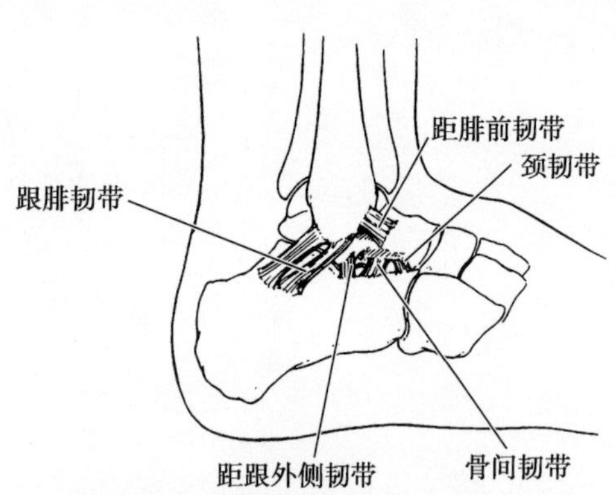

图 27-1-1　后足外侧面的主要韧带结构
距腓前韧带起于外踝的前缘，紧贴腓骨关节面的前方，连接到距骨的外侧缘。跟腓韧带起自外踝前缘的下方，连接到跟骨的外侧面，其外侧表面是腓骨肌腱鞘的一部分。腓距跟韧带，起于腓骨下缘、止于距骨和跟骨的后外侧面。颈韧带起自距骨远端下外侧缘的跗骨窦，止于跟骨颈结节。骨间韧带是一个束带状结构，起自距下关节的中关节面，向上、向内侧行走，止于距骨颈下。距跟后关节的前关节囊韧带形成关节囊的增厚部分

重要结构，主要的外侧韧带包括距腓前韧带（anterior talofibular ligament，ATFL）、跟腓韧带（calcaneofibular ligament，CFL）、距腓后韧带（posterior talofibular ligament，PTFL）以及外侧跟距韧带（lateral talofibular ligament，LTFL）。其他在踝关节周围，并对踝关节和距下关节的稳定起作用的有颈韧带（cervical ligaments，CL）、骨间韧带（interosseous ligaments，IL）、腓距跟韧带（Rouvire 韧带）、下伸肌支持带、后距跟关节的前方关节囊（图 27-1-1）。

二、病因与病理

距下关节在水平面和冠状面屈伸轴有20°的偏移活动度，从而在踝关节屈伸活动时有内外翻和内外旋的复合运动。这样，在步态周期中，重力中心向距骨外侧移位，因此，任何使得后足外翻的机械或结构缺陷如足跟内翻、腓骨肌无力，都容易导致踝关节扭伤。

Cass 和 Settles 在内翻的踝关节和距下关节上施以轴向负荷，发现在距腓前韧带和跟腓韧带完好的情况下，距骨无倾斜。后足的内翻伴有小腿外旋，切断距腓前韧带，外旋角度从 11.1°增加到 16°；如将距腓前韧带和跟腓韧带都切断，外旋角度可增加到 30°。距骨和胫腓骨的关节面对防止距骨倾斜不起作用。他们认为距腓前韧带和跟腓韧带复合体损伤后，小腿外旋加剧，距下关节解锁，使得内翻加重。并指出，踝关节和距下关节的内翻不稳定无须距骨的倾斜。

下伸肌支持带在足中立位和背屈位时是距下关节的稳定装置。踝关节跖屈时距腓前韧带起稳定作用；踝关节背屈位时跟腓韧带起稳定作用。跟腓韧带、颈韧带和后距跟关节的前关节囊韧带以及骨间

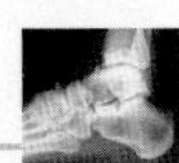

韧带对距下关节各个方向的稳定性都是很重要的结构。下伸肌支持带除了对距下关节的稳定作用外，对踝关节距下关节不稳定的手术重建也很重要。距腓前韧带、跟腓韧带、距腓后韧带和上伸肌支持带具有协同作用。踝关节背屈同时施以轴向负荷，距腓前韧带、跟腓韧带和上伸肌支持带作用一致。即使踝关节处于中立位承受负荷，距腓前韧带也具有张力。

相比较而言，距腓前韧带是最短的和力量最弱的外侧稳定装置。跟腓韧带最长，弹性模量也最大。有学者测量过，使得跟腓韧带断裂的力是使得距腓前韧带断裂的力的 2～3.5 倍。距腓后韧带是最厚和最强的外侧韧带，它阻止过度的背屈以及距骨的内外侧移位。三角韧带是最强的侧副韧带，它阻止距骨外翻倾斜以及外旋，对阻止距骨向前移位发挥次要作用。

跖屈内翻是造成外侧韧带损伤的最常见机制，并首先影响距腓前韧带。随着应力进一步增加，跟腓韧带受累。但偶尔，也有跟腓韧带单独断裂而距腓前韧带无损伤的情况。

三、临床表现与诊断

（一）临床表现

急性踝关节扭伤是骨科临床医生最常遇见的损伤。患者常经历下楼时踩空、高处落地时地面不平、在舞蹈时身体与足反方向旋转或其他的交通伤时踝关节受到轴向暴力，以受伤时足踝部呈跖屈内翻位为多见，但多数患者不能清楚地回忆起受伤时足的准确位置。有人可回忆起位于踝关节外侧的响声或撕裂感。受伤的踝关节肿胀疼痛，严重的患者可有明显的淤肿，不能负重。

常有多次反复的踝关节扭伤病史，这种多次反复的扭伤常在某些突然的动作如内翻或旋转后发生。因长期不稳定而存在骨关节炎的患者常有慢性疼痛。由于疼痛或反复扭伤，及患者无法在不平坦的地面行走；产生对踝关节的不信任感，不愿在不平坦的地面行走，并在起步和停止时感到踝关节不适。另外，患者还可能出现某些并发症症状，如踝关节内、外侧间隙内的骨与软组织撞击，腓骨肌腱炎，反复内翻损伤引起的腓骨长短肌撕裂，或以上情况同时发生。骨畸形可导致适应性的步态异常，例如距骨在踝穴中慢性的内翻倾斜，这种异常的步态是大多数人不能接受的。

（二）诊断

1. 病史及体格检查　对于急诊患者而言，患者常常不能回忆起受伤时足部怎样扭曲，但是如果能清楚地记录下受伤时的机制，将对医生的诊断和临床评估提供很大的帮助。需要特别注意的是，在合并明显或不明显的骨折、关节脱位、肌腱损伤以及其他隐匿性病变时，诊断踝关节韧带损伤是很困难的。有报道发现外踝骨折的患者同时伴有急性韧带不稳定，所以在评估踝与后足的复杂性损伤时要高度怀疑，充分认识到韧带损伤、关节不稳定的可能。

对急性踝关节损伤的体检最好在损伤后肿胀痉挛发生之前立即施行。但是，大多数患者来医院就诊时已经过了 24～48 小时，通常受伤的踝关节已经明显肿胀。检查者应记录患者能否负重、能否用受伤部位的踝关节蹬地起步、疼痛和肿胀程度，以及对受伤机制能否有精确的描述。触诊应包括所有的骨性标志：上胫腓关节、内外踝、跟骨前结节和第 5 跖骨基底。要检查踝关节和距下关节的主动和被动活动。触摸外侧稳定结构，包括腓骨肌腱（检查有无半脱位或激惹现象）、距腓前韧带、跟腓韧带和跗骨窦。最后，评估三角韧带和下胫腓联合韧带，将踝关节背屈外展，在远端胫腓关节处施以按压，可证实此处有无下胫腓联合韧带的损伤。关键是要区别压痛和疼痛是源自骨还是软组织。同时须用轻柔的手法做应力试验，包括前抽屉试验和距骨倾斜试验。前抽屉试验的检查方法：检查左足踝关节时，检查者左手示、中指勾住患者足跟，拇指放在足背部与示、中指对捏，右手抓住踝关节上方的小腿部，两手相对做前后推拉。检查右足时，手法相反。与健侧对比，明显松动者为阳性。注意，有时患者双侧均有踝关节的不稳定。距骨倾斜试验：检查者用手握住患者足跟部做内外翻的摆动。如果患者疼痛，并存在明显的肌紧张，可在腓骨肌腱鞘和踝关节外侧沟内使用局麻药（1% 利多卡因），以便减轻疼痛和肌紧张，使得检查者能够准确地判断损伤的程度（图 27-1-2）。

踝关节扭伤的解剖学分型是许多作者在诊断急性踝关节扭伤和踝关节不稳定时常采用的方法，对医生制订治疗计划与方案有重要的意义。多数学者结合临床发现、解剖异常与受伤的韧带将踝关节急性扭伤分为 3 度：Ⅰ度扭伤指距腓前韧带部分或完全的断裂；Ⅱ度扭伤指距腓前韧带和跟腓韧带部分或完全的断裂；Ⅲ度扭伤指距腓前韧带、跟腓韧带和距腓后韧带同时损伤。

踝关节扭伤后慢性疼痛或反复扭伤的患者对踝

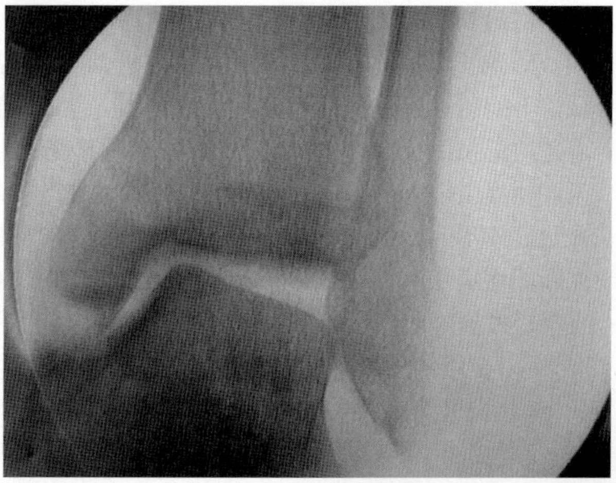

A 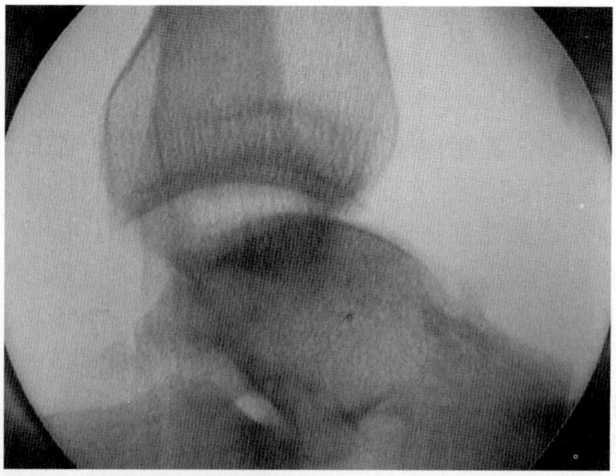　　B

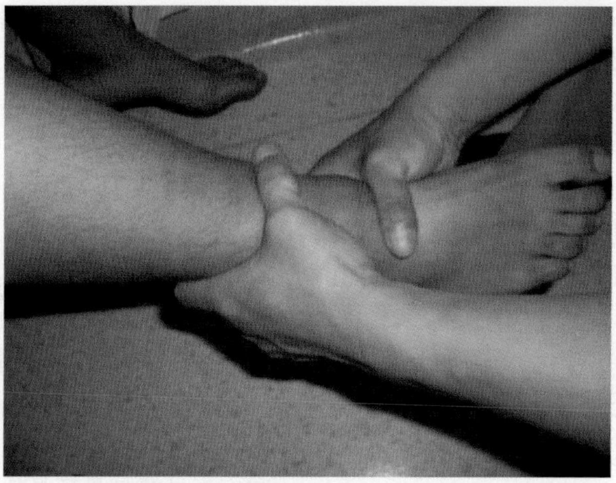

C

图 27-1-2　踝关节不稳定的检查

A. 内翻应力试验,距骨倾斜;B. 前抽屉试验,距骨向前脱位(显示踝关节不稳定);C. 抽屉试验手法

关节的不信任感,以及患者无法在不平坦的地面行走,并在起步和停止时感到不适,是临床医生在初次接触患者时,高度怀疑慢性踝关节不稳定的主要因素。在采集病史时,检查者需要关注先前任何肌腱、韧带的损伤或踝关节的骨折。要注意有无腓骨肌无力,它可自然发生,或与 Charcot-Marie-Tooth 病有关。对慢性不稳定患者的检查要像对急性损伤的检查一样,必须全面和完整。要注意任何解剖学病变,如后足内翻或马蹄内翻。检查跟腱和腓骨肌腱的状况,是否存在跟腱挛缩和腓骨肌腱滑脱。有腓骨肌腱鞘内肿胀和压痛的患者,可能存在腓骨长肌或短肌的纵向撕裂。检查踝关节的活动度时要重点检查胫距骨的前方接触区以及踝关节内、外侧间隙是否有可触摸到的骨赘形成。许多患者,甚至是 20 多岁的踝关节不稳定患者,在距骨颈,或胫骨下缘,或外侧沟内会出现明显的骨赘。最后,做轻柔的应力试验,包括前抽屉试验和距骨倾斜试验。慢性不稳定患者的前抽屉试验常可在踝关节的前方出现凹陷,这是由于关节的活动度增大,距骨向前移位时,空出的空间由于真空负压的原因而引起皮肤内陷,即所谓的真空征(图 27-1-3)。慢性不稳定患者如有疼痛,也可向关节内注射局麻药后进行检查。

2. 影像学检查　在踝、距下关节急性损伤时,应该常规进行放射学检查,包括前后踝穴位、侧位片。全足的侧位片有助于识别跟骨前部或跗中关节的损伤。如果临床检查发现中足外侧部疼痛,应该考虑拍足的斜位片。对于所有急性损伤病例,须仔细观察骨性结构的微小细节,仔细辨别腓骨尖下撕脱骨块的出现,腓籽骨的断裂,下胫腓联合的增宽,以及距骨穹顶、跟骨前突、骰骨、第 5 跖骨基底部、胫骨和腓骨远端的损伤。放射学发现与相关的临床体征结合可帮助检查者做出正确的诊断(图 27-1-4)。

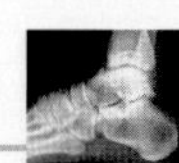

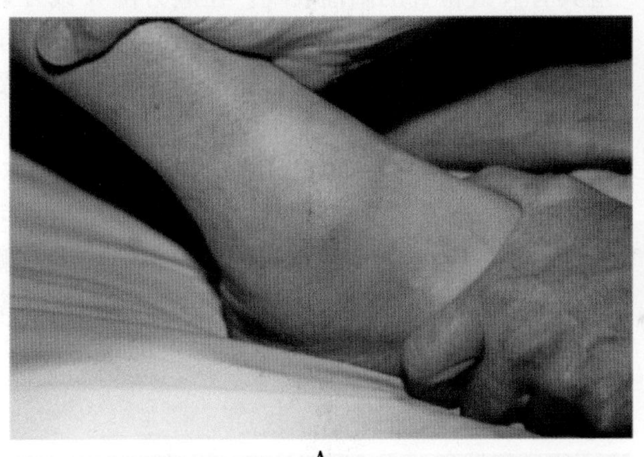

A

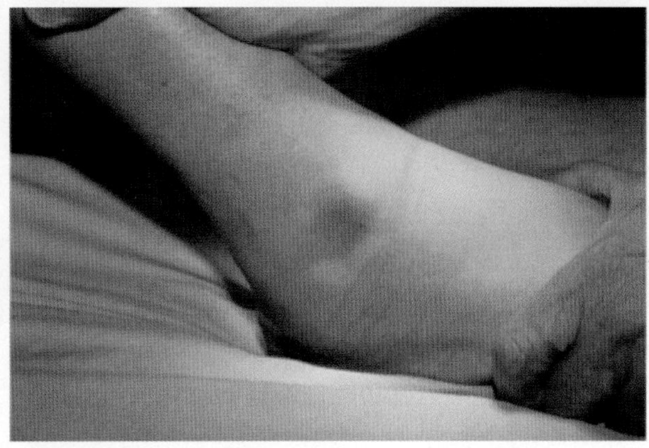

B

图 27-1-3　慢性踝关节不稳定患者，前抽屉试验见“真空征”

A. 前抽屉试验时检查者握足的方法；B. 施力后可见“真空征”

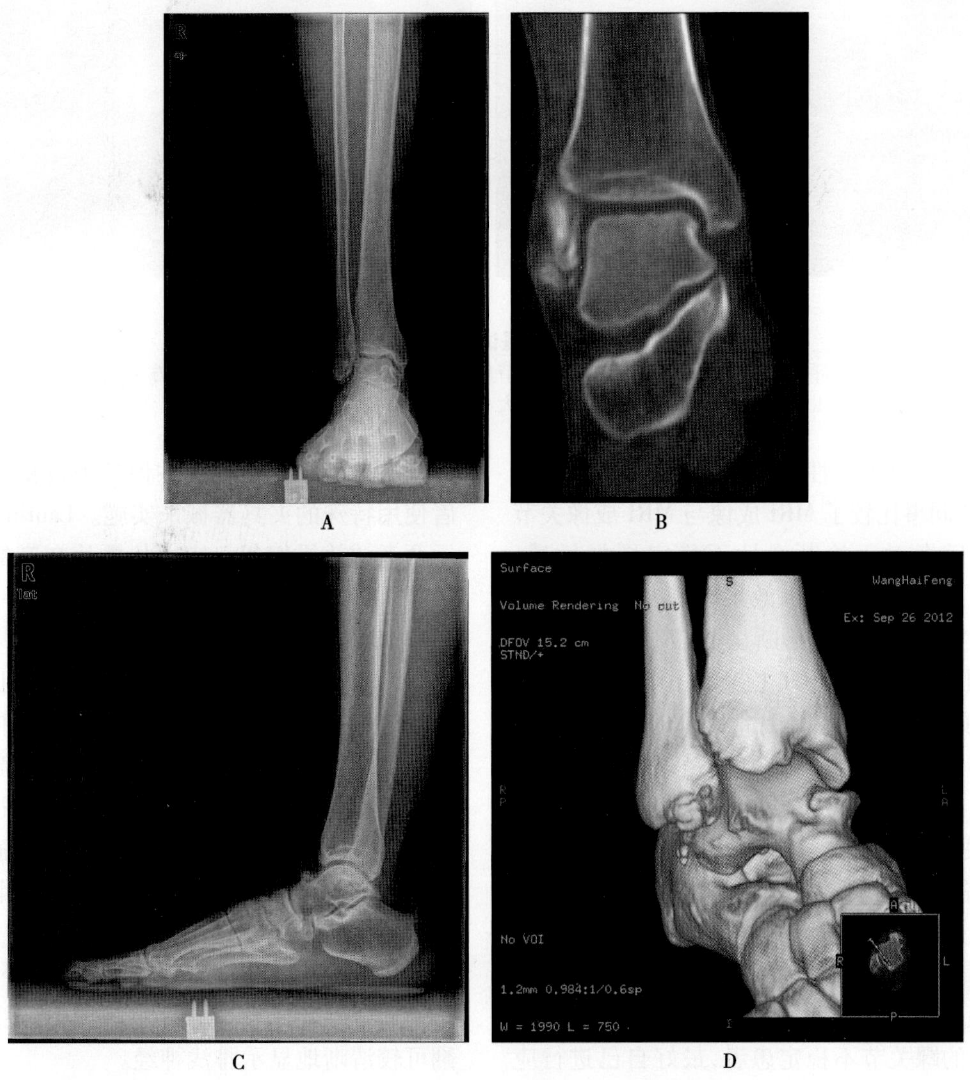

A　B　C　D

图 27-1-4　踝关节不稳的放射学检查

A、B. 腓骨远端陈旧性撕脱骨折；C、D. 胫骨远端前唇及距骨前方骨赘

对慢性踝关节外侧不稳定应区分是功能性不稳定还是机械性不稳定。功能性不稳定的定义是患者主观感觉踝关节软弱、打软腿、易反复扭伤,以及在做应力手法时对踝关节的不信任感。X线片的应力位踝关节内外翻或前抽屉检查无显著变化。导致踝关节功能性不稳定的原因有很多,包括外侧韧带松弛,距下关节松弛,踝关节和距下关节的骨性组织及软组织的撞击,距骨的骨软骨损伤,以及胫腓联合、腓骨肌功能障碍,或者腓神经浅支的牵拉。机械性不稳是指,患者不但有功能性不稳的临床表现,而且应具有X线检查的阳性表现。在应力位X线片表现上,什么是确定机械性不稳定的最可靠方法虽然存在一些不同的观点。但国外大多数学者接受的标准是距骨倾斜>9°,距骨前抽屉试验时半脱位>10mm。如与对侧踝关节比较,距骨前移大于对侧超过3mm,或距骨倾斜度大于对侧超过3°,也可诊断为不稳定(图27-1-5)。问题是有时患者双侧踝关节都有病变,因此,尽管双踝的临床和放射学比较常常有助于踝关节外侧不稳定的诊断,但并非绝对。

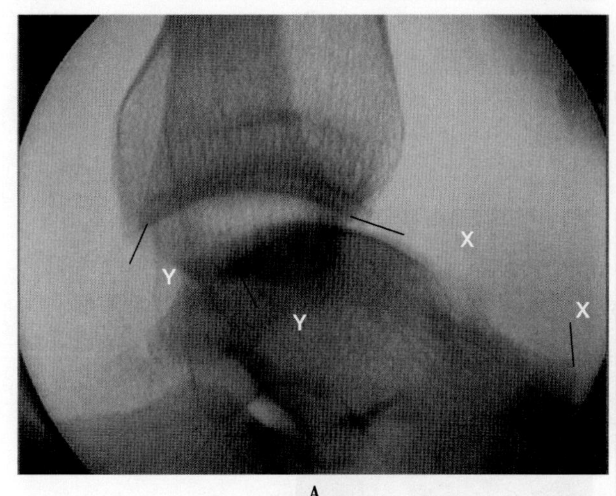

A

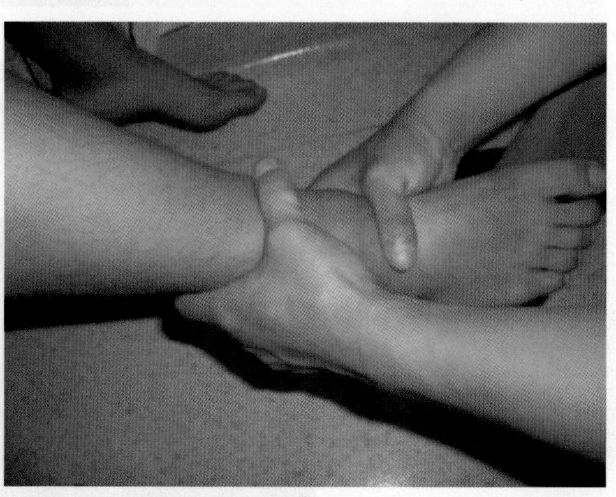

B

图27-1-5 前抽屉试验的X线画线测量

A. 前抽屉试验评估踝关节不稳定,表现为踝关节后方间隙(Y-Y)增大或者距骨前方尖端到胫骨前方关节面的距离(X-X)增大;B. 踝关节抽屉试验的手法

踝关节造影对于慢性不稳定的诊断意义不大。Chandnani和同事比较了MRI成像与MRI成像关节造影,认为后者对于诊断慢性不稳定更加敏感。MRI对腓骨肌腱病变的诊断效果较好,虽然一般情况下临床检查也足以做出诊断,但MRI可以分辨出肌腱炎症、肌腱撕裂等。CT检查对了解撕脱性骨块、距骨穹顶损伤、及游离体有帮助。超声检查近来也被用来评估踝关节韧带损伤,但是检查结果太依赖操作医生的经验,该检查方法尚未被广泛接受。

3. 踝关节应力位放射学检查技术　诊断踝关节不稳定,临床症状及体格检查是临床医生进行正确判断的主要依据,而应力位摄片则可帮助临床医生证实自己的诊断。但是,放射科医生如果未经过特殊的训练是很难掌握应力摄片技术的。骨科医生对高度怀疑的踝关节不稳定患者,最好自己进行应力位摄片检查。有学者建议对所有高度怀疑踝关节不稳的患者进行C形臂X线机检查,医生在检查的同时,也可进一步了解关节不稳的情况,制订正确的治疗方案。有人使用手法做应力位摄片检查,有学者使用特殊的夹具器械来实施。Laurin等的研究显示两者的效果相似。应力位摄片在麻醉下进行,结果更可靠。在门诊检查可用局麻,在手术室检查可在全麻下进行。

4. 鉴别诊断　鉴别诊断包括腓骨肌腱病变、骨与软组织撞击综合征、跗骨窦综合征、腓浅神经及其分支的卡压或牵拉等等。大多腓骨肌腱撕裂、腓骨肌腱炎或腓骨肌腱滑脱在体检时可被发现。必要时可在腓骨肌腱鞘内做诊断性封闭来明确诊断。腓浅神经及其分支的卡压或牵拉的主要原因是伸肌支持带卡压,或关节周围骨赘、或滑膜增生。要在小腿远端1/3水平用Tinel征来评估腓浅神经。如果患者不是非常肥胖或处于急性水肿期,将足踝部跖屈内翻可较清晰地显示腓浅神经。

在怀疑骨与软组织撞击综合征的诊断时,可以进行CT或踝关节镜检查。踝关节前侧软组织撞击征现在是一个定义明确的疾病,会引起踝关节扭伤

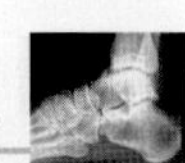

后慢性疼痛和功能不稳定。沿着距骨、胫骨和腓骨之间的凹槽可以看见滑膜炎和纤维化。Ferkel 等首先报道了踝关节前外侧撞击征的名词来定义这种病理情况。距腓前韧带的上部和胫腓下联合韧带可能被涉及。距骨外侧脊上有束带状的增厚或软组织球状纤维化,较常见,偶尔伴有距骨外侧或腓骨软骨磨损。广泛的滑膜切除和关节镜下清扫是有效的。

O'Connor 在 1958 年最早定义了跗骨窦综合征,它继发于踝关节扭伤,在跗骨窦区域有慢性疼痛,往往保守治疗无效但可以通过去除跗骨窦底部的脂肪垫和韧带浅层组织得以缓解。

四、治　　疗

(一) 保守治疗

急性与慢性踝关节扭伤经常是多个解剖部位同时发生损伤,可能并发相关疾病,故临床医生应明确患者是否存在伴随病变。对急性踝关节扭伤的治疗,目前普遍认同的观点是Ⅰ度和Ⅱ度损伤经保守治疗和早期功能康复通常恢复满意。休息、冰敷、冷压以及肢端抬高,然后给予保护性制动,如绷带、夹板或支具,限制性的关节活动可以减轻疼痛和肿胀,并利于损伤部位软组织的修复。然后循序渐进地进行负重练习、本体感觉训练。腓骨肌力量训练和小腿三头肌的伸展训练相结合。轻度扭伤完全恢复活动的时间是 1 周,中度扭伤是 2 周,通常需要佩戴弹性外支具来保护活动。作者对于大多数Ⅰ度、Ⅱ度扭伤患者,使用 U 字形支具,可让患者戴支具行走。遇到疼痛、肿胀较重时,可用踝关节制动靴,让患者进行保护状态下的负重,以方便进行康复训练。对某些仍需参加训练的运动员,可用绷带来进行活动时的保护。当发生更严重的损伤或者存在并发的病变,如腓骨撕脱性骨折、距骨穹顶部软骨损伤或腓骨肌腱半脱位时,应使用管形石膏制动。管形石膏制动达 4 周或骨、软组织创伤已经稳定,立即更换为踝关节制动靴,以方便功能康复。伤后 6 周开始 U 字形支具保护下行走(图 27-1-6)。

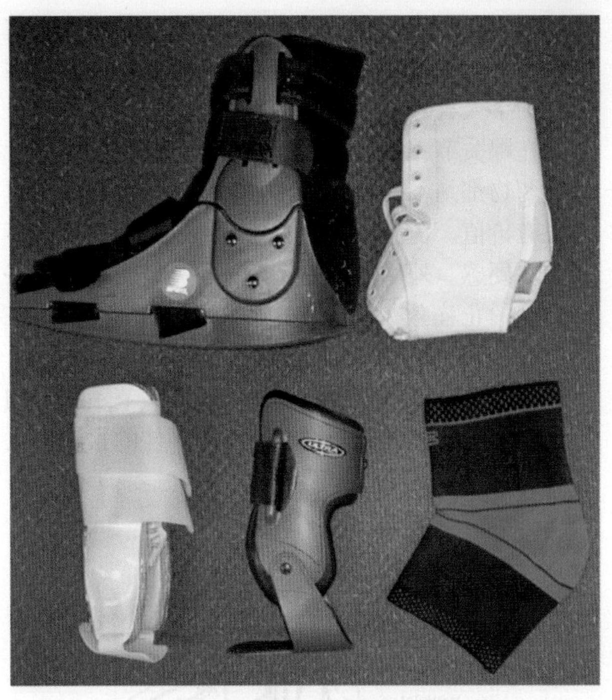

图 27-1-6 各种踝关节支具,穿戴后在其保护下进行功能锻炼

对于严重的Ⅱ度或Ⅲ度损伤时,学者们对于应该施行手术解剖性修复还是闭合治疗仍存在一些争议。主张手术的学者认为,早期解剖修复能尽可能减少发生迟发性功能不稳定的可能性;而主张保守治疗者认为,手术有可能发生如神经瘤形成、疼痛瘢痕、感染、皮肤坏死和深静脉血栓形成等并发症;同时有报道显示,长期随访发现接受踝关节手术组与未接受手术组之间无明显差异,因而首选保守治疗。此外还有作者认为,二期手术重建或延期修复外侧韧带能够达到与一期修复一样良好的效果,因此可以挽救少见的迟发性不稳定病例,以及避免手术相关的并发症。Myerson 教授认为医生应该以患者为中心,根据其活动水平以及功能要求来调整治疗方案,尤其是对有较高要求的运动员。对严重的踝关节扭伤,如果年轻的患者要求伤后有一个更耐用、功能更佳的踝关节,则应选择手术治疗。一期同时修复距腓前韧带和跟腓韧带可以通过 Brostrom 术式来完成,需要将下伸肌支持带和(或)踝关节囊前移。术后康复遵循的原则与慢性不稳定修复术后康复一样(见后文)。韧带损伤越严重,康复的时间就越长,恢复腓骨肌腱功能和踝关节本体感觉也越发重要。患者恢复到损伤前的活动水平可能需要 12 周时间。在患者开始恢复损伤前活动时应该使用外支具。

慢性外侧踝关节不稳定的非手术治疗依赖于重建机械稳定性,以及增强腓骨肌腱复合体的本体感受输入。Karlsson 的实验证实,用弹力绷带捆绑可以有效改善腓骨长短肌的反应时间。但大多数作者认为弹力绷带的持久性较差,外固定支具比如"U"形支具比弹力绷带更能维持其支持作用。Greene 和 Hillman 研究认为,运动员中使用具有一定强度的支具者,满意率达 76.9%,相比之下,使用绷带缠绕的运动员中仅 38.5% 有较好效果。哪种鞋具的效果最好，高帮还是低帮，这也存在着争议，而且运动员的个人喜好，似乎决定了支具的选择。

在踝关节腔内或者韧带上注射任何激素类或者酶类药物都是不提倡的。高压氧治疗急性踝关节扭伤没有价值。消炎镇痛药的使用可以减轻患者的疼痛和僵硬感。外用擦剂或药膏对踝关节扭伤仅有一定程度的止痛效果，对受伤软组织并无修复作用。关节腔抽液意义不大，而且会增加感染等的风险。

目前的文献报道中尚无由于对踝关节不稳定的手术重建施行较晚而产生功能恢复不佳的报道。大多数报道认为不论选择哪种手术方法，都具有 90% 甚至更好的效果。因此，对踝关节不稳定的治疗不是急诊手术修复的指征，除非有其他明显的病理改变，如距骨头软骨损害、腓骨肌腱病变或者明显的踝关节前方或内外侧间隙内的骨性撞击。

（二）手术治疗

保守治疗失败的慢性踝关节不稳定患者应手术治疗。手术总体上分为两大类型：解剖性修复重建与非解剖性修复重建。前者是直接将损伤的韧带重叠加固缝合以修复外侧韧带的稳定性限制作用，其特点是与生理性解剖结构一致；有学者通过游离肌腱移植来替代韧带进行修复，也是一种解剖性重建。非解剖性修复重建是通过腓骨短肌

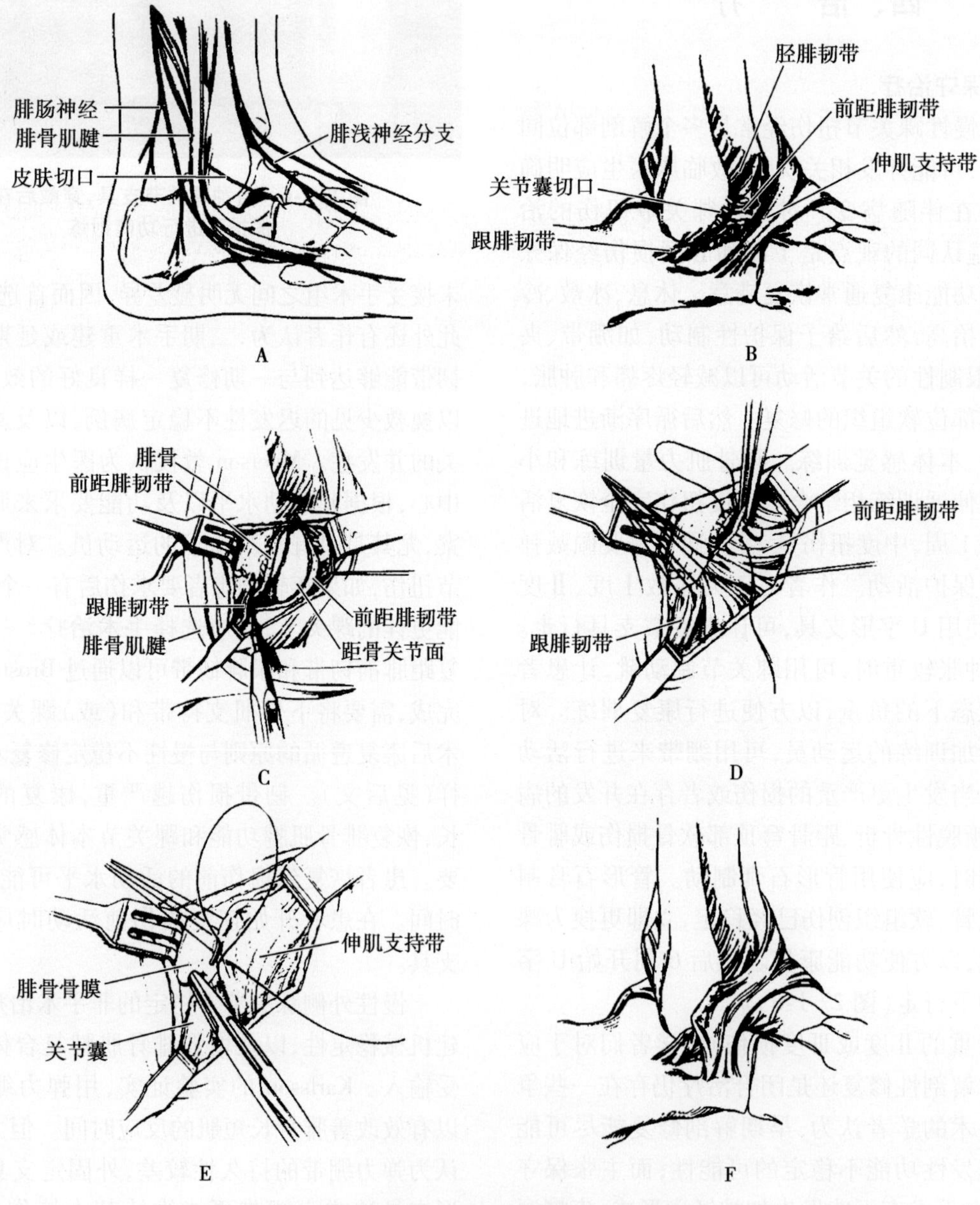

腓肠神经
腓骨肌腱
皮肤切口
腓浅神经分支
A

胫腓韧带
前距腓韧带
伸肌支持带
关节囊切口
跟腓韧带
B

腓骨
前距腓韧带
跟腓韧带
腓骨肌腱
前距腓韧带
距骨关节面
C

前距腓韧带
跟腓韧带
D

伸肌支持带
腓骨骨膜
关节囊
E

F

图 27-1-7 改良的 Bröstrom 方法（Bröstrom-Gould 手术）

A. 切口；B. 关节囊切开；C. 切开关节囊与前距腓韧带；D. 推移缝合关节囊与前距腓韧带；E. 推移缝合伸肌支持带；F. 伸肌支持带缝合与外踝

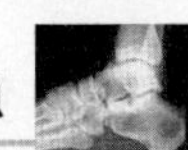

转位或人工肌腱来替代功能不全的韧带，改变了原先的解剖形态。

在手术中合并的其他病理学改变也应手术同时解决，如腓骨肌腱撕裂的修复，腓神经卡压的神经松解术，踝关节或距下关节软组织或骨性撞击的清除术等。对存在关节炎退变性改变的患者仍可进行手术，手术可以重建稳定以阻止或延缓关节炎的发展。普遍认为距腓前韧带和跟腓韧带的解剖修复比外侧韧带的非解剖修复效果更好，因为它无须牺牲全部或部分腓骨短肌或其他结构来进行替代，理论上减轻了术后并发症，便于康复。但如果解剖性修复无法进行，则可用非解剖性的重建手术，如全部或部分的腓骨短肌腱转移，以及跖肌腱、腘绳肌腱等游离移植，或者新鲜冰冻肌腱的同种异体移植。非解剖性的重建手术在手术方式上有许多不同的变化，比如使用一半腓骨短肌，不同方向部位的钻孔和不同的肌腱固定方法。关节镜不能用来进行韧带修复，但可用它来评估和治疗踝关节的滑膜炎、关节内游离体、骨性撞击或者是距骨顶损伤。

长期随访调查研究表明，修复或者重建距腓前韧带和跟腓韧带的技术最可靠。目前最为常用的解剖修复技术是改良的 Broström 方法（图 27-1-7），最常用的非解剖重建技术是 Elmslie 改良的 Chrisman-Snook 方法。Myerson 改进了 Chrisman-Snook 的手术方法，他仅在腓骨上打一个隧道，避免了在外侧距骨上钻孔（图 27-1-8），由于骨性隧道较短，仅需劈裂较短的腓骨肌腱。Watson-Jones 和 Evans 手术的缺点包括牺牲了全部的腓骨短肌腱，而且没有重建跟腓韧带，踝关节的背屈受限，不稳定复发率很高。对 Evans 手术的长期随访表明，这种手术方式不能充分限制足跖屈时的距骨前方半脱位，前抽屉不稳定的发生率高达 50%。游离肌腱移植解剖重建的方法近来已被广泛使用。

1. 解剖修复的术式　改良的 Broström 手术是一种解剖性的重建手术，对于任何决定手术的患者而言，都是首选。通常临床医生在手术前做好进行其他非解剖性或解剖性手术的准备，在手术当中如发现韧带明显回缩或钙化，即改行肌腱移位或肌腱移植手术（详见后述）。无论患者是运动员、舞蹈演员、体力劳动者还是家庭主妇，对于那些有足够韧带残留的患者，都应该行解剖性重建距腓前韧带和跟腓韧带手术。手术操作：于腓骨前方 1cm 处做弧形

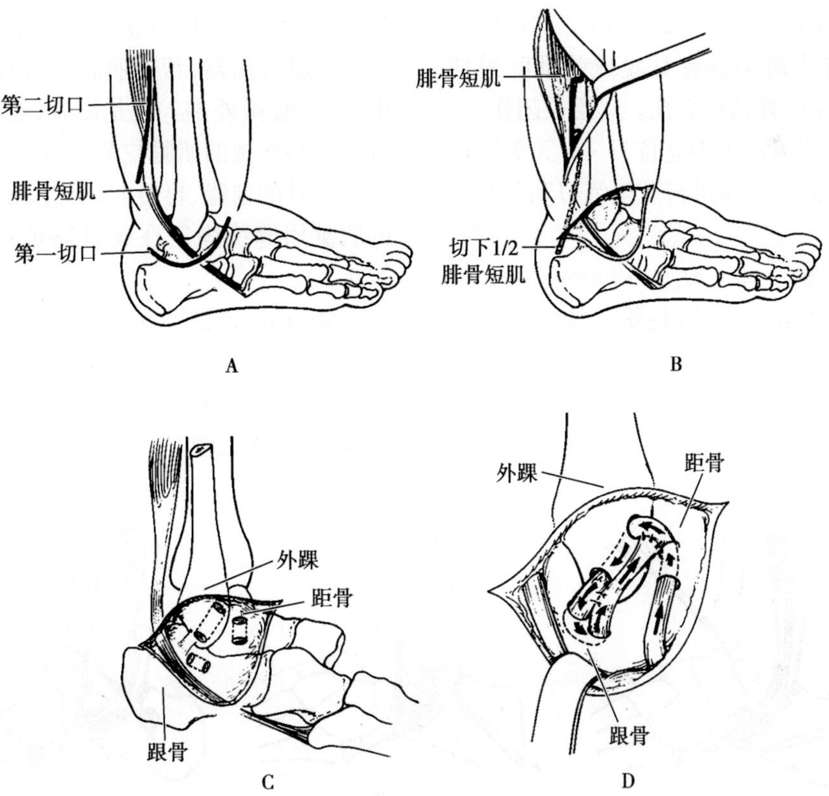

图 27-1-8　改良 Chrisman-Snook/Elmslie 手术

A. 切口；B. 切取 1/2 腓骨短肌腱；C. 分别在距骨、外踝与跟骨上作骨隧道；D. 修补固定

切口，延伸到外踝的后下方，以便显露腓骨肌腱。切口前缘的前方为腓浅神经分支，后方为腓肠神经，手术时必须谨慎，避免损伤。切开皮肤，尽量保留较厚的皮瓣，一直切到踝关节的关节囊、韧带，以及腓骨肌腱鞘的浅层。结扎大的静脉血管。屈伸踝关节可帮助辨认距腓前韧带较厚的前缘。沿这一结构的上缘切开，暴露踝关节。解剖伸肌支持带的下方，以便修补韧带时向前推向腓骨，这可以增强修补的牢度。打开腓骨肌腱鞘大约3cm以检查下方的腓骨长肌和腓骨短肌有无撕裂，如有可以行肌腱修补。踝关节内翻应力试验可以帮助辨别跟腓韧带。在距离腓骨起点5cm的位置锐性分离距腓前韧带、跟腓韧带及外侧距跟韧带。将近端韧带瓣连骨膜进一步掀起直到腓骨前缘，用骨锉或咬骨钳做出骨床，以便将韧带远端片段推回到腓骨。可用锚钉插入做好的骨床，缝合韧带的远侧瓣，以重建完整的距腓前韧带-跟腓韧带复合体。在韧带重叠覆盖缝合之前，用咬骨钳咬除距骨和腓骨之间或距下关节的钙化灶。当拉紧缝线时，助手将踝关节保持于中立位，轻度外翻，以便将外侧韧带复合体重置于外踝。将近端的韧带瓣和骨膜放置于远端韧带瓣上，用缝线缝合固定。以先修补跟腓韧带最为方便。然后，将伸肌支持带推向腓骨，用缝线固定（图27-1-7）。其他增强修补牢固的方法还有游离腓骨骨膜或前推趾短伸肌。活动踝关节，并检查其稳定性。逐层关闭伤口。用后托支具将踝关节固定于中立位，3～5天更换踝关节固定靴固定。同时逐步进行负重练习和关节活动练习。

2. 非解剖修复手术（改良Chrisman-Snook/Elmslie手术）　手术取2个切口：第1切口为外踝前方的弧形切口，与Bröstrom修补术的切口大致相同。显露胫腓前韧带和跟腓韧带附着点。打开腓骨肌腱鞘的远侧段，检查肌腱。如果发现腓骨短肌有撕裂，通常是纵向撕裂，可以在劈裂肌腱时应用它。第2个切口在腓骨肌腱的肌腹连接处，长约6cm。两个切口间保留大约5cm的皮桥。腓骨长肌位于腓骨短肌浅面，向上牵拉腓骨长肌，将腓骨短肌腱在肌纤维的前方尽量高的地方劈开，不要损伤腓骨短肌腱在第5跖骨基底部的附着点。在外踝水平，用一个弯曲的肌腱分离器从下方通过完整的腓骨肌腱鞘，抓住腓骨短肌的游离端，拉向远端。沿纤维方向撕开肌腱，如果肌腱有撕裂就合并在一起。清除肌腱近端的肌肉。在距骨颈、距腓前韧带附着处附近钻孔，先用3.0mm的钻头钻孔，然后用4.5mm的钻头扩大。钻2个独立的孔，然后V字形打通，可用弯曲的刮匙刮除孔内的骨以连接2个钻孔成隧道。操作需要小心，避免损伤骨皮质桥。在外踝上另外钻2个孔，第1个位于距腓前韧带起点。这个孔应在前缘，钻孔时要避免损伤腓骨后侧皮质。第2个孔从外踝尖钻到第1个孔道。再次用刮匙刮通隧道。最后在跟骨上的跟腓韧带附着点附近钻孔，两孔间距1.5cm。在使用大钻头扩孔的时候要小心，避免损伤骨皮质桥。用刮匙刮通隧道。用2-0的肌腱缝线编织肌腱的游离端，牵引肌腱先向上穿过距骨颈，再由上至下通过外踝，最后由后向前穿过跟骨。术中可用2-0的金属丝线，它可弯曲、扭转形成一个肌腱穿出器，帮助肌腱穿过孔道。将足维持在中立位，轻微外翻。先是距骨，然后腓骨，最后是跟骨逐步将松弛的肌腱拉紧。最后将肌腱的游离端固定在腓骨的前缘，再转向跟骨，以便维持固定。残余的肌腱用缝线固定在腓骨隧道口肌腱的上面（图27-1-8）。

Myerson改良了Snook手术，避免了在距骨和跟骨上钻孔，仅用一个腓骨隧道（图27-1-9）。Sammarco现在将锚钉置于距骨外侧缘、腓骨前缘以及跟骨，以加强腓骨短肌移植转位。

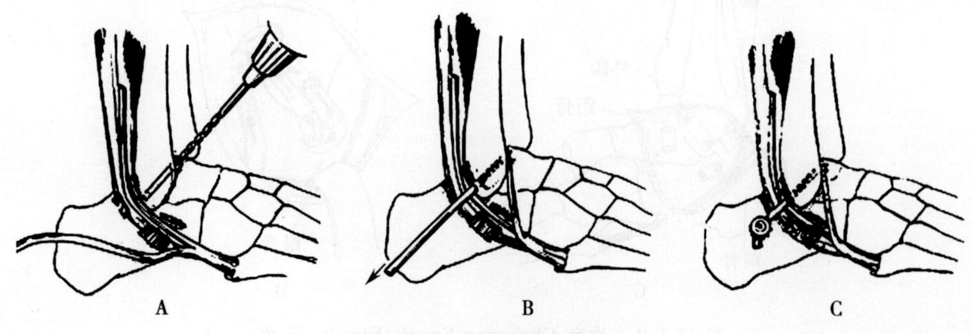

图27-1-9　Myerson手术

A. 切取1/2腓骨短肌腱并在外踝钻孔；B. 把腓骨短肌腱从外踝的隧道引向跟骨外侧；C. 固定后

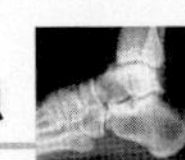

常规关闭伤口。用后托支具将踝关节固定于中立位,3～5天内更换石膏固定。石膏固定2～3周,然后拆线,并用踝关节固定靴固定。同时逐步进行负重练习和关节活动练习。Sammarco发现腓骨短肌腱会随时间增生,因而改善了外踝的薄弱,这是用一半腓骨肌腱的优点。

Sammarco和Carrasquillo报道了10例外侧韧带重建失败需要再次手术的病例,并综述了文献资料,认为韧带重建的失败率约在2%～18%。这10例患者中用Sammarco改良的Chrisman-Snook/Elmslie法4例,类似的方法采用跖肌腱移植做重建1例,第3腓骨肌腱1例,副腓骨肌腱(腓骨短肌未找到)1例。还有3例用改良的Brostrom手术法。这些重建手术失败的原因是肌腱移植的位置不正确。重新进行充分折叠,尽可能拉紧缩短原先使用的韧带。经过这些处理后,10例患者中9例得到了非常好的效果,都获得了踝关节的稳定。

3. 游离肌腱移植重建外侧韧带技术　这也是一种解剖性的韧带重建技术。适用于反复多次扭伤所致的慢性踝关节不稳,患者原有的距腓前韧带和(或)跟腓韧带已经明显变薄、回缩或缺失的患者;残留的韧带组织量不够,无法进行直接修补缝合的患者。对于肥胖或体重大的患者,以及对功能要求高的运动爱好者或运动员,也适用这个术式。肌腱来源可采用自体肌腱移植,取自自体跖肌、腘绳肌或股薄肌。也可采用人工肌腱或同种异体肌腱移植。自体肌腱移植的优点是费用低,不存在排异反应;缺点是增加手术时间,牺牲一条自体健康的肌腱。以作者的经验,从肌腱的强度、手术操作简便度以及供区切口的美观度等各方面考虑,自体肌腱取同侧半腱肌最合适。异体肌腱移植的优点是不存在供区问题、缩短手术时间,缺点是价格昂贵。以目前异体肌腱的取存技术,已经几乎不必考虑疾病传播的问题。以作者实施大量异体肌腱移植的经验来看,亦没有排异反应出现。异体肌腱移植安全可靠性有保障,适用于对功能要求高的运动爱好者或运动员,以及不愿意牺牲自体肌腱的患者。

手术方法:

(1) 如果问题仅局限于外侧韧带复合体,则手术切口与Bröstrom方法的切口相同即可。如果病变更广泛(腓骨肌腱撕裂或踝关节前方骨赘),则采用较大切口,从腓骨后缘弧形延伸到跗骨窦。

(2) 肌腱的放置:首先显露移植肌腱在距骨、跟骨上的止点以及外踝。在外踝上钻一骨隧道,将移植肌腱折叠后双股塞入骨隧道,用一枚界面钉固定。此时移植肌腱的两端可用于重建距腓前韧带和跟腓韧带。肌腱两端缝线牵引备用。分别在距骨和跟骨上垂直于骨钻一30mm深的骨隧道,肌腱两端的牵引线穿过长针,将针沿骨隧道穿出对侧皮肤,露出牵引线头。

(3) 肌腱的固定:把踝关节置于伸屈中立位和5°外翻位,通过肌腱两端的牵引线调节适当张力,分别在距骨和跟骨的骨隧道内钻入一枚界面钉固定(图27-1-10)。

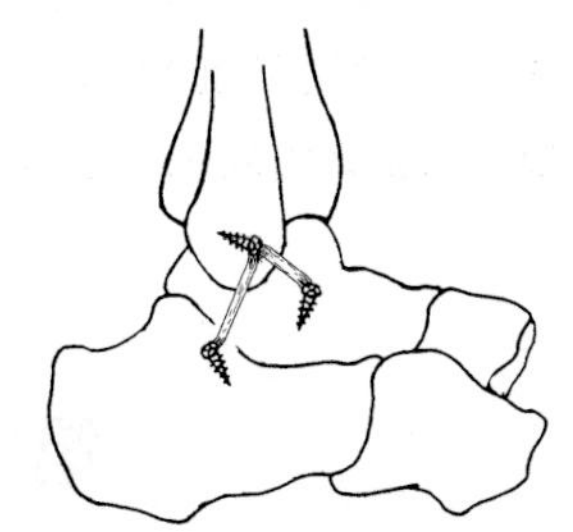

图27-1-10　通过游离肌腱移植实施的解剖修复手术

(4) 测试踝关节的稳定性和活动度,如果仍有不稳定,则取出界面钉,将移植肌腱拉紧,用界面钉重新固定其于轻度(5°)外翻位。

(5) 术后用U形石膏将踝关节固定于中立位稍微外展,3～5天更换踝关节固定靴固定。同时逐步进行负重练习和关节活动练习。

五、康复治疗

踝关节部位损伤的康复治疗应该贯穿于整个治疗过程中。在损伤的开始即应休息、冰敷、加压包扎和抬高患肢,以便减少疼痛和肿胀的程度,逐步恢复关节活动以及关节的柔韧性。这是早期护理的特点,也是踝关节Ⅲ度扭伤早期外侧韧带重建术后以及慢性不稳定的后期重建术后的标准康复治疗模式。急性阶段的疼痛和肿胀消退后,开始肌肉的康复,这包括腓肠肌-比目鱼肌装置和腓骨肌系统。康复的最后阶段的目标是将关节功能恢复到患者期望的状态,包括运动、跳舞、劳动等。

1. 第一阶段　时限:轻度踝关节损伤及手术后7～10天,严重踝关节扭伤后3周内。通过加压包扎和冷疗来减轻肿胀。冷疗包括冰敷、按摩、冷水浸泡等,或包裹冷冻治疗仪,一天2次,每次10～20分钟。严重的肿胀可以在损伤后最初的7天内使用加压泵,或者简单地将患肢抬高于心脏水平。如患者对非甾体类消炎止痛药的副作用能够忍受,也可用以缓解急性的疼痛和肿胀。

2. 第二阶段　为上述时限后至 3 个月。康复的目标是足踝部的肌肉和肌腱。采用各种方式恢复足踝的活动和柔韧性,并增强其耐受力。足踝关节在可以忍受的疼痛范围内进行不负重的被动和主动锻炼,对保持腓肠肌-比目鱼肌装置的正常张力和柔韧性是非常重要的。可以弯曲足趾锻炼足的内在肌。用橡皮管做等屈性锻炼可以有效地提供不负重状态下的阻力,以便进行背屈、跖屈、内翻和外翻的练习。腓骨肌系统的康复训练是踝关节,以便减少疼痛和肿胀的程度,逐步恢复关节活动以及关节的柔韧性。

康复的最后阶段是使受损的踝关节功能恢复至可以运动、跳舞或劳动,这有时需要特殊的敏捷性训练以增强踝关节的平衡觉和本体感觉。水疗和固定的自行车锻炼可以改善关节活动度。通常轻度踝关节损伤后 7～10 天,严重踝关节扭伤后 3 周,如无不适,患者可以开始直线跑步。我们通常在功能性活动训练中使用 U 字形支具。国外有使用生物力学踝关节平台系统板(biomechanical ankle plate system,BAPS)来加强腓骨肌系统和腓肠肌-比目鱼肌装置的张力和功能,可以提高患者的平衡位置感。敏捷性训练,在患者直线跑步无不适后开始,包括 8 字活动、靠边跳和单腿跳。大多数轻度损伤的患者可以在伤后 7～10 天恢复较难的动作,严重韧带损伤重建术后的患者约需要 6～8 周。

第二节　踝关节内侧不稳

一、解剖和生物力学

踝关节的内侧韧带复合体在解剖上有许多变异,是由一个大的,有力的,扇形韧带复合体组成,又称三角韧带,分为浅、深两层。有 5 个主要韧带:胫弹簧韧带,胫跟韧带,胫距前深韧带,胫距后深韧带,胫距后浅韧带。浅层起于内踝前丘,其没有明确的分束,但基于止点的不同可分为三部分。前部(距舟部分)止于足舟骨内侧,与弹簧韧带的上内侧纤维相融合。三角韧带的中间部分(胫跟部分)竖直向下止于跟骨的载距突。后部(胫距后部分)向后外侧延伸止于距骨内结节。三角韧带的深层在解剖上与浅层分隔。该部分厚短,分成两条鲜明的韧带即胫距前和胫距后韧带。两者都位于关节内,但处于滑囊外。胫距前韧带起于前丘外侧,止于关节面远端的距骨内侧缘。胫距后韧带作为三角韧带的最强组成部分,起自后丘,向下向后止于距骨内侧面。由于三角韧带的表层伸入弹簧韧带,所以它们共同维持踝关节内侧的稳定,不能分开(图 27-2-1)。

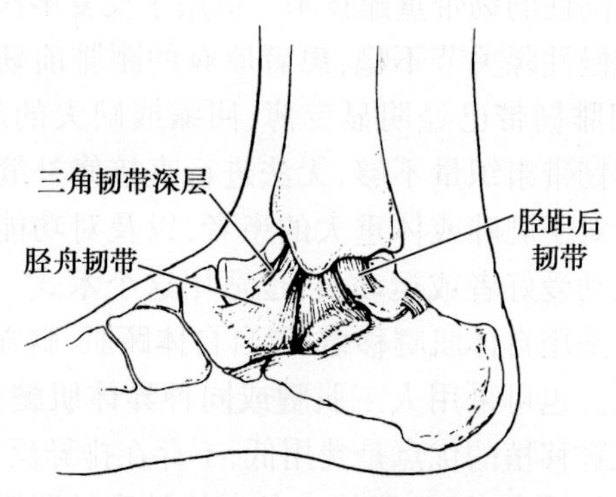

图 27-2-1　三角韧带是短粗的滑膜下结构,它的主要作用是限制距骨的外翻

1. 内侧韧带的表层　内侧韧带表层的主要韧带有胫弹簧韧带,胫舟韧带,胫跟韧带及胫距后浅韧带,其中前 2 个较为恒定。胫弹簧韧带位于最表层,是表层内侧副韧带中最强有力的;它几乎垂直于内踝,连接于跟舟韧带的上缘,并作为胫韧带的筋膜,胫弹簧韧带腱束伸入三角韧带。胫舟韧带组成内侧副韧带的大部分,发自距骨前突的前缘,伸入舟骨的背内侧面;偶然它也会伸入弹簧韧带。表层三角韧带的前部分可以作为胫舟韧带的一部分,并连于距骨。胫跟韧带发自距骨前突的内侧,伸入载距突内缘;它的一些纤维有时会连于弹簧韧带。胫跟韧带与胫弹簧韧带相互重叠。

2. 内侧韧带的深层　内侧韧带的深层在解剖上有许多变异,主要有胫距后深韧带及胫距前深韧带,只有前者是恒定的。胫距后深韧带发自丘间沟,连于内侧距骨结节和载距突,并跨过胫距关节。胫距后韧带发自丘间沟,在关节面后部伸入距骨内表面,直到距骨后内结节。胫距前深韧带发自距骨前突及内踝的丘间沟,伸入距骨的内侧面,直到关节内面的前部分。

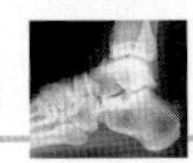

也有文献报道内侧韧带深层分为3个韧带：胫距前、中、后韧带，走行及作用与前面大致相似。

3. 弹簧韧带复合体　由内侧部分，跟舟韧带的内上部分及跟舟下韧带组成，其中内侧部分大而有力。跟舟韧带的中上部分发自载距突的内上面及跟骨前面的前缘，并且伸向舟骨面。纤维软骨组织覆盖在距骨头的上部分。跟舟下韧带发自跟骨的前面，纵向地伸入舟骨的下面。

三角韧带表层部分进入跟舟韧带内上部分。两者纤维在距骨头处相互连接。跟舟韧带的内上部分，跟舟下韧带，三角韧带的表层组成韧带复合体，维持距骨头及距跟舟关节的稳定性。踝关节内侧不稳定与弹簧韧带复合体功能不协调有关。

二、病因与病理

三角韧带主要是限制距骨向外侧移位。完整的三角韧带只允许距骨与内踝间2mm的间隙，但当切断所有外侧的三角韧带时，距骨与内踝间可有3.7mm的间隙。三角韧带浅层限制距骨外展及防止距骨倾斜，三角韧带深层在踝关节外旋时断裂。并且是防止距骨旋前的首要韧带，但是其他两层的韧带结构也同样起作用。切断全层三角韧带或仅切断三角韧带浅层可导致胫距关节面接触明显减少，每减少1mm^2，关节面峰值压力就增加30%。三角韧带在足跖屈、外旋及旋前时都起作用。对于一个固定的旋转轴，三角韧带的后束纤维在背屈时紧张，前束纤维在跖屈时紧张。体外研究表明踝关节韧带通过耦联机制在足与腿之间作用，尤其协调胫跟骨的旋转运动。三角韧带没有旋转胫骨的作用，也没有限制足跖屈及背屈位时的内外翻，却在足的跖屈位时明显地改变运动形式的传递。显然，踝关节复合体的耦联工作依赖于三角韧带。在重度的旋转受伤中常连累三角韧带前束纤维。完全三角韧带撕裂可见于外踝骨折及双踝骨折。慢性三角韧带功能不全可发生在胫后肌腱功能紊乱，外伤及有踝关节三关节融合史的距骨外向倾斜患者。三角韧带的慢性损伤可致踝关节内侧不稳定。三角韧带损伤可引发距骨内侧关节软骨损伤。当外侧韧带松弛的时候踝关节内侧面的压力分布增加。踝关节不稳定持续的时间与关节软骨损伤的程度及范围无关。即使很少的距骨移位也会导致胫距关节内侧压力增加，从而引发关节软骨损伤。距骨后外侧及内侧区域软骨组织最脆弱，易于受损。其他加重软骨损伤的因素：体重，性别，年龄，肌力不平衡，后足畸形等。

胫跟韧带各分区与关节的接触面积及其产生的压力各有不同。胫跟韧带作用于踝关节的内侧面，而跟腓韧带在外侧面起作用。胫跟韧带，胫弹簧韧带及胫舟韧带作用共同抵抗足旋前。距跟韧带限制距骨旋前。研究表明在负重增加时踝关节的旋转是减少的。在施以负荷的模型中发现胫距关节表面提供30%的旋转稳定性，在内翻试验中提供100%的稳定性。踝关节旋转时只允许存在一个轴，当存在小腿的旋转时，足内外翻就被限制了；反之亦然。但是把这些结果应用到体内时须谨慎，因为踝关节及距下关节发生旋转时需三个旋转轴。

如果踝关节外旋受限的话，距骨倾斜也同样受限。在轴性旋转不受限的模型中发现距腓前韧带及跟腓韧带其中之一发生松弛时不会引起距骨倾斜。但当两者都松弛的时候，距骨平均倾斜角为20.6°。在尸体内发现小腿外旋时常伴踝关节11°的内翻，距腓前韧带松弛后踝关节会再增加4.9°的内翻；当跟腓韧带也松弛后，会再增加12.8°的内翻。因此距腓前韧带和跟腓韧带以串联的方式防止距骨倾斜，而胫距关节面对防止距骨倾斜不起作用。从而推测踝关节内侧不稳定的原因之一是存在轴位的旋转。内侧韧带具有抵抗外翻及旋转外力的作用，韧带失能会导致退行性踝关节病。

三、临床表现与诊断

（一）临床表现

慢性的踝关节不稳定患者主诉有踝“无力”的感觉。在走不平道路、下山、下楼梯时有踝内侧方向的无力。疼痛位于踝关节的前内侧，有时疼痛在踝关节外侧．尤其是在足背伸时。踝关节内侧不稳定常伴随疼痛，尤其行走时出现疼痛。走在不平坦的道路上，下坡，下楼梯时的特征性脚不稳是诊断踝关节内侧不稳定的主要依据，同时患者可伴有踝关节前内侧面的疼痛，或足背屈时外侧的疼痛，患者有外翻的特征性外伤病史。典型的内侧踝韧带损伤多发生在下楼梯，落到不平的地面；或跳旋转的舞蹈时受伤。疼痛通常源于受损组织，疼痛的部位可用于诊断。踝关节前方的慢性疼痛在足背屈时加重；后方的慢性疼痛在足跖屈时加重。内踝下方凹陷处的疼痛有助于内侧不稳定的诊断。肿胀部位常为受损伤处。三角韧带受损的典型症状是内踝下方凹陷处疼痛，由内踝前缘触诊引发。后足过度外翻，前足过度旋前,并可被提踵试验纠正。还需询问全身疾病状况,糖尿病,Charcot-marie-tooth 病,结核病等常引发踝关节疾病。

踝关节内侧不稳定的诊断基于病史和查体,包括特殊活动检查以及 X 线检查。重点之一是检查患者是否曾出现旋前(外翻)损伤,即在胫骨自然内旋时足向外旋转。临床体检视诊扁平外翻足常合并内外侧不稳定,从后方可见足外侧过多足趾,跟骨外翻等平足的体征(图 27-2-2)。将足跟内翻时可导致第一跖骨头离开地面。当胫后肌收缩或患者提踵时,足的外翻与旋前可被纠正。内踝末端的凹陷处(有文献称之为内踝沟)压痛被认为是内踝不稳的标志,但患者也可能有外踝前缘和胫后肌腱的压痛。如果胫后肌功能正常,检查者无法抵抗患者强力的抗阻力足内翻。如果胫后肌无力,就需要寻找胫后肌腱有无病理改变。临床应力试验是最可靠的诊断方法:一手握住足跟,另一手握住胫骨。在后跟用力,先内翻后外翻,来比较双侧有无过度活动的情况;然后做前抽屉试验及挤压试验,进行前抽屉试验时,患者坐在桌子边,双足下垂,膝关节屈 90°。医生用一只手稳定胫骨,用另一只手向前牵拉距骨。如果内侧结构不正常,距骨会向前方错位,当足相对于胫骨内旋(旋转不稳定)时,移位量增加。如果外侧韧带也有损伤,整体前移会进一步增加。如果对患侧和健侧进行对比时,距骨相对于胫骨向前移位过多,都提示试验阳性。

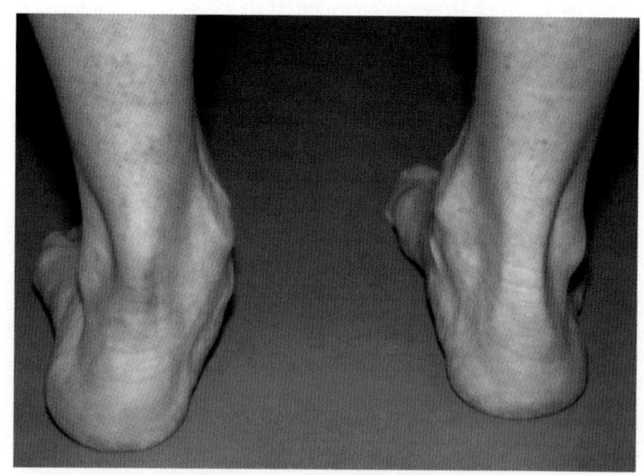

图 27-2-2　外观可见足扁平外翻

综合以上检查的结果有助于踝关节内侧韧带损伤的诊断。也可通过 coleman 木块试验确定第一序列跖屈是否是可复性的,以决定跟骨截骨是否需要外加第一跖骨的截骨来纠正踝关节畸形及稳定外侧踝关节。注意在做出诊断时,与同踝关节外侧不稳一样,将内侧不稳也分为功能性不稳与机械性不稳。前者是患者仅有主观踝关节不稳的表现,如踝部无力、不敢走不平的道路等;后者不但有主观表现,还有阳性体征、甚至影像学的阳性征兆。根据临床表现与检查,将踝关节内侧不稳定可分为四期(表 27-2-1)。

表 27-2-1　踝关节内侧不稳的分期

	踝无力	足外翻/旋前	内侧沟疼痛	腓骨前缘疼痛	胫后肌腱压痛	畸形是否为可复性
1 期	+	+	+	+	—	是
2 期	++	+	+	+	—	是
3 期	+++	++	++	++	+	否
4 期	++++	+++	+++	+++	++	否

(二) 影像学检查

患者行负重的正、侧位及踝穴位 X 线片以检查骨骼序列,排除骨病。当三角韧带完全断裂时,负重踝关节正位片可见距骨倾斜外翻(图 27-2-3)。但是三角韧带不完全断裂时,X 线片显示正常。当怀疑有跟距骨桥或涉及关节面的骨折时,可行 CT 检查。患侧足与对侧足相比出现距骨跖屈增加(侧位距骨跖骨角)和(或)距骨内旋(正位像的距骨跖骨角)增加,或有过多的移位,表明存在内侧不稳定。然而,X 线检查没有阳性发现时,并不能排除踝关节内侧不稳,而且也不能过于强调影像学的发现。因此,临床上不能依赖 X 线片做出踝关节内侧不稳的诊断。MRI 可助于排除胫后肌腱的病变,也有助于踝关节内侧韧带损伤的诊断。

(三) 关节镜检查

踝关节镜是诊断内侧不稳定的有力工具,同时也可探查其他结构的病变。评估踝关节韧带,踝关节镜检查比磁共振更准确。临床上根据踝关节镜的检查,将踝关节内侧不稳定分为三级:①稳定:距骨有轻微移位,但不足以打开内侧胫距关节大于

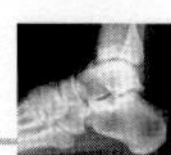

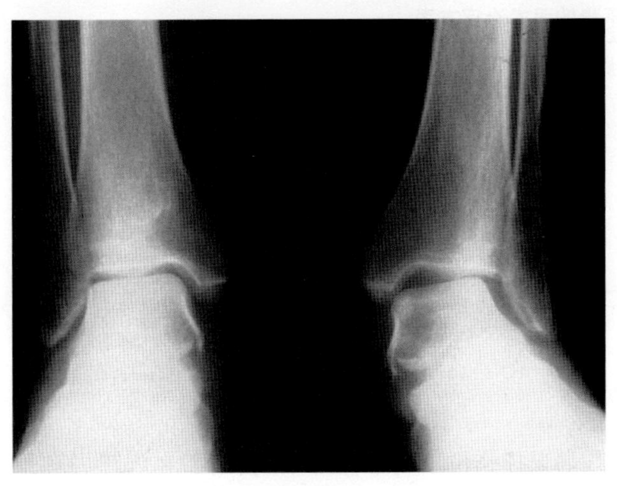

图 27-2-3　踝关节负重正位片，显示距骨倾斜外翻

2mm，在内侧胫距间隙无法置入 5mm 关节镜；②中度不稳定：距骨可一定程度移出踝关节，在内侧胫距间隙允许置入 5mm 关节镜，但不足以打开内侧胫距关节大于 5mm。可以看到内踝表面一半的内侧胫距间隙，但无法看到胫骨后内侧缘；③重度不稳定：距骨可轻易移出踝关节，可以看到内踝表面的整个内侧胫距间隙及胫骨后内侧缘。根据踝关节镜所见，将踝关节内侧软骨损伤分为 4 级：Ⅰ级：表浅损伤。Ⅱ级：小于 1/2 关节软骨厚度的退变。Ⅲ级：大于 1/2 关节软骨厚度的退变。Ⅳ级：关节软骨塌陷至软骨下骨。

四、治　　疗

（一）保守治疗

对三角韧带损伤的治疗决策还要考虑到其他伴随损伤。如果腓骨骨折或者下胫腓联合损伤已经得到良好的复位和固定，大多数情况下就没有必要再修复三角韧带了。对于轻度到中度的三角韧带扭伤，通常采用功能性支具固定。踝关节需要在硬质支具内固定 6～8 周以避免关节外翻，使得韧带自行愈合。

（二）手术治疗

1. 术式选择原则　手术适用于经保守治疗无效的仍有症状的机械性不稳定的患者。根据临床症状及手术发现，三角韧带损伤分为三分型：Ⅰ型：三角韧带近端的撕裂或撕脱；Ⅱ型损伤：三角韧带中部撕裂；Ⅲ型损伤：三角韧带及弹簧韧带远端的撕裂或撕脱。只要断裂的内侧韧带的断端尚有足够长度和牢度可供缝合，就可直接修复韧带。通常情况下，受累的韧带会延长或断裂，因此有一期修复的可能。后期直接修复的优点是保留了正常的解剖，避免了自体肌腱移植的并发症。但缺点是，它要依赖先前受损组织来达到坚强的修复。对于畸形和（或）对位不良较轻的患者，可以取得较好的结果。然而，长期旋前畸形和外翻对位不良可能引起足部其他结构的复杂变化，如肌肉的不平衡、肌腱功能障碍、韧带和关节囊松弛，单纯修复踝关节内侧韧带不能充分纠正这此畸形。如果损伤的韧带结构强度较差，可考虑用游离跖肌腱移植进行加固。

当长时间的旋前畸形导致肌腱的退变和（或）延长时，可以考虑缩短胫后肌腱。如果在舟骨上有游离的副骨，可考虑肌腱前移固定来恢复胫后肌的力量。严重的长时间的外翻和旋前畸形及胫舟韧带、胫韧带和（或）弹簧韧带严重的退变或缺损均可考虑跟骨延长截骨术。跟骨延长截骨术的手术适应证还包括隐蔽的足的外翻和旋前畸形（如外翻和旋前畸形同时出现在对侧无症状的足上）和（或）慢性踝管综合征。跟骨截骨延长纠正了足部畸形，防止重建韧带超负荷，并使肌肉恢复生理功能。

当内踝极度不稳以至于不能完全纠正患者的旋前畸形（例如，出现严重的胫舟韧带和弹簧韧带缺损）时，可考虑距舟关节融合术。采取距舟关节融合术时，还需同时考虑患者的体型和术后进行的活动模式。例如，对肥胖、久坐，仅仅要求术后需要足部稳定且不痛的患者可行距舟关节融合术；而对于专业运动员及术后踝关节需要大范围活动的患者，则应采取韧带重建和截骨矫形。根据以上原则，有学者列表介绍了踝关节内侧不稳的手术治疗方案（表 27-2-2）。

2. 手术方法介绍

（1）踝关节内侧韧带的手术探查：所有有症状或关节镜检查证实的内侧不稳定患者都应接受手术治疗，并且内外侧韧带都需探查。通常做法是在踝关节内侧作 4～8cm 的切口，从内踝尖上 1～2cm 处开始，至舟骨内侧面。切开筋膜后可看到三角韧带的前面；然后切开胫后肌腱腱鞘，可以看到胫后肌腱，弹簧韧带，胫舟韧带和胫弹簧韧带等结构（图 27-2-4）。

（2）踝关节内侧韧带损伤直接缝合的解剖修复：针对踝关节内侧韧带损伤的三种不同类型，有不同的修复方法：①切口是一致的，即在内踝前方做一个弧形切口，切口远端略向后偏，至内踝尖下方约 2cm。避免损伤大隐静脉。②辨认出三角韧带，此时浅层三角韧带常常已经撕裂。深层三角韧带的损

表 27-2-2 踝关节内侧不稳的手术治疗方案

手术	内侧韧带修复	外侧韧带修复	跟骨延长截骨术	胫后肌腱缩短术	距舟关节融合术
1 期	不做	不做	不做	不做	不做	不做
2 期	做	做	做*	做	不做	不做
3 期	做	做	做*	做☆	做◇	不做§
4 期	做	不做	不做	不做	不做	做

* 如果存在外踝不稳定并经关节镜证实；
☆ 如果长期不稳定/畸形超过 12 个月；
◇ 如果肌腱有显著的延长和退行性改变，长期的不稳定超过 12 个月；
§ 在短期不稳定/畸形（<6 个月）和需要大量体育运动者的治疗同 3 期

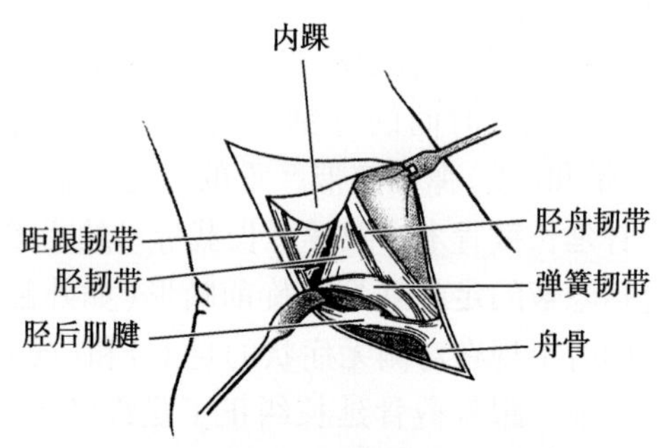

图 27-2-4 解剖显露踝关节内侧韧带
（图中箭头示小的纤维性隔膜）

伤部位可位于韧带与内踝尖相连处—近端撕裂、韧带中间—中间撕裂以及韧带与距骨相连处—远端撕，后者最为常见。③如果损伤处位于韧带近端，即远端残端较长，可在内踝尖韧带附着部位置入一枚锚钉，锚钉尾部的缝线穿过远残端韧带体部、收紧，以恢复韧带近端止点在骨面上的附着。必要时可以用软组织缝线加强缝合。④同样，如果损伤处位于韧带远端，即近端残端较长，可在距骨上置入锚钉，锚钉尾部的缝线穿过近残端韧带体部、收紧打结。⑤如果损伤位于韧带体部中间，则需在内踝尖和距骨上各置入一枚锚钉，将内踝锚钉尾部的线与韧带远残端缝合，距骨锚钉尾部的线与韧带近残端缝合。术后处理与外侧韧带损伤的修复手术相同。

（3）肌腱游离移植修复踝关节内侧韧带损伤：肌腱移植法可用于三角韧带重建。对于三角韧带慢性损伤并伴有症状的踝关节不稳定的患者，近来，更多的学者关注于使用游离的肌腱移植，或者采用人工材料替代物（图 27-2-5），来重建损伤的踝关节韧带。将移植物按韧带原先的解剖位置放置，移植物与骨之间用界面螺钉固定。不仅更加牢固，操作更加简便，而且是解剖性的重建。现以游离跖肌腱移植修复三角韧带为例作一介绍：如果损伤的韧带强度较差，为重建胫韧带和胫舟韧带可以采用游离跖肌腱来增加其强度。距内踝近端顶点 2～8mm，在内踝前边界钻两个对应的 3.2mm 直径的孔。用巾钳分别从两孔插入打出一条隧道。同样在舟骨韧带的止点处打出一条类似的隧道。将跖肌腱从内踝上近端的孔穿入，从远端的孔穿出。再在舟骨上同样

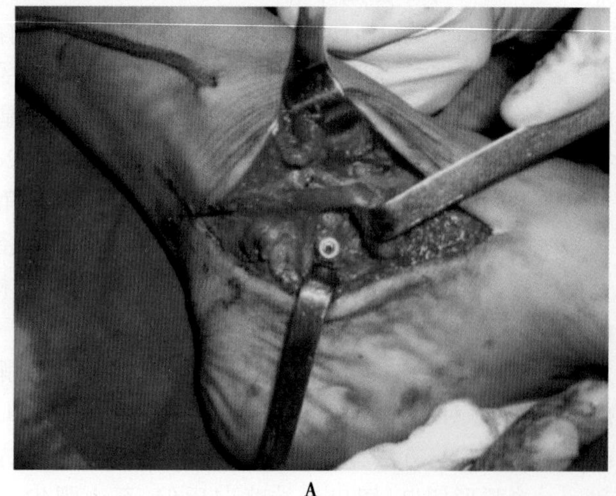
A

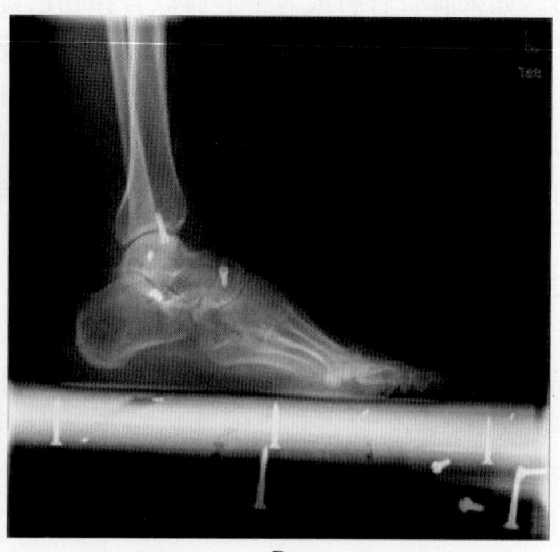
B

图 27-2-5 人工肌腱修复三角韧带
A. 用人工肌腱修复三角韧带；B. 术后 X 线片

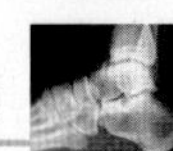

从近端进入、由远端孔穿出。使足保持在中立位，并将移植肌腱的末端用不可吸收线以低张力缝合。残存的韧带则翻转缝合于移植肌腱上。

（4）胫后肌腱短缩术：通过舟骨截骨术将胫后肌腱远端和一小块骨分离。若舟骨上有一块分离的副舟骨。则将其与舟骨分离摘除。应该小心不要损伤舟骨跖侧的韧带结构。第二个截骨在弹簧韧带附着点远端开始。在矢状面上从近端到远端，切除内侧骨片 8 ~ 12mm。将足置于旋后位，拉紧胫后肌腱，而后用 1 ~ 2 个螺钉将其骨性附着固定于舟骨上。

（5）Wiltberger-Mallory：该手术为非解剖学修复，他们应用 1/2 胫后肌腱修补损伤失去功能的三角韧带，获得成功（图 27-2-6）。但是用部分胫后肌腱移位重建内侧韧带结构的手术方法，对供区胫后肌腱的影响较大；目前尚未得到推广应用。

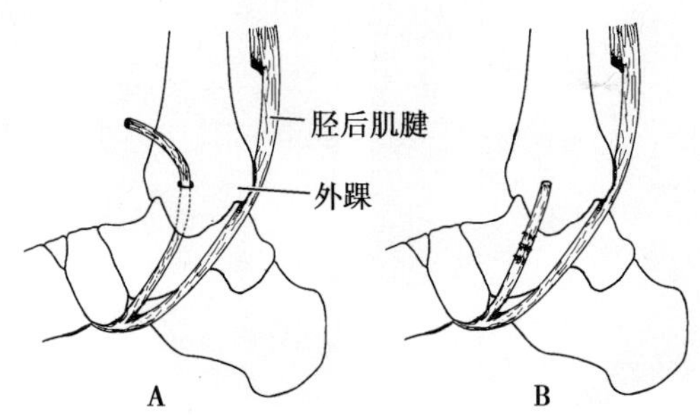

图 27-2-6　Wiltberger-Mallory 手术

A. 将切取的 1/2 胫后肌腱穿过内踝的骨隧道；
B. 胫后肌腱穿骨隧道翻转自身缝合

（6）跟骨延长截骨术：以跟骨颈为中心，做 3 ~ 4cm 长的纵向切口将跟骨颈暴露。将一个窄深的拉钩放入跗骨窦处，另一个置于跟骨底部。跟骨截骨面平行于距下关节的后关节面。垂直于跟骨从外侧到内侧截断跟骨。并保留完整的内侧骨皮质。撑开截骨间隙后，足部旋前畸形将得到纠正。根据撑开间隙宽度的情况（通常是 4 ~ 6mm）从髂嵴处取三层皮质骨填于截骨侧。

（7）距舟关节融合术：在足背内侧做 4 ~ 5cm 长的切口以暴露距舟关节，去除关节软骨面。将足摆在跖行位，用 2 ~ 3 枚直径 3.5mm 的加压螺钉固定。

3. 术后处理　踝关节置于中立位，用硬质支具固定 6 ~ 8 周以避免关节外翻。然后佩戴足弓垫 6 个月。术后康复原则同踝关节外侧不稳。

近来，更多的学者关注于使用游离的肌腱移植，或者采用人工材料替代物，来重建损伤的踝关节内、外侧韧带。将移植物按韧带原先的解剖位置放置，移植物与骨之间用界面螺钉固定。不仅更加牢固，操作更加简便，而且是解剖性的重建，疗效较好。其手术原则同图 28-1-11 显示的游离的肌腱移植修补术。

第三节　距下关节不稳

一、解剖和生物力学

直到最近的 20 年，人们才关注到距下关节扭伤后的不稳定这一疾病。大多数的距下关节扭伤都是伴发于踝关节外侧韧带扭伤的。有报道 25% 的慢性踝关节不稳合并有距下关节不稳。

稳定踝关节的另一个重要结构是下伸肌支持带（图 27-3-1），它有 3 束，箍住了长、短伸肌和第三腓骨肌，止于距骨和跟骨的外侧。下伸肌支持带的外侧根部对于足中立位和背屈位置时的距下关节起着非常重要的稳定作用。踝关节处于任何位置时，腓距跟韧带都是重要的稳定结构，它对距下关节的稳定作用稍弱。已经被证实，当足旋前并同时背屈或跖屈时，骨间韧带和颈韧带易受损伤。

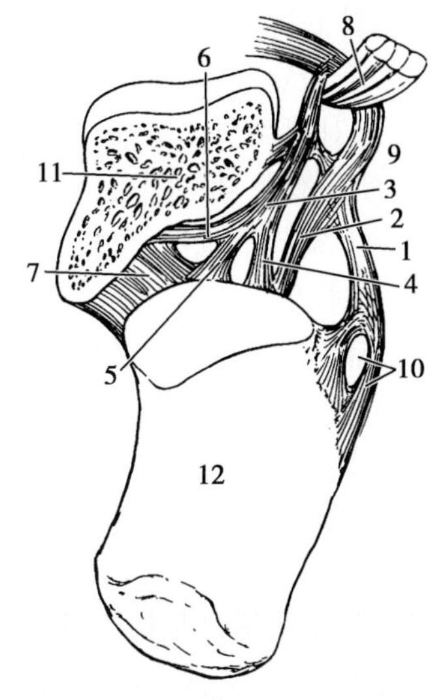

图 27-3-1　三条束带构成了伸肌下支持带

1. 伸肌下支持带的外侧束；2. 伸肌下支持带的中间束；3. 伸肌下支持带的内侧束；4. 内侧束的跟骨外侧结构；5. 内侧束的跟骨内侧结构；6. 内侧束的距骨结构；7. 骨间韧带；8. 伸趾长肌腱；9. 第三腓骨肌；10. 腓骨肌腱；11. 距骨；12. 跟骨

二、病因与病理

文献中许多学者提出距跟骨间韧带的损伤或者退变可导致距下关节松弛。生物力学研究和临床经验提示，其他的韧带在发病机制上也起了不小的作用。Stephens 和 Sammarco 发现，在外侧韧带离断后，后足距下关节可出现明显内翻，伸肌支持带外侧下支对保护距下关节复合体的稳定性也起重要作用。Harper、Heilman 也进行了此方面的研究。他们分别将跟腓韧带、骨间韧带和距腓前韧带切断来研究距下关节的稳定性。他们认为对距下关节稳定性最重要的是跟腓韧带，切断后对关节施加应力，在应力位摄片可见后关节面张开。因此，距下关节不稳定的病因首先应考虑是跟腓韧带和骨间韧带损伤。一般将距下关节损伤分为四级：Ⅰ级：发生在暴力的后足旋后；如果足在跖屈损伤，可损伤距腓前韧带；Ⅱ级：颈韧带首先撕裂，然后跟腓韧带撕裂，除上述情况外，还有骨间韧带的断裂：Ⅲ级：发生在踝关节背伸时，累及跟腓韧带和骨间韧带；Ⅳ级：累及所有韧带的严重软组织损伤。

三、临床表现与诊断

距下关节不稳定可单独存在，也可以和踝关节其他不稳定同时存在。两者在治疗上也有些相似。与文献报道相同，作者也发现单独存在的距下关节不稳定可能比估计的更常见。距下关节不稳定的临床表现与踝关节不稳定相同，患者可能有或没有疼痛，但有打软腿和对踝关节的不信任感。因此，临床医生要注意，即使没有距骨在踝穴内的不稳定，也可能存在单纯的距下关节不稳定。由于踝关节不稳定的治疗中，一些手术方法如 Watson-Jones 方法，未能包含针对跟腓韧带进行的功能重建，因此，在对踝关节不稳定的患者进行评判时，要特别注意患者是否同时存在距下关节的不稳定，以便针对问题制订适当的治疗方案。

在应力位摄片中须特别注意距下关节的稳定性。应力位摄片常犯的错误是检查者的手将距下关节遮挡，使所拍的片子不能显示距下关节的情况，故应力位摄片要时注意手的位置。①内外翻应力试验：检查者一只手握住后足的外侧和背侧，另一只手固定在踝关节上方，让足呈轻度跖屈位，然后施以稳定的倾斜应力，摄取 X 线片。②前抽屉试验：做完内外翻应力试验后，接着让患者取患侧卧位，膝关节屈曲 30°。在膝关节下垫一 5cm 厚的泡沫塑料块，使踝关节离开台面并使外踝在摄片时处于中立位；再次使足放松，踝关节轻度跖屈，从后方握住跟骨下部以避免距下关节显影模糊，将足向检查者牵拉，同时另一只手在胫骨远端前方施以对抗的力量。握住跟骨的手位置要低，以便检查者可以观察到距下关节前移、后距关节面分离的证据，证实距下关节不稳定（图 27-3-2）。

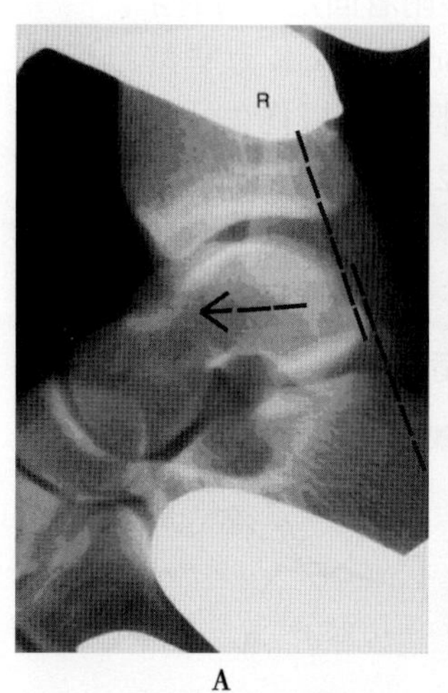

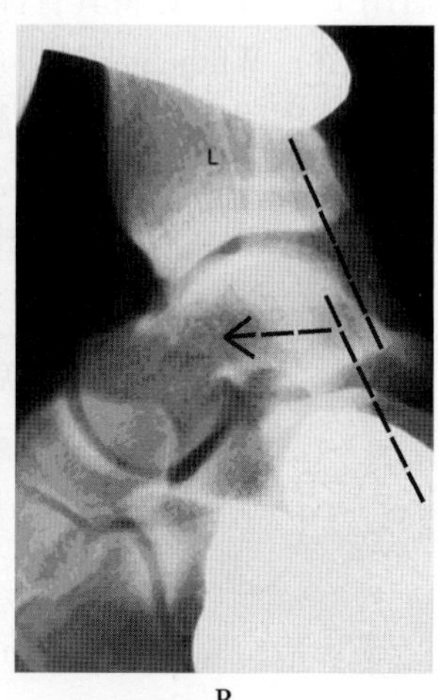

图 27-3-2　应力下摄片，见跟骨向前半脱位，距下关节不稳定
A. 右侧正常；B. 左侧跟骨向前半脱位

Clanton 采用 Broden 位检测距下关节的活动度（图 27-3-3）。球管的投射以跗骨窦为中心，与垂直线成 40°角。过度曝光有助于观察距下关节。距骨和跟骨之间的任何倾斜分离均提示不稳定，因为正常关节的关节面在任何位置都应该保持相互平行。

四、治　　疗

（一）保守治疗

一般来说，治疗总是从保守治疗开始。距下关节不稳的保守治疗与踝关节外侧不稳定的保守治疗相似，包括腓骨肌腱力量锻炼、本体感受锻炼、跟腱牵拉、行走时用支具保护等。弹力绷带有时也能起到与保护性支具相类似的作用。

（二）手术治疗

保守治疗无效后，可以考虑手术治疗。单纯的距下关节不稳定的手术治疗，可采用与 Chrisman-Snook 相同的手术暴露和腓骨短肌腱的前半部分进行治疗。虽然较轻的距下关节不稳定

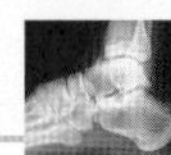

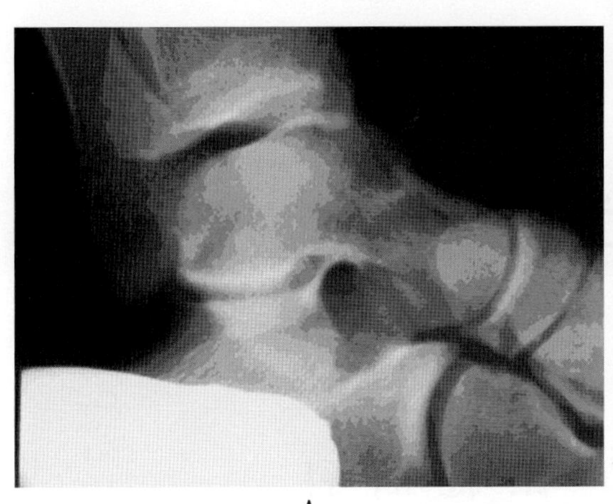
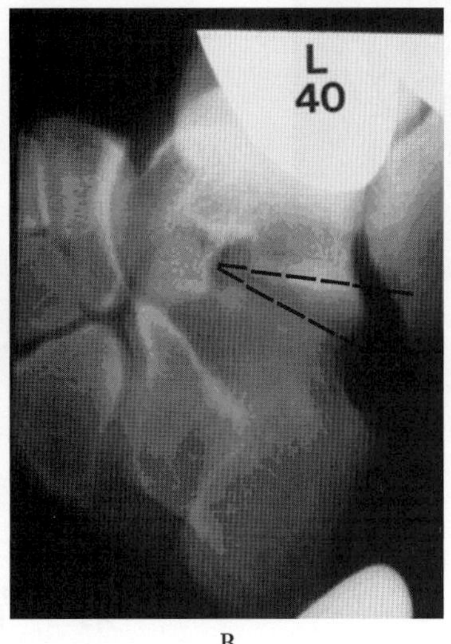

A　　B

图 27-3-3　Broden 位检测距下关节

A. 距下关节关系正常；B. 应力试验后，后侧开大成角

可以通过修补跟腓韧带和附近的距骨颈韧带治疗，但严重的距下关节不稳定则须利用腓骨短肌腱的前半部进行重建。在跟骨前缘跟骰关节近端1cm 处凿一个骨隧道，紧靠腓骨肌腱鞘的前方。分别用 3.0mm 和 4.5mm 的钻头在跟骨的外侧壁距骨颈韧带的附着处钻两个孔形成隧道。另外如前所述的 Chrisman-Snook 方法，在距骨颈紧靠距腓前韧带止点的下方钻两个孔形成隧道。腓骨短肌腱的游离端向上穿过跟骨直至距骨颈，将足置于中立位和轻度外翻位，穿出的肌腱游离端与自身缝合。常规关闭筋膜和皮肤。术后处理与外侧韧带重建的相同。

对于损伤严重的Ⅳ级患者，可用跖肌腱穿过跟骨、距骨与腓骨，绕回后固定与跟骨后部，即行 3 条韧带重建。

（徐向阳　朱渊）

参 考 文 献

1. Brostrom L. Sprained ankles. IV：surgical treatment of "chronic" ligament ruptures. Acta Chir Scand，1996，132：551.
2. Ishii T，Miyagawa S，Fukubayashi T，et al. Subtalar stress radiography using forced dorsiflexion and supination. J Bone Joint Surg Br，1996，78：56-60.
3. Karlsson J，Eriksson BI，Renstrom P. Subtalar instability of the foot. A review and results after surgical treatment. Scand J Med Sci Sports，1998，8：191-197.
4. Sijbrandij ES，van Gils AP，van Hellemondt FJ，et al. Assessing the subtalar joint：The Brodén view revisited. Foot Ankle Int，2001，22：329-334.
5. Waldecker U，Blatter G. Sonographic measurement of instability of the subtalar joint. Foot Ankle Int，2001，22：42-46.
6. Tochigi Y，Amendola A，Rudert MJ，et al. The role of the interosseous talocalcaneal ligament in subtalar joint stability. Foot Ankle Int，2004，25：588-596.
7. Hintermann B. Medial ankle instability. Foot Ankle Clin N Am，2003，8（4）：723-738.
8. Smith A，Bach B. High ankle sprains：minimizing the frustration of a prolonged recovery. The Physician and sportsmedecine，2004，32（12）：39-43.
9. Andreas Peter Boss，Beat Hintermann. Anatomical study of the medial ankle ligament complex. Foot Ankle Int，2002，23：547-555.
10. Beat Hintermann，Markus knupp，Geert Pagenstert. Deltoid ligament injuries：diagnosis and management. Foot ankle clin N Am，2006，11（3）：1083-7515.
11. James F. Griffith，Jason Brockwell，FRCSEd. Diagnosis and imaging of ankle instability. Foot and ankle Clin N Am，2006，11（3）：475-496.

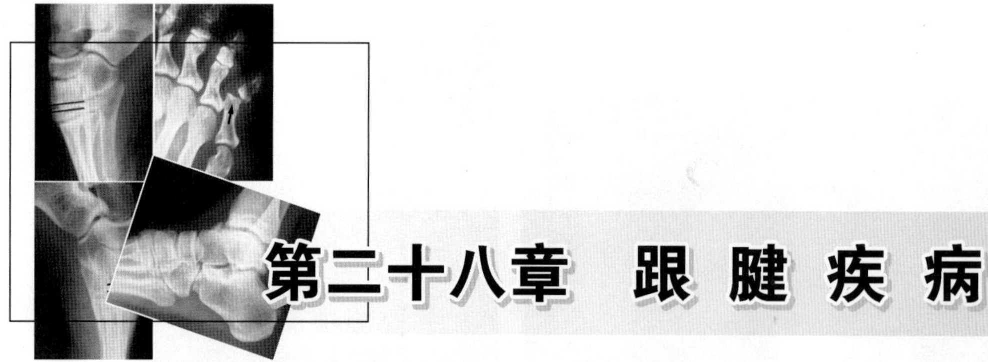

第二十八章　跟腱疾病

第一节　跟腱断裂

跟腱断裂是运动创伤中较为常见的外伤，Leppilahti 等于 1996 年统计人群年发生率为 18/10 万，Nyyssonen 等同年的统计是 9.3/10 万。国外文献报道，多发年龄为 30～39 岁，国内报告为 20～29 岁，可能是国内的病例资料中运动员所占的比例较大的原因。

近年来由于体育运动及群众性文艺活动的广泛开展，技术水平及难度的迅速提高，原来在运动员中常发生的跟腱断裂现在普通人群中也时有发生，其中以从事篮球和羽毛球运动时发生较多，运动员中则以体操技巧运动员及京剧戏剧中武打演员较为多见。

一、急性跟腱完全断裂

（一）功能解剖

跟腱是人体最强大的肌腱之一，近端是腓肠肌与比目鱼肌的肌腹，远端止于跟骨后下方。在跟腱的周围是"腱围"，在腱的背侧约有 4～8 层滑润层，位于深筋膜与腱组织之间，每层都有独自的营养血管。层与层之间有结缔组织连接，其中也有血管通行；各层之间可以滑动，以适应踝关节伸屈活动。关于跟腱的血液供应问题不少作者进行过研究。1915 年 Rau 报道跟腱内的血管数随年龄的增长逐渐减少，至 25～26 岁时已很明显。新生儿血管丰富，1 岁时分布开始不均，但管径却较细。作者认为，此点可能是成年人易发生跟腱断裂，儿童却不发生的主要原因。由于成年后跟腱的血供减少，因而易发生跟腱腱围炎，发生后又病程较长。

跟腱的主要作用是跑、跳及行走时提踵（即踝跖屈），根据 Willianms Lisser 计算，当体重为 45.5kg，提踵角为 44°时，其承担的牵拉力是 60.7kg。运动员一次有力的踏跳，其力量最高可达 780kg，这时，跟腱所承受的拉力显然是巨大的，这也是它易被损伤的重要因素。

（二）病因与损伤机制

1. 直接外力　直接外力造成的跟腱断裂较为少见。常为意外锐器切割所伤，如农民、建筑工人等劳动者被铁锹等铁器、玻璃等切割所致。均呈开放性，肉眼即可观察到断裂的跟腱。

2. 间接外伤　主要指踝关节极度背伸时再突然蹬地发力，使跟腱受到强力牵拉所致。近年来群众体育运动广泛开展，以及技术水平和运动强度的提高，临床上间接外力所造成的跟腱断裂并不少见。而在运动员及演员中则因练习后手翻接直体后空翻，转体 360°或侧空翻的体操动作致伤者较多。关于因间接外力发生跟腱断裂的原因，大都认为跟腱本身在先有疾病或受伤的基础上，再因一次强力牵扯而发生断裂。患淋病、梅毒、痛风或伤寒的人易发生跟腱断裂，并指出断裂前，跟腱常因伤而已存在皲裂。Arner 报道在职业运动员中，因伤造成跟腱周围的血运障碍，继发跟腱营养不良、退行性变及坏死是跟腱断裂的重要诱因。大多数病例在跟腱断裂前有明显的跟腱腱围炎病史，病理检查证实跟腱有部分纤维发生坏死、纤维变性及腱围组织血管增生，血管内膜增厚。但也有作者认为，在运动员中跟腱断裂前都无任何跟腱疾病。

关于跟腱因间接外力发生断裂的损伤机制，多数作者认为，系踝在过伸位突然用力受伤所致。如体操运动员发生的跟腱断裂均在后手翻落地时踝背

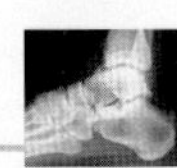

伸 20°～30°位踏跳，再接各种空翻转体时，因爆发式用力而发生；其他体育项目受伤者也都在同样角度起跳或落地时发生。负责踝关节跖屈的肌肉有 4 组，即小腿三头肌、胫后肌、腓骨肌及屈趾肌群。踝关节跖屈过程中，各组肌肉所负职责不同，当踝在背伸 20°～30°角发力跖屈时，小腿三头肌负主要责任；由跟骨结节到踝的轴心半径小，因而跟腱这时必然处于极度紧张状态，但胫后肌及腓骨肌此时较松弛。如突然用力踏跳，已紧张的跟腱必然猛烈受力发生断裂。相反，当足跖屈位踏跳则不然，跟腱因间距变短而肌张力相应减低，相对之下胫后肌、腓骨肌及屈趾肌群则承力较多，跟腱断裂的可能性大大降低。

（三）症状及诊断

1. 直接外伤所引起的开放性跟腱断裂　伤部皮肤往往裂开出血，伤口内有时可见跟腱组织。但多数患者断腱上缩不易觉察，若经验不足有可能造成漏诊。误认为单纯皮肤裂伤，仅将伤口清创处理。检查可发现跟腱紧张时腱的外形消失，可触到凹陷及退缩的跟腱残端。

2. 间接外力所引起的跟腱断裂　多数患者于受伤当时自己或别人听到"啪"的响声，顿觉跟腱部有棒击感或被别人踢了一脚（但能完成跳起和腾空动作，如后手翻落地再踏跳时跟腱已断），随即感到跟腱处疼痛和足踝运动失灵，不能站立或行走，腓肠肌部位也有疼痛或伴有麻木、发胀感。此时检查可发现踝关节处于不敢自动伸屈的"休息位"；踝关节由原来自然约呈 100°～110°变为 95°左右，跟骨结节向远端移位，跟腱外形消失、下陷，触之有一凹陷，该部压痛敏锐，但皮下肿胀并不明显（图 28-1-1）。伤后稍久可见轻度肿胀或皮下淤血，以跟腱上 1/3 断裂时较为明显。捏小腿三头肌试验（Thompson 试验）阳性（图 28-1-2）。部分患者不能单足提踵。

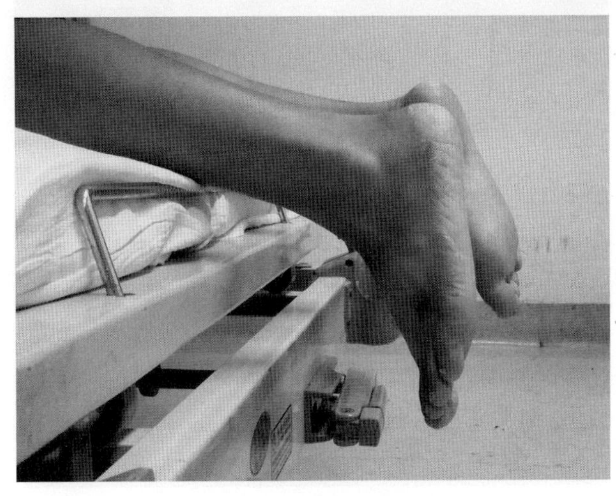

图 28-1-1　跟腱休息位，断裂的跟腱延长，其连续性中断

3. 诊断与鉴别诊断　急性跟腱断裂的诊断主要依据有外伤史、局部疼痛肿胀及足跟提踵、Thompson 等物理检查。对开放性跟腱断裂，只要医者能警惕有断裂的发生，均可作出正确的诊断。闭合性断裂者，对经验不足者易于漏诊，因而应引起临床医师的警惕。这是因为由于胫后肌和腓骨肌的代偿作用，踝关节仍可完成屈伸动作。个别难以确诊时可行 MRI 检查，它可以清楚的显示断裂的部位（图 28-1-3）。

高位跟腱断裂多位于小腿三头肌与跟腱移行部，应与跖肌腱断裂及小腿三头肌内、外侧头断裂进行鉴别诊断。以上三种损伤大部分患者在受伤的时都有小腿后方受到打击或"中弹"样感觉，伤后均有提踵困难。鉴别要点为：①高位跟腱断裂是跟腱断裂的一种，一般 Thompson 试验亦呈阳性，俯卧位双足跟并列时可发现患侧跟骨结节明显下移；后二者查体均不为阳性。②跖肌腱断裂一般不发生

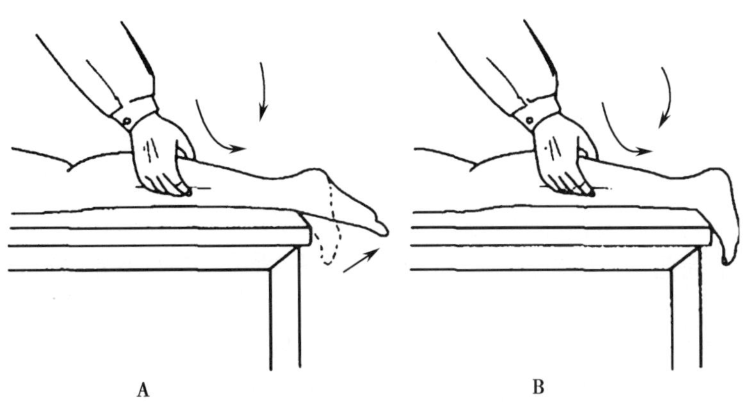

图 28-1-2　Thompson 征

A. 正常时捏小腿引起足跖屈；B. 跟腱断裂后无跖屈

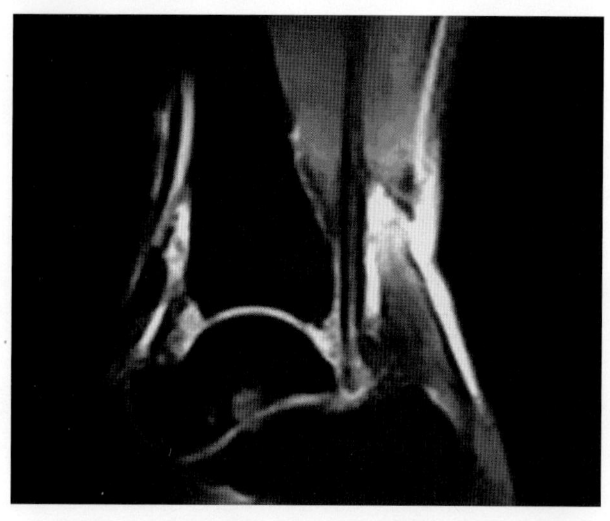

图 28-1-3 急性跟腱断裂 MRI 显示跟腱连续性中断

小腿部大范围的皮下血肿，扭痛点位置一般较高，且位于小腿外侧，Thompson 实验多为阴性；小腿三头肌内、外侧头损伤后，一般常出现明显的皮下出血或局部血肿，压痛点位置较其他两种损伤高，多在膝关节下力的小腿内外侧，疼痛明显较前两者严重，完全断裂时局部也可有凹陷，触之有空虚感，Thompson 试验可介于阴性与阳性之间，但跟骨结节无明显下移。③B 超和 MRI 检查可明确损伤部位及程度。另外，在临床中跟腱部分断裂的病例并不多见，不要将跟腱完全断裂但跖肌腱未断误认为是部分跟腱断裂。

（四）治疗

跟腱断裂应提倡早期治疗，若能伤后早期获得正确处理、及早康复治疗和训练安排恰当，不但能够恢复日常的生活和体育运动，而且还完全可以恢复原有运动项目并且达到伤前训练水平。

1. 非手术治疗　近年来有学者提倡跟腱断裂后不手术，而用长腿石膏将踝固定于自然跖屈位 8 周，然后去除石膏，垫高后跟走路 4 周的方法治疗闭合性断裂。多数学者认为这一方法对一般人来说是可以的，但对运动员和演员应持谨慎态度。因为运动员和演员对跟腱伤后功能恢复的要求很高，临床中感到对他们治疗效果好坏的关键在于：手术中跟腱缝合时松紧度的掌握和术后康复治疗训练的合理安排；非手术治疗不易做到此点。即使钢丝牵拉缝合法也不易做到。对运动员及演员，手术后无论过松过紧，仅此一点即可完全丧失运动或演出生涯。因而，除在无条件进行手术或患者不能接受手术的情况下而采用非手术治疗外，否则应以手术治疗为宜。

2. 开放手术修复跟腱断裂　断端直接吻合修复术：适用于跟腱新鲜完全断裂、断端较整齐缺损在 2～3cm 的患者。手术方法（以闭合性断裂为例）：从跟腱内侧边缘 0.5cm 处，做 10～12cm 后内侧 S 形或直切口。为避免损伤腓肠神经和小隐静脉，大多选择后内侧入路，而不选择后外侧入路。锐性切开皮肤、皮下组织确认肌腱断端两侧残余部分，反复冲洗并清除血肿。在屈膝 15°和踝跖屈 5°位下直接吻合断端修复跟腱。

直接外伤造成的跟腱断裂。由于腱的断端较齐，组织缺损较少，手术缝合较易，但是缝合前需严格按照无菌操作技术的要求对伤口进行清创处理，然后对断端稍加修整，用两根可吸收线采用改良 Kessler 或其他方法缝合跟腱（图 28-1-4）。

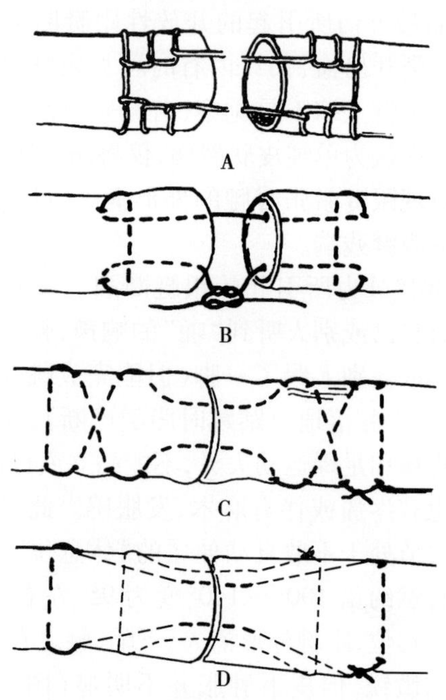

图 28-1-4 肌腱修复的不同缝合方法
A. Krackow 法；B. Kessler 法；C. Bunnell 法；D. 双矩形缝合法

先在离跟腱断裂处 3～4cm 的健康组织区缝合，为了肌腱张力改变，断裂跟腱残端必须尽可能准确对合，且恢复跟腱的长度与张力。否则，跟腱短缩可能导致疼痛性疤痕疙瘩形成。缝合必须强大有力，缝线必须远离损伤区。间接外伤造成的闭合性断裂，断端多参差不齐，呈马尾状，缝合时有一定困难，需将断端适当重叠，如将残断端切除又势必造成缝合后的跟腱过短，影响踝的伸屈功能，因而，其修补原则是断端纤维稍加缝合同时再用腱瓣加固（参考陈旧跟腱断裂的腱膜瓣修复术）。对陈旧性跟腱断裂，若腱的缺损较多，可将腱瓣嵌接远端的断腱中，腱瓣折成索条状。跟腱断裂前有跟腱腱围炎者，腱瓣修补后症状多可完全消失。

为了确保手术成功，术中要注意以下几点：

（1）术中缝合时仔细掌握跟腱的松紧度：太紧将来可能影响踝关节背伸，不能完全下蹲，甚至走路时跛行。运动员，则有些动作如平衡木不能完成；太松则弹跳无力。术中掌握松紧度的方法有：①仔细找出断腱缝合；②将踝放在跖屈 30°左右将跟腱断端缝合；③缝合后做捏小腿三头肌试验，约两侧相同，则为松紧合宜。

（2）适当的切口及合理的术后康复训练安排：手术切口应选用小腿后中间偏内侧纵切口以免损伤小腿后的皮神经。术后以大棉花垫包扎，长腿石膏固定（膝屈角 60°，踝屈角 30°），满 3 周后改为短腿石膏托，第 4 周开始每日在床上去石青托练习踝的主动伸屈活动。第 5 周开始中药熏洗踝关节和滚筒练习。第 6 周起着高跟鞋或用硬纸板垫后跟下地走路，跟高 5cm，踩实后 3.5cm。2 周后逐渐将后跟减低，同时，用各种体疗器械练习踝关节的伸屈活动，约在术后 3 个月可以练习跑步；6 个月后方可训练翻腾动作。恢复活动时，有时出现跟腱缝合部反复肿痛，应检查局部是否有囊肿形成，系手术中缝合不紧密留有死腔所致。治疗上首先应予石膏固定 2～3 周，同时进行理疗（超短波等）。一般均可愈合。

（3）如果断端间距离大于 3cm，术中勉强对端缝合较紧时，可行 V-Y 延长缝合。方法是在跟腱的腱腹交界处作 V 形切开，把近端向远端滑移延长缝合（图 28-1-5）。也可以采用 LIndholm 术式进行修复：方法是在近端腱组织两侧各切取 1cm×8cm 的腱

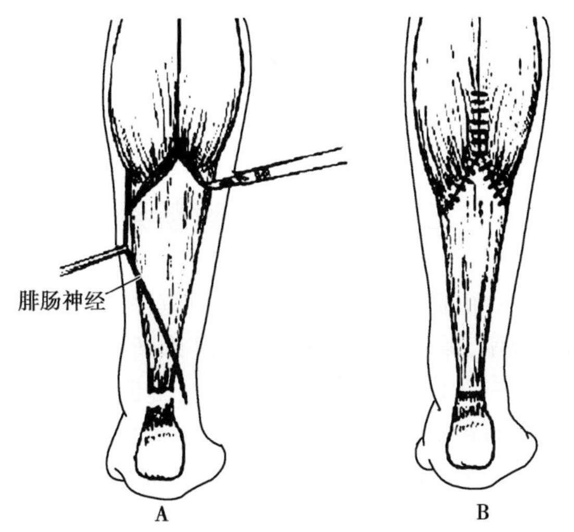

图 28-1-5　V-Y 延长缝合术
A. V 形切开腱腹交界处；B. Y 形缝合

组织条，如图 28-1-6 进行修复，在修复之前先用不吸收的肌腱缝线将两断端缝合，期间留有短缩的间隙用切下的腱条编制缝合。供区的残腔可直接缝合。

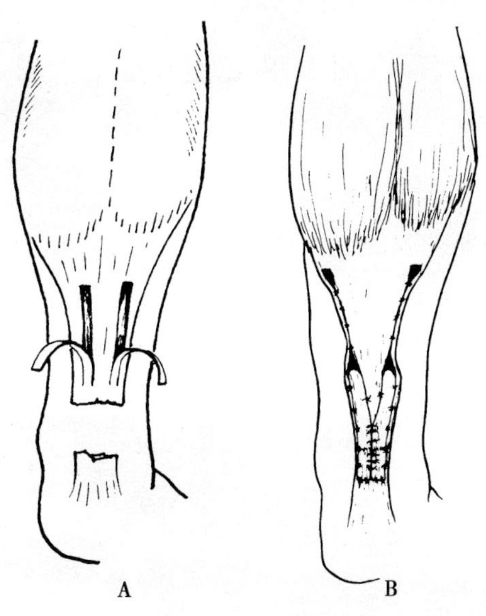

图 28-1-6　LIndholm 术式
A. 切取肌腱条；B. 将肌腱条翻转缝合

3. 微创手术治疗闭合性跟腱断裂

（1）小切口跟腱吻合术：手术方法：选择后内侧纵切口长 3cm，采用“移动窗”技术暴露，采用改良 Kessler 缝合加间断缝合断端。术后同上。

（2）Achillon 微创跟腱吻合术：手术方法：精确定位触及断端裂隙，超过 90% 的患者断端间隙位，于跟骨结节上 4cm 处，Achillon 适用于发生在跟骨结节近端 2～8cm 的跟腱断裂。标记出断裂点（图 28-1-6），切口位于断裂点偏内侧，长约 2cm（图 28-1-7），以缝线将腱旁组织固定于切口两端，清理腱旁组织下远近端隧道，以便于吻合器的置入，暴露远、近端跟腱残端，清理残端血肿，在断端侧直视可见跖肌腱，跟腱残端通常会有回缩及撕裂，必要时可向远近端延长切口，Achillon 被放入腱鞘内并且逐渐适应残端的宽度（图 28-1-8），在穿线之前，确认吻合器处于适当的位置和角度，跟腱残端必须置于内侧脚之间，用穿针导向器，平行穿 3 根缝线，缝线两端留置皮外，向着箭头的方向依次穿入缝线，可能需用手指触诊以保证缝线穿入残端的中间（图 28-1-9）；然后，逐步将 Achillon 退出，并将缝线从腱鞘内带出，以免缝线或软组织损伤，同时逐渐合拢内侧脚。相同程序处理远端，置入 Achillon 直到触及跟骨，并穿入 3 根缝线，在同侧准确对合缝线，并对应打结，

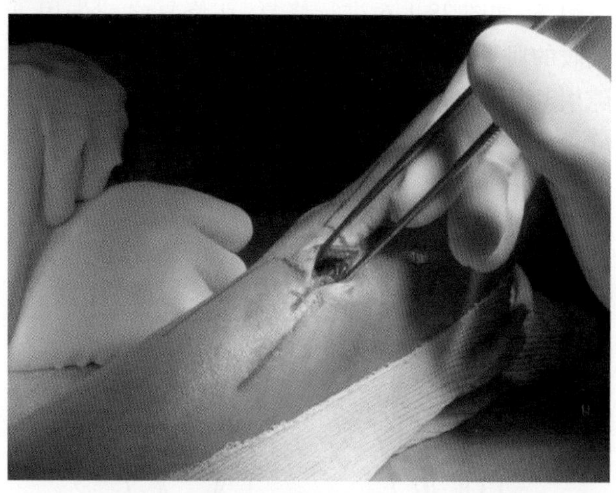

图 28-1-7 切口位于断裂点偏内侧,长约 2cm

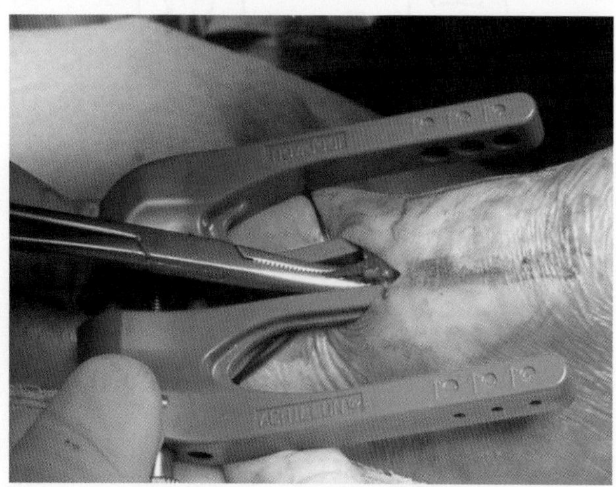

图 28-1-8 Achillon 置入腱鞘内

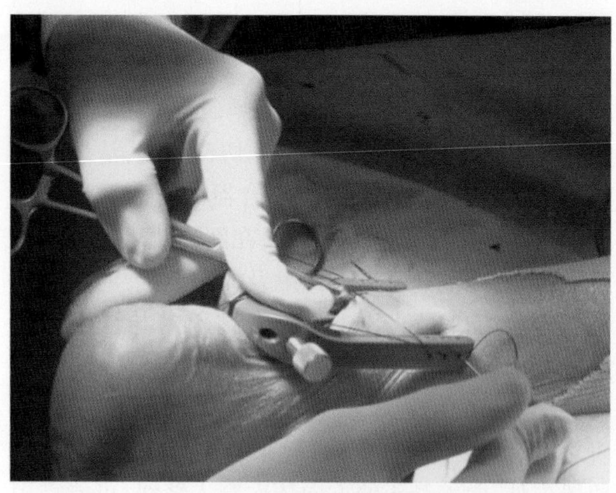

图 28-1-9 依次穿入缝线,然后退出 Achillon 将缝线打结

对撕裂的残端避免作任何修整以保持长度,吻合时在跖屈 10°位与对侧跟腱张力作比较。

(3)关节镜辅助下经皮 Kessler 跟腱吻合术:优点:术后并发症明显减少,伤口美观,皮肤坏死和延迟愈合相对较少。保留了腱旁膜的血供,功能恢复明显加快。关节镜辅助下清理断端间血肿、瘢痕及残端组织彻底。镜下证实跟腱断端接触紧密与对合良好。避免了经皮修复跟腱断裂的盲目性和不确定性。缺点:对操作者要求高、手术操作时间长。手术方法见跟腱损伤关节镜治疗。

二、跟腱部分断裂

跟腱部分断裂在普通人群中并不多见,在运动员中多见于跑跳项目的运动员。伤后断处生成瘢痕或形成囊肿,产生炎症变成慢性,影响运动成绩。临床物理诊断时经常被误诊为跟腱腱围炎而于手术中才被证实。

跟腱部分断裂多数病例均有一次急性拉伤史。但个别病例无急性病史,以致误诊。多数病例均在完成强度较大的运动动作时疼痛。有急性损伤史者,伤时跟腱部有敲击或被踢感。至慢性期,经常于准备活动后痛轻,运动时及运动后疼痛又加重。仔细触诊,伤部可摸到硬结,或跟腱变粗伴有压痛。如伤时出血,以后因血肿形成囊肿,则于训练时局部肿大。多数有小腿三头肌萎缩。软组织 X 线片、MRI 及超声波检查有助诊断。如跟腱止点的深层断裂,跟腱下滑囊造影可助诊断。

跟腱部分断裂者在急伤期应冷敷。将踝跖屈以石膏托固定 4~6 周。陈旧病例影响成绩者,应手术切除病变组织,视完整跟腱的多少决定是否切断肌腱对端吻合。若切除部分大于 1/2,则应切断跟腱,参考陈旧跟腱断裂的修复原则予以修复。若切除小于跟腱的 1/3,可不必切断跟腱修复,仅以石膏固定 5~6 周,恢复时间需 10~12 周。完全恢复训练至少需 6 个月以后。

三、陈旧性跟腱断裂

陈旧跟腱断裂往往是急性跟腱断裂后未获得及时治疗、保守治疗失败或延误诊断处理不当造成。其中又以误诊所致的陈旧跟腱断裂较多,国内对陈旧跟腱断裂的报道中,误诊率高到 66.7%。Boyden 1995 年和 Arner 1959 年报道的误诊率为 20%~30%。

目前,国内多数学者将超过 3 个月的跟腱断裂称之为“陈旧性跟腱断裂”。但对划分急性和陈旧

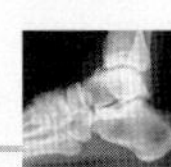

跟腱断裂的分界线尚有不同认识。Garden 等认为，对于跟腱断裂发生在 1 周以内的患者，手术治疗和非手术治疗的疗效均比 1 周以上的好。他们经过 5 年的随访发现，断后 1 周接受手术治疗的患者，平均跖屈力足健侧的 91%，而断后 1 周以后接受手术患者的跖屈力只存健侧的 74%。所以，他们把 1 周作为分界线。

（一）病理变化

陈旧跟腱断裂者，断裂的局部发生一系列的病理变化。余家阔等对陈旧跟腱断裂的 30 例患者术中观察发现所有患者的皮下脂肪、跟腱腱围和跟腱之间均存在广泛粘连，而且均有腱围、腱和断处的变性改变以及断端间的瘢痕连接。术中见跟腱两断端间的距离不等，以距跟腱止点 3～5cm 处者为最多。其中有 13 例跟腱陈旧断端间有滑囊，占 43%，滑囊的产生可能与跟腱断端血肿机化不完全有关。跟腱断裂后，断裂的跟腱及其周围组织发生局限性的缺血坏死，坏死组织被包裹而且周围组织的少量渗出可能足形成断端滑囊的另一原因。对 12 例陈旧跟腱断裂处的组织标本进行关节镜观察发现，所有标本中均有腱组织和瘢痕组织中的大量毛细血管增生，在增生的血管中，有一些血管的内皮细胞增生，导致管腔狭窄，还可见到毛细血管的动脉化现象。所有 12 例标本中均见腱纤维结缔组织增生、玻璃样变、纤维截断变和局灶性坏死。11 例标本中有腱纤维间脂肪变性和黏液变性，肌纤维间纤维结缔组织增生等变化。电镜下可见，组成跟腱的部分 1 型胶原纤维发生溶解，较多的胶原纤维发生弯折、扭曲，同一平面的胶原纤维有横向断面和纵向断面共同出现，胶原纤维束的排列完全紊乱，而且还可见到腱纤维间钙质沉着。

（二）临床表现与诊断

患者多有外伤史，均有踝关节跖屈和患足提踵无力的主诉。体检：所有患者均有跟腱增长、俯卧位时患侧踝关节休息位改变，跟腱断端有凹陷或瘢痕隆起，患肢提踵无力。有作者对 30 例陈旧跟腱断裂患者体检情况发现：捏小腿三头肌试验 15 例阳性，8 例可疑，7 例阴性（23.3%）；10 例患者凹陷处可触及压痛，4 例患者跟腱处皮肤可触及瘢痕。跟腱凹陷在跟骨结节上 2～10cm 不等，其中以跟骨结节上 3～5cm 为多，共 20 例。根据受伤史及上述检查往往能对陈旧跟腱断裂进行确诊。对难以确诊者可行磁共振成像（图 28-1-10）进行辅助检查，可以了解陈旧断裂的瘢痕情况和范围。用 B 超检查可以使得断端滑囊的情况一目了然。

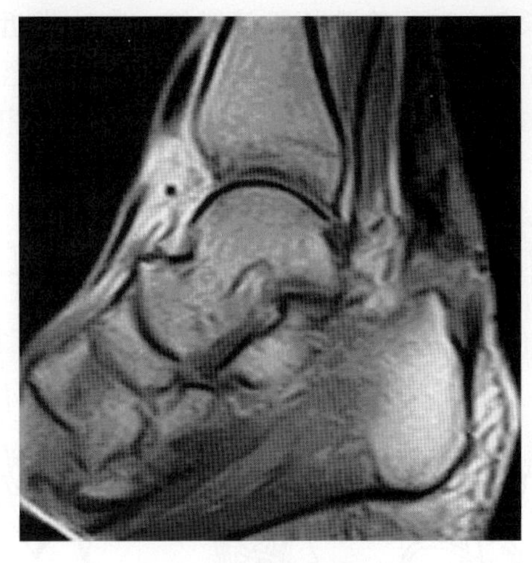

图 28-1-10　陈旧跟腱断裂 MRI，断端可见斑痕连接

（三）治疗

1. 直接吻合手术　直接“8”字缝合：适应于儿童的陈旧性跟腱断裂和跟腱断端间隙在 3cm 以内者。在跟腱内侧自跟腱止点处起向近端作 10cm 长皮肤切口，切开皮下及腱周组织，显露跟腱断裂处。清除血肿，将参差不齐之断端修整，屈膝、足跖屈下用粗丝线将两端作“8”字缝合，断端间再间断缝合数针。

腱鞘需仔细缝合，以免肌腱与皮肤粘连，影响功能。术后踝关节跖屈 30°、膝 135°位长腿石膏筒固定，3 周后改为短腿石膏，并常规进行股四头肌锻炼，再固定 3～4 周拆除石膏固定，行踝关节功能锻炼。

2. 跟腱重建术　是利用自体或异体的肌腱或筋膜的转移或移植修复陈旧性跟腱断裂。适应于跟腱缺损超过 3cm 的陈旧性跟腱断裂者。常用的方法有：

（1）Lindholm 术：从小腿后方中部到跟骨作后侧纵形微弧形切口。从正中切开深筋膜，显露跟腱断裂处，用粗丝线或钢丝行褥式缝合断端，中间加间断缝合。再从腓肠肌两侧各翻下 7～8cm 长、1cm 宽的肌腱条，肌腱瓣在吻合口上方 3cm 处保留不切下。将肌腱瓣翻转 180°，使其光滑面向外，两端肌腱瓣与远端缝合，再两端彼此缝合（图 28-1-6），切取肌腱瓣处的伤口间断缝合。术后处理同上。

（2）Bosworth 手术：该术适用于断端间隙大于 3cm 的陈旧性跟腱断裂的修复。在小腿后部，行稍偏内侧后正中纵形切口，从小腿中上 1/3 到足跟显露断裂跟腱。切除瘢痕组织，从近向远游离宽 1～

2cm,长7～9cm的腓肠肌腱膜瓣。直达靠近断端3cm处为止。将其横穿跟腱近、远端后用粗丝线缝合,再缝合取腱膜瓣处(图28-1-11),术后处理同上。

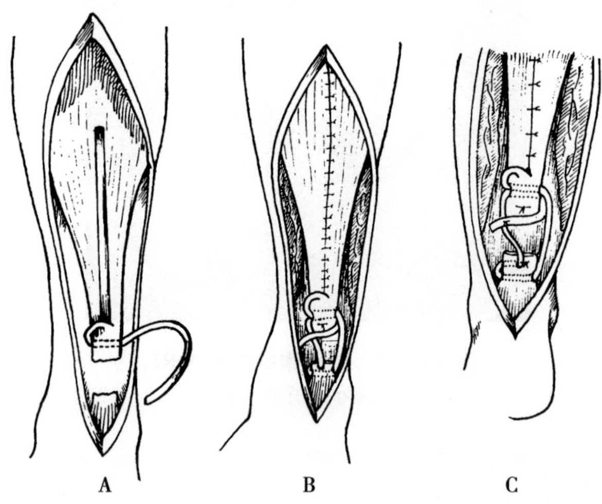

图28-1-11 Bosworth手术
A. 切取跟腱条;B. 将跟腱条翻转缝合

(3) Bugg与Boyd手术:适用于陈旧性跟腱断裂的修补手术,断端缺损大于5cm者。作小腿后沿跟腱外侧作纵形切口,切口起自小腿中、下1/3处至跟骨结节。切开皮肤皮下组织后,显露腓肠肌远端部分及跟腱断端。在跟腱断端处切除所有瘢痕组织,直至可见正常腱性组织。取同侧大腿阔筋膜7.5cm宽,15cm长,保存阔筋膜内面的脂肪薄层。取此阔筋膜作成三条1cm宽的阔筋膜条。余下部分另作他用。通过近侧跟腱断端作减张缝合或暂用钢丝穿过近端牵引,减张缝合钢丝从足跟部穿出(图28-1-12A、B)。使膝关节屈曲和踝关节跖屈,拉紧上述减张缝合钢丝,使跟腱两断端尽量靠拢,在钢丝打结之前,要与对侧肢体相比较,校正张力并可做必要的调整,选择好最理想的断端间缝合的张力。然后将缝线打结。仍留有跟腱缺损空隙,用所作的3根阔筋膜条,在跟腱两断端缺损间缝合。两条相互交叉,一条在正中位。阔筋膜条彼此间用细丝线缝合固定。将所余之阔筋膜包绕于缝合之断端筋膜条外,形成一管状。管状缝线先在后面,然后转动阔筋膜管,使缝线处转向前面,保持阔筋膜面后面光滑。最后将阔筋膜套管固定于跟腱缺损的远、近两端处。术后同上。

(4) Myerson手术:适用于陈旧性跟腱断裂的修补手术,断端缺损4cm以上不能行端端吻合者。作小腿后沿跟腱外侧作纵行切口,切口起自小腿中、下1/3处至跟骨结节。切开皮肤皮下组织后,显露

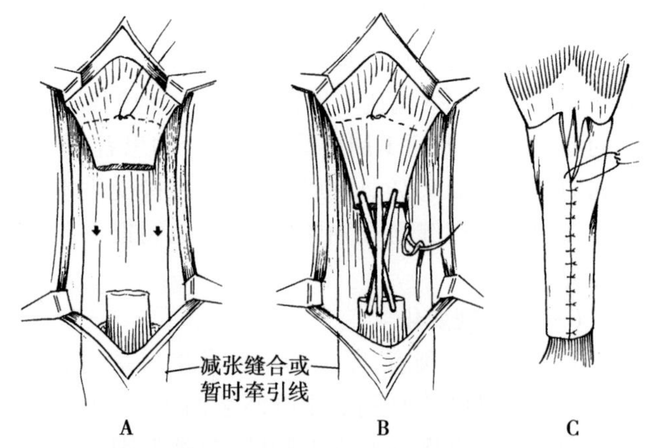

图28-1-12 Bugg与Boyd手术
A. 修整断端将两端减张缝合或暂用钢丝穿过近端牵引;B. 阔筋膜条缝合断端;C. 阔筋膜包括缝合

腓肠肌远端部分及跟腱断端。在跟腱断端处切除所有瘢痕组织,直至可见正常腱性组织(图28-1-13A)。在断端近侧腓肠肌腱膜中央部切取一个倒V形的腱膜片,V形的尖在近端(图28-1-13B)。其长度要大于跟腱缺损的2倍,V形底部宽度为远侧断端的宽度。切取整个V形腱膜片后向下滑动,其底部用粗的不吸收缝线与远侧断端缝合,上部与近侧断端形成V-Y缝合(图28-1-13C)术后同上。

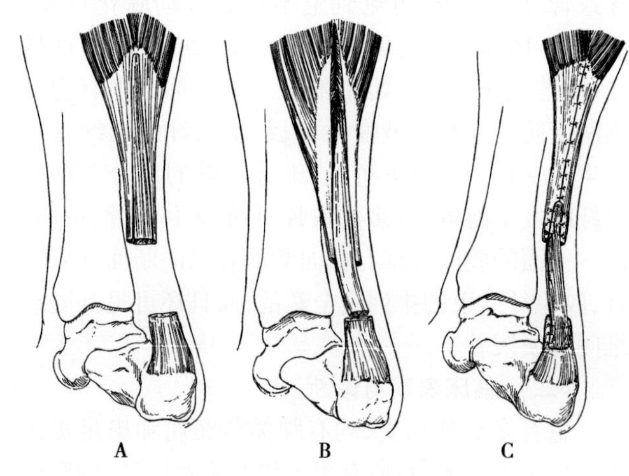

图28-1-13 Myerson手术
A. 切取V形腱膜片;B. 腱膜片与远侧断端缝合;C. 缝合完毕

(四) 预后

陈旧跟腱断裂经手术修复和积极的康复治疗,疗效大都优良。但随访时发现部分患者仍有明显的小腿三头肌萎缩,部分患者在5年随访时仍然感到活动时间长后出现小腿三头肌酸胀不适。从光镜、电镜观察结果来看,跟腱断裂后病理变化不仅仅局限于跟腱处,还会累及到小腿三头肌,肌肉部分出现

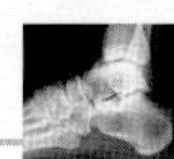

局灶性变性、坏死和肌纤维间大量纤维结缔组织增生等改变。因此,跟腱断裂后,小腿三头肌的变化不仅仅是失用性萎缩这一适应性改变,而且还存在着变性、坏死的破坏性改变,这可能是术后小腿三头肌萎缩较难恢复的原因,也与跟腱术后跖屈力下降、耐力下降有关。

四、跟腱再断裂

跟腱再断裂是跟腱断裂术后较为严重的并发症,国外文献报道发生率为1% ~3%。

(一) 原因分析

大量病例分析提示,跟腱再断裂病例的主要原因如下:①保守治疗适应证选择不当。跟腱断裂位置较低,固定时未能使断端靠拢,形成间隙;②手术中断端缝合不够严密,存有死腔,术后形成腱内囊肿,造成局部应力集中、断裂;③术后未能严格按照康复程序进行康复训练,患者术后4周过早单足支撑负重;④恢复训练时,过早进行患侧发力蹬地练习。

(二) 病理解剖特点

跟腱再断裂是跟腱断裂术后较为严重的并发症,主要的病理解剖特点有:①多数再断裂者为闭合性,仅2例为开放性。开放性断裂均为横行,皮肤裂口与跟腱裂口相通,皮肤裂口按长度分为两种,长者可达2.5 ~3cm,短者仅为0.5 ~1cm,二者的发生几率相近。②断裂部位:跟腱再断裂均发生在原断裂缝合修补处,约位于跟骨结节上方3 ~4cm部位。③断端情况:再断裂的跟腱明显增粗瘢痕化;腱围与跟腱融合,与深筋膜粘连明显,尤其在再断裂区域与深筋膜密不可分,有些甚至与皮下组织有较明显的粘连。④断裂形状:绝大多数为横行断裂,断端比较整齐,断端间有积血,大部分断端在踝跖屈时能对合,个别病例在踝跖屈时仍可相距1 ~2cm;很少数为短马尾状撕裂,断端有约2cm的重叠;极少数为跟腱大部分断裂。

(三) 治疗方法

跟腱再断裂的治疗虽然也可采用保守治疗和手术治疗两种不同方法,但提倡首选手术治疗。

1. 保守治疗　对不能接受手术治疗的闭合性、断端血肿较小、断端间隙小且伤后时间短的病例可采取保守治疗。可给予长腿石膏托严格制动6周,固定于屈膝60°,踝关节跖屈20°位,尽可能对拢断端。6周后按照陈旧性跟腱断裂进行康复。

2. 手术治疗　跟腱再断裂时断端为增生的瘢痕样组织,组织脆性大,单纯端对端缝合往往愈合不佳,强度不够,常须翻瓣加固。手术时先将增粗的断端修整,适当修薄,若能对合则先端对端缝合,然后翻转1 ~2个腓肠肌腱瓣跨越断端加固缝合,注意保持跟腱内外侧张力平衡;若断端于跖屈时仍有间隙,则不可于极度跖屈位强行端端缝合,否则缝合张力大,加之组织脆性大,不易愈合,另外踝关节处于过度跖屈,术后常遗留背伸受限、足跟不能着地等后遗症,可翻转1 ~2个腓肠肌腱瓣跨越断端架桥缝合,断端间隙不要强行闭合,缝合后患侧跟骨结节位置稍高于对侧,一般以0.5 ~1cm为宜。

对于开放性跟腱再断裂,如果皮肤裂口较小,则顺皮肤裂口两侧分别向上下延长显露跟腱断端,清理断端间血肿后将断端对合用强度大的缝线进行端端缝合。由于跟腱再断裂局部组织条件差,术后易发生感染,所以开放性再断裂时手术不宜做大,简单端端缝合即可,而且必须严格按照开放伤口处理。术后给予长腿石膏后托固定4 ~6周,然后按照陈旧性跟腱断裂进行康复。

(唐康来　马林　刘祥舟)

第二节　跟　腱　炎

一、非止点性跟腱炎

非止点性跟腱炎是指仅限于跟腱止点以上2 ~6cm范围内包括跟腱周围的腱周组织、跟腱本身的退变等一系列病理变化引起的无菌性炎症而产生的一组症候群。它可以包括三个不同部位的炎症:①肌腱炎,是因跟腱虽年龄增长、细微的损伤甚至稀少纤维的断裂等微创伤及局部缺血所致的跟腱内非炎性退化变性;②腱周炎,是跟腱周组织炎症反应并增厚,局部有粘连、纤维化、黏液瘤样退变、圆形细胞炎性浸润,纤维血管结缔组织增生;③以上两个部位的炎症合并存在,表现为腱周炎更重,肌腱内退变,腱周组织增厚、水肿,成纤维细胞增生,血管增生及伴有其他新生结缔组织。Kvist 等注意到跟腱炎可以发生在跟腱的任何部位，其中发生在近端的占10%，在中段的有 51%，而 24% 的患者发生在跟腱的更低的位置。

（一）病因和病理

研究证明跟腱距跟骨止点 2 ~ 6cm 范围内是一相对缺血的部位，距止点 4cm 处跟腱周径最细，此部位最易发生损伤；是引起非止点性跟腱炎的内在原因。最常见的外部原因是跟腱遭受过度应力和反复的微小损伤后引起腱周组织炎症和跟腱本身的退变和部分断裂。如突然增加运动量，跑步平面的改变等。Clain 和 Baxter 观察到在跑跳过程中普通的冲击力反复负载到跟腱。跟腱区域的受力在活动时增加并可达到 10 倍体重的张力，在 2000 ~ 7000N 之间变化；因而极易造成跟腱损伤。此外，年龄性的血运减少和组织弹性减弱，肌肉无力和肌力不平衡，肢体力线不良，不正确的训练，穿鞋不合适以及喹诺酮、激素等药物的影响也是发病因素。病理改变可见跟腱的胶原结构改变和腱纤维内的氨基葡聚糖量的增加。

（二）临床表现与诊断

非止点性跟腱炎多发生于小腿三头肌频繁地突然发力的中青年运动员，但非运动员也可发病。其疼痛部位大都在跟腱后部距跟腱止点 2 ~ 6cm 处，局部多伴有肿胀。早期的症状可能是短暂的锐痛或者跑步时反复的锐痛。随着时间发展，少量的活动就能引发症状。一些患者最终发展为静息痛，出现跛行；晨起可感到跟腱僵硬。Clancy 等建议基于症状时间的分类：2 周以内的急性症状期，3 ~ 6 周亚急性和超过 6 周的慢性症状期。

Puddu 等建议在病理变化上将此肌腱炎分为三期。Ⅰ期是腱周围炎，Ⅱ期是肌腱炎伴周围炎，Ⅲ期是肌腱炎。Ⅰ期：是指炎性病理变化发生于腱周围。虽然肌腱在外观上完全正常，腱周组织可增厚、毛细血管充血、成纤维细胞增生，可发生粘连。Ⅱ期：特点是肉眼可见的肌腱增厚、结节、软化、光泽降低且纤维化。Burry 和 Pool 描述了跟腱中心区的退化大小有 4 ~ 15mm，以软组织肉芽肿为特点，偶尔囊样变伴有黏液样退变。Ⅲ期：以肌腱的退变性损伤、各种不同程度的撕裂为特点，并没有明显的肌腱周围炎。

临床检查可见疼痛的跟腱部有肿胀与压痛，被动背伸踝关节局部疼痛加重。踝关节背伸可受限，Schepsis 和 Leach 观察到相对于健侧患者有至少 5°的背屈的丢失。但少数患者可有跟腱延长从而踝关节背伸度增加。用拇、示指沿跟腱内外侧挤压时，局部疼痛。可触及跟腱增粗或表面呈结节状。单纯跟腱周围炎的患者，踝关节伸屈活动时，跟腱压痛部位不变；而在跟腱部分断裂和跟腱炎的患者，压痛点会随着踝关节伸屈活动时而改变，此表现又被称为跟腱的疼痛弧征（图 28-2-1）。为了弄清诊断与合理的治疗，还应检查足部有无内、外翻畸形和高弓或扁平足畸形。MRI 可显示周围软组织肿胀及跟腱退变的程度和范围。

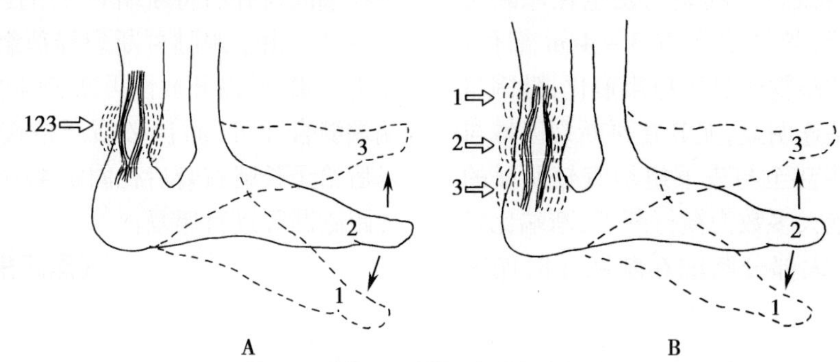

图 28-2-1　跟腱的疼痛弧征

A. 单纯跟腱周围炎，踝关节伸屈活动时，跟腱压痛部位不变；B. 跟腱部分断裂和跟踺炎，压痛点会随着踝关节伸屈活动时而改变

（三）治疗

1. 非手术治疗　在跟腱炎的急性期，典型的患者应该避免体育活动 7 ~ 10 天。对于更多的慢性病例，应避免运动 6 个月。最初可进行一天几次的轻度伸展运动，直到疼痛基本缓解再恢复运动。亚急性患者治疗的早期也应休息数日，之后应与慢性患者一样采用综合措施治疗之，包括口服 NSAID、休息、固定、减少活动、冰敷、冷热浴、牵拉和后跟抬高内侧纵弓的支撑或者其他矫形装置以减少过度旋前等，其中始终应注意跟腱牵拉锻炼增强肌肉和肌腱的弹性。鞋跟部垫高 1. 5cm，以缓解跟腱拉力减少疼痛，用支具或矫形鞋纠正足的不良力线。国外保

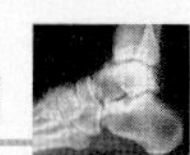

守治疗大都应用靴型支具（如 CAM 步行鞋，充气行走支具，无支架 AFO），或者轻度后跟抬起或者中立位支具。这种支具穿 2 ~ 3 月以减轻症状。一般方案是应用支具到症状消失后 2 周或者到症状改善稳定后 2 周。之后支具应逐步去除，脱离支具的时间逐步加长并且一天之内的间隔加多。一般亚急性肌腱炎应用综合保守治疗需要持续 3 ~ 6 周的时间。慢性肌腱炎需要更长的时间治疗，一般 3 ~ 6 个月。此外，体外震波治疗（ESWT）治疗跟腱炎目前国外也在广泛应用中。一些经过长期随访的资料报道，ESWT 治疗慢性跟腱炎有良好的前景。

2. 手术治疗　目前多数学者同意经系统的非手术治疗 6 月以上症状仍不减轻时，可考虑手术治疗。有作者报道手术治疗的患者约占 25%。年龄较大、病史较长和症状的反复发作都是手术治疗的适应证。手术治疗的原则是切除炎性腱周组织和退变的跟腱；小的跟腱缺损可直接缝合，较大的缺损不能直接缝合时，需用其他组织修复。

（1）腱周炎症组织切除术：适用于慢性跟腱腱周炎非手术治疗无效者。其症状通常在切除病变增厚的腱周组织后得到缓解。手术方法：在压痛最重的部位的跟腱内侧做一 4cm 长的纵形切口，显露并探查增厚的炎性腱周组织。如有粘连应给予松解。切除跟腱后侧 2/3 的腱周组织，保留前侧血供。术后用下肢短腿石膏固定 1 周，然后进行早期负重与康复练习。

（2）跟腱炎切除修补术：适用于经系统的非手术治疗 6 ~ 12 月无效而症状严重的止点性跟腱炎的患者。患者俯卧位采用跟腱内侧 1cm 平行跟腱纵切口。由肌肉肌腱结合处下方沿跟腱延长切口。在跟腱止点部位弧向外侧。跟腱炎或腱周炎患者的跟腱周围经常发现粘连并充血增厚。显露时应小心不要破坏跟腱周围组织也应注意保留前方的血运。明确肌腱增厚或退变区域，纵行切开，清理切除结节性增生、退化变性的组织，然后修复肌腱。在修复肌腱之前应探查跟腱止点，看有无 Haglund 畸形及跟腱与跟骨撞击症。可反复跖屈与背伸踝关节，探查跟腱以明确是否与跟骨撞击。如有，应切除滑囊突与跟骨后滑囊，保证背伸踝关节时不再出现撞击。如果切除变性跟腱缺损不大，跟腱长度又无改变，可对合缝合；若切除范围超过跟腱横断面的 1/2 时，应转移肌腱编制缝合并用铆钉固定以改善跟腱功能；如果切除严重变性、撕裂跟腱的范围很大，跟腱的长度缺损大于 3cm 时，建议在行肌腱转移的同时，将跟腱近端部分中心滑移并且向远端翻转与远端缺损缝合（图 28-2-2）。足部 10°跖屈膝下免负重中立位石膏固定 4 周。然后重新制作石膏或支具固定 4 周。术后 8 周可负重行走。

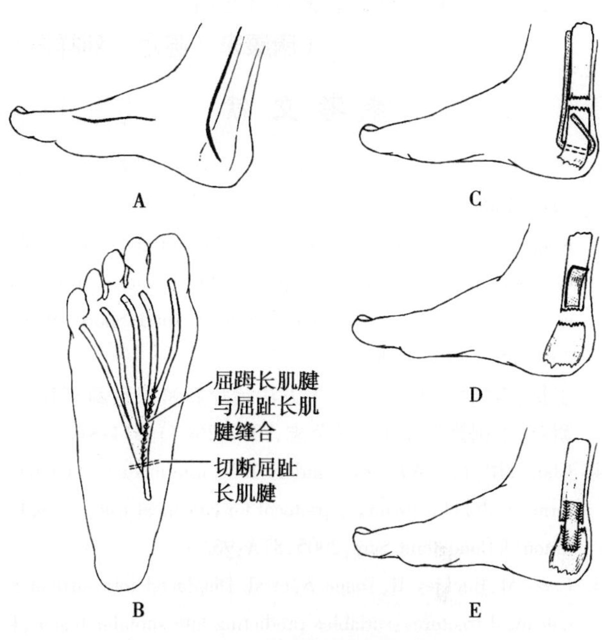

图 28-2-2　跟腱炎切除修补术

A. 皮肤切口；B. 将屈蹞长肌腱与屈趾长肌腱的远端缝合后切断屈趾长肌腱；C. 将屈趾长肌腱转移到跟腱处并与之编制缝合；D. 在跟腱近端切取肌腱瓣；E. 将肌腱瓣翻转到远端固定缝合到跟骨后结节处

学者们介绍有三个肌腱可供转移修复跟腱，它们是：腓骨短肌腱、屈蹞长肌腱与屈趾长肌腱（FHL）。多数学者推荐切取屈趾长肌腱转移之。Den Hartog 报道切取屈趾长肌腱转移修复跟腱 26 例患者，随访发现 23 例疗效优良，而没有蹞趾功能的缺失。近期的生物力学研究显示 FHL 切取后第 1、2 跖趾关节几乎没有压力的变化也没有临床功能的缺失。先前的研究也显示了乐观的临床效果。

治疗跟腱炎和腱周围炎的原则相同、方法相似。我们区分不同的诊断是因为其预后不同。腱周炎患者恢复较快，与肌腱炎不同的是腱周炎可以应用皮质激素（如倍他米松）加 1% 利多卡因或布比卡因 5 ~ 10ml 在腱周处局部封闭，研究显示这可以分离腱膜与肌腱的粘连；每周注射 1 次，2 ~ 3 次的连续注射可减轻 50% 以上跟腱周围炎患者的症状。但肌腱炎则不能将这些药物注射到肌腱中；因为它会增加肌腱断裂的风险。跟腱炎伴腱周炎的患者，如行手术治疗，需要切除腱周组织和肌腱清理，肌腱清理后跟腱缺损的处理原则同跟腱炎切除修补术。

二、止点性跟腱炎、Haglund畸形与跟腱滑囊炎

详见第24章第2节止点性跟腱炎。

（唐康来　陈万　刘祥舟）

参考文献

1. 唐康来，王正义. 足踝外科手术学. 北京：科学技术文献出版社，2006.
2. Kang-laiTang, Gang Dai, Guang-xing Chen, et al. Arthroscopically-assisted Percutaneous Repair of Fresh Closed Rupture of Achilles Tendon by Kessler' s Suture. Am J Sports Med, 2007, 35(4): 589-596.
3. 王挺，梅国华，等. 三种手术方法治疗新鲜跟腱断裂比较研究. 中国修复重建外科杂志，2012，26(7)：814-817.
4. Clare MP, Lee WE 3rd, Sanders RW. Intermediate to long-term results of a treatment protocol for calcaneal fracture malunion. J Bone Joint Surg, 2005, 87A: 963.
5. Csizy M, Buckley R, Tough S, et al. Displaced intra-articular calcaneal fractures: variables predicting late subtalar fusion, J Orthop Trauma, 2003, 17: 106.
6. Della Rocca GJ, Nork SE, Barei DP, et al. Fractures of the sustentaculum tali: injury characteristics and surgical technique for reduction, Foot Ankle Int, 2009, 30: 1037.
7. Dhillon MS, Ball K, Prabhakar S. Controversies in calcaneus fracture management: a systematic review of the literature. Musculoskelet Surg, 2011, 95: 171.
8. Dooley P, Buckley R, Tough S, et al. Bilateral calcaneal fractures: operative versus nonoperative treatment. Foot Ankle Int, 2004, 25: 47.
9. Elsner A, Jubel A, Prokop A, et al. Augmentation of intraarticular calcaneal fractures with injectable calcium phosphate cement: densitometry, histology, and functional outcome in 18 patients. J Foot Ankle Surg, 2005, 44: 390.
10. Epstein N, Chandran S, Chou L. Current concepts review: intra-articular fractures of the calcaneus, Foot Ankle Int, 2012, 33: 79.
11. Gardner MJ, Nork SE, Barei DP, et al. Secondary soft-tissue compromise in tongue-type calcaneus fractures, J Orthop Trauma, 2008, 22: 439.
12. Gaskill T, Schweitzer K, Nunley J. Comparison of surgical outcomes of intra-articular calcaneal fractures by age, J Bone Joint Surg Am, 2010, 92: 2884.
13. Gatha M, Pedersen B, Buckely R. Fractures of the sustentaculum tali of the calcaneus: a case report, Foot Ankle Int, 2008, 29: 237.
14. Gehrmann RM, Rajan S, Patel DV, et al. Athletes' ankle injuries: diagnosis and management. Am J Orthop, 2005, 34: 551, 2005.
15. Herscovici D Jr, Widmaier J, Scaduto JM, et al. Operative treatment of calcaneal fractures in elderly patients, J Bone Joint Surg, 2005, 87A: 1260.

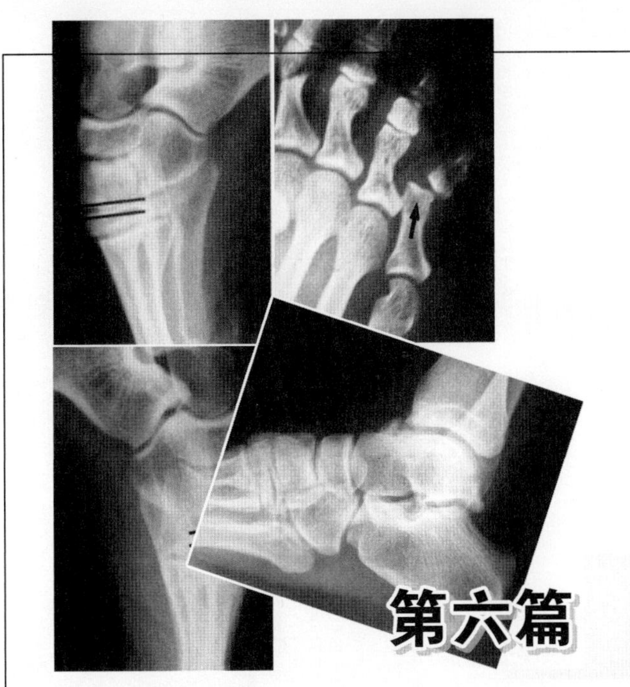

第六篇　创　　伤

第二十九章　小腿与足部骨筋膜间室综合征

第一节　小腿骨筋膜间室综合征

小腿骨筋膜间室综合征是以小腿筋膜间室内压力升高引起间室内容物发生血流灌注障碍为特征，导致肌肉坏死、神经麻痹的临床综合征。严重者可引起坏疽、肾衰竭等严重并发症，并最终导致肢体畸形、残疾与功能障碍等。由于筋膜间室结构封闭，且缺乏扩张性，因此，各种病因导致的筋膜间室容积减小或内容物体积增加都可能导致该临床综合征。

一、应 用 解 剖

小腿肌群分为前、外和后侧三组，为致密的深筋膜组织包绕（图 29-1-1），其中，深筋膜在前面和外侧，分别附着于胫骨和腓骨上。在外侧发出前、后两排腓骨肌间隔，构成外侧筋膜间室，该筋膜间室较窄，由四壁组成，前为小腿前肌间隔，后为小腿后肌间隔，外侧为小腿深筋膜，内侧为腓骨。外侧筋膜间室内有腓骨长短肌、腓浅神经、腓动脉、静脉通过；胫腓骨之间有骨间膜，前方为前筋膜间室，后方为后筋膜间室。前筋膜间室中部最宽，亦由四壁围成，内为胫骨，外为小腿前肌间隔，前为小腿深筋膜，后为骨间膜。内容胫前所有伸肌群和第三腓骨肌、胫前动静脉经骨间膜上缘进入该胫前间隔，并沿骨间膜在肌肉中间下降，腓深神经绕过腓骨颈后进入胫前间隔，发支支配小腿前肌群。小腿深筋膜上部坚韧，附着于胫骨髁、胫骨粗隆及腓骨头，而胫前肌和趾长伸肌起始于深筋膜深面。后方的小腿后间隔前方为胫腓骨和小腿骨间膜，后界为小腿深筋膜，外侧为小腿后肌间隔，其进一步被小腿横膈分为浅、深两区。浅区内有腓肠肌和比目鱼肌肌腹，于小腿下 1/3 部间隙变窄，仅围有跟腱；后深区前界为胫腓骨和骨间

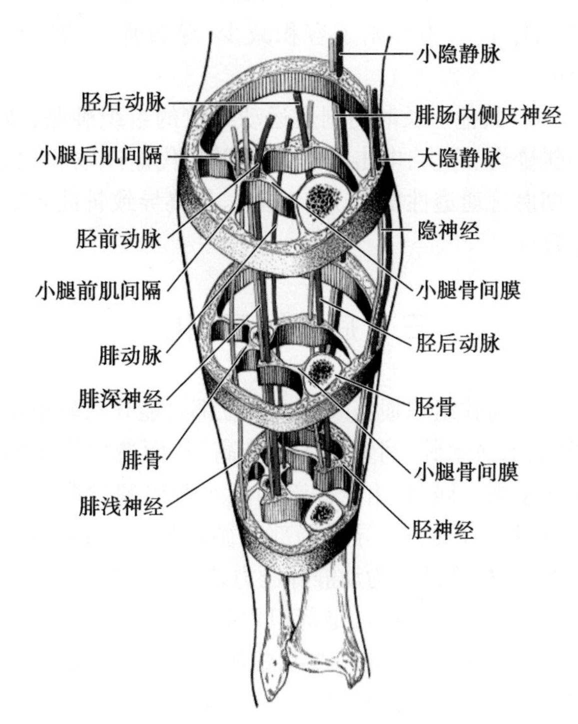

图 29-1-1　小腿骨筋膜间室

膜，后界为小腿横膈，比目鱼肌广泛起于深区近端，并有胫后血管神经束通过。后深区内还包括腘肌、趾长屈肌和踇长屈肌。趾长屈肌和踇长屈肌行于后深区的浅层中，胫后血管神经束经比目鱼肌腱弓深面进入此层。腘肌和胫后肌位于后深区深层，紧贴小腿骨间膜。

二、发 病 病 因

各种导致筋膜间室内容物增加或间室内体积减小的因素都可能引起小腿骨筋膜室综合征，例如：

1. 小腿闭合性骨折反复手法复位、复位技术不当、粗暴，或复位后石膏、夹板等束缚过紧，护理不当，导致局部血液循环受阻。

2. 小腿严重挤压性损伤或长时间重物压迫，导致软组织严重损伤和骨折，肢体严重肿胀或筋膜间室内出血和血肿形成都可导致局部微循环障碍，使筋膜间室内压力增高。

3. 应用下肢止血带时间过长或下肢动脉断裂后修复时导致的缺血再灌注损伤可导致肢体迅速肿胀，引起骨筋膜室综合征。

4. 手术中因筋膜缝合过紧或勉强缝合可能导致筋膜间室体积减少，引起本症。

5. 下肢骨折牵引过大也可能导致筋膜间室容积减少，加之骨折本身引起的断端出血、血肿和软组织肿胀，进一步加剧了容积减少，导致骨筋膜室综合征。

6. 其他　长时间剧烈运动导致的组织肿胀，或小腿烧伤、冻伤、电击伤等都可引起代谢产物积聚、毛细血管通透性增加、渗出增多、最终导致骨筋膜室综合征。

三、病理变化

任何软组织损伤或骨折脱位都可能导致软组织损伤、出血水肿、间室内压力升高，从而造成组织间内压增加。同时，由于深部组织水肿时缺少缓冲空间，更易压迫血管，导致局部微循环障碍、局部静脉压升高，最终结果为动静脉压力差减小，局部血流减少，使组织供氧减少，足部组织处于缺氧状态，这样就会进一步加重肌肉、神经细胞和组织细胞的进一步损伤，氧化过程的障碍会加重局部微循环障碍，使毛细血管通透性进一步提高，大量血浆和液体渗入组织间隙内，形成水肿，使原本减小的筋膜间室容积进一步减少，压力也进一步提高，这一缺血-水肿的恶性循环会使组织间的氧张力进一步下降，加剧细胞坏死，形成缺血-水肿恶性循环，若不及时解除高压，可导致肌肉坏死甚至肢体坏疽，此为本症。

目前认为，组织缺血所造成的损伤与缺血时间密切相关，如果缺血在 30 分钟内，就可能导致神经功能障碍，若持续到 12 小时以上，就会发生神经不可逆性损伤。肌肉对缺血改变也比较敏感，2～4 小时的缺血就可导致功能改变，12 小时以上的缺血即导致肌肉完全坏死，造成不可逆性损伤。

除了导致神经和肌肉功能损伤外，严重骨筋膜室综合征还可导致全身性中毒改变。缺血早期，大量血浆和液体自毛细血管渗出，可发生低血压和休克。而大量肌肉坏死，释放大量肌球蛋白和钾离子，可导致毒血症和代谢性酸中毒。缺血 4 小时后，尿中即可出现肌球蛋白，恢复血供后即达最高峰，并持续 12 小时。代谢产物和毒物在肾小管中聚集，会进一步导致肾损伤甚至肾衰竭。而高钾血症和低血压还可影响心脏功能，导致心律不齐，最终可能危及生命。这些严重的全身性反应，实质是挤压综合征，可发生或加重于骨筋膜室综合征的任何时段。因此，在肌肉丰富的大、小腿，挤压综合征和骨筋膜室综合征的病理变化是基本相同的。

四、临床表现与诊断

（一）临床表现

骨筋膜室综合征早期主要还是以局部症状为主，其中最早、最典型的症状是缺血性疼痛，表现为烧灼样深部疼痛，持续性，被动牵拉肢体可加重疼痛；此外，肢体常严重肿胀，无弹性，表面皮肤发亮，触之较硬，可伴张力性水疱（图 29-1-2）。神经对缺血较为敏感，因此早期即可表现为受累神经支配区域麻木、异常感觉、感觉减退或消失。而局部微循环障碍可以导致皮肤色泽改变，如潮红、发绀或苍白，皮温可高可低，早期可触及动脉搏动，至晚期动脉搏动消失。

根据骨筋膜室综合征发生的筋膜间室不同，还会有不同的临床表现：

1. 发生在前筋膜间室　多由小腿血管疾病或骨折引起，也偶见于剧烈运动或过劳后。可表现为小腿前间隔肿胀、质硬、压痛和皮温升高，有时局部皮肤还可见红斑。足背伸力减弱，一段时间后即可出现足下垂，足趾和足被动跖屈可诱发小腿前筋膜间室内疼痛加剧。腓深神经症状可引起足趾 1、2 趾蹼背侧感觉麻木，足背动脉仍可能触及搏动，但晚期消失。而该筋膜间室综合征若出现于肌群过劳后，可表现为特征性的胫骨前肌群症候群，即在过度运动后，约 1～10 小时内，小腿前侧出现剧烈疼痛，局部可出现红肿热痛等炎症表现。患足第 1、2 趾间背侧感觉缺失、麻木。足背动脉搏动大多正常。经休息后疼痛可缓解，但胫骨前肌群出现麻痹，出现轻度足下垂，久之这些肌肉发生萎缩和纤维瘢痕化，从而丧失足背伸能力。

2. 小腿外侧筋膜间室综合征　发生率较低，有

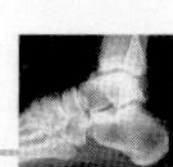

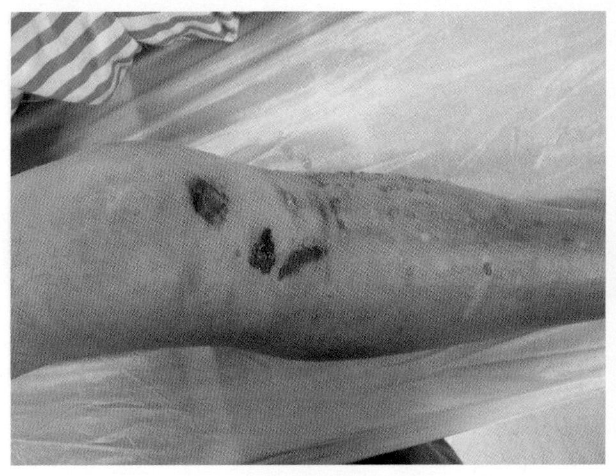

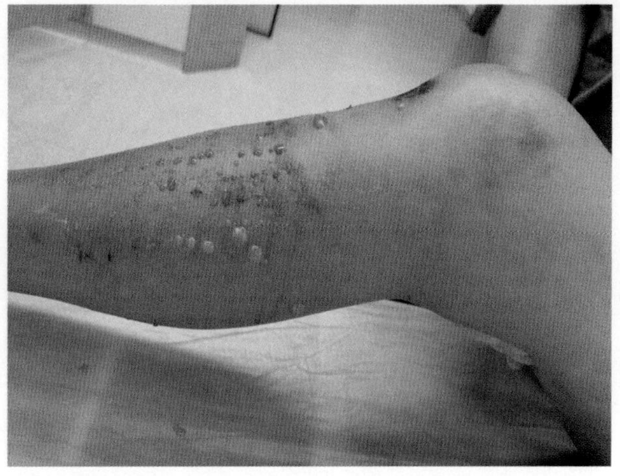

图 29-1-2　小腿骨筋膜室综合征，可见患肢明显肿胀，局部皮下淤血，并伴有大量清液性张力性水疱

时可合并前筋膜间室综合征，可及外侧肿胀、压痛、可伴随腓深神经症状，如足下垂、外翻不能及足背内侧和小腿前下 1/3 感觉障碍。若累及由此间隙上方进入胫前筋膜间室的腓总神经，可出现胫前肌群麻痹症状。

3. 小腿后浅筋膜间室综合征　表现为足下垂、腓肠肌肿胀、疼痛，患足背伸不能、下垂，腓肠肌和比目鱼肌无力。

4. 小腿后深筋膜间室综合征　常表现为小腿后深区肿胀、疼痛，足底和足趾跖侧感觉过敏，跖屈力弱，被动背伸足趾时疼痛加重。

小腿严重的骨筋膜室综合征可因局部代谢产物和有毒物质入血，引起一系列全身性反应，典型的症状包括发热、脉搏加快甚至出现血压下降等休克症状，此时多半已有肌肉坏死。一旦发生肾衰，则会表现为恶心呕吐、神萎、烦躁不安、少尿或无尿、腰痛，甚至昏迷，并可伴随高钾血症、代谢性酸中毒和氮质血症。若出现肌红蛋白尿，则有助于诊断挤压综合征。有的患者早期不出现休克，或休克期短暂而未被发现。一部分患者可因失血较多，或血液进入组织间隙内，在接触外部压力后，数小时内即可出现低血压和休克。随着病情的进展，若出现高血压，则高度提示肾脏病变加重。

若小腿骨筋膜室综合征未得到及时、正确的处理，则会导致大量肌群坏死，丧失正常生理功能，并出现缺血性肌挛缩等畸形，为远期最常见并发症（图 29-1-3）。而若肢体血供消失，则会导致肢体皮肤组织坏死，甚至坏疽，严重致残（图 29-1-4）。

（二）诊断

小腿骨筋膜室综合征的诊断主要结合病史、患者症状、体格检查和筋膜间室测压。患者多有外伤史，尤其是挤压伤。伤后出现如上所述的剧烈疼痛、伴有组织张力增高、明显肿胀、压痛、感觉异常，被动牵拉受累肌肉疼痛等表现高度提示骨筋膜室综合征。而无论对于确诊或可疑患者，测定筋膜间室压力是诊断骨筋膜室综合征常规、可靠的辅助检查手段，具有明确诊断意义。

多数学者认为正常小腿的组织压（又称肌内压

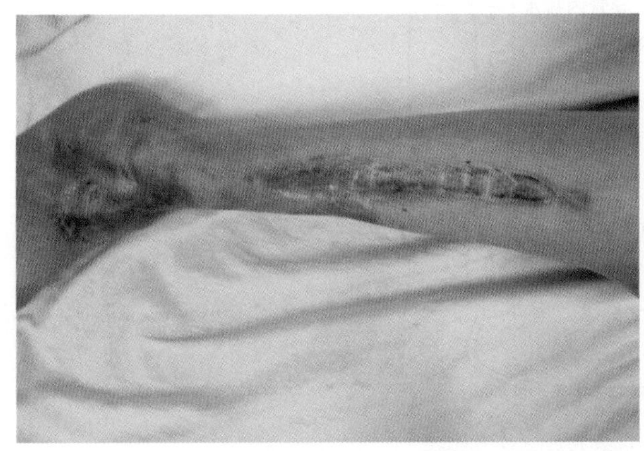

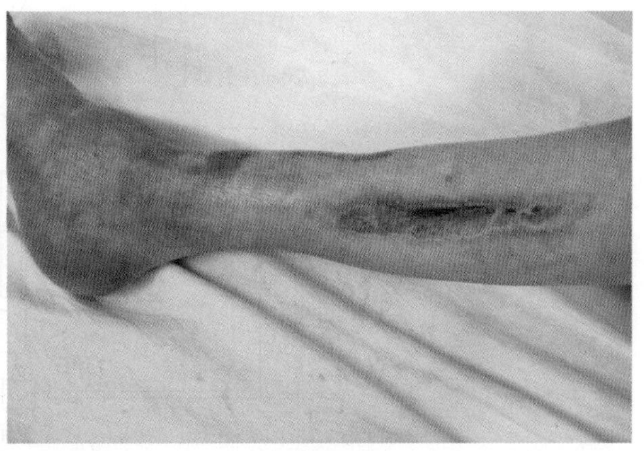

图 29-1-3　小腿骨筋膜室综合征后导致缺血性肌挛缩、高弓马蹄内翻足畸形

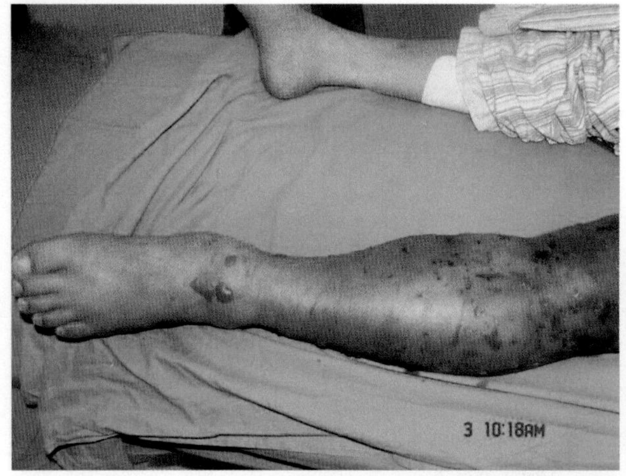

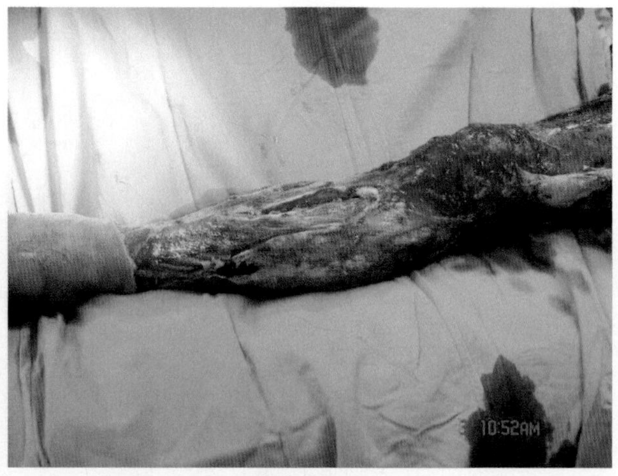

图 29-1-4　小腿骨筋膜室综合征导致大面积皮肤及软组织坏死

或室内压）为 15mmHg，当组织压升高到 30mmHg 作为诊断的依据和手术减压的指征。也有学者推荐使用压差（舒张压-室内压）小于 30mmHg 作为诊断的依据和手术减压的依据。但因个体的耐受性不同，以上数据仅供参考。目前临床最常用的筋膜间室测压法为 Whitesides 针刺测压法，是利用三通接头，通过塑料管和注射器针头将筋膜间室、测压计和注射器连成密闭系统（图 29-1-5），挤压注射器针筒慢慢加压到略超过组织压力时，即可见到塑料管中的生理盐水柱移动，即为筋膜间室内组织压。测压时将三通接头的一头连于 20ml 针筒，另一头接上塑料管，塑料管的另一端接上 18 号注射针头，并将针头插入无菌生理盐水玻璃瓶内，瓶塞上应有通气针头。用注射器抽取 15ml 气体，再将塑料管吸入一半无菌生理盐水，关闭三通的注射器端，避免注射器内气体和塑料管内液体流失。然后将三通接头的另一端再接一根无菌塑料管，并与测压计相连，最后从生理盐水瓶中拔出针头，立即插入筋膜间室内，一般选择肌腹肿胀明显处，前筋膜间室一般选择在胫骨外侧 3cm 处进针，外侧筋膜间室则在腓骨前方 2～3cm 处进针，而后深筋膜间室在胫骨后内侧 2cm 处进针，该点向后 4～5cm 处进针可测得后浅筋膜间室压力。旋转三通开关，使注射器与两根塑料管连通，慢慢推压注射器使塑料管内液体进入筋膜间室内，同时观察盐水进入情况，当到达一定压力时，可见塑料管中水柱来回移动，这时维持推压，读出测压计上数值，即为组织压（mmHg）。有时，为不使针头在插入肌肉时被组织堵塞，可用腰椎穿刺针头穿刺，针头插入筋膜间室内后拔除针芯，再连于测压塑料套管针座上，读出测压计水银柱持续波动不变时的数值即为组织压，操作简便易行。

此外，手持式压力监测器（图 29-1-6）目前也被

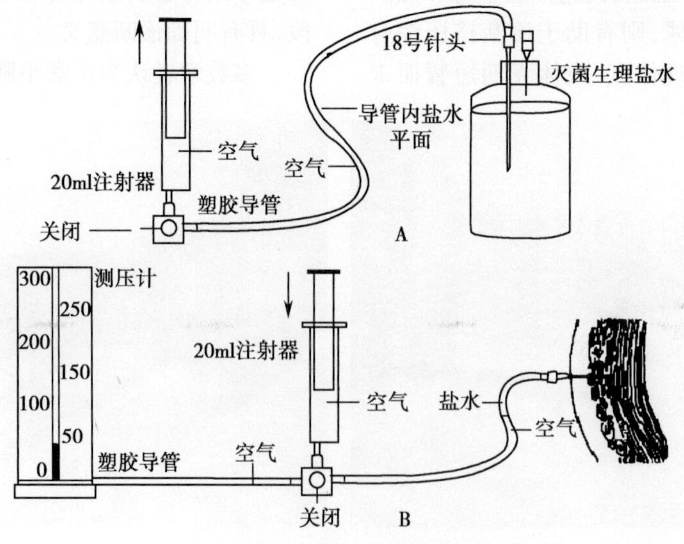

图 29-1-5　Whitesides 针刺测压法

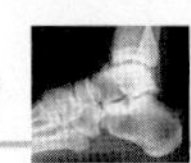

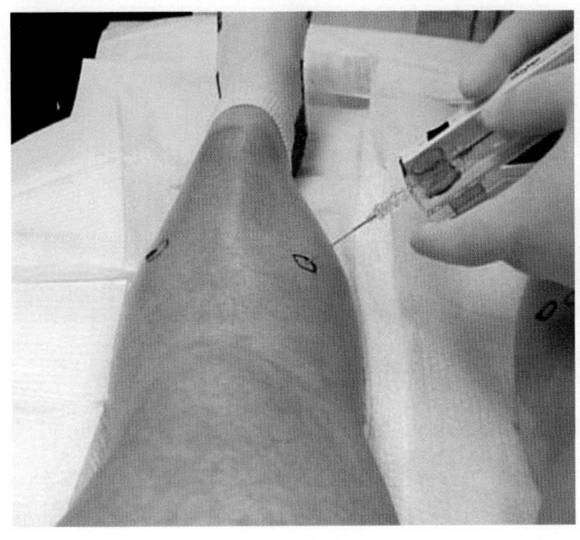

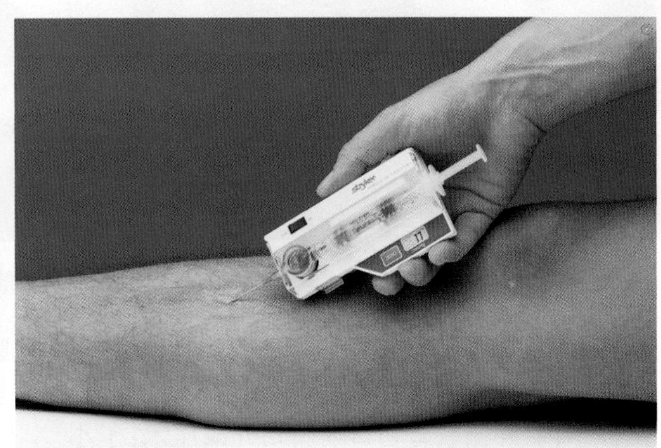

图 29-1-6 手持式压力监测器

广泛使用，该测压器的特点在于便于携带，操作简便，可迅速测出组织压，但多为一次性用品。胫前间隙无损测压法无需任何装置，只需先在趾长伸肌腱和胫前肌腱触及动脉搏动，然后在该位置上放置听诊器，并嘱患者平卧，尽量抬高患肢，然后缓慢放下患肢，闻及动脉扩张音后继续听诊，直至声音消失，测量声音消失时的平面距离肱动脉水平间的高度（h），再测量肘窝部血压，胫前筋膜间室压力＝肱动脉舒张压－0.8×h。

五、治 疗

小腿骨筋膜室综合征治疗的关键在于早发现、早诊断和及时切开减压，以尽可能减少组织坏死，保留功能，降低远期致残率。因此，对于严重的小腿创伤，尤其是挤压伤的患者，医生必须具备高度的职业敏感和警觉性，从而作出快速判断和处理。一旦疑似本征发生（筋膜间室压力<30mmHg），或症状较轻，应牵引复位移位骨折，并予制动，同时，解除外固定，如，彻底松解制动的石膏、绷带以及较紧裤袜，将患肢置于心脏水平，局部冷敷消肿，并予20%甘露醇快速静脉滴入，4～6小时内可反复使用，并联合应用维生素E、C等抗氧化剂和抗生素，还可给予碱性药物，避免酸中毒。保守治疗期间应密切监测肢体局部体征变化及间室内压力情况，但若患肢仍持续肿胀，进行加重，或间室内压力不降，甚至反升，则应毫不犹豫地行筋膜切开减压术。

一旦明确诊断为急性骨筋膜室综合征，临床表现较重，或筋膜间室压力>30mmHg者，应及时作筋膜切开减压术，应尽可能在24小时内进行，手术越早，预后越好，致残率也越低。手术时应在肌肉丰富、肿胀明显处作纵形切口，切口应保证一定的长度，切开皮肤和深筋膜，彻底减压筋膜间室，对于已明确坏死的肌肉应彻底清除；对于合并的骨折，若条件允许也可一并处理。一般而言，减压后肌肉色泽可恢复，对于减压后肌肉颜色仍不恢复的患者，就应考虑是否存在血管损伤、痉挛等可能，应及时探查、恢复血供；对于创面中外露的重要神经、血管及肌腱应一期修复。术后不缝合减压切口，保持创面敞开，表面可覆以凡士林纱布或3%高渗盐水纱布湿敷，每日清洁换药，待2周左右，肢体肿胀消退后，可择期缝合伤口，或再进行骨折内固定术。若创面无法直接缝合，二期还需作软组织覆盖手术。

筋膜切开减压术的切口选择应根据具体受累间室选择，但由于小腿四个筋膜间室常同时受累，且各筋膜间室内压力可互相影响，只有四个筋膜间室完全打开后，才可彻底减压，因此，术中应尽可能进入四个间室同时减压，常用的手术入路有如下几种：

（1）经外侧切口筋膜切开减压术（图29-1-7）：即为腓骨周围筋膜切开减压术，通过外侧单切口，即可进入4个间室彻底减压，手术操作简单，减压彻底。切口起自腓骨颈，沿腓骨全长切开，直至外踝上方，全层切开直至深筋膜，向前牵开皮肤后即可暴露前、外侧筋膜间室之间的肌间隔，于其前方1cm切开减压前筋膜间室的筋膜，后方1cm处切开外侧筋膜间室的筋膜以加压外侧筋膜间室；向后牵开皮肤可暴露、减压后浅筋膜间室。向前牵开腓骨长短肌，自腓骨干剥离比目鱼肌后，将后浅筋膜间室的肌肉

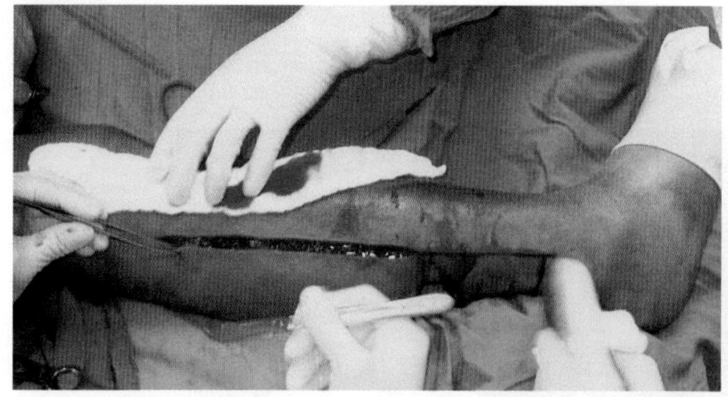

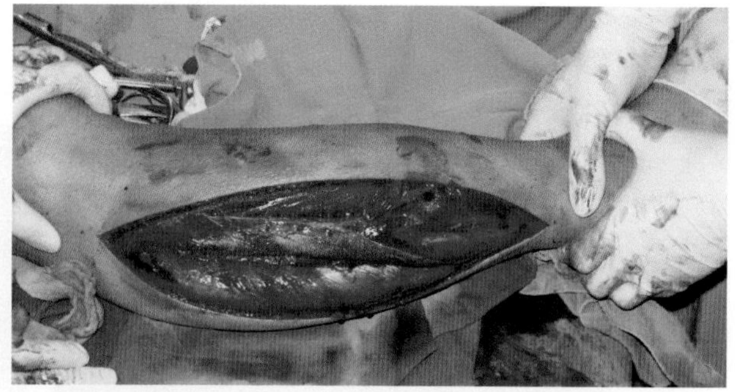

图 29-1-7 小腿外侧筋膜切开减压术

向后方牵开，即可暴露、减压后深筋膜间室，术中应注意避免损伤腓总神经。

（2）内、外侧联合切口筋膜切开减压术：于小腿外侧或前外侧和后内侧作纵形切口同样可减压4个筋膜间室，但应注意双切口间皮桥距离应大于7cm，以避免皮肤坏死。外侧切口如前所述。前外侧切口位于腓骨中段前方2cm处，相当于前外侧间室之间的肌间隔处，然后向腓骨头及外踝两端延伸切口，约15cm。暴露和减压方法同外侧切口。切开皮肤、向前分离，在肌间隔后方1cm处切开深筋膜，进行外侧筋膜间室的加压。术中应保证筋膜切开范围超过皮肤切口范围，且近端达肌肉起点，远端应超过肌、腱连接处，但应避免损伤腓浅神经。后内侧切口位于小腿中下段后内侧，约胫骨后内侧后方2cm处，作于前外侧切口平行的15cm切口，经该切口可减压后浅和后深筋膜间室：经内侧切口进入，并在比目鱼肌前切开筋膜，可进入、加压后深筋膜间室，再向后2cm处切开筋膜，即可减压后浅筋膜间室，术中应注意保护大隐静脉和隐神经，并注意在暴露小腿远1/3后深筋膜间室时，应切开覆盖在腓肠肌、比目鱼肌联合处的筋膜（图29-1-8）。

（3）小切口筋膜切开减压术：该方式具有切口小，术后护理方便等优点，但有时不能彻底减压筋膜间室，仅用于早期轻度骨筋膜室综合征患者。切口位于内、外踝上方10～15cm处，相当于小腿中部肌肉丰富、肿胀明显处，纵形切口常5～10cm，切开皮肤和深筋膜后，向两端潜行剥离，用组织剪剪开筋膜进行减压。于外侧切口可切开前、外侧筋膜间室，于内侧切口可打开后浅、深筋膜间室。

（4）腓骨切除筋膜切开减压术：于腓骨头至外踝上8～10cm处作长约20cm纵形切口，切开皮肤、皮下组织和深筋膜后，游离并保护腓总神经。在腓骨长短肌和比目鱼肌之间暴露腓骨，切除中段2/3后打开筋膜，保留腓骨头、腓骨颈至远端8～10cm的腓骨，同样可以对四个筋膜间室进行减压，同时有利于显露和修复血管神经，但手术技术较复杂，容易损伤血管神经，很少使用。

后遗症的治疗　缺血性肌挛缩是常见的骨筋

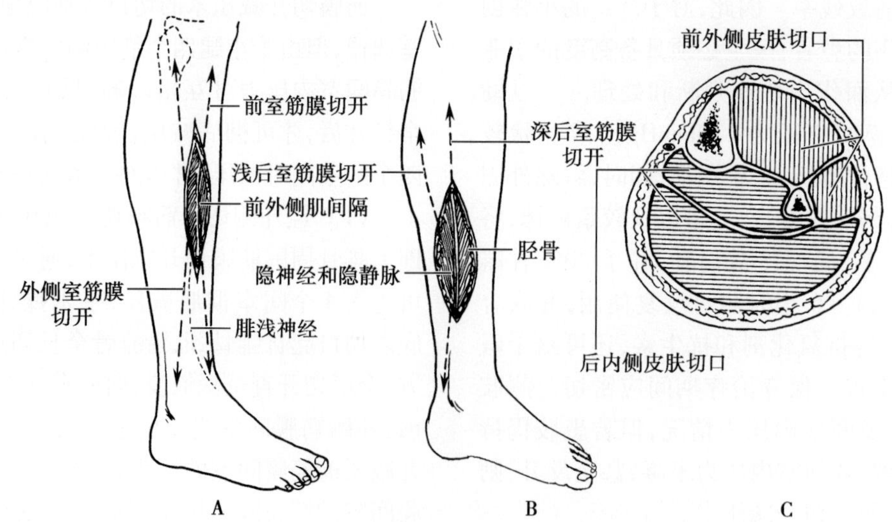

图 29-1-8 经双皮肤切口完成小腿4室的减压法

A. 前外侧切口；B. 后内侧切口；C. 小腿4个骨筋膜室减压

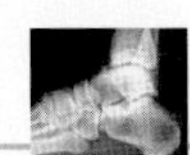

膜室综合征后并发症，常导致如足下垂等肢体畸形，由于已形成畸形，治疗效果不尽如人意。对于轻型缺血性肌挛缩患者，早期可辅以按摩、理疗、激光、针灸等综合治疗，并指导患者功能锻炼，尽可能延缓畸形发展进程、减轻畸形程度。对于重型患者，应行受累筋膜间室内神经减压和肌肉松解术，术中切开深筋膜和腱膜，松解肌肉和神经组织周围的粘连，解除神经卡压的诱因，切除卡压神经核挛缩肌肉，根据情况作神经外膜或束间松解术，尽管如此，效果亦有限。

对于轻度的足下垂可通过穿戴矫形支具负重、行走，以纠正步态；对于轻中度患者，还可通过经皮或切开跟腱延长，可同时予环形支架进行性矫正。对于较严重的病例，由于畸形和症状都较重，且多为僵硬性畸形，而小腿肌群多以坏死丧失正常肌力和功能，通常已无法行肌腱转位术，大多需要通过关节融合术重建无痛、力线正常的跖行足。

对于皮肤坏死、组织外露者，可通过植皮或皮瓣等软组织覆盖术治疗（图 29-1-9），肢体坏死者只可截肢。

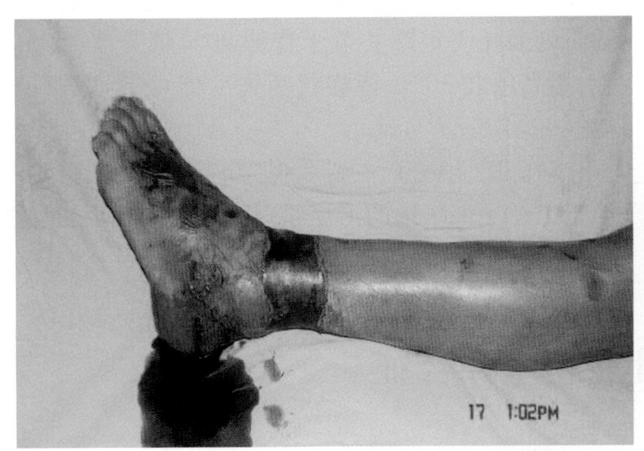

A

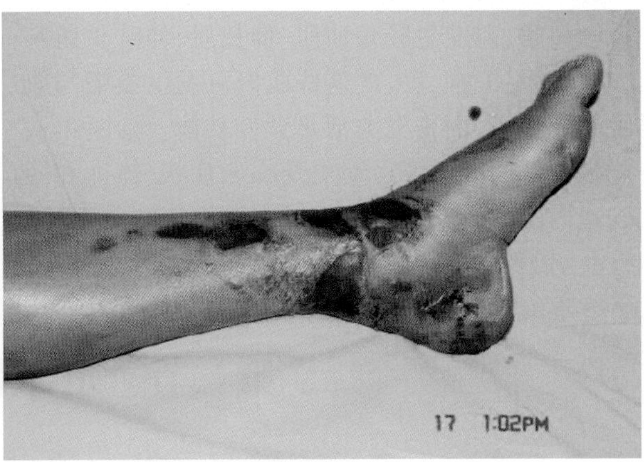

B

C

图 29-1-9　小腿骨筋膜室综合征导致踝关节周围皮肤坏死，行对侧胫后动脉穿支-隐神经营养血管交腿皮瓣修复

六、胫骨前肌症候群

本症实际上是一种特殊类型的胫前筋膜间室综合征。是由于胫骨前肌群过度的疲劳如长途行军、足球比赛或其他不习惯的运动后，引起肌肉充血、水肿，进而发生坏死所导致的一系列症状，临床上比较少见。

1. 病因病理　临床上多见于青年人及运动员，因踢足球等剧烈运动，或穿重鞋长途步行，登山等过度使用足背伸肌所致。个别创伤严重者，可伴有肌止点处的小块撕脱骨折。

胫前肌群的胫骨前肌、伸踇长肌、伸趾长肌三个肌肉，与腓深神经、胫前动脉一起被包于胫前筋膜腔内。由于肌肉的长时过度运动，可引起肌肉的充血、水肿；甚至发生部分肌纤维断裂、肌肉内出血。这将使肌肉充血水肿更为严重,从而使肌间内压增高引起临床症状。若病情进一步发展,压力进一步增加会引起肌肉的血液循环障碍,造成肌肉缺血性坏死。在组织学上,与 Volkmann 缺血性挛缩的病理改变相同。

2. 临床表现与诊断 患者在过度运动或不习惯、不协调的运动之后,约 1 ~ 10 小时,小腿前侧出现剧烈的疼痛,局部出现发红、发热、肿胀、压痛等一系列炎症表现。患侧足部第 1、2 趾间背侧、即腓深神经的固有感觉区域内浅感觉缺失,局部麻木。足背动脉搏动大都正常,少数变弱。经过休息几天,疼痛逐渐缓解,但发生胫骨前肌、伸长肌、伸趾长肌麻痹,呈轻度足下垂。久之这些肌肉可发生萎缩与肌纤维瘢痕化,从而丧失大部足背伸功能。诊断本病主要根据外伤或过度运动史及临床症状、体征和胫前间室内压力测定来确定。

3. 治疗 应提倡预防为主,在运动、行军、登山之前应选择舒适的鞋子,并做好充分的准备活动。运动量要适当,不能过于勉强。若有症状出现,应立即停止运动,抬高患肢 30°位卧床休息。若症状不能缓解,反而加重者,可静脉加压输入 20% 甘露醇 250 ~ 500ml,若症状无明显变化,可在 2 ~ 4 小时后再输入 250ml。观察 2 小时,如病情仍不见好转,应行广泛的小腿前筋膜间隙切开减压。手术时,在小腿前侧胫腓骨之间作纵行或间断的皮肤切口,深入切口,分离出小腿前筋膜,然后纵行广泛切开之。此时即有组织间液外溢和肌肉膨出。暂不关闭切口,过几天后待肿胀有消退时,二期关闭之。术后用长腿石膏后托固定踝关节于背伸 90°,膝关节 135°位上,抬高患肢 30°。待症状消失后即可下地进行功能锻炼。

对陈旧性病例,主要表现为足下垂畸形,可参考第十二章足部畸形的治疗原则给予畸形矫正与功能重建。

第二节 足部骨筋膜室综合征

足部骨筋膜室综合征常见于足部挤压伤后,由于发病率较小腿或前臂为低,因此,临床上早期往往容易忽视,但一旦延误诊治,预后极差,因此,作为足踝外科专业医生必须高度警惕足部骨筋膜室综合征发生的可能性。

一、应用解剖

足部为多间室结构,由跗骨、骨间膜、肌间隔和深筋膜构成的闭合性筋膜间室(图 29-2-1)。目前认为,足部至少有 9 个筋膜间室,分别为内侧筋膜间室、外侧筋膜间室、中间浅筋膜、深筋膜间室、4 个骨间筋膜间室和踇内收肌筋膜间室。其中,内侧筋膜间室、中间浅筋膜间室和踇内收肌筋膜间室贯穿足部全长,而外侧筋膜间室与骨间筋膜间室仅局限于前足,中间深筋膜间室局限于后足,与小腿后深筋膜间室相通。这些骨筋膜间室分别容纳不同的组织结构:内侧筋膜间室有足踇展肌、足踇短屈肌及足底内侧动脉和神经通过,在足底内侧沟内潜行;外侧筋膜间室内有小趾短屈肌、小趾展肌和足底外侧动脉及神经通过,神经血管的近段和远段进入中间筋膜间室;中间筋膜间室内有趾长、短屈肌腱、足底方肌、蚓状肌、足底动脉弓及分支、足底外侧神经及分支等。该筋膜间室可分为浅、深两个筋膜间室,浅筋膜间室内有趾短屈肌腱,而深筋膜间室在跖骨基底处分为前后两个部分,后部容纳足底方肌和足底外侧神经,该筋膜间室紧邻跟骨,与跟骨骨折关系密切,由于跟骨骨折后松质骨出血会流入该筋膜间室中,因此又称为足跟部肌筋膜骨筋膜间室;足踇内收肌筋膜间室内容踇内收肌。足前部的 4 个骨间筋膜间室由跖骨和骨间膜构成,内容 7 块骨间肌、足跖动脉弓和趾神经。

二、发病病因

足部骨筋膜室综合征的最根本因素一般为两种:筋膜间室容量减小和内容物压力增大,造成这两大根本因素的主要原因为足部严重创伤,包括:

1. 软组织严重损伤 足部的车祸伤、挤压伤、重物压伤或长时间的重物压迫都会导致足部肌肉、血管等重要软组织损伤,从而引发一系列创伤性炎症级联反应、广泛毛细血管损伤,导致局部毛细血管通透性增加,软组织严重水肿,加重了局部压迫,进一步导致组织水肿,如此造成恶性循环,最终导致骨筋膜室综合征。而骨筋膜间室内外的大动静脉损伤,如受压、刺激、破裂等,也可发生本病,若静脉损

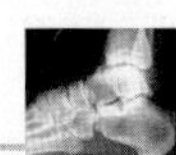

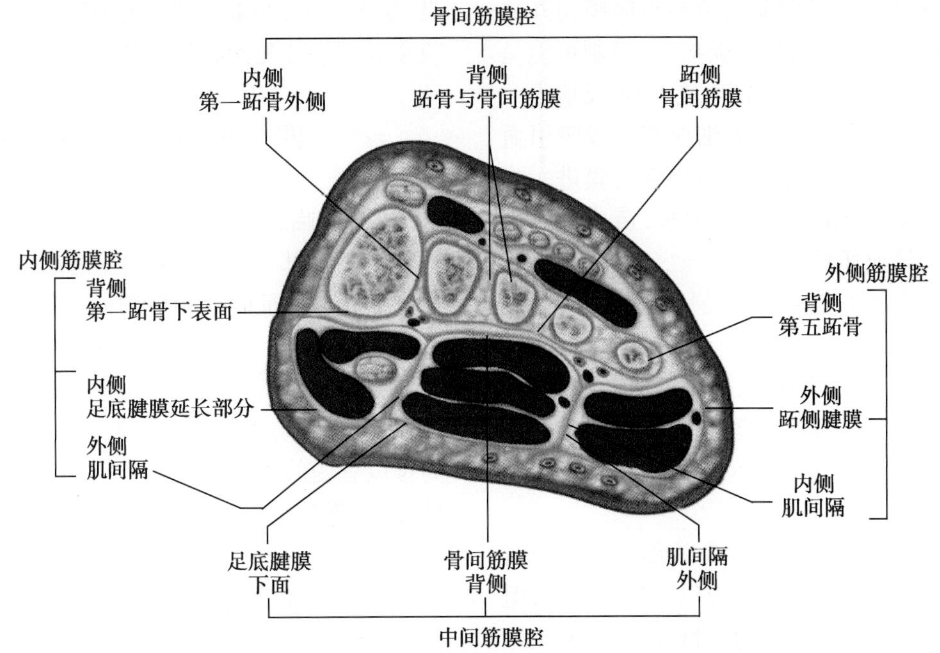

图 29-2-1　前足横断面显示的四个筋膜间室
（摘自王岩主译坎贝尔骨科手术学第 12 版图 88-63）

伤或被结扎、远端静脉压力升高，大量血浆和液体从远端毛细血管渗出、或断肢再植术后动静脉及淋巴回流障碍，都可能导致局部软组织严重水肿，压迫局部微循环，导致骨筋膜室综合征的发生。

2. 骨折脱位　足部骨折脱位，尤其是中、后足损伤也是造成骨筋膜室综合征的主要病因。跟骨骨折常伴较严重的软组织损伤，且骨折时松质骨出血较多，可能导致足跟部肌筋膜间室压力增高；而严重的跖跗关节损伤或跗横关节骨折脱位和前足损伤，也可能由于骨折端出血、骨间肌严重损伤、局部血管撕裂、痉挛和血栓形成等因素造成筋膜间室压力增高，导致此综合征，如前足骨折脱位在外旋和旋前作用力下可分开第 1、2 跖骨底部，造成足背动脉撕裂，导致前足软组织肿胀和缺血坏死，加上血肿形成，更易发生缺血-水肿的恶性循环。

3. 长时间重物压迫　该病因相对少见，如肢体长时间被重物挤压，也可导致肢体缺血和毛细血管通透性增加，继而发生严重水肿，最终导致本病。

三、病 理 变 化

目前认为，动静脉及组织压力梯度理论是骨筋膜室综合征的主要病理生理变化。由于足部筋膜间室缺乏弹性，间室内又充满了肌肉、血管和神经等重要软组织，任何软组织损伤或骨折脱位都可能导致软组织损伤、出血水肿、间室内压力升高，从而造成组织间内压增加。同时，由于深部组织水肿时缺少缓冲空间，更易压迫血管，导致局部微循环障碍、局部静脉压升高，最终结果为动静脉压力差减小，局部血流减少，使组织供氧减少，足部组织处于缺氧状态，这样就会进一步加重肌肉、神经细胞和组织细胞的进一步损伤，氧化过程的障碍会加重局部微循环障碍，使毛细血管通透性进一步提高，大量血浆和液体渗入组织间隙内，形成水肿，使原本减小的筋膜间室容积进一步减少，压力也进一步提高，这一缺血-水肿的恶性循环会使组织间的氧张力进一步下降，加剧细胞坏死，一旦筋膜间室压力超过 30mmHg，就会阻断间室内血液循环，导致神经和肌肉缺血坏死。

不同组织对缺氧的耐受能力不同，因此，组织缺血造成的损害与缺血时间有着密切的关系。骨骼肌可耐受 4 小时的缺血，4～8 小时内的损伤尚属可逆性，但已造成功能性改变，超过 8～12 小时将会产生不可逆的损伤，发生肌肉纤维本质上的完全坏死，导致肢体产生永久性的功能损害。但即使是 4 小时的缺血，也会产生诸如肌红蛋白尿等缺血并发症。周围神经组织在缺血 0.5～1 小时内造成传导障碍，缺血 1～4 小时可产生可逆性损伤，造成 8 小时会产生不可逆的损伤，发生永久性神经功能损伤。因此，必须及时而充分地处理筋膜高压，以减少远期功能障碍、畸形、甚至肢体坏疽等并发症率。

但是，肢体缺血一定时间后单纯行筋膜切开减压可能因缺血-再灌注损伤加重缺血，其机制可能是自由基触发了膜脂质过氧化、钙内流、炎性反应等一系列级联效应，使受到破坏的毛细血管内膜吸引血小板和白细胞黏附，从而导致毛细血管内膜进一步损伤，形成恶性循环，最终形成微血栓，造成微循环障碍，导致肌肉缺血坏死。

骨筋膜室综合征发生主要经历3个病理生理过程：

1. 濒临缺血性肌挛缩　在严重缺血早期，肌肉尚无坏死或少量坏死，若此时立即进行治疗，重建血液供应，可避免发生大量肌肉坏死，恢复后不影响肢体的功能。

2. 缺血性肌挛缩　缺血持续以致有较多的肌肉坏死。此时开始治疗，恢复血液供应尚可恢复，但由于肌肉坏死较多，虽经纤维组织修复，但将发生瘢痕挛缩及神经损坏，发生特有的畸形——爪形手、爪形足。

3. 坏疽　缺血不能纠正，大量肌肉发生坏死，已无法修复，只能截肢否则会发生严重并发症，可危及生命。

足部骨筋膜室综合征发生后，若未得到及时的诊断和正确的处理，则会造成足部神经肌肉组织的广泛坏死，久之局部组织逐渐发生纤维化和挛缩，发展为慢性骨筋膜室综合征，表现为足部畸形，如高弓足、足下垂等，严重的可发展为涉及到小腿后深骨筋膜室的广泛坏死而必须截肢，导致肢体严重残疾。

四、临床表现与诊断

（一）临床表现

对于足部有高能量挤压伤病史的患者，且存在如下症状或体征时，应高度怀疑骨筋膜室综合征的可能：

（1）疼痛：所有足部骨筋膜室综合征的患者都存在疼痛症状，由于组织肿胀、缺血所致，因此表现为难以忍受的持续性剧痛或烧灼样疼痛，且呈进行性加重，累及全足，尽管如此，症状未必与伤情呈正比。足部制动或予镇静止痛药物后仍不能缓解，特别是骨折、脱位复位固定后，疼痛症状反而加重者更应高度怀疑。

（2）足趾被动活动痛：轻微被动背伸足趾即可导致症状加重，这也是由于背伸时牵拉了本已缺血的内在肌，约80%～90%患者在缺血早期就可有明显表现。检查时以一手固定前足，另一手轻轻扳动足趾，在伴有跖骨骨折患者中，要避免与骨折端疼痛相混淆。

（3）肿胀：可见足背或后足严重肿胀，张力增高，局部有异常紧张感，并常可见张力性水疱（图29-2-2）。

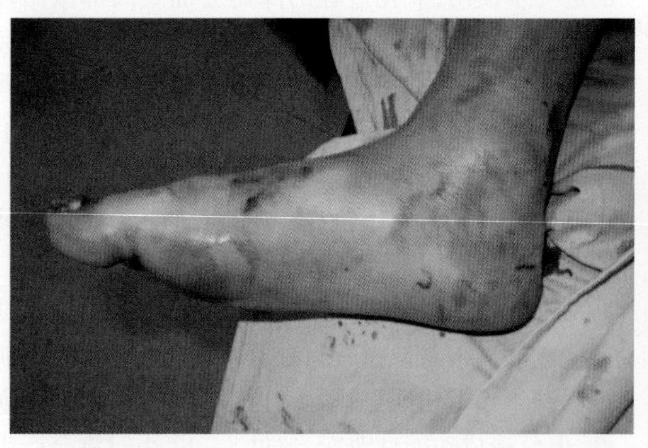
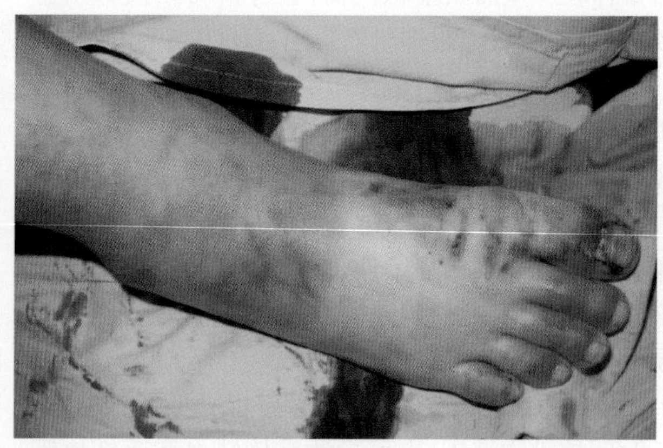

图29-2-2　足部骨筋膜室综合征所致患足严重肿胀，伴足跟部瘀斑

（4）足底瘀斑：因骨折后血肿及组织液渗出聚集可造成足底瘀斑，多见于跟骨骨折和跖跗关节损伤。

（5）感觉：神经对缺血较为敏感，因此一旦出现骨筋膜室综合征，足部神经易受累，缺血30分钟内即可出现感觉异常，表现为相应分布区域的感觉异常、麻木、两点辨别觉反应降低，该体征是早期诊断的依据，应反复检查。

（6）其他表现：如足趾皮肤苍白、温度降低、甲床充盈反应和足背动脉搏动减弱。当骨筋膜室持续高压，症状会继续加重，从而发展为“5P”综合征，及皮肤苍白（pallor）、疼痛（pain）、无脉（pulseless）、感觉异常（paresthesias）和麻痹（paralysis）。

（7）慢性足骨筋膜室综合征的表现：主要表现

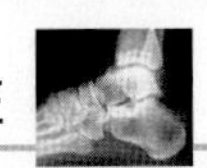

为足趾无力，呈爪形趾畸形，足底瘢痕挛缩，关节僵硬，前足关节挛缩，且伴有足底神经分布区域的持续疼痛和感觉障碍。

（二）相关检查

足部筋膜间室压力测量是诊断骨筋膜室综合征的重要辅助检查方法，也是主要诊断标准，其方法有多种，但目前常用的方法是 Whiteside 穿刺测压法，相对简单、易操作。测量时用一针头连于消毒套管，另一头接于 20ml 注射器，并通过三通开关与水银血压计相连，管内用无菌生理盐水充盈，针头插入组织后注入少量盐水，将塑料管与血压表相连后即可测压。有条件者可用压力传感器测压而减轻患者痛苦。足部所有筋膜间室中，以内侧、外侧、中间浅和骨间筋膜室的压力最易检测。从足背 2 ~ 3 趾间垂直进针约 1cm，可测定足的骨间筋膜间室压力。在足内侧，沿第 1 跖骨干中 1/3 跖移 0.5cm 处垂直皮肤进针，进针深度以不超过第 1 跖骨轴线为限，一般约为 0.8 ~ 1.5cm，即可测量内侧间室压力；继续进针达 2、3 或 3、4 间隙，所得值为中间筋膜间室压力。测量跟骨筋膜间室压力时，进针点位于内踝下2.5 ~ 3.5cm 处，向跟骨载距突下方垂直插入测压针头直达跟骨，再回撤 2 ~ 3mm。若要测量骨间筋膜间室压力，应在两个以上部位测量，以第 3、4 间隙常用，此处进针可避免损伤足背神经和腓深神经。正常组织内压力应小于 10mmHg，若测得压力位于10 ~ 30mmHg，则为组织压力升高，超过 30mmHg，则提示足部骨筋膜室综合征。

除了测量筋膜间室压力外，还应常规检查血尿常规、肝肾功能，以除外骨筋膜室综合征引起的休克、酸中毒和肾损伤。足部 X 线片可明确有无骨折脱位，而多普勒彩超可显示血流情况，是相对简便、快速和无创的检查方法。

（三）诊断

由于多数患者为高能量损伤，且伴有足踝部多发骨折或脱位，患肢呈明显肿胀，且伴剧烈疼痛，若体检发现感觉障碍或足趾被动牵拉疼痛应高度怀疑此征。但单从患者病史、症状及体格检查仍无法作出正确诊断，最可靠的诊断方法仍为筋膜间室测压，因为，压力升高在出现临床表现前就已出现。尤其是当临床表现仍无法确定此病时非常有用，即便已明确诊断，测量筋膜间室压力仍很有必要，应作为常规检查手段。

在诊断过程中，需注意避免认识上的误区，首先，骨筋膜室综合征可存在于任何形式的骨折，无论是闭合性，或是开放性，都可能出现，有时，无明确足部创伤亦可出现骨筋膜室综合征；其次，在早期缺血期，动脉搏动和血流可能仍存在，但即便如此，也可能发生血运障碍和神经肌肉坏死，因此，脉搏和毛细血管充盈并不能作为确定有无骨筋膜室综合征的标志；同样的，足部感觉的异常对明确诊断也并不可靠，因为足部感觉常受到足部明显肿胀的影响而变得不准确；此外，由于足部肌肉较少，所以发生坏死后，诸如休克、肌红蛋白尿、酸中毒和肾衰等全身症状可不明显；最后，合并跟骨骨折的足部骨筋膜室综合征的临床表现略有不同，因为不是所有的跟骨骨折都伴有高能量损伤，而在绝大多数跟骨骨折患者中，常出现患肢明显肿胀，与足踝部其他高能量损伤相比，跟骨骨折后的肿胀更明显，这可能与松质骨大量出血有关。因此，在诊断过程中，必须重视病史、症状体征和压力测量的结合，才可将误诊和漏诊率降至最低。

五、治　疗

最关键的原则在于早发现、早诊断和早治疗，从而最大程度延缓病程发展，防止足部肌肉坏死和神经功能障碍，这样才可将致畸和致残率降至最低，并最大程度保留患肢功能。

（一）急性骨筋膜室综合征的治疗

急性骨筋膜室综合征重在预防，在急诊就诊阶段，就应密切注意缺血早期的潜在征象，将一切导致骨筋膜室综合征的可能性降至最低：例如去除紧缚的鞋袜，抬高患肢以利静脉回流和消肿；对于有骨筋膜室综合征倾向的患者，应避免使用石膏、绷带或夹板，及时测量筋膜间室压力，同时还可辅助使用甘露醇，有助于消除组织水肿，改善微循环。

对于轻度，即筋膜间室压力位于 20 ~ 30mmHg 或有倾向发生骨筋膜室综合征的患者，还是以保守治疗为主，最重要的方法是定时复测压力、密切观察软组织情况和积极消肿治疗，一旦发现病情进展，应毫不犹豫地切开减压。

筋膜切开减压术是治疗急性骨筋膜室综合征最主要和有效的方法。其作用在于降低间室内压力，改善循环，有助于引流坏死组织，进一步避免损伤，从而有效阻断病程发展，降低软组织并发症和感染率，预防后期挛缩。目前多认为，如果筋膜间室压力高于 40mmHg，且受伤时间小于 24 小时，则应立即切开减压，而压力位于 30 ~ 40mmHg 间的患者，且合并骨折和(或)脱位,也应及时切开减压,一旦超过48小时,治疗将较为困难,且预后也不佳。倘若无明显骨折和脱位,应密切观察,定期测压,一旦加重及时切开。对于压力介于20~30mmHg之间或尚不能明确诊断的患者,通常不必切开,但仍应反复测量压力,除了使用甘露醇脱水消肿和抬高患肢外,还可辅助动静脉泵消肿减压。

关于切开减压的实际,目前仍存在一定的争议。实验证实,神经缺血12小时以上、肌肉缺血4~12小时后即可发生永久性功能丧失,且时间越久,损伤就越重,因此最佳的切开减压时间应在缺血后4~6小时内。若伤后48小时再作处理,此时压力已经很高,且错过最佳切开时机,治疗更困难,并发症率也更高。如果患者合并骨折需处理,则可立即切开,同时复位固定骨折,但有较高的感染风险。中足损伤时,由于局部软组织较多,可较快形成肉芽组织,不一定会发生感染,而跟骨骨折,其软组织覆盖很薄弱,且肿胀所致局部组织张力很大,将缺乏足够的软组织覆盖,可能导致灾难性的后果,因此,对于这类患者,我们还是建议急诊早期彻底切开减压,敞开创面反而可减少感染的发生,同时,促进肿胀消退,待软组织条件改善后,二期行骨折复位及内固定,或同时行软组织覆盖手术,这样不仅可有效降低软组织并发症率,还可恢复较好的功能。

手术根据具体受累的筋膜间室、损伤部位、有无骨折脱位和是否需要内固定等情况,选择手术入路,从而获得最佳的减压效果。最常用的入路包括足背入路、内侧入路和联合入路。

1. 背侧入路　多用于合并前足和中足骨折、脱位的骨筋膜室综合征患者。手术时在第2和第4跖列,或在2、3趾和3、4趾间作纵形切口,切口应位于第2跖骨稍内侧和第4跖骨稍外侧。同时,由于足部肿胀时,皮肤和筋膜张力均较高,并受到牵拉而扩张,筋膜切开后皮瓣会明显变窄,影响皮肤血供,因此,切口应深达跖骨,无需皮下分离,以减小对皮瓣血供的损伤。显露后,纵行切开每一跖列间隙,减压骨间筋膜间室和中间筋膜间室,然后用血管钳向各筋膜间室扩大,从而完成减压。对于骨折、脱位,如条件允许,也经该切口可同时行切开复位内固定,但术中应注意避免损伤血管神经。

需注意的是,要从这些背侧切口到达内、外侧筋膜间室的前提是准确的切开,但有时也并不能达到彻底加压的目的。也有学者认为,经这些切口清除血肿及减压后,不必对所有筋膜间室作广泛切开,因为多数患者的这些筋膜间隔多已破裂,广泛切开会加重损伤,导致相应软组织并发症。

2. 内侧入路　多用于无骨折脱位的骨筋膜室综合征患者,或不适合一期进行复位固定和不需要复位固定的骨折患者。切口位于足内侧、第一跖骨内下方,作纵行切开,长度约与跖骨平行,然后沿踇展肌和跖骨之间进入内侧筋膜间室,若要进入中间筋膜间室,将足踇展肌向下方牵开,然后用血管钳作钝性分离,但应注意避免损伤内侧血管神经束,必要时可将切口向近端延伸,以降低胫后血管神经束的压力,避免出现急性跗管综合征;对于跟骨骨折合并后足骨筋膜室综合征的患者,切口应位于后内侧,始于距足跟后方4cm、足底3cm处,根据需要向近、远端延伸,然后打开足踇展肌筋膜,松解内侧筋膜间室。将足踇展肌与其上的筋膜剥离后向上牵开,即可显露内侧肌间隔膜的致密筋膜层,将其纵向打开后,即可松解跟骨筋膜间室,但在切开时应格外小心,因为外侧跖神经核血管走行于内侧肌间隔膜下方。此时,跟骨筋膜间室减压多可达到效果,无需广泛切开。有时可能需要进一步切开减压时,可在已经切开的内侧筋膜间室外侧作皮下切开。若患者存在急性跗管综合征,而无明显骨筋膜室综合征表现时,此时切口应向近端延伸,以降低跗管压力。

3. 内侧和背侧联合入路(图29-2-3)　多用于足部多个筋膜间室高压的患者,或减压后压力无降低,甚至持续升高的患者。有时,只从足背侧入路无法彻底减压内、外侧间室,同时,内侧减压也不易减压外侧间室,因此,仍可能存在减压不彻底而导致其他间室骨筋膜室综合征的可能,因此,对于这类患者,采用联合入路往往可以获得充分的减压。

尽管骨筋膜室综合征在解剖学上可局限于某一个筋膜间室内,但这并不常见,因在足部创伤后,筋膜间室间的筋膜常发生破裂,这样,足部的多个筋膜间室可以相通,因此,压力增高多发生于多个间室内。由于解剖结构特殊,一个筋膜间室常不能充分减压,如,只从足背途径减压难于到达内、外侧间室,而从内侧减压也不易对外侧进行减压,因此,为了保证效果,多主张4个筋膜间室同时彻底减压,并清除明确坏死的组织和血块,敞开创面促进引流。切开时切口应足够大,浅部可直接切开,深部应避免在负重部位作切开,不主张仅作皮下筋膜切开和肌肉组织的过多清创,这样,既可保证充分减压,又能尽可能保留健康肌肉组织,恢复其功能。术中无论采用内、外固定,都应利于创面愈合。减压术后,仍需定

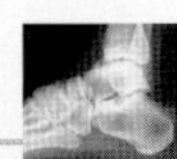

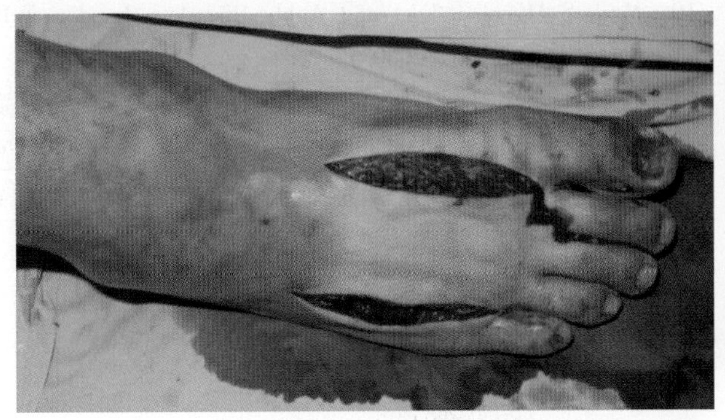

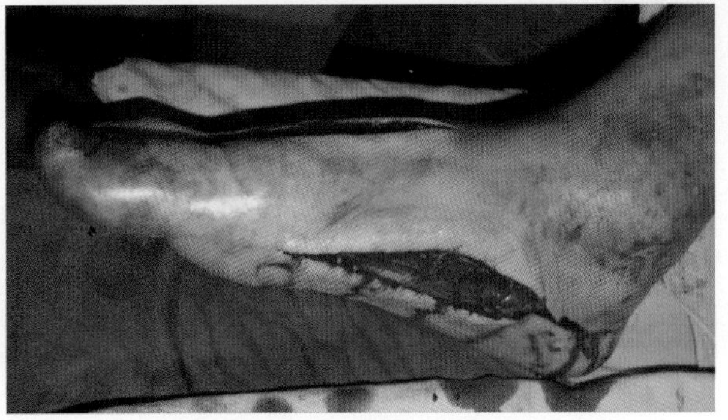

图 29-2-3　内、背侧联合切口行筋膜切开减压，上图为足背切口，内侧切口位于第 2 跖骨稍内侧，外侧切口位于第 4 跖骨稍外侧，同时辅以沿第 1 跖骨下方的内侧切口

期监测筋膜间室压力，对于压力不降或仍持续升高的患者还需进一步减压。此外，术后还需积极抗感染、消肿对症治疗，所有创面均应敞开，并用凡士林纱布覆盖表面，积极换药，待 5 ~ 7 天后延期缝合或作软组织覆盖手术。对于Ⅱ期行骨折复位内固定的患者，也应待创面条件改善、肿胀消退后择期进行，手术时尽可能选择原减压切口进入，若需作新切口，则应尽量远离原切口和软组织损伤区域，固定完成后再行创面缝合或软组织覆盖。

对于足部创伤所致的骨筋膜室综合征，常合并多发骨折或脱位，若不及时处理，会造成骨折及关节对位、力线不佳，造成远期畸形愈合、不愈合，甚至创伤性关节炎，亦会导致严重残疾，此外，不正确的处理反而会加重软组织损伤，增加骨折端出血，造成筋膜间室内压力升高，再加上固定方式不当，更可能加速骨筋膜室综合征的发展。因此，早期而准确地处理合并的足部骨折、脱位对于预防骨筋膜室综合征发生及获得良好的功能恢复有着重要的意义。急诊处理时，应尽可能复位骨折及脱位，对于手法复位失败者，尤其是移位或脱位骨块造成局部压迫者，应手术切开复位，并用克氏针临时固定。在怀疑骨筋膜室综合征时，若条件允许，可在筋膜切开减压时同时固定骨折，尤其是对于诸如跖骨骨折或跖跗关节损伤的患者，由于软组织覆盖条件较好，因此可一期同时处理，术后软组织并发症较少，但最好还是选用克氏针作固定，待软组织条件改善后二期更换固定物。而对于跟骨骨折，不主张在做内侧切口减压的同时经外侧切口行复位固定，术后并发症率高。因此，可先在减压术后 5 ~ 7 天闭合减压创面，再经过 10 ~ 14 天经外侧切口行跟骨骨折切开复位内固定，但由于等待时间较长，局部已有瘢痕形成，因此，提高了骨折复位的难度。另一种方法是不作筋膜切开减压，在急诊经外侧切口行切开复位内固定，术中清除血肿，借此对跟骨筋膜间室减压。

（二）足骨筋膜室综合征后遗症的治疗

足骨筋膜室综合征后遗症通常已很严重，包括肌群坏死、爪形趾畸形等。手术的目的在于纠正畸形，尽可能改善功能，提高患者生活质量。由于肌肉已丧失生理功能，单纯行肌腱转位或延长效果不佳，对于此类患者就应切断挛缩肌腱。对于爪形趾畸形的患者可切断挛缩的屈肌腱或融合趾间关节。而患者已存在足下垂和跟腱挛缩的患者，可行开放或经皮跟腱延长，延长后再用环形支架进行矫形，可获得较好的治疗效果。对于软组织手术无法纠正的严重畸形，应行关节融合术，以重建跖行足。其矫形治疗原则，可参考第十六章。

（施忠民　顾文奇）

参 考 文 献

1. Rosenthal R, Tenenbaum S, Thien R, et al. Sequelae of underdiagnosed foot compartment syndrome after calcaneal fractures. J Foot Ankle Surg, 2013, 52(2): 158-161.
2. Towater LJ, Heron S. Foot compartment syndrome: a rare presentation to the Emergency Department. J Emerg Med, 2013, 44(2): e235-238.
3. Murdock M, Murdoch MM. Compartment syndrome: a review of the literature. Clin Podiatr Med Surg, 2012, 29(2): 301-310.
4. Fulkerson E, Razi A, Tejwani N. Review: acute compartment syndrome of the foot. Foot Ankle Int, 2003, 24(2): 180-187.
5. Bibbo C, Lin SS, Cunningham FJ. Acute traumatic compartment syndrome of the foot in children. Pediatr Emerg Care, 2000, 16(4): 244-248.
6. 周许辉，贾连顺，陈雄生，等. 跟骨骨折合并肌筋膜间室综合征的诊断与治疗. 中华骨科杂志，2001，21(7)：408-411.
7. 冯传汉，张铁良. 临床骨科学. 第 2 版. 北京：人民卫生出版社,2004.

8. David A, Lewandrowski KU, Josten C, et al. Surgical correction of talipes equinovarus following foot and leg compartment syndromes. Foot Ankle Int, 1996, 17:334-348.
9. Manoli AH, Fakhouri AJ, Weber TG. Concurrent compartment syndromes of the foot and leg. Foot Ankle, 1993, 14: 339-342.
10. Mark S Myerson. Foot and Ankle Disorders. London: WB Saunders Company, 2000.
11. 高士濂. 实用解剖图谱(下肢分册). 第2版. 上海:上海科学技术出版社,2004.
12. JonC. Thompson. 奈特简明骨科学解剖图谱. 邱贵兴,高鹏,主译. 北京:人民卫生出版社,2007.

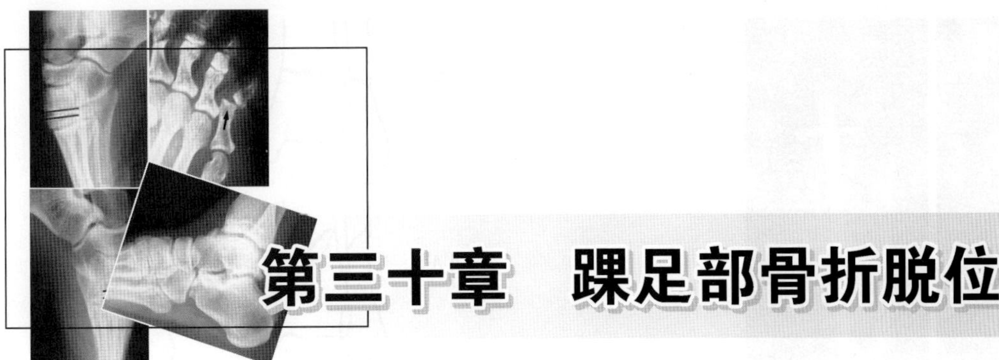

第三十章 踝足部骨折脱位

第一节 小腿骨折与踝关节稳定

一、小腿骨折与踝关节的关系

由于小腿毗邻踝关节，小腿骨折即胫骨近端骨骺以远的骨折，尤其下1/3的骨折常常影响到踝关节的稳定与功能。有些特殊类型的骨折可直接涉及踝关节，处理不当可能会影响踝关节的功能。为了更好地处理这些损伤，国外许多国家将足踝外科创伤的治疗范围规定在膝关节的创伤以远的部分。不管如何规定其范畴，作为骨科医师在处理小腿创伤时应兼顾到其对踝关节的影响。尤其应注意以下类型的骨折：

（一）Maisonneuve 骨折

Maisonneuve 于1817年提出外旋伤力在小腿损伤中的作用，认为远侧胫腓韧带完整，外旋伤力引起腓骨近端或解剖颈部骨折，骨折线呈螺旋形或斜行。这种腓骨骨折达到中上1/3甚或腓骨颈骨折或上胫腓分离则称之为 Maisonneuve 骨折。在这类损伤中如果内侧结构损伤是三角韧带断裂，同时下胫腓全部韧带损伤，而从X线片上仅可见到腓骨中上1/3骨折，甚或腓骨颈骨折或上胫腓分离，此时不应忽略踝关节损伤与下胫腓分离存在的重要性（图30-1-1），我们在临床中应高度重视此情况的发生。

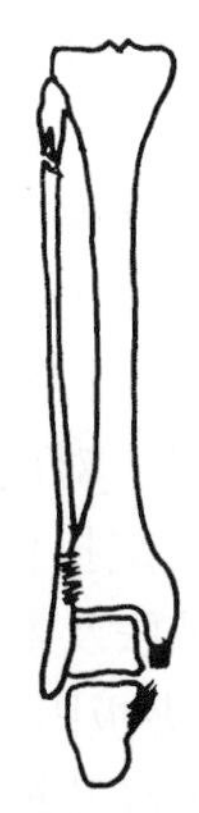

图30-1-1 胫骨远端骨折 Robinson 分型

（二）Dupuytren 骨折

Dupuytren 于1800年首先报道胫腓下联合分离伴有高位胫腓骨骨折或低位胫腓骨骨折。是一种旋前-外展型损伤，最常见的是造成腓骨高位骨折、胫骨下端腓骨切迹的撕脱骨折。三角韧带撕裂同时合并下胫腓分离（图30-1-2）。

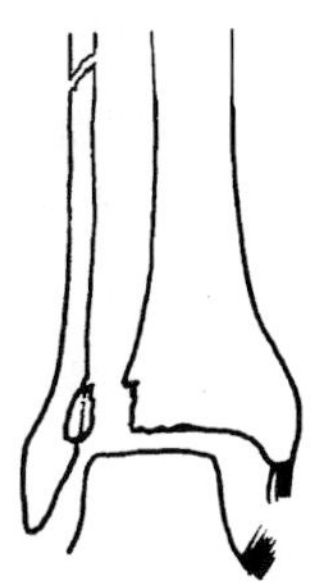

图30-1-2 胫骨远端骨折 AO 分型

（三）小腿的多发性骨折

小腿的多发性骨折，由于暴力较强，除造成骨折外，软组织损伤也较严重，为临床处理造成很大的麻烦与困难。有时病情危重，为了维护下肢的长度与力线，可能忽略了踝关节的某些处理（图30-1-3），影响了愈后踝关节的功能，应引起足踝外科医师的足够重视。

由于篇幅的原因，小腿中段的骨折从略，以下仅介绍小腿下1/3骨折。

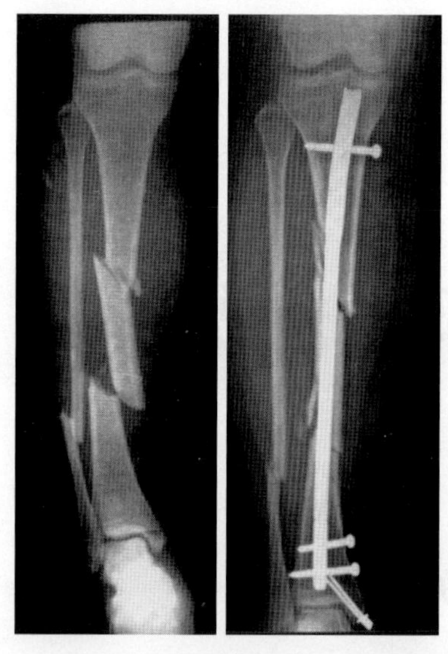

图 30-1-3　AO 专家推荐的胫骨髓内钉

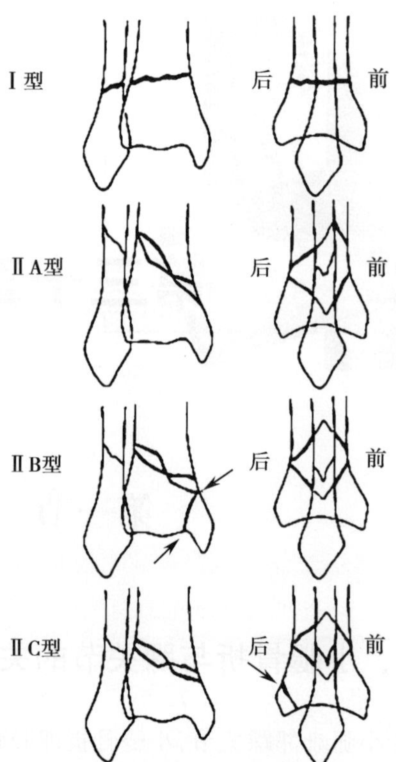

图 30-1-4　胫骨远端骨折髓内钉固定，远端置入 2 枚螺钉

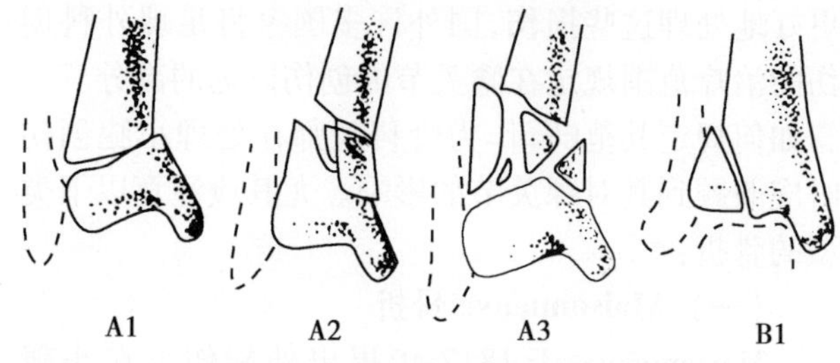

图 30-1-5　经皮复位钳辅助复位

二、小腿远端骨折

（一）胫骨远端关节外骨折的分型

胫骨远端关节外骨折可分为横形、斜形、螺旋形或者粉碎形。闭合性软组织损伤可以使用 Tscherne-Gotzen 分型，开放性骨折可以使用 Gustilo-Anderson 分型。

Robinson 等曾提出胫骨远端干骺端骨折的分型（图 30-1-4）。Ⅰ型骨折由直接屈曲暴力导致，占胫骨远端骨折的 1/3。胫骨骨折为简单横形或斜形骨折，不累及关节面。腓骨骨折通常位于同一水平。Ⅱ型骨折的胫骨骨折线为螺旋形，腓骨骨折线为斜形，与胫骨骨折线位于同一水平或不同水平。Ⅱ型骨折比Ⅰ型骨折更为常见，且与扭转暴力有关。考虑到骨折线延伸范围，Ⅱ型骨折又分为几种亚型。ⅡA 型骨折，骨折线向下内延伸，但不累及内踝。ⅡB 型骨折，骨折线向关节内延伸，累及内踝；ⅡC 型骨折累及后踝。Ⅰ型与Ⅱ型骨折均与由垂直暴力导致关节面粉碎的胫骨远端 Pilon 骨折明显不同。

胫骨远端关节外骨折 AO 分型（图 30-1-5）：A1 型为关节外简单骨折；A2 型存在关节外楔形骨块；A3 型为关节外粉碎性骨折；B1 型为部分关节内单纯劈裂骨折，可当成 A 型骨折处理。其他 B 型和 C 型骨折可算作 Pilon 骨折。

（二）临床检查及初期处理

胫骨远端骨折多发生于高能量的复合损伤。因而，初始评估和处理应在进行高级生命支持的同时进行。对患肢应即刻评估有无血管神经损伤和有无开放性骨折存在。胫骨远端骨折中，开放性骨折较为常见，发生率约为 20%。如果为开放性骨折，则即刻伤口灌洗和清创对减少感染的发生极为重要。另外，必须进行临时外固定。在进行初始评估时，需注意有无下肢骨筋膜室综合征。被动牵扯产生的疼痛可能反映肌肉缺血，有条件可对筋膜室的压力进行测量，必要时，需进行筋膜切开减压。胫骨远端骨折的软组织损伤程度往往比骨干骨折更严重。但有报道，胫骨远端骨折发生骨筋膜室综合征的比率比胫骨骨干骨折要少很多。对闭合性损伤，浅表挫伤和骨折水疱可能导致组织损伤的严重性被低估，因而需要密切关注患肢肿胀及末端感觉情况。完全评估之后，需对患肢进行夹板固定，然后再进行最终处理。对软组织损伤严重以及较重的开放性骨折需使用外固定支架进行临时固定，待软组织损伤恢复后

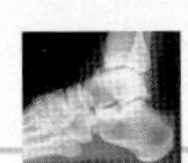

再进行最终治疗。如果对于存在严重软组织损伤的患者采用即刻切开复位内固定，其治疗结果往往难以接受。Tscherne-Gotzen 分型中，0 度和 1 度损伤可在 24 小时内进行最终内固定。而对于 2 度和 3 度损伤，需要延期到软组织损伤恢复后进行最终固定。对于开放性骨折，延期 7～24 天进行手术可以减少并发症的发生率。

胫骨远端骨折时，需拍摄双侧前后位、侧位 X 线片。对侧胫骨 X 线片对于判定干骺端形状和关节面情况很有帮助。CT 检查有助于检查关节面是否受累及，也有助于判定下胫腓损伤情况，CT 三维重建有助于对骨折形态进行整体把握。

除对局部骨折情况进行评估外，也需对患者全身情况进行评估。如果患者存在周围血管疾病、糖尿病或者长期吸烟则会增加感染和骨折不愈合发生的危险。认识到这些危险因素可以进行相应处理以减少并发症并改善患者术后功能结果。

（三）治疗

胫骨远端关节外骨折的治疗方法很多，有保守治疗、外固定支架治疗、髓内钉固定、钢板固定等。关于最佳处理，目前仍存在争议。对于稳定的胫骨远端骨折可以使用长腿石膏托固定，但治疗效果较差，容易发生骨折再移位，骨折畸形愈合率很高。而外固定支架固定存在复位不佳、钉道感染等问题。髓内钉固定对胫骨骨干骨折是最佳选择，但是对于胫骨远端骨折的稳定性维持作用较低，同样存在断钉、骨折力线排列不良等问题。切开复位内固定一般可以做到解剖复位，但软组织损伤过重容易造成感染，钢板对胫骨远端骨折稳定性的维持作用同样有限。

1. 保守治疗　保守治疗有时对胫骨远端关节外骨折是一种可以选择的治疗手段，可以避免手术带来的软组织并发症。Sarmiento 和 Latta 对 450 例闭合性胫骨远端骨折进行了保守治疗，结果骨折愈合时间小于 16.6 周，胫骨短缩小于 15mm，各个平面内的成角均小于 5°。但是当腓骨完整而胫骨骨折存在内翻成角或者胫骨远端骨折为斜形骨折，存在粉碎等，不建议进行长期石膏固定等保守治疗，因为有造成胫骨远端内翻的危险。

进行石膏固定时，需使用长腿石膏，使膝关节屈曲 7°，踝关节背屈 90°。石膏固定后需每周摄片，如果出现复位丢失则需要进一步的手法复位或者及时进行切开复位内固定。Bostman 等对 103 例患者进行保守治疗，开始时均使用长腿石膏固定。结果 32 例患者不能维持复位，伤后平均 9 天时进行了髓内钉固定。其余的非手术治疗患者中，有 19 例（26.4%）发生了畸形复位（成角>5°，短缩>1cm），3 例（4.2%）发生了骨折不愈合，需要二期植骨。

总之，对于一些相对稳定的骨折，可以有选择性的进行保守治疗。然而，这种选择有潜在的早期移位发生的风险，以及有较高的骨折畸形愈合率。保守治疗目前不作为推荐的治疗措施。

2. 髓内钉治疗　髓内固定可应用于胫骨近端和远端骨折，但最多的还是应用于胫骨干骨折，早在 20 世纪 70 年代即有应用髓内钉技术治疗胫骨远端关节外骨折的报道。但早期并无专门针对胫骨远端骨折的髓内钉设计，当髓内钉用于固定骨折线距离胫骨远端 4cm 以上的骨折时远端仅能置入 1 枚锁定钉，固定效果并不理想。Kneifel 和 Buckley 报道，对胫骨骨干骨折，远端使用 1 枚锁定钉比 2 枚锁定钉有更高的固定失败率。有研究报道，远端锁定钉使用平行固定与交叉固定在固定效果方面无明显差异。而对于胫骨远端干骺端骨折，尚没有生物力学研究报道锁定钉的数目对固定效果的影响如何。Griffin 等对髓内钉的远端锁定螺钉进行直接疲劳加载试验，结果单根 4mm 的锁定钉在完全负重半天后即可发生断裂，使用较大直径的螺钉或者增加螺钉数目，可以增加固定装置的强度。Gorczyca 等比较了髓内固定对胫骨骨干骨折和干骺端骨折的固定效果。他们采用尸体标本模拟胫距关节面 4～5cm 范围内的胫骨远端骨折，然后使用髓内钉和远端 2 枚交锁钉固定。结果髓内钉对胫骨远端干骺端骨折与骨干骨折的固定效果相当。但是在屈曲载荷下，都会造成固定失败。因而，他们认为进行髓内固定时，术后应该限制早期负重以防止骨折不愈合和固定失败。临床治疗方面，Robinson 等使用静态锁定髓内钉治疗所有胫骨远端骨折。对于胫距关节 3cm 范围内的骨折，将主钉锯短后在髓内钉的远端放置 2 枚交叉锁定钉。结果所有骨折平均 16.2 周时愈合。其中Ⅰ型骨折（Robinson 分型）比Ⅱ型骨折愈合时间较长。在大约 4 年随访时，63 例患者中，有 58 例功能良好。并发症较少，主要包括短缩和成角畸形。他们认为髓内固定是种有效且安全的措施。现在的髓内钉在胫骨远端 15mm 范围内设计有更多的锁定孔，例如 AO 专家级胫骨髓内钉，在主钉尖端近端 5mm、13mm、22mm 以及 37mm 处均有锁定孔，可以置入锁定钉。一些较老的髓内钉设计，如 Grosse-Kempf 髓内钉，在固定胫骨远端骨折中有较高的断钉率。这是因为这些髓内钉设计的钉孔位置离骨折端太近。新的髓内钉设计是否会减少断钉率仍有待进一步验证，但根据目前的资料，对胫骨远端关节外骨折，胫骨远端至少应置入2枚锁定钉，且术后应避免过早负重（图30-1-6，图30-1-7）。

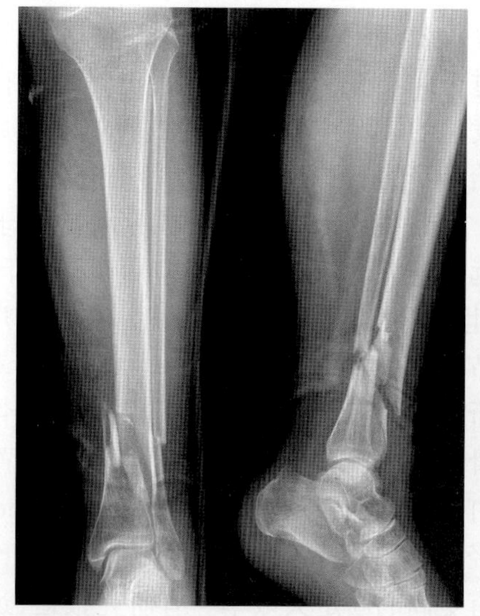
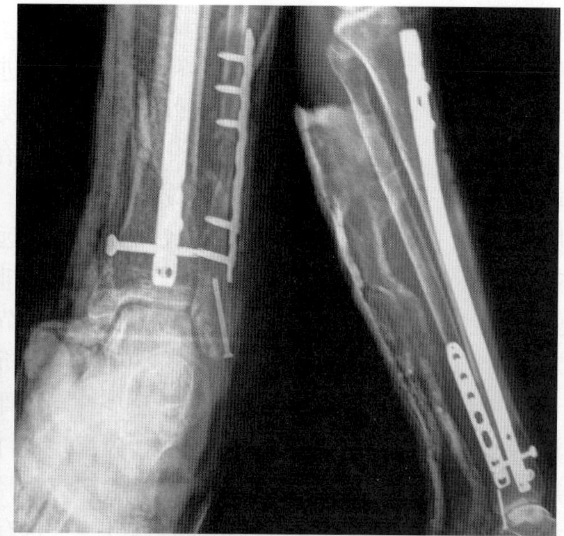

图30-1-6　胫骨远端有2个阻挡螺钉

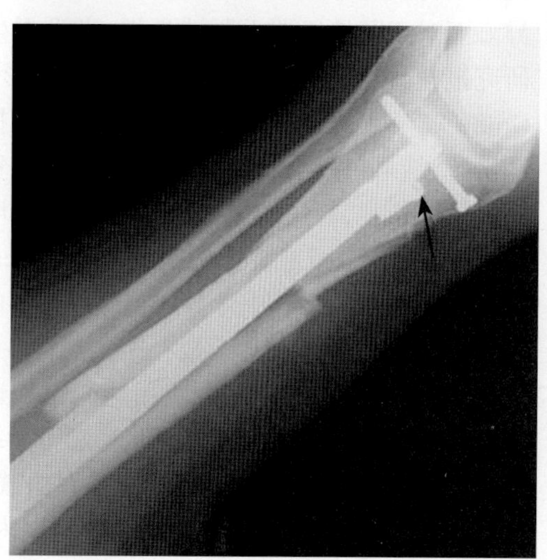
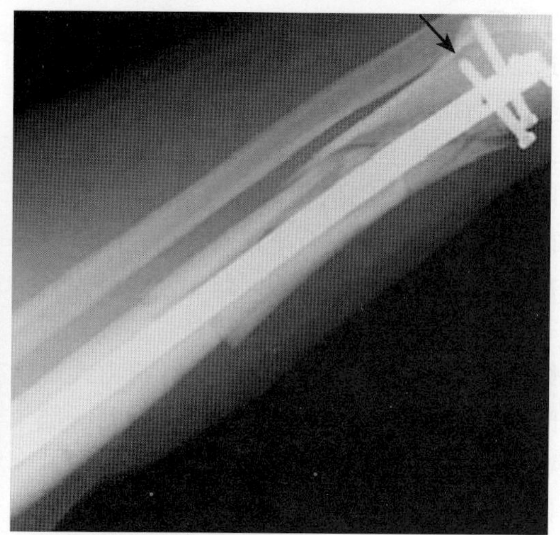

图30-1-7　Poller钉（箭头所示）由前向后置入矫正畸形

虽然髓内固定有较高的骨折愈合率，但是胫骨远端骨折使用髓内固定可能不会很好的维持复位稳定及防止复位丢失。这是因为沙漏状的髓腔结构不能使固定装置与骨髓腔紧密贴合，进而减弱了固定装置的旋转和成角稳定性。因而，对胫骨远端骨折来说，髓内钉固定有较高的技术要求。髓内钉固定时，最重要和最难的也是远端骨块的复位和固定。对于胫骨骨干骨折，髓内钉置入过程中可以帮助复位。而对于胫骨远端干骺端骨折，远端骨块常会移动而难以复位。复位过程中需要手法牵拉复位，也可以使用经皮复位钳辅助复位。必要时需要使用股骨牵开器辅助复位。对于骨折延伸至关节面者，仍然可以尝试使用髓内钉固定，但是需要首先使用拉力螺钉对骨折进行加压固定以防止成角和移位，同时要注意避开髓内钉的置入路径。髓内钉置入过程中，确保主钉进入远端骨块的中央十分重要。在胫距关节面上方平行关节面置入一枚螺钉有助于对远端骨块进行操作，并有助于判断骨折复位情况。扩髓时使用导针可以尽可能减少冠状面的成角畸形，但仍需同时考虑到短缩、反张和旋转等畸形。置入髓内钉前可以使用阻挡螺钉（如Poller钉）减小髓腔、防止髓内钉横移并且矫正术前内翻、外翻畸形。前后阻挡螺钉置于远端骨块的近端内侧，可以帮助矫正内翻畸形。同样，前后螺钉置于远端骨块近端外侧可以帮助矫正外翻畸形（图30-1-8～图30-1-10）。

对胫骨远端骨折来说，置入髓内钉时是否扩髓

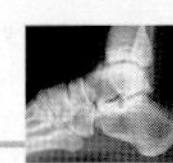

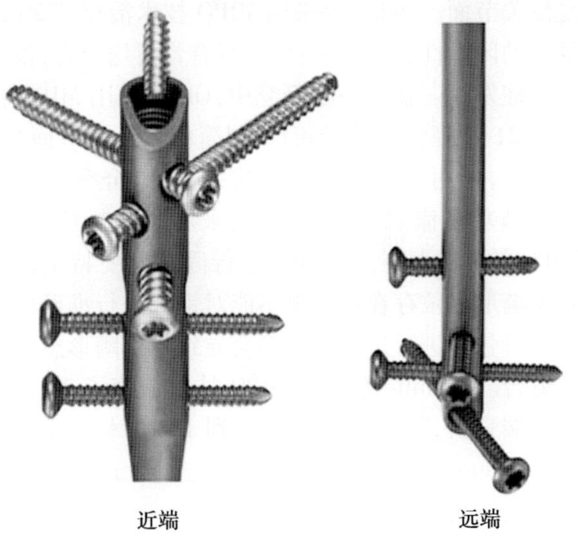

图 30-1-8 Poller 钉的阻挡螺钉结构

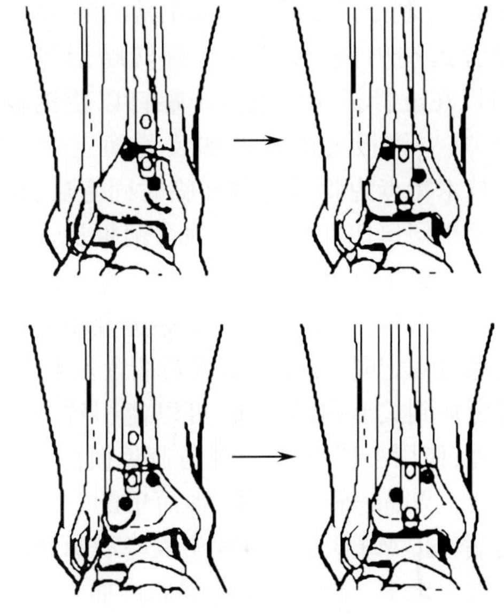

图 30-1-9 内踝末端做一切口,解剖分离大隐静脉远端,直视下插入弹性导针;骨折复位后,在内踝内侧面经皮插入 LCP;透视下可见插入导针(实线箭头)后大隐静脉的走行,此时对存在损伤风险的螺钉孔进行定位

不像骨干骨折那么清楚。扩髓的潜在益处是增加置入髓内钉的直径,减少髓内钉或者锁定螺钉固定失败。不扩髓对骨内膜的血运破坏较少,但是在骨干骨折中,有较高的延迟愈合和不愈合率,特别是对闭合性骨折和低级别(Ⅰ~ⅢA)开放性骨折。一小部分临床病例显示使用扩髓髓内钉有较高的骨折愈合率。Robinson 等报道的 63 例患者,骨折平均愈合时间为 16.2 周,4 例需要更换髓内钉,1 例在骨折愈合前需要进行植骨。Moshieff 等报道了 52 例患者,使用非扩髓的髓内钉治疗胫骨远端骨折,骨折平均愈

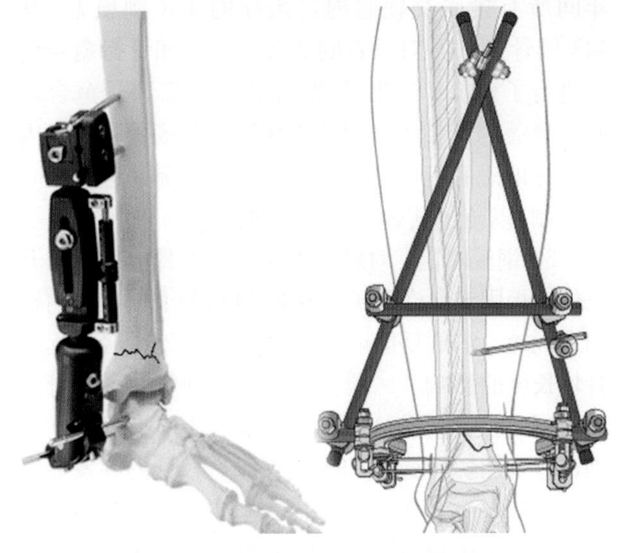

图 30-1-10 胫骨远端骨折,用外固定器固定

合时间 15.3 周。然而,22 例(42.3%)在 6 周到 4 个月时需要进行二次手术以促进骨折愈合。Gomez-Benito 等比较了扩髓与非扩髓髓内钉的生物力学特性。他们认为扩髓髓内钉比非扩髓髓内钉更具优势,因为传递到锁定钉的应力较低,减少了锁定钉失败的危险。目前尚没有充分的证据来证明扩髓是否真正具有优势。根据目前的文献资料,对胫骨远端骨折,推荐使用扩髓髓内钉。

需要注意的是,对胫骨远端骨折进行髓内固定时,近端使用动力化螺钉固定,虽然允许骨折端存在一定程度微动和加压,可以用于骨折延迟愈合的病例,但是有可能造成一定程度的胫骨短缩。Henley 等认为近端动态锁定不能很好地防止胫骨短缩。Tornetta 等在临床研究中确认了这一点,并认为胫骨远端骨折中不应该采用动态锁定。然而,一部分学者对于延迟或者不愈合病例使用动力化固定没有造成短缩>1cm 发生。

在髓内钉治疗的并发症方面,慢性膝关节疼痛是最常见并发症。Katsoulis 等的 meta 分析包含了 20 项研究,1469 例患者,使用髓内钉固定,膝关节疼痛的发生率从 10% 到 86% 不等。平均发生率为 47.4%。228 例患者中只有 111 例在去除髓内钉后膝关节疼痛得以缓解。这意味着,即使去除内固定,膝关节疼痛也不可能完全缓解。尽管绝大多数膝前疼痛相对较轻,但仍会对患者的生活质量产生明显的影响。Ryan 等通过观察骨折愈合过程中膝关节疼痛定量评分的变化情况来确定胫骨髓内钉术后膝关节疼痛与骨折愈合的关联性。他们从波士顿大学创伤医疗中心数据库中获取了 1993—2008 年这 15

年间所有接受交锁髓内钉治疗的428例患者(共443例骨折),并对患者的膝关节疼痛和骨折愈合情况进行了评价。结果发现,膝关节疼痛和骨愈合之间呈显著的负相关。因此临床医生对接受胫骨髓内钉治疗的患者应注意其疼痛的发生情况并进行及时的控制,以防止其影响骨折的愈合。

3. 钢板固定　对胫骨远端关节外骨折进行切开复位钢板固定允许直视下解剖复位,看上去比髓内钉固定优越。解剖复位减少了畸形愈合,不受胫骨远端骨块长度的影响。一项包含了142例急性胫骨骨折(包括胫骨远端骨折)的前瞻性临床研究,使用AO原则进行一期切开复位内固定,结果有较低的并发症发生率。Janssen等对24例胫骨远端骨折患者的治疗情况进行了比较,其中12例患者进行切开复位内固定,12例患者使用闭合复位髓内钉固定。结果2例切开复位内固定患者、6例髓内钉固定患者出现力线不良。在骨折愈合时间、不愈合、内固定失败或者深部感染方面,切开复位内固定组与髓内钉固定组没有明显差别。虽然样本量较少,但是研究结果提示使用髓内固定不容易维持力线稳定。因而,他们推荐对于闭合性骨折或者Gustilo-AndersonⅠ型开放性胫骨远端关节外骨折,使用切开复位内固定治疗。Vallier等比较切开复位内固定与髓内钉治疗的并发症和二次手术情况。104例胫骨远端关节外骨折患者中,56例使用扩髓髓内钉治疗,48例使用切开复位钢板内固定。结果非锁定钢板固定和扩髓髓内钉固定均有较高的骨折愈合率。感染率、骨折不愈合和二次手术率均较为相似。较高的感染、不愈合和畸形愈合率主要存在于开放性骨折。髓内钉固定比钢板固定有更高的力线不良发生。然而,其他研究显示切开复位内固定在治疗胫骨远端骨折时有较多的软组织并发症,容易发生伤口裂开和不愈合。Im和Tae进行了随机对照研究,比较了64例患者切开复位钢板内固定和髓内钉固定,钢板固定明显增加感染等并发症。Mauffrey等比较了12例锁定钢板固定与12例髓内固定对胫骨远端关节外骨折的治疗情况。结果锁定钢板固定组有7例患者需要进一步手术,而髓内钉组仅有1例需要二次手术。

由于胫骨远端前内侧软组织较薄,保护软组织至关重要。因而,MIPO技术应运而生。尸体研究指出,MIPO技术比切开复位钢板固定对保护内侧血运更为有利。这种技术采用间接复位,钢板经皮放置,不进行周围软组织剥离。胫骨远端关节外骨折可采用MIPO技术,在手术过程中不需要暴露和复位关节面。Helfet等采用MIPO技术治疗了20例复杂的闭合性胫骨远端骨折,所有骨折均愈合,没有并发症发生。在另一项研究中,Oh等采用MIPO技术对21例胫骨远端骨折(4例简单累及关节面)进行治疗,采用小轮廓DCP固定,骨折愈合率100%,踝关节功能满意。然而,因为采用闭合复位,应用MIPO技术对胫骨远端骨折进行固定时要特别注意有无畸形复位存在。如果不能对钢板进行准确的预弯或对骨折进行过度牵拉都会导致骨折畸形愈合或不愈合。Maffulli等采用MIPO技术治疗了20例胫骨远端骨折,7例患者存在7°到10°的术后成角畸形。Khoury等同样报道MIPO治疗胫骨远端骨折存在矢状面畸形复位的危险。

MIPO技术使用的钢板包括DCP、LC-DCP、LCP等,其中LCP可以保护骨膜血运。解剖预弯减少了钢板突出,有利于恢复胫骨远端正常的解剖特点,能减少胫骨远端内翻、外翻或者旋转畸形等。使用LCP,可以在近骨折端使用传统螺钉以使钢板和骨面贴合,减少钢板突出并增加装置稳定性。MIPO的主要技术特点为骨折复位和临时固定后,在内踝区域使用小切口切开软组织,预弯钢板从远端向近端插入,锁定螺钉通过经皮小切口置入(图30-1-11)。术中需确保远端螺钉没有穿透胫距关节。经皮置入螺钉固定时,多在骨折线两端置入4~6枚螺钉。对延伸到关节内的骨折,可以使用拉力螺钉固定。另外,使用小切口时,需注意避免损伤大隐静脉和隐神经。Wang等介绍了一种简单的方法以减少胫骨远端骨折MIPO手术过程中大隐静脉和隐神经损伤的发生概率。他们在大隐静脉内插入深静脉穿刺导丝标记静脉位置避免术中损伤(图30-1-12)。

MIPO技术对软组织损伤较小,但也有发生感

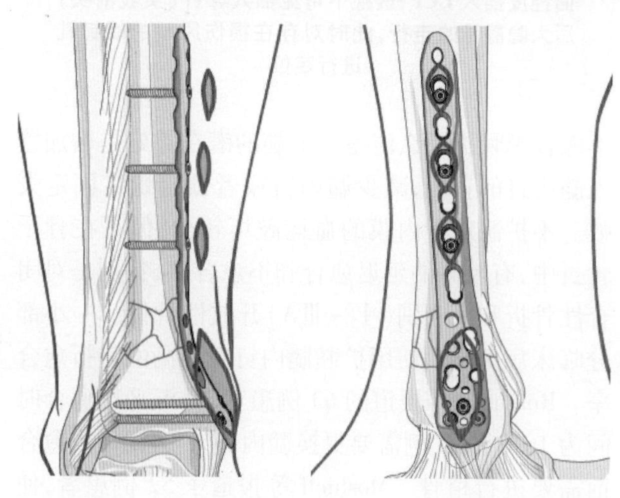

图 30-1-11

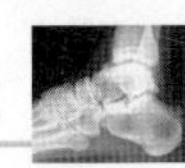

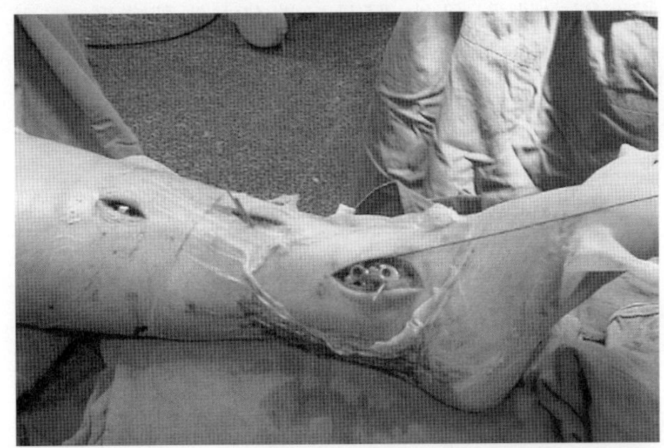

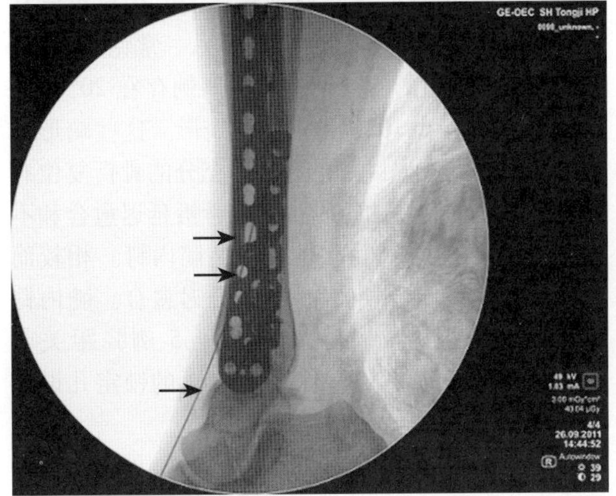

图 30-1-12

染的可能。Krackhardt 等报道的感染率为 4%，均发生于闭合性骨折但存在严重软组织损伤的患者。Lau 等报道了较高的感染发生率。48 位患者中晚期感染的发生率为 15%。Hazarika 等 20 例患者中，感染率也为 15%。Collinge 等报道了 19% 的软组织并发症发生率，均为高能量损伤。

总体来讲，MIPO 技术可以减少软组织损伤和骨血供的破坏，并且可以保留骨折部位的具有成骨作用的血肿。结合锁定钢板固定，通过锁定螺钉实现角稳定性，从而增加内固定的把持力。MIPO 用于闭合性胫骨远端骨折较为优越，但是对于开放性骨折和软组织损伤较重的闭合性骨折的治疗效果仍有待进一步研究。

4. 外固定支架固定　外固定支架可以用于临时固定或者最终固定。临时固定时多采用跨踝固定，可以使用单侧或者三角形外固定支架跨踝固定。对于高能量损伤，使用外固定支架能恢复下肢的力线和长度，并使软组织损伤有机会恢复。使用外固定支架的指征为骨折严重粉碎、软组织损伤严重、开放性骨折。混合外固定支架或者 Ilizarov 外固定支架可用于对关节周围骨折的最终固定治疗。作为最终固定时，不跨踝固定允许患者早期负重和进行踝关节功能锻炼（图 30-1-13）。

外固定支架作为胫骨远端关节外骨折最终治疗的临床报道较少。Tornetta 等使用混合外固定支架治疗了 26 例胫骨远端骨折，在 8～36 个月随访时，优良率为 80%。但是 Demiralp 等报道了 27 例胫骨远端骨折使用外固定支架固定，平均治疗 18.8 周，没有畸形愈合发生。5 例患者（18.5%）存在钉道感染，3 例（11.1%）存在关节僵硬。Ristiniemi 等报道的 47 例患者治疗效果较差，他们使用双环混合外固定支架固定。12 例（25.5%）骨折因为存在延迟愈

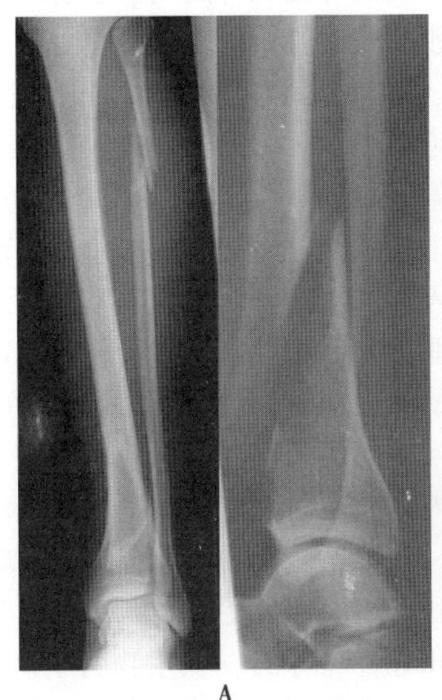

A

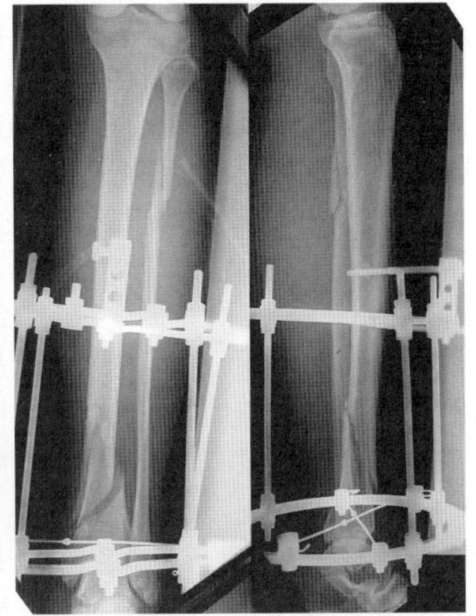

B

图 30-1-13

合需要二次手术治疗。在 Ristiniemi 等的另一项研究中，他们比较了外固定和髓内钉对胫骨远端骨折的治疗情况。研究中纳入 67 例患者，其中 33 例使用外固定，34 例使用扩髓髓内钉。结果骨折愈合时间、畸形愈合率、Olerud-Monlander 评分方面两组没有明显不同，但是外固定组有较高的二次手术率。因而他们推荐髓内固定。

5. 关于腓骨固定问题　胫骨远端关节外骨折常同时存在腓骨骨折。对于胫骨干骨折，一些证据表明腓骨完整预示了骨折延迟愈合或者不愈合，而腓骨截骨或者部分截骨反而有益。一些生物力学实验研究指出，腓骨固定会增加髓内钉固定的稳定性。Kumar 等研究指出，在 0. 56Nm 扭矩作用下，髓内钉固定了胫骨远端骨折后再固定腓骨可以增加旋转稳定性，但是如果以 0. 56Nm 的梯度将扭矩陆续增加至 4. 48Nm 时，固定腓骨并不明显增加旋转稳定性。Strauss 等同样指出腓骨固定增加了固定装置的稳定性，无论在锁定钢板固定时还是髓内钉固定时。但目前尚没有临床研究直接比较腓骨固定与否是否会影响胫骨远端骨折愈合。Moshieff 等和 Tyllianakis 等对胫骨远端骨折使用髓内钉治疗时，都对腓骨进行了常规固定，没有畸形愈合发生。然而，Dogra 等没有常规固定腓骨，使用髓内钉固定的 15 例胫骨远端骨折中有 3 例发生了畸形愈合。在胫骨远端骨折使用髓内钉固定的同时，是否需要固定腓骨仍有待进一步研究。腓骨固定一定程度上会增加骨折稳定性，有助于胫骨复位并且减少骨折畸形愈合率，特别是外翻畸形。Egol 等使用髓内钉治疗了 72 例胫骨远端骨折，其中 25 例固定腓骨，47 例不固定腓骨。结果腓骨固定的畸形愈合率为 4%（1/25），腓骨不固定的畸形愈合率为 13%（6/47）。虽然腓骨固定可以稳定骨折，减少畸形愈合，但是有可能造成胫骨骨折不愈合，因为腓骨固定一定程度上减少了胫骨骨折端的应力传递。Vallier 等对 104 例胫骨远端骨折患者进行治疗，结果固定腓骨有较高的胫骨骨折不愈合发生率。Rouhani 等评估了腓骨骨折固定对胫骨远端 1/3 骨折的影响。他们把 53 例患者，随机分为 2 组，24 例腓骨固定，29 例腓骨不固定。结果术后共出现 7 例力线不良，其中 6 例没有进行腓骨固定，1 例固定了腓骨。另外，腓骨不固定组没有出现骨折不愈合，腓骨固定组出现了 3 例骨折不愈合。他们认为研究数量较少，固定腓骨没有明显的优越性，研究结果也无法证明固定腓骨会增加并发症发生率。Casstevens 等认为当存在下胫腓联合损伤时，需要固定腓骨，另外，胫骨远端存在侧翻畸形，需要内侧进行钢板固定时，也需要对腓骨进行固定。但如果腓骨固定明显减少了胫骨骨折端的接触，应该避免固定腓骨。

（四）并发症与处理

非手术保守治疗避免了与手术相关的诸多问题，特别是感染和内固定有关的并发症。但是对于轴向不稳定的骨折，保守治疗很容易导致复位丢失和畸形愈合。

髓内固定的并发症与骨干骨折髓内固定的并发症相似。如前所述，术后膝前疼痛的发生率可能高达 50%。成角畸形是髓内固定的另一常见并发症。Robinson 等报道的 65 例患者中，1 例存在 20°的反张畸形，2 例存在 10°以上的内翻畸形。这些畸形主要与术中技术失误以及扩髓前不充分的骨折复位有关。扩髓后的髓内固定较少发生骨折延迟愈合和不愈合，发生时可采用骨移植或更换髓内钉。相较而言，不扩髓的髓内固定容易导致延迟愈合。髓内钉断裂也有所报道。Hahn 等报道了 5 例胫距关节 7cm 范围内的髓内钉断裂情况。较远的锁定孔设计可以减少断裂。

钢板固定也存在一些并发症。最常见的为软组织感染。采用 MIPO 技术可以减少软组织进一步损伤，进而减少软组织感染概率。另外，钢板固定导致的内固定突出和皮肤摩擦也较为多见。必要时，需去除内固定。可以通过使用小轮廓的经过解剖预弯的 LCP 来改善这些情况。钢板固定也可以出现畸形愈合。预弯失败会导致成角畸形及旋转畸形。骨折端的外翻和外旋畸形也有所报道。对钢板的解剖预弯及对骨折的充分复位可以减少骨折畸形愈合。

与外固定有关的主要并发症为踝关节僵硬，钉道感染和松动等。外固定固定较容易发生钉道感染，以致固定松动及深部感染等。Hutson 和 Zych 报道了 13% 的感染发生率。关节软骨 1cm 范围内置入外固定针一旦发生感染有导致化脓性关节炎的可能。当使用外固定进行临时固定而使用髓内钉进行最终固定时，有增加继发感染的危险。由外固定转换为髓内固定的时机越早越好，最好在外固定 2 周内更换髓内固定。

关于畸形愈合，目前胫骨畸形愈合对于膝关节和踝关节骨性关节炎的长期影响仍不明确。McKellop 等的一项生物力学研究显示，胫骨较大程度的内翻或者外翻畸形（>20°）才会导致膝关节内压力分布的改变。胫骨远端骨折的畸形复位对胫距

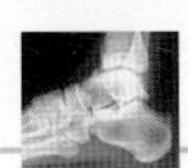

关节的接触压力影响较大。Van der Schoot 等的研究显示大于 5°的畸形会增加膝关节和踝关节的骨性关节炎发生率。其他一些长期随访报道显示骨折侧的膝关节和踝关节的关节炎发生率会增加，但是与畸形愈合没有明显的相关性，提示胫骨骨折后的关节退变可能与其他因素有关。

第二节 Pilon 骨折

一、Pilon 骨折的概念

Pilon 骨折的概念

1. Pilon 骨折与 Plafond 骨折　Pilon 骨折是一种复杂的胫骨远端骨折，约占下肢骨折的 1%，胫骨骨折的 7% ~10%。1911 年，法国放射学家 Étienne Destot 首先使用 Pilon 一词来描述胫骨远端关节骨折线向近端延伸 5cm 范围内的干骺端解剖区域。Pilon 为法语，其原意是药师用来粉碎和研磨的钵杵，胫骨远端与之非常相像。Pilon 骨折为发生于胫骨远端并累及关节面，由垂直暴力合并或不合并扭转暴力导致的骨折，常表现为干骺端的压缩和关节面的粉碎。1950 年，Bonin 将累及胫骨远端水平关节面的骨折描述为 Plafond 骨折。Plafond 也是法语，意为天花板。Pilon 骨折和 Plafond 骨折的命名都有形态学上的意义，目前国外的诸多文献将 Plafond 骨折等同于 Pilon 骨折，不过 Pilon 骨折更着重于强调垂直暴力损伤的作用机制。

2. Pilon 骨折与踝关节骨折　Pilon 骨折有别于踝关节骨折，因为后者为扭转暴力损伤，且胫骨骨折线往往更容易位于下胫腓联合以下，累及干骺端区域的踝关节骨折与 Pilon 骨折往往难以鉴别，踝关节骨折较少有关节软骨损伤，而 Pilon 骨折的损伤机制必定有垂直暴力的作用存在，干骺端存在不同程度的压缩，骨折线累及关节面，有较严重的初始关节软骨损伤。

3. 后 Pilon 骨折　1996 年，Huber 等用“三踝 Pilon 骨折”来描述涉及后踝且存在近端移位的三踝骨折，并认为此类损伤更加类似于 Pilon 骨折，而非踝关节骨折。2000 年，Hansen 描述了后 Pilon 骨折，是介于传统 Pilon 骨折与踝关节骨折之间的一种损伤类型，为中等能量损伤的结果。单纯的扭转暴力可以导致后踝的撕脱骨折，通常后侧骨块很少累及到关节面。然而，当扭转暴力合并垂直暴力，则后方骨块可以较大、粉碎，并可能存在边缘的压缩，常伴有距骨后侧或后外侧半脱位。多数文献将后 Pilon 骨折作为涉及后踝的三踝骨折报道，目前对后 Pilon 骨折的认识相对不足。Topliss 等报道此类骨折约占全部 Pilon 骨折的 5.6%。

二、损 伤 机 制

Pilon 骨折可为高能量或低能量损伤，多由交通事故、高处坠落或运动损伤造成。前两者为高能量损伤，存在较严重的垂直暴力，干骺端压缩和关节面粉碎程度较大，软组织由于吸收能量较多而损伤严重。由垂直暴力导致的关节软骨损伤，即使进行解剖复位，也会以软骨坏死为结局。相对于高能量损伤，低能量损伤则垂直暴力的比重减少，扭转暴力的作用增加，多为运动损伤，骨折粉碎程度较轻，软组织损伤程度相对不严重(表 30-2-1)。

表 30-2-1　Pilon 骨折时扭转暴力与垂直暴力区别

扭转暴力	垂直暴力
低速施加暴力	高速施加暴力
较少能量释放	大量能量释放
距骨平移为主	距骨部分近端移位
关节面和干骺端较少粉碎	关节面和干骺端较多粉碎
较少软组织损伤	严重软组织损伤

受伤时足所处的位置与骨折方式有关。如果足处于跖屈位，后侧的直接压缩力将导致胫骨后侧的分离骨块；如果足处于中立位，单纯的轴向暴力将使整个关节面受累，或者造成伴有较大前侧和后侧骨折块的 Y 形骨折；如果足处于背伸位，距骨前侧部分嵌入踝穴，这将导致胫骨前缘的压缩，常造成较大的前侧骨折块(图 30-2-1)。

Pilon 骨折常伴有腓骨骨折，其概率为 70% ~85%，腓骨骨折的存在能够为损伤机制和骨折方式的判断提供一定的帮助。腓骨骨折通常提示为高能量损伤。Barei 等研究发现，合并腓骨骨折的 Pilon

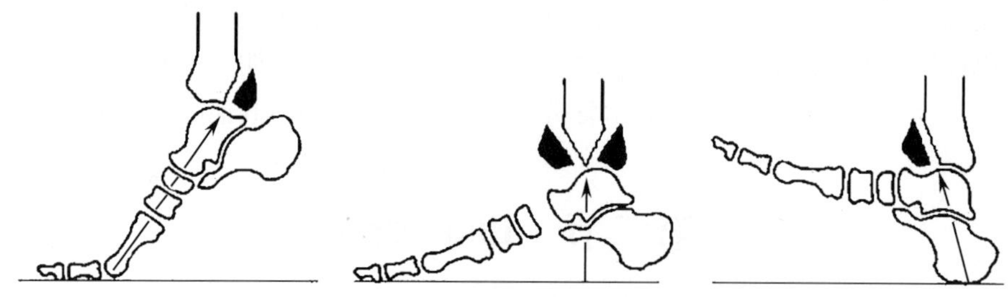

图 30-2-1　Pilon 骨折足所处的位置与骨折方式之间的关系

骨折，其 X 线片表现的严重程度重于不合并腓骨骨折者，腓骨骨折在 AO 分型 C 型骨折中比 B 型骨折更为常见。Topliss 等报道 Pilon 骨折中，如果腓骨完整，那么距腓关节受损的概率是合并腓骨骨折者的 8 倍，这种情况下损伤的能量直接作用于距腓关节，此时更应该注意恢复距腓关节的关系。

三、骨折的分类及术前评估

（一）Pilon 骨折的创伤分类

1. 骨折分型　1988 年，Mast 等将 Pilon 骨折分为三型：Ⅰ型为存在轴向暴力，造成较大后踝骨块的踝关节骨折；Ⅱ型为胫骨远端螺旋形骨折累及关节面；Ⅲ型为典型可用 Rüedi-Allgöwer 分型进行分类的 Pilon 骨折。目前，Pilon 骨折最常用的分型为 Rüedi-Allgöwer 分型和 AO 分型。

Rüedi 和 Allgöwer 将 Pilon 骨折分为三型：Ⅰ型为累及关节面的无移位的裂缝骨折，Ⅱ型为关节面有移位但无粉碎的骨折，Ⅲ型为累及干骺端和关节面的粉碎性骨折。Ⅰ型通常为低能量、非直接暴力损伤的结果，而Ⅲ型为高能量、直接垂直暴力损伤的结果（图 30-2-2）。

AO/OTA 将胫骨远端骨折亦分为Ⅲ型，根据骨折粉碎和压缩程度，每种分型又分为 3 种亚型。由于 Pilon 骨折累及关节面，故 Pilon 骨折不存在 AO 分型 A 型骨折。大多数的 Pilon 骨折以 C 型骨折为主，其中 C1 型骨折干骺端和关节面均为简单骨折，C2 型为关节面简单、干骺端粉碎骨折，C3 型关节面粉碎。B 型骨折为部分关节内骨折，Pilon 骨折也存在部分 B 型骨折，但是目前尚存一些争议（图 30-2-3）。

2. 软组织损伤分类　Pilon 骨折软组织损伤常

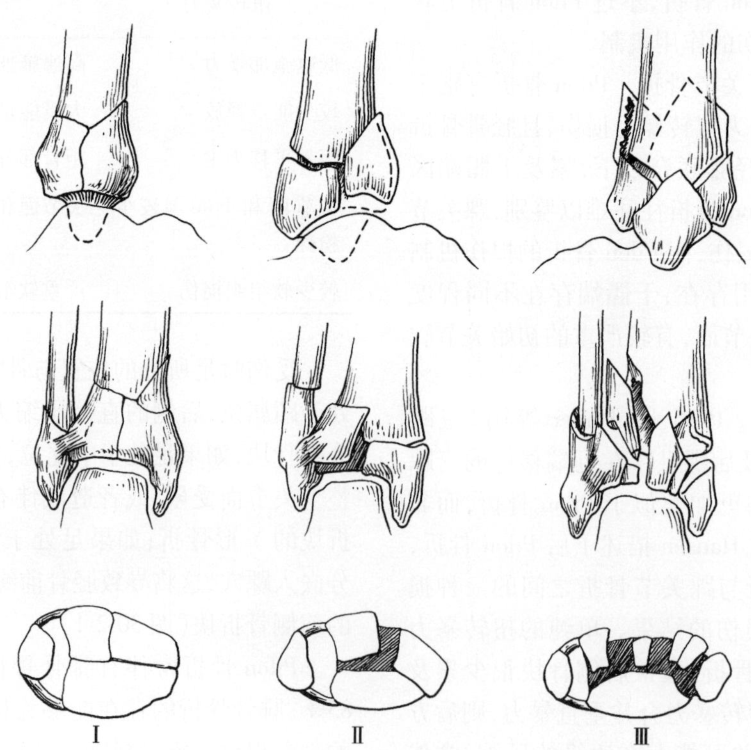

图 30-2-2　Pilon 骨折的 Rüedi-Allgöwer 分型

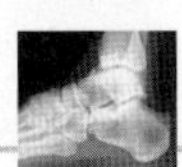

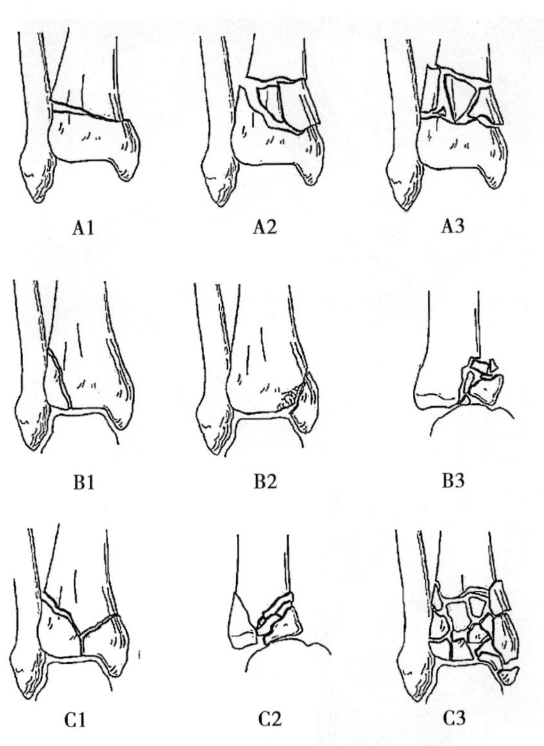

图 30-2-3　胫骨远端骨折 AO/OTA 分型
"A"为关节外骨折，"B"为部分关节内骨折，"C"为完全关节内骨折

采用的分型是 Tscherne-Gotzen 分型。

闭合性损伤被分为 4 度：0 度为几乎无软组织损伤；1 度为非直接损伤，有表皮剥脱伴局部皮肤或肌肉的挫伤；2 度为直接损伤，有深部组织污染性挫伤或非直接损伤伴严重张力性水疱和肿胀，即将发生骨筋膜室综合征；3 度为直接损伤，有皮肤广泛挫伤、挤压伤或肌肉毁损伤、血管损伤或骨筋膜室综合征。开放性损伤也分为 4 度：1 度为皮肤被自内向外的骨折端刺破，几乎没有擦伤；2 度为任何类型的皮肤裂伤伴有局限性皮肤或软组织挫伤和中等程度污染；3 度为软组织严重损伤的骨折，常合并主要血管或神经损伤，伴有肢体缺血的所有类型骨折和严重粉碎性骨折，以及伴有骨筋膜室综合征的骨折（任何类型血管重建）；4 度为远端肢体大部离断和完全离断（所有重要的解剖结构完全分离，特别是主要的血管完全离断，造成肢体完全缺血），保留的软组织不超过肢体周径的 1/4。

对于开放性 Pilon 骨折，文献报道中较多采用的还是 Gustilo-Anderson 分型。Ⅰ型：伤口小于 1cm，创面清洁；Ⅱ型：伤口大于 1cm，没有广泛的软组织损伤、撕脱性的皮瓣；ⅢA 型：尽管软组织损伤广泛但仍有适量软组织覆盖骨骼，不管伤口大小的高能量损伤；ⅢB 型：广泛的软组织缺损，并骨膜剥离和骨裸露，常伴有严重的污染；ⅢC 型：伴有需要修复的动脉损伤。

（二）Pilon 骨折的临床及影像学评估

1. 临床评估　对 Pilon 骨折患者要认真询问病史以获得关于损伤机制的准确信息，然后对骨折和软组织损伤情况进行评估。同时注意有无其他部位骨折及其他类型合并损伤。仔细检查软组织肿胀情况，有无开放性伤口，检查有无血管和神经损伤。骨筋膜室综合征并不常见，但也要加以重视，尤其是合并胫骨干骨折时。

评估软组织损伤对 Pilon 骨折的处理十分重要。闭合性骨折需根据 Tscherne-Gotzen 分型进行评估，开放性骨折需根据 Gustilo-Anderson 分型进行评估。如果骨折移位，通常会存在局部皮肤的过度牵拉，时间过久容易影响局部血运而导致皮肤软组织坏死，需要立即复位。Pilon 骨折造成的组织肿胀通常很明显，骨折水疱数小时内便可形成，但多见于伤后 2～3 天。骨折水疱清亮说明软组织损伤相对较轻，皮肤真皮层未受累及，血性水疱提示皮肤真皮层受损，软组织恢复需要更长的时间。骨筋膜室综合征虽不常见，但仍需重视。如果患肢疼痛剧烈，第一、二足趾间皮肤感觉改变，足趾背伸无力，常预示会发生前侧骨筋膜室综合征。后侧骨筋膜室综合征进展缓慢，当出现足趾被动牵拉痛、屈趾无力和跖侧皮肤感觉减退时可以帮助诊断。

2. 影像学评估　影像学评估主要包括 X 线和 CT 检查。拍摄踝关节正侧位 X 线片和踝穴位 X 线片，可以对 Pilon 骨折分型提供有用的信息。对侧踝关节摄片可以为患侧踝关节复位提供模板。牵引应力位摄片有助于观察游离的骨折块。

术前行 CT 检查非常必要，尤其是三维 CT 重建。它可以辨认主要骨折块，有助于理解损伤机制并为治疗提供参考。Topliss 等分析了 126 例 Pilon 骨折患者中的 108 张 CT 片，提出了累及关节的 6 个主要骨块为前侧、后侧、内侧、前外侧（Tillaux-Chaput）、后外侧（Volkmann）和冲床样（Die-punch）骨折块（图 30-2-4）。

四、治　　疗

Watson 等将治疗 Pilon 骨折的过程归纳为"3P"，即保护（preserve）骨和软组织活力、进行（perform）关节面的解剖复位、提供（provide）满足踝关节早期活动的固定。最终目标为获得关节解剖复位、

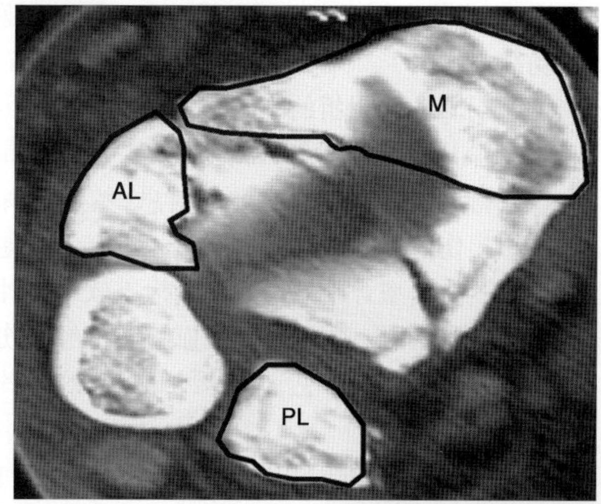

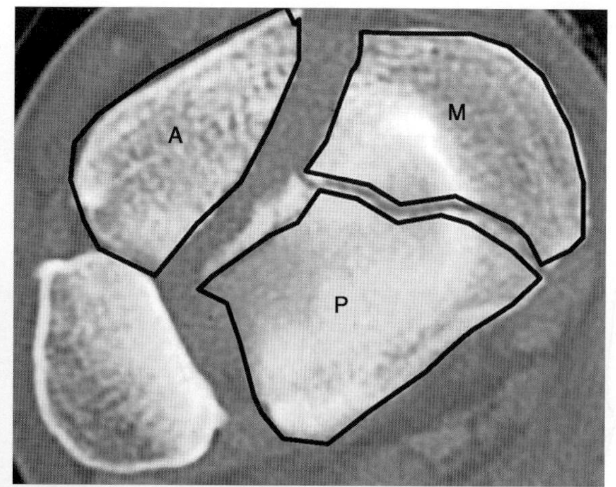

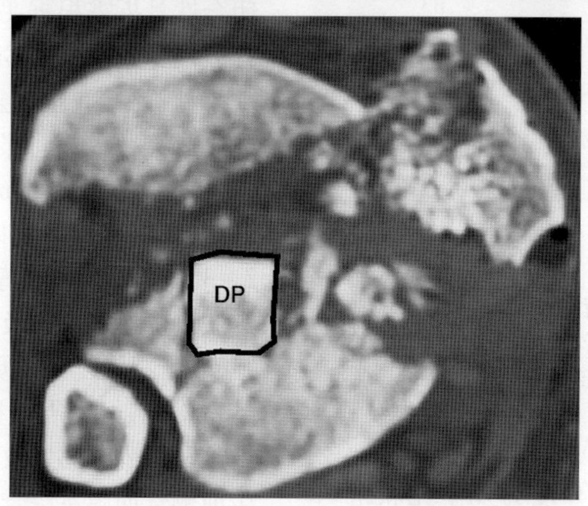

图 30-2-4　Pilon 骨折主要骨折块

M. 内侧骨块；AL. 前外侧 Chaput 骨块；P. 后外侧 Volkmann 骨块；A. 前侧骨块；PL. 后侧骨块；DP. Die-punch 骨块

恢复下肢力学轴线、保持关节稳定、达到骨折愈合和重获一个有功能、无疼痛、能负重、可运动的关节，同时避免感染和创伤并发症。

（一）初期处理

胫骨远端软组织薄弱，急诊处理期间需要对骨折进行暂时的固定，以防止转运过程中骨折移位和软组织进一步损伤。可以选用夹板或石膏托进行固定。在绝大多数情况下，这种方法不能持续的维持下肢的长度和相对稳定的解剖关系。如果软组织损伤较重，肢体肿胀较明显需要进行跟骨牵引，以减少肢体短缩并利于消肿。但行跟骨牵引会给患者带来诸多不便，推荐早期使用跨踝外固定支架。这种方法是分期治疗的重要组成部分，对减轻组织肿胀，防止术后软组织并发症非常有利。

（二）保守治疗

保守治疗适用于 Rüedi Ⅰ型骨折，骨折无明显移位，软组织损伤不严重；关节面解剖形态正常的严重粉碎性骨折及全身情况较差，不允许手术治疗。方法：可行石膏固定、跟骨牵引或外固定器固定。

（三）手术治疗

1. 手术适应证及禁忌证　切开复位的手术指征包括：①开放性骨折；②骨折伴有血管损伤；③骨折移位>2mm，或关节面台阶>1mm，成角>5°；④不能接受的下肢力线改变。禁忌证包括：①出现软组织肿胀或张力性水疱；②有周围血管疾病；③出现或可能出现局部感染；④存在骨筋膜室综合征；⑤患者全身情况不允许麻醉和手术。

2. 手术时机　手术时机的选择对于预防 Pilon 骨折的相关并发症十分重要。如果患者存在进行性的软组织损伤，过早进行切开复位内固定容易导致皮肤坏死和伤口裂开。没有明确规定的早期或晚期手术治疗的时间窗，通常认为 Pilon 骨折的手术时间窗分为 2 个阶段，即早期 6 小时内和晚期 6～12 天。如果存在严重的肿胀和软组织挫伤，手术时间可以延长到3周。更重要的是注意观察患肢肿胀情况，在张力性水疱消失，皮肤出现皱缩时再进行手术比较安全。通常推荐最终的切开复位内固定在软组织损伤恢复后进行。可以进行手术的软组织条件为：手术部位的淤血吸收，骨折水疱处出现表皮再生，开放性骨折的伤口愈合且没有感染，软组织水肿消退且皮肤出现皱缩。具体时机选择详述如下：

（1）低能量损伤，软组织损伤较轻，伤后6～8小时内可急诊手术。但多数情况下，软组织损伤的临床表现具有滞后性，谨慎的方法是伤后7～10天再行手术。

（2）高能量损伤，软组织损伤较重，适合于伤后10～21天行延期切开复位内固定。

（3）对老年患者，由于存在骨质疏松，皮肤软组织活力低，易于受损和坏死，常合并有其他的疾病如糖尿病、周围血管疾病等，下肢循环功能不全，骨折愈合和功能恢复易受影响，难以配合进行远端肢体康复训练等，所以，常需要延期至软组织肿胀完全消退时再手术，一般需要2周时间。

（4）对于开放性骨折的手术时机选择原则是，伤后6～8小时为清创的黄金时间，大部分可一期缝合创口，进行重要组织修复和骨折固定；伤后8～12小时如污染轻，损伤不重，根据创口感染可能性的大小，骨折固定可以选择外固定架或钢板固定，清创缝合或部分缝合创口。伤后12～24小时酌情是否清创，可选择骨牵引或外固定架固定，创口缝或不缝。遇骨外露情况，选择合适的时机，尽早采用皮瓣移植消灭创口。

（5）关于腓骨骨折的手术时机，目前尚存在争议。AO原来提倡在进行外固定的同时对腓骨进行切开复位内固定，以维持肢体长度并尽量恢复胫骨排列，认为这样可以帮助复位前外侧骨折块，并且有助于关节面的复位。然而，如果腓骨不能进行有效的解剖复位，有可能妨碍胫骨的解剖复位。部分学者认为延期进行腓骨切开复位内固定也可以考虑。延期进行腓骨固定时，也可以先固定胫骨，因为将腓骨移位后会留有更大的手术操作空间，胫骨骨折更容易暴露，这样有利于对关节骨块进行整复。

3. 手术入路　传统上，Pilon骨折多通过经典的前内侧切口处理胫骨骨折，通过外侧或后外侧切口处理腓骨骨折。2个切口间至少距离7cm以防止软组织缺血和伤口并发症。当前对手术入路的选择基于骨折方式，同时考虑每种损伤的软组织条件限制。因此，对每一位患者都要制订一个专门的手术计划，以实现骨折的复位和稳定，同时使软组织损伤程度降到最低，最大限度的减少软组织并发症。CT对手术入路的选择很有帮助，Tornetta等对22位Pilon骨折患者胫距关节水平、关节上方1cm、2cm水平进行横断面CT扫描，提出了骨折角的概念（图30-2-5），其定义为从关节中心发出的主要骨折线与胫腓轴之间的夹角，角度越大，骨折线越居于内侧，结果3个层面的骨折角没有差异。他们提出，如果骨折角<90°，选择外侧切口，切口选择在趾伸肌和第三腓骨肌之间；如果骨折角>90°，选择标准的前内侧切口。

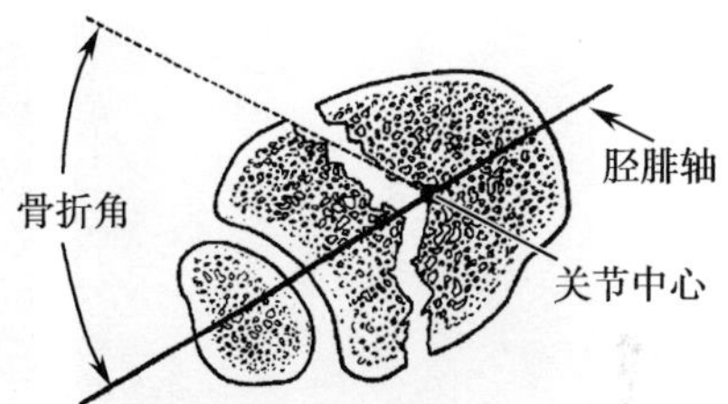

图30-2-5　骨折角（经过关节中心的主要骨折线与胫腓轴间夹角）

（1）前内侧入路：该切口主要适用于内侧柱骨折，可以暴露内踝和胫距关节前方的内侧和中间部分，前缘骨折也可用此入路。但不能暴露外侧柱，不适用于外侧柱骨折。切口从内踝尖远端1.5mm开始，弧形弯向前内侧，越过胫距关节，在关节的中内三分之一沿着胫骨的皮下边界在胫前肌腱内侧向近端延伸，切口的近端部分位于胫骨嵴外侧。注意避开隐神经和大隐静脉。在胫前肌腱的内侧垂直切开伸肌支持带。避开肌腱和腱旁组织，在前方切开关节囊，分离至骨膜后牵开全厚皮瓣。

（2）前外侧入路：前外侧切口适用于一些特定的C型骨折，前侧和前外侧B型骨折，和一些关节外的胫骨远端骨折。但是不适用于存在内侧粉碎、内侧压缩、关节的内侧肩部存在撞击塌陷、节段性的内踝损伤或者存在内侧畸形的患者。前外侧入路实际上就是Böhler入路，可以向远端延伸。切口以踝关节为中心，平行于第4跖骨远端，走行于胫腓骨之间，可从踝关节水平向近端延伸7cm，由于前侧间室内的肌群起于腓骨前侧和骨间膜，该切口不能进一步向近端延伸，远端可略超过距舟关节。切开皮肤，注意辨别和保护腓浅神经，继续向深层分离，在腓浅神经下方切开胫骨前侧间室的筋膜，在切口的远端切开伸肌支持带，将前侧间室内的肌腱向内侧牵拉。

可以切开趾短伸肌的筋膜鞘，以暴露距骨颈，便于放置牵开器。选择合适的部位（在前外侧骨折线或接近前外侧骨折线处）切开关节囊，注意不要切断距腓前韧带，继续切开关节囊到达距骨颈上方，从远端胫骨前方掀开关节囊，暴露骨折端。

（3）改良前内侧入路：Assal 等描述了这一入路，可以通过一个切口同时暴露内侧柱和外侧柱（图 30-2-6 ~ 图 30-2-7）。通过该入路，可以将钢板放置于前侧、内侧或外侧。这种切口尤其适用于 C 型骨折。手术切口从内踝下方 1cm 开始，横过踝关节，在中线稍外侧呈弧形向近端延伸，弧度 105° ~ 110°，向近端延伸时，在胫骨嵴外侧 1 ~ 2cm 左右走行。这样，切口位于胫前肌腱的外侧，与标准前内侧入路的切口位于胫前肌腱内侧不同。他们强调拐角为 105° ~ 110°很重要，不要尝试使夹角为 90°，以免皮肤坏死。切口的竖直部分长约 15cm，可以根据需要向近端再次延伸。如果外侧柱的损伤范围较大，那么切口可以再向外移。切开皮肤和皮下组织，掀起全层皮瓣，到达伸肌支持带，暴露胫前肌腱。打开伸肌支持带，尽量不涉及胫前肌，不破坏腱鞘，通常这很难完全做到。然后打开伸肌下支持带，全层皮瓣向内侧牵拉，胫前肌腱向外侧牵拉。在关节水平，纵向切开关节囊，显露距骨。骨膜下剥离，暴露踝关节和骨折部位。

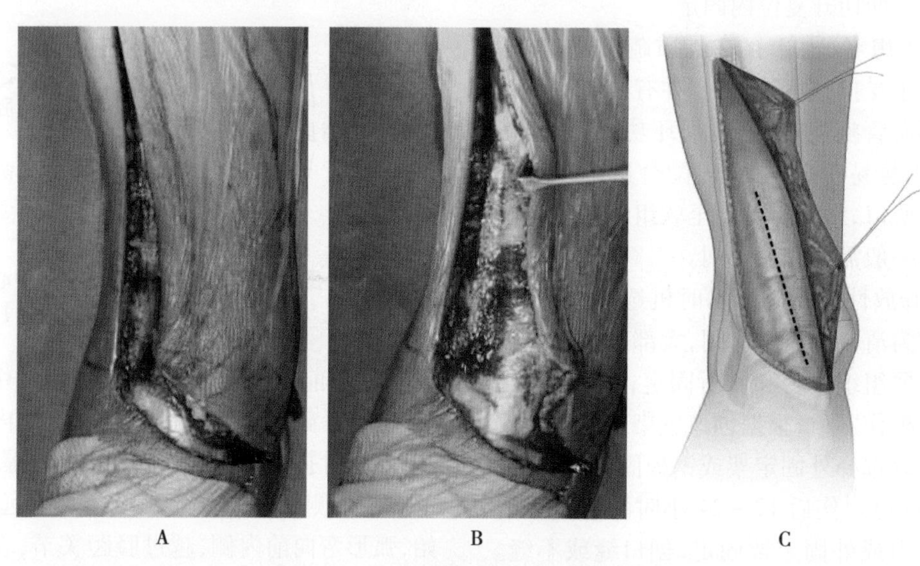

A　　B　　C

图 30-2-6　改良前内侧入路皮肤切口

A. 皮肤切口；B. 软组织显露；C. 显露胫骨远端

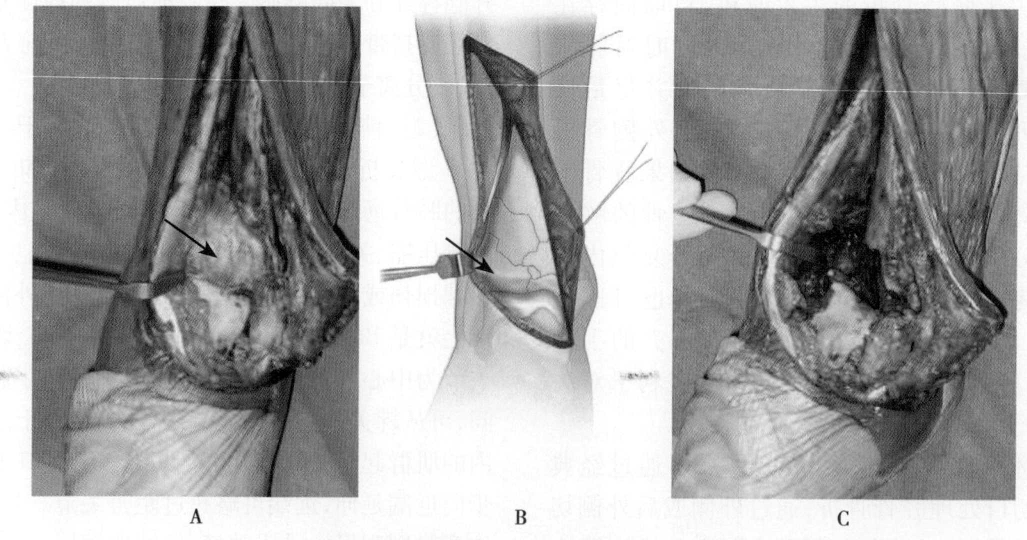

A　　B　　C

图 30-2-7　改良前内侧入路

A、B. 骨膜下剥离显露踝关节和骨折端，将组织牵向外侧暴露 Chaput 骨块（箭头所指）；C. 将 Chaput 骨块向外侧牵拉

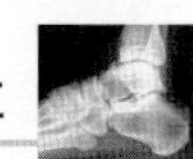

（4）后外侧入路：后外侧入路主要适用于后方骨折和前侧软组织损伤而不能选择前侧入路者，也可以和前侧入路联合使用。后外侧切口选取在腓骨后缘与跟腱外侧之间，切口的长度由后方胫骨骨折的近端延伸范围来决定，通常长约 10cm，从腓骨尖开始向近端延伸，注意切口不能向内越过跟腱外侧缘。切开皮肤后注意鉴别和保护腓肠神经。继续切开分离至腓骨肌筋膜，如果腓骨骨折，则切开筋膜，将肌腱向内侧牵拉，可以暴露腓骨的后外侧部分。通常通过外侧的腓骨长短肌和内侧的踇长屈肌腱之间的间隙显露胫骨远端。

后外侧入路的优点：只需要 1 个切口便可以同时复位固定腓骨骨折和胫骨骨折；出现表浅伤口裂开，踇长屈肌可以作为插入性的软组织层固定在胫骨和皮肤及皮下组织之间；如果伤口裂开，选用后外侧入路很少需要游离皮瓣移植。后外侧入路的主要缺点是不能有效暴露和复位前方骨折块，因而有必要根据骨折具体情况决定是否联合使用前侧入路。

（5）后内侧入路：后内侧切口通常以踝关节为中心，位于跟腱内侧和远端胫骨的后内缘之间，切口的近端部分平行于胫骨的后内侧边界，远端与胫后肌腱的走行相平行。浅部剥离时，切开皮下脂肪和筋膜在胫后肌腱和趾长屈肌、胫后血管神经束和踇长屈肌上方显露深筋膜，保护血管神经束，在切口近端切开深筋膜，暴露远端胫骨的后内侧象限。深部剥离时，根据主要骨折线的位置确定深部剥离的间隙。可以选择在胫骨和胫后肌腱之间，但这只适用于近端暴露，因为胫后肌腱远端不能与胫骨后侧分离。也可以选择在胫后肌腱和普通趾屈肌之间，或者在普通趾屈肌和踇长屈肌之间，后者最需要保护血管神经束。血管神经束可以向前内侧或后外侧牵拉。一般来说，可以在移开血管神经后沿着胫骨的后内侧缘切开骨膜，暴露骨折端。

后内侧入路治疗 Pilon 骨折并不常用，偶尔用于后 Pilon 骨折合并中央或后侧粉碎而前侧天花板完整，或者 Pilon 骨折存在较大的后内侧骨折块。该入路允许直接复位后侧和内侧骨折块，可以经此入路放置后侧钢板以支撑后侧骨块，必要时也可以造成前内侧全层皮瓣以允许暴露和固定内踝骨折。

（6）外侧入路：Grose 等描述了一个单切口可延长的外侧入路，可以同时处理胫骨和腓骨骨折。该入路沿着腓骨前缘，可以通过向腓骨后侧钝性分离放置腓骨钢板，也可以通过骨间膜和前侧间室间的间隙对胫骨进行切开复位内固定。手术切口沿着腓骨前缘，从近端骨折线开始，延伸到关节远端 3～4cm。注意保护腓浅神经。从腓骨前侧边界开始向后钝性剥离，暴露并向后牵拉腓骨肌群，以便对腓骨进行复位固定，注意恢复腓骨的长度、排列和旋转。如果不固定腓骨骨折，可以移位腓骨以扩大间隙，使胫骨骨折更容易暴露。暴露胫骨时，必须仔细顿性剥离，越过腓骨的前侧缘，直到骨间膜，在骨间膜和前侧间室间继续分离（图 30-2-8～图 30-2-9）。在关节水平，可以看到下胫腓前韧带连于腓骨，其内侧即为 Chaput 骨块。根据骨折方式，可以对该骨块进行暂时移位，以方便后侧的 Volkmann 骨折块复位。

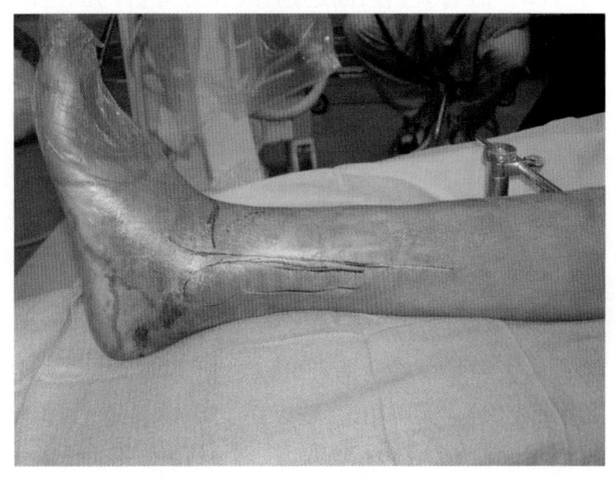

图 30-2-8　Grose 外侧入路切口

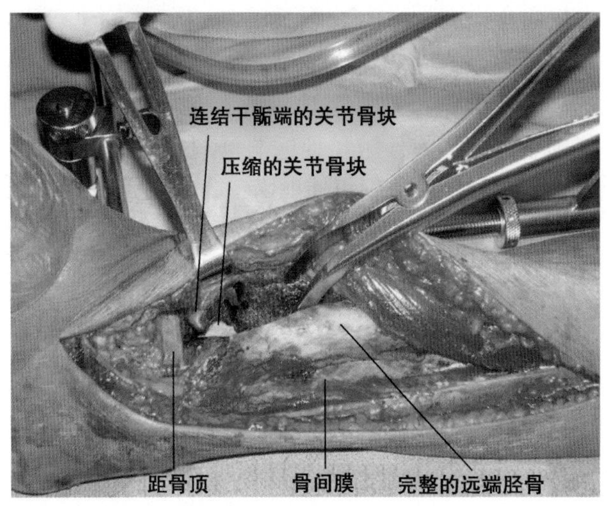

图 30-2-9　Grose 外侧入路的深部显露

使用该切口不容易显露内侧关节面，所以如果必要的话可以在内侧做一辅助切口。另外，两种特殊情况不能使用外侧入路：①骨折线由后外侧向前内侧走行并在关节水平主要位于关节的前内侧。对于这种损伤，前内侧切口更为合适；②伤口或软组织损伤妨碍了可以安全的沿着腓骨前缘进行切开。

(7) 其他入路:Pilon 骨折的其他手术入路还有主要用于关节融合的直接前侧入路,用于处理内踝骨折的内侧入路,进行 MIPO 操作的微创入路,以及处理后 Pilon 骨折的后内侧联合后外侧入路等。

4. 固定物选择　主要有以下几种:

(1) 腓骨骨折内固定选择。腓骨骨折的固定通常选用 1/3 管形钢板,骨折线的两端各放置 2~3 枚螺钉。存在高位骨干骨折,如果估计骨折愈合会延迟,可使用 3.5mm 的 DCP。少数情况下,可以使用髓内针固定。

(2) 胫骨骨折内固定选择:胫骨骨折内固定的选择要考虑到粉碎程度、骨折内在稳定性、骨量、初始骨折线的方向、软组织条件和骨缺损情况等。

1) 根据骨折类型选择内固定:B 型骨折为部分关节内骨折,没有干骺端-骨干分离,通常采用有限的切口并使用拉力螺钉固定,或者使用小轮廓钢板辅助固定,如 3.5mm 三叶草钢板、3.5mmT 形钢板(传统或锁定)、AO 短型号(2.7/3.5mm)的 LCP Pilon 板(海鸥钢板)或者两块 1/3 或 1/4 管形钢板等。如采用非解剖型钢板可以对骨折块起到"弹性支撑"作用,但是存在的缺点是固定时易造成远端异常移位。C1 型、C2 型骨折如果不涉及到骨干,可以采用有限暴露,间接复位,使用小轮廓钢板。这种类型骨折,即便涉及骨干骨折,也可以采用经皮空心螺钉固定。对 C1 型骨折,通常使用 3.5mm 拉力螺钉或皮质螺钉固定关节骨块,然后根据骨折线长度选用小轮廓钢板或者其他钢板。对 C2 型骨折,可以选用内侧或前外侧胫骨远端解剖钢板,可以根据需要加用其他小型钢板辅助固定。C1 型和 C2 型骨折累及到骨干可能导致干骺端不愈合,此时更适合使用有限切口和桥接固定,桥接钢板往往需要预先塑形,具备常规钢板的固定优势,并可以避免过多的软组织剥离,同时可以避免外固定带来的不良影响。C3 型骨折,没有骨干骨折,可采用间接复位技术和小轮廓钢板进行固定。存在骨干骨折,需要复位骨干骨块并解剖复位关节骨块,可以采用有限切开复位骨折和经皮钢板固定。C3 型骨折,存在严重粉碎,可以选用锁定钢板,AO 的海鸥钢板特有的两翼结构可环抱胫骨远端,适用于粉碎型 Pilon 骨折。DePuy 的"蜘蛛"钢板形似蜘蛛,圆形或椭圆形,有一中心或偏心的单螺孔,钢板四周有齿牙结构,可固定骨折碎片。一般与内侧或前侧钢板联合使用,也适于粉碎型 Pilon 骨折。

2) 根据骨折方式和骨折线形态选择内固定:矢状面骨折,需要将钢板放置于内侧进行支撑,这样可以防止内翻畸形,使用拉力螺钉由内到外穿过骨折线进行固定,但是如果为外翻暴力损伤,最好选用前外侧钢板固定。简单的骨折线应该垂直于骨折线用拉力螺钉加压,并应用中和接骨板,通常是较小的抗滑钢板,如 1/3 管型钢板,以防止关节骨块向近端滑移。存在较长的骨折线需要使用 3.5mmDCP,预弯后贴合于远端胫骨内侧,或者使用新型的解剖钢板。另外也需要根据关节粉碎的部位选用钢板,Cole 等对 38 例 C3 型 Pilon 骨折进行轴向 CT 扫描,发现关节粉碎的部位主要位于前外侧,因而建议多数情况下选用前外侧钢板更为合适。

3) 内固定选择需要注意的其他几个问题:目前处理 Pilon 骨折使用锁定钢板越来越流行,这种钢板比普通钢板能提供更好的关节稳定作用,对不稳定的骨折,可以防止后期塌陷。锁定钢板往往被用来跨越严重粉碎的干骺端作为桥接钢板使用,并可以采用 MIPO 技术经皮放置,但是需要首先保证关节面的复位,以及胫骨长度和力线的恢复,不合理的应用锁定钢板将导致较差的治疗结局。锁定钢板适用于粉碎及骨量差的患者,可以减少钢板的应用,螺钉旋紧不造成远端骨折块移位,比较适用微创手术,但是钢板较厚,价格昂贵。关于解剖钢板与非解剖钢板,解剖钢板固定时不容易造成远端异常移位,既适用于 B 型骨折也适用于 C 型骨折,但是没有弹性支撑作用。而非解剖钢板有弹性支撑作用,主要适用于 B 型骨折。关于 Pilon 骨折的钢板数量选择问题,B 型骨折通常只需要 1 块钢板,C 型骨折有明显的干骺端粉碎,通常需要同时应用前外侧和内侧胫骨远端钢板,由于内侧皮肤较薄,单独使用前外侧锁定钢板可以不再加用内侧钢板。类似的情况是,有更适合使用支撑钢板固定的,而由于局部软组织条件不允许,也可以使用锁定钢板进行固定,可以不直接放在需要支撑的骨折处,而是放在对侧,依靠锁定钉来提供稳定。

5. 手术方案

(1) 外固定支架固定:外固定支架固定可以作为分期治疗的措施之一,只作为临时固定,二期进行标准的切开复位内固定,也可以作为最终的治疗措施,此时多需要对关节骨块进行有限切开复位内固定。常用的外固定支架包括跨踝外固定支架和不跨踝外固定支架,前者又分为带关节与不带关节的外固定支架,后者主要为细针环形外固定支架和混合

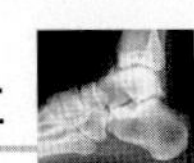

外固定支架。

当 Pilon 骨折的软组织条件不允许进行内固定时需要考虑进行外固定。首先考虑的是跨踝关节的简单外固定,而后行二期切开复位内固定。通常使用 2 种跨踝外固定,第 1 种为三角形外固定支架,当胫骨与腓骨均骨折时可以选择用这种支架。这种支架通常使用 2 根 5mm 的半针(half-pins)固定于胫骨前方,另一根针横过跟骨,利用三角形的连杆结构进行固定。如果腓骨完整或者已经固定,可以选用三角形支架,也可以选用单侧外固定支架,置于胫骨内侧。此外,Ilizarov 外固定器适用于任何类型骨折,也可以做跨踝固定。环形外固定器使用拉力钢丝进行多平面的固定,通常使用 1.8mm 的钢丝。如果只在干骺端或骨骺使用钢丝固定,通常需要 3 根钢丝。如果干骺端骨块较大,可使用半针固定于远端环形结构,这样可以提供多平面的稳定,但是半针固定容易导致早期松动。需要说明的是,尽管使用外固定支架治疗 Pilon 骨折适应证广泛,几乎适用于所有的 Pilon 骨折,不必过多考虑骨折类型、软组织和伤口情况以及损伤时间,而且对软组织损伤较小,但也有其固有的缺点,外固定支架并不能完全重建粉碎的骨折,也不能消除感染。或许不存在伤口坏死、裂开等问题,但仍可能存在钉道感染和由于排列不良导致的不愈合、畸形愈合、关节炎以及慢性疼痛等。尽管深部感染的发生率很低,但也可能存在。

(2) 一期切开复位内固定:目前一期切开复位内固定只在选择性的病例中使用可能较为安全,即便如此,分期切开复位内固定也仍然应该是首选的治疗方法。虽然有文献报道一期切开复位内固定选择好手术时机也可以有较好的治疗效果,但是目前治疗 Pilon 骨折的金标准仍然是分期切开复位内固定。

(3) 分期切开复位内固定:20 世纪 90 年代晚期,开始出现基于软组织条件的 2 阶段分期切开复位内固定的治疗方法,可明显减少并发症。具体处理措施主要包括 2 个阶段:①第一阶段多在伤后 24 小时内完成。Pilon 骨折早期进行初始的骨折复位,有利于骨折长度的维持和控制水肿。如果存在腓骨骨折,一般先切开复位内固定腓骨,然后采用三角形或单侧外固定支架固定胫骨,做跨踝固定。完成外固定后,再进行三维 CT 重建扫描,以利于二期治疗时选择合适的手术方案。②第二阶段多在外固定后 2 周左右进行,先拆除外固定支架,然后对胫骨远端骨折进行切开复位内固定。复位胫骨远端关节面时,需要辨认 3 个主要的骨折块:Volkmann 骨块、Chaput 骨块和内踝骨块。关节面的复位要注意按由后向前、由外向内的顺序进行,后方的 Volkmann 骨块是复位的关键。

尽管分期切开复位内固定目前是治疗 Pilon 骨折被普遍接受的标准,但是也有一定的缺点。如果延期手术的时间过长,将会使二期处理时的骨块复位变得困难,从而不得不做过多的剥离,且延长手术时间。因而,Blauth 等在一期治疗时,先使用小切口,他们称这种切口为针刺样切口(stab incisions),先对关节骨块用克氏针、小螺钉等进行固定,然后再放置外固定支架,待软组织恢复后二期再用钢板固定。这种做法可以减少二期处理时的骨折复位困难。

(4) 微创内固定:Pilon 骨折的微创内固定包括微创钢板接骨术(MIPO)或微创经皮钢板接骨术(MIPPO)、闭合复位后经皮空心螺钉固定术和关节镜辅助下复位经皮螺钉内固定术等。经皮螺钉固定技术比较适用于低能量性损伤,主要为 Rüedi-Allgöwer Ⅰ、Ⅱ型骨折,螺钉固定的效果不如钢板固定,对于严重粉碎的骨折并不适用。MIPO 技术在不涉及关节面的胫骨远端骨折中应用较多,应用于 Pilon 骨折的治疗其自身尚存在一定的缺陷,主要是做到关节面解剖复位存在一定的难度,因此比较适用于一些选择性的病例,但临床上也有应用 MIPO 技术处理高能量 Pilon 骨折的报道。

(5) 关节融合和截肢:关节融合和截肢是补救性的治疗措施。严重的 Pilon 骨折要谨慎选择是否行初期关节融合,近来一些研究显示即使无法做到解剖复位,也有可能获得满意的临床结果,先用外固定架固定以维持力线并获得骨性愈合为妥,如果后期患者功能受限,有明显疼痛等症状再进行关节融合。但是对于关节面严重粉碎及距骨、距骨关节面软骨广泛缺损的严重开放性损伤,可以考虑初期关节融合。对于严重骨与软组织损伤的患者,特别是伴有缺血、低血压、多发伤、严重血管神经损伤的患者,应考虑截肢。

五、并发症及疗效评价

Pilon 骨折的并发症

可以算作软组织并发症的第一种情况是软组织的过度肿胀和骨折水疱的形成。患者刚开始就诊时就应该对此加以重视并及时处理。早期固定和牵引可以减轻组织肿胀。一旦发生了过度肿胀，会变得越来越难处理，需要延长较多的天数才能接受最终的治疗。过度肿胀会使伤口引流物过多，引流时间过长会导致深部感染。

另一个并发症是伤口边缘的坏死。皮肤浅表坏死的发生率为 5% ~17% 。如果坏死较为表浅，可以经口服抗生素和局部伤口换药处理后愈合。由于腿部皮肤存在正常菌群，伤口局部细菌培养结果并不可靠。出现伤口问题时，踝关节应适当制动，每周检查伤口。如果对治疗无反应，则应该应用静脉抗生素。待局部红肿消退，伤口结痂后停止使用抗生素。必须警惕伤口坏死的进展情况，如果引流持续存在，坏死范围扩大，会导致伤口裂开。全层皮肤坏死或者伤口裂开应该进行手术治疗。需立即进行伤口灌洗和清创，去除坏死组织。同时注意进行深部细菌培养。如果内固定外露，除非固定松动，否则不必去除钢板。伤口裂开程度较小，可以重新缝合。但是由于皮肤收缩通常会造成伤口难以闭合。此时可以使用 VAC（真空辅助闭合）。根据细菌培养结果有针对性的静脉应用抗生素。通常来讲，每 48 小时清创一次，直到伤口清洁可以最终闭合伤口。如果伤口的底部出现肉芽组织，可以继续使用 VAC 直到伤口闭合。如果没有形成肉芽组织或者如果伤口过大并且存在明显的组织缺损，或者如果胫前肌腱和前侧钢板突出伤口，必须对伤口进行覆盖。旋转肌皮瓣如比目鱼肌皮瓣通常不能进行充分覆盖，可以考虑进行游离皮瓣移植，例如臂外侧皮瓣。稳定的软组织覆盖对于成功的处理至关重要，对某些情况，寄希望于频繁换药和局部伤口处理，不如早期积极地进行游离皮瓣移植。如果钢板等内固定物存在时，更应该这样做。

除截肢之外，感染是种最具灾难性后果的并发症。感染起源于软组织，如果软组织不愈合则感染会向骨组织播散，进而形成窦道。造成感染的另一种因素是失活的骨组织没有去除。如果皮质骨已经失去了所有的软组织，不管是受伤还是手术剥离的结果，通常需要去除，除非对牢固的固定骨折非常重要。如果失活的骨组织留在了伤口里，有可能需要肌皮瓣移植覆盖。浅表感染的发生率为 8% ~20% ，深部感染的发生率为 0% ~55% 。就算采用相对合理的分期治疗的方法处理 Pilon 骨折，感染的发生率也可能>10% 。对 Pilon 骨折来说，是否为开放性骨折对感染的影响不大，最主要的因素还是受伤时软组织的损伤程度和伤口愈合过程中是否能保持持久的软组织覆盖。外固定支架治疗造成的钉道感染较为常见，通常口服抗生素即可治愈。如果外固定的钢针不穿过受伤的组织，同时骨结构较为稳定，很少会发生感染。如果存在钉道感染，除局部处理外，通常需要静脉应用敏感抗生素。如果炎症和引流物持续存在，需要更换固定钢针，炎症通常在钢针去除后会消退。深部感染处理起来较为棘手，存在深部感染时需要立即清创，同时留取感染组织进行细菌培养，尽量去除失活组织。如果内固定没有松动，可以尽量抑制感染，直到骨折愈合再去除内固定，然后再进行最终的软组织覆盖。如果感染造成内固定松动或失败，需要取出内固定，按照感染性骨折不愈合的处理原则对远端胫骨进行分期重建。

对骨髓炎进行判定时，需考虑以下四种情形：患者状态、功能影响、累及部位和骨坏死的范围。骨髓炎可分为四种类型：Ⅰ型：髓腔内骨髓炎，未累及骨内膜；Ⅱ型：浅表骨髓炎，只累及骨的外表面；Ⅲ型：存在骨皮质的死骨形成；Ⅳ型：持续性的坏死造成不稳定，通常伴有感染性骨折不愈合。Pilon 骨折发展成慢性骨髓炎处理起来非常棘手。当术后伤口发生感染时，应该尽量避免发展成慢性骨髓炎。许多闭合性 Pilon 骨折内固定后的骨髓炎的早期病例为Ⅱ型。通常，需进行清创直到出现健康的骨皮质，一般不需要去除内固定。如果治疗不充分Ⅱ型骨髓炎将转变为Ⅲ型或者Ⅳ型，感染穿透整个皮质进入骨髓腔。此时，需进行严格的清创，去除内固定，进行髓腔灌洗，实施蝶形手术。进行骨活检和伤口彻底灌洗后，使用外固定架进行固定维持稳定。较大的空腔需放置抗生素骨水泥链珠后再进行软组织覆盖。如果伤口不能覆盖，需使用 VAC，反复清创直到骨活检阴性。通常每 48 ~72 小时进行一次清创，同时更换 VAC 及抗生素骨水泥。如果需要伤口覆盖，则在 5 天内进行。然后患者静脉应用敏感抗生素 6 周后再返回手术室进行清创和反复骨活检。如果骨活检阴性，则 48 小时后进行最终治疗。如果培养依然阳性，则重复如上措施，继续应用抗生素 6 周。大的骨缺损可应用各种方法进行处理。植骨后可以选择钢板、髓内钉或者 Ilizarov 支架固定以达到骨愈合。选择钢板时可以使用前侧或者后侧钢板。如果选用髓内钉，则可以选择顺行或逆行髓内进行踝关节融合。术后患者至少避免负重 3 个月直到骨折愈合。使用 Ilizarov 系统时，可以进行骨运输术，治疗时间较长。

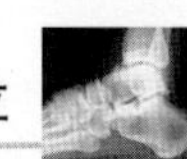

内翻和外翻畸形愈合与固定方式的选择有关。显而易见的是，对进行内固定的患者，手术时必须合理选择固定方式，恢复并维持力线稳定，如果存在骨缺损，必须进行植骨支撑。如果使用外固定，可以调整外固定架来维持力线，因而需要动态复查平片并及时调整外固定。对于晚期存在的较大程度的骨折畸形愈合，通常需要截骨矫形，往往同时需要植骨。胫骨远端矢状面排列不良可能导致背伸畸形愈合，此时需要跟腱延长或者腓肠肌筋膜切断回缩术以矫正预先存在的马蹄足收缩。严重的畸形愈合也可以使用环形外固定支架逐渐进行矫正。

Pilon 骨折不愈合的发生率为 0%～16%。干骺端存在不愈合，则需评估不愈合的位置距离关节面有多远，从而决定选择髓内钉或者钢板进行后续治疗。如果使用外固定支架固定时骨折不愈合发生于干骺端与骨干交界处，可以使用扩髓髓内钉进行进一步治疗。对于其他情形，特别是钢板断裂时，需沿原入路去除内固定，同时对骨折端进行处理，必要时植骨，然后选用钢板固定或者髓内固定。如果选用髓内固定，则需注意对远端骨块进行复位。必要时可以使用阻挡螺钉，或者使用新型的锁定钢板。在骨折不愈合的早期，伤口闭合问题不应该是问题。如果固定延迟，存在明显的内翻畸形，则内侧伤口的闭合可能会有所困难，需要使用 VAC 或者游离皮瓣。这些问题必须在术前加以重视。另外，不愈合通常是过度牵引的结果，需要及早识别并进行骨移植。在使用内固定的情况下，早期植骨可以防止内固定失败。存在严重干骺端粉碎的患者，有较高的不愈合发生率，也应该早期进行植骨。如果选择延迟一期植骨，则植骨的最佳时期为 4～8 周，也有报道可以延长到 10～16 周。对于感染性骨折不愈合，需要清创清除感染灶，其具体处理同慢性骨髓炎。

创伤后关节炎较为常见，发生率为 13%～54%，并且严重程度各不相同，主要与受伤时关节软骨的损伤程度有关。复位的质量也与创伤性关节炎的发生有关，Bourne 等发现，复位差的患者中，创伤性关节炎发生率为 100%。但有些文献报道，即使完全做到解剖复位，也有可能发生创伤性关节炎，这只能用初始关节软骨损伤来解释。有时影像学虽然证实存在关节炎，但患者足踝功能可以正常，其主观感受也可以无殊。治疗方面，早期可以采用保守治疗，服用非甾体类抗炎药，并减少活动。创伤性关节炎不一定需要进行关节融合，但是会减少踝关节的活动范围。造成持续疼痛和活动受限的严重关节炎需要进行胫距关节融合。晚期关节炎也可以采用关节置换代替关节融合。Sanders 等比较了关节融合和关节置换对踝关节创伤性关节炎的影响。他们对 66 例存在晚期创伤性关节炎的患者（68 侧踝关节）进行了关节置换或者关节融合。随访时间至少为 24 个月。结果，平均 AOFAS 评分方面，关节置换组为 71.1，关节融合组为 68.3，两组无统计学差异。关节融合组的矢状面活动度为 19.2°，关节置换组的活动度为 33°。二次手术率方面，关节融合组为 3%，关节置换组为 51.9%。他们认为，关节融合相较于关节置换，矢状面活动度轻度减小，患者满意度相似，有明显较少的并发症。因而，对踝关节创伤性关节炎，他们更推荐关节融合而非关节置换。

（俞光荣　陈大伟）

第三节　踝关节骨折脱位

一、概　　述

踝关节是人体负重最大的关节。站立行走时全身重量均落在该关节上，日常生活中的行走和跳跃等活动，主要依靠踝关节的背伸、跖屈运动。踝关节的稳定性与灵活性十分重要，当发生骨折、脱位或韧带损伤时，如果治疗不符合该关节功能解剖特点，会对关节功能造成严重影响。

骨折分型

踝关节骨折分型常用 AO Danis-Weber 分型和 Lauge-Hansen 分型。

1. Danis-Weber 分型基于腓骨骨折线和下胫腓联合的位置关系，将踝关节骨折分为 3 型和相应亚型（图 30-3-1）：

（1）A 型：下胫腓联合平面以下腓骨骨折。A1：单纯腓骨骨折，A2：合并内踝损伤，A3：合并后内侧骨折。

（2）B 型：下胫腓联合平面腓骨骨折。B1：单纯腓骨骨折，B2：合并内侧损伤，B3：合并内侧损伤及胫骨后外侧骨折。

（3）C 型：下胫腓联合平面以上腓骨骨折。

C1：单纯腓骨干骨折，C2：复合性腓骨干骨折，C3：近端腓骨骨折。

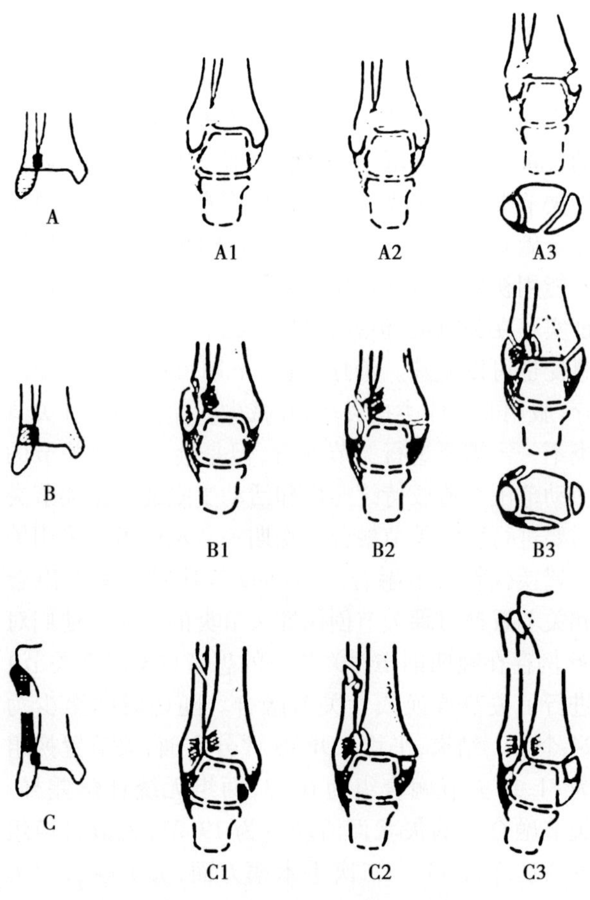

图 30-3-1　Danis-Weber 分型

2. Lauge-Hansen 根据受伤时足部所处的位置、外力作用的方向以及不同的创伤病理改变主要分为下列 4 型（图 30-3-2）。

（1）旋后-内收型：①腓骨在踝关节平面以下横形撕脱骨折或者外侧副韧带撕裂；②内踝垂直骨折。

（2）旋后-外旋型：①下胫腓前韧带断裂；②腓骨远端斜形骨折；③下胫腓后韧带断裂或后踝骨折；④内踝骨折或三角韧带断裂。

（3）旋前-外展型：①内踝横形骨折或三角韧带撕裂；②联合韧带断裂或其附着点撕脱骨折；③踝关节平面以上腓骨短、水平、斜形骨折。

（4）旋前-外旋型：①内踝横行骨折或三角韧带断裂；②下胫腓前韧带断裂；③踝关节面以上腓骨短斜形骨折；④后胫腓韧带撕裂或胫骨后外侧撕脱骨折。

虽然两种分型系统都很常用，但也都不完美。AO 分型对手术治疗有一定指导意义。Lauge-Hansen 分型主要基于踝关节的间接损伤机制，常用来指导骨折的闭合复位。此外，根据骨折稳定性的不同，踝关节骨折可分为稳定性骨折和不稳定性骨折，稳定性骨折是指踝关节骨折移位尚不足以造成踝关节功能长期的损害和正常生理承受应力能力的损害。内侧结构（内踝和三角韧带）是否受损常常是决定骨折稳定与否的关键。

二、临床表现和诊断

局部肿胀、压痛和功能障碍是踝关节骨折的主要临床表现。接诊时应详细询问患者的受伤机制，并重点检查患处的皮肤和血运情况。踝关节骨折的 X 线片检查应包括 3 个方面：前后位、侧位、内旋 20°的前后位（踝穴位），X 线片检查范围应包括膝关节以防止漏诊腓骨头骨折。当骨折较粉碎或合并有后踝骨折时，CT 扫描（三维）可以清楚地显示骨块的大小和准确位置。MRI 在观察有无踝关节隐性骨折和韧带损伤方面有一定价值。

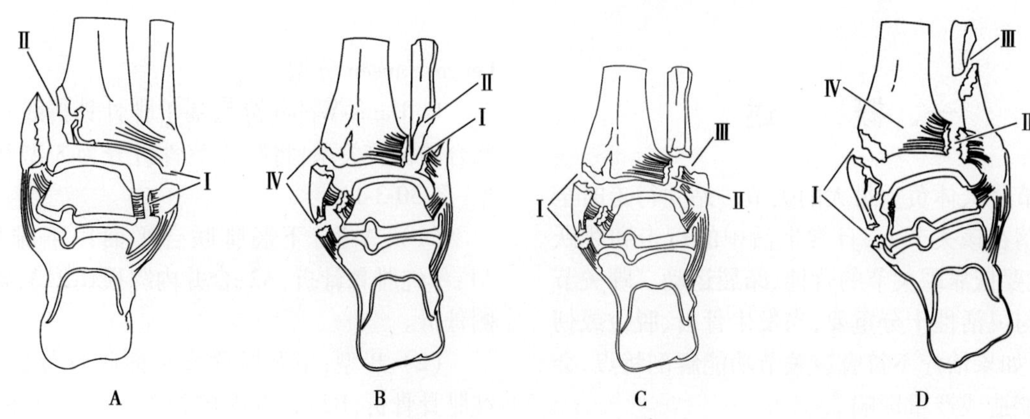

图 30-3-2　Lauge-Hansen 分型

A. 旋后内收型；B. 旋后外旋型；C. 旋前外展型；D. 旋前外旋型

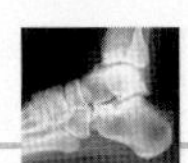

三、踝关节骨折的治疗

（一）非手术治疗

稳定性骨折可以考虑保守治疗，如石膏、支具等固定踝关节于中立位6～8周，但在早期，每隔1～2周应复查X线片，如发现骨折移位应及时处理。

（二）手术治疗的一般原则

1. 手术适应证　踝关节骨折后如果不能得到稳定的解剖复位，则要考虑行切开复位内固定。

2. 术前评估　闭合性骨折的内固定手术应在伤后6～8小时之内进行，否则，可能产生严重的软组织水肿，体查患者时可以发现小腿正常皮纹消失，表皮发亮，甚至出现张力性水疱。此时就应延迟手术至伤后1～2周，皮肤重新出现皱褶等消肿迹象出现时。

踝关节骨折的X线片检查包括3个方面：前后位、侧位、内旋20°的前后位（踝穴位）。CT检查尤其是三维CT检查对于评估下胫腓联合损伤和后踝骨折情况有重要意义。MRI检查有利于我们清楚地了解踝关节侧副韧带及骨软骨损伤情况。

3. 手术方法　手术在腰椎管内神经阻滞麻醉或全麻下进行。一般采用仰卧位；当行腓骨后外侧入路时可采用漂浮体位，先侧卧位处理外踝和后踝骨折，再仰卧处理内踝骨折；也可以行俯卧位同时处理外、后、内踝骨折。手术复位与固定的顺序依次为外踝、后踝和内踝。

（三）腓骨骨折的复位固定

单纯腓骨中上段骨折过去往往行保守治疗，现在认为常合并下胫腓联合、骨间膜以及三角韧带的损伤，除非骨折线过于靠近腓骨头，中段骨折也应行复位内固定以恢复下胫腓的稳定性。腓骨骨折常用的手术入路有外侧入路和后外侧入路，单纯的外踝骨折或者合并移位较小的简单后踝骨折常采用外侧入路，损伤小，如合并后踝骨折移位较大、复杂或存在关节面压缩时建议行后外侧入路同时直视下显露外踝和后踝以便于操作。

1. 踝关节外侧切口　可略偏前或偏后，但需小心勿伤及腓骨前缘的腓浅神经和后缘的腓肠神经（图30-3-3）。最小范围地剥离骨膜显露骨折线，以尖复位钳和克氏针解剖复位和临时固定。A型骨折行接骨板、克氏针或4.0mm松质骨加压螺钉张力带内固定；B型和C型骨折均采用接骨板（重建板、1/3管状板、解剖板）及螺钉内固定，骨折线为横形或短斜形时，可选用6～7孔板，于骨折线两端各留置3孔，在胫距关节面以上水平置入皮质骨螺钉；在其水平以下，置入松质骨螺钉，并注意入钉长度，不可进入外踝与距骨之间的关节面；骨折线为长斜形时，骨折复位后，如骨折线方向在矢状位，可经放置在外侧的固定板置入1枚螺钉垂直骨折线；如骨折线方向在额状位，可先矢状位垂直骨折线从前向后置入1枚皮质骨螺钉固定，然后再进行外侧板钉固定的操作。在少数情况下，腓骨骨折无法复位时考虑内侧三角韧带或软骨片嵌入内侧骨折线影响复位，需行内侧切口辅助复位。

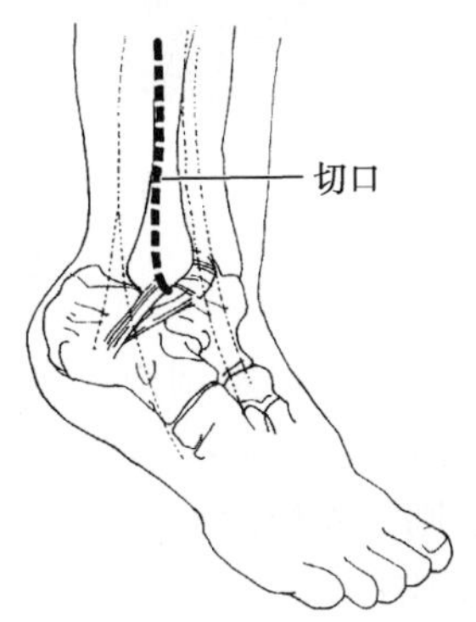

图30-3-3　踝关节的外侧切口

伴有腓骨侧的下胫腓韧带撕脱骨折，在复位后可用1枚带垫圈的松质骨螺钉或空心螺钉固定。

2. 踝关节后外侧切口　切口位于腓骨后缘与跟腱外侧缘连线的中点（图30-3-4），注意避免伤及腓肠神经，向前牵开腓骨长短肌肌腱，向后牵开踇长屈肌，显露外踝和后踝骨折，不要切断下胫腓后韧带。如为新鲜骨折，先解剖复位腓骨骨折，以克氏针

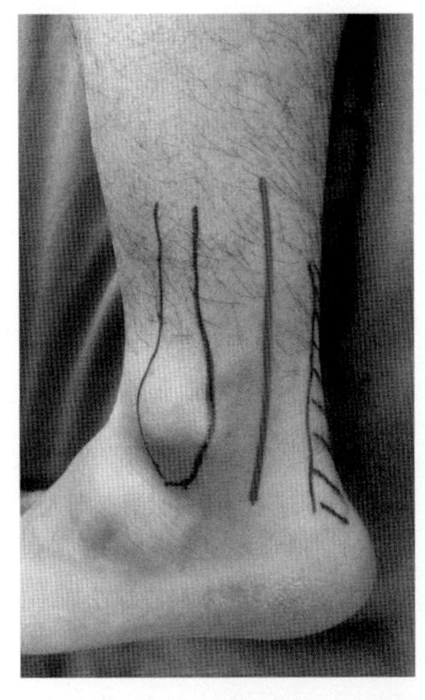

图30-3-4　踝关节后外侧入路切口

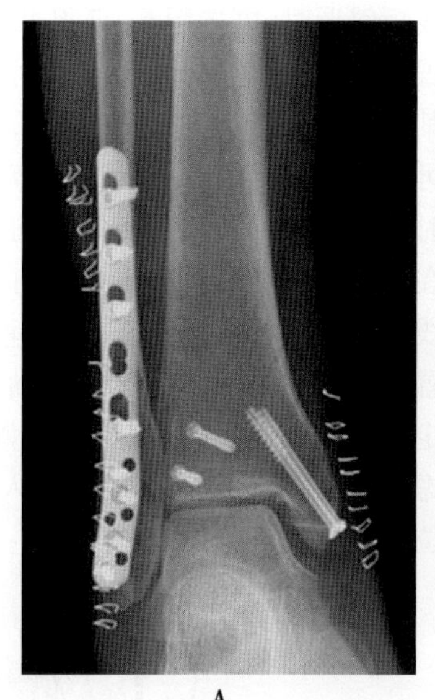
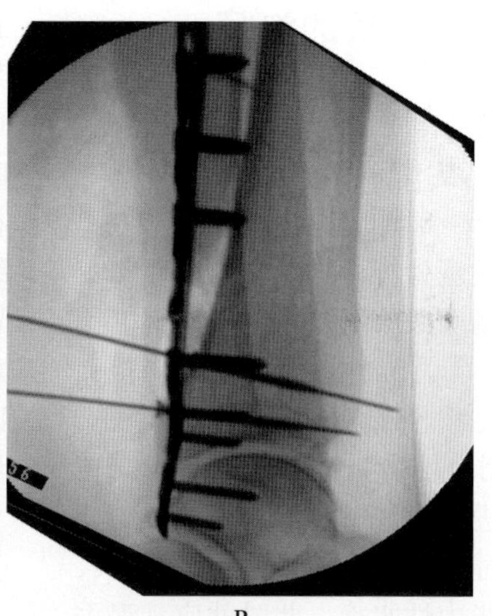

A　　　　B

图 30-3-5　外踝骨折复位固定

A. 术后踝关节前后位 X 片；B. 术后踝关节侧位 X 片

临时固定，以腓骨后外侧解剖锁定钢板或 1/3 管型钢板固定。然后再复位固定后踝骨折（图 30-3-5）。如为陈旧骨折，则需先松解后踝与外踝骨折纤维骨痂后再行复位固定。

（四）复位固定内踝骨折

复位良好可以考虑透视下经皮操作以 2 枚 4.0mm 空心钉固定。有移位的内踝骨折应行切开复位，沿内踝的前后缘做弧形切口，可根据骨折的位置与大小选其中的一个切口进入（图 30-3-6）。切开皮肤、皮下组织，尽可能小范围剥离骨膜，清晰观察到骨折线后，内翻踝关节，使骨折复位，用巾钳作临时固定，分别于前后沿内踝关节面的方向平行置入 2 枚 4.0mm 松质骨螺钉（或可吸收螺钉）；如果是粉碎性骨折，可根据情况补用张力带。

如果 X 线片上没有发现内踝骨折，而内侧有压痛和瘀斑者应考虑三角韧带损伤的可能。一般不需常规探查。如果腓骨骨折复位后术中 X 线片检查内侧间隙仍增宽或腓骨骨折复位困难时则应探查三角韧带。

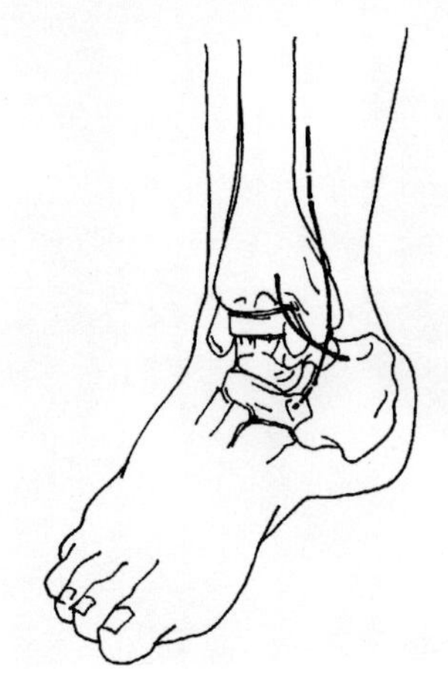

图 30-3-6　内踝骨折切开复位的切口

（五）处理后踝骨折

后踝骨折最常发生于胫骨后外侧，此处有下胫腓后韧带连接其与外踝。过去认为如果后踝骨折块累及超过 25% ~ 30% 的关节面且移位大于 2mm 时，应行切开复位内固定。近来生物力学实验结果表明当后踝骨折块大于或等于胫骨远端关节面的 10% 时，即需行切开复位固定，否则将改变关节内原有的接触应力，增加创伤性关节炎的发生率。术中将外踝解剖复位后，因为下胫腓后韧带的牵拉，常可以使后踝骨折块获得满意复位。如术中透视见后踝骨折复位满意，可以在透视下经皮操作以两枚 4.5mm 空心钉从前向后固定（图 30-3-7）。操作时须注意勿伤及胫前血管神经。如复位不满意，可以从外侧延长切口进入显露骨折行复位操作固定。

如前所述，如后踝骨折块复杂且移位较大或存在关节面压缩时建议行后外侧入路直视下显露后踝进行操作，采用从后向前的空心螺钉固定（图 30-3-8），如骨块较大，可采用支撑钢板进行固定。

四、下胫腓联合损伤

（一）概述

下胫腓联合包括四条韧带，分别是下胫腓前韧

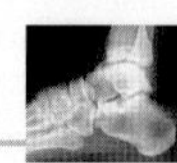

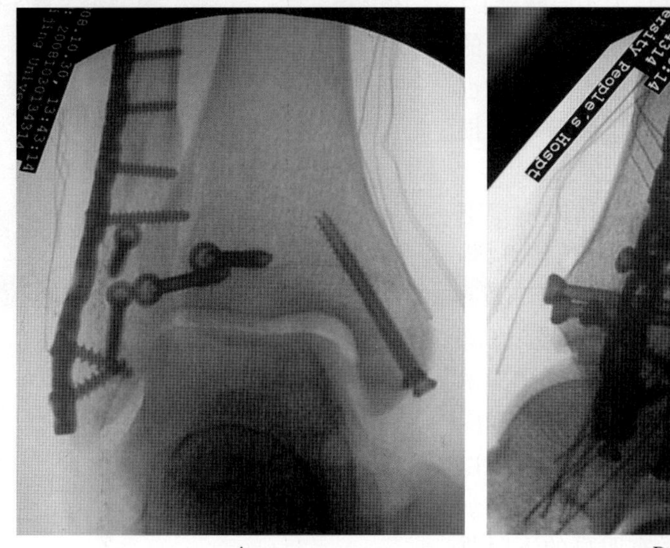

A B

图 30-3-7 后踝骨折由前向后固定

A. 后踝从前往后螺钉固定前后位 X 片;B. 后踝从前往后螺钉固定侧位 X 片

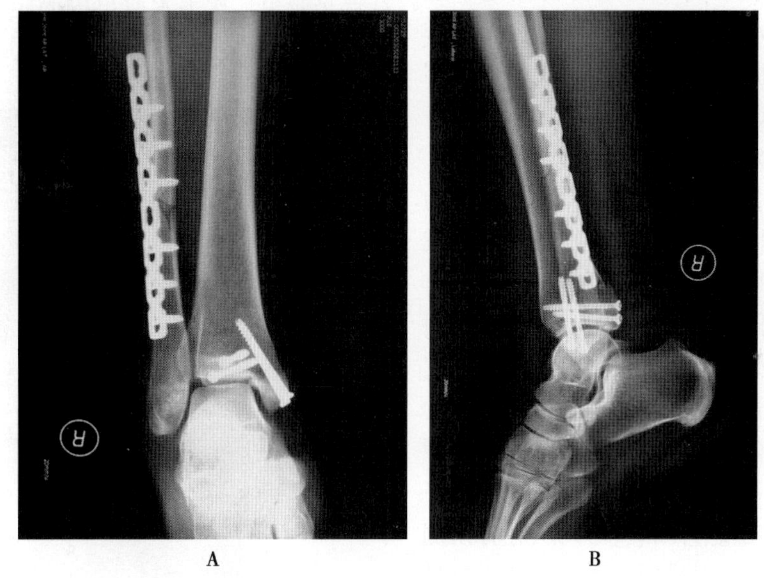

A B

图 30-3-8 后踝骨折由后向前固定

A. 后踝从后往前螺钉固定前后位 X 片;B. 后踝从后往前螺钉固定侧位 X 片

带、下胫腓后韧带、下胫腓横韧带、骨间韧带。常见的损伤机制是外力使距骨在踝穴内外展或外旋,导致联合韧带断裂。荣国威(1983 年)提出形成下胫腓分离必须具备三个条件,即内踝或三角韧带损伤、下胫腓韧带损伤及腓骨与骨间膜在同一水平的损伤。恢复下胫腓联合的解剖关系对于踝关节的功能非常重要。

(二)诊断

1. 病史与体格检查 外伤史及体查时下胫腓联合前方疼痛和压痛。在不合并外踝骨折时,可行挤压试验和外旋试验来帮助诊断。

2. 影像学检查 需行踝关节正侧位、踝穴位,以及胫腓骨全长正侧位 X 线片检查。先判断踝关节有无骨折,不要遗漏腓骨中上段和腓骨近端的骨折线;再检查胫腓骨远端的位置关系是否正常。X 线片上出现如下征象如胫腓骨间隙增大、距骨与腓骨的重叠部分减少、距骨内踝间隙增大均提示下胫腓联合损伤。一般来说,踝关节前后位和踝穴位 X 线片检查,胫腓骨间隙均应<6mm;距骨与腓骨的重叠部分在前后位 X 线片上应>6mm 或>腓骨宽度的 42%,在踝穴位上应>1mm;踝关节处于中立位时摄踝穴位 X 线片,内踝间隙应等同或略小于胫距间隙。但X线诊断往往不准确,现在认为多层螺旋CT的MPR横断位图像可清晰观察下胫腓联合间隙的宽度变化,能更准确地判断下胫腓联合是否损伤;也有学者采用MRI和关节镜检查评估下胫腓联合损伤,认为准确率颇高。

3. 手术适应证 目前临床上广泛认同固定下胫腓联合的指征是:①内踝三角韧带损伤未修复,腓骨骨折线高于踝关节水平间隙上方3cm以上;②不行固定的腓骨近端骨折合并下胫腓联合损伤;③陈旧性的下胫腓分离;④下胫腓联合复位不稳定。术中判断下胫腓联合的稳定性常采用Cotton试验和应力外旋试验。Cotton试验指在固定了内外踝骨折以后,固定胫骨远端,用尖钩轻轻向外牵拉腓骨并观察,如果活动超过3~4mm则提示有明显的下胫腓不稳定,需要固定。也可以于内外踝骨折固定后行踝关节应力外旋试验,若透视下踝穴位x线片胫腓间隙较前增宽>3mm,则认为不稳定需要固定下胫腓联合。目前认为,Cotton试验主要是检验下胫腓联合是否存在横向不稳定,而应力外旋试验则更多地测试下胫腓联合的旋转不稳定。

4. 下胫腓联合固定方式主要有如下几种:

(1) 螺钉固定术:一般采用1~2枚直径为3.5~4.5mm的皮质骨螺钉(一般来说,2枚螺钉或1枚较粗的螺钉能提供更高的稳定性)紧靠下胫腓联合的上方,平行于胫距关节面且从后向前倾斜25°~30°,固定3层皮质(腓骨双侧、胫骨外侧皮质),螺钉顶端位于胫骨髓腔内,目的是踝关节活动时可以适应下胫腓联合的正常微动,不容易发生螺钉折断;螺钉也可以穿透4层皮质,一是能提供更好的稳定性,二是如果发生螺钉断裂,可以从胫骨内侧开窗轻易取出断钉。之所以采用皮质骨螺钉主要是维持下胫腓联合的正常位置,而不是对其加压从而使下胫腓联合变窄,致踝关节背伸受限。固定下胫腓联合时踝关节应处于背伸位,因为距骨体关节面略呈前宽后窄,这样可以避免踝穴狭窄而导致关节背伸受限。也有文献认为下胫腓固定时踝关节的位置并不影响功能。

(2) 胫腓钩固定术:胫腓钩勾向腓骨后方,环部固定在胫骨前方并通过环部用松质骨螺钉固定(图30-3-9)。其优点是可以允许下胫腓联合正常的微动,不易折断。弊端是对下胫腓联合稳定性的维持不如螺钉。

(3) 可吸收钉固定术:1~2枚4.0mm或4.5mm可吸收螺钉固定下胫腓(图30-3-10),其优点是避免二次手术取出内固定物,在腓骨近端骨折合并下胫腓联合、三角韧带损伤时尤其适用。

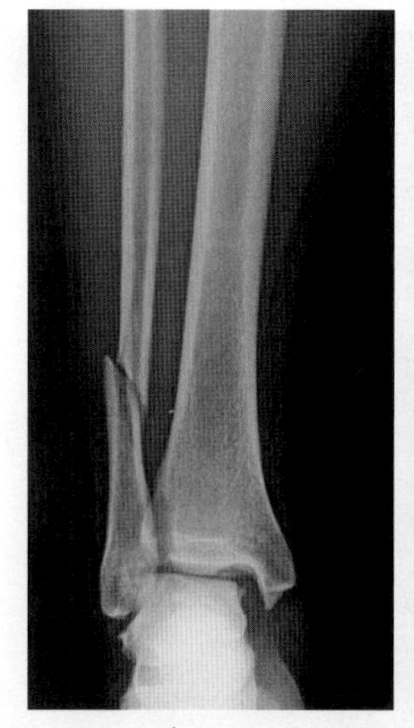
A

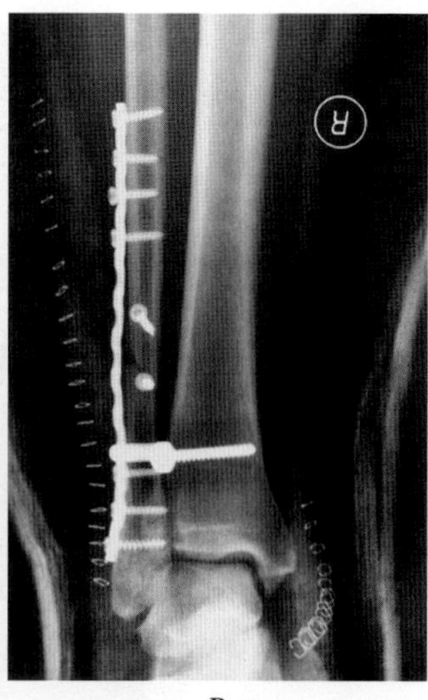

B

图30-3-9 胫腓钩固定
A. 术前显示腓骨骨折;B. 腓骨用钢板螺钉固定后用腓骨钩固定下胫腓

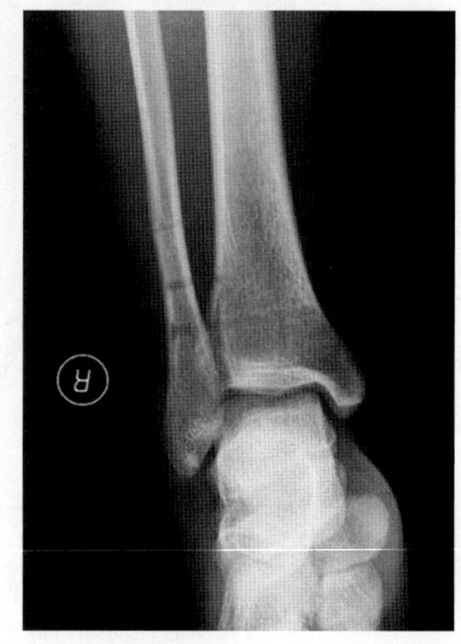

图30-3-10 腓骨用2枚可吸收钉固定

(4) 缝线纽扣钢板固定术:越来越多的学者采用缝线结合纽扣钢板固定下胫腓联合(图30-3-11),其优势在于其为弹性固定,容许下胫腓联合的微动,利于在生理学环境下进行愈合;也避免了以往螺钉容易断裂的弊端;取出方便,且可以和钢板螺钉等一同取出。但是该方法进一步的治疗效果及并发症情况需要更大样本的观察和进一步的临床研究。

5. 内固定物取出时间 目前尚存在争议,大部分文献认为术后应常规取出下胫腓螺钉以免限制踝关节活动或导致螺钉断裂,但时间不宜太早,以防由

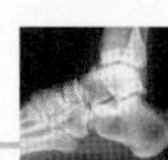

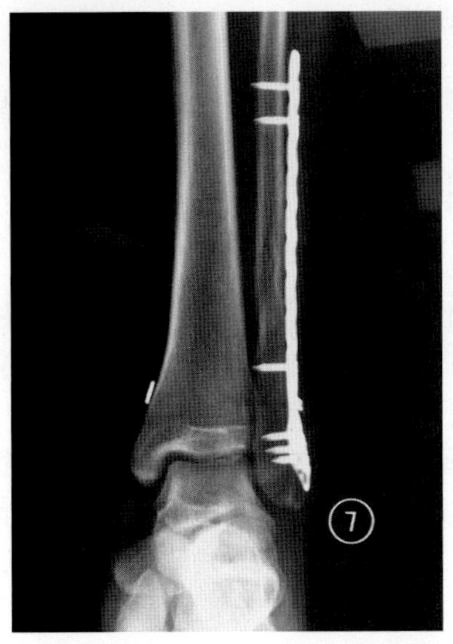

图 30-3-11　腓骨用缝线纽扣钢板固定

于尚未愈合而致下胫腓联合再分离，术后 8～12 周以后取出螺钉比较合适。取出前应限制踝关节的负重以免出现螺钉断裂。也有研究认为螺钉固定 3 层皮质的情况下可以允许术后负重，且可以保留螺钉至取内外踝固定时一块取出，也未发现明显不良后果。

五、踝关节的特殊类型骨折

（一）Maisonneuve 骨折

法国医生 Maisonneuve 在 1840 年首次报道该骨折，定义为腓骨近端骨折、下胫腓联合韧带撕裂以及三角韧带的断裂（图 30-3-12）。该骨折约占所有需要手术治疗的踝关节骨折的 5%。该骨折骨折线位于腓骨中上段，伴有长段骨间膜撕裂，稳定性极差。可疑踝关节损伤的患者 X 线片检查时，检查范围应包括胫腓骨全长，尤其是踝关节 X 线片仅有内踝或内后踝骨折而未见外踝骨折时，应考虑该种骨折的可能性，否则容易漏诊。

Maisonneuve 骨折的治疗：绝大部分都需手术治疗，包括腓骨骨折的复位、下胫腓联合的复位固定和内侧结构的修复。腓骨近侧 1/3 骨折因为邻近腓总神经，不建议行切开复位手术，但在行下胫腓联合固定时需要通过牵引和内旋腓骨远段以纠正其短缩和外旋。腓骨中远段骨折建议切开复位固定以稳定下胫腓。下胫腓联合建议尽量复位固定，固定方式包括金属螺钉、可吸收螺钉、纽扣钢板缝线、胫腓钩等。内踝骨折解剖复位固定。三角韧带断裂是否需要切开修复尚存在争议。

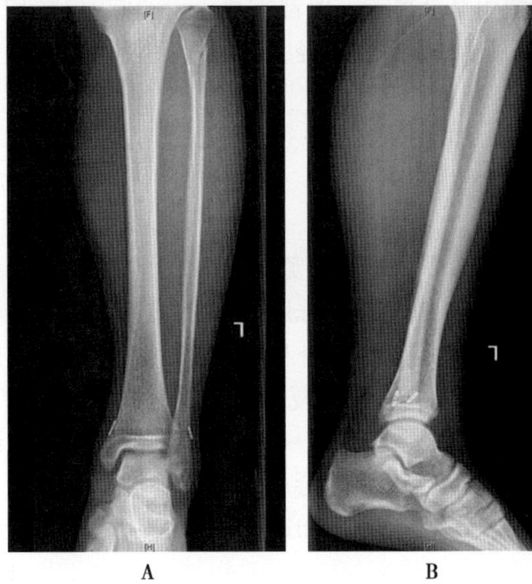

A　　B

图 30-3-12　Maisonneuve 骨折治疗后
A. Maisonneuve 骨折行纽扣固定前后位 X 线片；B. 侧位 X 线片

（二）Bosworth 骨折

是一种复杂的踝关节骨折脱位，损伤机制为踝关节的极度外旋和跖屈。腓骨骨折近端骨折块移位至胫骨后外侧嵴并被卡住（图 30-3-13），一般需手术治疗，切开复位，内固定腓骨骨折，固定下胫腓联合及修复内侧结构。

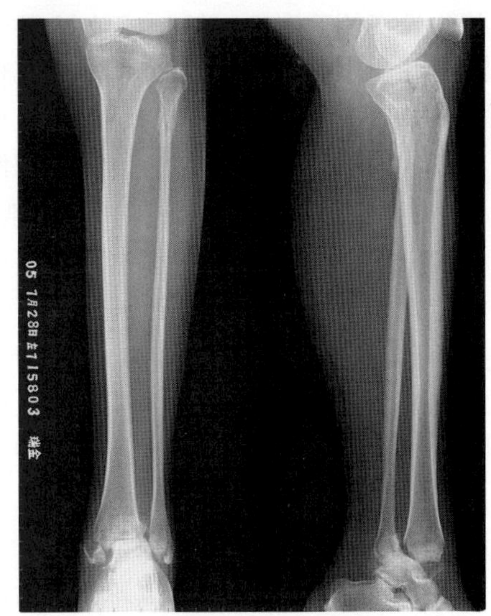

图 30-3-13　Bosworth 骨折 X 线片显示近端骨折块向后移位卡在胫骨后侧

（三）Dupuytren 骨折

是一特殊类型的踝关节骨折，属于 Lauge-Hansen 分型的旋前外展型Ⅲ度损伤，特征为内踝骨折或三角韧带断裂，腓骨中 1/3 以下骨折，常合并下胫腓的明显分离。一般都需要手术治疗，包括切开复位固定腓骨骨折，下胫腓联合的复位固定，以及内侧结构的修复。

（姜保国 徐海林）

第四节 陈旧性踝关节骨折脱位

踝关节骨折较为常见，新鲜骨折没有及时治疗或处理不当，往往形成陈旧的、畸形愈合的踝关节骨折脱位，此时距骨多向外移位，内踝移位或内踝间隙增宽，或距骨由于后踝复位不良而向后移位（向后半脱位）。而踝关节是一个完全匹配式的关节，距骨在冠状面上的移位，会引起胫距关节面承受应力的增加和不稳定，从而加速踝关节退行性改变，造成功能障碍。

一、手术治疗和注意事项

踝关节骨折是关节内骨折，无论是新鲜骨折还是陈旧骨折，都应遵循关节内骨折的治疗原则，即解剖复位和坚强内固定，所以任何距骨在冠状面上的向外移位（内踝间隙增宽），以及在矢状面上距骨的前后移位，都有手术治疗的适应证。有文献报告，内踝间隙增宽及后踝较大骨块复位不佳是造成踝关节骨折后预后差的较为重要的原因。

踝关节骨折的受伤机制复杂，例如内踝骨折可由内收暴力造成，此时距骨撞击内踝，内踝骨块较大，骨折线从关节水平向内上走行。也可由外展暴力造成，内侧三角韧带牵拉形成骨块较小的撕脱骨折。同样外踝骨折也可由旋转或撞击暴力造成，形成短缩，旋转和成角畸形。胫骨远端踝穴顶和距骨顶由于旋转剪切或垂直压缩等机制造成软骨的损伤。这些不同机制的急性软骨损伤，以及畸形愈合后不正常的负重力线和踝穴的不稳定，而且患者在就诊时距受伤已经三个月、半年、一年、甚至几年，踝关节已出现不同程度的退行性改变，这些患者是否有适应证行切开复位内固定尚有不同意见。目前大多数医生更倾向于，对于较年轻的，踝关节活动要求较高的，关节呈轻、中度创伤性关节病的患者，仍有实行切开复位内固定纠正负重力线的适应证。

陈旧踝关节骨折的畸形愈合由于原始受伤机制的不同而有多种形式，骨折也大多数已愈合或部分愈合。我们需要了解内踝骨折的位置，是否变长，向外移位的程度，内踝间隙增宽的大小，间隙内有无骨折块，了解胫骨关节面是否有压缩，后踝骨折块的大小，向后上方移位的程度，是否已愈合，骨折平面是否与外踝骨折面一致，了解外踝骨折线的位置方向，远折端是否有短缩、旋转；下胫腓是否分离，分离程度，下腓胫间隙是否有骨折块。要了解这些，无疑需要详尽的影像学资料，从而进行认真的术前计划，X线片应有正侧位及内旋20°的踝穴位，CT在水平、冠面及矢状面的平扫十分必要，三维重建更能显示整体结构的情况。

陈旧踝关节骨折的手术治疗难度较大，手术要求精准，需要有认真的术前计划，要考虑患者体位，手术入路，截骨位置，截骨顺序，固定方式和内植物选择。同时需要向患者及家属交待病情，使他们了解治疗的目的和复杂性，对预后有合理的期待。

二、手术治疗的方法

陈旧踝关节骨折的畸形愈合常包括：内踝骨折畸形愈合，外踝骨折畸形愈合，后踝骨折畸形愈合，陈旧的下胫腓联合分离。陈旧踝关节骨折常伴有的脱位包括在冠面的距骨向外半脱位和在矢状面的向后半脱位，这些脱位随着纠正骨结构的畸形以及关节周围软组织松解和清理而获得稳定的复位。

（一）外踝骨折畸形的纠正

外踝骨折常形成短缩和外旋畸形。双侧踝关节正位及内旋20°踝穴位片非常必要。旋转短缩的踝关节在踝穴位X线片常有下面的表现（图30-4-1）：①内踝、外踝及胫距间隙不再均匀等距，出现内踝间隙增宽；②胫骨端与外踝远端关节软骨下骨形成光滑弧线，即“Shinton线”；③距骨外侧突远端与外踝形成圆形，即硬币征消失；④内外踝发生断裂的连线与胫骨远端关节面形成的夹角，即胫距角，减小。

患者平仰卧位，用外侧入路沿腓骨直切口，暴露原骨折处。此时外踝的骨折可能未愈合，部分愈合或已愈合。原始AO分型的B型骨折的骨折线位于下胫腓联合附近，一般从前下至后上，呈螺旋或长斜形，容易形成外踝的短缩或外旋畸形。而原始AO分型的C型骨折的骨折线位于踝穴水平近端约5cm以上，呈横断或短斜形，有的也容易形成短缩或成角

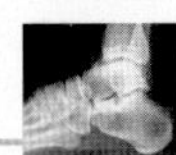

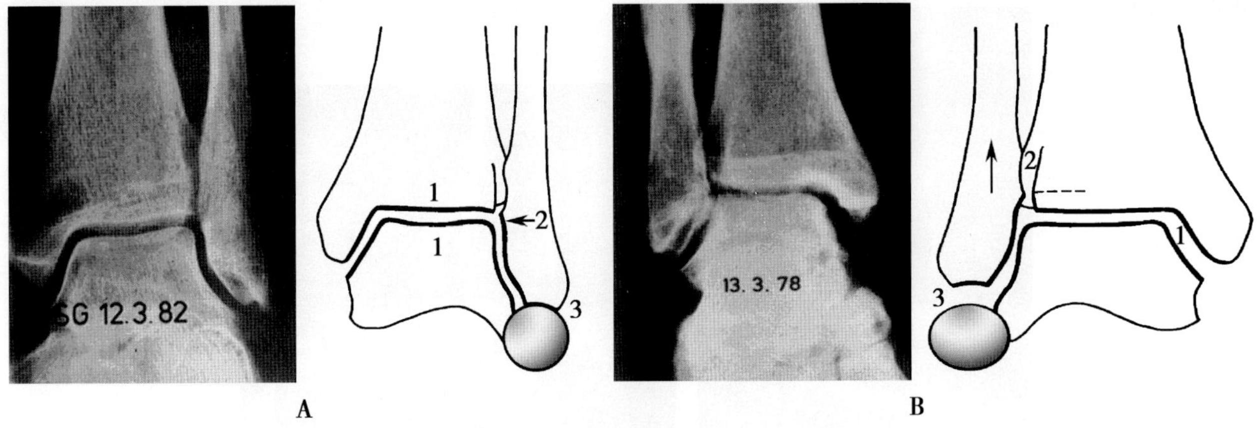

图 30-4-1　外踝骨折畸形愈合的 X 线表现

A. 正常踝关节的 X 线表现：显示正常踝关节正位片，内踝间隙，Shinton 线，外侧的硬币征，及胫距角；B. 外踝骨折畸形愈合的 X 线表现：显示外踝出现短缩，旋转畸形时，内踝间隙，Shinton 线，外侧的 硬币征，及胫距角的变化

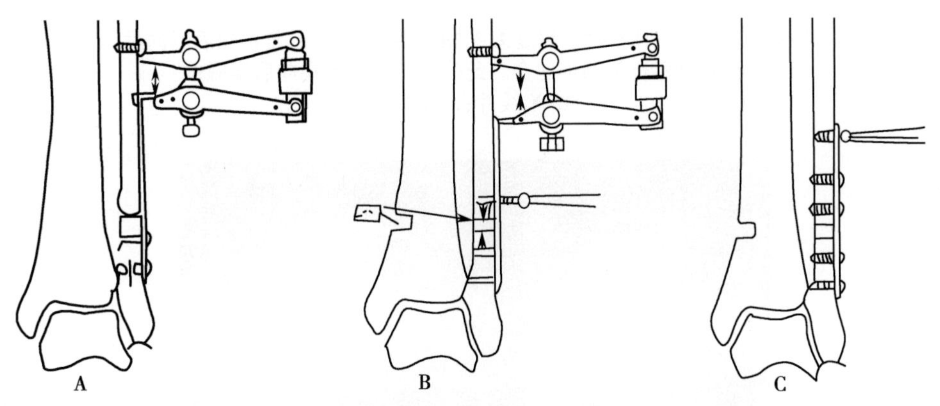

图 30-4-2　外踝延长手术

A. 用延长器延长外踝；B. 骨缺损处植骨后加压固定；C. 固定后

畸形。

尽量找到原骨折处，用骨刀或窄摆锯沿原骨折线截骨。B 型骨折的短缩和旋转畸形通过对骨折端清理，远端外踝骨折软组织松解，牵拉、内旋等操作，可获得复位。C 型骨折的短缩畸形可以用撑开器撑开骨折端，恢复外踝长度，缺损处植骨充填。术中以 C 形臂拍正侧位及踝穴位，证实外踝的短缩、旋转或成角畸形得到纠正，再用外踝的解剖锁定板加以固定（图 30-4-2）。

（二）后踝骨折畸形愈合的纠正

后踝骨折块由于外踝骨折的移位被下胫腓后韧带牵拉，以及距骨向后外旋转撞击，往往形成向后上外方向的移位。当畸形愈合的后踝骨块大小超过踝关节前后径 1/4 时，踝关节有后方不稳定而有半脱位趋势（图 30-4-3）。

后踝的骨折平面往往与外踝骨折面相同或相近（图 30-4-4），外踝截骨后向后或向远端翻转远骨折块，后踝的骨折线可暴露，按术前影像资料，特别是 CT 水平扫描的显示而行后踝截骨。充分清理截骨断面，松解后关节囊，向远端牵拉后踝骨块使其与正常的前方关节面平齐，以 4.0 空心钉或小钢板加压固定，手术后影像证实后踝骨块与前方正常关节面的高度及弧度均恢复正常，距骨无脱位（图 30-4-5）。

（三）下胫腓联合陈旧分离

原 AO 分型的 C 型骨折后下胫腓联合完全损伤，如果内侧结构没有恢复（内踝骨折、三角韧带深层），外踝骨折即使解剖复位，下胫腓联合没有固定，踝关节会出现不稳定，随着踝关节活动和负重，下胫腓联合将出现分离，距骨向外移位，内踝间隙增宽，患者有踝关节持续肿痛等功能障碍（图 30-4-6）。

治疗陈旧下胫腓分离的顺序一般从内侧开始，再处理外踝和下胫腓联合，内踝可能没有骨折，或已获得解剖复位固定，但增宽的内踝间隙必须彻底清理，主要是清理瘢痕组织和残余的韧带组织。清理

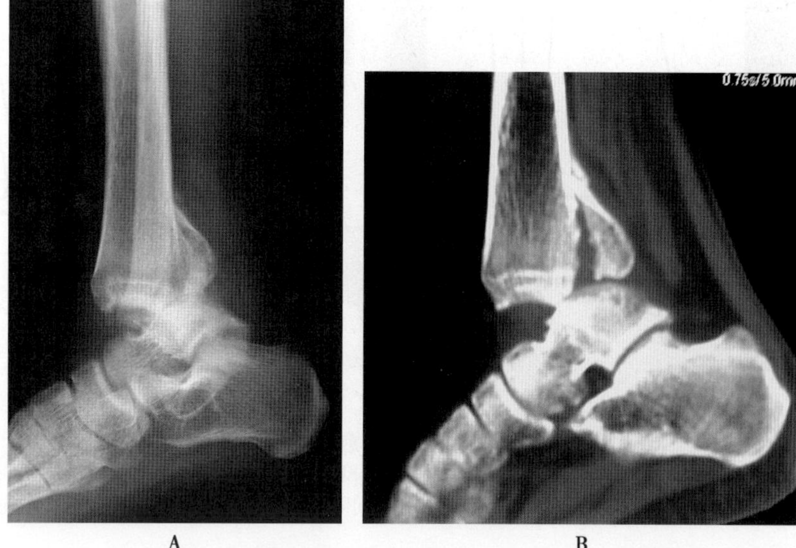

A B

图 30-4-3 后踝骨折块较大，超过 1/4，由于距骨的作用，常出现后踝向后向外向近端移位的畸形愈合。此时踝关节可出现向后半脱位
A. X线片；B. CT片

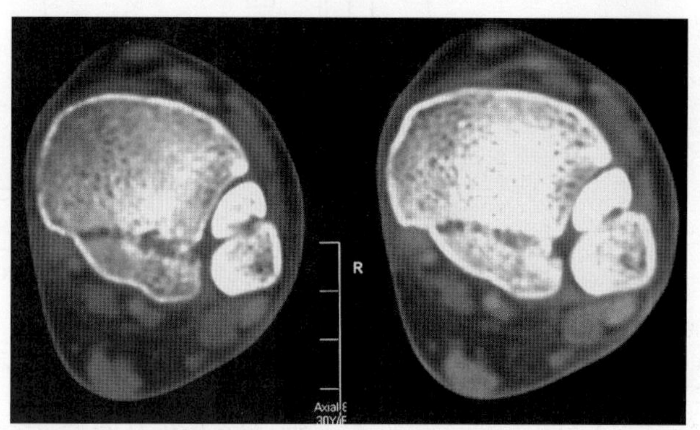

图 30-4-4 畸形愈合的后踝的骨折平面常与外踝骨折面相同，向后翻转外踝骨折块即能显露后踝的截骨面

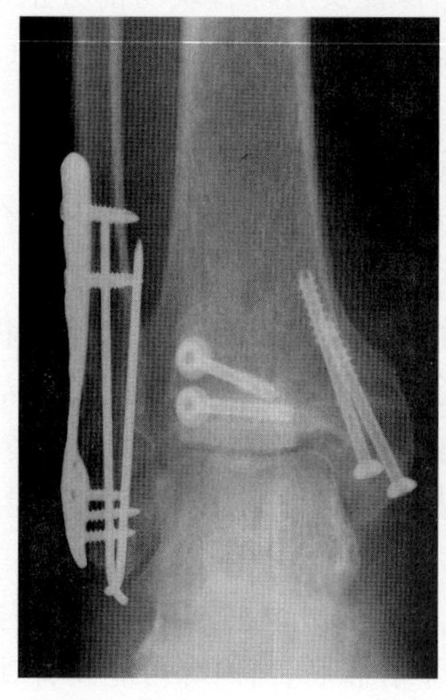
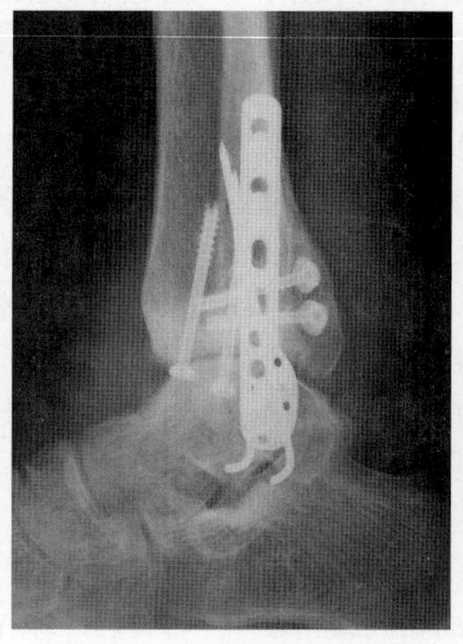
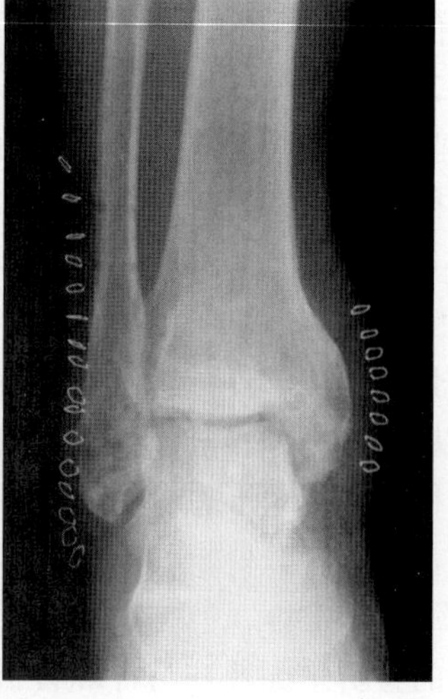

图 30-4-5 术后 X 线片证实复位良好

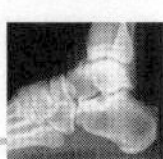

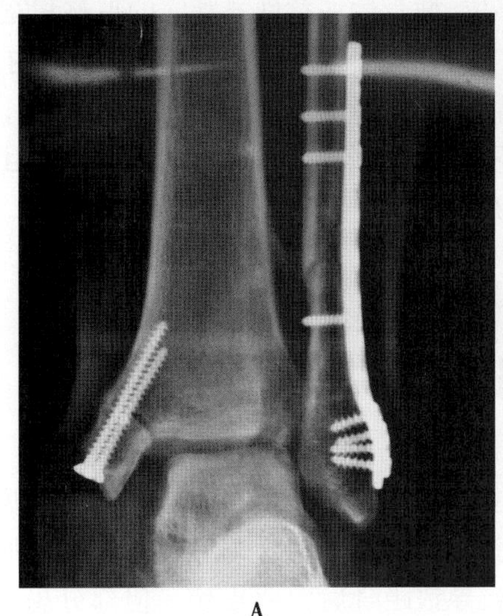

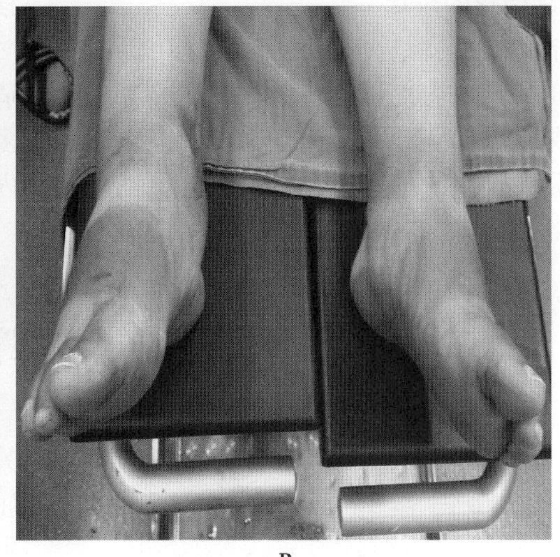

A B

图 30-4-6 陈旧性下胫腓分离

A. 患者术后三个月 X 线片显示下胫腓分离；B. 患侧(右)肿胀，疼痛

彻底时，从外侧通过外踝推挤距骨可见其向内侧复位，内踝间隙变至正常。外侧外踝一般已复位固定，沿外踝前缘从前方暴露下胫腓联合，此时由内向外推挤外踝时可见下胫腓的明显分离不稳定。彻底刮除清理胫腓骨间的瘢痕组织，直视下从大复位巾钳复位和固定下胫腓联合，注意大巾钳钳夹的方向应与踝运动轴一致，即从外踝尖到内踝前缘。C 形臂机证实下胫腓已复位，距骨不再外移，内踝间隙正常，此时在距踝穴 3～5cm 处，通过外踝向前内呈20°角打入螺钉将下胫腓复位固定，由于陈旧下胫腓分离时其分离趋势明显，所以固定螺钉可以多枚，螺钉可以是皮钉、全螺纹松钉，也可以是半螺纹加压松钉，固定皮质一般为 4 层(图 30-4-7)。当拧紧固定螺钉时，踝关节应处于中立位或轻度背伸位。

术中如行 C 形臂机观察内，外踝间隙及胫距间隙是否均匀一致时，应在踝关节多个平面，例如正位，内旋 20°踝穴位，踝关节背伸和跖屈位进行观察，，以及侧位上，用 X 线片加以证实。

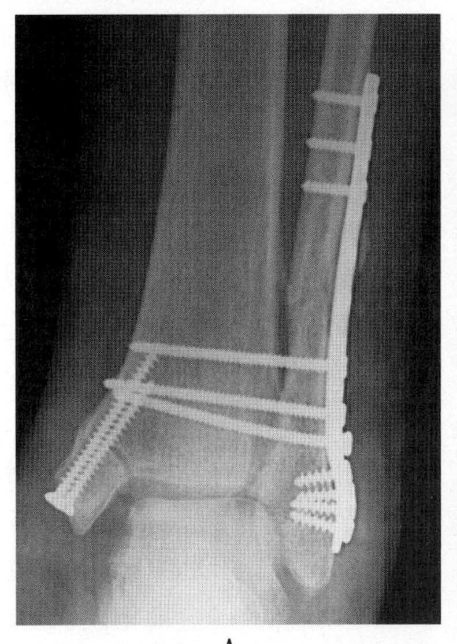

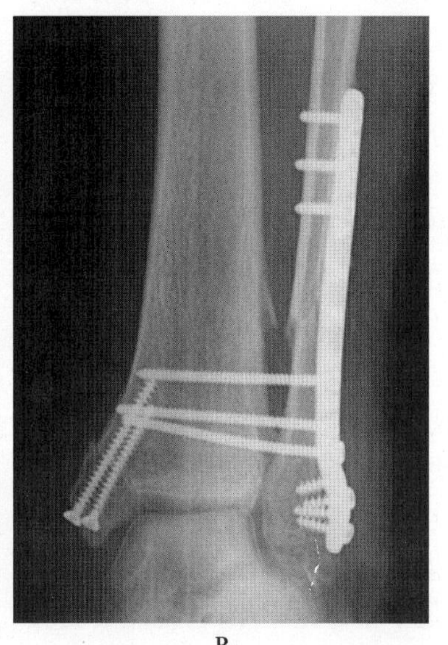

A B

图 30-4-7 患者于第 1 次手术后 9 个月行下胫腓联合陈旧损伤分离切开复位内固定术，术中先切开内踝，内踝骨折已愈合，彻底清理内侧间隙的大量增生的瘢痕组织，外侧从前方进入下胫腓联合，见下胫腓分离，内有大量瘢痕生长，清理间隙后，以 3 枚螺钉穿 4 层皮质将下胫腓固定

A. 踝关节正位 X 线片；B. 踝穴位 X 线片

（四）内踝畸形的矫正

距骨撞击形成的内踝骨折往往向内上移位形成畸形愈合，有时踝穴的内上角也有压缩，沿原骨折线截骨，抬起压缩的关节面，可用小的支撑钢板固定，或用全螺纹螺钉固定，缺损处植骨充填。

三角韧带牵拉形成的撕脱骨折内踝骨块常向外移位，截骨后注意恢复踝穴的平整和宽度。

内侧的畸形纠正要特别注意内踝间隙内的清理，由于陈旧骨折内踝间隙增宽，内部会有很多瘢痕存在，应彻底清理，否则将阻挡距骨的向内复位。

（武　勇）

第五节　距骨骨折与脱位

一、距骨骨软骨损伤

1856年，Monro首先报道了踝关节内骨软骨性游离体。1888年，König用剥脱性骨软骨炎一词描述膝关节内游离体。1922年，Kappis将踝关节类似病变称为剥脱性骨软骨炎。1959年，Berndt和Harty详细描述了距骨骨软骨损伤的病例，根据X线表现进行了分期，并称之为距骨剥脱性骨软骨炎。在后来的文献中，这类疾病又被称为距骨骨软骨病、经软骨距骨骨折、隐匿性骨软骨骨折等，目前多称为距骨骨软骨损伤。我们认为：剥脱性骨软骨炎是由于外伤等原因造成的软骨下骨缺血性坏死，从而导致骨软骨片剥脱的一种病理改变，而且，在急性伤的早期，也很难发现除了距骨骨软骨切线骨折意外的病损踝关节扭伤后急性期的MRI检查，有时仅仅表现为距骨软骨下骨的水肿。如果这时采取禁止患足负重的治疗，也许等到3～6个月复查MRI时，能够观察到距骨骨髓水肿的变化（水肿减轻）。所以，作者建议在踝关节扭伤急性期MRI检查发现软骨下骨明显水肿的患者，应当采取禁止患足负重行走8～12周的措施。此法在青少年膝关节发生股骨髁骨软骨损伤时已经获得较好的效果。

（一）病因

距骨骨软骨损伤的病因至今也不完全清楚，多数学者认为距骨骨软骨损伤主要病因是创伤，也许是一次的严重损伤，也可能是多次反复小损伤的积累，总之距骨骨软骨损伤病变的形成需要一个过程，具体需要多少时间，是半年还是一年，还是需要更长的时间，没有一个明确的结论。可能与以下因素有关：

1. 外伤　Berndt和Harty认为踝关节内翻伤是距骨骨软骨损伤的原因。通过尸体标本研究，发现踝关节背伸内翻伤时，距骨滑车前外侧部分与外踝关节面撞击，导致距骨前外侧骨软骨损伤；踝关节跖屈内翻伤时，距骨滑车后内侧部分与胫骨关节面撞击，导致距骨后内侧损伤。但部分患者并无明显的外伤史。作者还发现少数女性患者左右两侧距骨均可见骨软骨损伤，只是一侧有症状，另一侧没有症状。

2. 血运障碍　血运障碍一方面可能是由于距骨受到外力的撞击导致软骨下骨骨折，而使供应软骨下骨的血管损伤造成血管口径变小，或者血管闭塞；另一方面，可能是血脂增高，血液黏滞度增加，或有血栓形成等内分泌因素导致血管阻塞。Campbell和Ranawat认为距骨剥脱性骨软骨炎是由于局部软骨下骨缺血坏死，产生病理性骨软骨骨折。

（二）损伤病理

距骨外侧病损多位于关节面的前中1/3，呈浅碟状，骨软骨块容易移位；而内侧病损多位于关节面的中后1/3，呈杯状，骨软骨块通常在原位。病理切片显示，骨软骨块表面的关节软骨细胞通常变性、但仍存活，而骨性部分有坏死表现。关节滑膜有炎症及增生表现。但外伤和血运障碍两者都可以引起软骨下骨的缺血性改变，最终导致软骨下骨坏死和骨软骨片与骨床的分离。作者根据踝关节距骨X线片和MRI的影像学表现，临床上将距骨骨软骨损伤分为5种类型：①类型Ⅰ：骨软骨切线骨折；②类型Ⅱ：软骨全层剥脱；③类型Ⅲ：剥脱性骨软骨炎（骨软骨损伤）；④类型Ⅳ：软骨下骨囊性变；⑤类型Ⅴ：孤立性骨囊肿。本病理分型与Berndt和Harty距骨骨软骨损伤的X线片分期和距骨骨软骨损伤的MRI（Hepple's）分期不同。

1. 类型Ⅰ　骨软骨切线骨折。距骨顶部受到切线方向的作用力所致，如距骨在踝穴内与内外踝的撞击。距骨切线骨折是比较简单的类型，临床上并不多见，是指踝关节扭伤时距骨顶部受到切线方向的作用力所致，如距骨在踝穴内与内外踝的撞击，

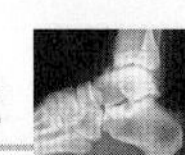

造成的距骨骨软骨切线骨折。特点:骨软骨片完整,骨片带有较多的软骨下骨,边界清楚,常与骨床分离,骨床质量好(骨质正常)。普通 X 线片即可见到骨软骨片(图 30-5-1),CT 平扫(图 30-5-2)和 MRI(图 30-5-3)均可清楚观察切线骨折片与距骨骨床的关系。

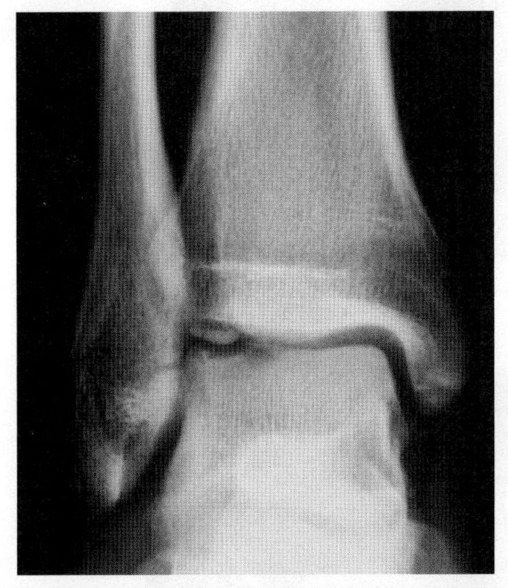

图 30-5-1　距骨骨软骨切线骨折 X 表现

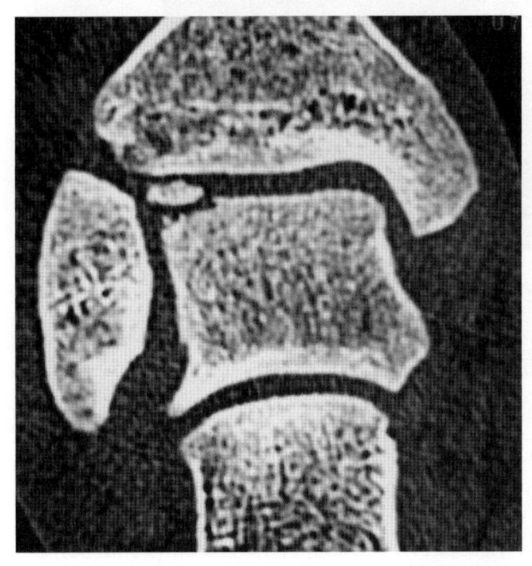

图 30-5-2　距骨骨软骨切线骨折 CT 平扫表现

2. 类型Ⅱ　软骨全层剥脱。部分带有少许软骨下骨,急性伤和陈旧伤均有可能,特别是发生在关节线水平的内外踝骨折。特点:虽然软骨大面积剥脱,但软骨下骨表面光滑,骨床质量好(骨质正常),部分有软骨岛。X 线片上多不能发现,如果骨片上带有较多软骨下骨质时可能显影。MRI、CT 在软骨下骨无明显损伤时,常常没有阳性发现,此种情况多见于骨关节病的患者。

3. 类型Ⅲ　剥脱性骨软骨炎。是由于距骨受到挤压或压迫造成的软骨和软骨下骨骨折。特点:部分病例镜下软骨表面看似正常,光滑、完整,用探钩探之,有囊性感,压之可凹,去除压力后恢复正常,而大部分病例可探及大小不等小的破损,探钩可探入并可将软骨全层掀起,将全层软骨片取出后软骨下骨看上去尚光滑(也可见到小的缺损或凹陷),但质地松软,中心区仅用探钩即可探入。在临床上大部分患者属于此类型。早期 X 线片可表现正常,后期可见距骨顶部有局限性的透亮区或缺损(图 30-5-4)。CT(图 30-5-5)、MRI(图 30-5-6)可清楚显示病变部位和范围大小。

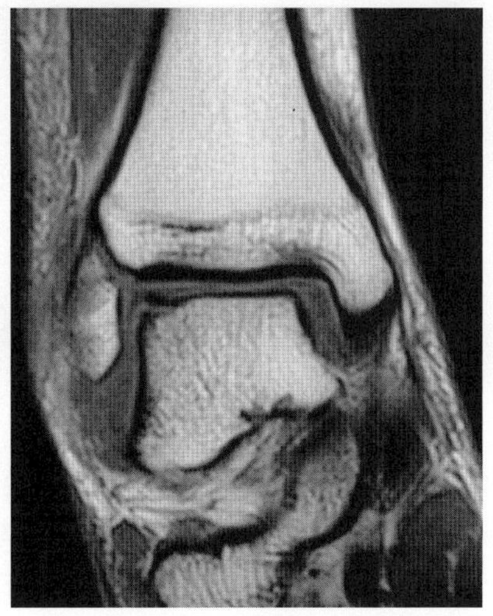

图 30-5-3　距骨骨软骨切线骨折 MRI 表现

4. 类型Ⅳ　距骨骨软骨损伤囊肿形成(囊性变)。在病史和症状及体征上与其他类型并无特殊,只是在影像学上有明显不同。X 线片已可见有囊肿形成(图 30-5-7),MRI 检查更为明确(图

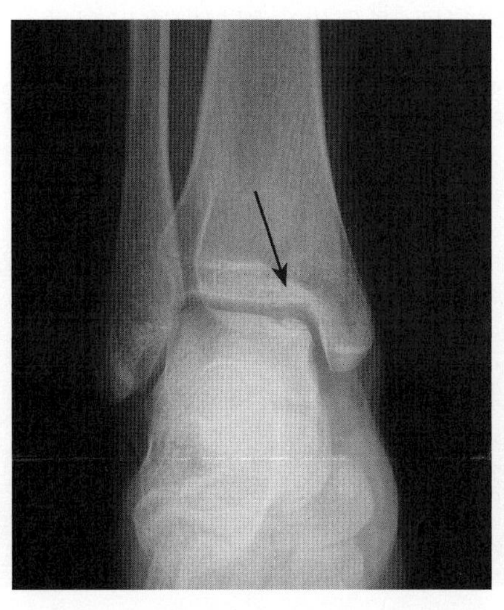

图 30-5-4　距骨剥脱性骨软骨炎 X 表现

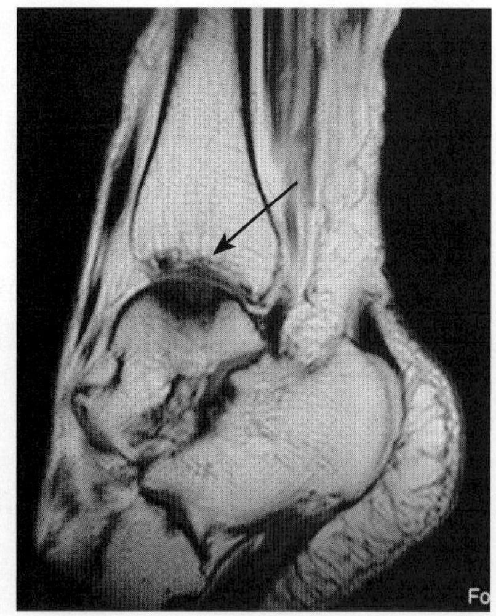

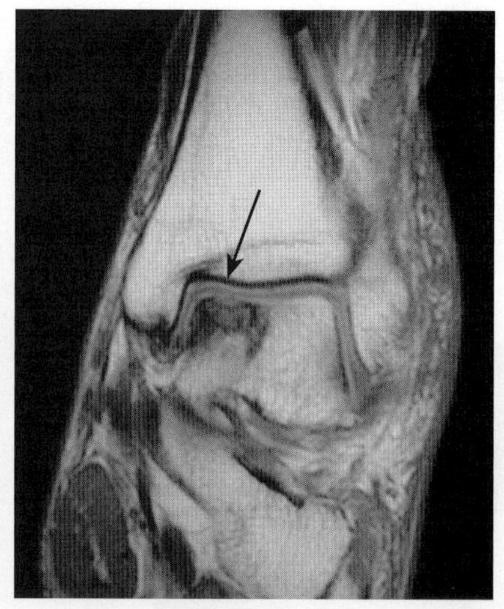

图 30-5-5 距骨剥脱性骨软骨炎 CT 表现

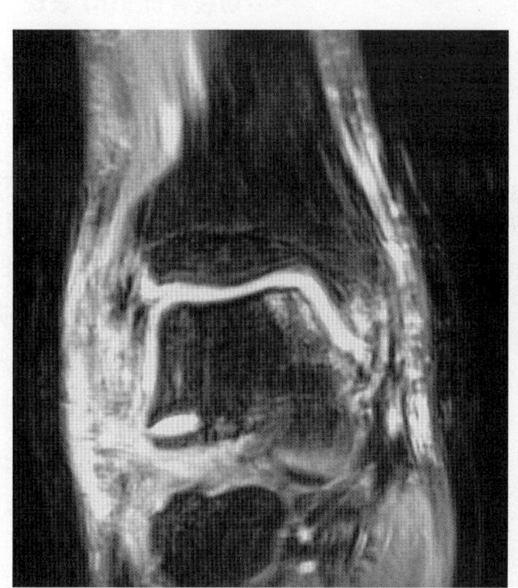

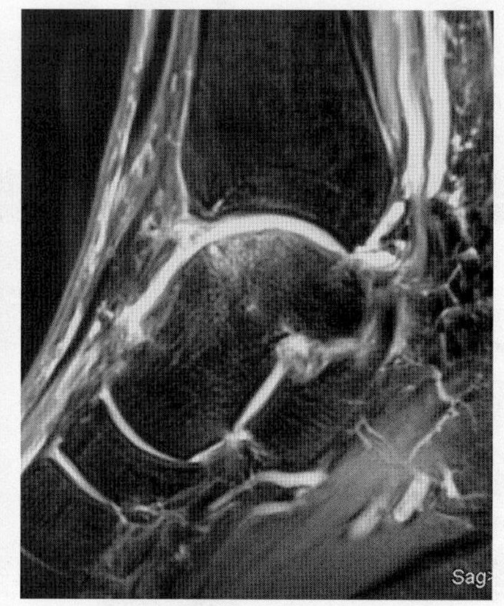

图 30-5-6 距骨剥脱性骨软骨炎 MRI 表现

30-5-8)。术中发现在去除距骨表面的骨组织后见一扁圆形,类似于薏米仁样的组织,质地较软,其周围的囊壁很硬(骨硬化),用刮匙难以刮透。部分患者只是单一的囊,有的患者则为多个,有的相通有的不相通。

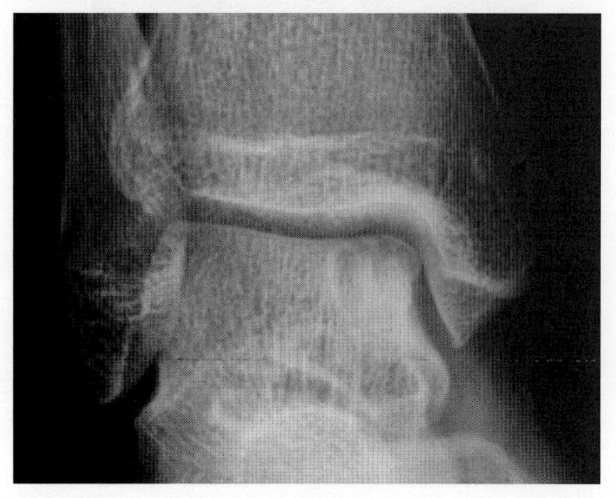

图 30-5-7 X 线片显示距骨骨软骨损伤伴囊肿形成

5. 类型Ⅴ 孤立性骨囊肿。多为单房囊性病变(图 30-5-9 ~ 图 30-5-11),病因不明,可能与创伤性血肿、感染、钙质代谢异常有关。男性发病率高于女性,约为(2 ~ 3)∶1,多发生于 7 ~ 15 岁之间。骨囊肿为良性瘤样病变,在治疗上存在争议。因为在患者早期可以没有任何不适,部分患者有隐痛及剧烈活动后疼痛加重。只是在踝关节扭伤后照片子时才发现。所以,部分学者认为此时骨囊肿无需处理,即使以后踝关节扭伤造成囊肿壁骨折塌陷形成病理骨折,也能自愈。而大部分学者观点是一旦发现应及时手术,避免囊肿塌陷,处理不及时,造成永久性踝关节功能障碍,到那时只有踝关节融合手术治疗一条路可走,没有其他方法可供选择。此外还要注意与距骨其他骨肿瘤相鉴别。术中可以发现囊肿

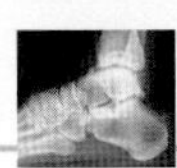

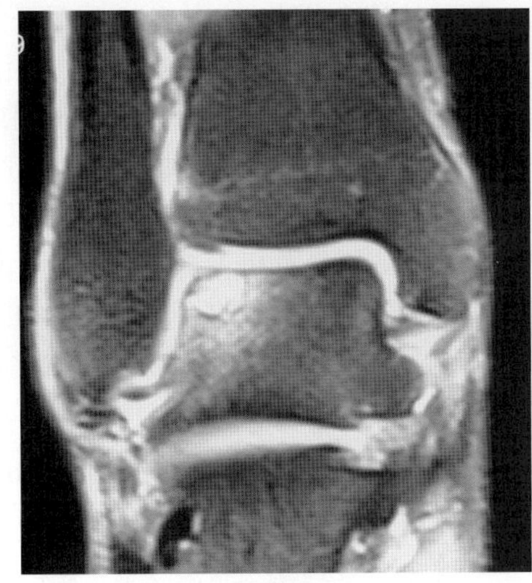

正位

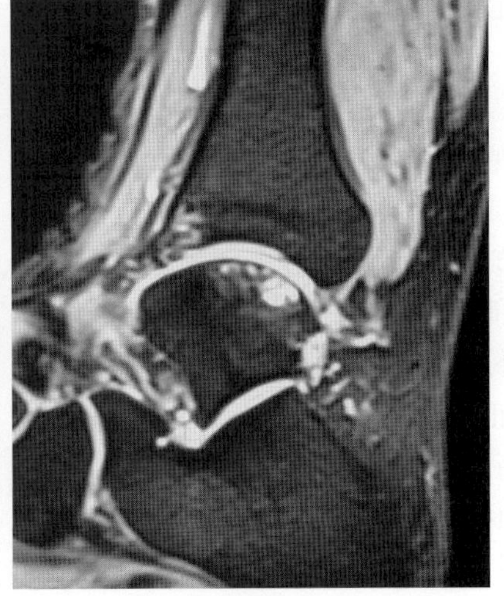

侧位

图 30-5-8　距骨骨软骨损伤囊肿形成 MRI

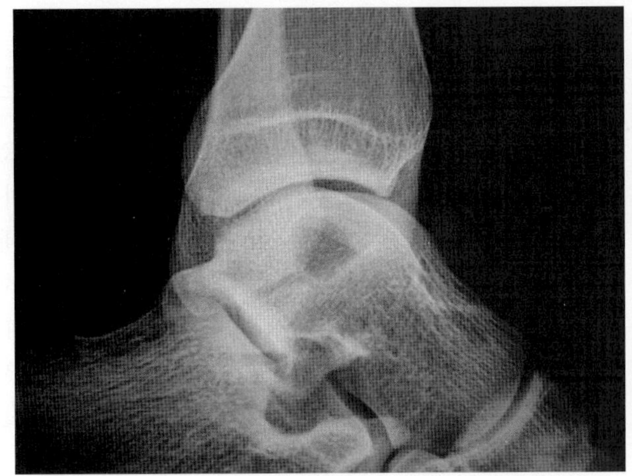

A. 侧位X线片

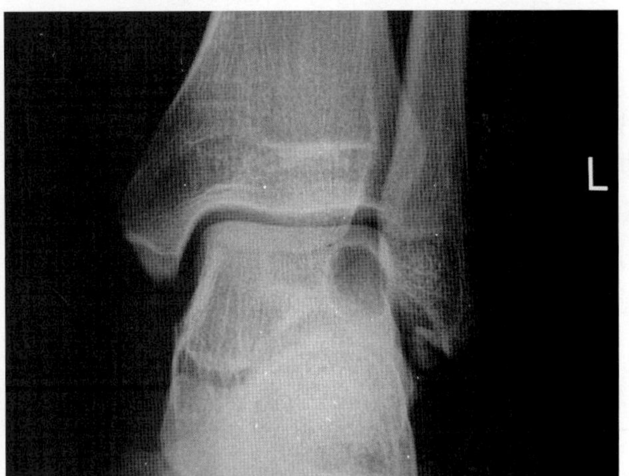

B. 正位X线片

图 30-5-9　距骨骨囊肿 X 表现

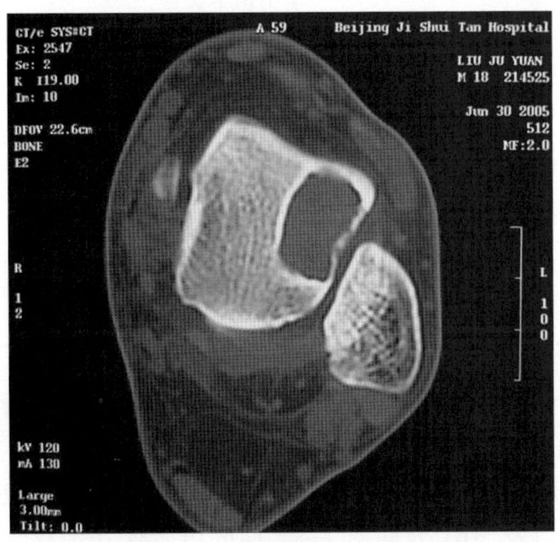

图 30-5-10　距骨骨囊肿 CT 表现

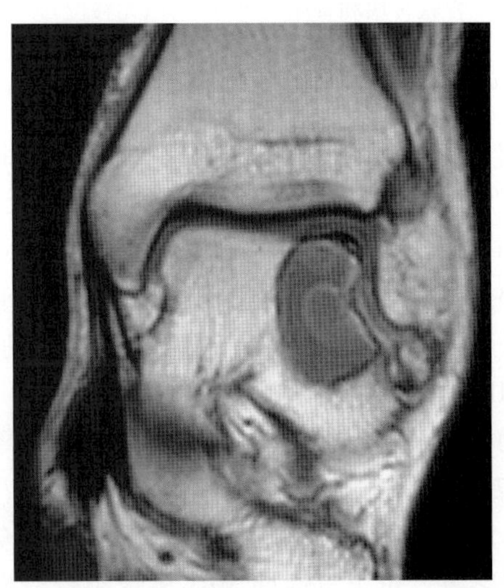

图 30-5-11　距骨骨囊肿形成 MRI

内基本为一汪血水,囊壁上用刮匙可以取到少许红色滑膜样组织。

（三）诊断

1. 临床表现　主要表现为踝关节负重行走时疼痛,重者即使走平路会感到胀痛难忍(行走超不过一公里)、关节肿胀,有的患者表现为走平路时疼痛不明显,而不能跑跳,运动后明显加重。另一个特点是久坐后或卧床后(晨起)突然站起走路时,疼痛尤为严重,不能正常走路,继续行走 1 分钟后,方能有所缓解。疼痛为弥漫性,常不能明确定位。部分患者有关节交锁症状(卡住的感觉),这是软骨片或骨软骨片游离后卡在关节间隙的缘故。临床上,早期无明显体征。严重者关节肿胀,活动度减小,因关节滑膜炎症增生导致内侧或外侧关节间隙有压痛,部分患者被动屈伸和旋转时可有磨砂感。

2. 辅助检查

(1) X 线片检查:包括踝关节前后位和侧位片。Berndt 和 Harty 根据 X 线片表现,将损伤分为 4 期(表 30-5-1)。Verhagen 等学者的研究发现,普通 X 线片漏诊率为 41%,普通 X 线片敏感度和特异度分别为 0.59 和 0.91,踝穴位 X 线片检查可提高敏感度至 0.76。

表 30-5-1　距骨骨软骨损伤的 X 线片分期(Berndt 和 Harty)

分期	X 线表现
Ⅰ	距骨顶局限性低密度区(软骨下骨压缩)
Ⅱ	骨软骨块和骨床部分分离
Ⅲ	骨软骨块和骨床完全分离,但无移位
Ⅳ	骨软骨块和骨床完全分离,并移位

(2) CT 检查:研究显示对于距骨骨软骨损伤螺旋 CT 的特异度可达 0.99,敏感度略低,大致为 0.81。

(3) MRI 检查:MRI 检查对于距骨骨软骨损伤的敏感度和特异度均为 0.96,为最佳的辅助检查。根据 MRI 表现,Hepple 等学者将疾病分为 5 期(表 30-5-2),可用于指导治疗方案的确定。

（四）治疗

1. 保守治疗　包括休息、石膏固定、避免患肢负重走路等。对于急性期 MRI 显示距骨骨髓明显的水肿和骨软骨切线骨折,骨折块分离不明显的病例,可以采取支具固定(并非需要严格固定)8 周,主要目的是让患肢充分休息,8 周后开始部分负重,满 12 周方能完全负重走路等,通常适用于骨骺未闭合的青少年以及 X 线片分期属于Ⅰ期或Ⅱ期的患者。但 Letts 等人的研究却发现保守治疗对青少年患者的疗效也并不理想,24 名患者中仅有 9 例效果良好。对成年患者和 X 线片分期属于Ⅲ、Ⅳ期患者效果不佳。有研究表明通过改变运动方式、部分负重或石膏固定等,成年患者保守治疗的成功率仅为 45%。国内还没有保守治疗连续大宗病例的报道。

表 30-5-2　距骨骨软骨损伤的 MRI(Hepple's)分期

1 期	仅有关节软骨损伤
2 期	关节软骨损伤,合并软骨下骨隐匿性骨折,合并(Ⅱa)或不合并骨髓水肿(Ⅱb)
3 期	和距骨体分离的骨软骨块,但无移位
4 期	和距骨体分离的骨软骨块,发生移位
5 期	合并软骨下骨囊肿

2. 手术治疗　传统的踝关节切开、病灶清理术的优良率在 40% ~62.5%。通常需要做内踝或外踝截骨,手术创伤大,术后需要石膏固定数周,不利于患者早日恢复正常的生活和工作。目前内镜下的治疗方法有:镜下单纯病灶清理术;镜下病灶清理加微骨折术(或钻孔术)。优点是手术创伤小、术后恢复快,治疗小面积的距骨骨软骨损伤效果良好,优良率为 83% ~93%。根据关节镜下软骨损伤的表现,可将病损分度(表 30-5-3)。

表 30-5-3　距骨骨软骨损伤的关节镜下分度

分度	关节镜下表现
A	关节软骨表面光滑、完整,但明显软化
B	关节软骨表面粗糙
C	关节软骨纤维化或出现裂痕
D	关节软骨瓣状损伤,或露出软骨下骨
E	骨软骨游离体,但未移位
F	移位的骨软骨游离体

目前关节镜下病灶清理术、钻孔术以及微骨折术已成为治疗距骨骨软骨损伤主要手术方法。

(1) 手术的适应证:X 线分期属于Ⅰ期或Ⅱ期,以及 MRI 分期属 1 ~2 期的患者保守治疗无效时应手术治疗。X 线分期属于Ⅲ期或Ⅳ期,以及 MRI 分期属 3 ~5 期的患者应尽早手术治疗。

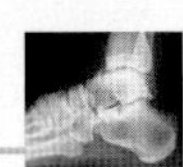

（2）手术方法

1）关节镜下病灶清理术：踝关节前内侧及前外侧入路，先切除炎性增生的滑膜组织廓清视野，之后用探钩探查整个踝关节及其骨软骨损伤情况，尤其要注意距骨滑车后内侧及前外侧部。有时常因关节间隙较窄，病损部位很靠后，给观察病损部位造成困难。因此，探查时应仔细，必要时应进行牵引。如果骨软骨块剥脱形成游离体，应首先取出游离体。找到骨软骨损伤病灶后，用软骨刮匙或髓核钳去除边缘不稳定的软骨，然后用软骨刨刀修至平整，最后将软骨下骨表面变性的钙化软骨层刮除。还可以用射频消融处理高低不平之病灶。用刨刀吸除软骨碎屑，彻底冲洗关节腔。冲洗时应适当活动踝关节，使存留在隐窝处的关节内的软骨碎屑彻底清除。缝合伤口。用无菌敷料和厚棉垫加压包扎患侧足踝部和小腿。

2）关节镜下钻孔术：钻孔术是在关节镜下病灶清理术的基础上用直径 2.0mm 克氏针在骨床上垂直钻孔，深度 3mm，孔间距 3mm。钻孔之后放松止血袋或用刨刀吸引，如果骨孔有血液渗出，则说明深度合适；反之需加深骨孔。由于踝关节间隙狭窄，克氏针钻孔难以处理后部的距骨骨软骨损伤，这时就需要经过内外踝钻孔。如果病损很靠后，还可采用后方关节镜入路，于踝关节极度背伸位处理病变。

3）关节镜下微骨折术：微骨折术采用专用的微骨折器械在距骨骨床上打孔，其手术操作与钻孔术相似。与钻孔术相比，微骨折术主要有 3 个优势：①微骨折器械的尖端具有多个角度，例如 0°、30°、60°和 90°，因此能够较容易地在距骨滑车中后部垂直于骨床打孔；②与克氏针钻孔产生的热量相比，微骨折器械通过纵向力打孔产生的热量少，热损伤小；③微骨折手术时不仅在骨床上形成骨孔，而且以骨孔为中心产生许多细微的放射状的松质骨骨折线（软骨下骨），利于松质骨中具有分化潜能的干细胞的释放，并能够使血凝块深方形成许多“根”，与骨床结合更牢固。

但微骨折术相比钻孔术有较严格的适应证和技术要求。但并不是所有的距骨骨软骨损伤都适合用微骨折术。有下列情况者不宜行微骨折术：①骨软骨损伤面积≥15mm×15mm；②骨软骨损伤区域周围软骨明显变性不正常；③患者年龄较大（女性≥45 岁，男性≥50 岁）；④踝关节骨关节病较重（骨质增生明显），距骨表面软骨多处损伤；⑤合并踝关节特殊类型的滑膜炎（色素绒毛结节性、感染性、结核性等）；⑥术后不能按医生要求定期复查和进行康复者；⑦关节间隙非常狭窄难以按微骨折技术要求进行操作者（微骨折技术要求打孔时应与骨面垂直）等。

4）关节镜下逆行钻孔植骨术：此种术式的前提条件是关节镜探查确认关节面软骨是完好的，没有软骨的剥脱。之后在关节镜监视下，利用小关节镜特殊的导向器指引下先用细克氏针钻孔定位，再用 C 型臂透视，确认病变部位和钻入的深度，然后再用 5～6mm 的空心钻（最好是环钻），钻到合适的位置（通常是囊肿的位置）将病变组织掏出，再将正常的松质骨顺骨道植入。此法优点在于创伤小，缺点是操作技术要求较高，需要反复地 C 型臂透视、如果病变缺血坏死区域较大，或囊肿较大、或位置很靠后内操作起来难度较大，都会影响到最终的效果。

5）踝关节自体骨软骨移植术与自体软骨细胞移植术：对于关节镜下病灶清理术、钻孔术或微骨折术效果不佳的病例、距骨骨软骨大面积损伤（≥15mm×15mm）或深层有较大的囊肿，并且无关节不稳及镜像软骨损伤的病例，可进行自体骨软骨移植或软骨细胞移植术等，优良率可达 90%。自体骨软骨移植主要受到两方面的限制，一是取材直径一般不能超过 5mm，马赛克的方法取材的直径一般是 3mm，通常需要 2～3 个，每一个柱状骨软骨表面的软骨自然是很好，但每个骨软骨柱之间的空隙无法弥补和充填，不能形成一个整个的面；第二个缺点是供区取材后大部分患者都有或轻或重的症状。软骨细胞的移植适用于损伤面积较大而且较浅的病例，但由于要求要有软骨细胞培养的设备和技术，国内尚未见到临床应用的报道。此法需要在关节镜辅助下切开进行内踝或外踝截骨显露病变部位和植骨。

6）带骨膜的柱状骨移植：2007 年，作者在世界上首先开展了应用单个大直径（8～10mm）自体带骨膜的柱状髂骨移植技术，治疗严重的距骨骨软骨损伤，取得了很好的效果，随访时间最长已经超四年。从 2012 年起，我们开始选取膝关节外侧戈帝氏结节带骨膜的柱状骨移植治疗上述损伤，已完成 20 余例，从初步随访的结果看，效果与取髂骨的相差不多。这类手术在关节镜下难以完成，通常需要切开进行内踝或外踝截骨显露病变部位。

7）自体松质骨加软骨细胞移植：与带骨膜的柱状骨移植相似，只是完全使用松质骨充填，接近关节面时将事先准备好的胎儿软骨细胞匀浆注入，再用胶原膜覆盖表面。这种方法涉及胎儿软骨取材的问题（其中带骨膜的柱状骨移植主要是伦理问题）。

（五）康复

术后24小时开始被动屈伸踝关节（CPM），每日2次，每次20分钟。被动活动后应冰敷，30分钟。术后6～8周内禁止负重，第9周开始部分负重行走（25%→50%→75%），直到第13周方可完全负重（100%）。13周后，也不应过度活动，控制活动量。术后需定期复查X线片。术后6、12个月复查MRI，观察植骨部位的愈合情况。此时应禁止跑、跳等运动。可以进行快走、游泳等运动。

（胡跃林）

二、急性距骨骨折脱位

临床上距骨骨折约占全身骨折的1%，但由于其特殊的解剖特性，治疗上极具挑战性。距骨无肌肉或肌腱附着，表面60%以上为关节软骨，供血区十分有限。距骨骨折治疗不当，易发生畸形愈合与缺血性坏死及踝关节、距下关节的创伤性关节炎。

（一）距骨骨折的分类

目前常用的分类系统为Hawkins于1970年在前人基础上提出的距骨颈骨折分类系统。Ⅰ型：无移位的距骨颈骨折，骨坏死发生率小于10%；Ⅱ型：移位的距骨颈骨折合并距下关节的脱位或半脱位，骨坏死发生率约40%；Ⅲ型：移位的距骨颈骨折合并踝关节和距下关节的脱位，骨坏死发生率约90%。1978年Canale和Kelly在此基础上提出了距骨颈骨折的Ⅳ型：除了距骨颈骨折移位，距骨体从踝关节和距下关节中脱出外，还伴随距舟关节的半脱位，其骨坏死的发生率几乎100%（图30-5-12）。Hawkins-Canale分型基于骨折的移位和脱位程度进行分类，能很好地预测距骨缺血性坏死的发生率，但对于骨折的粉碎程度未加以重视。

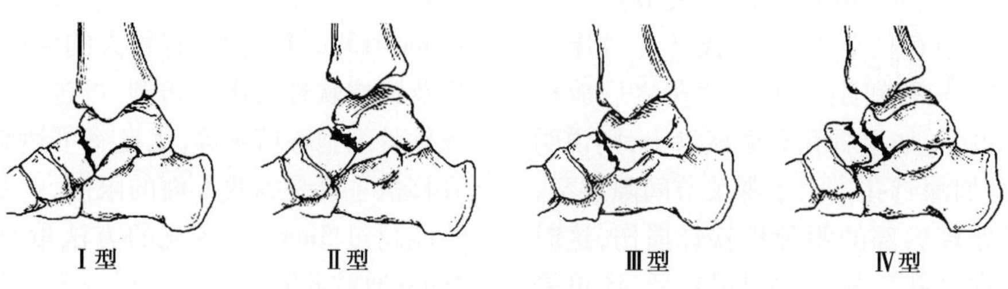

图30-5-12　距骨颈骨折Hawkins分型

Ⅰ型：无移位的距骨颈骨折；Ⅱ型：移位的距骨颈骨折合并距下关节的脱位或半脱位；Ⅲ型：移位的距骨颈骨折合并踝关节和距下关节的脱位；Ⅳ型：除了距骨颈骨折移位，距骨体从踝关节和距下关节中脱出外，还伴随距舟关节的半脱位

距骨体骨折与距骨颈骨折有时难以区分，Inokuchi等认为距骨体垂直骨折的下方骨折线位于距骨外侧突以前为距骨颈骨折，位于外侧突以后为距骨体骨折。Sneppen等把距骨体骨折分为6型：Ⅰ型：距骨滑车的压缩骨折，仅累及滑车的内侧或外侧，不包括内外踝部分；Ⅱ型：冠状面的剪切力骨折，该型骨折易与距骨颈骨折混淆，但骨折线更靠后，累及距骨滑车，影响踝关节背屈；Ⅲ型：矢状面的剪切力骨折。两种剪切力骨折一般均累及踝关节和距下关节；Ⅳ型：距骨后突骨折；Ⅴ型：距骨外侧突骨折；Ⅵ型：距骨体粉碎性骨折，踝关节和距下关节严重失稳（图30-5-13）。

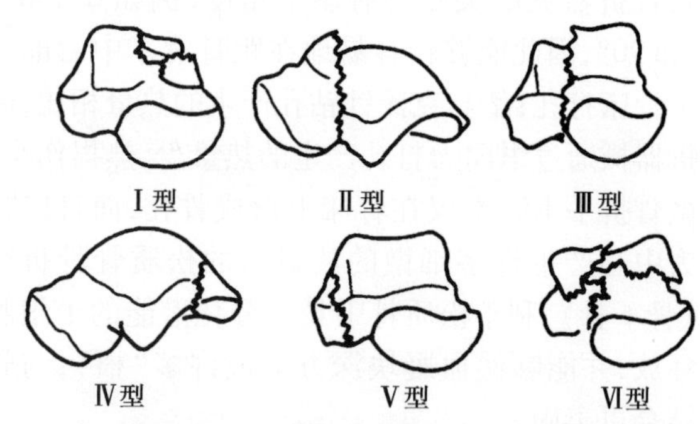

图30-5-13　距骨体骨折Sneppen分型

Ⅰ型：距骨滑车的压缩骨折，仅累及滑车的内侧或外侧，不包括内外踝部分；Ⅱ型：冠状面的剪切力骨折；Ⅲ型：矢状面的剪切力骨折；Ⅳ型：距骨后突骨折；Ⅴ型：距骨外侧突骨折；Ⅵ型：距骨体粉碎性骨折，踝关节和距下关节严重失稳

AO/OTA对距骨骨折的分型较为全面，但是比较复杂，临床应用困难。其他的特殊分类有距骨骨软骨骨折的Berndt-Harty分类和距骨外侧突骨折的Hawkins分类。

（二）距骨头骨折

相对距骨颈及距骨体骨折，距骨头骨折发生率较低，在距骨骨折中所占比例不足10%，常与距骨颈、距骨体或足部其他部位骨折同时存在。多数情况下，骨折线累及距骨头关节面，影响距舟关节稳

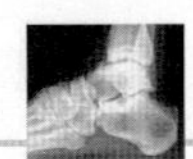

定。典型的距骨头骨折为复合性损伤，常并发距舟关节半脱位。距骨头骨折伴关节半脱位或脱位时，多有关节囊和韧带结构的损伤。骨折脱位较为严重，特别是伴有跗跖关节、跟骰关节损伤等中足明显不稳时，认识不足和治疗不当常可导致日后的创伤性关节炎或中足的慢性不稳定。距骨头因有充分的血供，发生坏死的概率相对较低。

1. 损伤机制　距骨头骨折通常由通过足舟骨施加于距骨头的轴向暴力导致。骨折多为压缩性骨折并伴有足舟骨和距骨头关节面的明显挤压。Coltart 认为足在充分跖屈情况下突然受到背屈暴力，力通过跖骨和足舟骨沿着足纵轴进行传递，距骨头被挤压而产生骨折。过度背屈情况下，距骨头撞击胫骨下缘也可导致骨折。距骨头骨折常伴有不同程度的粉碎。一些情况下，距骨头骨折与中足损伤，特别是跗跖关节分离有关，在这些情况下中足通常受到外展力和纵向压缩力。

2. 临床表现与诊断　患者多有坠落伤史，有距舟关节区的疼痛、肿胀、淤血，压痛明显。但距骨头骨折的临床表现可以很轻，常可漏诊。高度怀疑距骨骨折时，X 线片检查通常可明确诊断(图 30-5-14)。如常规 X 线片很难发现骨折，需行 CT 检查。仔细检查常可发现并发的中足损伤。影像学检查有助于发现由于骨折移位导致的足内侧柱短缩。距骨头骨折的骨折片通常位于距骨头的内侧或背内侧，距舟关节通常向背内侧脱位。

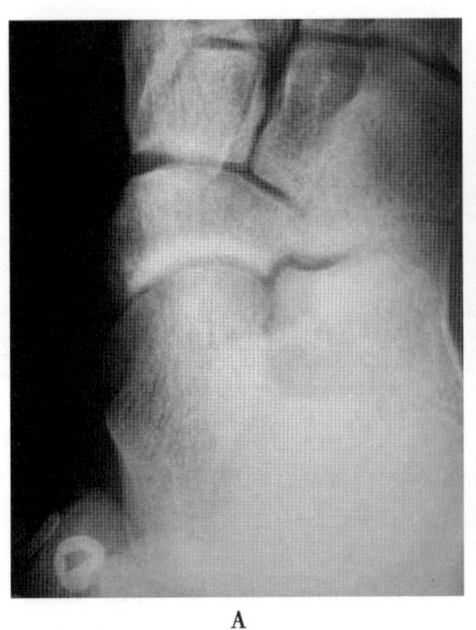
A

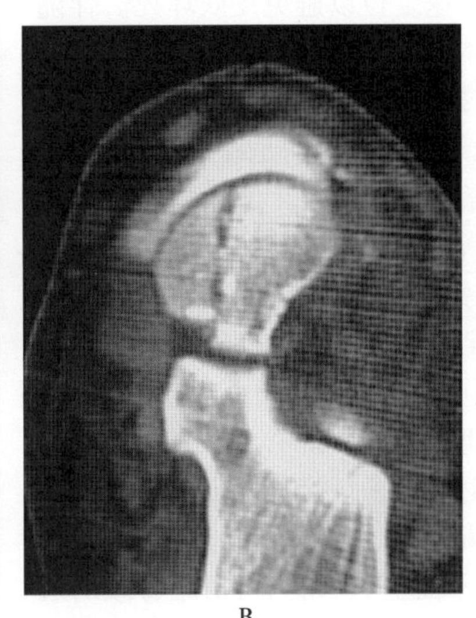
B

图 30-5-14　距骨头骨折
A. X 线片；B. CT 片

3. 治疗　治疗原则在于复位移位的距骨头骨折片，恢复足弓排列和长度，维持距舟关节完整和稳定。如骨折没有移位或为累及关节面程度较小的压缩骨折，则采用短腿石膏固定，6 周后开始负重。去除石膏完全负重时可考虑鞋内放入矫形支具支撑内侧足纵弓，增加足弓刚度，减少距舟关节处应力，直到患者症状消失。如骨折移位，骨折片较大，伴有距舟关节不稳定(半脱位或脱位)，需行切开复位内固定。距骨头背内侧的骨折片容易导致距舟关节半脱位，对骨折片的解剖复位可以消除半脱位。

4. 预后和并发症　如果距骨头没有严重粉碎，获得解剖复位，那么骨折预后相对良好。但是距骨头骨折往往难以发现，容易导致距舟关节慢性不稳。相对于骨折不愈合而言，距骨头骨折更倾向于发生距舟关节炎。距舟关节持续不稳，骨折不愈合，或术后创伤性关节炎需考虑距舟关节融合。由于后足关节活动存在耦联性，距舟关节融合可减少距下关节和跟骰关节的活动，应该仅能作为一种补救措施，必要时也可考虑行三关节融合。

(三) 距骨颈部骨折

在距骨骨折中以距骨颈骨折最为多见，约占距骨骨折的 50%，64% 的距骨颈骨折并发其他部位骨折。既往文献报道，16% ~44% 的距骨颈骨折为开放性骨折，高达 20% 合并内踝骨折。距骨颈骨折有较高的畸形愈合、缺血性坏死、不愈合、感染和踝关节及距下关节创伤性关节炎发生率。

1. 损伤机制　从解剖的角度来讲，距骨颈是距骨最薄弱的部位。距骨颈的易损伤性与其较小的横断面积、局部多孔性和骨小梁的特性有关。当足受到背屈暴力时，较细的距骨颈撞击胫骨前缘造成骨折。随暴力进展，距跟骨间韧带及后踝和距下关节韧带复合体可断裂，最终导致距骨体从距下关节及胫距关节的半脱位或脱位。随着后足被迫旋后，距骨颈会撞击内踝，导致内侧颈部粉碎和距骨头旋转移位。除此之外，距骨颈骨折也可发生于高能量的内翻、外翻、旋转暴力，甚至较为少见的从足背侧施加的直接暴力。

2. 临床表现与诊断　患者多为高处坠落伤或发生车祸。查体可见后足和中足明显肿胀、淤血。根据骨折的严重程度及伴发的距下关节和踝关节的半脱位或脱位情况，患足可呈现不同程度的畸形。全面评估患足损伤情况，包括神经血管和骨折处皮肤的完整性等。移位的距骨颈骨折经常导致背侧软组织的牵拉，必须迅速复位以避免皮肤坏死。伴随骨折脱位时，距骨体的后侧移位可导致屈肌腱和血管神经束的弓弦样拉伸，患者可出现足趾屈曲和胫神经分布区的感觉迟钝。常规的足踝前后位、侧位和斜位X线片检查有助于诊断。足踝侧位片能显示距骨颈的冠状面骨折线，踝关节前后位片及踝穴摄片有助于发现合并的踝关节骨折及评估距骨在踝穴内所处的位置，足部前后位片有助于分析距舟关节的对位对线情况及是否合并距骨头骨折，同时可结合足部斜位片明确是否有中足和前足损伤。Canale和Kelly描述了一种特殊的距骨颈斜位片（踝关节处于最大跖屈位，足旋前15°，球管投射方向指向头侧并与水平面呈75°角），可对距骨颈的成角和短缩及骨折移位情况进行最好的评估（图30-5-15）。Broden片（足内旋45°，球管位于外踝上方，向患者头侧倾斜10°～40°连续摄片）有助于判断距骨后部关节面情况，因需多次改变投照方向，多在术中经C臂机透视获得（图30-5-16）。CT对术前评估距骨骨折方式、粉碎程度、跗骨窦内游离骨片等情况有价值，最好行薄层扫描并三维重建。MRI在紧急情况下很少有必要，但是在后期骨坏死的评定中有用。

3. 分型　Hawkins Ⅰ型骨折没有移位，任何移位明显的骨折都应排除于Ⅰ型之外。骨折线可进入距下关节，但距骨在踝穴内仍保持原有的解剖位置。常规X线片有时很难发现Ⅰ型骨折，往往通过CT检查才能发现。尽管Ⅰ型骨折没有明显移位，但是仍然可以发生骨坏死。如果骨折移位比较清楚，甚至只有1～2mm，也应被归为Ⅱ型骨折。Ⅱ型骨折除距骨颈骨折外还有距下关节的半脱位或脱位。Ⅲ型骨折为距骨颈骨折合并距骨体从距下关节和踝关节中脱位。50%以上的Ⅲ型骨折为开放性骨折，且

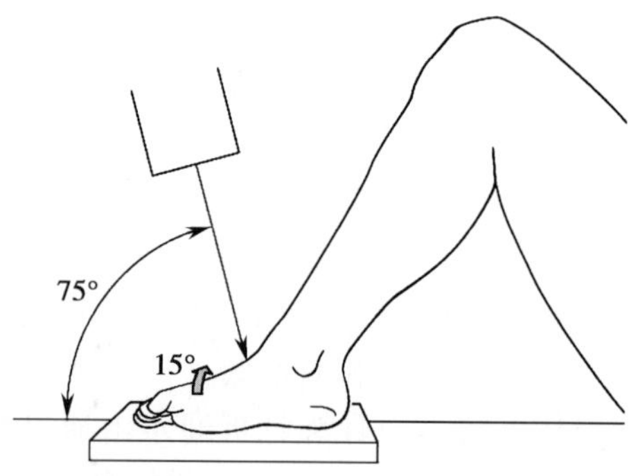

图30-5-15　Canale距骨颈斜位片

踝关节处于最大跖屈位，足旋前15°，球管投射方向指向头侧并与水平面呈75°角，可对距骨颈的成角和短缩及骨折移位情况进行最好的评估

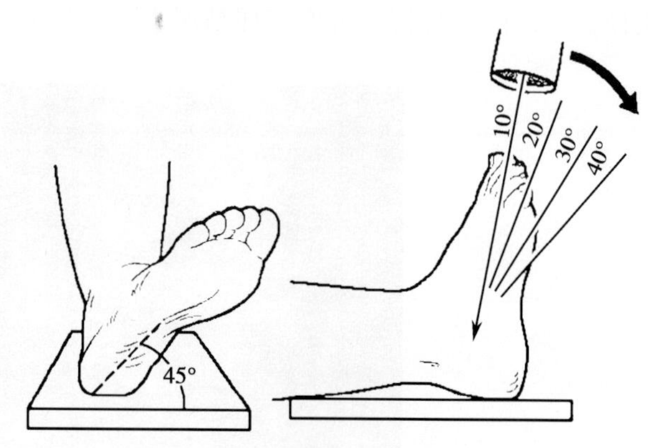

图30-5-16　Broden片

足内旋45度，球管位于外踝上方，向患者头侧倾斜10°至40°连续摄片，有助于判断距骨后部关节面情况

多损伤血管神经及皮肤。Ⅳ型骨折为距骨颈骨折合并距骨体从踝关节和距下关节脱位，同时伴有距骨头从距舟关节脱位或半脱位。

4. 治疗　对距骨颈骨折进行解剖复位，要求恢复距骨颈的旋转、长度和角度。Sangeorzan等指出，2mm的小小移位就会影响距下关节的接触特性和负重特性；对移位的骨折推荐切开复位内固定。具体治疗原则为：

（1）Ⅰ型骨折：可行石膏固定足于轻度跖屈位8～12周左右，在最初的4～6周内禁止负重，后4～6周可在保护下负重，直到临床和X线提示骨折愈合。

（2）Ⅱ型骨折：可试行手法复位但避免反复暴力复位。可以接受的复位标准为：内翻<5°，移位<5mm，也有学者提出移位<2mm可作为复位满意的标准，Adelaar提倡不能存在旋转排列不良，但是允许3～5mm的背侧移位，目前多提倡完全解剖复位。对于不能达到以上复位标准的或复位后不稳定的病例，应即时手术切开复位内固定。

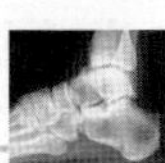

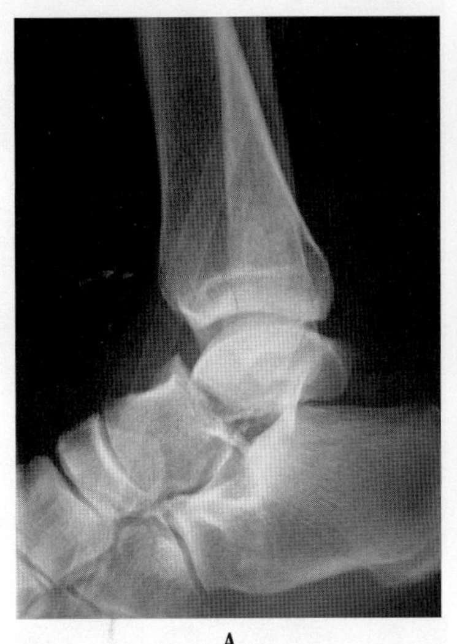

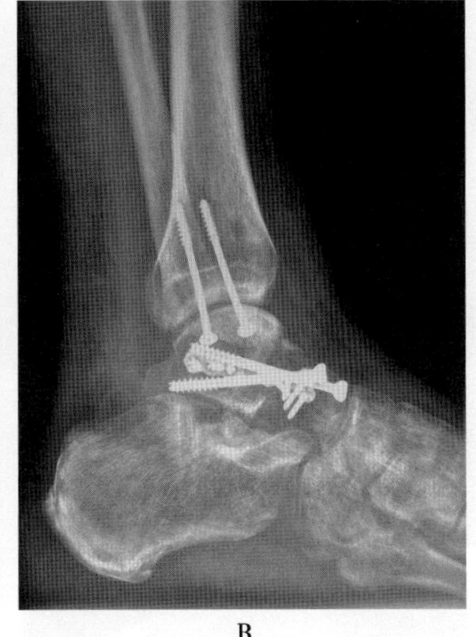

A　B

图 30-5-17　Ⅲ型距骨颈骨折

A. 术前侧位 X 线片；B. 术后侧位 X 线片示微型钢板及螺钉固定

（3）Ⅲ型骨折：可参考Ⅱ型骨折的治疗原则，先试行手法复位，如不满意应尽早手术切开复位，行螺丝钉固定；对于严重粉碎的距骨颈骨折可采用微型钢板固定（图 30-5-17）。Fleufiau Chateau 等指出对于严重粉碎的距骨颈骨折，钢板固定是合适的方法。50% 以上的Ⅲ型骨折为开放性骨折，必须按照开放性骨折的处理原则紧急进行严格的灌洗和清创，经验性的使用抗生素。

（4）Ⅳ型骨折：Ⅳ型骨折相当少见，治疗方式需紧急切开复位内固定。距骨体和距骨头需复位和牢固固定，然后评估距舟关节的稳定性，如果距舟关节不稳定，需考虑克氏针固定距舟关节。

（四）距骨体部骨折

距骨体骨折较距骨颈骨折少见。因为距骨体骨折为关节内骨折，涉及踝关节和距下关节后方，需要对关节面进行准确重建。普通 X 线片往往低估了关节损伤的程度，CT 对于判定骨折分型、粉碎程度和关节累及范围十分必要。

分型　距骨体骨折尚缺乏一个与预后相关的通用的分类方法。我们把距骨体骨折分为距骨体剪切力骨折、距骨后突骨折、距骨外侧突骨折和距骨骨软骨骨折（已在前述），分别进行讨论。

（1）距骨体的剪切力骨折：距骨体的剪切力骨折相对常见，在距骨骨折中所占比例约 13% ~ 20%。Inokuchi 等以下方骨折线所处的位置区分距骨颈骨折与距骨体骨折。下方骨折线在距骨外侧突以前是距骨颈骨折，在外侧突后方累及距下关节是距骨体骨折。距骨体骨折的损伤机制主要为胫骨远端和跟骨的挤压和撞击，是高能量轴向暴力的结果。

治疗方面，非移位骨折可以保守治疗，移位的距骨体骨折最好进行解剖复位内固定。由于骨折方式复杂且位于关节内，暴露骨折端通常需要内踝截骨或内踝合并外踝截骨。粉碎性骨折，由于为高能量损伤，有较高的骨关节炎和缺血性坏死发生率。早期的文献推荐距骨摘除后行胫跟关节融合或者 Blair 融合。目前有经验的骨科医生多采用切开复位内固定，使用可吸收螺钉和无头螺钉（图 30-5-18）。若存在骨缺损，需进行植骨。

（2）距骨后突骨折：距骨后突骨折并不多见。距骨后突包括 2 个结节：内侧结节和外侧结节。两结节之间被踇长屈肌腱沟分隔并有很多韧带附着。由于解剖上的特点，可以发生以下两种骨折：

1）外侧结节骨折：又称为 Shepherd 骨折，为 Shepherd 最早于 1882 年描述。外侧结节骨折可发生于压缩或分离损伤。压缩暴力由足部跖屈产生，如芭蕾舞演员、足球运动员，或者意外失足用后跟着地等情况；由此导致距骨外侧结节与胫骨后缘之间产生碰撞，造成外侧结节骨折或者与之相连的跗三角骨从透明软骨联合中分离移位。为了提高诊断的准确性，Paulos 描述了一种 30°距下关节斜位片，可以较为清晰的显示距骨后突。如果 X 线片不能确定是否骨折，可行骨扫描检查看是否为急性损伤，CT 扫描也能帮助诊断。如果骨折没有移位，足跖屈 5°用短腿石膏固定 4 ~ 6 周。如果保守治疗失败，应该手术去除骨折片。大的移位

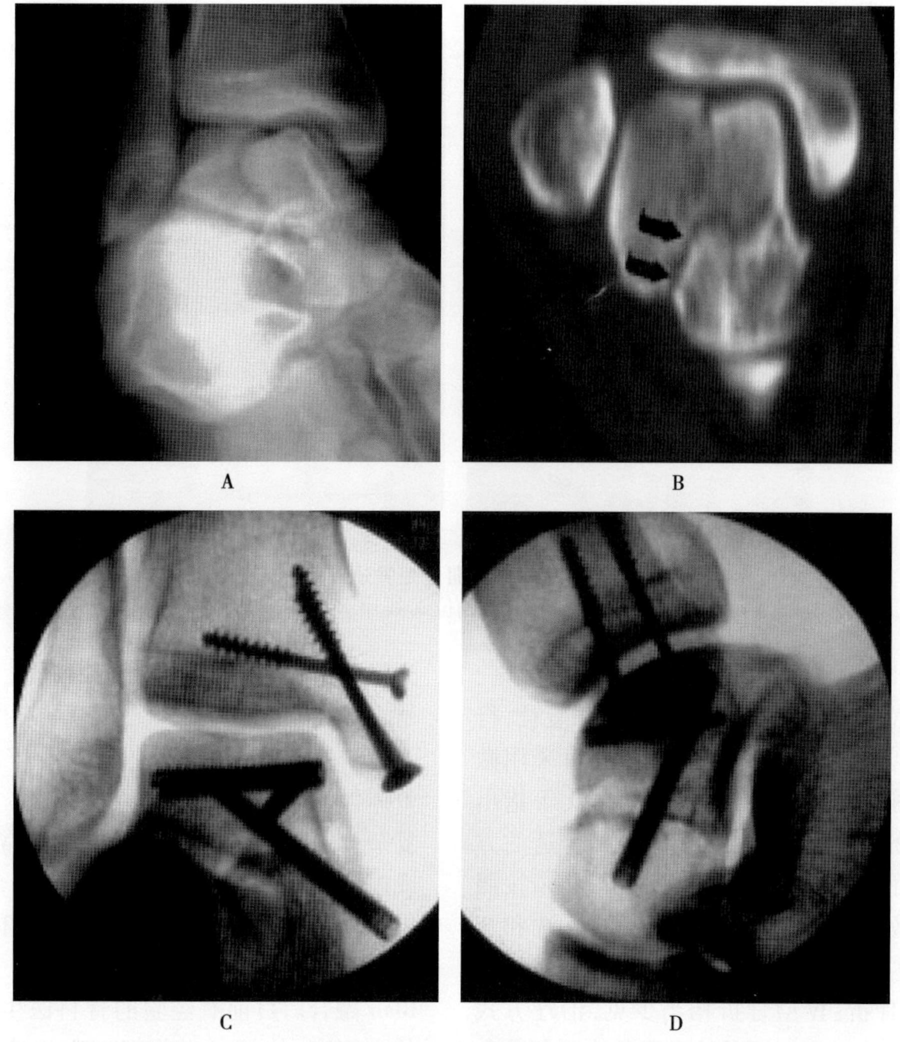

图 30-5-18　距骨体骨折

A. 术前 X 线片；B. 术前 CT 片；C、D. 术后 X 线片（内踝截骨、无头螺钉固定）

骨块通常都附着有强大的韧带（距腓后韧带），因此后突骨折不仅涉及踝关节和距下关节，而且在很大程度上影响关节的稳定。故对于这样的骨折最好采用切开复位内固定。

2）内侧结节骨折：又称为 Cedell 骨折，是一种相当不常见的骨折。1974 年，Cedell 发现了 4 例这种骨折，便以他的名字来命名。他认为这种骨折为足受到背屈旋前暴力，三角韧带的距胫后韧带从距骨后突内侧结节撕脱所致。骨折块通常位于内踝后方，有时可以产生跗管综合征。如果骨折较小，不干扰踝关节和距下关节活动，可以进行保守治疗，用非负重短腿石膏固定 6 周。如果骨折较大，且干扰关节活动，需考虑手术去除或进行内固定（图 30-5-19）。

（3）距骨外侧突骨折：多见于滑雪事故，因而被称为“滑雪板骨折”。Mukherjee 和 Young 在 1500 例踝关节骨折和扭伤患者中发现了 13 例这种骨折。因为距骨外侧突与腓骨远端和跟骨构成关节，这种骨折如果不进行恰当的治疗容易导致距下关节和踝关节的创伤性关节炎，所以临床上要高度重视这种骨折。踝关节扭伤的患者如果存在活动度减小，腓骨远端出现持续的疼痛，应该怀疑有无距骨外侧突骨折。从解剖上看，外侧突作为距跟外侧韧带、距腓前韧带和距腓后韧带的附着点，在维持踝关节外侧稳定方面有重要作用。这种损伤常发生于足的急性背屈和内翻暴力。经典机制为滑雪过程中踝关节受到背屈暴力，由于滑雪板有一定长度，足的弯曲力矩增大。

距骨外侧突骨折的患者与踝关节扭伤的患者在临床表现上有部分差异，往往有持续的疼痛和活动度的丢失。如果腓骨远端有明显压痛，需行 X 线片检查。足内旋 45°，跖屈 30°的踝关节前后位片有助

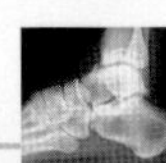

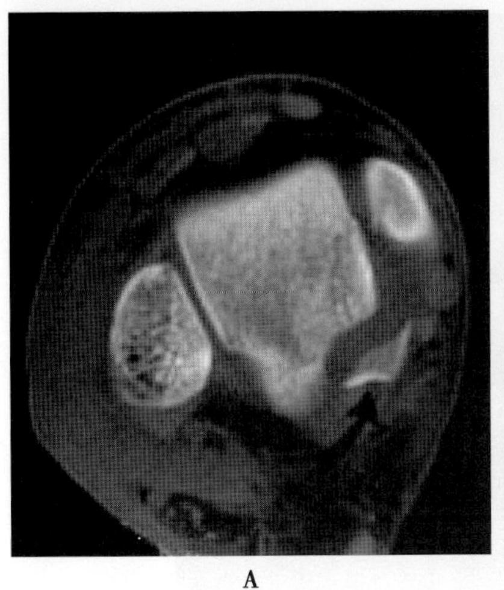

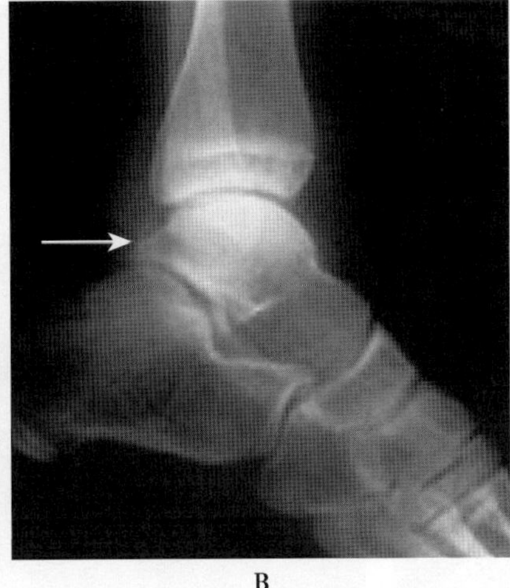

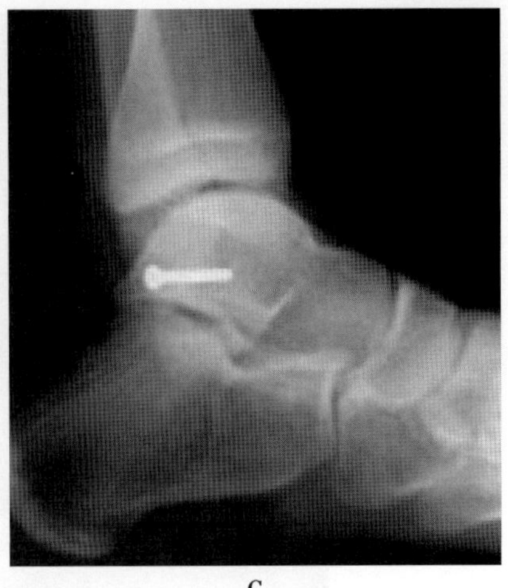

A　B　C

图 30-5-19　距骨后突内侧结节骨折螺钉内固定
A. 术前 CT 片;B. 术前 X 线侧位片;C. 术后 X 线侧位片

于发现这种骨折。一旦怀疑骨折,有必要行 CT 检查。CT 扫描可判定骨折的确切大小、部位和手术复位固定的可行性。Hawkins 把这种骨折分为 3 型。Ⅰ型:关节外撕脱性骨折;Ⅱ型:有大的骨折片,单一骨折线穿过一侧或两侧关节面;Ⅲ型:粉碎性骨折,累及两侧关节面。

治疗方面,应根据骨折的大小和粉碎及移位程度决定是否进行切开复位内固定。无移位的简单骨折采用保守治疗,避免负重 4 ~6 周,随后进行早期活动,如果活动仍产生疼痛,可考虑切开复位内固定。如果骨折片较大或者移位超过 2mm,需要进行切开复位内固定。由于骨折多累及关节面,建议使用无头螺钉固定。

(五) 距骨脱位

1. 距骨周围脱位　又称距骨下脱位或距跟舟状骨脱位。一般包含距跟关节和距舟关节同时脱位,但踝关节和跟骰关节保持正常。其发生率较低,约占全身关节脱位的 1% ~2% 。

距骨周围脱位中 75% 因高能暴力所致,故单纯脱位相对少见,一半以上伴有骨折发生,如载距突、距骨头、足后部跗骨、第五跖骨基底部或双踝的骨折。且大约有 10% 的内侧脱位(图 30-5-20)和 20% 的外侧脱位(图 30-5-21)不能闭合复位。由于解剖结构的限制使闭合复位不能完成。影响内侧复位的主要原因是腓深神经血管束的缠绕,距骨头锁扣在周围伸肌支持带、跟舟韧带或关节囊中,腓骨嵌插或舟状骨阻挡。常见的妨碍外侧复位的因素是胫后肌腱和距骨的骨软骨骨折。闭合复位不宜反复进行,以免加重关节软骨的损伤及骨折移位更加显著。切开复位内固定或小骨折块切除会降低关节退变的发

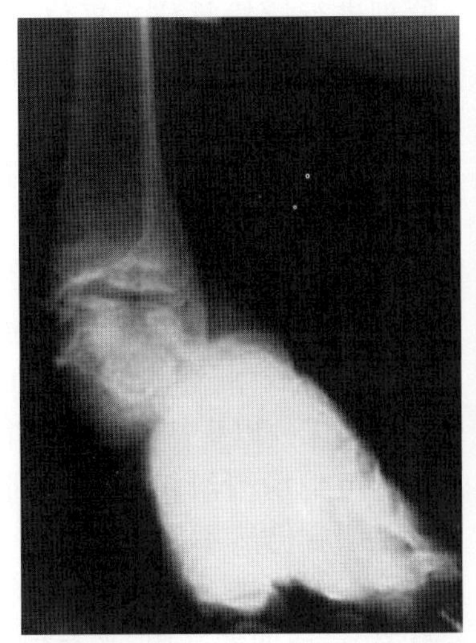

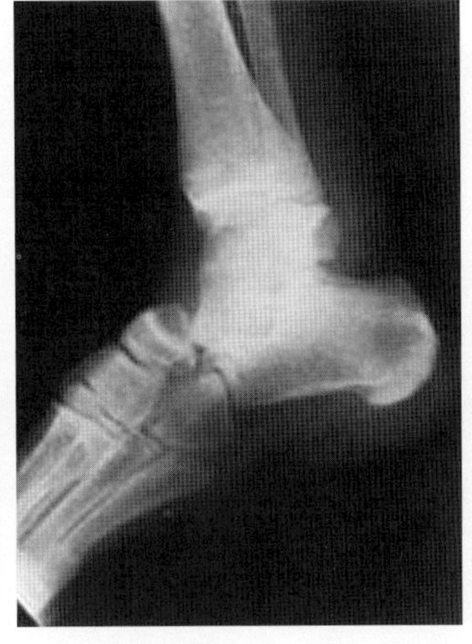

图 30-5-20　距下关节的内侧脱位

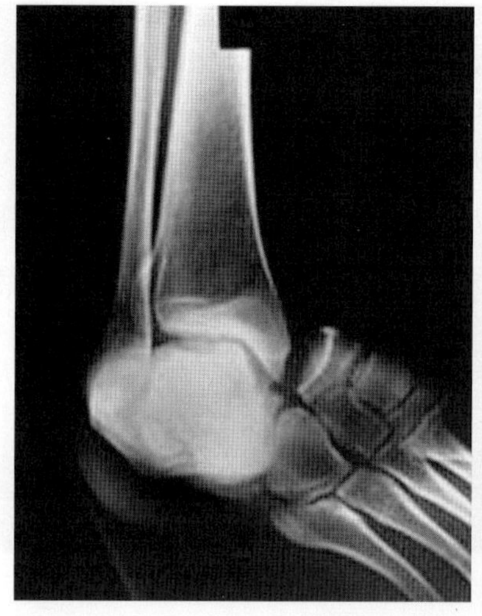

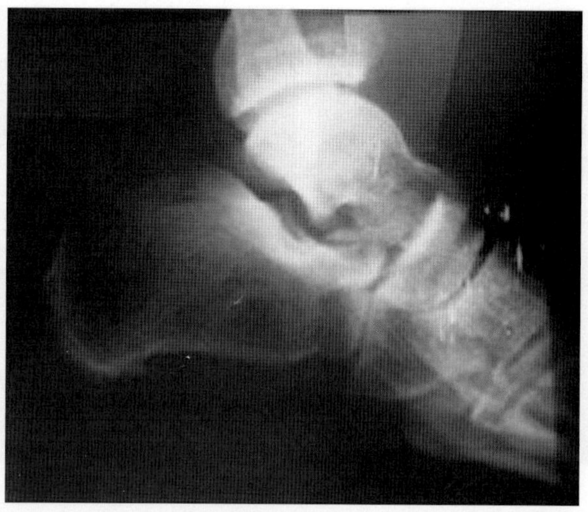

图 30-5-21　距骨向距下关节的外侧脱位

生。故切开复位的指征有：开放性脱位；闭合复位失败；并发明显骨折；肿胀明显，脱位的距骨头压迫皮肤，可能导致皮肤坏死；伴随其他部位损伤。

尽管有时 X 线片很难对距骨周围脱位作出确切诊断，但它可以清楚地观察踝关节是否受到损伤以及是否伴有邻近部位的明显骨折。故获得标准位全套足部 X 线片对于损伤的诊断和治疗都很重要。当距下关节的脱位和周围是否伴发骨折不能确诊时应行 CT 扫描。因为 CT 对于检测距骨周围脱位及关节周围骨折有独特的优势。通过术前检查对患者作出明确的诊断，利于具体手术方案的制订，术中应根据脱位的具体位置和方向来决定手术入路，便于顺利复位。

2. 距骨全脱位　距骨全脱位由高能量损伤所致，应尽快复位（图 31-5-22）。由于解剖结构的限制常使闭合复位不能成功。影响复位的主要因素有周围的肌腱、骨折碎块及关节囊等软组织。闭合复位不宜反复进行，以免加重关节软骨的损伤及骨折移位更加显著。切开复位会降低距骨缺血性坏死、关节退变及感染等并发症的发生。故闭合复位一旦失败，应立即行切开复位。

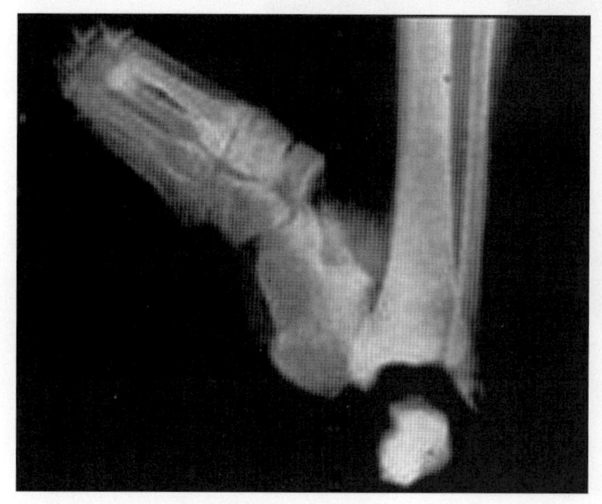

图 30-5-22　距骨完全脱位

术前应该详细的询问病史，了解足踝部损伤的作用机制。对受伤的部位进行仔细的体检。对于本病的诊断一般并不困难。多数有开放性伤口，临床上常表现为后足肿胀、压痛、畸形明显、主动及被动活动消失。查体时不能忽视血管、神经、肌腱的情况，注意检查是否有足背动脉搏动减弱，足趾、足底皮肤感觉及足趾运动减退等症状。检查受损及临近关节背屈和跖屈的活动度及稳定性，应与健侧对比。手术治疗时应根据距骨脱位的方向和部位，可采用前内侧或前外侧切口，也可两者联合应用。可采用骨撬或骨膜剥离器的杠杆原理进行撬拨复位。复位时，助手维持足部牵引并向脱位的反方向推压，最好先在跟骨上横穿一根粗的骨圆针，安装牵引器，在强力向远端牵引跟骨及足背伸的同时，将距骨挤入踝穴复位。虽然有少数作者指出为减少距骨全脱位引起的缺血性坏死或创伤性关节炎的发生，建议早期行距骨切除，胫跟融合术。但是如果能对骨及软组织床进行有效的清创，并极为谨慎地将距骨重新放入其软组织床内以维持其长度，并修复其解剖关系，有利于距骨周围组织的愈合（图 30-5-23）。如果距骨复位后仍然不稳定，可将一根克氏针从跟骨穿过距下关节进行固定，也可将一根克氏针穿入距舟关节，或两者并用，来有效的维持距骨复位后的位置。

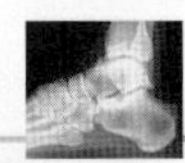

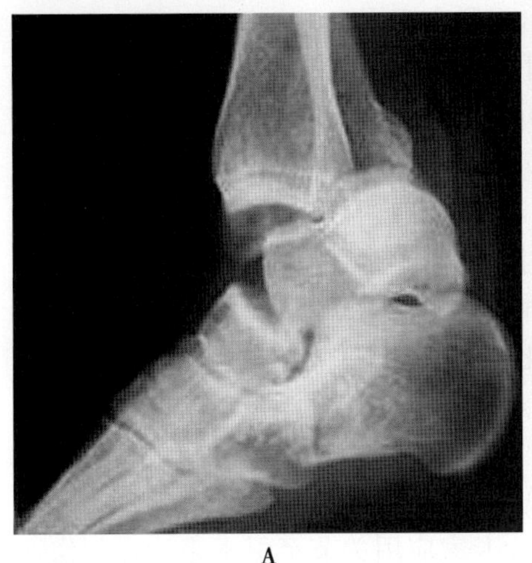

A

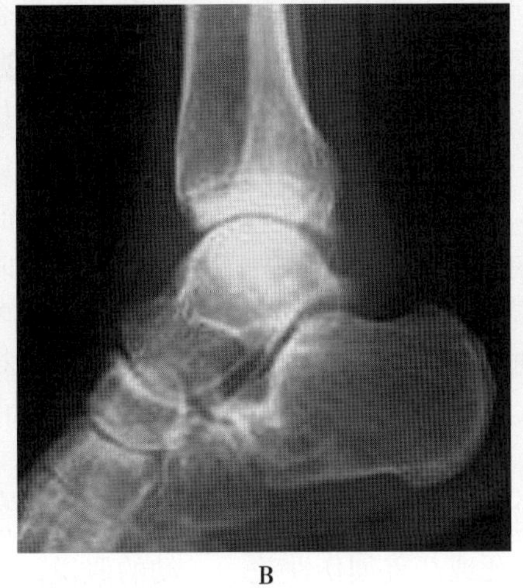

B

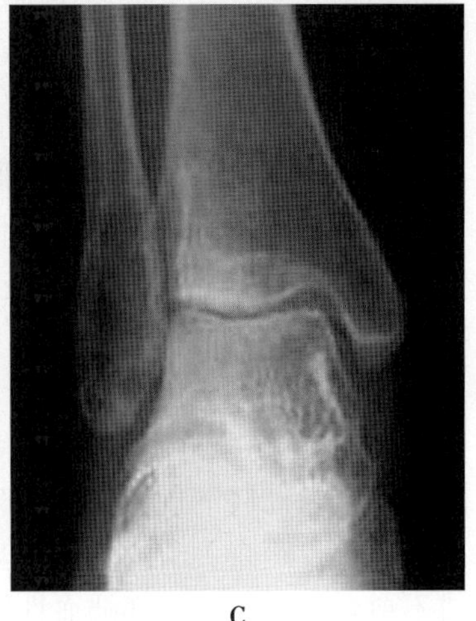

C

图 30-5-23　距骨完全脱位

A. 距骨完全脱位术前 X 线片；B、C. 距骨完全脱位术后 X 线片

三、陈旧性距骨骨折

（一）距骨缺血性坏死

由于距骨血供较差，骨折后易继发缺血性坏死。1970 年 Hawkins 根据缺血坏死率将距骨颈骨折分为 3 型，Ⅰ型：无移位的距骨颈骨折，骨坏死发生率约 10%；Ⅱ型：移位的距骨颈骨折合并距下关节的半脱位，骨坏死发生率约 40%；Ⅲ型：移位的距骨颈骨折合并踝关节和距下关节的脱位，骨坏死发生率约 90%。1978 年 Canale 和 Kelly 在此基础上提出了距骨颈骨折的Ⅳ型：除距骨颈骨折移位，距骨体从踝关节和距下关节中脱出外，伴距舟关节半脱位，其骨坏死的发生率几乎为 100%。但 Lindvall 等指出距骨体骨折后骨坏死发生率与距骨颈骨折无明显差异。虽然单纯距骨头骨折后骨坏死发生率<10%，但距骨头骨折常伴距骨颈或距骨体的骨折，故骨坏死也经常发生。Horst 等按时间顺序将距骨缺血性坏死分为早期和晚期。距骨受损后 9～12 个月为早期，这段时期要密切观察距骨坏死的演进情况，一般采用保守治疗，负重或非负重短腿石膏托固定，等待距骨自行愈合。若超过 9～12 个月，多考虑手术治疗，且疼痛是决定手术与否的重要指征。因此，一旦距骨缺血性坏死的诊断成立，就需要通过夹板、支具、拐杖等限制患者的负重。但当限制负重不能有效控制距骨缺血性坏死时，就需考虑手术治疗。

改善距骨的血供是防治距骨缺血性坏死的根本。近年来，带血管蒂的内侧跟骨瓣移植术、带血管蒂的骰骨瓣等移植术已被应用于临床，治疗距骨缺血性坏死，但长期随访结果的报道不多。相信随着显微外科的不断发展和足部解剖研究的不断深入，该手术有广阔的应用前景。

若距骨大部坏死，外形发生改变，患者疼痛剧烈，难以负重行走时，应行关节融合术。固定材料宜选用钛合金制品，便于术后 MRI 检测距骨坏死的进展情况。应根据受累关节面采用不同的融合，主要包括：距骨切除术、胫跟关节、距下关节、距舟关节、胫距跟关节融合术等。距骨切除术效果较差，术后易出现疼痛、肢体短缩而跛行、踝关节及距下关节活动范围显著丧失等并发症，故仅当距骨发生严重的坏死或感染时才行该手术。胫跟关节融合术能提供良好的生物力学稳定性，疗效显著提高。Blair 报告了胫距关节融合，即去除距骨坏死部分，切取胫骨滑移骨块，植骨克服短缩后用螺钉固定融合胫距关节取得良好效果。逆行髓内钉胫距跟关节融合创伤轻、感染率低、稳定性强、融合率高。但由于胫距关节与距下关节的轴向力线不在同一直线上，故当髓内钉贯串胫距跟关节固定时，势必影响这两个关节的载荷分布。故应该严格把握手术适应证，即距骨缺血性坏死合并严重的踝关节和距下关节关节炎及踝关节融合或置换失败后可采用该方法作补救性治疗。

（二）距骨骨折畸形愈合或不愈合的治疗

由于距骨解剖及血供的特殊性，骨折后若治疗不当易发生畸形愈合和不愈合。2003 年 Zwipp 等提出了距骨创伤后畸形愈合和不愈合的分类标准，Ⅰ型：距骨骨折畸形愈合或伴有关节脱位；Ⅱ型：距骨骨折不愈合伴关节脱位；Ⅲ型：在Ⅰ或Ⅱ型的基础上出现部分距骨缺血性坏死；Ⅳ型：在Ⅰ或Ⅱ的基础上出现整个距骨缺血性坏死；Ⅴ型：在Ⅰ或Ⅱ的基础上出现有菌性距骨缺血性坏死。对于年轻、治疗积极且骨、软骨条件好的Ⅰ、Ⅱ、Ⅲ型畸形患者可行二次截骨矫形、解剖复位内固定术。若Ⅰ、Ⅱ、Ⅲ型畸形患者患有严重创伤后关节炎或系统性疾病（如：糖尿病、周围血管疾病、系统性免疫缺陷、严重骨质疏松）时应行关节融合术。Ⅳ型患者可行死骨切除、自体骨移植加胫距跟关节融合术。Ⅴ型患者应对感染组织彻底清创、距骨大部摘除术，但应尽量保留距骨头及距舟关节的功能。当长时间的畸形愈合或不愈合并发距骨大部缺血性坏死或严重创伤性关节炎，后足活动功能丧失时，应重塑后足的力学并融合相应的关节。对于距骨骨折后的畸形愈合或不愈合应尽早行截骨矫形治疗，畸形愈合或不愈合的延迟治疗是继发创伤性关节炎的重要影响因素。Canale 等建议距骨颈畸形愈合移位<5mm，成角或内翻<5°可行保守治疗。而 Sangeorzan 等研究指出距骨颈骨折累及距下关节时，若移位>2mm，就会影响距下关节的力学机制，从而诱发创伤性关节炎，因而需切开复位矫形固定。距骨颈骨折畸形愈合采用前内侧入路，有利于显露踝关节和距舟关节。如果合并距骨外侧突的畸形愈合并需矫正距下关节的对位时，应采用前内侧入路联合外侧斜切口。畸形愈合者在原来骨折面进行截骨；不愈合者将假关节切除直至露出有活力的新骨，并用自体髂骨填充植骨；部分距骨缺血性坏死的患者行软骨下钻孔。同时松解踝关节、距下关节及粘连的肌腱，矫正跗骨窦的畸形。

距骨骨折畸形愈合或不愈合手术入路的选择取决于畸形的部位、分型以及软组织的情况。距骨颈骨折畸形愈合最常见的是背侧脱位或内翻畸形。背侧脱位易干扰踝关节背屈；内翻畸形可引起距骨颈的短缩及距骨颈向背侧和内侧偏移，导致后足内翻，前足内收及外翻能力的降低。故对于距骨颈骨折畸形愈合或不愈合者多采用前内侧入路，有利于显露踝关节和距舟关节，将踝关节跖屈，距骨颈可完整显露，直视下复位，但易损伤距骨的部分血运。二次解剖复位内固定能够纠正畸形、减轻疼痛、保存关节的功能，但重要的是选择病例时首先考虑骨、关节软骨及软组织的质量，另外还要根据关节的活动范围，患者的要求，临床、影像学及化验室检查看是否有感染迹象来决定手术方案。对于距骨畸形愈合或不愈合并伴有严重关节炎时，可根据病情将截骨矫形内固定和关节融合术联合应用。

（三）创伤性关节炎的治疗

距骨骨折会引起踝关节和距下关节的创伤性关节炎。其发病原因主要包括：距骨缺血性坏死、软骨损伤、长期固定及畸形愈合等。创伤性关节炎早期症状不严重时可行保守治疗，如理疗、固定、支具、消炎镇痛及营养软骨的药物来对症治疗，延缓创伤性关节炎的恶化。而创伤性关节炎的中晚期关节退变严重，行走时疼痛，严重影响生活质量时，常需手术治疗。

基于创伤性关节炎的关节软骨具备某些修复活动的假说，不少专家应用关节牵引术来治疗创伤性关节炎。当关节软骨间没有力学接触时，可防止额外的磨损。通过牵开器上的铰链维持周期性的关节液压力，从而利于关节软骨的营养和修复。该方法适用于关节退变较重的年轻患者，要尽量的保留关节的活动度；也可作为关节置换或融合的前期治疗。Ploegmakers 等对 27 例患有踝关节炎的患者行 Ilizarov 外固定架牵开超过 7 年。结果发现 73% 的踝关节患者牵引后症状得到显著改善。同样，Marijnissen 等对 57 例患有严重踝关节骨性关节炎的患者行关节牵引术，平均随访超过 1 年，结果 75% 的患者取得了显著的临床疗效，且影像学上发现关节间隙增宽，软骨下硬化骨减少。

近年来，随着踝关节牵引装置的出现，关节镜的应用范围得以扩大。关节镜创伤小，对治疗踝关节或距下关节创伤性关节炎有独特的优势。在镜下不仅可以观察关节软骨和滑膜组织，对疾病作出诊断，同时可以处理病变的组织，对关节炎进行治疗。治疗的指征有滑膜炎、创伤后关节纤维化、小部分的骨软骨损伤、游离体等，近年来还应用于关节融合和韧带修补。但当关节明显僵硬、局部或全身感染时禁用关节镜。Cooke 等指出对于出血障碍、血管损伤或植皮的患者来说关节镜融合是唯一的选择，同时指出一些严重的僵硬畸形患者不适合关节镜。

畸形愈合或不愈合并发踝关节或距下关节严重创伤性关节炎时可行关节融合术。关节融合的主要指征是继发于踝关节或距下关节炎的疼痛以及与关节炎进行性发展有关的关节排列紊乱，也可应用于关节置换失败后的补救。故对于创伤性关节炎来说，关节融合主要是原位融合，而融合的目的是消除炎性关节的疼痛，获得跖行足。

创伤性关节炎的发生及发展取决于初次创伤时软骨的受损程度，初次关节面复位的质量及从骨折

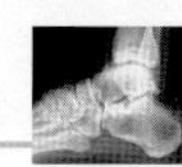

至二次手术的时间等。对于距下关节炎的判断，术前可通过临床表现及影像学检查对创伤性关节炎进行充分的评估，尤其是MRI检查。但术中直视下检查更为重要，术中对距下关节软骨情况进行直接观察，是判断距下关节软骨损伤或磨损的主要方法，也是决定能否实施有关手术最重要的依据。距下关节的退变多集中在后关节面，即便距下关节的三个关节面均退变严重，也主要行距下关节后关节面的融合，这样避免损伤跗管血管和跗骨窦血管，保护距骨的血供，有利于骨愈合。

全踝关节置换可缓解疼痛，改善关节活动范围。与融合相比，可保留踝关节活动，降低邻近关节炎的发生率。随着假体设计的不断完善，手术技术的不断改进，并发症发生率的不断降低，目前人工关节置换术已成为中晚期关节炎的有效治疗手段。全踝关节置换的手术适应证为胫骨、距骨骨质尚好，血供基本正常，无严重畸形且踝关节周围韧带稳定性完好。禁忌证为活动性或近期感染，严重骨质疏松，无法重建的对线不良，踝关节周围严重软组织疾病，距骨缺血性坏死，尤其坏死范围超过距骨体的一半。当前，国内仅可使用STAR假体，它在欧美已广泛应用。踝关节创伤性关节炎患者，软组织往往瘢痕化粘连，术中应特别注意软组织的松解与平衡。术中截骨厚度尽量小，从而保留更多的软骨下骨，使假体安置在坚硬的骨质上，以防胫骨假体的松动和下沉。目前在我国，人工踝关节置换仍属初期阶段，术后并发症较多，故手术医师在决定行踝关节置换时，应考虑到各种并发症的风险，并做好预防，以免假体失败。鉴于踝关节置换需要一定的学习曲线，如果骨科医师对于踝关节置换尚缺少把握，踝关节融合仍是较好的选择。

（俞光荣）

第六节　跟骨骨折与脱位

一、急性跟骨骨折与脱位

跟骨骨折是最常见的跗骨骨折，占跗骨骨折的90%，占全身骨折的2%，多见于30～50岁的年轻工作人群，男女比例约为5∶1。约7%为双侧骨折，98%为闭合性骨折。在成年人，约75%为关节内骨折，在儿童和青少年，仅约25%为关节内骨折。约70%的患者存在合并伤，其中，10%～20%合并有脊柱损伤，多为下胸椎和上腰椎骨折，压缩性骨折多见，26%合并有下肢的各种损伤。开放性跟骨骨折约占全部跟骨骨折的8.5%～10%，在开放性跟骨骨折中约10%～15%为双侧。

（一）骨折的病因机制

跟骨骨折的损伤机制多样，其中以坠落伤最为常见，约占全部跟骨骨折的75%，由于足跟着地后跟骨与距骨撞击所致，其他原因包括交通伤、挤压伤、运动伤等。导致跟骨骨折的损伤暴力主要有压力、剪切力、牵拉力和直接暴力等，这些损伤暴力往往合并存在。

1. 压缩暴力造成的跟骨骨折　较多的跟骨关节内骨折由垂直压力造成。当身体从高处坠落，身体在重力作用下形成较大的动量，足跟着地后，身体的动量通过距骨经由距下关节作用于跟骨，形成对跟骨的垂直压力。使距骨直接楔入跟骨交叉角（Gissane角）部位，可造成跟骨后关节面骨折，骨折线常由前外侧斜向后内侧。如果压缩暴力持续作用，后关节面受压后产生继发骨折线，此继发骨折线的走行取决于暴力的作用特点和后足的位置。如继发骨折线水平向后延伸，至跟骨结节跟腱止点下方，由跟骨结节后缘穿出，则形成舌形骨折（图30-6-1）；如继发骨折线向后向垂直延伸，至跟骨结节跟腱止点前侧距下关节后侧穿出，则跟骨后关节面骨块被挤压进入松质骨，形成关节压缩型骨折，此型骨折中，跟骨的中和三角区被压缩，跟骨丘部的后关节面骨折块向下塌陷，并向前下方倾倒，严重时可显著塌陷造成爆裂骨折（图30-6-2），粉碎的跟骨外侧壁和跟骨体部骨折块向外侧移位，导致外侧壁膨出。

此外，少数跟骨前端骨折可由压缩暴力所致。Piatt 1956此类骨折的损伤机制基本分为两种：①足在极度背伸外翻位时，垂直暴力作用会导致跟骨前端和骰骨发生挤压，造成跟骨前端压缩性骨折，跟骨压缩性骨折主要存在于跟骰关节的背外侧；②后足在相对固定外置，前足强力外展会导致足外侧柱的纵行压缩性骨折，跟骨压缩性骨折主要存在于跟骰关节的外侧。在此类损伤机制下，足舟骨可由于牵拉作用造成舟骨结节撕脱性骨折。

2. 剪切暴力造成的跟骨骨折　患者自高处坠

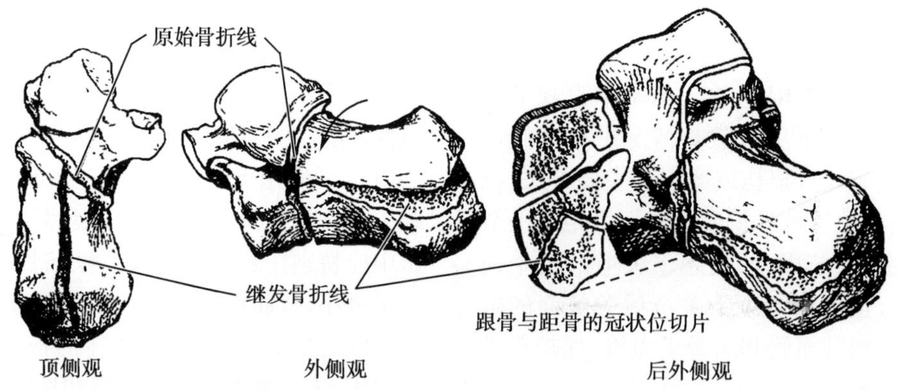

图 30-6-1　跟骨舌型骨折的损伤机制

原始骨折线位于跟骨后关节面，由前外侧斜向后内侧，继发骨折线水平向后延伸，由跟骨结节跟腱止点下方穿出

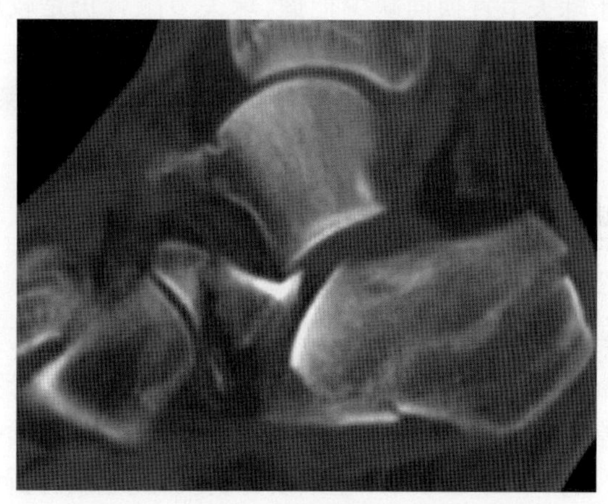

图 30-6-2　跟骨舌型骨折的影像学特征

舌型骨折的 X 线侧位片，垂直暴力导致原始骨折线位于跟骨后关节面，继发骨折线由跟骨结节跟腱止点下方穿出

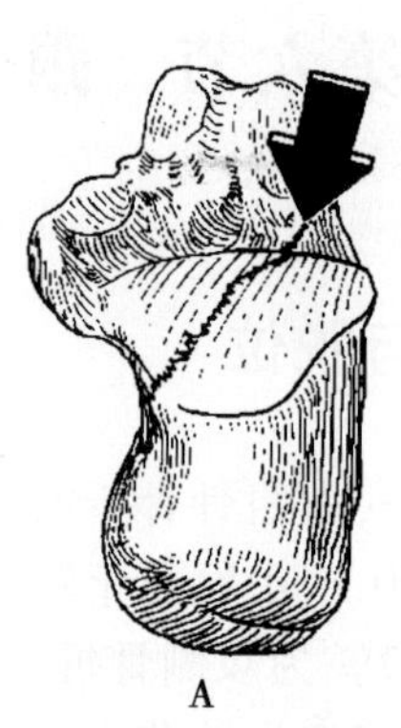

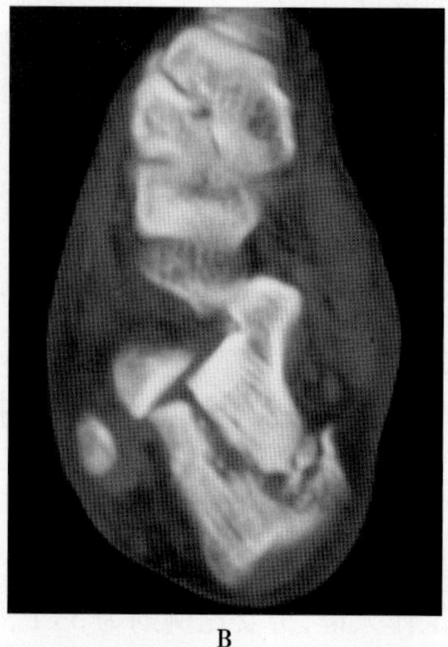

图 30-6-3　跟骨两部分劈裂骨折

A. 剪切性原始骨折线将跟骨分为后外侧和前内侧两个主要骨折块；B. CT 显示外力继续作用后的骨折线

落，身体的动量经距骨经由距下关节传至跟骨，由地面和距骨对位于其中的跟骨形成挤压，可产生第一条剪切性原始骨折线。该骨折线基本位于矢状面内，多与距骨后外侧平行，此骨折线将跟骨分为后外侧和前内侧两个主要的骨折块，暴力继续作用，使跟骨前内侧部分从跟骨体切下。前内侧骨折块可由一部分后距下关节面的内侧部分和载距突构成，有时包括跟骰关节的跟骨关节面。原始骨折线可向前方行走，将跟骨前关节面劈开，形成经典的两部分劈裂骨折（图 30-6-3）；如果落地时由于足的位置使骨折线内移，这样劈裂的纵行骨折线将不经过后关节面，而是穿过跗骨窦，形成单纯载距突骨折（图 30-6-4）。

此外，剪切暴力也可能导致跟骨结节的纵行骨折，此类骨折主要由于足跟外侧缘或内侧缘在后足内翻或外翻时受到剪切力（同样是垂直暴力由于负重偏心性作用转化为剪切力），导致跟骨结节外侧或内侧骨折，骨折线多位于矢状面，一般较少移位。

3. 压缩暴力和剪切暴力共同造成的跟骨骨折　在临床上遇到的跟骨骨折，绝大多数是由剪切力与压力共同作用所致。根据跟骨骨折的病理改变，骨折线的位置可以分为三种：

（1）骨折线通过跟骨沟，产生 2 部分骨折，骨折由包含完整跟骨后距下关节面的跟骨结节骨块和载距突骨块组成。

（2）骨折线通过跟骨后距下关节面，此时产生 2 部分骨折，由包含部分跟骨后距下关节面的支持柱骨折块和包含部分跟骨后距下关节面的跟骨结节骨块组成。如果压力继续作用，则产生 3 部分骨折，由包含跟骨后距下关节面的支持柱骨块、跟骨结节

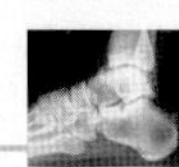

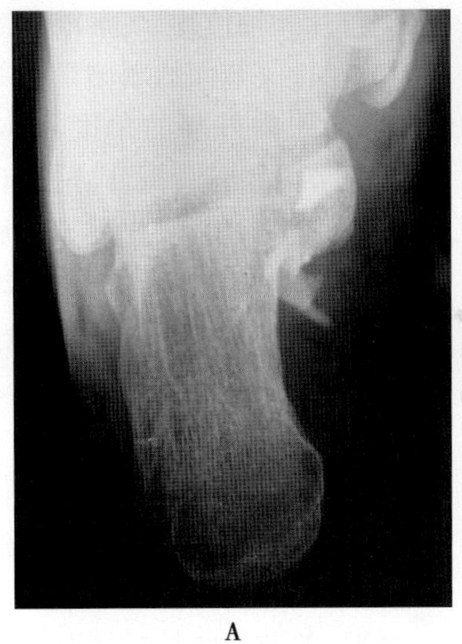

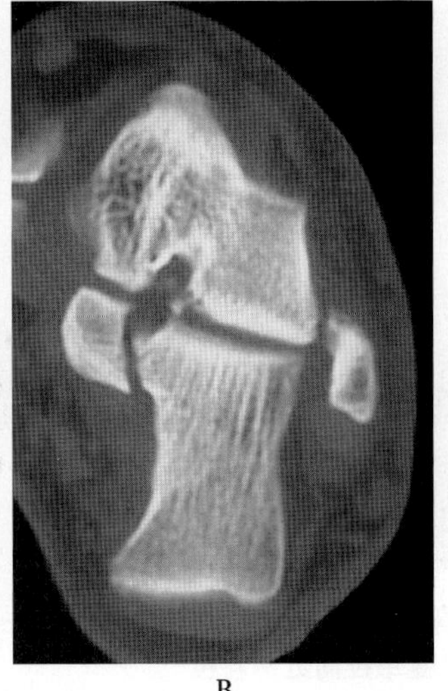

A　　B

图 30-6-4　单纯载距突骨折

A. 为单纯载距突骨折的跟骨轴位 X 线片表现；B. 为 CT 表现

骨块和包含部分跟骨后距下关节面的跟骨外侧骨块组成。

（3）骨折线通过跟骨后距下关节面的外侧方，此时将不产生继发压缩骨折，而是产生一种跟骨体部的关节外骨折，由包含完整跟骨后距下关节面的支持柱骨块和跟骨结节骨块组成。这种暴力可使跟骨外侧部发生粉碎性骨折，使跟骨丘部骨块压入跟骨体部，有时还造成跟骨前部骨折，骨折线进入跟骨前侧的跟骰关节，形成较为复杂的跟骨关节内骨折。

4. 跟骨撕脱性骨折　跟骨前结节撕脱性骨折由 Dachtler 于 1930 年首先报道，常见于足部内翻伴踝关节跖屈时，分歧韧带牵拉跟骨前结节导致撕脱性骨折，在女性多见，可能与穿高跟鞋具有一定的相关性。多数情况下，前结节撕脱性骨折块较小，且移位不明显，有时也可累及跟骰关节。另外，跟骨前结节骨折须注意与跟骨前部跗骨相鉴别（图 30-6-5）。

跟骨后结节撕脱性骨折主要由于跟腱猛烈收缩，牵拉跟骨后结节所致，发生率约为全部跟骨骨折的 3%。骨折线位置一般在跟骨结节跟腱止点的远端，多为横行骨折，由于跟腱牵拉，可导致骨折块向近端移位（图 30-6-6）。临床上，不是所有的跟骨后结节骨折都为撕脱骨折，少数“鸟嘴样骨折”（beak fracture）并非跟腱牵拉所致，而是由直接暴力所致，其骨折线位于跟腱止点近端，多不累及跟骨距下关

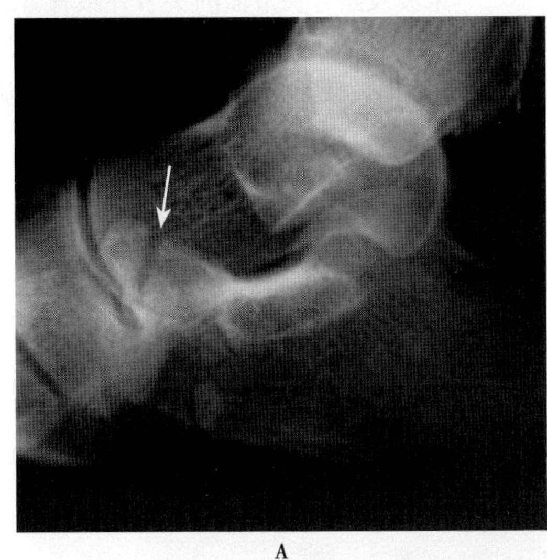

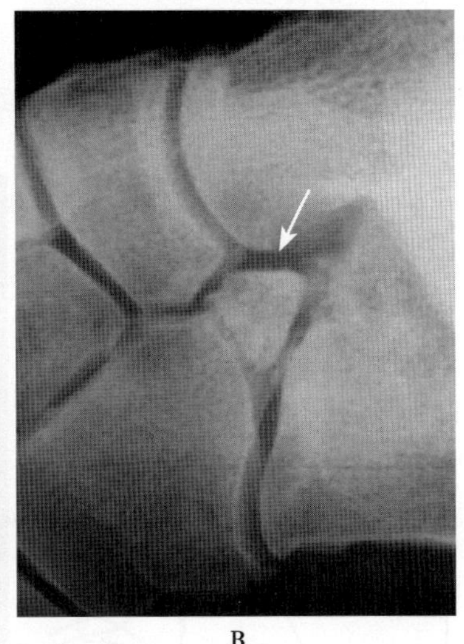

A　　B

图 30-6-5　跟骨前结节撕脱性骨折

A. 箭头所指为跟骨前结节撕脱性骨折的 X 线片表现，临床上有损伤病史及局部疼痛；

B. 为跟骨前部跗跟骨，边缘光滑，无损伤相关病史，且临床多无症状

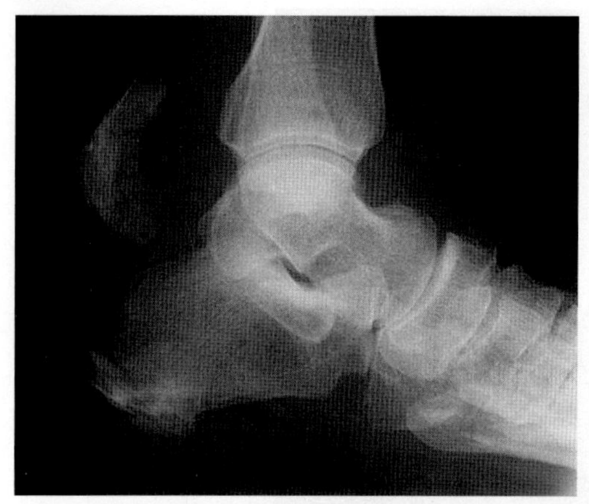

图 30-6-6　跟骨后结节撕脱性骨折，骨折块由于跟腱牵拉向近侧移位

节后关节面。

5. 其他暴力造成的跟骨骨折　其他暴力如挤压伤、交通伤、踢伤、砸伤、刀砍伤等直接暴力可造成跟骨前突、跟骨体部及跟骨结节等不同部位、不同类型的骨折。其中少数患者骨折为开放性，可存在不同程度的软组织损伤或缺损，极少数患者可存在跟骨部分缺损。

（二）临床表现

症状主要是后跟疼痛、肿胀，活动受限，不能着地，着地时疼痛加剧，伴有脊柱骨折时则存在胸腰部疼痛，活动受限，应予注意。查体时可见足跟部肿，皮下瘀斑，足底端平，足跟增宽，呈外翻畸形，跟骨压痛，叩痛，足踝部主动活动受限。当合并肌腱断裂、神经损伤及足骨筋膜室综合征时，可出现足部运动障碍、感觉缺失和肿胀张力异常增高等，合并四肢和脊柱损伤时则存在相应的体征。

（三）影像学检查

1. X 线片检查　常规拍摄双侧跟骨前后位片、侧位片和轴位片，观察跟骨骨折的类型、骨折块位置和数量、关节面的塌陷情况等，测量跟骨的高度、宽度、后跟内外翻的角度、Bohler 角和 Gissane 角等。对关节内跟骨骨折，应拍摄双侧跟骨的 Broden 位 X 线片，其中，10°位片可显示后关节面的后部，40°位片可显示后关节面的前部，20°和 30°位片可显示后关节面的中间部分（具体检查方法详见相关章节，此处不再赘述）。

2. CT 及三维重建　应常规作跟骨 CT 扫描，包括横轴面及冠状面扫描（具体检查方法详见相关章节），有条件者，可行 CT 图像三维重建，它可从空间多个角度直观地显示跟骨骨折块的数目、骨折位移情况、关节面的骨折情况以及跟骨骨折后的各种畸形如跟骨体变低、变宽、外侧壁外膨等，特别是对跟骨后关节面的破坏程度有更好的显示效果，可为手术治疗提供宝贵的参考依据。

（四）骨折分类

跟骨骨折的分型主要基于影像学检查进行分型，常用的有 Essex-Lopresti 分型和 Sanders 分型，另外，其他引用频率较高的分型还包括 AO/OTA 分型和 Eastwood 分型。特殊类型的跟骨骨折分型还包括 Schmidt-Weiner 儿童跟骨骨折分型和开放性跟骨骨折分型。

1. Essex-Lopresti 跟骨骨折分型系统　1952 年 Essex-Lopresti 通过对 Palmer 跟骨骨折分型分析完善，提出了一种广泛应用的跟骨骨折分型系统，此分型基于 X 线片技术，将跟骨骨折分为两型，Ⅰ型为未波及跟骨关节面的关节外跟骨骨折；Ⅱ型为波及距下关节面的跟骨关节内骨折，Ⅱ型又细分为两个亚型，ⅡA 型为舌形跟骨骨折（图 30-6-7），骨折的

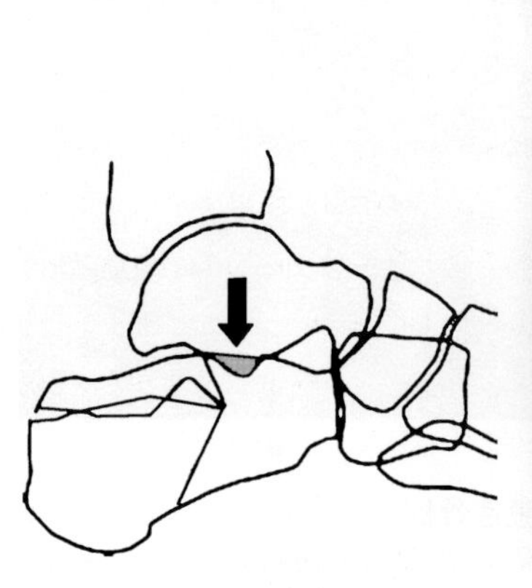

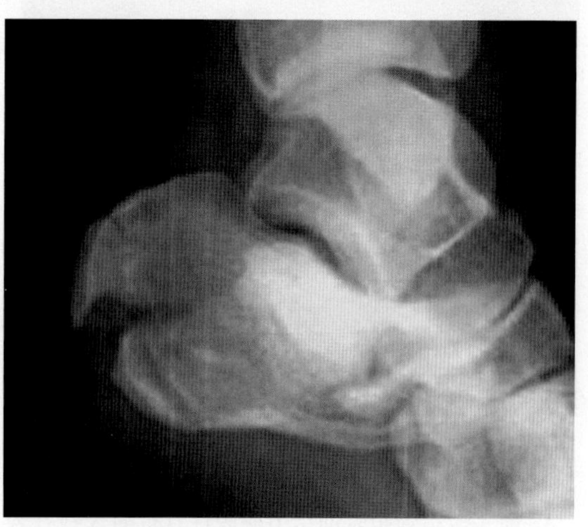

图 30-6-7　Essex-Lopresti 跟骨关节内骨折分型（舌型骨折）

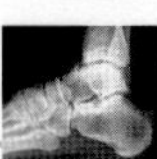

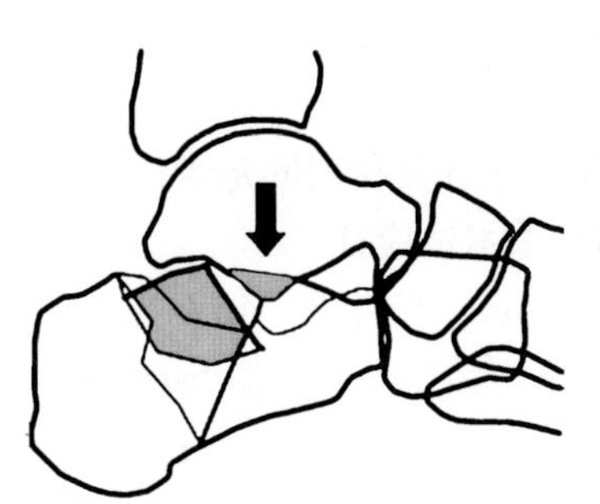

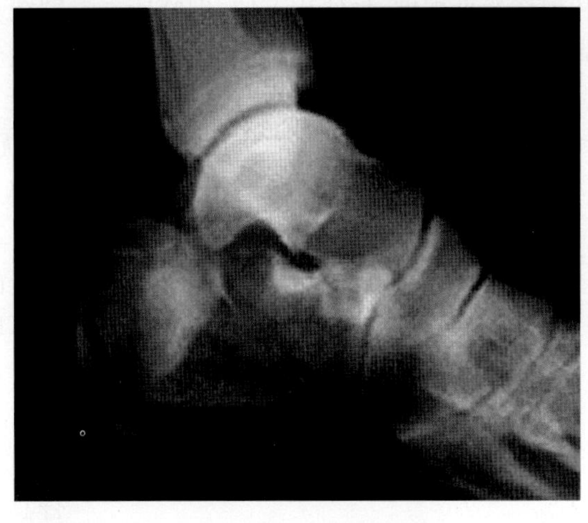

图 30-6-8　Essex-Lopresti 跟骨关节内骨折分型（关节压缩型骨折）

继发骨折线向后延伸，由跟骨结节跟腱止点远端穿出，此型中跟骨结节骨块带有跟骨后关节面；ⅡB 型为关节压缩型跟骨骨折（图 30-6-8），继发骨折线向后上延伸，由跟骨结节跟腱止点前侧穿出，压缩暴力继续作用使关节面骨块压缩入跟骨体，此型跟骨结节骨块不带有跟骨后关节面。

2. Sanders 跟骨骨折分型系统　1993 年，Sanders 在跟骨 CT 扫描的基础上提出了一种以跟骨后关节面骨折线的位置和数量为依据的分型。此分型以跟骨冠状面 CT 扫描为依据，在距下关节面最宽处，以 2 条线将跟骨分为 3 柱，这 2 条线与位于后关节面内侧缘内侧的其他 3 条线把后关节面分为 3 块，即内侧块、中央块和外侧块，这 3 块与载距突一起构成潜在的 4 个关节骨块。所有没有移位的骨折（<2mm），无论骨折线的数量多少均属于Ⅰ型骨折。一条骨折线存在移位的骨折属于Ⅱ型，根据骨折线的位置又分为ⅡA（骨折线位于外侧柱）、ⅡB（骨折线位于中间柱）和ⅡC（骨折线位于内侧柱）型。Ⅲ型骨折一般存在一个中间压缩骨块，根据两条骨折线的位置又分为ⅢAB、ⅢBC 和ⅢAC 型。Ⅳ型骨折包括 4 个或以上骨折块，骨折较为粉碎（图 30-6-9）。

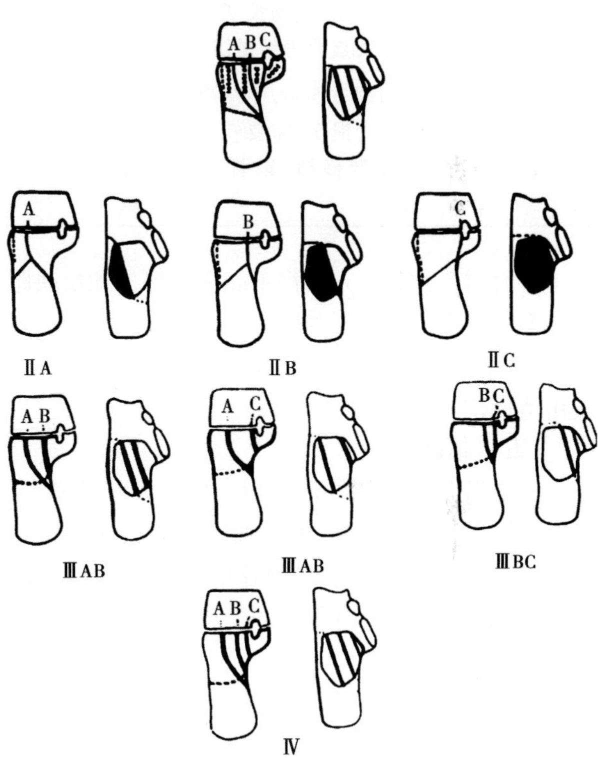

图 30-6-9　跟骨骨折的 Sanders 分型系统

3. 开放性跟骨骨折分型系统　对于开放性跟骨骨折的分型，目前应用最多的是结合使用开放性损伤的 Gustilo 分型和跟骨骨折分型。Gustilo 分型将开放性损伤分为三型，其中Ⅲ型又根据软组织缺损情况及血管损伤情况分为三个亚型。Ⅰ型：伤口不足 1cm，多为清洁的穿透伤，软组织损伤轻；Ⅱ型：伤口在 1～10cm，软组织中度损伤，轻度或中度碾挫伤，损伤部位存在污染；Ⅲ型：软组织损伤广泛，伤口一般超过 10cm，污染严重，存在或不存在重要血管损伤；其中Ⅲ型又细分为三种亚型，ⅢA 型：骨折处尚有充分的软组织覆盖；ⅢB 型：软组织广泛缺损，骨膜剥离；ⅢC 型：在ⅢB 型的基础上存在重要血管损伤。这种分型适用于各类软组织开放性损伤，但不包括对骨折情况的评估，因此，需要与跟骨骨折的专业分型（如 Sanders 分型）结合使用。Lawrence 等曾提出专用于开放性跟骨骨折的分型，他们跟骨骨折类型和损伤能量高低将骨折分为三型，同时将软组织损伤分为两种类型，在评估开放性跟骨骨折时将骨性损伤分型和软组织损伤分型结合使用，具体见表 30-6-1。此分型较能较好的整体评估开放性跟骨骨折的特征和损伤严重程度，且使用方便，但临床预后一致性仍尚未得到较好的验证。

表 30-6-1　开放性跟骨骨折的 Lawrence 分型

类型	特征	能量等级
骨性部分		
Ⅰ	轻度移位或关节外骨折	低能量
Ⅱ	舌型骨折；丘部骨折，1 部分/2 部分/3 部分后关节面骨折	中能量
Ⅲ	粉碎性跟骨骨折；骨折脱位	高能量
软组织部分		
A	线性损伤，损伤长度小于 5cm，无血管神经损伤	
B	伤口超过 5cm，存在神经或血管损伤，需要软组织或皮瓣移植，跟骨垫脱套伤	

目前的各种分类方法都不能全面评价和反映跟骨骨折的损伤情况及损伤机制，所以当选择治疗方法、制订手术方案和评价预后时，可将不同的分类方法相结合，综合考虑。

（五）诊断

根据患者的外伤病史、症状、体征、X 线片和 CT 检查结果不难做出诊断，但全面的诊断还应包括骨折的分型和病情的评估，这对评估骨折的具体情况、指导治疗和评价预后有重要的作用。

（六）治疗

1. 保守治疗　主要适用于以下情况：部分关节外跟骨骨折；年迈不能行走或截瘫患者，关节重建无必要或无意义；没移位的关节内骨折；有手术禁忌证者如伴有严重复合伤、严重心血管病、糖尿病等；手术治疗前的临时处理。包括以下方法：

（1）休息并抬高或单纯石膏固定：对跟骨骨折不作复位，仅休息、冰敷并抬高患肢，或仅作单纯石膏固定；但对有移位的骨折已不主张应用这种方法。

（2）闭合复位石膏外固定：主要施行手法使骨折复位，并用石膏外固定以维持骨折的复位。其优点是软组织的医源性损伤比较小，并且可达到一定程度的骨折复位，相对减少骨折畸形愈合的机会，缺点是常不能准确地复位骨折并恢复关节面的正常形态，在部分患者还无法满意地恢复跟骨的外形、后跟轴线。此外，石膏对骨折复位的维持效果不佳，容易发生骨折再移位，固定时间较长，容易造成后足关节僵硬、足跟疼痛等。它仅适用于部分关节外跟骨骨折、无移位的关节内骨折以及有手术禁忌证患者，也可作为手术治疗前的临时处理。

2. 手术治疗

（1）切开复位内固定术

1）手术适应证

首先是关节内跟骨骨折的手术适应证：①关节面不平整，台阶≥1mm，如 Sanders Ⅱ、Ⅲ、Ⅳ型骨折；②跟骨长度缩短明显；③跟骨宽度增加≥1cm；④跟骨高度降低≥1.5cm；⑤ Bohler 角缩小≥15°；⑥Gissane角缩小≤90°或增大≥130°；⑦跟骰关节骨折块的分离或移位≥1mm；⑧伴有跟骨周围关节的脱位或半脱位；⑨跟骨外膨明显影响外踝部腓骨长短肌腱的活动；⑩跟骨轴位片示内翻畸形成角≥5°，外翻≥10°。

其次是关节外跟骨骨折的手术适应证：①跟骨体骨折有较严重的压缩、移位、短缩和增宽畸形；②跟骨体外侧壁的剪切骨折；③跟骨粗隆后上骨折块分离≥1cm；④前突骨折发生疼痛性骨不连接；⑤鸟嘴型骨折。

2）手术禁忌证：①局部软组织覆盖条件差的差者；②年迈不能行走、截瘫和其他内科疾病导致行走很少的患者；③糖尿病或其他神经系统疾病引起的肢体感觉减退或丧失者；④患严重的系统性疾病如心脏病，心、肝、肾功能衰竭等。

3）手术时机：应根据不同的受伤时间确定术式：①急诊手术：即在张力性水泡出现前手术。主要适用于跟骨严重粉碎、就诊较早、伴有足部骨筋膜室综合征、有软组织嵌入的闭合性骨折；也适用于软组织损伤较轻、伤口干净的开放性跟骨骨折，特别是伤口在内侧时，常可在急诊彻底清创后闭合伤口，复位并固定骨折。②急诊延迟手术：于伤后 1～2 周手术，伤后肿胀缓解，已见皮肤皱纹。适用于绝大多数就诊较晚而出现局部肿胀但无开放性伤口的患者，以及存在其他部位损伤、全身情况不稳定或其他原因而不宜急诊手术的患者。③伤后 3～7 天手术：主要适应证是骨折不很严重、局部软组织条件较好、肿胀不显著的患者，也较适于跟骨骨折的微创手术。术前可将足置于轻度内翻位，以使皮肤在跟骨短缩后保持一定的张力。④延期手术：于伤后 2 周以后手术，在该期手术较容易发生软组织并发症，骨折复位困难，手术效果不理想，故对局部及全身情况较好

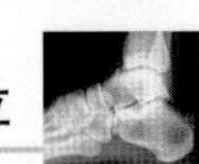

的患者一般不主张延期手术。

4）手术操作：手术有多种入路，目前多数学者推崇外侧扩大 L 形切口（图 30-6-10）。患者取侧卧或仰卧位，皮肤切口始于外踝尖上 5～7cm，腓骨后缘与跟腱后缘连线的中点，垂直向远端至足背皮肤与足底皮肤交界水平偏下，再呈 90°弧形折向前方，至第五跖骨基底外侧缘水平。将包括腓骨肌腱和腓肠神经在内的全层软组织瓣连同骨膜整块向上掀起，可以显露距骨颈部和跟骰关节。用 3 枚克氏针分别插入腓骨远端、距骨颈部和骰骨，将其弯曲以拉开切口皮瓣。外侧入路的优点包括：距下关节和跟骰关节显露充分，关节面骨折复位更准确，外侧有足够的范围行钢板固定。缺点包括：不能直接判断内侧壁和内侧关节面的复位情况，因此无法准确评价跟骨的宽度和载距突骨折块的复位情况。但因为载距突有坚强的韧带附着在距骨上，绝大部分情况下骨折后仍然会在较正常的位置上，一般不用再加行内侧切口。且扩大的外侧入路显露范围广，不易损伤神经和肌腱，皮瓣坏死概率小，已成为临床应用的趋势。个别术中复位困难时，可加用内侧载距突入路切口帮助手术。术中为了充分显露跟距关节和跟骨内侧壁的骨块，常需将外侧壁骨块以及其后方的软组织合页为轴向外掀起，并用斯氏针打入跟骨结节以帮助向下牵引，若发现内侧壁骨块亦有移位，则以骨撬撬拨复位。将外侧壁骨块抬起复位，克氏针临时固定。检查跟骨的前外侧骨块以及跟骰关节面的移位情况，复位并以克氏针固定。C 形臂机摄跟骨侧位和轴位片以观察跟骨复位情况。如满意，则以跟骨可塑性跟骨解剖钛钢板塑形贴附固定，需保证板孔中有 1～2 枚螺钉贯穿后关节面的软骨下骨打入载距突。解剖板最前方的螺钉应拧入跟骨跟骰关节的软骨下骨，最后方的螺钉应拧入跟骨后结节后缘增厚的骨质中。前方的螺钉采用皮质骨钉，后方的螺钉以松质骨钉固定。

严重骨折复位后可发生明显的骨缺损，除非有严重的缺损，当缺损容积大于 2cm^3 时可行植骨外，一般情况下无需植骨。植骨方式有多种，多主张用髂骨植骨，也可根据情况使用异体骨或骨替代物。

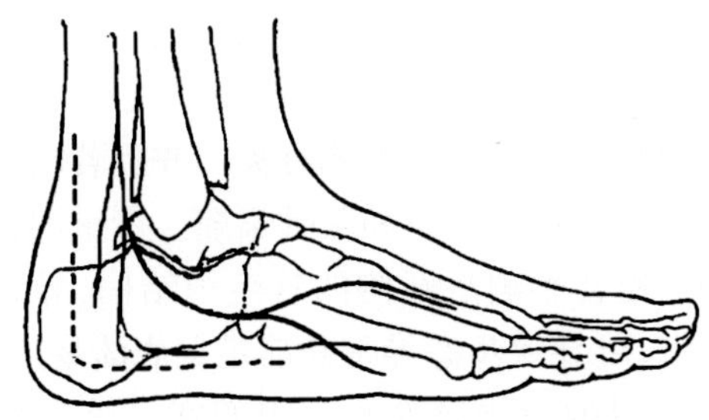

图 30-6-10　外侧扩大“L”形切口

（2）撬拨复位经皮螺钉或钢钉固定：目前常用的撬拨复位固定方法是将一枚斯氏针穿过跟骨结节后下方，放置牵引弓，从多个方向牵引以松弛骨折块，也可用一枚钢针或螺钉自跟腱止点处或其外侧插入关节面后部主要骨折块的中心，方向与跟骨结节上面平行，将螺钉作为一个杠杆，进行撬拨，松解压缩的骨折块，恢复跟骨的高度和对线。关节面外后侧和中间部位的单独骨折块可用另外一根经皮克氏针进行撬拨复位，纠正骨折塌陷和旋转。透视示骨折复位满意后，在相应部位刺几个小切口，打入3～6 枚空心皮质骨螺钉固定。此法仅适合少数相对简单的骨折患者，不适用于多数关节压缩性骨折。

（3）骨折复位外固定器固定术：目前应用于跟骨骨折的外固定支架主要有 Ilizarov 外固定支架，U 形外固定支架、可调式跟骨外固定支架和撑开式骨折复位外固定支架等。此种固定方法适应于开放性跟骨骨折，尤其是 Gustilo-Ⅲ型开放性骨折，可进行一期复位固定，并利于创面的处理；还适用于局部软组织条件差而不允许行切开复位内固定、多发创伤或全身一般情况差的患者，也可作为螺钉、钢针等内固定的辅助治疗，以加强骨折的复位固定效果。

（4）后足关节融合：后足关节融合手术主要用于严重粉碎性跟骨骨折，其中最主要一部分是 Sanders-Ⅳ型跟骨骨折，这些骨折常有骨缺损，要重建跟骨外形、复位后关节面几乎不可能，内固定长期固定效果不佳，最终将发展为距下和中跗关节僵硬及创伤性关节炎，其功能的恢复及疗效并不比距下融合者为好，所以可以进行一期距下关节融合术。

（5）距下关节镜治疗跟骨骨折：1996 年 Rammelt 等把距下关节镜用于急性跟骨骨折的治疗，以监视后关节面的复位情况。随着微创治疗的开展，距下关节镜技术在跟骨骨折中的应用得到重视，它为微创治疗跟骨骨折提供了很大方便，它可对关节面的情况进行准确判断，改善骨折复位内固定质量。目前距下关节镜技术在跟骨骨折中主要有以下几个用途：①在骨折切开复位骨固定中用开放性关节镜直接观察距下关节面的复位情况，确定有无内固定穿透关节面等情况；②闭合关节镜辅助下进行骨折复位经皮螺钉内固定；③取钢板时用关节镜对距骨和跟骨的关节面进行系统的检查和评估，观察关节面的愈合情况，并对关节腔、关节面问题进行处理；

④可用关节镜对距下关节面严重损伤而无法满意恢复的患者行距下关节融合术。

并发症及处理：①软组织损伤和肿胀：可抬高患肢，应用足动静脉泵，对有明显水泡者可抽吸水泡，消毒后弹力包扎，效果较好。②骨筋膜室综合征：约7%～10%的闭合性跟骨骨折可发生足骨筋膜室综合征。当骨筋膜室内的压力大于30mmHg时应及时行骨筋膜室切开减压，伤口可保持开放，5～7天后二期缝合或植皮。③伤口裂开和感染：术后伤口裂开是手术治疗常见的并发症，通常发生在切口的成角处，可发生在术后4周，可以是表浅的，也可能是深部的。当发生浅表伤口裂开时应停止运动练习，局部保持清洁，口服或肌注抗生素，延迟负重等。若发生较深的或全部裂开，可能发生骨或金属外露，感染也可发生，骨的感染多为表浅感染，应反复清创，内固定物一般可不拔除，除非发生骨骨髓炎，需拔除所有的内固定物，务必彻底清创，更长时间静脉应用抗生素；因为邻近组织已被影响，故不能应用局部转移皮瓣，而应考虑远处转移皮瓣。预防方法主要包括选择恰当的手术时机，尽量减轻肿胀，手术操作要仔细，手术入路正确。另外，糖尿病、抽烟、开放骨折等对伤口愈合是显著的危险因素，应引起注意。④皮瓣坏死：多数是由于切口选择不当以及术中暴露技术不当，手术操作粗暴引起。为预防皮瓣坏死，一般采用常规外侧L入路，在暴露时不应分层剥离，应仔细以锐性剥离方式将皮瓣连同骨膜一起从跟骨外侧壁掀起，皮瓣内包含腓肠神经和腓骨肌腱，皮瓣剥离后，应用无牵张技术敞开切口，即分别将克氏针插入腓骨远端、距骨和骰骨，将其弯曲，从而牵开固定皮瓣，避免人工牵拉对血运的影响，在关闭切口时采用无创缝合技术，避免钳夹皮瓣。⑤内固定物问题：内固定后可出现术后疼痛不适，多为植入物对皮肤、肌膜神经刺激引起。一般通过按摩、理疗等均可缓解，无效时需根据情况早期拔除内固定物以缓解症状。⑥跟垫疼痛：跟骨骨折后，跟垫疼痛比较常见，表现为足跟部显著的疼痛，检查可发现局部有触压痛和叩击痛，足跟垫变薄、变软，移动性增加。治疗上主要采用橡皮圈或跟垫对其进行保护，使跟垫位于正常负重区，以免跟垫被挤压到外侧或不正确的位置，除非有明确的原因，一般不采用手术治疗。⑦神经血管损伤：急性神经血管损伤少数由受伤时较大的暴力造成，多为医源性损害，跟骨外侧入路常损伤腓肠神经，内侧入路可损伤胫后神经分支等内侧的神经血管束。慢性神经损伤则多由软组织瘢痕、骨畸形愈合或骨质增生引起，这在保守治疗中比较常见。胫后神经的分支、跖内外侧支、腓肠神经均可受累，引起疼痛。在休息和站立时神经分布区的疼痛是最突出的临床表现，用局部神经阻滞法多可明确诊断。可采用保守治疗，如穿特制的鞋、理疗、非甾体类抗炎药物注射到跗骨管等，无效时采用手术治疗，如神经松解减压，神经瘤切除，症状顽固者可行神经移位术。

二、陈旧性跟骨骨折

新鲜跟骨骨折时间超过3周，若仍未处理或处理不恰当，则可发展为陈旧性跟骨骨折，最终可导致骨折畸形愈合。跟骨骨折畸形愈合会导致后足负重力线异常，长此以往可影响整个患侧下肢的负重力线，引起步态异常和关节活动异常，创伤性关节炎，最终导致患肢疼痛和功能障碍。因此，陈旧性跟骨骨折常被称为是一种"能改变患者生活状态"的疾病。

（一）病理和生物力学改变

1. 关节内骨折所致关节面不平整　关节面的不平整是负重后距下关节骨关节炎发生和发展的一个直接原因。而跟骨关节面的长期不平整及后足异常的生物力学也会进而影响踝关节和跟骰关节。因此，有学者认为对于跟骨骨折后关节面台阶超过1mm的畸形愈合早期如果骨关节炎未发生或不严重时，也应该尽量通过手术矫正的方法来获得解剖复位。

2. 跟骨高度丢失，距骨倾斜角减小　跟骨骨折后，跟骨的正常高度将会丢失，若长期不纠正会引起距骨倾斜角及跟腱的力臂减小，进而会减弱小腿三头肌的力量，导致步态周期中支撑相末期的前蹬无力。而距骨倾斜角的减小也会使距骨处于一个相对水平和背伸的位置，导致距骨颈部和胫骨远端前侧的撞击和距下关节僵硬。距下关节僵硬则会导致足外侧柱的负重增加，步态中足的负重力线外移导致前中足相应关节的压力异常增加。

3. 创伤性扁平足　创伤性扁平足的发生与创伤所致的足弓骨性结构塌陷有关。并且若畸形长期存在还则会导致腓肠肌和跟腱挛缩。严重的创伤性足弓塌陷也会影响足跖侧的软组织结构，导致足底压力异常，可导致步态异常和前足足底溃疡产生。

4. 后足的力线异常及足跟变宽　陈旧性跟骨骨折畸形愈合如果存在跟骨结节上移，则可导致跟

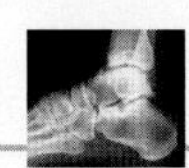

骨的内翻畸形，从而使足的负重外移，显著改变后足的生物力学特征。

（二）分型

目前临床应用最多的跟骨骨折畸形愈合分型为Stephens-Sanders分型和Zwipp-Rammelt分型，这两个分型系统对于临床上合理的评估和制订手术方案很有帮助。

Stephens-Sanders分型根据距下关节后关节面的冠状面CT扫描将跟骨骨折畸形愈合分为三型。Ⅰ型：外侧壁膨出，但后足力线正常；Ⅱ型：显著的外侧壁膨出，伴有距下关节骨关节炎，后足力线异常小于10°；Ⅲ型：显著的外侧壁膨出，距下关节骨关节炎比Ⅱ型更严重，且后足力线异常大于10°，可由于后足的显著内翻或外翻而存在成角畸形（图30-6-11）。然而，此分型系统仅单纯依据于后关节面的冠状面影像学表现，未包括后足的高度降低或距骨倾斜程度，此外，该分型系统也很难确定关节软骨的损伤程度，对损伤在1年以内的患者制订手术方案的帮助不大。这主要因为距下关节骨关节炎的严重程度不仅取决于关节软骨的损伤程度，也和损伤后负重的强度和时间有关。

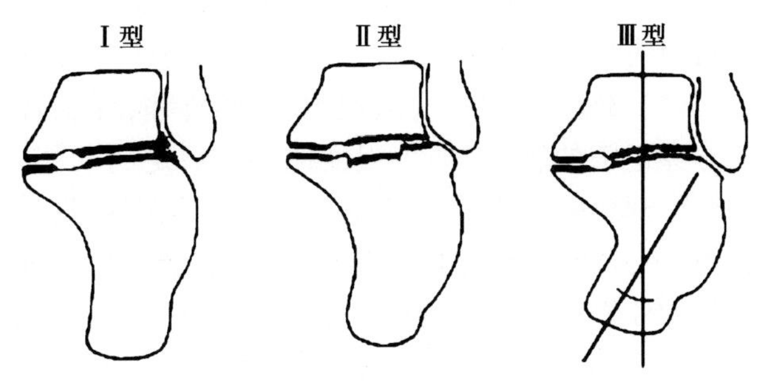

图30-6-11　Stephens-Sanders分型

Zwipp-Rammelt分型将跟骨骨折畸形愈合细分为5型。Ⅰ型：存在距下关节不平整和骨关节炎，但跟骨的外形正常；Ⅱ型：在1型基础上另有跟骨内翻或外翻力线异常；Ⅲ型：在1型基础上存在跟骨的正常高度丢失；Ⅳ型：在1型基础上存在跟骨结节的外移，但无内外翻畸形；Ⅴ型：在1型基础上存在距骨倾斜或背伸畸形（图30-6-12）。此分型系统强调了跟骨损伤后的多种病理改变，可以指导医师对跟骨骨折畸形愈合患者选择和制订合适的手术方案。然而，此分型系统并未包括跟骨骨折畸形愈合但距下关节正常的患者。

（三）临床表现

陈旧性跟骨骨折的患者常会出现疼痛，而后足行走时疼痛也往往是患者就医的主要原因，确定疼痛的来源有助于明确跟骨畸形愈合的病理变化情况和严重程度。踝前疼痛主要由于距骨颈和胫骨远端的撞击所致，患者多存在踝关节背伸受限，而被动背屈踝关节则会引发疼痛。跖侧疼痛主要由于创伤性足弓塌陷压迫足底结构，或跟骨骨折畸形愈合所致的跖侧骨赘形成，久而久之则导致的跟骨脂肪垫萎缩。足跟内侧疼痛主要由于胫神经或踇长屈肌腱的病损所致。如果患者存在胫神经的问题，可表现为Tinel征阳性，而如果存在踇长屈肌腱的问题，在被动活动踇趾时则会诱发疼痛。足跟外侧疼痛主要由于距下关节骨关节炎、跟腓撞击或腓骨肌腱病损所致。有症状的距下关节骨关节炎会导致后足的内翻和外翻受限，患者会出现在不平的路面上行走困难。跟腓撞击所致的疼痛主要是继发于跟骨的外侧壁膨出，患者可由于足跟变宽而出现穿鞋困难。在腓骨肌腱病损的患者，触诊腓骨肌腱的走行部位可诱发

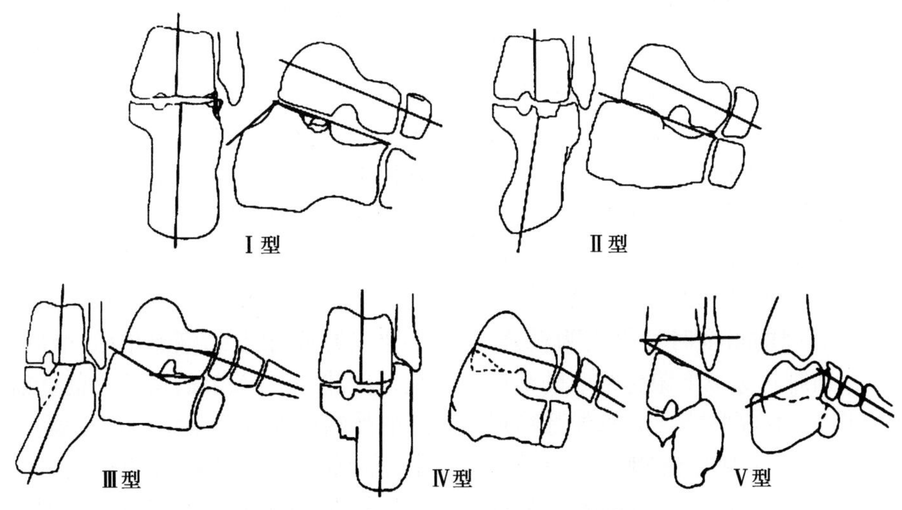

图30-6-12　Zwipp-Rammelt分型

疼痛。跟骨压缩性骨折畸形愈合后可出现踝关节后侧撞击,进而引发疼痛。这主要由于跟骨后侧骨刺形成,在被动跖屈踝关节时可诱发疼痛。偶尔,陈旧性跟骨骨折畸形愈合可因小骨块压迫跗管引起跗管综合征,患者可出现胫后神经分支的刺痛和感觉减退。因此,对于跟骨骨折畸形愈合存在跗管下骨块的患者应该特别注意。

详细的临床检查可以帮助医师制订合理的治疗方案。查体时,应该将患侧和对侧的后足力线进行对比。跟骨内翻最为常见,但跟骨结节的位置可能由于后足肿胀或足跟变宽而难以确定,此时,常需要通过影像学检查来明确。陈旧性跟骨骨折引起的跟骨内翻需要与前足畸形导致的后足内翻相区别,通过 Coleman 木块试验可以明确诊断。后足的内外翻畸形也可导致中足和前足的受力异常,使足底受力区域的分布趋向于不均匀,而对患者进行步态分析则有助于发现异常步态和患足的前蹬无力。踝关节和距下关节的主动和被动活动度检查也很重要。踝关节背伸受限和踝关节僵硬多提示存在距骨倾斜。关节塌陷型骨折也常导致距下关节的活动度减小。对于病程较长的患者,神经学和肌肉力量检查也是必要的。而软组织和皮肤情况的检查,包括初次手术瘢痕位置、开放性损伤或窦道位置等,对于手术切口设计也非常重要。

(四) 影像学评估

影像学检查对于评估陈旧性跟骨骨折畸形愈合必不可少。在评估时,需要拍摄对侧正常足的 X 线片来进行对比。但是对于双侧跟骨骨折的患者,通常只能和正常人的平均参数进行比较。标准的前后位和侧位 X 线片可以提供跟骨骨折愈合的较多信息,如跟骨的高度丢失程度和骨关节炎的严重程度。另外,负重侧位 X 线片上相关力线和角度的测量对手术方案设计非常重要。如果怀疑存在胫距前侧撞击,负重侧位的应力背伸位和应力跖屈位 X 线片比标准的侧位 X 线片更有用。Harris 轴位 X 线片可以了解是否存在跟骨的轴线异常、增宽和外侧壁膨出等情况。后足力线位 X 线片通过与健侧对比可以更加准确的评估跟骨结节的位置和跟骨的力线角度。而后足长轴位 X 线片侧在测量后足力线的角度时显得更为精确。踝穴位 X 线片可以评估腓骨远端下跟骨结节的移位情况,在踝穴位下若跟骨的内翻畸形>5°或外翻畸形>10°,足跟变宽>1cm,以及外侧壁膨出影响到腓骨肌腱的活动时需要进行手术治疗。Broden 位 X 线片可以较好的评估距下关节后关节面的情况,然而,常需要通过多个角度的投射才能较为全面的了解后关节面的三维特征。目前,CT 扫面和三维立体重建多作为术前的常规检查,特别是对于复杂的跟骨骨折畸形愈合患者。CT 扫描也被用于融合手术来评估愈合程度,后关节面骨性愈合超过 50% 可被认为是融合成果。MRI 在评估骨性畸形方面意义不大,但可以了解是否存在病理性改变以及病变程度,有研究指出融合部位的软骨下骨存在超过 2mm 的骨缺损时,融合后不愈合率会显著增加。

(五) 手术治疗

1. 治疗目的　对跟骨骨折畸形愈合的治疗应满足如下要求:

(1) 尽可能纠正跟骨畸形、后足短缩和异常对线,恢复肢体长度。

(2) 重建跟骨的几何形态,恢复跟骨丘部的形态、跟骨的轴长及高度、Böhler 角、Gissane 角和距骨的倾斜角。

(3) 纠正距舟半脱位,恢复足弓高度和外踝与跟骨的间距,保持距骨、跟骨及骰骨之间正常的关系。

(4) 消除胫距撞击和肌腱卡压,最终恢复后足的生物力学特点和正常的足弓,恢复其后足正常的负重力线和关节运动轴线。

(5) 恢复小腿三头肌肌力,解除疼痛,使患者能够穿正常的鞋子,最大程度地保存后足的功能。要取得理想的疗效,手术就必须满足上述条件,只融合距下关节而不纠正畸形和异常对位,不去除卡压肌腱的外膨骨折块,势必达不到预期的手术效果。

2. 手术方法的选择　临床上,对畸形不严重而主要表现为距下关节创伤性关节炎的患者,可行单纯距下关节原位融合术。但对畸形明显的患者,应选用矫形性手术如截骨手术或矫形融合术。对局部症状明显的患者,可加用一些辅助手术,如肌腱松解、骨赘切除手术等。在矫形治疗中,对不同类型的畸形可采用不同的方法进行矫正,如通过后关节面下方的截骨抬高来恢复跟骨丘部的形态、跟骨的高度、Böhler 角、Gissane 角、距骨的倾斜角及纠正距舟关节半脱位,消除胫距撞击,恢复跟骨的轴长,恢复小腿三头肌的肌力,恢复足弓,增加外踝与跟骨的间距,以便恢复各关节的运动及负重轴线;通过切除外膨的外侧壁来恢复跟骨的正常宽度,解决跟腓的撞击,腓骨长、短肌腱炎,使患者能够穿正常的鞋子,对后足的内外翻畸形,可以通过植骨块的内外侧厚度来纠正,也可用截骨手术矫正。临床遇到最多的是

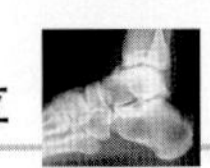

后关节面向前下和向外下的旋转塌陷，后足常表现为外翻畸形，可以采取增加三角植骨块外侧的高度的方法来纠正后足外翻畸形。对于跟骨水平位的成角畸形，主要是向外侧的轻度成角，一般很少需要作附加跟骨的纵向截骨矫正。

当然，也可以根据陈旧性跟骨畸形愈合的分型来确定大致治疗方案。Stephens-Sanders 分型中，每种分型的相应治疗为以下所列。Ⅰ型畸形愈合：采用腓骨肌腱松解、外侧壁骨突切除以及外侧异常突出的距下关节切除术。Ⅱ型畸形愈合：没有明显的跟骨高度降低的畸形愈合，应用外侧壁骨突切除、距下关节融合，可适当作外翻矫正。Ⅲ型畸形愈合：除采用腓骨肌腱的松解、外侧骨突的切除、距下关节融合外，还需跟骨截骨矫形手术以纠正后足的内外翻和短缩畸形。在 Zwipp 分型中，Ⅰ型可用距下关节原位融合术，对外侧壁外膨者加用外侧壁减压术。Ⅱ型、Ⅲ型选用矫形性距下关节撑开植骨融合术，植骨块被修剪成三维形状，以纠正内外翻畸形并恢复跟骨高度。Ⅳ型和Ⅴ型畸形需沿着原骨折线进行截骨重建距下融合术。如今随着数字化技术的发展，利用基于 CT 扫描基础上的计算机软件技术在术前对需要进行复杂矫形的跟骨进行虚拟的三维截骨，这对手术方案的制订具有很大的帮助。通过上述方法，能使足部的功能获得尽可能的改善，但它们都不能完全恢复足的正常功能。

3. 几种常用的手术方法

（1）切开复位内固定术：适用于跟骨骨折 6～12 周内，软组织和关节面条件相对较好的患者中。它具有复位较好，损伤较小，恢复较快的优势。然而，对大多数患者来说，他们首次就诊时（通常在跟骨骨折后 1 年）跟骨往往已经畸形愈合并发生了距下关节骨性关节炎。因此，切开复位内固定只能在小部分患者中应用。目前，距下关节融合术仍然是治疗跟骨骨折畸形愈合最常用的方法。其最终结果可能与初次治疗的结果有关。切开复位内固定失败后行关节融合术相比非手术治疗失败行关节融合术能获得较好的功能，且创口并发症也较小。

（2）距下关节原位融合术：适应于距下关节原位融合适用于 Stephens Ⅱ型和 Zwipp Ⅰ型的跟骨骨折畸形愈合患者。在这些患者中，跟骨的高度基本正常或仅轻度丢失，跟骨轴线成角畸形较轻。原位融合能保留后足的高度及生物力学，但其纠正畸形的能力不足。有研究指出采用距下关节原位融合术治疗 Stephens Ⅱ型陈旧性跟骨骨折畸形愈合后，患侧的距骨倾斜角与健侧相比平均只恢复了 36%。

手术方法：距下关节可以通过多种入路显露，常采用从腓骨尖到第 4 跖骨基底的外侧斜切口或外侧的 L 形切口（图 30-6-13）。显露距下关节后，切除所有的软骨及硬化的软骨下骨，直到骨面渗血。然后将距下关节在中立位或大约 5°的外翻位固定，植骨或不植骨取决于切除骨量的多少。跟骨向距骨方向置入两枚 6.5mm 螺钉固定，也可采用两枚骑缝钉固定。内翻畸形与不愈合是距下关节融合失败最主要的原因。因此，当关节复位后，必须对胫距跟力线进行评估。术后，患者需要进行严格的患肢制动，直到骨性愈合。

（3）关节镜下的原位融合术：关节镜下的原位融合术尤其适用于有糖尿病或外周血管疾病，容易出现创口问题的高危患者中。切骨完成后用两枚螺钉固定。

（4）跟骨丘部重建距下关节融合术

适应证：于当距下关节需要融合，而患者的后足有明显的塌陷，距下关节后关节面明显压缩，跟骨轴

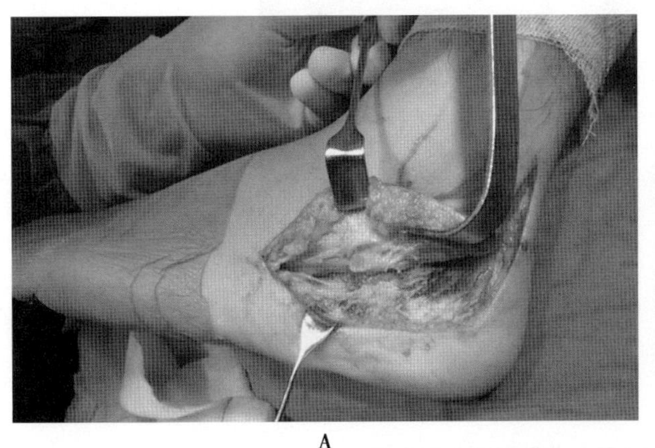
A

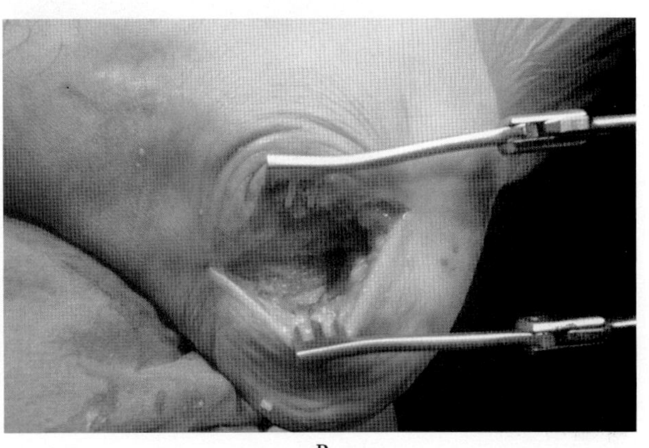
B

图 30-6-13　距下关节原位融合的手术切口

A. 改良的 L 形切口；B. 内侧斜形切口

线成角畸形严重，（Stephens Ⅱ型和 Zwipp Ⅲ型），此时可以考虑选择跟骨丘部重建距下关节融合术。术前要拍摄跟骨侧位、轴位及足正斜位 X 线片，行 CT 三维重建，显示跟骨的矢状位、冠状位及水平位图像。如果为单侧骨折可以健侧跟骨作为标准，设计植骨块的大小和形状。如果为双侧骨折，可以参照标准跟骨的侧位形状及解剖学测量数据进行设计。可以参考 X 线侧位片和轴位片，画图打样，描绘植骨块的形状。

手术方法：在跟腱外侧做一个垂直的后外侧切口以避免发生伤口并发症。然而，该切口不利于显露跟骨外侧壁及跟骰关节。因此，如果存在跟腓撞击，则需要进行外侧壁切除，则仍需考虑使用改良的外侧 L 形切口（图 30-6-10）。沿跟骨轴线截骨时应将锯片轻度地向内侧倾斜，使跖侧能尽量多的残留一些骨组织，为跟腓撞击减压。切除的骨碎片通常可作植骨用。需要注意跟骨丘部塌陷，距骨埋入跟骨体的情况。半英寸长的弧形摆锯有助于确定距下关节的后关节面。直接的关节内牵拉及外侧、后侧和后内侧关节囊切除有利于跟骨丘部高度的恢复。内翻畸形可以通过将内侧间隙的抬高幅度超过外侧间隙来实现，而外翻畸形则相反。在大多数病例中，无需再进行额外的跟骨截骨。植骨块的选择取决于跟骨丘部高度丢失的多少。如果丢失高度小于 1cm，可以用之前外侧壁切除的骨块填塞，否则需要从髂骨处取 1～2 块三皮质骨块修剪成跟骨丘部的形状进行填塞。跟骨丘部重建过程中需要测试后足的张力，防止后足发生内翻。一旦畸形纠正后，便可使用 2～3 枚全螺纹松质骨螺钉从跟骨的后下向距骨体、颈方向置入（图 30-6-14）。最后，如果由于跟

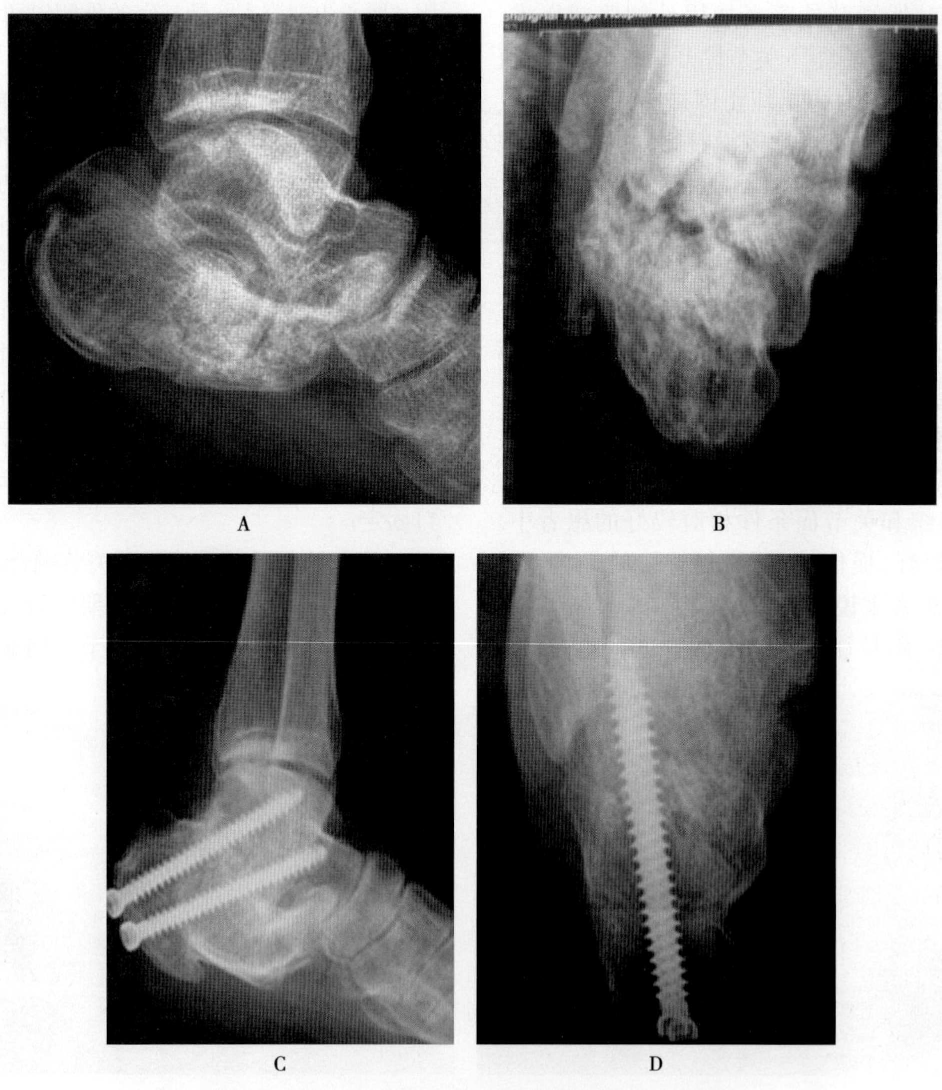

图 30-6-14　跟骨丘部重建距下关节融合术典型病例

A. 术前跟骨侧位 X 线；B. 术前跟骨轴位 X 线片；C. 术后 2 年侧位 X 线片；D. 术后 2 年轴位 X 线片

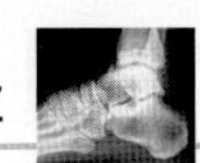

骨高度的恢复，致使踝关节无法背伸至中立位，则需要行跟腱延长术。

（5）三关节融合术：适应于对严重的跟骨骨折畸形愈合合并距下关节及跟骰关节骨性关节炎的患者，三关节融合术是有效的选择，但三关节融合术由于会不可避免的造成中足与后足活动度的丧失，因此应用并不多。手术方法参考相关章节。

（6）跟骨关节外截骨矫形：对严重的跟骨骨折畸形愈合患者（Stephens Ⅲ型，Zwipp Ⅳ型和Ⅴ型），仅靠单纯的距下关节融合可能不足以解决问题，因为跟骨结节的位置未纠正，即使将跟骨在外翻位固定，也会导致内翻畸形复发。在这种情况下，有必要进行跟骨截骨。

（7）跟骨垂直滑行截骨距下关节融合术：跟骨垂直滑行截骨距下关节融合术被认为是丘部重建距下关节融合术的替代手术。它适用于跟骨高度丢失>8mm，足弓塌陷，Böhler 角<10°的患者，但对纠正距骨倾斜角及前踝的压缩较为有限。手术方法：推荐使用位于距下关节面后方的略带斜形的切口，避免损伤腓肠神经和腓骨肌腱，将全厚皮瓣连带骨膜整块掀起，暴露跟骨，在跟骨结节和跟骨关节面后缘连线中点处，用小摆锯或骨刀向下向前进行垂直截除跟骨结节，截骨面与跟骨外侧壁垂直，与足底面呈约45°角。截骨完成后，根据畸形类型将截骨块向内或外移动，并向足底方向移动10mm，以增加跟骨凹陷角度数。为应对跟骨结节能向足底的滑移，必须进行跟腱延长术。该技术尤其适用于创伤性扁平足症患者，然而由于该手术难度较大，因此未广泛开展。

（8）跟骨楔形截骨术：适应于跟骨楔形截骨分为开放楔形截骨和闭合楔形截骨。对关节外跟骨骨折畸形愈合伴严重的内翻畸形的患者，外侧闭合楔形截骨是可供选择的治疗方法。而伴有严重外翻畸形的患者则可用外侧开放楔形截骨。跟骨楔形截骨可以矫正跟骨的高度和内外翻畸形，但不同方向和不同位置的楔形截骨术矫正的畸形不同，矫正内外翻畸形的截骨方法常常不能良好地恢复足弓，而矫正足弓的截骨常常不能完全矫正内外翻畸形。手术方法：在跟骨底面和内侧面行骨膜下剥离，在跟骨腰部，根据 Böhler 角选择合适的截骨角度。具体截骨角度为40°减去现有 Böhler 角，做一上窄下宽，内窄外宽楔形截骨。截骨合拢，若跟腱短缩，则将跟腱延长，从跟骨结节下斜向上打入1～2枚骨圆针或松质骨螺钉至距骨或骰骨上，将距下关节撑开，用截下的骨松质植于跟距关节间隙。闭合切口。术后功能位石膏外固定止骨愈合。

（9）跟骨内移截骨术：适应于跟骨内移截骨适用于创伤性扁平足症的跟骨外翻畸形。手术方法参考相关章节。

（10）保留距下关节的跟骨截骨矫形术

适应证：①年龄较轻，骨折畸形不很严重和受伤时间在9个月以内的跟骨骨折畸形愈合患者；②Sanders ⅡA型、ⅡB型、ⅡC型、ⅢAC型和ⅢAB型陈旧性跟骨骨折，但没有严重的软骨损伤和关节退变；③术前跟骨侧位X线片上可清晰见到下塌至跟骨体内丘部的关节面的病例。而 Sanders ⅢBC 型和Ⅳ型陈旧性跟骨骨折，软骨面损伤严重，采用该手术方法解剖复位较困难且发生骨性关节炎的概率较大，故不宜采用该方法。

手术方法：仍采用改良的外侧L形切口。用骨刀沿塌陷及向下旋转移位并已畸形愈合的后关节骨折块的基底部水平向内凿开，然后按术前手术设计方案，在舌形骨折块或后关节面骨折块的基底部水平向内凿开（图30-6-15），达骨折块的内侧。然后将后关节面的骨块向上向后撬起，复位下陷的跟骨丘部。将骨块抬高后，骨缺损处可填塞取自外侧壁切除的骨块或髂骨的骨块。移位及倾斜的关节面及跟骨高度便可以纠正。通常需行C型臂透视确定关节面是否重建及后足力线是否纠正。然后将截骨位点用可塑性钛合金跟骨钢板固定。当丘部抬高>1.5cm，切口闭合困难时，可以采用局部皮瓣转移和植皮来闭合创面。术后患足短腿石膏托固定4～6周。去除石膏后可逐步进行踝关节功能锻炼，完全负重必须等到截骨完全愈合。

（11）跟骨外侧壁切除减压术：该术式适用于患者外踝下方骨性膨隆，引发腓骨肌腱炎，出现顽固性疼痛；X线片跟骨体外侧皮质增宽，Böhler 角及 Gissane 角基本正常的患者。采用跟骨外侧壁骨突切除，解除腓骨肌腱压迫，可取得较好疗效。此外，跟骨外侧壁切除可改善跟骨横径指数，并使其外形有一定程度的改观。但有人认为，跟骨外侧手术后在形成瘢痕组织，可引起同样的症状，手术效果不好。因此在术中，外侧骨突切除后要将外踝管内壁修整圆滑，腱鞘只切除外侧部分，内侧要保留，以预防肌腱与内侧骨壁粘连。

（12）辅助性手术：在行上述陈旧性跟骨骨折治疗时，患者因长期病患除跟骨本身及周围关节引

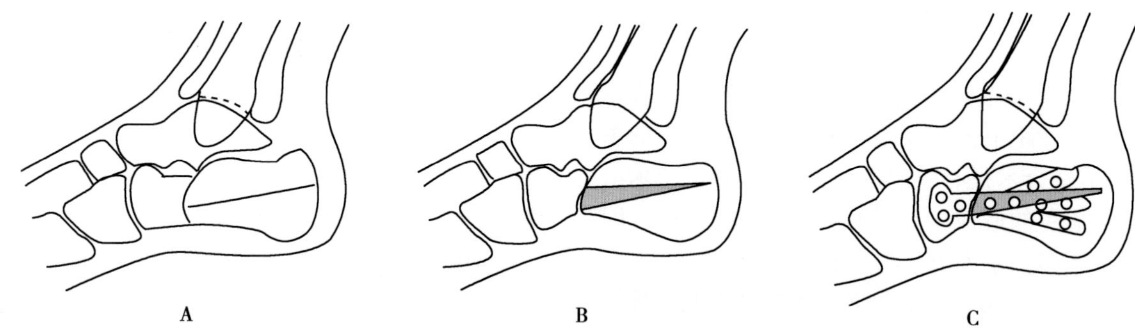

图 30-6-15　保留距下关节的跟骨截骨矫形示意图
A. 术中黑线代表跟骨的截骨位点；B. 灰色区域代表植骨块的位置；C. 截骨矫形后钢板内固定

发的病理变化外，其周围的软组织也可发生一些继发性病理变化。如跟腱、腓骨肌腱的挛缩等等。因此，在进行跟骨截骨或跟骨丘部矫形距下关节融合术后，要检查足背伸能否达到至少0°位。如果不能够达到，宜行跟腱延长，否则将影响疗效；如存在腓骨长短肌腱炎或肌腱卡压，出现肌腱的水肿，增粗，粘连等，对这些患者，手术不仅要去除其病因，如纠正畸形，外侧壁减压，还常常需行肌腱松解手术，解除其对腓骨肌腱的压迫，可将腓骨肌腱复位于外踝下方，将其腓侧支持带及腱鞘与切口下缘的跖筋膜缝合。该操作可很好地消除疼痛等症状。此外，跟骨骨折后如有向下成角或骨折块向下突出，它是陈旧性跟骨骨折引起足底痛的主要原因之一。轻度的骨赘可以不予处理，因为丘部重建后跟骨结节下移前部上移，使突起的骨赘在行走时不触地受压。严重的足底骨赘需手术切除，术中可以在同一切口较方便地进行显露和切除。

总之，跟骨骨折畸形愈合的挽救性手术具有挑战性。合适的手术方案选择需要依靠病理解剖学，临床及影像学评估进行综合选择。尽管许多手术方法可显著恢复足的功能，但仍存在不少问题，至今尚没有任何一种手术可以完全解决骨折畸形愈合引起的各种并发症。以上这些重要的挽救性手术都只能缓解症状，延缓病程的进展，并不能使足的功能恢复到正常状态。因此在初期治疗跟骨骨折时，必须考虑到患者的将来。了解骨折的创伤机制和后足的生物力学，在跟骨骨折的早期进行积极正常的救治，恢复关节面的平整和跟骨的正常几何形态，防止跟骨骨折畸形愈合的发生。

（俞光荣　赵宏谋　余霄）

第七节　其他跗骨骨折与跗间关节脱位

一、足舟骨骨折与脱位

（一）舟状骨骨折的损伤机制

舟状骨位于足内侧柱的中心，远端与三块楔骨形成舟楔关节，近端与距骨形成距舟关节，结节处有胫后肌腱附着。舟状骨血供主要由足背动脉及跖内侧动脉供给。距舟关节与跟骰关节共同形成跗横关节，即Chopart关节，主要行使足的旋前、旋后功能。

舟状骨骨折主要由直接暴力所致。由于舟状骨结节处由胫后肌腱附着，当足部遭受较强大的外翻暴力或胫后肌腱强力收缩时，会导致舟状骨结节撕脱性骨折，但由于周围韧带和腱性纤维完整，此类损伤很少移位；而当距舟关节遭受跖屈暴力时，可因背侧距舟韧带紧张所致背侧边缘的撕脱骨折；轴向冲击力也可造成舟状骨背侧或背内侧边缘骨折，这种外力所致的骨折有时可延伸至舟状骨体部；但当舟状骨遭受强大的轴向暴力时，可因楔骨及距骨的轴向挤压形成“胡桃夹子”骨折，常表现为体部粉碎性骨折，严重者可造成内侧柱短缩和内侧纵弓的塌陷，预后不佳。需指出的是，舟状骨疲劳性骨折虽不多见，但在运动员，尤其是田径运动员中，仍有一定比例，常表现为舟状骨的垂直骨折，但很少移位，临床应避免漏诊。

（二）舟状骨骨折的分型

目前舟状骨骨折的分型主要针对体部骨折，临床常用Sangeorzan分型系统(图30-7-1)。

Ⅰ型：骨折平面为横面，背侧骨块较大，但仍小

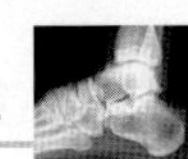

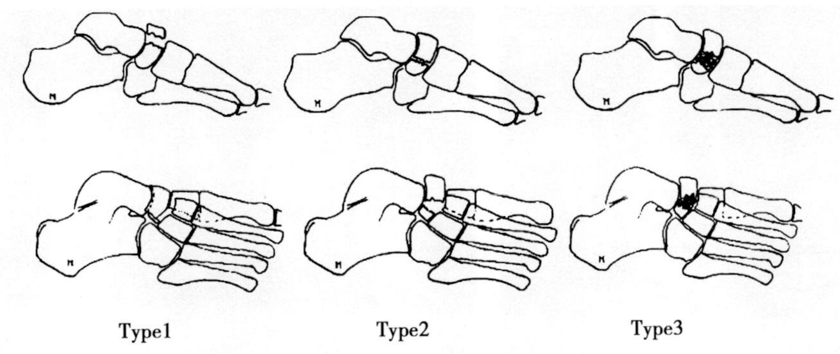

图 30-7-1　舟状骨骨折 Sangeorzan 分型系统

于舟状骨的 50%。

Ⅱ型：舟状骨体部骨折脱位，内侧骨块向背内侧移位，前足内收，内侧柱变短。

Ⅲ型：舟状骨体部粉碎性骨折，累及舟楔关节。

（三）舟状骨骨折的诊断

结合患者外伤病史、肿胀、疼痛症状，体检发现足内侧肿胀、压痛及内侧柱短缩或纵弓消失等畸形表现，以及影像学检查，一般不难作出诊断。X 线应常规拍摄足部正斜及侧位片，以明确骨折类型、移位及粉碎程度，侧位片可发现有无骨块向背侧或跖侧移位及内侧纵弓变化，同时还应加拍踝关节正侧位片，以明确有无合并踝关节骨折。CT 应作为常规辅助检查，可明确骨折类型、关节面受累范围及程度，在一定程度上指导治疗策略，并可提示预后。

（四）舟状骨骨折的治疗

舟状骨骨折在足踝部创伤中并不多见，在一旦漏诊误诊，或未得正确的治疗，预后仍很差。一般认为，舟状骨骨折的预后与骨折类型、关节面损伤程度、内侧柱完整度、内侧纵弓有无塌陷等因素有关。若内侧柱构型和内侧纵弓未受到严重破坏，则治疗效果通常较好，反之，如舟状骨体部骨折，尤其是粉碎骨折或骨折脱位型，经常造成足内侧柱力线消失，足弓塌陷，远期创伤性关节炎发生率高，预后较差。

如同足踝部其他部位骨折一样，对于移位不明显，无明显移位的舟状骨结节撕脱骨折、舟状骨背侧边缘骨折、应力骨折和少数无移位的体部骨折，或一般条件较差无法耐受手术的患者，可根据骨折类型的不同，采用石膏或支具制动保护 4 ~ 8 周，对于舟状骨结节撕脱性骨折，应建议使患足处于中立或轻度内翻位，然后可在支具保护下部分负重，待 3 个月完全愈合后可完全负重。但对于骨折移位明显、骨折粉碎、累及关节面的体部骨折，抑或内侧柱已有短缩的舟状骨骨折，必须解剖复位骨折，恢复内侧柱长度及足纵弓形态，坚强内固定，以尽可能降低远期创伤性关节炎及畸形愈合率，提高治疗效果；此外，对于年轻、功能要求较高的患者，也主张采用手术治疗，以利于尽早功能锻炼，获得较好的功能效果。

需强调的是，手术治疗前必须重视软组织条件，术前应积极消肿，待软组织肿胀消退后进行手术；对于肿胀明显，高度怀疑存在足部骨筋膜间室高压的患者，应尽早切开减压；开放性骨折患者应积极抗感染，在明确无伤口感染迹象后进行手术，原则上切口应尽可能避开原开放伤口或张力性水疱处。

切开复位内固定是治疗舟状骨骨折的常规方法，原则是解剖复位骨折端及关节面，恢复内侧柱长度及纵弓形态，然后予以坚强稳定的内固定。但对于严重粉碎的舟状骨体部骨折，由于远期创伤性关节炎率高，或重建困难，亦可一期行距舟关节融合。以下对几种常见类型的舟状骨骨折手术治疗方法作一简要介绍：

1. 舟状骨结节撕脱性骨折　对于骨折块较大并伴有移位的舟状骨结节撕脱性骨折，可用切开复位拉力螺钉固定治疗，术中通常以舟状骨结节为中心作背内侧切口，暴露骨折块后直视下复位，然后对骨块进行加压固定。对于骨块较小的患者，亦可采用克氏针固定，但固定效果不及螺钉。陈旧性舟状骨结节骨折不愈合且伴有疼痛症状的患者，若骨折块较小，可切除骨块，然后重建胫后肌腱止点。术中常取足内侧切口，游离胫后肌腱后，切除陈旧骨块，修整断端后，将胫后肌腱重建至舟状骨跖侧面，术后用石膏托固定足于轻度内收、内旋位固定 4 ~ 6 周。

2. 舟状骨背侧边缘骨折　对于背侧骨块较大者，可采用切开复位拉力螺钉固定，手术常取足背内侧纵形切口，以舟状骨为中心，复位后用 3.5mm 皮质骨螺钉固定，近螺帽端作 3.5mm 滑动孔，螺钉尖端进入舟状骨体内，产生骨块间加压；或采用

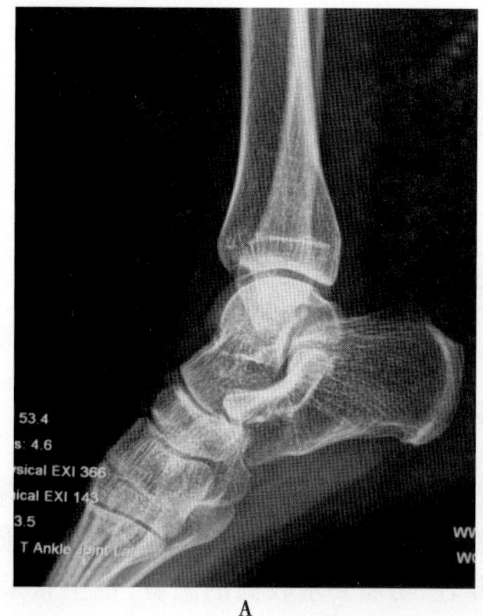

A

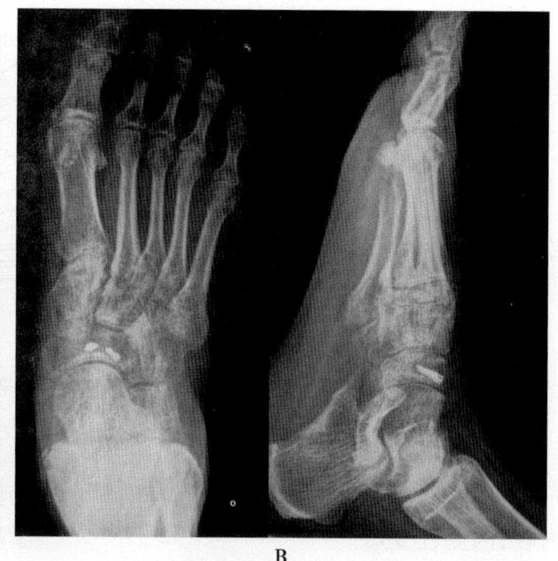

B

图 30-7-2　舟状骨背侧撕脱性骨折

A. 术前侧位片可见舟状骨背侧撕脱性骨折；B. 术中 3 个月复查摄片见骨折端愈合

4. 0mm 松质骨作加压固定。亦可同时采用锚钉固定（图 30-7-2），然后修补关节囊，同样可以获得较好的治疗效果。

3. 应力性骨折　大多数舟状骨应力性骨折发生于体部中 1/3，移位通常不是很明显，若需手术治疗，可采用内、外侧联合切口，经双切口用复位钳临时固定骨折块，然后经切口置入加压螺钉或可吸收螺钉固定。对于需要植骨的陈旧性骨折患者，则可经舟状骨背侧的横形或斜形切口暴露骨折端，然后清除断端硬化骨后，用松质骨填充缺损部位，然后再行固定。

4. 舟状骨体部骨折　对于移位明显或粉碎的舟状骨体部骨折，原则上都应行切开复位内固定治疗，通过直视下解剖复位距舟和舟楔关节面，然后用螺钉或微型钢板作坚强固定。术中常取以舟状骨为中心的足背内侧切口，然后以距骨的距舟关节面为模板复位骨块，恢复内侧柱长度，对于复位后存在骨缺损的患者，需植松质骨。复位后可用 3. 5mm 皮质骨螺钉或 4. 0mm 松质骨螺钉作加压固定（图 30-7-3），在近端应作滑动孔或埋头处理，对于粉碎性骨折或骨质条件差的患者，螺钉固定舟状骨通常无法获得稳定的把持，复位丢失及固定失败率较高，针对这类患者，一种方法是用螺钉作跨舟楔关节固定，加强固定的稳定性；另一种方法就是复位后采用微型锁定钢板系统固定（图 30-7-4），通过"排钉"技术可获得骨块及关节面的稳定支撑，固定效果更好，有效提高了治疗效果，减少复位丢失及固定失败率（典型病例）。克氏针和外固定支架也可作为替代或辅助固定方式。对于软组织条件较差或开放性骨折患者，克氏针可作为临时性固定，待软组织条件改善后更换其他内固定物，而对于骨折脱位型患者，可用克氏针作跨关节固定，以维持关节吻合，避免再脱位。对于术前内侧柱短缩的患者，内固定后可用微型外固定支架作辅助固定，维持内侧柱力线和长度。

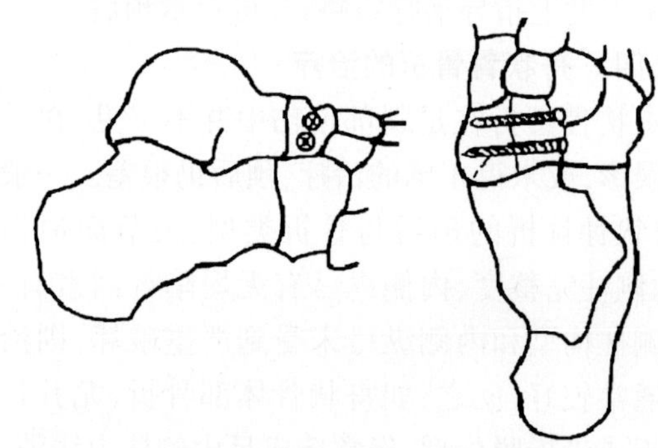

图 30-7-3　舟状骨体部骨折用松质骨螺钉内固定

对于严重粉碎无法解剖重建、关节面已严重破坏的粉碎性骨折、或完全脱位的骨折脱位型舟状骨骨折，由于术后创伤性关节炎率高，预后差，因此亦可采用一期距舟或距舟楔关节融合术，以降低二期再手术率。手术常规采用以舟状骨为中心的足背前内侧纵形切口，首先仍应恢复舟状骨外形及内侧柱的长度，然后去除关节软骨，缺损区及关节间隙用自体髂骨松质骨填充，然后采用螺钉、微型钢板或骑缝钉行关节融合。

5. 陈旧性舟状骨骨折　陈旧性舟状骨骨折多

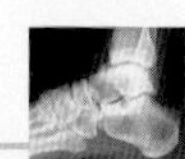

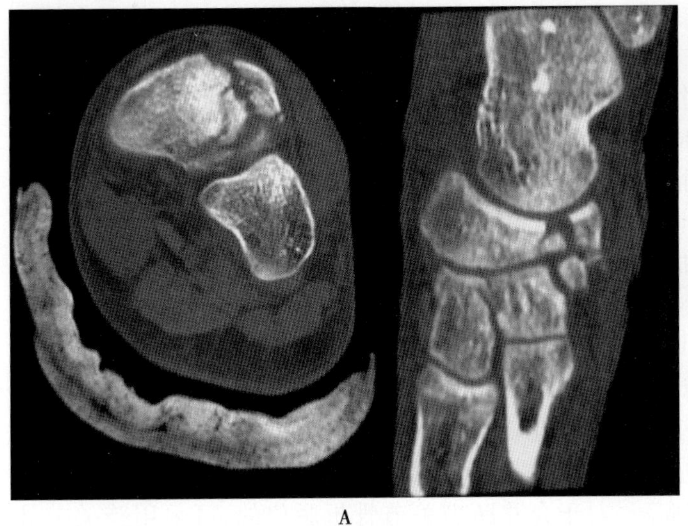

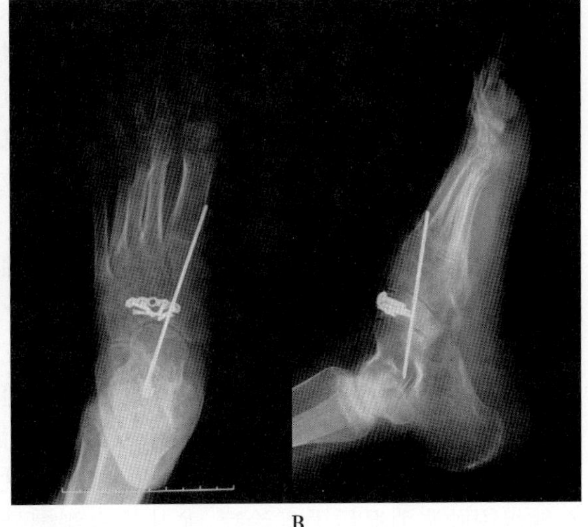

A　　B

图 30-7-4　稳定性较差的采用微型锁定钢板系统固定

A. 术前 CT 三平面扫描明确舟状骨体部粉碎性骨折，不稳定；B. 复位后用微型钢板固定

数已伴有距舟关节创伤性关节炎，对于症状明显的患者，应行距舟或距舟楔关节融合术。手术通常经以舟状骨为中心的足背前内侧切口，清理关节面和硬化骨后，恢复内侧柱长度和力线，缺损部位用松质骨填充，然后用螺钉、骑缝钉（图 30-7-5）或微型钢板固定。

二、楔骨骨折与脱位

单纯楔骨骨折与脱位很少见，通常合并跖跗关节损伤，即跖楔关节的骨折与脱位。一般而言，对于累及楔骨间关节的骨折脱位，我们又称为跖跗关节复合体损伤，将在后面章节中详述。

三块楔骨间由楔骨间韧带连接，并与相应的跖骨形成韧带连接，因此，一旦受到直接暴力，除了累及骨性结构外，还可能造成整个关节的脱位。楔骨间骨折与脱位的损伤机制通常有两种，一种是直接受挤压或碾压所致，这时可导致整个楔骨间和跖楔关节的严重损伤，韧带完全断裂，骨折粉碎，出现一个或多个楔骨的骨折和（或）脱位，造成所谓的跖跗关节复合体损伤。另一种损伤机制是中足的扭伤，暴力不大的扭伤可导致楔骨局部撕脱性骨折，常因为韧带或关节囊撕裂所致；而较强的扭转暴力可是楔骨周围韧带完全断裂，此时单纯关节脱位更常见。

对于中足损伤的患者，除了患者外伤史，患肢肿胀、疼痛、活动受限、足底瘀斑及畸形等症状和体征

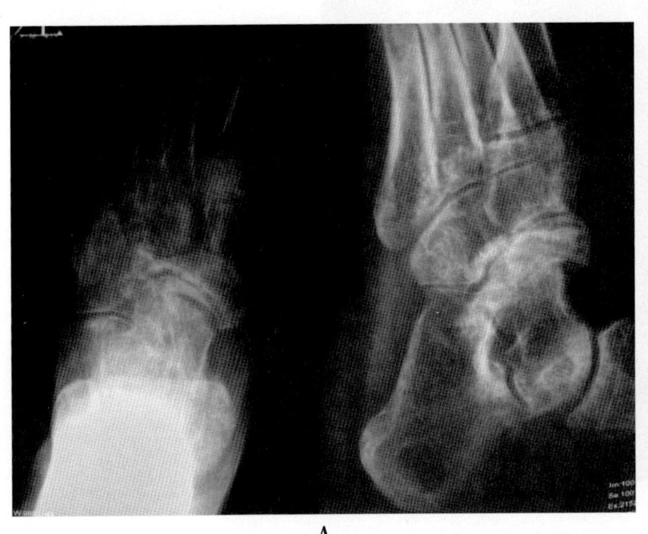

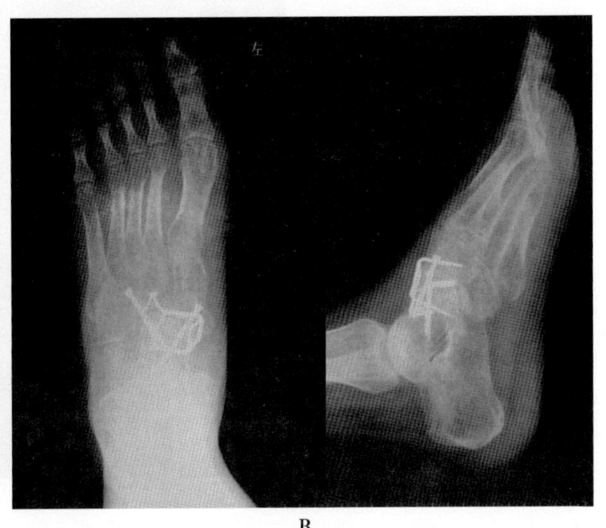

A　　B

图 30-7-5　陈旧性舟状骨骨折

A. 术前足正、侧 X 线片显示左足舟状骨陈旧性骨折，距舟关节创伤性关节；B. 术后用骑缝钉结合双头加压螺钉加压融合

外，影像学是极其重要的辅助诊断方法，读片时除了注意楔骨有无骨折和脱位外，更应重视整个跖跗关节复合体的受累情况，将跖楔关节和楔骨间关节作为一个整体进行诊断和治疗。CT及三维重建也应作为常规诊断方法，可以明确关节受累、骨折移位情况，对于指导治疗有重要作用。

再次需要强调的是，楔骨骨折、脱位作为单独损伤相当少见。对于单纯的撕脱性骨折且骨块较小，或无移位的楔骨骨折，尚可尝试保守治疗，使用支具或石膏非负重固定4～6周。固定期间需定期随访复查摄片，一旦骨块移位，可能还需手术治疗。对于移位明显的楔骨骨折脱位，若患者无手术禁忌，就应在软组织肿胀消退后手术治疗，尤其是内侧楔骨脱位，由于其形态不规则，脱位后常难以复位，且复位后也容易再脱位，因此，应积极手术治疗。手术前应密切观察软组织肿胀情况，尤其是对于挤压伤的患者，应高度警惕骨筋膜室综合征的发生，一旦发现，要及时切开减压。行切开复位内固定手术时，患者常规采用平卧位，硬脊膜下麻醉满意后，患肢大腿上止血带。根据具体骨折部位及跖跗关节损伤情况，作足背侧纵形切口，暴露后直视下复位，此时，需特别注意相应的跖楔关节是否亦受累，若也存在骨折脱位，即应将其作为一个整体进行复位和固定。由于楔骨形态较不规则，且较小，对复位和固定的要求均较高，尤其是目前没有针对单纯楔骨骨折的钢板，因此，复位后通常采用跨关节方式固定，克氏针、螺钉和桥接钢板都可用于固定（图30-7-6）。对于合并跖楔关节骨折脱位的，可采用跨关节螺钉或微型钢板固定，对于楔骨间脱位，采用跨关节螺钉固定。

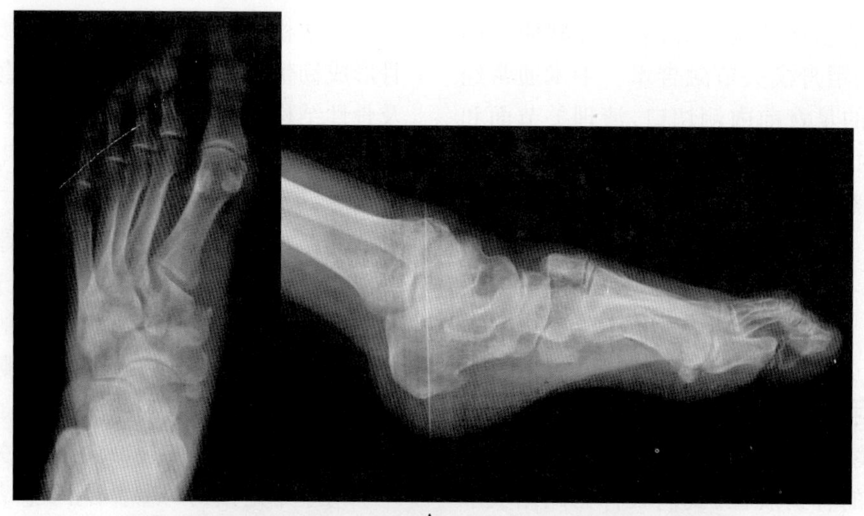

A

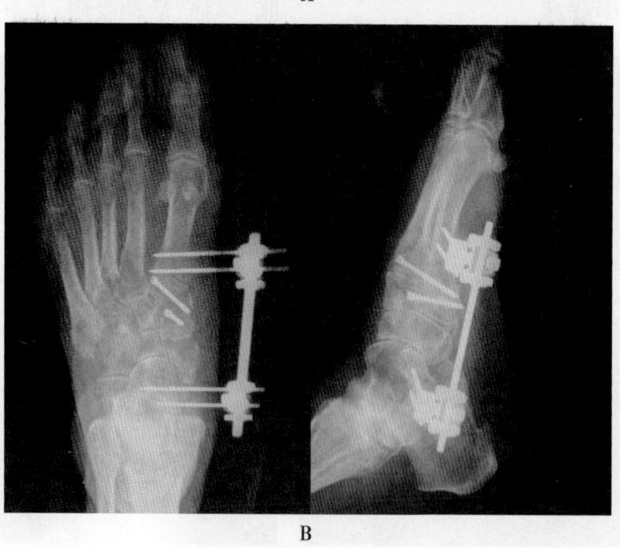

B

图30-7-6　第1楔骨骨折

A. 术前X线片显示第1楔骨粉碎性骨折，跖跗关节骨折脱位；B. 术中并用螺钉跨跖楔关节固定，内侧柱用微型支架维持长度

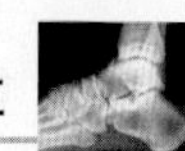

三、骰骨骨折与脱位

骰骨呈不规则四方形，位于第4、5跖骨及跟骨间，是维持足外侧柱和外侧纵弓重要的骨性结构。其近侧面与跟骨形成跟骰关节，远侧面与第4、5跖骨形成跖骰关节；内侧面紧邻舟状骨，有楔骰足底韧带通过；背侧面有楔骰背侧韧带、跟骰背侧韧带、骰舟背侧韧带及跖跗背侧韧带通过；跖侧有腓骨长肌腱沟，其内有腓骨长肌腱通过。足外侧柱的活动度最大，约20°，而跟骰关节在参与足内、外翻过程中起了重要的作用，因此，在足踝部的手术当中，应尽可能保留外侧柱，若为骨折脱位需要固定，也应采用弹性固定，若需行关节融合，应尽可能保留跟骰关节，以避免进一步影响足部功能。

由于骰骨周围韧带结构稳定，单纯脱位相对少见，大多是骨折脱位。扭转暴力常造成骰骨撕脱性骨折，若中足受直接暴力，骰骨夹在4、5跖骨和跟骨间可形成“胡桃夹子”样的压缩性骨折，可造成外侧柱明显短缩和前足外展畸形。

根据患者外伤史，结合患足肿胀、疼痛、活动受限以及可能发现的前足外展畸形或外侧柱短缩，应高度怀疑骰骨骨折，需常规拍摄足正斜及侧位片，除了明确诊断骰骨骨折外，还可发现可能合并的其他骨折，如跖跗关节损伤。CT也应作为常规辅助检查，以明确关节受累情况及骨折压缩程度，以指导进一步治疗。

治疗：对于单纯撕脱性骨折，若无明显移位，则偏重于损伤韧带的修复，建议采用石膏或支具外翻位固定4～6周，6周后可在支具保护下部分负重直至完全愈合。

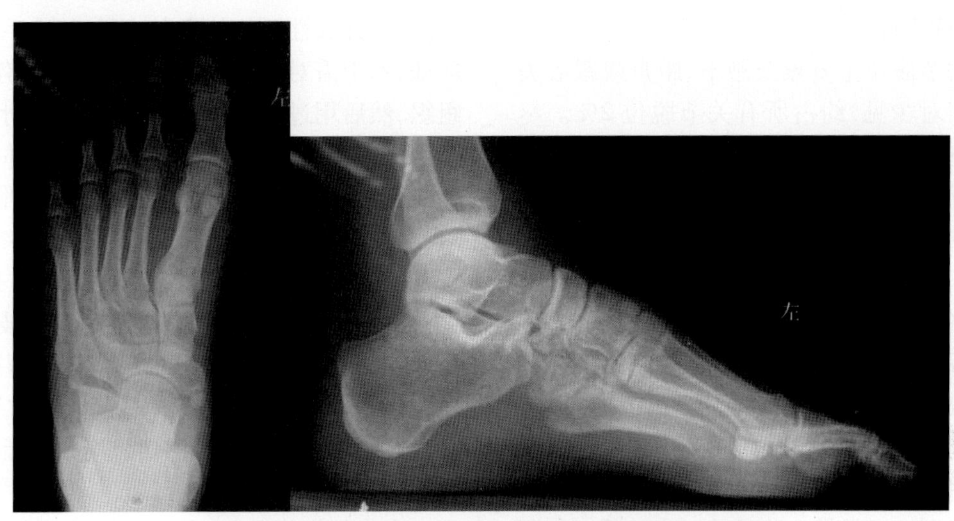

A

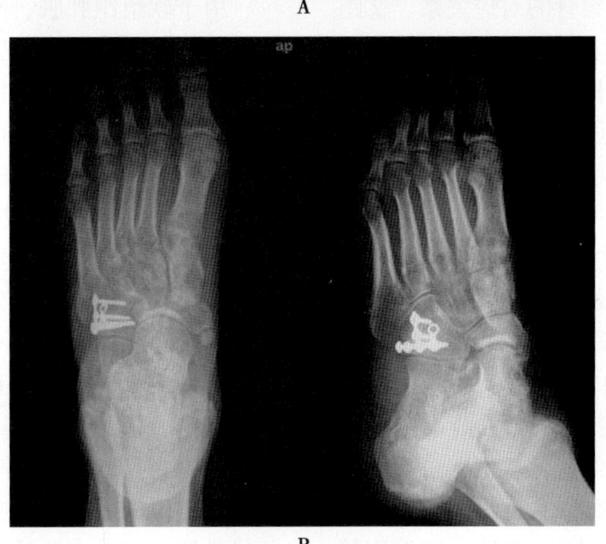

B

图30-7-7　骰骨骨折

A. 术前正侧位X线片显示骰骨骨折；B. 术中用微型钢板系统进行固定

对于压缩性骨折，由于常造成外侧柱短缩，如不解剖重建，远期创伤性关节炎及畸形愈合率较高，严重影响最终治疗效果，因此，若无手术绝对禁忌都应手术治疗。但手术前应重视软组织情况，需待软组织肿胀消退后进行手术。

手术时常规采用足外侧切口，暴露骨折断端后，需在撑开器辅助下复位压缩的骨折端，由于骰骨内大多为松质骨，因此，复位后可能存在不同程度的骨缺损，需取自体髂骨松质骨移植填充。复位后采用2.7mm微型钢板系统进行固定，如合并外侧柱脱位，还应用克氏针跨跖骰关节作弹性固定。固定后，建议常规采用微型支架固定6周（图30-7-7），以维持外侧柱长度。

四、跗骨间关节脱位

（一）临床表现

跗骨间关节脱位主要累及距下、距舟或跟骰关节。临床上相对少见，约占所有关节脱位2%。尽管如此，但这些损伤几乎都由高能量暴力引起，因此，软组织损伤通常较为严重，可同时伴骨折，或几个关节同时脱位。临床上跗骨间脱位主要有如下几类：

1. 距下关节脱位或半脱位　此类骨折脱位，有两种情况：①距骨颈骨折合并距下关节半脱位：足部背伸暴力可致距骨颈骨折，若暴力持续作用便可致使距下关节周围韧带断裂，进而距骨头和前足向前半脱位，而距骨体和跟骨保持正常关系，因此，距骨颈骨折时应特别注意距骨和跟骨的对应关系。②距下关节脱位：足部受跖屈、内翻或外翻暴力时，可能造成距下关节和距舟关节周围韧带断裂，此时，除了导致距下关节完全脱位外，还可合并距舟关节、跟骰关节脱位，其中跖屈内翻暴力引起的内侧脱位更常见。距下关节脱位时由于踝关节囊进入距骨体的血管未受到破坏，所以很少发生距骨缺血性坏死。

2. 跗横关节脱位　跗横关节由距舟和跟骰关节组成，是中、后足的连接部，即Chopart关节，其中距舟关节是维持内侧纵弓的重要结构，活动度相对较大，因此损伤时更易受累。而跟骰关节周围韧带众多，相对稳定，很少发生单纯脱位。而距舟关节脱位则相对多见，可根据暴力机制不同，分为内侧、外侧和跖侧脱位，其中以跖内侧脱位多见。需强调的是，单纯的舟状骨脱位很少见，多合并距下关节脱位。

（二）诊断

跗骨间关节脱位的急诊诊断尤为重要，由于脱位时，移位的关节骨块往往会压迫皮肤，造成局部畸形、肿胀或张力性水疱，若不及时明确诊断和复位解除压迫，可能会导致局部皮瓣坏死，造成严重的软组织并发症。因此，对于中、后足损伤的患者，都应常规拍摄足部正斜及侧位片。一般而言，根据足部外伤史、明显畸形和触及脱位骨块，并结合影像学检查，都可明确诊断。我们也建议常规行CT扫描，以明确有无合并的骨折、骨折块嵌入和关节受累情况，以指导进一步治疗。

（三）治疗

跗骨间关节脱位治疗的关键在于及时复位，解除骨块压迫，恢复中、后足的解剖关系。因此，对于明确诊断的患者，应在急诊麻醉和肌松下行手法，或结合撬拨技术闭合复位，复位后用石膏固定6～8周；对于开放性脱位的患者，更是急诊手术的绝对适应证，术中需对创面彻底清创，清除所有污染、失活组织，然后用过氧化氢、碘伏和生理盐水反复冲洗，清创完成后，再经开放伤口复位脱位，并用克氏针或外固定支架临时固定，以避免复位后再脱位，开放伤口若无明显张力或软组织缺损，可一期缝合，条件允许可在表面覆盖负压引流装置（VSD），以促进创面愈合。复位和固定后应积极消肿对症支持治疗，抬高患肢利于消肿，并密切观察软组织情况。若需要对合并骨折行切开复位内固定，应在软组织肿胀消退、创面干洁后进行，手术切口应尽可能避开软组织损伤、张力性水疱和伤口区域。

由于软组织肿胀、骨折块阻碍、软组织嵌入导致的闭合复位失败者，若已存在皮肤压迫，则应及时切开复位，以避免软组织并发症，若肿胀不明显，亦可在软组织条件改善后择期切开复位。现对几种常见的跗骨间脱位的治疗方法，作一简单介绍：

1. 距下关节脱位或半脱位　急诊处理时应在麻醉和肌松下尝试闭合复位，复位成功后石膏固定，若复位成功可用石膏固定8周，制动期过短或过早活动都会造成韧带愈合不良、距下关节不稳，对于合并距骨颈或其他骨折的患者，可在软组织条件改善后择期再行切开复位内固定。但仍可能有一半的患者可能因为过度肿胀、碎骨块阻碍、软组织嵌入等原因导致复位失败，此时则必须切开复位，尤其是对于脱位骨块已压迫皮肤的患者，则应急诊切开复位，条件允许可同时固定合并的距骨颈骨折，或在软组织条件改善后择期行距骨颈骨折切开复位内固定，但

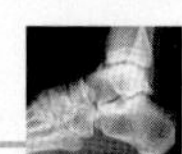

应注意手术切口尽可能避开原软组织损伤区域，以减少软组织并发症率。

对于距下关节半脱位患者，由于损伤时距骨体位置正常，骨折达到解剖复位后，脱位即可同时复位，利用拉力螺钉可获得稳定固定，螺钉从距骨头穿入，经距骨颈进入距骨体。对于距下关节内侧脱位，可选择自外踝上向骰骨的前外侧纵形切口，注意保护腓浅神经，牵开肌腱后即可显露距下和跗横关节，通过撬拨技术复位距下关节后，同时助手外展、外翻足部帮助复位；对于外侧脱位，胫后肌腱可能嵌入距下关节阻碍复位，此时可能需要通过内侧切口进入，牵开并保护血管神经束，然后松解嵌塞的肌腱，再行复位；复位后都需要采用克氏针跨距下关节固定 4 周，石膏辅助固定 6 ~ 8 周。

需强调的是，距下关节脱位对足部血液循环影响较大，初期石膏固定不宜过紧，应特别注意足踝部血液循环、肿胀情况并及时处理，包括适时拆开石膏观察、脱水治疗，待肿胀消退后更换石膏。

对于陈旧性跗骨间关节脱位，已超过治疗最佳时期，长期关节不匹配可导致较严重的创伤性关节炎，若患者疼痛症状严重，则需行关节融合术，以重建无痛的跖行足。术中需重新复位脱位关节，然后清理增生瘢痕组织、去除关节面软骨，缺损区再填充松质骨，恢复力线后坚强固定。

2. 跗横关节脱位　跗横关节脱位中以距舟关节脱位最为常见，且常合并距下、甚至胫距关节脱位，治疗方法取决于受伤时间及有无合并骨折。闭合新鲜脱位应尝试闭合手法复位，充分的麻醉、肌肉松弛是复位成功的必要条件，复位时牵引并外翻前足，张开距骨、楔骨之间的间隙，根据舟状骨脱位的位置反方向跖屈或背伸前足，使舟状骨复位。由于舟状骨位于足内侧纵弓的最高点，是构成内侧纵弓的关键结构，因此，脱位常导致周围韧带断裂，韧带修复愈合时间较长，复位后若固定时间过短或过早负重都可造成韧带松弛和足弓塌陷，因此，原则上应用石膏外固定 6 ~ 8 周（图 30-7-8）。若脱位合并骨折、开放性脱位及闭合复位不能成功时也应及时实施切开复位，术中常采用足内侧切口，显露舟状骨，张开楔骨和距骨间隙，松解嵌入关节的软组织、切除小碎骨块后，通过牵引和器械辅助复位脱位，较大的骨折块应原位固定，复位后利用克氏针作内固定维持关节对位，同时应尽可能修复周围损伤撕裂的韧带结构，最后根据手术情况术后补充短期石膏外固定。脱位合并粉碎骨折、关节面完全破坏时，可行一期关节融合，但应当恢复足部力线和足弓，骨缺损处植骨填充。陈旧性脱位若存在症状明显的创伤性关节炎，也应作关节融合术。

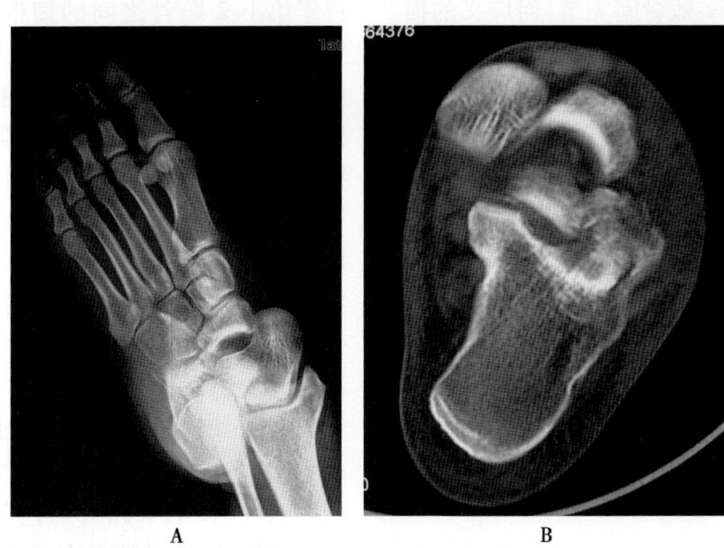

A　　B

图 30-7-8　跗横关节脱位

A. 足正位 X 线片显示距舟、距下关节脱位；B. CT 片显示距舟、距下关节脱位

（施忠民　顾文奇）

第八节　跖跗关节骨折脱位与 Lisfranc 损伤

一、概　　念

狭义的 Lisfranc 关节是指第 2 跖骨基底内侧关节面与内侧楔骨外侧关节面之间的关节，其关节的跖侧有 Lisfranc 韧带斜形跨过。近年来，学者们更喜欢将 Lisfranc 关节解释为“通指所有的跖跗关节”，又称为跖跗关节复合体；这是广义的 Lisfranc 关节的解释。法国 Jaqcues Lisfranc 于 1815 年首先命名了该关节，他为一名前足发生坏疽的骑兵做截肢手术时发现通过这个关节可以不用截断骨骼。后来人们为了纪念他将跖跗关节命之为 Lisfranc 关节；将跖跗关节的损伤称之为 Lisfranc 损伤。

Lisfranc 关节包括组成跖跗关节的骨、关节与韧带等全部结构，跖跗关节参与组成足内侧纵弓（第 1 跖骨、内侧楔骨）外侧纵弓（第 5 跖骨、骰骨）和中间横弓（内中外楔骨、骰骨）。Lisfranc 关节损伤即跖跗关节骨折脱位，属于关节内损伤范畴；这一关节的损伤可涉及中足任何骨性或韧带结构，狭义的损伤仅指累及跖楔关节、跖骨-骰骨间关节，而广义的损伤还可能合并舟状骨和骰骨的骨折，合并跗中关节损伤（图 30-8-1）。治疗时，更应将其作为一整体进行复位固定。

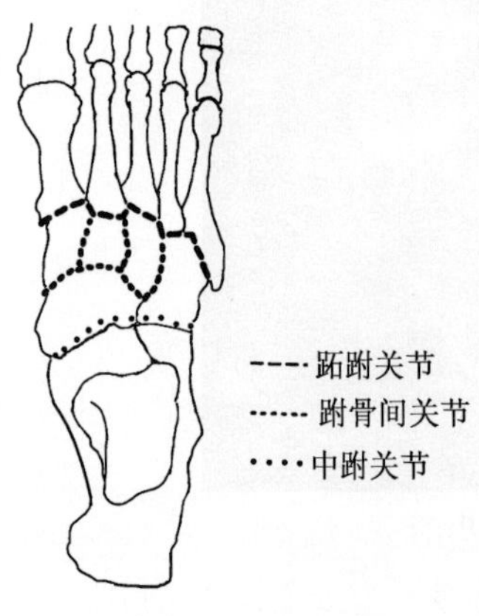

图 30-8-1　中足的关节

近年来，跖跗关节损伤的临床发病率逐年提高，临床上也已经认识到，这类损伤的漏诊和误诊率高达 20% 以上，特别是对于诊断困难的跖跗关节轻微损伤或复合体损伤，一旦漏误诊，致残率极高；应引起足踝外科医生的高度重视。目前跖跗关节损伤的临床治疗仍存在一定争议，但手术治疗仍是取得良好疗效的有效方法，医生必须根据患者的临床表现及影像学特征，作详细的个体化评估，从而选择最优化的治疗方案，以获得最佳治疗效果。

二、应用解剖

跖跗关节（tarsometatarsal joint）或 Lisfranc 关节由三部分构成：①第 1 楔骨前面与第 1 跖骨底之间；②第 2、3 楔骨前面与第 2、3 跖骨底之间；③及骰骨前面与第 4、5 跖骨底之间。第一部分有独立的关节囊和关节腔，第二部分和第三部分的关节腔与关节囊相通，并与楔间关节和楔舟关节相通。所谓 Lisfranc 关节复合体，指包括所有跖骨及其与楔骨和这些骨骼之间的关节，以及关节之间韧带所组成的复合体。Lisfranc 韧带位于足底，连接于内侧楔骨和第 2 跖骨基底跖侧之间，第 2 ~ 5 跖骨基底之间有横向的韧带连接，而第 1 ~ 2 跖骨基底之间没有横向的韧带，所以 Lisfranc 韧带是唯一连接于第 1、2 跖骨之间的韧带连接，其完整性对于关节的稳定十分重要。第 1、2 跖骨与内侧楔骨和中间楔骨之间只有关节囊和薄弱的背侧韧带连接，受到暴力时容易损伤。第 2 跖骨的基底部嵌插于由三块楔骨远端关节面组成的凹陷中，是关节稳定的主要结构，因此称第 2 跖骨是关键点（keystone）。1986 年，Myeson 提出了 Lisfranc 关节损伤的三柱理念（图 30-8-2），即第 4、5 跖骨与骰骨及其间的关节组成了外侧柱，由于它的活动性相对较大，对于创伤后的不稳定的耐受性也较强，第 2、3 跖骨和中间和外侧楔骨及其中间的关节组成中间柱，它的活动性最小，它的不稳定对于步态的影响较大，第 1 跖骨与内侧楔骨及其间的关节组成内侧柱，它的活动介于前两者之间。

三、急性 Lisfranc 损伤

（一）损伤机制与临床表现

1. 损伤机制　根据受力部位可简单地分为直接损伤和间接损伤。其中间接损伤更为常见。直接

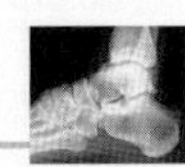

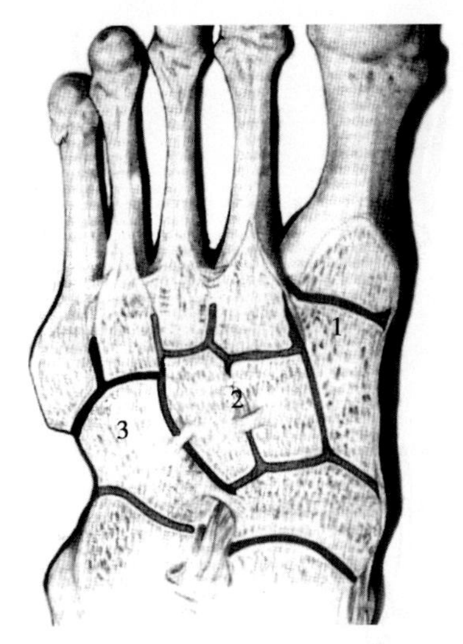

图 30-8-2　Lisfanc 关节损伤的三柱示意

1. 内侧柱(第1跖骨与第1楔骨);2. 中间柱(第2、3跖骨与第2、3楔骨);3. 外侧柱(第4、5跖骨与骰骨)

损伤是指跖跗关节为直接的受力部位,可以是重物砸伤或交通事故损伤,这种损伤常伴有严重的软组织损伤,给治疗和预后带来不良影响。间接损伤的机制比较复杂,前足跖屈的情况下突然承受暴力,暴力沿足的内外两侧纵弓传导,而造成损伤。通常由于胫后肌力量强于胫前肌并且足跖侧韧带强于足背侧韧带,足背侧韧带更容易断裂,跖骨基底部通常向跖侧移位。跖跗关节损伤常常由于纵向挤压、扭转和外翻力作用于足部造成,跖跗关节背侧特别是第1和第2跖骨基底间软组织相对薄弱,这一解剖特点可以解释损伤后移位的方向。损伤轻的可以是下楼梯时的扭伤,重的损伤可以是高处坠落伤或交通事故的高能量损伤,往往造成严重的后果;由于足背动脉在这一部位发出分支进入足底,在跖跗关节损伤严重的病例可以引起骨筋膜间室综合征,甚至前足坏死。

2. 临床表现　由于损伤的暴力、患者的身体状况不同,临床表现也不同。如在下楼梯时的扭伤中足,可能除跖跗关节部肿胀、疼痛、有或无皮下淤血外,没有明显的其他临床表现。但损伤暴力较大的患者临床症状可很严重:足背部可有明显的肿胀、畸形与疼痛,足底以 Lisfranc 关节为中心可有瘀斑,患足不能负重站立,有的可能足背动脉减弱或消失有足筋膜间室症的临床表现等等。部分患者可能是开放性损伤,检查时应注意伤口内污染的程度。

(二) 诊断

1. 临床检查　任何引起中足压痛和肿胀的损伤都应进行仔细的物理和影像学检查。虽然分离的骨折脱位在检查时很明显,但也应注意仔细触诊每个关节的压痛和肿胀,以便发现微小损伤,特别是第1跗跖关节,其在X线上通常不显示出移位;通常检查者可用一手固定足跟,另一只手跖屈和背伸跖骨头,观察跖跗关节是否出现疼痛。Trevino 和 Kodros 介绍了一种"旋转试验",该试验方法是相对第1跖骨头提、压第2跖骨头,从而对第2跗跖关节施加应力来诱发 Lisfranc 关节疼痛。仔细观察足底,如发现小的淤血提示损伤严重有可能发生骨筋膜室综合征,对于严重肿胀的患者,我们常规检测筋膜间室的压力。患足不能负重是另一个潜在的不稳定征象。

2. 影像学检查　对每个患者应行常规X线片检查,除包括常规的足部正斜位外,还应摄侧位片,有时还需摄对侧足进行对照。目前多数学者提倡在麻醉下摄负重位片和前足内收或外展位的应力位片(需两个位置均摄片),来评价关节与骨折处在应力条件下的稳定性。CT 扫描应作为常规检查,除了可明确骨折脱位类型、指导手术入路、复位、固定方式及是否需要植骨外,还有助于发现轻微损伤,对于这些患者,CT 上常表现为第2跖骨基底撕脱骨折;此外,对于漏诊患者继发创伤性关节炎及畸形的评估也有指导意义。对高度怀疑的患者,如果在急性情况下,X线片不能确定损伤平面,建议使用 MRI 检查 Lisfranc 韧带有无损伤。

阅片时应注意以下观测:①前后位X线片上,第1跖骨基底的外侧缘与内侧楔骨的外侧缘排列是否紧密并在一条直线上,第2跖骨基底的内侧缘与中间楔骨的内侧缘排列是否紧密并在一条直线上,第1、2跖骨之间的间隙应该与内侧楔骨和中间楔骨之间的间隙是相当的;②斜位X线片上,第4跖骨基底的内侧缘与骰骨的内侧缘排列是否紧密并在一条直线上,第3跖骨的外侧缘与外侧楔骨的外侧缘排列是否紧密并在一条直线上;③前后位或斜位片上在内侧楔骨至第2跖骨间隙内出现斑点征(fleck sign),即关节间隙出现小的撕脱骨片,提示有 Lisfranc 韧带的撕脱;④此外,应注意评价舟楔关节有无半脱位及有无骰骨的压缩性骨折。

3. 临床分型　一个良好的分型系统,不仅应对治疗具有指导作用,同时还对预后有一定的提示作用,Hardcastle 分型及 Myerson 分型是以往较常用的分型方法(图 30-8-3):

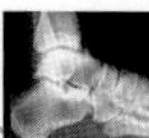

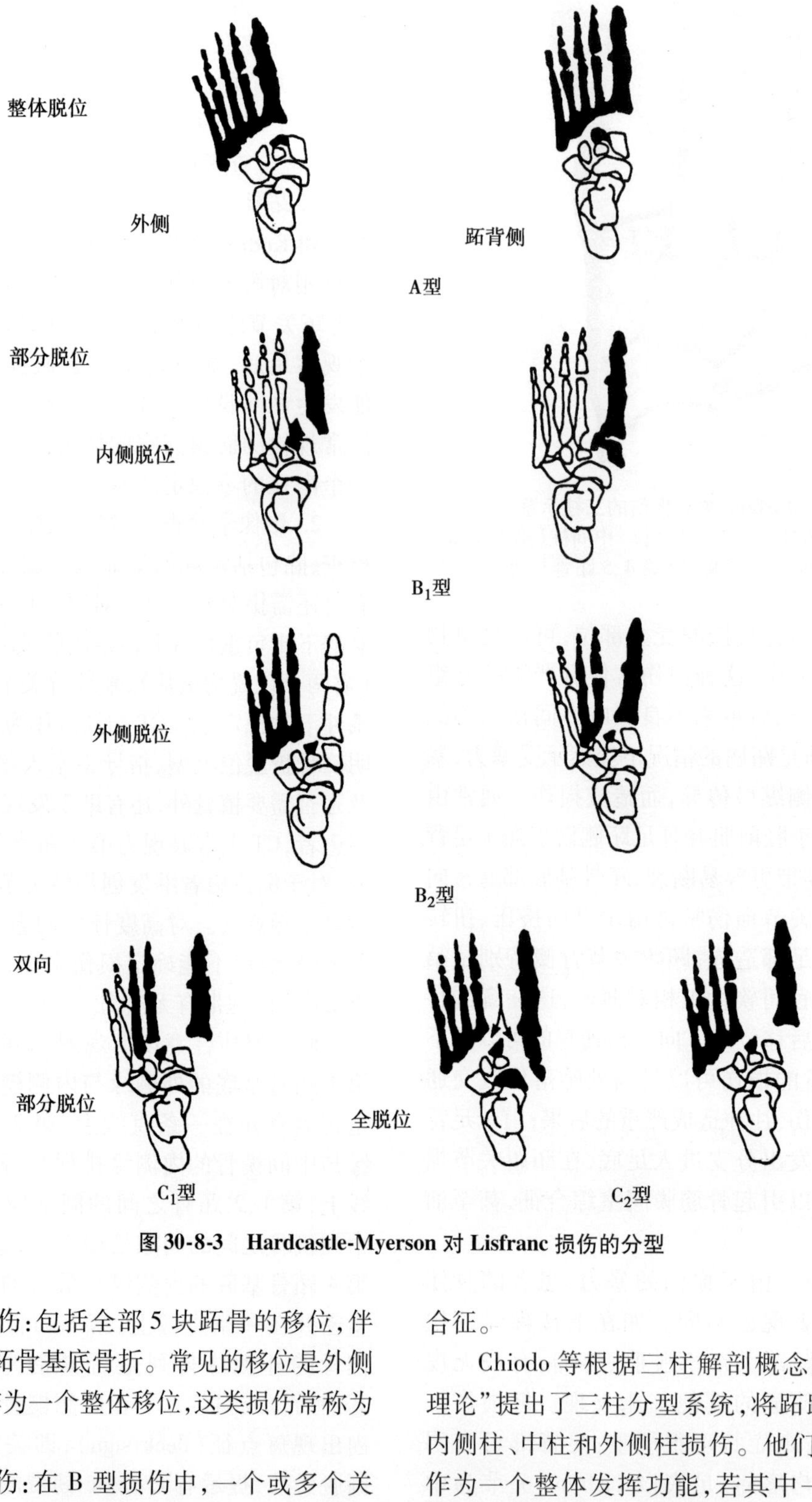

整体脱位

外侧

跖背侧

A型

部分脱位

内侧脱位

B_1型

外侧脱位

B_2型

双向

部分脱位

全脱位

C_1型

C_2型

图 30-8-3　Hardcastle-Myerson 对 Lisfranc 损伤的分型

（1） A 型损伤：包括全部 5 块跖骨的移位，伴有或不伴有第 2 跖骨基底骨折。常见的移位是外侧或背外侧，跖骨作为一个整体移位，这类损伤常称为同侧性损伤。

（2） B 型损伤：在 B 型损伤中，一个或多个关节仍然保持完整。B 型损伤为内侧移位有时累及楔间或舟楔关节；B 型损伤为外侧移位，可累及第 1 跖楔关节。

（3） C 型损伤：为分裂性损伤，可以是部分（C_1）或全部（C_2）。这类损伤通常是高能量损伤，伴有明显的肿胀，易于发生并发症，特别是骨筋膜室综合征。

Chiodo 等根据三柱解剖概念提出“三柱损伤理论”提出了三柱分型系统，将跖跗关节损伤分为内侧柱、中柱和外侧柱损伤。他们认为，每一柱均作为一个整体发挥功能，若其中一柱部分骨折或脱位，该柱的其他部分也可受累。其中，中柱最常受累且最易发生创伤性关节炎；外侧柱矢状位活动，创伤性关节炎发生率最低。虽然该分型简便且能对治疗提供指导的优点，但目前临床尚未推广应用。Nunley 等分型标准主要用于 Lisfranc 关节轻微损伤，主要伤分为 3 型：①1 型临床表现为

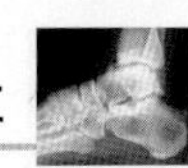

患者能负重，但不能恢复至伤前活动，跖跗关节有点状压痛，负重位 X 线片示第 1、2 跖列分离<2mm，无内侧纵弓塌陷；②2 型临床表现与 1 型相似，但 X 线片示跖列分离>2～5mm，侧位 X 线片无纵弓塌陷表现；③3 型可见>2～5mm 的跖列分离，且有纵弓塌陷。根据以上分型提出 1 型可保守治疗，其他 2 型应手术治疗。

（三）治疗

1. 积极防治足骨筋膜室综合征　虽然在 Lisfranc 损伤中足骨筋膜室综合征并不常见，但发生于高能量损伤的骨折脱位，可引起严重的难以治疗的爪形趾和慢性疼痛。对于足部严重肿胀的患者，我们常规检测筋膜间室的压力，但很难检测到每个筋膜间室，因此单纯临床高度怀疑本症就可作为减压指征。应行筋膜切开术。如 Manoli 所介绍的，采用内侧长切口减压足踇展肌及足深部间室，包括跟骨间室。此外，还有两个切口，分别在第 2～3 跖骨、第 4～5 跖骨之间，用于背侧固有筋膜间室减压（详见第二十八章第二节）。

2. 保守治疗　对于儿童如果损伤不十分严重，应尽量采用保守治疗；对成人如果有手术禁忌证也应行保守治疗，对于移位小于 2mm 的轻微损伤的成人可采用闭合复位。闭合复位应在伤后 4～6 小时内进行，超过这一时间发生皮肤坏死的风险较高，尤其对 A 型与 C_2的完全脱位型更易发生。用手指挤压和反向牵引可以闭合复位。复位后可用非负重石膏固定 8 周，然后用负重石膏再固定4～6 周。有作者指出闭合复位而不进行有效的固定是无用的，最终将导致复位丢失。正因为如此，固定后的早期应重复拍摄 X 线片以确认在石膏内没有发生移位；如不能维持理想的复位应尽早手术复位固定。

闭合复位有时会因为软组织嵌压，或严重的粉碎骨折而失败，这时就要考虑进行切开复位。国外学者描述了一种踇指翘起症（toe-up sign），是指在复位时发现第 1 跖骨向足背侧翘起而不能复；这对于判断胫前肌肌腱嵌于关节内很有价值。如闭合复位不满意，或有明显的粉碎，应选择切开复位，特别是部分型（B 型）或分裂型（C 型）。

3. 手术治疗　Lisfranc 损伤近期治疗的目的是维持解剖复位，长期目标是避免或延迟创伤性关节炎的发生。有学者指出闭合复位不进行最终的固定是无用的，最终导致复位丢失。当前多数学者不主张保守的外固定而采用切开复位的方法进行治疗。

（1）手术指征：手术指征与治疗的要求见表 30-8-1。

（2）手术时机：急性 Lisfranc 损伤手术时间的选择主要取决于软组织情况及是否存在骨筋膜室综合征。若已出现骨筋膜室综合征，则必须立即行筋膜切开。手术时机的选择首先要依照软组织损伤程度。患者入院后，一般需实施抬高患肢、冷敷等手段减轻组织水肿，根据脱位方向及时准确地手法复位很关键，复位可以缓解皮肤等软组织被脱位骨骼的顶压，减轻软组织的进一步损伤与水肿，为进一步积极的手术治疗创造条件。手术时间，最好是伤后 12～24 小时内进行，如果在上述时间内未能手术，由于软组织的水肿，手术一般要在伤后 7～10 天左右进行。

表 30-8-1　Lisfranc 损伤的手术指征

临床指征	达到的要求
Lisfranc 关节分离>3mm	恢复 Lisfranc 关节的正常解剖结构
跖骨基底关节面骨折移位>2mm	恢复跖跗关节的正常解剖结构
矢状面对位不良>3mm	稳定跖跗关节的正常解剖结构
横向脱位>2mm	稳定跖跗关节
可以重建的跖骨基底/楔骨损伤	恢复所有骨骼的形态
可以重建的足舟骨/骰骨损伤	恢复内外侧柱长度
跖骨的抛物线样外形消失	恢复跖骨抛物线样外形

（3）手术方法

1）闭合复位经皮穿针（钉）固定：本术适用于轻微的 Lisfranc 损伤、儿童或具有切开复位内固定禁忌证的患者。对于轻微损伤患者，可先尝试闭合复位经皮固定，该术的优点是手术操作简便，手术时间短，对患足的软组织干预比较小，术后软组织并发症率低。缺点是钉道感染、固定不牢，复位丢失等情况时有发生。术中牵引前足，向前内及跖侧推压脱位的跖骨基底部，复位后点式复位钳分别置于第 2 或第 3 跖骨背外侧及内侧楔骨的跖内侧（图 30-8-4），稳定内侧柱或中柱，C 型臂透视确定复位满意后

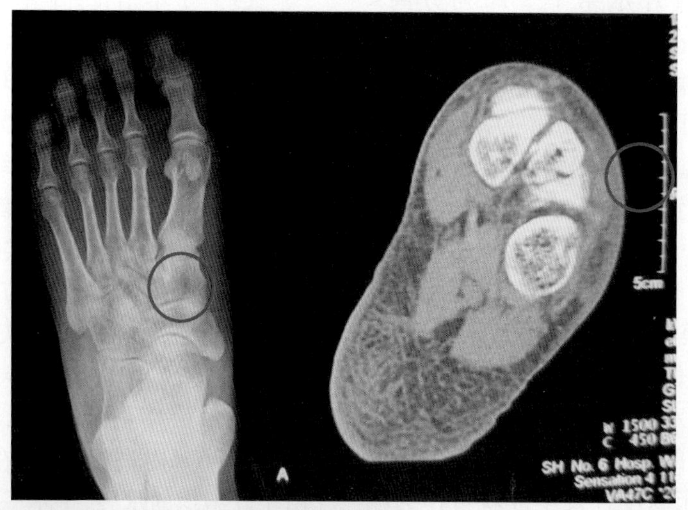

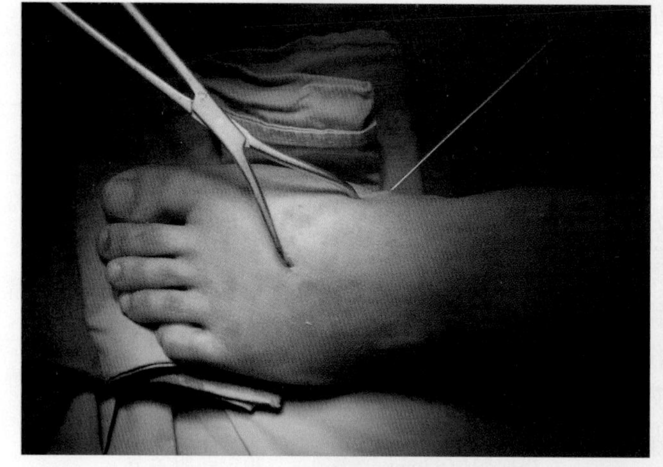

A

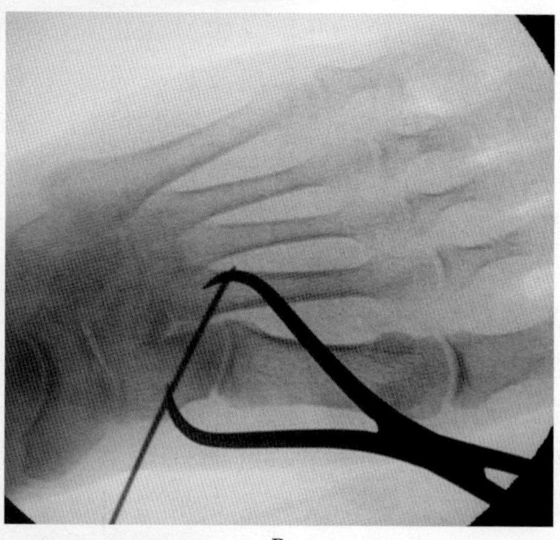

B

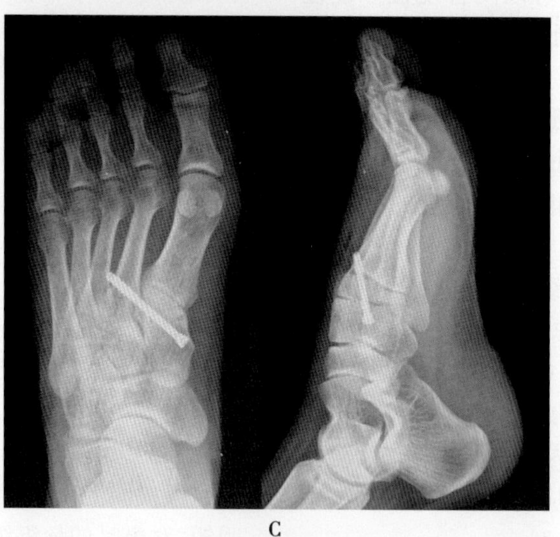

C

图 30-8-4　闭合复位经皮穿钉内固定

A. 术前 X 线片及 CT 示第 2 跖骨基内侧撕脱性骨折（"斑点征"），内侧间隙增宽，为跖跗关节轻微损伤；B. 闭合复位后点式复位钳临时稳定，然后自内侧楔骨向第 2 跖骨基方向钻入空心钉导针，术中透视见复位及导针位置满意；C. X 线示中足力线及螺钉位置满意

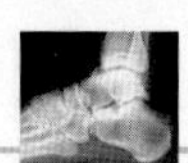

用克氏针或空心螺钉的导针临时固定，再植入螺钉。Hardcastle 等处理 A 型骨折的方法是将第一根克氏针在内侧由第 1 跖骨穿向内侧楔骨，第二根由第 5 跖骨穿向骰骨。术后应用免负重的管形石膏固定 8 周，然后去掉克氏针改为可负重的管形石膏固定 4 周，之后去石膏逐渐负重活动。患者至 6～8 个月逐渐恢复到完全正常的活动。

2）切开复位内固定：成功治疗 Lisfranc 关节损伤的关键是恢复受累关节的解剖对线。文献证实，获得并维持骨折脱位的解剖复位的疗效优于非解剖复位。Kuo 等评价了开放复位内固定治疗 48 例 Lisfranc 损伤患者的疗效。随访 52 个月发现，非解剖复位导致 60% 的患者出现创伤后关节病；解剖复位的患者中只有 16% 发生创伤后关节病。许多学者，如 Myerson 等指出由于闭合复位经皮穿针不能达到解剖复位，术后创伤性关节炎的发生率较高，其远期疗效远不如切开复位内固定；因而建议应采取积极的态度实施开放的手术治疗。

Lisfranc 损伤的治疗的金标准为解剖复位、稳定内固定。切开复位内固定是一种切实和最终的治疗方法，是治疗的趋势所在，越来越多的学者选择了这种方法。该术适用于有明显骨折脱位的 Lisfranc 损伤及复合体损伤。对于损伤类型复杂、或因软组织，尤其是胫前肌腱的嵌入导致闭合复位失败，以及骨折严重粉碎或存在较大骨折块的患者，建议行切开复位内固定。

①固定方法的选择：术中应根据软组织条件、骨折类型及受累范围选择最优化的固定方法。克氏针的指征局限于开放或严重粉碎性骨折，及儿童骨折或作外侧柱的弹性固定，但固定效果不佳，外固定支架亦可用于开放性或严重软组织损伤患者，对于伴有内侧柱或外侧柱短缩的患者，可用外固定支架撑开关节，维持力线的长度，但克氏针及外固定支架固定稳定性不佳，容易松动、脱出，长时间皮肤外留置易导致感染。

②固定材料：螺钉是国内目前最常用的固定方式，复位后自跖骨向楔骨置入螺钉作跨关节固定，虽固定强度可靠，但容易损伤关节面软骨。钢板跨关节固定是较新的固定方式，技术要求简单，在获得稳定固定的同时，避免了关节软骨的损伤。其他包括可吸收钉和纽扣钢板也是可选择的固定材料，但临床上很少应用。

多数学者指出，内侧柱和中间柱的固定一般选择螺钉固定，外侧柱可以选择克氏针固定。目前推荐分别用一枚螺丝钉固定第 1、2、3 跖跗关节。可能固定第 2 跖骨基底更有效的方法是直接将一枚螺丝钉从第 1 楔骨的内侧面斜向第 2 跖骨基底。第 4、5 跖跗关节用克氏针固定。螺丝钉可用 3.5mm 的皮钉并轻度加压，不用 4.0mm 部分螺纹的松质骨螺丝钉。由于空心螺丝钉便于操作，加之术中 C 型臂的指引，使 Lisfranc 损伤的螺丝钉固定更为容易，但直径不宜超过 3.5mm。一个有助于置入螺丝钉的窍门是在跖骨基底的背侧皮质多埋头。患者仍可以早开始保护下负重，而且螺丝钉可以不取出。克氏针要在 8～12 周取出。文献报道经关节的螺钉固定会导致已受累的关节面再次损伤，如果使用空心螺钉导针的反复进入会破坏 10%～30% 的跖跗关节面。因此，除了闭合复位内固定的病例和需行 Lisfranc 螺钉及楔骨间螺钉固定外，我们更常选择低模量微型钢板作跨跖-楔关节固定，特别是对于跖骨基底粉碎骨折，钢板固定指征更加明确。此外，骰骨压缩骨折者，压缩的骰骨撑开后植骨，再行微型钢板内固定。

③切口选择：一般采用标准的切口，即足背第 1、2 跖骨之间和第 3、4 跖骨之间的双切口，但要注意两个切口之间皮瓣的宽度在 3cm 以上，并且避免损伤足背动脉。近年来，有学者推荐对第 2 跖骨基底复杂的骨折脱位采用足背三个纵形切口（图 30-8-5）；在第 1 跖楔关节的内侧做第 1 切口，在第 2 跖骨基底背侧单独做一纵形切口，第 3 切口位于第 4 跖骨背侧。

④复位固定顺序：手术时应遵行先复位固定内侧柱和中柱，后外侧柱的顺序；而对于合并骰骨压缩性骨折的患者，则应先复位，撑开固定骰骨，以恢复外侧柱长度，然后再复位固定内侧和中间柱；若为跖跗关节复合体损伤，手术难度相对较高，通常需复位和固定舟楔关节和楔骨间关节，然后以楔骨为模板，按先内侧、中间柱，后外侧柱的顺序，复位固定对应的跖楔关节和跖-骰关节。由于中足内侧柱和中足相应活动度小，而外侧柱，即第 4、5 跖骨与骰骨形成的跖-骰关节活动度最大，因此，固定时要求内侧柱和中柱坚强固定，外侧柱采用克氏针弹性固定，6 周后拔除克氏针以进行早期锻炼，从而获得最佳的功能效果。

内植固定物的植入方向一般选择由第 1、2 跖骨干分别向内侧楔骨和中间楔骨；内植固定物进入的顺序，采用 Myerson 推荐的方法进行（图 30-8-6）。钻孔时由于骨块之间存在微动，钻头容易折断，所

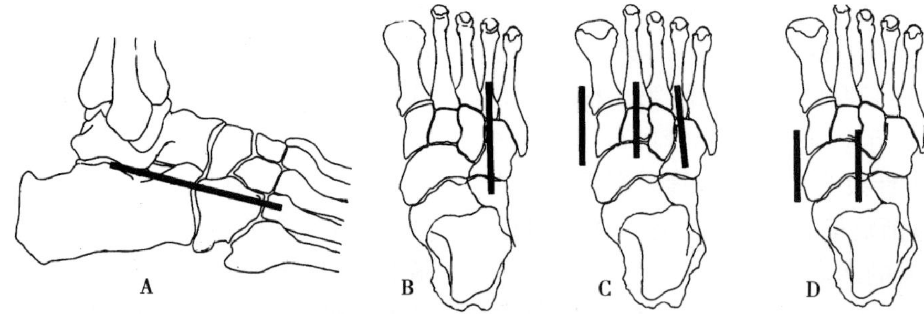

图 30-8-5　中足骨折脱位手术切口示意

A、B. 骰骨骨折的手术切口；C、D. LIsfranc 损伤的手术切口，足舟骨骨折的手术切口

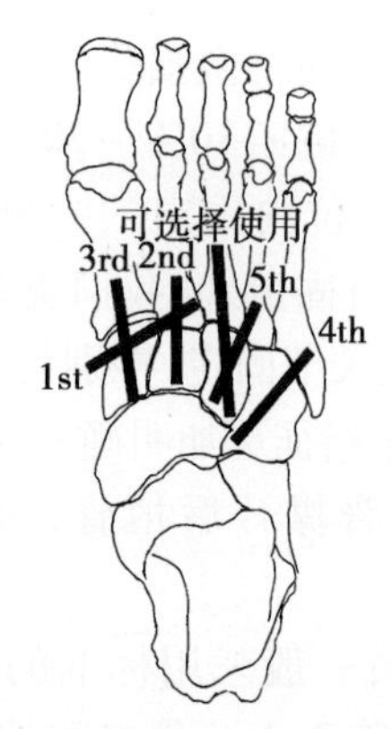

图 30-8-6　Myerson 推荐的固定物植入的顺序

以有时复位满意后，一般先用克氏针临时固定不稳定骨块，再行钻孔，比较安全。外侧柱可以只以克氏针固定。对于没有骨折的单纯韧带的严重损伤而无法修复术后可能并非关节不稳的，可以考虑做关节Ⅰ期融合手术，手术范围包括内侧柱和中间柱。术中要注意关节软骨面的处理，有时需要植骨。术后应用石膏或支具保护，在 8～12 周内避免负重，固定第 4、5 跖骨的克氏针可在 6～8 周时拆除，固定其他跖骨的内固定物一般要保留 3～4 个月。

⑤跖跗关节复合体损伤的处理：楔骨的复位是复合体损伤治疗的关键，因此，手术原则上应先复位距舟关节和楔骨间关节，恢复正常的楔骨间解剖关系后，用螺钉稳定楔骨间关节，然后再以楔骨为模板，分别复位固定内侧柱和中间柱，最后再复位外侧柱（图 30-8-7）。对于合并骰骨压缩骨折者，压缩的骰骨需撑开后植骨，再行微型钢板内固定。

对于是否需要取出内植物目前尚无统一说法。一般认为，6 周后需拔除外侧柱的克氏针，4 个月影像学随访确定骨愈合后，可考虑取出

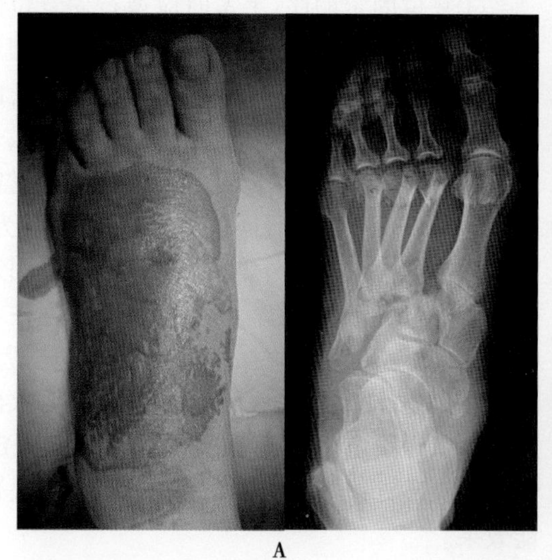
A

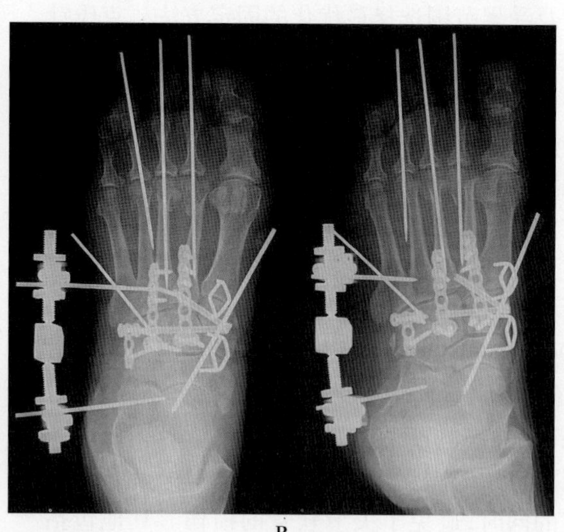
B

图 30-8-7　跖跗关节复合体损伤的治疗

A. 大体照可见前足外展畸形，X 线片示左跖跗关节复合体损伤，合并 2-4 跖骨头骨折、舟状骨骨折及骰骨压缩性骨折；B. 足内侧柱及舟-楔关节各用一枚骑缝钉固定，中间柱第 2、3 跖楔关节跨关节微型钢板固定，骰骨压缩性骨折用微型钢板支撑固定，外侧柱并用微型外固定支架维持长度

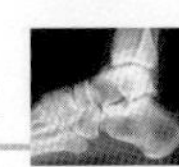

Lisfranc 螺钉,1 年后才考虑取出钢板等其他内植物。术前需告知患者长期负重可能导致内植物断裂而无法取出。

⑥术后免负重管形石膏固定至少 8 ~10 周,然后改换为负重管形石膏在固定 4 ~6 周;之后去石膏逐渐负重活动。患者至 6 ~8 个月逐渐恢复到完全正常的活动。

3）分期手术治疗:本法适用于部分开放性跖跗关节损伤的患者。开放性 Lisfranc 损伤的处理相对棘手,术后并发症率高,预后也往往欠佳,因此,正确的急诊处理尤为重要。若已行筋膜切开术,内固定是理想的治疗方法,软组织可完全覆盖内植物,不能覆盖时可采用克氏针或外固定支架固定。

①早期手术治疗:应彻底清创,临时固定骨折脱位,这是早期治疗的关键。术中应彻底清除污染物及失活组织,若合并皮肤脱套,同时还需彻底清除皮下脂肪组织,将皮肤削薄后打孔回植;对于重要血管神经及肌腱损伤应予以修复;然后,恢复中足列线后,建议采用克氏针固定脱位的骨块。

②后期手术治疗:早期清创术后,应积极抗感染及对症处理,所有内固定术必须待软组织条件改善后再进行,待软组织条件容许后,可考虑二期更换内固定。对于软组织条件很差的患者,克氏针也可作为终极固定方式。对于开放性 Lisfranc 损伤,伤口表面覆盖负压引流敷料(VSD)作持续负压吸引可促进肉芽组织生长,有助于创面愈合,是等待二期手术或延期缝合时有效的治疗方法,我们通常持续吸引 5 ~7 天后打开敷料,观察皮肤存活情况,如果患者出现局部皮肤坏死,可在二期更换内固定时同时行转移皮瓣等软组织覆盖手术(图 30-8-8)。

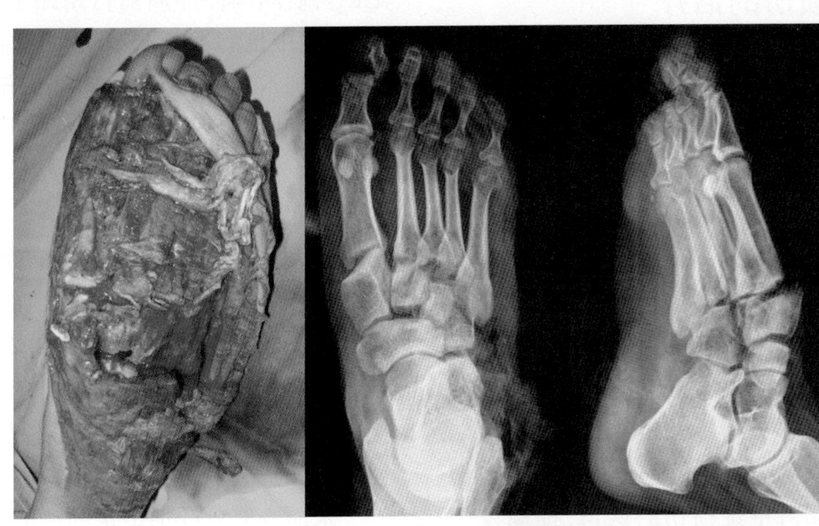

A

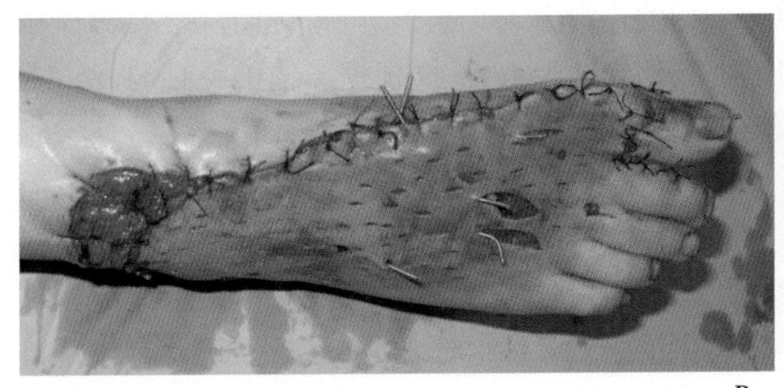
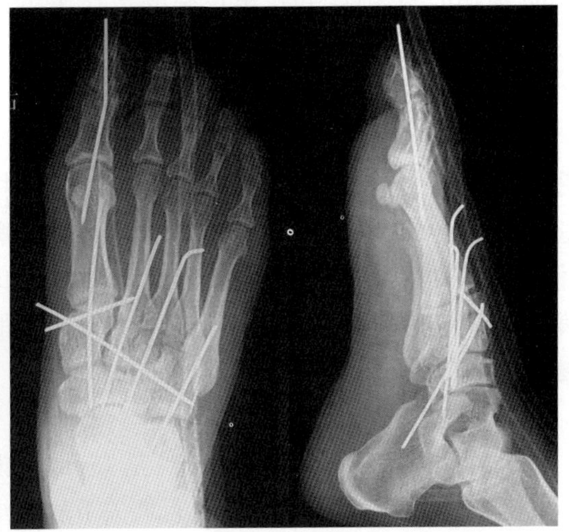

B

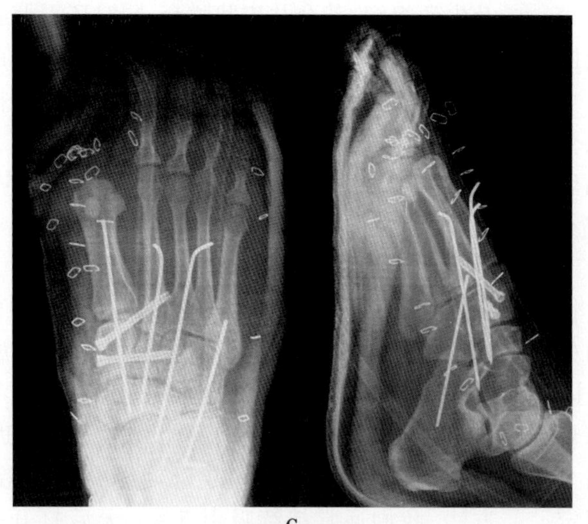
C

图 30-8-8　分期手术治疗
A. 右足背大面积皮肤脱套，组织污染重，背侧韧带和伸肌腱缺损，跖跗关节开放脱位极不稳定；B. 术中彻底清创，复位后用克氏针临时固定，脱套皮肤打薄回植，VSD 覆盖。一期急诊用三枚克氏针固定，已恢复大致列线；C. 术后第 5 天拆除 VSD 再次清创，切除部分坏死皮肤后行局部转移皮瓣覆盖创面，右踇趾因血供丧失而予截趾，并予更换 Lisfranc 螺钉及楔骨间螺钉固定

四、陈旧性 Lisfranc 损伤的治疗

无论是哪种类型的 Lisfranc 损伤及其治疗方法，创伤性关节炎是众所周知的并发症。在我们治疗的一系列患者中，创伤性关关节炎的发生率远高于文献报道的结果。在 60% ~80% 的患者中出现关节炎的临床和 X 线片表现。因此陈旧性 Lisfranc 损伤的患者大都合并跖跗关节创伤性关节炎，据文献报道 20% 以上是由于早期损伤误漏诊，或未得到正确处理所致，尤其是 Lisfranc 轻微损伤和复合体损伤，漏诊率更高。一旦延误治疗，远期效果极差。因此，临床医生对陈旧性 Lisfranc 损伤应以防患为主，提高对中足损伤的认识，提高发生 Lisfranc 损伤的警惕性，并作出正确的治疗决策是极为重要的。

（一）保守治疗

对于无骨性结构畸形、无明显创伤性关节炎又无明显症状、或伴有轻度疼痛的陈旧性 Lisfranc 损伤患者，以保守治疗为主。可行物理康复、中草药熏洗、使用足部支具保护负重行走及减少活动，甚至口服消炎止痛和关节营养类药物等进行治疗。以争取延缓创伤性关节炎的发生或关节退变的过程。

（二）手术治疗

相当多的学者指出创伤后关节炎是 Lisfranc 损伤不可避免的最终结局。创伤后退行性关节病可给予跗跖关节和跖间关节融合术进行治疗，从而使关节炎性病变的关节变得稳定，并纠正创伤后扁平足畸形。Komenda、Myerson 和 Biddinger 回顾了由于中足创伤后顽固性疼痛而行跗跖关节融合的 32 例患者，发现中足的 AOFAS 评分明显提高，从术前的 44 分提高到术后的 78 分。Mann、Prieskorn 和 Sobel 报导了 40 例中跗或跗跖关节融合患者的长期结果，平均随访 6 年，93% 的患者对疗效满意。疼痛是患者的普遍而主要的症状。口服消炎止痛和关节营养类药物可以缓解症状但严重的患者疗效不能持久。因而，对于疼痛症状明显、或保守治疗无效的患者，手术治疗重建无痛的跖行足，改善功能，提高生活质量是非常必要的。手术指征的金标准是：骨性关节炎，症状明显与功能障碍；不论患者是否有影像学的骨性结构异常。

术前应充分评估患足的畸形，尤其是柱列短缩，此外，影像学检查可明确关节受累情况及创伤性关节炎的程度。目前多主张采用选择性关节融合术，即只融合受累关节，对于无创伤性关节炎的关节予以保留，这样可以最大程度保留患足功能。术中首先需要彻底清除受累关节的软骨面，然后恢复各跖列的正常力线并给予牢固的固定。术中对于中足力线的判断很重要，要根据术前的评估与术中实际观测，不但要使各个跖列在矢状位上无背伸、跖屈，在水平位上无内收、外展，在横断面上无旋转；而且还要注意足横弓的正确恢复。此外，对于存在柱列短缩者需植骨恢复长度，拟融合的关节间隙也可填充少量松质骨以保证愈合，最后采用螺钉或桥接钢板作跨关节固定融合（图 30-8-9）。

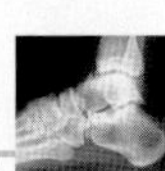

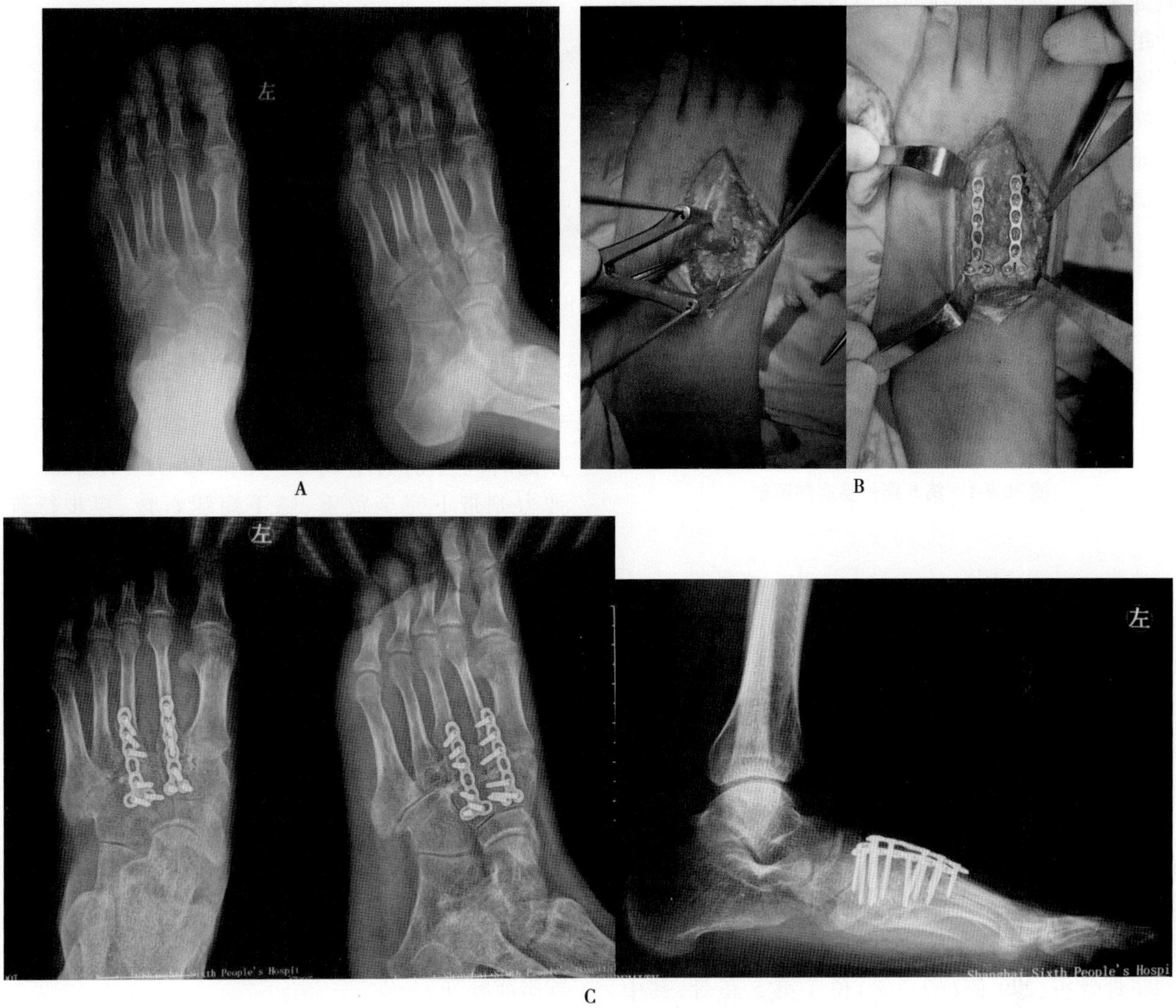

A

B

C

图 30-8-9　陈旧性 Lisfranc 损伤的手术治疗

A. 术前足正斜位片示左跖跗关节陈旧性损伤、创伤性关节炎；B. 术中见内侧柱、中柱跖楔关节关节面破坏，清除关节软骨后，自体髂骨松质骨填充，然后用跨关节桥接钢板固定融合；C. 术后中足力线恢复良好

（施忠民　顾文奇　王正义）

第九节　第 5 跖骨基底骨折

第 5 跖骨基底部骨折，也称舞蹈者骨折（dancer fractures），是急诊最常见的足部骨折之一。其受伤机制多由踝关节内翻暴力所致，常与踝关节外侧副韧带损伤伴随出现，也可伴发于外踝尖部撕脱骨折。由于足底腱膜的稳定作用，该类型骨折一般移位甚少且较稳定，保守治疗即可取得满意的效果，但如果骨折移位超过 2mm 或累及第 5 跖骨远端骰骨关节面超过 30%，应行手术治疗，否则易导致骨折不愈合或者严重的创伤性关节炎。

一、损 伤 机 制

第 5 跖骨基底部撕脱骨折的受伤机制主要是前足的内翻和（或）内收暴力时的肌腱牵拉。目前，主要的致伤肌腱尚存争议，有 3 根主要肌腱止于该处（图 30-9-1）：①第三腓骨肌腱，止于跖骨干部；②腓骨短肌腱，止于跖骨粗隆部；③跖腱膜的外侧束止于跖骨尖部。Dameron 通过尸体实验证实只有腓骨短肌腱才有足够的力量在前足受内翻内收暴力导致跖骨粗隆部撕脱骨折；Richli 和 Rosenthal 则将其归因于跖腱膜的外侧束，Keith 也认为跖腱膜的外侧束的可能性更大，因为临床上第五跖骨粗隆部撕脱骨折明显移位的概率小，如果是腓骨短肌腱引起，其移位的概率较大。

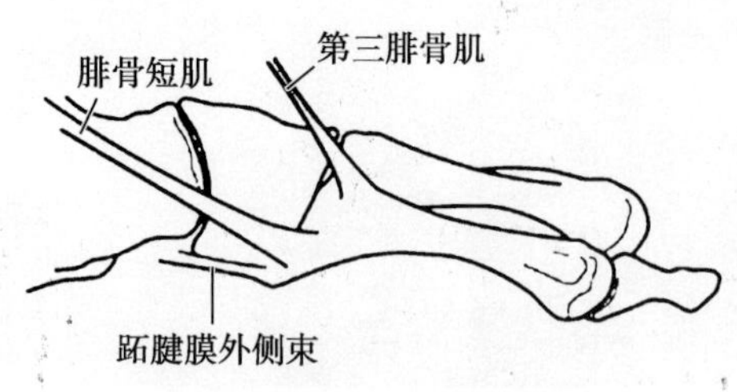

图 30-9-1　第 5 跖骨基底部解剖

二、分　类

第 5 跖骨近端骨折是跖骨骨折中最常见的骨折类型，Dameron 与 Lawrencehe、Botte 报道的跖骨近端骨折分为 3 区（图 30-9-2）：Ⅰ区骨折是跖骨结节（茎突）骨折，常延伸到第 5 跖骰关节；Ⅱ区骨折是干骺端与骨干连接部骨折，又称 Jones 骨折，因血运原因容易发生不愈合；Ⅲ区骨折是Ⅱ区以远的骨折，是跖骨疲劳骨折发生的部位，多见于运动员。其中跖骨粗隆部撕脱骨折发病率最高，Ekrol 统计了 415 例跖骨骨折，279 例（67.2%）位于第 5 跖骨，其中 139 例属于第 5 跖骨Ⅰ区骨折。Ekrol 并把第 5 跖骨Ⅰ区骨折按部位从近而远又分为 3 个类型（图 30-9-3）：1 型是粗隆尖部骨折；2 型是从第 5 跖骨基底到第 5 跖骨-骰骨关节面的斜形骨折；3 型是通到第 4 跖骨关节面的横行骨折。

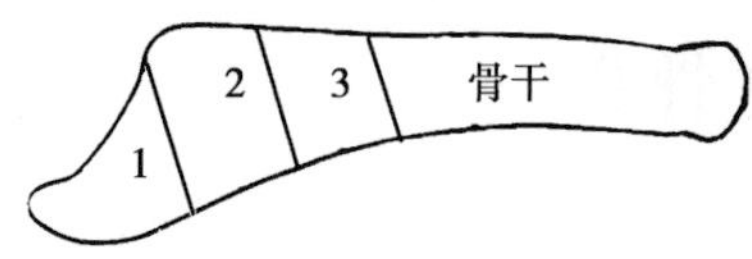

图 30-9-2　第 5 跖骨基底骨折分类

三、治　疗

（一）保守治疗

第 5 跖骨粗隆部撕脱骨折移位的概率小，通过保守治疗即可痊愈。Shahid 对短腿石膏固定和步行靴这两种保守治疗方法进行前瞻性研究，

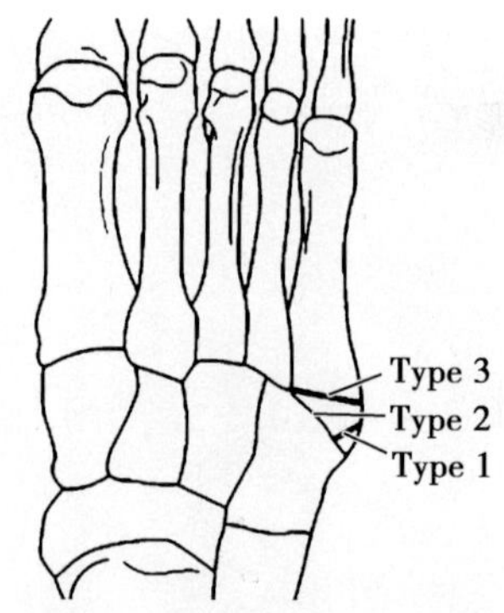

图 30-9-3　Ⅰ区骨折的再分型

结果示两者治疗结果无明显差异，但两者恢复工作的时间分别为平均 39 天和 32 天。Kakkar 对弹力绷带下完全负重、膝下短腿石膏、穿步行靴完全负重 3 种保守治疗方法进行了回顾性研究，结果无显著性差异，但弹力绷带方法只需至多一次随访，而后两种平均需要 3 次随访，故认为第一种方法更经济。

（二）手术治疗

1. 手术适应证　如果骨折明显移位超过 2mm 或累及第 5 跖骨-骰骨关节面超过 30%，骨折不愈合的可能性大或复位不佳而导致后期创伤性关节炎等原因，应行内固定治疗，并根据骨折的类型和患者的骨质状况选择内固定方式。

麻醉方式：蛛网膜下腔麻醉、硬膜外麻醉或者神经阻滞麻醉。

2. 手术方法　根据骨折情况选择经皮操作或者切开复位。采用第 5 跖骨基底部的纵形切口约 2cm。术中，如果骨折块较大，骨质好，应首选经皮空心钉固定，具有微创损伤小、不干扰局部的血运、固定牢靠、恢复快等优点，但操作要在透视监视下进行，且导针一定要从尖端打入，且在第四、五跖骨间连接以远穿出对侧骨皮质，这样生物力学强度最佳（图 30-9-4）。

也可选择可吸收螺钉固定以避免二次取内固定手术，直径以 2.7mm 螺钉为宜，且钉头要做埋头处理以免刺激皮肤，但其固定强度较金属螺钉差，适合骨质好的患者，骨质疏松患者应尽量避免使用以免螺钉松动或脱出（图 30-9-5）。

骨折块较碎可以选择克氏针张力带钢丝固定以取得较好的固定强度，但应于半年左右取出以避免皮肤干扰。

骑缝钉固定是一种比较新的固定方式，根据情况采用 1～2 枚，固定强度可靠，且操作方便，有效避

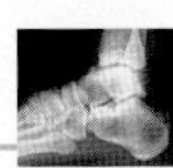

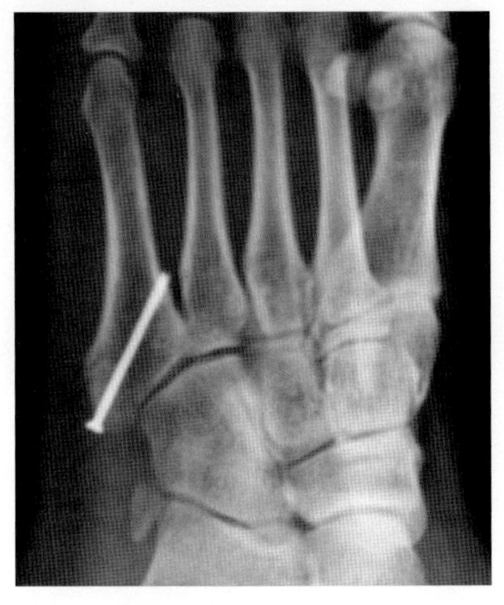

图 30-9-4　空心钉固定

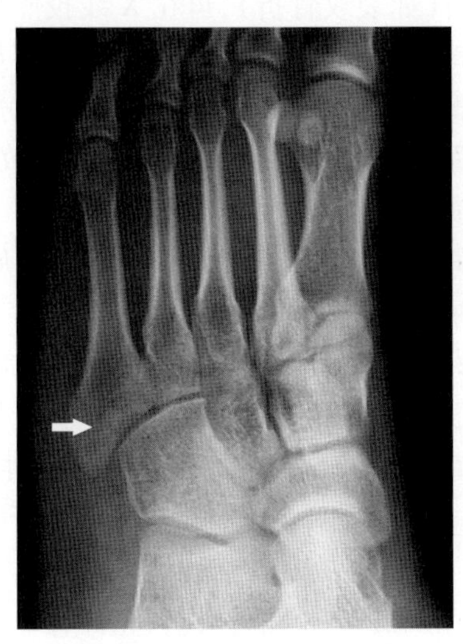

图 30-9-5　可吸收螺钉固定

免了螺钉操作时骨折块爆裂的风险,适应于大多数情况,其弊端是不锈钢材质需二期取出,且需行切开手术显露骨折端(图 30-9-6)。

骨折超过 2 个月,因断端分离及骨吸收而出现不愈合迹象时,其治疗方式也发生改变,因其骨质发生失用性疏松及断端骨缺损的因素,应使用锁定接

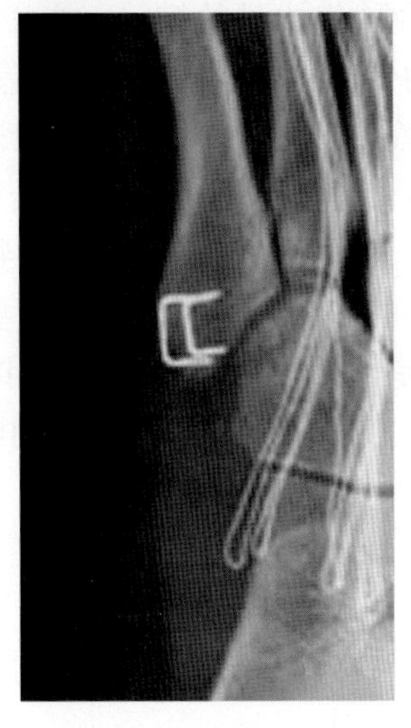

图 30-9-6　骑缝钉固定

骨板螺钉以达到坚强固定的目的,同时应根据情况进行断端植骨以促进骨折愈合(图 30-9-7)。

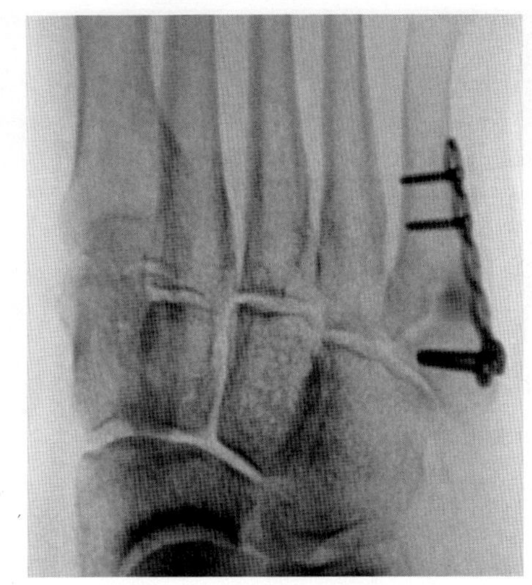

图 30-9-7　接骨板螺钉固定

3. 术后处理　术后无需固定,3 天后可穿前足免负重鞋下地负重行走,2 周后拆线,术后 6 ~ 8 周复查 X 线片,骨折愈合情况良好者完全下地负重。

(王正义　徐海林)

第十节　其他前足骨折脱位

一、跖、趾骨骨折

在足部骨折中,跖骨与趾骨骨折十分多见,约占全身骨折的 3%。其中跖骨骨折约占前足骨折的 1/3,趾骨骨折约为 2/3。

(一) 跖骨骨折

1. 应用解剖　跖骨位于跗骨与趾骨之间,第 1 ~ 3 跖骨与跟、距、舟及楔骨组成足的内侧纵弓,第 4 ~ 5 跖骨与跟骨和骰骨构成外侧纵弓,在 5 根跖骨

基底部(跖骨颈)组成足的横弓。由于各跖骨基底部之间均有韧带连接,既维持足的形态和足弓的生理功能,也是临床上很少发生单根跖骨骨折的原因。

在5个跖骨中,第1和第5跖骨最重要,因为他们承受的应力大于第2～4跖骨;在生物力学上,有稳定前足远端的作用。对足的功能的要求,首先是稳定性,其次是灵活性。因而对第1和第5跖骨的骨折,应以螺钉或钢板螺钉行坚强的内固定。对2～4跖骨可行交叉克氏针固定。

2. 病因　跖骨骨折多由直接暴力,如压砸或重物打击而引起,可几根跖骨同时骨折。间接暴力如扭伤、过度旋转与外翻等,亦可引起跖骨骨折。常见以下几种致伤原因:

(1) 直接暴力:如重物坠落砸伤,车轮碾压伤等,根据暴力的大小可发生1～2根或者5根跖骨骨折(图30-10-1),甚至发生开放性骨折。

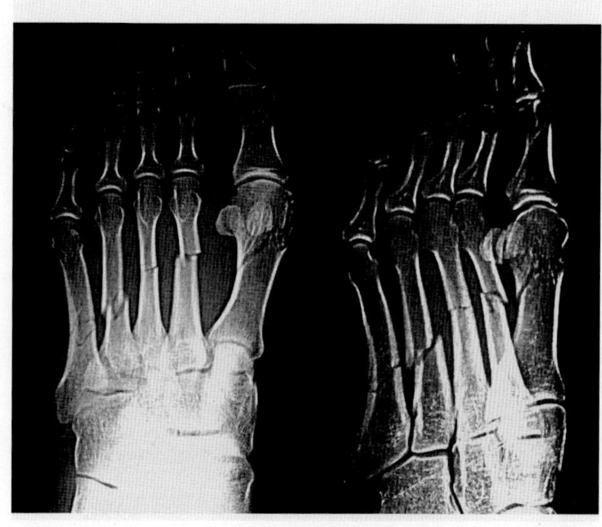

图30-10-1　第1-5跖骨骨折

(2) 间接暴力:如高处坠落伤,前足部着地时极度内翻,可引起跖骨基底部骨折,以外侧3根跖骨基底为常见。

(3) 肌腱拉力:如第五跖骨基底骨折,常因前足跖屈内翻、腓骨短肌腱张力的牵拉所致。

(4) 应力骨折(疲劳骨折):如长行军,足部肌肉过度疲劳,致维持足弓的肌肉、韧带松弛,使跖骨塌陷,应力集中于第2、3、4跖骨,当积累超负荷时,则可发生骨折,以第2、3跖骨多见(图30-10-2)。

3. 诊断与分类　骨折的诊断一般均较容易,外伤史多较明显,伤后局部疼痛,肿胀及淤血,足的负重行走功能障碍。且跖骨骨骼表浅,易于触摸检查,局部压痛显著,X线检查显示较清晰。但对于跖骨

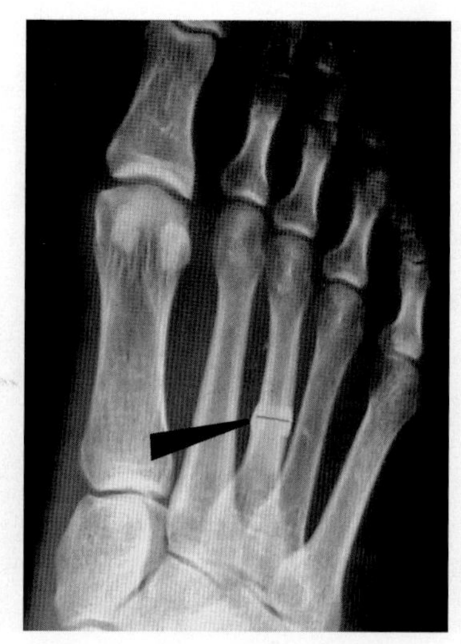

图30-10-2　跖骨疲劳骨折

基底部骨折(如裂纹骨折),可在X线投照角度不当而难发现骨折时,行足部CT扫描检查,以帮助确定诊断,根据骨折发生的部位不同一般将其分为:

(1) 跖骨头骨折,多因直接暴力所致,常伴有关节面受损,临床较为少见。

(2) 跖骨颈骨折,较前者为多,骨折后易发生跖骨头向跖侧移位,需复位治疗。

(3) 跖骨干骨折:多因外力撞击或挤压所致,常发生多根骨折移位,单根骨折时不易移位。

(4) 跖骨基底部骨折:是多见的一种骨折,可以是多根,也可以是单根,单根基底部骨折多见于第5跖骨。

4. 治疗　第2～4跖骨骨折,允许有20%～30%的横断面的移位。所有跖骨在矢状位上不允许有成角,因为跖骨屈曲会造成跖骨头下应力增大引发疼痛性胼胝,而背伸会引起附近跖骨头的应力增加。对于第1跖骨,任何在横断面与冠状面上的成角,会造成踇趾外翻或内翻畸形、晚期会引发第1跖趾关节的退行性关节炎。临床上应参考以上原则,根据骨折有无移位及复位情况,选择相应的治疗方法。

(1) 非手术治疗:无移位及可获得满意复位的稳定性跖骨骨折,可以小腿石膏或短靴石膏免负重固定4～6周(但第1和第5跖骨骨折应固定6～8周),有条件者可采用足部支具固定治疗;有骨质疏松或骨折严重粉碎时,可延长免负重的固定时间。之后逐渐负重行走。

(2) 手术治疗:移位显著的跖骨骨折,手法复位失败或手法虽能复位但不稳定,影响足弓。如同时伴有开放性损伤或陈旧性骨折影响足的功能者均应采取手术切开复位内固定。涉及跖跗关节并影响

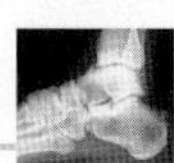

功能者可行跖跗关节融合。手术切开复位内固定可采用克氏针、螺钉或接骨板螺钉，视骨折类型而定（图 30-10-3）。

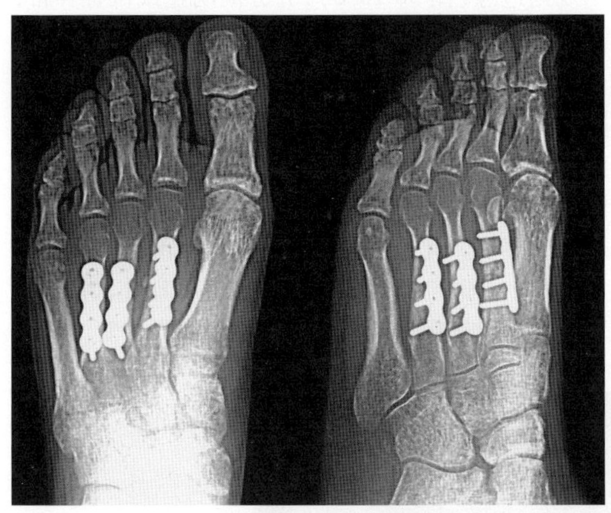

图 30-10-3　跖骨骨折行钢板螺钉内固定

（二）趾骨骨折

趾骨骨折较跖骨骨折更为频发。由于足趾跖侧在行走中有吸附于地面的作用，从而可以防止滑跌，其次有辅助足的推进与弹跳作用。因此，在治疗趾骨骨折，要求达到恢复上述功能，应要求跖趾关节活动自如，足趾跖侧面没有骨折端突起。

1. 病因　多为重物砸伤或车辆挤压伤，或足尖踢碰硬物所致，尤以䟴趾为多见，且易与甲床损伤并存。

2. 诊断与治疗　趾骨骨折的诊断均无困难，有明确的外伤史。伤后局部疼痛，肿胀及功能障碍。检查局部有压痛、淤血，开放损伤时可见骨折端外露，X 线片检查可以显示骨折的部位，形态（可以是粉碎性、横行、单趾、多趾骨折）。

3. 治疗　趾骨骨折的治疗比较简单，一般给予夹板或石膏托固定 3～4 周即可。对开放性损伤，骨折移位明显，手法复位后欠稳定者，可在清创的同时给予骨折端行克氏针固定后足部石膏固定或支具（矫形鞋）治疗，对甲床下出现血肿者，可采用趾甲上开窗引流治疗。

二、跖趾、趾间关节骨折与脱位

（一）跖趾、趾间关节骨折

跖趾、趾间关节骨折多因直接暴力或高处坠落伤所致，单纯的关节内骨折比较少见，常与跖骨头及趾骨骨折并存，诊断并不困难。治疗原则上以保持关节完整性，恢复关节功能，可采用石膏或足部支具外固定治疗，对关节内骨折移位显著复位困难者，可采用手术切开复位克氏针固定治疗。

（二）跖趾关节脱位

跖趾关节脱位多发生于高处坠落及足踢重物时。第 1 跖趾关节是主要的负重关节，且人们习惯用䟴趾踢重物，故第 1 跖趾关节发生脱位者较为多见，伤后䟴趾向背侧移位，因䟴长屈肌腱的作用，䟴趾末节呈屈曲状。

诊断与治疗：因其位置浅在，伤后局部疼痛、肿胀、畸形及功能障碍，诊断较易。治疗以手法复位为主（图 30-10-4），手法复位可在麻醉下进行，复位后石膏短靴固定 4 周；对陈旧性脱位，采用切开复位交叉克氏针固定和石膏外固定，如已经发生骨性关节炎，影响生活者，可采用跖趾关节融合或行人工跖趾关节置换术治疗（详见第 16 章第 4 节）。

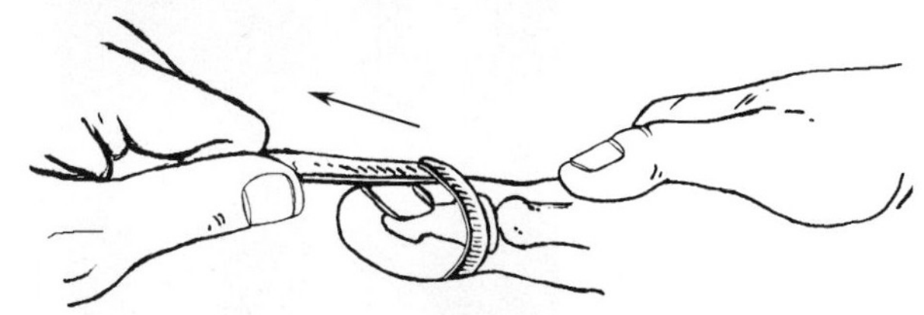

图 30-10-4　手法整复跖趾关节脱位

（三）趾间关节脱位

临床上较少见，多因碰撞硬物或开放性损伤所致，以䟴趾及小趾多见，诊断较易。但需拍 X 线片以除外骨折。治疗原则：对闭合性损伤，局麻下牵引复位，夹板外固定或采用邻趾一并固定的方式，对不稳定者可采用克氏针固定治疗。对开放性损伤，在清创的同时给予复位固定治疗。

三、第 1 跖骨头籽骨骨折与脱位

在第 1 跖骨头的跖面有两个籽骨，被䟴短屈肌腱的内外侧膜包裹着，两个籽骨的背侧面有光滑的软骨面与跖骨头跖面形成关节、行走负重时，体重直接经跖骨头、籽骨传至地面，第 1 跖骨头为负重面，籽骨起分散力点作用。从籽骨的功能来看，籽骨对于第一跖趾关节功能很重要。它们不但可负重，而且有助于䟴长屈肌腱获得力学优势、能在趾尖离地相时稳定第一跖骨、并能减小经过第一跖骨头的外力。

（一）病因

籽骨骨折较为少见，可因重物直接砸落在第1跖骨头上或高处坠落，籽骨在第1跖骨头跖侧及地面间被挤压引起骨折。由于胫侧籽骨大于腓侧籽骨，其承重就更多，所以其骨折的发生率高于腓侧。长期的直接与间接的轻微创伤可造成籽骨的应力性骨折。

（二）诊断

伤后第1跖骨头跖侧面肿胀，疼痛，局部压痛显著，踇趾背伸时可出现或加重疼痛，行走时疼痛加重，跛行、不能负重。X线片检查可帮助诊断，但需与双分（图30-10-5）或三分籽骨相鉴别；当有多分籽骨时，25%～85%的患者是双侧的。如有以下几种情况时应注意有籽骨骨折的可能：①拍片发现尖锐不规则边缘（图30-10-6）；②分离明显或位置异常；③骨折线是纵行或斜行；④周围皮质中断；⑤大于未受累籽骨；⑥与对侧足的相应籽骨形态不同。诊断仍有困难时，可行^{99}锝骨扫描和CT检查。骨扫描阴性能除外骨折。但是骨折或是类似不愈合、骨软骨炎、应力骨折、或短屈肌炎症均可表现为阳性结果，应注意鉴别。此外还应注意，籽骨骨软骨炎在临床和拍片上有时与急性骨折很相似。籽骨骨软骨炎的X线片表现是籽骨硬化、变大、扁平和囊性变。

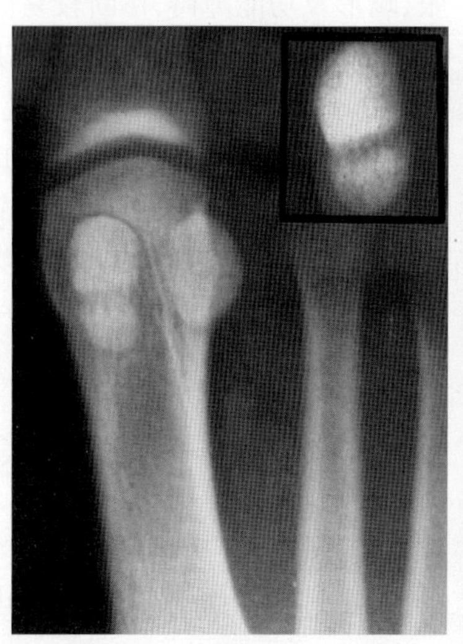
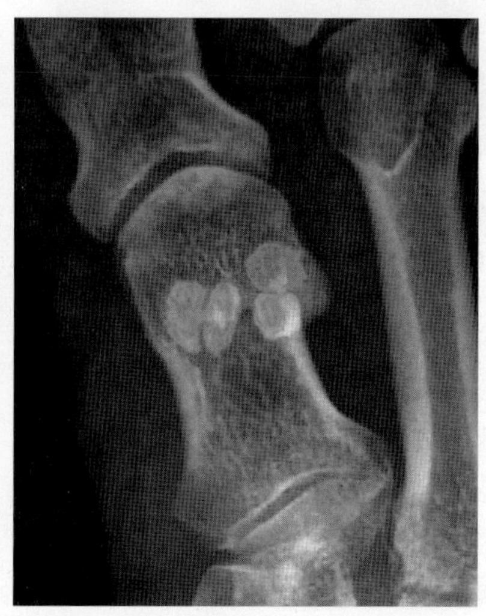

图30-10-5　胫侧籽骨为二分籽骨，其间隙光滑

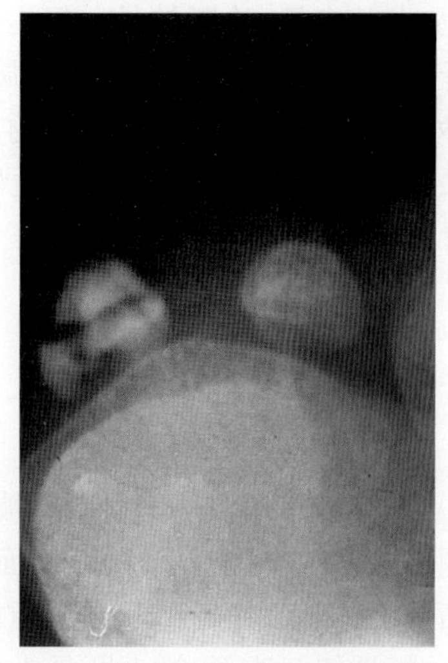

图30-10-6　胫侧籽骨为骨折，其边缘尖锐不规则

（三）治疗

1. 保守治疗　对骨折无移位者采用非负重石膏加趾板，或是带拖鞋石膏扶拐6～8周。少数患者可能发生不愈合。不过即使籽骨骨折延迟愈合或不愈合，多数患者没有症状。对于急性骨折不愈合或有症状性多分籽骨产生了慢性症状，早期治疗应当包括支具、非甾体抗炎药、物理治疗和减少负重。

2. 手术治疗　保守治疗失败者，可考虑手术切除籽骨。胫侧籽骨从跖内侧切口进入。术中应避免伤及趾神经。沿籽骨背内缘切开关节囊与肌腱组织。然后将籽骨从周围组织中仔细解剖出来，为了在维持籽骨功能的同时减少内侧软组织结构的损伤，有学者建议应仅切除远端折块。术中注意对所有关节囊和肌腱组织的损伤都应修复以减少发生踇外翻畸形的可能。腓侧籽骨的切除应经背侧或跖侧入路。Schuberth和Patel认为跖侧入路较好，而Downey建议使用背侧入路。跖侧切口似乎是最直接的入路，但可能有跖侧跖骨间神经损伤及术后在

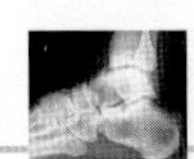

负重面瘢痕的疼痛的并发症。背侧切口显露会更困难，而且术中难以修复关节囊和肌腱组织。

切除籽骨后可能的并发症是：①出现第一跖趾关节肌肉关节囊不平衡；②去除胫侧籽骨时可能会并发踇外翻，切除腓侧籽骨有踇内翻可能；③会增加外力传导至残留的籽骨上，增加骨关节炎的发生机会；④如果切除两个籽骨。将丧失踇趾短屈肌肌力而导致踇趾锤状畸形。为防止这一并发症，有学者建议在行双侧籽骨切除时应当行预防性趾间关节融合术。

（王正义）

参考文献

1. 俞光荣，Zwipp H. 跟骨骨折的基础与临床. 上海：上海科学技术出版社，2008.
2. Athavale SA，Joshi SD，Joshi SS. Internal architecture of calcaneus：correlations with mechanics and pathoanatomy of calcaneal fractures. Surg Radiol Anat，2010，32：115-122.
3. Banerjee R，Saltzman C，Anderson RB，et al. Management of calcaneal malunion. J Am Acad Orthop Surg，2011，19：27-136.
4. Manasseh N，Cherian VM，Abel L. Malunited calcaneal fracture fragments causing tarsal tunnel syndrome：a rare cause. Foot Ankle Surg，2009，15：207-209.
5. Stapleton JJ，Belczyk R，Zgonis T. Surgical treatment of calcaneal fracture malunions and posttraumatic deformities. Clin Podiatr Med Surg，2009，26：79-90.
6. Reilingh ML，Beimers L，Tuijthof GJ，et al. Measuring hindfoot alignment radiographically：the long axial view is more reliable than the hindfoot alignment view. Skeletal Radiol，2010，39：1103-1108.
7. Radnay CS，Clare MP，Sanders RW. Subtalar fusion after displaced intra-articular calcaneal fractures：does initial operative treatment matter? J Bone Joint Surg Am，2009，91：541-546.
8. Savva N，Saxby TS. In situ arthrodesis with lateral-wall ostectomy for the sequelae of fracture of the os calcis. J Bone Joint Surg Br，2007，89：919-924.
9. Corpuz M，Shofler D，Labovitz J，et al. Fracture of the talus as a complication of subtalar arthroereisis. J Foot Ankle Surg，2011，51：91-94.
10. Muraro GM，Carvajal PF. Arthroscopic arthodesis of subtalar joint. Foot Ankle Clin，2011，16：83-90.
11. Pollard JD，Schuberth JM. Posterior bone block distraction arthrodesis of the subtalar joint：A review of 22 cases. J Foot Ankle Surg，2008，47：191-198.
12. Yu GR，Li B，Yang YF，et al. Surgical treatment of flatfoot resulting from calcaneal fractures malunion. Chin Med J，2010，90：2308-2012.
13. Molloy AP，Lipscombe SJ. Hindfoot arthrodesis for management of bone loss following calcaneus fractures and nonunions. Foot Ankle Clin，2011，16：165-179.
14. Pagenstert GI，Hintermann B，Barg A，et al. Realignment surgery as alternative treatment of varus and valgus ankle arthritis. Clin Orthop Relat Res，2007，462：156-168.
15. Aly T. Management of valgus extra-articular calcaneus fracture malunions with a lateral opening wedge osteotomy. J Foot Ankle Surg，2011，50：703-706.
16. Li Y，Liu L，Tang X，et al. Comparison of low，multidirectional locked nailing and plating in the treatment of distal tibial metadiaphyseal fractures. Int Orthop，2012，36（7）：1457-1462.
17. Casstevens C，Le T，Archdeacon MT，et al. Management of extra-articular fractures of the distal tibia：intramedullary nailing versus plate fixation. J Am Acad Orthop Surg，2012，20（11）：675-683.
18. Strauss EJ，Alfonso D，Kummer FJ，et al. The effect of concurrent fibular fracture on the fixation of distal tibia fractures：a laboratory comparison of intramedullary nails with locked plates. J Orthop Trauma，2007，21（3）：172-177.
19. Casstevens C，Le T，Archdeacon MT，et al. Management of extra-articular fractures of the distal tibia：intramedullary nailing versus plate fixation. J Am Acad Orthop Surg，2012，20（11）：675-683.
20. Rouhani A，Elmi A，Akbari，et al. The role of fibular fixation in the treatment of tibia diaphysis distal third fractures. Orthop Traumatol Surg Res，2012，98（8）：868-872.
21. Ryan SP，Tornetta P 3rd，Dielwart C，et al. Knee pain correlates with union after tibial nailing. J Orthop Trauma，2011，25（12）：731-735.
22. Vallier HA，Cureton BA，Patterson BM. Randomized，prospective comparison of plate versus intramedullary nail fixation for distal tibia shaft fractures. J Orthop Trauma，2011，25（12）：736-741.
23. Mauffrey C，McGuinness K，Parsons N，et al. A randomised pilot trial of "locking plate" fixation versus intramedullary nailing for extra-articular fractures of the distal tibia. J Bone Joint Surg Br，2012，94（5）：704-708.
24. Wang X，Chang SM，Yu GR，et al. A simple method to protect the great saphenous vein and saphenous nerve in percutaneous plate fixation of distal tibial fractures. Injury，2012，

43(7):1216-1218.

25. Ristiniemi J, Luukinen P, Ohtonen P. Surgical treatment of extra-articular or simple intra-articular distal tibial fractures: external fixation versus intramedullary nailing. J Orthop Trauma, 2011, 25(2):101-105.

26. M. Shahid, S. Punwar, C. Bouland, et al. A prospective cohort study to investigate functional outcome following avulsion fractures of the base of the fifth metatarsal. Injury, 2011, 06:309.

27. Kakkar R, Akimau P, Fearon P. Fractures of the base of fifth metatarsal-should we treat them? International journal of surgery, 2010, 8:557.

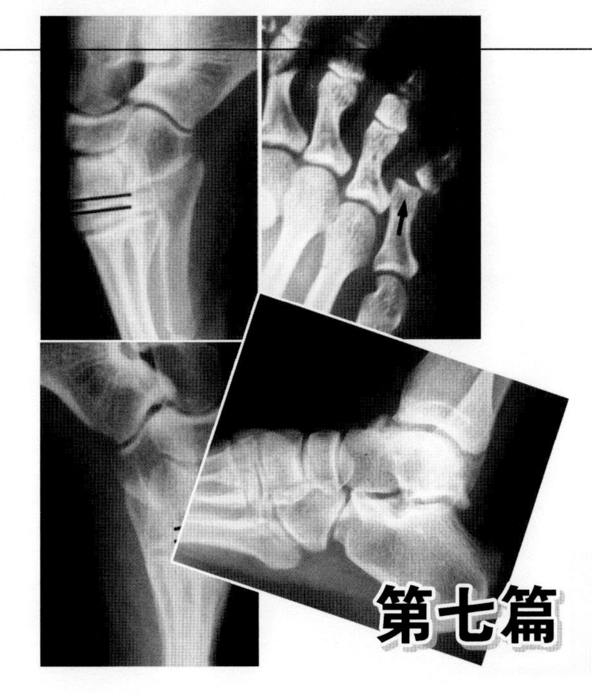

第七篇 足踝外科微创技术与显微修复

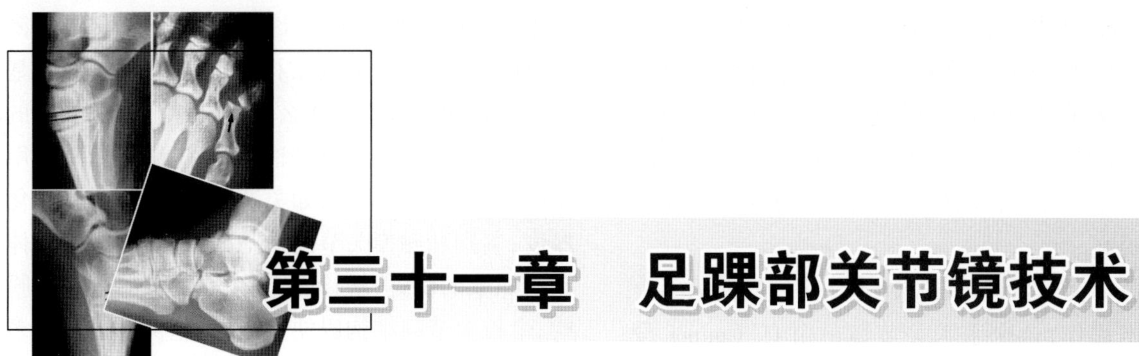

第三十一章　足踝部关节镜技术

第一节　关节镜基本问题

一、历 史 回 顾

1931 年，Burman 报告其在一具尸体上进行多关节关节镜手术的经验，采用当时具备的手术方法和器械，踝关节不适于关节镜检查。关于踝关节镜手术方法最早的文献报道是 1939 年 Takaji 在日本骨科文献上发表的；第一本关于踝关节镜技术的教科书是 1981 年 Johnson 在美国问世的。

关节镜用于踝关节损伤、疾病检查和手术的报道是在 20 世纪 80 年代后才多起来。国内徐锦森等在 1988 年报道了应用踝关节镜进行踝关节检查和滑膜切除。随着关节镜设备的迅速发展，手术器械的更新换代和手术技术的不断提高，目前关节镜下手术已从单纯检查和简单的滑膜切除发展成为不但可以进行关节软骨和骨软骨损伤的治疗，包括钻孔术、微骨折术，在关节镜辅助下还可以进行软骨细胞移植和骨软骨移植、踝关节融合和距下关节融合等。1985 年 Parisien 首次将关节镜技术用于距下关节。此后，关节镜技术在踝关节的应用得到迅速的发展，1985 年底美国的不完全统计，在近 40 万例次的关节镜手术中，踝关节镜手术占 4478 例次，仅次于膝、肩而居第三位。

目前，在足踝外科领域里，关节镜技术从应用于踝关节发展到了其他关节，甚至关节外伤病的治疗。有学者报道在关节镜下行跟距骨间韧带的重建，同时将关节镜技术用于腓骨肌腱和胫后肌腱间腱鞘炎的治疗。近年来，我们开展了内镜技术在足踝部关节外伤病的运用，比如：关节镜下跟骨骨刺切除、跖腱膜止点和跟腱缝合等。

关节镜的优点包括能够观察和探查关节面、进行韧带结构的应力检查及进行手术操作，并且术后病残率较低，从美容角度讲切口更不明显，能早期康复和恢复功能。缺点包括：由于入口位置不当可能损伤神经血管结构，难于在距骨的中央和后部进行器械操作，而且小关节的器械较为昂贵。总之，关节镜技术在足踝外科的应用越加广泛，越来越显示出其创伤小、受痛苦少、术后康复快的特点。更加受到骨科与运动医学医生和病人的欢迎。

二、基本设备与器材

（一）关节镜

关节镜是一个光学仪器，其内有三个基本光学系统：①标准薄片镜系统；②英国 Hopkins 设计的杆形透镜系统；③分度指数透镜系统，纤维光学技术、放大透镜和数字监视器的应用提高了关节镜设计，新的关节镜通过小直径镜可增大视野，采用改良的光学系统提高视深，通过护套改善液体流通。在确定的影响关节镜光学特性的因素中，最重要的是倾斜角、直径和视野。

关节镜倾斜角是指关节镜长轴与镜片表面垂线的夹角，范围从 0° ~ 120°。其中，30°关节镜最为常用，70°和 90°关节镜有利于关节角落检查，但不利之处是对观察者方向定位相当困难。

关节镜直径范围从 1.7mm 到 7mm，足踝部常用两种直径关节镜，包括 1.9mm 和 2.7mm，偶尔也可采用 4.5mm 直径关节镜。踝和距下关节作者推荐使用2.7mm关节镜；对于前踝、后踝或后距下关节囊也可采用4.5mm直径关节镜；足其他部位关节推荐使用1.9mm关节镜。小的小直径柔软的可控方向的关节镜可应用于较小的不易到达的区域，亦可应用于诊室局麻下诊断检查操作，但图像质量和视角有待提高。

双关节镜的器械设计应用是一个观察而另一个用于手术操作，这个手术关节镜是由O'Connor设计改良的，可直接观察并通过平行于关节镜的通道置入手术工具。这个系统的优点是器械的顶点就在视野的正前方，只要一个入口就可插入两个工具。因它需要一个大直径的护套(7.5mm)，对较小的关节不适用，目前在国内很少使用。

(二) 光导纤维光源

纤维光学照明解决了许多老方法产生的问题。纤维光缆由一束特别制备的玻璃纤维及外围保护鞘组成。一端与光源连接，光源可由手术野遥控并有低和高两种强度输出；另一端与由光导纤维包绕的关节镜相连。玻璃纤维易碎，光缆必须小心放置。折弯、卷曲太紧或放置重物在上面可导致纤维破损和光传输强度降低。光缆长度亦影响光的传输，因为每英尺的光缆可有8英寸透射光的丢失。最新的光源系统其光携带能力已经提高，采用液体甘油光导管消除了光导纤维易碎的问题。

(三) 电视摄像机

早期的摄像机庞大且不方便，但小的固定的摄像系统已被采用，它与关节镜直接连接并能进行气体和戊二醛浸泡消毒。电子集成电路的改进使其体积减小和分辨率更好，其他特性包括可控光源和记录系统。专用视频系统无需目镜，摄像机可与关节镜透镜直接相连。这个系统能消除关节镜与C型架上的摄像机之间因潮湿而产生的雾化问题。在C型架上加一个吸引出口可有助于清除水汽。C型架亦可快速进行不同斜面关节镜的互换；而视频专用关节镜则无此优点。此外研制中的无线关节镜带有自身小型光源，可将视频信号发送到监视器。摄像机采用三晶或超三晶镜头，可有更好的色彩分辨率，视频信号的数字化可产生高质量的图像。

(四) 手术常用器械

1. 探针　探针大概是关节镜之后最常用和最重要的诊断器械。多年来探针已被认为是“关节镜医生手指的延伸”，用于诊断性和治疗性关节镜手术，探针是触探关节内结构和设计手术入路的基本器械。很快就可形成什么是正常和什么是异常的触觉感。“看到并感觉到”比单纯“看到”更好，可用它来感觉结构的连贯性，如关节软骨；确定软骨软化的厚度；鉴别和触摸关节内松弛的结构；操纵游离体到易于抓取的位置；触诊关节内韧带的张力和滑膜结构；牵拉关节内结构以便显露；探查窝凹部位。多数探针呈直角，尖端3～4mm长，通过探钩尺寸来确定关节内损伤大小。关节镜有放大作用，离镜越近影像越大。使用探针尖端时应小心，多用探针肘部触碰，而非其尖端或顶端。

2. 剪刀　关节镜剪直径为3mm和4mm，并且有不同的尺寸。剪刀的齿板呈直或钩状。首推钩状剪，因为齿板的形状可钩住组织，并将组织牵拉至剪刀的切缘之间，并不像直剪刀把组织推离齿板。其他可选择的辅助剪包括右弯和左弯剪以及角剪，这两种设计的区别是在于成角的位置。弯形剪的柄微弯以适合左右侧的操作，角剪常带旋转型的齿板装置，剪切的方向与剪刀柄有一成角。

3. 篮钳　篮钳或活检钳是最常用的关节镜手术器械之一，有直柄和弯柄(图31-1-1)。标准的篮钳底部是开口的，可以使咬下的组织自动掉入关节内，无需每次从关节里推出器械来清理。小的组织碎片可通过冲洗或吸引去除。足踝部常用篮钳尺寸从1～3mm，膝关节常用篮钳尺寸为3～5mm。篮钳齿板的形状有直的或钩形；钩形更是首选。篮钳按角度分类有30°、45°和90°等几种，还有15°向下或向上弧形咬切篮钳。与应用关节镜的其他器械一样，正确的操作是每次咬除块要小，避免器械转轴和

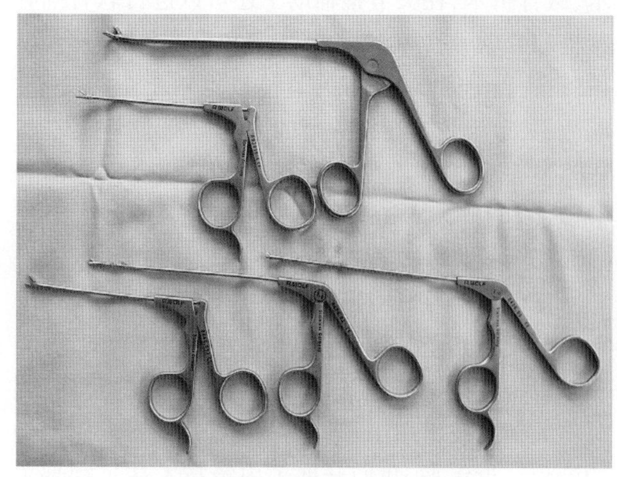

图31-1-1　足踝部多种篮钳或活检钳

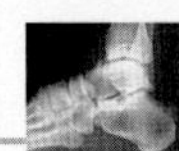

咬夹的压力过大，防止频发断裂。

4. 抓取钳　抓取钳用于取除关节内物体，如游离体或滑膜，亦可拉紧半月板和其他组织，同时用另一器械切割。大多数抓取钳赋有棘齿闭合，可将组织牢牢地固定在齿板内。抓取钳的齿板可以是单动或双动的，有规则的锯齿状突齿或一到两个尖齿来更好的固定住抓取物。双动抓取钳两个张开的齿板尤其适合骨软骨游离体的固定，因为单动钳常常使游离体从齿板间滑脱。

5. 电动刨削系统　电动刨削系统设计上基本是相似的，外层中空套管和内层带有相应窗口的空心旋转套管组成。内鞘窗其功能是一个在外层中空管中的双刃圆筒刀片，通过圆筒将组织块负压吸入窗口，刀片旋转将组织块切碎，并吸出收集在吸引瓶中。为了特殊的部位和功能需要，已研发出足踝部多种角度和大小刨削刀头（图 31-1-2）。刨削头的直径通常为 1.5～5.5mm，足踝部常用 2.5mm 刨刀，顶端亦有不同尺寸可用于小的紧的关节；还有特殊的磨锉和刨削器用于关节镜下骨赘的打磨等。

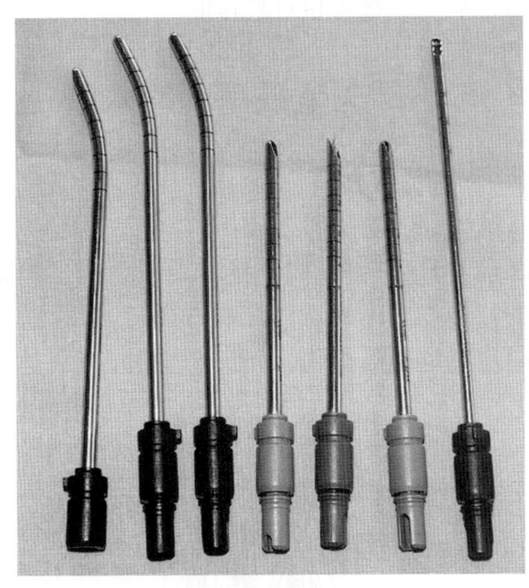

图 31-1-2　足踝部多种角度和大小的刨削刀头

6. 电刀、激光和射频器械　电刀作为关节镜工具，包括切割和止血两个主要功能，亦可用于支持带松解和止血。早期的电刀在非电解液才能应用，因而必须排空膝关节内的生理盐水或乳酸盐林格氏液；然后用蒸馏水、二氧化碳气体或氨基已酸扩张关节。新型的电刀顶端有保护层，可在生理盐水和乳酸盐林格氏液中应用。关节镜手术激光仪器切割精确，对周围组织热损伤小；最新的设备切割更精确，释放更高的能量，但费用高仍然是其缺点。

7. 其他器械　关节镜手术还需要各种套管和套管针，它们必须和使用的关节镜和辅助器械相匹配。可能的话，锐利的器械置入必须经过套管，以保护皮肤入路的软组织。电动工具有无套管均可使用。初始穿孔经过关节囊和滑膜组织时，应采用 11 号刀片和钝性套管针，或应用锐性套管针小心从适当的工具鞘进入。有些器械允许套管互换以便入水管、关节镜和电动刨削器的使用。一次性的塑料套管顶端封闭，可减少液体外渗。由于手术操作的改良使关节镜应用到更多关节，辅助器械也随之研发出来。“转换杆”是置于套管中的简易棒，在更换或大或小尺寸的套管时保持入路。Wissinger 杆可帮助在已有入口的对面建立另一个入口。牵引装置用于肩和肘关节镜，Guhl 设计的牵开装置可用于踝关节的牵引，以得到更好的暴露。

（五）冲洗系统

冲洗系统包括生理盐水灌洗管及专的接头和套管。关节灌注和扩张在关节镜手术操作过程中是必须的。多采用生理盐水或乳酸林格液维持关节扩张。直接经关节镜鞘或另单独插管进水灌注，为保证有足够的流量，应采用 6.0mm 或 6.2mm 的鞘套。我们常规应用乳酸林格氏液，因为它是生理的且很少引起滑膜和关节面的改变。Shinjo 认为乳酸林格氏液在维持细胞的完整性上比等渗盐水更好。

（六）器械的维护和消毒

多数光纤维关节镜和光缆不耐受蒸汽高压灭菌，因而最好的消毒方法是气体（环氧乙烷）或低温灭菌消毒（Steris），两种方法均可杀死芽苞和细菌。气体消毒需要几小时，而低温灭菌消毒仅需 30 分钟。手术繁忙时，可对易碎器械重新消毒。多数关节镜医生在连台手术间隙时，使用戊二醛（Cidex）进行冷灭菌（即非杀芽苞）。数千次的诊断和手术关节镜操作经验证明此法安全有效。刀、抓取钳、篮钳和套管等手术器械应在每次术后应用高压灭菌消毒，但光缆、电动器械、光纤维镜、摄像机应在每次术后在戊二醛液中浸泡 10 分钟或低温灭菌消毒 30 分钟。

第二节　踝关节的关节镜技术

一、踝关节镜手术的适应证与禁忌证

(一) 踝关节镜手术适应证

1. 滑膜炎性疾病　包括创伤性滑膜炎、结核性滑膜炎、化脓性关节炎等。

2. 踝关节撞击症　包括各种滑膜撞击症及踝关节后内侧软组织撞击症，踝关节前、后方骨赘形成引起的骨性撞击症。

3. 踝关节不稳　如踝关节内翻扭伤时外侧韧带复合体损伤；踝关节内、外侧韧带重建术及其关节内滑膜和骨软骨疾病、软骨瓣样损伤、软组织或韧带撞击症、关节内粘连等合并症。

4. 关节内游离体　包括原发于创伤后或继发于退变性骨关节炎的骨软骨性游离体，以及滑膜软骨瘤病的软骨或骨软骨性游离体等。

5. 关节内骨赘　包括产生于退行性骨关节炎或创伤性骨关节炎的骨赘，如最常见的“Kissing”骨赘(又称为“足球踝”)或见于胫骨后唇或内侧及外侧沟内的骨赘。

6. 踝关节内骨折　距骨或胫骨下端关节内骨折复位及其继发的骨软骨病变、游离体及其他病变处理；未移位或轻度移位的内踝骨折或后踝骨折复位或经皮置入骨钉内固定；胫骨远端骨骺前外侧的骨折内固定治疗。

7. 软骨损伤　包括不同病因所致骨软骨损伤的程度与类型的评估和治疗。

8. 踝关节融合术　包括继发于退行性骨关节炎的严重软骨缺损、类风湿关节炎、创伤性骨关节炎、晚期全关节结核、血友病性关节炎，或其他疾病所致软骨缺损而非手术治疗无效的关节功能丧失，需行踝关节融合术。

9. 其他手术适应证　包括色素绒毛结节性滑膜炎病变清理、踝关节损伤后下胫腓韧带联合粘连松解、慢性踝关节韧带损伤的重建治疗等。

(二) 踝关节镜手术禁忌证

对于踝关节损伤或踝关节疾患，凡是有保守治疗指征或尚未进行保守治疗的，都应该先行非手术治疗；经保守治疗无效应及时进行关节镜手术，实际上踝关节镜手术的禁忌证很少。

1. 绝对禁忌证

(1) 踝关节周围皮肤感染可以视为关节镜手术的绝对禁忌证。以免将污染或感染带入关节内，造成关节感染等严重后果。

(2) 全身情况较差，如高热、血象异常(白细胞明显增高或过低)凝血功能异常等，此项与一般外科手术原则相同。

2. 相对禁忌证

(1) 关节已经骨性强直，无关节间隙，或者关节周围皮肤严重瘢痕，液体不能进入关节腔将关节充盈，关节镜进入关节有困难者。

(2) 关节囊广泛破裂，灌注的液体很快从破口流出，不能充盈关节腔，并且流入关节外组织引起水肿。

(3) 其他暂时不宜进行关节镜手术的情况，如下肢静脉血栓、腓总神经损伤等。有些作者把关节内的瘤样病变也视为相对禁忌证。

二、踝关节镜手术的入路

(一) 前方入路

1. 前外侧入路(图 31-2-1)　位于胫距关节水平外踝前方，第三腓骨肌和趾伸总肌之间。因腓浅神经的背侧皮支正好从外踝前方通过，选择前外侧入路时应尽量避免损伤，另外，牵引时，特别是在踝

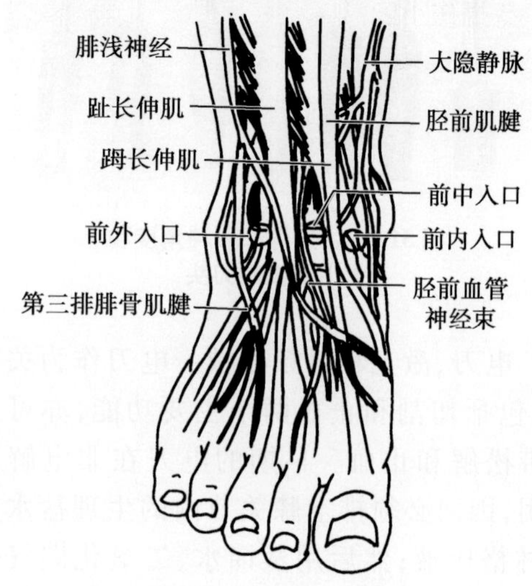

图 31-2-1　踝关节镜前入路

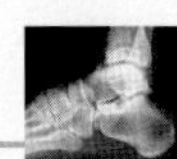

关节跖屈内翻位牵引时常容易损伤此神经。

2. 前中央入路　位于胫距关节水平伸踇长肌腱外侧，趾长伸肌腱内侧。此入路容易损伤足背动脉和腓深神经及腓浅神经的背内侧支而较少采用。

3. 前内侧入路　位于胫距关节水平内踝前方，胫前肌腱内侧。因大隐静脉也位于内踝正前方，所以最好在前外侧置镜后，在关节镜透光下避开上述结构，选择适当入路，避免损伤。

（二）后方入路

1. 后内侧入路（图 31-2-2）　位于后关节水平，紧靠跟腱内侧缘，胫后动脉和胫后神经恰好位于此入路内侧。另外动脉交通支和神经分支也从中间通过，故多数医生建议少采用此入路。作者建议此入路置镜用于观察，后外侧入路用于操作。

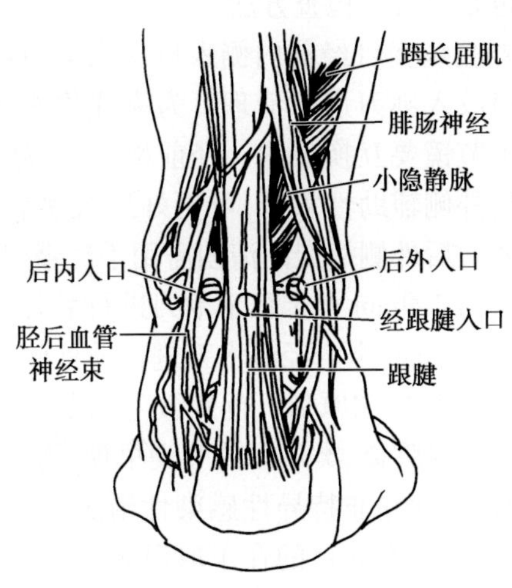

图 31-2-2　踝关节镜后入路

2. 后外侧入路　位于后关节水平，在跟腱外侧，相对较安全。注意切口应紧贴跟腱外侧，不要偏外，以避免损伤小隐静脉及腓肠神经。即使如此，应用中也偶尔遇到损伤小隐静脉和神经分支的病例。常用于操作，有时也用于进水入路和液体引流。

3. 跟腱正中入路　在后关节水平跟腱正中。此入路有时会造成术后跟腱疼痛，实际工作中使用不多。

（三）经踝入路

经内踝和外踝入路，必要时才选择此入路。如距骨后方的骨软骨损伤和骨内压升高或关节面缺损需手术修整或钻孔时可选择此入路。

三、常用检查技术

（一）术前准备

术前 3 日起用高锰酸钾溶液泡脚，每日 2 次，每次 20 分钟。术前 1 日剪趾甲，常规肥皂水清洗皮肤，清洗后用记号笔标出足背动脉，大、小隐静脉和主要肌腱走行以及前内侧，如准备从后侧入路，则还应标出后内侧、后外侧、后正中入路的位置。

（二）体位

患者一般采用仰卧位，患肢置于手术台上，自然休息位，或膝关节垂于手术台尾，踝关节自然下垂。如果准备采用后方入路，则患者采取俯卧位。牵引的方法很多，简单实用的是助手的徒手牵引（一手握住足跟，另手握在足背，另一助手握住小腿远端进行对抗牵引）或用绷带制作简单的牵引，也有专用的牵引器。因其他牵引都有一定的并发症，文献报告，骨牵引感染发生率为 11.8%。作者主要采用助手徒手牵引和用绷带制作简单的牵引法。

（三）麻醉

一般情况下可选用腰椎管内阻滞麻醉或硬脊膜外阻滞麻醉。特殊情况下也可选用全麻或局部浸润麻醉。

（四）操作技术要点

1. 器械　踝关节镜手术通常采用 30°镜，直径 2.7mm 和 4.0mm 两种。前者可经充分牵开的踝关节及胫距上关节间隙进入后部，观察后部的病变并进行相应处理，如取关节鼠、软骨损伤的搔刮等。

2. 止血带　为防止关节镜下滑膜切除时滑膜出血，影响视野，误伤关节内结构，最好在股部使用气囊止血带，压力为 300mmHg（40kPa）。操作完毕后，松开止血带，观察有无活动性出血，必要时应适当扩大切口找到出血血管予以结扎，彻底止血。如果仅为明显渗血，则可在关节内置负压引流管，再用棉花垫加压包扎，防止术后关节内血肿的发生。

3. 关节镜检查　标记好前内、前外（或后内、后外）入路；一般从前外入路开始，切开皮肤 5mm。用普通注射针头穿刺，确定进入关节后，注入生理盐水 20ml，见关节充盈并能回抽出液体后拔出针头，用小弯血管钳做钝性分离至关节囊，再用钝性穿透器连带套管对准关节前侧腔室穿透关节囊。确认进入关节腔，拔出穿透器见有液体流出后，连接关节镜，将入水管与镜鞘连接，关节充盈后即可镜检。

将关节镜推向前内侧，在关节镜透光下，观察前内侧血管和肌腱走行，并在术前标记处适当位置切开皮肤 5mm，同法分离和用钝性穿透器穿刺进入关节腔，探钩由此进入关节内。前内、前外入路在操作中可交换使用，即能满足踝关节一般的手术操作。

进入关节后如见滑膜增厚较明显，影响视野，可先用电动刨削系统刨除增生的滑膜，再做详细探查。在探查中，应缓慢屈伸活动踝关节，以便观察距骨的不同部位和胫骨与距骨之间的关系以及在踝关节活动中，特别是背伸时，有无滑膜和韧带断裂端在前内侧和前外侧沟内受到挤压和撞击，胫骨前缘与距骨颈部是否相撞击。还可以观察下胫腓横韧带远侧束与距骨外侧顶部的关系(是否有撞击)。另外还可以观察到软骨性质和较小的关节鼠。

观察前外侧沟时应将关节镜从前外侧入路进入关节，并将踝关节置于外翻位。反之亦然，观察前内侧沟时将关节镜从前外侧入路进入关节，并将踝关节置于内翻位。在处理距骨后方病变时，如距后三角骨切除、距骨后部软骨损伤病灶清理，应选择后内侧、后外入路。在标记位置切开皮肤后，先用小弯钳钝性分离至跟距和胫距关节后部，再用钝性穿透器做进一步钝性分离，并使内外会合，此时用钝性穿透器连带套管放入该处，拔除穿透器。保留套管，连接关节镜入水管并与镜鞘相接，在关节镜监视下，用电动刨刀刨除跟距和胫距关节后部部分滑膜及软组织充分显露出该关节及其周围结构(如屈踇长肌腱)。

如行距后三角骨切除应稍向下移至跟距关节；如处理距骨后部软骨损伤则应稍向上，分离至胫距关节，操作时应注意保护肌腱内后方的血管神经结构。在处理距骨的剥脱性骨软骨炎时，应将剥脱的软骨清理干净，并且清除一块取出一块，以免碎块残留于关节内。骨床钻孔时也应尽量做到垂直钻孔，深度为3mm，直径2mm，孔与孔间距为3mm。术前有明显关节不稳定者(主要为前外侧不稳)，应在关节镜手术结束后，即行踝关节外侧副韧带止点重建术或前外侧关节镜紧缩术。对距腓前韧带和跟腓韧带撕脱骨折，应同时切除撕脱骨块。

四、关节镜技术在踝关节疾病治疗中的应用

(一) 软组织病变

1/3 以上的踝关节镜手术是治疗软组织病变的，由于普通 X 线片不能显示踝关节的软组织病变。MRI 检查也只能间接反映病变的情况，而关节镜不但能清楚地观察关节内的病变性质和确切的位置，而且能进行有效的治疗。除能根据需要准确地进行活检外，还能进行滑膜切除和嵌入之韧带断端及瘢痕的切除。另外，踝关节创伤后的关节粘连常常导致关节疼痛和功能受限，对于此种病变切开手术不但创伤大，而且有的地方观察不到，难以进行彻底松解。而在关节镜下则能清楚地观察粘连情况，并进行直视下彻底松解，同时还能用射频气化进行止血。

由反复内翻损伤引起的前外侧卡压。前腓韧带或跟腓韧带不完全愈合导致的瘢痕形成和前外侧间室滑膜炎，可引起踝关节持续疼痛和肿胀。偶尔，反复扭伤会引起前内侧卡压，并伴有前内间室的滑膜炎。韧带联合扭伤常引起瘢痕形成或胫腓前下韧带肥厚，累及或不累及骨间膜和胫腓后下韧带复合体。这个部位的瘢痕化会引起前外或后外侧卡压。Takao 等的研究表明，对于这些伴有慢性创伤后踝部疼痛的多样化的关节内损伤，关节镜检查是最好的常常也是仅有的检查方法。

前外侧病变可经前内侧入口放入关节镜，经前外侧入口放入刨刀进行清理。为完成检查和清创，刨刀和关节镜要互换位置。经前侧入口，辅以通过器械的后外侧辅助性入口，可更好地观察后外侧的卡压病变。后外侧病变的清创需用手法牵引。通常用一个小的 2. 9mm 全半径手术刀进行后外侧清创，并用一个 3. 5mm 全半径手术刀进行前外侧清创。

1. 手术目的和原则　色素绒毛结节性滑膜炎、创伤性关节滑膜炎、类风湿关节炎早期、滑膜软骨瘤病、早期特异性和非特异性感染性滑膜炎等均以滑膜病变为主，手术的目的在于取滑膜病变组织进行活检，清除变性、坏死滑膜组织，改善局部血循环。根据滑膜病变不同，手术切除的多少、程度及范围不同。

2. 手术适应证

(1) 感染性滑膜疾病：包括各种特异性和非特异性感染性滑膜炎，如：结核性滑膜炎等。

(2) 非感染性滑膜炎(图 31-2-3)：如踝关节风湿和类风湿滑膜炎、绒毛结节性滑膜炎(图 31-2-4)等。

(3) 滑膜性病变及踝关节软组织损伤　如滑膜软骨瘤病(图 31-2-5)、踝关节内半月板样损伤(图 31-2-6)、滑膜撞击、滑膜(图 31-2-7)及韧带断裂端嵌入等。

未累及到关节腔的软组织感染是关节镜手术的禁忌证，如果行关节镜手术可能会导致原来正常的关节腔感染。踝关节滑膜疾病的种类较多，各种不同的疾病治疗方法不同，首先要分析其病因及其基本的病理改变。活检取材的位置至关重要，掌握手

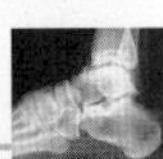

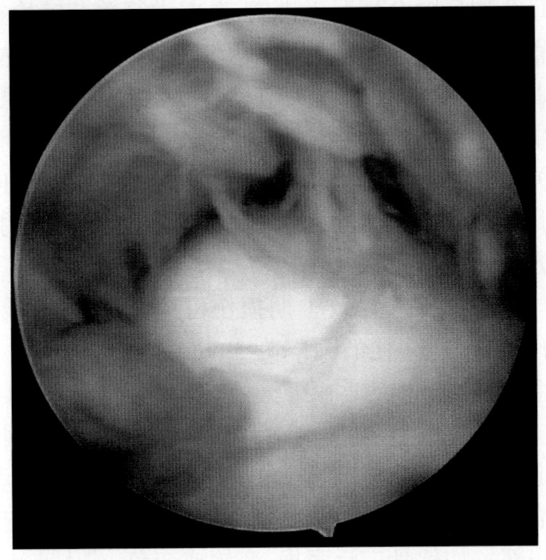

图 31-2-3　踝关节慢性滑膜炎

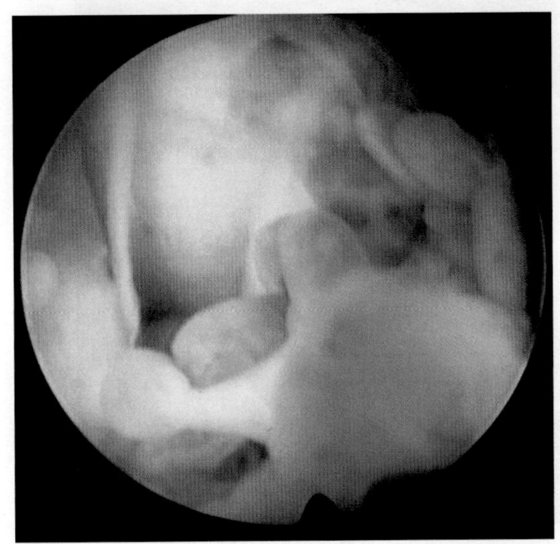

图 31-2-4　踝关节绒毛结节性滑膜炎

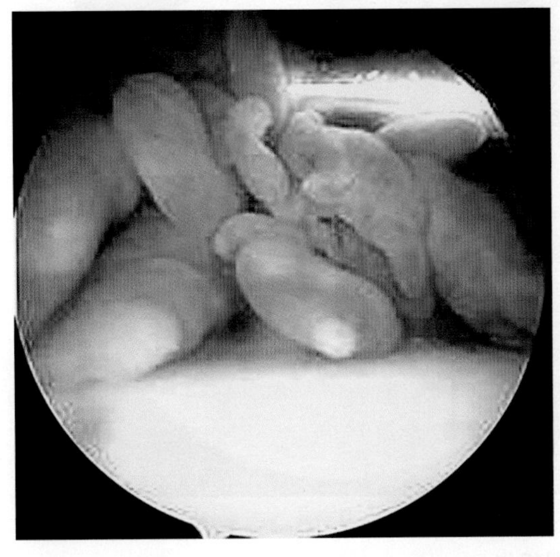

图 31-2-5　踝关节滑膜软骨瘤病

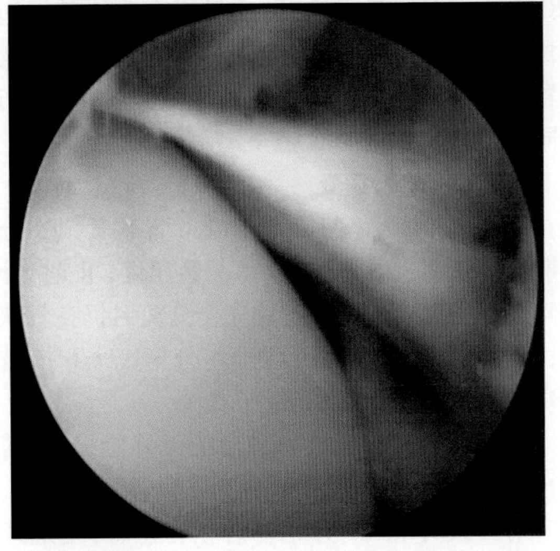

图 31-2-6　踝关节内类半月板结构

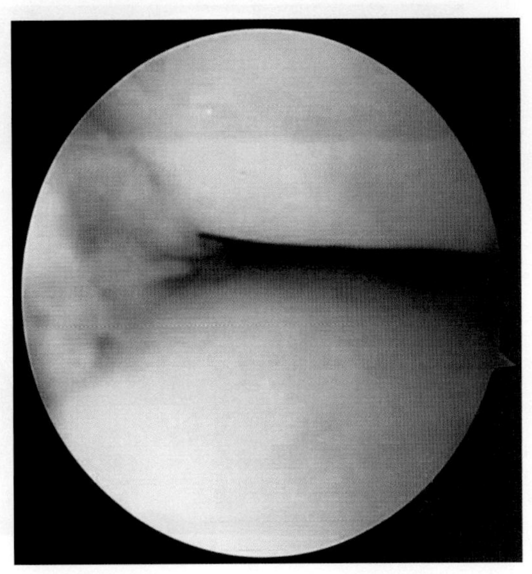

图 31-2-7　踝关节内滑膜嵌入

术切除的多少、程度及范围不同。

3. 术后处理　局部滑膜炎或软组织嵌顿清创术后的护理包括在第一周进行加压包扎并在能耐受情况下扶拐负重。然后根据组织反应的程度开始渐进性力量、活动度和功能灵活性训练计划。一般在第 6 周可恢复竞技运动。在广泛滑膜切除术后，应使用关节内引流管并在出院前取出。常使用可拆卸夹板，此间每天拆下夹板小范围活动 3 次。术后第 5 天开始逐渐增加负重，7～10 天弃拐。在接下来的 6～8 周进行渐进性的力量和活动度训练，使用物理治疗如冰袋和加压以减少肿胀。

（二）软骨病变

在软骨病变还未达到一定程度时，普通 X 线片和 CT 均不能清楚地反映软骨病变的真实情况。而

MRI 检查有时又过于敏感，也仅能表现软骨损伤的大概情况。只有关节镜检查才能清楚地视察病变的位置和范围以及损伤的程度，同时还能根据损伤的不同情况采取相应的治疗。

（三）骨软骨病变

Berndt 和 Harty 将距骨穹隆的骨软骨损伤分为四期（图 31-2-8）：Ⅰ期，软骨下骨压缩；Ⅱ期，骨软骨碎块部分分离；Ⅲ期，碎块完全分离但仍在骨缺损处；Ⅳ期，骨软骨碎块游离。高分辨率 CT 扫描和 MRI 有助于正确分期和治疗。

对于骨骼发育未成熟患者的无移位损伤，需要进行一段时间的保守治疗，包括不负重制动 8 周，并重新用 X 线片和 CT 评估。若正在愈合，则继续进行保守治疗直到损伤愈合且关节炎症消失。若保守治疗 8 周后愈合情况无进展，考虑进行关节镜检查，探查损伤以决定合适的治疗。对骨骼发育未成熟的患者，应尽可能地保留关节软骨。治疗应考虑患者的生理年龄和活动水平、损伤的大小、部位、分期以及关节软骨的情况。由于内侧损伤有愈合的倾向，因此 Canale 和 Belding 建议对其采取更为保守的治疗方法。

对保守治疗无效Ⅰ期损伤可用 1.0mm 克氏针钻孔，损伤处钻孔的间隔为 3mm，深度约 7mm。可使用一种 Concept 微骨折锥处理后部损伤（图 31-2-9）。Ⅱ期和Ⅲ期损伤的治疗依据前述的考虑因素而定。对有良好关节软骨的骨骼未发育成熟患者，应清理凹陷病灶，用可吸收或金属针将软骨固定于损伤部。如软骨广泛磨损，变软或变色，或太小而不

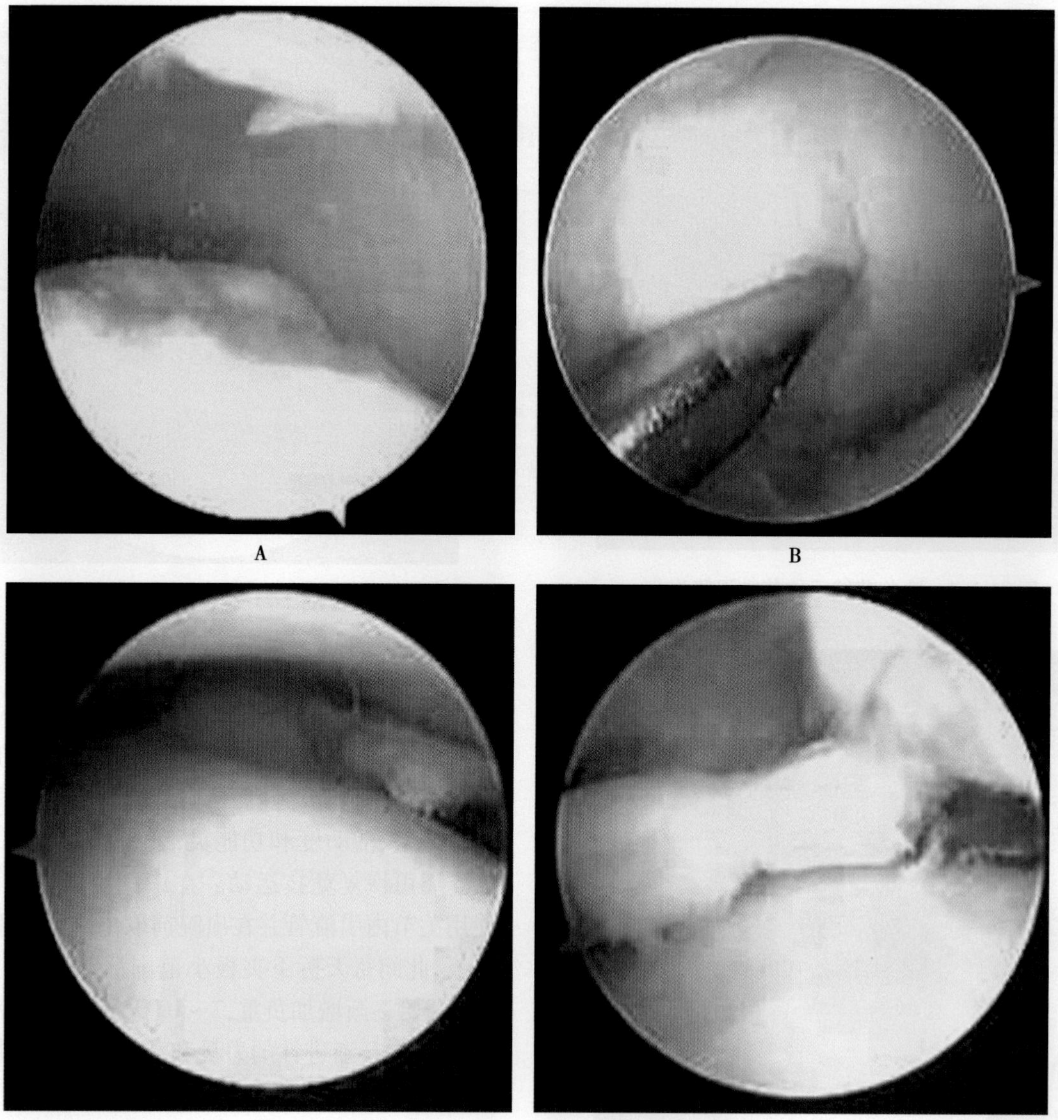

A

B

C

D

图 31-2-8　距骨软骨损伤

A. Ⅰ期，软骨下骨压缩；B. Ⅱ期，骨软骨碎块部分分离；C. Ⅲ期；D. Ⅳ期

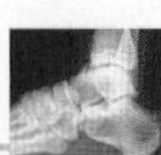

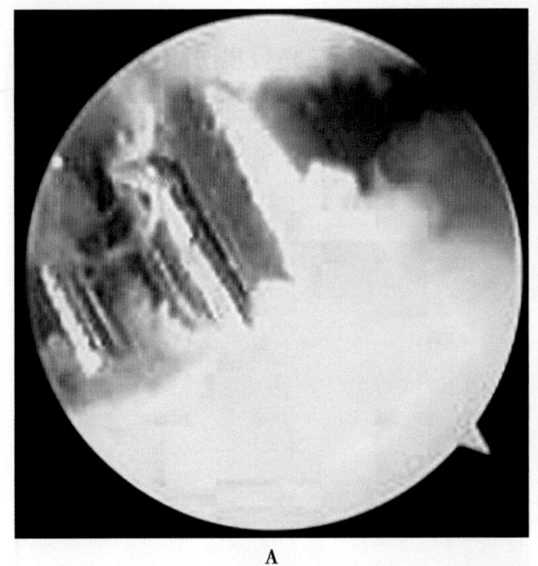
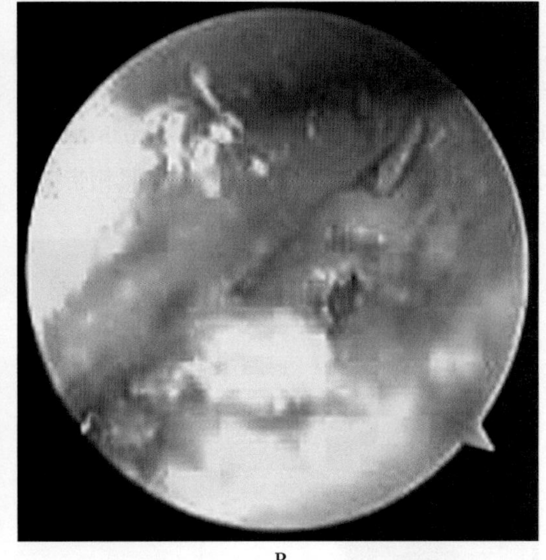

A　　B

图 31-2-9　软骨损伤的关节镜治疗

A. 微骨折(克氏针钻孔)；B. 微骨折后

能穿针固定,应用半月板刀锐性切除损伤的边缘。病灶基底部应刮除至出现斑点状出血。对于老年患者的硬化性损伤或大于 1cm 损伤,应对病灶钻孔或造成微骨折。对大多数Ⅳ期损伤,应摘除碎块,对病灶进行磨削或微骨折处理。

Takao 等发现,71% 的距骨骨软骨损伤合并腓骨远端骨折,56% 与慢性外踝不稳有关。他们发现,关节镜钻孔治疗这些软骨和软骨下骨损伤并不能从客观上改变大多数患者的 MRI 检查和关节镜检查的结果。尽管如此,客观地对于大多数患者进行的美国足踝矫形外科协会(AOFAS)评分结果都非常好。

多数作者认为对于软骨损伤的初次治疗是磨削和钻孔。如果这一治疗失败,对于该病的二线治疗最为有效的方法是自体骨软骨移植。Baltzer 和 Arnold 用取自同侧膝关节的骨软骨移植治疗 43 位患有剥脱性骨软骨炎或创伤后关节软骨缺损的患者(图 31-2-10)。就诊时平均疼痛程度的视觉模拟评分(visual analogue scale)为 4.4 分。术后随访 2 年的视觉模拟评分为 1.1 分。Kreuz 等用取自同侧距骨关节面的自体骨软骨移植治疗,也获得了类似的好结果。这种治疗需要开放移植,同时行内踝截骨或者在胫骨的前内侧关节面做一个小的楔形截骨,以便显露该区域进行手术。

我们用取自同侧膝关节的自体骨软骨移植治疗了几例患者,短期结果良好,但尚无长期结果,手术的效病比(benefits versus morbidity)尚未可知。

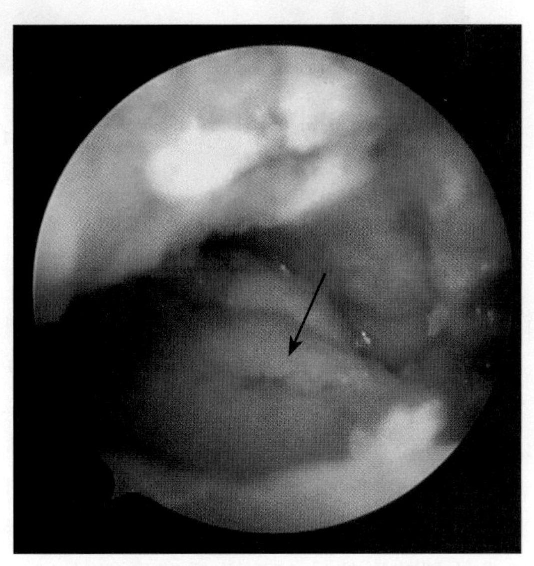

图 31-2-10　距骨顶部软骨大面积剥脱

(四)关节游离体

游离体主要分为普通 X 线显影和不显影两类。软骨性质的游离体在普通线照片中不能发现,而 CT 和 MRI 检查也时常观察不满意,在关节镜下则清晰可见且容易取出。对于较大的游离体采取分次取出的办法。

(五)踝关节骨关节病

对于轻度的踝关节骨关节病,如患者术前以疼痛和交锁为主,则不必进行常规的切开手术,可在关节镜下用电动刨刀将增生的滑膜切除同时用髓核钳咬除主要的骨刺并用镜下电刀处理即能获得满意的效果。

(六) 急性踝关节骨折

如有内外踝骨折造成的下胫腓分离,可用踝关节镜监视其复位情况,使其能更加准确复位并进行固定治疗(图31-2-11),免除了术中透视和照相带来的射线照射。

(七) 距后三角骨损伤

距后三角骨损伤的治疗,应用关节镜可以从踝关节后内或后外入路,在关节镜下完全切除距后三角骨。

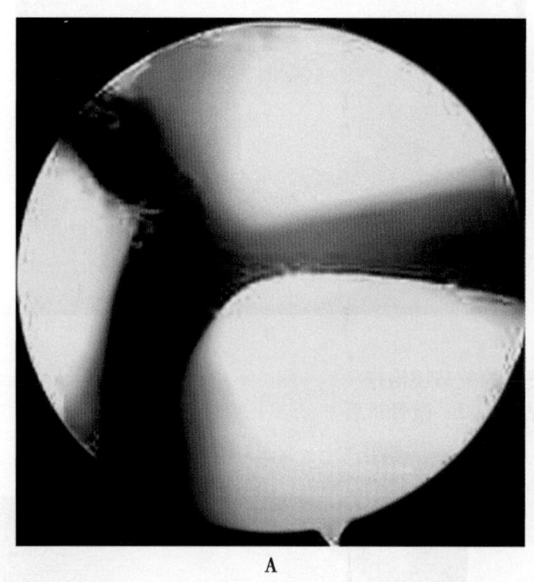

A

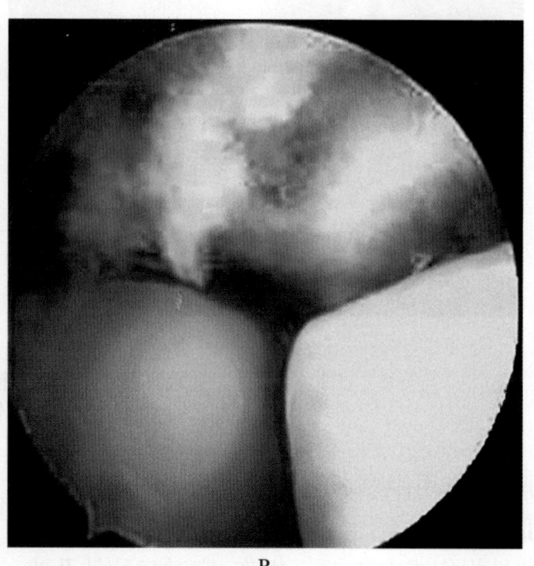

B

图31-2-11 下胫腓关节分离
A. 复位前;B. 复位后

(八) 踝关节融合

对于经保守治疗无效,由创伤、退行性变或炎性关节炎引起的病症性疼痛,可行踝关节融合术。Glick 和 Parisien 报告 39 例关节镜下关节融合术的融合率为 97%,功能优秀者占 88%。他们认为关节镜下关节融合术对伤口愈合困难的患者尤其有益,例如有周围血管疾患、皮肤问题或类风湿关节炎的患者。此手术的禁忌证包括:内翻或外翻畸形超过 15°,前后畸形超过 15°,显著的关节不匹配或缺血性坏死塌陷引起的骨质缺损或破坏。融合成功的关键是切除胫骨顶、距骨穹隆和内外侧沟的关节软骨和软骨下骨。胫骨顶的凹面和距骨穹隆的凸面必须保留以保证骨性接触。踝关节应在中立位并有 5°足跟外翻。为在融合过程中加压和稳定,骨移植应充分并用螺钉固定。

(九) 化脓性关节炎的清创

化脓性关节炎可用关节镜清创并用 8 ~10L 生理盐水彻底冲洗的方法治疗。在冲洗前应做培养。引流管保留 36 ~48 小时,踝关节用夹板固定。若炎症消退,开始主动活动度练习;若未消退则应考虑重新冲洗和清创。

(十) 踝关节损伤的韧带重建

通过 X 线应力试验可判断大部分韧带性关节不稳,因此通常不用关节镜来确诊。但是,在进行韧带重建前用关节镜对伴随软骨损伤进行定位是有帮助的。Hawkins 介绍了一种关节镜韧带重建的手术方法,但此手术疗效尚未见发表,极严重的关节不稳用已经证实的切开手术方法治疗为宜。

五、踝关节镜手术的并发症及其预防

1. 神经损伤　最为常见,文献报告最高为 9% ~17%,主要是入口附近的神经支配区域和远端皮肤麻木。至 2005 年 12 月作者所进行的 158 例踝关节镜手术的患者中发病率为 2. 53%。1 例为腓浅神经损伤(半年后基本恢复),3 例为入口附近血管损伤。采用前外入口或辅助性前外入口时,容易造成腓浅神经分支损伤;前侧入口过于靠近关节中央时,腓深神经容易受到损伤;采用后外入口时,易损伤后外侧的腓肠神经。正确选择远离神经及其分支的入口,钝性分离皮下组织至关节囊,并使用钝性套针穿透滑膜层,

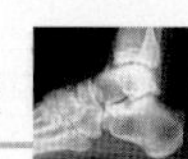

可避免神经损伤的发生。

2. 血管损伤　常于做关节镜入口时发生，损伤程度轻微，仅需单纯缝合即可控制。使用前外入口时容易损伤足背动、静脉，甚至发生足背动脉动脉瘤。按术前标记正确选择入口位置，可避免此类血管损伤的发生。

3. 关节软骨损伤　较为常见。入口位置与方向错误、关节牵引力过小使关节间隙过窄、使用直径较大的关节镜及手术器械均可导致医源性关节软骨损伤。

4. 韧带与肌腱损伤　较为罕见。入口位置不正确可引起韧带或肌腱切割伤，如距腓前韧带、跟腱；关节牵引力过大可继发韧带损伤。正确选择入口位置及适宜的牵引力，对避免韧带与肌腱损伤非常重要。

5. 器械断损　踝关节镜手术所使用的器械细小，手术时超过其使用强度，可造成器械关节内断损并难以取出。手术前常规检查器械有无破损，定期更换常用器械，可避免此类并发症的发生。踝关节镜技术的并发症与膝关节镜相似。

6. 皮肤切口及关节内感染。

7. 关节粘连。

8. 骨髓炎，有时与术中进行骨牵引有关。

六、关节镜技术在踝关节外疾病治疗中的应用

关节镜辅助下经皮 Kessler 缝合法修复新鲜闭合跟腱断裂（图 31-2-12），与开放手术相比，关节镜辅助下经皮 Kessler 法缝合跟腱术术后并发症明显减少，伤口美观，皮肤坏死和延迟愈合相对较少，保留了腿旁膜的血供，功能恢复明显加快。与经皮修复跟腿断裂手术相比，关节镜辅助下清理断端间血肿、瘢痕及残端组织，并证实跟腱断端接触紧密与对合良好，有效地避免了单纯经皮修复跟腿断裂的盲目性和不确定性。近年来，关节镜技术的深入发展，为诊断及微创治疗关节内痛风石提供了新的途径，关节镜手术治疗关节内痛风石的技术优势包括：直接提供良好的关节内视野，准确了解关节内各结构病变，有助于完善治疗方案；通过液体的冲洗和器械的刨削切割等，可以直接清除大量的晶体和痛风石；可以直接清除脱落的软骨片和其他游离体等；可以针对软骨或骨缺损进行相应的手术治疗；切口小、手术时间短、感染机会小；整个手术创伤小，术后并发症少，关节功能恢复满意，住院时间减少。

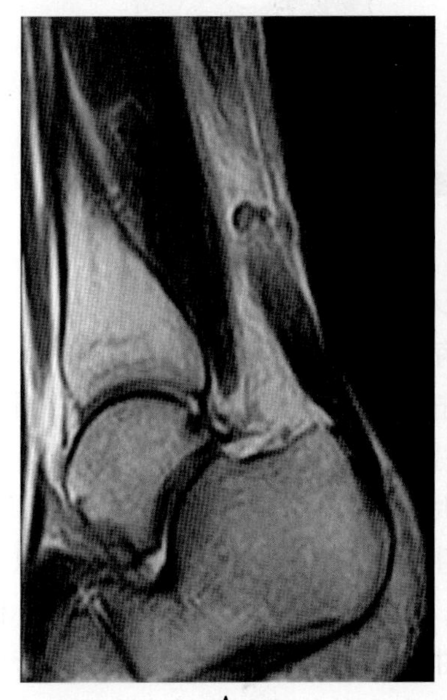

A

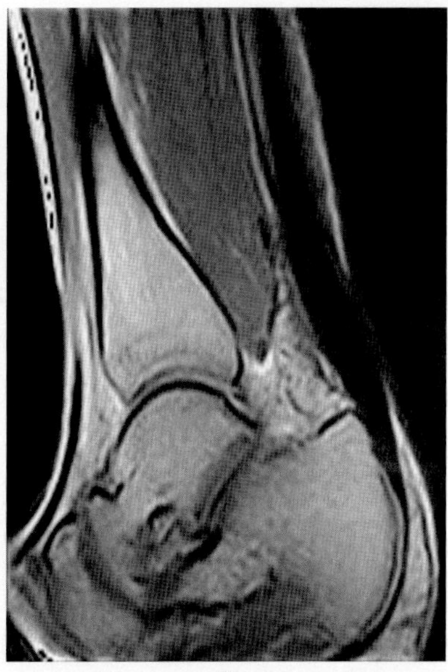

B

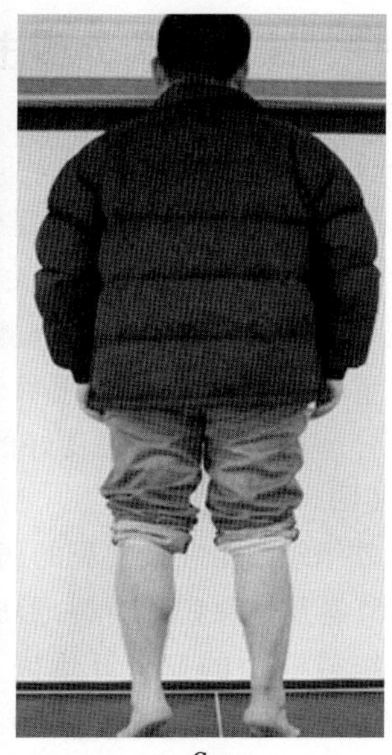

C

图 31-2-12　关节镜下修复新鲜闭合性跟腱断裂效果

A. MRI 示术前断端血凝块及瘢痕；B. 术后 5 月复查跟腱修复良好；C. 术后提踵恢复正常

（唐康来　刘祥舟　周游）

第三节　应用踝关节镜技术治疗踝关节撞击综合征

踝关节撞击综合征是踝关节常见的病变之一，指各种原因引起关节内或关节周围组织间发生摩擦，挤压和撞击产生疼痛的一组疾患。该病既可以是造成踝关节生物力学改变的原因，也可以因生物力学改变而发生。踝关节撞击综合征包括骨性撞击和软组织撞击两大类。其中软组织撞击是在关节镜应用于临床之后才被发现。1950 年 Wolin 等最早发现踝关节内有半月板样组织造成撞击，并导致踝关节持续性疼痛。作者曾在 2004 年行踝关节镜手术中发现上述"半月板样组织"，病理切片证实有软骨化生。在作者所行的 2000 多例踝关节镜检中，仅此 1 例 1991 年 Andrews 确认上述损伤是因距腓前韧带撕裂并陷入前外侧沟中形成。1991 年 Ferkel 通过病理学分析证实撞击的组织是肥厚的滑膜组织。于 1997 年 DeBerardino 最终定名为"软组织撞击"。另外，根据撞击的发生部位又可以将本病划分为前外撞击、前方撞击、前内撞击和后方撞击四类。以下根据撞击的发生部位分别叙述。

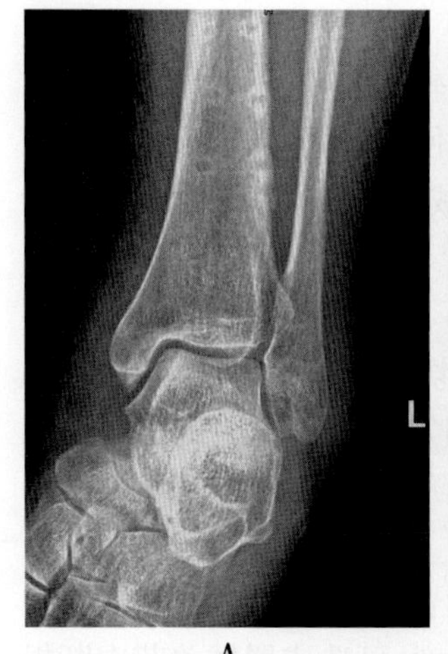

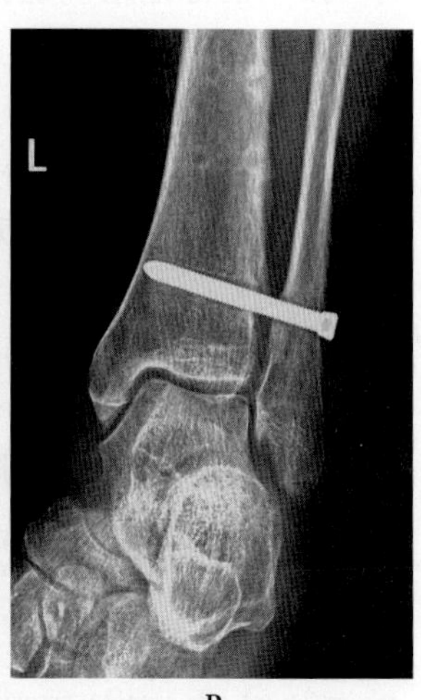

A　　　　B

图 31-3-1　踝关节外侧撞击症
A. 术前外踝与距骨撞击；B. 术后 X 线片撞击消失，患者症状也消失

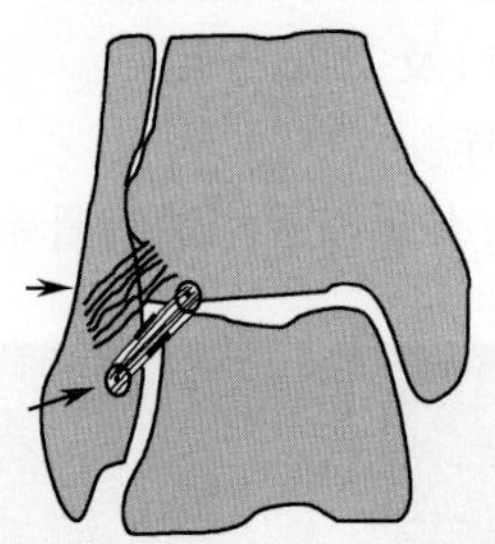

图 31-3-2　踝关节前外侧下胫腓联合处撞击示意

一、踝关节前外撞击综合征

（一）病因

1. 骨性撞击　踝关节退变合并距胫关节前外缘骨赘，可以发生撞击。踝关节扭伤后发生距骨切线骨软骨折，多位于前外侧，也是形成撞击的一个重要原因。胫骨或距骨骨折也是病因之一。腓骨远端骨折未获得良好的治疗，可造成外侧撞击(图 31-3-1)。

2. 软组织撞击　最常见的病因是踝关节内翻伤后关节囊及外踝韧带断裂，形成的瘢痕、增生的滑膜组织或断裂的韧带纤维嵌入前外侧关节间隙，造成撞击。发生率占踝关节扭伤的 30%。反复微小内翻伤也可以引起相同的病变。下胫腓前韧带远端增厚为下胫腓韧带远侧束，它过度肥厚与距骨前外侧面也可以发生撞击，出现临床症状(图 31-3-2)。另外，各种非创伤性疾患，如关节感染、骨性关节炎、色素沉着绒毛结节性滑膜炎、血友病性滑膜炎及关节内肿瘤等也可以引起本病。少数存在先天因素。

（二）病理

踝关节扭伤后多发生创伤性滑膜炎，因而炎性滑膜增生是撞击的最常见病理表现，关节囊及韧带损伤后形成瘢痕撞击，病理表现为肉芽组织增生。少数滑膜增生或瘢痕经反复摩擦，形成类似半月板样撞击组织，称为半月板样组织。部分半月板样组织病理变化中有软骨化生表现，为透明软骨或纤维软骨。骨性撞击和其他非创伤性疾患有各自不同的病理特点，参见相关章节。

（三）诊断

1. 临床表现　骨性撞击依病因不同而异，有各自特异症状，如骨折有明确创伤史，伴疼痛、肿胀、活动受限。骨赘形成运动员中较多见，在普通人群中

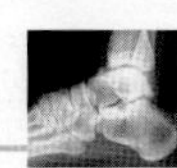

大部分为中老年患者，另一部分则为喜欢运动的年轻人。临床表现为慢性踝关节疼痛，下蹲痛，背伸受限等。具体参见相应章节。

软组织撞击则为踝关节前外侧疼痛，肿胀，活动受限，运动后加重，深蹲疼痛，可出现跛行。本病的临床表现并无特异性，因此诊断更多依靠查体和磁共振检查，最终确诊还是靠关节镜。

2. 查体　软组织撞击查体时可以发现关节肿胀，背伸受限，背伸角度减小。踝关节前外侧关节间隙压痛，注意区分压痛点的部位是在前外间隙下胫腓处还是在距腓间隙。被动背伸和外翻踝关节时出现疼痛或疼痛加重。单足深蹲痛阳性。鉴别软组织撞击时可以采用撞击试验，其敏感性为 94.8%，特异性为 88%，有较高诊断价值，具体操作方法为屈膝足部放松，一手固定足跟，同时拇指按压前外侧或者前内侧，另一手握前足，将足由跖屈位推向背伸位，按压处出现疼痛或疼痛加重为阳性，此时撞击组织被按压入关节隙，受到距骨与腓骨和胫骨前缘的挤压和撞击从而诱发或加重疼痛。

骨性撞击参见相应章节。

3. 影像学检查

（1）X 线片：对骨性撞击有诊断价值，可以显示踝关节骨折愈合后的情况（骨折移位愈合和骨痂）、骨软骨骨折、外踝撕脱骨折和骨赘等。对软组织撞击无直接诊断意义，但要注意下胫腓联合处胫腓间隙，如有增宽，提示既往有损伤。

（2）CT：可以显示骨性撞击，三维 CT 更有价值。

（3）磁共振检查（MRI）：对撞击综合征的诊断有重要价值。撞击试验可以显示撞击部位的软组织形态，可以发现关节的其他损伤，如股软骨损伤，也可以显示骨性撞击。常规 MRI 对软组织撞击的显示在关节肿胀明显的情况下较清晰，肿胀不显时可能显示不清。磁共振造影（MRA）通过造影剂对比，显示软组织更清晰，准确性可达 97%，敏感性 96%，特异性 100%。

（四）治疗

1. 保守治疗　骨性撞击根据患者的不同临床表现而采取不同的治疗方法。一般需手术治疗。软组织撞击的保守治疗包括理疗、制动休息、口服非甾体类消炎药、康复锻炼，必要时可以局部封闭治疗缓解症状。如保守治疗 3 个月仍然效果不佳，则应手术治疗。方法是在关节镜下切除被撞击的组织效果很好。作者的一组 21 例踝关节软组织撞击综合征手术结果显示，效果很好。

2. 手术治疗　骨性撞击根据患者的不同临床表现而采取不同的治疗方法。骨折则需手法复位，石膏固定，如复位不满意需手术复位和内固定。骨软骨骨折则在关节镜下取出，骨床可行清理、微骨折、骨软骨移植或软骨细胞移植等。骨赘撞击则关节镜下或切开切除骨赘，同时清理关节。

软组织撞击则在关节镜下将撞击软组织切除。常规采用前内及前外入路进行关节镜探查，观察软组织撞击和软骨损伤情况，同时在关节镜下切除造成撞击的组织，软骨损伤可以采用清理、微骨折、骨软骨移植或软骨细胞移植等方法处理。处理距腓关节间撞击时可于腓骨尖前方另附加前外入路。软组织撞击的关节镜治疗效果较理想，根据文献报道和北京大学运动医学研究所的研究结果证明其总体优良率在 87% ~95% 之间。Kim 等关节镜治疗 52 例前外侧软组织撞击撞击综合征 52 例，分为关节稳定和关节不稳两组，平均随访 30 个月，总体治疗优良率为 94%，两组之间治疗效果无明显差异，认为关节稳定性不影响本病的关节镜治疗效果。不过，同类文献报道较少，选择治疗方式和指征时应慎重。

二、踝关节前方撞击综合征

前方撞击为骨性撞击，即距胫关节退变，胫骨前缘和距骨颈近侧相对面骨赘形成，踝背伸时相互撞击，产生疼痛、背伸受限等症状。

（一）病因

前方撞击性骨赘（图 31-3-3）是由反复直接或间接创伤引起退变所致。在足球运动员中，前方撞击多因跖屈位前方直接创伤导致。背伸和扭转动作较多的运动项目也容易发生前方撞击，如篮球、标枪、跳高、跳远等。参见踝骨关节病的有关章节。

（二）发病机理与损伤病理

前方撞击形成骨赘的机制有两种解释，其一为强迫背伸动作引起胫骨和距骨的反复微小创伤和骨膜下血肿，刺激新骨形成，发生“骨刺”。另一种解释为被动跖屈引起踝关节前方关节囊牵拉、撕脱损

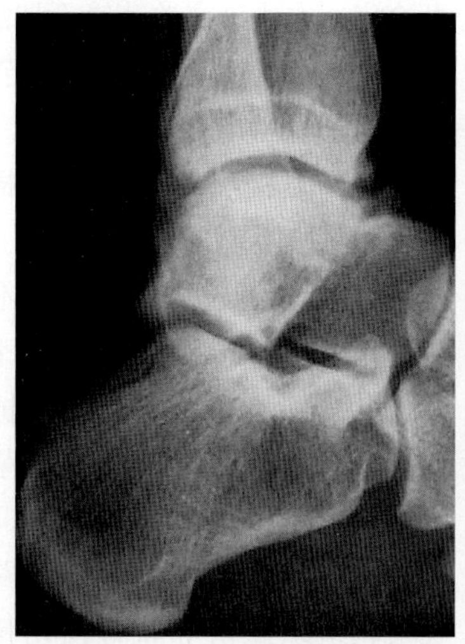
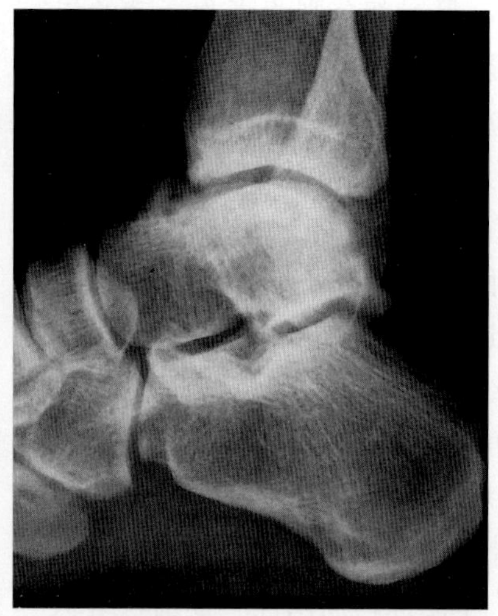

图 31-3-3　踝关节前侧骨赘撞击

伤而诱发骨赘形成。骨赘周围会发生反应性滑膜炎，滑膜增生，是同时形成前方软组织撞击的主要因素。

（三）诊断

1. 临床表现　踝关节有反复强迫背伸和跖屈创伤或疲劳损伤，踝关节前方疼痛，肿胀，背伸受限，深蹲时踝前疼痛加重，甚至无法深蹲。运动时，尤其重复创伤动作时疼痛加重，影响运动或日常活动。骨赘位于踝内侧或外侧时疼痛部位随之改变。

2. 查体　踝关节前方肿胀，伴压痛，以骨赘处压痛最明显，为局部反应性滑膜炎表现。骨赘较大者可以触及。被动背伸时引发疼痛，为滑膜嵌于胫骨骨赘和距骨或距骨骨赘之间所致。前方撞击试验（做法详见踝关节前外撞击综合征）阳性。

3. 影像学检查

（1）X 线片检查：常规侧位片可以显示胫骨前缘和距骨骨赘。正位片有助于判断骨赘偏内侧或偏外侧。侧位片上沿距骨颈表面作线至腓骨前缘，由此点向胫骨前缘做切线，两线交点为胫距角。正常此角大于 60°，此角小于 60°时提示胫骨或胫距骨骨赘形成。如侧位片骨赘范围不清晰，需拍对侧踝关节作为对照。Scranton 和 McDermott 将本病 X 线片表现分为四度：Ⅰ度，胫骨骨赘≤3mm；Ⅱ度，胫骨骨赘>3mm，距骨无骨赘；Ⅲ度，胫骨骨赘较大，伴或不伴分裂，距骨颈骨赘形成，常伴分裂；Ⅳ度，踝关节前部骨关节破坏，可同时有内、外和后方退变表现。

（2）磁共振（MRI）检查：对骨赘范围和位置的判断有帮助，同时可以显示关节软骨破坏情况、骨髓水肿和滑膜炎性增生情况。

（四）治疗

踝关节前方撞击综合征早期可采用保守治疗，主要目的是减轻和消除炎症反应。受限减少造成创伤的运动或动作，制动，休息，可配合理疗如短波、超声等，应用非甾体类消炎药，炎性反应较重可局部普鲁卡因加强的松类药物封闭治疗。如保守治疗效果不佳或关节活动度受限则采用手术治疗。

单纯症状性骨赘可在关节镜下进行骨赘切除和滑膜清扫，镜下注意应清晰暴露胫骨及距骨的骨赘范围，将骨赘彻底切除。有时骨赘巨大，需行切开手术处理。根据关节的破坏程度不同，骨赘可能复发，这与患者的活动程度相关。

如果关节内存在骨软骨损伤等其他病变，应予以处理，骨赘切除并非主要治疗措施，有时仅切除骨赘可能反而会加重原发病变的症状。

选择手术方式前应和患者沟通，了解患者接受手术治疗的目的。以疼痛为主要症状者，治疗目的是减轻或缓解症状，手术以清理关节增生滑膜和软骨碎片为主。若以活动度受限为主诉者，则以改善活动度为手术目的，应彻底切除影响背伸的骨赘。需告知患者骨赘有复发可能。

（五）康复

关节镜下骨赘切除及关节清理术后棉花夹板固定，麻醉恢复后积极进行下肢肌力练习，如直抬腿、肌肉收缩等。术后 2～4 天患肢 50% 负重行走，活动不宜过多，负重程度依患者主观感受来调整。术后 5 天开始关节背伸练习。术后 7 天拆线，10～14 天可完全负重行走，术后 6～8 周恢复正常活动和运动。如术中进行了软骨修复或采用切开手术则康复

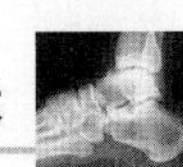

相应延后。

三、踝关节前内撞击综合征

（一）病因

1. 骨性撞击　踝关节内翻伤造成距骨内侧或（和）内踝骨软骨骨折，骨软骨块撞击；踝关节扭伤后距骨内侧发生剥脱性骨软骨炎，形成骨软骨块撞击；陈旧外踝不稳造成踝内侧反复撞击。

2. 软组织撞击　踝关节扭伤后内侧关节囊、韧带肉芽组织及瘢痕形成，产生撞击。内侧三角韧带断裂后韧带断端可嵌入内侧关节隙，造成撞击。距胫前韧带增厚也是撞击原因之一。

（二）病理

1. 骨性撞击　创伤造成距骨内侧或/内踝骨软骨骨折，骨折块移位发生前内侧撞击。剥脱性骨软骨炎的发生与关节扭伤密切相关，当踝关节扭伤，常见为内翻伤时，距骨内侧软骨下骨发生缺血、坏死、剥离，但软骨层完整，以后才逐渐分离，软骨层有退变。如完全分离，则形成游离体，缺损区有纤维软骨和纤维结缔组织覆盖。此时内侧撞击即可发生。当然，内翻伤本身也可以造成。陈旧踝关节外侧不稳则造成踝关节在日常生活或运动时内侧间隙压力增高，胫骨内侧关节面反复撞击，发生软骨退变，产生疼痛等症状。

2. 软组织撞击　病理表现与前外侧撞击类似，关节囊和韧带损伤后形成肉芽和瘢痕组织，充填内侧间隙，导致撞击的发生。撕裂的三角韧带深层及关节囊组织经反复挤压摩擦，可形成半月板样组织，病理也可表现为软骨化生。距胫前韧带增厚与距骨间产生撞击，也会出现相应症状，类似前外侧撞击综合征中下胫腓韧带远侧束撞击。

（三）诊断

1. 临床表现　有踝关节扭伤史，踝关节前内侧疼痛、肿胀，踝跖屈内翻时疼痛加重，可伴内侧弹响和交锁，长距离行走或运动疼痛加重。

2. 查体　踝关节活动度正常或受限，踝前内侧肿胀，局部压痛，被动内翻诱发疼痛，前内侧撞击试验阳性。有游离体者可触及，伴有骨赘形成，可触及骨赘。

3. 影像学检查

（1）X线片检查：有助于发现内侧骨软骨块，软骨下骨的囊变及骨赘。双踝内翻应力位片对照可诊断外踝陈旧不稳。

（2）磁共振检查（MRI）可诊断软骨损坏及骨软骨剥脱，评价周围韧带的完整性。磁共振造影（MRA）对内侧软组织撞击的诊断有重要意义。

（四）治疗

保守治疗参见“踝关节前外侧撞击综合征”。对于发生在儿童的移位不明显的骨软骨剥脱可采用石膏固定3个月，禁止负重。对于成人新鲜的骨软骨切线骨折，可以采取以下几种方案：①如骨软骨块较小，较薄，可以在关节镜下直接切除，无需其他处理；②骨软骨块不大但较厚，可以切除骨软骨块同时进行钻孔或微骨折术；③骨软骨块较大者，可选择直接石膏固定3个月的保守疗法，也可以采取在关节镜辅助下切开用可吸收生物材料固定骨块的方法。文献报告石膏固定的保守疗法对于儿童效果较好。如症状长期存在，时重时轻，影响生活工作者则应采取手术治疗。

手术治疗主要在关节镜下完成。对于有分离的骨软骨骨折或剥脱性骨软骨炎可关节镜下取出骨软骨块，根据骨床情况采用清理、微骨折、骨软骨移植或软骨细胞移植等。如无明显分离，可行逆向钻孔至骨床下，促进其愈合。对于软组织撞击则在关节镜下切除撞击组织即可。

四、踝关节后方撞击综合征

（一）病因

踝关节反复或急性跖屈损伤造成距骨及其周围组织在跟骨及胫骨后方之间受到挤压、撞击，引起骨性或软组织病变，产生后踝疼痛症状，称为踝关节后方撞击综合征。古典芭蕾舞演员常患此症，也可见于足球、篮球、径赛和排球等运动项目中，有时与运动无关的活动中也可发生。

广义上也可以将距胫关节的后内和后外侧软组织撞击也归入后方撞击综合征范畴内，本文亦将两者归入其中。

（二）病理

1. 骨性撞击　踝关节后方撞击的原因较多，常见有以下几种：①距后三角骨损伤；发生率7%，为距后三角骨在跖屈时受到撞击，造成距后三角骨及其与距骨后方形成的关节面损伤，引起症状，此外，第二距骨损伤的情况与距后三角骨相似，但发生率较前者低；②距骨外侧凸过长，即为 Stieda's process 症（图 31-3-4）；③胫骨后缘过度向下倾斜；④跟骨后凸过度突出；⑤后踝游离体形成。

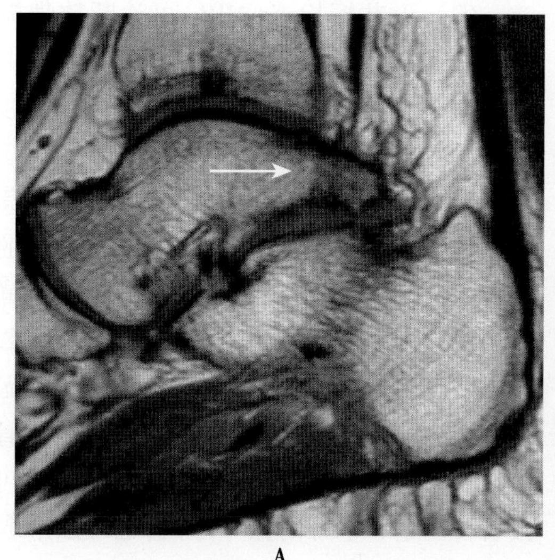

A

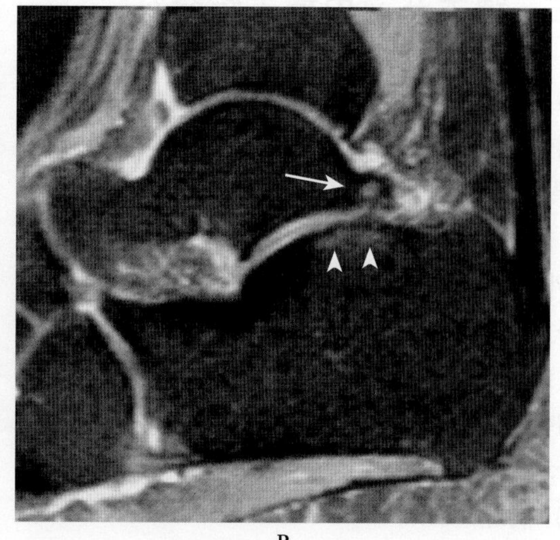

B

图 31-3-4　踝关节后侧第 2 距骨撞击及损伤

A. 箭头显示第二距骨（Stieda's process）；B. 箭头显示第二距骨损伤的部位

2. 软组织撞击　包括：①踇长屈肌腱腱鞘炎；②胫距和距下关节炎，滑膜增生；③后踝间韧带（IML）；④三角韧带后部（距胫后韧带）深层损伤后韧带纤维及其形成的肉芽或瘢痕组织嵌入内侧距骨和胫骨间关节隙，形成撞击；⑤距腓后韧带及下胫腓后韧带损伤后韧带纤维及其形成的肉芽或瘢痕组织嵌入外侧距骨和胫骨间关节隙，形成撞击。

（三）诊断

1. 临床表现　有反复跖屈损伤或一次急性跖屈伤史，踝关节后方肿胀、疼痛，负重、下蹲、跳跃、芭蕾舞演员做足尖点地动作等可以引起疼痛。任何需做足跖屈动作的活动可诱发疼痛。伴踇长屈肌腱腱鞘炎者做踇趾扒地动作时可有疼痛。

2. 查体　后踝可见肿胀，踝关节跖屈受限，后踝跟腱内外侧压痛阳性，足被动跖屈诱发和加重疼痛，跖屈抗阻痛阳性，踇长屈肌腱腱鞘炎者屈踇抗阻痛阳性。后内或后外韧带损伤所致撞击在内外侧距胫关节隙存在压痛，后方因组织深在，病因复杂，撞击试验不可靠。第 2 距骨损伤与距后三角骨损伤的症状不同点是，前者的疼痛出现在内侧而后者在外侧。

3. 影像学检查　X 线片检查，可以发现上述骨性撞击因素（图 31-3-5）。CT 检查，不仅有助于发现

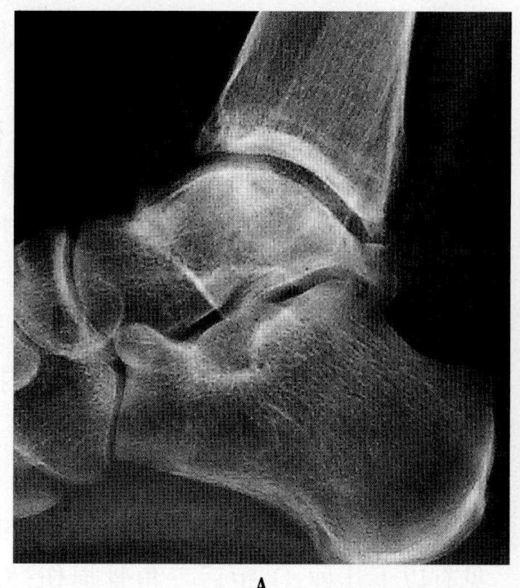

A

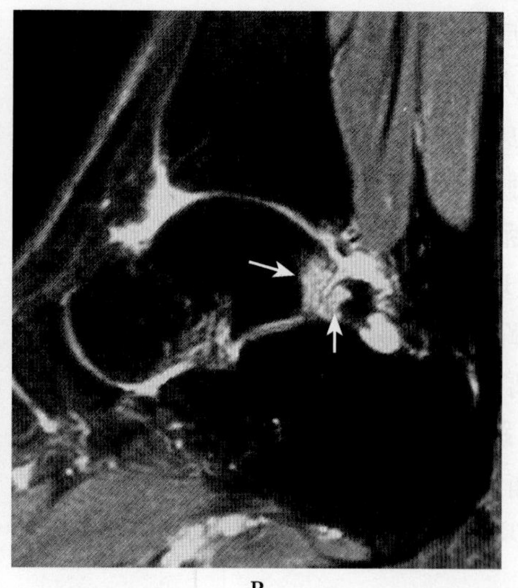

B

图 31-3-5　踝关节后侧撞击症

A. X 线片显示踝关节后三角骨引起的撞击；B. MRI 显示撞击的部位是三角骨损伤

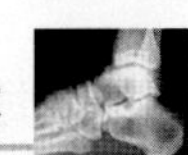

骨性撞击，对距后三角骨、距骨外侧凸过长及其骨折有鉴别意义。磁共振检查（MRI）（图 31-3-5）对诊断有重要作用，可以显示距骨外侧凸异常信号，发现距后三角骨，显示骨挫伤或隐性骨折所致的骨髓水肿，对滑膜炎性增生及踇长屈肌腱腱鞘炎也可以清晰显示。MRI 同时可以发现后踝间韧带、距胫后韧带、距腓后韧带或下胫腓后韧带损伤后造成的撞击。磁共振造影（MRA）技术则进一步提高了诊断的准确性，有确诊意义。

（四）治疗

踝关节后方撞击综合征的治疗也包括保守治疗和手术治疗。保守治疗包括理疗、制动，骨折需石膏固定，应用非甾体类消炎药，肌肉力量及平衡训练等康复治疗，可以局部封闭治疗以缓解症状。如保守治疗效果不佳，影响训练、比赛甚至日常生活时可手术治疗。

手术治疗根据撞击因素不同而各异。距后三角骨损伤一般行切除手术，以往采用切开方式，目前更多应用关节镜进行镜下切除，创伤小，康复快。距骨外侧凸过长及骨折则手术切除过长部分及骨折块，同样可以镜下操作。游离体予以取出。踇长屈肌腱腱鞘炎可行清理，因危险性较高，一般切开手术，注意保护胫后血管神经。其他软组织撞击均可在关节镜下清理和切除。第 2 距骨损伤方法虽然与距后三角骨损伤相同，但因踝关节内后方有胫后血管神经，手术时应特别注意保护。

对于踝关节后方撞击综合征的关节镜手术技术关键步骤是踝后方入路选择。常规后入路包括后外、后正中和后内入路。后外入路位于跟腱旁，外踝尖近侧 3cm 处。后正中入路位于外踝尖近侧 3cm，跟腱正中。后内入路位于跟腱内侧缘，因损伤血管神经几率高，因而需慎重使用。也可以在后外入路前方 1cm 处，即腓骨肌腱后方，附加另一后外入路。具体操作过程同踝关节技术。

（胡跃林）

第四节　关节镜技术在踝足部其他疾病中的应用

一、距下关节损伤

（一）距下关节镜的概况

随着医学的发展和内镜技术的成熟，关节镜技术越来越广泛地被运用到临床诊断和治疗中，现已较多地在膝、肩、踝、距下关节及趾间关节等诸多关节中运用，通过镜下检查和操作，提高了疾病诊断的准确性，避免开放手术引起的并发症，改善了疾病预后。因此关节镜技术已经成为关节外科领域最重要的诊断和治疗手段。

距下关节是一个复杂而又具有重要功能的关节，它在足的内、外翻运动中起重要作用。对距下关节病变以往的诊断方法很多，包括 X 线片、关节造影、MRI 等。但结果均不十分理想。特别是距下关节后部的病变，开放式的手术方法损伤大，并发症多。外科医生们努力在寻找一种无创或微创的技术来诊断、治疗距下关节内的各种病变。Parisien 首先于 1985 年开始将关节镜技术应用于距下关节。此后该技术得到了广泛的发展。

Frey 及 Oloff 对术前诊断为跗骨窦综合征的患者进行了关节镜检查，他们认为距下关节镜检使跗骨窦综合征诊断具体化，治疗具有针对性，减少创伤，提高了疗效。NorioU 运用距下关节镜对距跟骨间韧带断裂引起的关节不稳行韧带重建术，Goldberger 和 Elgafy 分别对非创伤后及创伤后的后足疼痛进行了距下关节镜检查和治疗。唐建军等对前踝撞击征的患者进行了距下关节镜检。俞光荣等应用距下关节镜闭合复位经皮螺钉内固定治疗跟骨关节内骨折，Gavlik JM 在对跟骨内骨折行切开复位时，应用距下关节镜直接观察距下关节面复位情况，协助复位和内固定。总之，距下关节镜技术是目前治疗距下关节疾患最有价值的手术。

（二）手术方法

1. 设备　2.7mm，1.9mm 30°关节镜头，冷光源，摄像系统，监视器，刨削系统，计算机视频成像和图像采集记录系统等。

2. 入路及操作　先建立外侧中间入路（图 31-4-1），在外踝尖稍下方可摸到一柔软点为关节间隙，用 5ml 注射器针头穿刺，注入 10ml 生理盐水，使距

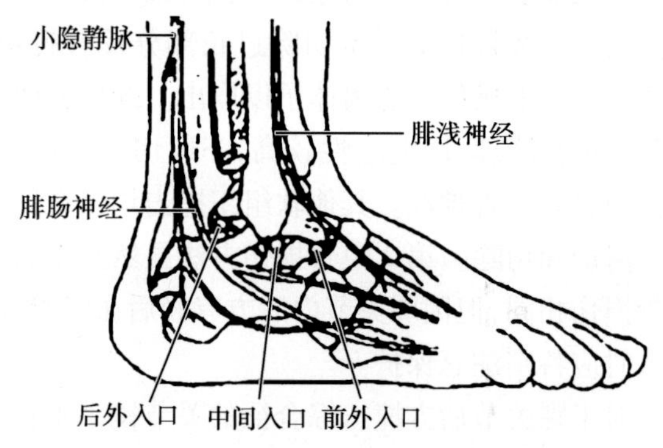

图 31-4-1　距下关节入路的局部解剖

下关节间隙饱满，切开皮肤 0.5cm，用蚊钳钝性分离皮下组织，钝性套管穿刺，置入关节镜。在关节镜直视引导下，利用由外向内技术，腰穿针穿刺定位，于腓骨尖下 1cm，远端 2cm 处建立前外侧入路，然后在腓骨尖稍上方，跟腱与腓骨肌腱之间，紧贴跟腱，建立后外侧入路。在内踝前 2cm 下 1cm 处区域摸到一骨性突起，为跟骨载距突，在内踝与载距突连线中点处做 1cm 长度小切口，蚊钳钝性分离皮下组织，找到胫骨后肌肌腱及趾长曲肌肌腱，清理两肌腱之间组织，用手外科小拉钩向两边牵拉肌腱，暴露跗骨窦内侧开口，取 2mm 克氏针一根，钝性斜 45°向前外侧穿刺。取关节镜套管，沿克氏针向前外侧穿刺，即可进入后距下关节腔，建立内侧入路。

3. 牵引　目前有关报道的距下关节镜手术牵引主要有两种方法，Williams MM 等的无创牵引及胫骨跟骨有创牵引法，Mekhail 等采用的距骨跟骨及胫骨跟骨有创牵引法，他们认为无创牵引不能很好地牵开距下关节，距骨跟骨有创牵引的牵开距离有限，不能观察到整个距下关节腔，且距骨受力较大容易引起骨折。而采用无创牵引将绷带 Y 形缠绕在足背及足跟上，牵引距下关节的同时也牵引了踝关节，减小牵开距下关节间隙的宽度，镜下观察视野狭小，关节镜器械不能进入关节间隙。桂鉴超等研制发明的距下关节专用有创撑开器使距骨受力减小且均匀，减小了骨折的发生率，无韧带损伤、无关节囊撕裂，并可根据手术的要求调节撑开合适的距离，方便手术器械的操作和镜下的诊疗。

4. 术中所见　非特异性滑膜炎，表现为滑膜的弥漫性炎性增生，滑膜色泽呈暗红。软骨损伤，病变较轻者，表现为浅表剥脱，同时伴有滑膜炎性增生。色素绒毛结节性滑膜炎，镜下可见滑膜为黄褐色，绒毛粗大并有较大结节。距下关节退变，镜下可见跗骨窦前外侧开口跟骨上缘轻度骨赘形成，也伴有滑膜炎性增生。另外镜下还可探查跟距骨间韧带是否有损伤。

5. 术后处理　缝合，加压包扎，冰敷，次日可去除加压绷带和冰敷。鼓励患者尽早恢复踝关节和距下关节的功能活动。

（三）距下关节镜的临床应用

1. 距下关节创伤相关性疾病

（1）距跟骨间韧带损伤：以往的诊断方法准确度不高。距下关节镜下诊断准确率明显升高。术中可进行韧带上增生瘢痕组织清理，附着滑膜切除，韧带重新修复等。

（2）距下关节融合：严重的跟骨骨折往往合并距下关节创伤性关节炎，软骨退变，增生的滑膜组织嵌入关节间隙，常引起关节腔肿胀和功能障碍，影响日常生活。对于保守治疗无效，关节活动小且严重影响日常生活的晚期创伤性关节炎的患者，常行距下关节融合术以缓解疼痛，改善生活质量。随着关节镜技术的蓬勃发展，微创成为外科发展的必然趋势。Lundeen 将关节镜技术应用于距下关节融合，改变以往开放的手术方式。关节镜下距下关节融合效果可靠，患者痛苦小。距下关节镜的难度在于距下关节腔隙小，特别是创伤性关节炎，解剖结构更加复杂，操作空间更小，但通过彻底的关节腔清理以及软骨面的刨除，可使操作空间逐渐变大。当然这需要术者有丰富的关节镜经验。术中不进行牵引，不将关节镜直接插入关节间隙，只需通过清除关节外侧的纤维瘢痕组织，显露关节间隙，由外向内逐渐去除关节面。随着关节面的去除，关节间隙逐渐增大，关节镜方可进入关节间隙进行观察。术中应注意关节镜并不进入距骨腓骨隐窝。所有的关节清理，皮质刮除都应在骨间韧带后面进行，因为只需要融合后部关节面。后内侧有神经血管束通过，操作时须谨慎。通常情况下，关节镜置于前外侧，器械置于后外侧即可完成大部分操作。其余操作可通过两者交换或者通过中间入路完成。彻底的清除距下关节面软骨，充分植骨，螺钉加压固定是保证骨性愈合的关键。应用关节镜辅助下距下关节融合（图 31-4-2），创伤小，理论上不损伤跟骨距骨的血供。患者痛苦小，操作简单，对正常组织和血供干扰少。避免切开，早期适当活动及负重，有助于恢复本体感觉，有利于骨性愈合，效果确切。

（3）跟骨关节内骨折：跟骨关节内骨折的复位

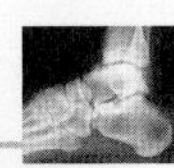

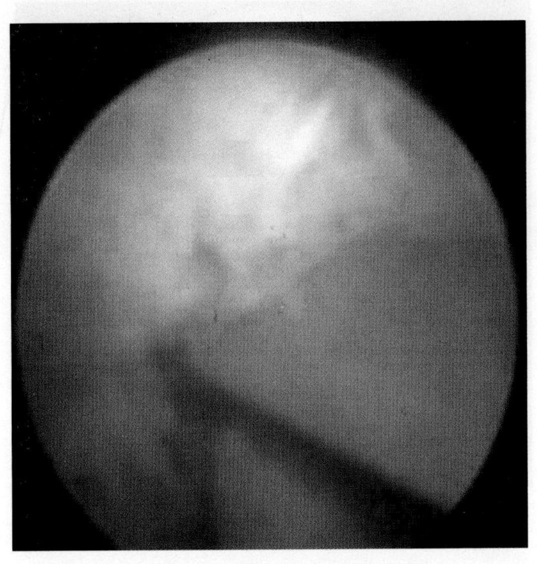

图 31-4-2　关节镜下距下关节融合

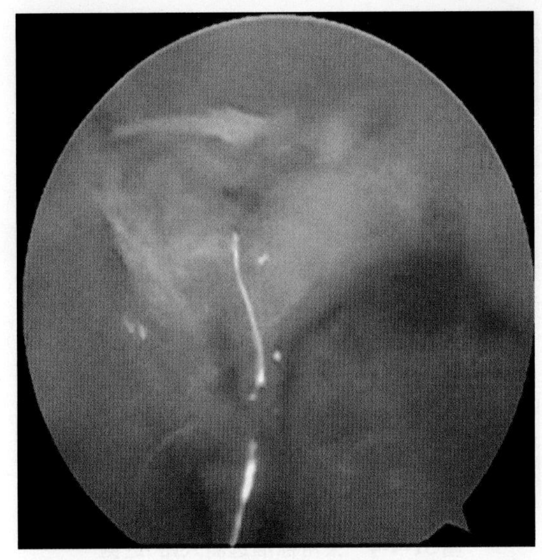

图 31-4-3　跗骨窦综合征的镜下表现

的结果从前都是根据 X 线测量 Boehler 角和跟骨的高度、宽度来判断。Gavlik 发现骨折复位后，后距下关节面相差 1mm，则预后相差很大。Boehler 角只有相差 40% 以上才有明显的差别。在切开复位时，如辅助关节镜观察距下关节面的复位情况，将使得复位更为精确，更满意。同时还能清除关节内的碎骨片和观察软骨损伤情况。临床疗效较好。

2. 距下关节非创伤性疾病

（1）后足疼痛：距下关节内病变，包括软骨损伤、软组织撞击、滑膜炎症、游离体、关节内粘连等，可以行关节镜下清理术，例如：软骨成型、滑膜切除、粘连松解、游离体取出、关节冲洗等。距下关节周围病变，包括距骨后方三角骨撞击或距骨后突过长、踇长屈肌腱腱鞘炎、腓骨肌腱腱鞘炎和距骨内囊肿等。可以通过后足关节镜技术进行骨突切除、腱鞘松解、滑膜切除、囊肿刮除植骨等操作。

（2）跗骨窦综合征：Oloff 对术前诊断为跗骨窦综合征的患者进行了关节镜检查，他们认为距下关节镜检使跗骨窦综合征诊断具体化（图 31-4-3），治疗具有针对性，减少创伤，提高了疗效。术中发现关节面软骨损伤（软骨损伤为 Ⅰ ~ Ⅱ 度），予以关节软骨修整，用刨刀刨削，再用磨钻磨平关节面软骨，再冲洗关节腔。Frey 对前诊断为跗骨窦综合征的 14 例进行关节镜检查，结果没有一例保持前诊断，其中 10 例后诊断为距跟骨间韧带撕裂，2 例为关节纤维化，2 例为关节退行性变。

距下关节镜目前开展还不普遍，诊断是其主要应用方面，其价值已经得到公认，治疗范围也逐渐扩大，相信随着技术的不断进步和经验的积累，前景势必会更加广阔。

二、腓骨长短肌腱腱鞘炎和胫后肌腱腱鞘炎

腱鞘是保护肌腱的滑囊，分内外两层，内外层之间有滑液，可减少肌腱活动时的摩擦。腱鞘分布在人体腕部，掌指部，足部和肩部二头肌腱沟等处。起保护肌腱免受骨骼和其他组织的摩擦和压迫，保证肌腱润滑，使之有充分的活动度。腱鞘炎在指、趾、腕、踝及肩部均可发生，尤以腕部和指部最常见。踝部常见的腱鞘炎是腓骨长短肌腱腱鞘炎和胫后肌腱腱鞘炎。

对于关节镜下腓骨长短肌腱腱鞘炎和胫后肌腱腱鞘炎的治疗，文献报告不多。Van-Dijk 等对 16 例胫后肌腱腱鞘炎进行鞘内手术。术中所见有慢性滑膜炎、肌腱断裂和粘连，以及游离体等。他们进行了腱鞘内滑膜切除术、粘连松解术和游离体取出术，随访 19 个月疗效肯定，无并发症。

肌腱腱鞘镜的操作要点：①设备、器械和术前准备工作以及麻醉和止血带的使用同踝关节镜；②在内、外踝的后上和后下分别在皮肤上切一个 4mm 小口。一个皮肤切口置入关节镜，另外一个皮肤切口植入操作器械（图 31-4-4）；③注意不要把正常的腓骨长短肌腱之间的连接组织当成粘连带切除；④若术前有腓骨肌腱反复滑脱的应切开进行相应的手

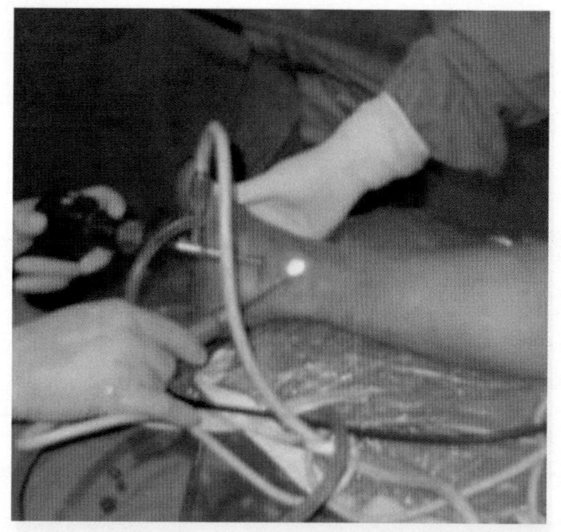

图 31-4-4　采用标准远侧入路、近侧入路，必要时增加中间入路

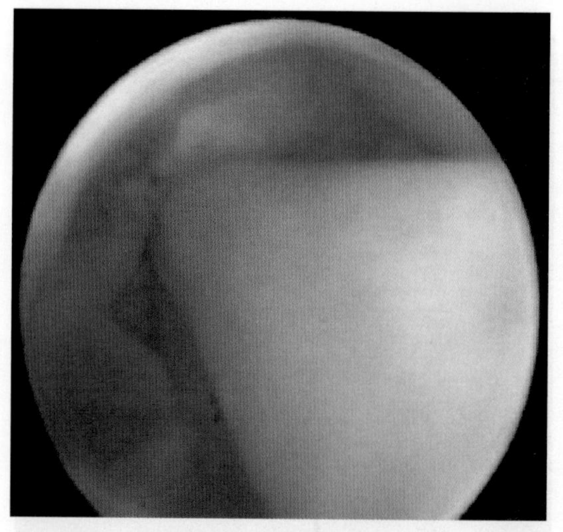

图 31-4-5　肌腱镜下所见腱鞘内滑膜炎症

术，对于胫后肌腱过长导致功能不全的应行肌腱短缩术，术后还要用石膏固定 4～6 周，2 周后开始被动活动肌腱防治粘连；⑤术后加压包扎避免血肿形成，3 天后开始功能活动。

三、跖趾关节镜与𧿹外翻矫形的技术

随着关节镜技术的发展和小关节镜手术器械的研制，关节镜手术已广泛应用于跖趾关节疾病的诊断和治疗。1985 年 Watanabe 等人首次描述了对第 1 跖趾关节进行关节镜检查，1988 年 Bartlett 报道了首例跖趾关节镜下清理术治疗骨软骨缺损。目前，跖趾关节镜技术已发展到可以在镜下施行骨赘切除术、切除成形术和关节融合术等。同时，跖籽骨关节间隙的疾病也能在跖籽骨间关节镜下诊断和治疗。这些关节镜技术具有微创、并发症少、切口小、术后瘢痕少和恢复快等优点，未来将有逐渐取代开放手术的趋势(图 31-4-5)。

（一）跖趾关节镜技术

跖趾关节由近节趾骨和跖骨头组成，是一个浅杵臼关节，稳定性差，容易受伤，适合进行关节镜手术。最基本的镜下手术包括滑膜切除、软骨成形、清理术等。跖趾关节镜手术减少了切开手术导致的跖趾关节僵硬、长期肿胀、伤口愈合不良以及穿鞋困难等可能的并发症。

1. 手术适应证

（1）诊断不明的反复跖趾关节肿胀、交锁、疼痛等，经过 3 个月以上保守治疗无效。

（2）各种原因引起的滑膜炎，例如：痛风、类风湿关节炎、化脓性关节炎等。

（3）剥脱性骨软骨炎。

（4）关节内游离体。

（5）轻、中度𧿹趾僵硬。

（6）骨性关节炎。

（7）Freiberg 病。

（8）创伤性关节炎。

（9）撞击综合征。

（10）籽骨炎。

2. 禁忌证　严重的𧿹僵硬病例，关节间隙异常狭窄，为手术相对禁忌，手术效果欠佳。

3. 麻醉体位　硬脊膜外麻醉或局部麻醉。平卧位。

4. 操作步骤　以第一跖趾关节镜手术为例。

（1）本手术应在趾端牵引下进行，可以选用“中国结(Chinese Ring)”式手指(足趾)套牵引，也可以选用钳压式牵引器，牵引重量为 1～2kg。手术设备主要为 2.7mm 30°关节镜，关节间隙非常狭窄的病例，应选用 1.9mm 30°关节镜，但必须同时配备 2.0mm、2.9mm 滑膜刨刀和骨磨钻，或者配有小关节镜下专用等离子刀。

（2）牵引后可以摸到第一跖趾关节处的凹陷，以 5ml 生理盐水穿刺注入充盈关节腔。以尖刀头切开皮肤约 3～4mm，蚊式钳穿刺进入关节腔，有突破感后换为钝头关节镜鞘，拔出内芯，如有生理盐水流出，则证实关节镜鞘位于关节腔内。采用重力灌注系统，进水和出水均在关节镜鞘上，或间歇从刨刀吸

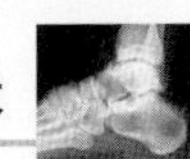

引出水，不必另作进水入路。连接关节镜，进行跖趾关节镜检查。

(3) 最常用的跖趾关节镜手术入路为背内侧和背外侧入路(图 31-4-6)，这两个入路紧贴踇长伸肌腱内侧或外侧，平关节线水平。一般的跖趾关节镜手术完全可以通过以上两个入路完成，包括镜下滑膜切除、游离体取出、软骨成形术等，较少应用的为直接内侧入路，该入路位于内侧关节囊中点，平关节线。

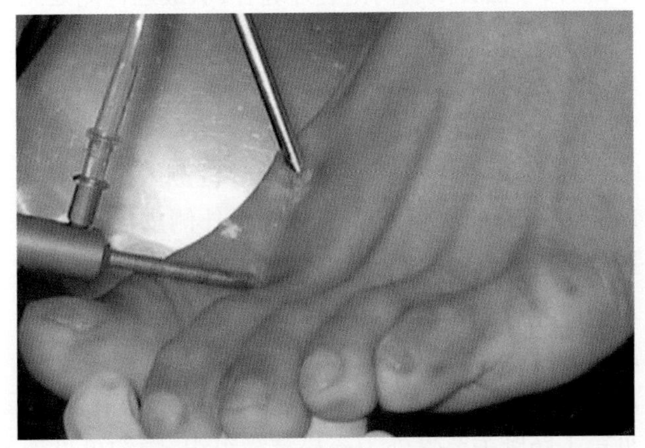

图 31-4-6 跖趾关节镜入路示意图

(4) 关节镜检查应按照一定的顺序，以免漏诊，但可以根据术者的习惯进行调整，具体应包括：①外侧沟；②跖骨头外侧角；③跖骨头中央部分；④跖骨头内侧角；⑤内侧沟；⑥近节趾骨内侧角；⑦近节趾骨中央部分；⑧近节趾骨外侧角。

(5) 可以在跖趾关节镜下行骨赘切除术，通过背内侧和背外侧入路分别置入关节镜和骨磨钻，自远端到近端、内侧到外侧清除骨赘。边清除边背伸跖趾关节，必要时可适当切除部分背侧近节趾骨和第 1 跖骨头，直到背伸活动达到或接近正常。

(6) 可以在跖趾关节镜下行跖趾关节成形术，一般先确定跖趾关节线水平，从背侧向跖侧逐步磨除近节趾骨，一般以切除近节趾骨近端约 1/3 为限，然后再清理第 1 跖骨头表面。

(7) 对于 Freiberg 病的治疗，可以行关节镜下软骨成形、关节清理术，同时，可以对软骨下囊肿进行钻孔减压、或者植骨术治疗。

(8) 跖趾关节镜手术完成以后，应进行跖籽骨关节间隙的关节镜检查和手术。一般把关节镜换到背内侧入路，镜下视野调整到跖趾关节的跖内侧，在光影的引导下以腰穿针定位建立跖内侧入路，该入路位于第 1 跖趾关节的跖内侧角处、平关节线。

(9) 把关节镜换到跖内侧入路，从此入路检查跖籽骨关节间隙，包括：①第 1 跖骨头下外侧关节面；②第 1 跖骨头下中央嵴；③第 1 跖骨头下内侧关节面；④外侧籽骨关节面；⑤内侧籽骨关节面。

(10) 必须建立足底内侧入路才能进行跖籽骨关节间隙的手术。该入路位于跖趾关节以近 4cm、平跖籽骨关节间隙处。从该入路并配合第 1 跖趾关节跖内侧入路，可以进行籽骨关节面软骨成形、滑膜切除等手术。

5. 注意事项 由于跖趾(籽)关节间隙非常狭小，必须始终注意保持关节腔的良好充盈。除了采用牵引装置、小关节镜及配套镜下手术器械外，还应注意术中始终关闭出水管，只在镜下视野模糊时才短时开放或以刨刀吸引出水。建议采用带有手动压力控制的进水管，在视野模糊时，可以通过挤压球囊得到瞬时强大水流来保持视野清晰。

6. 术后处理 术后敷料加压包扎 4～7 天，避免直接负重。术后 7～10 天拆线，并开始被动活动关节，以足外侧和足跟负重行走。肿胀逐渐消退后才能完全负重行走。

7. 手术并发症与处理

(1) 手术入路部位的皮神经损伤，导致所支配区域的麻木。预防措施是建立手术入路时，应养成先切开皮肤，再用血管钳分离皮下组织以帮助建立手术入路的习惯，这样的并发症应该是可以避免的。

(2) 软骨面损伤，多是手术操作粗暴所致。预防措施是良好的牵引和完备的镜下手术器械。2.7mm 关节镜是必需的，但对于关节间隙过分狭窄的病例，应准备 1.9mm 的小关节镜。如果术者感觉到实在难以在镜下完成手术，应及时改为开放手术。

(二) 关节镜技术治疗踇外翻

踇外翻手术既是矫形手术，又是整形手术。所以，要求手术切口尽可能地小。关节镜技术治疗踇外翻手术切口小，无需缝合，满足了年轻人爱美的要求，同时，借助内镜的优点，能够在镜下充分显露重要的解剖结构，避免了副损伤的发生，是小切口开放手术所难以达到的。

1. 手术适应证 手术适应证为轻中度踇外翻，踇外翻角≥20°，但≤40°，跖间角正常，或≤11°。踇外翻畸形比较柔软，可以使用手法被动矫正。

2. 禁忌证

(1) 严重的踇外翻畸形，踇外翻角>40°，或跖间角>11°。

（2）以第1跖骨头关节面外偏畸形为主要表现的蹈外翻。

（3）第1跖趾关节已有骨性关节炎表现的蹈外翻。

（4）蹈外翻畸形非常僵硬，术前难以被动矫正。

（5）第1跖楔关节不稳引起的蹈外翻。

3. 麻醉体位　硬脊膜外麻醉或局部麻醉。平卧位。

4. 操作步骤

（1）跖骨头内侧骨赘切除，需常规建立三个入路：①远背侧入路；②远跖侧入路；③内近侧入路。远背侧入路、远跖侧入路分别位于第1跖趾关节间隙背内侧、跖内侧角处，内近侧入路位于第一跖骨干骺段，距离背侧皮质投影约0.5cm处。首先建立远背侧入路，置入2.7mm 30°关节镜，把关节镜下视野调整到跖趾关节的跖内侧，在光影的引导下以腰穿针定位建立远跖侧入路。先从该入路插入滑膜刨刀，清理跖趾关节间隙，显露内侧骨赘和矢状沟，再插入骨磨钻，从跖面开始磨除跖骨头内侧的骨赘（图31-4-7），并不断向背侧和近侧推进，可以同时间歇使用小骨膜剥离器向近端推离内侧关节囊。当远侧大部分骨赘已磨除时，这时就应该建立内近侧入路，以方便近侧骨赘的切除。可以把关节镜换到内近侧入路，仍从远跖侧入路进骨磨钻磨削，也可以进行交换，以达到最终完全切除内侧骨赘。

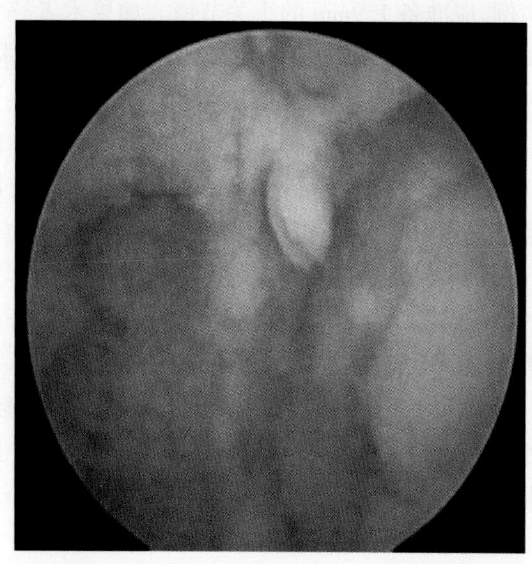

图31-4-7　关节镜下跖骨头内侧骨赘磨除

（2）内侧关节囊紧缩缝合，在远跖侧入路，以蚊式钳紧贴关节囊表面向远跖侧分离，以7号丝线、小圆针从关节囊内向远跖侧缝合，缝针应尽可能从最远跖侧处关节囊外穿出，然后再从囊外向囊内缝合，缝针从远跖侧入路穿出。穿出的两个线头分别以直针引导在关节囊内从远跖侧入路缝到内近侧入路并拉到体外。同样以蚊式钳在内近侧入路处向近背侧分离囊外间隙，拉到体外的两个线头分别穿入小圆针，小圆针从囊内向囊外缝合，从最近背侧处关节囊外穿出，最后，两个线头均从内近侧入路拉出，留待外侧松解完成后再进行收紧打结。

（3）外侧软组织松解，需常规建立两个入路：①外远侧入路；②外近侧入路。外近侧入路位于第1跖趾关节间隙近侧1cm、跖骨干外侧皮质体表投影处，外远侧入路位于第1跖趾关节间隙远侧1cm、近节趾骨外侧皮质体表投影处。先建立外远侧入路，约3～4mm，以蚊式钳紧贴跖趾关节囊外侧分离，以制造出一个人为的工作空间。插入关节镜，可见第1跖趾关节囊外为疏松结缔组织，隐约可见外侧关节囊和蹈内收肌斜头。在光影的引导下建立外近侧入路，插入滑膜刨刀清理囊外的疏松结缔组织，这时可以清晰显示外侧关节囊和蹈内收肌斜头，以钩刀或切割刀沿跖趾关节间隙切开外侧关节囊和蹈内收肌斜头，再以刨刀刨除，直到清晰显示跖趾关节间隙。刨刀再向近侧和跖侧方向逐步刨除蹈内收肌斜头和跖籽骨韧带，直到清晰显示外侧跖籽骨关节间隙。此时，向内侧推挤蹈趾，可感到阻力消失，表示外侧松解完全。香港的Lui医生报道经背跖侧双入路来进行外侧软组织松解。在第1趾蹼间隙先建立背侧入路，镜下确认跖骨间横韧带远侧游离缘后，以转换棒采用"由内向外技术"在足底建立跖侧入路。通过这两个入路可以松解外侧跖籽骨韧带、外侧关节囊、蹈内收肌横头和斜头、跖骨间横韧带。

（4）最后，进行蹈趾外翻旋前畸形矫正、内侧关节囊紧缩缝合打结固定。收紧位于内近侧入路的两股缝线，可见蹈趾外翻旋前畸形即得到矫正，此时，助手可辅助固定蹈趾于轻度内翻旋后位（≤5°），术者在内近侧入路处收紧打结，线结位于关节囊外。

5. 注意事项

（1）关节镜入路的定位非常重要。内侧的远背侧入路和内近侧入路应尽可能靠近背侧，以避免

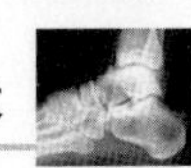

损伤到跗趾背内侧皮神经。另外，在切开皮肤后，以小的蚊式钳分离皮下组织，确认没有皮神经后再穿刺也是避免神经损伤的一个方法。在作内侧的远跖侧入路时，要避免损伤到跗趾足底内侧皮神经。可在手术前通过手指触摸了解该神经的走行位置，并做好标记。该入路定位的好坏与否直接关系到是否会发生跖趾关节软骨面的损伤。外近侧入路应稍微偏外一些，以避免挫伤跗短伸肌腱，而外远侧入路则相对要求偏内一些，以避免损伤跗趾背神经。

(2) 应注意不要损伤关节软骨面。在刨除跖籽骨韧带时，应从背侧向跖侧刨削，特别要以跖骨头的跖侧面作为镜下刨削时的重要参考标志，刨刀不应超越此边界，否则，会损伤到外侧籽骨的关节面。内侧沟周围骨赘的切除应安排在最后进行，因为这时候的视野最大、最清晰，能够很好地预防损伤跖骨头关节面。

6. 术后处理　术后以无菌敷料保护在跗指矫形位，后足负重下行走。术后第 2 天即可进行第 1 跖趾关节的被动活动锻炼，以预防关节僵硬。术后 6 周可完全负重行走，但每日仍需进行必要的跗趾周围肌群的功能训练。

7. 手术并发症与处理

(1) 皮神经损伤，在建立手术入路或缝针缝合时误损伤皮神经，可能会导致暂时性的局部区域麻木感，但大多在 3 ~6 月内恢复。

(2) 关节软骨面损伤，多系手术器械划伤，一般比较轻微，不需特别处理，一般也不引起严重后果。

(3) 以上副损伤均与手术经验有关，随着手术经验的积累，这些并发症都是可以避免的。

四、跖间神经瘤的关节镜手术治疗

(一) 关节镜手术的入路

应用关节镜切除或松解术治疗跖间神经瘤时，通常采用患足跖侧入路。在患病的趾蹼跖侧做切口置入关节镜，在患处的跖骨头的跖侧做切口置入器械。

(二) 麻醉与体位

一般采用局部麻醉或跟骨阻滞麻醉。患者取仰卧位，足呈外旋位。为了术中保持足的稳定，在足的外侧可以用沙袋固定。

(三) 手术操作

麻醉显效后，从趾蹼开始向近端延伸约 1cm 处沿皮纹做长约 3mm 切口，切开皮肤后用关节镜鞘管芯钝头轻轻分离皮下组织，创造关节镜下手术的操作空间，置入 2.7mm 的 30°关节镜镜头。于镜头的套管灌注生理盐水。再在足底，沿神经瘤所在的跖骨间隙，从跖骨头开始，向近端延续 2cm 处做沿皮纹，长约 2.5mm 的皮肤切口。向跖骨头方向插入关节镜刨刀或等离子刀，清理镜前游动的脂肪等软组织，调控好灌注水压力、流量和流速，提高镜下的视野清晰度到最佳状态。

(四) 手术处理

1. 探查　用探钩触碰、推移、翻动跖间神经仔细观察。观看神经表面颜色、形态、与周围组织结构的解剖关系。

2. 神经松解术　对神经表面小血管充血、神经为半透明状无明显增粗、质软、张力小形态大致正常，与周围组织粘连轻微，且发病时间短、临床症状较轻者可考虑神经松解术(图 31-4-8A)。方法是用眼科角膜剪或微型剪轻柔切开神经外膜，再松解神经周围的粘连带等相关因素。

3. 神经切除术　若镜下见神经表面明显充血，跖骨头下或跖骨头远侧发现神经呈增粗肥厚、颜色苍白欠透明感、张力大、质硬形态变异，与周围的软组织粘连很紧不易分离；而且发病时间长、临床症状较重者，经各种保守治疗无效者，应考虑选择神经瘤切除术(图 31-4-8B)。操作方法为：在跖骨头近端 2cm 处至跖骨头下切断并取出该神经段，常规送病理检查。

4. 注意事项　本术式为关节镜的关节外应用，要注意关节镜切勿插入太深，否则不易找到神经也不利于正常的镜下探查，易误诊为神经解剖变异。遇到此类情况，可将镜头旋转 180°，将 30°镜头的斜面朝向浅方(跖侧)即可找到跖间神经瘤。

五、应用踝关节镜技术治疗跟痛症

跟痛症中最常见的病因是跖筋膜炎(plantar fasciitis)，以此为例。跟痛症绝大部分病例经保守治疗而治愈，但对保守治疗效果不佳的少数顽固性

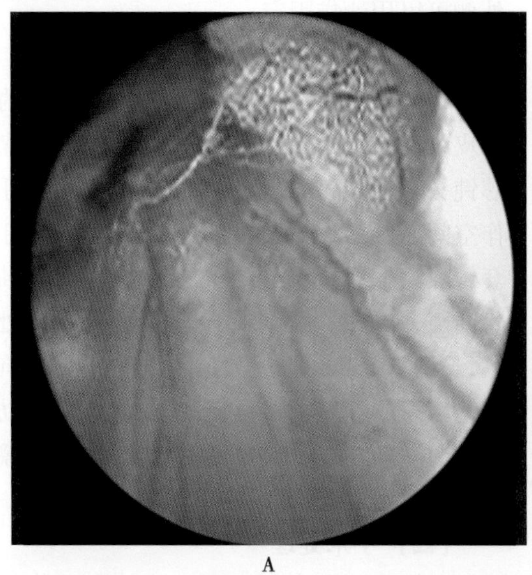
A

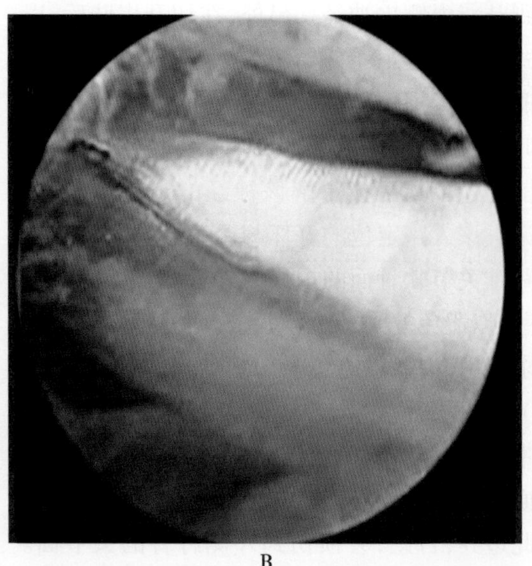
B

图 31-4-8　镜下所见与手术选择

A. 神经表面小血管轻度充血、神经为半透明状无明显增粗、质软、张力小形态大致正常，与周围组织粘连轻度，可行神经松解术；B. 神经表面明显充血，多见于跖头的近端，跖骨头下或跖骨头的远侧多呈增粗肥厚、颜色苍白、欠透明感、张力大、质硬形态变异、与周围的软组织粘连紧密不易分离，可行神经瘤切除术

足底筋膜炎病例往往多需手术治疗。国内文献报道多采用小切口开放手术，或经皮跖筋膜松解术，也可进行内镜下手术。

（一）器械

手术中应用的关节镜系统包括：采用 4mm、2.7mm 30°关节镜头、刨削系统、摄像头、冷光源以及电脑录像系统。术中均采用重力灌注系统，直接从关节镜鞘进水和出水，不另外建立进水入路。

（二）麻醉与体位

选用局部浸润麻醉。患者仰卧于手术台上足中立位。

（三）手术操作

患者平卧位，采用连续硬膜外麻醉或者跟骨阻滞麻醉。均在踝关节处止血带下手术。在足内侧跟骨前结节处由 abc 三条直线构成的三角形区域内（a 为通过内踝后缘平行于胫骨的直线；b 为通过跟骨前结节平行于足底跖侧的直线；c 为通过跟骨前结节紧连跟骨跖面的直线）；此区域为术中关节镜插入的范围。取小切口约 0.2 ~ 0.5cm，切开皮肤、皮下，以直血管钳在跖筋膜表面分离，以制造出一个人为的间隙，作为关节镜下手术的工作空间（图 31-4-9）。然后，从该内侧入路插入 30°关节镜，大多可以在镜下看到跖筋膜表面的脂肪组织。

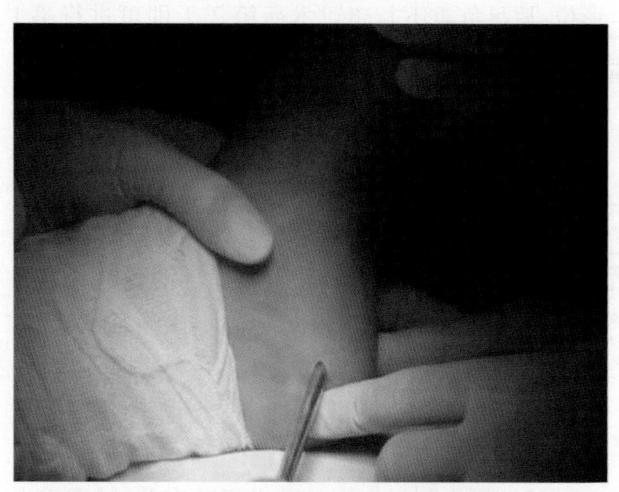
图 31-4-9　手术入路

有的病例可以直接看到跖筋膜。采用 inside-out 技术建立外侧入路，在关节镜光源的引导下或直接向外侧推顶镜鞘，外侧切口同样约为 0.2 ~ 0.5cm，从外侧入路引入滑膜刨刀，镜视下刨除脂肪组织，也可以用 TurboVac 等离子刀消融汽化脂肪组织，直到清晰显示整个跖筋膜。然后，从外侧入路引入 Saber 等离子刀，由内向外切开跖筋膜内侧的 2/3，直到显示跖筋膜下的疏松结缔组织或可见到蹈展肌、趾短屈肌等的肌纤维。外侧入路进入关节镜，内侧进入探钩观察最内侧部分的跖筋膜是否切开，如果尚有部分未被切开，则从内侧入路进 Saber 等离子刀，继续切开松解直至跖筋膜内侧的 2/3 被切开（图 31-4-10）。

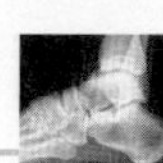

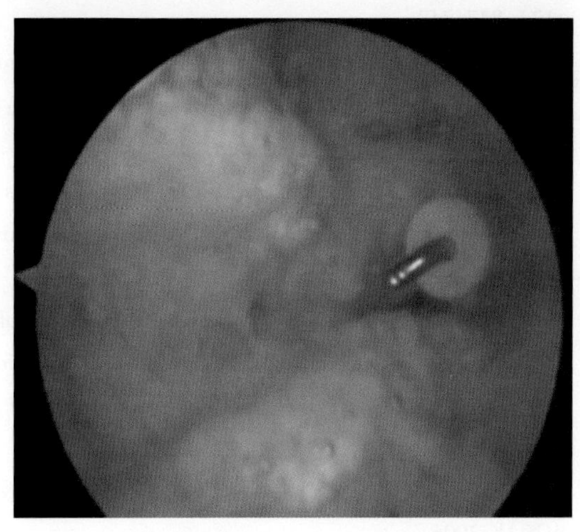

图 31-4-10　镜下切开松解跖筋膜

（四）术后处理

术后不用任何外固定，只以绷带加压包扎。无需常规给予全身预防使用抗生素，敷料保持干燥，若有渗出及时更换敷料。缝线一周后拆除。两周内禁止下地负重行走。两周后扶双拐下地部分负重行走。在1～2月左右逐渐弃拐正常行走。

内窥镜下松解术是有其优点的：①切口小，不留下很大的手术瘢痕，具有美观和减少瘢痕痛的功能；②显露充分，能够清晰地显示整个跖筋膜，可以根据需要松解全部跖筋膜或只行部分松解；③良好的镜下视野能够提高手术操作的安全性，避免损伤跖筋膜下的神经、肌肉等结构；④可以方便地进行其他镜下手术，完全可以在镜下施行足底外侧神经第一分支的松解或跟骨骨刺的磨削切除（图 31-4-11）；⑤手术时间大大缩短，创伤小，术后恢复快。另外，足底外侧神经第一分支的卡压被认为是跟痛症的重要原因之一，尤其是在蹞展肌与跟骨前结节交界处，根据我们的观察，该神经的行径并不恒定，有的位于跟骨前结节前方1～1.5cm处，但都位于趾短屈肌的下方。因为只有跖筋膜是硬韧的腱性组织，需要松解，而趾短屈肌不需要松解。所以，只要切开跖筋膜，足底外侧神经的第一分支就能得到松解，而不必在术中去寻找该神经。但是，足底外侧神经第一分支的解剖，其卡压所致跟痛的机制，治疗方法及其远期疗效还有待进一步深入研究。

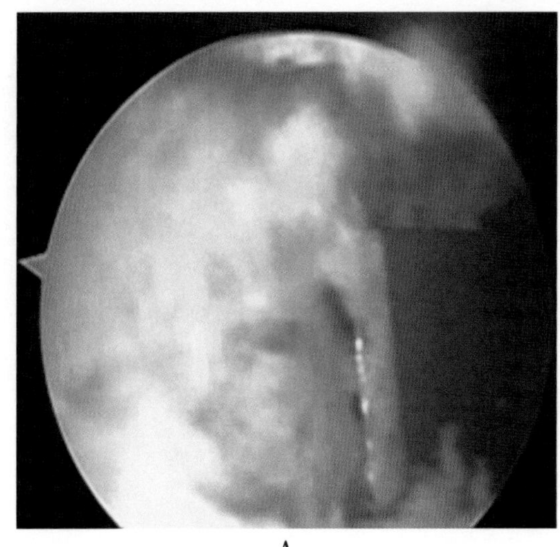

A

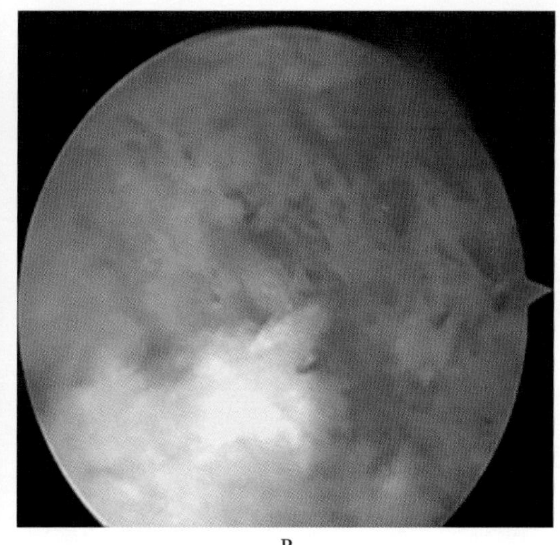

B

图 31-4-11　磨除骨赘

A. 镜下磨除跟骨骨赘；B. 骨赘已磨平

（桂鉴超　蒋逸秋）

参 考 文 献

1. 桂鉴超，王黎明，王旭，等. 关节镜下行蹞外翻外侧松解的背侧入路研究. 中华外科杂志，2007，45(8)：1553-1556.
2. 蒋逸秋，桂鉴超，王黎明，等. 钳压式足趾（手指）专用牵引器的牵引效果研究. 中华骨科杂志，2008，28（3）：167-168.
3. Pulavarti RS, McVie JL, Tulloch CJ. First metatarsophalangeal joint replacement using the bio-action great toe implant: intermediate results. Foot Ankle Int, 2005, 26(12): 1033-1037.
4. Givissis P, Symeonidis P, Christodoulou A, et al. Interposition arthroplasty of the first metatarsophalangeal joint with a fascia

lata allograft. J Am Podiatr Med Assoc, 2008, 98(2):160-163.

5. Kolker D, Weinfeld S. Technique tip: a modification to the Keller arthroplasty using interposition allograft. Foot Ankle Int, 2007, 28(2):266-268.
6. Ozkan Y, Oztürk A, Ozdemir R, et al. Interpositional arthroplasty with extensor digitorum brevis tendon in Freiberg's disease: a new surgical technique. Foot Ankle Int, 2008, 29(5):488-492.
7. Lui TH. Arthroscopic interpositional arthroplasty for Freiberg's disease. Knee Surg Sports Traumatol Arthrosc, 2007, 15(5):555-559.
8. Becerro DBVR, Losa Iglesias ME, Viejo Tirado F, et al. Use of a Kirschner wire for distraction and capsular flaps in the keller interpositional arthroplasty. J Am Podiatr Med Assoc, 2008, 98(4):326-329.
9. Lui TH. Arthroscopic subtalar release of post-traumatic subtalar stiffness. Arthroscopy, 2006, 22(12):1364. e1-1364. e4.
10. 陈雁西,俞光荣,丁祖泉,等. 跟骰关节固定对距下关节三维运动度影响的实验研究. 中华外科杂志, 2007, 45(12):847-848.
11. Ahn JH, Lee SK, Kim KJ, et al. Subtalar arthroscopic procedures for the treatment of subtalar pathologic conditions: 115 consecutive cases. Orthopedics, 2009, 32(6):891-896.
12. Lee KB, Bai LB, Park JG, et al. Efficacy of MRI versus arthroscopy for evaluation of sinus tarsi syndrome. Foot Ankle Int, 2008, 29(9):1111-1116.
13. Glanzmann MC, Sanhueza-Hernandez R. Arthroscopic subtalar arthrodesis for symptomatic osteoarthritis of the hindfoot: a prospective study of 41 cases. Foot Ankle Int, 2007, 28(1):2-7.
14. 唐康来,王正义. 足踝外科手术学. 北京:科学技术文献出版社, 2006.
15. 唐康来, Hajo Thermann, 戴刚, 等. 关节镜辅助下经皮Kessler缝合法修复新鲜闭合跟腱断裂. 中华创伤杂志, 2006, 22(7):502-505.
16. Kang-lai Tang, Gang Dai, Guang-xing Chen. Arthroscopically-assisted Percutaneous Repair of Fresh Closed Rupture of Achilles Tendon by Kessler's Suture. Am J Sports Med, 2007, 35(4):589-596.

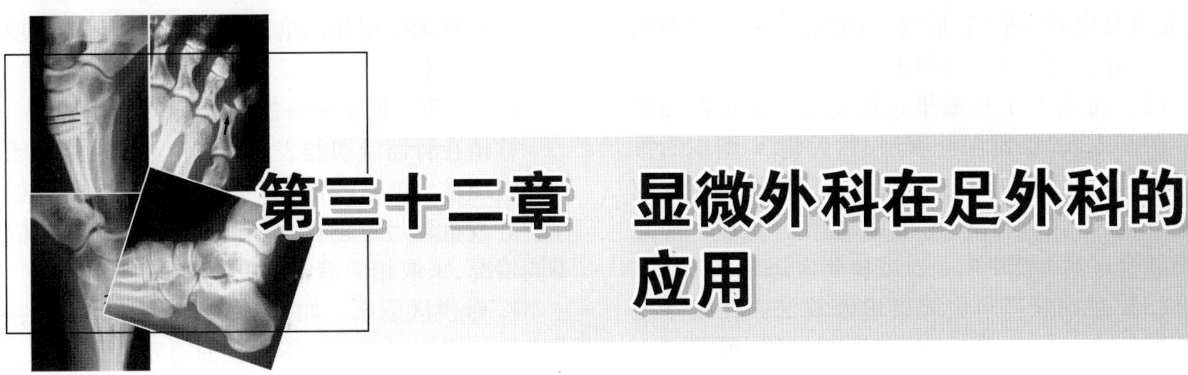

第三十二章 显微外科在足外科的应用

第一节 趾端创面修复

一、直 接 缝 合

趾端创面甚至包括少许软组织缺损,可以采用直接缝合的方法进行修复。在直接缝合修复趾端创面时,应注意以下事项:

(1) 趾甲部分剥离时,一般可在清创以后原位加压包扎固定。

(2) 趾甲完全剥离而甲床无损伤时,在甲床上覆盖油纱压迫固定。有甲床裂伤时,修复后同上处置。

(3) 趾甲剥离伴有甲根部及甲基质与骨膜分离、翻转时,甲床归位,用细尼龙线修复,在甲襞与甲基质之间填塞油纱覆盖,用纱布、棉花等加压包扎。如果甲基质剥离多伴有远节指骨骨折,修复时要保证解剖复位、确切固定。

(4) 甲床从骨膜剥脱时,可行中厚皮片移植,用缝线打包加压固定。植皮会加重指甲畸形,而把残存甲床牵拉修复可能会促进肉芽组织增生和表皮再生,减少指甲畸形(图 32-1-1)。

(5) 对于甲床、甲基质、甲襞处切割伤、撕裂伤,用细丝线缝合修复,在甲襞与甲基质间填塞油纱,防止粘连。

(6) 合并远节趾骨骨折的甲床裂伤,在骨折复位、可靠固定和甲床修复后,甲床与侧甲襞皮肤之间填塞油纱。

(7) 趾端切割伤在作皮肤移植或断端缝合甲床有张力时,因瘢痕增生,会出现歪曲的趾甲。因此,虽稍牺牲足趾部分长度,也要减小缝合张力,以减少瘢痕的形成。远节趾由于碾压伤使趾骨粉碎性骨折、甲床破裂时,也应仔细归位后修复,如不行,则考虑切除损伤部分。

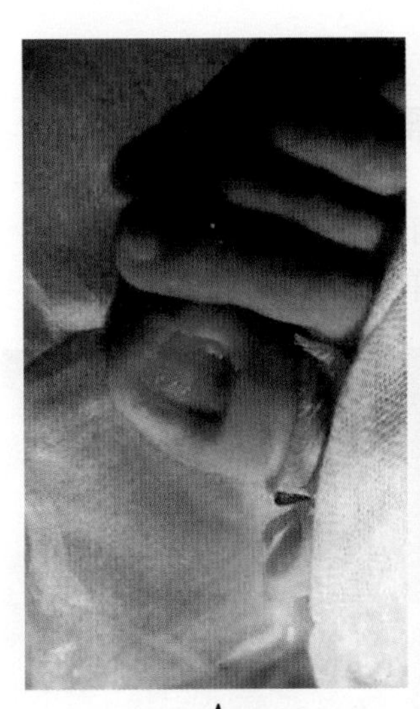

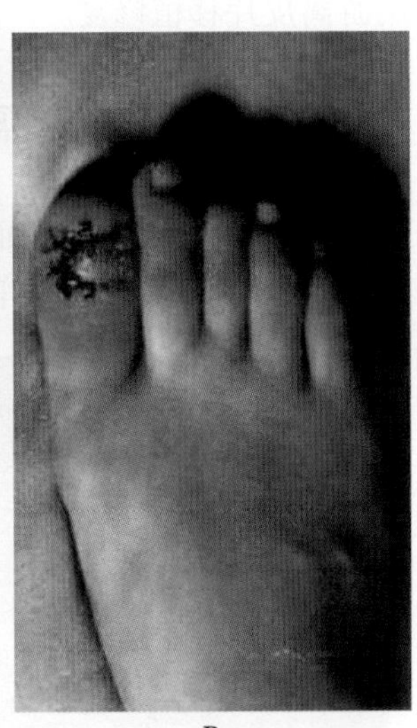

A　　B

图 32-1-1　甲床缺损的修复

A. 甲床缺损;B. 拉拢缝合修复

(8) 在不清楚甲基质破坏程度时,均可采取保守治疗。如新生趾甲畸形严重时,再考虑切除甲根和瘢痕。

(9) 斜断伤应缩短趾骨,存留皮肤长的一侧覆盖足趾残端创面,在无张力下缝合。

二、局部转移皮瓣修复

足趾趾端缺损,大多数情况下可缩短趾骨直接缝合。这对足的功能影响不大,但是在某些情况下,如患者有特殊需要,或患者不愿意接受缩短受伤足趾,这时可采用局部皮瓣转移修复,常用的有如下几种:

(1) 趾跖侧皮瓣推进修复法。由趾尖到近节足趾底作跖背两侧中线切口,在趾腱鞘表面分离趾跖侧皮瓣,全部游离后由后向前推移,屈曲远节足趾，先缝合皮瓣的前端，后缝合两侧，术后会暂时出现远节屈曲变形，可自然纠正。

（2）趾端 V-Y 皮瓣推进修复法。在足趾跖侧 V 型切开皮肤，保留深筋膜层，然后将 V 型皮瓣推向趾端，修复趾端创面，V 型皮瓣边缘与趾端创面皮缘缝合，供瓣区直接缝合，最终缝缘呈 Y 形。注意有时缝合过紧可能影响足趾或皮瓣血运。

（3）趾端双三角皮瓣推进修复法。在趾端足趾两侧各作一个 V 形皮瓣，向近端推移，覆盖创面供瓣区直接缝合，其实际为双 V-Y 皮瓣推进。

（4）趾端双蒂矩形皮瓣修复法。在距趾端创面约 1.0cm，足趾跖侧作一与趾端创面平行的切口，切开皮肤，皮下组织至深筋膜，在筋膜深层游离，形成双蒂皮瓣向前推移修复趾端，趾腹侧供区创面，可用游离皮片移植修复。

三、游离植皮

游离植皮是覆盖创面的一种常用的方法，但是修复足趾皮肤缺损，不单单是创面覆盖，还涉及足趾行走需要其承受耐压耐磨的功能重建。下述几项要特别引起注意：

（一）应有血供良好的软组织床

移植在骨骼或肌腱表面的皮片不能从植皮床得到软组织渗出液营养供应，皮片是不能成活的，如何保护好或重建足趾创面血供良好软组织床，应依据不同情况，采取相应措施解决。

1. 趾供区创面　如果足趾作为手指再造供区，在术前一定要考虑到术毕前创面需要植皮覆盖。所以切取组织瓣时，一定要完整保留骨膜作为植皮床，保证植皮后能成活。

2. 趾端外伤创面　对外伤等原因造成的趾端断切创面，往往合并骨质外露，为保证植皮成活，可将趾骨稍缩短，缝合周围软组织封闭骨端，遗留缺损创面用游离皮片移植修复。

3. 足趾骨骼或肌腱裸露创面　这一类创面原则上不能直接植皮片覆盖，遇此情况一是先作局部皮瓣或带血管蒂游离皮瓣修复，供区植皮。如果有困难，则可采用近邻皮肤切开减张，直接缝合创面，减张口植皮覆盖，或者应用 VSD 技术封闭创面，待

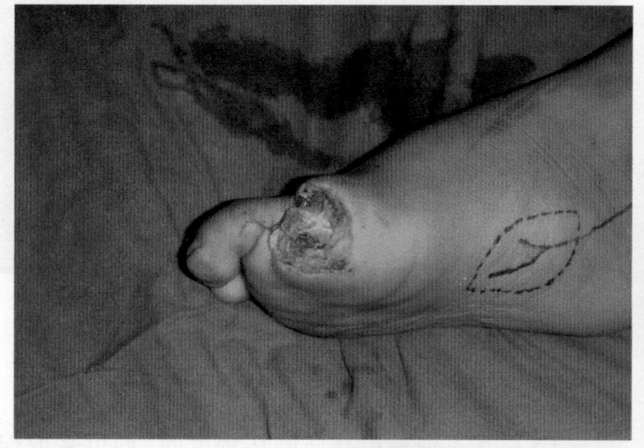
A

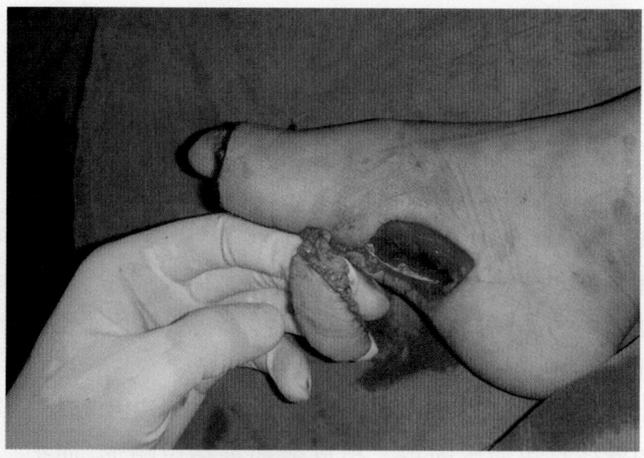
B

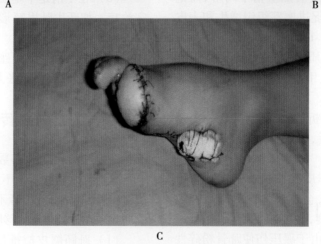

C

图 32-1-2　足底内侧皮瓣转位修复䠀趾缺损

A. 䠀趾缺损；B. 切取足底内侧带血管蒂皮瓣；C. 修复后

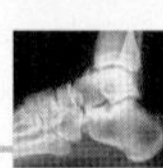

新鲜肉芽覆盖骨骼或肌腱后植皮。

（二）皮肤要有一定厚度

按照植皮的原则，皮片越薄，越容易成活，但皮片过薄带来的问题是成活皮肤易挛缩，不耐压，不耐磨。原则上应使用中厚皮片，太厚不易成活，但只要基底处理得当，中厚皮片移植是安全的。

（三）打包加压

植皮后打包加压固定对趾端植皮非常重要，特别是趾甲切取后植皮，我们不建议用小皮片，高张力。缝合张力太高，不利于创面组织液迅速渗透到皮片的血管床内，从而营养游离皮片。另外张力太高，加压包扎时在皮下容易出现间隙，不利于皮片成活。为使皮片与基底部组织创面密切接触，均匀恒定加压十分重要，局部打包是一种较为妥善的方法。

四、带血管皮瓣移位修复

（一）邻趾带血管蒂皮瓣移位修复

在相邻足趾的背侧及邻侧切取带趾神经血管蒂皮瓣，覆盖邻趾骨骼或肌腱的裸露创面，皮瓣供区用中厚皮片游离移植，并打包固定。

（二）足底内侧带血管蒂皮瓣转位修复

如足底内侧皮瓣，是以足底内侧动脉为蒂的足底内侧区的皮瓣，用来转移修复踇趾末端缺损（图32-1-2）。

（蔡锦方　邹林）

第二节　足部皮肤缺损的修复

一、前足皮肤缺损的修复

按照解剖结构可将足分为跟部、顶（中）部和前部，跗骨以远称之为前部，即前足（forefoot）。如果前足缺损面积不大或不影响跖趾关节的足趾外伤缺损，截骨短缩缝合是临床常用的一种方法。但如果需要去除跖趾关节来完成时，常影响行走功能，所以这类手术常在不具备手术技术或患者由于各种原因拒绝时，才选择去除跖趾关节的短缩缝合手术，更好的修复方式是用皮瓣修复。常用的带蒂皮瓣常选择下述几种。跖底皮瓣、足背皮瓣、跗外侧皮瓣、足底内侧皮瓣等。

1. 前足小面积皮肤缺损的修复　一般可选用以下皮瓣修复：

（1）跖底皮瓣（图32-2-1）：由于该皮瓣的质地好、耐磨等特点，临床现在常用来修复前足外伤后小面积趾端皮肤缺损或手指再造供区。跖底皮瓣位于第一、二跖趾关节之间跖侧，皮瓣的血管为跖底动脉，神经为跖底神经。该处皮肤滑动性小，但由于前足横弓的弧度可以有较大幅度的变化，皮瓣宽度在3cm以内时供区可直接缝合。

（2）足背皮瓣（图32-2-2）：是指足背区以足背动脉为主干血管的皮瓣。皮瓣感觉神经为足背内侧与足背中间皮神经。足背皮瓣皮肤较薄，皮下组织疏松，皮下脂肪较少，弹性好，血管蒂较长，血管管径

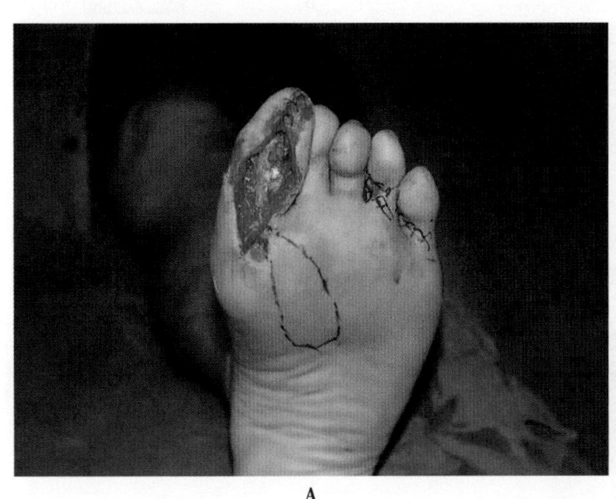

A

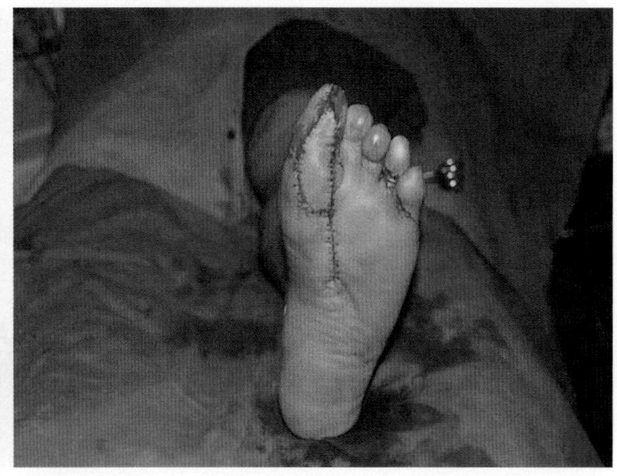

B

图32-2-1　跖底皮瓣
A. 皮瓣设计；B. 修复后外形

较粗，有可供缝接的神经，足背皮瓣以前被临床医生称为开路皮瓣，说明手术切取相对简单、实用，但由于切取后对供区损伤相对大些，足背瘢痕明显，同时供区植皮常在血管皮支穿出点处成活困难，所以临床使用较以前少了。但目前临床上最为常用的皮瓣供区之一。

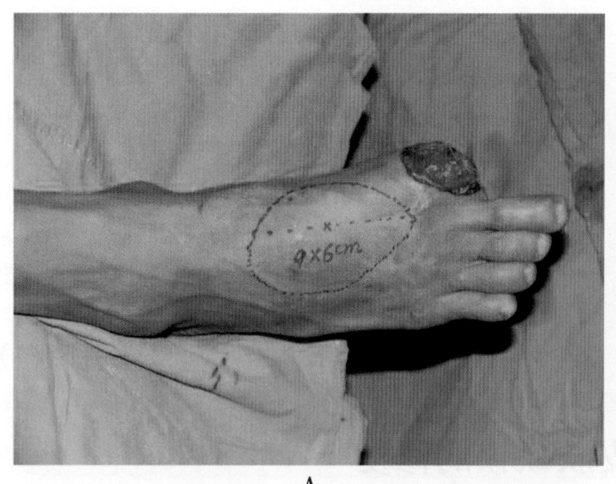

A

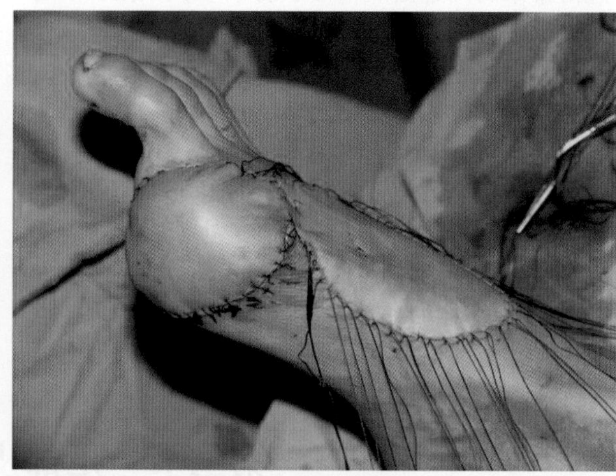
B

图 32-2-2　足背皮瓣
A. 皮瓣设计；B. 修复后外形

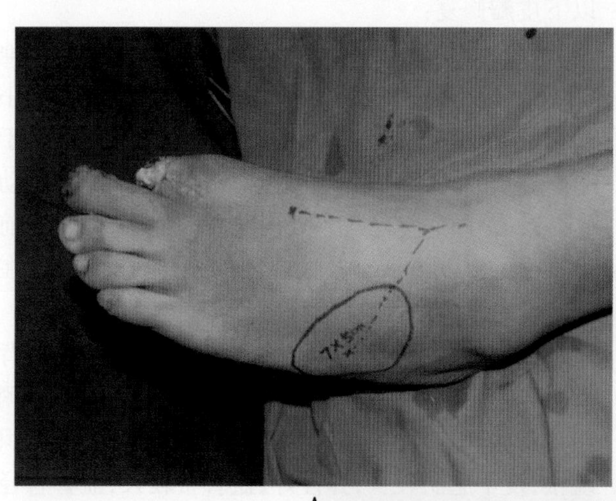
A

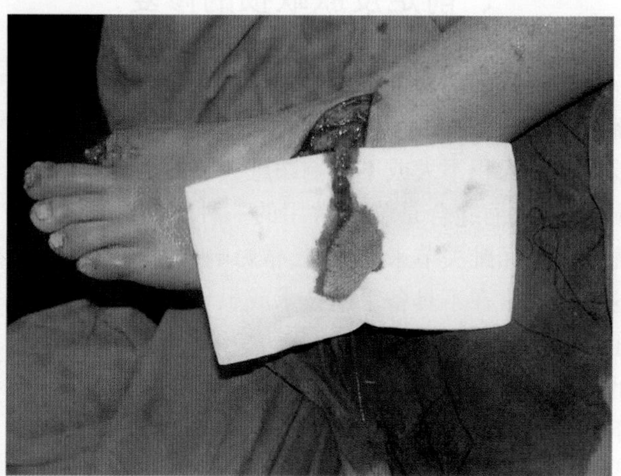
B

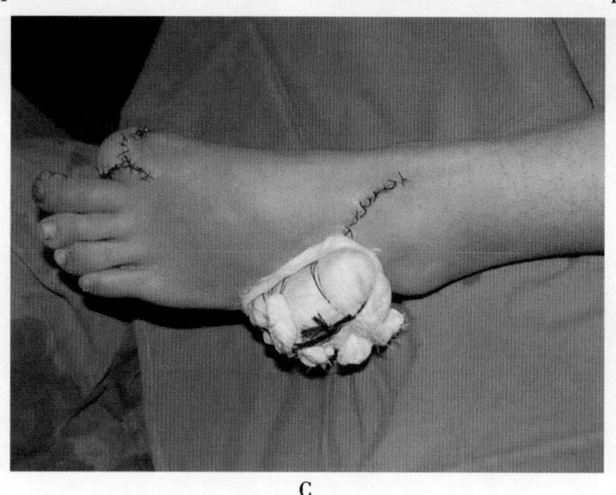
C

图 32-2-3　跗外侧皮瓣
A. 皮瓣设计；B. 游离皮瓣；C. 修复后外形

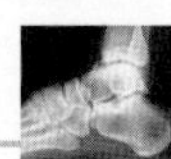

（3）跗外侧皮瓣（图32-2-3）：是指以跗外侧动脉血管为蒂的足背外侧区皮瓣。由于该皮瓣位于足背外侧，血管穿支在趾短伸肌下缘，皮瓣切取后带蒂转移可以修复前足最远端，植皮容易成活，皮瓣薄，切取后不影响足背趾长伸肌腱的滑动等特点，有些医生称之为万能皮瓣。目前是修复除足底外的足踝部位的中小面积皮肤缺损最常用的皮瓣。

2. 前足大面积皮肤缺损　此种损伤局部皮瓣无法修复，多选交腿皮瓣以及各种游离皮瓣等。交腿皮瓣一般选对侧小腿内侧皮瓣，游离皮瓣常选股前外皮瓣、腹股沟皮瓣、对侧小腿内皮瓣、胸脐皮瓣等。

二、足跟区皮肤缺损的修复

足跟区皮肤缺损常见于外伤、溃疡、骨髓炎、肿瘤切除术后等情况，创面的修复首选是足底内侧皮瓣，感觉恢复好，还具有皮系韧带，不易滑动，耐磨等优点，厚薄适度等优点，在临床上非常常用。该部位缺损还可以选择小腿内侧皮瓣、胫前动脉皮瓣、腓动脉后穿支皮瓣、游离皮瓣等，虽然可以吻合神经，但在感觉的恢复方面效果较差。

1. 足底内侧皮瓣（图32-2-4）　是指以足底内侧动脉为蒂的足底内侧区的皮瓣。该皮瓣血管恒定，有感觉神经，同时还具有皮系韧带，不易滑动，耐磨等优点，是修复前足足底及足跟区的创面的首选。在临床上非常常用。

2. 大面积皮肤缺损一般选用小腿外侧皮瓣、腓肠神经营养血管皮瓣、游离皮瓣修复。（见本章第四节）

三、足背皮肤缺损的修复

足背皮肤缺损一般面积较大，对感觉的要求不

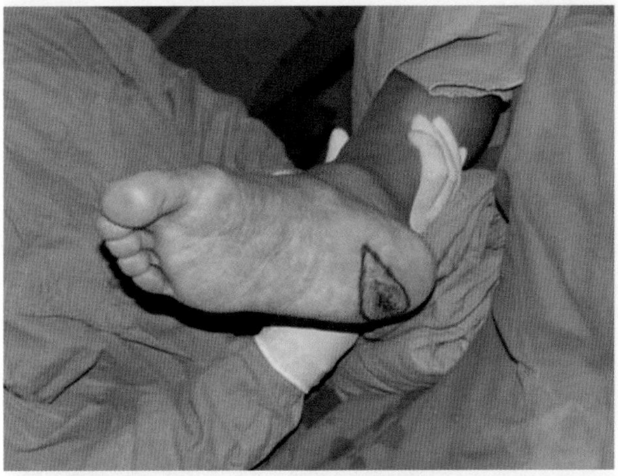

A

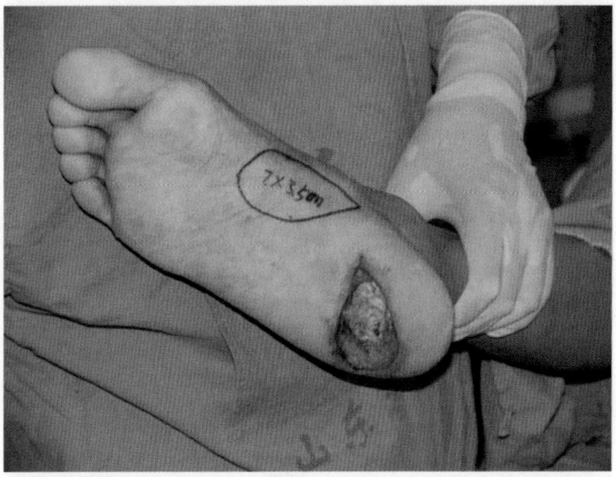

B

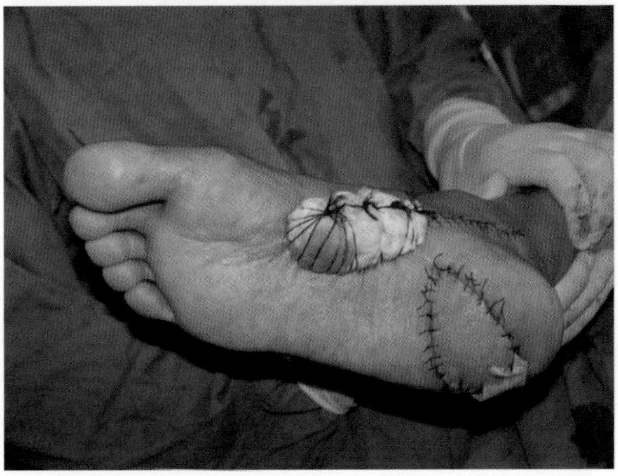

C

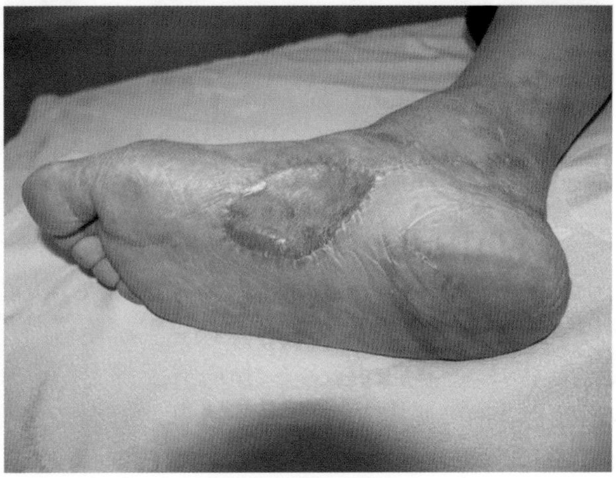

D

图32-2-4　足底内侧皮瓣

A. 切除病灶；B. 皮瓣设计；C. 修复后外形；D. 一年后复查

高，临床多选择外踝上皮瓣、腓动脉后穿支皮瓣、逆行小腿内侧皮瓣及各种游离皮瓣等。在这里，我们介绍带蒂的外踝上皮瓣和几种常用的游离皮瓣。

1. 外踝上皮瓣　是以腓动脉在小腿骨间膜下端向前穿出的外踝支即外踝上动脉为血供的皮瓣。也叫(腓动脉前穿支皮瓣)，该皮瓣手术较简单，皮支血管恒定，局部转移面积较大，多用于修复踝前至足背中近端的创面。是临床较常用的修复足背创面的带蒂皮瓣。

2. 股前外侧皮瓣(图 32-2-5)　是以旋股外侧动脉降支及其肌皮动脉穿支为血管蒂的皮瓣。该皮瓣血管恒定，口径粗；可供切取皮瓣范围大，切取方便；部位较隐蔽；有股外侧皮神经通过，可做成带感觉神经的皮瓣；供区没有主要血管、神经经过，无手术误伤重要结构之虞；是修复足背部皮肤软组织缺损，临床上最常用的游离皮瓣之一。

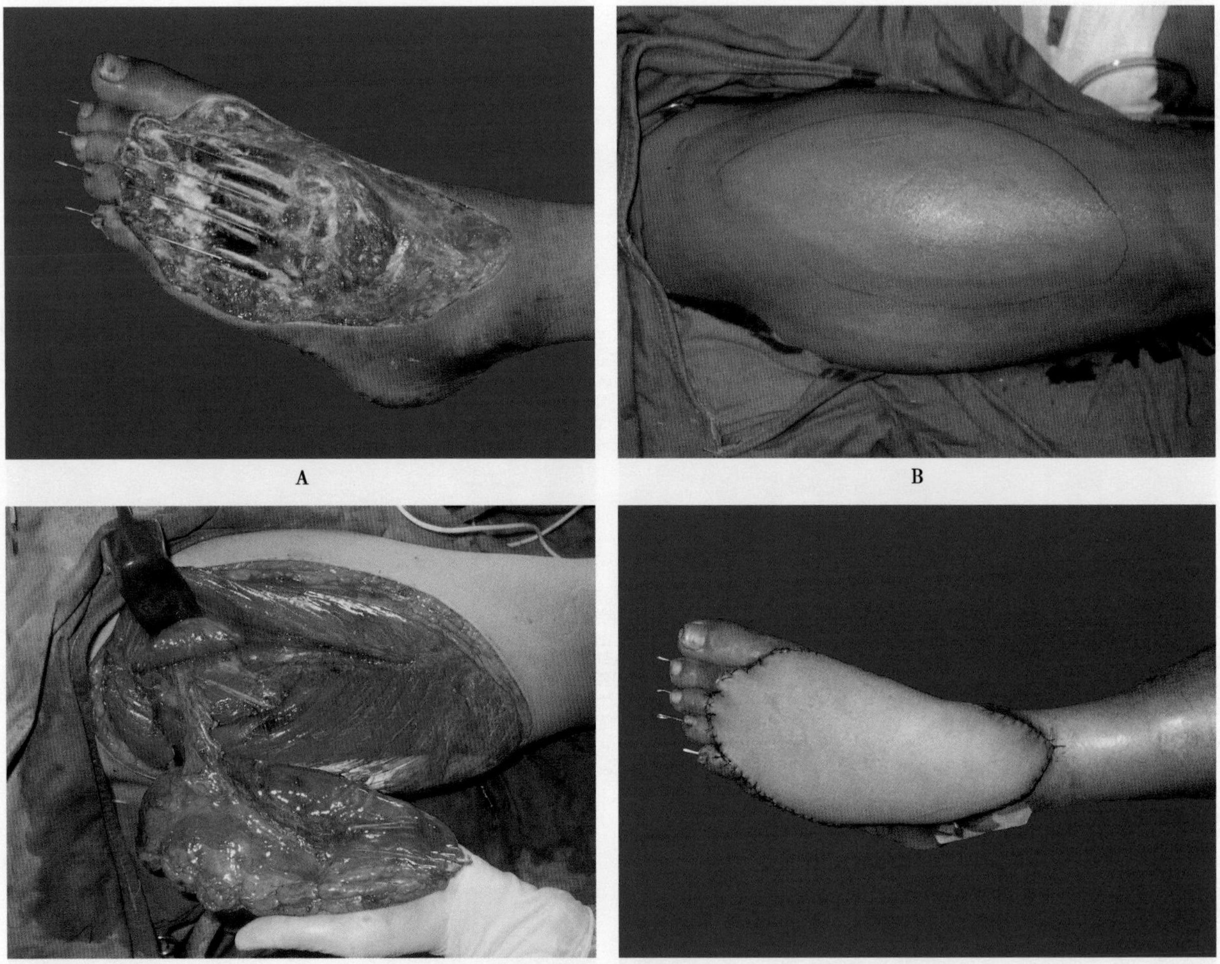

A

B

C

D

图 32-2-5　股前外侧皮瓣

A. 伤后外形；B. 皮瓣设计；C. 游离皮瓣；D. 修复后外形

3. 脐旁部皮瓣　是以腹壁下血管为蒂的皮瓣。由于腹壁下动脉在脐旁发出许多肌皮支分布于皮肤，并有一较粗的肌皮支在脐旁穿过腹直肌鞘后与腹中线呈 45°夹角走向外上方，指向肩胛骨下缘并与肋间动脉的外侧皮支吻合，故有人称之为胸脐皮瓣，但因血管蒂均采用腹壁下血管，切取的皮肤位于脐旁，故一般称之为脐旁部皮瓣。因解剖位置恒定，手术操作简单，在临床上应用广泛。缺点是皮瓣较厚，感觉恢复差。

4. 腹股沟皮瓣　我国著名学者杨东岳教授在我国首次成功地完成了游离腹股沟皮瓣移植，开游离皮瓣移植之先河。是我国乃至世界显微外科发展的里程碑。腹股沟皮瓣是由旋髂浅血管供血，属直接皮血管皮瓣，该皮瓣具有部位隐蔽，皮质较好，供皮面积大，供皮区多能直接缝合，对局部影响小等优点。但又有血管变异多、血管口径细、蒂短等缺点，目前游离移植较少。在各类皮肤缺损的病例中，如果考虑供区损伤小，切取部位隐蔽的优势时，可以认

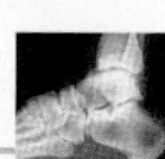

为是最好的皮瓣。髂骨瓣是修复骨组织缺损最常用的骨瓣，临床上最常用的是带旋髂深血管的髂骨瓣。

四、踝关节周围皮肤缺损的修复

踝部皮肤缺损较常见，修复方法很多，腓肠神经皮瓣（图 32-2-6）（腓动脉后穿支皮瓣）、小腿内侧皮瓣、胫前动脉皮瓣、小腿外侧皮瓣、外踝上皮瓣、足背皮瓣、跗外侧皮瓣、足底内侧皮瓣、踝前皮瓣基本都可以选用。一般带蒂皮瓣就可以完成创面的修复，最常用的游离皮瓣一般多选股前外侧皮瓣和脐旁皮瓣，供区较隐蔽，可切取的面积比较大。这里我们将重点介绍腓肠神经皮瓣（腓动脉后穿支皮瓣）、小腿内侧皮瓣、胫前动脉皮瓣等几种常用皮瓣。

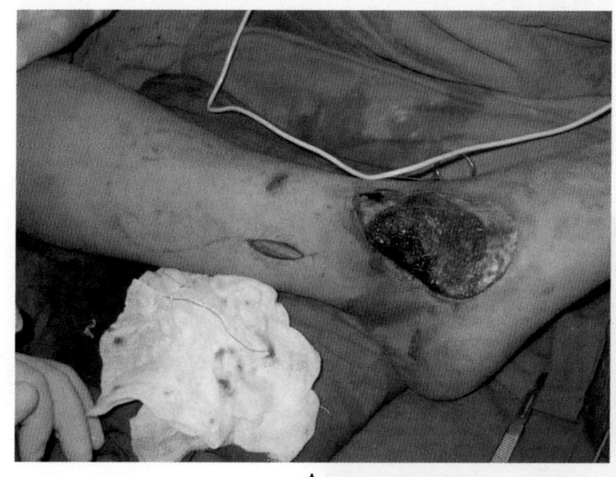
A

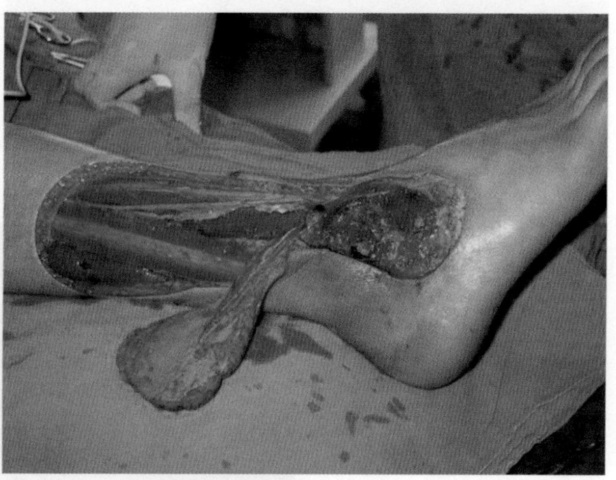
B

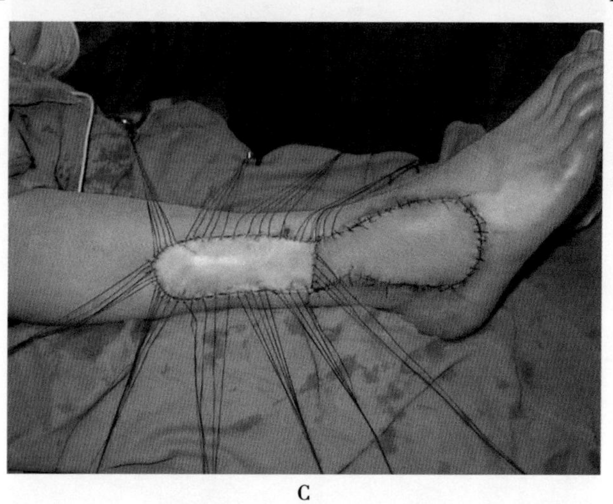
C

图 32-2-6　腓肠神经皮瓣
A. 伤后切取皮瓣设计；B. 游离皮瓣；C. 修复后外形

1. 小腿内侧皮瓣（图 32-2-7）　是以胫后动脉血管为蒂的皮瓣，皮瓣的血供来自胫后动脉发出的皮支动脉。皮瓣动脉的近端与膝内侧皮瓣的供血动脉膝上动脉、隐动脉有广泛的吻合，皮瓣可以分为带胫后动脉的小腿内侧皮瓣，和不带胫后动脉，而仅带胫后动脉中下段皮支的小腿内侧皮瓣，不带胫后动脉而仅带皮支的皮瓣时，常用来修复踝关节周围、小腿中下段，踝前、足背近端的皮肤缺损，带胫后动脉的皮瓣可以修复面积更大，范围更广，可以包括整个小腿和足背。所以小腿内侧皮瓣和小腿内侧皮支皮瓣，由于简单易学，切取较容易，现在常被称为开路皮瓣。是临床最常用的皮瓣之一。

2. 胫前皮瓣（图 32-2-8）　是由来自胫前动脉及其伴行静脉的皮支为血供的皮瓣。此部位皮瓣的质地较好，胫前动、静脉的解剖位置恒定，血管口径较粗，吻合难度小。逆行转移修复足部软组织缺损时血管蒂位置表浅，容易解剖。但作为游离皮瓣或顺行转移以胫前动脉近端为蒂时，因其血管蒂较深，

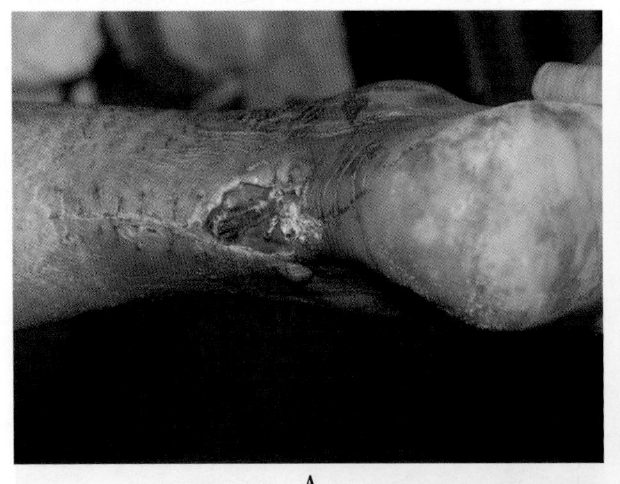

A

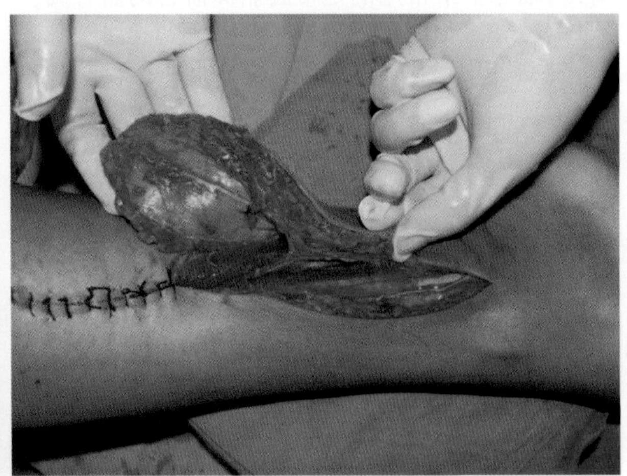

B

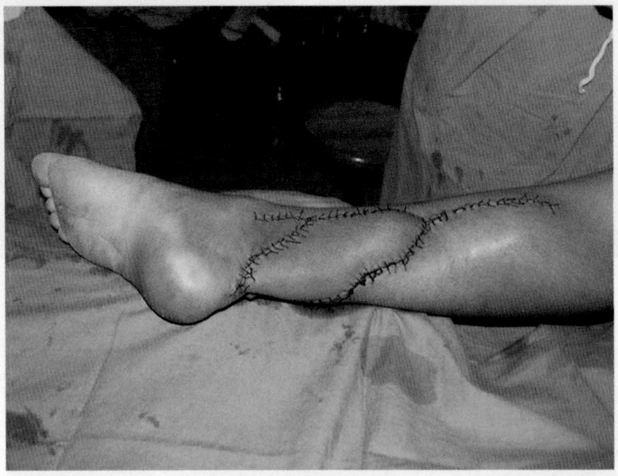

C

图 32-2-7　小腿内侧皮瓣

A. 伤后外形；B. 游离皮瓣；C. 修复后外形

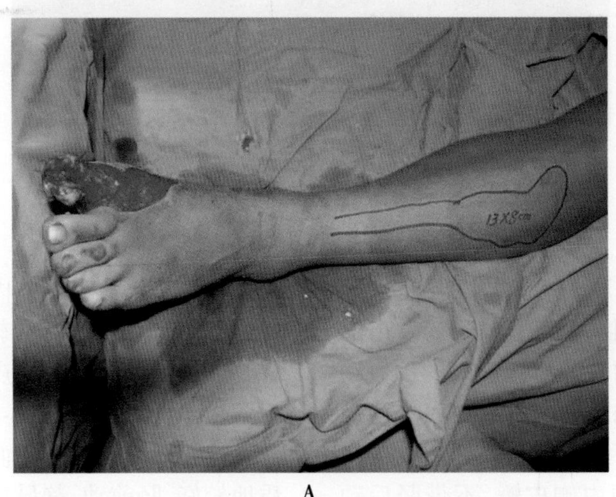

A

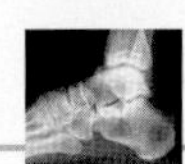

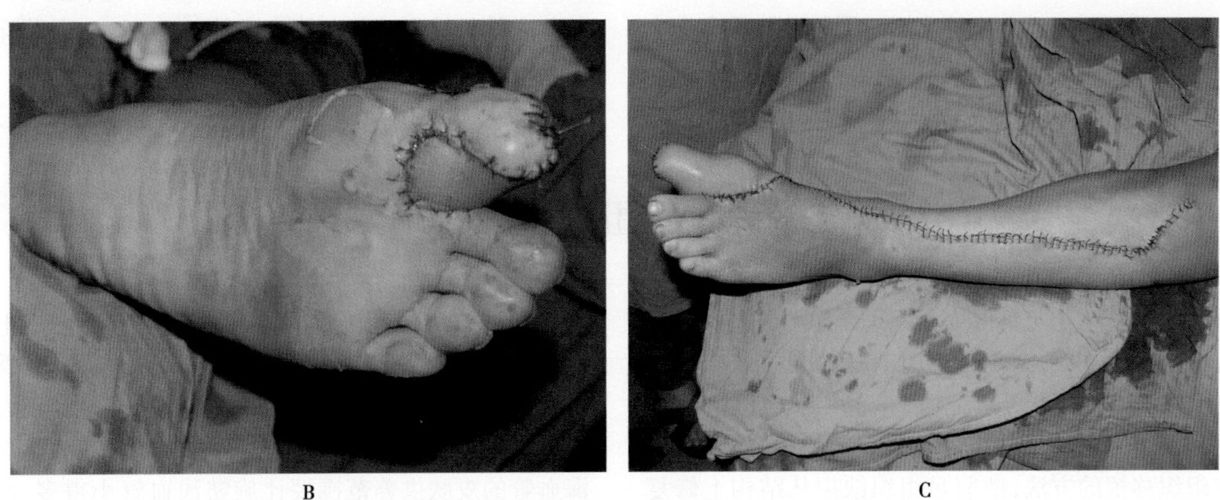

B　　C

图 32-2-8　胫前皮瓣

A. 伤后皮瓣设计;B. 修复后跖侧观;C. 修复后背侧观

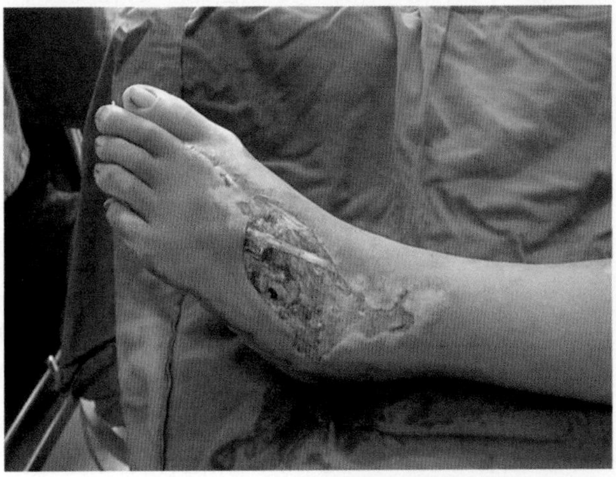

A 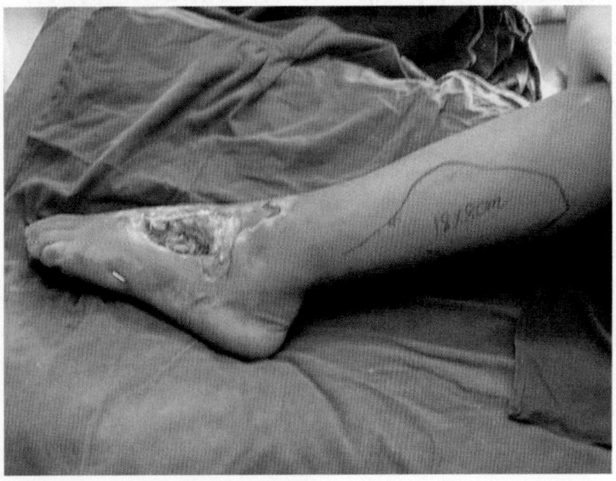　　B

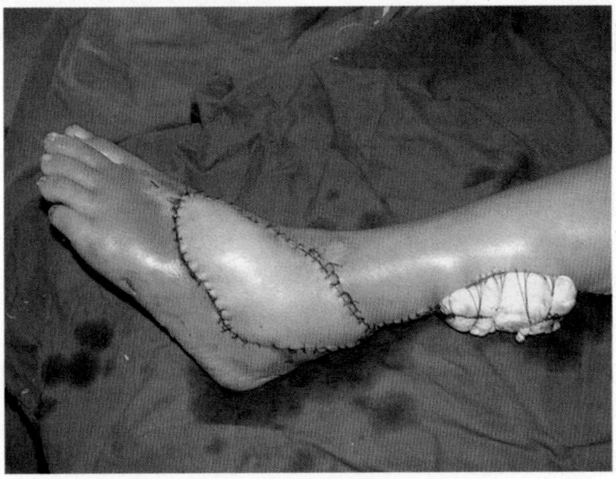

C

图 32-2-9　腓肠神经营养血管皮瓣

A. 伤后外形;B. 皮瓣设计;C. 修复后外形

解剖血管有一定困难。皮瓣的血供属于动脉干网状血管类型。常用来修复足背和踝前皮肤缺损。

3. 腓肠神经营养血管皮瓣　即腓动脉后穿支血管与腓肠神经伴行血管形成的血管链供血的皮瓣，位于小腿后部，因为皮神经不是皮瓣成活的基础，主要是腓动脉后穿支血管进入皮瓣后，与腓肠神经伴行血管系统形成一个轴形血管网，纵贯小腿后侧全长，常被称之腓肠神经营养血管皮瓣(图 32-2-9)。是临床修复踝关节周围和足背外侧最常用的皮瓣之一。

（胡　勇）

第三节　前足组织缺损的修复

前足在行走与负重中起着重要作用，根据测量，人体全足直立时，全足着力时前足的受力分布约占体重的 37%，当足跟离地时，体重几乎全部落到前足。前足组织缺损的修复是按照足的功能要求，通过组织移植的方法，把前足组织缺损从结构上修复完善，从而使伤者能够行走负重。由于前足占据了足的大半范围，前足组织缺损的修复有重要意义。目前能提供较大骨量的骨皮瓣修复前足缺损的只有三种，即：①肩胛复合瓣；②小腿外侧复合瓣；③带血管蒂皮瓣组合髂骨瓣。这三种骨皮瓣有时可以任意选择，但在多数情况下并不能互相替代，这是由前足创伤和骨皮瓣解剖特点决定的，因它们所能提供的皮肤面积、质量、骨骼长度、宽度都有区别。其中主要取决于骨骼缺损情况。一般情况下前足缺 1 根跖骨可用腓骨或肩胛骨附加相关的皮瓣修复；缺 2 根跖骨可用肩胛骨外侧缘及肩胛骨下角修复，并重建足的纵弓和横弓；缺 3 根跖骨，肩胛骨达不到要求，只有髂骨才够宽，就需要采用髂骨瓣。

一、修复前足缺损的三种骨皮瓣比较

在修复前足缺损中上述三个供区都可以提供相应的骨瓣、皮瓣或骨皮瓣，虽然全身可提供皮瓣的供区很多，能提供骨瓣的供区也不少，但较大面积的骨瓣，特别是能提供较大骨量的骨皮瓣主要是上述三种。这三种骨皮瓣有时可以任意选择，但在大多数情况下不能相互替代，这是由前足创伤和骨皮瓣解剖的特点决定的，因为它们所能提供的皮肤面积、质量、骨骼长度、宽度都有区别。

1. 皮瓣面积　肩胛部最大，除能提供最大面积 18cm×13cm 的皮瓣外，如果利用肩胛下动脉和胸背动脉，还可以同时提供侧胸皮瓣，制成侧胸与肩胛双叶皮瓣，共同修复前足缺损，或者在修复前足缺损的同时利用另一皮瓣修复足的其他部位的缺损。小腿外侧皮瓣的切取范围，前后可达中线，上到小腿上 1/3，下至踝关节，最大切取范围达 30cm×16cm。髂部旋髂浅血管的供应范围包括腹股沟外侧上半部以及大腿外侧上部的皮肤，最大为 27cm×17cm，旋髂深血管的皮肤供养范围要比旋髂浅血管小得多，而且必须包括髂骨周围的肌肉。

2. 感觉功能恢复　小腿外侧皮瓣可吻合腓肠外侧皮神经，但如果皮瓣切取范围过大，在皮瓣下部可有感觉恢复盲区。肩胛部皮瓣没有可供直接吻合的皮神经，但可吻合胸背神经，因胸背神经并非纯运动神经，移植于足部后经过训练，可恢复部分粗感觉，并可改善皮肤神经营养状况。髂腹部皮瓣无皮肤感觉神经，移植后不能重建足的感觉功能。

3. 皮瓣皮肤质地　肩胛部皮肤较厚，小腿外侧居中，髂腹部皮肤相对较薄。

4. 骨瓣的长度　除腓骨远端 5cm 因参与踝关节的组成不能截取外，其他部分均可截取，在长度上能满足修复足部任何部位的缺损，且截断对折后，皮瓣也必将跟随折曲。笔者曾利用这种特点做足跟再造，但修复前足缺损时这种方法的应用受到限制。肩胛骨只能用外侧缘，能提供的最大长度为 12cm，提供的骨量有限。髂骨的骨瓣主要是由髂嵴提供，临床上截取时很少能超过 10cm。

5. 骨瓣的宽度　腓骨仅能提供柱状骨瓣，宽度有限。肩胛骨虽然最宽切取到 3cm，但靠近中心骨质变薄，没有太大实用价值，能提供临床修复的也就是一个骨条。骨瓣宽度最大的属髂骨，其切取范围可从髂骨嵴至髋臼上缘，范围达 8～9cm，不过靠近髂骨翼的中心部位，骨质也很薄。

6. 骨骼的坚硬度　腓骨为密质骨，比较坚硬，在修复下肢缺损中用腓骨移植，代替胫骨或股骨，愈合后一般能负重行走，其强度是比较适宜的。从这三块骨骼讲，坚硬度最弱的当属髂骨，髂骨主要为松质骨，易压缩变形。肩胛骨坚硬度介于腓骨与髂骨之间，故在修复前足缺损时除用腓骨外也可利用肩胛骨。

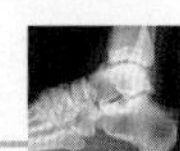

7. 血管蒂的长度　在前足修复中血管蒂的长度非常重要，如果血管蒂长可以修复远隔部位，还可以把吻合口上移到比较健康的部位作血管吻合。有些情况下复合组织瓣不能应用的原因不是皮瓣或骨瓣大小的问题，而主要是由于血管蒂长度不够。旋髂深动脉血管蒂的长度可达 7 ~ 8cm，旋髂浅动脉血管起始至肌皮血管分支约 4 ~ 6cm，如果将肩胛下动脉一并加上可达 9 ~ 11cm。腓动脉要是取中段腓骨血管蒂仅 1 ~ 2cm 长，如果将骨瓣的部位向远侧移，骨瓣近侧的腓动脉解剖游离出来，其长度也可相对增加，但到小腿下段，皮瓣切取的大小范围就受到很大影响。

在修复前足缺损中，选用哪一种骨皮瓣要根据患者的具体情况而定，上述 7 个因素要综合考虑。在实际运用中，首先要保证游离组织移植成活，也就是血循环重建问题；其次要保证创面能够得到有效覆盖；第 3 要保证骨支架的建立。然后再考虑足的感觉功能重建、骨骼坚硬程度和皮肤的质地等。在修复前足缺损用得最多是肩胛骨皮瓣，其次是腓骨皮瓣。髂骨皮瓣由于皮下脂肪太厚，不能恢复感觉，效果稍差。

二、肩胛复合瓣修复前足内侧缺损

第 1 与第 5 跖骨及跟骨是足三点支撑力学结构的基石，也是组成足纵弓和横弓的基石，如果失去三点中任何一点，足弓结构就被破坏，足的平衡也就被打破，人类的负重行走就会受到重大影响。对前足来讲，无论是内侧或是外侧部分缺损，应妥善修复。前足部分缺损主要指包括皮肤、骨骼等在内的复合组织缺损，肩胛部复合瓣是其中较为理想的修复方式。该皮瓣的优点是：①皮瓣面积大，可以修复前足任何范围的皮肤缺损；②血管蒂长，易与足背动脉及大隐静脉吻合；③皮肤质地较好，血供充分；④肩胛骨外侧缘较厚，硬度适中，可同时截取肩胛角，同时修复足的纵弓和横弓；⑤旋肩胛血管解剖位置恒定等优点。但也有以下缺点：①没有可供吻合的皮肤感觉神经，足底感觉功能恢复较差；②复合瓣切取后，进行移植修复时需要变换体位。

1. 适应证

（1）皮肤面积缺损较大，而骨骼缺损较小的前足缺损，肩胛部能提供的皮瓣面积较大，完全可以满足修复要求，但提供的骨量有限，基本就是肩胛骨外侧缘条状骨块，且长度也不能超过 12cm，如果骨骼修复的范围过大，则无法应用。

（2）不用骨皮瓣修复重建前足骨桁架结构足功能会受到严重影响者。

（3）如果创面感染已经控制，移植骨能植入到健康的骨骼中或创面经彻底清创能植入相对健康的骨骼之中（图 32-3-1）。

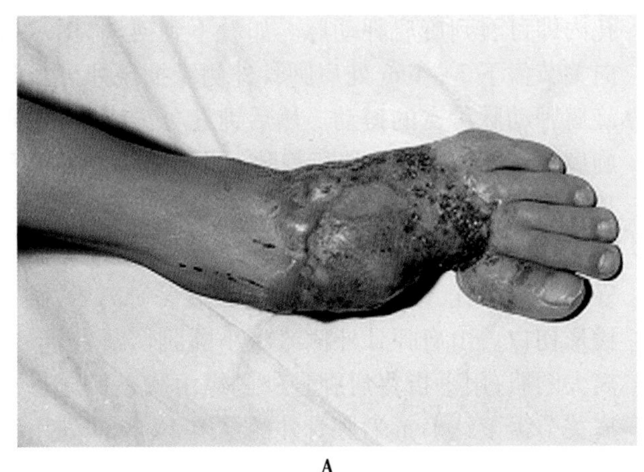

A

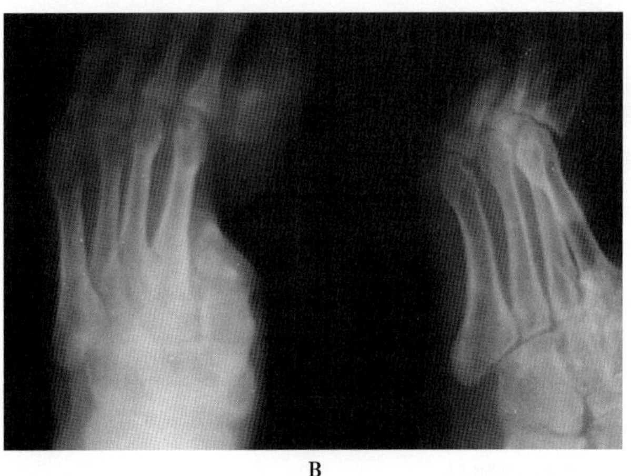

B

图 32-3-1　病例介绍（杨某 1）

A. 术前前足包括骨骼在内的复合组织缺损；B. X 线示第 1 跖骨缺损

（4）受区血管条件要好，特别是胫前动脉和大隐静脉在吻合口附近没有损伤。因为胫后动脉到前足已分为足底内侧动脉和足底外侧动脉，不仅血管口径较细，而且位置较深，吻合起来比较困难。

2. 皮瓣设计　原则要按照足的生物力学要求，尽可能恢复足结构的完整（图 32-3-2），从而最大限度恢复足的功能。具体有下述 5 条：

（1）要彻底清除病灶，切除失去功能的瘢痕组织。

（2）前足基底均为骨性组织，皮瓣移植肿胀时

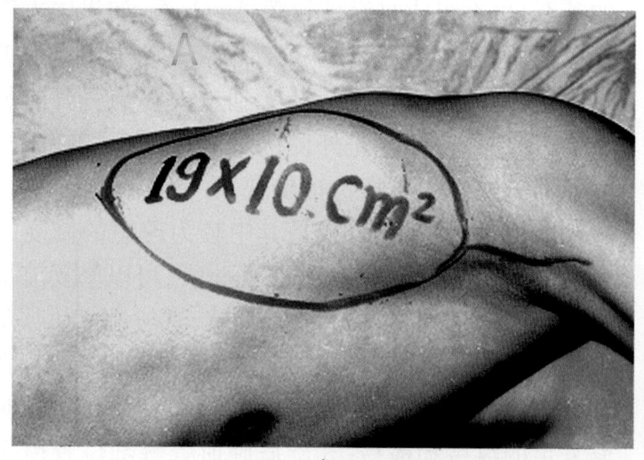

A

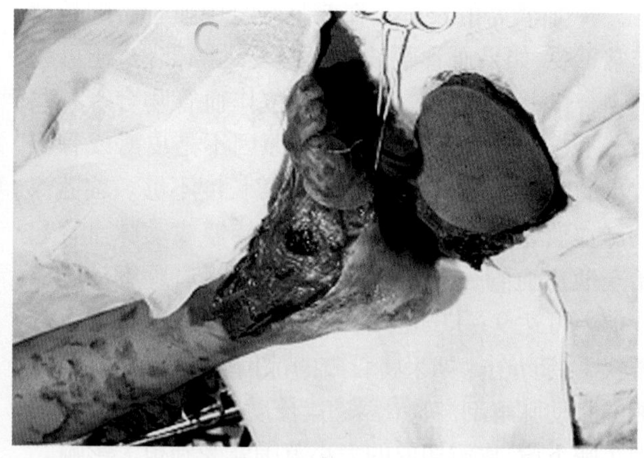

B

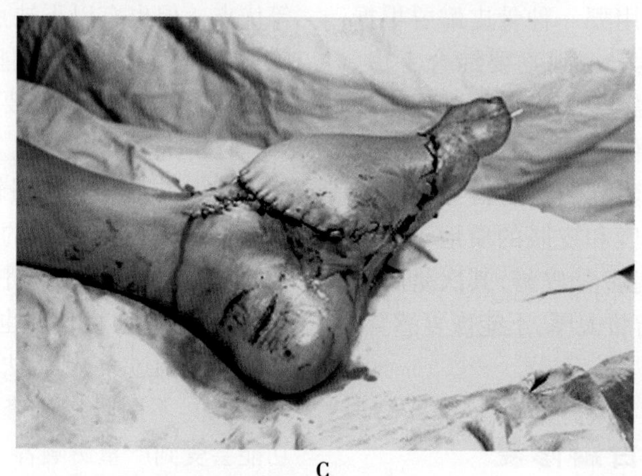

C

图 32-3-2　病例介绍(杨某 2)

A. 肩胛骨复合组织瓣设计;B. 切除挛缩瘢痕、受区与肩甲骨复合瓣已准备好;C. 修复后外形

退缩余地小,因此皮瓣宽度要足够大。

(3) 骨移植时,近端要争取插入跗骨或距骨骨质内,加快愈合,并建立相对稳定的骨支架,因此骨瓣的长度不宜太短。

(4) 血管蒂要足够长,保证吻合后没有张力,特别是对于足背皮肤条件不好者,更要注意。在肩部皮瓣设计时应在血管蒂处带一个舌瓣,以保证血管吻合后有一个宽松健康的血管隧道。

(5) 肩胛部皮瓣血循环较好,皮瓣形状可自由截取,为保证修复后平整,应于术前或术中对受区形状进行仔细测量。

3. 手术步骤

(1) 切取肩胛复合组织瓣:做两个切口,第 1 切口由腋后皱襞向肩胛冈联线中点做一 6cm 切口,显露血管蒂;第 2 切口,待血管蒂解剖出来后,由上述切口两端向肩胛骨下角做两弧形切口,使皮瓣呈梭形。先在切口中分离三边孔。三边孔由肱三头肌长头与大、小圆肌组成,用血管钳稍加钝性分离,在孔内即可看到旋肩胛动脉。如看不到搏动,用示指向关节盂下 3 ~4cm 处肩胛骨外侧缘抵压即可触到旋肩胛动脉深支的搏动。然后钝性分离,即可显露旋肩胛动脉及其 2 条伴行静脉。此血管束在三边孔顶分为深、浅 2 支,慎勿损伤。旋肩胛动脉除深、浅 2 支大的分支外,沿途还发出 2 或 3 支细小肌支,应仔细予以结扎,以免破裂出血。血管蒂游离后,做一梭形切口。由肩胛骨外侧缘将小圆肌切断,向下分离大圆肌,用手指将肩胛骨外侧缘由胸壁掀起。在肩关节盂下约 1cm 肩胛骨外侧缘内 2 ~3cm 处用钻头钻一小孔,送入线锯,向肩胛骨外侧方向锯开肩胛骨外侧缘。下端用同法锯开。此时,术者左手将肩胛骨外侧边缘同皮瓣抓在拇指与其他手指之间,将另一侧的软组织连同部分肌肉切开直到肩胛骨,用骨剪或线剪可很容易地将肩胛骨由两个骨孔之间剪开。然后,当受区准备就绪后,即可断蒂。断蒂前应再次检查骨皮瓣血供情况。断蒂部位一般由胸背动脉分支处结扎切断。如果需要较长的血管蒂,可先

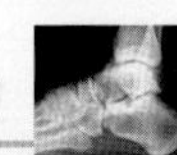

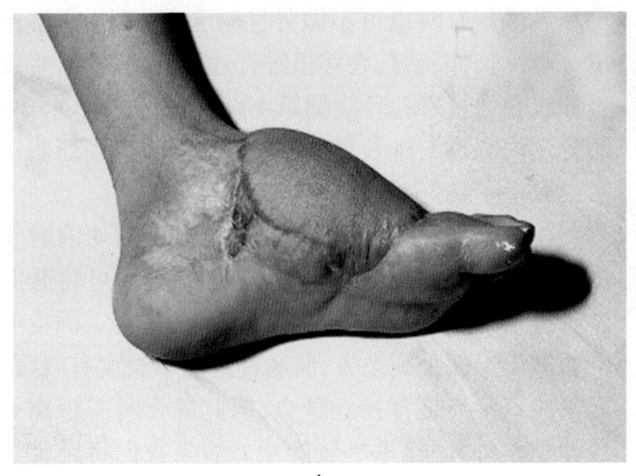

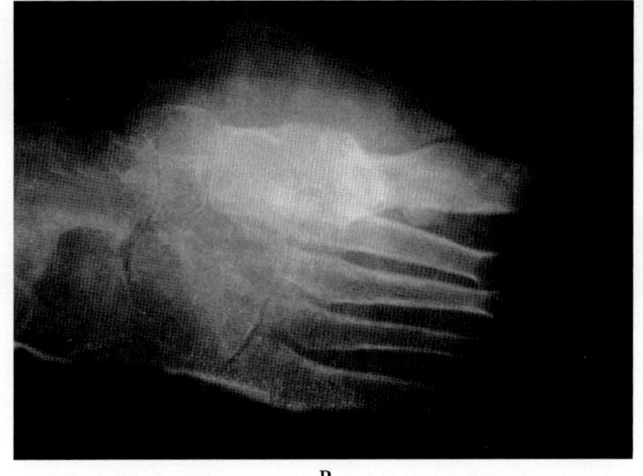

A　　B

图 32-3-3　病例介绍(杨某 3)

A. 显微修复后一年外形;B. X 线片显示植骨已愈合

将胸背动、静脉结扎切断,然后由肩胛下动、静脉起始部结扎切断(图 32-3-3)。

(2) 骨骼固定:骨骼固定时,若跖骨头或趾骨还存在,骨瓣行嵌入移植;如果远端足趾跖骨均已丧失,移植的肩胛骨无法嵌入,只能将近端插入近侧跗骨或距骨,为插入移植。

1) 嵌入移植:在缺损近端的跗骨或距骨的所需部位凿一个与移植骨直径相当的骨洞,将远端跖骨或趾骨断端制成粗糙面,仔细核对移植骨所需长度,用一枚 2mm 克氏针自近向远穿过肩胛骨边缘骨嵴部,因为此处骨髓腔不是圆腔,穿针时一定要把握好方向,穿出远端 1～2cm,再经跖骨或趾骨髓腔从跖底或趾尖穿出,调换克氏针骨钻的固定端,将肩胛骨骨条近端插入骨洞,克氏针再向近推进 3～4cm,固定可靠;这样有利于移植骨的愈合(图 32-3-3)与术后足的功能恢复(图 32-3-4)。

2) 插入移植:前足缺损远端没有跖骨,也没有趾骨,远端无法做骨骼对端固定,为保证骨移植重建足弓的稳定性,也为了在重建一个稳定的纵弓的同时重建一个稳定的横弓,因此,在肩胛骨骨瓣切取时不仅需切取外侧缘,肩胛骨下角也应同时取下,并将骨瓣修整成 L 形。移植时,近侧跗骨打洞和经髓固定与嵌入移植法基本相同。在远端要将邻近的跖骨头制成粗糙面,按照前足横弓的弧度将肩胛骨通过克氏针固定到邻侧的跖骨头上。如果仅缺第 1 跖骨,所需肩胛骨下角的宽度应窄些,如果缺 2～3 根跖骨,所需肩胛骨下角则相对要宽些。

(3) 血管吻合:骨骼固定牢固后,即可行血管吻合,一般用肩胛下动脉或旋肩胛动脉与足背动脉吻合,以 9-0 尼龙线间断缝合,同样将肩胛下静脉或旋肩胛静脉与大隐静脉吻合。因为足背动脉伴行静脉外径太细,而大隐静脉与肩胛下静脉外径相当。

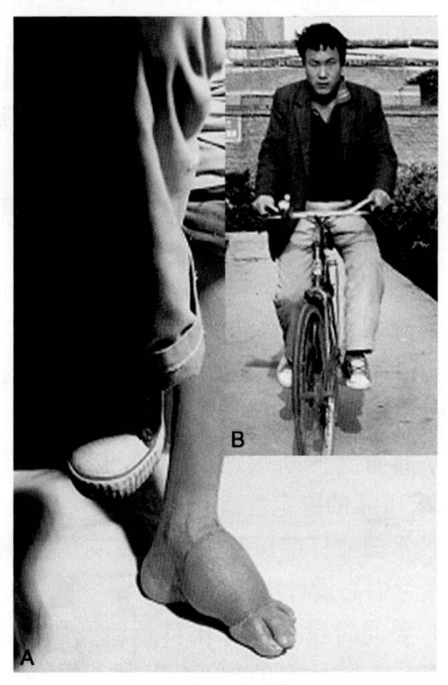

图 32-3-4　病例介绍(杨某 4)

A. 术后 1.5 年足站立功能良好;B. 恢复正常生活

(4) 足底感觉功能重建:用肩胛部皮瓣重建足底的感觉功能比较困难,因为该部皮肤不是单一感觉神经支配的,不可能通过缝合皮瓣来重建再造前足的感觉功能。作为补救办法:把胸背神经与足背的感觉神经吻合,实践证明吻合后,局部皮肤可恢复一些保护性触觉,特别是皮肤失神经营养状况有所缓解。在足底负重点用感觉神经植入的方法从实验到临床都证明是有意义的,手术时从足背切口取一段皮神经与趾神经吻合后,植入相当于第 1 或第 5

跖骨头负重区。如果移植至足部的皮瓣很小,可不做神经植入,四周的皮肤感觉神经以及创面基底部的感觉神经可以延伸到皮瓣,从而恢复移植皮瓣的感觉功能。

(5) 创面闭合:血管神经修复后,即可闭合创面,皮下置引流条,并小腿石膏托固定。

三、小腿外侧复合瓣修复前足外侧缺损

前足外侧第5跖骨是足三点支撑的重要结构之一。前足外侧缺损也可用肩胛部复合瓣重建,但如果缺损不仅包括第5跖骨,骰骨乃至部分距骨,肩胛复合瓣的长度就满足不了修复需要,此时髂骨瓣长度也不够,小腿外侧复合瓣可以切取足够长度的腓骨是唯一的选择。

1. 皮瓣设计　皮瓣设计要注意以下原则:

(1) 皮瓣的大小要注意能彻底清除病灶并切除失去功能的瘢痕组织。

(2) 要携带腓肠外侧神经以重建足的感觉功能。

(3) 腓血管蒂要够长,皮瓣要尽量靠近上方。

(4) 血管蒂隧道应设计在内踝后,隧道要相对宽松。为保证血管蒂不受压,在皮瓣远端应设计一个三角瓣以扩充隧道。

(5) 腓骨远侧断端逆转插入跗骨或距骨应足够深,以求可靠的稳定性。

(6) 术前应仔细探测腓动脉皮支的穿出点,并以这些点为中心设计皮瓣。

(7) 要同时携带部分比目鱼肌及踇长屈肌以填补残腔,修复足底的厚度,以尽可能恢复足部外形。

2. 手术步骤　包括以下程序:

(1) 切取皮瓣:同本节足跟再造的小腿外侧复合瓣的切取。

(2) 骨骼固定:同肩胛骨固定一样也可分为嵌入固定和插入固定。固定方法与注意事项也相同,唯一不同的是肩胛骨有其下角可利用,可顺利与邻近跖骨建立骨性连接。而腓骨远端要与邻近跖骨形成骨性连接,如果只缺第5跖骨,可把第4跖骨远端制成粗糙面,用一枚螺钉将之与第4跖骨头固定在一起即可。如果缺两根跖骨则需要在移植腓骨与第3跖骨间移植一骨块,再用一枚螺钉将移植腓骨与所植骨块一起固定到第3跖骨头上,以重建足的横弓和纵弓。有时也可不做骨性触合,而是分离解剖出一段趾长伸肌腱,在移植腓骨远端钻一骨孔,将趾长伸肌腱通过骨孔环绕到第4跖骨颈部并绕过第4跖骨颈内侧再与趾长伸肌腱编织缝合,实践证明该法也取得了良好效果。

(3) 感觉功能重建:小腿外侧复合瓣切取时须携带腓肠外侧皮神经,复合瓣转位移植后可将腓肠外侧神经与足背中间或足背内侧神经缝合。因皮瓣的切取位于偏小腿上方,腓肠神经切取长度有限,常常不能直接与足背神经缝合,因此缝合时需游离一段神经作桥,这样手术较麻烦。后来我们将趾神经从远端游离出来与腓肠外侧神经吻合,两断端距离较接近,吻合较为容易。因趾神经两侧有重叠交叉支配,切取后对足趾感觉影响不大。

(4) 最后缝合关闭切口(图32-3-5)。

3. 术中注意事项

(1) 在行连同腓骨头切取时要保护好腓总神经。

(2) 腓骨下1/4参与踝关节组成,不能切除,否则将影响踝关节的稳定,久之可造成创伤性关节炎。如果切取腓骨超过全长1/4,宜在踝关节上胫腓骨之间行植骨融合。但腓骨远端所留长度不得少于5cm。

(3) 静脉回流不足时,可将腓静脉与大隐静脉吻合。

(4) 术中要保护好腓动脉穿支,防止皮瓣和腓骨分离。

(5) 腓骨作嵌入移植时,如果邻侧跖骨头缺损,腓骨经髓固定后稳定性不好,应加做跖骨横韧带重建术。

四、带血管蒂皮瓣组合髂骨瓣

带血管蒂组合髂骨皮瓣的切取应用范围可大可小,骨瓣宽度最大的属髂骨,其切取范围可从髂骨嵴至髋臼上缘,范围达8~9cm,因而此瓣使用的范围较大。如前足缺3根跖骨,切取肩胛骨瓣达不到要求,只有切取髂骨才够宽,就需要采用髂骨组合瓣;若整个跖骨缺损有时只有切取髂骨才能达到长度的要求。此外,局部小范围的骨与周围组织的缺损,如足内侧的跗骨缺损或部分跟骨缺损,也可采用带血管蒂皮瓣组合髂骨瓣进行修复,但髂骨皮瓣由于皮下脂肪太厚,不能恢复感觉,效果稍差。

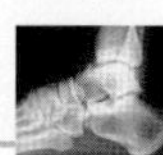

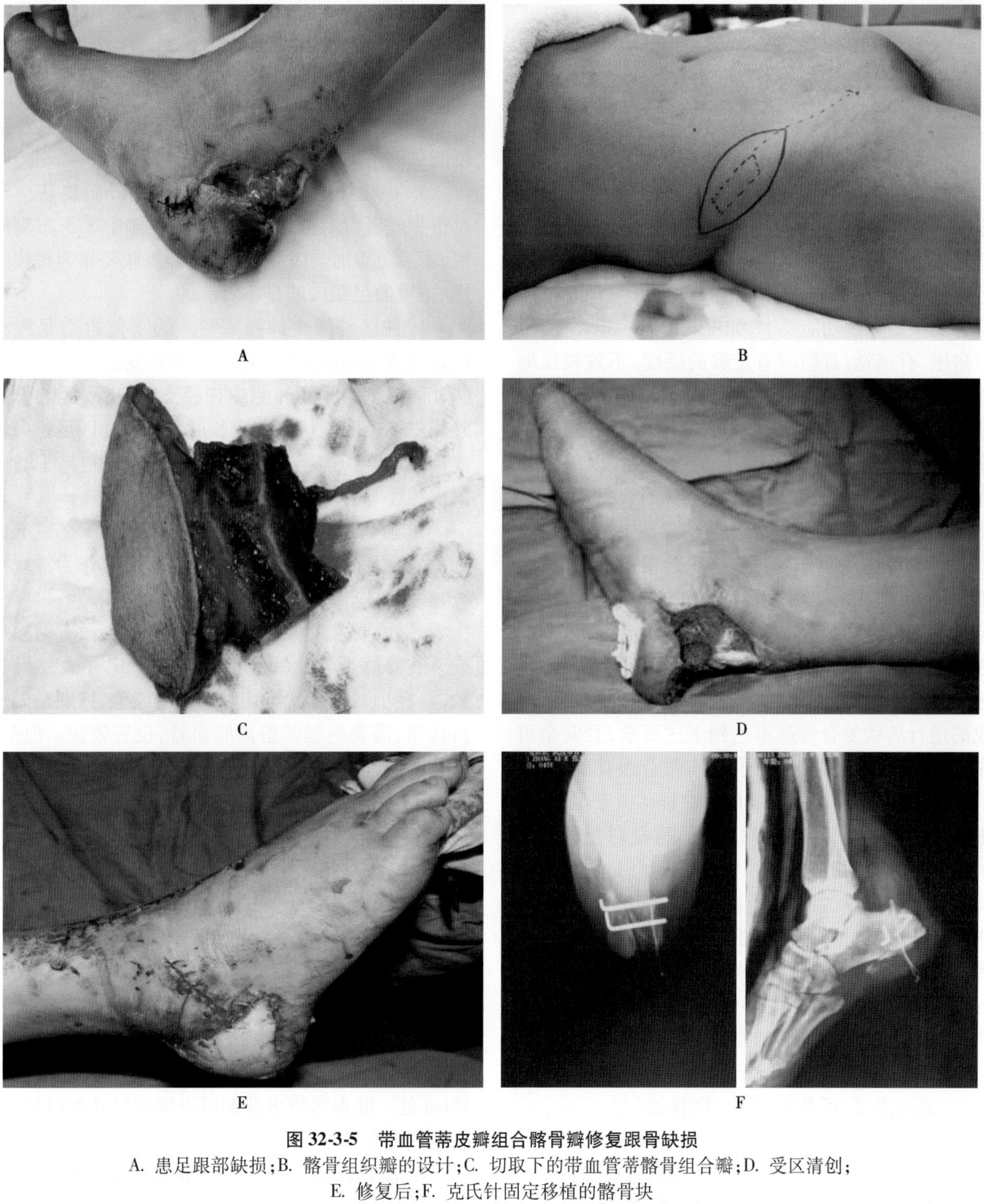

A

B

C

D

E

F

图 32-3-5　带血管蒂皮瓣组合髂骨瓣修复跟骨缺损

A. 患足跟部缺损；B. 髂骨组织瓣的设计；C. 切取下的带血管蒂髂骨组合瓣；D. 受区清创；E. 修复后；F. 克氏针固定移植的髂骨块

（蔡锦方）

第四节　足跟再造

一、概　　述

由于足跟结构的特殊性，全足或大部足跟缺损后不可能有类似的材料修复，这是一个长久没有很好解决的问题。而解决问题的关键在于研究开发符合足部生物力学要求的工程材料和技术方法。重建足跟应达到下述要求：①采用的每种组织都要基本符合足跟的生理功能要求，如皮肤应有一定厚度，抗磨耐压，有感觉；骨骼应有足够的硬度，不致被压缩变形；骨骼与皮肤之间有足够厚的软组织充填，以分散压力，吸收震荡。②皮肤、皮下组织、跟骨应同期修复，力争恢复足跟解剖结构的完整性，以缩短疗程，提高疗效。③所有移植组织必须有良好的血供，尽量同属一条动脉供应，便于整体移植。

对于单纯足跟部皮肤软组织毁损，有多种皮瓣可利用，足部或小腿部血管条件差的伤者还可用吻合臀下皮神经的臀部皮瓣带蒂移植。全足跟缺损的修复最为复杂，要使所有缺损组织同期得到修复，供区受到严格限制。临床实践证明，小腿外侧供区形成的逆行岛状复合瓣基本达到上述要求，且安全可靠。因为：①腓骨质地较硬，基本符合跟骨要求，为增加负载能力，将腓骨折成两段并排移植于足跟，并把远端断面磨圆，增加接触面积。移植时使骨干纵轴倾斜，符合跟结节角度并尽量恢复足弓结构；②小腿外侧皮肤较厚，且切取范围基本可满足要求；③足跟感觉的恢复可通过腓肠外侧皮神经与近侧足背内侧皮神经或腓肠神经吻合来实现；④足跟部需较厚的皮下组织，用携带小腿部分踇屈肌或比目鱼肌替代。这样既能达到足够的厚度，也能恢复足跟部饱满的外形；⑤在小腿外侧，上述移植组织同属腓动脉供应，血运丰富，可整体切取一期移植。

二、小腿外侧供区形成的逆行岛状复合瓣重建足跟的适应证

1. 足跟缺损的范围不能太大　全足跟缺损应用小腿外侧复合瓣移植方法完全可行，如果超出这一范围，如连同小腿远侧及前足部分均有缺损，修复就有困难，因为小腿外侧皮瓣所取最大宽度也只能达到前、后中线，如果再造足跟时不能全面封闭创面，势必会给术后处理造成许多困难。

2. 距骨完整、健康，或者虽有轻度感染但经清创能彻底清除病灶，腓骨可顺利插入并融合。

3. 小腿外侧皮肤条件好　小腿外侧皮肤应当是很少或者没有瘢痕，如果小腿外侧中 1/3 布满瘢痕，术后负重时易发生溃疡，这种皮肤要作为替代耐压、持重的足跟皮肤是不可能的。

4. 腓肠外侧皮神经完整　为了使再造足跟有良好的感觉功能，再造时一定要修复感觉神经。小腿外侧感觉为腓肠外侧皮神经支配，皮瓣区的腓肠外侧皮神经要能切取一定长度，另外，受区足背内侧皮神经或腓肠神经也需完整，以便能顺利与腓肠外侧皮神经吻合。

5. 血管条件要好　由于腓动脉变异有一定比例，术前要仔细检查，多普勒超声探测应作为常规检查，必要时应做下肢血管造影检查。

另外，要求患者全身健康状况要好，没有糖尿病或下肢静脉炎等疾病。术者要有一定显微外科经验，具有小腿腓骨皮瓣切取操作的经验，特别是做逆行移植，需要向远侧游离腓血管，位置较深。但是，只要严格遵循显微外科手术操作原则，认真完成好每一个手术步骤，手术就会获得成功。

三、小腿外侧供区形成的逆行岛状复合瓣的设计

首先根据血管走行，用超声多普勒探测腓动脉及其皮穿支的部位，用亚甲蓝标记。或标记出腓骨头至外踝两点间的连线，此为腓动脉的走行线，即皮瓣的轴心线，其中皮支穿出点约在腓骨头下 9cm 和 15cm 处。此点超声多普勒可以探测出并加以标记。以这些分布点为中心设计皮瓣：

1. 腓骨长度　包括双排腓骨再造足跟所需的长度，插入洞穴所占的长度及腓骨对折时中间所需截除的约 2.5cm。为保持踝关节稳定性，腓骨远侧至少要保留 5cm 长度。

2. 皮瓣大小　包括包裹足跟、瘢痕切除后的缺损大小及皮瓣切取后 20% 左右的回缩。

3. 软组织切取范围　应包括充填残腔以及恢

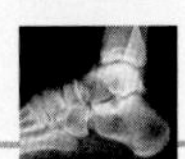

复足跟部软组织厚度和形态所需的总量。

4. 腓动、静脉血管蒂长度　应保证修复后没有张力。

5. 腓肠神经外侧支长度　应满足移植后近侧断端能与足背内侧皮神经顺利吻合。

四、小腿外侧供区形成的逆行岛状复合瓣重建足跟的手术方法

（一）受区准备

足跟缺损者一般都遗留有创面或皮肤的挛缩瘢痕，彻底清除病灶及挛缩的瘢痕组织是重建足跟的先决条件。手术一般在气囊止血带下进行，创面应彻底清创，同时应切除坏死的肌腱与骨骼，目的是使移植物能充分充填残腔。对创面基底部凹陷要修整并敞开。按足弓的要求，在创面基底部的距骨或跟骨残端上凿两个洞穴，以供植骨用。在足背内侧解剖出足背内侧皮神经分支。反复冲洗创面，彻底止血，并以健足为准，测出包括骨骼、皮肤、皮下组织等缺损的大小范围。

（二）小腿外侧组织复合瓣的切取

1. 皮瓣切取　先沿皮瓣的后缘标记切开皮肤，直达深筋膜与肌膜之间，在深筋膜下向前游离皮瓣，在比目鱼肌与腓骨所形成的外侧间隙附近，要仔细注意由肌间隙或比目鱼肌穿出的皮支，选择较粗的1～2条皮支或肌皮支作为皮瓣的轴心点，校正或重新设计皮瓣的远近及前后缘，以保证皮瓣的血供（图32-4-1A）。

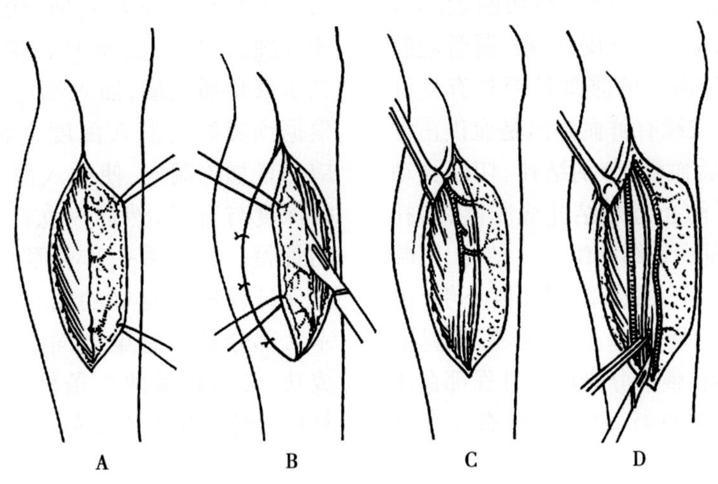

图32-4-1　切取小腿外侧皮瓣

A. 切取皮瓣；B. 游离胫前间隙；C. 显露腓动脉；D. 游离腓血管

切开皮瓣四周，并在深筋膜下向皮支或肌皮支附近解剖分离皮瓣，沿皮支顺外侧肌间隙进行分离。如果较粗的皮支血管来自𧿹长屈肌、比目鱼肌的肌皮支，在向深部解剖分离时应保留0.5～1cm肌袖于血管周围，以免损伤皮支血管。

2. 游离胫前间隙　沿前方的腓骨肌与后方的比目肌之间的肌间隙锐性分离，直达腓骨。在切口近侧，沿腓总神经旁组织间隙内插入血管钳，挑起腓骨长肌，切断它在腓骨头上的附着部，然后向前向内拉开，即完全显露绕过腓骨颈斜向前下方的腓总神经。游离腓总神经并向远侧分离，直到分为腓浅神经和腓深神经的部位。用一根橡皮条将腓总神经轻轻牵向前方予以保护。术者用左手握住小腿，用𧿹指向前内推开腓骨肌及腓浅神经，同时右手用刀紧靠腓骨切断腓骨肌在腓骨上的附着部，在腓骨上留下一薄层肌袖。这样边推边切，由近及远，直到切口远端。再从近侧开始，沿腓深神经（它位于胫前血管的外侧），靠近腓骨切断趾长伸肌和𧿹长伸肌在腓骨前面的附着部，从而进入胫前间隙（图32-4-1B）。

3. 分离切取部分比目鱼肌及𧿹长屈肌　在腓骨后方的浅层，从腓骨头部和上1/3部切断比目鱼肌的附着部。根据充填残腔的大小，切取部分比目鱼肌和腓肠肌。将切断的比目鱼肌牵向后方，即到达位于深层的𧿹长屈肌。在切断𧿹长屈肌时，要稍远离腓骨，让肌袖保留在腓骨上，因为腓血管和腓骨的滋养血管就包含在靠近腓骨的肌肉之中。

4. 截断腓骨　截断腓骨有利于血管的解剖和分离。分别在远侧和近侧预定截骨的部位，“十”字切开腓骨骨膜，做骨膜下剥离，宽度以能接纳骨膜剥

离器为宜。在腓骨前、后各插入一把骨膜剥离器，两者在腓骨的内后方相遇。用这两把骨膜剥离器隔开保护周围的软组织，用钢丝锯或摆锯锯断腓骨。

5. 游离腓血管　用巾钳夹住截取的腓骨两端，将其向外牵开，拉紧骨间膜，在腓骨上的附着部纵行切开骨间膜及胫骨后肌，将切断的肌肉连同骨间膜一起用拉钩牵向内侧，这样边切边拉，自远而近，逐层解剖，直到显露胫后血管神经束及腓血管（图 32-4-1C）为止。从腓血管自胫后血管分杈处开始，直视下分离腓血管与胫后血管神经束之间的结缔组织。这样游离后的腓血管（图 32-4-1D）及部分踇长屈肌的肌袖就很好地保留在腓骨上。以腓血管为蒂，向前内翻开腓骨，直视下纵行切开剩下的踇长屈肌，完成腓骨的游离。操作时注意仔细保护腓血管。

6. 取下小腿外侧复合组织瓣　在切断近端腓血管之前，放松止血带，仔细检查皮、肌瓣、腓骨髓腔和肌袖的出血情况，确定游离的腓骨是否具有良好的血运。肌袖与髓腔及皮缘有鲜血渗出是血供正常的标志。最后，靠近胫后血管，分别结扎、切断腓动脉及其伴行静脉。为了防止近端结扎线脱落，结扎前应仔细分离血管，尽量少带结缔组织。结扎、切断后将整个复合组织瓣掀起。如果血管长度不够，可自近端继续向远端分离，腓动脉越至远端，位置越深，多在胫骨与腓骨之间，整个分离血管过程都在比较狭窄的腓骨与胫骨间隙进行，且腓动脉有多个分支，切断结扎的操作都必须准确、轻柔。

（三）对折腓骨的整修

为了增加移植腓骨的强度及负重接触面积，切取的腓骨必须进行整修。整修包括 3 个步骤：首先要把截取的腓骨自中央截除 2.5cm，这是手术中非常关键的一步。为了保护好腓动脉对骨膜供血的连续性，应在腓骨外侧面切开骨膜，然后小心地用骨膜剥离器剥开一周（图 32-4-2A），用摆锯锯断中央 1cm 一段，从断端向两端用小咬骨钳在骨膜下咬至所需长度（图 32-4-2B）。在操作中，骨骼一定要用可克氏钳妥善固定后再截骨，操作中不能撕脱骨膜，也不能损伤腓动、静脉及分支，然后对折腓骨使之平行（图 32-4-2C）。要保证血管没有张力，如果发现张力太大，可继续增加截骨长度，直到满意为止。第二步修整负重端断面，用咬骨钳和骨锉把其锉成钝圆，以增加负重时骨端与地面接触面积。第三步修整插入端，插入端可以连骨膜一同插入，要根据预置好的洞穴深度重新修整骨瓣长度，一般应尽量加深洞穴，使插入深度增加，反复测量洞穴的深度与直径，然后一次插入，避免反复，防止损伤骨膜。无论哪一步骨骼修整都要保护好骨膜，以保证骨骼有良好的血供，因为在足跟再造中手术大部分是在感染创面上进行的，要保证骨移植成功，必须具备两个条件：一是清创要彻底；二是移植骨骼一定要有良好的血供。

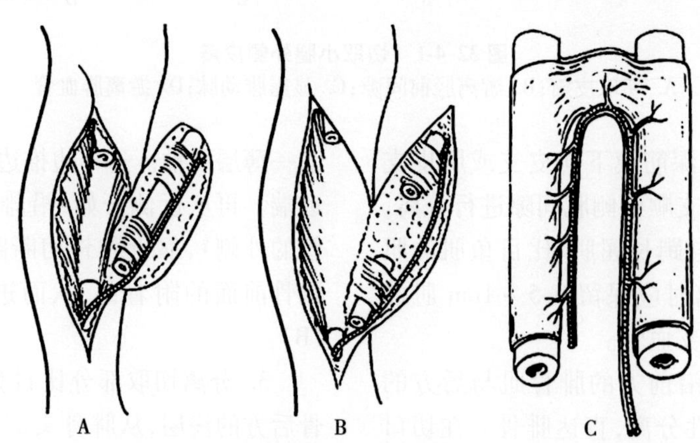

图 32-4-2　切取腓骨

A. 剥离腓骨中段骨膜；B. 腓骨中段断开；C. 腓骨对折

（四）移植腓骨的定位与固定

正常人跟结角约 30°～40°，双排腓骨移植的角度应与之相当，以重建良好的足弓。移植的双排腓骨必须平行（图 32-4-3A），否则在负重时偏高的一根就不能分担负重。由于腓骨插入洞穴后，皮瓣闭合创面时的牵拉有时不能保证两根腓骨完全平行排列，因此手术中需要用穿过髓腔的克氏针固定两根腓骨，一般选择直径 2.5mm 的克氏针，摸准腓骨外侧断端，经此穿刺到达腓骨髓腔，再继续向深处钻入，一般超过插入腓骨端 1.5～2.0cm。针尾留

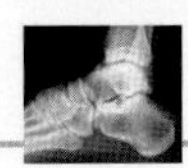

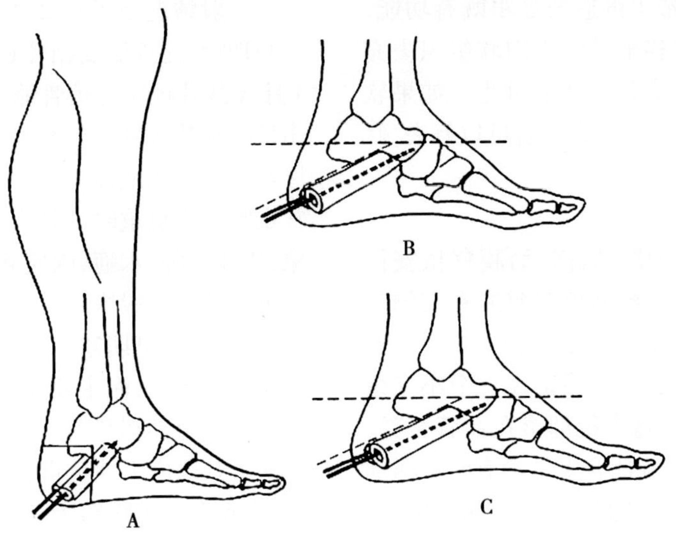

图 32-4-3　腓骨并列移植

A. 腓骨并列移植；B. 移植角度；C. 通过橡皮筋调整腓骨角度

4.0cm 一段作为观察调整骨移植角度及是否平行的标志。术后下肢支架，并用橡皮筋（图 32-4-3C）与固定克氏针连接，根据两根腓骨平行和倾斜角度的需要调整松紧度，直至骨骼愈合为止。

（五）再造足跟感觉功能的重建

足跟底面和侧面感觉的恢复，对足跟功能恢复十分重要。在组织瓣切取中已切取相应长度的腓肠外侧皮神经，逆行转位后，神经断端转位在外侧与最邻近的足背内侧皮神经吻合。该神经在足背侧与断端一般有一段距离，为了能顺利地与复合瓣皮神经吻合，需要从足背内侧做一切口，然后向远侧游离一段，用丝线测量其长度并与复合皮瓣已游离腓肠外侧皮神经试行吻合。吻合对位一定要准确、平整，如吻合后没有张力，表明长度均匀，即可切断。如两断端不是在伤口或切口内，而是在切口和伤口之间，可在对合处切一小口，然后把两神经断端从小口中引出，吻合后退回到皮下，再缝合皮肤切口。如果内侧皮肤条件不好，或足背内侧皮神经已毁损，也可用腓肠神经，腓肠神经在小腿外侧向远侧游离长度有限，遇此情况，在游离切取皮瓣腓肠外侧皮神经时所留长度要足够，实在不够长可行神经移植。

（六）静脉危象的处理

足跟再造动脉供血情况通过术前血管减影一般可以判断，但静脉回流情况判断起来则比较困难，笔者在小腿外侧腓骨皮瓣游离中从未遇到过静脉回流问题，而在带动静脉血管蒂逆行移植 12 例中有 3 例术中发现静脉回流不足，主要表现为皮瓣张力增高，肤色偏暗，特别是腓静脉怒张。遇到上述情况，可将腓静脉从血管蒂中解剖出来，因腓静脉通常有两根，解剖分离时应解剖较粗的一根，上血管夹后，可间断放血，减轻皮瓣压力。作为补救措施，应把腓静脉与大隐静脉吻合，尽管大隐静脉有多种类型，但一般在足内侧均可找到。从足背内侧游离解剖出大隐静脉，其长度要在转位后，顺利与腓静脉吻合且没有张力。大隐静脉远端与腓静脉近端血管口径相差不是太大，一般是腓静脉粗，但管壁薄。吻合时可将大隐静脉稍做扩张，然后做端端吻合。复合组织瓣刚游离时这种静脉回流不足多不明显，由于转位移植后血管蒂受到牵拉，再加上转位点形成一定角度方才发生。因此，在做静脉血管吻合前，要认真仔细地检查血管旋转点是否扭曲，周围软组织有无形成束带，血管通道中是否有组织压迫，这些因素全部去除后，再考虑做静脉血管吻合。

（七）移植肌肉组织的安排与固定

小腿外侧复合皮瓣转位后，应仔细止血，要把携带的肌肉及筋膜层安排好，一是要把肌肉层铺盖在移植腓骨的断端，使该部软组织厚度，包括皮肤在内达到 1cm 以上，这对于负重、减轻震荡与防止再造足跟皮肤溃疡非常重要。如果在克氏针穿针前安排得不够妥当，此时要重新安排，必要时拔出克氏针重新固定。二是要充填好残腔，要将肌肉组织紧贴骨骼创面，因为肌肉组织抗感染力最强，在感染创面上作足跟再造，这一步也同样关键。如果充填肌肉回缩，可用细丝线将肌肉组织与周围软组织固定几针。三是足跟塑形，尽管再造足跟时用了两根腓骨，但实际上要比正常跟骨细得多，周围没有软组织充填，其外形不会像足跟。我们希望再造的足跟既有功能，且外形又逼真，主要依靠移植腓骨周围软组织去充填，充填过程从某种意义讲是个塑形过程。如果软组织尚有富余，在上述三个步骤完成后可以修去，修剪时一定要进一步止血。

（八）创面闭合

1. 受区创面闭合　骨骼、肌肉、筋膜移植安排好后缝合皮肤闭合创面，一般来说皮瓣的左右侧长度如按要求设计，缝合时应没有困难，但一定要注意血管蒂有无张力，一般在皮瓣远端留成一个小三角形，如一个把，皮瓣转位后这个把即落在血管蒂部，以保证血管蒂没有张力。在闭合上下侧有时会遇到问题：因小腿外侧皮瓣的宽度前后一般不超过中线，移植后由于软组织肿胀显得宽度不够。再造足跟的近侧要穿鞋，要耐摩擦，应该完整修复，足跟底部负重面更不可缺少。弓形结构顶端一般不负重，可用游离植皮来消灭创面，在创面完全关闭时皮下应置引流管，行负压引流。

2. 供区创面闭合　仔细止血后逐层缝合关闭创面，将腓总神经置于原来位置，修复手术中切断的腓骨长肌起始部，避免压迫腓总神经，缝合腓骨肌与比目肌肌膜，消灭残腔。皮瓣切取在 7cm 以内可直接缝合，如果不能直接缝合可在大腿取相应的中厚皮片。为保证植皮平整，并有一定压力，所植皮片不宜太大。如果肌肉切断创面有一些渗血，就在打包固定的近侧及远侧皮肤缝合的皮下放置引流条，以防术后发生血肿，影响皮肤成活。

（九）术后功能训练

一般情况下术后 2 周刀口愈合就可以拆线，做一些理疗，促进侧支循环建立，以消除肿胀，术后2～3 月 X 线片证实移植骨骼愈合后，可持拐下地活动，伤足可穿软底鞋轻轻接触地面，但不宜负重。而后逐渐增加接触地面的时间和频度，并辅以理疗，并经常观察足底负重时的情况，如果发现有皮肤磨破征象，比如红肿，水疱，则应立刻停止负重，待完全愈合后再开始进行锻炼。因足底感觉一般术后 2 个月才开始恢复，故早期知觉很差，此时皮肤磨破征象不能依靠自身感觉，而主要是靠眼睛观察。术后 6 个月后方可完全弃拐负重行走。根据笔者的观察，在术后 6 个月以内下地负重者均有磨破足跟部皮肤的可能，至 6 个月足跟部所有移植组织神经营养改善，骨骼完全愈合，经过前期持拐训练，皮肤耐磨能力也有所改善，此时方可穿软底鞋行走。在整个术后功能训练中，密切观察十分有必要。如果待足底形成溃疡再去治疗，即使创面愈合，也是瘢痕组织，其负重耐磨能力变差，要恢复正常也需要一个相当长的周期，甚至会影响到再造足跟的最终结果。

8～9 个月后当感觉用再造足跟行走无特殊不适感，伤口瘢痕也基本软化时，即可放心活动。由于再造足跟因皮肤无垂直固定纤维，行走时有打滑现象，在早期最好选择合脚的鞋类如运动鞋等。

（十）远期随访结果

在 1987～2007 年间笔者共做全足跟再造术 18 例。最长 10 年随访，结果是满意的，随访内容包括多植组织局部变化和再造的足跟能否满足劳动及日常生活功能需要两方面（图 32-4-4～图 32-4-7）。

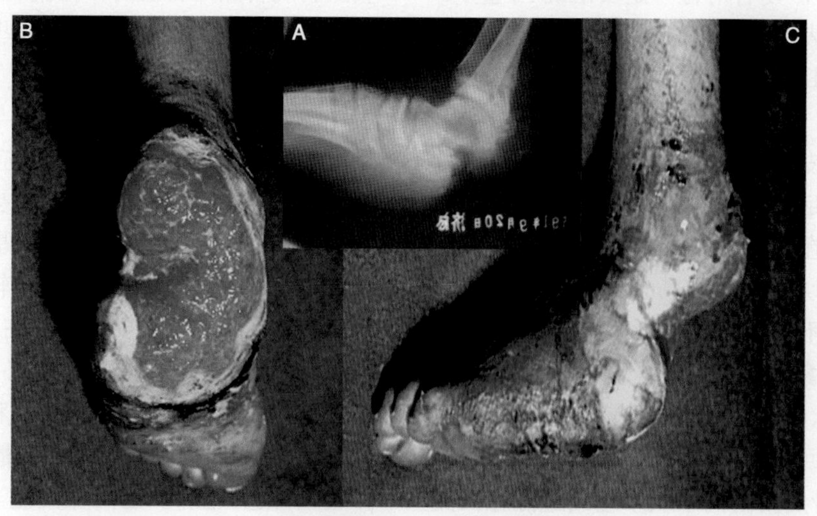

图 32-4-4　小腿外侧皮瓣移植修复足跟骨缺损病例介绍之一

A. 刘某某术前 X 线显示跟骨缺损；B. 术前跖侧观外形；C. 术前外侧观外形

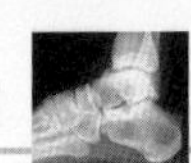

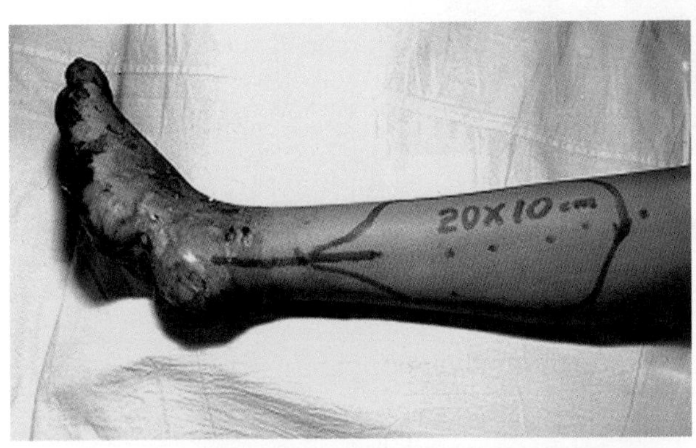

A

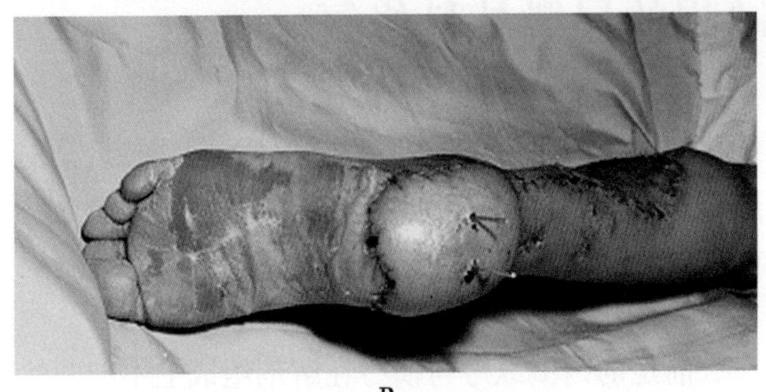

B

图 32-4-5　小腿外侧皮瓣移植修复足跟骨缺损病例介绍之二

A. 皮瓣设计；B. 修复后外形

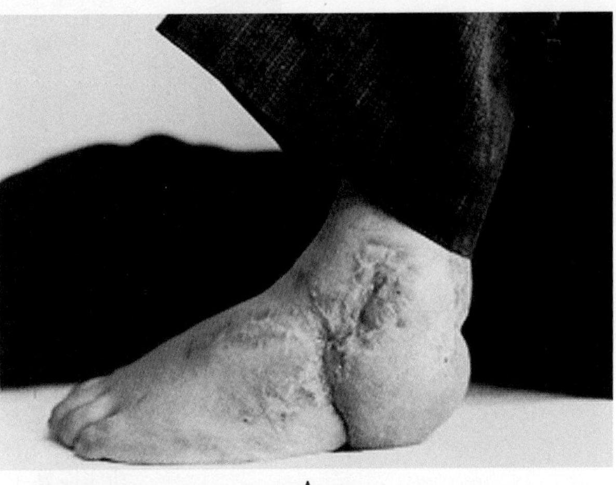

A

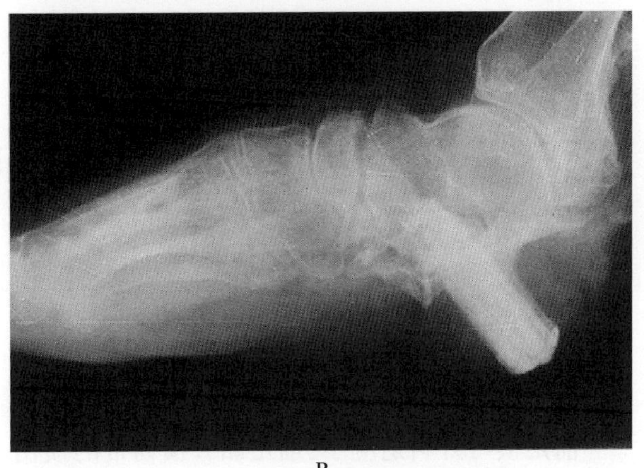

B

图 32-4-6　小腿外侧皮瓣移植修复足跟骨缺损病例介绍之三

A. 术后 5 年随访外形；B. 术后植骨愈合

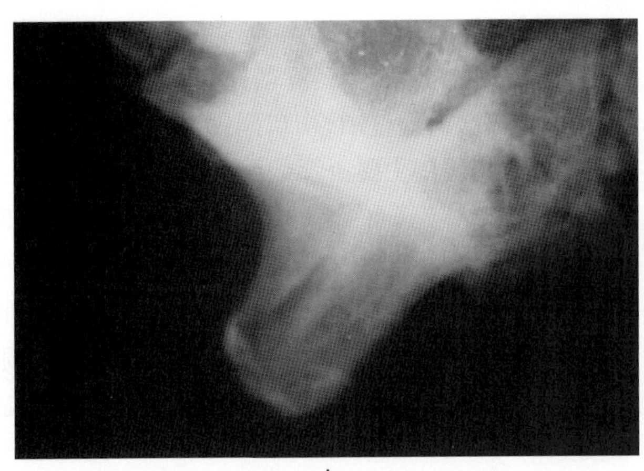

A

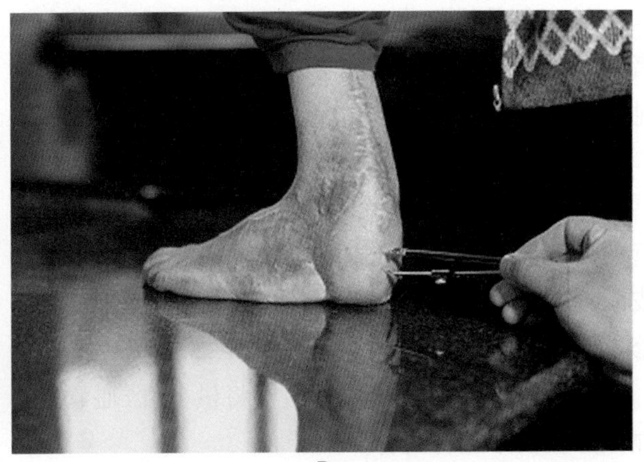

B

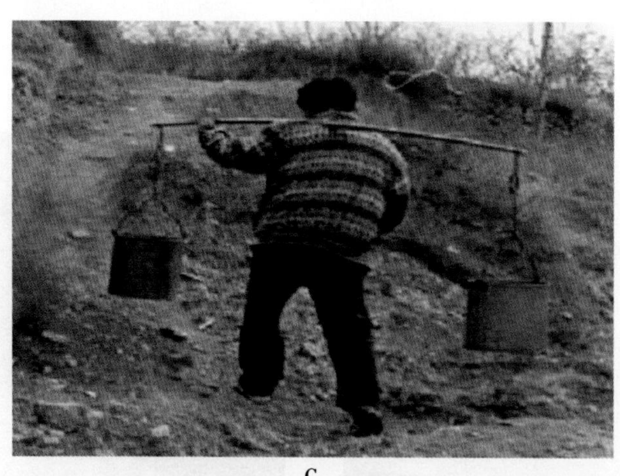

C

图32-4-7　小腿外侧皮瓣移植修复足跟骨缺损病例介绍之四
A. 术后7年X线片示移植腓骨跟骨化；B. 局部感觉功能恢复；C. 恢复重体力劳动

（蔡锦方）

第五节　足踝其他组织缺损的显微外科修复

一、足弓缺损的修复

（一）前足横弓

前足横弓外科适应于：前足跖骨横韧带的损伤和前足全部或部分皮肤并骨骼缺损者。修复原则如下：

（1）前足单纯皮肤缺损的修复，详见本章第二节。

（2）跖骨横韧带的修复　能够直接缝合修复者则可用可吸收线缝合修复，如缺损则利用邻近的趾屈、伸肌腱或筋膜作移植重建。

（3）前足皮肤并骨组织缺损的修复重建。

（4）选择供区，单个跖骨头缺损者可选不带血管的游离髂骨+邻近的轴型皮瓣转移修复，骨骼及皮肤缺损较大者可以选用吻合血管的肩胛骨皮瓣修复。

（5）如采用游离皮瓣移植则将供、受区血管按显微外科技术进行吻合。

前足缺损修复手术属于非典型手术，需要根据损伤缺损情况选择不同的手术方法。要求修复足底的皮肤有一定厚度，血运良好，有皮神经供吻合恢复感觉等。术中应注意：①骨骼固定时一定要注意足纵弓与横弓的位置，应在原有解剖位置上固定；②皮瓣最好有供缝合的皮神经以恢复负重区的感觉功能；③作局部皮瓣转移时要防止血管蒂扭曲受压。

（二）前足内侧纵弓损伤的重建

前足的内侧纵弓与横弓在解剖组成上不能截然分开，如第1跖骨头既是纵弓的支撑点，又是横弓的支撑点。因此只能按缺损部位并以横弓损伤为主来相对区分足弓的损伤，但是在前足损伤的修复过程，都应兼顾足纵弓与横弓的重建。

手术原则：

（1）受区处理：彻底清创，测量出骨组织缺损的长度及皮肤缺损范围，伤口周围软组织的损伤情况，探明损伤周围主要血管是否能行血管吻合。

（2）供区选择：内侧（第1跖骨）或外侧（第5跖骨）骨缺损时可选用吻合血管的腓骨皮瓣或者肩胛骨皮瓣修复，单个跖骨头缺损可用吻合血管髂骨皮瓣或不带血管髂骨加局部皮瓣修复。骨组织缺损小而皮肤缺损大时可选用组合带血管髂骨串联皮瓣重建。

（3）供区的切取：根据伤情选择合适的供区后按本章前述介绍的方法游离骨皮瓣。

（4）将切取的骨皮瓣移植至受区，先行骨骼固定，软组织也作相应固定。

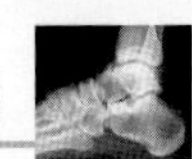

（5）进行血管吻合，骨皮瓣恢复血供后，缝合创缘的皮肤。

术中应注意：①切取的骨瓣大小要接近缺损骨骼，而皮肤要比缺损部位大1/5左右；②选择的骨皮瓣应尽可能携带感觉神经与受区皮神经缝合；③在足弓的正常高度固定骨骼，必要时骨断端制成斜面。

二、跗骨缺损修复

若患者的距骨、足舟骨、骰骨和3块楔骨中任何一块或多块骨骼缺损，应给予修复。修复的原则为：

（1）测量骨缺损的长度及皮肤缺损的面积。

（2）选择供区，因跗骨多为短骨，近似立方体，多选用髂骨。

（3）切取骨瓣或骨皮瓣后，将切取之骨皮瓣移植至受区，并进行骨骼固定。吻合血管，骨皮瓣恢复血供后，缝合创缘皮肤。

术中注意：①切取骨块时需略大于缺损，移植后才能紧密接触，以利于骨组织愈合；②跗骨间关节为微动关节，损伤后应做融合，防止创伤性关节炎发生。

三、跖趾关节缺损修复

第1～5跖趾关节的单个或多个缺损均应力争修复，以选择髂骨修复较佳。

1. 跖趾关节成形术　适用于单个跖趾关节的半关节损伤。手术原则：①测量骨缺损长度；②切取髂骨并将其修剪成跖骨头形状；③切取深筋膜并将其包裹在重建的跖骨头上；④将移植骨植于骨缺损处予以固定。

2. 跖趾关节植骨融合术　适用于多个跖趾关节或单个跖趾关节严重损伤，不宜作关节成形术者。

术中注意事项：应修复跖骨横韧带恢复足横弓的高度；跖趾关节应融合于背伸与外翻各10°～15°位。

四、跟腱缺损的显微外科修复

根据文献报道，近年来跟腱缺损的显微外科修复术式有以下两类：带血管蒂组织瓣转位修复跟腱缺损与吻合血管的复合组织瓣游离移植修复跟腱缺损。

（一）带血管蒂组织瓣转位修复跟腱缺损

这一类手术的优点是：①带血管蒂转位较吻合血管组织瓣游离移植要安全；②跟腱及皮肤缺损大多可以一期修复；③带血管蒂组织瓣抗感染能力较强；④手术操作容易掌握，易于推广；⑤带血管蒂顺行组织瓣皮肤具有良好的感觉功能。

常用的手术方法：

（1）带腓肠肌血管神经蒂腓肠肌（腱）皮瓣转位术：采用小腿后侧巨大倒V切口，将腓肠肌内、外侧头的止点下移，皮肤V-Y成形推进一期修复跟腱并皮肤缺损；或者用带血管神经蒂的岛状腓肠肌肌腱皮瓣修复跟腱伴皮肤缺损，在处理腓肠肌时采用Z型延长下移推进，也可获得良好效果。

（2）带足血管蒂踇展肌皮瓣转位术：应用足底内侧血管蒂踇展肌皮瓣转位修复跟腱缺损，也可取得良好效果。

（3）带胫前血管神经蒂的足背肌腱皮瓣转位术：应用带血管蒂的足背趾短或趾长伸肌腱皮瓣修复跟腱缺损合并皮肤缺损。但此手术必须在胫后血管无损伤的前提下方可应用，且在供区的创面愈合及患足的功能恢复满意程度方面仍有争议。

（4）带血管蒂的腓骨长肌腱皮瓣转位术：应用带跟腱外侧血管或腓血管穿支降支的腓骨长肌腱皮瓣转位修复跟腱合并皮肤缺损。

（二）吻合血管的复合组织游离移植

该类修复手术的优点：①一期完成跟腱、皮肤甚至跟骨缺损的修复重建术；②重建的跟腱愈合快，与皮肤粘连少；③供区损伤小，外形影响小。

常用术式有以下几种：

（1）吻合旋髂浅（深）血管的复合组织游离移植术：对跟腱合并皮肤缺损，应用吻合旋髂浅血管携带腹外斜肌腱膜的腹股沟皮瓣一期修复，跟腱止点重建的方法是在跟骨结节上钻孔将腱膜穿过缝合固定，但出现供区下腹部膨隆的并发症。对跟腱-跟骨-跟区皮肤复合缺损，应用吻合旋髂深血管携带髂骨、腹外斜肌腱膜的腹股沟皮瓣一期修复跟骨、跟腱合并皮肤缺损。

（2）吻合旋股外侧血管升支阔筋膜张肌（腱）皮瓣游离移植术：皮瓣可以重建感觉，但从修复受区的外形来看，比较臃肿，穿鞋受影响。

（3）吻合旋股外侧血管降支股前外侧阔筋膜皮瓣游离移植术：术后外形比较臃肿，可于术后1年行皮下脂肪修薄术，使跟腱区外形接近正常。

（4）吻合腹壁下血管的腹直肌前鞘肌皮瓣游离移植术：作者应用此术式一期修复跟腱伴皮肤缺损，获得良好效果，重建的跟腱为腹直肌前鞘卷成筒状，其光滑面朝外，形状大小近似跟腱。

（5）吻合桡侧副血管的部分肱三头肌（腱、骨）皮瓣游离移植术：供区取材时连同尺骨鹰嘴部分骨片同时移植，用螺丝钉或钢丝固定重建跟腱止点，术后肘关节功能影响小，但受区外形臃肿。

（6）吻合桡血管的前臂肌腱皮瓣游离移植术：可用掌长肌腱和桡侧腕伸肌腱皮瓣，一期修复跟腱及皮肤缺损，效果较好。

（三）吻合血管髂胫束移植修复

膝上外侧血管解剖位置恒定，起始部外径粗，可满足吻合血管移植的要求。在修复跟腱缺损的同时形成膝上外侧皮瓣，一期修复跟腱伴跟区皮肤缺损；也可携带股外侧肌瓣用于填充感染性跟腱缺损区残腔，抗感染能力较强；还可同时携带股外侧髁骨瓣，一期修复跟腱伴跟骨缺损，术中将髂胫束远端埋于骨瓣与跟骨残端之间，用松质骨螺钉固定，达到重建跟腱止点的目的。膝上外侧皮瓣感觉由股外侧皮神经支配，可将该皮神经与受区腓肠神经缝合，重建其感觉功能。

该术式的优点：应用带血供的髂胫束修复跟腱缺损的优点是：力学性能好，再造跟腱外形不臃肿，且供区影响小。本术式血管解剖位置恒定，血管蒂较长，口径粗，可用一个血管蒂同时完成髂胫束、肌、皮、骨（骨膜）复合组织瓣移植，可同时满足跟腱、跟骨和皮肤缺损的修复。其缺点是，血管蒂位置较深，紧贴股骨外侧髁后骨膜的表面走行，如果操作不当，容易损伤血管主干，导致移植失败；如果皮瓣切取的宽度大于6～8cm，供区需要植皮修复创面，对膝关节功能可能会有一些影响。

手术原则：在膝上外后侧作弧形切口，长约10～15cm，切开皮肤、皮下组织及深筋膜。于股二头肌短头外侧缘进入肌间隙，屈膝位牵开股二头肌短头，于腓骨头上方5cm左右平面寻找膝上外侧血管，暴露主干，结扎膝中血管和股二头肌支，对骨膜支及股外侧肌支视受区具体情况决定取舍。显露（图32-5-1）并切取相应长度和3～4cm宽的髂胫束复合皮瓣，贴股骨外侧髁骨膜的表面仔细游离膝上外侧血管，在确认升支和（或）降支进入髂胫束瓣内后断蒂进行血管吻合游离移植。然后于大腿前外侧下段由股外侧皮神经前支支配，前支通常在髂前上棘与髌骨外上缘连线1cm范围内走行，在皮瓣需带感觉神经时，可沿此标志线纵形分离，容易探及。此外，走行于股二头肌短头的内侧，暴露股二头肌短头与股外侧肌肌间隔时，不要牵拉太长时间，以免造成腓总神经损伤。

术后处理与康复指导：术后常规抗痉挛、抗血栓、抗感染治疗，踝关节跖屈位石膏固定。4周后在长腿石膏托的保护下作腓肠肌主动收缩功能锻炼。术后6周拆除石膏扶拐行走，并作双足提踵练习。8周后弃拐步行，行单足提踵锻炼。一般3个月后可逐渐恢复正常或接近正常步态。

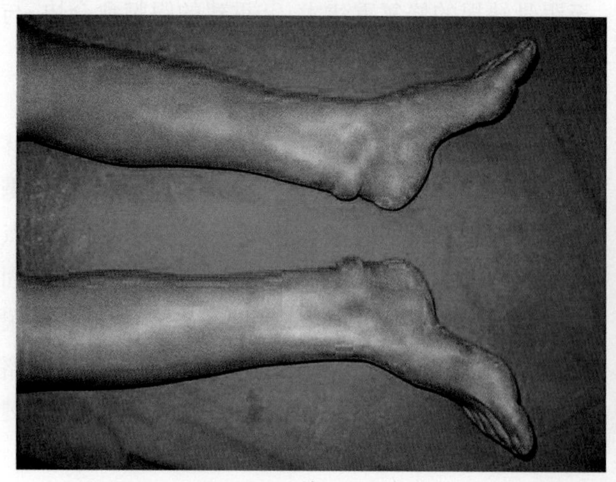
A

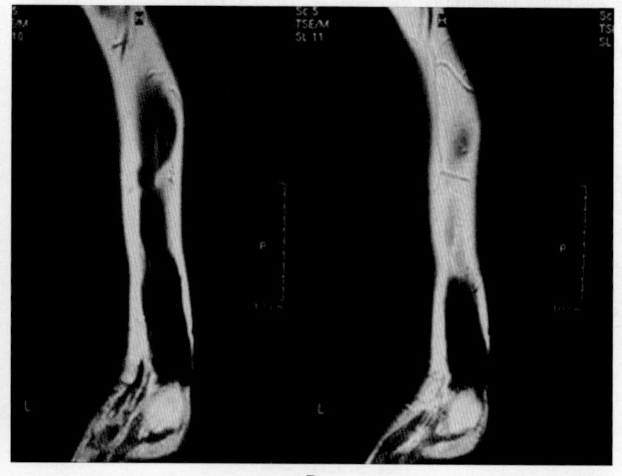
B

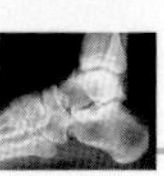

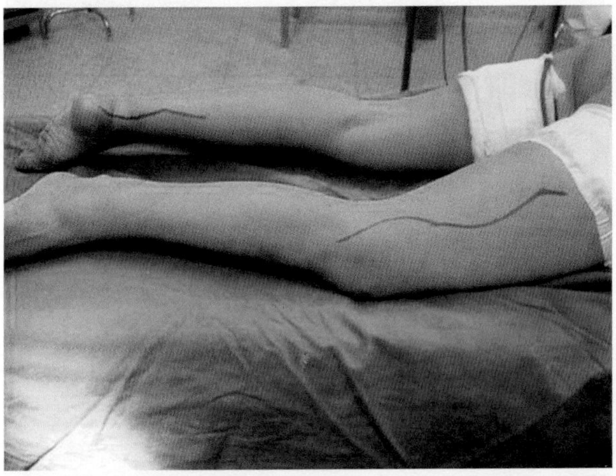

C

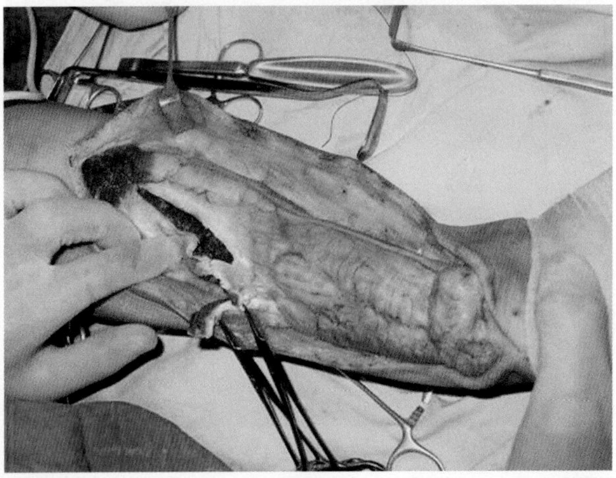

D

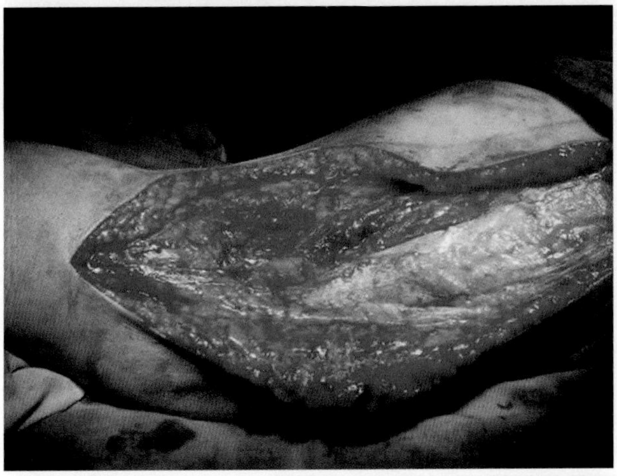

E

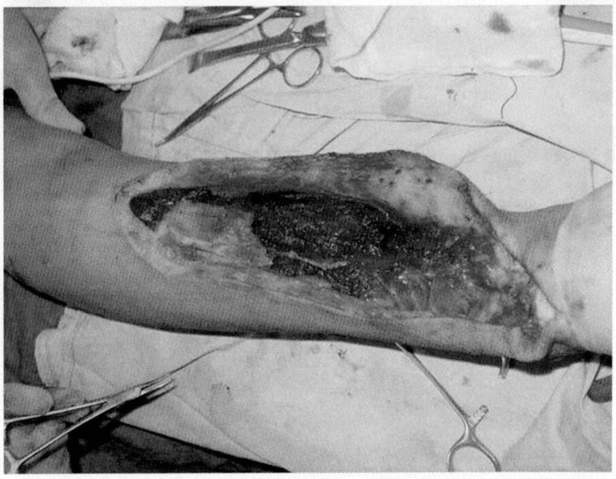

F

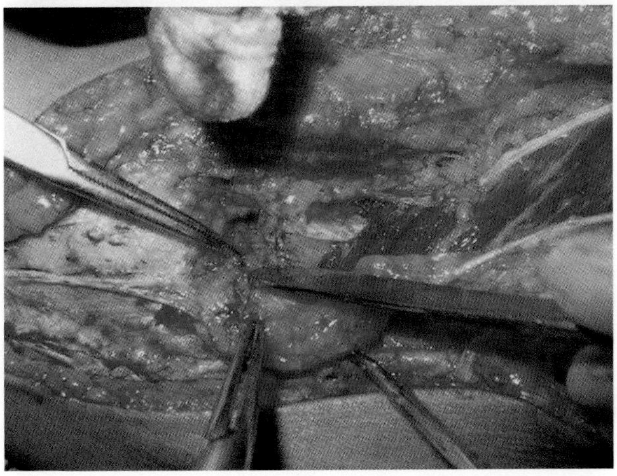

G

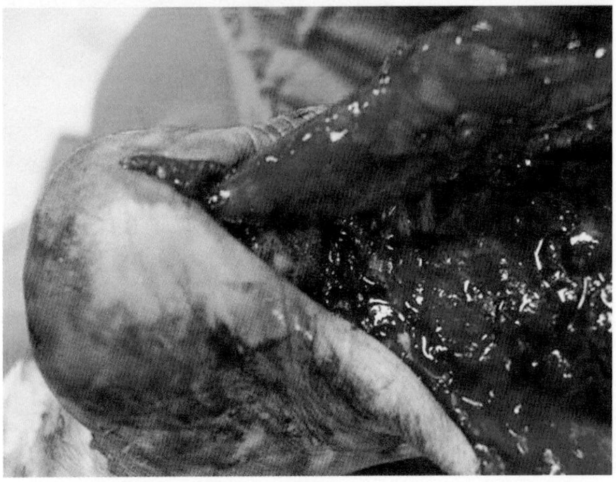

H

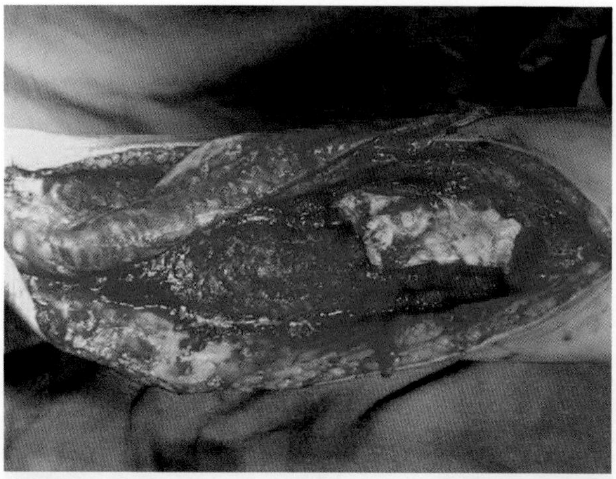

I

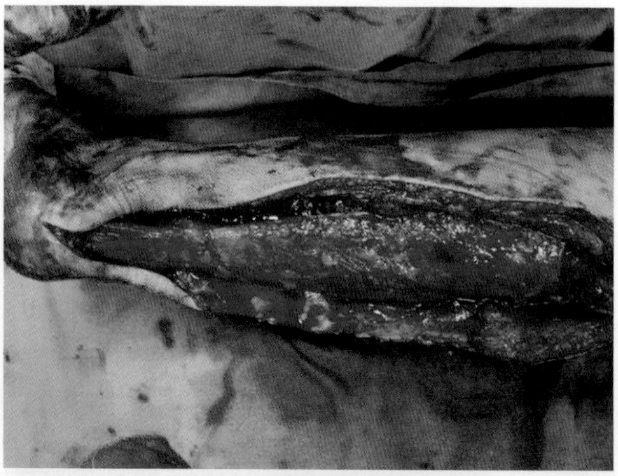

J

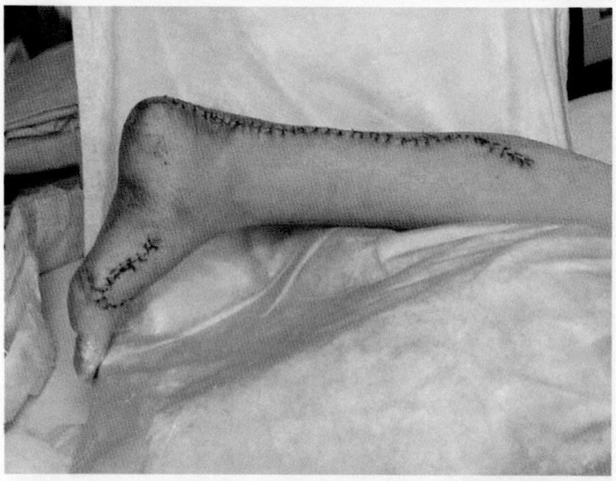

K

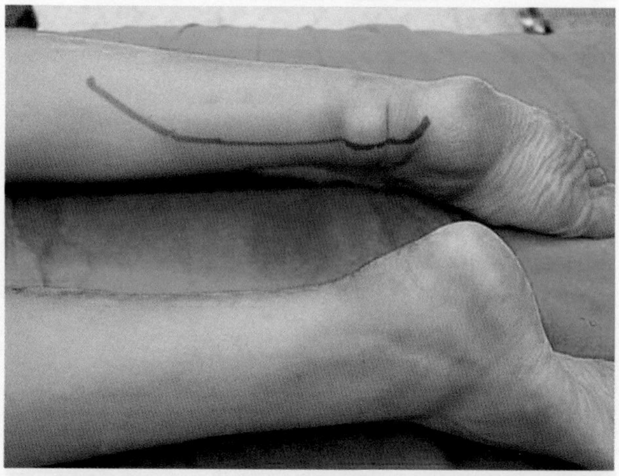

L

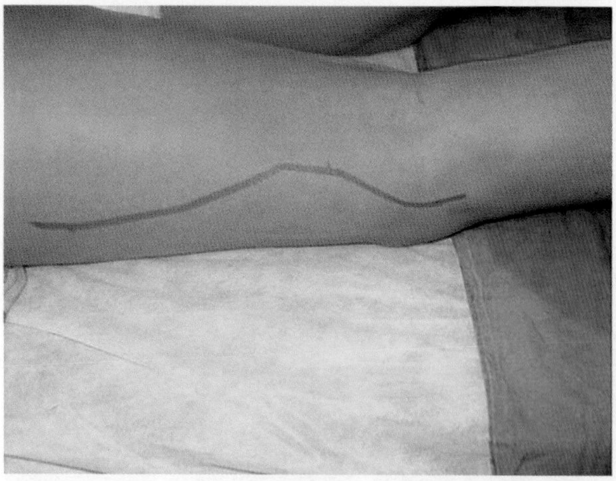

M

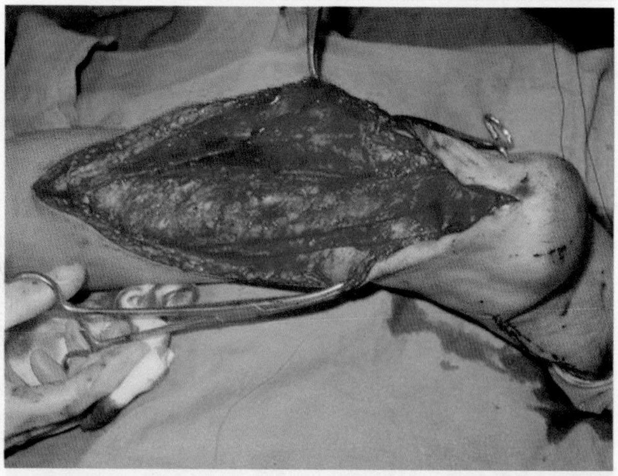

N

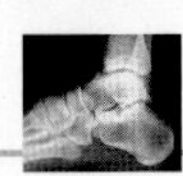

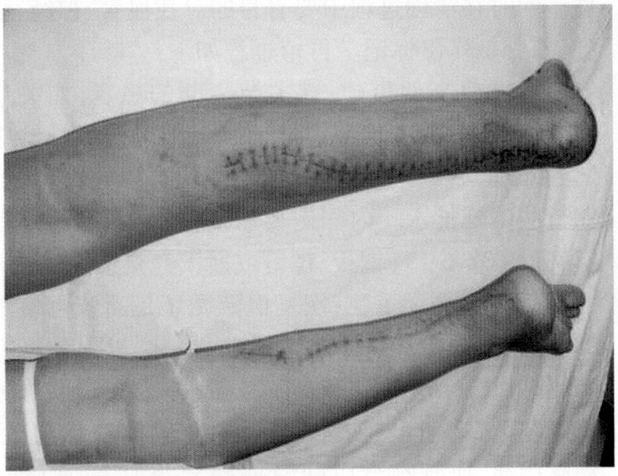

O

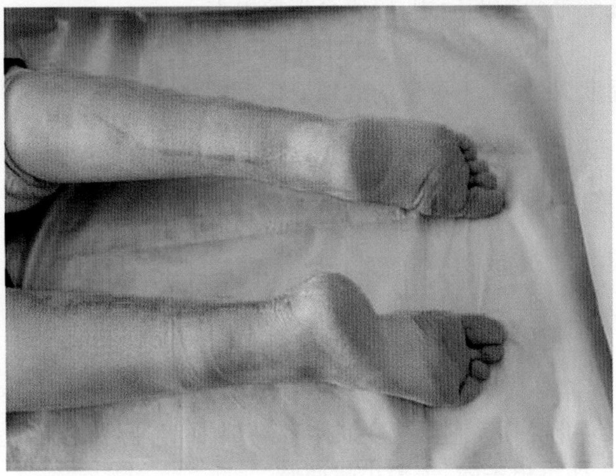

P

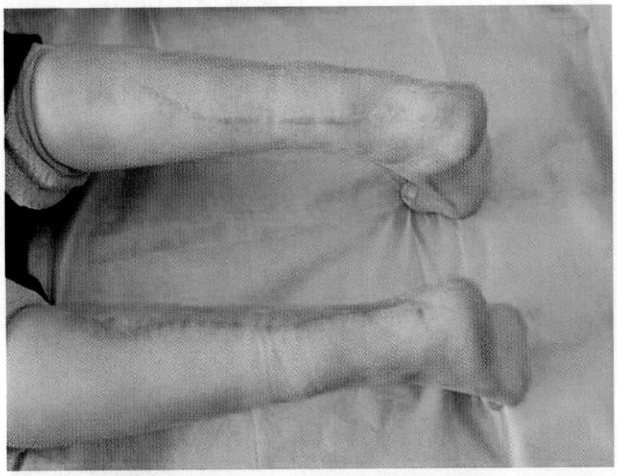

Q

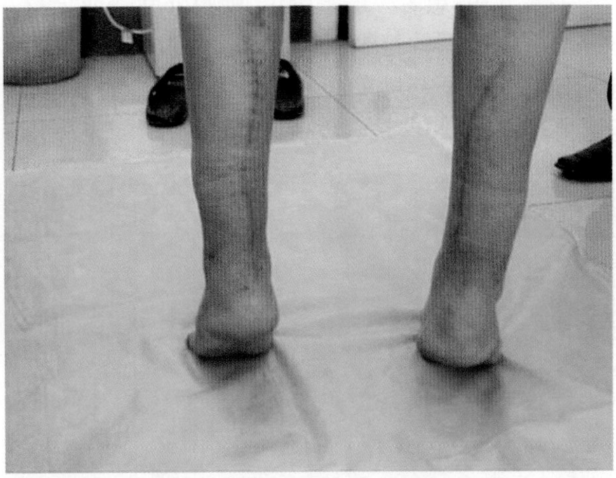

R

图 32-5-1　吻合血管髂胫束移植修复双侧跟腱肿瘤性缺损病例介绍

A. 患者黄某某术前跟腱黄色素瘤外观；B. 术前 MRI；C. 右侧切口设计；D. 黄色素瘤显露；E. 切除后全跟腱缺损；F. 显露髂胫束；G. 显露膝上外侧动脉降支；H-J. 修复跟腱缺损；K. 左侧术后外观；L，M. 右侧手术切口；N. 修复右侧跟腱缺损；O. 双侧术后外观；P-R. 术后功能恢复情况

第六节　足踝部断肢再植

足踝部离断主要是由机械伤、重物砸伤、火器炸伤、交通事故所致，伤情往往较严重，断面不规则，伤情各有特征，同时由于其解剖结构的不同，所以断踝、断足和断趾治疗上也有很多不同，临床上常根据离断部位分为踝部离断再植、足部离断再植和足趾离断再植。

一、足踝部断肢再植的手术适应证与禁忌证

1. 适应证

（1）伤员全身情况如单纯的断足（趾），无其他合并损伤，再植条件较好，应尽快进行再植手术。

（2）伤员年龄为生产劳动中的青壮年，对足的外形及功能要求较高，应积极再植。在发育期的少年儿童适应性及塑造性强，再植后肌腱、神经及骨骼能获得良好的结果，应力争再植成活。

2. 禁忌证

（1）有多发性损伤及重要脏器损伤时，应立即抢救休克和处理危及生命的脏器伤，待全身情况稳定后再进行再植。如全身情况不好，不能耐受长时间手术，贸然进行再植手术，会延误或加重病情危及生命，应毫不犹豫地放弃再植手术。

（2）有老年性疾病，身体功能减退，不能耐受长时间手术及术后较长时间卧床与制动，不适合应

抗凝等药物的应用，应放弃再植手术。

（3）离断肢体缺血时间长，组织缺血达到一定程度，将发生不可逆的病理变化，不适合再植。

（4）有些完整的断足（趾）在海水浸泡或来院途中经生理盐水、酒精等浸泡，浸泡液进入血管腔及组织间隙，血管内皮细胞受到不同程度的损伤，影响成活，手术成功率低。

二、踝部离断再植

此类损伤较严重，常伴有足部损伤，再植较困难，如再植失败，需要小腿截肢。

手术方法：患者一般平卧位，硬膜外麻醉或全身麻醉。清创根据软组织颜色、厚度，皮肤、皮下组织有无分离等情况来判断组织挫伤情况，凡是挫灭的组织要彻底清创，这是避免感染、再植成活的先决条件。同时在清创过程中要有目的寻找血管、神经、肌腱，并分别作出标记。再植过程如下：

（1）骨支架重建：踝关节离断的患者，如关节面破坏严重，再植时考虑早期踝关节融合。骨骼应适当缩短，尽量保留长度，如不能也可以先再植，后期行肢体延长术。内固定要求简便稳固，可用外固定架（图 32-6-1），钢板、螺钉或斯氏针交叉固定。

（2）血循环重建：恢复血液循环是断肢再植中的重要环节，尽早高质量接通动、静脉，以保证离断肢体的血液供应。尽可能多吻合静脉，最好动、静脉比例在 1∶2以上。踝关节处尽量将胫前动脉、胫后动脉接通，血管吻合以间断外翻缝合为主，血管缺损，可行自体静脉移植。血管吻合成功的标志：松开血管夹，可见吻合的动、静脉充盈良好，再植远段有动脉搏动，皮肤颜色红润，毛细血管充盈明显，再植皮温逐渐上升。

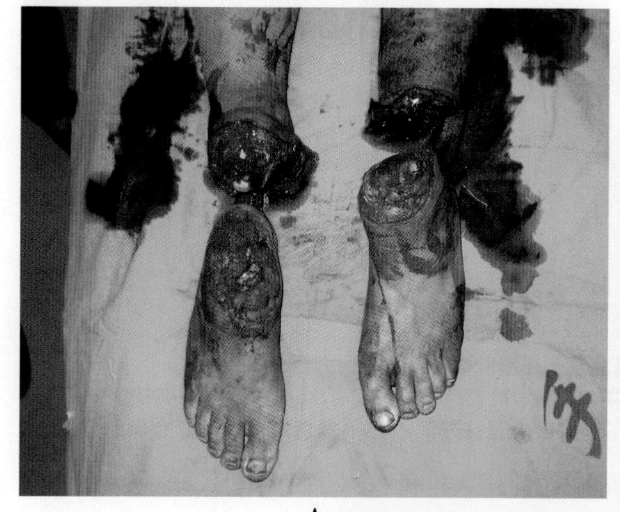
A

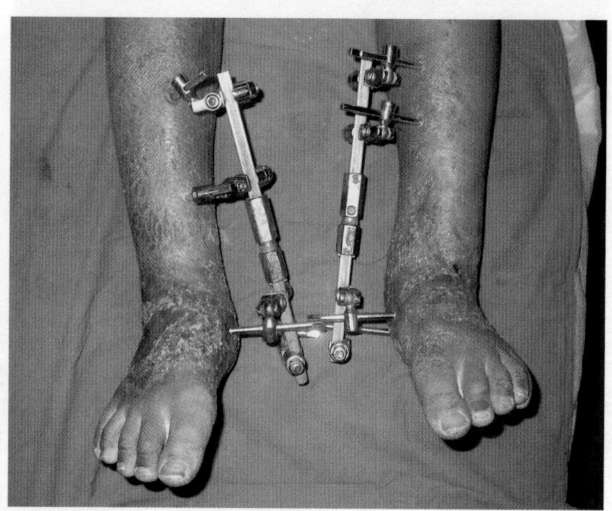
B

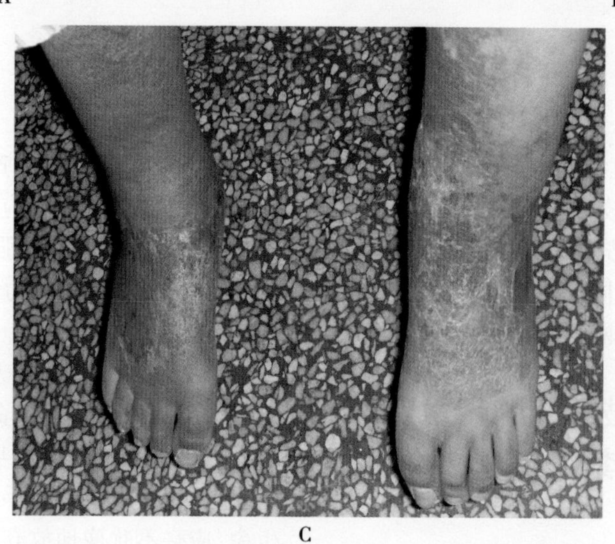
C

图 32-6-1　断踝再植

A. 患者双踝处离断；B. 断肢再植后应用外固定器固定；C. 术后 10 个月随访时外形

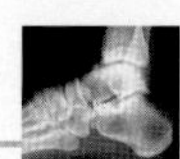

(3) 肌腱的修复:应尽可能一期修复跟腱和小腿前群肌群,使足在行走时有足够的推动力。

(4) 神经的修复:足是负重器官,再植肢体功能恢复的优劣很大程度上依赖于神经恢复的程度,应争取一期修复胫神经、腓深神经、腓浅神经。

(5) 皮肤的覆盖:早期良好的皮肤覆盖,有助于再植肢体成活及抗感染的治疗。皮肤缝合不能有张力,不能压迫血管,对皮肤缺损者可利用转移皮瓣、游离皮瓣或植皮等方法覆盖。

(6) 包扎固定:再植后肢体用多层纱布疏松包扎,不可过紧,以免影响血供,石膏托保持血管在松弛位,为便于观察血运,趾端应外露。

(7) 术后处理:踝部离断往往创伤较重,术后注意全身情况的观察,补足血容量,防止肾衰竭,常规行三抗治疗,如出现血管危象,必要时探查。石膏外固定 8～10 周,拆除石膏后行理疗及功能锻炼。

三、足部离断再植

足部离断是指跗横关节至跖趾关节之间任何一处的离断伤。如不能再植行残端短缩修整术,术后会严重影响足部负重的稳定性,出现步态缓慢、跛行,并承受生理、心理双重压力。故只要患者有再植条件力争再植,恢复足的完整性。

手术方法:平卧位,硬膜外麻醉或全身麻醉。根据软组织颜色、厚度,皮肤、皮下组织有无分离等情况来判断组织挫伤情况,凡是挫灭的组织要彻底清创,这是避免感染、再植成活的先决条件。同时在清创过程中要有目的寻找血管、神经、肌腱,并分别作出标记。再植过程如下:

(1) 骨支架重建:骨关节的处理在成人跗骨和跖骨可以多缩短一些,以适应软组织及血管神经的修复,在保持一定足弓的情况,可以行跗横关节及跗跖关节融合,以克氏针贯穿固定或交叉固定,对于小儿要想尽可能保护骨骺及关节,以免影响足的发育。

(2) 血循环重建:不论在足掌近侧或远侧离断,术中争取吻合足背及足底的两组血管,即足背动脉、足底内侧及足底外侧动脉,血管缺损不能直接吻合者,需移植血管来修复,也可作交叉吻合。如足底外侧动脉缺损,可将足底内侧动脉近端与掌弓动脉吻合。

(3) 肌腱修复的原则:肌腱修复可增加断足的稳定性,故应一期修复,切除短屈肌,缝合长屈肌及长伸肌腱,肌腱有缺损时应尽量保证踇长屈肌腱的修复,因为日后行走、跑跳,主要靠踇趾的屈曲向前推进。

(4) 神经修复:原则上是一期修复,争取恢复最理想的感觉。掌部离断,神经肌支和内在肌常一起毁损,修复困难,可放弃,但足底及趾的感觉主要是足底内、外侧神经分布,应力争修复,有缺损时需作神经移植。

(5) 皮肤覆盖:一期封闭伤口颇为重要,足掌皮肤难以转移,足背皮肤松弛,允许移动,断足经清创缩短后足底皮肤在无张力下缝合即可,足背皮肤缺损可动用它处皮肤如小腿内侧皮瓣或腓肠神经营养血管皮瓣覆盖,这样避免皮肤坏死,伤口感染,也为晚期功能重建整复创造条件。

四、足趾离断再植

足趾离断以踇趾压砸伤最为多见,其他趾的单独离断较少见,踇趾撕脱离断时血管、神经常抽脱,再植困难,成活率低。

手术方法:硬膜外麻醉或全身麻醉。平卧位,膝部垫高使足平放在手术床上。清创彻底切除坏死组织,珍惜健康组织。再植过程如下:

(1) 骨支架重建:短缩趾骨,用克氏针纵穿或交叉固定即可,伤及趾间关节时,可行关节融合术。

(2) 血循环重建:切割离断伤可以直接吻合动静脉血管,如踇趾撕脱离断伤常采取第二趾胫侧趾底动脉转移与踇趾腓侧动脉吻合。

(3) 肌腱的修复:应尽可能一期修复肌腱,使足在行走时有足够的推动力,一般足趾离断再植由于体位关系可以先接肌腱再修血管。

(4) 神经的修复:足是负重器官,再植肢体功能恢复的优劣很大程度上依赖于神经恢复的程度,应争取一期修复神经。

(5) 皮肤的覆盖:早期良好的皮肤覆盖,有助于再植肢体成活及抗感染的治疗。皮肤缝合不能有张力,不能压迫血管。

五、足踝部断肢再植的注意事项

1. 术前准备　患者进入急诊室后,医生应迅速了解受伤过程,详尽查体、拍片、检查血常规、出凝血时间及血型,配好适量同型血,立即建立静脉通道及尿路管道,并立即送手术室,准备手术。

2. 术中清创　一般根据组织是否出血及色泽来决定取舍,在操作时要由外向里,由浅入深,卷地毯式进行，在切除失活组织之前最好先找出主要的血管、神经、肌腱并分别做好标记。污染严重的骨端应用咬骨钳咬去，未完全离断的骨片，如污染不重，仍应保留，用刀片刮除污染物。对不完全离断的组织，要注意保留，不要轻易剪除。已挫伤失去活力的皮肤呈紫褐色，皮内血肿，皮肤被压得很薄，且与皮下组织脱离者，应予切除。

3. 骨骼固定　进行内固定前决定骨骼缩短的合适长度。缩短过多，不仅影响负重和行走，而且需要后期肢体延长。经踝关节的离断，有关节面的严重损伤时，关节功能不可能恢复，可考虑做关节融合。骨的固定原则是：简便迅速，牢靠稳定。

4. 肌腱修复　肌腱早期修复有利于功能恢复，足和踝部的离断，应早期缝合跟腱与胫骨前、后肌与拇长伸肌、趾长伸肌，有利于踝关节的稳定，使足在行走中有足够的推进力，肌肉及肌腱的修复根据离断不同部位决定。

5. 血管修复　一般是先吻合静脉，再吻合动脉，同时开放血管夹恢复血供。这样可以减少渗血。当断足时间较长时，为了尽早得到血液供应，也可以先吻合动脉，在动脉供血的情况下，再吻合静脉。在此情况下，必须备足全血，以免失血性休克。动脉与静脉的比例最好动、静脉比例在1∶2以上，尽可能多吻合静脉，静脉吻合的数量少是肿胀的主要原因。

6. 血管痉挛的预防与处理　再植后的足（趾）因种种因素常可发生血管痉挛，而影响血流通畅，如寒冷刺激、疼痛、吸烟、机械刺激及体位变动等可引起血管痉挛因素，可针对其原因给镇痛剂，肢体制动。亚冬眠或适当镇痛使其安静入睡。

7. 神经修复　早期修复神经，解剖层次清楚，神经的形态和位置容易辨别，对一定的神经缺损可通过适当的游离、神经移位和缩短骨骼等方法达到对端缝合。要在显微镜下采用显微外科技术，切除损伤神经，达到准确对位，在无张力下缝合。

8. 创面闭合　缝合时注意皮肤张力，切勿过紧压迫静脉，影响静脉血流，足部多为不整齐的伤口，缝合后不存在环形瘢痕压迫，可直接缝合。对于存在大块皮肤挫灭、缺损或血管暴露的创面可利用转移皮瓣、游离皮瓣移植或植皮等方法进行修复。

9. 术后外固定方法　主要目的是将再植足维持在稳定的位置，防止不适宜的活动刺激血管痉挛，影响血供。踝部离断再植应用后侧长腿石膏托将踝关节固定在90°位，膝关节屈曲15°，并抬高患肢，如足掌及足趾再植后应用足趾后侧石膏托，将踝关节固定于90°位，趾伸直位，然后将患肢抬高，以利于血液回流。足跟离断再植后用长腿石膏托置于小腿及踝前，将踝关节固定于跖屈位，以便于血循环的观察及皮温的测定。

六、断肢再植术后管理及并发症的防治

足踝部离断是一种较为严重的创伤，再植手术又比较复杂，术后患者全身和局部随时都可能发生变化，出现各种并发症，如休克、中毒反应、急性肾衰竭、脂肪栓塞、肢体肿胀、血管痉挛或血栓形成、伤口感染和出血等。若不及时防治，轻者足坏死，重者有丧失生命的危险。因此，术后要求密切观察，周到的护理和恰当的治疗，积极预防和治疗并发症，使患者早日康复，特制定以下护理、观察和防治措施：

1. 再植足的保温与镇痛　基本同断肢（指）再植，术后患者要安置在安静的房间，室温保持在25℃左右，局部持续灯烤、保温，避免寒冷刺激、疼痛、机械刺激及体位变动等可引起血管痉挛因素，可应用镇痛剂，加强制动。小儿易躁动不安，以亚冬眠或适当镇痛使其安静入睡。

2. 禁止吸烟　香烟中的尼古丁和烟碱，在主动或被动吸入后可导致血管痉挛，即使吻合的血管已经愈合仍会发生痉挛，从而导致足坏死。故应绝对禁止患者及室内人员吸烟。

3. 密切观察全身情况　术后预防休克、中毒反应和急性肾衰竭的发生，要注意体温、脉搏、呼吸、血压、尿量及神志变化。断足再植后发生休克多见于两种情况，一是受伤后出血过多，血容量尚未补足的失血性休克，另一是踝以上创伤重，缺血时间长或严重感染，毒素吸收所致中毒性休克。一旦发现就必须及时补充血容量、电解质，纠正休克及酸碱平衡。

肾衰竭是断肢再植后的一种严重并发症，主要是肾缺血和肾毒素两种因素所导致。如患者伤后出血过多，休克又不能及时纠正，长时间处于低血容量状态，肾脏长时间缺血易发生肾衰竭，又如伤后肢体长时间缺血，术中清创不彻底，再植后大量的肌红蛋白和有毒物质被吸收入血，即可引起全身中毒反应、中毒性休克以及肾衰竭。为了预防术后发生休克、中毒和急性肾衰竭，必须注意：①对创伤重、出血多的患者，首先抗休克，迅速输血、补液以补足血容量，完全纠正休克后再进行手术，术后必须根据患者失血量进行及时补充；②术中要彻底清创，要尽量缩短

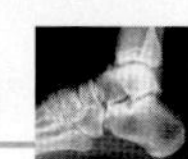

缺血时间,术后密切观察,一旦发生肾功能损害,为了保全生命,要果断的截除再植足。

4. 注意体位　一般将患足保持在高于心脏平面,以利静脉回流,避免和减少患足肿胀。

5. 密切观察患足血循环　定时观察再植足颜色、温度、张力、毛细血管充盈反应,动脉搏动及趾端小切口出血情况,必要时用多普勒检查再植足动脉吻合口通畅情况。如足(趾)呈苍白色,张力低,皮温下降 3 ~ 5℃,动脉搏动弱或消失,系动脉危象。经解痉方法处理后无好转,应迅速送手术室行血管探查,不能消极等待。如足(趾)肿胀、发绀、张力高,趾端小切口出血呈暗紫色,表明静脉回流受阻,可松解包扎敷料,去除压迫因素,观察其改善情况,如无改善或肿胀发绀加重,多为静脉血栓形成,也应立即探查,否则在数小时后可导致动脉栓塞。

术后多种原因可导致再植足肿胀,但静脉回流不足是主要的。术中应尽可能多的吻合静脉,特别是浅静脉,使静脉血有足够回流。如由于条件所限无法吻合较多的静脉,术后回流不足出现严重肿胀,张力较大时,可在足背或足底内侧作切开减压、引流,延缓至术后 8 ~ 9 天静脉侧支循环建立后,肿胀可逐渐消退。

6. 解痉与抗凝药物应用　很多原因可以引起血管痉挛或血栓形成,关键在于预防。常规注射罂粟碱 30mg,妥拉唑林 25mg,每 6 小时 1 次;低分子右旋糖酐 500ml,每天 2 次;口服阿司匹林 0.1g,每天 3 次,以解痉抗凝。如血管反复痉挛通血不良,可及时应用肝素 100mg,每天 1 次,连用 3 天。

7. 伤口感染与出血处理　术后需预防性使用抗生素,及时换药并清除坏死组织。出血原因多由于术中止血不彻底,遗漏小血管未结扎,吻合口漏血或伤口感染及过量应用抗凝剂造成,如不及时发现并处理也可造成再植足坏死,甚至威胁到生命。可临时立即加压包扎或用止血带止血,或迅速送手术室探查处理血管。

(蔡锦芳　胡勇　邹林)

参 考 文 献

1. 蔡锦方,丁自海,陈中伟. 显微足外科学. 济南:山东科技出版社,2002.
2. 蔡锦方,李秉胜,曹学成,等. 足跟再造术长期疗效观察. 中华外科杂志,,2001,11:869-871.
3. Vigneswaran N,H. W. Ng,Y. M. Samuel Ho,et al An innovative design for reconstruction of plantar heel by split partially overlapping anterolateral thigh flap. European Journal of Plastic Surgery,2011,34(5):403-407.
4. Frank Unglaub,Maya B. Wolf,Adrian Dragu,et al. Reconstruction of a child ' s forefoot defect using a distally based pedicled medial plantar flap. Archives of Orthopaedic and Trauma Surgery,2010,130(2):155-158.
5. Paolo Caravaggi,Todd Pataky,Michael Günther,et al. Dynamics of longitudinal arch support in relation to walking speed: contribution of the plantar aponeurosis. Journal of Anatomy,2010,217(3):254-261.
6. Michlits,Wolfgang,Gruber,et al. Reconstruction of Soft Tissue Defects Overlying the Achilles Tendon Using the Super Extended Abductor Hallucis Muscle Flap. Journal of Trauma-Injury Infection & Critical Care,2008,65(6):1459-1462.
7. Haddad JL,Chavez AV,carrea J. Microsurgical reconstruction of the Achilles tendon with a fascia lata flap. J Reconstr microsurg,1997,13(5):309.
8. Efstathios G. Lykoudis, George V. Contodimos, Stavros Ristanis,et al. One-Stage Complex Achilles Tendon Defect Reconstruction with an Achilles Tendon Allograft and a Gracilis Free Flap. Foot & Ankle International,2010,31 (7): 634-638.
9. 高建明,徐达传,钟世镇,等. 吻合血管大收肌腱复合组织瓣游离移植修复跟腱缺损的应用解剖. 中国临床解剖学杂志,2000,18(2):102.
10. Michlits,Wolfgang,Gruber,et al. Reconstruction of Soft Tissue Defects Overlying the Achilles Tendon Using the Super Extended Abductor Hallucis Muscle Flap. Journal of Trauma-Injury Infection & Critical Care, 2008, 65 (6): 1459-1462.

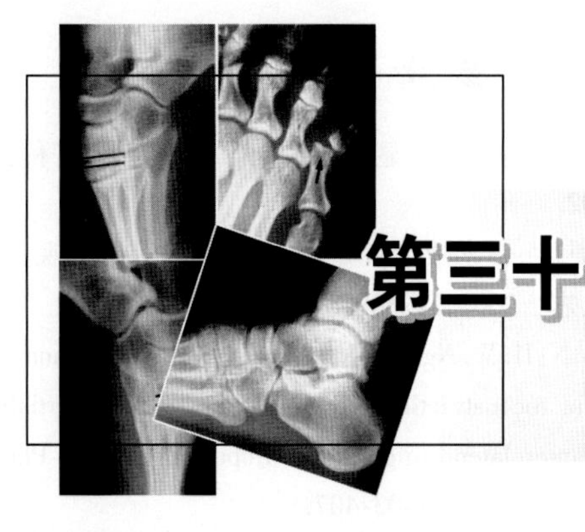

第三十三章　Ilizarov技术在足踝矫形应用的基本原则

第一节　概　　述

一、Ilizarov 技术是 20 世纪骨科学发展的里程碑之一

Ilizarov 生物学理论与牵拉组织再生技术体系，使肢体畸形矫正、残缺修复与功能重建发生了革命性变化。已在颌面外科、神经外科、血管外科、整形外科得到成熟的临床应用，并推动了"再生骨科学"的发展与骨科自然重建理念的形成，在世界范围内产生了越来越大的影响。在现代生物学理论与临床医学技术体系中，没有一种理论与技术像 Ilizarov 技术那样具有传奇的历史、多彩的故事以及丰富的文化内涵，貌似简单技术却包含博大精深的自然知识。他留给医学界的不仅仅是一本好书，而且蕴藏着许多待后人值得深入探索的奥秘。

二、中国已完成 Ilizarov 技术的本土转化

作者 1992 年从俄罗斯学习、引进 Ilizarov 技术，并先后出席在俄罗斯、美国、埃及、西班牙、巴西、韩国等召开的相关国际性学术会议。宏观了解世界概况与中国进展，促使中国成为国际 Ilizarov 方法应用与研究学会（association for the study and application of the method of Ilizarov，ASAMI）、国际肢体延长与重建学会（inter national lengthing and limb reconstruction society，ILLRS）正式会员国。还与北京骨外固定技术研究所合作，20 多年的临床应用与研究，仅作者一人应用 Ilizarov 技术手术治疗四肢残缺畸形病例 6000 多例，发表相关论文 80 多篇，出版相关专著 4 部。经过十几年的研究，已经完成 Ilizarov 技术中国大陆的本土转化，并做出了令国际同行赞誉的理念创新、器械创新与手术方法创新。

三、Ilizarov 现象对骨科学引发的思考

何谓 Ilizarov 技术？Ilizarov 技术虽然传播于世界上 30 多年了，国际上有 40 多个国家成立了 ASAMI，但至今仍然没有给予一个确切的公认定义。作者给予的哲学定义是：Ilizarov 技术是引领骨科和其他学科的医生，进入探索、思考、无穷创新、巧妙医疗实践的一扇大门，正在孕育一棵新的"矫形骨科与肢体重建专业之树"。

Ilizarov 教授出身于乡村医生，终生躬身临床实践、思考，为了解决临床问题而进行科学研究、技术发明的学风更值得后人学习。他终生没有离开偏僻的西西伯利亚库尔干小城，做出影响世界的贡献。在实践中，矫形骨科医生和患者同时感受到 Ilizarov 技术对许多骨科疑难杂症有奇特的疗效。这些令人惊奇的疗效迫使医生从本源上去探寻骨科学的真正涵义：那就是"生命应力"支配着我们的生长、衰老、创伤后修复、健康与疾病。医者的最高境界就是如何掌握好"转化应力"的那把"钥匙"，如何将对肢体有害的"机械力、生物力"，转化为有利于肢体损伤恢复、疾病康复的"生物应力"。

作者认为 Ilizarov 技术出现与存在的更大意义在于，使临床医学突破了技术的局限性、学科壁垒、时空界限，进入医学哲学层面，使智慧的光芒射入了动态的时空，依稀看清了——"好的医学"原来孕育

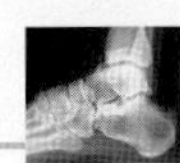

在人性情感体验的基础上，在简洁、自然的“知识绿树”上茁壮成长起来的。作者预见，所有医生、医药卫生管理人员、医学哲学工作者，阅读 Ilizarov 教授及其技术的传奇故事后，不得不思考，没法不动情。

第二节 足踝部常用的外固定器构型及其安装、使用方法

一、Ilizarov 外固定器在足踝部穿针安装的基本方法

遵照 Ilizarov 的技术原则和手术操作步骤：

（1）在胫骨中上段安全区域穿半针，下段距外踝上 8～10cm 穿全针，完成胫骨上两个钢环的固定，以此成为矫正足各种畸形的支撑应力点。

（2）在前足的跖骨头下部位和后足的跟骨穿 2mm 全针并加穿螺纹半针固定，完成前、后足的钢环安装。

（3）在踝关节两侧矢状位的伸屈旋转轴的中心连接铰链关节，如果铰链关节手术中不能对准踝关节的旋转中心，术后牵拉过程中合理调整。

（4）根据矫正足内翻、外翻、高弓足等畸形的需要，选择在距骨头颈、舟骨内侧、第 5～3 跖骨基底部穿针，以便在术后矫形过程中作为应力的控制点。

（5）如果足趾有需要牵拉矫正的畸形，可在足趾穿针，然后安装附件与钢环相连接。

（6）矫正僵硬性马蹄足、前足内翻或外翻畸形者，在距骨头颈部穿针以固定距骨，也能预防术后牵拉矫形过程中，防止距骨前脱位。

这就是矫正足踝关节多种畸形的基本的构型基础，然后根据不同的畸形类型和矫形需要，在合适的部位穿针，连接牵伸杆、铰链关节或加减矫形附件。

二、术后包扎、钢针管理与疗效控制

1. 手术结束后对钢针与皮肤界面的护理方法

（1）用无菌辅料包扎钢针与皮肤界面处：其目的是减少钢针与皮肤界面的滑动，有利于组织液渗出。

（2）皮下组织很少的部位，如胫骨前内侧、跟骨穿的钢针由于皮肤与钢针界面很少移动，原则上不用纱布包扎。

（3）皮下组织丰厚部位如大腿、小腿外侧的穿针，可以在钢针与皮肤界面以酒精纱布条缠绕，如果针道渗出液较多可以定期更换。

（4）术后避免用酒精或碘附消毒液反复擦针孔，擦拭能加重针道感染问题的发生。

（5）如果发现针道周围被一圈黄色类似脓性的痂皮包绕，这是避免针道感染组织自然形成的良好保护物，不要将其去掉。

2. 足踝矫形术后患者带外固定器期间，应将足底加泡沫塑料厚垫，有利于足负重行走。

3. 出院患者，主管医生给予填写带外固定器出院患者注意事项与康复指导卡。

4. 拆除外固定器后，原则上佩戴足踝支具一段时间以巩固疗效。

三、矫正马蹄足畸形的器械构型与手术策略

此器械构型尤其适应于僵硬性马蹄足（图 33-2-1），既往实施跟腱延长后畸形又复发的马蹄足，在外固定矫形器安装时，可先将瘢痕粘连的跟腱在不

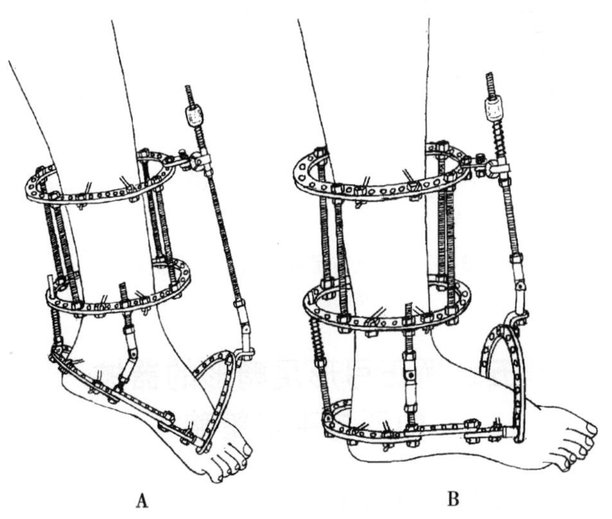

图 33-2-1 单纯矫正马蹄足畸形外固定器械构型
A. 矫正前；B. 矫正后

同的平面用尖刀做皮下切开，可减少术后初期在牵拉跟腱时跟骨下移的阻力。

四、矫正前足内收畸形的器械构型与手术策略

矫形策略与手术注意事项：

（1）合并跖腱膜挛缩者，可用尖刀在跖腱膜跟部给予皮下松解。

（2）第1跖骨有明显骨性下垂畸形者，加做第1跖骨基底截骨。

（3）成年人前足内收畸形多合并不同程度的内翻内旋，在安装外固定矫形器之前可先实施跗骨截骨。

（4）合并跟腱挛缩者应同期牵拉矫正。

（5）合并跟骨骨性内翻畸形者，在矫正前足内收畸形的同时，应加做跟骨截骨矫正。如此才能同期恢复前、后足的骨性结构，也可明显减少外固定牵拉矫正的时间。矫正外翻足畸形也可用这一构型（图33-2-2）。

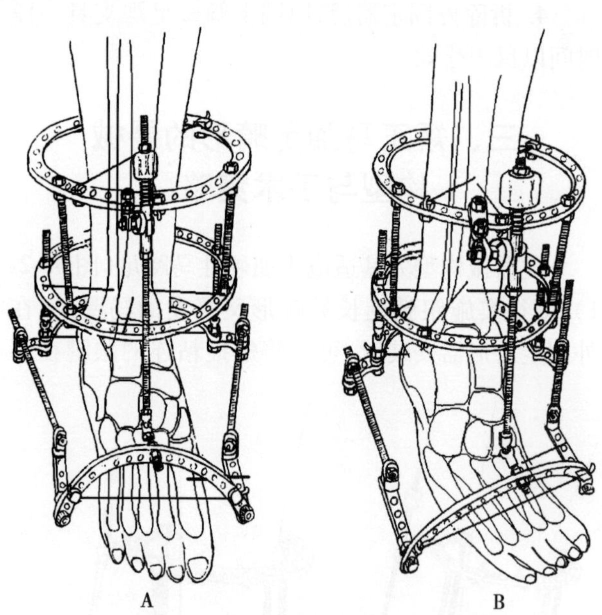

图33-2-2　矫正前足内收畸形的器械构型
A. 矫正前；B. 矫正后

五、矫正弓形足畸形的器械构型与手术策略

矫形策略与手术注意事项：

（1）跖腱膜挛缩者用尖刀做皮下松解，骨性的高弓畸形应做有限截骨矫正。

（2）牵拉矫正的顺序是先下推跟骨和提拉前足矫正下垂足畸形，使胫距关节恢复中立位。然后再旋转足底的螺纹弹性牵拉杆，缓缓矫正足高弓畸形。

（3）高弓足畸形矫正后，足的长度必然增加，应注意测量比较对侧足的长度。

（4）在张力-应力作用下所有跗骨、跗跖关节间隙会改变，跗骨的形态也可能发生不同程度的改变，这是Ilizarov技术牵拉矫正结果的正常的反应，故足畸形矫正后外固定牵伸器应继续维持30天左右再拆除。矫形期间应鼓励患者用足底适当负重行走（足底可用泡沫塑料填充）（图33-2-3）。

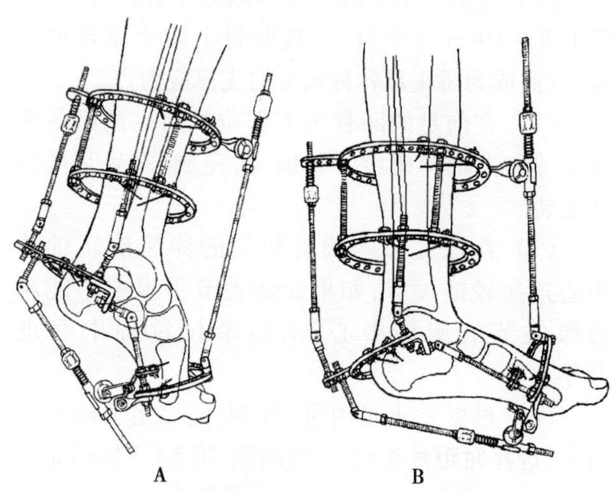

图33-2-3　矫正马蹄高弓足畸形的器械构型
A. 矫正前；B. 矫正后

六、矫正跟行凹弓足畸形的器械构型与手术策略

矫形策略及手术注意事项：

（1）跟骨已经发生垂直改变的青少年或成年患者，在安装器械前将跟距关节融合、跟骨横行截骨，挛缩的跖腱膜可利用这个切口同时松解，如此术后牵拉过程中跟骨可以按照医生的控制发生后、上移位，恢复正常的骨性结构。

（2）跟骨骨性畸形改变轻者可仅实施跖腱膜切断，不做跟骨截骨。

（3）畸形矫正的顺序是：先推拉前足和后足的弹簧牵拉杆，矫正踝前软组织挛缩和跟行足畸形，再旋转推拉两侧足纵弓的弹牵伸杆，使跟骨远截骨断端逐渐后上移位，骨性的跟行、凹弓畸形即可逐渐矫正。在矫形过程中注意定期X线检查跟骨矫正的

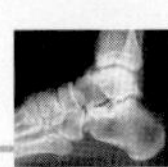

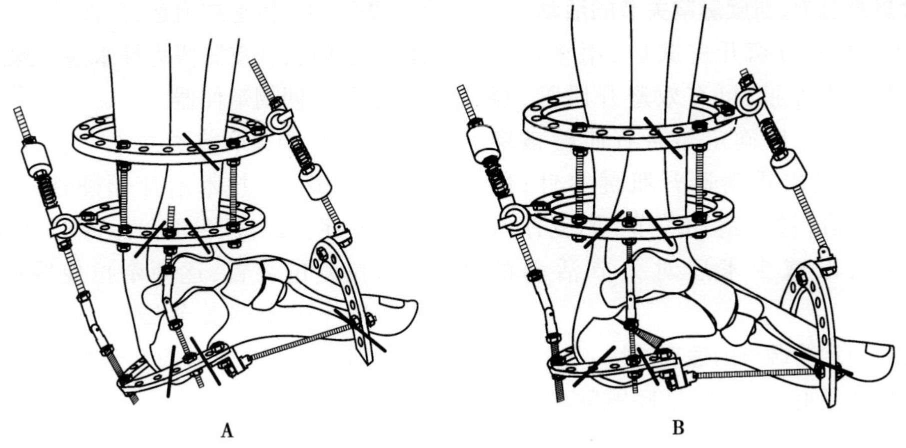

图 33-2-4 矫正跟行凹弓足畸形的器械构型

A. 矫正前;B. 矫正后

位置,使之最终达到矫形的目标为止。

(4) 此类患者多合并跟腱的肌力丧失,较轻度的跟形足畸形应同期实施肌腱移位替代跟腱。重度者跟形足畸形矫正拆除外固定器后,再实施肌移位重建小腿三头肌的功能(图 33-2-4)。

七、外固定器的并发症及其预防

(一) 针道感染

针道感染是骨外固定器应用过程中最常见的并发症,其诱因:①软组织和固定针之间滑动刺激;②患者用手搔抓针孔周围。

1. 针道感染的治疗 减少或暂停下地活动,口服或静点广谱抗生素;若为重度针道感染,应及时拔除该固定针或更换部位重新穿针。

2. 预防 可以用纱布缠绕包扎针孔,包扎时应使纱布和针道周围软组织产生适当的压力,以避免软组织和钢针之间滑动,同时也可防止针孔被污染。如果针道周围出现黄色圆柱状干痂,是避免针道感染自体形成的有效保护膜,不可清理掉。

(二) 穿针损伤血管、神经

由于穿针前安全区域的显示、手术经验的增加,这类并发症几乎不再发生,但初学者应当注意了解。

(1) 腓总神经:腓总神经于腘窝沿股二头肌内缘斜向外下,经腓骨长肌两头之间绕腓骨颈,即分为腓浅、深神经。在腓骨颈部,腓总神经比较固定且移动性小,故胫腓骨上端穿针时应避免损伤,原则上应禁止经腓骨颈穿针。

(2) 胫后神经:小腿下段的穿针,由前外向后内侧穿针时,如果掌握的角度不当,向前后倾斜角度过大时,则出针可直接刺伤、绞伤或灼伤胫后神经,所以穿针时应准确控制穿针方向,穿透一层皮质后,如果固定针所指方向偏后,应立即调整方向重新穿针。

(3) 大隐静脉:小腿下段的穿针,由外向内穿针,出针时应缓慢,注意避开大隐静脉。

(三) 穿针时皮肤、骨骼发生热损伤

四肢管状骨骨皮质坚硬,在用电钻进行穿克氏针时产生高温,对固定针周围的骨组织形成热损伤,同时也对针道周围的软组织和皮肤热损伤,从而使固定针松动,降低固定强度。针孔周围的软组织灼伤后,术后渗出增多,易引起针道感染,严重的灼伤,术后针孔周围的皮肤及深部软组织红肿、溃烂,如果发生在胫前内侧软组织较薄的地方,溃烂甚至能达骨组织。

防止穿针时的热损伤,通常可以采取以下几种措施:①尽量选择尖端比较锋利的克氏针,快速穿透骨皮质,以减少针身和骨皮质之间的摩擦时间;②控制好电钻的转速,必要时可间歇进针;③穿针时可用一块儿酒精纱布压在进针孔周围,一方面有助于局部降温,另一方面可以防止软组织缠绕固定针和减少软组织对固定针的摩擦;④在不影响固定强度的情况下,尽量用螺纹针。

如果在穿针时不慎发生了皮肤及软组织的热损伤,严重时应切除针孔周围灼伤的皮肤及皮下组织,直到皮缘有渗血为止,并对针孔进行缝合。

（四）钢针贯穿肌肉、肌腱影响关节的活动

踝上穿针时，用尖刀切开皮肤后，用止血钳钝性分开深层组织达骨膜，可有效避开肌腱，穿针后再被动活动关节，以确定是否有肌腱被穿针固定，如果有，应拔出重新避开肌腱穿针；所有固定针穿针完毕后，被动活动关节，形成针道自由滑动的空间，以减少术后对关节活动的影响。

（五）术后外固定器调节的速度过快

易引起：①胫神经麻痹，引起足底感觉功能障碍；②影响肢体远端血运，急性缺血严重时可引起肢体末梢坏死；③皮肤张力性水泡。预防：减慢牵拉速度，必要时回调牵伸器。

（六）踝关节前脱位

是 Ilizarov 技术治疗僵硬性马蹄足容易发生的并发症。经改变 Ilizarov 牵伸器的构型或者增加牵拉复位装置，逐渐牵拉使脱位的关节复位，然后将外固定器关节铰链锁定在正常关节的屈伸运动轴上，并维持 2～3 个月后关节复位（图 33-2-5）。

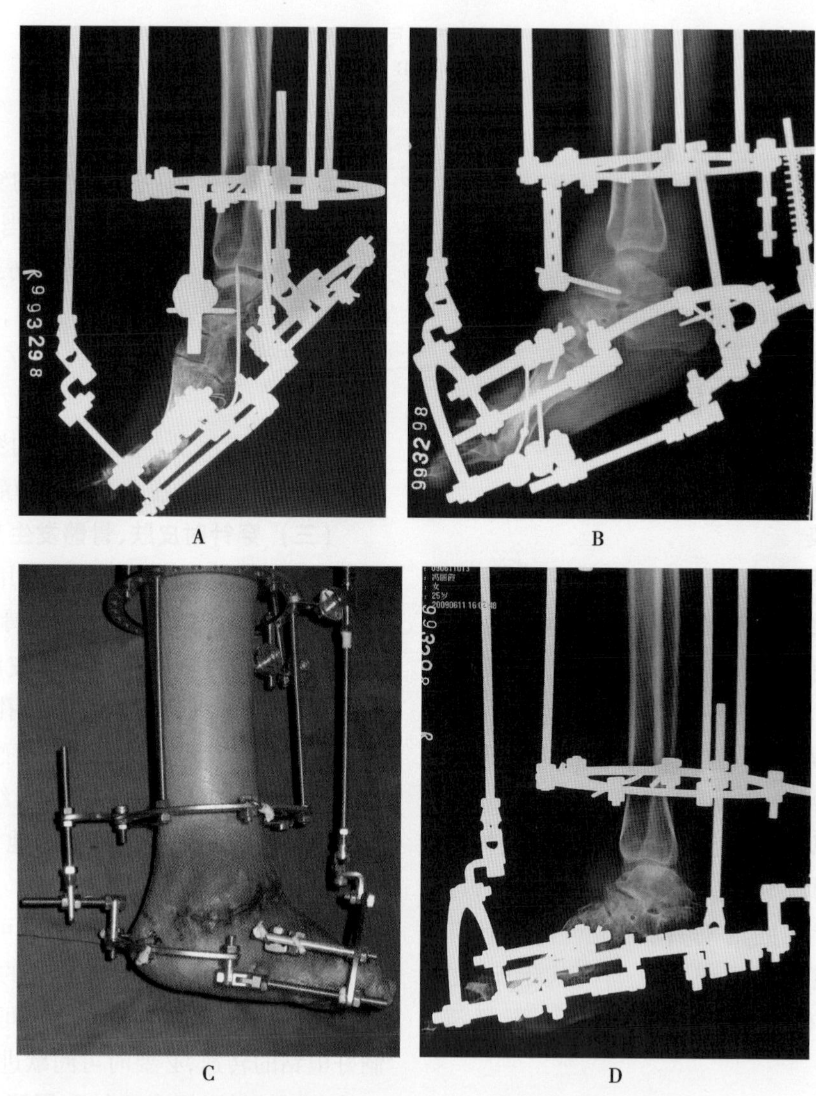

图 33-2-5　Ilizarov 技术牵拉矫正马蹄足出现踝关节前脱位

A. 牵拉矫形前，胫距关节结构正常；B. 牵拉矫形过程中出现距骨前移；C. 安装踝关节牵拉复位装置，逐渐向后牵拉复位距骨；D. 前移的距骨牵拉复位，胫距关节关系恢复正常

（七）过早拆除外固定器

常规骨科外固定拆除的指标是骨折的临床愈合，或需要更换固定方法时拆除，而 Ilizarov 外固定拆除指标还要充分考虑软组织的治疗情况，如果拆

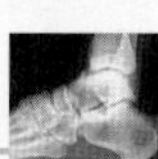

除过早,同样会出现以下并发症而影响治疗效果。足部截骨矫形术后,如果截骨端未达到临床愈合,过早拆除外固定后,可能会出现截骨端移位、畸形复发或出现新的畸形等。软组织牵伸术后,如果外固定维持时间不够长,拆除外固定后,由于软组织的弹性回缩,出现畸形复发。拆除外固定器的原则是,宁可晚拆一个月,不可早拆除一天。采用分期拔针、拆除的方法。

(八) 某些少见反应

带外固定架期间术肢出现皮疹,表现为红色米粒样的丘疹(图 33-2-6),可能与神经受牵拉后引起的交感反应有关,部分患者口服抗过敏药物有效。极少患者对钢针过敏,通过口服抗过敏药物一般能改善。

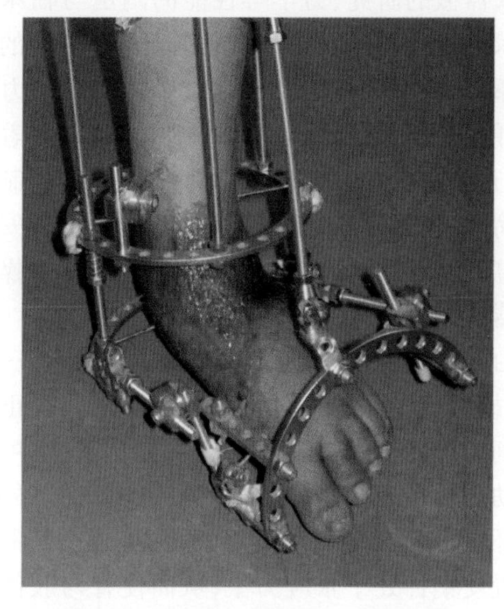

图 33-2-6　Ilizarov 牵拉后,出现皮疹

第三节　Ilizarov 微创牵拉技术在踝足矫形中的应用

一、足踝矫形应用的基本条件和原则

Ilizarov 治疗器由 100 多种基本部件组成(图 33-3-1),能够像万花筒一样,组装成 800 多种不同构型的外固定治疗器(亦称拉压——牵伸外固定器)。因此,开展好此项工作,必须要有配套的研制、生产相应外固定器械与配件的工厂,最好有工程

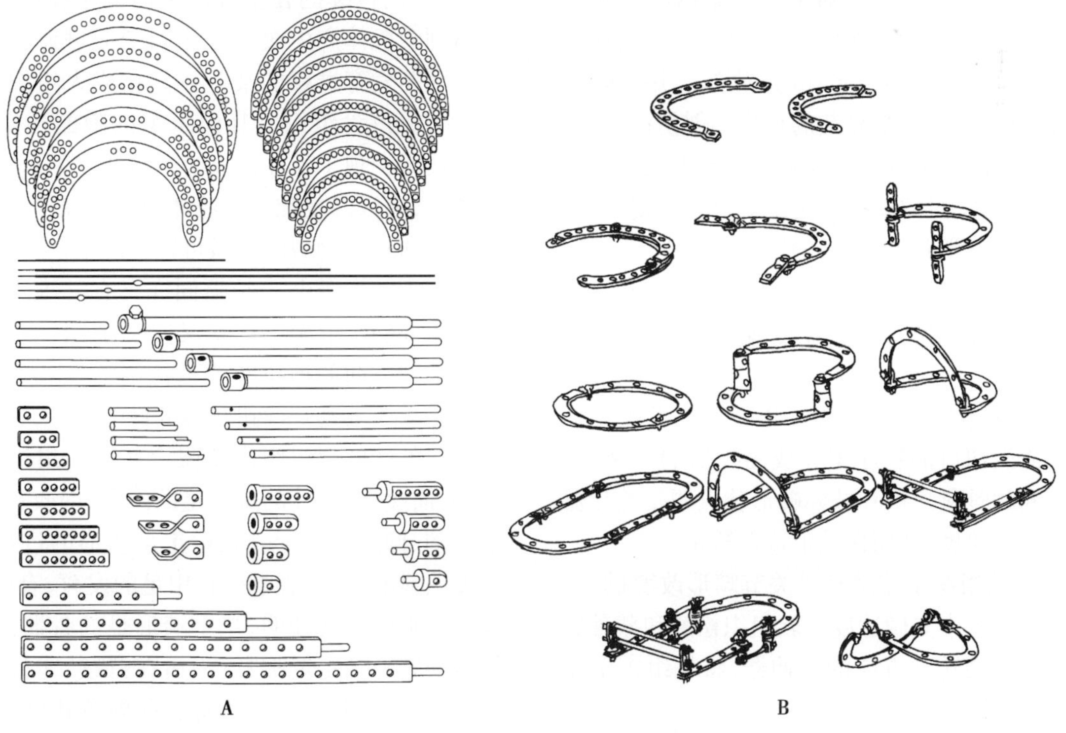

图 33-3-1　Ilizarov 外固定器
A. 基本构件;B. 使用时外固定器钢环组成不同的结构

师参入器械的研究、力学等性能的测定与临床的调试。术前治疗器的安装和构形必须符合基本的生物力学原则，遵循四点矫形和三维牵伸矫形的力学原理，才能矫正各种不同的足部畸形。近年，随着现代科学与工程技术的介入，美、欧等国家已经研制成功构型简单、满足三维空间矫形要求，能标准化安装操作、术后调节简便的足踝牵伸器，从而使手术操作与术后器械的调整大大简单化。

由于足部和 Ilizarov 外固定器同样具有三维相结构，故可应用此装置对足部进行固定并矫正其畸形。利用连接于外框架上的交叉不锈钢针，可对骨的运动进行精确控制，达到骨连结的目的。外固定架呈环形，光滑的钢针固定于钢环圈，通过特制的拉伸装置使钢针处于张应力下，从而使骨与肢体的一个节段保持稳定。采用此装置矫正足部畸形有两种方式：合并骨性畸形且患者年龄>10 岁者，施行“U”形截骨或“V”形截骨术，<10 岁者一般不行截骨术，应用有限软组织松解后，安装牵伸器通过术后的逐渐牵拉即可矫正足部的各种畸形。

二、手术适应证

若 Ilizarov 技术应用娴熟，应用于各种足踝畸形、残缺的矫正与功能重建，皆能获得良好效果，尤其适应于如下情况：①传统矫形手术难以治疗或不能治疗的重度、僵硬性足踝畸形；②既往手术治疗失败或手术后畸形复发的患者；③足踝部合并皮肤缺损或感染的患者；④严重复杂的足踝部创伤；⑤合并血液循环障碍的僵硬性足踝部畸形；⑥幼儿或少年的足踝部畸形；⑦足的缺损或足趾缺损有修复要求；⑧满足穿鞋或美学要求，如足的增大或缩小。

三、治疗的基本策略

1. 单纯关节的软组织挛缩畸形　手术操作是在不切口或微切口的程序下完成治疗器的安装，术后根据不同的骨科疾病和肢体畸形特点调整治疗器的牵伸方向和速度，从而使畸形逐渐矫正。

2. 既有软组织挛缩又有骨关节畸形改变的足、踝关节畸形　术中先做适度的软组织松解和截骨后再安装具有三维转动方向的牵伸器，将软组织挛缩和骨关节畸形同步矫正。

3. 严重仰趾足畸形或马蹄足畸形合并肌力失调者　可用 Ilizarov 技术牵伸矫正软组织挛缩和足的骨性畸形，二期再实施肌肉转位的平衡手术。

4. 胫骨机械轴与矫正足畸形之间的关系　实践中应注意以下两点：①合并小腿内翻、外翻或扭转畸形者，在矫正足踝畸形时应同期矫正或二期手术矫正。即恢复胫骨正常的解剖轴和机械轴线，否则对手术后足的最终位置将产生影响。②如果胫骨轻度的内翻、外翻或扭转角度不做矫正，前足矫形的最终位置必须考虑到与胫骨机械轴角度之间的关系，但后足的内翻畸形必须矫正。

Ilizarov 技术矫正足踝畸形成功的关键，是术前需根据患者畸形的特点和性质，进行设计组装具有明显个体化能满足术后矫形需要的牵伸器。术后严格按照生物组织缓慢牵拉下，能发生适应性细胞再生改变的要求。逐渐旋转拉压相应的牵伸杆，使被矫正的组织产生适当轴向的张力和压力，刺激组织的伸展与再生，并能按照医生的矫形要求对骨关节的形态进行新的调整和塑造。

四、Ilizarov 技术矫正足踝畸形的机制

20 世纪 90 年代后欧美学者在 Ilizarov 生物学理论的基础上又进行了深入的基础研究，用简洁的牵拉成骨技术（distraction osteogenesis）表述，进一步证明了“应用持续的在生理限度内的牵张-应力刺激，能够刺激机体产生血管生成因子促进血管的形成，导致胚胎发育过程的某些方面在成人组织中再现，激活和保持骨组织与其他组织细胞的再生潜能”。这一技术实现了人体依靠组织自我修复和自我再生的能力，可以修复和重建肢体组织的缺损，而这种再生潜力通过生物力的刺激可以被激活。

由于足踝部与牵拉器同样具有三维结构，利用连接于外固定框架上的交叉穿骨细钢针，通过前后左右不同方向的推拉装置进行调整，能够按三维方向的运动要求延长或扭转各部件的间距，使踝足前、后、内、外侧的软组织产生张力而发生组织伸展、再生，从而缓慢、持续的矫正足的内翻、内收和下垂足，或外翻、仰趾足畸形。在矫正足畸形的过程中患者并无明显痛苦，不影响生长中足的发育，有延长足的效应。临床观察证明，严重畸形足的骨骼在有限截骨后安装外固定矫形器，术后在持续、缓慢、稳定的牵拉张力作用下，足的跗骨也能朝着正常的结构要求重新塑造形变，一般术后三个月即由术前严重的以足背触地行走的马蹄内翻足畸形，恢复正常或接

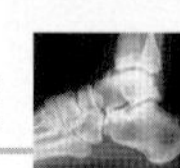

近正常的形态和行走功能。

五、重度马蹄内翻足畸形的牵拉矫正

严重的马蹄内翻足畸形，传统手术治疗的患儿中有约25%（13% ~50%）效果不佳。对僵硬性、复发性和延误处理的马蹄内翻足的治疗，常用的手术方法是一次性矫正，由此出现以下结果：手术中皮肤、神经血管受到强力牵拉，限制了患足矫正的程度；手术需要充分显露加重了原有的血液循环障碍。成年人重度马蹄内翻足畸形，传统的矫形手术方法是只能做足的三关节或四关节切骨融合，通过大量切除足的跗骨组织达到矫正畸形的目的，术后足变的短小、关节完全骨性僵直、血液和淋巴循环差，功能不满意。

应用 Ilizarov 牵拉方法治疗重度马蹄内翻足，仅需在足的跗骨做一 U 或 V 形截骨，不切除骨质；重度成年患者为了减少术后牵伸治疗的周期，应做三关节有限截骨术加 Ilizarov 牵伸术矫正，术中部分矫正足畸形后，再穿上几组细钢针，安装上三维矫正的 Ilizarov 牵伸器（图 33-3-2），术后通过调整外固定器不同的牵伸方向，逐渐达到矫正足的内收、内翻和下垂畸形。

1. 手术操作与器械安装

（1）先实施有限松解挛缩的跖腱膜，若跟腱、胫骨后肌腱明显挛缩，也可适度延长。

（2）根据患者的年龄和足内翻畸形的程度，在患足跗骨做 V 形或 U 形截骨，术中即可部分矫正骨性的马蹄内翻足畸形。

（3）先将截骨断端用 1 枚 2mm 的钢针固定。

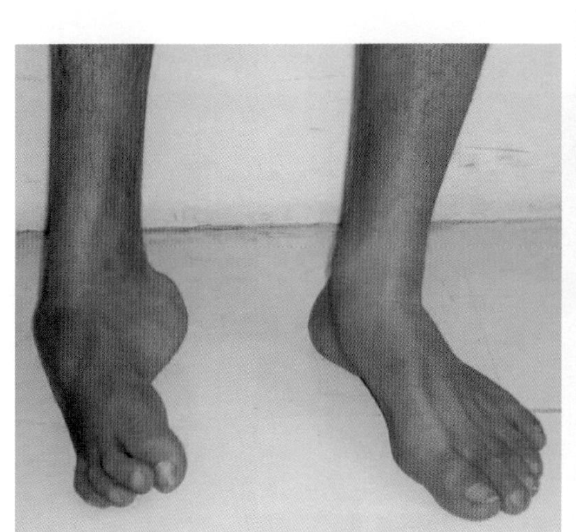

A

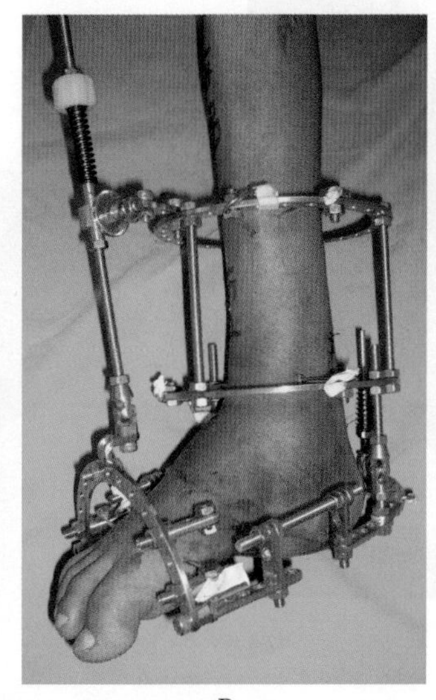

B

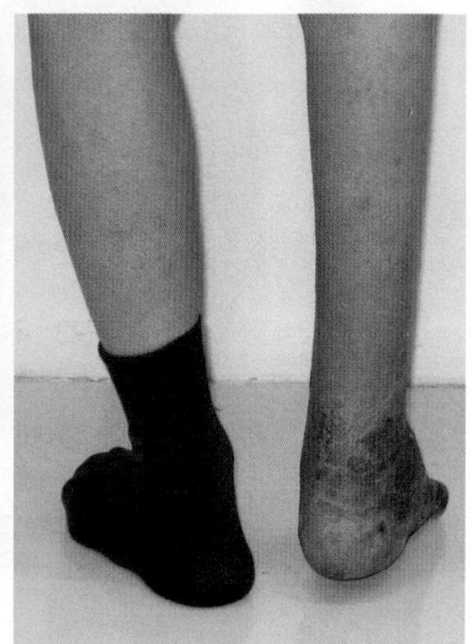

C

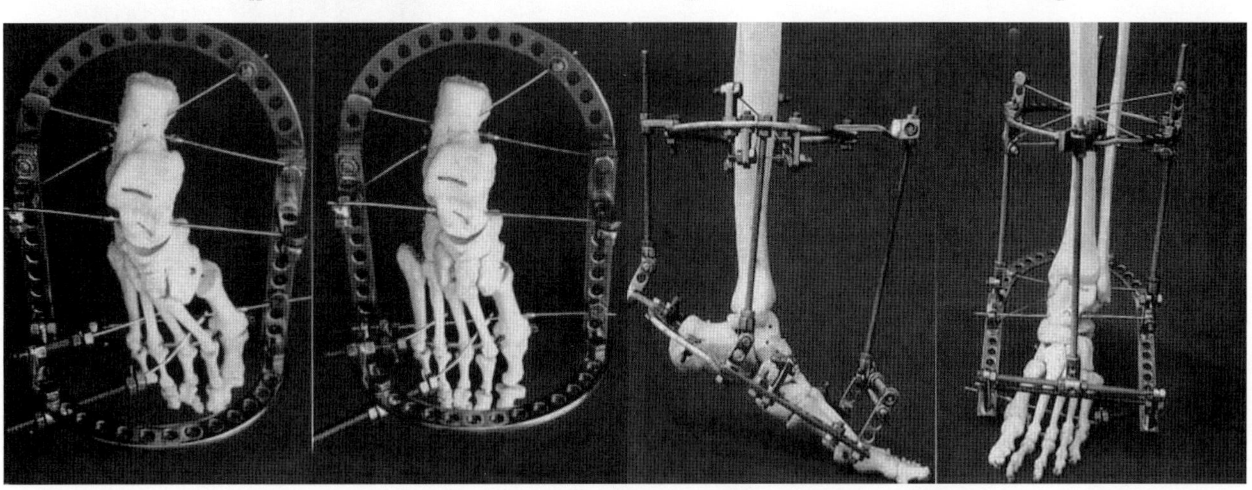

D

图 33-3-2　三关节有限截骨加 Ilizarov 技术矫正成人重度马蹄内翻足

A. 治疗前；B. 治疗中；C. 治疗结束；D. Ilizarov 技术原理

（4）在此基础上将 Ilizarov 装置固定于胫骨近端。

（5）该装置在远侧以一半环固定足后部，另一半环固定足前部，钢针固定跟骨及诸跖骨。

（6）在足内侧和外侧，用单螺纹杆将前足和后足半环连接至可旋转的铰链。这样可以在多个平面缓慢拉伸前足，改变其与后足的相对位置关系，外固定器安装完毕后，术中调整螺纹牵伸杆部分矫正马蹄内翻畸形足。手术切口、钢针与皮肤界面之间用酒精纱布覆盖。

2. 术后处理　安装外固定器术后 7 天，开始通过器械的调节矫正马蹄内翻足畸形。通过旋转后内侧和后外侧螺纹杆，矫正后足的跖屈内翻畸形。前足环通过前外侧的一根螺纹杆连接至胫骨近端环，旋转螺纹杆牵拉前足向上以矫正其跖屈和足内翻畸形。在缓缓矫正足畸形的过程中应定期进行 X 线检查，必要时调整牵伸器的牵拉方向，以防止踝关节发生前、后移位。

不同螺纹杆旋转的速度、方向、频率应根据个体的要求，其内翻足畸形矫正的速度主要根据患足皮肤、血管、神经的张力与反应而定。畸形矫正达到要求后，根据患者年龄、畸形程度与类型，外固定牵伸器继续保留 4～8 周鼓励患者足负重行走，然后拆除牵伸器装配足踝矫形器保护性行走 2 个月。

3. Ilizarov 方法治疗马蹄内翻足的效果评价　截至 2012 年 12 月作者应用 Ilizarov 方法治疗 500 多例重度马蹄内翻足和既往手术治疗失败的马蹄内翻足畸形，除 1 例患者因其他原因中断治疗外，其余

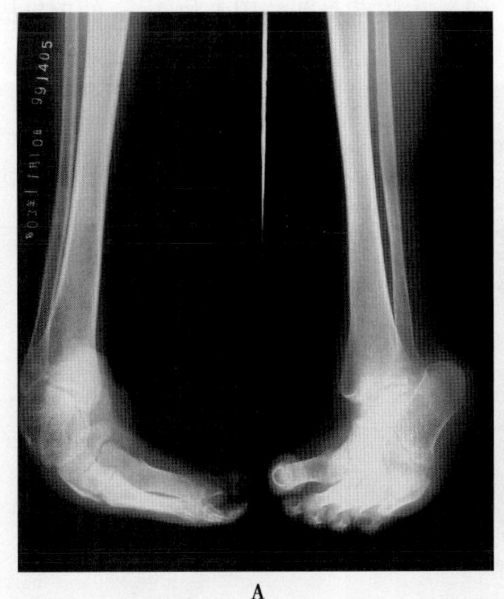
A

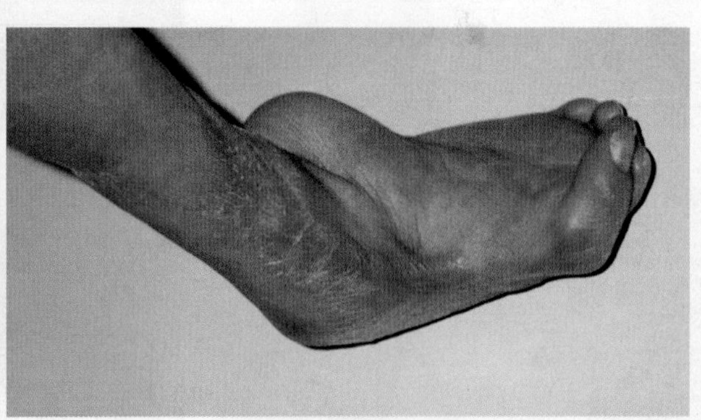
B

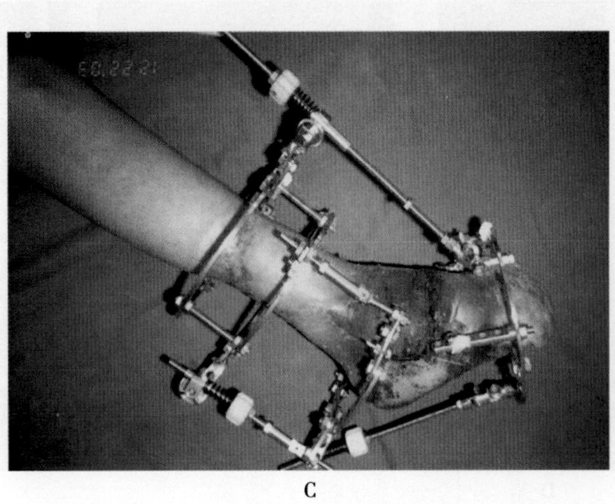
C

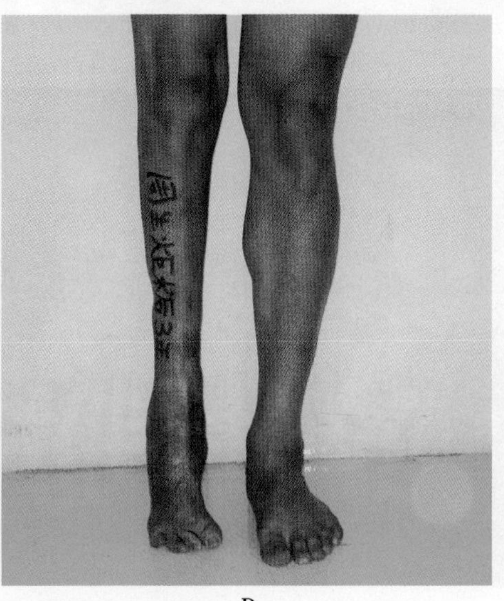
D

图 33-3-3　Ilizarov 技术矫正成人伴有疤痕挛缩的重度马蹄内翻足

A. 治疗前 X 线片；B. 治疗前外观；C. 治疗中；D. 治疗结束外观

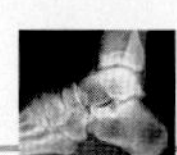

所有患者皆达到畸形矫正、功能改善的疗效目标(图 33-3-3),未出现一例切口感染、皮瓣不可恢复的坏死、血管、神经损伤和骨不愈合的并发症。对于术后畸形部分复发的患者,可以重新穿针安装外固定牵伸器矫正。需要说明的是,作者治愈的大部分足踝畸形,是传统矫形手术难以手术治疗的严重类型,其中一些是濒临截肢的足踝残缺。

六、Ilizarov 技术矫正重度或僵硬型马蹄足畸形

(一) 手术适应证

青少年或成年人严重马蹄足,既往施行跟腱延长后复发的马蹄畸形,儿童僵硬型马蹄足,外伤或烧伤皮肤瘢痕范围较小的马蹄足畸形。合并踝关节大片状的贴骨瘢痕应先实施显微外科技术——带血管蒂皮瓣移位修复,二期再实施足踝畸形矫正。

(二) 手术操作

用尖刀先将跟腱在不同平面的内外侧部分切断,背伸踝关节,使跟腱断面部分拉开。有跖腱膜挛缩者,用尖刀在皮下闭合切断。

根据患足的长度和足下垂畸形的角度,先测试备好的 Ilizarov 牵伸器是否合适。若不太合适在术中应调整到合适为度。先在胫骨下段和跟骨各穿 2 根 2mm 的克氏针,确定踝足关节与牵伸器的空间位置,将跟骨的钢针上安装带有弹簧的跟骨推拉器。将前足尽量背伸,在五个跖骨上穿针,用牵伸杆将胫骨下段的钢环与跖骨上的钢针连接,再调整踝足关节的位置,锁紧钢针固定夹。酒精纱布包裹钢针与皮肤的界面。

(三) 术后处理

逐渐调整推拉带有弹簧的踝关节前后的牵伸杆,跟腱和其他挛缩的软组织被牵伸拉张,安装在踝关节两侧的关节铰链发生微动,踝关节软骨面在避免了大的压力下缓慢背伸,马蹄足畸形即会在微创牵拉下逐渐达到满意的矫正。在牵伸矫正期间,患足可以部分负重行走。垂足畸形即逐渐矫正。踝关节牵拉背伸达到需要的角度后,负重锻炼行走 4 周后再拆除牵伸器,更换足踝矫形器维持踝关节 0°位行走 6～8 周。

七、Ilizarov 技术矫正弓形足畸形

(一) 基本手术方法与畸形矫正机制

牵伸器的构型和手术中的安装雷同于矫正马蹄内翻足,其构型应满足于前后纵向牵拉和上抬跟骨的作用力。合并第一跖骨头下垂者术中应先松解挛缩的跖腱膜。

凡无明显骨性高弓畸形者,仅安装外固定牵伸器通过手术后牵拉即可矫正,穿针主要在跟骨和跖骨,然后在跟骨与跖骨之间连接螺纹牵伸杆,术后旋转足底的螺纹牵伸杆,足的内纵弓会逐渐缩小。连接跟骨的螺纹牵伸杆缓缓旋转时,能牵拉跟骨向后、向上移位,垂直的跟骨高弓畸形角度即逐渐变大,直至畸形完全矫正为止。

(二) 马蹄高弓或跗骨关节型高弓畸形的矫正

高弓畸形合并跟腱挛缩者,先松解挛缩的跖腱膜与实施跟腱延长后,再做足的两关节有限楔形截骨手术,截骨的部位示高弓足畸形的类型而定,可以在跗中关节,也可以在楔骨。也可以做保留跗骨间关节的截骨后安装外固定牵伸器,跟行高弓足畸形者,在矫正高弓畸形的同时将跟骨向后上牵拉,以增加替代跟腱的力量。成年人重度的马蹄高弓畸形,手术中能部分矫正高弓足畸形。然后再穿针安装固定牵伸器,术后逐渐矫正高弓足畸形(图 33-3-4)。

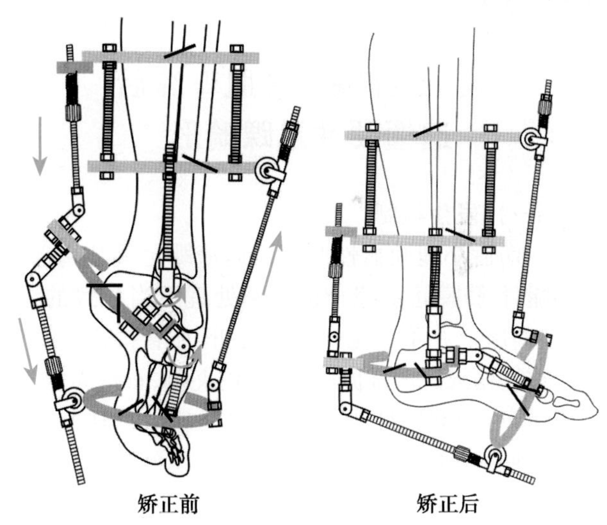

图 33-3-4　马蹄高弓矫正示意图

跟行高弓足畸形在跟骨做斜行截骨,再安装脚的两侧带牵伸杆的牵伸器,术后逐渐调整前后牵拉,每天牵伸的速度控制在 0.5mm 左右,前后足徐徐伸开,跟行、高弓畸形亦渐渐矫正,由于胫骨前下端有缺损,可实施斜行截骨后牵拉修复,足的长度也逐渐增加(图 33-3-5)。

(三) 弓形足畸形矫正的注意事项

1. 部分高弓畸形合并足内翻畸形,一般称其为马蹄内翻高弓,此种类型在软组织松解的基础上可

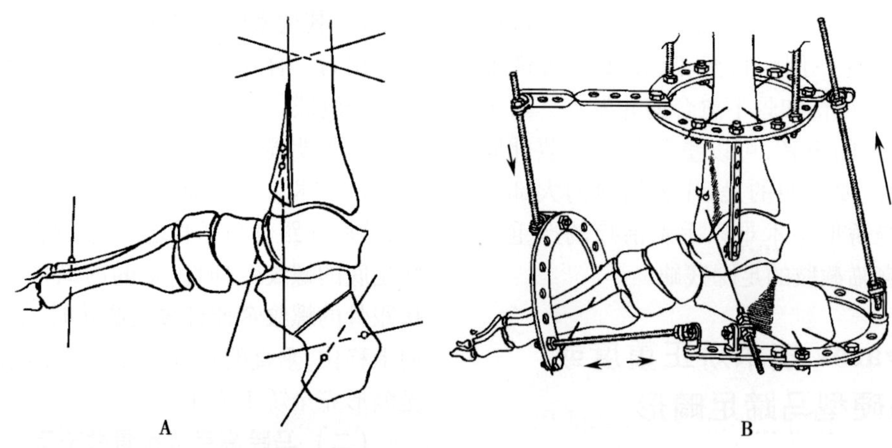

图 33-3-5 跟行高弓穿针矫形示意图

实施有限三关节融合术，为减少切骨的数量，残留的足畸形再安装 Ilizarov 外固定矫形器牵伸矫正。

2. 弓形足多合并爪形足畸形，应同期手术矫正，爪形趾畸形重者应穿针后牵拉矫正。

3. 重度复合性马蹄高弓畸形，多同时合并跟腱挛缩、跖腱膜挛缩、第一跖骨头下垂和跗骨关节凹弓畸形，应同期实施挛缩的跖腱膜松解、跟腱延长、第一跖骨基底截骨，与两关节截骨手术相结合的组合性手术矫正。

八、治疗缺血性肌挛缩后遗僵硬性足踝畸形

（一）发生机制

创伤后小腿缺血性肌挛缩后遗踝足关节畸形，是小腿骨-筋膜间室综合征早期处理不当导致的结果，在临床上并不少见。四肢骨折、血管损伤、软组织严重挫伤或医源性原因，如应用夹板、石膏固定不当等，皆可引起四肢骨-筋膜室内的软组织缺血、缺氧，水肿——压力升高，形成骨-筋膜间室综合征（osteofascial compartment syndrome OCS），若在发病早期未能及时处理或处理不当，导致小腿肌肉缺血坏死，神经功能障碍，晚期发生缺血性肌挛缩而形成踝足关节的僵硬性固定性畸形和功能障碍。畸形足的早期为软组织挛缩，后期由于不正常的负重应力，将逐渐发展成合并骨性改变的复合畸形。

（二）足踝畸形的治疗难度

缺血性肌挛缩病理改变晚期，缺血病变使关节水肿渗出液增多，关节囊、韧带、筋膜同坏死的肌肉一样，皆发生广泛的挛缩，踝足关节僵硬于畸形位。因此应用传统的矫形手术如跟腱延长、跖内侧软组织松解，无法获得有效的矫正效果，且因皮肤切口与软组织松解的创伤又加重了瘢痕挛缩的程度和血液循环的障碍，若采用三关节大块的切骨矫正足的畸形，使已经僵硬的踝足关节更加僵硬。由于小腿的肌肉、血管、神经组织被紧紧包裹在骨和筋膜形成的四个间室内，又是严重损伤的好发部位，骨-筋膜间室综合征的发生率高，形成不同程度缺血性肌挛缩者并不少见。临床上可以单独一个间室发生，但是更多的是彼此影响，既往有关文献主要是论述形成骨-筋膜间室综合征的诊断和外科治疗，以及上肢缺血性肌挛缩的后期功能重建，有关缺血性肌挛缩晚期后遗踝足关节畸形的矫形外科治疗，是矫形外科治疗的难题，文献报告极少。

（三）手术操作的注意点

治疗缺血性肌挛缩足踝畸形，其外固定器械构型、手术操作与术后处理基本上与矫正马蹄足畸形相同，不同之处是：手术操作的注意事项 胫骨后肌与屈踇长肌的处理，术前检查凡胫骨后肌与屈踇长肌重度挛缩者，应在内踝上胫骨与跟腱之间纵形切口，长 5cm，在一个切口内，同时显露跟腱、胫骨后肌与屈踇、屈趾长肌肌腱给予 Z 形切断延长，将包绕内踝管的鞘膜上下充分剪开，以减少在牵拉矫形的过程对内踝管血管、神经的压迫。亦能减轻踇趾垂状畸形的程度。若术前发现踇趾垂状畸形严重，术中可同时做踇趾间关节融合。有明显骨性畸形者加做截骨术，然后再穿针、安装 Ilizarov 外固定器术后缓慢牵拉矫正（图 33-3-6）。

九、Ilizarov 技术治疗其他严重踝足关节畸形

（一）先天性腓骨缺如踝足关节严重外翻畸形

先天性腓骨缺如，腓骨无论是部分缺如或完全

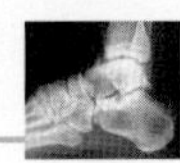

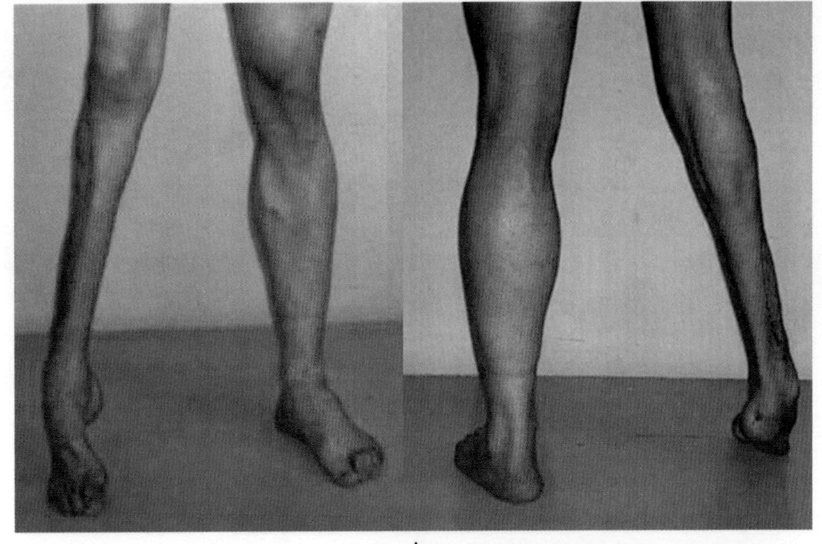

A

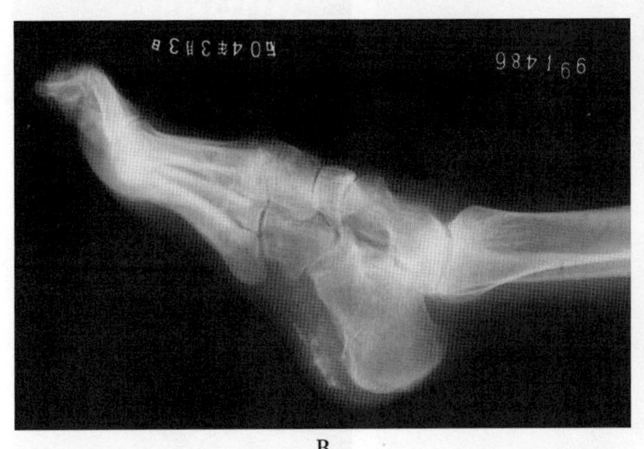

B

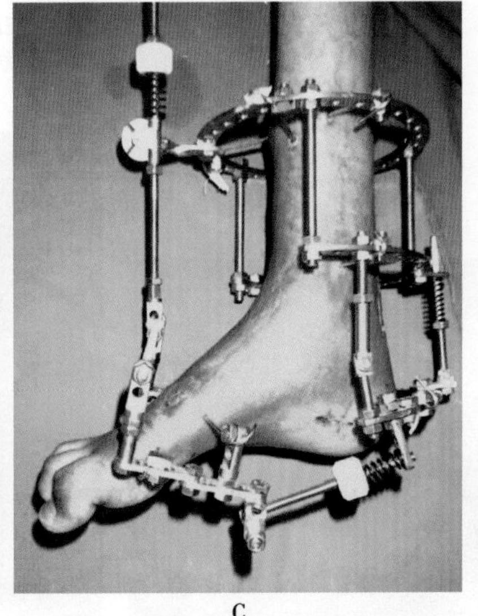

C

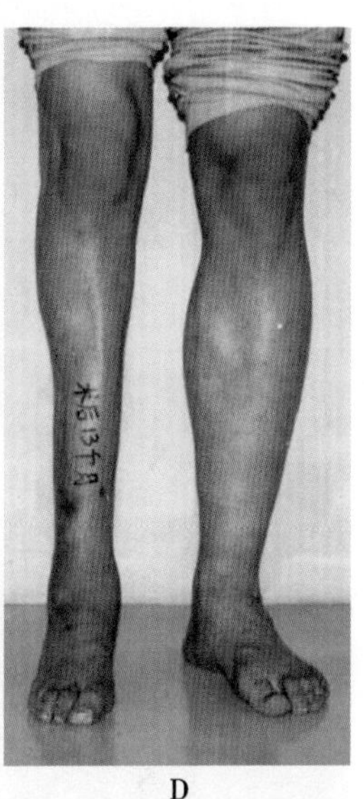

D

图 33-3-6　Ilizarov 技术治疗小腿缺血性肌挛缩后遗足踝畸形

A. 术前外观；B. 术前 X 线片；C. Ilizarov 牵伸治疗中；D. 术后 13 个月随访

缺如，由于外踝缺如、发育不良或外踝上移都将继发踝足关节严重外翻畸形，且随年龄增长逐渐加重，传统矫形外科手术的固有缺点无法对此类畸形获得有效的矫正，纵然手术后畸形矫正，足踝畸形也很容易复发。应用 Ilizarov 张力——应力法则及其微创牵拉技术，能有效的矫正严重足外翻畸形，甚至可以重建外踝，从而术后减少足外翻畸形的复发。其外固定矫形器的构型、手术操作与安装、术后管理与矫正马蹄内翻足的原则、方法基本相同（图 33-3-7）。

（二）类风湿性关节炎致严重踝足关节畸形

类风湿性关节炎形成严重足踝关节畸形，由于患者长期应用皮质激素，皮肤变薄，皮下组织减少，皮肤的张力增加，且患足骨质疏松，给矫形手术治疗增加了难度。采用有限截骨手术，穿针安装 Ilizarov 外固定矫形器，术后遵循 Ilizarov 张力——应力法则的基本原理，缓缓旋转螺纹牵伸杆，已治疗 3 例严重的足踝关节畸形，畸形皆获得满意矫正（图 33-3-8）。

（三）先天性跖骨短缩畸形的延长矫正

能够安全有效的完成多个跖骨短缩畸形的矫正，避免植骨与骨不愈合的风险。

（四）短缩足畸形的延长

因创伤等多种原因导致双足不等长，患者无法穿一个号码的鞋子，可以实施跗骨部位的截骨，安装外固定器术后延长达到与健侧足相同的足长度。

（五）平足症的矫形治疗

在有限手术的基础上，安装 Ilizarov 外固定牵伸器，术后可以根据需要对足弓的大小、跟骨内外翻的

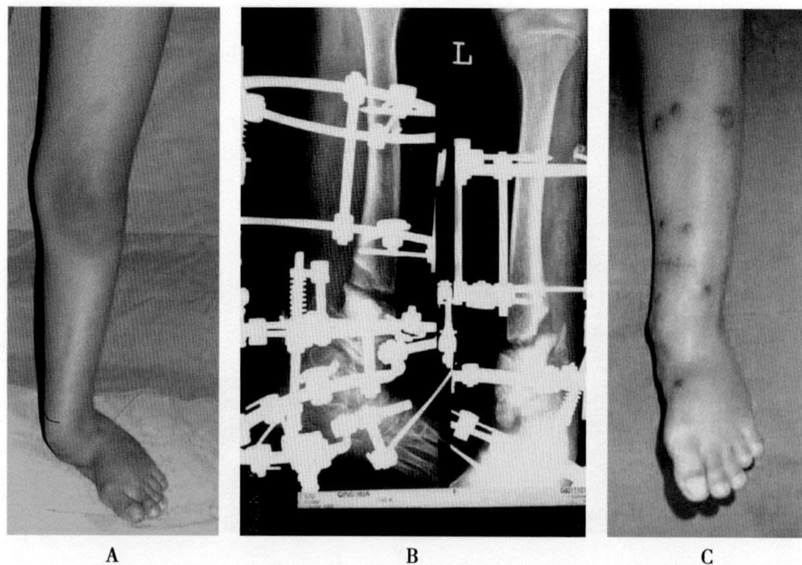

A　B　C

图 33-3-7　Ilizarov 技术矫正先天性腓骨缺如后遗足外翻畸形

A. 术前外观；B. 治疗过程中 X 线片；C. 治疗结束外观

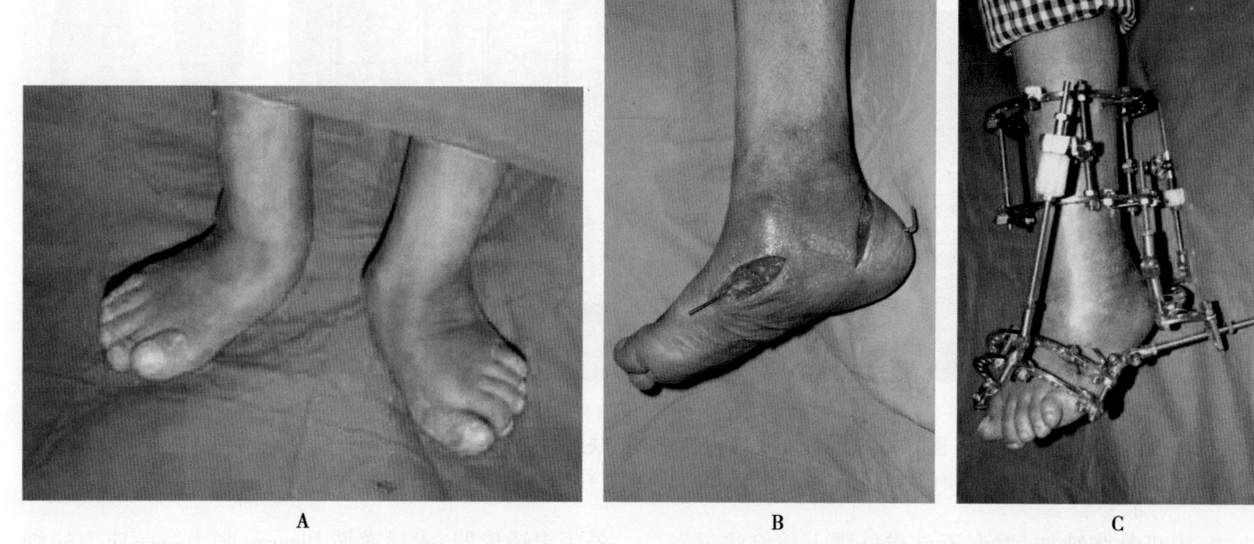

A　B　C

图 33-3-8　Ilizarov 技术类风湿关节炎足外翻畸形

A. 患者女，35 岁，类风湿关节炎致足外翻畸形；B. 行跟骨截骨、距舟关节融合，克氏针临时固定；C. 术后应用 Ilizarov 牵伸器牵拉矫形

程度、足内、外侧柱的长短进行调整，使其达到需要矫形的要求。带弹性外固定器用足掌负重行走。

（六）创伤后跟骨塌陷的再生重建

创伤后跟骨塌陷是常见的临床问题，实施跟骨闭合截骨后安装牵伸器，术后能任意的牵拉骨再生，恢复需要的跟骨高度和角度。这一方法也可用于小跟骨的牵拉再生重建术。

（七）救治疑难、罕见足踝畸形与残缺

凡是传统足踝外科技术难以治疗的足踝疑难病症，既往实施各种手术治疗失败或濒临截肢的患者，用有限矫形手术结合 Ilizarov 技术治疗，有可能获得比预期还要好的结果与疗效。

十、应用 Ilizarov 技术在下肢（足踝）矫形与功能重建中应注意的问题

（一）Ilizarov 生物学理论成为骨科学的“相对论”

Ilizarov 技术不但能治疗复杂的创伤骨折、骨科

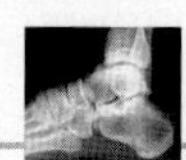

疑难杂症，对小儿外科、颌面外科、整形外科、血管外科等多学科领域的发展，发生越来越多的影响。为什么一个理论与技术体系具有那么广泛的手术适应证？且能产生良好疗效，这根源于 Ilizarov 发现的生物学理论"张应力法则"及其在临床开拓的牵拉组织再生技术，在这个理论指导下诞生的萌生的变化无穷的技术，深入了自然的内核，抓住了影响物质世界时空演变的核心——"应力"并巧妙地应用在医学科学领域。张应力法则超越了当前通用的骨科学理论，启迪了骨科及相关学科医生如何诱导组织再生重建的思维，成为指导骨科学发展的"相对论"，并催生着一些新方法、新技术不断出现。Ilizarov 技术在模仿自然、时空一体这一最高医学哲学的医疗模式上，将过度分化的骨科专业或相关专业一定程度上统一起来。

将骨折端加压能成骨，缓慢牵拉也能成骨。骨的纵向牵拉能成骨，横向牵拉也能成骨。骨骼能将其牵拉延长，也能将其回压短缩。肢体的形态与功能改变，都可以通过体外的机械装置施加应力，完成医生需要的肢体矫形与重建目标，在临床思维层面，医患双方、手术适应证、肢体病变部位与器械牵拉、治疗过程、方向、结果都是可以变的、相对的。这样的思维方法与医疗模式对现有骨科学的理论提出挑战。传统骨科矫正肢体畸形的理念，试图在一次手术过程中完成畸形的矫正或骨折的固定，而 Ilizarov 张力——应力法则与微创牵拉技术，增加了时空这个可调节的变量，从而使牵拉组织再生与畸形矫正过程，在体外为医生所控制。

人类既然是自然选择的产物，医疗模式理应遵循自然法则，纵然是人工关节置换术也必然朝着模仿自然、顺应自然的生命规律发展。

（二）矫正足踝畸形应注意下肢的持重力线

人体的站立、行走的平衡功能，是躯体统一、协调运动的结果，但均起于足下。先天性体质特征（如身高、肥胖、关节松弛度）、生活地区和工作类型，可影响某些足踝疾病的发生与发展。任何整体的持重力线（下肢机械轴）与解剖轴线的改变，足踝关节肌肉力量的轻度失衡，均可影响足的着地、着力部位和应力变化，从而导致或影响足踝畸形的发生与发展进程。在临床上最常见的问题是，治疗大腿、小腿的创伤、骨折时，忽视了将足踝维持在功能位而继发足的畸形。因此，不可忽视患者体质类型、职业、生活模式（如穿鞋的习惯）对足踝畸形产生的影响，检查足踝部动力是否平衡。一个看似简单的畸形，如足的内翻、外翻、马蹄足畸形，有可能是大腿、膝部、小腿近段既往创伤、感染或其他畸形继发的后果，发展到成年期往往出现多个骨骼的畸形改变和踝足关节内外、前后肌腱、韧带的张力改变。矫正足部畸形，术前应摄双下肢全长足负重位 X 线正侧位片，如此，方能准确地测量出下肢持重力线与膝、踝关节解剖轴线之间的关系，了解足部畸形的发生、发展是否与膝关节、小腿损伤、畸形有关，从整体了解足部动态畸形的发生原因，准确把握矫正畸形与重建功能的方法与尺度。若因膝关节或小腿轴线改变继发的足畸形，必须同期矫正膝部或胫骨畸形恢复下肢正常的机械轴，方能重建近似正常的步态，避免足畸形矫正后再复发。应该树立正确的应用 Ilizarov 技术对下肢（足踝）矫形与功能重建的流程，以便得出正确的治疗方案，获得最佳的疗效（图 33-3-9）

（三）足踝畸形矫正应尽量保留踝关节和三关节的功能

足的内翻、外翻、高弓、仰趾等骨性畸形改变，三关节融合曾经是矫正所有跗骨骨性畸形的金标准，但长期随访发现足的内外翻运动受限或丧失，行走时足的弹性下降，踝关节应力集中，绝大多数患者后期继发相邻关节早期退行性关节变。随着人口寿命的提高、生活质量的追求、足保健与健身运动始于足概念的大众化普及，对传统足踝创伤修复、矫形与重建理念以及原有的技术体系，必须用科学与人文的双重标准重新评价，必须思考我们所熟悉使用的技术、方法、理念是否符合新的生物-医学-社会-心理-环境-工程医学模式，是否符合中国患者的实际治疗需求，正确看待新兴的高科技方法。例如，如何在足踝外科完善与界定微创技术的使用？如何将内置物（如钢板）与外固定矫形重建优化结合？严重的足踝部创伤与残缺，截肢与保肢如何正确决策？Ilizarov 技术与显微外科技术如何合理使应？如何理解足踝部"替代重建"与"自然重建"之间的关系？

Ilizarov 牵拉组织再生技术在中国的转化与推广，不同知识、技术与现代矫形骨科技术的交叉整合，可以通过多个小切口不经关节的多点截骨如跟骨、中足跗骨、跖骨基底部截骨，术后安装带铰链关节的可调式骨外固定器，做到少融合或不融合跗骨间关节满意的矫正各种足踝畸形，改善踝关节骨性关节炎的功能。遗憾的是目前新出版的多本足踝外科专著，仍将三关节融合矫正足部复杂畸形作为首选策略，中国骨科（足踝外科学界）真正理解、熟练

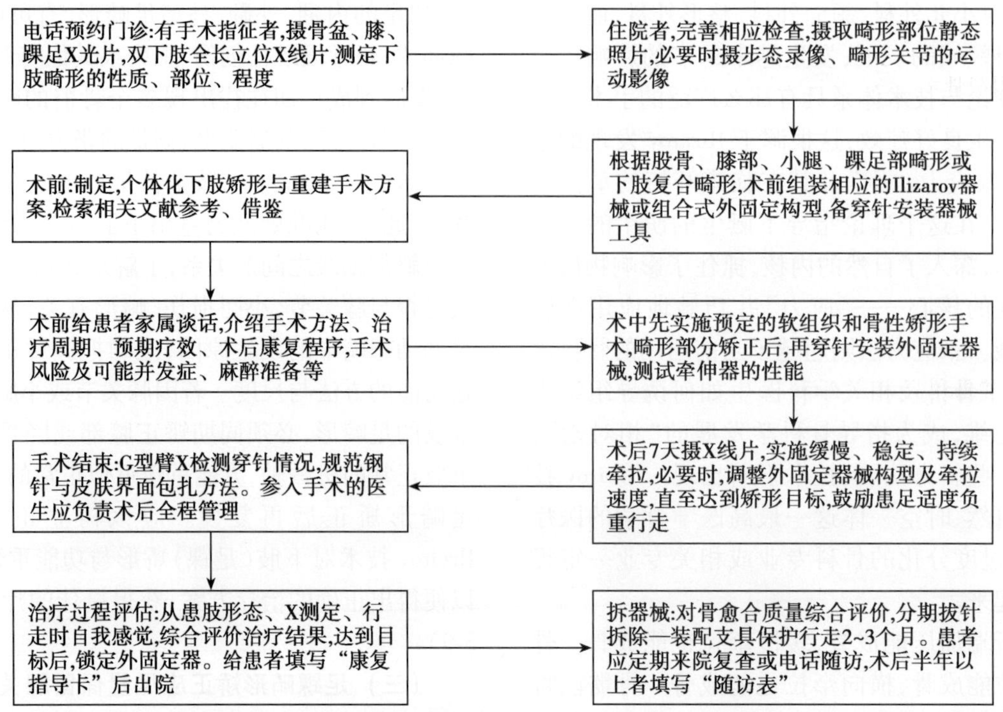

图 33-3-9 Ilizarov 技术下肢(足踝)矫形与功能重建工作流程表

的掌握现代外固定技术理念,能够不融合或少融合跗骨间关节而完成足矫形的医生还太少!

足踝关节镜与人工关节的发展,使足踝关节某些疾病的治疗模式,逐渐进入微创化、有限化、替代化和仿生要求的新阶段。痛的关节变成不痛的关节;死关节变成活的关节;动力失衡的关节恢复动力平衡;失去稳定的足使其行走稳定,是患者和医生共同追求的目标。踝关节发生严重创伤与病损者,若具备关节修复的条件应考虑人工关节置换,不得已时才选择踝关节融合。

(四) 客观认识和正确使用影像与数字化技术

数字化技术,将医学影像科的定性诊断、清晰的三维结构观察推向临床医生,提供了正确决策与分析评估的依据,为复杂骨折、畸形的治疗、残缺的修复重建带来巨大变化。但医生注意提醒自己,人体的形态、结构或许可以通过数字化影像技术展现,但个体的运动过程、整体行为模式、功能对结构的适应,患者对疗效的自我评价、不同组织间的信息传递与动力平衡,还不能完全用数字说明。临床骨科学还没有跳出经验积累、医患互动、生活文化背景、个体化施治与整体眼光直觉观察——医生凭智慧决策阶段。在数字化科学分析的基础上,医生丰富的临床经验、哲理性的思维、包含感情的创造性决策以及精湛的手术技能,仍主导现阶段的医疗行为与预期疗效,过分地依赖、相信数字化技术、影像学上的诊断并由此决定治疗策略,易走向简单问题复杂化,医疗问题学术化,医学技术主体化的倾向。切记,是医生在看病高科技只是看病的工具,避免因依赖影像的诊断而出现一些常识性的医疗错误。

(五) 临床中使用现代足踝矫形器延缓或减少了手术范围

由于新材料、新工艺的发展与数字化技术在矫形器设计、制作的介入,现代足踝矫形器的结构与功能可以达到:稳定松弛的关节、改变负重应力与矫形的三个作用,且兼具美观与穿戴方便。足踝外科医生应注意了解和掌握足踝矫形器的材料、工艺制作过程、适应证与个体化的附具要求,及时与矫形器制作师沟通、协作,从而满足个体化的矫形器安装、病理鞋配用。一些足踝创伤、疾病与轻的足畸形,通过装配合适的矫形器后可以获得满意的动态固定、明显的功能改善和防止畸形发展,从而避免手术或延缓实施手术。

(秦泗河 焦绍锋 潘奇)

参考文献

1. 秦泗河. Ilizarov 技术概述. 中华骨科杂志,2006,26(9):642-645.
2. Ilizarov GA. The tension-stress effect on the genesis and growth of tissues: Part Ⅱ. The influence of the rate and frequency of distraction. Clin Orthip Rel Res, 1989, 239:

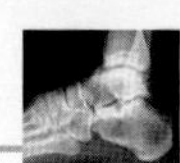

263-285.

3. 秦泗河. 陈建文,郑学建,等. Ilizarov 张力—应力法则结合三关节有限截骨术矫正成年人重度马蹄内翻足. 中华骨科杂志,2004,6(24):338-341.
4. 李刚,秦泗河. 牵拉成骨技术的基础研究进展与带给骨科的启示. 中华外科杂志,2005,8:540-43.
5. 秦泗河. 小儿矫形外科. 北京,北京大学医学出版社,2007.
6. 秦泗河,夏和桃. 世界外固定与骨重建大会扫描. 中国矫形外科杂志,2008,8:1199-1200.
7. 秦泗河,葛建忠. 巴西第二届世界外固定与骨重建大会扫描. 中国骨与关节外科,2012,6:113-115.
8. 庄乾宇,翁习生,秦泗河. Ilizarov 技术基础与临床研究进展. 中华骨科杂志,2012,3:279-282.
9. 秦泗河. 骨外固定技术的发展与创新. 中医正骨,2012,9:643-647.
10. 焦绍锋,秦泗河,王振军,等,Ilizarov 技术治疗四肢畸形并发症分析. 中华骨科杂志,2012,3(3):245-248.
11. 秦泗河,葛建忠,郭保逢. Ilizarov 技术在中国大陆 20 年(1991—2011). 中国矫形外科杂志,2012,7:662-665.
12. 秦泗河. 从生物骨骼的起源与演变探索肢体损伤与重建的发展史. 中国矫形外科杂志,2009,24:1910-1914.

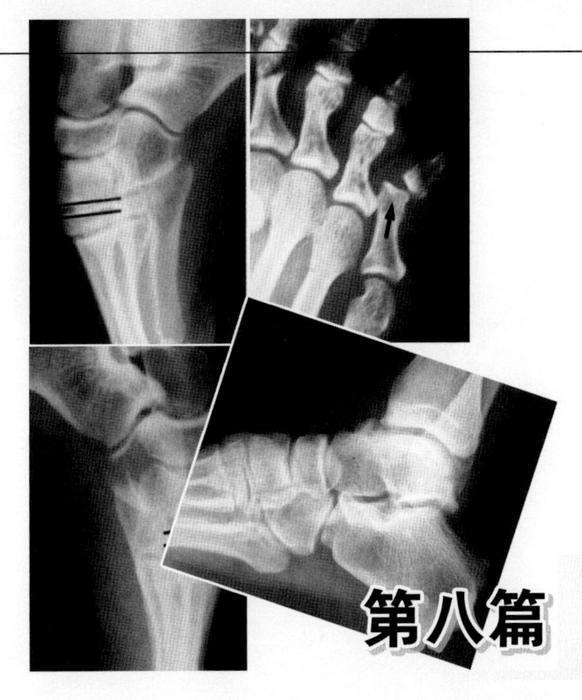

第八篇　足踝截肢、支具辅具治疗与康复

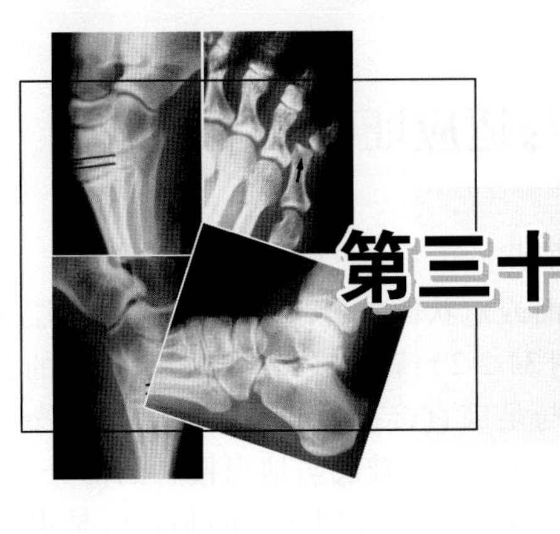

第三十四章 足踝疾病的支具辅具治疗

第一节 概 述

大多数足踝外科疾患可通过保守治疗得到缓解或治愈,即使需要手术治疗的患者群中也有很大一部分可以通过各种保守疗法延缓手术时机或促进术后康复。辅具(assistive technology device)治疗是保守治疗中极其重要的一环。目前,欧美国家的辅具治疗相当发达,且辅具的研发、设计与制作、安装大多由相关临床科室医生、理疗师、职疗师、辅具技师以及生物力学工程师等组成的专业团队来完成,取得了相当不错的效果。相比之下,我国的临床医生在此方面的认识和实践都十分有限。本章将在简要论述辅具的基本概念和作用机制的基础上,重点介绍常用的足踝疾病治疗的辅具类型及其适应证、介绍某些辅具的设计和制作方法,以便在我国推广这一疗法。

辅具的含义甚广,一切能够辅助残障患者完成暂时或永久丧失的功能的器具和设施都应属于辅具的范畴,但目前关于辅具的任何定义和分类方法均不能做到既明确又全面。辅具在足踝外科领域包括各种矫形装置、防止损伤的物品、义肢、拐杖和助行器等。限于篇幅,本文所介绍的内容仅涉及最常使用的各种医用鞋、矫形鞋垫、足踝部矫形器等。足踝部辅具的使用人群也十分广泛,包括脑瘫、脊柱裂、关节炎、糖尿病、脊髓损伤、脑血管意外、脑外伤、周围神经损伤以及足踝部的直接创伤等导致足踝部功能障碍或缺失者。足踝部辅具的作用机制可以概括为以下几个方面:

1. 容纳、适应和支撑畸形　通过对鞋子和矫形器的特定设计和与肢体接触的界面使用软质材料,来容纳和适应固定或僵硬的畸形,增加病足在步态负重期的稳定性,减少病足受到的有害应力。

2. 矫正或防止畸形　辅具也可以为柔性的畸形足提供所需的矫形和支撑,改善步态,并防止功能性的畸形发展成器质性的畸形。

3. 控制或限制关节活动　能保证足踝部手术后骨与软组织的顺利愈合,减轻炎症反应,增加患肢的稳定性。

4. 降低或消除肢体和关节的负荷　通过使用特殊材料来减小足部受到的垂直应力即吸收震荡,减少患肢骨与关节的慢性损伤。同时通过“全接触”的设计减少足部受到的水平方向应力即剪切力,减少足底软组织损伤。

5. 缓解足底压强过高的区域　足底突出的跖骨头、各种骨性突起或产生疼痛的手术部位,通常会引起局部过度的应力集中,产生疼痛和痛觉过敏。某些辅具可以使足底应力均匀分布,缓解局部的疼痛。

6. 辅助活动　某些改造鞋和矫形器通过特殊的设计和材料能补偿足踝、甚至膝关节丧失的运动功能,改善步态,减少能量消耗。

第二节　足踝部辅具的类型与适应证

一、医　用　鞋

穿鞋不当是引起人类获得性前足畸形，包括踇外翻、锤状趾、硬鸡眼、趾间神经瘤、跖底角化病等的常见原因之一。保守治疗的第一步即告知患者穿鞋不当的副作用，但患者未必能够真正接受，因为有些鞋子虽然不适合穿着，却是时尚流行的标志。通过在负重位下患者足部轮廓与鞋的对比可以了解两者的匹配程度（图 34-2-1）。患者主观上愿意改变穿鞋的习惯非常重要，否则保守治疗或者手术都可能疗效甚微。

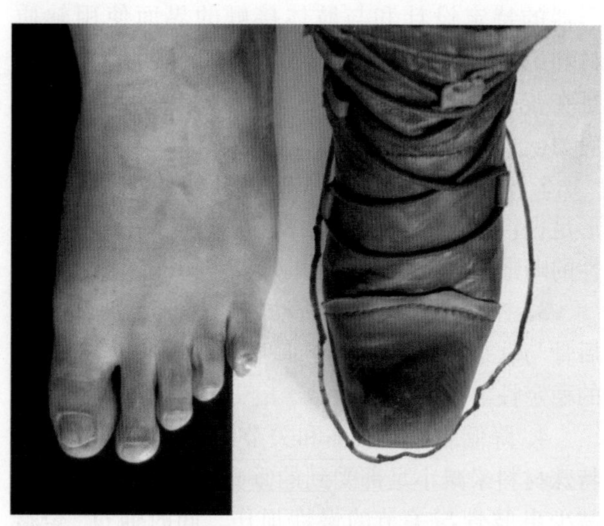

图 34-2-1　将鞋子与足部轮廓进行对比，发现该鞋子外形并不合适

医用鞋（矫形鞋）是以矫正足部变形、分散足部压力和减轻疼痛症状等为目的而制作的矫治足部疾患的特殊鞋，也可称为鞋形矫形器。医用鞋的作用是改善患者站立、步行时足部的受力状态或负荷，消除疼痛，防止畸形，矫正足部的功能性变形，为固定性畸形患者提供支撑，以达到平衡。适用于各种疾病引起的足部功能性或永久性畸形，例如马蹄足、扁平足、高弓足、踝关节炎、踇外翻、足部骨折、足部缺损、跟痛症、足底筋膜炎等。

（一）鞋子的基本构造

普通的鞋子由两个基本部分构成：鞋底（the sole），是鞋子覆盖足底的部分；鞋帮（the upper），是鞋子的鞋底以上部分，覆盖足的四周和背部。医用矫形鞋同样如此。

从矢状面或冠状面来看，鞋底一般包括两层或三层结构（图 34-2-2）：鞋内底（insole），是鞋底的最上层即鞋底与足底直接接触的一层。鞋外底（outsole），是鞋底的底层即鞋底与地面接触的部分，通常包括鞋跟（the heel）。鞋中底（midsole），是夹在鞋内底与鞋外底中间的一层，并非所有鞋子都有。根据鞋中底不同的结构和材料，它可以提供进一步的支撑、增加舒适度和弹性、帮助保持鞋的外形和增加稳定性等多种作用。从水平面来看，鞋底包括跟区（heel）、鞋柄（shank）、球部（ball area）、趾前区（toe area）。球部指对应前足最宽的部分，通常位于跖骨头之下。鞋柄是介于跟区与球部之间的略为狭长的结构，因便于把持而得名。

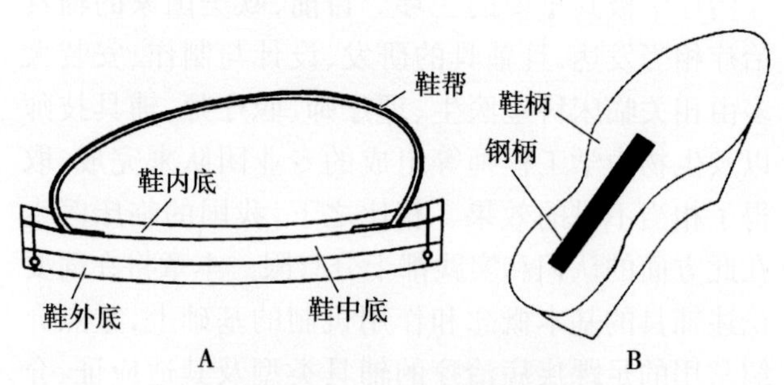

图 34-2-2　鞋的结构示意图

A. 鞋的截断面，示鞋底结构的层次；B. 鞋的底面视图，示鞋柄结构

鞋帮的结构如图所示（图 34-2-3），包括：趾盒（toe box），鞋子包盖足趾的部分；鞋面（vamp），鞋子覆盖脚背的部分；鞋襟（lace stay），穿鞋带的地方；鞋舌（tongue），鞋带覆盖的地方，是鞋面在鞋襟下方的延续；鞋喉（throat），鞋面与鞋舌交汇处；鞋弦（quarter），鞋子两侧覆盖足弓的部分，鞋弦在足跟后部汇合形成鞋的后帮；鞋领（collar），鞋弦的顶部边缘；鞋跟（counter），鞋子包盖足跟的部分；鞋边（welt），鞋帮两侧与鞋底接近的部分。

鞋的整体形状，包括鞋底和鞋帮，基本上是由制作鞋子的鞋楦决定的。鞋楦是鞋的母体，是鞋的成型模具，又叫做鞋撑（图 34-2-4）。鞋楦不仅决定鞋造型和式样，更决定着鞋是否合脚，能否起到保护脚的作用。因此，鞋楦设计必须以脚型为基础，但又不能与脚型一样，因为脚在静止

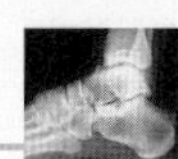

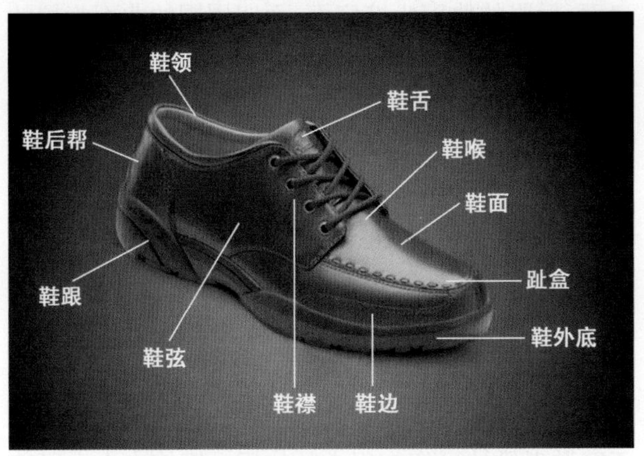

图 34-2-3　鞋的结构图，主要示鞋帮的构成

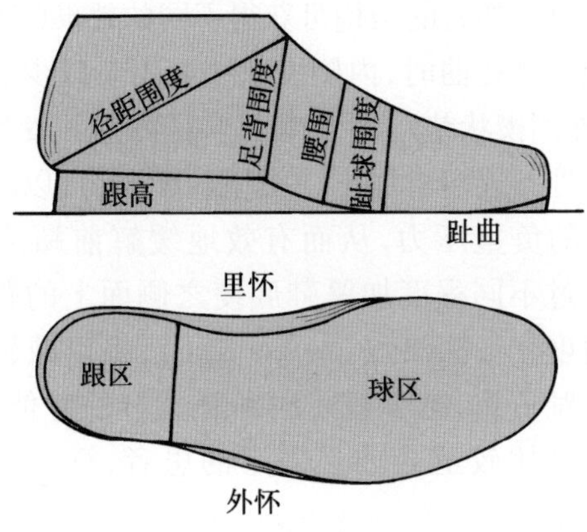

图 34-2-4　鞋楦的结构图
上图：侧面观　下图：底面观

和运动状态下，其形状、尺寸、应力等都有变化，加上鞋的品种、式样、加工工艺，原辅材料性能，穿着环境和条件也不同，鞋楦的造型和各部位尺寸也存在差异。

1. 鞋帮的类型

（1）鞋帮的材料：可分为鞋用天然皮革、合成革（人造革）、纺织面料三大类。传统上绝大部分鞋用材料是天然皮革，因其耐久性、成形性、透气性都能满足人体的需要。运动鞋的趾盒、鞋跟和鞋面通常复合多种材料，既有软尼龙、网筛尼龙、帆布等柔软的材料，又有皮革、橡胶、塑料等材料增加稳定性和坚固度，使其穿着轻便又不失牢固性。尼龙网筛鞋也适合足趾畸形的患者穿着。皮革鞋形变能力有限，不太适合前足畸形的患者穿着。趾盒应该有足够的高度和宽度去很好地容纳足趾。如果普通的鞋子与畸形表面的皮肤产生摩擦，产生类似于周围神经病变的疼痛，可选用热塑性泡沫鞋帮（heat-moldable foam upper）（图 34-2-5）。经摩擦后产生的热量可以使这种鞋的鞋帮表面受摩擦部位重新塑

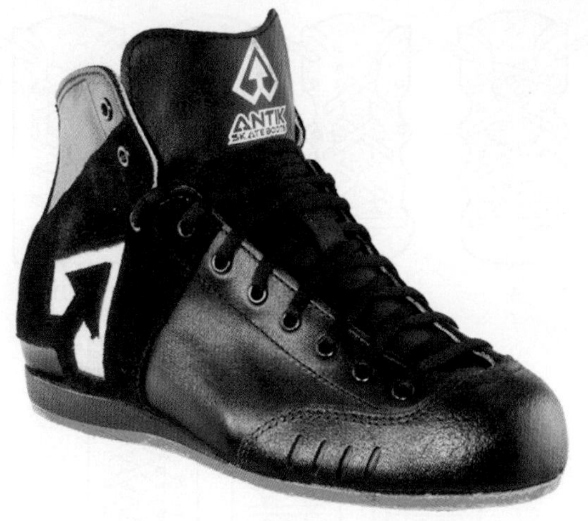

图 34-2-5　热塑性泡沫鞋帮

形，以适应不同的足部特点。

（2）鞋襟的类型：不同的鞋襟类型特点和效果也不一样（图 34-2-6）。①普通型，鞋襟缝合于鞋两侧的鞋弦，鞋背通常无缝线，它的优点是松开鞋带掀起鞋舌后入口空间较大，穿着方便；②一字型，鞋襟在鞋两侧和背都有缝线缝合或为鞋面的延续，两侧鞋襟对合后成“一”字，其优点是对鞋稳定性好，缺点是入口较狭窄，足部进出不易，因此可能不适合放置矫形鞋垫等其他辅具；③U 状鞋襟加长型鞋，比普通型的鞋喉具有更加宽阔的入口空间，因此能够适合放置鞋垫等其他矫形器，也适合后足融合后活动受限者的穿着。

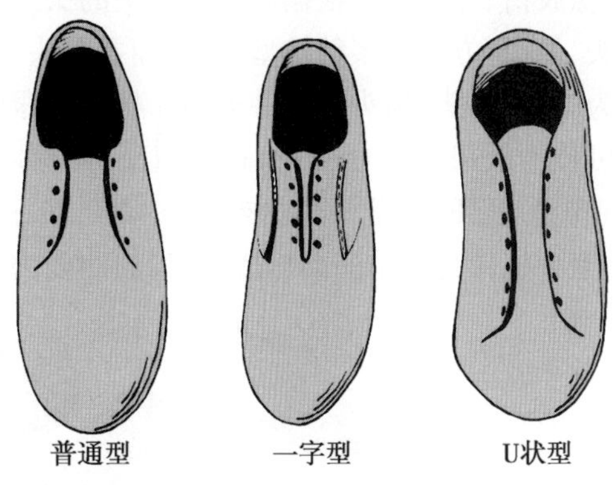

图 34-2-6　鞋襟的不同类型示意图

（3）鞋带的系法：不同的系法可能会产生不同效果（图 34-2-7）。运动鞋通常有多个鞋带孔以满足不同的需要。对于高弓足或足背部有骨性突起的患者，减少足背部鞋带的交错可以很好地缓解局部所受压力。通过调节鞋带松紧和系法，可使鞋子适应过宽或过窄的足部。然而，即便选择了合适的材料、外形和系鞋带方式，在下地负重后鞋帮的有些部

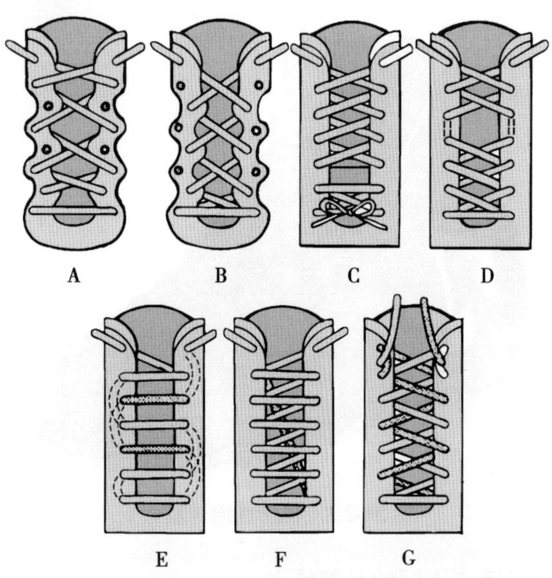

图 34-2-7　系鞋带的类型

A. 宽幅收紧型；B. 窄幅收紧型；C. 两根鞋带分别独立型；D. 局部不交错型，可避免局部对一些骨性突起产生压力；E. 足高弓型，减少鞋带在足背的交错；F. 提拉型，可以减少对足趾的压力；G. 循环交叉型，避免产生足跟部水疱

位仍不能充分匹配足部的异常形态而产生撞击摩擦。因此可以将产生撞击摩擦的区域标记，用特殊的工具对这些部位进行改造。

2. 鞋楦的类型　鞋楦的类型多样，很难简单地划分。根据楦体结构的不同可分为整体楦、开盖楦、两截楦、弹簧楦等。按照楦的材料可划分为木楦、塑料楦、橡胶楦、金属楦。根据俯视其楦头的头型可分为圆头、偏头、方头等多种楦型；而侧面看起头型，又可分为厚头、高头、扁头等多种类型。根据楦跟的高度又可分为平跟楦、中跟楦和高跟楦三类。鞋楦的蹋趾一边为里怀，小趾一边为外怀。鞋楦为一立体结构，整个楦体为三个曲面构成，前尖的曲面为楦统口面，后跟的曲面为楦底面，而四周围的曲面为楦的侧面。一般传统型楦分为左右型，直型楦通常指从足跟到趾盒的楦内侧界没有弯曲，而趾盒前尖也没有弯曲弧度，不少女款鞋子类似类型。外张型（outflare last），在楦外侧延展，有稳定足外侧的功能，用于跖内收的治疗；内张型（inflare last），有稳定足内侧的功能，在运动鞋较为常用。

3. 鞋底的类型　鞋与地面之间的把持力受鞋底的材料和鞋外底式样的影响。不同的运动、不同的路面需要不同的鞋底款式。鞋与地面的摩擦力对于穿鞋者维持平衡有很大的作用。摩擦力太大可能导致穿鞋者绊倒，而摩擦力太小又有滑倒的危险。通过修改鞋外底的结构可获得不同的效果（图 34-2-8）。当足部屈曲时，内侧楔状垫可用于减少前足外翻，而外侧楔状垫可用于减少前足内翻的发生。鞋柄处跖骨头近端增加不同类型的楔子，可以缓解跖骨头区的负重压力，从而有效地缓解前跖痛的症状。通过不同程度加厚鞋底使之侧面上的鞋底呈某一角度——摇滚底（rocker sole），可以减轻或避免前足趾负重，减少行走时跖趾关节的背伸活动。此类鞋也比较适合前足固定的患者，行走时会有良好的步态。

4. 鞋跟的类型　鞋跟的材料与鞋外底通常一致，不同的材料可产生不同的效果。鞋跟有多种类型，通过设计改造可以更加适合某些足踝疾病患者穿着（图 34-2-9）。内宽外窄型鞋跟（Thomas 跟和 Stone 跟）具有预防旋前和外翻的作用；内窄外宽型跟（反 Thomas 跟和反 Stone 跟）正好相反，具有预防旋后和内翻的作用。在鞋跟内侧或外侧增加楔子，也有预防足跟内翻或外翻的作用。使用这类楔子鞋跟同时，鞋帮尤其鞋后帮的材料也应足

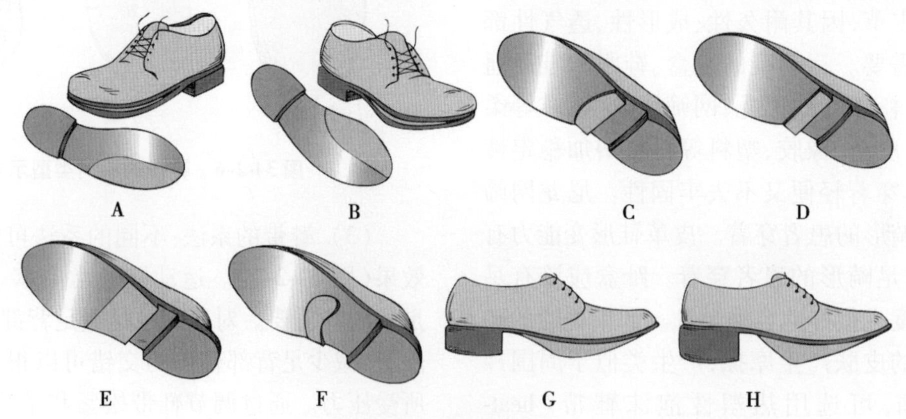

图 34-2-8　鞋外底的类型

A. 外侧楔子底；B. 内侧楔子底；C～F. 带不同类型跖骨支持条的鞋外底；G. 摇滚底；H. 大角度摇滚底

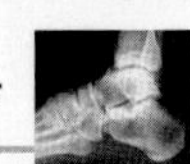

够坚固，以便牢固地把持住足跟部，否则无法取得理想的效果。与鞋垫相比，鞋跟楔子优势在于不会减少鞋后帮容纳足跟的深度和空间，因此能更好地把持住足跟。可张开型跟（flared heel）和偏移跟（offset heel）在行走时较普通鞋跟与地面具有更大的接触面。因此可以减少行走时距下关节的活动度，一定程度缓解距下关节炎的症状。外侧可张开型鞋跟对于慢性踝关节不稳定患者有预防踝关节扭伤的作用。偏移跟结合矫形支具在治疗进展期后足畸形时较为常用。踝关节固定缓冲跟（solid ankle cushion heel，SACH），其特点是后跟镶有柔软可压缩的楔子，比较适合踝关节活动度降低的患者（图 34-2-9）。它与摇滚底结合可以补偿某些疾病所致的踝关节背伸跖屈活动降低的情况，而鞋跟的高度、楔子的厚度以及摇滚底的位置和高度是补偿效果的决定因素。通过调节鞋跟的高度可以补偿肢体长短缺陷，有时候在鞋内辅以矫形垫可能效果更好。

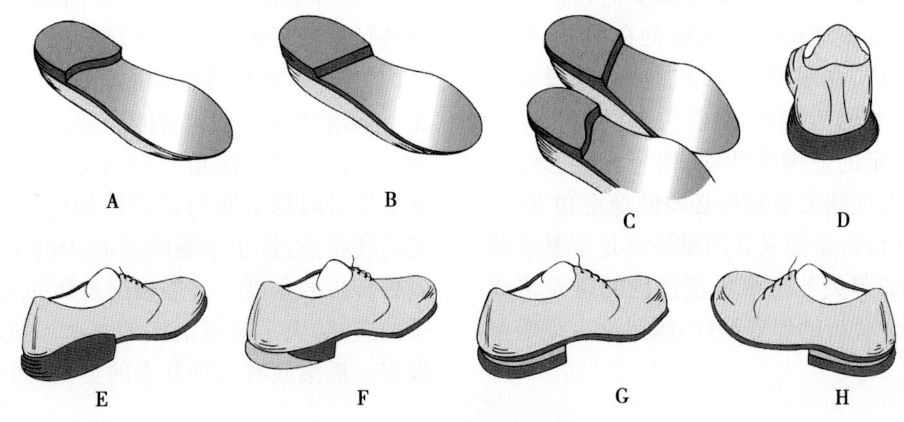

图 34-2-9　鞋跟的类型

A. Thomas 跟；B. Stone 跟；C. 反 Thomas 跟和反 Stone 跟；D. 可张开型跟；E. 偏移跟；F. 跖屈跟；G. 内侧楔子跟；H. 外侧楔子跟

（二）医用鞋的类型

医用鞋的基本类型包括术后鞋，紧接手术结束后使用；加深鞋，常用于较晚的康复阶段，作为日常穿的鞋子；改造鞋，对普通鞋进行各种方式的改造来适应各种足形和足的各种畸形；定制鞋，根据患者足的形态和病理特征度身订制，用于严重畸形的病例。

1. 术后鞋　紧接手术之后使用，以适应肢体的肿胀、水肿和厚实的敷料。最常用的术后鞋包括：

（1）普通术后鞋（图 34-2-10B）：这种鞋有宽敞的前足开口和刺粘尼龙搭扣或鞋带，可以容纳肿胀

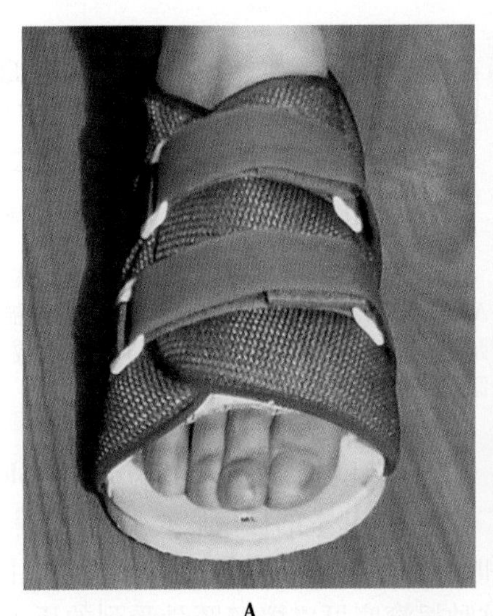

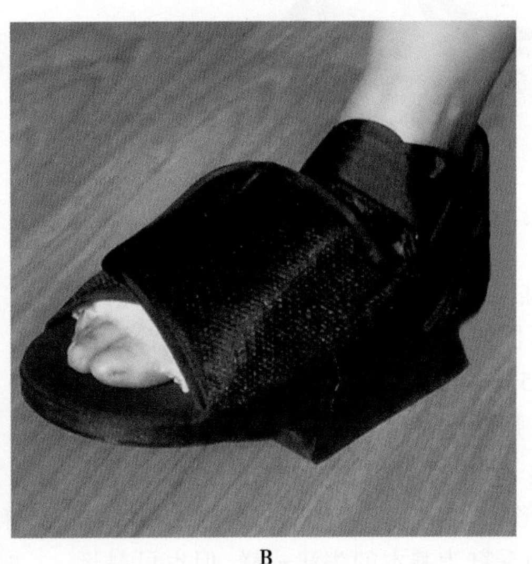

A　　B

图 34-2-10　术后鞋

A. 术后前足减压鞋；B. 普通术后鞋

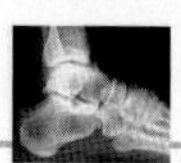

的肢体和厚实的敷料。此鞋的鞋帮用帆布或尼龙布制成，鞋底通常是硬质不可屈的，以便在患者行走时限制关节的活动。这种鞋在踇外翻手术后或前足和中足的关节融合术后特别有用。

（2）术后前足减压鞋（图 34-2-10A）：这种鞋的背部是封闭的、加宽的，通常用热塑性聚乙烯泡沫塑料制成，可以直接黏附病足进行塑形。常用于糖尿病患者施行跖骨头切除术后或部分序列截趾术后，因为对于这些患者鞋的容纳、适应作用特别重要。

（3）可调节踝关节活动度的助步器（图 34-2-11）：基本上由带摇滚底的普通术后鞋在内、外侧安装了带铰链的直杆，在跟腱后方增加一个支撑板构成。可以根据需要调节铰链，将踝关节固定于某一角度或限制在一定的范围内活动，使患者步态较自然、舒适的同时保证踝关节获得必要的稳定和支撑。此装置适用于允许行走而又必须维持踝足部基本的稳定性的患者，如踝关节至中足范围内的融合术或骨折手术后，跖骨骨折的保守治疗，踝足部炎症需要制动时。

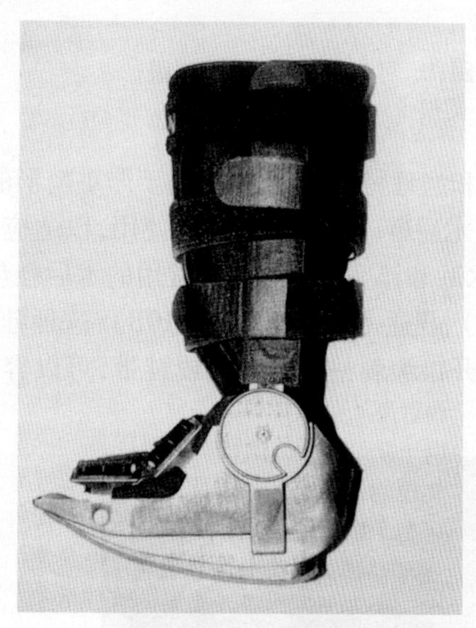
图 34-2-11　可调节踝关节活动的助步器

2. 加深鞋　这是目前国外最常用的医用鞋，常配合各种矫形器使用。加深鞋将整个鞋腔的深度增加了 6.4～9.5mm，以容纳体积更大的病足或放入各种矫形器。加深鞋可以容纳各种常见的足畸形，如跖骨头突出、踇外翻、锤状趾、异常的骨凸，甚至许多 Charcot 畸形。

大多数加深鞋为基本的牛津式样，但也可是运动鞋或时装鞋式样。加深鞋的鞋帮可用各种材料制成，如母牛皮和鹿皮，有的鞋帮具有热塑性，能更好地适应各自的足形。加深鞋一般较为轻便，鞋底具有减震作用，鞋后跟较结实，有时带有摇滚底以帮助行走。

3. 改造鞋　鞋的内、外部能进行各种方式的改造来适应各种足形和足的各种畸形。最常见的改造包括摇滚底、延长钢柄、加固、减轻踝关节震荡的固定足跟垫、楔子、增高垫、鞋内改造等。

（1）摇滚底：顾名思义，摇滚底的基本功能是在步态中替代足实现从足跟着地到足趾离地的“摇滚”过程中，避免足趾发生屈曲动作。摇滚底的作用还包括减轻足底某些区域的压迫，代偿足或踝关节因为疼痛、畸形或僵硬而丧失的活动，从而改善步态。摇滚底的形态和功能主要由中距（midstance）、顶点（apex）和摇滚角（rocker angle）决定，中距指在站立姿势时摇滚底与地面接触的部分；顶点指摇滚底的转折点，位于中距的远端；摇滚角即摇滚底在顶点处转折的角度。必须根据足病的具体情况以及鞋子的式样、大小对摇滚底的这些参数进行个体化的设定。摇滚底有六种基本的类型（图 34-2-12）：

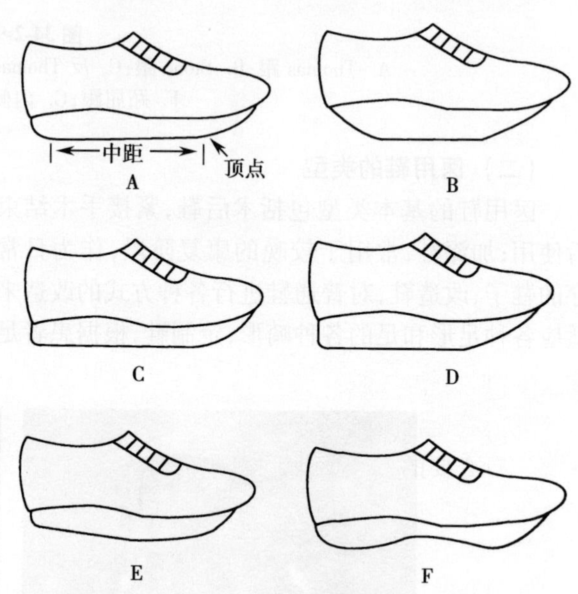

图 34-2-12　各种类型的摇滚底

A. 轻度摇滚底，示中距和顶点；B. 跟-趾摇滚底；C. 单纯趾摇滚底；D. 大角度摇滚底；E. 负跟摇滚底；F. 双摇滚底

1）轻度摇滚底（mild rocker sole）：是使用最广、也是最基本的摇滚底类型，特点是在鞋底的足跟和足趾处各有一个轻度的摇滚角（图 34-2-12A）。这种摇滚底可以缓解跖骨受到的压力，增加行走时的推动力，降低能量消耗，辅助步态。轻度摇滚底适用于无高度损伤风险的足，如跖骨痛或高弓足，也常

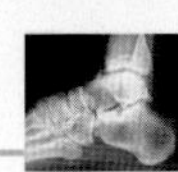

用于各种运动鞋。在鞋子上安装轻度摇滚底只需要在鞋的中底层添加一个不超过6.5mm的鞋底附加垫就可以了。其他各型摇滚底实质上都是这种摇滚底的变异而已。

2）跟-趾摇滚底(heel-to-toe rocker sole)：此型摇滚底在足跟部和足趾处的摇滚角更大(图34-2-12B)。目的是增加足趾离地时的助推力，降低足跟着地时作用于跟骨的力量，减少步行时踝关节的运动幅度。跟-趾摇滚底适用于跟骨骨折、前足截肢、三关节融合或踝关节融合术后。

3）单纯足趾摇滚底(toe-only rocker sole)：此型摇滚底只在足趾处有个摇滚角，中距一直延伸到鞋底的后端(图34-2-12C)。目的是增加各个跖骨头近端的负重，提供负重中期的稳定性，减小足趾离地时足趾的背伸活动。单纯足趾摇滚底的适应证包括踇僵直和糖尿病性跖骨溃疡。

4）大角度摇滚底(severe heel rocker sole)：这型摇滚底也只是在足趾处有个摇滚角，但是角度比单纯足趾摇滚底的摇滚角大很多，目的是消除跖骨头前方的负重力量(图34-2-12D)。常用于糖尿病前足溃疡的愈合期。

5）负跟摇滚底(negative heel rocker sole)：负跟摇滚底在足趾处有个摇滚角，而足跟处显著凹陷，使患者在站立时足跟与足球部处于同一高度或更低(图34-2-12E)。这型鞋底适用于固定于背伸姿势的足，或者将过度集中于前足的压力转移至中足和后足从而减轻前足负荷，如Morton神经瘤术后。由于前足压力的减轻是通过降低后跟而非垫高前足实现的，降低了鞋底自身的高度或厚度，所以增加了鞋子整体的稳定性。因而使用负跟摇滚底时，踝关节不能进行必要的背伸活动可能会引起不适感，而且会增加后足的压力。

6）双摇滚底(double rocker sole)：此型摇滚底实际上是将轻度摇滚底在中足区域的部分挖除后的形式，因此形成两个摇滚底，一个在后足，一个在前足，而在中足形成最薄弱的区域(图35-2-12F)。主要用于减轻中足病变区域的压力，如糖尿病性Charcot畸形足。

(2) 延长钢柄：将鞋底夹层内的钢柄从鞋跟部一直延伸至前足部，可以限制足趾和中足的活动，辅助足趾离地时的推行动作，并加强了整个鞋子和鞋底的强度。延长钢柄通常与摇滚底联合使用，使摇滚底的作用更有效。适应证包括经跖骨截肢和踇僵直等。

(3) 加固：有时为了给不稳定的后足、中足或前足提供支撑，可以在鞋子的内侧缘或外侧缘添加坚固的材料(通常由硬质发泡塑料制成)来取得稳定作用。根据需要，这些加固材料可以仅限于鞋跟部，也可能向前延伸至中足或前足。例如，内侧加固可用于三关节融合术后或严重的柔性扁平足畸形(图34-2-13)。

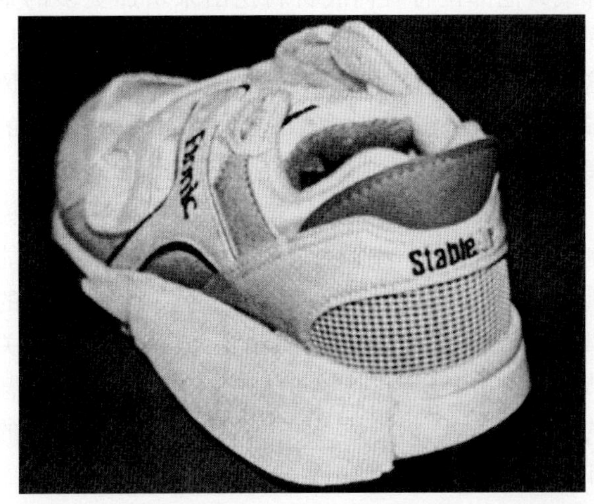

图34-2-13　鞋底外侧缘加固

(4) 踝关节减震的固定足跟垫：为了在鞋跟底部加强震荡吸收作用，可嵌入一块楔形减震材料，称之为踝关节减震的固定足跟垫(solid ankle cushion heel)(图34-2-14)。这种鞋子适用于跟骨骨折后，足跟的肌瓣移植或皮肤移植术后，或足踝部糖尿病性溃疡。

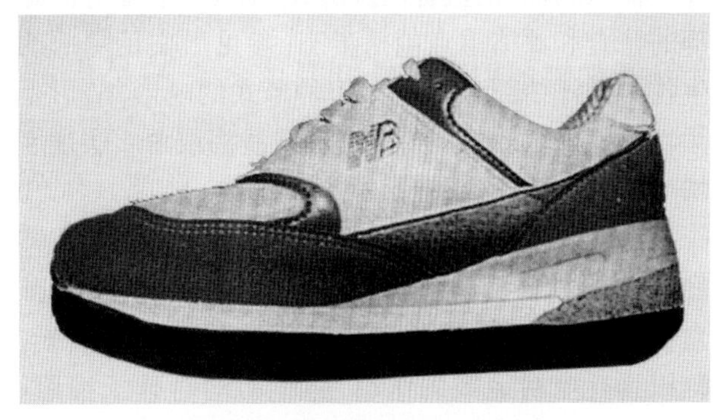

图34-2-14　固定的踝关节减震足跟垫

(5) 楔子：有时为了改变畸形足的负重力线，可在鞋底跟部的内侧或外侧添加一块硬质楔形材料即楔子(图34-2-9)。楔子既可用于将柔性的畸形足稳固于矫正后的姿势，也可容纳、适应僵硬的畸形足(实质上是为了使畸形足的足底能够接触地面)。内侧楔子可用于胫后肌腱重建或跖筋膜疾病，外侧楔子可用于腓骨肌腱炎等。

（6）增高垫：增高垫可以嵌入鞋底跟部，用于容纳、适应踝关节跖屈畸形或限制踝关节的背伸，如跟腱修复术、跟腱炎；将整个鞋底垫高则用于弥补两下肢的不等长。材料可以是橡胶、皮革、或硬质发泡塑料等。较大的增高垫一般与摇滚底联合使用。

（7）鞋内改造：常用的鞋内改造之一是在鞋跟部或其他部位将鞋内底材料挖出来增加更多的空间；也可以添加具有弹性的聚合材料提供减震效果。这种改造的适应证包括跖筋膜炎、跖骨头突出、类风湿足的脂肪组织萎缩，以适应足跟后部增生形成的突起。

4. 定制鞋　定制鞋是根据病足的阳模或阴模制成，一般仅用于普通的加深鞋甚至改造鞋也不能满足的严重畸形的病足。定制鞋的适应证有严重的 Charcot 畸形，较广泛的足部截肢，或严重畸形的关节病足。由于定制鞋制作时间长、价钱贵，而加深鞋的制作时间短、花费低、外观好，因此有时用改造的加深鞋替代定制鞋。

（三）如何选配合适的医用鞋

只有鞋子的功能满足治疗需要，而且穿着合体、舒适，无引起并发症风险的鞋子才是合适的医用鞋。因此医用鞋的选配原则应该是首先正确决定所需鞋子的类型，然后具体考察鞋子形状和大小与病足是否匹配。

为了对所需鞋子的类型作出准确判断，临床医师应该对每个患者进行全面的检查，了解患者是否存在糖尿病、周围血管性疾病、周围神经病变等。足部的检查和评估重点包括步态（参见后文足踝部的生物力学评估部分），存在何种形式的畸形，畸形是柔性还是固定的，是否存在脚癣、溃疡或角质层过度增生等软组织病变，有无骨凸等。

考察鞋子形状和大小是否合体要求同时考虑鞋底和鞋帮。鞋帮的各个具体部分，尤其是鞋跟、趾盒、鞋面、鞋喉，是决定鞋子是否合体的关键因素。鞋跟具有控制足跟的作用，防止活动时鞋子掉跟。踝关节应具有适量的活动空间，因为在行走中足具有一定延展性且跟骨存在位移。趾盒高而且趾端为圆钝的或斜行的鞋子可以使足趾在鞋内感到舒适。同样，鞋面也应有足够的高度以防止对足背造成压迫。鞋面不应紧紧地包裹足面，而是要选择适当松弛的材质。有鞋带的鞋子能够调整鞋的松紧度，使之合体而不用担心鞋子滑脱。找到合适的鞋形后，下一步就要确定鞋子的合适尺寸。确定鞋的尺寸有三个基本的参数：全足长度（足跟至足趾）、足弓长度（足跟到第一跖趾关节）、足的宽度。足球部也即第一跖趾关节的部位是足的最宽部位，因此，鞋的最宽部位应该与足穿入鞋子后的足球部相适应。所以选择合体的鞋子应该根据足弓长度而非全足长度。例如图 34-2-15 所示的两只足虽然具有相同的全足长度，但是由于足弓长度不同而不得不选择不同尺寸的鞋子。

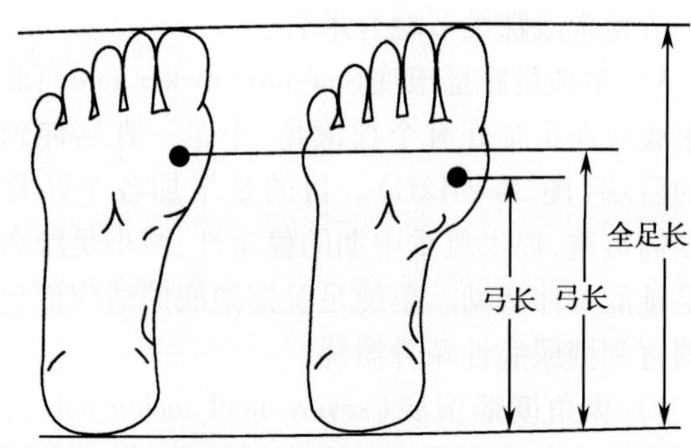

图 34-2-15　全足长度与足弓长度　两只足的全足长度相等，但是左侧足的足弓长度更长，因此需要穿更大尺码的鞋子

当人体处于负重状态时，足的宽度可能增大 2 码而长度可能增大 1.5 码。因此在选择鞋的尺码时，人体最好处于负重位。而测量的时间最好选择下午或晚上，因为经过一天的负重足部的容积会增加大约 4%。而且选择鞋的时候要考虑平常穿袜的习惯。最长趾的趾端距离鞋尖最好有一横指宽度的延展空间。美国国家鞋类零售商联合会、足病鞋具联合会、和美国足踝矫形外科学会联合发布的一个鞋类消费指南，对于正确选择所需的普通鞋和医用鞋均有很大帮助，择录如下：①不同品牌或不同式样的鞋子，尺码的标准不同。不要仅根据鞋子内标示的尺码选鞋，应该通过试穿来判断这个鞋子是否适合你的脚。②选择尽可能接近你的足形的鞋子。③定期测量你的脚。因为随着年龄增长，你的脚的大小也会变化。④选鞋时应该测量你的双脚。大多数人的两只脚是不等大的，应该以较大的那只脚为标准。⑤应该在白天结束时试鞋，此时你的脚是一天中最大的。⑥试鞋时应该站起活动，检查一下每只鞋是否为最长的脚趾保留了足够的活动空间（1.0～1.5cm）。⑦确保足的球部与鞋子的最宽处完全服帖。⑧不要买太紧的鞋，指望鞋子逐渐穿松、变得合体是错误的。⑨你应该感到足跟在鞋子内很服帖，足跟在鞋子内的滑移应该尽量小。⑩穿上鞋

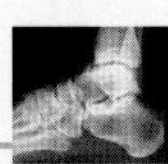

子走一走,确保鞋子合体、舒适。

二、矫形鞋垫

矫形鞋垫(orthotic insert)通常是指放置于鞋内的用来保护、支持或改善足功能的各种装置,属于最常用的足踝部辅具。患有下肢生物力学异常或由这些异常引起的足部机械问题的人群需要穿着这类矫形鞋垫。根据其主要用途划分为两类,一类是适应性矫形鞋垫,主要用于容纳、适应并保护僵硬畸形或有破溃风险的病足,如关节炎或糖尿病等慢性足病患者常常已经丧失关节活动度,有骨性突起或其他畸形形成,容易产生破溃;另一类是功能性矫形鞋垫,主要通过提供支撑和(或)稳固作用来控制柔性的病足来防止损伤,体育运动中使用的矫形鞋垫大多数是功能性的。实际上大多数矫形鞋垫既具有适应性作用,又具有功能性作用。然而矫形鞋垫仅起到调节作用,而无矫正功能。目前尚无依据证实矫形鞋垫可以矫正或者预防㟁外翻等足部畸形,也无法治愈膝、髋、脊柱等关节的关节炎症状。

矫形鞋垫的制作方式有三种基本类型,预制型、定制型和定做-模制型。这三种类型产品之间的差异并不总是很明显。

(一) 预制型矫形鞋垫

预制型矫形鞋垫是大批量生产的,不经改造就分配给患者使用。总体上,预制型矫形鞋垫仅用于给足的特定区域或全足提供一定的支撑或减震作用。其特点是选配方便,而且价格比定制型和定做-模制型均便宜很多。预制型鞋垫包括以下主要类型。

1. 足跟垫　足跟垫能帮助吸收行走和跑步时足跟受到地面反作用力而产生的震荡,有助于减少硬结、皮肤破溃的发生。一些足跟垫兼具内侧楔子或外侧楔子的作用,可以同时纠正合并的后足外翻或内翻畸形。足跟垫适用于跟骨脂肪垫萎缩、近端跖筋膜炎、跗管综合征等原因引起的跟底痛(plantar heel pain)患者,距下关节炎或踝关节炎也可试用。通常使用的材料为闭孔氯丁橡胶,内有氯气充填或开孔聚合物和凝胶状黏弹性聚合物。图 34-2-16 示各种足跟垫。

2. 足弓垫　具有托起下陷的内侧纵弓,纠正病足过度旋前作用。预制性足弓垫可有不同的样式和硬度,以满足不同的足形和支撑功能(图 34-2-17)。大多数足弓垫长度为全足长度或 3/4 全足长度,后者为足趾预留了更大空间。有些足弓垫表层为可塑性尼龙或聚乙烯泡沫塑料,可以随着时间的延长,根据足的形态逐渐塑形。

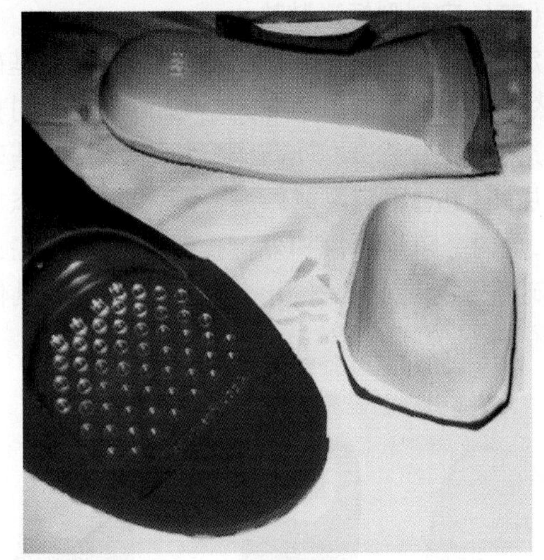

图 34-2-16　各种足跟垫

上图是兼具外侧楔子功能的足跟垫的横断面　右下为足跟杯　左下图为具有按摩保健功能的硅胶足跟垫

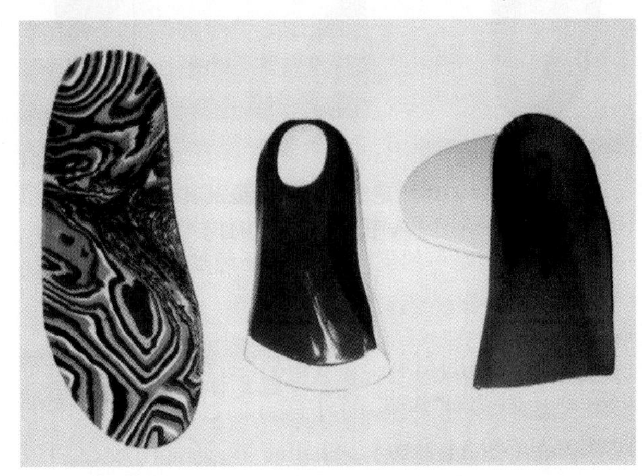

图 34-2-17　各种足弓垫

3. 全足垫　许多运动鞋和其他加深鞋附带可拆卸的全足垫,但是这些鞋垫通常仅提供微弱的震荡吸收和支撑作用。对于专门的足病患者(如关节炎或糖尿病),则需要使用各种性能更好的材料制作的具有特殊的减震和支撑作用的全足垫。

4. 跖骨垫　用来撑起塌陷的横弓,缓解跖骨头受到的来自足底的压迫。适用于 Morton 神经瘤,跖骨骨折畸形愈合,㟁外翻或关节炎导致的跖骨痛。一般用硅胶制成。

5. 其他　分趾垫、趾套可以保护足趾不受邻趾或鞋的挤压、摩擦伤害。㟁外翻矫正器可用于㟁外翻早期的保守治疗。

（二）定制型矫形鞋垫

定制型矫形鞋垫一般包括一个预制型的基础构件，然后根据患者的需要在此基础上进行不同程度的改造（图 34-2-18）。如跖痛症患者需要在基础件上添加跖骨垫，跟腱炎或跟腱修复术后需要添加足跟垫，足内翻畸形时添加外侧楔子。另有一些预制型基础件含有特殊的材料，允许根据患者的具体情况进行一定程度的再次塑形。

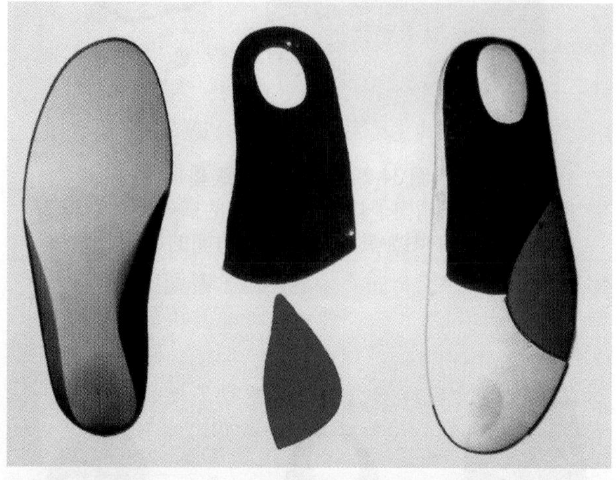

图 34-2-18　定制型矫形鞋垫及其构件

左边是鞋垫的基本件，中间的两个构件分别用于限制前足内翻和加强足弓的支撑，右边为已经加工好的定制型鞋垫

根据不同的材料、结构和功能，常用的定制型矫形鞋垫也有多种类型，国外这方面已经具有较多的成熟产品（图 34-2-19）。Shaffer 垫，通常由硬材料或半硬材料制成，具有一个凹状跟、凸起的足纵弓支撑和跟内侧楔状凸起，主要用于控制减少后足旋前活动。Mayer 垫，为四分之三长半硬鞋垫，在跖骨头部有一衬垫，可以缓解跖骨头的压力。Whitman 垫，也是防止足部旋前的硬鞋垫，它包含一个凹状跟、内侧足舟骨下凸起、骰骨区外侧壁边缘凸起。舞鞋垫，具有杯状跟和内侧凸起支撑稳定后足，可以让跟骨在鞋内底处休息。该鞋垫最显著的特点是厚度不大，可以在某些时装鞋和轻便舞鞋内使用。Morton 垫为半硬垫，其长度延展到第一跖骨，重新分配负重时对跖骨头部承受的压力，对缓解 Morton 神经瘤的症状有很好的作用。Levy 垫是包含足跟和趾尖部分的全长鞋垫。它根据中立位距下关节的正模压制而成，可以通过重力传导调节多种固定性畸形。这类鞋垫通常由硬材料、半硬材料和软材料复合而成，较厚的鞋垫需要辅助穿深帮鞋。鞋垫的上表面通常由可压缩的软材料制成，能很好地减少对足部的压力和摩擦。

（三）定制-模制型矫形鞋垫

尽管预制型鞋垫和定制型鞋垫已经满足了许多患者的需要，但是有些具有高损伤风险的足病，或伴有复杂畸形的病足，可能需要定制-模制型矫形鞋垫。这类鞋垫根据对病足的全面生物力学评估和足底形态模型精确制作，力求与病足完美匹配，达到最佳治疗效果，并防止因不匹配导致新的生物力学损伤。

全接触矫形鞋垫（total contact orthosis，简称 TCO）就是一种常用的定制-模制型矫形鞋垫，由表层（shell）和配置层（posting）组成，表层与足直接、完全接触，配置层介于表层与鞋子之间。表层承担容纳和适应病足的作用，并且由于全接触使得足底与鞋子之间水平方向的运动降至最低，从而最大程度地减小剪切力，一般使用软质材料（参见下文）。配置层主要承担支撑作用，一般用较硬质的材料，还可以根据需要在配置层的特殊部位添加少量其他材料来进一步完善或强化鞋垫的特殊功能（图 34-2-20）。例如，为了减轻跖骨头区的压力，可在配置层的相应部位添加一个海绵橡胶跖骨垫。为了矫正前足内翻或外翻畸形，可以在矫形鞋垫的足跟部或前足添加相应的楔子。也可以在配置层内增加一层黏弹性聚合材料来减缓全足受到的震荡。TCO 一般比预制型鞋垫和定制型鞋垫更厚，必须与加深鞋或具有可拆卸内底的鞋配合使用，这样的鞋子才有足够的空间容纳 TCO。

UCBL 矫形垫，是由加州大学实验室研制并以此命名（University of California Biomechanics Laboratory）的一种矫形鞋垫，其主要功能是可以通过控制后足的活动来矫正某些可复性姿势性畸形-最常见为可复性扁平足。与其他矫形垫的区别在于 UCBL 具有一个模制足跟杯，因此能够很好地包裹住足跟部或后足，使之维持在中立位、垂直的位置。通过将跟骨维持在中立位，使得跗横关节、足内外侧纵弓等结构更加稳固，减少了前足的旋前和外展活动。有时候增加内侧支撑可以更好地控制跟骨外翻。添加内侧支撑后，UCBL 的内上缘应适当降低以避免与内踝相撞击。UCBL 的矫正性应力可以促使足部维持在中立位，从而起到矫正畸形的作用。如果患足为固定性畸形，使用 UCBL 强行将足维持在中立位可能会产生不适。对于中足关节炎等固定性畸形，可以根据实际需要对该支具进行改造，通过原位模制，尽可能使 UCBL 适合病足的外形特征，从而减少

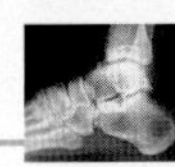

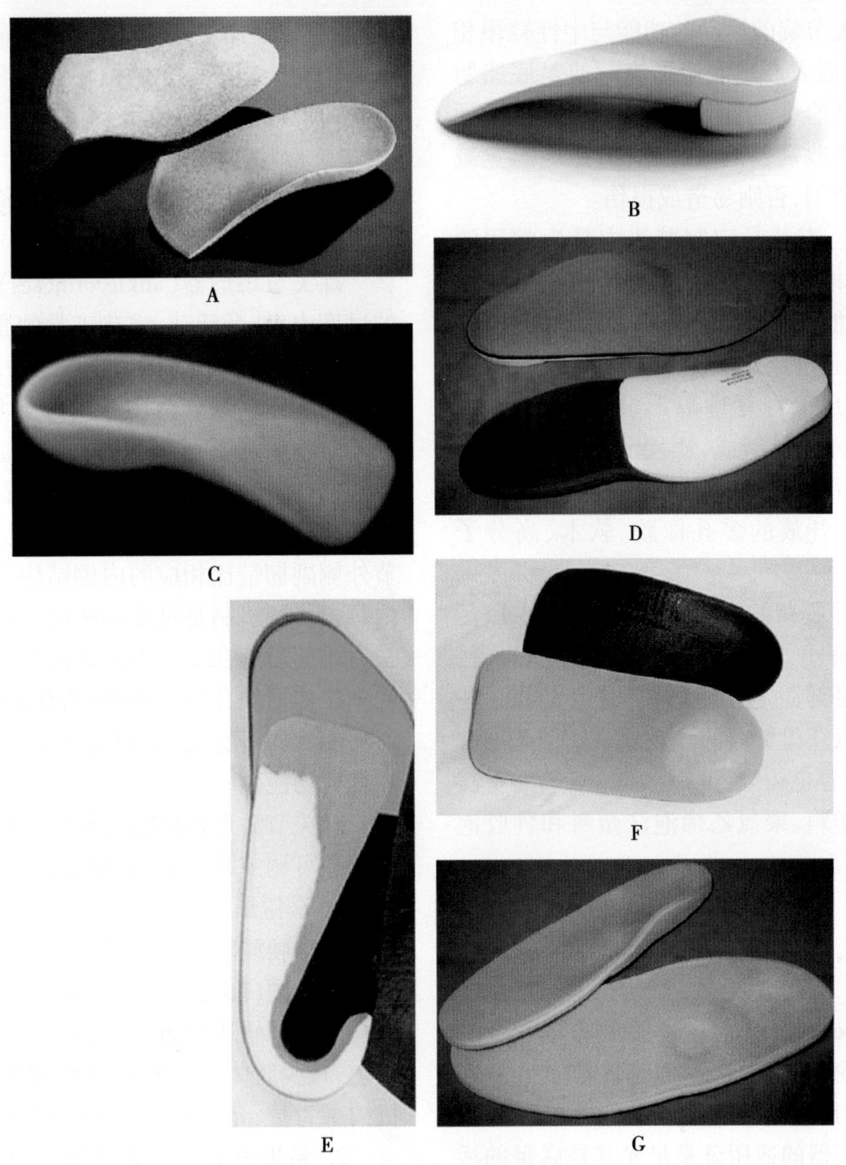

图 34-2-19　定制型矫形鞋垫的类型

A. Shaffer 垫，可减少后足旋前；B. Whitman 垫，有内侧缘和外侧缘凸起，预防足跟外翻；C. UCBL 垫，可控制后足的活动；D. 全足长的半硬垫；E. 定制舞鞋垫；F. 四分之三长硬鞋垫、表面覆盖皮革；G. 定制软鞋垫

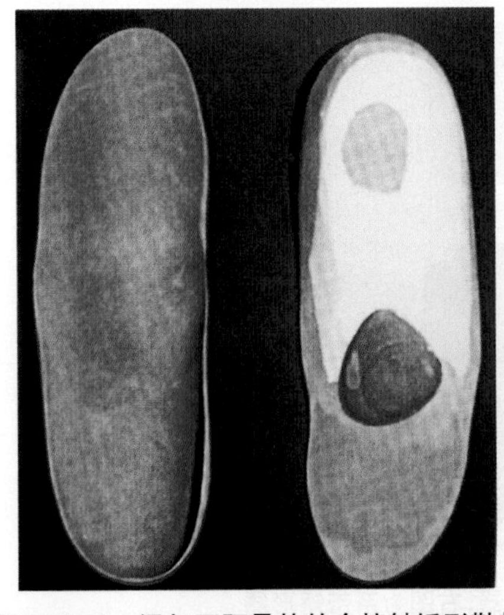

图 34-2-20　添加了跖骨垫的全接触矫形鞋垫

关节活动缓解疼痛，阻止畸形进一步发展。UCBL多用硬质材料对抗剪力，例如塑料；内部可以选用聚乌拉坦泡沫胶（PPT）等软质材料以吸收压力。鞋垫高度通常位于内外踝下，长度止于趾球下方，便于行走时足趾具有正常活动度。系带或尼龙搭扣的运动鞋能很好地容纳 UCBL。

（四）鞋垫的材料

鞋垫的材料是制作鞋垫的基础，也是鞋垫效果的决定性因素之一。常用的鞋垫材料种类较多，根据其硬度和质地大体可分为硬质鞋垫、中性鞋垫和软质鞋垫三类。硬质鞋垫在治疗中前足关节炎时通常用于减少足部活动。它可使鞋子变得坚硬，降低鞋的活动度，类似于在鞋底装上刚性鞋柄的作用。

硬质鞋垫预防踝关节旋前运动的功能与中性鞋垫相似，但舒适度逊于后者。足底畸形突起或足底脂肪垫萎缩的患者不适合使用此类鞋垫。此外，由于硬质鞋垫几乎没有吸收震荡的缓冲作用，足底感觉减退的患者应避免使用，否则易造成损伤。

中性（半柔性）鞋垫是定制鞋垫中最为常用的类型。与硬鞋垫相比，这类鞋垫具有一定的弹性和吸收震荡的功能，同时又能提供足够的抗拉伸强度和耐久度。通过重力传递作用，中性鞋垫常用于支撑和稳定足部可复性畸形、缓解压力。中性鞋垫通常由复合材料制成，比硬质鞋垫更厚，因此患者需要穿深帮鞋。具体材料包括皮革、聚乙烯复合物、闭合或开放的多孔橡胶、软木、高分子黏弹性聚合物等。

软质鞋垫缓冲震荡的效果最好，可以减少因足底摩擦而产生的剪力，适合足底感觉减退的患者。这类鞋垫常用于足部固定性畸形，有时也复合一些中等硬度的材料以获得更好的疗效。软质鞋垫通常较硬质鞋垫厚，患者也需要穿深帮鞋。鞋垫的材料包括聚氨酯泡沫塑料、聚氯乙烯泡沫塑料和乳胶泡沫等。

三、足 矫 形 器

足矫形器（foot orthoses）在外形上像是一个没有鞋面和鞋底的简化了的鞋子，但是比鞋子更加匹配个体足的形态，其两侧相当于鞋领的部分一般低于踝关节。足矫形器的适用证是足尤其是后足的活动度过大，导致足弓塌陷和前足过度旋前，但是患者要有良好的肌肉控制能力和跖屈、背屈活动。如果要加强后足的侧方稳定性或者限制足的跖屈、背屈活动，可以适用更多约束的踝上矫形器。现在足矫形器的功能越来越多的被相互搭配的医用鞋和矫形鞋垫所取代。

四、踝关节矫形器

踝关节矫形器（ankle orthoses）能够限制踝关节的过度内、外翻活动，维持正常的屈伸活动；控制踝-后足的炎症；促进损伤后胶原组织的正常构建；刺激正常的本体反馈。常用于治疗踝足部的急性损伤、踝关节不稳定、肌腱炎等。内翻扭伤是最常见的踝足部损伤之一，英国的统计数字显示因踝关节内翻扭伤而接受治疗的患者达5000人/天。原因是踝关节外侧副韧带比相应的内侧结构薄弱很多。踝关节内翻扭伤的机制是过度的跖屈、旋后和内收动作，如奋力跳起后落在不平坦的地面上。由于外侧副韧带受到拉伸损伤，踝关节内翻扭伤的患者约40%会遗留功能性的不稳定，削弱足在正常运动中发挥的坚硬杠杆功能。

踝关节矫形器包括马镫形矫形器、系带矫形器、护踝和可调节踝关节活动的助步器等：

1. 马镫形矫形器　马镫形矫形器的基本构造包括两个硬质塑料制成的经过塑形的内、外侧夹板和连接件图（图34-2-21）。塑料夹板内面衬有泡沫塑料或其他软质材料，使之佩戴起来舒适而又压力均匀，减少肢体远端发生水肿的机会。主要用于对抗内翻力量，允许正常的跖屈和背伸活动。

2. 系带矫形器　系带矫形器是一个由维尼或尼龙制成的厚实布套，套住中足至小腿三头肌肌腹下缘，将前方的系带和尼龙搭扣系牢后即可起到阻止内翻的作用（图34-2-21）。优点是轻便、美观，可

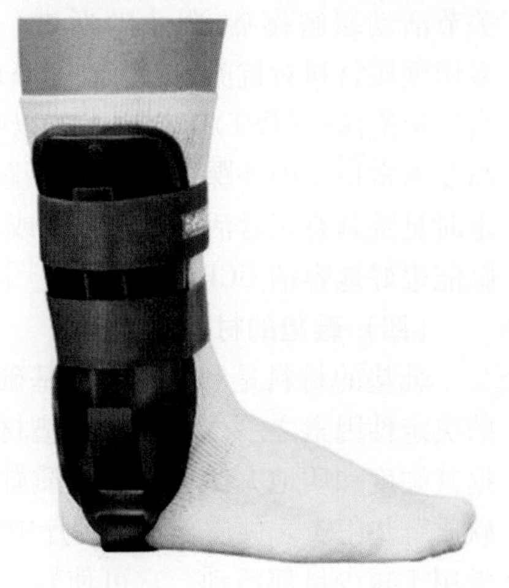

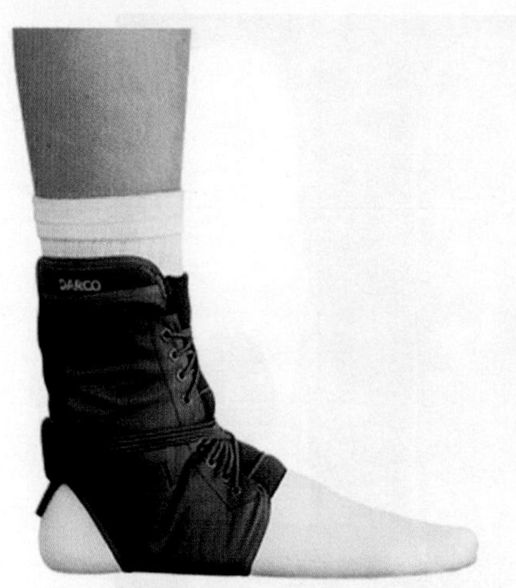

图34-2-21　踝关节矫形器 左图为马镫形矫形器，右图为系带矫形器

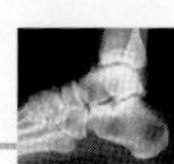

穿于宽松的运动鞋内。因而获得较易发生踝关节内翻扭伤的运动员的喜爱。

五、踝足矫形器

踝足矫形器(ankle-foot orthoses,AFO)的远端是支撑整个足底的足板,向近端一直延伸至小腿三头肌肌腹上缘或胫骨结节下缘水平,其前缘或后缘部分或完全覆盖足背、踝关节和小腿。现在的踝足矫形器一般由各种性能的塑料制成,足板部分经过严格的塑形或配合矫形鞋垫使用以尽量实现与病足的匹配(图 34-2-22)。踝足矫形器对足踝部活动的约束作用最强,一般用于足和(或)踝关节的柔性畸形,运动足、踝关节的肌肉力量减弱或丧失,或提供一个稳定的足以充分利用足以上水平的肌肉功能。其禁忌证包括踝关节僵硬的畸形,肢体与矫形器接触面存在开放伤口。因此踝足矫形器适用的病种主要是满足以上条件的各种儿童和成人的神经损害疾病,如脑瘫、脊柱裂、脊髓损伤以及脑血管意外等。

踝足矫形器可以直接固定好放置在鞋子内,或用聚乙烯模制成为一个踝足部的后保护壳,或外包皮革,以系带或尼龙搭扣固定(图 34-2-23)。模制的踝足矫形器(molded ankle-foot orthoses,MAFO)较为常用,国际红十字会提出 MAFO 根据其不同的设计和功能可分为四个类型(表 34-2-1)。该支具可由中立位下肢支具改造,内衬抗剪力材料,使之可以容纳某些畸形的骨性突起。如

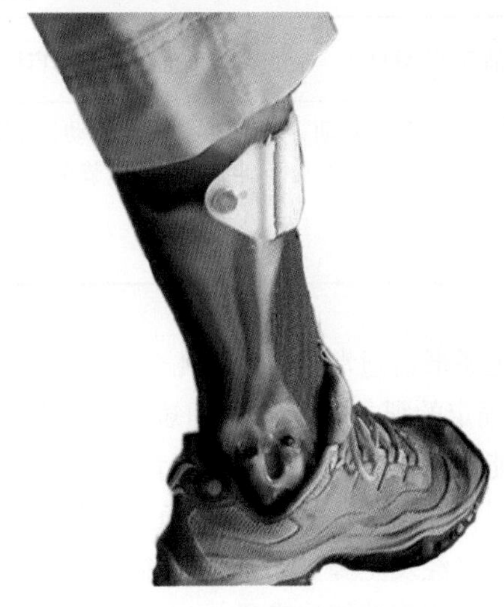

图 34-2-22　个体化穿着鞋子的踝足矫形器

果为了减少踝关节的活动,MAFO 上缘应当剪切至踝关节的上方,但是足板的前缘止于跖骨头即可。将 MAFO 上缘切至踝关节下方,可以允许踝关节有一定的活动度。如果为了控制中足的骨关节炎,必须使用一个全长的足板。对于佩戴 MAFO 的患者,SACH 跟能提供更稳定的步态。如果使用了一个全长的足板,应当同时使用带摇滚底的医用鞋。如果患者踝关节功能正常,可以选用带铰链的踝足矫形器。皮革踝足矫形器(Arizona brace)通常利用系带或尼龙搭扣来固定踝足部。该支具的工作原理类似短腿支具,即通过三点固定来维持后足的稳定性。它的特点是比 MAFO 更加轻便,更容易被患者接受。

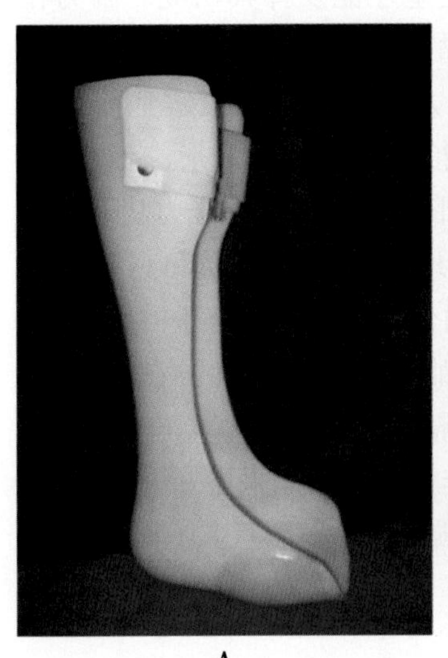

A

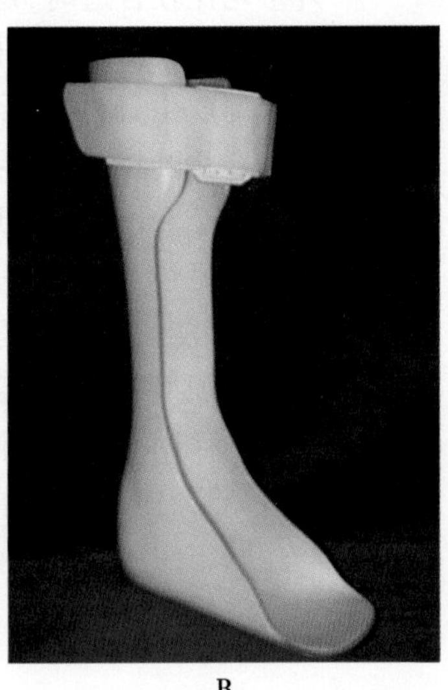

B

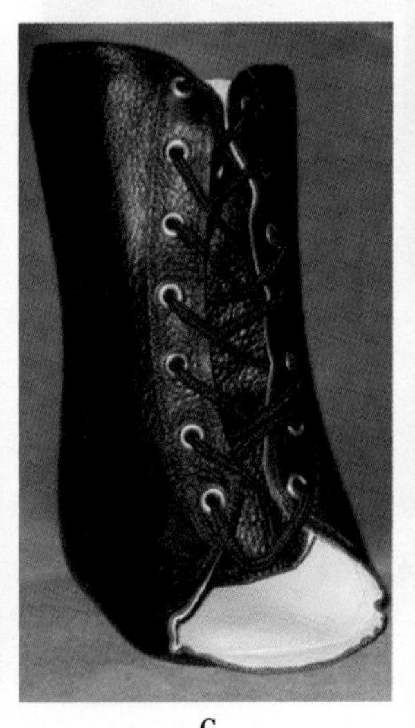

C

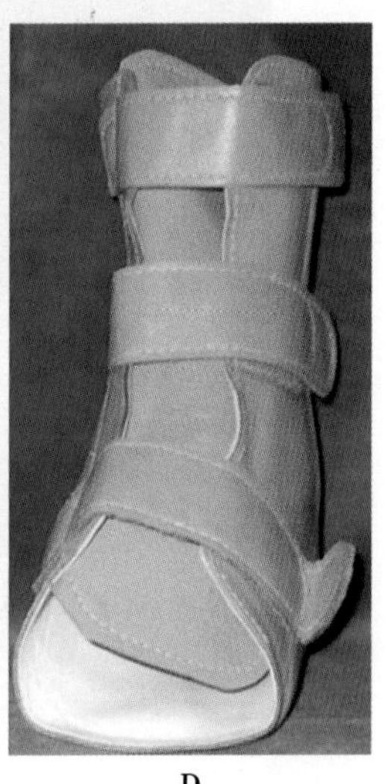

D

图 34-2-23　踝足矫形器

A. 模制的踝足矫形器,带标准足板;B. 带全长足板的踝足矫形器;C. 系带型皮革踝足矫形器;D. 尼龙搭扣型皮革踝足矫形器

表 34-2-1 国际红十字会提出的 AFOs 四个类型

可活动的 AFOs	抗距骨的 AFOs	全关节固定 AFOs	距下关节固定 AFOs
可辅助踝关节背伸活动，但不能限制距下关节的活动	限制踝关节活动，尤其是背伸；对距下关节的活动基本不限制	限制踝关节和距下关节的活动，有助于控制前足的内收和外展	提供距下关节稳定作用，允许踝关节背伸和（或）限制踝关节跖屈（根据需要），可辅助足的背伸

踝足矫形器通常分为以下几个类型：

1. 固定的踝足矫形器　即矫形器的踝关节部分是不能活动的，一般置于轻度背伸位（2°～7°）。适用于踝关节主动背伸不能，或负重期膝关节过伸。但不适合已经发生膝关节屈曲挛缩，或需要踝关节活动来帮助实现功能的患者。

2. 带关节的踝足矫形器　矫形器在踝关节部位由铰链结构来连接小腿段和足段，允许踝关节背伸而限制其跖屈活动。适用于踝关节具有一定的控制背伸能力而缺乏控制跖屈能力或踝关节控制跖屈和背伸的能力都受限，或需要踝关节活动来实现功能的患者。马萨诺（Marzano）支具是一类结合 UCBL 垫的带关节的踝足矫形器（图 34-2-24）。它适用于多种足部病变，它比单纯的 UCBL 垫提供更大的支撑，同时又保留的踝关节的活动功能。

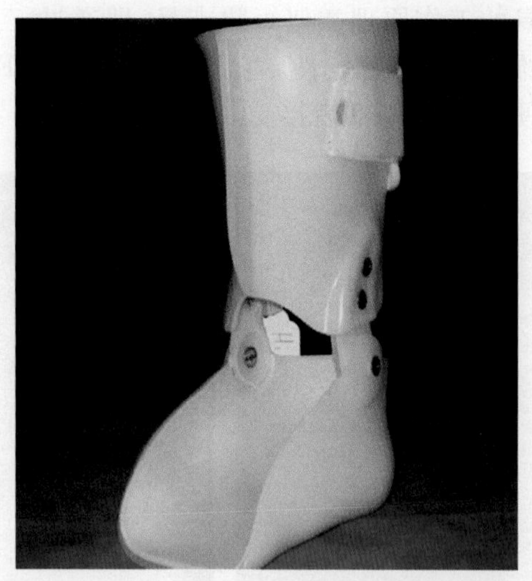

图 34-2-24　马萨诺（Marzano）支具

3. 辅助背屈的踝足矫形器　利用制作材料良好的弹力支撑性能和特殊的生物力学设计，使矫形器在负重末期辅助踝关节完成背屈动作。适用于踝关节主动背伸和（或）屈曲困难但被动活动正常者。

4. 地面反作用踝足矫形器　与上诉踝足矫形器不同，地面反作用踝足矫形器的主体位于小腿和踝关节的前方，后方的约束带维持小腿和后足在合适的位置。这种设计限制了胫骨在足跟触地时和整个负重期的前向运动，因而促进了伸膝动作。适用于在负重期膝关节过度屈曲，或者踝关节过度背伸的患者。

六、前足矫形支具

前足畸形在足踝部畸形中发生率并不低，因此用于治疗前足畸形的矫形支具也有不少种类（图 34-2-25）。足垫是可以有效缓解前足症状的常用材料，但它不能矫正已有的畸形（详细的足垫治疗法参照第六节）。而且只有当患者所穿鞋子的材料和外形均比较合适时，足垫才能发挥其功能。因为在鞋内足垫会占据一定的空间，在并不宽松的趾盒内对局部产生额外的压力而无法起到缓解症状的作用。脊状趾托能通过抬高趾尖纠正畸形，有效地减轻槌状趾和锤状趾畸形对突起部位的压力从而缓解疼痛。足垫可以很好地减轻足部胼胝和鸡眼的症状，如果能切除过度角化组织并选用宽松的鞋子，效果会更加显著。泡沫趾套或乳胶趾套也有缓解局部压力的作用。足趾分隔器有时被用于矫正前足的功能性畸形，但羊毛垫作为分隔器效果更好，后者不仅与皮肤组织接触时感觉更舒适，而且具有较好的吸湿功能。

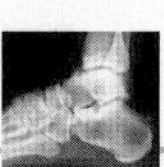

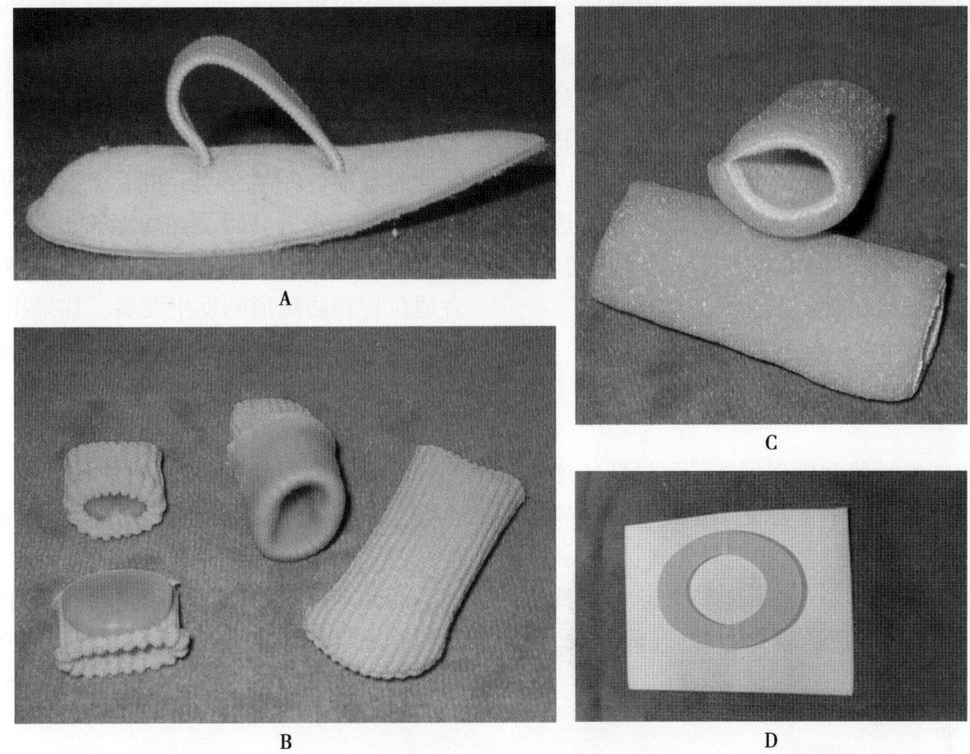

图 34-2-25　前足矫形支具的常见类型

A. 脊状趾托，用于抬高足趾末端；B. 乳胶趾套，用于缓解足趾的压力；C. 管状泡沫趾套，用于缓解足趾的压力；D. 鸡眼垫

第三节　足踝部辅具的应用

临床医生在辅具的治疗中仍起着关键的督导作用，在向辅具制作技师和康复工程师出具的治疗意见中，应该包括患者的全面诊断，包括主要诊断和次要诊断，症状诊断、病理诊断、病因诊断和生物力学诊断，要尽可能具体。因为患者通常没有能力弄清自己的完整诊断。例如，患者经常主诉的"足痛"是常见的一个模糊和不完整的诊断。实际上确切的诊断可能是"跖骨痛：蹞外翻，横弓塌陷，第 2、3 跖骨头下胼胝体"，也可能是"跖骨痛：糖尿病，周围神经病变，第 3 跖骨头下溃疡"。

治疗意见中还应包括期望的效果，即临床医生希望辅具治疗能取得的效果。如前面提到的处方，使用鞋具的目的可能是"减轻跖骨头下的压力"。治疗意见也应尽可能对如何取得预期的效果给予一些指导。例如需要使用 TCO，还是加深鞋，或各种鞋的外部改造。

根据我们的临床经验和文献报道，各种医用鞋和矫形鞋垫、矫形器在足踝疾病的治疗和康复方面确实具有重要的意义。例如，足弓过高，使用足弓垫减少前足的压力而治疗其前跖痛；足跟垫在治疗跟底痛（plantar heel pain）、跖骨垫在治疗横弓塌陷并发的跖骨痛；TCO 在防止和促进糖尿病足底溃疡以及减少截肢率方面都显示出普遍而肯定的效果。目前方兴未艾的相关临床和生物医学工程研究，正在逐步改进辅具的设计和制作工艺，进一步提高辅具在足踝治疗中的地位。

一、足踝部关节炎

通过辅具治疗减轻受累关节的压力和活动度，可以缓解踝足部关节炎的症状。对任何异常的骨性畸形表面应附以衬垫，同时对使用的支具进行相应的改造塑形。临床医生应告知患者尽管辅具治疗不能彻底治愈踝足部疾患，但可以很大程度控制关节炎的症状。采用踝关节固定型模塑 AFO 对于单纯踝关节炎或伴有距下关节炎者最为有效。对有些踝关节活动正常而仅有距下关节炎的患者，适合使用带铰链的模塑 AFO 或侧翼较高的 UCBL，可保留踝关节一定的屈伸活动。带铰链的模塑 AFO 可用于患者进行重体力活动时使用，UCBL 则用于较轻的日常活动。对于跗横关节炎或跖跗关节炎引起的关节活动受限，模塑 AFO 和 UCBL 也可适用，相对而言 UCBL 的效果更好。应用辅具的同时穿着特制的医用矫形鞋（如带摇滚底的鞋或 SACH 鞋），可以有效地增加辅具的作用使患者获得更好的步态。选择合适大小的辅具，避免对足背部的足弓产生压力，必要时可对使用的辅具进行修改。

二、肌腱功能紊乱

未经治疗的慢性肌腱撕裂可能导致局部的疼痛和后遗畸形。尽管重建手术被证实是成功有效的手段，但有些患者并存严重的内科疾病无法接受手术，而另有一些主观上不愿意手术，这些患者是支具治疗的合适人群。对于跟腱、腓骨肌腱、胫前肌腱、胫后肌腱的慢性肌腱损伤，定制模制的 AFO 或 Arizona 支具可以有效地缓解症状。如对足弓低平者使用足弓垫抬高足弓，可缓解疼痛等症状，保护胫后肌腱功能，防止足弓进一步塌陷（图 34-3-1B）。应用支具的同时辅助使用矫形鞋（如带摇滚底的鞋或 SACH 鞋），有助于患者获得更加稳定的步态。

患者应该明白使用支具的目的是维持踝足部在合适位置预防畸形的发生发展。如果出现了严重的肌腱损伤，仅凭支具无法起到治愈的效果，因此可能需要永久性佩戴支具，或选择重建手术。如果患者出现肌腱炎或早期的肌腱变性，需要延长使用 AFO 的时间，以促进肌腱组织修复。该法在治疗早期的肌腱变性较为有效。当肿胀消退（皮肤出现皱褶征），触痛明显减退时可拆下支具，开始进一步的关节活动和理疗。如果支具固定在 6 个月内无法达到上诉效果，可以选择重建手术。

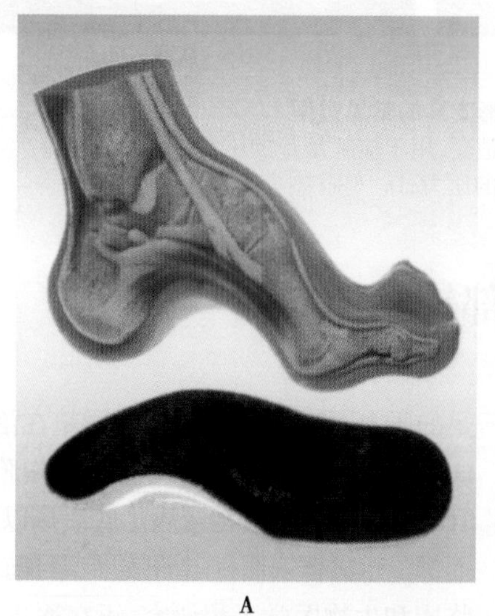
A

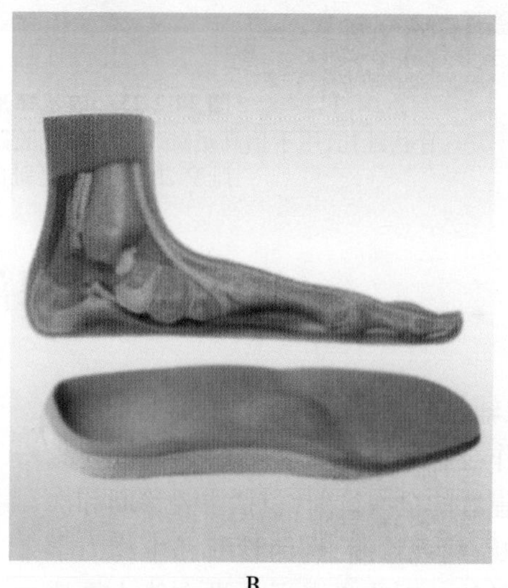
B

图 34-3-1　矫形鞋垫
A. 足弓过高的矫形鞋垫；B. 平足的矫形鞋垫

对于肌腱完全撕裂的患者，支具固定能缓解局部疼痛，并发挥一部分关节替代功能。对于长期存在的肌腱撕裂，足踝部常后遗固定性畸形。对于这类患者除常规使用合适的支具外，尚需对固定畸形凸起的表面附以衬垫以减轻压力和摩擦。此外，使用可张开型跟让患者行走时足跟与地面具有更充分的接触面，避免因畸形和肌腱功能紊乱而导致的肢体无力和步态不稳，可增加支具的使用效果。

三、跟　痛　症

跟痛症是指跟骨结节周围由慢性劳损所引起的以疼痛及行走困难为主的病症。利用矫形鞋垫治疗慢性跟痛的临床疗效目前尚存在一些争议。原因之一是跟痛的确切病因通常很难明确诊断，从而造成治疗方式选择的困难。不少临床医生提出使用硬质或柔软的矫形鞋垫治疗跟痛。但最近一些研究显示矫形鞋垫治疗跟痛并未取得理想的疗效，而只是一种扩大适应证后的过度使用。软质鞋垫（图 34-3-2）较为适合跟骨下脂肪垫萎缩患者和慢性跖筋膜炎患者，可有吸收震荡的作用。其他辅具例如合适矫形鞋、AFO 也有一定的作用。辅具治疗需结合其他治疗手段，比如药物治疗、理疗等。

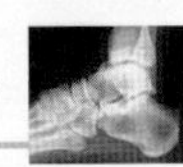

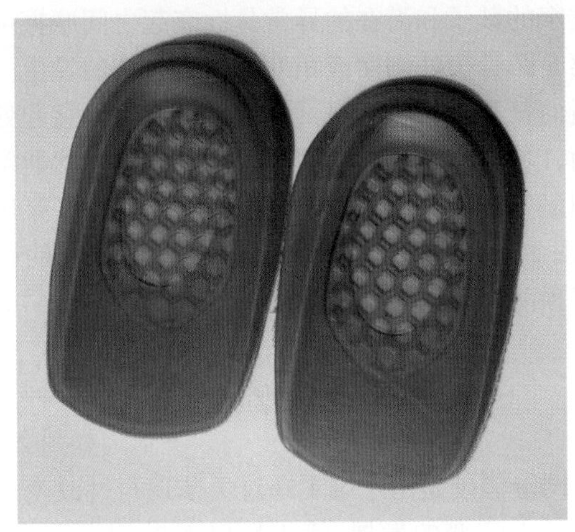

图 34-3-2　硅胶制作的治疗跟痛的鞋垫

四、胼胝和鸡眼

胼胝和鸡眼是发生在骨性突起导致的局部过度压力下的一种反应性病理改变。常见的原因包括：足部畸形导致局部压力过大；虽无畸形但局部缺乏正常脂肪垫；穿不合适的鞋导致局部卡压等。让患者穿合适的鞋是治疗的第一步，切除过度角化的组织可以显著改善症状。为了预防病变的复发，通常需要对鞋子进行修改以减轻局部的压力。

在病变的近端或周围放置合适大小的垫子可以预防跖底胼胝的复发。将贴垫直接放置在鞋内或将贴垫固定在鞋垫上便于反复使用。对于背侧鸡眼，切除过度角化的组织后，可使用趾套或趾托，对鞋的趾盒部位进行修改扩展，减少其与足趾间的压力与摩擦，可以减少背侧鸡眼的发生（图 34-3-3）。舞蹈演员或时尚女性穿鞋不当容易引起足背侧鸡眼，通常位于第五趾的背外侧。切除硬化组织虽然有效，但是患者的穿鞋习惯如果不改变，鸡眼易复发。对于部分患者，舌状鞋垫可以防止行走时足部在鞋内向前滑行。舌状鞋垫也对跖趾关节病变如半脱位、脱位和交叉趾等有很好的预防作用。应用舌状垫同时加用跖骨垫有助于缓解跖侧疼痛。胶布固定法也有助于纠正和稳定跖趾关节锤状趾畸形（图 34-3-4）。一般选用 0.5～1.0cm 宽度的胶布，覆盖在足趾背侧，施加一定外力后将两端固定在足底，模拟跖侧足内肌的收缩力。胶布固定法从早晨开始使用，到晚上去除胶布，有助于改善交叉趾、半脱位的锤状趾畸形的症状。

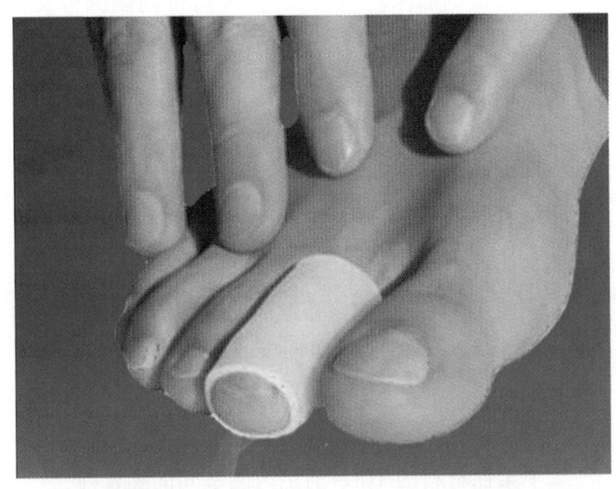

图 34-3-3　趾托固定减少背侧鸡眼的发生

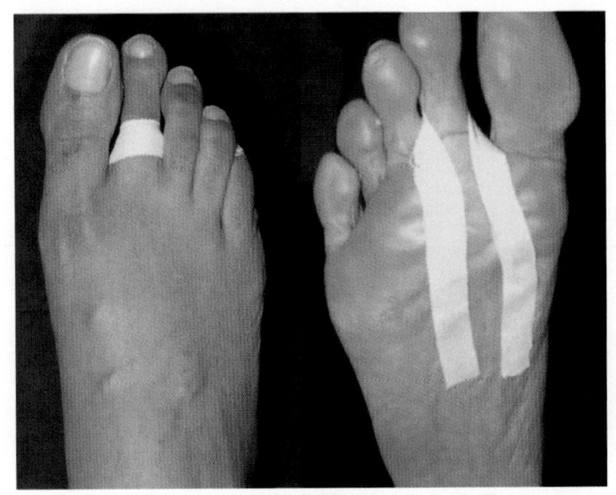

图 34-3-4　胶带固定纠第 2 跖趾关节锤状趾畸形

五、跖间神经瘤

趾间神经瘤可以通过贴垫疗法对跖底加以一定的支撑，一般不需要定制-模制的矫形器。纵向的跖骨垫被证实是比较有效的方法（图 34-3-5）。使用

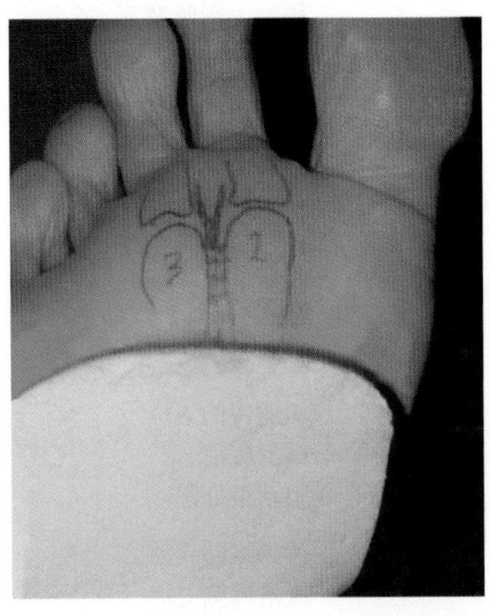

图 34-3-5　趾间神经瘤的辅具治疗
在神经瘤的近端放置鞋垫，以缓解远端的压力

跖骨垫时要循序渐进，第一天可以佩戴 4 个小时，以后通常每天增加 1 个小时。多数情况下建议患者刚开始佩戴型号较小的跖骨垫。如果疗效不佳，佩戴一整天症状都没有任何缓解时，可以更换型号较大的垫子。

六、小趾囊炎

小趾囊炎是由第 5 跖骨头外侧髁突起所造成。

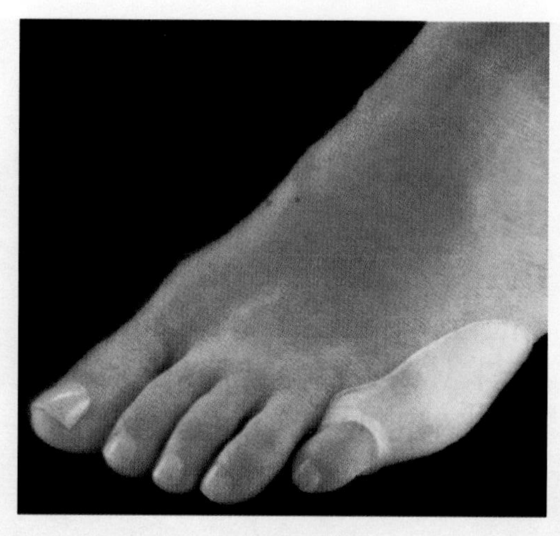

图 34-3-6　小趾囊炎的保守治疗支具

较狭窄的鞋子和潜在的异常骨性突起之间摩擦可导致第 5 跖骨头外侧面或跖外侧面角化病的发生。穿合适的鞋子，对鞋子进行修改，延展有骨性突起处的鞋面，以及切除有症状的胼胝，小趾囊的症状通常可以明显好转。不能或不愿意接受手术者，可穿用支具（图 34-3-6）平时尽量穿圆形或方型趾盒的鞋子可以预防畸形的进一步发展。

七、踻僵硬

踻趾僵硬是由于第 1 跖趾关节退行性改变造成的。随着病变的发展，第 1 跖趾关节逐渐肿大、疼痛，活动度尤其是背屈活动度明显减小。保守治疗包括穿合适的鞋便于容纳趾背部的骨性突起以及减少患趾的活动。通常选用带钢性鞋柄的加深鞋，同时选用摇滚底。如果背部的外生骨疣突起较为严重，可对鞋的趾盒进行扩展。全长的硬质鞋垫可以减少跖趾关节的活动，和带摇滚底的鞋联用可以获得较好的效果，单纯使用会影响患者行走的步态。

表 34-3-1 总结了足踝外科医生经常出具的一些足踝疾患的辅具治疗建议，包括诊断、期望的治疗效果和建议使用的辅具类型。

表 34-3-1　常见足踝疾患的辅具治疗建议书

诊断	期待的治疗效果	辅具处方
糖尿病，跖骨头突出（溃疡有愈合可能）	减少跖骨头压力，保护皮肤，减少震动	摇滚底的加深鞋或热塑形伤口愈合鞋+加长钢柄 软材料的 TCO
类风湿关节炎前足畸形	减少趾部畸形的压力，替代失去的关节活动度，减震	摇滚底的加深鞋或热塑形伤口愈合鞋，软材料的 TCO+减轻跖骨头压力
踻僵硬	限制大踻趾背屈，减少旋前，第 1 跖趾关节减压	扩大趾盒，摇滚底，加长钢柄，硬质 TCO 限制背屈
踻外翻	减少内侧压力，限制过度旋前	大趾盒的加深鞋（拉长的鞋帮），带内侧纵弓支持的 TCO
跖骨痛或籽骨炎	减震，减轻相应跖骨头或籽骨的跖面压力	摇滚底 带跖骨垫的 TCO
高弓足	减震（尤其在跟部触地时），增加外侧支持，减轻跖骨痛	外侧鞋裙或加固件 软材料的 TCO+前足外侧坚固的配置件
扁平足（柔型）	增加内侧支持 减少旋前 阻止跟外翻	外侧鞋裙或加固件 硬质 TCO+前足内侧和跟部的坚固的配置件
扁平足（固定型）	减少跟部震动 提供内侧支持 限制跟部外翻	中足较宽的鞋子以适应塌陷足弓 SACH 半柔性材料的 TCO+前足内侧坚固的配置件

续表

诊断	期待的治疗效果	辅具处方
胫后肌腱炎	限制过度旋前 减少舟骨区压力	内侧鞋帮坚固的加深鞋 内侧跟底楔子或鞋裙 TCO+坚固的内侧弓配置件+舟骨区弹性支撑
腓骨肌腱炎	平衡足部减少受累肌腱的压力 减少过度后旋	外侧鞋帮加强的鞋子，外侧鞋裙，TCO+中足和后足的外侧支持
跖筋膜炎	减少跖内侧面的触痛和压力 减少旋前倾向	SACH 鞋子 跟底楔或足跟支持
踝关节融合（关节炎）	替代失去的踝关节活动度 适应疼痛和(或)畸形	摇滚底的加深鞋 软质 TCO
跟腱炎	垫高足跟减轻跟腱张力 限制过度旋前	跟底增高垫或抬高跟部的矫形鞋垫

（俞光荣　胡孙君）

第四节　胶布固定疗法

一、胶布固定法的使用范围

踝足部胶布固定是用胶布缠卷于足踝需要的关节部位，固定该关节限制其在一定范围内活动；应用的范围较广，尤其在运动医学领域里使用广泛，当前主要应用于以下几种情况：

1. 保护稳定关节预防外伤　如足球运动员踝部易扭伤及慢性撞击引起骨关节病；用胶布固定踝关节以保护免受损伤。

2. 康复中应用　伤后康复过程中防止再伤，限制在一定范围内活动减少疼痛，提高康复效果。

3. 防止关节韧带松弛　如关节韧带损伤后则韧带处坚固性差并引起功能性后遗症。运动中易失去平衡第二次受伤，胶布固定以保护之。

4. 保持一定的关节活动防止肌肉萎缩及关节僵硬　伤后关节由于缺少活动引起肌肉萎缩及关节僵硬。用胶布固定可以保护关节早期活动，减少肌肉萎缩及防止关节僵硬保护关节的灵活度。保持机体的运动功能。

5. 矫正运动姿势　如对高尔夫球，棒球和投掷铁饼等运动员踝的姿势不良动作不正确，可以用胶布固定限制其错误关节运动方向，久之则错误动作得到矫正。

6. 在运动员中必要时还可以保护受伤关节，限制关节活动不再重复受伤动作减少疼痛，继续参加运动。

7. 用于急救　对挫伤、扭伤、骨折脱位，肌肉的急性损伤患者，结合冷敷加以包扎胶布固定，可以减轻疼痛防止出现水肿、出血，便于运输等目的。

二、胶布固定的注意事项

1. 明确诊断　在使用胶布固定之前，首先要搞清伤病性质，是什么损伤，部位，严重程度（如韧带损伤是拉伤，部分断裂还是完全断裂），损伤动作机制。胶布固定方向往往是与受伤动作相反的方向。有无内出血及皮肤破损等，以同时处理。

2. 注意患者的状态　肌力情况，以便考虑胶布的宽度及层数。

3. 皮肤准备　粘贴胶布前仔细检查皮肤是否清洁，有无多汗及油脂，毛发多寡。必要时剃毛，肥皂清洁和干燥皮肤，止血。皮肤薄弱处，如跟腱部，足背部，必要时覆以脱脂棉、衬垫或用凡士林等保护。

卷贴技术：缠卷胶布时，每条之间应重叠，不宜露出皮肤，否则此处皮肤易受伤肿胀或起水疱。胶布在皮肤上不应有皱褶，应平整光滑。皱褶处不仅使患者感到不适有异物感，更会引起皮肤损伤出现破溃水泡等。如有条件，粘贴处的皮肤先喷涂安息香酊，可增加牢固性及减少皮肤过敏反应。凡肢体环行胶布断端不宜对和，应留空隙或者上下错开，以防止阻碍循环、引起远侧肿胀等。

4. 贴好胶布后应立即检查是否达到保护关节的目的，是否有妨碍循环及压迫神经的情况，是否过度妨碍关节活动。如有异常或固定不足，应重新粘贴。

5. 取除或更换胶布　胶布固定，一般可以连续使用数天。即便洗浴也可以保持使用。

洗浴时不要过多摩擦，洗浴后暂时不做大的运动，很快自行干燥，其固定程度不会减小，中途需要更换或者需要去除胶布固定时，切忌粗暴手法撕取，这样易损害皮肤，可用汽油等清除。

三、胶布的种类

1. 粘着非弹性胶布　此类胶布没有弹性，用于固定关节，稳固性好，可以更好地限制关节活动，是较多使用的胶布。

2. 粘着弹性胶布　此类胶布有一定的弹性，可以适当拉长，因此可用于需要配合固定伸缩部位，如肌肉的收缩部位，且有帮助肌肉用力的作用。其缺点：固定限制活动性较差。

3. 胶布衬布　是较薄的棉花衬布，先缠于皮肤上，再用胶布粘贴其上。用于皮肤过敏或者皮肤条件不好（如皲裂）时。

四、胶布固定方法

踝足部胶布固定，以伤病不同及受伤部位不同，粘贴方法而异。现列举常用的固定方法如下：

1. 保护跟腱的胶布固定　用于跟腱腱周围炎，跟腱断裂康复期后期和用于预防跟腱损伤。固定拉紧角度非弹性胶布以踝背伸10°为宜，弹性胶布固定踝0°位即可。长度从跖骨头（Ⅰ，Ⅴ）绕过跟正中，向上达小腿外侧中上部。跟腱处可以垫以薄垫。方法如图34-4-1，胶布1贴于Ⅰ～Ⅴ趾骨头下，绕过两侧至于足背，胶布2、3、4自足底通过跟腱交叉（2）、（3）及直行（4）至于小腿后1/2高度，胶布5、6、7、8覆盖加强。

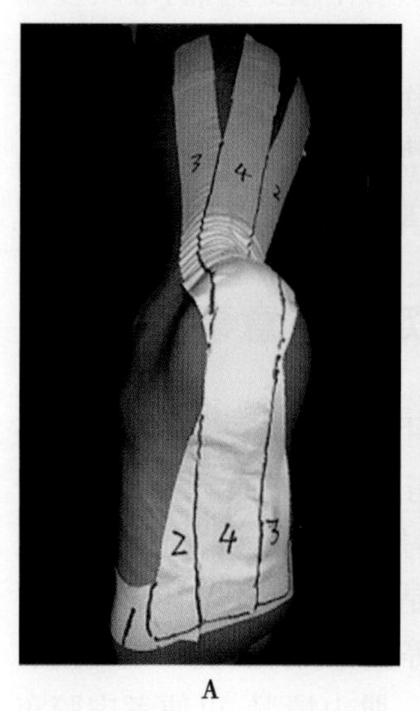

A

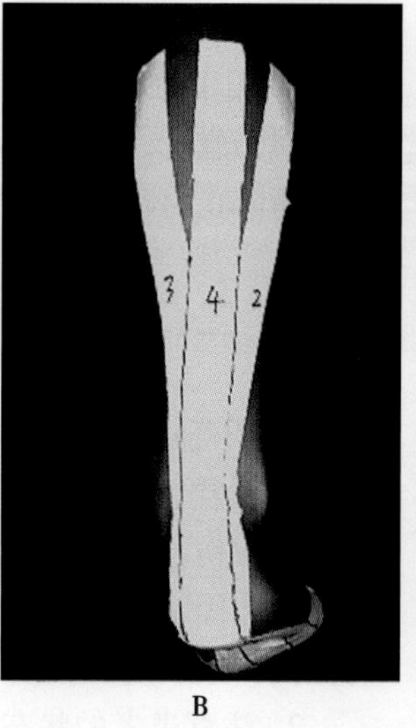

B

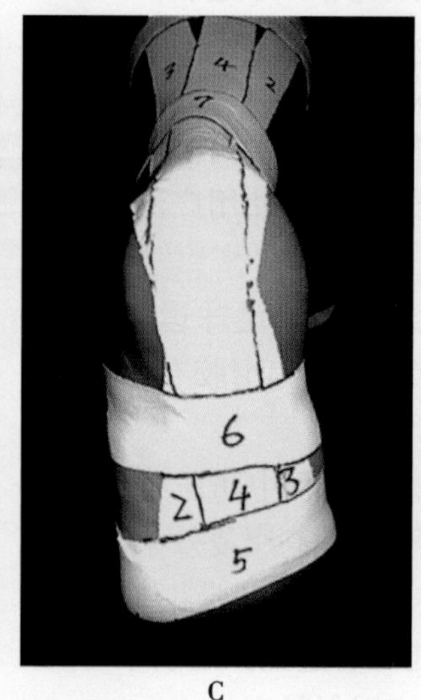

C

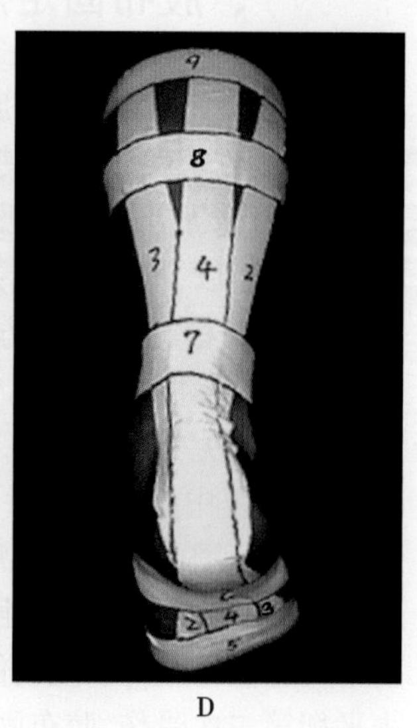

D

图34-4-1　跟腱胶布固定法
从A到D的顺序依次固定

2. 限制踝内翻胶布固定法　用于距腓前韧带损伤及康复期。方法，自内踝前下，绕过足底从外踝前绕到小腿前内。踝保持外翻轻度背伸限制踝关节内翻及旋后（跖屈内翻）（图34-4-2）。底条胶布斜行通过外踝前至于小腿中下1/2处。胶布3、4环行覆盖加固。踝轻度外翻，胶布1缠绕小腿下1/3，胶布2自外侧通过外踝绕过足底回到内侧，胶布3、4环行加固，胶布5自小腿前内侧通过外踝前绕过足底贴于足内侧。

3. 限制踝外翻胶布固定法　用于踝内侧副韧带损伤及康复期（图34-4-3）。胶布1环行贴于小腿下1/3；足轻度内翻位，胶布2自环行胶布内侧通过内踝绕过足底、小腿后、小腿内侧止于环行胶布1；胶布3自足外侧绕过足底到足内侧向上止于环行

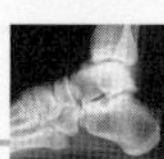

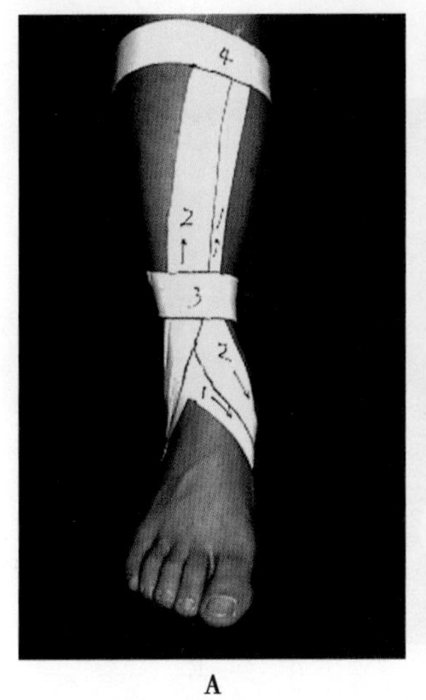

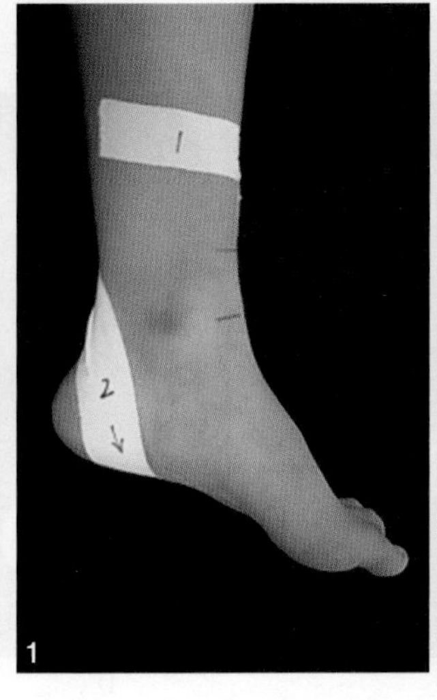

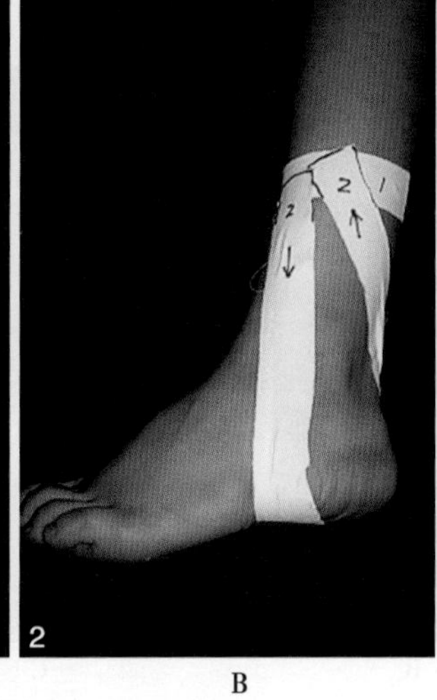

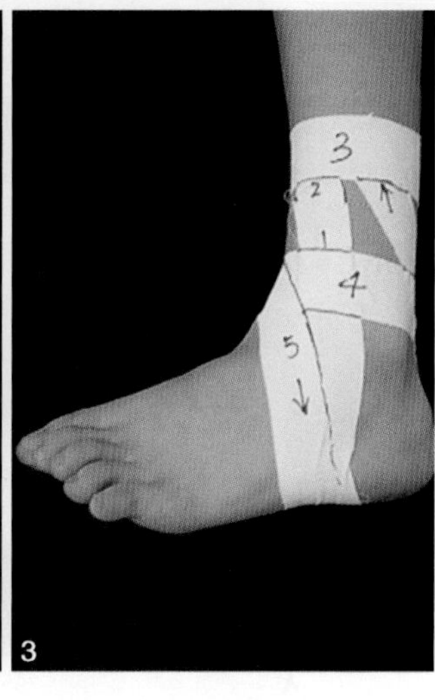

A　　B

图 34-4-2　限制踝内翻胶布固定法

A. 距腓前韧带损伤的固定 A 法；B. 距腓前韧带损伤

1. 第一步；2. 第二步；3. 第三步

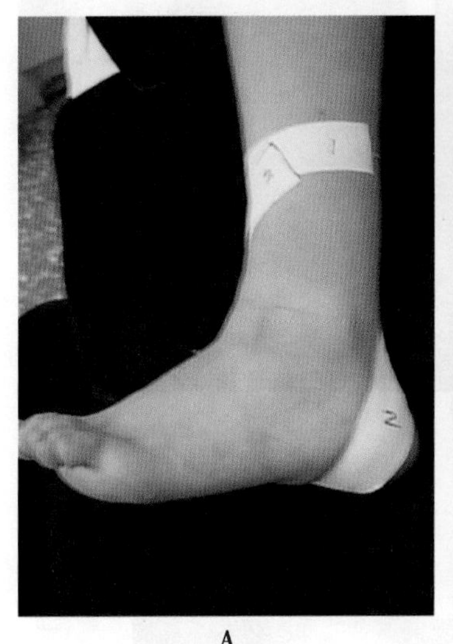

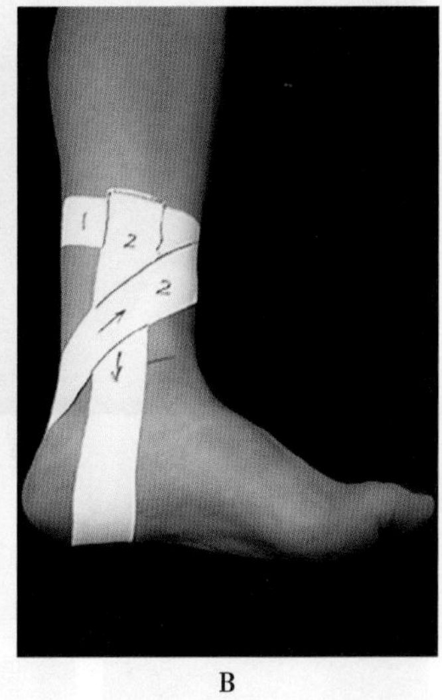

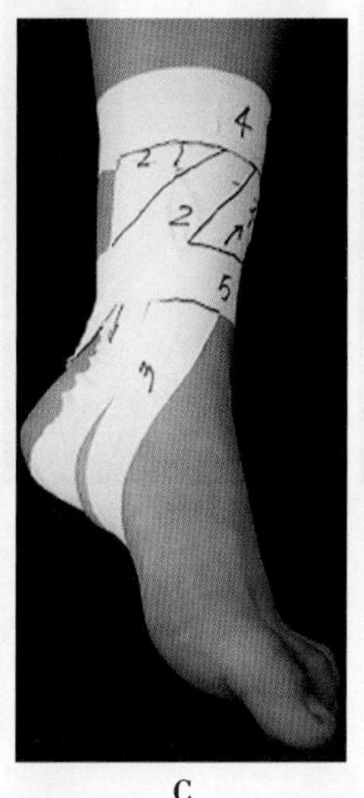

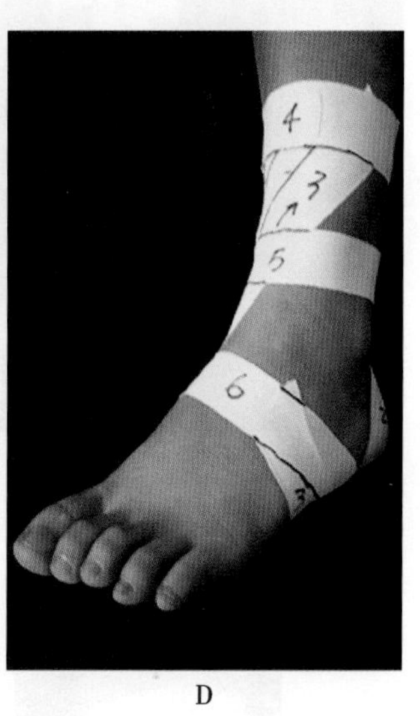

A　B　C　D

图 34-4-3　限制踝外翻胶布固定法

从 A 到 D 的顺序依次固定

胶布，胶布 4、5 环行覆盖加固以上胶布。

4. 踝关节支撑胶布固定法　用于踝骨关节病，创伤性滑膜炎和踝骨关节病的预防以及内外踝韧带损伤（图 34-4-4）。胶布 1、2 分别环行贴于足中部及小腿中下 1/3 处，胶布 3、4 发分别自足环行胶布外侧和内侧斜向上绕过外、内踝及跟腱交叉贴附于皮肤；胶布 5 绕过后下交叉贴于足环行胶布背侧。胶布 6 绕过足底通过内、外踝止于小腿环行胶布；胶布 7、8、9、10 环行覆盖加固。

5. 限制踝背部的胶布固定法　用于踝前撞击综合征、踝性骨关节炎等。胶布粘贴时踝前侧开口，踝关节保持于 0°（胫骨与足底呈直角）（图 34-4-5）。胶布条 1、2 分别环行贴于足中部及小腿中下 1/3 处；胶布 3、4 分别发自足底通过跟腱后交叉向上至于小腿环行胶布，胶布 5 自跟后 U 形贴于足的两侧；胶布 6、7、8、9 环行加固之。

6. 限制踝跖屈的胶布固定法　适用于踝后滑膜脂肪垫炎、踝距后三角骨损伤等。胶布后侧开口，踝关节保持于 0°（胫骨与足底呈直角）。胶布 1、2 分别环行贴于足中部及小腿中下 1/3 处，胶布 3、4 于踝前交叉两端至于胶布 1、2 处，胶布 5、6、7 环行覆盖加固之（图 34-4-6）。

7. 第一跖趾关节固定法　用于关节挫伤、疼痛等。胶布 1 绕过足踇趾近节贴于足背及足内侧，胶

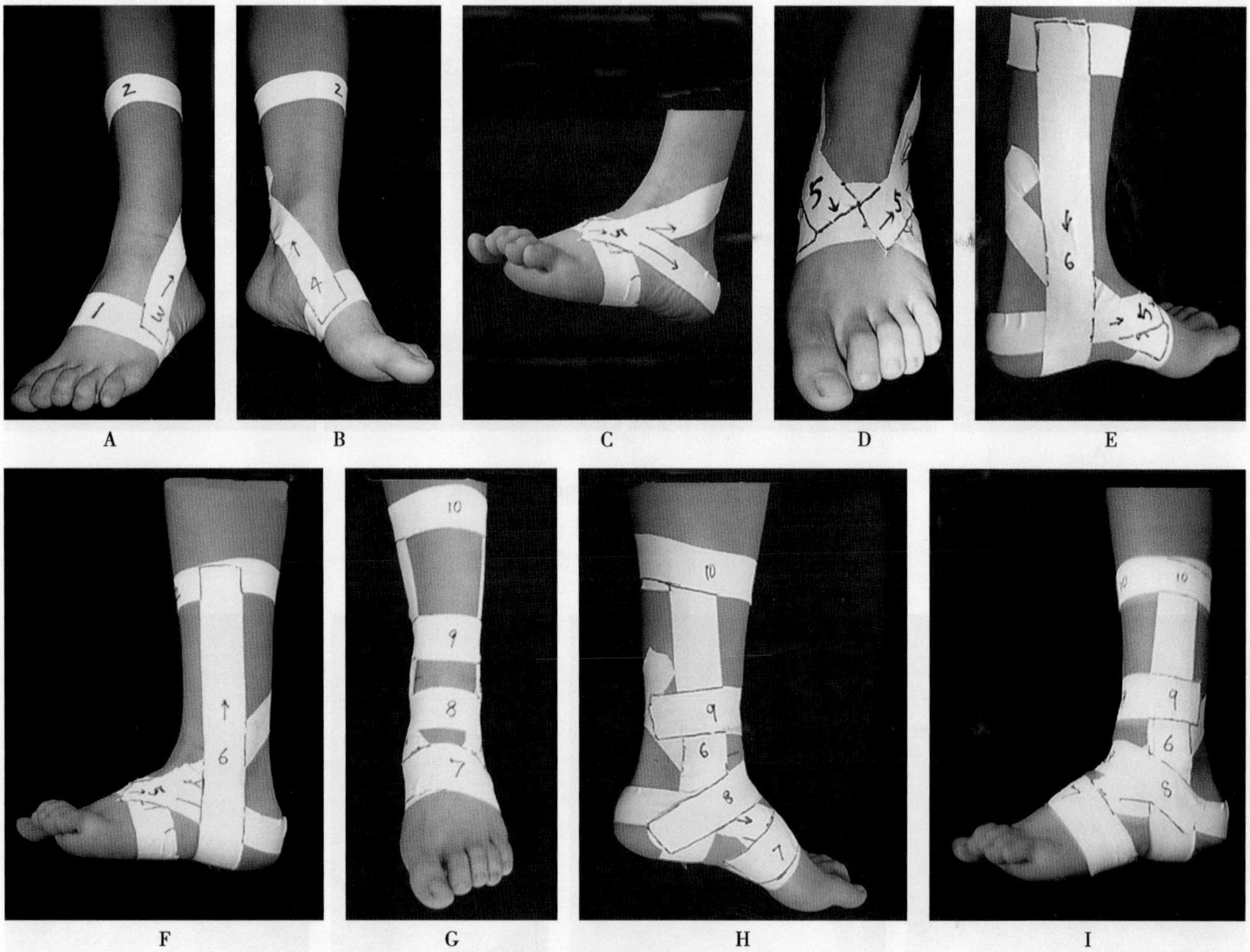

A　B　C　D　E

F　G　H　I

图 34-4-4　踝关节支撑胶布固定法

从 A 到 I 的顺序依次固定

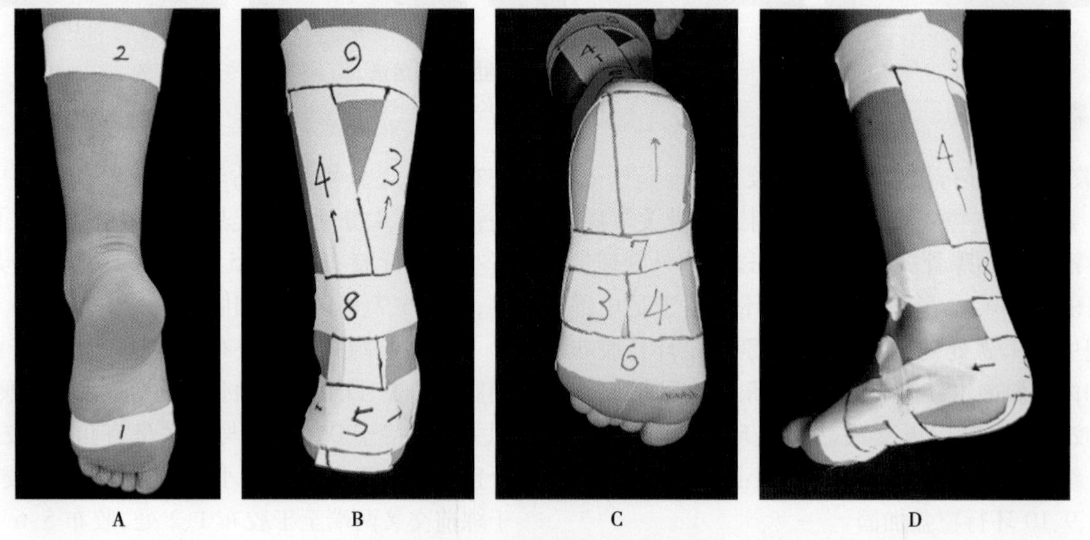

A　B　C　D

图 34-4-5　限制踝背部的胶布固定法

从 A 到 D 的顺序依次固定

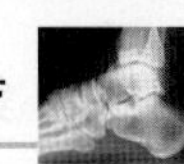

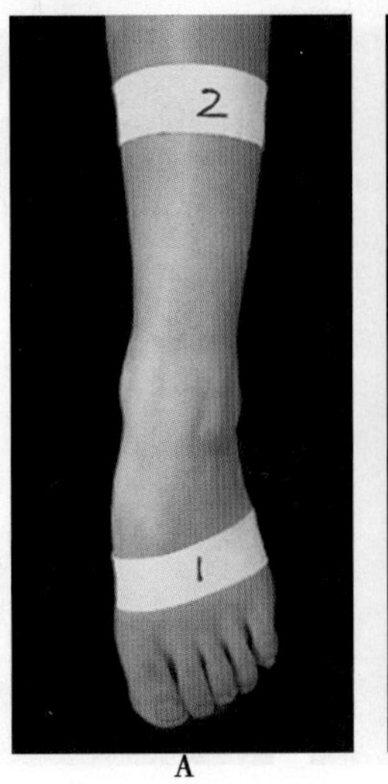

A

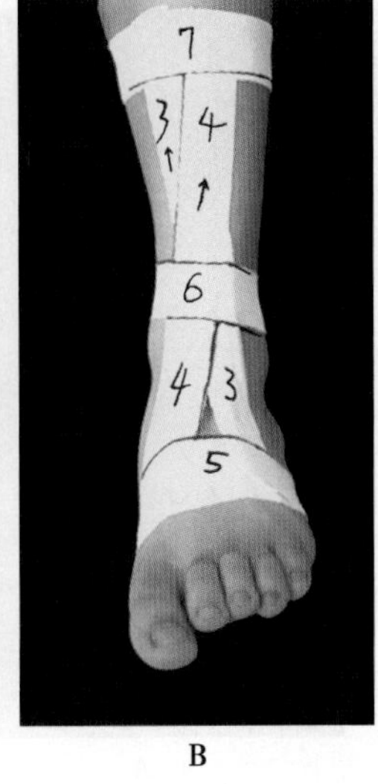

B

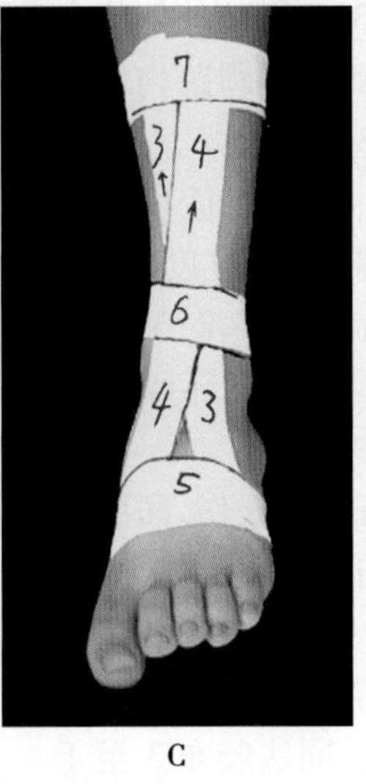

C

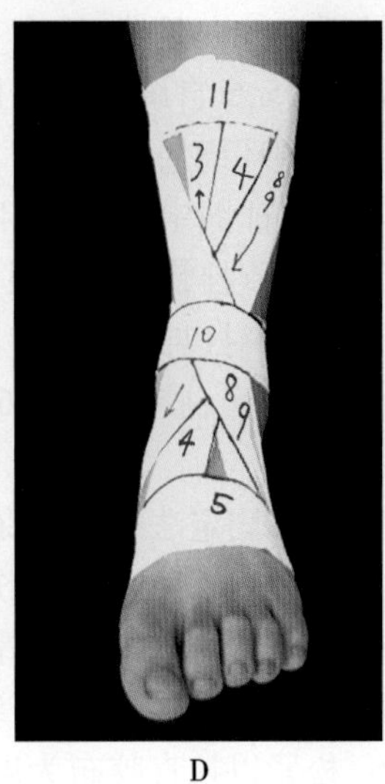

D

图 34-4-6　限制踝跖屈的胶布固定法
从 A 到 D 的顺序依次固定

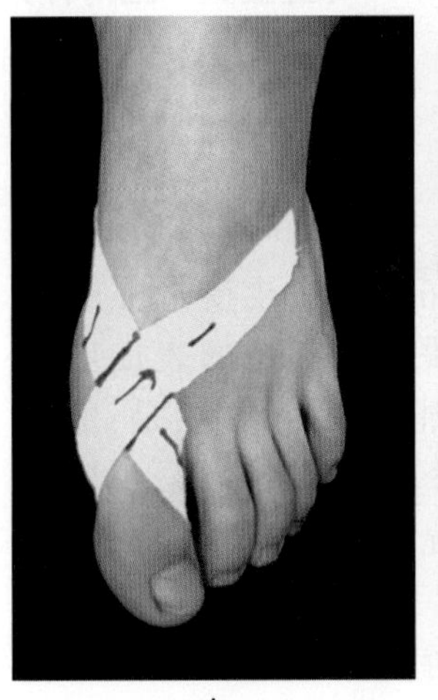

A

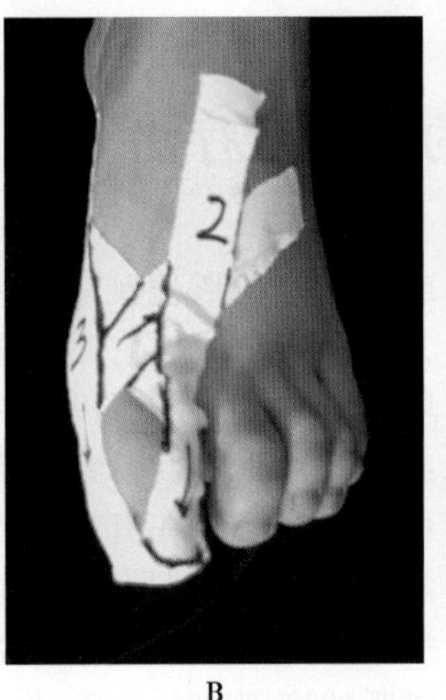

B

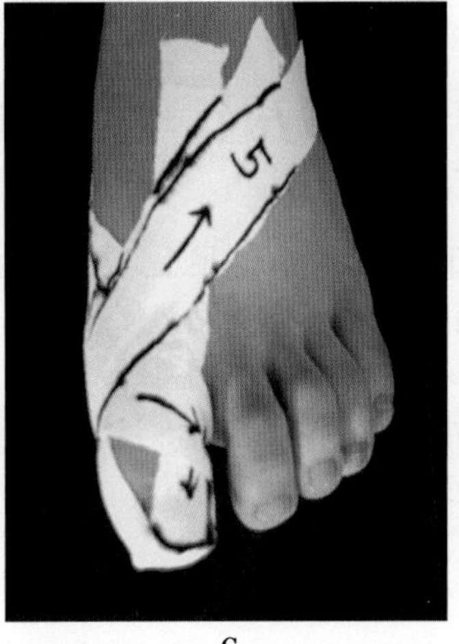

C

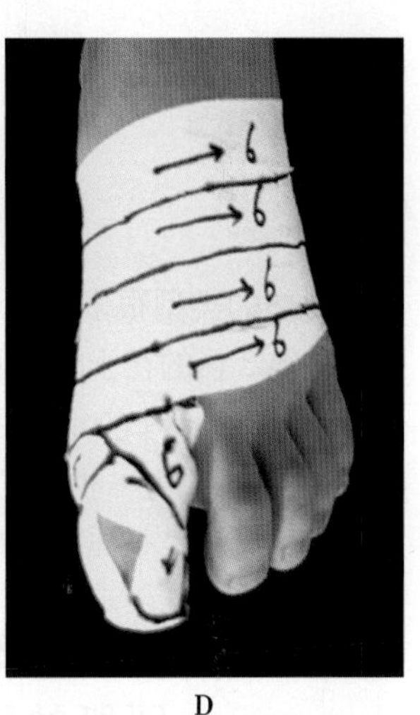

D

图 34-4-7　第 1 跖趾关节固定法
从 A 到 D 的顺序依次固定

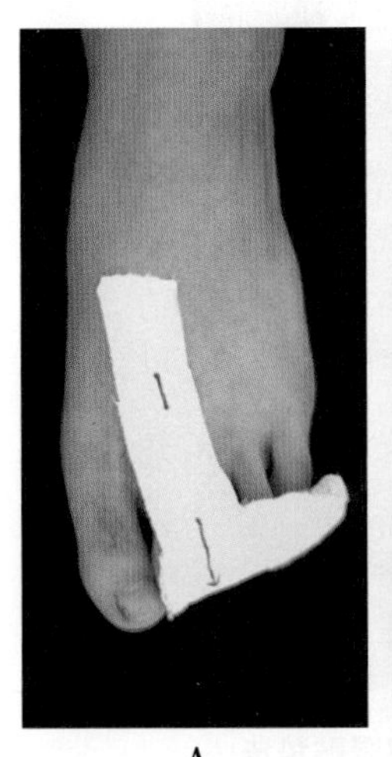

A

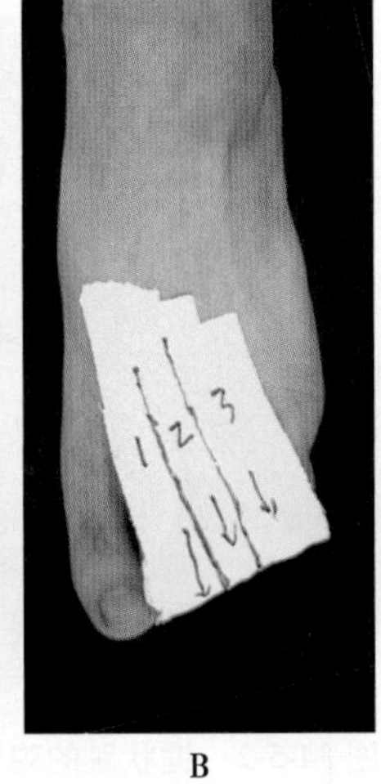

B

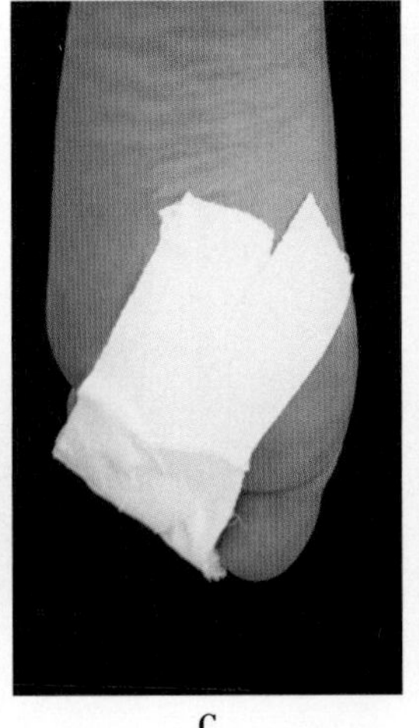

C

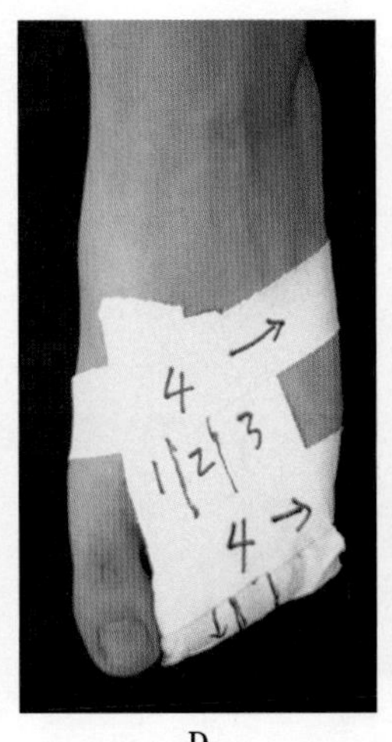

D

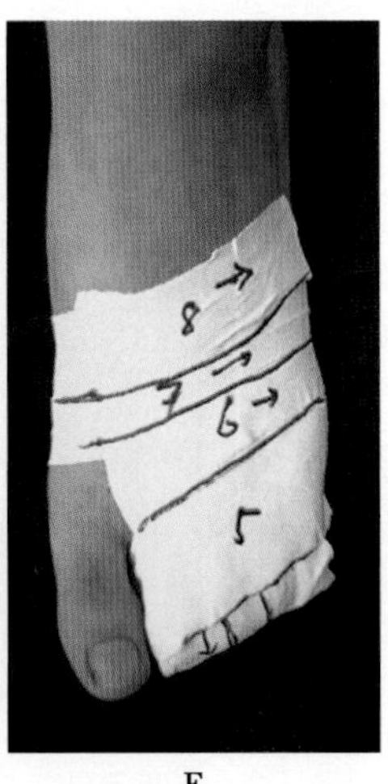

E

图 34-4-8　第 2 ~ 5 趾固定法
从 A 到 E 的顺序依次固定

布2自踇趾远端拉向足背，胶布3自踇趾外侧拉向足内侧，胶布4、5、6自踇趾背内侧绕过踇趾内侧跖侧拉向足背外侧环绕加固之（图34-4-7）。

8. 第2~5趾固定法（图34-4-8）　适用于跖趾关节、趾间关节挫伤炎症，限制关节过度活动。第Ⅱ~Ⅴ趾远端衬以数层纱布，胶布1、2、3自足背绕过足趾止足底，胶布4、5、6、7、8再环绕覆盖加强之。

9. 足弓胶布固定法　用于跖腱膜损伤，跖腱膜炎中跗关节损伤，足底韧带损伤，足弓劳损等（图34-4-9）。胶布1贴于1~5趾骨头下，绕过两侧至于足背；胶布2自第1跖骨头下绕跟骨后再返回第1跖骨头下，松紧以拉直胶布为度；同法胶布3至于第5跖骨头下。胶布2、3可重复两层以增加力度。胶布4、5环行覆盖加固。

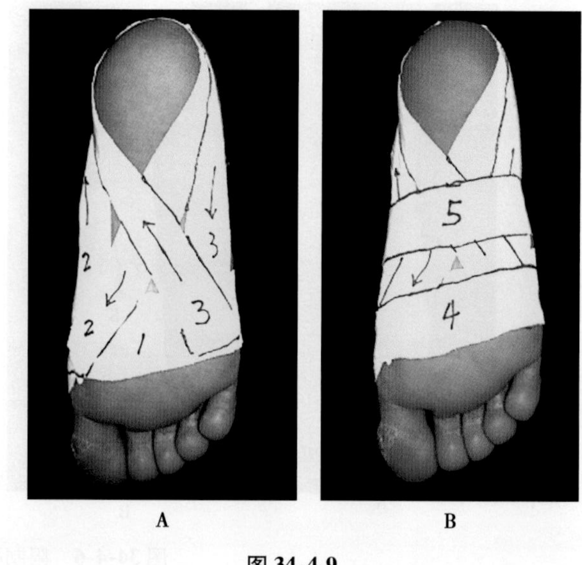

图34-4-9

（王正义　田得祥）

第五节　足病的贴垫治疗法

足垫的类型很多。它可以直接贴在病足上，也可贴在鞋内。目的在于即刻消除症状，称之为贴垫疗法，(padding therapy)它可以用来作为手术前的临时保守处理，也可用来为一些不宜外科治疗的患者解除足痛。足病贴垫治疗是一种门诊处理，其应用范围如下：

一、足趾端及侧面的鸡眼、胼胝的贴垫治疗

该病的病因是末端趾骨表面发生骨质增生或锤状趾畸形使趾端的跖侧面表皮受过强的压力而发生鸡眼。它是骨质增生部位的表皮层角质的堆积，患者走路时疼痛，其根治方法是：磨平或切除骨质增生病变或矫正锤状趾畸形，鸡眼即可自愈。但是在有些情况下如患者不愿意手术治疗，或因局部原因不宜手术，则可进行贴垫治疗。这种方法尤其受旅游者的欢迎。在鸡眼或胼胝的周围贴上足垫（图34-5-1），使鸡眼和胼胝部正对足垫空缺处，免受摩擦与挤压，从而解除疼痛（图34-5-2）。

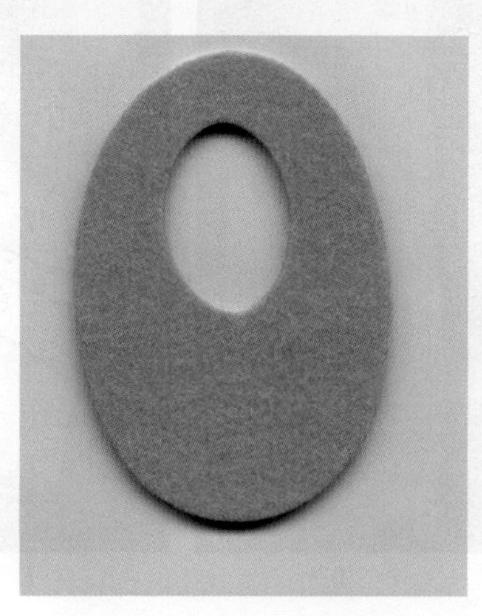
图34-5-1　鸡眼、胼胝贴垫

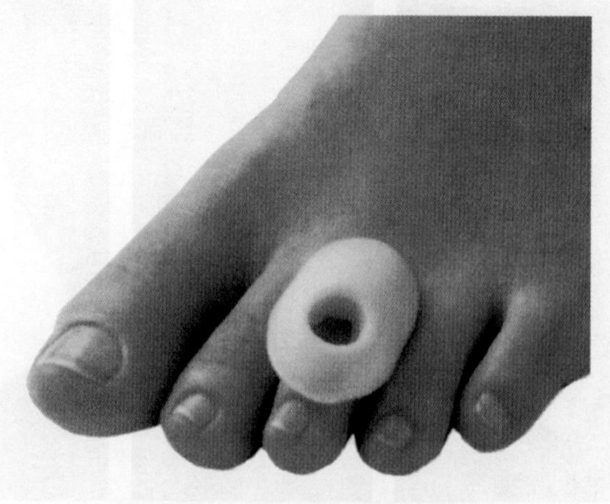
图34-5-2　锤状趾的鸡眼贴垫法

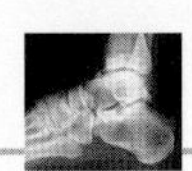

二、踇外翻的贴垫治疗

踇外翻病变在第一跖骨头的内侧发生踇囊炎时,患者走路疼痛。踇外翻的主要治疗方法是手术矫正;贴垫可使症状暂时缓解,有时也可用来对一些高龄患者作为唯一的治疗方法,其贴垫方法是在踇囊炎的周围贴上垫子而使踇囊炎处空缺。不能行手术治疗的踇外翻,除应用贴垫治疗外,还可使用支具治疗(图 34-5-3),可使疼痛逐渐缓解。

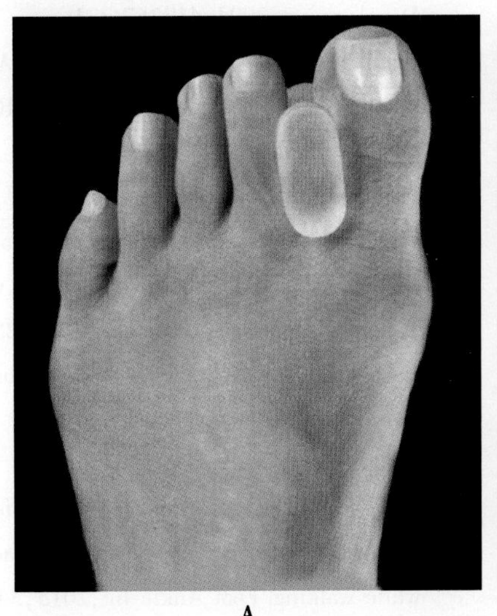

A

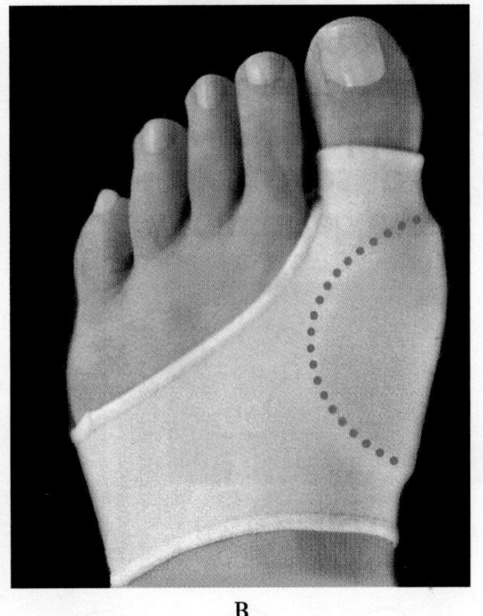

B

图 34-5-3　踇外翻的保守治疗

A. 踇外翻的支具治疗;B. 踇外翻的分趾垫治疗(A、B 可同时使用)

三、跖骨痛的贴垫治疗

跖骨痛是发生在足底前部跖骨头下表皮的痛性胼胝。在正常的情况下各跖骨头应在同一平面内。各种原因引起的跖骨头下陷,或踇外翻手术后,负重点转移,前足底部即可发生痛性胼胝。根治的方法是跖骨颈部截骨,消除足底前部表皮的压应力与摩擦。痛性胼胝会自然消失。贴垫疗法是临时措施,但它可使疼痛即刻消失。

用于跖骨痛的贴垫类型很多,此处介绍一些常用的贴垫:①胼胝贴垫:其贴附原则同鸡眼的贴垫,即将胼胝放在贴垫的缺损处(图 34-5-4);②跖骨痛贴垫:此类跖骨痛的贴垫,是在疼痛处仅有一个凹陷,将凹陷处对准痛处贴在前足部即可,也可把跖痛垫贴在疼痛跖骨头的近侧,抬高该跖骨而缓解疼痛(图 34-5-

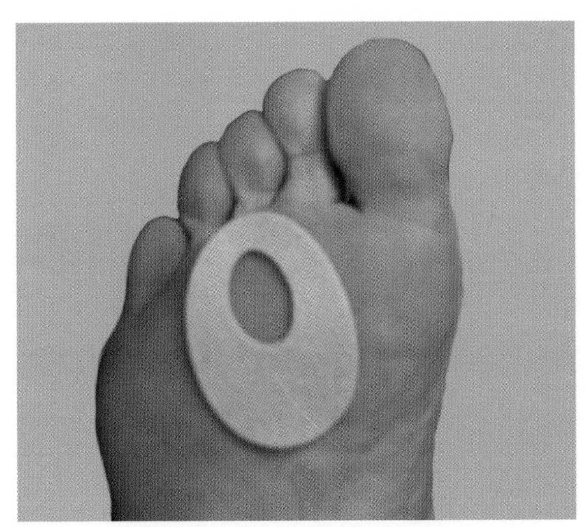

图 34-5-4　胼胝或鸡眼贴垫治疗

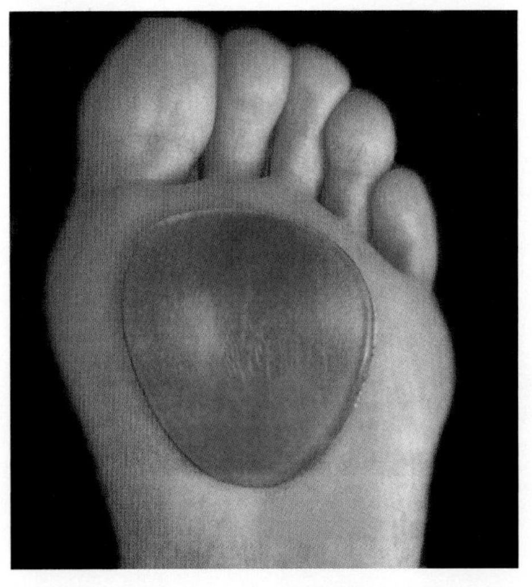

图 34-5-5　跖骨痛垫

5)；③自制前跖痛贴垫：可以根据足的形状，选用合适的前跖痛基础贴垫(图 34-5-6)贴附或自己用剪刀根据不同的疾病剪成不同的贴垫(图 34-5-7)使用。

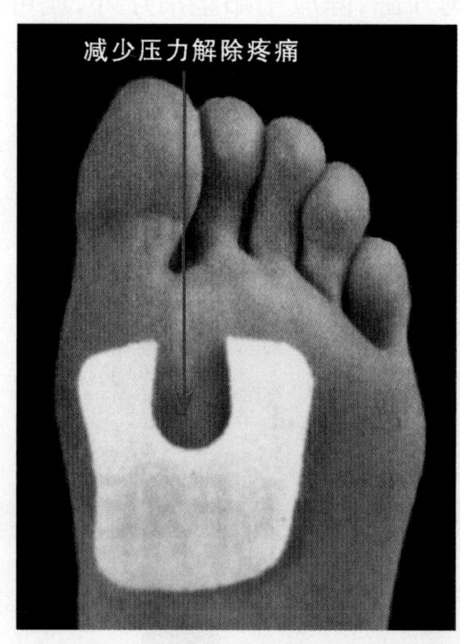

图 34-5-6　自制跖骨痛贴垫治疗

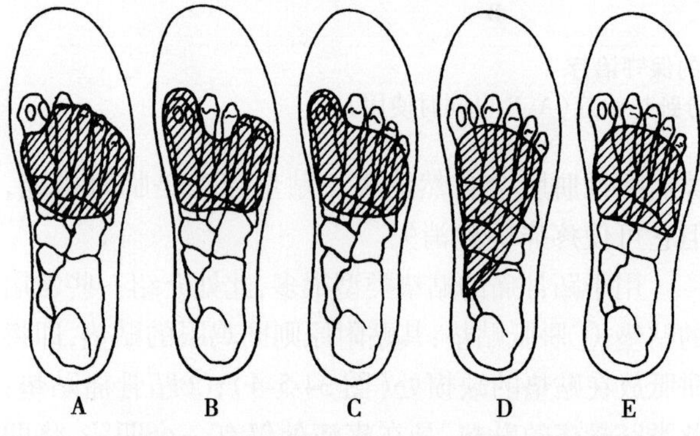

图 34-5-7　自制各种跖骨垫解除各种前足疼痛
A. 籽骨受压；B. Morton 神经瘤；C. 支持短的第一跖骨头，减少其他跖骨头受压；D. 支持足纵弓，减轻跖骨头的压力；E. 减轻跖骨头受压

(王正义)

参 考 文 献

1. Ron Seymour. Prosthetics and Orthotics. Philadelphia：Lippincott Williams & Wilkins，2002.
2. Tsung BYS，Zhang M. Effectiveness of insoles on plantar pressure redistribution. Journal of Rehabilitation Research and Development，2004，41：767-774.
3. Smith DG，Burgess EM. The use of CAD/CAM technology in prosthetics and orthotics. Journal of Rehabilitation Research and Development，2001，38：327-334.
4. Hijmans JM，Geertzen JH，Dijkstra PU，et al. A systematic review of the effects of shoes and other ankle or foot appliances on balance in older people and people with peripheral nervous system disorders. Gait Posture，2007，25：316-323.
5. Janisse DJ，Janisse E. Shoe modification and the use of orthoses in the treatment of foot and ankle pathology. J Am Acad Orthop Surg，2008，16：152-158.
6. Hong WH，Lee YH，Lin YH，et al. Effect of shoe heel height and total-contact insert on muscle loading and foot stability while walking. Foot Ankle Int，2013，34：273-281.
7. Chen YC，Lou SZ，Huang CY，et al. Effects of foot orthoses on gait patterns of flat feet patients. Clin Biomech (Bristol，Avon)，2010，25：265-270.
8. Tsung BY，Zhang M，Mak AF，et al. Effectiveness of insoles on plantar pressure redistribution. J Rehabil Res Dev，2004，41：767-774.
9. Ron Seymour. Prosthetics and Orthotics. Philadelphia：Lippincott Williams & Wilkins，2002.
10. Zequera M，Stephan S，Paul J. Effectiveness of moulded insoles in reducing plantar pressure in diabetic patients. Conf Proc IEEE Eng Med Biol Soc，2007：4671-4674.

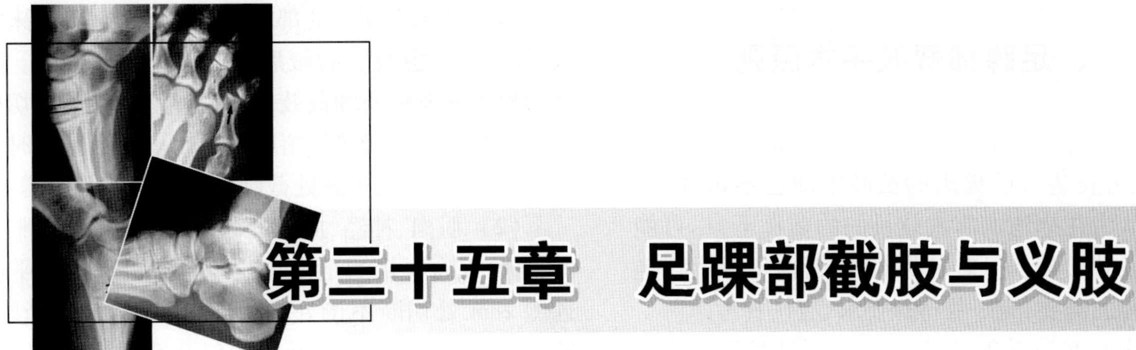

第三十五章　足踝部截肢与义肢

第一节　概　　述

截肢是指经骨或关节将此平面以远的肢体切除的一种外科手段，它是最古老的外科手术之一。近年来，随着生物力学理论研究与生物工程学的发展，新材料、新技术、新工艺的应用，假肢制作水平不断提高，尤其假肢新型接受腔的应用，使传统的末端开放式接受腔改为闭合的、全面接触与承重式的接受腔；使假肢可装配于任何残肢。因而，骨科医师要改变传统的截肢观念，树立截肢不仅仅是为了挽救生命，而同时又使截肢患者走上康复的第一步的理念。截肢既是破坏性手术又是重建与修复性手术。截肢手术要为安装假肢作准备，医师要了解截肢康复的知识，为残肢创造良好的条件，安装理想的假肢，发挥更好的代偿功能，给患者生活和工作以积极的补偿。

一、足踝截肢的适应证

由于截肢术后将造成无法补救的肢体残缺，因而术前必须严肃认真地选择适应证。近20多年来，由于骨科理论和技术水平的提高，尤其显微外科如显微血管神经外科技术的提高，各种皮瓣移植，骨移植和后期功能再造的飞速发展，及康复技术的应用，使很多严重的外伤后濒于死亡的肢体获得挽救，并恢复一定的功能，使截肢手术的发生率明显下降。所以截肢术的适应范围正在不断缩小。但当肢体确已失去生存能力而无法保留或保留将给患者带来严重后果，甚至危及生命；或肢体虽可存活，但无任何功能，给患者生活和工作带来诸多不良影响，而且还不如截肢后安装假肢的功能好时，仍是进行截肢术的适应证。

1. 严重创伤　由于机械性损伤或烧伤、冻伤等，使肢体组织损害到无法进行修复和功能重建的程度，或肢体血供受到不可修复的破坏而使肢体发生坏死者。

2. 肿瘤　肢体原发恶性肿瘤，无远处转移者；或虽已发生远处转移，因瘤体巨大，疼痛严重，或已发生破溃，或病理性骨折，患者极度痛苦时，亦可行截肢术以减轻患者的症状。少数良性肿瘤破坏范围大，严重影响肢体功能虽行局部切除亦只能留下一个无功能的肢体，也可考虑作截肢术。

3. 严重感染　某些感染，如破伤风，虽用药物和切开引流，但仍无法控制感染且呈蔓延趋势，甚至危及患者生命；或某些慢性感染，如骨髓炎、结核等，长期反复发作难以根治引起广泛破坏和肢体严重畸形，功能丧失者。

4. 周围血管疾病　近年来，由于周围血管疾病导致肢体坏死而行截肢的病例有增加的趋势。对已患动脉硬化的患者如发生急性动脉栓塞等动脉闭塞性疾病，或闭塞性脉管炎，均可导致肢体发生坏死而招致截肢。糖尿病伴动脉硬化患者下肢因缺血等发生足或趾的坏死和感染者更为常见，而且有些患者常常久治不愈，甚至难以控制疾病的发展而需行截肢治疗。

5. 周围神经病变或损伤　某些疾病，如脑膜膨出，坐骨神经损伤等可致下肢、足部麻痹、并发经久不愈的营养性溃疡，影响肢体功能。

6. 先天发育异常　某些先天畸形无法纠正或补救，为获得功能需行截肢治疗。有报道，几乎50%的包括足部在内的下肢先天性发育不良需行截肢术。

二、足踝部截肢手术原则

1. 截肢平面的确定　由于安装假肢技术的发展,以往为安装假肢提出的截肢平面已不再强调。故一般认为在达到术前截肢目的的前提下,尽可能地保留残肢长度。但对足踝部截肢,由于日后行走持重功能的需要,有一些特殊要求,应认真考虑。

临床观察告诉我们:截除整个踇趾虽不影响站立和正常速度的行走,但由于会使足部推进力减弱,在快速行进时会影响步态;截除第2趾可导致外翻;截除3~5趾中任何一趾,对足无明显影响。截除所有足趾对慢行影响不大,但明显影响快走、下蹲和跑跳。跖骨截肢明显影响行走,且越向近侧截骨影响越严重。由于背伸肌截断后失去止点,后足将发生严重马蹄畸形而影响行走功能,术中应将切断的肌腱固定在断端背侧;即使如此,仍有发生马蹄足的可能,故有学者提倡术中同时把胫后肌腱前移到足背,以免发生此并发症。经跖附关节的截肢是足部最近侧平面的截肢。后足和踝的截肢术效果较好的平面是踝上0.6cm的胫腓骨远端,如Syme踝部截肢(图35-1-1);其次是保留跟骨的截足,使跟骨与胫骨下端融合。

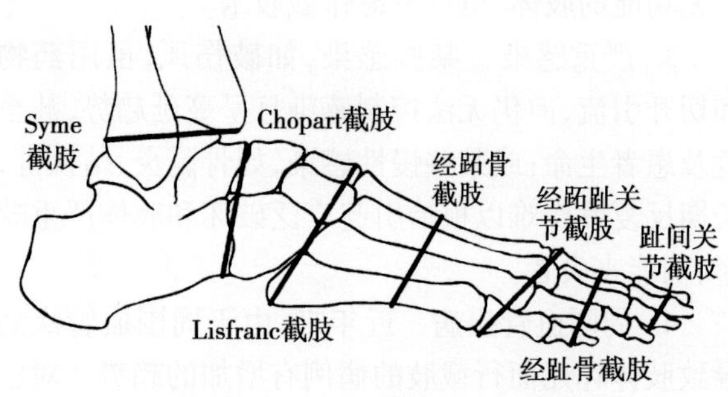

图35-1-1　足踝部截肢的不同平面

2. 止血带的应用　除血栓闭塞性脉管炎等血管病变者及幼儿等情况不宜使用止血带外,其他均可应用。可选用充气止血带,根据手术部位之不同捆扎于踝上部或膝上部。对感染和恶性肿瘤的肢体上使用止血带前,用抬高肢体5分钟的办法进行驱血。其他的情况下可用弹性驱血带由远向近侧卷绕肢体驱血。

3. 麻醉　通过趾骨、趾间关节、单趾的截趾,可采用局部阻滞麻醉。其他截肢用硬膜外麻醉,个别精神紧张者可应用全麻。

4. 软组织的处理

(1) 皮瓣形式:足部因负重行走与穿鞋袜之故,皮瓣要求愈合后的瘢痕勿处于受压摩擦区。故必须根据病变性质和截肢平面妥善地设计皮肤切口和皮瓣类型。一般多保留跖侧皮瓣。踇趾截趾时多保留跖内侧皮瓣,小趾处截趾则保留跖外侧皮瓣。

(2) 肌肉、神经、血管的处理:足踝部没有肥厚的肌肉,仅有少量的足内在肌。肌肉可比截骨平面远侧2cm处切断不予处理,无需用肌肉包裹断端。神经干向远侧拉出,在近端注射0.5%普鲁卡因后用锋利刀片切断之,任其回缩。切断的血管应予以结扎。胫前、胫后动脉应双层结扎。足踝部截肢肌腱的处理有其特点,在截趾及跖骨截肢时除踇长伸肌腱翻转缝合在跖侧屈趾肌腱上外,其余均不缝合。前足截肢时应把跖、背侧肌腱缝合于截肢远端同侧的骨膜上。其余截肢仅切断肌腱即可。

(3) 骨断端处理:骨的截断平面,应稍高于软组织。截断后应用骨凿锉平。勿将骨膜从骨近端剥离。在趾、跖骨截骨时,横行截骨后近端的跖侧应再斜行切除一小块骨质,并锉成钝圆状,以防术后行走时疼痛(图35-1-2)。

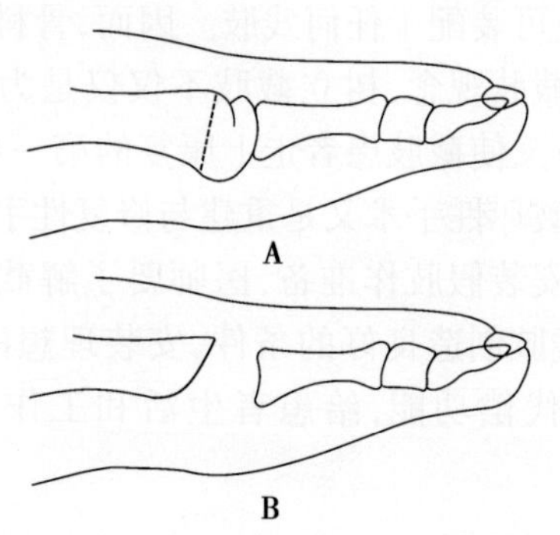

图35-1-2　跖骨截肢后近端跖侧的处理

A. 跖骨头截除的平面;B. 跖骨头截除后跖侧的处理

5. 引流　伤口关闭前应去止血带彻底止血,以防伤口内渗血积液发生感染。关闭伤口时放入橡皮片引流,术后24~48小时拔除。

三、截肢的并发症与处理

1. 出血和血肿形成　主要由于术中血管结扎不当所致。术后应经常观察敷料被血液污染的情况,可疑时应解开敷料检查伤口及时止血处理。因渗血造成的积血应及时抽出加压包扎。

2. 感染　糖尿病患者截肢术后易并发感染。如有积液应及时抽出,并应用抗生素防止感染。如有感染应及早切开引流,经细菌培养行药敏试验选

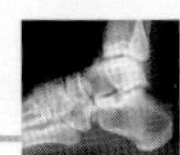

用合适的抗生素治疗。此类患者应随时警惕并做好继发性出血的处理。

3. 坏死　皮缘坏死经保守治疗多可自行愈合。皮肤和深层组织的严重坏死常表示残端血供不足，应密切观察病情，尽早确定是局部的组织缺血还是截肢平面过低；若为前者可用转移皮瓣覆盖切除后的已坏死的皮肤与深部组织，如为后者应迅速作近端平面的再截肢术。

4. 神经瘤　神经切断后约有 20% 多的残端神经纤维再生而发生神经瘤，并可产生明显的疼痛。神经瘤疼痛常与神经纤维周围被瘢痕组织固定或其他因素受压和牵拉或合并血供不佳有关。配备假肢时应避免在神经断端处的压力刺激。对保守治疗不能解除神经瘤性疼痛时，应考虑行神经瘤切除术。

5. 幻肢痛　少数患者在截肢术后感到肢体仍然存在，有时伴难忍的针刺痛、受压后的麻木感；持续存在，夜间加重，治疗常较困难。患者应接受全面的心理评估，并采用如局部神经阻滞及鉴别性脊柱麻醉等诊断措施进行生理性评估。然后给予包括药物治疗、心理治疗、超声波、水疗、及经皮神经电刺激等综合治疗。

第二节　足部截肢术

一、概　　述

肢体病变或损伤无法修复时需要实施截肢手术。以往的截肢手术多是由于肿瘤或严重创伤，青壮年及儿童居多；但近年来随着人口老龄化，糖尿病和周围血管疾病导致截肢数量迅速增加，这部分患者主要为中老年人。手术医生既要考虑截肢手术本身的成功，又要关注术后康复和功能重建，包括安装假肢。足部截肢的常见适应证包括：

1. 周围血管病变　下肢截肢大多数归因于动脉硬化和糖尿病，近年来糖尿病足导致的足部截肢呈明显上升趋势。随糖尿病病程的延长，将出现周围血管、神经病变。下肢血管病变首先产生足部血液供应障碍，组织修复愈合能力下降；一旦发生损伤，即使是轻微损伤，亦不易愈合，容易并发感染，形成慢性溃疡甚至坏疽。糖尿病性周围神经病变可导致足部感觉减退，皮肤神经营养状况异常；使得足部反复损伤并且愈合延迟。因周围血管病变行足部截肢术前应当仔细检查、判定患足的血液供应，皮肤感觉，坏死深度和范围，控制继发感染；尽量保证截肢后切口能顺利愈合。对于一些不能确定截肢平面、远端有感染的糖尿病足患者应当先实施开放式截肢，待伤口条件良好时二期闭合切口以达到完全愈合。手术中闭合切口前放松止血带，应当看到皮肤切口边缘组织结构正常、无水肿、有新鲜血液流出，否则切口上移至更近的平面找到最佳切割缘。围手术期严格控制血糖也是预防术后感染，避免残端坏死不愈合而再次手术的重要措施。

2. 创伤　青壮年人截肢的最常见原因是创伤。足部严重碾压伤、软组织广泛挫灭、血液供应不可修复时，需要实施截肢(足)手术。有些创伤，急诊处置时不能立刻确定是否截肢，可先行清创手术，经过几天密切观察，再做出最后的正确决定。热压伤、烧伤或冻伤造成足部组织彻底破坏时，可能需要足部截肢；但不应一期手术，首先采取保守治疗直至坏死范围稳定，界限清楚后再行二期截肢。这样可以避免截肢不足，断端坏死、不愈合而再次手术，又尽可能多地保留了有活力的正常组织和肢体。电烧伤时深部组织的损伤范围经常超出表面的损伤范围，所以确定截肢平面会有困难。术前应当有一段时间的观察期，手术过程中仔细判断深层肌肉组织坏死的范围，切除全部坏死组织；判断肌肉活力是根据肌肉颜色、质地、张力、收缩性和断端血运。

3. 肿瘤　足部良性肿瘤很少需要截肢，特殊情况包括肿瘤巨大或继发皮肤破溃、慢性感染。足部恶性肿瘤，无转移扩散者可能需要足部截肢作为根治性治疗。对于一些有远处转移的足部恶性肿瘤，如肿瘤导致皮肤破溃、感染或剧烈疼痛，也需要实施截肢手术。恶性肿瘤截肢平面应达到根治标准，但可能要采用非常规切口。趾骨的恶性肿瘤最好采取足趾截除，达到根治，而不会影响患足功能；肿瘤位于近节趾骨基底，侵犯跖骨时需要实施跖趾列切除术。跖骨的恶性肿瘤可选择跖趾列切除或跗中关节离断术。中远列跗骨的恶性肿瘤可选择跗中关节离断术或 Syme 截肢术。距骨或跟骨的恶性肿瘤可能需要踝上截肢。

4. 其他　极少数慢性感染性病变适于截肢手术。足部结核继发感染，皮肤溃烂，长期不愈合可能需要截肢。足部慢性骨髓炎长期不愈合、慢性窦道继发癌变也应实施截肢手术。神经损伤、脊髓病变导致肢体感觉障碍，形成足部营养性溃疡经常合并感染，有时也需要截足手术。

足背侧皮肤薄软，不能耐受压迫、摩擦，所以足部截肢都应当尽可能采用跖侧长、背侧短的皮瓣。

二、足趾截肢

足趾截肢术适用于足趾的坏疽、严重感染和不可修复的损伤。对于感染性的病变手术前要行足部X线检查判断骨髓炎的病变范围及程度，有助于帮助确定截趾平面。足趾近端血运不良者，应慎用此截肢术。经皮氧分压测量<30mmHg者，应采用足部更为近端的截肢术。如果需要多个足趾截肢时，经跖骨截肢术可能更为合适。对踇趾，应尽可能保留趾骨长度，经跖趾关节离断，可失去籽骨和屈踇肌腱功能，对步态影响更为明显。可行足部神经阻滞麻醉，患者取仰卧位。其操作步骤：

1. 手术可以采用三种切口，包括内、外侧等长皮瓣，跖、背侧等长的皮瓣，及跖侧长、背侧短的皮瓣。由于足部背侧的皮肤不能耐受压迫和摩擦，所以一般都选用跖侧长、背侧短的切口（图35-2-1A），跖侧皮瓣的长度应略长于足趾截骨平面跖背侧间的直径。皮肤切口从截骨平面内侧中点开始，弧形经足背至足趾外侧的对应部位，采用同样的方法做跖侧切口（图35-2-1B、C）。

2. 向近端游离皮瓣至截骨水平。结扎血管，将肌腱及神经向远端牵拉后切断肌腱及神经，使其近端回缩至截骨平面近端，截断足趾，磨平断端。缝合皮瓣，3-0可吸收缝线缝合深筋膜及皮下组织，4-0尼龙线缝合皮肤。

3. 手术中应注意

（1）手术过程中要注意无创操作，避免在皮肤张力较大时过度牵拉皮缘。在缝合时避免用镊子夹取皮缘，以减少皮肤坏死的可能性。

（2）在截肢手术中要注意观察残端的血运情况，若发现残端血供不良时要及时采取更近端的截肢。否则可能会因为残端血运不良而造成截肢术后再次坏死而增加二次截肢的可能性。

（3）缝合皮肤时，对于切口两端形成的“猫耳朵”，不必过度修整。将来会自行吸收。

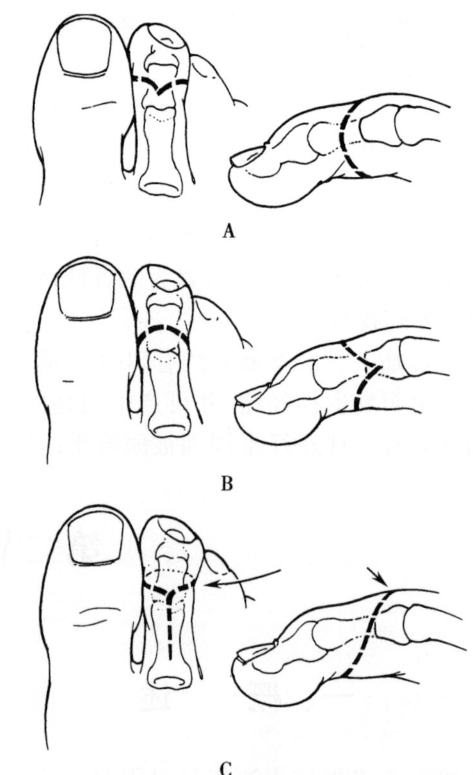

图35-2-1　足趾截趾术切口

A. 内、外侧等长皮瓣；B. 跖、背侧等长的皮瓣；C. 跖侧长、背侧短的皮瓣

三、足趾远端Syme截肢术

对于严重的足趾畸形，甲沟炎以及反复发作的足趾感染可以考虑做远端Syme截肢术。比较常见的是踇趾的Syme截肢，但有时也可以在小趾上做Syme截肢手术。可行足部神经阻滞麻醉，患者取仰卧位。其操作步骤：

1. 在足趾远端背侧做椭圆形切口，切除趾甲，进而切除整个甲床及甲下基质。需要注意的是要将切口近端的甲下基质也完全切除。

2. 用微型摆锯切除甲床下的趾骨。一般要切除至少1cm长的远节趾骨，有时候根据病情需要可能会切除更多的趾骨。磨平断端（图35-2-2）。

3. 手术中应注意

（1）手术中要确保切除足够长的趾骨，否则由于残留的趾骨过长而造成皮肤张力过大，伤口不愈合。在手术中如果发现皮肤张力较大时，需要再切除部分远节趾骨。

（2）远端Syme截肢术后残端可能会呈球状，不是很美观，可以通过手术中修整残端皮瓣来纠正。

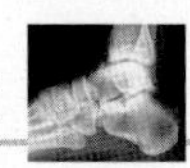

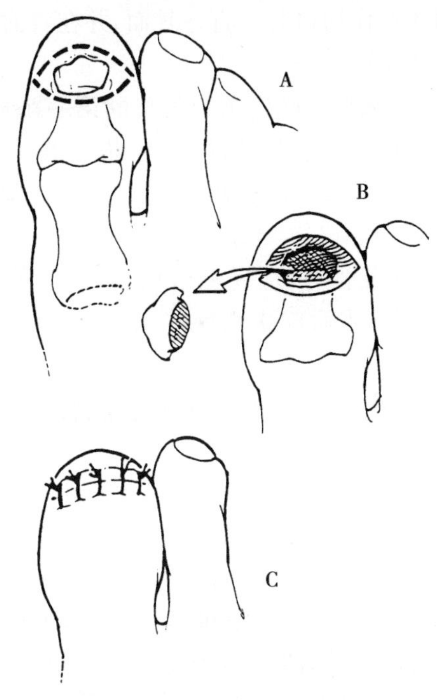

图 35-2-2　足趾远端 Syme 截肢术示意图
A. 切口;B. 截骨;C. 缝合

四、近节趾骨基底部截肢术

近节趾骨基底部截肢同足趾截肢术一样适用于足趾远端不可逆的病变和损伤。可行足部神经阻滞麻醉,患者取仰卧位。操作步骤为:

1. 手术切口与足趾的不同而有所差别

(1) 对于踇趾需要做一长的后内侧皮瓣,将其向外翻转缝合于外侧皮缘。手术切口起自踇趾基底前部的中线,向远端至踇趾内侧及后内侧,长度略长于踇趾前后直径,经跖侧面延伸至趾蹼。

(2) 对于2、3、4 趾截趾选择背侧网球拍样切口,切口始于跖趾关节近端约 1cm 处,向远侧达近节趾骨基底,绕过足趾后在屈侧横纹水平通过跖侧面。截趾后缝合两侧皮瓣。

(3) 对于第 5 趾的截肢需要做一个长的外侧皮瓣于内侧皮缘缝合后覆盖截趾后的缺损区。

2. 切开皮肤,显露肌腱与血管。结扎血管,将肌腱及神经向远端牵拉后切断肌腱及神经,使其近端回缩至截骨平面近端,截断足趾,磨平断端。缝合皮瓣,3-0 可吸收缝线缝合深筋膜及皮下组织,4-0 尼龙线缝合皮肤。

五、跖趾关节离断术

跖趾关节以远足趾的不可逆的病变和损伤,可行跖趾关节处离断截肢。跖趾关节离断术手术方法与近节趾骨基底部截肢术基本相同,只是截骨平面有所不同。可行足部神经阻滞麻醉,患者取仰卧位。操作步骤为:

1. 手术时一般选择长的跖侧皮瓣,游离皮瓣至跖趾关节水平。

2. 在足趾极度跖屈时切断背侧的关节囊,切断屈肌腱及血管神经,伸直足趾后切除残余的关节囊。

3. 对于踇趾或小趾离断时切除跖骨头边缘突出的部分,使手术后足部边缘比较平整。

4. 结扎血管,切断肌腱及神经,经跖趾关节截除足趾。切除关节软骨,磨平断端,避免有骨性突起而增加术后再次发生局部破溃的可能性。

5. 手术中应注意

(1) 第 2-4 趾关节离断后有可能会形成死腔,在缝合切口前放松止血带,充分止血后并放置引流。

(2) 一般单个的足趾切除对于足部的行走和站立影响很小。即使是踇趾切除后对于站立和正常步态的行走也不会产生实质性的影响,但在快速行走或跑动时,由于缺乏踇趾的推进力会出现跛行。

(3) 第 2 趾切除后常会发生踇外翻畸形,因为第 2 趾切除后踇趾有向外侧倾斜的趋势。手术后早期可在 1、4 趾之间用敷料填充以避免踇趾外翻。伤口拆线后可采用支具预防踇趾外翻。

六、第 1 跖或第 5 跖列截肢术

第 1 或 5 足趾不可逆的病变和损伤,已经侵犯跖趾关节以远而又无法挽救者(图 35-2-3),可行跖列截肢。内侧跖列截肢术常用于治疗由于化脓性关节炎或骨髓炎引起的第一跖骨头部位的穿透性溃疡。可行足部神经阻滞麻醉,患者取仰卧位。操作步骤为:

1. 第 1 或第 5 跖趾关节截肢术手术切口从足的侧面开始,踇趾从内侧凸起部、第五趾从外侧凸起部中线开始,向背侧延长,至近节趾骨中部后转向跖侧。

2. 全厚皮瓣剥离至跖趾关节。于背侧打开关节囊显露足底皮瓣,离断关节,切断神经血管并止血。

3. 沿跖骨干向近端延长切口,可以部分或全部截除第 1 或第 5 跖骨,切断肌腱和神经,缝合皮瓣关闭伤口(图 35-2-4 ~ 图 35-2-5)。

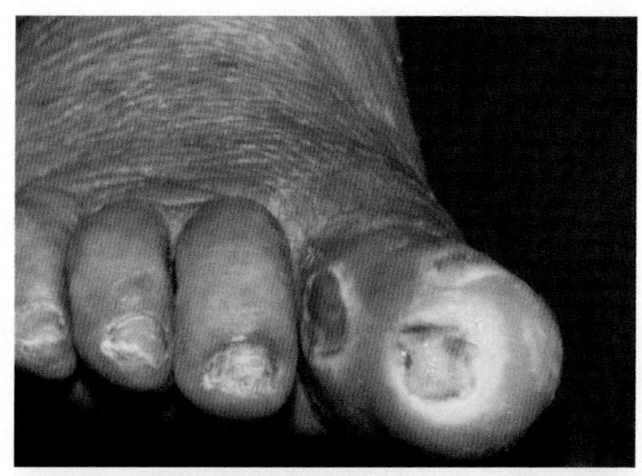

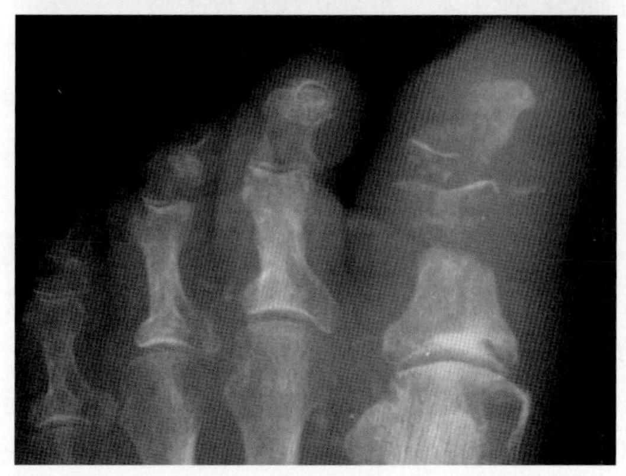

图 35-2-3　拟行第 1 跖列截肢术前

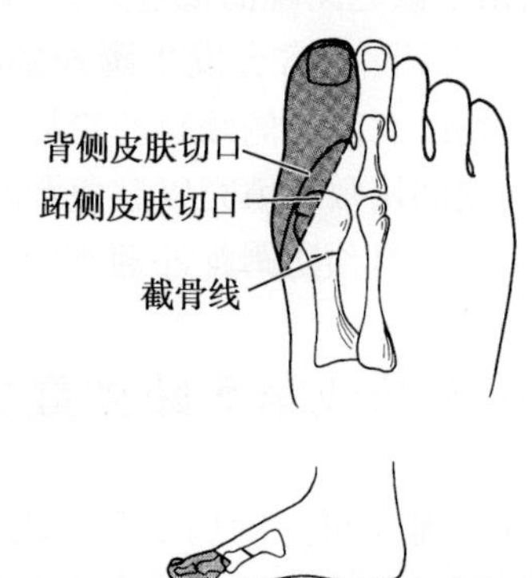

图 35-2-4　第 1 跖列截肢术示意图

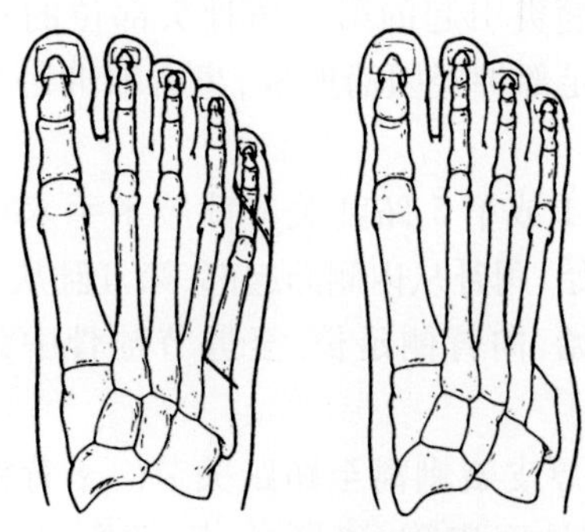

图 35-2-5　第 5 跖列截肢术

4. 手术中应注意

（1）对于糖尿病足或慢性骨髓炎的患者由于组织层次不清，如果皮瓣过薄，术后可能会出现皮肤坏死，因此在作切口时要直达骨面，并在骨面上掀起皮瓣，做成全厚皮瓣。

（2）如果要在跖楔关节处离断第一跖骨，要注意有足背动脉的穿支经过，它在跖楔关节远端约 1cm 处进入足底。在切断该分支时要注意结扎或电凝。

（3）在截骨时，应使截骨面倾斜，避免由于尖锐骨边缘引起术后皮肤刺激。

七、中间跖列截肢术

有时对于糖尿病足或一些足的慢性感染需要切除部分或全部的中间跖列，在切除第 3 或第 4 趾后，闭合伤口有时比较困难，可以考虑做第五跖骨基底截骨有助于闭合伤口。中间超过两个以上跖列截肢时，建议行经跖骨截肢。可行足部神经阻滞麻醉，患者取仰卧位。操作步骤为：

1. 沿所要切除足趾的两侧做切口，切口向跖侧和背侧延伸。

2. 可以牵开或切断伸肌腱以方便显露，去除两侧的固有肌，清除跖骨跖侧的附着组织。

3. 在切除跖骨之前可以离断一个或几个跖趾关节，这方便截肢手术的进行。

4. 在跖骨基底部截断。

5. 向中央推挤内外侧跖骨，减小切口间张力，缝合皮瓣，关闭伤口（图 35-2-6）。

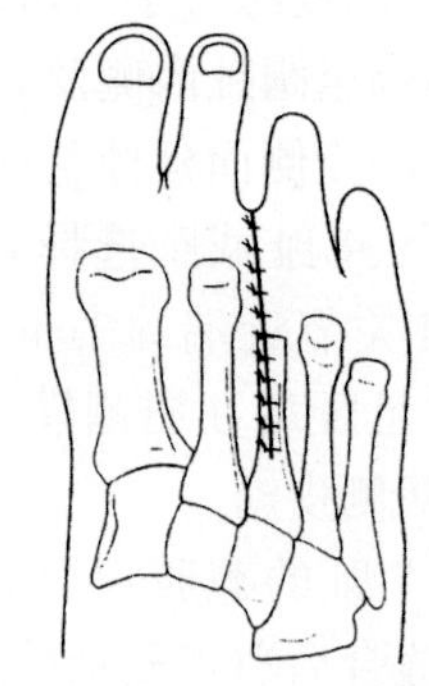

图 35-2-6　中间跖列截肢术

6. 手术中应注意

（1）在楔骨水平处作关节离断是比较困难的，因为无法充分显露，关节囊韧带的强度比较大以及跖楔关节面的角度的影响。

（2）第 2 跖列切除后，使踇趾更加不稳定，有发生或加重踇外翻的可能。因此，对于术前内侧跖列已有不稳定者，可以同时融合第 1 跖楔关

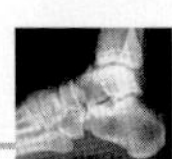

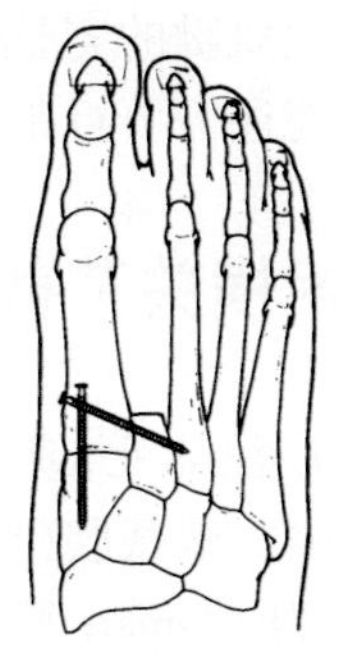
图 35-2-7　第 1 跖楔关节融合

节(图 35-2-7)。

八、经跖骨截肢术

经跖骨截肢适用于前足多个足趾的病变(图 35-2-8B)。在多发跖骨头部位溃疡或感觉神经病变时也十分有用。但该手术需要有前足跖侧皮肤完好,以能够向前反折并与足背部皮肤缝合。足部的功能损害与截肢平面有关,截肢平面越靠近远端对足部功能的影响越小。由于此部位的截肢保留了跖骨近端的肌肉附着,它是保持基本步态功能的最近端的截肢术。由于足的短缩不多,较容易放置足垫后穿正常的鞋行走。可行足部神经阻滞麻醉,患者取仰卧位。操作步骤为:

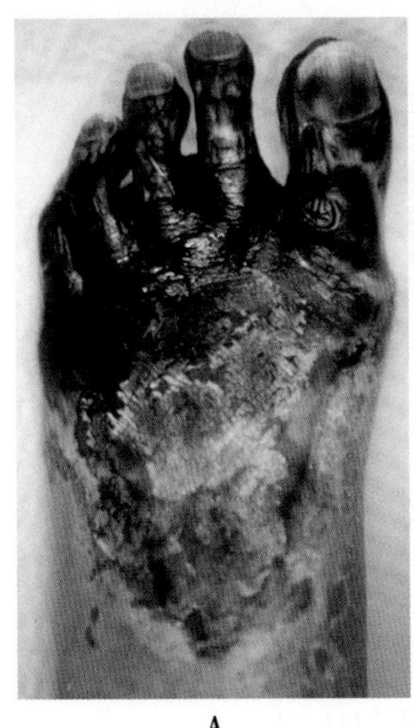
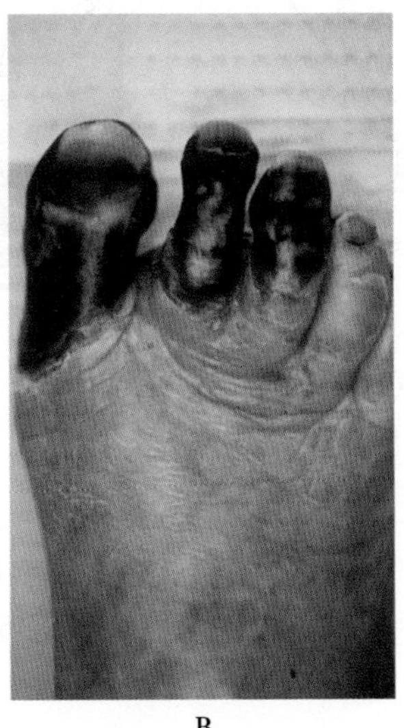
A　　B

图 35-2-8　截肢平面选择
A. 拟行经距舟关节截肢;B. 拟行经跖骨截肢

1. 手术切口选择背侧短、跖侧长的切口,背侧切口达跖骨颈水平,自足背前内侧开始做切口成弧形向远端超过截骨平面,再到足外侧缘中点。跖侧切口凸向远端,远端超过跖骨头(图 35-2-9)。

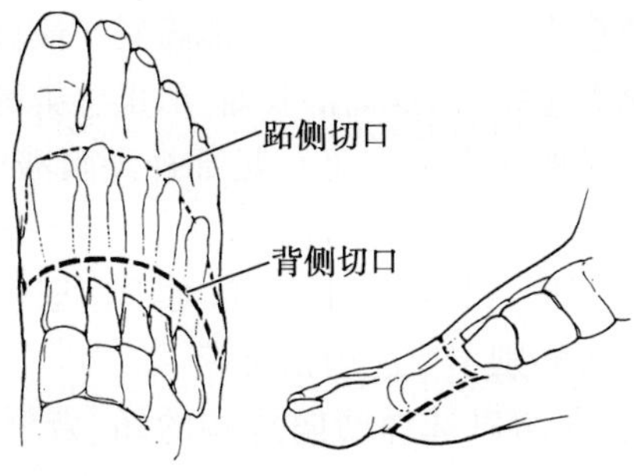

图 35-2-9　经跖骨截肢术的手术切口

2. 于跖趾关节处去除足趾,在跖骨中远 1/3 处截断跖骨(图 35-2-10)。应使跖骨远端残端呈圆弧形,并将跖骨远端跖侧面修成斜面,以减小在行走时跖骨远端所受到的应力。

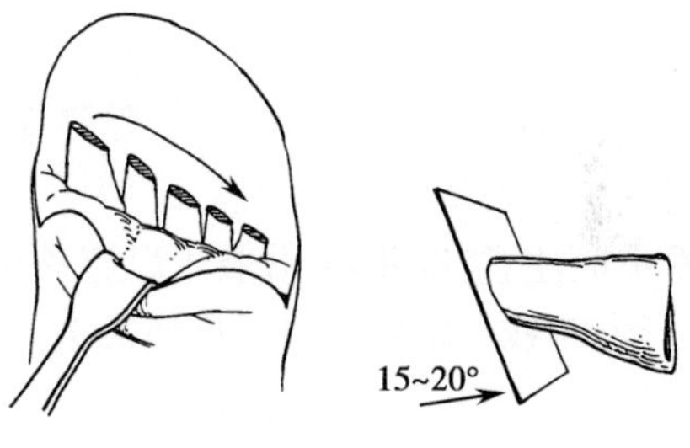

图 35-2-10　经跖骨截肢术的跖骨截肢平面

3. 电凝或结扎足背及足底的血管,将肌腱和神经向远侧牵拉,在截肢平面的近端将其切断,使其回缩至截骨平面近端。

4. 修整跖侧皮瓣,将足底肌肉修剪薄呈斜形,修整截骨断端,跖侧皮瓣向背侧翻转后覆盖截骨断端,并与背侧皮瓣缝合。

5. 术后可选用小的负压引流并放置 24 小时。术后进行石膏固定 3 ~4 周。

6. 手术中应注意

(1) 手术过程中应将第一跖骨内侧缘和第五跖骨外侧缘修整成斜面以防止今后局部磨损皮肤,破溃。

(2) 由于内侧皮瓣覆盖的面积较大,内侧切口要略长于外侧切口。跖侧皮瓣要包括皮下脂肪组织及薄层斜行的足底肌肉组织。

九、经跖跗关节截肢术

经跖跗关节的截肢术又被称为 Lisfranc 截肢术,此截肢术后由于足背伸肌腱的附着点的消失而可能会发生马蹄足畸形,另外由于缺乏足趾的推进力而造成患者术后出现行走功能障碍。该截肢术适用于前足严重损伤、或局部肿瘤、严重感染等病损无法挽救前足的生存时。可行足部神经阻滞麻醉,患者取仰卧位。操作步骤为:

1. 手术时可以使用止血带,对于糖尿病足和下肢缺血性疾病则不要应用止血带。

2. 手术切口选择凸向远端的跖、背侧弧形切口,跖侧皮瓣长于背侧,背侧皮瓣的远端位于跖骨基底上方,跖侧皮瓣远端达跖趾关节水平。

3. 结扎足背及足底的血管。足背侧的各伸肌腱于截骨平面予以切断,在跖跗关节水平处切断跖筋膜和各个屈肌腱。

4. 切断跖楔关节和跖骰关节,切除关节软骨面,修整截骨断端。

5. 将伸肌腱断端缝合固定在楔骨、骰骨远端背侧。

6. 修薄跖侧远端皮瓣,缝合跖、背侧皮瓣,伤口内同样要放置引流 24～48 小时。

手术中应注意:Lisfranc 截肢术后容易出现马蹄足畸形,行走时残端跖屈可造成疼痛甚至溃疡形成,影响手术预后。因此在手术过程中将伸肌腱的断端缝合固定于楔骨和骰骨的背侧。也可保留部分第五跖骨基底维持腓骨短肌腱的完整性。另外为预防足下垂畸形的发生可能还需要行跟腱延长。

十、跗横关节截肢术

前足跖骨以远广泛坏死,或严重感染而不能挽救其生存时可行跗横关节截肢(图 35-2-8A)。跗横关节截肢术又被称为 Chopart 截肢,它是指经过距舟关节和跟骰关节的截肢手术。距舟关节和跟骰关节形成横行的 S 形,属于连动的关节,对于足部的功能是属于一体的。手术时从距舟关节和跟骰关节处截断足部,保留距骨和跟骨,主要适用于前足的病变。由于足背皮肤的耐磨性较足底的皮肤差,所以手术时要选择足底的皮瓣覆盖残端。但是同 Lisfranc 截肢术一样,手术后容易出现马蹄足畸形。可行足部神经阻滞麻醉,患者取仰卧位。操作步骤为:

1. 大腿根部应用气囊止血带,但对于糖尿病足和下肢缺血性疾病则不要应用止血带。

2. 手术切口选择背侧短、跖侧长的切口,切口相交于足的内、外侧缘,背侧切口远端达舟状骨水平,跖侧切口远端达跖骨中段(图 35-2-11A)。

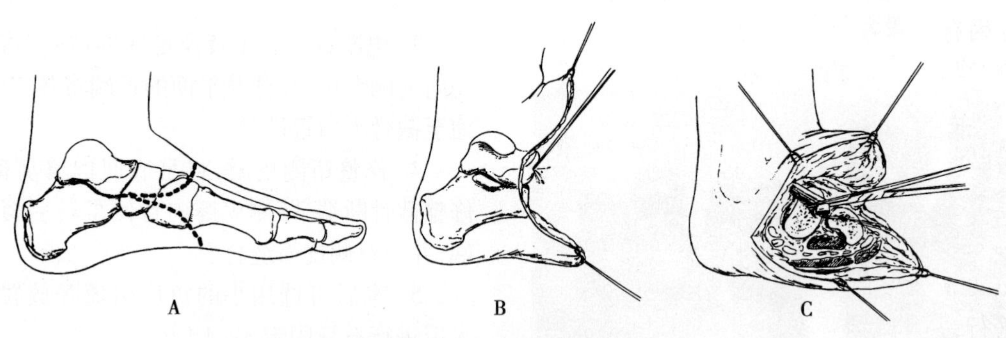

图 35-2-11 跗横关节截肢术

A. 手术切口;B. 切除关节软骨;C. 肌腱移位

3. 显露出肌腱、神经、血管后,将肌腱及神经向远侧牵拉,在截肢水平的近端切断肌腱及神经,并结扎足背动脉及足底的血管。

4. 切开距舟和跟骰关节的关节囊及韧带,离断关节后完成截肢。切除关节软骨面,修整骨的断端,缝合跖、背侧皮瓣,伤口内放置引流 24～48 小时(图 35-2-11B、C)。

5. 手术中应注意

(1) 为预防马蹄足畸形的发生,将胫前、后肌腱前移固定在距骨背侧,腓骨肌腱前移固定在跟骨背侧。此外,还需要切断跟腱,可经皮在跟腱近侧附着点将其切断,使踝关节及后足能够充分背伸。

(2) 为使术后穿鞋更为舒适,可切除距骨头背内侧和跟骨背外侧(图 35-2-12)。

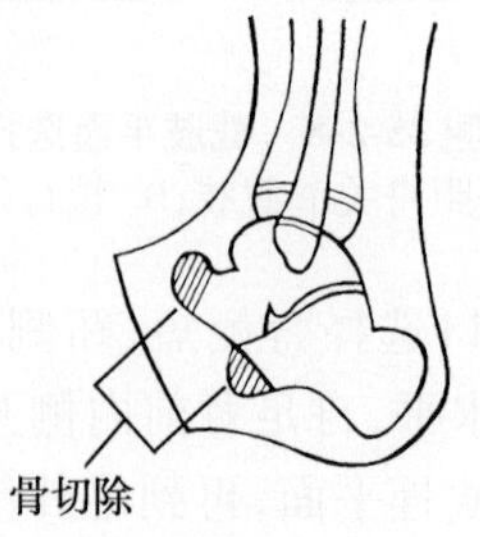

图 35-2-12 距骨和跟骨部分切除

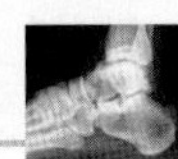

第三节　踝部截肢术

踝部截肢术后，不仅需要有一个能承重的截肢端，还需要在残端与地面之间留有适当空间，以备装配带有踝关节机制的人工足义肢。在所有踝部截肢术中，Syme 截肢术较其他任何手术更能满足这一要求。截骨平面在胫骨远端关节面上方约 0.6cm 处，而且通过踝关节髁穴顶；足跟部皮瓣坚韧耐磨为日后提供了正常的负重皮肤。

一、Syme 截肢术

此术式避免了跗间关节截肢所致的术后严重马蹄畸形及其他术式术后跟骨和胫骨下端间骨性融合的困难。形成一个耐久利于负重的残肢端，又使下肢的短缩恰到好处，便于佩戴假"足踝"结构行走。即使不使用假肢，也可作短距离完全负重行走。

Syme 截肢术后可有两种截然不同的结果：结果良好时，成为下肢截肢术中最好者。结果差时，毫无功能，必须在更高的平面上再次截肢。造成手术失败的常见原因有二：足弓垫移向后方及术中过度修剪残端两侧"猫耳朵"造成皮肤坏死。此外，该术式最大的缺陷是美观问题。因残端覆盖有宽厚的跖侧皮肤而变得十分臃肿，术后需安装肥大而又笨重的假肢，女性患者大都不愿接受该术式。故此，Sarmiento 改良 Syme 手术方法，他提议在踝关节上方约 1.3cm 处横向截断胫腓骨，使截骨面与胫骨远端关节面平行，并切除内外踝；结果使得球形残端变得更小而容许使用更美观的义肢。

手术方法：踝关节置于 90°位。该术式需作一个单一的长后跟皮瓣。皮肤切口起点分别在外踝尖端及内踝尖端下方 2cm 处。连接这两点的背侧切口与胫骨长轴和足的长轴呈 45°夹角，连接这两点的跖侧切口与胫骨长轴平行（图 35-3-1）。切开皮肤深入切口，分开所有结构直至骨组织。将足跖屈，切开踝关节囊前部。将手术刀插入内踝与距骨之间的关节间隙内，向下切断三角韧带，注意保护后面的胫后动脉；在外侧以同样的方式切断跟腓韧带。将骨钩放入距骨后方，使足尽量跖屈，向后继续解剖，切开踝关节后方关节囊。继续向后解剖，接近跟骨的后部，辨认和显露跟腱。于止点处切断跟腱，注意勿损伤表面皮肤。用骨膜起子从跟骨内外侧表面将软组织分离，并将足进一步跖屈。继续沿跟骨下面行骨膜下解剖分离，直至达到跖侧皮瓣的远端。然后，去掉除足跟皮瓣以外的所有足部组织。向后牵开皮瓣，自胫骨和踝部分离软组织。并于关节线上方 0.6cm 处环形切断骨膜，在这个平面截断胫骨和腓骨，这样截骨线正好经过踝关节踝穴的顶部中央。只有这样截骨，患者站立时胫骨和腓骨平面才能与地面平行。将截骨残端修整圆滑，然后分离跖内外侧神经，并将其在截骨断面近侧切断。向下牵开并切断所有裸露的肌腱，使其向近端回缩到小腿内。游离胫后动脉和静脉，在足跟皮瓣远侧的近侧缘处结扎、切断。在前方皮瓣内结扎、切断胫前动脉。修整跖侧的所有肌肉残端和足跟皮瓣筋膜，注意保留完整的皮下脂肪及其间隔，因为它是一种特殊的耐

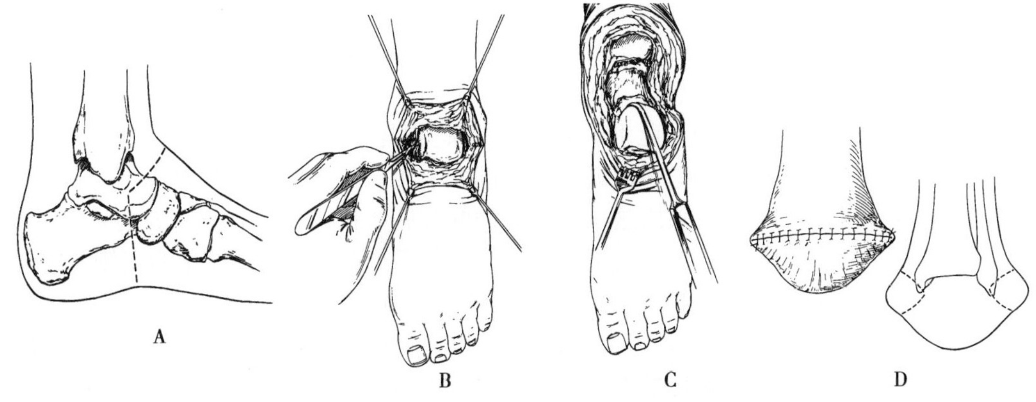

图 35-3-1　Syme 截肢术示意图

A. 皮肤切口；B. 切断三角韧带；C. 切除距跟与跟骨；D. 术后外形

压的组织。松止血带止血，冲洗伤口后，为防止足跟部皮瓣向内后方移位，在胫骨和腓骨前钻数个骨孔，经孔道将跟垫内层的深筋膜缝至骨端。然后，用不可吸收丝线将足背、足跖侧的皮瓣拉紧缝合，伤口两侧放置橡皮引流条。伤口覆盖薄层敷料后，为防止足跟部皮瓣向内后方移位，可用两条宽胶布十字交叉固定。外面再用多层敷料覆盖后加压包扎，用膝上石膏固定膝关节于功能位。术后48小时去引流条，2周拆线后用弹性绷带包扎3~4周。

术中注意事项：①在足跟部皮瓣中，从皮肤向跟骨骨膜和跖筋膜发出许多纤维间隔。它们包绕脂肪组织形成许多小腔，有液压缓冲作用。这是足跟部皮肤抗压力强的主要原因。故术中在切除跟骨时要在骨膜下进行，以免破坏这一结构。②胫后动脉的切断，应在其分出足底内、外侧动脉之后，以不影响足跟部皮瓣的血运，尽量在分支远侧结扎切断。③在皮瓣缝合后，伤口两侧将有猫耳状的多余皮肤，但不需加以修整，否则将影响足跟部皮瓣的血供引起皮瓣坏死，这种猫耳状皮肤多余会随残肢软组织的收缩而消退。

二、两阶段 Syme 截肢术

以往，大多数骨科医师主张不采用 syme 截肢术处理缺血性肢体。这是因为该术后切口的不愈合率是非常高的。近年来，由于术前检测技术的提高，如通过超声多普勒节段性血压监测、经皮氧分压测定、放射性氙清除率测试等手段判断踝部血运情况而正确选择适应证，大大提高了 Syme 截肢术的成功率。Wagner 报道了二阶段 Syme 截肢术用以治疗伴有坏疽或感染的糖尿病患者，已取得了显著的成功。

当前，二阶段 Syme 截肢术是用来治疗前足有明显感染者，以增加手术的成功率。已经证明这种方法对糖尿病患者非常有益处，特别适用于术前经精密仪器检测肢体有充分血运的糖尿病患者。1954年 Spittler，Brennan 和 Payne 成功地采用了此手术方法，并进行了报道。然而，是 Wagner 推广并最成功的应用了这个手术方法。目前，Wagner 采用这个方法治疗经保守治疗无效的前足坏死或严重感染患者，这些患者不适合行更远端的截肢，经超声多普勒节段性血压测定显示局部组织有充分的血供，结果采用二阶段 Syme 截肢术使95%符合条件的患者术后残端切口愈合良好。

该手术第一阶段包括踝关节离断术，保留胫骨的关节软骨和双踝及以采用抗生素负压灌注冲洗伤口的 Syme 方式关闭切口。灌注冲洗持续至局部和全身感染征象消失。6周后，如果残端愈合良好，则可以进行第二阶段的手术，去掉双踝和缩窄残端以更好地安装义肢。

手术方法（Wagner）：

第一阶段：为了保证略长的皮瓣覆盖踝部，于内、外踝尖前下方各1cm处开始做切口。下方切口横跨足底将此两点连接起来，切开所有层次直至骨质。背侧切口斜行越过踝关节，连接上述两点，切开所有层次至骨质。将足背侧的所有肌腱向远端牵拉至伤口并横行切断，使其回缩到皮缘内。辨认并结扎足背动脉。切开踝关节前方关节囊，使足跖屈，横行切断踝关节内外侧副韧带，注意保护胫后动脉。用骨钩牵拉距骨体使足进一步跖屈，在跟骨上外侧面开始骨膜下剥离。向后内面继续解剖，在跟腱止点处横断跟腱，注意防止损伤内侧的胫后动脉。横断跖筋膜将足与小腿分离。在足跟皮瓣皮缘附近结扎胫后动脉，向远端牵拉胫后神经并切断之，使其回缩至皮缘内。切口内放置负压灌注管。修剪足跟皮瓣的远端边缘，在无张力情况下准确缝合皮瓣，不要试图剪除两侧"狗耳朵"。有时需要切断足跟垫内的筋膜束，以免跟垫向内外侧滑移。同时，为使内外踝处皮瓣更加服帖，可在内外踝处的皮瓣脂肪垫处做两个小切口，切断此处的筋膜束。这些处理方法常常能够保证跟垫稳定在骨端上。用不吸收缝线将前侧皮瓣的筋膜间断缝合至后侧皮瓣的深筋膜上，缝合皮缘。柔软敷料加压包扎切口。

术后用抗生素灌注冲洗48~72小时，或者直至局部或全身感染征象消退。拔除引流后，以衬垫良好的石膏固定残端，使用形状适合的毡垫防止"狗耳朵"受压。在严格监护下进行不负重或负重的行走训练。一般6周后切口完全愈合，可以进行第二阶段手术或最后的截肢。

第二阶段：在内、外踝处各做一个椭圆形切口，切除"狗耳朵"。切除部分的大小要与欲切除的踝部大小相当。骨膜下解剖显露内外踝，注意保护内侧的胫后动脉。与关节面平齐切除内外踝，再与胫腓骨干平行向上切除远端干骺端侧方突起部分。这样能使残端内外侧变窄和平整，但要留下前后部突起以便日后悬吊假肢。适当修整软组织使跟垫与骨端牢固相连，将深筋膜固定于胫腓骨骨孔上，间断缝合皮肤关闭切口。

术后处理：使用柔软敷料加压包扎伤口至愈

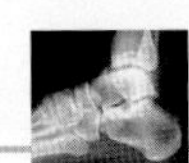

合。术后两周拆线，10～12 天佩戴可行走石膏并负重训练。石膏应两周更换一次，如有松动或不适可多次更换石膏。大约术后 8 周可以装配永久性义肢。

三、Boyd 截肢术

此术式较前法相比可获得一个较长的截肢残端和较宽阔的负重面，术中重点包括距骨切除、跟骨前移及跟胫关节融合。具体操作如下：皮肤切口自内踝尖端开始，转向足背部经距舟关节平面到达外踝尖端下 2cm 处。然后由外侧转向跖侧，经跖骨基底部平面再转向内踝尖处与起始处相联（图 35-3-2）。切开皮肤、皮下组织及筋膜韧带。分离并结扎切断胫前动、静脉。将腓骨肌，伸趾肌，胫前、胫后肌腱及胫前神经向远侧牵出并高位切断。先经跗中关节截除前足，而后切除距骨、截平跟骨前端（图 35-3-3）。再切除跟骨上关节面与胫骨下端及内外踝的关节软骨面。切断足底内、外侧神经、血管及肌腱，将跟骨向前上方移位，嵌入踝穴中作关节融合。术后可用克氏针或斯氏针内固定，并注意使跟骨底面与地面平行。去止血带，冲洗伤口止血。然后用间断缝线拉近跖、背侧皮瓣的深筋膜予以缝合，再缝合皮下组织与皮肤。伤口内放橡皮引流条、石膏管形固定。术后 48 小时拔除引流条，4 周去骨圆针固定。术后 8 周内残端禁止负重，8 周后改行走石膏管形，直至骨愈合。

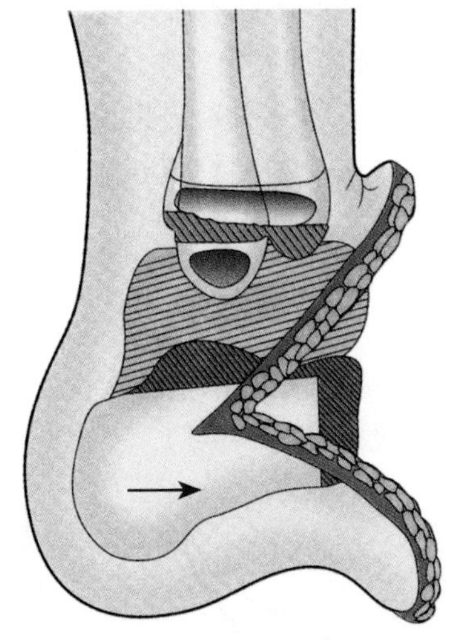

图 35-3-2　Boyd 截骨

（深色部分为截骨范围，摘自 Altindas M，Kilic A. Is Boyd'S operation a last solution that may prevent major amputations in diabetic foot patients? J Foot Ankle Surg 2008. 47（4）：307）

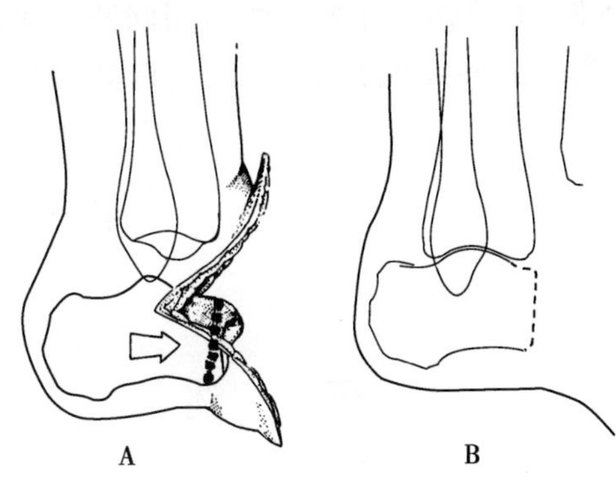

图 35-3-3　Boyd 截肢术示意图

A. 皮肤切口；B. 术后外形

四、Pirogoff 截肢术

该术适应于不能应用跟骨上方与胫骨融合的病例。此术之要点与 Boyd 截肢术大体相似，这里仅简要介绍如下：皮肤切口与 Syme 截肢相同。术中当把前足跖屈，切断踝前方与侧方软组织、使距骨向前下方脱位后显露跟骨上面，从跟腱止点和在侧位上跟骨跖面中点处向前下方斜行截骨（图 35-3-4）。使截骨线经过跟骨下面的中后 1/3 交界处，并将跟骨上部连同其他跗骨及前足切除。于踝穴顶部平面切除内、外踝及胫骨下关节软骨面，将跟骨连同跖侧皮瓣向前上翻转。作胫、跟融合，用克氏针或斯氏针内固定。

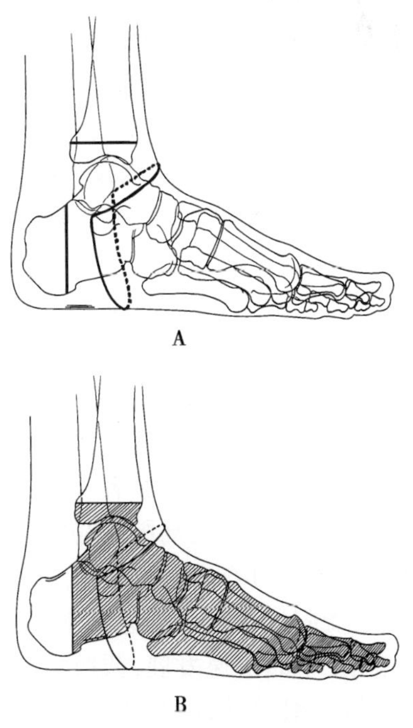

图 35-3-4　Pirogoff 截肢术示意图

A. 切口；B. 黑色部分表示截除骨组织的范围

去止血带，冲洗伤口止血。然后用间断缝线拉近跖、背侧皮瓣的深筋膜予以缝合，再缝合皮下组织与皮肤。伤口内放橡皮引流条、石膏管形固定。术后处理同上。

第四节　踝足部义肢

一、概　　述

假肢是为截肢者代替已失肢体和代偿其部分功能而制造装配的人工肢体。随着生物力学、高分子材料学、机械、电子与计算机技术等科学技术与康复医学的结合，促进了正常步态和假肢使用者步态的分析，不但为假肢功能评定提供了良好的方法，而且提高了制造足踝部假肢各个方面的水平，使其更为简单舒适、美观耐用，轻便灵活。

理想的残肢应为：①有适当长度以保证有足够的杠杆力和良好的肌力控制；②残端有适当的软组织覆盖，无疼痛及压痛，残端皮肤健康平整，耐压耐磨，感觉正常，无窦道溃疡，皮下软组织适当，瘢痕粘连少；③残肢近侧的关节功能及肌力良好，无挛缩畸形；④假肢的质材好、仿真功能好，舒适耐用、轻便灵活。目前广泛应用各种质轻、强度高的高分子材料制造的足踝部假肢，一般常用柳木、铝钢、塑料与牛皮制作假肢或其附件，不但减轻了假肢重量，而且使假肢接受腔与残肢全面接触，提高了残肢承重、悬吊和支配假肢的能力，使患者易于接受。

术后早期安装的假肢称为临时性假肢，半年以后安装的假肢称为正式假肢。早期安装假肢有如下益处：①加速残肢的萎缩定型，以减少截肢者住院和等待装配正式假肢的时间；②早期下地活动，可减少住院卧床的时间，减少截肢后残肢出现的肿胀、关节挛缩和幻肢痛等并发症；③早期训练站立步行，对截肢者有心理治疗作用，让截肢者了解假肢的装配特点并选择假肢装配的最佳方案，以此来保证正式假肢装配质量，为穿用假肢早日获得满意的步态打下良好的基础；④有助于改善截肢者一般身体状况和精神状况，特别对老年人恢复肢体功能补偿更有意义；⑤促使残肢较好的萎缩定型，可延长初始安装的正式假肢的接受腔使用寿命。近年来，随着截肢手术和假肢装配技术的快速发展，截肢后安装假肢的时间大大提前，一般术后 2 ~3 周当伤口愈合后即可安装临时性假肢，而不会对残肢造成伤害。正式假肢的安装，一般在截肢术后 6 ~12 个月。

截肢术后残肢应用弹力绷带包扎，并进行假肢装配前的训练，即可装配临时性假肢，并配合理疗、体疗等，以防肌肉萎缩和关节畸形。假肢制成后要经过使用训练，让患者能正确熟练地使用，以充分发挥假肢的代偿功能。总之，装配假肢所能达到最理想的补偿功能的大小，与截肢的部位、截肢术的设计与操作、残肢并发症、假肢的正确设计及制造、装配质量、假肢装配前的残肢功能训练、残肢和装配假肢后的使用训练密切相关。因而应根据患者的局部及全身情况，结合年龄、性别、职业、居住地区及过去穿用假肢的习惯等做好假肢安装工作。据统计，约有 13% ~14% 的截肢者因截肢技术错误和并发症，而需再截肢或修整残肢。如残肢骨刺、神经瘤、溃疡、残肢过长和关节畸形等。

二、部分足义肢

（一）足趾截肢后义肢

一般不需安装假肢，可在鞋中用软的海绵垫等填塞即可。

（二）跖骨或跗中关节以远截肢后义肢

对单个跖骨截肢术后不需处置，但对 2 ~4 个跖骨切除时，需配装局部充填式假体，以使足适用于鞋的空间。前足所有跖骨均截肢者，因前足缺损，可配用金属性足托底或足袋型物填充失去的前半足，以防止行走时鞋面磨损足背部皮肤。此类义肢有如下两种类型：

1. 靴形足套　适于经跖骨截肢或跗跖关节离断术后，无马蹄畸形、足底承重功能良好者。以橡胶材料弥补足的缺损（图 35-4-1）。

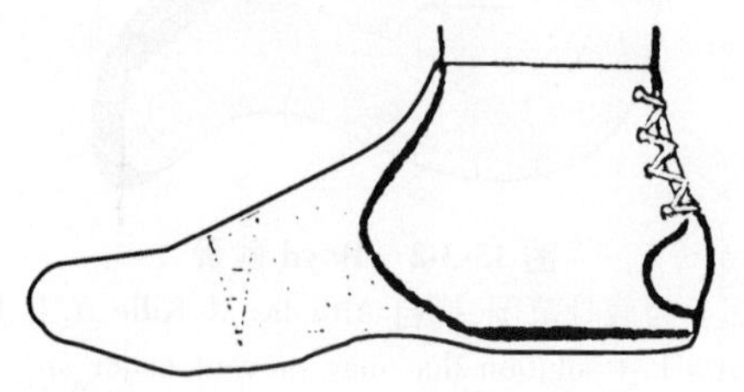

图 35-4-1　靴形足套

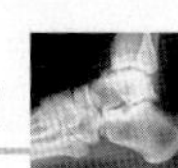

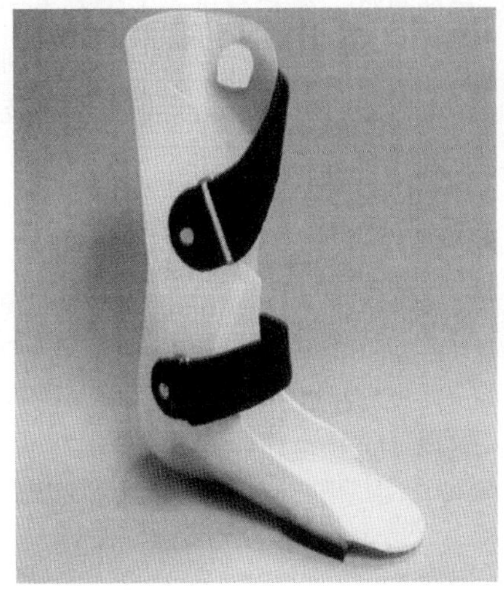

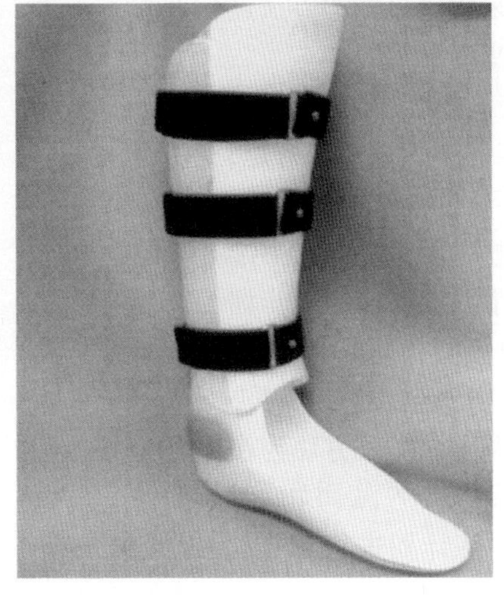

图 35-4-2　带支架小腿式足套

2. 带支架小腿式足套　适于经跗骨截肢或跗跖关节离断及 Pirogoff 截肢术后，有马蹄畸形、足底承重功能较差者。除在跗骨远侧以橡胶材料弥补足的缺陷、代偿足底支撑功能外，还需制作小腿支架以减少残足末端承重（图 35-4-2）。

三、踝 部 义 肢

足踝部截肢后均应安装义足。其中 Syme 截肢后，腿短缩最大，安装义足比较容易。义足主要由"足踝"机械结构组成，可佩戴帮助行走。因为后端长、前端粗。故套筒用前、侧及后面张开的形式套入固定假足（图 35-4-3A）。当前，国内外通用的踝部义肢是 Syme 义肢。它适应于踝关节离断及踝关节附近截肢如 Syme、Wagner、Boyd、截肢术后，残端负重功能良好者有传统式、不开口全接触式、接受腔后开口的加拿大式及内侧面开口的美国 VAPC 式等（图 35-4-3）。

四、踝足部义肢的使用训练

义肢佩戴后应进行穿戴和使用义肢的训练，方能使截肢者习惯使用义肢。具体训练方法如下：

（一）义肢穿脱训练

先自行穿脱义肢，尽早进行残肢肌力、关节活动功能及残肢皮肤耐磨力的锻炼，并掌握义肢的基本功能，如踝关节的伸屈等。

（二）使用训练

训练目的是使截肢者能独立进行日常生活和恢复某些工作能力。

1. 站立位平衡训练　站立平衡是截肢患者步行的基础。如果站不稳，就走不稳，步态也不会好。患者佩戴义肢后，首先借助双拐或平衡杠练习正确的站姿。先双足站立，使体重均匀分布在双下肢上。在站稳的基础上，过渡到不扶物可平稳的站立，即达到静态平衡。然后再练健足与义肢足的单侧站立。继而再练习动态平衡，可在躯干屈、伸、侧弯及旋转

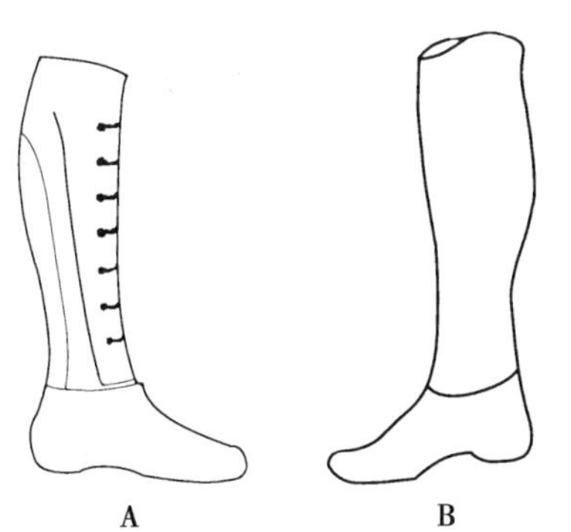

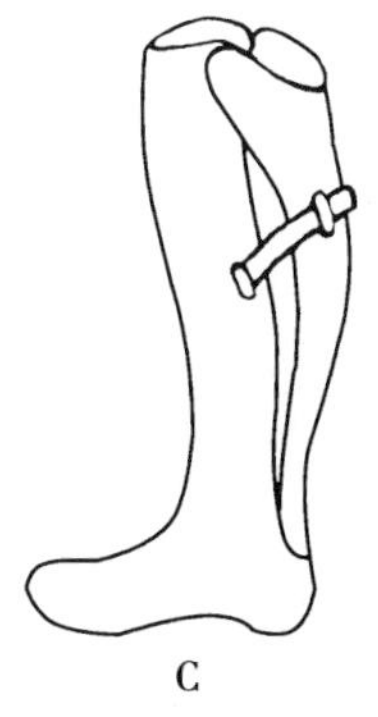

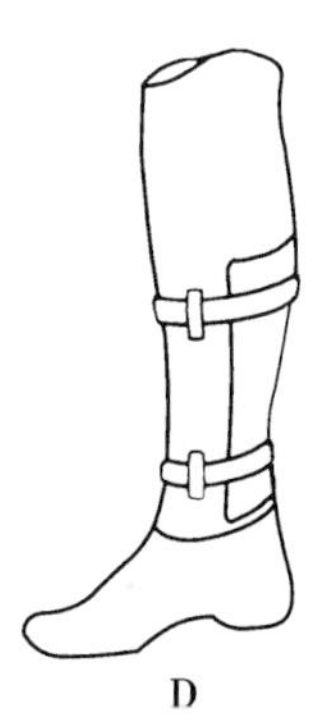

图 35-4-3　不同种类的 Syme 义肢
A. 传统式；B. 不开口全接触式；C. 加拿大式；D. 美国 VAPC 式

时也能站稳。如采用抛接球的方法进行训练。在此基础上进行下一步的训练。

2. 步行训练　截肢患者在步行初期就应进行正确的训练，不能凭着感觉随便行走，这样往往造成步态异常，形成不良的走路习惯。开始训练时，患者可借助平衡杠或拐杖等进行下肢屈髋、膝和迈步训练。然后进行双下肢交替前后迈步训练。继而练习向前、向后及向侧方行走练习。并逐步过渡到不扶物在不同的路面上行走。若两侧下肢步幅不等时，需进行步幅异常调整训练。方法为在地面上画上应相等的脚印、横线或放置障碍物等标记（图 35-4-4），要求患者按训练计划进行行走，使其义肢的摆动与控制形成良好的习惯。

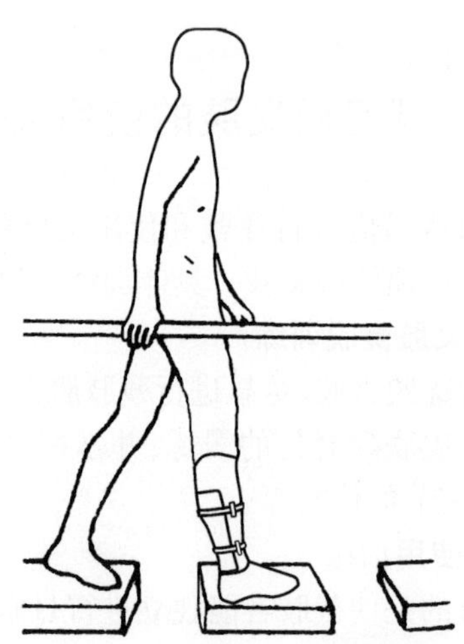

图 35-4-4　步幅异常调整训练

在上述基础上，练习上下斜坡、楼梯。可先在拐杖辅助下在较低平的斜坡上行走，再在较陡的斜坡上训练，并逐步弃拐行走。上下楼梯的训练，可在楼梯的最低一级反复进行上下行走。上楼用义肢后跟部，下楼用其前跟部。此外，还可训练在沙子和石子路上行走、站立下蹲、从地上抬物及蹬车等活动。

（王正义）

参 考 文 献

1. Landorf K, Keenan AM, Rushoworth RL. Foot orthosis prescription habits of Australian and Zew Zealand podiatric physicians. J Am Podiatr Med Assoc, 2001, 91(4): 174-183.
2. Havey R, Gavin T, Patwadhan A, et al. A reliable and accurate method for measuring orthosis wearing time. Spine, 2002, 27(2): 211-214.
3. Rijken AM, Raaymakers ELFB. The modified Pirogoff amputation for traumatic partial foot amputations. Eur J Surg, 1995, 161: 237-241.
4. Michelle M. Lusardi, Caroline C. Nielsen. Orthotics and Prosthetics in Rehabilitation. Boston: Butterworth-Heinemann, 2000.
5. 宁志杰，孙磊. 现代矫形器与假肢的应用. 北京：军事医学科学出版社，2004.
6. Edward V. Craig. 临床骨科学. 范清宇，唐农轩，主译. 西安：世界图书出版西安公司，2004.
7. 徐万鹏，冯传汉. 骨科肿瘤学. 北京：人民军医出版社，2001.
8. Mark S. Myerson. Foot and ankle disorders. Philadelphia: W. B. Saunders company, 1999.
9. Michael. J Coughlin, Roger A. Mann, Charles L. Saltzman. Surgery of the Foot and Ankle. 8th ed. Philadelphia: Mosby Inc, 2007.
10. Selene G Parekh. Foot & Ankle Surgery. London: JP Ltd, 2012.

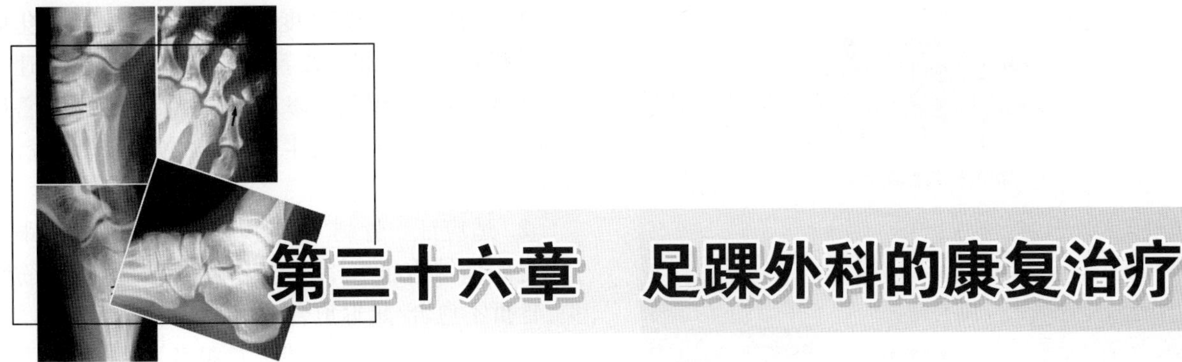

第三十六章　足踝外科的康复治疗

第一节　概　　述

足踝疾患的康复对完整功能的恢复和预防足踝部慢性疾病是极其重要的。康复治疗包括理疗方法的使用和康复训练。其中康复训练的目的是较少疼痛和水肿，以及加强力量和本体感受。理疗形式可以归纳为热能、机械能、电能，方法包括冰敷、热疗、超声波、超声药物导入、按摩治疗和一系列电子设备。

一、足踝外科康复治疗的原则

1. 全面掌握足踝疾患受伤机制和愈合的过程对于制订康复计划至关重要：足踝的损伤经常在运动中发生。除了例如韧带损伤和骨折等急性损伤，由于使用过度导致的损伤也很常见。愈合的过程要经过几个阶段，选择相应合适的锻炼方法和模式可以提高每个阶段的愈合过程。

2. 早期康复意识。临床医生应有意识地使患者在伤后和手术后尽早开始康复，尽快恢复功能，而不仅是对恢复后期或后遗症期的患者进行康复治疗。

3. 根据疾病的性质和损伤的程度，制定个体化的康复治疗方案。注意检查患者足踝部的肿胀程度、淤血的部位和范围、压痛部位、萎缩肌肉、关节活动范围和力量、足弓的高低、是否有前足和后足的内外翻、步态和膝、髋关节对足的影响。根据以上情况，给出康复计划，并在治疗过程中根据患者的反应和顺应性予以调整。

4. 在足踝疾病的康复治疗中，骨科与康复科医生需要密切联系、相互沟通。如对于踝关节韧带损伤的患者，需要决定手术还是非手术治疗。对于一个术后仍不稳定的骨折，早期过度练习活动可能会引起迟缓愈合或不愈合。既要充分发挥非手术康复疗法在功能康复中的作用，也要充分认识必要的骨科手术对功能康复的价值和作用。

5. 重视患者的心理状态和心理康复。由于疾病、意外伤害的发生而受到强烈冲击的患者，往往也会出现不同程度的心理问题，比如非理性的紧张感、无能感、不安感、恐惧感等。这些心态和其导致的行为无疑对自身身体的康复是非常不利的。运用合适的方法调整其心态，以及通过心态的调整不同程度地帮助身体上的康复，既是心理学家的任务，也是临床医生的任务。事实上，如果临床医生能够掌握一些心理基础知识和沟通技巧，会在帮助患者克服恐惧不安感，树立自信心，增强自我动力方面收到显著的效果，从而促进患者的身心康复。

二、足踝外科康复治疗的常见理疗设备

恰当地利用物理疗法治疗足踝部疾患可以获得良好效果。选择哪一种理疗方法应该首先清楚这些能量容易被哪种组织吸收。以下是康复治疗中常见的理疗设备介绍。

（一）电脑中频治疗仪（图 36-1-1）

1. 功能原理

（1）调制中频电流含有 1～150Hz 低频电流与 2～8KHz 中频电流，其中低电流有不同的频率与波形（正弦波、方波、三角波、梯形波、微分波等），有不同的调制方式（连续、间调、断调、变调）、不同调幅度（0%～100%）。

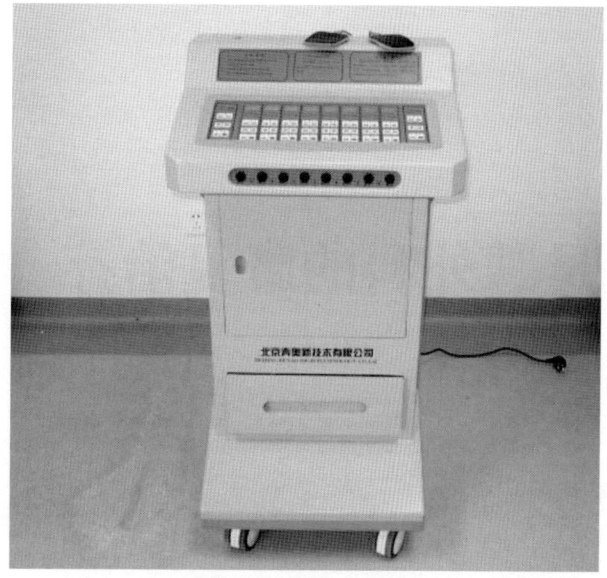

图 36-1-1　电脑中频治疗仪

（2）通过中频电流导入组织深部，低频电流产生治疗作用。

（3）双相复合电流作用较为温和，不产生电解刺激作用，人体易于接受而不易产生适应性疲劳。

2. 适应证

（1）镇痛作用：足踝部软组织损伤。

（2）具有锻炼肌肉作用：失用性肌萎缩、部分失神经肌肉的恢复。

（3）软化瘢痕松解粘连作用：瘢痕挛缩、术后组织粘连、炎症后硬化、注射后硬结等。

3. 禁忌证　急性化脓性炎症、出血倾向，恶性肿瘤、血栓性静脉炎、活动性肺结核、置有心脏起搏器者、孕妇、局部金属异物、心区、对电流不能耐受者。

（二）体外冲击波骨科治疗仪（图 36-1-2）

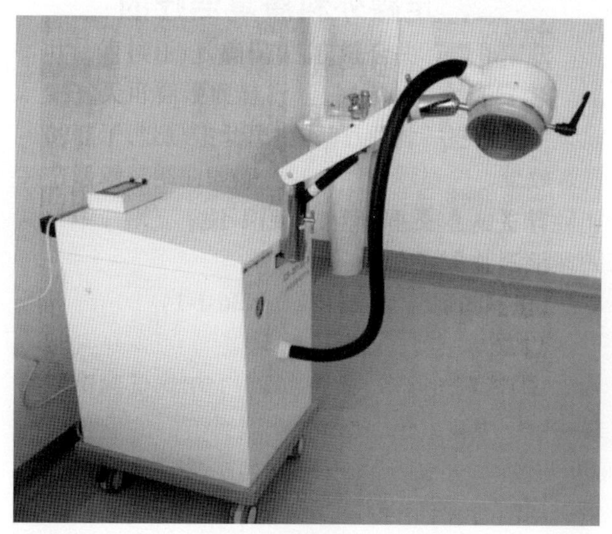

图 36-1-2　体外冲击波骨科治疗仪

1. 功能原理　高强度聚焦冲击波，刺激活化成骨细胞和间充质细胞，改善血细胞吸氧功能，加速微循环。机械波的刺激与渗透，松解组织粘连，改善局部血液循环。冲击波的生物学作用及生理效应，明显抑制疼痛。

2. 适应证　骨刺、韧带损伤、足底筋膜炎、跟腱痛（足跟痛综合征）、骨不连和延迟愈合、跖肌筋膜炎、骨折不愈合/延迟愈合。

3. 禁忌证　重症心律失常患者、心力衰竭失代偿患者、重症精神病患者、凝血功能障碍者、肿瘤患者、孕妇，对电磁辐射敏感器械的患者。

（三）减重步态训练器（图 36-1-3）

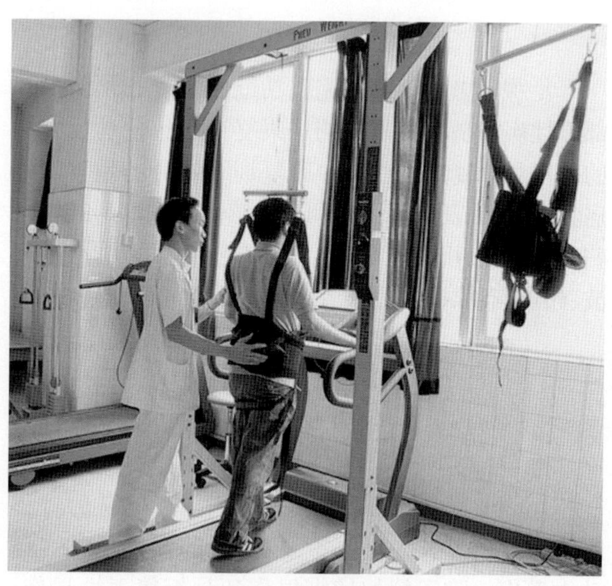

图 36-1-3　减重步态训练器

1. 功能原理　利用电动升降型器械，控制悬吊支架的升降，患者在承重吊带的帮助下，局部或全部减轻下肢承重，使患者能够安全地站立、行走及步态训练。

2. 适应证　因骨关节、神经系统疾患引起下肢无力、疼痛、痉挛的患者，帮助他们及早进行步态功能训练。

（四）全科治疗仪（图 36-1-4）

1. 功能原理　全科治疗仪发射源是由多组峰值波长相距纳米级的各不相同的能量发生源片组成，形成一组可发出多峰宽带强生命能量纳米波，发射供人体选择吸收的宽频带能量场，而这个能量场的强度要高于人体能量波的十几倍，故称为多峰宽带强生命能量纳米波。

2. 适应证　术后切口、韧带损伤、足底筋膜炎、跟腱痛（足跟痛综合征）、跖肌筋膜炎等。

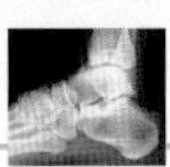

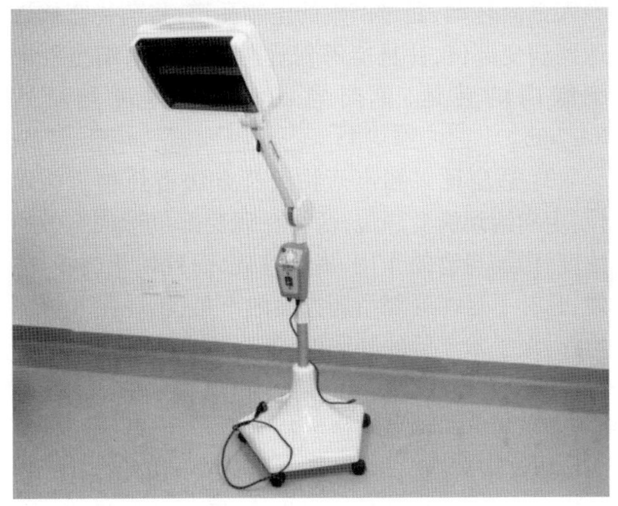

图 36-1-4　全科治疗仪

3. 禁忌证　急性感染、恶性肿瘤、出血性疾患、皮肤感觉障碍、心血管代偿功能不全、孕妇。

（五）半导体激光治疗仪（图 36-1-5）

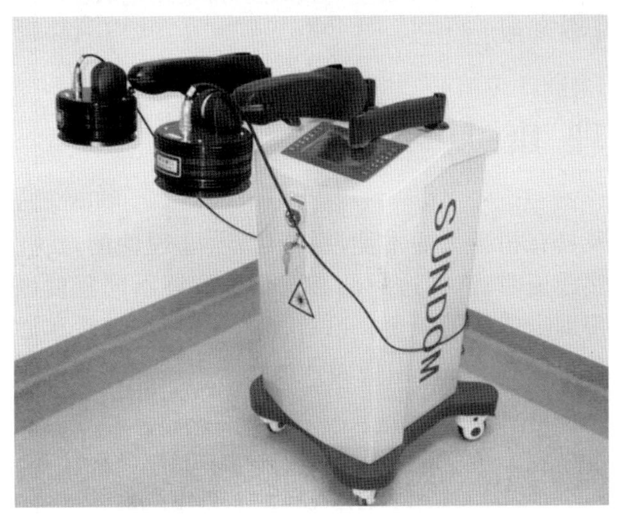

图 36-1-5　半导体激光治疗仪

1. 功能原理　半导体激光治疗机以砷铝化镓（GaAIA）为发光物质体，输出波长为 810nm 的近红外激光，每个激光器终端最大功率 500mW。特色是治疗时间短，每点照射仅 3～5 分钟；疗效快，治疗 1～2 次疼痛即明显减轻；疗程短，平均治疗仅 4 次。

2. 适应证　适用于各种足踝部肌肉或肌腱过劳引起的伤害及缓解外伤引起的足踝部疼痛。

3. 禁忌证　恶性肿瘤、心动过缓、光线过敏、皮肤知觉障碍、高烧、孕妇，严重心，肝，肾功能不全或全身衰竭或免疫功能明显低下者。

（六）超声治疗仪（图 36-1-6）

1. 功能原理　超声波每秒 100 万次以上的高

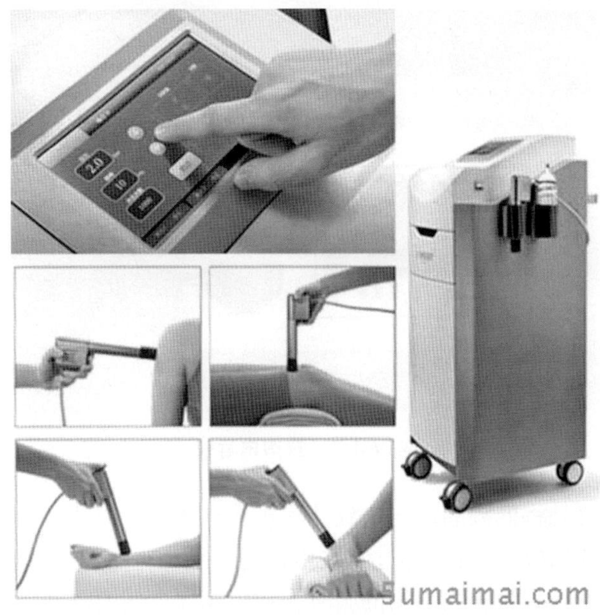

图 36-1-6　超声治疗仪

频机械振动作用于人体，可穿透组织 8～12cm，现已被广泛应用于国内外权威理疗机构，超声波作用于人体可产生三大效应：①机械作用，机械作用是超声波特有的一种基本的原发的作用。②温热作用，超声波作用于机体时可产生热，超声波热作用的独特之处是除普遍吸收之外，还可选择性加热，主要是在两种不同介质的交界面上生热较多，特别是在骨膜上可产生局部高热。这在关节、韧带等运动创伤的治疗上有很大意义。③理化作用，理化效应是基于超声波的机械作用和温热作用，可继发许多物理的或化学的变化。具有物理学特性的超声机械振动，以及在此基础上产生的分布特殊的"内生热"和必然引起的生物理化改变，通过复杂的神经-体液调节途径来治疗疾病。

2. 适应证　治疗足踝部非感染性炎症和局部损伤：足底筋膜炎、趾肌筋膜炎、韧带损伤、足踝部软组织损伤等。缓解疼痛：跟腱痛（足跟痛综合征），外伤引起的足踝部疼痛等。

3. 禁忌证　恶性肿瘤、孕妇、皮肤溃烂，出血倾向患者。

（七）超声电导仪（图 36-1-7）

1. 功能原理　超声药物透入是靶位精确给药的治疗技术。通过物理手段，使药物透过皮肤进入体内病变组织和器官，直接发挥药物的治疗作用。超声药物透入疗法系将药物加入接触剂中，利用超声波对媒质的弥散作用和改变细胞膜的通透性把药物经过皮肤或黏膜透入机体的治疗方法。超声电导

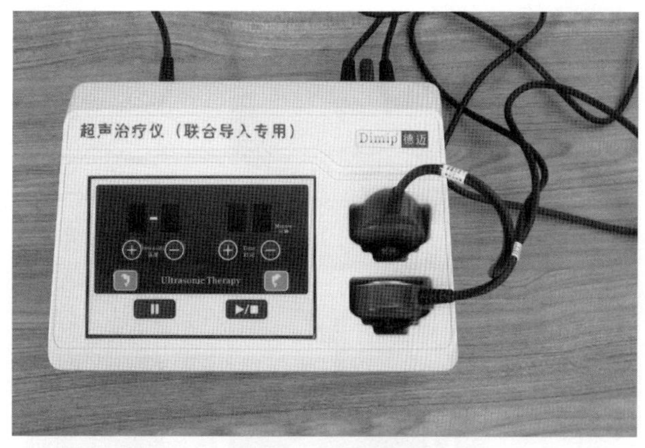

图 36-1-7　超声电导仪

仪是将低频超声与电致孔和现代离子导入技术综合叠加应用，首先通过电致孔和超声空化对流作用，使皮肤和组织膜结构的脂质颗粒由无序变为有序重新排列，细胞空泡化，从而产生潜在的可逆性的水性生物通道，通透性增加，药物在超声波微流的对流转运作用和辐射压和离子导入作用，药物粒子获得定向转运的动能，药物分子和粒子沿着声波传播和离子导入方向运动，通过产生的生物孔道，将药物直接送达到病变部位，并且能够促进药物分子由细胞外向细胞内的转运，单向导入深度和宽度均可达6～7cm。

2. 适应证　超声药物给药方法将药物直接定位、定向给到病变部位，药物在病变部位形成有效的浓度，增加药物的作用，提高疗效，而且使用简单、方便，弥补了足踝局部用药方面的不足：①肿胀和疼痛治疗：在手术前后的肿胀期，使用超声药物透入治疗可以明显缩短减轻这个时期的症状；②预防和治疗感染：使用超声药物局部透入抗生素，不但可以满足局部抗生素浓度，而且避免了全身使用的副作用；③损伤恢复：神经、软组织、骨损伤后，局部透入促进功能恢复药物，例如辅酶Q10、尿囊素、各种生长因子等。

3. 禁忌证　禁止与高频手术设备同时连接到同一个患者，禁用于各种损伤皮肤部位，装有心脏起搏器、人工支架和人工瓣膜及严重心衰、呼衰的患者，慎用于孕妇和新生儿，靠近胸部使用电极会增加心脏纤颤危险。

第二节　心理康复

一、概　　述

在西方，对患有疾病的人给予心理干预已经成为康复治疗的常规项目之一。就以我国而言，人们已经强烈意识到：由于疾病和外伤性事件，导致人们身体机能上的残缺和心理能力方面的受损。如何使患者的这些缺陷尽可能地有所补偿？如何使他们能够接纳并认可残疾的现实？显而易见，这里面需要心理学的帮助。

一般说来，在疾病（包括足踝疾病）、外伤或手术之后初期阶段的患者可能会变得沮丧、焦虑，恐惧和自我丧失。其后，因伤害或手术而使身体的运动受到限制或身体的感觉发生变化的患者，由于不知道如何对待现实，往往会陷入一种紧张状态。倘若患者失去了时间、空间方向的广大视野，则会以一种原始的、无效的方法来进行自我挣扎。病情进入稳定期后，患者会发现自己身体上的损伤或缺陷给自己带来的影响和反应，力图使自己恢复身体上、心理上、社会上、经济上的各种需要。这些心理反应会演化为一种强烈的防御心理，以及具有相当大的本能性，情绪性，非理性的行为。实践证明，选择适当的心理疗法能够不同程度地帮助身体上的康复。已有国外文献报道，临床心理治疗对于足踝损伤或者足踝手术后患者的长期康复有显著意义。

二、常用的心理干预疗法

比较普遍的心理干预疗法主要有五种：行为治疗，避免恐惧的训练，压力管理，放松治疗，以及健康教育。除了以下五种疗法，笔者认为对每一位在康复过程中信心不足的患者在运用以下治疗方法之前首先进行增强自信、增加自尊感的心理暗示疗法都是有必要的。目前西方有很多临床医生利用医学催眠治疗（medical hypnotherapy）对患者实施正面积极的心理暗示，在潜意识层面增加其战胜病痛的信心，或纠正其不正确的信念。

1. 行为治疗　在意识层面上帮助患者分析其行为，设立特定的治疗目标，和患者一起制订治疗方案，并指导患者实施方案。或者通过认知技术使当事人的不合理信念得到改变，从而消除其情绪和行

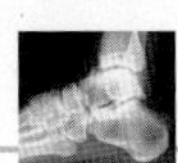

为问题，并达到无条件地接纳自己。

2. 避免恐惧的训练　主要通过系统脱敏法来实施，适用于患者在手术前后，或者康复阶段产生的恐惧症。实施这种疗法时，首先要深入了解患者的异常行为表现（如焦虑和恐惧）是由什么样的刺激情境引起的，把所有焦虑反应由弱到强按次序排列成"焦虑阶层"。然后教会患者一种与焦虑、恐惧相抗衡的反应方式，即松弛反应，使患者感到轻松而解除特定情景下的焦虑。

3. 压力管理　指导患者在了解自身病情的基础上，接受引起压力的事实（压力源）本身。并帮助患者缓解压力所造成的情绪、行为和生理上的反应。进行压力管理可以分为宣泄、咨询、引导三种方式。宣泄可以采取大声呼喊、唱歌、写日记、体力活动等方式。咨询就是向专业心理人士或亲朋好友倾诉自己心中的郁闷紧张情绪。引导是临床医生或心理咨询师帮助患者改变生活的态度和行为方式，可以通过潜意识疗法来从潜意识层面改变其对生活的信念，重新确定生活目标，修正行为模式。

4. 放松治疗　可以通过催眠，冥想，音乐治疗，芳香疗法带给患者头脑、精神和生理的放松，从而增强其应对压力的缓冲能力和更高的觉知。如果能教给患者自我放松的方法，紧张焦虑的症状会缓解得更快。

5. 健康教育　通过有系统的教育活动或健康课程，使患者自觉地采纳有益于健康的行为和生活方式，消除或减轻影响其健康的危险因素，并对教育效果做出评价。

第三节　常见足踝部疾病的康复

一、急性踝关节韧带损伤的康复

踝韧带损伤的康复目标可以分为以下几个步骤：减轻初始的疼痛和肿胀；改善灵活性和活动度；增加关节力量；重新建立神经控制和协调功能；完全恢复正常活动。

1. 第1期（发病初期）　减轻疼痛和肿胀的措施应该在踝韧带损伤发生的一开始就进行。这一阶段根据损伤程度，可以持续两天到两周或更长。治疗是使用 RICE 疗法，即休息（rest），冷敷（ice），加压（compression）和抬高足部（elevation）：

（1）休息：康复初期休息是非常必要的，修复期的韧带需要一定的张力，但过伸反而会影响愈合。在疼痛允许的情况下，应鼓励患者早期负重行走，如果需要在损伤后头几天可以借助拐杖部分负重行走。

（2）冷敷：在康复的整个阶段使用冷治疗（cold therapy）。在第一天每小时用冰袋冷敷15分钟，之后减少到每天4～5次。在急性期冰敷可使血管收缩减少出血。长期的益处是可以减轻疼痛和缓解肌肉痉挛。但是每次冰敷不能长于15分钟，因为时间过长会有增加血流量的反作用，还可能引起神经麻痹。

（3）加压：使用各种弹力绷带、胶布、软夹板固定。在冷敷的同时进行加压固定效果就更好。

（4）抬高：把足部抬高可以促进淋巴回流，减轻肢体水肿。

2. 第2期（康复期）　康复期从肿胀和疼痛减轻后开始。这意味着韧带在愈合过程中已经达到了一个点，就是不再有因为轻度牵拉而再次受伤的危险了。

（1）增加活动度和弹性：在受伤后的2～7天踝关节做主动背伸和跖屈运动，但没有内翻或外翻。只要疼痛允许做的次数越多越好。当踝关节被冰敷和抬高的情况下可以做两组，每组40下。在肿胀和疼痛减轻后可以做踝关节的内、外翻练习，但因为会给受伤的组织更多的压力，所以注意不要过度。每天做腓骨肌和跟腱牵拉练习数次。

（2）加强踝关节的力量：当踝关节开始恢复后，可以让患者做提踵练习，足趾抬起落下，足趾夹取物体的练习。如果没有看到单独用冰敷的明显效果，可以开始把热敷和冰敷交替进行。先用热水袋隔着毛巾敷5分钟，再用冰敷5分钟，整个过程持续20分钟。在疼痛允许的情况下，可以开始做游泳或骑自行车的健身运动。

（3）重新建立协调性和本体感觉：本体感觉训练被认为对于避免踝关节的再次损伤很重要。在踝韧带损伤以后，位于韧带和肌腱上的小感应器会被破坏。平衡类型的训练可以用来增强这种功能并且帮助避免以后韧带的损伤，例如单腿独立，站位平衡板练习。

3. 第3期(完全恢复正常活动)　当患者的踝关节恢复完全的活动度,和受伤前80% ~90%的力量后,就可以开始第3期的康复,也就是目标在于恢复正常的活动。有氧锻炼非常重要,在疼痛允许的情况下应越早开始越好。保持有氧锻炼不仅对身体的恢复有益,也对保持良好的心理状态很重要。如果走路时没有疼痛就可以练习慢跑。在慢跑早期阶段可以用踝关节自粘绷带给予保护。慢跑应当在平整干净的地面上,逐渐增加速度。

二、踇外翻手术后的康复

手术后的康复计划可以分为以下几期:

(1) 第1期:术后第一个3天。把患足抬高,无负重地做踝关节伸屈活动。每天3~4次,每次5分钟。活动后患足冷敷。

(2) 第2期:术后第4~14天。在疼痛允许的情况下,做第1跖趾关节的伸屈活动。做踇趾主动伸屈活动。如果内固定稳定,可部分负重地尝试下地行走。如果内固定不稳定,不能负重下地。可以配合理疗缓解局部肿胀和疼痛。

(3) 第3期:术后第2~8周。重点进行第一跖趾关节活动度的练习。依靠自力进行踇趾外展动作以强化踇趾外展肌腱的力量。

(4) 第4期:术后第8~12周。做行走练习,逐渐参加各种活动。

三、跟腱炎的康复

跟腱炎(周围炎)的治疗一般以非手术治疗为主。如果保守治疗无效而且疼痛明显时,就需要手术治疗。跟腱炎的康复计划是基于功能性的生物力学基础上。康复目标是从减少疼痛、肿胀开始,逐渐增加踝关节的活动度,包括协调能力的重建和安全地恢复体育活动。有扎实的解剖,生物力学和病理学基础的康复师能够在最短的时间里达到最大的恢复功能的效果。

由于疼痛踝关节功能限制,尤其是踝背伸活动限制。根据患者个体的疼痛缓解程度可以分为以下四期:

(1) 第1期:有重度疼痛时。初次发病时保持跟腱病变部位1~2周的稳定,避免刺激,而反复频繁发生的慢性患者则需保持4~6周的稳定。

(2) 第2期:在该期间仅可进行日常生活的活动,禁止奔跑、跳跃等导致跟腱过分紧张的运动。使用绷带、毛巾等练习足趾伸展屈曲活动。有轻度疼痛时。做被动跟腱和小腿三头肌牵拉运动,训练踝背伸、跖屈及踝内翻、外翻。训练后对跟腱部位进行冷敷。也可进行游泳运动。

(3) 第3期:基本不痛时。进行两足用力,然后过渡到使用单足尖抗阻训练,同时练习踝关节抗阻运动和跟腱动态牵拉动作。训练跟腱的方法:患足前半站于台阶上,健侧肢体抬起悬空。屈曲并伸直膝关节。每次10~15个,每天2~3次。

(4) 第4期:无痛时。可以开始慢跑等轻松运动,然后进行双足起跳运动和不太剧烈的短距离冲刺动作和增加身体负荷的跟腱牵拉运动。如果不但在运动时,在运动后也不出现组织周围炎症反应且跟腱周围也无压痛时可以恢复体育活动。恢复运动后须避免增加激烈的运动量以预防复发,运动后进行冷敷。为减轻疼痛可以合并使用理疗方法。

四、跟腱断裂的术后康复

跟腱断裂的术后康复包括:

(1) 第1期:手术后前3天。固定踝关节轻度跖屈位。以上半身、躯干的训练为中心,下肢做髋、膝关节的运动练习。

(2) 第2期:术后第3天到第2周。每天去除外固定3次,力度较轻地做跖屈背伸踝关节运动3~5次。

(3) 第3期:术后第2周到第3周。伤口愈合良好时可拆线。去除外固定。练习踝关节跖屈背伸、内外翻和环绕运动。

(4) 第4期:术后第3周到第5周。在踝关节轻度跖屈的体位下逐渐开始部分负重练习。并继续以前的活动练习。等张练习跖屈背伸和内外翻动作。可做原地坐位蹬自行车练习7~12分钟。在浮力设备的保护下可在水中进行活动练习。

(5) 第5期:术后第5周后续运动训练与非手治疗后相应时期的康复流程相同。

五、踝关节骨折的康复

1. 踝关节骨折手术后的康复训练计划　踝关节骨折手术后应进行积极的康复治疗:

(1) 第1期:术后3~7天。进行患足足趾的

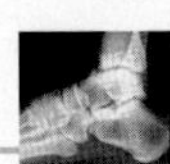

主动运动,既能促进消肿又能为以后的锻炼做准备。

(2) 第 2 期:术后 1 ~ 3 周。创伤炎症开始消退,局部疼痛缓解后,让患者在做足趾活动的同时,做踝关节的被动屈伸活动,同时做相应的肌肉收缩运动,每日早晚各锻炼 100 次左右。此外,做理疗可以帮助缓解肌肉痉挛,促进渗出的吸收。

(3) 第 3 期:术后 4 ~ 6 周。此期骨折已基本稳定,骨折处已有纤维组织粘连、原始骨痂形成。踝关节从以被动活动为主逐渐过渡到以主动活动为主。根据患者疼痛和肿胀程度,逐渐加大踝关节活动。练习踝关节内、外翻和旋转活动。每次 10 ~ 15 分,每天 2 ~ 3 次。

(4) 第 4 期:术后 6 ~ 12 周。此期骨折已处于临床愈合期,嘱患者扶拐下床做患肢部分负重功能活动,并逐渐增加负重量。至术后 12 周离拐完全负重行走。进行抗阻力踝关节活动练习。如抗阻力背伸、跖屈、内外翻。每组 30 次,连续 2 ~ 4 组,每日 2 ~ 3 次。踝关节和下肢肌力练习,如半蹲练习、提踵练习和上下台阶练习。每次 3 ~ 5 分钟,每日 2 ~ 3 次。

(5) 第 5 期:术后 3 ~ 7 个月。行走练习,由慢到快。继续锻炼,逐步达到如下的康复目标。①3 ~ 4 月:加强小腿三头肌力量训练如提踵,进行平衡训练如撬板练习,屈伸练习和深蹲练习等;②4 ~ 5 月:患肢可适应轻松体力活动;③5 ~ 7 月:物理运动及参加重体力劳动。

2. 踝关节骨折保守治疗的康复训练计划　对于没有移位的骨折,可采用石膏或支具固定 4 ~ 6 周,并开始康复计划。

(1) 第 0 ~ 4 周。主动活动足趾。进行股四头肌收缩练习,每组 20 次,持续 2 ~ 4 组,每天 2 ~ 3 次。患肢免负重拄拐行走。膝关节伸屈练习,每次 5 ~ 20 分钟,每天 1 ~ 2 次。

(2) 第 4 周后的后续康复计划与手术后的相应时期计划相同。在固定未解除期间,做练习活动时可取下石膏,其他时间仍需石膏固定。

六、跟骨骨折的康复

1. 非手术治疗的康复　保守治疗的康复计划如下:

(1) 第 1 期:第 0 ~ 7 天。休息;抬高患肢;冷敷;使用石膏外固定或弹力绷带固定。24 小时后,开始主动活动踝关节。

(2) 第 2 期:第 1 ~ 2 周。轻柔地进行踝关节的背伸和跖屈活动;可拄拐非负重行走。

(3) 第 3 期:第 2 ~ 6 周。练习踝关节背伸和跖屈,内、外翻和旋转活动;穿跟骨矫形鞋部分负重行走;做练习活动时可取下石膏,其他时间仍需石膏固定。

(4) 第 4 期:第 6 ~ 12 周。去除石膏外固定;练习踝关节和距下关节各方面的活动;可穿跟骨矫形鞋完全负重。第 5 期:第 12 周以后。步态训练。行走练习,由慢到快。可逐渐恢复各种活动。

2. 手术后的康复锻炼　手术后的康复计划如:

(1) 第 1 期:术后 0 ~ 3 天。抬高患肢。术后 24 小时开始脚趾的被动活动,下肢肌肉等长静力性收缩,每天 3 ~ 4 次,每次 15 ~ 30 分钟;48 小时开始脚趾和踝的主动和被动活动,活动以屈伸为主并逐渐加强,但不宜过早做足的内外翻活动。

(2) 第 2 期:术后 3 ~ 7 天。进行患足足趾的主动运动,仍避免踝关节的内外翻活动。

(3) 第 3 期:术后 1 ~ 3 周。创伤炎症开始消退,局部疼痛缓解后,让患者在做足趾活动和踝关节的屈伸活动的同时,做相应的肌肉收缩运动,每日早晚各锻炼 100 次左右。此外,做理疗可以帮助缓解肌肉痉挛,促进渗出的吸收。

(4) 第 4 期:术后 4 ~ 6 周。进一步加强患足的屈伸锻炼,并开始踝的内外翻活动。穿跟骨矫形鞋部分负重行走。

(5) 第 5 期:术后 6 ~ 12 周。练习踝关节和距下关节各方面的活动;可穿跟骨矫形鞋完全负重。

(6) 第 6 期:术后 12 周以后。步态训练。可逐渐恢复各种活动。

七、截肢后的康复

截肢后的康复越早效果越好,它包括医学、职业、心理及社会等几方面的康复。

1. 心理康复　这是最早的也是最重要的康复之一。要尽早了解截肢者的心理状态,进行思想工作,克服悲观情绪,帮助患者在心理上适应截肢术后的伤残现状。

2. 残肢功能锻炼　训练残肢肌力与关节功能活动。逐渐增加残肢末端承重能力与耐磨力。

3. 假肢穿戴训练　检查穿戴假肢的合适性,进行功能锻炼,教育掌握假肢保养、维修的常规。

4. 训练患者　在适应了穿戴假肢之后。要训练患者自我料理日常的活动和生活的独立性、增强生活工作能力与乐趣，尽早参加一定社会工作。

八、人工踝关节置换术后的康复

人工全踝关节置换术后的功能康复治疗，按术后3个月内和术后3个月以后两个阶段进行。重点是抓紧术后3个月内的康复。

（一）人工踝关节置换后3个月内的康复

1. 康复计划

（1）第1期：手术当天。给予冰袋冷敷24小时以减轻肿胀与疼痛。开始进行股四头肌、小腿三头肌和胫前肌组肌肉的等长收缩训练，加速静脉回流，防止深静脉血栓形成。

（2）第2期：手术4天后。开始增加关节活动度的训练。主动最大限度的踝关节背屈，跖屈运动，每个动作保持5秒，重复20次/组，每日2～3组。加强股四头肌、小腿三头肌和胫前肌组肌肉的等长训练，直腿抬高运动和抗阻力训练，每次保持5秒，重复20次/组，每日2～3组。

（3）第3期：术后4～14天。除上述康复外，应增加关节稳定度的训练。重点放在肌力锻炼和增加关节活动度的康复训练。

（4）第4期：术后第3～4周。除上述训练外，增加负重能力的康复训练。指导患者逐渐部分负重，最多可达到重量的60%。可以让患者穿踝关节可控性行走支具（removable controlled ankle motion walker）练习行走。

（5）第5期：术后4周到3个月。除上述训练外，增加恢复步行的训练和2个月后增加等速训练。患者活动由站立转为全部负重及由扶拐行走到自然行走。还应进行日常生活功能训练。

2. 具体方法

（1）一般护理：术后患者使用非负重的短腿石膏，或使用治疗小腿远端骨折的固定靴固定踝关节于中立位。应抬高患肢，并持续使用冷敷治疗，观察切口与引流量。应用止痛药与其他对症处理。一般在术后48小时去除引流管之后行X线片检查证实假体的位置正确。术后2周去石膏拆线，之后改换为可行走的短腿石膏或可行走支具2周；之后去除外固定。

（2）康复的操作方法：可按如下顺序实施：

1）术后第1天即应开始患侧踝关节的主动背伸踝关节和跖屈踝关节。活动疼痛，可服用少量NSAID药物口服。

2）伸趾运动。

3）足背伸的伸趾运动。

4）足跖屈的屈趾运动。

5）足内翻运动。当第3～4周起，可以练习上述运动以外，还可以增添如下运动。

6）足底部分着地的足外翻运动和足伸趾运动。

7）足着地后的伸踇趾运动和足着地的内翻运动。

8）第3～4周时，可练习前足着地的部分负重运动。第4周起，扶双杖练习患足负重，双杖与患足同步移动但不可让患足单独负重；或持辅行器练习行走。

9）当扶助行器达6或7周以后，最宜扶单拐行走或持辅行器防护下，可站立、交替步行。

10）术后正常双足交替迈步步行。此外，还可以练习下蹲—站立交替运动。如果，患踝由于某些原因，如因为胫骨远端或距骨植骨成形后的人工全踝置换，需要于全踝置换后石膏外固定维持踝关节骨质的稳定患者，术后第1～2周初期，采用肌等长训练，禁忌用踝关节运动。第3～4周，则在石膏型内的踝关节背伸、跖屈、内翻、外翻运动。可以扶双拐，满足患足完全不负重的生活。

（二）人工踝关节置换后三个月后的康复

人工踝关节置换术后3个月以上的功能康复称为功能康复后期，一般设定时间为3～6个月。此期间主要的康复要求是：主要通过患者的主动积极的锻炼与配合物理疗法软化肌腱粘连等进行康复。此期间应增加等速训练的力度，积极主动和被动的背屈、跖屈的锻炼；增加主动抗阻力屈伸和内外翻训练，直至踝关节恢复正常内在稳定性。还应包括平衡负重练习和行走训练，克服以足尖向外的方式行走的倾向，达到恢复正常的行走步态。此外，应继续加强肌力的锻炼，可让患者在平的地面上放平两足，进行下蹲运动，同时踮脚站立训练，以增加小腿肌肉的力量；达到肌力平衡稳定踝关节的目的。

术后踝部肿胀可持续3～6个月，在此期间在运动后和夜间通常会出现长时间肿胀，建议在休息时抬高患肢，并使用弹力绷带或弹力袜，以减少膝盖以下部位的静脉郁积及肿胀。对于练习步行后的踝部疼痛，可服用NSAID药物，一般经2～3周就不会再痛。如经1～2个月，仍然踝部疼痛，应再摄X线

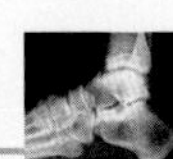

片，检查距下关节及跗骨间关节，看有无骨关节炎表现；以施加针对性治疗。

需要强调的是，踝关节的结构特征表明其功能不如髋、膝关节那样稳定，跨越踝关节的都是肌腱，但肌腱维护踝关节稳定的肌力就不尽相同，极容易在不平的道路上发生足内翻、足外翻捩伤。这种捩伤的异常巨大剪力，是导致踝关节假体的松动主要原因。因此，要求医护工作者，不但要注意患者的平衡功能的完全康复，而且要向患者反复叮嘱，切实防范意外足内、外翻扭伤，是保持人工踝关节置换术的正常功能状况不可忽视的一课。此外，术后3～6个月内穿着高帮皮靴可能有助于维护术后踝关节的稳定。但也有学者认为长期穿着维护踝关节的辅行鞋，会使踝周软组织弱化，一旦脱去后，会频繁引起踝足捩伤。因此，术后短期内穿着仍属有益。不可偏废的是患足均匀站立、抬起活动，是加强假体微孔面与骨床接触的重要环节，有助于两者紧密接合，血供骨小梁长入微孔内，达到生物固定的目标。如果人工全踝假体植入后，仅仅浮在骨表面，缺少站立压紧的力量，恐仍难达到界面紧密化，达到生物固定的目标。

（马心怡　王正义）

参考文献

1. Chin L, Hertel J. Rehabilitation of ankle and foot injuries in athletes. Clinical Sports Med, 2010, 29(1): 157-167.
2. Selene. G. Parekh. Foot and Ankle Surgery. New Delhi: Jaypee Brothers Medical Publishers, 2012.
3. 张晓阳. 骨关节痛治疗与康复. 北京：人民军医出版社，2013.
4. 关骅，张光铂. 中国骨科康复学. 北京：人民军医出版社，2011.

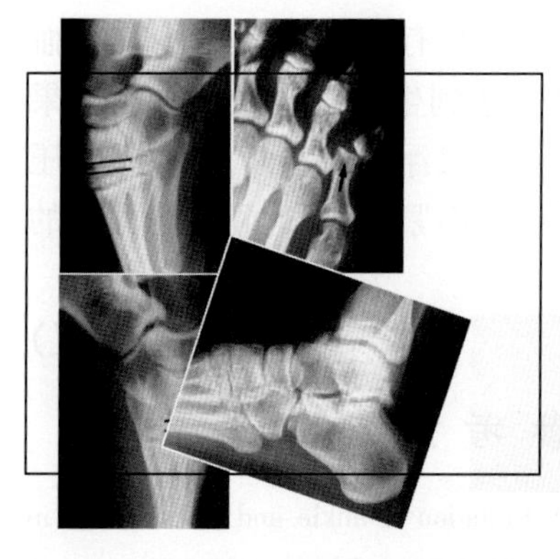

索　引

A

B

C

D

F

G

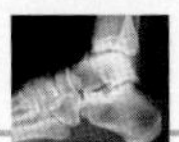

H

I

J

K

L

M

N

P

Q

R

S

T

W

X

Y

Z

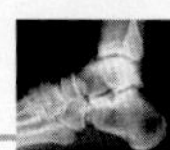